Pschyrembel®
Sozialmedizin

Pschyrembel®
Sozialmedizin

bearbeitet von
Silke Brüggemann, Hanno Irle
und Helga Mai

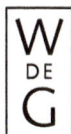

W DE G

Walter de Gruyter
Berlin · New York

Bearbeitet von:

Dr. med. Silke Brüggemann, MSc
Dr. med. Dipl.-Psych. Hanno Irle
Dr. med. Helga Mai

Geschäftsbereich Sozialmedizin
und Rehabilitationswissenschaften
Deutsche Rentenversicherung Bund
Ruhrstraße
10704 Berlin
und der Pschyrembel-Redaktion des Verlages
Walter de Gruyter GmbH & Co. KG

Bibliografische Information der Deutschen Nationalbibliothek
Die Deutsche Nationalbibliothek verzeichnet diese Publikation in der Deutschen Nationalbibliografie; detaillierte bibliografische Daten sind im Internet über http://dnb.d-nb.de abrufbar.

Wichtiger Hinweis:
Der Verlag hat für die Wiedergabe aller in diesem Buch enthaltenen Informationen (Programme, Verfahren, Mengen, Dosierungen, Applikationen usw.) mit Autoren und Herausgebern große Mühe darauf verwandt, diese Angaben genau entsprechend dem Wissensstand bei Fertigstellung des Werkes abzudrucken. Trotz sorgfältiger Manuskriptherstellung und Korrektur des Satzes können Fehler nicht ganz ausgeschlossen werden. Autoren bzw. Herausgeber und Verlag übernehmen infolgedessen keine Verantwortung und keine daraus folgende oder sonstige Haftung, die auf irgendeine Art aus der Benutzung der in dem Werk enthaltenen Informationen oder Teilen davon entsteht.

Die Wiedergabe von Gebrauchsnamen, Handelsnamen, Warenbezeichnungen und dergleichen in diesem Buch berechtigt nicht zu der Annahme, dass solche Namen ohne weiteres von jedermann benutzt werden dürfen. Vielmehr handelt es sich häufig um gesetzlich geschützte, eingetragene Warenzeichen, auch wenn sie nicht eigens als solche gekennzeichnet sind.

Gedruckt auf Luxosamtoffset, holzfrei weiß matt, gestrichen Bilderdruck, alterungsbeständig, lebensmittelunbedenklich

Redaktion und Datenverwaltung
über das crossmediale Redaktions- und Publikationssystem, Walter de Gruyter, Berlin

Entwicklung und Bereitstellung des crossmedialen Redaktionssystems, Datenkonvertierung und Satz: NIONEX GmbH, Gütersloh

Typografisches Konzept:
Farnschläder & Mahlstedt Typografie, Hamburg
Einbandgestaltung:
+Malsy, Kommunikation und Gestaltung, Willich
Druck und Bindung:
Firmengruppe Appl, aprinta druck, Wemding

Printed in Germany

ISBN 978-3-11-017605-6

Vorwort

Die Sozialmedizin ist ein interdisziplinäres Grundlagenfach der Humanmedizin. Sie beschreibt und analysiert die Wechselwirkungen zwischen Krankheit, Gesundheit, Individuum und Gesellschaft. Dementsprechend werden an den sozialmedizinisch tätigen Arzt hohe Anforderungen gestellt hinsichtlich seines medizinischen Wissens über Krankheitsverlauf, -ausprägung und -prognose unter Berücksichtigung des biopsychosozialen Modells von Krankheit und Gesundheit, aber auch im Hinblick auf die rechtlichen Grundlagen im gegliederten System der sozialen Sicherung. Außerdem sind Erfahrungen in Bezug auf die Anforderungen am Arbeitsplatz und der Arbeitsbelastungen von besonderer Bedeutung. Das Instrumentarium der Begutachtung ist essentiell für jeden Sozialmediziner.

Vielen Beteiligten im Gesundheitswesen ist nicht bewusst, wie eng die Sozialmedizin mit der jeweiligen Tätigkeit verbunden ist und wie hilfreich Kenntnisse der Sozialmedizin im Arbeitsalltag sind. Vielmehr wird die Sozialmedizin weithin als „Terra incognita" angesehen, die aufgrund der komplexen Zusammenhänge schwer zu durchdringen und nicht wirklich beherrschbar ist. Hier ein Bewusstsein zu schaffen für die weitreichende Vernetzung der Sozialmedizin und den Zugang zu ihren Begrifflichkeiten und ihrem Verständnis zu erleichtern, ist das Anliegen des „Pschyrembel Sozialmedizin".

Um dem umfassenden Anspruch der Sozialmedizin gerecht zu werden, sind in dieses Lexikon über das System der sozialen Sicherung hinausgehende Themengebiete der Epidemiologie, der Statistik, der Gesundheits- und Sozialökonomie, des Qualitätsmanagements, der Psychologie, der Soziologie, der Umweltmedizin sowie der Forschung und Lehre sowie sozialmedizinisch relevante Berufsbilder aufgenommen. Mit dem „Pschyrembel Sozialmedizin" werden Ärzte in Rehabilitations- und Akutklinik, in der Sozialversicherung und in der niedergelassenen Praxis angesprochen; das Lexikon ist auch von hohem Nutzen für die vielen anderen Professionen, die im Gesundheitswesen, in der sozialen Sicherung, in der Wissenschaft oder in der Gerichtsbarkeit mit sozialmedizinischen Inhalten befasst sind. Dies gilt insbesondere auch für die Ausbildung in diesen Berufen.

Wie die aktuelle medizinische Rehabilitation hat auch dieses Lexikon der Sozialmedizin einen multidimensionalen Ansatz, der sich in der Wahl der Autoren und Gutachter aus den verschiedenen Bereichen des gegliederten Systems der sozialen Sicherung wie auch Institutionen der Gesundheits- und Sozialpolitik und Hochschulen, darüberhinaus in der interdisziplinären Zusammensetzung des Autorenteams widerspiegelt. So sind hier insbesondere Ärzte und Juristen sowie u. a. Psychologen, Ökonomen und Gesundheitswissenschaftler vertreten.

Der „Pschyrembel Sozialmedizin" ist aufgrund einer Idee im Bereich Sozialmedizin der damaligen Bundesversicherungsanstalt für Angestellte (heute Deutsche Rentenversicherung Bund) mit voller Unterstützung der Geschäftsführung und im Verbund mit dem renommierten Wissenschaftsverlag Walter de Gruyter entstanden. Die „Pschyrembel®-Familie", deren bekanntester Vertreter das „Klinische Wörterbuch" ist, bekommt ein neues Mitglied. Um die breite Verankerung in der sozialmedizinischen Fachwelt zu sichern, ist ein Beirat gegründet worden, dem Vertreter der Bundesagentur für Arbeit, des Medizinischen Dienstes der Spitzenverbände der Krankenkassen, des Öffentlichen Gesundheitsdienstes und der Integrationsämter, der Sozialgerichtsbarkeit, der Unfallversicherung, der akademischen Lehre und Forschung/Public Health sowie des ehemaligen VDR (heute ebenfalls Deutsche Rentenversicherung Bund) angehören, die auch bei der Rekrutierung der Autoren tatkräftige Unterstützung geleistet haben.

Als Fachwörterbuch verzeichnet der „Pschyrembel Sozialmedizin" den gegenwärtig aktuellen Stand der Sozialmedizin unter den Aspekten Konsensfähigkeit, wissenschaftlicher Belegbarkeit und Aktualität. Der Aufwand für die Erfüllung dieses hohen Anspruchs ist von uns initial deutlich unterschätzt worden, nach Überwindung vieler ungeahnter Hindernisse zählt am Ende jedoch nur das Ergebnis. Für die umfassende Mitarbeit an unserem Lexikon danken wir ganz herzlich allen Autorinnen und Autoren sowie Gutachterinnen und Gutachtern.

Der „Pschyrembel Sozialmedizin" ist in dieser Auflage ein Erstlingswerk. Wir wünschen unserem Werk eine zugewandt kritische Aufnahme. Alle Leserinnen und Leser sind eingeladen, uns durch Vorschläge und Anmerkungen bei der Weiterentwicklung des Werkes zu unterstützen.

Berlin, November 2006

Dr. med. Christiane Korsukéwitz
Leiterin des Geschäftsbereichs Sozialmedizin
und Rehabilitationswissenschaften
Deutsche Rentenversicherung Bund, Berlin

Gutachter

Autoren

Prof. Dr. Dr. Thomas Abel, Institut für Sozial- und Präventivmedizin, Abteilung für Gesundheitsforschung, Universität Bern

Dipl.-Psych. Thomas Altgeld, Landesvereinigung für Gesundheitswesen Niedersachsen e. V., Hannover

Dr. P. H. Susanne Armbruster, Kassenärztliche Bundesvereinigung, Berlin

PD Dr. med. Hansjörg Assion, Zentrum für Psychiatrie der Ruhr-Universität, Bochum

Dr. Ingrid-Ursula Aster-Schenck, Deutsche Rentenversicherung Bund, Berlin

Dr. med. Carmen Bartel, Institut für Qualität und Wirtschaftlichkeit im Gesundheitswesen (IQWIG), Köln

Matthias Bastian, Oberregierungsrat, Bayerisches Staatsministerium für Arbeit und Sozialordnung, Familie und Frauen, München

Jürgen Beck, Richter am Sozialgericht, Bundesverfassungsgericht Karlsruhe

Dr. Elisabeth Becker, Deutsche Rentenversicherung Bund, Berlin

Prof. Dr. Peter Becker, Fachbereich I – Psychologie, Universität Trier

Ralf Becker, Sozialgericht, Mainz

Thomas Becker, Fachhochschule des Bundes für Öffentliche Verwaltung, Berlin

Dr. phil. Angelika Birck †

Dr. Jens Blüggel, Richter am Sozialgericht, Detmold

Prof. Dr. Theda Borde, MPH, Alice Salomon Fachhochschule Berlin

Ute Brasseit, Medizinische Hochschule Hannover

Dr. med. Katrin Bräutigam, Sächsische Landesärztekammer, Dresden

PD Dr. phil. Ursula Brucks-Wahl †

Dr. phil. Christiane Bunge, Alice Salomon Fachhochschule Berlin

PD Dr. med. Matthias David, Charité Berlin

Dipl.-Pol. Stephan Daubitz, MPH, TU Berlin, Institut für Land- und Seeverkehr, Fachgebiet Integrierte Verkehrsplanung, Berlin

Dr. med. Franziska Diel, MPH, Kassenärztliche Bundesvereinigung, Berlin

Prof. Dr. med. Dr. iur. Christian Dierks, Fachanwalt für Sozialrecht, Facharzt für Allgemeinmedizin, Dierks & Bohle Rechtsanwälte, Berlin

Claudia Drechsel-Schlund, Bezirksverwaltung Würzburg der Berufsgenossenschaft für Gesundheitsdienst und Wohlfahrtspflege, Würzburg

Dr. Dieter Eis, Robert Koch-Institut, Berlin

Susanne Eisenbart, Deutsche Rentenversicherung Bund, Berlin

Nina Ennenbach, BZgA Bundeszentrale für Gesundheitliche Aufklärung, Köln

Prof. Dr. rer. pol. Stefan Felder, Institut für Sozialmedizin und Gesundheitsökonomie, Magdeburg

Dipl.-Soz.-Wiss. Ute Fillinger, BZgA Bundeszentrale für Gesundheitliche Aufklärung, Köln

Katja Fischer, Deutsche Rentenversicherung Bund, Berlin

Prof. Dr. Peter Franzkowiak, Bereich Sozialwesen, Fachhochschule Koblenz

Dr. med. Thomas Gaertner, MDK in Hessen, Oberursel

Dr. med. Bernhard Gibis, MPH, Kassenärztliche Bundesvereinigung, Berlin

Dipl. oec. troph. Cornelia Goldapp, BZgA Bundeszentrale für Gesundheitliche Aufklärung, Köln

Dr. med. Hartmut Göpfert, Ärztlicher Dienst, Agentur für Arbeit Berlin-Nord, Berlin

Brigitte Gross, Deutsche Rentenversicherung Bund, Berlin

Dr. rer. physiol. Hans-Günter Haaf, Deutsche Rentenversicherung Bund, Berlin

Dr. Günter Häfele †

Dipl.-Psych. Lutz Haustein, Deutsche Rentenversicherung Bund, Berlin

Diplom-Ökonom Carsten Holdorf, BEK Landesgeschäftsstelle Niedersachsen, Hannover

Sabine Horn, Ärztin für Orthopädie – Sozialmedizin, Deutsche Rentenversicherung Bund, Berlin

Dr. med. Karl Jähn, 3MED KG, Berlin

Knut Jaworowski, Deutsche Rentenversicherung Bund, Berlin

Dr. med. Detlef John, LVA Hessen, Darmstadt

Prof. Dr. Lotte Kaba-Schönstein, Fachhochschule Esslingen, Hochschule für Sozialwesen, Fachbereich Gesundheit und Pflege, Esslingen

Mag. Dr. Ursula Franziska Karl-Trummer, Ludwig-Boltzmann-Institut für Medizin- und Gesundheitssoziologie, Universität Wien

Stefan Kessler, Jesuiten-Flüchtlingsdienst, Berlin

Dr. Christa Kliemke, TU Berlin, Institut für Gesundheitswissenschaften, Berlin

Dr. phil. Ulrike Klippel, Medizinische Hochschule Hannover

Dr. med. Bertil Kluthe, Klinik Hohenfreudenstadt, Freudenstadt

Dr. med. Joachim Köhler, MPH, Deutsche Rentenversicherung Bund, Berlin

Silke Kramer, Medizinische Hochschule Hannover

Dipl.-Biol. Kerstin Krane, Bonn

Christoph Kranich, Erziehungswissenschaftler, Verbraucherzentrale Hamburg e. V., Hamburg

Dipl.-Psych. Dr. Christoph Kröger, IFT Institut für Therapieforschung, München

Dipl.-Psych. Joseph Kuhn, Bayerisches Landesamt für Gesundheit und Lebensmittelsicherheit, Oberschleißheim

Peter Lang, BZgA Bundeszentrale für Gesundheitliche Aufklärung, Köln

Prof. Dr. Dr. Heiner Legewie, TU Berlin, Institut für Sozialwissenschaften, Sektion Psychologie, Berlin

Dr. Frank Lehmann, MPH, BZgA Bundeszentrale für Gesundheitliche Aufklärung, Köln

Dipl. Verwaltungswissenschaftler Harald Lehmann, BZgA Bundeszentrale für Gesundheitliche Aufklärung, Köln

Dipl.-Soz. Manfred Lehmann, BZgA Bundeszentrale für Gesundheitliche Aufklärung, Köln

Dr. med. Dagmar Lühmann, Institut für Sozialmedizin, Universitätsklinikum Schleswig-Holstein, Lübeck

PD Dr. med. habil. Hubert Meinel, AMD TÜV Rheinland/Berlin-Brandenburg, Malchin

Rüdiger Mey, Deutsche Rentenversicherung Bund, Berlin

Angelika Mindel-Hennies, Ärztekammer Berlin, Berlin

Prof. Dr. Dr. med. Ulrich Otto Mueller, Institut für Medizinische Soziologie und Sozialmedizin, Fachbereich Humanmedizin, Philipps Universität Marburg

Dr. Dr. Wolfgang Müller, BZgA Bundeszentrale für Gesundheitliche Aufklärung, Köln

Dr. Elisabeth Nüchtern, MDK Baden-Württemberg, Lahr/Schwarzwald

Christine Ordon, Deutsche Rentenversicherung Bund, Berlin

Margarete Ostholt-Corsten, Deutsche Rentenversicherung Bund, Berlin

Dr. med. Ulrich Paschen, IQ Institut für Qualitätssysteme in Medizin und Wissenschaft GmbH, Hamburg

Dipl. Päd. Mechthild Paul, BZgA Bundeszentrale für Gesundheitliche Aufklärung, Köln

Eva-Maria Paulus, Deutsche Rentenversicherung Bund, Berlin

Ulrich Petersen, Deutsche Rentenversicherung Bund, Berlin

Dipl.-Psych. Verena Pimmer, MPH, Deutsche Rentenversicherung Bund, Berlin

Martina Plaumann, MPH, Medizinische Hochschule Hannover

Klaus Pohl, Bundesagentur für Arbeit, Hauptstadtvertretung, Berlin

Dr. med. Dipl.-Soz.-Päd. Ingrid Pottins, Deutsche Rentenversicherung Bund, Berlin

Dr. med. Simone Reck, LVA Westfalen, Münster

Helene Reemann, BZgA Bundeszentrale für Gesundheitliche Aufklärung, Köln

Cornelia Reitberger, MDK Berlin-Brandenburg e. V., Berlin

Klaus Riemann, GESOMED – Gesellschaft für sozialwissenschaftliche Forschung in der Medizin mbH, Freiburg-Munzingen

Dr. med. Dipl.-Pol. Manfred Rohwetter, Deutsche Rentenversicherung Bund, Berlin

Prof. Dr. Rolf Rosenbrock, Wissenschaftszentrum Berlin für Sozialforschung (WZB), Berlin

Dr. med. Gerhard Rudnitzki, Stiftung Rehabilitation, Heidelberg

Peter Sabo, Gesellschaft für angewandte Jugend- und Gesundheitsforschung e. V. (GJG), Schwabenheim

Dipl.-Psych. Heike Schäfer, Frankfurt a. M.

Dr. Ferdinand Schliehe, vormals Verband Deutscher Rentenversicherungsträger, Frankfurt a. M.

Dr. Thomas Schott, Gesundheitswissenschaftliche Fakultät, Universität Bielefeld

Ekkehard Schröder, Redaktion curare der Arbeitsgemeinschaft Ethnomedizin, Potsdam

Dr. Petra Schuhknecht, Deutsche Rentenversicherung Bund, Berlin

PD Dr. med. R. Schulze-Röbbecke, Institut für Medizinische Mikrobiologie und Krankenhaushygiene, Universitätsklinikum Düsseldorf

Prof. Dr. med. Friedrich Wilhelm Schwartz, Medizinische Hochschule Hannover

Prof. Dr. med. Hans Schweisfurth, Carl Thiem Klinikum, Cottbus

Eva Schwerter, Kassenärztliche Vereinigung Nordrhein, Düsseldorf

Prof. Dr. med. Wolfgang Seger, MDK Niedersachsen, Hannover

Prof. Dr. Annette Seibt, Hochschule für Angewandte Wissenschaften Hamburg

Diplom Verwaltungswirtin (FH) Gabriele Sikorski, Deutsche Rentenversicherung Bund, Berlin

PD Dr. med. Johann Friedrich Spittler, Sozialmedizinischer Dienst – Bundesknappschaft, Castrop-Rauxel

Dr. med. Helga Spranger, Kriegskind e. V., Kiel

Prof. Dr. Wolfgang Stark, Universität Duisburg-Essen, Essen

Prof. Dr. Werner Steffan, Fachhochschule Potsdam, Potsdam

Univ.-Prof. Dr. med. Evamarie Straube, Rostock

Ingo Strote, Forschungsstelle Gesundheitsförderung, Bochum

Maria Swoboda-Moll, Institut für Linguistik, Universität Potsdam

Diplom Verwaltungswirtin (FH) Susanne Taylor, Deutsche Rentenversicherung Bund, Berlin

Dr. rer. nat. Klaus Timner, Deutsche Rentenversicherung Bund, Berlin

Dipl. Soz. Jürgen Töppich, BZgA Bundeszentrale für Gesundheitliche Aufklärung, Köln

Prof. Dr. Dr. Alf Trojan, Universitätsklinikum Hamburg-Eppendorf, Institut für Medizin-Soziologie, Hamburg

Andrea Verbarg, Deutsche Rentenversicherung Bund, Berlin

Martine Verwey, M. A., MAS (Medical Anthropology Switzerland), Zürich

Dr. Heiner Vogel, Institut für Psychotherapie und Medizinische Psychologie, Universität Würzburg

Dipl.-Soz.-Wiss. Eva Volke, Deutsche Rentenversicherung Bund, Berlin

Dr. Monika von dem Knesebeck, BZgA Bundeszentrale für Gesundheitliche Aufklärung, Köln

Prof. Dr. Ernst von Kardorff, Humboldt-Universität zu Berlin, Institut für Rehabilitationswissenschaften, Berlin

Ass. iur. Kathrin Wagner, Kassenärztliche Bundesvereinigung, Berlin

Prof. Dr. phil. Ulla Walter, Medizinische Hochschule Hannover

Prof. Karl Wegscheider, Berlin

Ute Wehmeyer, Berlin

Dipl.-Psych. Dr. phil. Teresia Widera, Deutsche Rentenversicherung Bund, Berlin

Prof. Dr. phil. Dr. med. Rolf Winau †

Dr. Ulrike Worringen, Deutsche Rentenversicherung Bund, Berlin

Dr. Albrecht Zaiß, Universitätsklinikum Freiburg

Dipl.-Soz. Pia Zollmann, Deutsche Rentenversicherung Bund, Berlin

Dr. Christian Zwingmann, Prognos AG, Geschäftsfeld „Gesundheit und Soziales", Düsseldorf

Hinweise zur Benutzung

Die Reihenfolge der Stichwörter

erfolgt alphabetisch. Die Umlaute ä, ö und ü werden eingeordnet wie ae, oe und ue sowie ß wie ss.

offene Methode der Koordinierung
Öffentlicher Gesundheitsdienst
Offizinarznei

Dabei bleiben Zahlen, Bindestriche und Leerzeichen unberücksichtigt:

Medizinprodukte
Medizinprodukte-Betreiberverordnung
Medizinproduktgesetz

Stichwörter, die aus einem Adjektiv und Substantiv bestehen, sind unter dem Substantiv zu finden:

soziale Lerntheorie unter **L**
medizinische Rehabilitation unter **R**

Nur wenige feststehende Begriffe finden sich unter dem Adjektiv:

persönliche Bedürfnisse des täglichen Lebens
unter **P**
Rheumatoide Arthritis unter **R**

Namen von Gesellschaften, Institutionen und Vereinen werden in ihrer Wortfolge eingeordnet:

Deutsche Gesellschaft für Sozialmedizin und Prävention unter **D**
Deutsches Rotes Kreuz unter **D**

Quellen

zu den Abbildungen und Tabellen finden sich im Quellenverzeichnis S. XIV.

Abkürzungen

werden in dem Abkürzungsverzeichnis S. XIII aufgeführt und aufgelöst.

Verweise

auf andere Stichwörter erfolgen entweder durch die Angaben siehe (s.) und vergleiche (vgl.) oder durch einen nachgestellten Stern* als Hinweis darauf, dass das gekennzeichnete Wort im Wörterbuch zu finden ist:

s. Teilhabe am Arbeitsleben
oder: ... mit der Teilhabe* am Arbeitsleben

vgl. Rehabilitation, medizinische
oder: ... der medizinischen Rehabilitation*

Abkürzungen

Abb.	Abbildung	KBV	Kassenärztliche Bundes-
Abk.	Abkürzung		vereinigung
Abs.	Absatz	Kurzbez.	Kurzbezeichnung
Ätiol.	Ätiologie	KV	Kassenärztliche Vereinigung
allg.	allgemein	KZBV	Kassenzahnärztliche Bundes-
Anw.	Anwendung		vereinigung
Art.	Artikel	max.	maximal
Bez.	Bezeichnung	MdE	Minderung der Erwerbs-
BGB	Bürgerliches Gesetzbuch		fähigkeit
BGBl.	Bundesgesetzblatt	MDK	Medizinischer Dienst der
BGG	berufsgenossenschaftlicher		Krankenversicherung
	Grundsatz	MDS	Medizinischer Dienst der
BGV	berufsgenossenschaftliche		Spitzenverbände der
	Vorschrift		Krankenkassen
biol.	biologisch	Meth.	Methode
BMG	Bundesministerium für	mikrobiol.	mikrobiologisch
	Gesundheit	Mio.	Million
BSG	Bundessozialgericht	Mrd.	Milliarde
BVG	Bundesversorgungsgesetz	od.	oder
bzw.	beziehungsweise	ökonom.	ökonomisch
ca.	circa	ÖGD	Öffentlicher Gesundheitsdienst
d. h.	das heißt	o. g.	oben genannt
DDR	Deutsche Demokratische	pharmak.	pharmakologisch
	Republik	pharmaz.	pharmazeutisch
Diagn.	Diagnostik	PKV	Private Krankenversicherung
EKG	Elektrokardiographie	psychoanalyt.	psychoanalytisch
engl.	englisch	psychol.	psychologisch
epidemiol.	epidemiologisch	rechtl.	rechtlich
Epidemiol.	Epidemiologie	RV	Rentenversicherung
EU	Europäische Union	RVO	Reichsversicherungsordnung
evtl.	eventuell	s.	siehe
EWG	Europäische Wirtschafts-	S.	Seite, Satz
	gemeinschaft	SGB	Sozialgesetzbuch
EWR	Europäischer Wirtschaftsraum	sog.	so genannt
G-BA	Gemeinsamer Bundes-	soziol	soziologisch
	ausschuss	SPV	Soziale Pflegeversicherung
GdB	Grad der Behinderung	SSW	Schwangerschaftswoche
GG	Grundgesetz	statist.	statistisch
genet.	genetisch	StGB	Strafgesetzbuch
ggf.	gegebenenfalls	syn.	synonym
GKV	Gesetzliche Kranken-	Tab.	Tabelle
	versicherung	u.	und
GRV	Gesetzliche Renten-	u. a.	unter anderem
	versicherung	UN	United Nations
GUV	Gesetzliche Unfallversicherung		(Vereinte Nationen)
i. d. F.	in der Fassung	u. U.	unter Umständen
i. d. R.	in der Regel	v. a.	vor allem
i. e. S.,	im engeren Sinn	v. Chr.	vor Christus
im Allg.	im Allgemeinen	verhaltenstherap.	verhaltenstherapeutisch
insbes.	insbesondere	VO	Verordnung
i. R.	im Rahmen	vs.	versus
i. S.	im Sinn	ZNS	Zentralnervensystem,
i. w. S.	im weiteren Sinn		zentrales Nervensystem
jurist.	juristisch	z. T.	zum Teil

Quellen der Abbildungen und Tabellen

[1] nach Bundesagentur für Arbeit
[2] nach Bundesministerium für Gesundheit
[3] Deutsche Gesellschaft für Ernährung e. V., Bonn

[4] nach Deutsche Rentenversicherung Bund
[5] nach Statistisches Bundesamt Deutschland
[6] nach WHO

A

ABDA: Abk. für Arbeitsgemeinschaft der Berufsvertretungen Deutscher Apotheker; s. Bundesvereinigung Deutscher Apothekerverbände.

Abfall: (engl.) *waste, rubbish, refuse*; zu entsorgende Rückstände aus Produktion, Transport, Konsum u. verarbeitendem Gewerbe; **Entsorgung** bedeutet die Verwertung von Abfällen bzw. ihre Beseitigung durch Verbrennung, Deponierung od. Kompostierung; erfolgt entsprechend der Abfallart: **1.** Biomüll wird kompostiert od. nach Hitzedesinfektion zur Schweinemast verwendet. **2.** Restmüll, Krankenhausabfälle, Körperteile u. Organabfälle werden verbrannt, infektiöse Abfälle vor der Verbrennung desinfiziert. **3.** Sondermüll wird möglichst aufbereitet, Zytostatika werden verbrannt, Wertstoffe wiederverwendet. **Verwertung** ist Rückführung von Abfällen in den Wirtschaftskreislauf; unterschieden werden: **1.** stoffliche Verarbeitung zu Sekundärrohstoffen (Recycling); **2.** Gewinnung von Energie durch Abfall, i. d. R. durch Verbrennung. Eine Voraussetzung ist die Sammlung der Stoffe. Nach dem Kreislaufwirtschafts*- u. Abfallgesetz hat die Vermeidung von Abfall oberste Priorität; Verwertung u. Recycling des Abfalls haben wiederum Vorrang vor der Beseitigung. Abfälle aus öffentlichen u. privaten Einrichtungen des Gesundheitsdienstes werden je nach Art, Beschaffenheit, Zusammensetzung u. Menge 5 Gruppen (Gruppe A bis E) zugeordnet (s. Tab. S. 2). **Abfalldesinfektionsverfahren:** gesetzlich vorgeschriebene, im Bundesgesundheitsblatt* veröffentlichte entseuchende Maßnahmen zur Abwehr von Gefahren, die von infektiösen Abfällen (der Gruppe C) aus öffentlichen u. privaten Einrichtungen des Gesundheitsdienstes ausgehen können; über die abfallwirtschaftlichen Grundsätze der Verwertung u. Verwertung hinaus sind die Anforderungen an die Hygiene zu beachten. Abfälle der Gruppe C sind vor ihrer Entsorgung (mit dem Hausmüll) thermisch zu desinfizieren. Die Wirksamkeit der Dampfdesinfektionsverfahren wird vor Inbetriebnahme einer Anlage u. in vierteljährlichen Intervallen durch eine geeignete Institution geprüft. Eine chemische Desinfektion ist nicht ausreichend. **Rechtliche Grundlage:** Infektionsschutzgesetz*.

Abfindung: (engl.) *settlement, compensation*; einmalige (meist Geld-)Leistung, durch die ein Rechtsanspruch unter Ausschluss weiterer Forderungen endgültig abgegolten wird; **1.** z. B. im **Arbeitsrecht*** anlässlich der Beendigung eines Arbeitsverhältnisses*; **2.** Abfindungen können an die Stelle einer Rente als Schadensersatz für Gesundheitsbeschädigungen (§ 843 BGB) od. von Unterhaltsleistungen nach Ehescheidung (§ 1585 BGB) treten **3.** In der **Sozialversicherung*** können die Ansprüche des Berechtigten unter bestimmten Voraussetzungen durch einmalige Zahlung abgefunden werden. In der **GUV** (§§ 75–80 SGB VII) können z. B. Ansprüche auf Versichertenrente* od. Hinterbliebenenleistungen abgefunden werden (Gesamtvergütung). Die Abfindung wird z. T. durch Vorauszahlungen der Rentenleistungen u. z. T. durch Auszahlung des Kapitalwertes realisiert. Statt einer vorläufigen Entschädigung kann eine Gesamtvergütung geleistet werden, wenn eine rentenberechtigende Minderung* der Erwerbsfähigkeit für längstens 3 Jahre nach dem Versicherungsfall zu erwarten ist. Der Abfindungsbetrag beläuft sich hier auf die Höhe der Versichertenrentenleistung im angenommenen Bezugszeitraum. Eine Abfindung mit dem Kapitalwert der Versichertenrente (**Kapitalabfindung**) kann nach § 76 SGB VII bei einer MdE <40 % beantragt werden. Die Berechnung des Kapitalwertes ist durch Rechtsverordnung der Bundesregierung vorgegeben. Bei Anspruch auf eine Versichertenrente mit einer MdE ≥40 % ist die Abfindung nach §§ 78, 79 SGB VII auf maximal die Hälfte des monatlichen Betrages u. einen Zeitraum von 10 Jahren begrenzt. Die Abfindungssumme beträgt das 9fache des Jahresbetrages der hälftigen Versichertenrente.

Abgase: (engl.) *exhaust fumes, emissions*; gasförmige Emissionen aus industriellen Prozessen, Kraftfahrzeugmotoren, Haushaltsfeuerungen mit negativer Wirkung auf die Gesundheit; enthalten vorwiegend Stickstoff, Wasserdampf u. Kohlendioxid sowie ggf. u. a. Schwefeldioxid, Stickoxide, Kohlenmonoxid, Rußpartikel. Vgl. Staub.

Abhängigkeit: s. Konsum psychotroper Substanzen.

Abhängigkeitserkrankungen, nicht stoffgebundene: (engl.) *non-substance related addiction*; syn Tätigkeitssüchte, abnorme Gewohnheiten u. Störungen der Impulskontrolle; wiederholte u. drang

Beschaffenheit, Menge und Zusammensetzung

Gruppe A

Abfälle, an deren Entsorgung aus infektionspräventiver und umwelthygienischer Sicht keine besonderen Anforderungen zu stellen sind, z. B.

hausmüll- und hausmüllähnliche Abfälle (z. B. Zeitschriften, Papier, Kunststoff, Glasabfälle)

desinfizierte Abfälle der Abfallgruppe C

hausmüllähnliche Gewerbeabfälle (z. B. Verpackungsmaterial), Küchen- und Kantinenabfälle

Gruppe B

Abfälle, an deren Entsorgung aus infektionspräventiver Sicht innerhalb der Einrichtungen des Gesundheitsdienstes besondere Anforderungen zu stellen sind, z. B.

mit Blut, Sekreten und Exkreten behaftete Abfälle (z. B. Einwegspritzen, Kanülen, Skalpelle, Einwegwäsche, Gipsverbände, Wundverbände)

Gruppe C

Abfälle, an deren Entsorgung aus infektionspräventiver Sicht innerhalb und außerhalb der Einrichtungen des Gesundheitsdienstes besondere Anforderungen zu stellen sind (sog. infektiöse, ansteckungsgefährliche und stark ansteckungsgefährliche Abfälle), z. B.

Abfälle, die aufgrund von § 7 Abs. 1 behandelt werden müssen; dies ist gegeben, wenn die Abfälle mit Erregern meldepflichtiger übertragbarer Krankheiten behaftet sind und dadurch eine Verbreitung der Krankheit zu befürchten ist (s. Infektionsschutzgesetz); vorwiegend Abfälle, die bei der Behandlung eines Patienten entstehen, sowie mikrobiologische Kulturen

Versuchstiere, deren Beseitigung nicht durch das Tierkörperbeseitigungsgesetz geregelt ist und, soweit eine Verbreitung meldepflichtiger Erkrankungen zu befürchten ist, auch Streu und Exkremente aus Versuchstieranlagen

Gruppe D

Abfälle, an deren Entsorgung aus umwelthygienischer Sicht innerhalb und außerhalb der Einrichtungen des Gesundheitsdienstes besondere Anforderungen zu stellen sind, z. B.

sonstige feste mineralische Abfälle (z. B. Glas- und Keramikabfälle mit schädlichen Verunreinigungen, verbrauchte Filter- und Aufsaugmassen mit schädlichen Verunreinigungen)

Abfälle aus dem Pflanzenschutz sowie pharmazeutische Erzeugnisse (z. B. Altbestände und Reste von Pflanzenschutz- und Schädlingsbekämpfungsmitteln, aus der Produktion und Zubereitung von pharmazeutischen Erzeugnissen sowie von Desinfektionsmitteln)

Laborabfälle und Chemikalienreste (z. B. anorganische Säuren, Säuregemische, saure und alkalische Beize, Tetra-Chlormethan, Lösemittelgemische, halogenierte organische Lösemittel enthaltend, sonstige halogenierte organische Lösemittel, Benzol, Toluol oder Chylole, Methanol und andere flüssige Alkohole, Lösemittelgemische ohne halogenierte organische Lösemittel, sonstige nicht halogenierte organische Lösemittel, Feinchemikalien, organische und anorganische Laborchemikalienreste)

Abfälle aus Röntgenlabors (z. B. bleihaltige Abfälle, Fixierbäder, Entwicklerbäder, sonstige Konzentrate und Halbkonzentrate sowie Spül- und Waschwasser)

nicht-eisen-metallhaltige Abfälle (z. B. Nickel-Cadmium-Akkumulatoren, Batterien, quecksilberhaltige Trockenbatterien, quecksilberhaltige Rückstände, Quecksilberdampflampen, Leuchtstoffröhren)

Mineralöle und synthetische Öle (z. B. Trafoöle, Wärmeträgeröle und Hydrauliköle, sowohl frei von polychlorierten Biphenylen als auch solche enthaltend; PCB-haltige Erzeugnisse und Betriebsmittel, sonstige PCB-haltige Abfälle, Verbrennungsmotoren- und Getriebeöle, Maschinen- und Turbinenöle, Verbrennungsmotoren, Getriebe, Maschinen- und Turbinenöle, die polychlorierte Biphenyle oder halogenhaltige polychlorierte biphenyle Ersatzprodukte enthalten, Kältemaschinenöle aus Kühllagern, Kälte- und Klimaanlagen)

weitere besondere überwachungsbedürftige Abfälle (z. B. Altmedikamente ohne Zytostatika)

Gruppe E

medizinische Abfälle, an deren Entsorgung aus ethischer Sicht zusätzliche Anforderungen zu stellen sind, z. B.

Körperteile und Organabfälle einschließlich gefüllter Blutbeutel und Blutkonserven

Umfeld; **Formen: 1.** pathologisches Glücksspiel (Spielsucht); **2.** pathologische Brandstiftung (Pyromanie); **3.** pathologisches Stehlen (Kleptomanie) u. a. Die Internetsucht ist bisher nicht als psychische Störung i. e. S. anerkannt. Beim pathologischen Spielen kann die Abgrenzung gegenüber normalen Verhaltensweisen schwierig sein. Bei der Diagnostik sind forensische Aspekte (z. B. Strafminderung durch Anerkennung krankheitsbedingten Verhaltens) zu berücksichtigen. **Ätiologie:** Eine multifaktorielle Genese unter Einschluss psychodynamischer, neurobiologischer u. genetischer Faktoren ist wahrscheinlich. **Epidemiologie:** pathologisches Spielen (häufigste Störung dieser Gruppe): 1–3 % der Bevölkerung; die Häufigkeit von pathologischem Stehlen u. pathologischer Brandstiftung ist nicht bekannt. Männer sind häufiger betroffen als Frauen; v. a. pathologische Brandstiftung wird fast ausschließlich bei Männern diagnostiziert. **Sozialmedizinische Bedeutung:** Infolge häufiger Verleugnung seitens der Betroffenen u. Unkenntnis bezüglich des Krankheitscharakters u. der Therapiebedürftigkeit seitens des sozialen Umfeldes ist die Chronifizierungstendenz hoch. Anzustreben ist eine psychiatrisch-psychotherapeutische Behandlung unter Berücksichtigung der bereits eingetretenen psychosozialen Folgen (Verlust von Bezugspersonen u./od. Arbeitsplatz, Verschuldung, Strafverfahren usw.) u. eventueller Komorbidität (z. B. depressive Störungen, Substanzmissbrauch; s. Konsum psychotroper Substanzen). Der Besuch einer Selbsthilfegruppe ist oft hilfreich. Bei ausgeprägter Symptomatik kann eine stationäre Behandlung angezeigt sein. Sind deutliche Zeichen der Chronifizierung erkennbar u. wird eine erhebliche Gefährdung der Erwerbsfähigkeit (ggf. auch durch Komorbidität) festgestellt, kommen Leistungen* zur medizinischen Rehabilitation in Frage. Leistungen* zur Teilhabe am Arbeitsleben können bei Betroffenen erforderlich werden, deren Berufstätigkeit die Aufrechterhaltung der Störung begünstigt (z. B. Tätigkeit bei der Feuerwehr bei pathologischer Brandstiftung, Kassierertätigkeit bei pathologischem Spielen). Mit einer Erwerbsminderung durch die o. g. Störungen allein ist nicht zu rechnen, allerdings sind die Beeinträchtigungen durch Komorbidität (z. B. rezidivierende Depression, Substanzmissbrauch, -abhängigkeit) in diesem Zusammenhang zu prüfen.

Abhängigkeitsquotient: (engl.) *total dependency ratio, support ratio*; syn. Lastquotient, Gesamtlastquotient, Belastungsquotient; in der Gesundheitsökonomie* Quotient aus der Anzahl der Menschen in wirtschaftlich abhängigen Altersgruppen (i. d. R. unter 18- u. über 64-Jährige) u. der Bevölkerung im erwerbsfähigen Alter; entspricht der Summe aus Jugendlastquotient* u. Alterslastquotient*. Der

Abklärung der beruflichen Eignung: s. Maßnahmen der Eignungsfeststellung.

Ablaufdiagramm: (engl.) *flow chart*; syn. Flussdiagramm; visuelle Darstellung von Prozessen in Form von graphischen Symbolen mit Erläuterung **Verw.:** z. B. im Qualitätsmanagement*.

Ablauforganisation: (engl.) *process orientated organisation*; **1.** (allg.) Gestaltung von Arbeitsabläufen od Prozessen innerhalb definierter Strukturen einer Organisation (vgl. Aufbauorganisation); **2.** (Quali tätsmanagement) auf den Produktzyklus einer Organisation bezogene Elemente wie z. B. Qualitäts planung, Qualitätslenkung, Aufzeichnung, Prüfung u. Verbesserung.

Ablehnung: (engl.) *refusal, rejection*; **1.** Ablehnung eines Antrages* auf Sozialleistungen*; **2.** Ablehnung von Gerichtspersonen: prozessuale Möglichkeit, die Bearbeitung u. Entscheidung des Rechtsstreits durch einen Richter zu verhindern, wenn dieser von der Ausübung des Richteramtes kraft Gesetzes ausgeschlossen ist od. die Besorgnis seiner Befangenheit besteht. Letzteres ist der Fall wenn ein Grund vorliegt, der geeignet ist, Miss trauen gegen die Unparteilichkeit eines Richters zu rechtfertigen. Ehrenamtliche Richter sowie Sachverständige* können auch abgelehnt werden. **3.** von Amtspersonen: im sozialrechtlichen Verwal tungsverfahren entscheidet grundsätzlich der Be hördenleiter, ob ein Grund vorliegt, der geeigne ist, Misstrauen gegen eine unparteiische Amtsausführung zu rechtfertigen.

ABM: Abk. für Arbeitsbeschaffungsmaßnahme*.

Abort: s. Fehlgeburt.

Abrechnung ärztlicher Leistungen: (engl.) *accoun ting of medical treatment, billing of medical benefits* **1. vertragsärztliche Leistungen** i. R. der GKV werden direkt mit der Kassenärztlichen* Vereini gung (Abk. KV) abgerechnet (§ 295 SGB V); Basis ist der einheitliche Bewertungsmaßstab* u. der Hono rarverteilungsmaßstab*. Die KV erhält die dazu notwendigen Mittel von den Krankenkassen als Gesamtvergütung* (zweistufiges Verfahren). **Vo raussetzung:** Vorliegen einer entsprechenden Ge nehmigung der KV, die häufig an (Qualitätssiche rungs-)Auflagen gebunden ist. Für die Abrech nung müssen die erbrachten Leistungen, das Da tum der Leistungserbringung sowie die Diagnose bzw. bei zahnärztlichen Leistungen der Zahnbe zug (Benennung der zu behandelnden Zähne) u. die Befunde dokumentiert werden. Die Diagnose muss nach ICD* verschlüsselt werden. Die Abrech nung erfolgt i. d. R. elektronisch (s. Abrechnungs datentransfer). Seit In-Kraft-Treten des GKV*-Mo dernisierungsgesetzes müssen Vertragsärzte* zum Zweck der Transparenz auch Operationen u. sons tige Prozeduren nach einem vom DIMDI* heraus gegebenen Schlüssel codieren. Die **Abrechnungs prüfung** (§ 106 a SGB V) der Vertragsärzte ist eine

fung (syn. Einzelfallprüfung: Prüfung bei Überschreiten der Richtgrößen*) u. einer **Zufallsprüfung**, die auf der Grundlage von arztbezogenen u. versichertenbezogenen Stichproben von mindestens 2 % der Ärzte pro Quartal erfolgt. Die KV stellt die sachliche u. rechnerische Richtigkeit der Abrechnung fest. Bestandteil dieser sachlich-rechnerischen Prüfung ist die sog. Plausibilitätsprüfung sowie Prüfung der abgerechneten Sachkosten. Der damit befasste Prüfungsausschuss sowie ein Beschwerdeausschuss ist von jeder KV unabhängig von der KV-Verwaltung mit einem unparteiischen Vorsitzenden u. Vertreter für eine Amtsdauer von 2 Jahren zu errichten. Die Prüfgremien haben eine eigenständige Geschäftsstelle. **2. privatärztliche Leistungen** sind dem Versicherten direkt entsprechend der Gebührenordnung* für Ärzte bzw. Zahnärzte in Rechnung zu stellen. Vgl. Kassenabrechnung. **Hinweis zur Gesundheitsreform 2006:** Die Gesundheitsreform sieht vor, dass ambulante Leistungen, die im Krankenhaus u. in der Praxis erbracht werden können, mit vergleichbaren Honoraren vergütet werden. Wirtschaftlichkeitsprüfungen sollen auf schwerwiegende Fälle von Ressourcenverschwendung beschränkt werden. Das Prüfungsverfahren soll gestrafft u. auf höchstens 2 Jahre nach dem Verordnungsquartal begrenzt werden. Das ärztliche Vergütungssystem soll vereinfacht werden durch: **1.** die Ablösung der bisherigen Budgetierung (s. Budget) durch ein neues Vergütungssystem mit Mengensteuerung; **2.** die Entwicklung einer Gebührenordnung mit festen Preisen u. Mengensteuerung (s. Bewertungsmaßstab, einheitlicher; Gebührenordnung für Ärzte); **3.** die Übertragung des Morbiditätsrisikos auf die Krankenkassen (s. Gesundheitsfonds); **4.** die Gewährleistung von Verteilungsgerechtigkeit zwischen den Ärzten; **5.** die Gleichbehandlung der Krankenkassen bei der Finanzierung der ärztlichen Vergütung; **6.** Honorarzuschläge für besondere Qualität; **7.** Abbau von Überversorgung* u. Unterversorgung* durch finanzielle Anreize; **8.** die Professionalisierung der Erarbeitung der Vergütungsreform.

Abrechnungsdatentransfer: (engl.) *transfer of billing data*; Abk. ADT; Datenschnittstellen-Spezifikation zwischen niedergelassenem Vertragsarzt* u. seiner Kassenärztlichen* Vereinigung, um Abrechnungsdaten mit Hilfe eines zertifizierten Abrechnungsprogramms* digital zu erstellen, wie es mittlerweile mit Ausnahme von Sonderabrechnungsleistungen obligat ist; die 1987 durch die Kassenärztliche* Bundesvereinigung definierte Datensatzbeschreibung für den ADT erlaubt die weitgehend papierlose Abrechnung* ärztlicher Leistung mit einem zurzeit noch über Diskette od. CD-ROM erfolgenden **Datenträgeraustausch** (DTA) zwischen Arzt u. KV. Im Grundmuster identisch, jedoch umfas-

Systemwechsel ermöglicht. Seit 2004 existieren Richtlinien zur Entwicklung neuer Datenschnittstellen (XML-Schnittstellen).

Abrechnungsprogramm: (engl.) *accounting programme*; meist in die Praxissoftware integriertes Programm, das nach Maßgabe des Vertragsarztrechts* die Kassen- u. Privatliquidation unterstützt u. Patienten- u. Abrechnungsdaten verwaltet; dient i. d. R. der automatischen Erstellung der Quartalsabrechnung von vertragsärztlichen Leistungen gegenüber der Kassenärztlichen* Vereinigung über einen Abrechnungsdatenträger; i. R. des sog. datenverarbeitungstechnischen Abrechnungs- u. Blankoformularbedruckungsverfahrens meist auch die Erzeugung von Formularvordrucken. **Voraussetzung:** Abrechnungsdatentransfer*-Zertifizierung für den Einsatz der Softwareprodukte; Vergabe einer 7-stelligen Prüfnummer durch die Prüfstelle der KBV, wobei die Genehmigung durch die KV widerruflich erfolgt u. an den Einsatz der zertifizierten Software(folge)version gebunden ist (§ 42, Bundesmantelvertrag - Ärzte/ Ersatzkassen vom 1.7.2005). **Vorteile: 1.** für den Arzt: schnellere u. bequemere Erstellung der Quartalsabrechnung, bessere Kontrolle der abgerechneten Leistungen (Statistikfunktionen zur Kontrolle des Verordnungsverhaltens als Schutz vor Regressforderungen), Verhinderung von fehlerhaften Abrechnungen; **2.** für die KVen: erhebliche Rationalisierung u. Einsparungen, die teilweise in Form eines Verwaltungskostenrabatts an den Arzt weitergegeben werden.

Abschiebung: (engl.) *deportation*; syn. Rückführung; (jurist.) Durchsetzung der Ausreisepflicht gegen den Willen des Betroffenen; hält sich ein Ausländer unerlaubt in Deutschland auf, d. h. nach Ausweisung od. weil er nicht (mehr) über einen Aufenthaltstitel verfügt, u. reist er nicht freiwillig aus, kann er unter Anwendung von Zwang außer Landes gebracht werden. Nach feststehendem Grundsatz des Völkerrechts haben Staaten, vorbehaltlich ihrer Verpflichtungen aus internationalen Verträgen einschließlich der Menschenrechtsabkommen, das Recht, die Einreise, den Aufenthalt u. die Ausweisung von Ausländern zu regulieren. Die Abschiebung gilt dabei als legitimes Mittel zur Durchsetzung der jeweiligen Migrationsregelungen. Sie darf allerdings nicht willkürlich gegen eine größere Gruppe verhängt u. nur unter Wahrung der fundamentalen Menschenrechte des Abzuschiebenden vollzogen werden. **Rechtliche Grundlage:** §§ 58–62 Aufenthaltsgesetz (Abk. AufenthG); verantwortlich für die Durchführung einer Abschiebung ist im Wesentlichen die jeweilige Ausländerbehörde. **Abschiebungshindernisse: 1.** tatsächliche Abschiebungshindernisse: z. B. fehlende Verkehrs-/Flugverbindung zum Zielstaat der Abschiebung od. Nichtvorhandensein der er-

drohender politischer Verfolgung*, Folter* od. Todesstrafe od. wenn sich aus der Anwendung der Europäischen Menschenrechtskonvention ergibt, dass die Abschiebung unzulässig ist, nicht vollzogen werden. Von einer Abschiebung in einen Staat soll abgesehen werden, wenn dort für diesen Ausländer eine erhebliche konkrete Gefahr für Leib, Leben od. Freiheit besteht. Die Gefahr muss direkt mit der Person des Betroffenen verknüpft sein. Eine die Abschiebung hindernde Gefahr kann auch von einer physischen od. psychischen Krankheit ausgehen, die Leib od. Leben (bzw. Psyche) des Betroffenen in erheblichem Maße gefährdet u. mit seiner Abschiebung in zeitlichem Zusammenhang steht. Die Zuordnung der Krankheit zu den rechtlichen od. den tatsächlichen Abschiebungshindernissen hängt von den Umständen des Einzelfalls ab. **Abschiebungshaft** ist nach § 62 AufenthG möglich, damit ein Ausländer sich nicht der Abschiebung entzieht. Von Abschiebungshaft sind nach Schätzung des Jesuiten-Flüchtlingsdienstes pro Jahr ca. 40 000 Menschen in Deutschland betroffen. **Hinweis:** Die Kosten für die Abschiebung muss der Betroffene bzw. sein kostenpflichtig Gezeichneter übernehmen, einschließlich (Flug-)Ticket sowie evtl. Kosten für die Begleitung durch Bundesgrenzschutzbeamte od. für die Abschiebungshaft. Der Betrag wird von den Mitteln einbehalten, über die der Betroffene in Deutschland verfügt, u./od. die nachträgliche Bezahlung von ihm eingefordert, bevor er ein (erneutes) Visum für Deutschland erhalten kann. Vgl. Genfer Flüchtlingskonvention.

Abschreckung: (engl.) *deterrence*; Auslösen negativer Emotionen, i. R. der gesundheitlichen Prävention* mit der Absicht, Einstellungen u. Verhalten durch die Darstellung der negativen Folgen eines gesundheitsriskanten Verhaltens (z. B. Rauchen, Alkoholkonsum, schnelles Autofahren) zu verändern; ausgelöste Furcht, Abscheu od. Ekel soll bei den Adressaten zu einer Verhaltensänderung führen. Empirisch variieren die Effekte von Abschreckung in Abhängigkeit von den Zielgruppen der Prävention. Personen ohne Risikoverhalten (z. B. Nichtraucher) fühlen sich durch Abschreckung in ihrem Verhalten eher bestätigt u. tendieren auch zur Akzeptanz von abschreckenden Botschaften, während bei Personen mit bestehendem Risikoverhalten abschreckende Appelle häufig zu nicht intendierten Reaktionen führen. Die Wirkung von Abschreckung ist kaum prognostizierbar u. ihre Anwendung als isolierte Maßnahme nicht sinnvoll. Die glaubhafte Darstellung negativer gesundheitlicher Folgen eines Risikoverhaltens wird allerdings immer ein wichtiges Element i. R. der Prävention bleiben. Vgl. Überzeugungskampagne.

Absentismus: (engl.) *absenteeism*; 1. (soziol.) Bez. in der Arbeitssoziologie für eine bestimmte Verhal-

der Arbeitspsychologie für Fehlzeiten, die auf problematische Einstellungen u./od. Motivationsprobleme zurückzuführen sind; vgl. Krankenstand.

Absonderung: s. Quarantäne, Isolierung.

Abstaffelung: s. Punktwertabstaffelung.

Abstammungsbegutachtung: (engl.) *determination of parentage*; Feststellung bzw. Ausschluss der biologischen Verwandtschaft durch Untersuchung ausgewählter vererbter Merkmale; **Methode:** biostatistische Auswertung von z. B. Blutgruppen-HLA-Gutachten u./od. gentechnologischer Nachweis von spezifischen unveränderbaren, individuellen DNA-Mustern; das zu untersuchende genetische Material wird i. d. R. aus einer Speichel- od. Blutprobe gewonnen. Zur eigenen Sicherheit u. für die gerichtliche Verwertbarkeit muss die Identität der Beteiligten durch den Personalausweis überprüft od. durch ein aktuelles Foto, einen Fingerabdruck u. eine Unterschrift beurkundet werden. Eine Elternschaft gilt dann als praktisch erwiesen wenn durch die Analyse von mindestens 12 unabhängig vererbten Merkmalen eine Wahrscheinlichkeit von mindestens 99,9 % erreicht werden kann Steht ein Elternteil nicht mehr zur Verfügung müssen zusätzliche genetische Merkmale untersucht werden, um die vor Gericht notwendige Aussagesicherheit zu erreichen. **Sozialmedizinische Bedeutung:** in strittigen Rechtsfragen zur Klärung von z. B. Unterhaltsansprüchen, Einwanderungsfällen (Visumserteilung für leibliche Kinder) od. Erbschaften; aus rein persönlichen Gründen, z. B. um die eigene Herkunft zu klären od. mögliche (Halb-) Geschwister zu finden.

Abstandsgebot: s. Lohnabstandsgebot.

Absterbeordnung: s. Mortalitätsfunktion.

Abstieg, sozialer: (engl.) *social descent*; Übergang von Personen, Bevölkerungsteilen zu einer rigeren sozialen Schicht* (vertikale Mobilität); sozialer Abstieg ist häufig verbunden mit niedrigem Sozialprestige u. geringeren Lebenschancen; kann sich im Verlauf von Generationen vollziehen od. auch bei der Karriere einer Einzelperson. Mi sozialem Abstieg geht i. d. R. Trübung des individuellen Selbstwertgefühls* u. des Wohlbefindens einher sowie soziale Isolierung; fehlende Erfolgserlebnisse u. die Erfahrung eingeschränkter Handlungsmöglichkeiten haben emotionalen Distress zur Folge. Wichtig zur Abwendung sind neben arbeitsmarkt- u. sozialpolitischen Maßnahmen (Weiter-)Bildungsmotivation, berufliche Leistungsbereitschaft, Flexibilität u. Pflege eines sozialen Netzwerks. **Sozialmedizinische Bedeutung:** Statusbedrohung ist sozialer Stress*, stell ein Krankheitsrisiko dar. Vgl. Mobilität, Drifthypothese, Aufstieg, sozialer.

Absturzgefahr: (engl.) *danger of falling*; Risiko hinab zufallen bzw. abzustürzen, z. B. bei Arbeiten au Dächern, erhöhten Standplätzen, Laderampen; der

gen (z. B. bestimmte Formen der Epilepsie*) sollten keine Tätigkeiten mit erhöhter Absturzgefahr verrichtet werden. Vgl. Gefährdungsbeurteilung, arbeitsmedizinische.

Abteilungspflegesatz: s. Pflegesatz.

Abtreibung: s. Schwangerschaftsabbruch.

Abusus: s. Konsum psychotroper Substanzen.

Abwanderung: (engl.) *migration*; (epidemiol.) absolute Zahl der Auswanderer pro Zeiteinheit (meist Jahr) od. relativer Anteil einer bestimmten Risikopopulation*, der das betrachtete Gebiet verlässt; vgl. Migration.

Abwasser: (engl.) *sewage*; abfließendes Wasser mit Verunreinigungen aus dem häuslichen, gewerblichen u./od. industriellen Gebrauch; um Gesundheitsgefahren auszuschließen, werden kolloidale u. gelöste Stoffe mit biologischen od. chemischen Verfahren entfernt. Bestimmungen über die Abwasserbeseitigung sind im Baurecht* sowie den Wassergesetzen der Länder (s. Wasserrecht) enthalten. Strafrechtliche Vorschriften über die unzulässige Einleitung von Abwasser in Gewässer enthält das Wasserhaushaltsgesetz.

Abweg, unversicherter: s. Wegeunfall.

Abwehrmechanismus: (engl.) *defense mechanism*; Bez. für einen im Lauf der Persönlichkeitsentwicklung unbewusst angeeigneten u. im späteren Leben habituell eingesetzten Modus zum Schutz vor Impulsen, Gefühlen u. Erfahrungen, die mit dem Bild von sich u. der Welt nicht übereinstimmen; im psychoanalytischen Sinn stellt ein Abwehrmechanismus einen unbewusst ablaufenden Versuch der Kompromissbildung zwischen verschiedener psychischer Instanzen (Es, Über-Ich) u. der Umwelt dar u. kann somit auch entlastende Funktionen für das Ich beinhalten. Wenn die Kompromissbildung durch den Abwehrmechanismus versagt bzw. überfordert ist, kann es zur neurotischen Symptombildung kommen. **Formen: 1.** Verdrängung*; **2.** Regression*; **3.** Reaktionsbildung; **4.** Projektion; **5.** Rationalisierung*; **6.** Identifikation; **7.** Verleugnung* u. a.

Abweichung, mittlere absolute: (engl.) *mean absolute deviation* (Abk. MAD); arithmetisches Mittel* der betragsmäßigen Abweichungen der einzelnen Beobachtungen einer Stichprobe von deren arithmetischem Mittel; im Vergleich zur Standardabweichung* weniger ausreißerempfindlich, aber mathematisch schwieriger zu behandeln, da nicht differenzierbar.

acceptable daily intake: Abk. ADI; durch die WHO* festgelegte akzeptable tägliche Aufnahmemenge eines Fremdstoffes, der beabsichtigt (z. B. Pestizide) angewendet wird; Quotient aus NOEL* u. einem Sicherheitsfaktor von mindestens 100, angegeben in mg pro kg Körpergewicht. Die lebenslange tägliche Aufnahme eines Fremdstoffes in Höhe seines ADI-Wertes stellt nach gegenwärti-

gem (Schadstoffdosis, die nach dem aktuellen Stand der Wissenschaft bei täglicher lebenslanger Aufnahme nicht zu gesundheitlichen Störungen führt; Abk. DTA) eines nicht absichtlich angewendeten Fremdstoffes bzw. eines Schadstoffes wird als **tolerable daily intake** (TDI) bezeichnet.

activities of daily living: s. Aktivitäten des täglichen Lebens.

Adäquanztheorie: (engl.) *theory of adequate causation*; Theorie zur Bestimmung der Ursächlichkeit (Kausalität); Voraussetzung für jede Schadensersatzpflicht (s. Schadenersatz); als herrschende Theorie im Zivilrecht schließt sie Ursachenverläufe aus, die dem Verantwortlichen rechtlich nicht mehr zugerechnet werden können. Danach ist ein Ereignis dann kausal mit einem anderen verknüpft, wenn mit seinem Eintritt nach allgemeiner Lebenserfahrung gerechnet werden konnte. Vgl. Äquivalenztheorie.

Adaptation: (engl.) *adaptation*; syn. Adaptierung; Anpassung von Organen (des Organismus), Individuen od. sozialen Systemen (z. B. Gruppen, Organisationen, Gesellschaften) an veränderte Bedingungen; Grundbegriff in der soziologischen Systemtheorie (T. Parsons, N. Luhmann). Als **Adaptation chronischer Leistungseinschränkung** bezeichnet man in der Begutachtung* bei andauernd bestehenden funktionellen Einschränkungen die Anpassung od. Gewöhnung an ein Defizit bzw. Kompensation einer Behinderung* in der Weise, dass die Einschränkung der Funktion anderweitig ausgeglichen u. die Leistungsfähigkeit* wiederhergestellt werden kann. Vgl. Adaption, Anpassung.

Adaption: (engl.) *adaption*; stationäre Phase im Anschluss an eine stationäre medizinische Suchtrehabilitation für eine bestimmte Gruppe von Rehabilitanden (insbes. wohnungslose, arbeitslose od. drogenabhängige Menschen) in Suchtfachkliniken od. speziellen Adaptionseinrichtungen; dabei treten die therapeutischen Behandlungsangebote zu Gunsten einer Erprobung u. Übung der eigenverantwortlichen Lebensführung u. Anforderungen des Erwerbslebens unter realen Alltagsbedingungen zurück. Die Adaption dauert i. d. R. 8–15 Wochen bei Alkohol- u. Medikamentenabhängigen u. 8–17 Wochen bei Drogenabhängigen. **Leistungsträger:** fast ausschließlich die GRV.

Additionssatz der Wahrscheinlichkeitsrechnung: (engl.) *addition theorem of probability theory*; auch Additionstheorem; mathematischer Lehrsatz zur Berechnung der Wahrscheinlichkeit des Auftretens von mindestens einem von 2 Ereignissen A u. B, d. h. des sog. Vereinigungsereignisses; Berechnungsformel:

$$P(A \cup B) = P(A) + P(B) - P(A \cap B)$$

P von A vereinigt B gleich P von A plus P von B minus P von A geschnitten B. Schließen sich A

werden. **Rechenbeispiel:** Die Wahrscheinlichkeit, dass ein Kind im Winter an Grippe erkrankt (Ereignis A), sei 20 %. Die Wahrscheinlichkeit, in 2 aufeinander folgenden Wintern an Grippe zu erkranken (Ereignis AB), ist somit $0,2 \times 0,2 = 4\%$ (bei unterstellter stochastischer Unabhängigkeit der Erkrankungen). Dann ist nach dem Additionssatz die Wahrscheinlichkeit, in mindestens einem der beiden Jahre zu erkranken $0,2 + 0,2 - 0,04 = 36\%$. Bei Addition ohne Anwendung des Additionssatzes, d. h. ohne Korrektur der Summe um die Wahrscheinlichkeit, zweimal zu erkranken, würde die Wahrscheinlichkeit überschätzt werden.
Adelaide-Empfehlungen: (engl.) *Adelaide recommendations*; Empfehlungen der 2. Internationalen Konferenz zur Gesundheitsförderung* 1988 in Adelaide (Australien) zum Handlungsbereich „Entwicklung einer gesundheitsfördernden Gesamtpolitik"; **Ziel:** Gesundheit u. Chancengleichheit unter Beteiligung aller politischen Bereiche.
Adhärenz: s. Compliance.
ADI: Abk. für (engl.) *acceptable* daily intake.
Adipositas: (engl.) *obesity*; krankhaftes Übergewicht, über das Normalmaß hinausgehende Vermehrung des Körperfetts (Body*-mass-Index, BMI $\geq 30 \, kg/m^2$), die zu gesundheitlicher Beeinträchtigung führt; ein weiteres Maß zur Beurteilung der Fettverteilung ist die Schätzung der intraabdominalen/viszeralen Fettmasse durch Messung des Hüft-Taille-Quotienten (abdominale Adipositas: Frauen >88 cm, Männer >102 cm); Risikofaktor für Folgeerkrankungen; **Einteilung:** nach BMI (kg/m^2): Grad I = 30–34,9, Grad II = 35–39,9, Grad III ≥ 40; **Ätiologie:** multifaktoriell; u. a. Bewegungsarmut, Missverhältnis zwischen Kalorienaufnahme u. -verbrauch, vermehrter Konsum von Lebensmitteln mit hoher Energiedichte (z. B. gesättigte Fette, kohlenhydratreiche Lebensmittel mit hohem glykämischem Index, Fast-Food), genetische (familiäre) Disposition, psychogene Essstörung*, endokrine Erkrankungen (z. B. Hypothyreose, Cushing-Syndrom), Medikamente (z. B. manche Antidepressiva, Neuroleptika, Glukokortikoide, Betablocker); **Epidemiologie:** Prävalenz: seit Jahren steigend (s. Tab.); rund 8 Mio. Deutsche

Adipositas
Prävalenz

Adipositas	1985	2004
Grad I Männer	16,2 %	22,5 %
Grad I Frauen	16,2 %	23,5 %
Grad II Männer	1,5 %	5,2 %
Grad II Frauen	4,5 %	7,5 %

arterielle Hypertonie*, Diabetes* mellitus Typ 2 mit Insulinresistenz, Fettstoffwechselstörung, koronare Herzkrankheit*, Herzinsuffizienz*, Schlaganfall*, Schlaf-Apnoe-Syndrom, Gallensteinerkrankungen, Gelenkerkrankungen, psychosoziale Probleme; wird auch als Risikofaktor für Karzinome (z. B. Darmkrebs; s. Karzinom, kolorektales) diskutiert.
Leistungsansprüche an die Sozialversicherungsträger entstehen hauptsächlich durch Bedgleit- u. Folgekrankheiten: **1.** an die GKV für Therapie der Komorbidität; **2.** an die GRV durch Bedarf an Leistungen* zur medizinischen Rehabilitation u. Leistungen* zur Teilhabe (2005 ca. 5000 medizinische Rehabilitationen). Bei schwerwiegender Komorbidität können Ansprüche auf Rente wegen Erwerbsminderung entstehen; **3.** an die GPV bei schwer eingeschränkter od. aufgehobener Mobilität; Adipositas allein bedingt keinen Grad der Behinderung; **Prävention:** Aufklärung über die Zusammenhänge u. Ernährungsunterricht bereits im Schulalter, Sport, Gewichtsreduktion, Ernährungsberatung, Lebensstiländerung.
ADL: Abk. für (engl.) *activities of daily living* s. Aktivitäten des täglichen Lebens.
Adoption: (engl.) *adoption*; Annahme als Kind mit dem Ziel der Herstellung eines Eltern-Kind-Verhältnisses zwischen Annehmenden u. Kind (§§ 1741–1772 BGB); **Voraussetzungen** einer Adoption u. der formelle Ablauf sind gesetzlich festgelegt. Ehepaare, von denen ein Ehepartner das 25. u. der andere das 21. Lebensjahr vollendet hat, sowie Einzelpersonen über 25 Jahre können ein minderjähriges Kind (s. Minderjährigkeit) adoptieren. Auch ein Volljähriger (s. Volljährigkeit) kann als Kind angenommen werden. **Verfahren** Die Annahme als Kind wird auf Antrag vom Vormundschaftsgericht* ausgesprochen. Der Antrag ist vom Annehmenden, bei der Adoption Volljähriger zusätzlich vom Anzunehmenden, persönlich zu notariell zu beurkunden. **Recht:** Das angenommene Kind erwirbt kraft Gesetzes die Rechtsstellung eines Kindes des Annehmenden. Vgl. Adoptionsvermittlung.
Adoptionsvermittlung: (engl.) *foster placement*; Zusammenführen von Kindern unter 18 Jahren u. Personen, die ein Kind annehmen wollen (Adoptionsbewerber), mit dem Ziel der Adoption*; Adoptionsvermittlung ist Aufgabe der Jugend- u. Landesjugendämter sowie der staatlich anerkannten Adoptionsvermittlungsstellen der Wohlfahrtsverbände. Anderen Personen od. Stellen ist die Adoptionsvermittlung grundsätzlich untersagt. **Rechtliche Grundlage:** „Gesetz über die Vermittlung der Annahme als Kind u. über das Verbot der Vermittlung von Ersatzmüttern" (Adoptionsvermittlungsgesetz, Abk. AdVermiG). Vgl. Ersatzmutter.

kung) mit Wirkung für die Zukunft (§ 48 SGB X), wenn die Änderung wesentlich ist; von „Wesentlichkeit" ist auszugehen, wenn die Änderung der Verhältnisse dergestalt ist, dass die Behörde unter den geänderten Verhältnissen zu einer anderen als der vormals getroffenen Entscheidung kommen würde, also von einer neuen Sach- od. Rechtslage auszugehen ist. Die Änderung der Verhältnisse kann tatsächlicher od. rechtlicher Natur sein. **Sozialmedizinische Bedeutung:** Eine relevante Änderung der Verhältnisse ist z.B. die Änderung des Gesundheitszustands, die Anpassung od. Gewöhnung an einen Krankheitszustand od. der Erwerb neuer Kenntnisse u. Fähigkeiten (ggf. durch Leistungen zur Teilhabe am Arbeitsleben).

AEP: Abk. AEP; Abk. für appropriateness evaluation protocol; in Amerika entwickeltes, in einer deutschen Version (G-AEP) vorliegendes, valides u. reliables Instrument zur Belegungsanalyse in Akutkrankenhäusern auf wissenschaftlich fundierter Basis; wird eingesetzt zur Analyse der Notwendigkeit: **1.** von stationären Aufnahmen, **2.** aller Behandlungstage eines Patienten, **3.** einzelner Behandlungstage eines Patienten od. **4.** des gesamten Behandlungsprozesses eines od. mehrerer Patienten. Ein AEP eignet sich zur Prüfung von Einzel- od. Stichproben bzw. von Abteilungen. Vgl. Fehlbelegung.

Äquivalenzprinzip: (engl.) 1. *benefits principle,* 2. *principle of equivalence*; syn. Gleichwertigkeitsgrundsatz; grundlegendes Kalkulationsprinzip mit dem Ziel der Angemessenheit/Ausgeglichenheit von Leistung u. Gegenleistung; **1.** in der **Rechts- u. Finanzwissenschaft:** Grundsatz der Verhältnismäßigkeit zwischen dem Wert einzelner Leistungen u. der dafür erhobenen Gebühr; **2.** im **Versicherungswesen allgemein:** Grundsatz der Gleichwertigkeit von Einnahmen in Form entrichteter Prämienzahlungen der Versichertengemeinschaft u. Ausgaben der Versicherungsgesellschaft aufgrund angebrachter Leistungsansprüche (gruppenmäßige Äquivalenz); bei rechtmäßiger Prämienkalkulation entspricht der Barwert der Nettoprämien dem Barwert der Versicherungsleistungen, hinzu kommen Verwaltungskosten u. angemessener Gewinn für die Versicherung; **3.** in der **PKV** wird die Höhe der Versicherungsprämie in doppelter Hinsicht nach dem Äquivalenzprinzip festgesetzt (s. Abb.), u. zwar nach dem persönlichen Risiko bzw. den individuellen Risikofaktoren (**Risikoäquivalenzprinzip**) u. dem vereinbarten Leistungsumfang (**Leistungsäquivalenzprinzip**). Bei Äquivalenzversicherungen agieren Versicherungsnehmer bzw. deren Vertreter als Käufer (autonome Kunden) eines Versicherungspakets (risikoadjustiertes Produkt), die Versicherungsgesellschaften als profitorientierte Anbieter (kalkulierende Verkäufer) in einem durch Angebot u. Nach-

satz der persönlichen Beitragsbemessungsgrundlage* die Äquivalenz von Leistung (Beitragszahlungen) u. Gegenleistung (Rentenhöhe) herstellt.

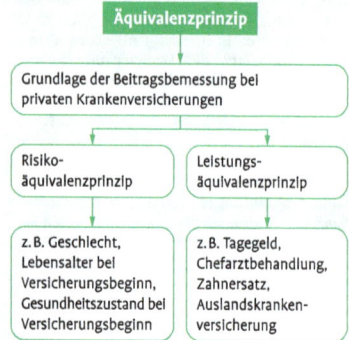

Äquivalenzprinzip

Äquivalenzstudie: (engl.) *equivalence study, similarity trial*; Arzneimittelstudie zur Klärung, ob ein zu prüfendes Medikament einer Standardtherapie gleichwertig od. ähnlich ist; dabei erfolgt die Hypothesentestung zweiseitig.

Äquivalenztheorie: (engl.) *equivalence theory*; Theorie zur Ursächlichkeit einer Tathandlung in Bezug auf den Tatererfolg; danach ist eine Handlung dann Ursache eines Erfolgs, wenn sie nicht hinweggedacht werden kann, ohne dass der tatbestandliche Erfolg entfiele; dabei sind alle Bedingungen gleichwertig (äquivalent), sofern sie den konkreten Erfolg herbeigeführt haben. Diese Theorie wird v. a. im Strafrecht angewendet. Vgl. Adäquanztheorie.

Ärger: (engl.) *anger, worry*; spezifische emotionale Qualität, die durch das ausgeprägten Missfallens gekennzeichnet ist, ausgelöst durch Frustration od. Feindseligkeit u. aus innerem Antrieb od. als ein Verteidigungsmechanismus auftretend; als klassische Auslösebedingung für das Auftreten einer Ärgerreaktion gilt im Allg. die Frustration einer Verhaltenserwartung; ferner muss eine ärgerförderliche Situationsbewertung vorliegen; Ärger kann nur entstehen, wenn eine Verantwortlichkeitszuschreibung auf die Person des Schädigers vorgenommen werden kann, dabei das Selbstwertgefühl verletzt erscheinen u. Ansprüche verletzt erscheinen u. auf eine Ärgerförderliche, wenn sie mit einer Aktivierung des autonomen Nervensystems einher. **Sozialmedizinische Bedeutung:** In der Psychosomatik u. klinischen Psychologie wird

gramme zielen i.d.R. auf eine Veränderung der Ärgerintention u./od. eine Modifikation unangemessener Ärgerausdrucksformen ab.

Ärztekammer: (engl.) *General Medical Council*; syn. Landesärztekammer; Berufsorganisation, der jeder Arzt als Pflichtmitglied angehört; die 17 Ärztekammern (1 pro Bundesland, 2 in Nordrhein-Westfalen) unterliegen als Körperschaften des öffentlichen Rechts staatlicher Rechtsaufsicht; die Zugehörigkeit richtet sich i.d.R. nach dem Ort der Berufsausübung. **Aufgabe:** Regelung der ärztlichen Berufsordnung u. deren Überwachung, Förderung der beruflichen Fort- u. Weiterbildung u. Erlass der Weiterbildungsordnung sowie Prüfungsabnahme, Erteilung von Fachkundenachweisen, Qualitätssicherung, Beurteilung ethischer u. rechtlicher Gesichtspunkte anzuzeigender Forschungsvorhaben am Menschen, Abgabe von Fachgutachten auf Verlangen von zuständigen Behörden u. Benennung von Sachverständigen für Gerichte, Schlichtung von Streitigkeiten zwischen Ärzten u. Patienten, Begutachtung von ärztlichen Privatliquidationen, Beantragung berufsgerichtlicher Verfahren (s. Berufsgericht) bei den staatlichen Berufsgerichten für die Heilberufe, Errichtung des berufsständischen Versorgungswerkes sowie Melde- u. Beitragswesen für die Kammermitglieder; auch zuständig für die Unterstützung des Öffentlichen Gesundheitsdienstes sowie gemeinsam mit der Kassenärztlichen* Vereinigung für die Gewährleistung des ambulanten Notfalldienstes in sprechstundenfreien Zeiten, weiterhin für die Ausbildung der medizinischen Fachangestellten einschließlich Prüfungsabnahme. **Organisation:** Delegierten- od. Kammerversammlung u. der Vorstand; die Ärztekammern bilden die Bundesärztekammer*.

Ärztemuster: (engl.) *samples*; Arzneimittelmuster; von pharmazeutischen Unternehmen an Ärzte kostenlos abgegebene Arzneimittel*, die den Aufdruck „Unverkäufliches Muster" tragen müssen; sie sollen der Information des Arztes über u.a. Beschaffenheit, Verpackung, Arzneiform des Arzneimittels dienen u. sind zusammen mit der entsprechenden Fachinformation* abzugeben. Die Anzahl der Ärztemuster, die an Ärzte abgegeben werden dürfen, ist gesetzlich beschränkt: nach schriftlicher Anforderung ist eine Abgabe von maximal 2 Mustern der kleinsten Packungsgröße eines Medikamentes pro Jahr erlaubt. **Rechtliche Grundlage:** § 47 Arzneimittelgesetz.

Ärztenetz: (engl.) *doctors' net*; Zusammenschluss von Ärzten; **1.** in einer Gemeinschaftspraxis, z.B. Polikliniken* u. Health* Maintenance Organizations, in denen Ärzte unterschiedlicher Fachrichtungen tätig sind; **2.** von jeweils eigenen Praxen aus, z.B. Haus- bzw. Praxisnetze von meist Ärzten der Grundversorgung* (vgl. Sentinelpraxis), z.T. in

menschluss von Ärztenetzen mit dem Ziel, externe Leistungen (z.B. Laborleistungen, Arzneimittel stationäre Leistungen) kostengünstig einzukaufen. Vgl. Managed Care.

Ärztlicher Dienst der Bundesagentur für Arbeit: s. Dienst, sozialmedizinischer.

Ärztliches Zentrum für Qualität in der Medizin: (engl.) *Agency for Quality in Medicine*; Abk. ÄZQ; 1995 von Bundesärztekammer* u. Kassenärztlicher* Bundesvereinigung als „Ärztliche Zentralstelle Qualitätssicherung" gegründete Einrichtung mi dem Ziel, die ärztlichen Spitzenorganisationen au dem Gebiet der Qualitätssicherung* der ärztlichen Berufsausübung zu beraten u. zu unterstützen; **Aufgabe:** Leitlinien*-Clearingverfahren (bis Ende 2005), Nationales* Programm für Versorgungsleitlinien, Analyse u. Aufbereitung von medizinischem Wissen, Verbreitung u. Implementierung evidenzbasierter Leitlinien (vgl. Evidenz), Patientensicherheit, Methodenentwicklung für Leitlinien u. evidenzbasierte Gesundheitsversorgung sowie Aufbau u. Pflege internationaler Kooperationen.

AEV: Abk. für Arbeiter-Ersatzkassen-Verband s. Krankenversicherung.

ÄZQ: Abk. für Ärztliches* Zentrum für Qualität in der Medizin.

Affekthandlung: (engl.) *emotional act*; Handlung aus einer unkontrollierbaren, intensiven Gemütsbewe gung heraus; Kurzschluss- od. Explosivhandlung, heftige Entladung eines Affektstaus; wird im Rahmen eines ärztlich-forensischen Gutachtens eine erheblich geminderte Steuerungsfähigkeit durch einen Affekt festgestellt, der die Qualität einer tiefgreifenden Bewusstseinsstörung erreicht, kann Strafmilderung eintreten; ist die Steuerungsfähigkeit ganz ausgeschlossen, bleibt der Täter straflos (§§ 20, 21 StGB). Vgl. Schuldfähigkeit.

AFG: Abk. für Arbeitsförderungsgesetz; s. SGB III.

AFGIS: Abk. für Aktionsforum* Gesundheitsinformationssystem.

Agenda 21: (engl.) *Agenda 21*; 1992 auf der Kon ferenz der Vereinten Nationen über Umwelt u. Entwicklung in Rio de Janeiro beschlossenes Ak tionskonzept für das 21. Jahrhundert mit dem Leitkonzept „Nachhaltige Entwicklung" (s. Nachhaltigkeit); **Ziel:** v.a. Sensibilisierung von Politik u. Öffentlichkeit für die komplexen Zusammenhänge zwischen Umwelt u. Entwicklung; Anstoß weiterer Programme von der lokalen (s. Agenda lokale) bis zur internationalen Ebene (Aktionspläne für Umwelt u. Gesundheit). Ein entsprechendes Leitkonzept im Bereich der Gesundheitsförderung* ist das Programm Gesundheit* für Alle Auf dem „Weltgipfel für Nachhaltige Entwick lung" der Vereinten Nationen (2002) wurde eine Zwischenbilanz zur Umsetzung der Agenda 21 gezogen (s. Johannesburg-Deklaration). Vgl. Sundsvall-Konferenz.

waltungen werden aufgefordert, gemeinsam mit Bürgern, örtlichen Organisationen (z. B. Umweltgruppen, Vereine) u. der Wirtschaft „lokale Agenden" zu erarbeiten mit dem Ziel, ein Handlungsprogramm für die nachhaltige ökologische, ökonomische u. soziale Entwicklung der Kommune zu erarbeiten u. umzusetzen. Dabei geht es um die Umsetzung von Handlungsfeldern der Agenda 21, z. B. Förderung einer nachhaltigen Siedlungsentwicklung od. Schutz u. Förderung der menschlichen Gesundheit. In Deutschland setzen sich über 2400 Kommunen für ein entsprechendes kommunales Handlungsprogramm ein. Auf dem „Weltgipfel für Nachhaltige Entwicklung" in Johannesburg (s. Johannesburg-Deklaration) wurden die Ergebnisse der lokalen Agenden bilanziert. Der Agenda-Prozess wird von nationalen (z. B. in Deutschland Agenda-Transfer Bonn) u. internationalen Organisationen unterstützend begleitet.

Agentur für Arbeit: (engl.) *labour office*; umgangssprachl. Arbeitsamt; örtliche Dienststelle der Bundesagentur* für Arbeit für den direkten Kontakt mit den Arbeit- u. Ratsuchenden sowie den Arbeitgebern zur Umsetzung der Aufgaben der Bundesagentur.

Aggravation: (engl.) *aggravation*; im Verhältnis zum objektiven Befund übertriebene, u. U. zweckgerichtete Präsentation von Schmerzen, Symptomen od. Einschränkungen (z. B. Bewegungs- od. Leistungseinschränkungen) durch den Patienten (s. Täuschungsphänomene, klinische); Verdacht auf Aggravation liegt vor, wenn: 1. aus Sicht des Gutachters od. Diagnostikers eine erhebliche Diskrepanz zwischen den geschilderten psychischen od. körperlichen Symptomen u. dem gezeigten Verhalten sowie den objektiven Untersuchungsbefunden einschließlich der Anamnese besteht; 2. intensive Schmerzen angegeben werden, deren Charakterisierung jedoch vage bleibt; 3. keine medizinische Behandlung in Anspruch genommen wird; 4. demonstrativ vorgetragene Klagen auf den Sachverständigen unglaubwürdig wirken; 5. schwere Einschränkungen im Alltag behauptet werden, das psychosoziale Umfeld jedoch weitgehend intakt ist. **Sozialmedizinische Bedeutung:** Die Abgrenzung auf Aggravation beruhender von objektivierbaren krankheitswertigen Einschränkungen bzw. Symptomen wird insbes. im Zusammenhang mit Entscheidungen über Sozialleistungen bzw. Versicherungsleistungen im weitesten Sinne relevant. Problematisch ist die Abgrenzung zu krankheitswertigen Störungen (wie somatoformen Störungen, dissoziativen Störungen od. Artefaktstörungen), deren Charakteristik in der Divergenz zwischen objektiv u. subjektiv erlebten Beschwerden u. den objektiv nachweisbaren Befunden besteht. Die Ausprägung von Aggravation ist generell persönlichkeits- u. kulturabhängig

fische Aggravation überlagern.

AGM: Abk. für Anschlussgesundheitsmaßnahme*.

AGREE-Instrument: (engl.) *AGREE instrument*; Kurzbez. für Appraisal of Guidelines for Research and Evaluation; international abgestimmte Checkliste zur Qualitätsbeurteilung von Leitlinien*; vgl. Leitlinien-Clearingverfahren.

AGW: Abk. für Arbeitsplatzgrenzwert; einheitlicher Bewertungsmaßstab von Gefahrstoffen am Arbeitsplatz (Luftgrenzwert) nach der Gefahrstoffverordnung vom 1.1.2005; der AGW ist der Grenzwert für die zeitlich gewichtete durchschnittliche Konzentration eines Stoffes in der Luft am Arbeitsplatz in Bezug auf einen gegebenen Referenzzeitraum. Der AGW gibt an, bei welcher Konzentration eines Stoffes akute od. chronisch schädliche Auswirkungen auf die Gesundheit im Allgemeinen nicht zu erwarten sind (§ 3 Abs. 6 GefStoffV). AGWs sind Schichtmittelwerte bei i. d. R. achtstündiger Exposition an 5 Tagen pro Woche. Bei Expositionsspitzen gilt ein Überschreitungsfaktor von maximal 8, i. d. R. jedoch deutlich darunter. Die TRGS* 900 (2006) listet diejenigen Stoffe, die unter diese Regelung fallen. Für die Ermittlung u. Beurteilung von Konzentrationen gefährlicher Stoffe sowie Stoffgemische sind die TRGS 402 u. 403 maßgeblich. Für hautresorptive Stoffe reicht die Einhaltung des Luftgrenzwertes zum Schutz der Gesundheit nicht aus. Bei unmittelbarem Hautkontakt ist die TRGS 150 anzuwenden. Ersetzt die bisherige Bez. MAK* als gesundheitsdefinierten Luftgrenzwert von Gefahrstoffen.

AHB: Abk. für Anschlussheilbehandlung*.

AIDS: Abk. für (engl.) *acquired immune deficiency syndrome*; s. HIV-Erkrankung.

AiP: Abk. für Arzt* im Praktikum.

Akademie für Öffentliches Gesundheitswesen: (engl.) *Academy of Public Health*; Einrichtung der Aus-, Fort- u. Weiterbildung für Beschäftigte im Öffentlichen Gesundheitsdienst; bietet Module i. R. der Weiterbildung* zum Facharzt für Öffentliches Gesundheitswesen an; vgl. (Muster-)Weiterbildungsordnung für Ärzte.

Akademien für Sozialmedizin: (engl.) *Academies for Social Medicine*; Einrichtungen (oft in privater Trägerschaft), die meist in Zusammenarbeit mit den Landesärztekammern die in der (Muster-)Weiterbildungsordnung* für Ärzte vorgeschriebenen theoretischen Weiterbildungskurse für die ärztlichen Zusatzbezeichnungen Sozialmedizin* u. ggf. auch Rehabilitationswesen* organisieren u. durchführen.

AkdÄ: Abk. für Arzneimittelkommission* der Deutschen Ärzteschaft.

Akkommodation: (engl.) *accomodation*; (soziol.) Oberbegriff für Anpassungsprozesse bei Personen, die sich i. R. einer Migration* z. B. Mittel u. Regeln der Kommunikation, Kenntnisse über die Institu-

beitsfähig zu werden; umfasst das Erlernen von Fähigkeiten u. Fertigkeiten, die für das tägliche Leben in der Aufnahmegesellschaft wichtig sind. Akkommodationsprozesse müssen nicht grundlegende Überzeugungen u. Wertvorstellungen bei Migranten* ändern. **Hinweis:** Die Akkommodation wird als erste Stufe des migrationsbedingten individuellen Anpassungsprozesses des Zuwanderers an die Aufnahmegesellschaft angesehen, es folgen Akkulturation* u. Assimilation*.

Akkordarbeit: (engl.) *piecework*; pensumgebundene Arbeit mit leistungsbezogenem Entlohnungsgrundsatz; unterschieden werden: **1.** Stückakkord: der Lohn hängt von der erreichten Stückzahl ab; **2.** Zeitakkord: entlohnt wird nach der benötigten Zeit pro Teil im Verhältnis zur Sollzeit. Einführung der Akkordarbeit bedarf der Mitwirkung des Betriebsrats. Durch die sog. Humanisierung der Arbeitswelt wurde die Prozessführung von Fließbandarbeit verändert: die Arbeitsschritte werden in Gruppen ausgeführt (Gruppenarbeit) u. der Akkord (Arbeitsleistung) bezieht sich auf eine Gruppe von Arbeitern. Für Akkordarbeiten u. sonstige Arbeiten, bei denen durch ein gesteigertes Arbeitstempo ein höheres Entgelt erzielt werden kann, besteht ein Beschäftigungsverbot für Jugendliche unter 18 Jahren (nach Jugendarbeitsschutz*) sowie für schwangere u. stillende Frauen (nach Mutterschutzgesetz*).

Akkreditierung: (engl.) *accreditation*; formelle Anerkennung einer bestimmten Kompetenz einer Person od. Institution durch eine andere, dazu befugte Instanz; i. e. S. Anerkennung der Befähigung u. Erteilung der Berechtigung für eine Einrichtung, bestimmte Prüfungen od. Prüfungsarten auszuführen; kann z. B. von einer Qualitätsbewertung* vorausgesetzter od. vereinbarter Qualitätsmerkmale abhängig gemacht werden. Vgl. Zertifizierung.

Akkulturation: (engl.) *acculturation*; Prozess der Angleichung, in dessen Verlauf Migranten* od. Zuwanderergruppen i. R. eines längeren Aufenthaltes Elemente der fremden Kultur (kulturelle Orientierungsmuster, Eigenschaften, Verhaltensweisen) der Aufnahmegesellschaften teilweise od. ganz übernehmen; zweite Stufe des migrationsbedingten individuellen Anpassungsprozesses des Zuwanderers an die Aufnahmegesellschaft, die über die Akkommodation* hinausgeht u. diese voraussetzt. Ergebnisse des Akkulturationsprozesses können einerseits Segregation u. Marginalisierung, andererseits Assimilation* bzw. Integration* des Zuwanderers in die Aufnahmegesellschaft sein. **Hinweis:** Typisch ist, dass die sog. zweite Migrantengeneration (s. Migranten) in 2 Kulturen mit gemischten Wertestandards lebt, woraus sich Kulturkonflikte zwischen der Heimatkultur (der Eltern) u. der Kultur des Aufnahmelandes ergeben

Schule u. Beruf die Kultur des Aufnahmelandes aneignen bzw. außerhalb der Familie mit dieser konfrontiert sind.

Akkumulation: (engl.) *accumulation*; Häufung, Ansammlung; (umweltmedizinisch) Anreicherung einer chemischen Substanz in lebenden Organismen über die Umweltmedien od. die Nahrung im Mensch (insbes. im Fettgewebe), Tier od. Pflanze (Bioakkumulation) od. anderen Umweltbereichen (Geoakkumulation); Akkumulation von Schadstoffen im Gewebe kann zu systemischen Wirkungen auf den Organismus führen. Vgl. Umwelttoxikologie, Umweltmedizin.

Akteneinsicht: (engl.) *access records*; Rechtsanspruch, soweit zur Geltendmachung od. Verteidigung von rechtlichen Interessen in einem laufenden Verwaltungs- od. Gerichtsverfahren erforderlich; stehen berechtigte Interessen eines Dritten (z. B. eines Arztes) der Akteneinsicht (z. B. in Patientenakten* entgegen, so ist die Einrichtung (z. B. Krankenhaus, Behörde), welche die Akte angelegt hat, nicht verpflichtet, Einsicht zu gewähren. **Rechtliche Grundlage:** § 25 SGB X, § 29 Verwaltungsverfahrensgesetz (VwVfG). **Hinweis:** Das Recht auf Akteneinsicht beinhaltet auch das Recht auf Abschrift ten bzw. Kopien (ggf. gegen Kostenerstattung).

Aktion Psychisch Kranke: (engl.) *campaign for th mentally ill*; Abk. APK; überparteilich zusammengesetzter, gemeinnütziger Verein mit dem Ziel mit politischen Mitteln auf eine grundlegende Reform der Versorgung psychisch kranker u. behinderter Menschen in Deutschland hinzuwirken; 1971 von Abgeordneten aller Fraktionen des Deutschen Bundestages u. engagierten Fachleuten aus dem Bereich Psychiatrie gegründet.

Aktionsforum Gesundheitsinformationssystem: (engl.) *Forum Health Information System*; Abk. AFGIS Zusammenschluss von zurzeit etwa 100 Verbänden, Organisationen, Unternehmen u. Einzelpersonen zur Förderung qualitätsgesicherter, allgemein zugänglicher u. nutzerorientierter Gesundheitsinformationen, insbes. in den neuen Medien; AFGIS zeichnet qualitativ hochwertige Gesundheitsinformationsangebote in Deutschland mit deren Hilfe Internetnutzern die Orientierung erleichtert werden soll, mit einem Qualitätslogo aus. Vgl. HON-Code.

Aktionsprogramme der Europäischen Union: (engl.) *Community Action Programs of the European Union*; auf Basis einer Analyse der gesundheitlichen Probleme aus Sicht der Europäischen Union (veröffentlicht im „Aktionsrahmen im Bereich der öffentlichen Gesundheit" der Europäischen Union vom 24.11.1993) ausgeschriebene Aktionsprogramme im Bereich der öffentlichen Gesundheit: **1.** zur Gesundheitsförderung*, gesundheitlichen Aufklärung*, Gesundheitserziehung* u. Gesundheitsausbildung; **2.** zur Krebsbekämpfung; **3.** zur

bedingten Erkrankungen (s. Umweltmedizin) sowie **8.** zur Gesundheitsberichterstattung*. Auf der Basis der Erfahrungen aus diesen Programmen (insbes. Koordinationsprobleme zwischen den 8 Einzelprogrammen, überlappende Maßnahmen u. Doppelarbeit) wurde 2002 ein 2. Aktionsprogramm im Bereich der öffentlichen Gesundheit (2003–2008) verabschiedet u. ausgeschrieben, das die vorangegangenen 8 Einzelprogramme ablöst. Das neue Programm enthält 3 **Hauptzielbereiche:** **1.** Verbesserung des Informations- u. Wissensstandes in Bezug auf Gesundheitsfragen; **2.** Verbesserung der raschen u. koordinierten Reaktion auf Gesundheitsgefahren; **3.** Gesundheitsförderung u. Verhütung von Krankheiten durch Beeinflussung von Gesundheitsdeterminanten u. -faktoren in allen Politik- u. Tätigkeitsfeldern. Hierdurch soll i.R. einer integrierten u. sektorübergreifenden Gesundheitsstrategie ein hohes Maß an Gesundheitsschutz* sichergestellt, Ungleichheiten im Gesundheitsbereich abgebaut sowie die Zusammenarbeit zwischen den Mitgliedstaaten gefördert werden. Die Aktionsprogramme werden turnusmäßig fortgeschrieben.

Aktivität: (engl.) *activity*; syn. Tätigkeit; nach ICF* die Durchführung einer Aufgabe od. Handlung durch ein Individuum; unterschieden werden können: **1.** Leistung: Art u. Umfang der Durchführung einer Aktivität unter gegenwärtigen Lebensbedingungen mit aktuell vorhandenen Förderfaktoren u. Barrieren (s. Kontextfaktoren); **2.** Leistungsfähigkeit*: Art u. Umfang der Durchführung einer Aktivität unter Test-, Standard-, Optimal- bzw. Idealbedingungen; Parameter zur Feststellung des maximalen Leistungsvermögens; Beeinträchtigung od. Einschränkung der Aktivität besteht bei Schwierigkeiten od. der Unmöglichkeit, die Aktivität durchzuführen. **Hinweis:** Leistungsfähigkeit nach ICF ist nicht identisch mit der Leistungsfähigkeit im Zusammenhang mit der sozialmedizinischen Begutachtung*.

Aktivitäten des täglichen Lebens: (engl.) *activities of daily living (Abk. ADL)*; Abk. ATL; Sammelbez. für Tätigkeiten, die der Aufrechterhaltung von Lebensfunktionen u. Erfüllung von Grundbedürfnissen od. der Befriedigung sozialer od. spiritueller Bedürfnisse dienen; können anhand verschiedener Skalen beurteilt werden: **1. ADL-Skalen:** Maß für die Verrichtungen zur Bewältigung des täglichen Lebens; vgl. Barthel-Index, functional independence measure; **2. IADL-Skalen** (engl. instrumental activities of daily living): zusätzlich Prüfung von Aktivitäten hinsichtlich eines unabhängigen Lebens wie Zubereitung von Mahlzeiten, Mit-Geld-Umgehen, Einkaufen u. Haushaltsarbeiten; **3.** ATL stellen eine Strukturierung von Pflegeanlässen dar. Einschränkungen in einer od. mehreren der alltäglichen Handlungen weisen ggf.

tur regulieren, Kommunizieren, Sinn finden im Werden-Sein-Vergehen, Arbeiten u. Spielen, Sichere Umgebung, sich als Mann od. Frau fühlen u. verhalten, Sterben. ATL bilden eine wesentliche Grundlage zur Feststellung der Pflegebedürftigkeit*, Ableitung des individuellen Pflegeplans u. von Rehabilitationsmaßnahmen. Sie orientieren sich im Einzelfall an den Fähigkeiten, deren Einschränkungen u. Hilfebedarf, nicht am klinischen Krankheitsbild. Vgl. Verrichtungen, gewöhnliche u. regelmäßige.

Akupunktur: (engl.) *acupuncture*; aus der Traditionellen Chinesischen Medizin (Abk. TCM) stammende Therapiemethode (ca. 20 verschiedene Techniken); **Ziel:** „energetische Störungen" innerhalb des Organismus ausgleichen bzw. einzelne Organsysteme anregen od. dämpfen; **Verfahren:** an charakteristischen Punkten der Körperoberfläche werden an Meridianen entlang Akupunkturnadeln eingestochen; klassische Akupunktur setzt eine an TCM orientierte Diagnose u. Vorstellung von Krankheit voraus; neuere Interpretationen verstehen Akupunktur als lokalen Reiz mit reflexiver Wirkung entsprechend neurophysiologischer Grundlagen. In der heutigen Praxis der Akupunktur wird eine Synthese aus beiden Methoden angestrebt.

Akzeleration: (engl.) *acceleration*; Beschleunigung der Entwicklungsgeschwindigkeit mit Zunahme der Endgröße bei beiden Geschlechtern; durchschnittliche Zunahme der Körperlänge um 5–10 cm seit ca. 150 Jahren in Mitteleuropa (**Wachstumsakzeleration**), meist in Verbindung mit dem um 1–2 Jahre früheren Eintritt der Pubertät (Entwicklungsakzeleration); **Ursache:** verbesserte Ernährung; durch Impfung* u. Hygiene* gesunkene Inzidenz* der meisten infektiösen Kinderkrankheiten.

ALARA-Prinzip: (engl.) *ALARA principle*; Kurzbez. für (engl.) *as low as reasonably achievable (so niedrig wie vernünftigerweise erreichbar)*; ursprünglich aus dem amerikanischen Atomgesetz stammende Bez. mit der Bedeutung, dass Umweltrisiken so weit reduziert werden, wie es sowohl technisch als auch wirtschaftlich „machbar" ist. Gesundheitliche Risiken werden bei diesem Prinzip bewusst einkalkuliert.

Alarmplan: (engl.) *emergency plan*; betriebliches Dokument auf Grundlage des Arbeitsschutzgesetzes (§ 10) sowie der berufsgenossenschaftlichen Vorschrift A 1 Grundsätze der Prävention (§ 22) zur Abwendung von besonderen Gefahren im Unternehmen; beinhaltet Maßnahmen der Ersten* Hilfe, der Brandbekämpfung u. der Evakuierung der Beschäftigten u. berücksichtigt, dass sich fremde Personen im Objekt aufhalten können. Als Ergänzung zum Alarmplan ist ein Flucht- u. Rettungsplan zu erstellen (nach § 55 der Arbeitsstättenver-

das Betreiben von Arbeitsstätten"). **Ziel:** Der Alarmplan soll im Ernstfall ein situationsadäquates Handeln ermöglichen, er sollte in regelmäßigen Abständen durch Übungen (auch regelmäßige Überprüfung der Feuerlöscheinrichtungen sowie der Umgang mit diesen Geräten) auf seine praktische Tauglichkeit geprüft werden.

ALE: Abk. für active life expectancy; s. Lebenserwartung.

Alimentationsprinzip: s. Versorgungsprinzip.

Alkoholabusus: (engl.) *alcohol abuse*; Missbrauch, schädlicher Gebrauch von Alkohol; s. Konsum psychotroper Substanzen.

Alkoholdelikt: (engl.) *alcohol violation*; rechtswidrige u. strafbedrohte Handlung, die unter Alkoholeinfluss begangen wird; eine unter Alkoholeinfluss begangene Straftat kann die Schuldfähigkeit* entweder mindern od. ausschließen (§§ 20, 21 StGB).

Alkoholklausel: (engl.) *alcohol clause*; Klausel in privaten Versicherungsverträgen, die eine Leistungspflicht des Versicherers ausschließt, wenn das Schadensereignis durch Alkoholeinfluss verursacht wurde; aktuell fast ausschließlich in der privaten Tageldversicherung üblich. Vgl. Schadenersatz.

Allergie: (engl.) *allergy*; überschießende Abwehrreaktion des Immunsystems auf körperfremde, eigentlich unschädliche Substanzen (Allergene); Erstmanifestation bevorzugt im Kindes- u. frühen Erwachsenenalter; wesentliche Berufsallergene finden sich z. B. in den Berufsgruppen Bäcker (Mehlstauballergie), Landwirt, Friseur, Florist, so dass in seltenen Fällen ein Berufswechsel notwendig werden kann. **Formen: 1.** Heuschnupfen (Pollinosis); **2.** allergisches Kontaktekzem; **3.** allergische Urtikaria (Nesselsucht); **4.** Nahrungsmittelallergien; **5.** allergisches Asthma* bronchiale; **6.** atopisches Ekzem*; **7.** anaphylaktischer Schock (selten, Prävalenz steigend); **Ätiologie:** genetische Prädisposition (s. Tab.); Allergenkontakt (Pollen, Tierhaare, Milbenausscheidungen, Insektengifte,

Allergie
Allergierisiko für Kinder bei unterschiedlicher familiärer Belastung

familiäre Belastung	Häufigkeit bei Kindern (%)
Eltern nicht allergisch	15
ein allergischer Elternteil	30
zwei allergische Elternteile	50
zwei Elternteile mit gleicher Allergie	75

nen Hygiene in den ersten Lebensjahren; **Epidemiologie:** Prävalenz: steigend; 20–30 % der 6-jährigen Kinder u. ca. 25 % der Erwachsenen sind betroffen; 80–90 % aller Allergien sind vom Soforttyp I; etwa 40 % der Kinder u. Jugendlichen mi atopischem Ekzem od. Heuschnupfen erkranken später an Asthma* bronchiale; Mortalität: in erster Linie durch Folgen bzw. Komplikationen des Asth ma bronchiale; **Prävention: 1.** Nicotinkarenz der Mutter in Schwangerschaft u. Stillzeit; **2.** Stillen des Säuglings (insbes. bei Prädisposition), hypoal lergene Säuglingsnahrung; **3.** Luftschadstoffvermeidung (v. a. Tabakrauchexposition); **4.** bei allergiegefährdeten Kindern frühkindlichen Kontakt mit Haustieren vermeiden; **5.** Allergenkarenz, al lergenarme Nahrungsaufnahme der Mutter während der Stillzeit; **6.** Vermeidung von Allergenexposition; **7.** Pharmakoprophylaxe (z. B. Mastzel lenstabilisation); **8.** spezifische Immuntherapie (Hyposensibilisierung).

Leistungsansprüche an die Sozialversicherungsträger: 1. an die GKV durch dauerhafte Me dikation u. Therapie; **2.** an die GRV durch Bedar an Leistungen* zur medizinischen Rehabilitation u. Leistungen* zur Teilhabe sowie bei schwerwie gender u. dauerhafter Funktionsstörung durch Ansprüche auf Rente wegen Erwerbsminderung*; **3.** an die Berufsgenossenschaft bei nachgewiesener Berufskrankheit*. Die Anerkennung des GdB (s Grad der Behinderung) erfolgt nach den Grund sätzen des Schwerbehindertenrechts im SGB* IX, die Anerkennung einer MdE (s. Minderung der Erwerbsfähigkeit) nach den Grundsätzen des So zialen* Entschädigungsrechts od. der GUV.

Allgemeine Ortskrankenkasse: s. Ortskrankenkassen.

Allokation: (engl.) *allocation*; Zuteilung, Zuweisung; (gesundheitsökonom.) Instrument des zielorientierten Managements zur Qualitäts- u. Kostensteuerung durch rationale Zuweisung von Geld u. Sachmitteln sowie insbes. von medizinischen Versorgungsleistungen zur Sicherstellung einer systemkonformen rationalen Regelversorgung unter Vermeidung von Fehl-*, Unter-* u. Überversorgung* (z. B. überflüssige Doppelleistungen); dabei soll die indizierte Leistung zum günstigsten Zeitpunkt an geeigneter Stelle erbracht werden. Unter dem Aspekt möglicher Kosteneinsparungen ist die Allokation eine Strategie, medizinische Leistungen sektoren- u. trägerübergreifend konzeptionell aufeinander abzustimmen, strukturell zu verzahnen u. zu intensivieren (s. Schnittstelle) Bei der programmatischen Steuerung u. Koordina tion des Leistungsgeschehens übernimmt häufig ein sog. Gatekeeper (s. Hausarztsystem) die inte grative Funktion; s. Care Management, Case Ma nagement, Disease-Management-Programm, Managed Care. **Allokationsebene:** Typologisch wer-

1. Makroebene: Gesellschaft; Gesundheitssystem versus nichtmedizinische Subsysteme; **2.** Mesoebene: Sektoren der medizinischen Versorgung; **3.** Mikroebene: Individuum; Patienten, Versicherte; **Allokationsproblematik:** Komplex an systemimmanenten Fragen u. Problemstellungen einer optimierten, bedarfsorientierten bzw. gerechten Verteilung begrenzter Ressourcen für die medizinische Versorgung im Hinblick auf Effektivität, Effizienz, Qualität u. Ethik; **Fehlallokation:** äußert sich im Gesundheitswesen z. B. in unzweckmäßiger Prioritätensetzung, Fehlindikation, Verschleppung, Zeitverzögerungen, ineffizienter Patientenplatzierung; wesentliche Ursachen sind Steuerungs- u. Koordinationsprobleme, Informationsdefizite, Konkurrenzsituationen bei sektoren- u. trägerübergreifenden Maßnahmen zur Prävention, Diagnostik, Kuration, Rehabilitation sowie Reintegration. Dies führt zu Überinanspruchnahme od. aber mangelhafter Ausnutzung. Die Folgen äußern sich systemisch als Allokationsprobleme z. B. in Form mangelhafter Versorgung, disproportionierter Maßnahmen od. Verknappung der Ressourcen.

Alltagsbewältigung: (engl.) *coping with everyday demands of life*; personen- u. situationsgerechte Bewältigung von alltäglichen Anforderungen, z. B. Einkauf u. Zubereitung von Nahrung, Körperpflege, Schulbesuch, Berufstätigkeit; s. Aktivitäten des täglichen Lebens, ICF, Funktionsfähigkeit, Coping.

Alma-Ata-Deklaration: (engl.) *Alma-Ata declaration*; Abschlussdokument der Internationalen Konferenz zur primären Gesundheitsversorgung* (1978) zur Entwicklung u. Weiterentwicklung der Strategie Gesundheit* für Alle sowie Grundlage der primären Gesundheitsversorgung u. der Gesundheitsförderung*; Gesundheit* wird als Grundrecht aller Menschen deklariert. Die Ungleichheit des Gesundheitszustandes von Menschen insbes. zwischen Industrie- u. Entwicklungsländern, aber auch innerhalb von Ländern, wird als unannehmbar bezeichnet u. in Zusammenhang mit einer gerechten Weltwirtschaftsordnung gesetzt. Primäre Gesundheitsversorgung wird als Schlüsselstrategie angesehen. **Forderungen** zur Verbesserung der gesundheitlichen Versorgung u. Gesundheitssicherung insbes. aber nicht nur in den Entwicklungsländern sind: **1.** Gesundheitserziehung, die sich an den bestehenden Gesundheitsproblemen u. den Methoden zu deren Verhütung u. Bekämpfung orientiert; **2.** Förderung der Lebensmittelversorgung u. richtigen Ernährung; **3.** ausreichende Versorgung mit sauberem Wasser u. sanitären Anlagen; **4.** Gesundheitsschutz für Mutter u. Kind, Familienplanung*; **5.** Immunisierung gegen die schwersten Infektionskrankheiten; **6.** Vorbeugung u. Kontrolle der regionalen Krankheiten; **7.** Be-

Gemeinde als unterste Stufe eines nationalen Gesundheitssystems u. damit leichtere Erreichbarkeit für Einzelne u. Familien; hierzu bedarf es einer Orientierung auf die Bedürfnisse der Bevölkerung, enger Zusammenarbeit der Gesundheitsdienste, Beteiligung der Gemeinschaft u. Gemeinde sowie Qualitätssicherung*. **10.** Einbeziehung u. a. von Landwirtschaft, Industrie, Erziehungs- u. Bildungswesen, Wohnungsbau u. Verkehrswesen.

Alpha-Fehler: (engl.) *type I error, alpha error*; (statist.) irrtümliche Ablehnung der Nullhypothese eines statistischen Tests; s. Signifikanz, statistische; Testverfahren, statistisches.

Altarchiv: s. Krankenblattarchiv.

Altarzneimittel: (engl.) *pre-AMG drug*; **1.** syn. Arzneimittelmüll; vom Verbraucher nicht mehr verwendete Arzneimittel; müssen einer ordnungsgemäßen Vernichtung zugeführt u. entsorgt werden (Apotheken entsorgen); **2.** Fertigarzneimittel, die bereits vor In-Kraft-Treten des 2. Arzneimittelgesetzes* (AMG) vom 1.1.1978 im Verkehr waren u. eine Nachzulassung* erforderten.

Altenhilfe: (engl.) *assistance for the elderly*; Hilfe* in anderen Lebenslagen in Form von vorwiegend persönlicher Hilfe*, die älteren Menschen auch zur Vorbereitung auf das Alter geleistet wird u. dazu beitragen soll, Schwierigkeiten zu verhüten, zu überwinden od. zu mildern u. alten Menschen die Möglichkeit zu erhalten, am Leben in der Gemeinschaft teil zu nehmen; **Beispiel:** Beratung hinsichtlich geeigneter Wohnformen u. Inanspruchnahme altersgerechter Dienste, Angebote zur Freizeitgestaltung; selten werden Geldleistungen, meist nur als Zuschuss bzw. Darlehen, erbracht; die Hilfe wird ergänzend zu anderen Hilfen nach SGB XII geleistet u. gilt ab 1.1.2005 nur hinsichtlich Beratung u. Unterstützung ohne Rücksicht auf vorhandenes Einkommen u. Vermögen. **Rechtliche Grundlage:** § 71 SGB XII. Vgl. Hilfe in besonderen Lebenslagen.

Altenpflege: (engl.) *geriatric care*; syn. geriatrische Pflege; Pflege* u. Betreuung älterer Menschen in stationären Pflegeeinrichtungen* od. anderen Einrichtungen (z. B. der Gerontopsychiatrie) sowie durch ambulante Pflegedienste; **Altenpfleger:** führen eigenverantwortlich u. selbständig pflegerische u. betreuende Aufgaben in der Gesundheits- u. Krankenpflege aus; **Aufgabe:** medizinische Grundpflege, Unterstützung bei Aktivitäten des täglichen Lebens, Beratung in persönlichen u. sozialen Angelegenheiten, Begleitung u. a. bei Behördengängen u. Arztbesuchen, Anleitungen für die häusliche Altenpflege, Organisation u. Gestaltung von Beschäftigungs- u. Bewegungsaktivitäten; **Ausbildung:** 3-jährige bundeseinheitlich geregelte Ausbildung an Berufsfachschulen (Altenpflegegesetz vom 1.8.2003). **Altenpflegehelfer:**

bildung: 1–2-jährige vorwiegend landesrechtlich geregelte schulische Ausbildung mit landesspezifisch unterschiedlichen Abschlüssen.

Altenpflegeheim: s. Pflegeeinrichtung.

Altenquote: (engl.) *percentage of elderly people*; Anteil der über (je nach Statistik) 60 od. 65 Jahre alten Menschen an der Gesamtbevölkerung; vgl. Jugendquote.

Alter: (engl.) *age*; kalendarisch Lebensjahre, die Personen (bisher) gelebt haben; gesellschaftlich (häufig defizitorientiert) definierte Phase innerhalb einer Lebensspanne; in westlichen Gesellschaften wird bei Menschen als Alter allgemein die Lebensphase nach der Erwerbsbiographie bezeichnet. Dieser Definition liegt die Vorstellung einer Dreiteilung des Lebenslaufes in Vorbereitungsphase (Kindheit u. Jugend), Aktivitätsphase (junges u. mittleres Erwachsenenalter) u. Ruhestandsphase (Alter) zugrunde. Aufgrund der insgesamt deutlich gestiegenen Lebenserwartung differenzieren sich Altersbilder aus (in kultureller, geschlechtsspezifischer, gesundheitlicher u. sozialer Hinsicht). Damit gehen unterschiedliche Aktivitäts- u. Beteiligungsniveau einher. Mittlerweile wird für die Gruppe der 60–80-Jährigen von den „jungen Alten" gesprochen, während die über 80-Jährigen als „alte Alte" od. „Hochbetagte" bezeichnet werden. Die Eingrenzung dieser beiden Gruppen auf bestimmte kalendarische Lebensalter variiert stark, es existieren keine standardisierten Definitionen. Auch innerhalb der älteren Generationen selbst werden zunehmende soziale Differenzierungen u. Abgrenzungen vorgenommen. Als **Altersstereotypen** werden relativ fest gefügte Zuschreibungen von bestimmten Eigenschaften, Verhaltensweisen od. Rollen für eine Bevölkerungsgruppe aufgrund des kalendarischen Alters bezeichnet; grundsätzlich lassen sich zwei Arten von Altersstereotypen unterscheiden: **1. negative:** beinhalten eine zwangsläufige Verknüpfung des Lebensphase Alter z. B. mit schlechter Gesundheit, fehlender geistiger Beweglichkeit, Hilfsbedürftigkeit, Passivität od. finanzieller Unsicherheit u. führen u. a. zu Altersdiskriminierung; **2. positive:** stellen v. a. die wirtschaftliche Potenz, Mobilität, Kompetenz u. Aktivität der „jungen Alten" od. die Lebenserfahrung u. Altersweisheit älterer Menschen in den Vordergrund.

Alternativmedizin: (engl.) *alternative medicine*; unscharfer Sammelbegriff für diagnostische u. therapeutische Verfahren, die auf Konzepten u. Methoden beruhen, deren Wirkung durch wissenschaftliche Methoden nicht ausreichend nachweisbar ist u. die i. d. R. von der Schulmedizin* nicht anerkannt sind; Vorbehalte betreffen die Wirksamkeit u. Unbedenklichkeit einzelner Methoden. Meist fehlen überzeugende Daten zur klinischen Evaluation; die theoretischen Erklärungsmodelle entbeh-

kunde.

Altern, demographisches: (engl.) *demographic aging* Anstieg des Durchschnittsalters einer Population* insbes. in Industriestaaten (zunehmend auch in den Schwellenländern) durch niedrige, sinkende Geburtenrate* u. steigende Lebenserwartung*, die einen Wechsel des Krankheitsspektrums mit Zunahme von Alterserkrankungen u. Multimorbidität sowie eine erhebliche Versorgungsproblematik durch Überwiegen der älteren Bevölkerung bedingt. Vgl. Alter.

Altersabhängigkeitsquotient: syn. Alterslastquotient*.

Altersaufbau: (engl.) *age distribution*; Besetzung der Altersklassen od. Altersgruppen (gemessen in 1-, 2-, 5-, od. 10-Jahresintervallen) einer betrachteten Population* in absoluten od. relativen Zahlen (z. B. prozentualen Anteilen), getrennt nach Geschlecht graphisch durch die sog. Bevölkerungspyramide dargestellt. Eine Bevölkerung, deren Bevölkerungspyramide eine breite Basis u. eine schmale Spitze hat, zeichnet sich durch hohe Fertilität aus. Die Bevölkerungspyramide Deutschlands ähnelt aufgrund abnehmender Geburtenrate u. demografischen Alterns* inzwischen mehr einer Zwiebel (s. Abb.).

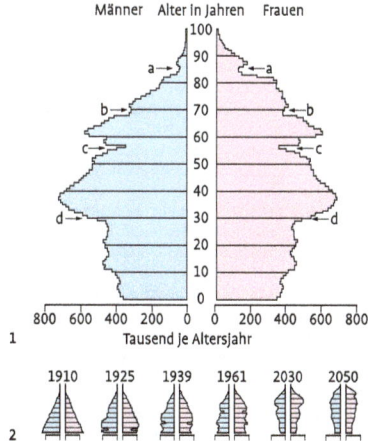

Altersaufbau: 1: Alter u. Geschlecht der Bevölkerung in Deutschland, Stand 2001; a: Geburtenausfall im Ersten Weltkrieg; b: Geburtenausfall während der Wirtschaftskrise um 1932; c: Geburtenausfall Ende des Zweiten Weltkriegs; d: Einführung der hormonalen Kontrazeption 2: zum Vergleich der Altersaufbau für 1910, 1925, 1939 (Reichsgebiet) u. 1961 (Bundesgebiet) sowie Prognosen für 2030 u. 2050 [5]

nis der Rentner (i. d. R. über 64-Jährige) zur Bevölkerung im erwerbsfähigen Alter; der Alterslastquotient ist ein Indikator für die Belastung der aktiven Bevölkerung durch die Altersvorsorge*. Vgl. Abhängigkeitsquotient.

Altersrente: syn. Rente* wegen Alters.

Altersruhegeld: (engl.) *pension*; veraltete Bez. für eine Rente* wegen Alters.

Alterssicherung: s. Altersvorsorge.

Alterssicherung der Landwirte: (engl.) *farmers' old-age security*; Zweig der Landwirtschaftlichen Sozialversicherung; für selbständige Landwirte u. Gärtner sowie mitarbeitende Familienangehörige besteht keine Versicherungspflicht in der GRV („Gesetz über die Alterssicherung der Landwirte", Abk. ALG, vom 29.7.1994, BGBl.I S.1890, 1891, zuletzt geändert am 6.9.2005, BGBl.I S.2725); sie sind Pflichtmitglieder der eigenständigen, berufsspezifischen Alterssicherung der Landwirte, deren Aufgaben von den bei den landwirtschaftlichen Berufsgenossenschaften angesiedelten Landwirtschaftlichen Alterskassen wahrgenommen werden. **Leistung: 1.** Renten wegen Alters; **2.** Renten wegen Erwerbsminderung; **3.** Witwen- bzw. Witwerrenten; **4.** Waisenrenten; **5.** Rehabilitationsleistungen. Außerdem werden Betriebs- u. Haushaltshilfe geleistet od. Überbrückungshilfe gezahlt, damit das Unternehmen bei Krankheit od. Tod des Unternehmers weitergeführt werden kann. Die Beiträge in der Alterssicherung der Landwirte sind einkommensunabhängig. Übersteigen die Gesamteinkünfte bestimmte Grenzbeträge nicht, wird ein Beitragszuschuss geleistet. **Hinweis:** Da die Alterssicherung der Landwirte als Teilsicherung konzipiert ist, sind die Rentenleistungen niedriger als die Renten der GRV. Vgl. Krankenversicherung der Landwirte.

Altersstandardisierung: (engl.) *age standardisation*; (statist.) Verfahren zur Herbeiführung der Vergleichbarkeit von 2 od. mehr Untersuchungsgruppen mit unterschiedlicher Alterszusammensetzung, die in Bezug auf ein altersabhängiges Merkmal (z. B. Vorkommen eines Tumors) verglichen werden sollen; Unterschieden werden: **1.** direkte Standardisierung gewichtet die altersspezifischen Mortalitätsraten der beobachteten Bevölkerung mit der Altersklassenverteilung einer Standardbevölkerung; **2.** indirekte Standardisierung gewichtet die altersspezifischen Mortalitätsraten der Standardbevölkerung mit der Altersklassenverteilung der beobachteten Bevölkerung. Vgl. Mortalität.

Altersstufen im Recht: (engl.) *legally relevant age groups*; juristisch festgelegte Altersstufen mit unterschiedlichen Rechtsstellungen bzw. Rechtsansprüchen (s. Tab.).

Altersteilzeitarbeit: (engl.) *early retirement*; ermöglicht älteren Arbeitnehmern* einen gleitenden geändert am 24.4.2006 (BGBl.I S.926) die Förderung von Teilzeitarbeit älterer Arbeitnehmer durch Leistungen der Bundesagentur* für Arbeit vor. **Voraussetzung:** Leistungen nach dem AltTZG werden für Arbeitnehmer erbracht, die das 55. Lebensjahr vollendet haben u. die (nach dem 14.2.1996) aufgrund einer Vereinbarung mit dem Arbeitgeber die Arbeitszeit auf die Hälfte der bisherigen wöchentlichen Arbeitszeit vermindert u. innerhalb der letzten 5 Jahre vor Beginn der Altersteilzeitarbeit mindestens 1080 Kalendertage in einer die Beitragspflicht begründenden Beschäftigung i. S. des SGB III gestanden haben. **Sozialmedizinische Bedeutung:** während der Freistellungsphase der Altersteilzeit besteht kein Rehabilitationsanspruch mehr gegenüber der GRV. Vgl. Vorruhestand.

Altersversorgung, betriebliche: (engl.) *occupational pension*; zweite Säule der Altersvorsorge*, i. R. derer der Arbeitnehmer von seinem Arbeitgeber aufgrund des Arbeitsverhältnisses die Zusage von Versorgungsleistungen (Betriebsrente) bei Alter, Krankheit u. Tod erhält; die Finanzierung erfolgt durch den Arbeitgeber u./od. den Arbeitnehmer meist durch Entgeltumwandlung, bei der der Arbeitnehmer zugunsten einer wertgleichen Versorgungszusage durch den Arbeitgeber auf Gehalt verzichtet. **Formen:** Nach dem „Gesetz zur Verbesserung der betrieblichen Altersversorgung" (Abk. BetrAVG) vom 19.12.1974 (BGBl.I S.3610), zuletzt geändert am 29.8.2005, existieren 3 Zusageformen: **1. Leistungszusage:** Der Arbeitgeber sagt dem Arbeitnehmer eine von vornherein in der Höhe bestimmbare Versorgungsleistung zu. **2. beitragsorientierte Leistungszusage:** Der Arbeitgeber verpflichtet sich, bestimmte Beiträge in eine Anwartschaft auf Alters-, Invaliditäts- od. Hinterbliebenenversorgung umzuwandeln. **3. Beitragszusage mit Mindestleistung:** Der Arbeitgeber verpflichtet sich, die Beiträge an einen externen Träger (Pensionskasse, Pensionsfonds od. Direktversicherung) abzuführen u. im Leistungsfall mindestens die zugesagten Beiträge an den Leistungsempfänger auszuzahlen. Die Höhe der tatsächlich ausgezahlten Versorgungsleistung hängt vom Investitionserfolg der eingezahlten Beiträge ab. **Durchführungswege: 1. Direktzusage:** Der Arbeitgeber hat eine Leistungszusage erteilt u. muss diese Leistung selbst erbringen. An der Beitragszahlung kann sich der Arbeitnehmer durch Entgeltumwandlung beteiligen. **2. Direktversicherung:** Der Arbeitgeber schließt eine Lebensversicherung auf das Leben des Arbeitnehmers ab. Eine Finanzierungsbeteiligung des Arbeitnehmers durch Entgeltumwandlung ist möglich. Bezugsberechtigt sind der Arbeitnehmer u. seine Hinterbliebenen. Die Auszahlung erfolgt überwiegend als Kapitalleistung. **3. Pensionskasse:** Recht-

Zeitpunkt/vollendetes Lebensjahr	Rechte
Zeugung (Einnistung des Eis in die Gebärmutter)	Rechte können zugunsten des noch nicht geborenen Kindes bereits begründet werden, soweit das Gesetz dies vorsieht, z. B. durch einen Vertrag zugunsten des ungeborenen Kindes als Dritten, durch Vermächtnis oder durch Einsetzung als Nacherben
pränatales Leben (14 Tage nach Empfängnis)	Schutz durch Grundrecht auf Leben (Art. 2 Abs. 2 S. 1 GG)
Geburt	Beginn der Rechtsfähigkeit (§ 1 BGB)
7. Lebensjahr	beschränkte Geschäftsfähigkeit (§ 106 BGB), beschränkte Deliktsfähigkeit im Zivilrecht (§ 828 BGB)
14. Lebensjahr	bedingte Strafmündigkeit als Jugendlicher (§§ 1 und 3 Jugendgerichtsgesetz)
15. Lebensjahr	Handlungsfähigkeit im Sozialrecht (§ 36 SGB I)
16. Lebensjahr	Ehefähigkeit (bei Erteilung einer Befreiung durch das Familiengericht), Testierfähigkeit, Einwilligung in Organentnahme nach Tod (§§ 1 und 3 Transplantationsgesetz)
18. Lebensjahr	Volljährigkeit, volle Geschäfts- und Deliktsfähigkeit (§§ 2 und 828 BGB), Strafmündigkeit als Heranwachsender, aktives und passives Wahlrecht zu Bundestag, Landtagen, Kommunalvertretungen und Europäischem Parlament, Einwilligung in Organentnahme zu Lebzeiten (§ 8 Transplantationsgesetz)
21. Lebensjahr	volle strafrechtliche Verantwortung als Heranwachsender
65. Lebensjahr	Regelaltersrente in der GRV (§ 35 SGB VI), Versicherungsfreiheit in der Gesetzlichen Arbeitslosenversicherung (§ 28 SGB III)

lich selbständige Versorgungseinrichtung, die von einem od. mehreren Unternehmen getragen wird; wird meist als Versicherungsverein auf Gegenseitigkeit betrieben u. unterliegt der Versicherungsaufsicht. Der Arbeitgeber zahlt Beiträge, der Arbeitnehmer kann sich durch Entgeltumwandlung an der Finanzierung beteiligen u. hat gegenüber der Pensionskasse einen Rechtsanspruch auf die vorgesehenen Leistungen. **4. Pensionsfonds:** Rechtlich selbständige Einrichtung, die von einem Arbeitgeber od. branchenübergreifend in der Rechtsform einer Aktiengesellschaft od. eines Pensionsfondsvereins gegründet werden kann u. der Versicherungsaufsicht unterliegt. Gegen Zahlung von Beiträgen bzw. auf der Basis der Entgeltumwandlung wird eine kapitalgedeckte Altersversorgung mit direktem Rechtsanspruch geleistet. Die Auszahlung einer Kapitalleistung anstelle einer lebenslangen Rente ist hierbei nicht vorgesehen. **5. Unterstützungskasse:** Rechtlich selbständige Versorgungseinrichtung, die über Zuwendungen des Arbeitgebers finanziert wird; meist in der Rechtsform einer GmbH od. eines eingetragenen Vereins betrieben. Seitens des Arbeitnehmers besteht hier kein Rechtsanspruch auf Leistungen gegenüber der Unterstützungskasse, sondern gegenüber dem Arbeitgeber, der im Falle einer Insol-venz der Unterstützungskasse die Versorgungsleistungen erbringen muss. Der Leistungsfall der Betriebsrente tritt am Ersten des Monats ein, von dem an ein Anspruch auf Rente aus der GRV wegen Alters als Vollrente od wegen teilweiser od. voller Erwerbsminderung besteht. Wenn eine Krankheit od. ein Unfall zur Erwerbsminderungsrente in der GRV führen, dann löst dies auch den Versicherungsfall der Betriebsrente aus. Hinterbliebene sind ebenfalls durch die Betriebsrente geschützt, sofern der Verstorbene die Wartezeit von 60 Umlage- od. Beitragsmonaten zum Zeitpunkt des Todes erfüllt hatte. Die Erfüllung der Wartezeit ist bei einem Arbeitsunfall nicht erforderlich.

Altersvorsorge: (engl.) *retirement provision, provision for old age*; beinhaltet alle Maßnahmen, die dazu geeignet sind, nach dem Ausscheiden aus dem Erwerbsleben den weiteren Lebensunterhalt bestreiten zu können (s. Abb. S. 18); bei einer idealen Altersvorsorge kann der Lebensstandard gehalten u. die monatlichen Ausgaben müssen nicht reduziert werden. Die Altersvorsorge setzt sich i. d. R. aus 3 Elementen (sog. 3-Säulen-Modell) zusammen: **1.** Die **gesetzliche Vorsorge** (1. Säule) ist

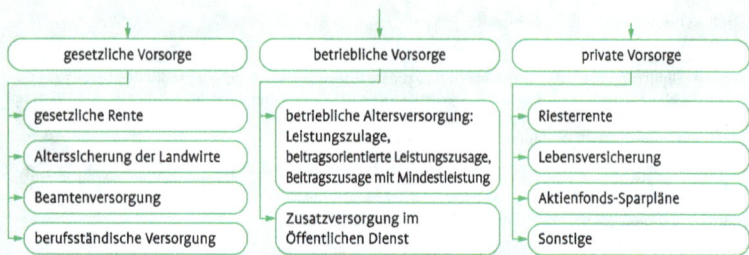

gesetzliche Vorsorge	betriebliche Vorsorge	private Vorsorge
gesetzliche Rente	betriebliche Altersversorgung: Leistungszulage, beitragsorientierte Leistungszusage, Beitragszusage mit Mindestleistung	Riesterrente
Alterssicherung der Landwirte		Lebensversicherung
Beamtenversorgung	Zusatzversorgung im Öffentlichen Dienst	Aktienfonds-Sparpläne
berufsständische Versorgung		Sonstige

Altersvorsorge

i. d. R. eine verpflichtende Vorsorge mit monatlichen Pflichtbeiträgen. Dazu zählen z. B. die gesetzliche Rente*, die berufsständische Versorgung (s. Versorgungswerk), die Alterssicherung* der Landwirte u. bedingt auch die Beamtenversorgung* (ohne eigene Beitragszahlung); vgl. Rentenversicherung. **2. Die betriebliche Vorsorge** (2. Säule) ist eine ergänzende erwerbsbasierte Alterssicherung. Dazu zählen u. a. die Betriebsrente (s. Altersversorgung, betriebliche) u. die Zusatzversorgung im Öffentlichen Dienst (durch die Versorgungsanstalt des Bundes u. der Länder). **3. Die private Vorsorge** (3. Säule) ist eine eigenverantwortliche Ansparung von Eigenkapital, das im Alter verbraucht wird. Dazu gehören u. a. Riesterrente*, Lebensversicherung u. Aktienfonds- bzw. Banksparpläne.

Altstoffe: (engl.) *existing substance, potential recyclable*; **1.** Reststoffe u. Rückstände, die zur Wiederverwertung gelangen, z. B. Altglas, Altöl; **2.** nach dem Chemikaliengesetz* jene Stoffe, die vor dem 18.9.1981 im Geltungsbereich der EG in Verkehr gebracht wurden, aufgeführt im europäischen Altstoffverzeichnis EINECS. Es ist möglich, Altstoffe ohne Anmelde- u. Mitteilungsverfahren herzustellen u. in Verkehr zu bringen. Allerdings sind Hersteller von Altstoffen in einer Produktionsmenge von über 1000 t pro Jahr durch die Altstoffverordnung verpflichtet, Datensätze zu erstellen.

Alzheimer-Krankheit: s. Psychosyndrom, organisches.

Ambient Monitoring: Umweltmonitoring; Umgebungsuntersuchungen; neben den eigentlichen Monitoringsystemen (z. B. Luftmessnetz) werden in der Umweltmedizin* häufig auch einzelne Messungen od. Umweltanalysen dem Ambient Monitoring zugerechnet.

Ambiguitätstoleranz: (engl.) *ambiguity tolerance*; Fähigkeit, Mehrdeutigkeiten u. Widersprüchlichkeiten in sozialen Interaktionen auszuhalten u. zweckmäßig zu bewältigen; Ambiguität ist Bestandteil sozialer Normensysteme, der Situationen u. Verhaltenserwartungen definiert. Im Rollenmodell* bezieht sich Ambiguitätstoleranz auf das Verhältnis von gegenseitigen Rollenerwartungen u. wechselseitiger Bedürfnisbefriedigung. (Rollen-)Ambiguitätstoleranz liegt dann vor, wenn jemand ein ausgewogenes Verhältnis zwischen Rollenanpassung u. eigenem Rollenentwurf gefunden hat. Vgl. Rolle, soziale.

ambulant: s. Behandlung.

Ambulatorium: (engl.) *ambulatory, out-patient clinic*; als Reaktion der Krankenkassen auf den Berliner Ärztestreik von 1923 zuerst in Berlin, dann auch in anderen Städten entstandene therapeutische Einrichtung der Krankenkassen, in der angestellte Ärzte verschiedener Fachrichtungen gesetzlich Versicherte (später auch deren Familienangehörige; vgl. Familienversicherung) behandelten; heute auch synonym mit Poliklinik* verwendet.

AMG: Abk. für Arzneimittelgesetz*.

AMK: Abk. für Arzneimittelkommission* der Deutschen Apotheker.

Amputation: (engl.) *amputation*; syn. Ablatio, Absetzung; operative od. traumatisch bedingte Abtrennung von Weichteilen, Gliedmaßen od. Gliedmaßenteilen; **Ätiologie:** Anlass für Amputationen sind häufig periphere arterielle Durchblutungsstörungen (v. a. die Mikroangiopathie des Diabetikers u. der diabetische Fuß), außerdem Traumen, Infektionen, Malignome u. Erfrierungen. Amputationen sind verbunden mit einer psychischen Belastung durch den Verlust der körperlichen Unversehrtheit u. können in Abhängigkeit von Ausmaß u. Lokalisation Mobilität od. Greiffunktion beeinträchtigen. **Epidemiologie:** Amputationen werden (außer nach Verkehrs- od. Arbeitsunfällen) überwiegend bei älteren Menschen notwendig. Die jährliche Amputationsrate liegt bei über 65-Jährigen bei ca. 10 pro 10 000, bei Diabetikern bei ca. 100 pro 10 000 Einwohner. 2001 wurden in Deutschland etwa 44 200 Amputationen an den unteren Extremitäten durchgeführt. 60–70 % aller Amputationen werden bei Diabetikern vorgenommen (8–15fach höheres Risiko einer Fußamputation als die Normalbevölkerung). Nach einer ausgedehnten (Major-)Amputation (z. B. des Ober- od. Unterschenkels) beträgt die Letalität im darauf

zugunsten Brust erhaltender Verfahren in Kombination mit Radio- u./od. Chemotherapie zurück, da Brustamputationen nach aktueller Datenlage bei vergleichbaren Fällen keine besseren Therapieergebnisse aufweisen. Dennoch liegt das relative Risiko einer Mastektomie bei Betroffenen zwischen 30 u. 50 %, abhängig nicht nur von der Tumorausdehnung, sondern auch von Faktoren wie Wohnort u. Größe der operierenden Klinik. **Leistungsansprüche an die Sozialversicherungsträger: 1.** an die GKV primär durch akutmedizinische Interventionen zur Vermeidung der Amputation, sekundär durch die Versorgung mit Heil- u. Hilfsmitteln (Prothese, Rollstuhl); **2.** an die GRV durch Bedarf an Leistungen* zur medizinischen Rehabilitation u. Leistungen* zur Teilhabe (z. B. Anschlussheilbehandlung*), z. B. zur Schulung im Hilfsmittelgebrauch sowie Leistungen zur Teilhabe am Arbeitsleben (behinderungsgerechte Einrichtung des Arbeitsplatzes, Umschulung), sowie bei schwerwiegender u. dauerhafter Funktionsstörung durch Ansprüche auf Rente wegen Erwerbsminderung*; **3.** an die GPV bei schwer eingeschränkter od. aufgehobener Mobilität; **4.** an die Berufsgenossenschaft bei nachgewiesenem Arbeitsunfall* od. Wegeunfall*. Die Anerkennung des GdB (s. Grad der Behinderung) erfolgt nach den Grundsätzen des Schwerbehindertenrechts im SGB* IX, die Anerkennung einer MdE (s. Minderung der Erwerbsfähigkeit) nach den Grundsätzen des Sozialen* Entschädigungsrechts od. der GUV. **Prävention:** Die Senkung der Amputationsrate (u. kostenintensiver Folgebehandlung) bei Patienten mit Diabetes* mellitus ist v. a. durch intensive Schulung u. Betreuung der Betroffenen zu erreichen (vgl. Disease-Management-Programm).

AMPV: Abk. für Arzneimittelpreisverordnung*.

AMR: Abk. für Arzneimittelrichtlinien*.

Amsterdamer Vertrag: (engl.) *Amsterdam treaty*; 1999 in Kraft getretener Vertrag mit dem Ziel, die Europäische Union nach innen u. außen effektiv zu gestalten u. den Weg für die Aufnahme neuer Mitgliedstaaten (mittel- u. osteuropäische Beitrittsländer) zu bereiten; die Gesundheitspolitik wird im Art. 152 des Vertrages zur Gründung der Europäischen Gemeinschaft unter dem Eindruck der BSE-Krise neu geregelt. Ziel der Europäischen Gesundheitspolitik ist die Verbesserung der Gesundheit der Bevölkerung durch Verhütung von Krankheiten (s. Prävention) u. Beseitigung von Ursachen für Gesundheitsgefährdung. Der Amsterdamer Vertrag stärkt u. a. deutlich die Belange des Gesundheitsschutzes* in allen Bereichen der Gemeinschaftspolitik.

Amt für Arbeitsschutz und technische Sicherheit: s. Gewerbeaufsicht.

Amtsarzt: (engl.) *medical officer*; übliche, jedoch nicht mehr explizit rechtlich codifizierte Bez. für heitsamtes ausgestellt werden; **Aufgabe:** Überwachung u. Durchführung der den Gesundheitsämtern im übertragenen Wirkungskreis (hoheitliche Aufgaben) zugewiesenen Aufgaben, z. B. Medizinalaufsicht u. Gesundheitsschutz, Aufgaben im Bereich der Hygiene, gesundheitliche Vorsorge Beratung od. Begutachtung, Tätigkeit als Gerichtsarzt* od. Vertrauensarzt*; **Ausbildung:** Approbation als Arzt, Facharzt (Gebietsbezeichnung, Weiterbildung im Gebiet Öffentliches Gesundheitswesen Vermittlung von Lehrinhalten an Akademien* für Öffentliches Gesundheitswesen); vgl. (Muster-)Weiterbildungsordnung für Ärzte. **Hinweis** In einigen Bundesländern (z. B. in Nordrhein-Westfalen) wird die Bez. Amtsarzt auch für jeden im Gesundheitsamt tätigen Arzt verwendet.

Amtsermittlungsgrundsatz: (engl.) *principle of judicial investigation*; syn. Untersuchungsgrundsatz Verfahrensgrundsatz in verwaltungs- u. sozialgerichtlichen Prozessen, bei dem für die Entscheidung relevante Tatsachen von Amts wegen untersucht werden; Verwaltungs- od. Sozialgerichte so wie alle Behörden sind i. R. ihrer Verwaltungstätigkeit verpflichtet, Ermittlungen zum Wahrheitsgehalt einer vom Bürger behaupteten Tatsache anzustellen. Es obliegt nicht dem Bürger selbst, geeignete Beweismittel (s. Beweis) beizubringen Andererseits ist der Bürger aber auch i. R. der Amtsermittlung nicht an der Beibringung von Beweismitteln gehindert. **Rechtliche Grundlage** § 20 SGB X, § 103 SGG. Vgl. Beibringungsgrundsatz.

Amtsgeheimnis: s. Amtsverschwiegenheit.

Amtshilfe: (engl.) *administrative assistance*; die zur Erfüllung von Aufgaben der öffentlichen Verwaltung auf Ersuchen einer Behörde geleistete ergänzende Hilfe einer anderen Behörde nach § 4 Verwaltungsverfahrensgesetz (Abk. VwVfG); nach Art. 35 GG leisten sich alle Behörden des Bundes u. der Länder u. der sonstigen Körperschaften öffentlichen Rechts gegenseitige Amtshilfe; **Ziel** soll eine Behörde befähigen, die ihr gesetzlich zugewiesenen Aufgaben zu erledigen, sofern ihr dieses nicht durch Einsatz der ihr zur Verfügung stehenden persönlichen u. sächlichen Mittel u. der ihr gesetzlich eingeräumten Befugnisse selbständig möglich ist; **Sozialmedizinische Bedeutung** u. a. Durchführung von Begutachtungen außerhalb des räumlichen Zuständigkeitsbereichs eines Leistungsträgers. Vgl. Aufgabenübertragung.

Amtspflegschaft: (engl.) *official fosterage*; eine vom Jugendamt ausgeübte Pflegschaft*; **1.** gesetzliche Amtspflegschaft: früher kraft Gesetzes bei Geburt eines nichtehelichen Kindes automatisch eintretende Pflegschaft des Jugendamts; Voraussetzung: das Kind hatte seinen gewöhnlichen Aufenthalt im Geltungsbereich des BGB u. stand unter der elterlichen Sorge (s. Sorgerecht) der Mutter; abgelös

schaft für nichteheliche Kinder minderjähriger Mütter. **2. bestellte Amtspflegschaft:** vom Vormundschafts- bzw. Familiengericht angeordnete Pflegschaft durch das Jugendamt: (Ergänzungs-)Pflegschaft (§ 1909 BGB) für ein Kind, das unter elterlicher Sorge od. unter Vormundschaft* steht, für Angelegenheiten, an deren Besorgung die Eltern od. der Vormund verhindert sind od. Abwesenheitspflegschaft (§ 1911 BGB); **3.** Pflegschaft für eine Leibesfrucht (§ 1912 BGB); **4.** Pflegschaft für unbekannte Beteiligte (§ 1913 BGB). Der Pfleger ist i. R. des Wirkungskreises der Amtspflegschaft gesetzlicher Vertreter des Kindes.

Amtsverschwiegenheit: (engl.) *professional discretion*; Bez. für die lebenslängliche Pflicht jedes Beamten, über alle bei der amtlichen Tätigkeit bekannt gewordenen Angelegenheiten (soweit nicht für Ausnahmefall vorliegt) Verschwiegenheit zu wahren; gilt jedoch nicht für Tatsachen, die offenkundig sind od. ihrer Bedeutung nach keiner Geheimhaltung bedürfen. Über Angelegenheiten, die unter das Gebot der Amtsverschwiegenheit fallen, darf der Beamte nur mit Genehmigung des Dienstvorgesetzten gerichtlich u. außergerichtlich aussagen od. Erklärungen abgeben. Die gesetzlich begründeten Pflichten des Beamten, Straftaten anzuzeigen u. bei Gefährdung der freiheitlich-demokratischen Grundordnung für deren Erhaltung einzutreten, gehen der Pflicht zur Amtsverschwiegenheit vor. **Hinweis:** Auch Angestellte im Öffentlichen Dienst sind arbeitsvertraglich zur Verschwiegenheit verpflichtet. Vgl. Schweigepflicht.

Amtsvormundschaft: (engl.) *official guardianship*; Vormundschaft* des Jugendamts* (§§ 55, 56 SGB VIII); grundsätzlich umfasst die Amtsvormundschaft die gesamte Sorge (Personen- u. Vermögenssorge); **1. gesetzliche** Amtsvormundschaft (§ 1791 c BGB): tritt ein bei Geburt eines Kindes einer minderjährigen ledigen Mutter, wenn nicht schon vor der Geburt ein Vormund benannt wurde; dient v. a. der Geltendmachung des Unterhaltsanspruchs des Kindes; der minderjährigen Mutter steht (neben dem Amtsvormund) lediglich die Sorge für die Person des Kindes zu, nicht aber dessen Vertretung. Bei Meinungsverschiedenheiten in Personensorgesachen geht ihre Meinung der des Vormunds allerdings vor. Die Amtsvormundschaft endet mit Eintritt der Volljährigkeit der Mutter od. bei Begründung der gemeinsamen Sorge mit dem volljährigen Vater. **2. bestellte** Amtsvormundschaft (§ 1791 b BGB): bei Entzug des Sorgerechts*, wenn dies nicht mehr durch die Eltern wahrgenommen wird od. wahrgenommen werden kann, z. B. wegen Verletzung des Kindeswohls (§ 1666 BGB), Feststellung der Gefährdung des Kindeswohls im Scheidungsverfahren (§ 1671 BGB), Ruhen der elterlichen Sorge, z. B. bei Inhaftierung, unbekanntem Aufenthalt

Analogpräparate: s. Generika.

Analogskala: (engl.) *analogue scale*; semiquantitative Skala zur subjektiven Einschätzung von Einstellungen od. Empfindungsstärke, z. B. von Schmerz od. affektiven Beeinträchtigungen wie Ängstlichkeit od. Depressivität; dient der Abschätzung des Ausmaßes des Untersuchungsgegenstandes u. wird insbes. zur Beurteilung des Verlaufs einer Krankheit u. deren Therapie herangezogen; **1.** visuelle Analogskala (VAS): die Bewertung erfolgt auf einer Skala mit den Endpunkten „nicht vorhanden" u. „maximal vorstellbare Ausprägung"; i. d. R. beträgt der Abstand zwischen den Endpunkten 100 mm. **2.** numerische Analogskala: der Schmerz wird durch einen i. d. R. zwischen 0 u. 10 liegenden Zahlenwert charakterisiert. **3.** eine Kombination von 1. u. 2., gelegentlich verwendet bei der Nutzwert*-Analyse zur Bewertung eines Gesundheitszustandes im Bereich zwischen 0 (tot) u. perfekter Gesundheit (10).

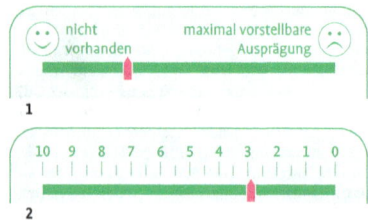

Analogskala: 1: der Arzt lässt den Patienten z. B. mit einem Schieber seine momentanen Schmerzen auf einer visuellen Skala einstellen; **2:** auf der Rückseite kann die vom Patienten geschätzte Schmerzstärke mit Hilfe einer numerischen Skala von 0 (schmerzfrei) bis 10 (stärkste vorstellbare Schmerzen) abgelesen werden.

Anfallsleiden, zerebrales: s. Epilepsie.

Anfechtungsklage: (engl.) *action of opposition*; durch die Anfechtungsklage vor Gerichten der Verwaltungsgerichtsbarkeit (Verwaltungs- u. Sozialgerichte) kann die Aufhebung eines belastenden Verwaltungsaktes begehrt werden (§ 42 Verwaltungsgerichtsordnung, Abk. VwGO, in der Fassung vom 19.3.1991, (BGBl I S. 686), zuletzt geändert am 15.7.2006 (BGBl. I S. 1619); für die Zulässigkeit der Anfechtungsklage muss der Kläger geltend machen, durch den an ihn ergangenen Verwaltungsakt in seinen Rechten verletzt zu sein. Zulässig ist die Anfechtungsklage grundsätzlich erst, wenn ein Vorverfahren i. S. des Widerspruchsverfahrens (s. Widerspruch) erfolglos durchgeführt worden ist. Sie muss innerhalb eines Monats nach Zustellung des Widerspruchsbescheids erhoben werden bzw. wenn unter bestimmten Vorausset-

schriftliche Rechtsbehelfsbelehrung, die über den Rechtsbehelf*, die Verwaltungsbehörde od. das Gericht, bei dem der Rechtsbehelf schriftlich od. zur Niederschrift anzubringen ist, deren Sitz u. die einzuhaltende Frist belehrt. Unterbleibt diese Belehrung od. wurde sie unrichtig erteilt, beträgt die Frist zur Einlegung des Rechtsbehelfs 1 Jahr ab Zustellung, Eröffnung od. Verkündung des belastenden Verwaltungsaktes.

Anforderung: (engl.) *requirement*; festgelegte Erfordernis od. üblicherweise vorausgesetzte Erwartung an ein Produkt od. eine Dienstleistung; „üblicherweise vorausgesetzt" bezieht sich auf das gesellschaftliche Umfeld, z. B. die allgemeine Praxis im Gesundheitswesen. Anforderungen sind aus der Sicht des Kunden formuliert (Patientenanforderungen, Kalorienbedarf, Hygieneanforderungen, Strahlenschutzanforderungen) u. können von verschiedenen Interessengruppen aufgestellt werden, deren Vorstellungen einander widersprechen dürfen. Vgl. Anforderungsanalyse.

Anforderungen-Ressourcen-Modell: (engl.) *demand resource model*; Rahmenmodell für ein Verständnis von Prozessen der Bewahrung, Beeinträchtigung od. Förderung von Gesundheit*; Gesundheit u. Krankheit* resultieren aus Regulationsprozessen zwischen einem Individuum u. seiner Umwelt, die beide als komplexe Systeme konzipiert werden. Hierbei werden **Anforderungen** (d. h. externe u. interne Bedingungen), mit denen sich ein Individuum auseinandersetzen muss, mit den zur Bewältigung eingesetzten psychischen u. physischen **Ressourcen*** in Beziehung gesetzt. Grundlegend im Anforderungen-Ressourcen-Modell ist folgende **Annahme:** Der Gesundheitszustand eines Menschen hängt davon ab, wie gut es gelingt, externe u. interne Anforderungen mit Hilfe externer u. interner Ressourcen zu bewältigen. Anforderungen, die in Relation zu den verfügbaren Ressourcen fehldosiert sind, werden als belastend erlebt, lösen negative Emotionen u. damit verbundene neurophysiologische u. biochemische Reaktionen aus. Interne Anforderungen betreffen die Bedürfnisse des Menschen; ein chronischer Mangel an Bedürfnisbefriedigung gefährdet die Gesundheit.

Anforderungsanalyse: (engl.) *requirement analysis*; syn. Aufgabenanalyse, Tätigkeitsanalyse; Sammelbez. für verschiedene Verfahren zur Feststellung der allgemeinen persönlichen Voraussetzungen, die ein Mensch zur Bewältigung einer Arbeitsaufgabe unter den jeweiligen objektiven Arbeitsbedingungen eines bestimmten Arbeitsplatzes mitbringen muss (s. Anforderung); dabei sind du unterscheiden: **1.** Aufgabenebene (Arbeitsinhalte); **2.** Verhaltensebene (prozessuale Aspekte der Arbeitsausführung); **3.** Eigenschaftsebene (Fähigkeiten, Fertigkeiten, Qualifikationen, Kompetenzen*,

diesem Arbeitsplatz als erforderlich gelten). Anforderungsanalytische Methoden stoßen dann an ihre Grenzen, wenn Anforderungen an die persönliche, die interpersonale u. die soziale Kompetenz nicht od. nur wenig berücksichtigt werden sowie zukünftige Positionsanforderungen aufgrund sich schnell wandelnder Arbeitsmärkte, -technologien u. -plätze nur schwer vorhersagbar sind. Vgl. Beurteilung der Leistungsfähigkeit, sozialmedizinische.

Anforderungs-Kontroll-Modell: (engl.) *demand-control model*; syn. Job-Strain-Modell; Analysemodell (nach Karasek u. Theorell, 1990) zur Ermittlung, Beschreibung u. Einordnung der individuellen psychischen Belastung bzw. Beanspruchung durch eine Arbeitstätigkeit; die Berechnung erfolgt au der Grundlage der Dimensionen: **1.** Grad der Kontrolle bzw. Einflussmöglichkeiten über die Arbeitsaufgabe, z. B. Entscheidungsfreiheit, Mitsprachemöglichkeiten, Lernmöglichkeiten, Abwechslungsreichtum; **2.** Höhe der Anforderungen bzw. Belastungen bei der Arbeitsaufgabe, z. B. Arbeitsanfall, Anforderungskompatibilitäten, widersprüchliche Anforderungen, Zeitverfügbarkeit, Zeitmangel. In empirischen Studien erscheint die Belastungskonstellation „hohe psychische Anforderungen bzw. Belastungen u. geringe Kontrolle bzw. Einflussmöglichkeiten über die Arbeitsaufgaben" von dem Hintergrund der daraus resultierenden Beanspruchungen (Summe aller durch die Belastungen hervorgerufenen Reaktionen) als besonders problematisch. Vgl. Krankheitsverarbeitung.

Anforderungsprofil: (engl.) *job specification*; in der Sozialversicherung Darstellung der tätigkeitsbezogenen Anforderungen* des Arbeitsauftrages (Arbeitsziel, Arbeitsvorgänge, Arbeitsmittel) sowie der körperlichen u. psychomentalen Anforderungen einer Tätigkeit; umfasst die Angaben zur Art der beruflichen Tätigkeit im Hinblick auf die gestellten körperlichen, geistigen, psychischen u. sozialen Anforderungen (z. B. in Bezug auf Arbeitsschwere*, Arbeitshaltung*, Fortbewegung, Verantwortung*, Arbeitsatmosphäre), zu äußeren Einflüssen (z. B. Staub, Rauch, Klima*, Lichtverhältnis), zu Gefährdungsfaktoren, Arbeitsorganisation*, Schutzmaßnahmen (s. Arbeitsschutz) u. zu den verfügbaren Hilfsmitteln. Aus den Anforderungen resultieren die Belastungsfaktoren* am Arbeitsplatz. Das Anforderungsprofil ist in der Arbeits- u. Berufsanamnese darzustellen. Es kann ggf. durch die Arbeitsplatzbeschreibung des Arbeitgebers ergänzt bzw. objektiviert werden. Der Abgleich des Fähigkeitsprofils* (Restleistungsvermögen) mit dem Anforderungsprofil ist für die Beurteilung der Leistungsfähigkeit in der zuletzt ausgeübten od. erlernten Tätigkeit erforderlich. Anforderungsprofile dienen weiterhin als Grundlage

Arbeitsorganisation mit dem Ziel von Arbeitsgestaltungs- u. Arbeitsstrukturierungsmaßnahmen; **4.** eine Bildungsbedarfsanalyse zum Aufbau von Trainings-, Schulungs- u. Ausbildungseinheiten; **5.** Vergleiche zwischen Arbeitstätigkeiten zur Gestaltung von Entlohnungssystemen, Einstufungsverfahren sowie Bewertungssystemen.

Angehörige: (engl.) *relatives*; **1.** die zu einer Familie gehörenden Personen; Angehörigenschaft besteht aufgrund natürlicher Abstammung (Verwandtschaft) od. durch abstammungsrechtliche Bestimmungen (z. B. bei Ehepartnern, Verwandten der Ehepartner, Adoptierten, Pflegekindern, auch der nach den Bestimmungen des Lebenspartnerschaftsgesetzes* eingetragene Lebenspartner gilt als Familienangehöriger des anderen). Wer Angehöriger ist, wird in einzelnen Gesetzen für deren Geltungsbereich ausdrücklich definiert (z. B. § 16 Abs. 5 SGB X); darauf kann u. U. analog zurückgegriffen werden. Mit der Angehörigeneigenschaft verbindet die Rechtsordnung in verschiedenen Gesetzen unterschiedliche **Rechtsfolgen:** z. B. im Sozialversicherungsrecht die Sonderrechtsnachfolge im Todesfall nach § 56 SGB I; besondere Nachweisanforderungen, wenn ein Sozialversicherungsverhältnis zwischen Angehörigen, etwa bei der Arbeit des Kindes im Betrieb der Eltern, besteht (s. Angehörigenarbeit); verfahrensrechtlich führt das Bestehen der Angehörigeneigenschaft zwischen Antragsteller u. dem Entscheidenden (Sachbearbeiter, Richter) regelmäßig zur persönlichen Befangenheit des Entscheidenden; Zeugen, die Angehörige eines Verfahrensbeteiligten sind, haben ein Zeugnisverweigerungsrecht*. **2. i. w. S.** Personen, die sich durch ein besonderes Beziehungsverhältnis auszeichnen.

Angehörigenarbeit: (engl.) *work with relatives*; **1.** Beratung, Schulung od. Einbindung von Angehörigen* in therapeutische od. pflegerische Prozesse erkrankter Menschen. **2.** Beschäftigungsverhältnis zwischen Angehörigen*; bei Zustandekommen u. Bestehen eines sozialversicherungspflichtigen Beschäftigungsverhältnisses i. R. der Angehörigenarbeit bestehen besondere Anforderungen: **a)** eine tatsächlich existierende Arbeitsstelle, **b)** ein schriftlicher Arbeitsvertrag* mit definierten Arbeitsleistungen, **c)** konkrete Nachweise einer tatsächlichen Mitarbeit.

Angehörigengruppe: (engl.) *relatives group*; Zusammenschluss von Angehörigen* an bestimmten Krankheiten leidender Menschen (z. B. Suchtkranke, Alzheimerpatienten) mit dem Ziel der gegenseitigen Unterstützung bzw. des Austauschs; vgl. Selbsthilfe.

Angestelltenversicherung: (engl.) *Pension Insurance for Salaried Employees*; Abk. AnV; bis zum 31.12.2004 maßgeblicher Zweig der Gesetzlichen Rentenversicherung*; zuständig war die Bundesversiche

den, es gilt der einheitliche Begriff Arbeitnehmer.

Angestellter: s. Arbeitnehmer.

Angestellter, pharmazeutisch-kaufmännischer: (engl.) *pharmacy assistant*; Abk. PKA; früher Apothekenhelfer; Warenkaufmann im pharmazeutischen Bereich; **Aufgabe:** organisatorische u. verwaltende Tätigkeiten in Unterstützung des pharmazeutischen Personals i. R. der Apothekenbetriebsordnung*, z. B. Bestellung, ordnungsgemäße Lagerung u. Bestandsoptimierung von Arzneimitteln* u. apothekenüblichen Waren; **Ausbildung:** 3-jährige duale Ausbildung in Ausbildungsbetrieb u. Berufsschule (VO über die Berufsausbildung zum PKA vom 3.3.1993).

Angina pectoris: Herzkrankheit, koronare.

Angststörung: (engl.) *anxiety disorder*; syn. Angstneurose, Angstkrankheit; psychische Störung mit inadäquat stark ausgeprägter Angst u. begleitender körperlicher Symptomatik; **Einteilung:** entsprechend ICD-10 unterscheidet man u. a. **1.** phobische Störung (s. Phobie); **2.** Panikstörung (episodische paroxysmale Angst); **3.** generalisierte Angststörung: exzessive Furcht od. Sorgen vor mindestens 6 Monaten Dauer in verschiedenen Lebensbereichen; **4.** gemischte Angststörung. **Ätiologie:** Zusammenwirken psychodynamischer, lerntheoretischer u. neurobiologischer Faktoren; **Epidemiologie:** ca. 10 % der Bevölkerung leiden unter behandlungsbedürftigen Angstzuständen; Lebenszeitprävalenz aller Angststörungen ca. 15 %; Erkrankungsbeginn meist vor dem 45. Lebensjahr; Frauen sind häufiger betroffen; am häufigsten sind Phobien, gefolgt von der generalisierten Angststörung u. der Panikstörung, wobei letztere am häufigsten behandlungsbedürftig ist; **Sozialmedizinische Bedeutung:** Angststörungen zeigen unbehandelt eine erhebliche Chronifizierungstendenz u. werden häufig nicht frühzeitig erkannt, zumal die körperlichen Angstäquivalente (z. B. Schweißausbruch, Herzklopfen, Kreislaufdysregulation, Schwindel, Durchfall) im Vordergrund stehen können, was wiederum Anlass zu umfangreicher Organdiagnostik sowie unspezifischer Therapie geben kann. Die psychiatrisch-psychotherapeutische Behandlung einer manifesten Angststörung sollte frühzeitig einsetzen u. multimodal sowie je nach individueller Ausprägung ambulant od. stationär erfolgen. Verhaltenstherapeutische Konzepte, ggf. in Kombination mit Psychopharmakotherapie sind vorrangig angezeigt. Von erheblicher Bedeutung ist die therapeutische Einbeziehung des sozialen Umfeldes, da eine Chronifizierung des Vermeidungsverhaltens der Betroffenen auch durch besondere Schonung, Versorgung u. Rücksichtnahme seitens der Bezugspersonen unterstützt wird. Die Agoraphobie ist häufiger mit einer Panikstörung verknüpft u. führt in dieser Kombination unbehandelt zur sozialen Isolation.

tomatik bereits zu ausgeprägtem Vermeidungsverhalten mit weitgehendem sozialem Rückzug geführt hat. Unter dem Eindruck ihres erheblichen Leidens beantragen viele Betroffene bereits in jüngerem Lebensalter eine Rente wegen Erwerbsminderung*. Die Fixierung der Symptomatik kann durch eine Berentung allerdings begünstigt werden u. eine spätere Rückkehr in das Erwerbsleben erschweren. Pflegebedürftigkeit tritt im Verlauf einer Angststörung nur in seltenen Ausnahmefällen ein. Die Anerkennung des Grades* der Behinderung erfolgt nach den Grundsätzen des Schwerbehindertenrechts im SGB*IX.

Anhaltspunkte: „Anhaltspunkte für die ärztliche Gutachtertätigkeit im Sozialen Entschädigungsrecht u. nach dem Schwerbehindertenrecht"; Empfehlungen, Erläuterungen u. rund 900 Richtwerte (z.B. Grad* der Behinderung, Minderung* der Erwerbsfähigkeit) für die medizinische Begutachtung, ausschließlich anzuwenden für Soziales* Entschädigungsrecht u. Schwerbehindertenrecht (SGB IX); diese Anhaltspunkte enthalten allgemeine Beurteilungsregeln u. Einzelangaben darüber, wie hoch der Grad der Behinderung bei welchen Behinderungen mindestens festzusetzen ist; juristisch als normähnlich bewertet, ohne Gesetzes- od. Verordnungskraft; herausgegeben vom Bundesministerium für Arbeit; halbjährliche Ergänzungen durch ärztlichen Sachverständigenbeirat beim Bundesministerium* für Gesundheit (zuletzt 2004).

Anhörung: (engl.) *hearing*; die Pflicht zur Anhörung konkretisiert den im GG verankerten Grundsatz des rechtlichen Gehörs u. soll das Vertrauensverhältnis zwischen Bürger u. Verwaltung stärken. Sie besteht auch im gerichtlichen Verfahren, z.B. beim Sozialgericht*; beabsichtigt die Verwaltung, einen Verwaltungsakt zu erlassen, der in Rechte eines Beteiligten eingreift, muss sie grundsätzlich diesem zuvor Gelegenheit geben, sich zu der für die Entscheidung erheblichen Tatsachen zu äußern. Tut sie dies nicht, ist der Verwaltungsakt rechtswidrig, es sei denn, die Verwaltung holt die Anhörung wirksam nach.

Annehmbarkeit: (engl.) *acceptability*; (Qualitätsmanagement) Bez. einer Klasse von Qualitätsmerkmalen eines Produkts od. einer Dienstleistung, die sich auf die Wahrscheinlichkeit der Annahme durch den Kunden beziehen; Merkmale: **1.** oft subjektiv: Das Ausmaß, in dem sie die Annahme beeinflussen, kann durch sozialempirische Messungen bestimmt werden. **2.** nicht für alle Kundengruppen gleich: variieren mit der Zeit u. können neu gewichtet werden.

Anomie: (engl.) *anomie, anomia*; **1.** Zustand der Regel- bzw. Normlosigkeit in einer Gesellschaft (z.B. als Folge extremer wirtschaftlicher Entwicklungen), z.T. verknüpft mit dem Fehlen sozialer Leit-

zugelassenen Möglichkeiten der Zielerreichung. In beiden Fällen können Formen abweichenden Verhaltens u. damit Konflikte entstehen (E. Durkheim, R. Merton); kann psychosoziale Auswirkungen (soziale Isolation, Fremdheit usw.) auf individueller Ebene zur Folge haben.

Anonyme Alkoholiker: (engl.) *Alcoholics Anonymous* Abk. AA; 1935 in den USA gegründete, international tätige gemeinnützige Selbsthilfeorganisation für alkoholkranke Menschen u. deren Angehörige (Al-Anon); spezifische Programme mit spirituellen Elementen haben sich zur Erzielung dauerhafter Abstinenz bewährt. Das Konzept basiert auf der Akzeptanz lebenslanger Suchtkrankheit u. au der Grundforderung zur völligen Alkoholabstinenz. Vgl. Alkoholabusus, Konsum psychotroper Substanzen.

Anonymisierung: (engl.) *anonymisation*; Trennung personenbezogener Daten von Identifizierungsdaten (z.B. Name, Geburtsdatum, Adresse), so dass Einzelangaben über persönliche od. sachliche Verhältnisse nicht mehr einer bestimmten od. bestimmbaren natürlichen Person zugeordnet werden können; eine Anonymisierung kann damit nicht rückgängig gemacht werden. **Rechtliche Grundlage:** § 67 Abs. 8 SGB X; vgl. Pseudonymisierung.

Anordnung, einstweilige: (engl.) *interim measure* vorläufige Maßnahme des Gerichts, die dazu dient, das im GG verankerte Gebot effektiven Rechtsschutzes zu gewährleisten; **Voraussetzung:** sie setzt im Verfahren vor den Sozialgerichten die Gefahr voraus, dass die Verwirklichung eines Rechtes des Antragstellers ansonsten vereitelt od. wesentlich erschwert werden könnte. Sie ist dort ferner zulässig, wenn hinsichtlich eines streitigen Rechtsverhältnisses eine Regelung zur Abwendung wesentlicher Nachteile nötig erscheint. Gleiches gilt für das Verfahren vor den Zivilgerichten; yde Verfügung, einstweilige. Welche Maßnahme zu treffen ist, entscheidet das Sozialgericht nach pflichtgemäßem Ermessen. Es darf nicht mehr zusprechen, als mit einer Klage erreicht werden könnte, u. die endgültige Entscheidung grundsätzlich nicht vorwegnehmen. Hat die Verwaltung einen belastenden Verwaltungsakt erlassen, kann das Sozialgericht im Wege einstweiligen Rechtsschutzes auf Antrag des Be troffenen anordnen, dass Widerspruch* u. Klage* aufschiebende Wirkung haben, der Verwaltungsakt also nicht vollzogen werden darf. Es kann ferner umgekehrt auf Antrag der Verwaltung (od eines begünstigten Dritten) die sofortige Vollziehung dieses Verwaltungsaktes anordnen od. wie derherstellen.

Anorexia nervosa: s. Essstörungen, psychogene.

ANOVA: Abk. für (engl.) *Analysis of Variance* s. Varianz.

Ergebnis, durch den zwischen den individuellen Bedürfnissen, Kompetenzen, Erwartungen u. Zielen einerseits u. den von der Umwelt an das Individuum gestellten Ansprüchen u. angebotenen Möglichkeiten der Bedürfnisbefriedigung andererseits eine Balance hergestellt wird. Anpassung hat nicht nur Bezug zu (Norm-)Konformität, sondern auch zu abweichendem Verhalten (vgl. Devianz). So können zwar gesellschaftliche Ziele (z. B. Besitztum) vom Individuum anerkannt werden, zu deren Erreichung jedoch auf gesetzwidrige Mittel (z. B. Diebstahl) od. aufgrund stark beeinträchtigter Lebenschancen auf Suchtverhalten ausgewichen werden. Anpassung ist in dem Maße gelungen, in dem sich das Individuum in seiner Umwelt zu bewähren weiß. Fehlerhafte Anpassung kann zu Krankheit* führen. Vgl. Adaptation.

Anpassung, berufliche: s. Bildung, berufliche.

Anpassungsstörung: (engl.) *adjustment disorder*; in verschiedenen Varianten auftretende, inadäquat starke u./od. langdauernde Reaktion auf akute od. anhaltende Belastungssituationen (ICD-10); setzt innerhalb der ersten 3 Monate nach Beginn der Belastung ein u. dauert selten länger als 2 Jahre; davon abzugrenzen sind gewöhnliche psychische Reaktionen gesunder Menschen auf Belastungen; **Symptome: 1.** reaktive Depression; **2.** Angst; **3.** dissoziative Phänomene; **4.** Alpträume; **5.** Unruhe; **6.** Reizbarkeit; **7.** Vitalstörungen (Schlaf- u. Appetitlosigkeit usw.); **8.** allgemeine Leistungsminderung. **Ätiologie:** Zusammentreffen einer Belastungssituation mit einer prädisponierenden psychischen Vulnerabilität der Betroffenen; je gravierender die ursächliche Belastung war, um so geringer ist die Bedeutung der individuellen psychischen Vulnerabilität im Hinblick auf die Entstehung einer Anpassungsstörung; bei leichteren bis mäßig schweren Belastungen ist die Entwicklung einer Anpassungsstörung stark von der individuellen Vulnerabilität, der Persönlichkeitsstruktur u. den soziale Bezügen der Betroffenen abhängig. **Epidemiologie:** Es liegen nur wenige Studien zur Häufigkeit von Anpassungsstörungen vor; die Lebenszeitprävalenz soll ca. 5 % betragen. Am häufigsten sind akute Belastungsreaktionen, die innerhalb weniger Tage abklingen u. meist nicht zu einer Inanspruchnahme des Gesundheitssystems führen; Geschlechtsunterschiede bestehen nicht, Jugendliche u. ältere Menschen scheinen überdurchschnittlich häufig betroffen. **Sozialmedizinische Bedeutung:** Akute Belastungsreaktionen bedürfen meist keiner spezifischen Therapie. Die übrigen Belastungs- bzw. Anpassungsstörungen haben bei frühzeitiger ambulanter psychotherapeutischer u. ggf. unterstützender psychopharmakologischer Intervention überwiegend eine günstige Prognose. Unbehandelt kann eine Anpassungsstörung u. insbes. posttraumatische Belas-

stationären kurativen auch rehabilitative fachspezifische Behandlungsansätze sinnvoll sein. Gelegentlich entwickeln sich aus dem Erleben der „Opferrolle" heraus deutliche Wünsche nach Versorgung u. ggf. Berentung bei den Betroffenen. Bei der Entscheidung über eine Versorgungsleistung (z. B. Rente wegen Erwerbsminderung*) sollte dieser Aspekt beachtet werden, damit die Fixierung der Störung nicht gefördert wird. Eine berufliche Umorientierung ist u. U. bei den Betroffenen notwendig, deren berufsspezifischer Kontext bei der Entstehung der Anpassungsstörung eine Rolle spielt. Die Anerkennung des GdB (s. Grad der Behinderung) erfolgt nach den Grundsätzen des Schwerbehindertenrechts im SGB* IX, die Anerkennung einer MdE (s. Minderung der Erwerbsfähigkeit) nach den Grundsätzen des Sozialen* Entschädigungsrechts od. der GUV. Vgl. Alltagsbewältigung.

Anpassungs- und Umstellungsfähigkeit: (engl.) *ability to adapt, flexibility*; syn. Umstellungs- u. Anpassungsfähigkeit; psychomentale Fähigkeit, sich rasch auf Veränderungen einstellen u. bei Problemlösungen die Strategie ändern zu können; im Kontext der sozialmedizinischen Beurteilung* der Leistungsfähigkeit, sich an eine gegenüber der bisherigen Lebenssituation veränderte Situation, insbes. im beruflichen Bereich, anpassen zu können; setzt Flexibilität bzw. situationsgerechtes Denken u. Handeln bei unterschiedlichen körperlichen, psychischen u. sozialen Anforderungen im Arbeitsleben voraus, so dass eine erfolgreiche Einarbeitung u. Aufgabenbewältigung in einem neuen od. veränderten Tätigkeitsbereich erwartet werden kann.

Anrechnungszeiten: (engl.) *accounted period, charged period*; rentenrechtliche Zeiten in der GRV, in denen ein Versicherter* aus bestimmten persönlichen Gründen keine Beiträge zur Rentenversicherung zahlen konnte (s. Zeiten, beitragsfreie), denen Berücksichtigung sich aber i. d. R. rentensteigernd auswirkt u. die für die Wartezeit* von 35 Jahren zählen; z. B. Krankheit, Bezug von Leistungen* zur medizinischen Rehabilitation od. Leistungen* zur Teilhabe am Arbeitsleben, Schwangerschaft, Schutzfristen bei Mutterschaft, Arbeitslosigkeit, schulische Ausbildung nach dem 17. Lebensjahr (bis zu 8 Jahre) sowie Rentenbezugszeiten, soweit die Rente mit einer Zurechnungszeit* zusammentrifft.

Anreizsystem: (engl.) *incentive system*; Summe aller bewusst gestalteten Bedingungen u. Mittel, um direkt od. indirekt auf das Verhalten von Individuen einzuwirken; eine gezielte Beeinflussung der Struktur von Motivation* u. Verhalten wird z. B. über finanzielle u. immaterielle Anreize od. die organisatorische Gestaltung von Abläufen angestrebt. In der Praxis geschieht dies z. B. in Form

Anschlussgesundheitsmaßnahme: (engl.) *attached rehabilitative aftercare, associated rehabilitative aftercare;* Abk. AGM; Bez. für das Einleitungsverfahren der GRV für eine notwendige Leistung* zur medizinischen Rehabilitation im Anschluss an eine Krankenhausbehandlung, wenn eine Anschlussheilbehandlung* nicht anwendbar ist, da der betroffene Versicherte z. B. Mitglied einer PKV ist; im Unterschied zur Anschlussheilbehandlung kann der Versicherte die AGM erst mit der Vorlage eines Bewilligungsbescheides antreten. Die Dauer der AGM beträgt im Regelfall 3 Wochen. Es gelten die Indikationen der Anschlussheilbehandlung.

Anschlussheilbehandlung: (engl.) *attached rehabilitative aftercare, associated rehabilitative aftercare;* Abk. AHB; besonderes Einleitungsverfahren der GRV sowie einiger Krankenkassen für eine notwendige Leistung* zur medizinischen Rehabilitation im Anschluss an eine Krankenhausbehandlung; **Voraussetzung:** Grundlage für das vereinfachte Verwaltungsverfahren sind: **1.** Antrag des Versicherten, **2.** Vorliegen einer Indikation entsprechend dem Indikationskatalog (sog. AHB-Katalog, z. B. Herzinfarkt, Bypassoperationen, Gelenkendoprothesen, Schlaganfall), **3.** Befundbericht des Krankenhausarztes; **Leistungsträger:** GRV, soweit die Krankenkasse des Versicherten Vertragspartner des AHB-Verfahrens ist, können in vergleichbarer Weise Leistungen zu Lasten der zuständigen Krankenkasse durchgeführt werden. **Leistungsbeginn:** i. d. R. direkt, spätestens jedoch 14 Tage nach Krankenhausentlassung; **Leistungsdauer:** im Regelfall 3 Wochen (s. Dauer der Rehabilitation) in einer speziell zugelassenen medizinischen Rehabilitationseinrichtung*.

Anschlussrehabilitation: (engl.) *postacute rehabilitation;* Abk. AR; Bez. der GKV für Leistungen* zur medizinischen Rehabilitation, deren unmittelbarer Anschluss an eine Krankenhausbehandlung (innerhalb von 14 Tagen, außer bei zwingenden tatsächlichen od. medizinischen Gründen) medizinisch notwendig ist; **Zuzahlung:** § 40 Abs. 6 S. 1 SGB V. Vgl. Anschlussheilbehandlung.

Anschubfinanzierung: (engl.) *start-up financing;* in der GKV finanzielle Anreizmaßnahme außerhalb der üblichen sektoralen Finanzierung (nach Fallpauschalen* im Krankenhaus bzw. i. R. von Kollektivverträgen mit der KV in der Praxis) zur Unterstützung bestimmter, i. d. R. kostengünstigerer Behandlungsformen; **Hinweis zur Gesundheitsreform 2006:** Die Gesundheitsreform sieht die Fortführung der Anschubfinanzierung für die integrierte Versorgung* u. ambulante Erbringung hochspezialisierter Leistungen im Krankenhaus vor. Vgl. Behandlung.

Anspruch: s. Rentenanspruch, Anwartschaft.

Anspruchsklasse: (engl.) *grade;* (Qualitätsmanagement) Kategorie od. Rang, die od. der den ver-9000:2005-12); bei der Festlegung von Qualitätsanforderungen sollte die Anspruchsklasse generell angegeben werden. Die Anspruchsklasse spiegelt einen geplanten od. anerkannten Unterschied in der Qualitätsanforderung wider. Anspruchsklassen in der Krankenhausversorgung sind z. B. ein Krankenhaus der Grund- u. Regelversorgung, der überregionalen Versorgung u. der Maximalversorgung. Anspruchsklassen werden meist durch Punkteskalen gekennzeichnet, z. B. durch die Anzahl von Sternen. Kleine Punktzahlen stehen für geringe, große Punktzahlen für hohe Anspruchsklassen.

Anspruchsvoraussetzungen: (engl.) *qualifying conditions;* Voraussetzungen, die vorliegen müssen um einen Anspruch auf Leistung geltend machen zu können; **1.** in der **Sozialversicherung*** die gesetzlich festgelegten Voraussetzungen; **Beispiel a)** Für Leistungen in der **GRV** ist i. d. R. die Erfüllung der allgemeinen Wartezeit von 5 Jahren notwendig, d. h. es müssen mindestens 5 Jahre lang Beiträge in die GRV eingezahlt worden sein, bis ein Anspruch auf eine bestimmte Leistung (z. B. medizinische Rehabilitation od. Regelaltersrente) besteht. Ferner gehören zu den Anspruchsvoraussetzungen in der GRV die Erfüllung der für die Rentenarten* bzw. Leistungen* zur Teilhabe spezifischen persönlichen u. besonderen versicherungsrechtlichen Voraussetzungen*. **b)** In der **Arbeitsförderung** haben Arbeitnehmer, die arbeitslos sind, sich bei der Agentur für Arbeit arbeitslos gemeldet u. die Anwartschaftszeit erfüllt haben zeitlich befristet Anspruch auf Arbeitslosengeld* bei Arbeitslosigkeit. **Rechtliche Grundlage:** in der GRV z. B. §§ 35–41 SGB VI; in der Arbeitsförderung z. B. § 118 SGB III; für die Grundsicherung für Arbeitsuchende z. B. §§ 7–13 SGB II. **2.** In der **privaten Versicherung** die in den jeweiligen allgemeinen Versicherungsbedingungen festgelegten Voraussetzungen, die der Kontrolle der Bundesanstalt* für Finanzdienstleistungsaufsicht unterliegen. Vgl. Rentenanspruch.

Ansteckung: s. Infektion.

Anthropometrie: (engl.) *anthropometry;* Ermittlung von Maßen des menschlichen Körpers zwischen anatomischen od. nach biomechanischen Daten festgelegten Punkten, z. B. Körpergröße, -gewicht u. -form, Hautfaltendicke an definierten Körperstellen, Bauch- u. Hüftumfang, Kopfumfang (z. B. bei Säuglingen); aus den verschiedenen Messgrößen können Indizes zur Klassifizierung u. Risikobewertung gebildet werden: **1.** BMI (s. Body-mass Index); **2.** WHR (Waist to Hip Ratio, engl. für Taille/Hüfte-Quotient): Verhältnis von Taillen- zu Hüftumfang; **3.** weitere Indizes zur Ermittlung des Ernährungszustandes bei Kleinkindern: z. B. BMI-SDS, Bestimmung der Quotienten von Gewicht/Alter, Größe/Alter u. Gewicht/Größe. **Sozialmedi-**

von Gebrauchsgegenständen u. Arbeitsplätzen in der nationalen u. internationalen Normung beziehen sich im Allg. auf Körpermaße von Erwachsenen vom 6. bis 95. Perzentil; Sicherheits- u. Schutzmaßnahmen berücksichtigen i.d.R. das 2. bis 99. Perzentil. Körpermaßwerte sind in der DIN 33402 ausgewiesen.

Antibiotikaprophylaxe: s. Chemoprophylaxe.

Antibiotikaresistenz: (engl.) *antibiotic resistance*; Widerstandsfähigkeit von Mikroorganismen gegen Antibiotika; ist ein Infektionserreger* resistent gegen ein bestimmtes Antibiotikum, so ist es zur Behandlung dieser Infektion* unwirksam. Resistenz gegen bestimmte Antibiotika kann bei Mikroorganismen von Natur aus vorhanden sein („natürliche" od. „intrinsische Resistenz") od. erst durch Antibiotikakontakt entstehen („erworbene Resistenz"). Mit zunehmender, v.a. aber auch unsachgemäßer Anwendung eines Antibiotikums steigt durch zunehmenden Selektionsdruck das Risiko der Entstehung von Resistenzen gegen das Antibiotikum u. unter Umständen (aufgrund von „Kreuzresistenzen") auch gegen andere Antibiotika (s. Multiresistenz, Chemotherapie). Gefördert wird dies zudem durch mangelhafte Umsetzung von Maßnahmen zur Verhinderung der Erregerübertragung im Krankenhaus, insbes. durch mangelhafte Händehygiene*. Vgl. ESBL, MRSA, VRE.

Anti-D-Hilfegesetz: (engl.) *Anti-D-Aid Law*; Abk. AntiDHG; „Gesetz über die Hilfe für durch Anti-D-Immunprophylaxe mit dem Hepatitis-C-Virus infizierte Personen" vom 2.8.2000 (BGBl.I S. 1270) zur Entschädigung von Frauen, die zwischen 1978 u. 1979 im Bezirksinstitut für Blutspende u. Transfusionswesen der DDR bei einer gesetzlich vorgeschriebenen Anti-D-Immunprophylaxe mit dem Hepatitis-C-Virus infiziert wurden, sowie von Kontaktpersonen; vgl. HIV-Hilfegesetz.

Antisepsis: (engl.) *antisepsis*; präventive Maßnahmen zur Abtötung, irreversiblen Inaktivierung u. Wachstumshemmung von an lebenden Geweben (insbes. Haut u. Schleimhaut) haftenden Mikroorganismen unter Verwendung desinfizierender chemischer Substanzen; dient der Prophylaxe u. Bekämpfung von Infektionskrankheiten; vgl. Asepsis, Desinfektion, Chemoprophylaxe.

Antrag: (engl.) *application*; Gesuch als Voraussetzung für eine behördliche od. gerichtliche Tätigkeit; **1.** im Sozialrecht* steht der Antrag auf Sozialleistungen* im Vordergrund, z.B. auf Leistungen zur Rehabilitation*. Er leitet ein Verwaltungsverfahren (sog. Antragsverfahren) ein u. ist bei einigen Sozialleistungen (materiell-rechtliche) Voraussetzung für die Leistungen in der Weise, dass diese erst ab Antragstellung od. einem bestimmten zurückliegenden Zeitpunkt zu erbringen sind (sog. Antragsleistungen: Leistungen der Gesetzlichen Kranken*- od. Rentenversicherung*, des Sozialen* Entschädi-

gungsrechts od. der Jugend*- u. Sozialhilfe*). Den Antrag können die Leistungsberechtigten od. ihre Bevollmächtigten (s. Vollmacht) stellen. Dies soll bei dem zuständigen, kann aber auch wirksam (u. soweit erforderlich sogar Frist wahrend) bei einem unzuständigen Leistungsträger* od. einem Versicherungsamt geschehen. Die Wirksamkeit eines Antrages hängt nicht von der Verwendung eines Antragsvordruckes ab. Bei der Antragstellung obliegt dem Leistungsträger eine Betreuungspflicht. Eine konkrete Frist für die Antragsbearbeitung ist im Sozialrecht grundsätzlich nicht vorgesehen (Ausnahme Leistungen zur Teilhabe nach SGB IX, z. B. Leistungen* zur medizinischen Rehabilitation od. zur Teilhabe am Arbeitsleben). Die Leistungsträger sind verpflichtet, darauf hinzuwirken, dass jeder Berechtigte ihm zustehende Sozialleistungen in zeitgemäßer Weise, umfassend u. zügig erhält. Tun sie dies nicht, kann der Berechtigte ggf. Untätigkeitsklage* erheben. Sozialleistungen sollen möglichst einfach gestaltet u. frei von Zugangsu. Kommunikationsbarrieren sein. **2.** Leistungen der Gesetzlichen Unfallversicherung* u. der Sozialhilfe* können von Amts wegen (also auch ohne Antrag des Berechtigten) erbracht werden. **Hinweis:** Das Antragsverfahren Psychotherapie ist gesondert geregelt in den Psychotherapie*-Richtlinien.

Antragsverfahren: sozialrechtliches Feststellungsverfahren eines Leistungsträgers für die Erbringung einer Leistung, ausgelöst durch den Antrag des Versicherten, z.B. auf Rehabilitationsleistung; vgl. Antrag.

Anus praeternaturalis: (engl.) *colostomy*; syn. künstlicher Darmausgang, Kunstafter; operative Anlage eines Darmausganges (Stoma) mit Fixierung an der Bauchwand zur vorübergehenden od. dauerhaften Stuhlentleerung in Auffangbeutel; **Einteilung:** Anus praeternaturalis des Dünndarms od. Dickdarms, doppelläufig (eine zu- u. eine abführende Darmschlinge, wird meist nur temporär zur vorübergehenden Entlastung angelegt) od. endständig; **Ätiologie:** bei ca. 70 % der Stomaträger nach einer Operation wegen Darm- od. Blasenkrebs, bei ca. 20 % durch chronisch entzündliche Darmerkrankungen (Colitis* ulcerosa, Enteritis* regionalis Crohn, Divertikulitis), bei 10 % wegen Fehlbildung, Unfall od. Durchblutungsstörung; **Epidemiologie:** etwa 100 000 Stomaträger in Deutschland. **Sozialmedizinische Bedeutung:** bei optimaler Position des Anus praeternaturalis an der Bauchwand u. gut haftendem Stomabeutel ist die körperliche Belastbarkeit u. die Teilnahme an den Aktivitäten des täglichen Lebens nicht wesentlich eingeschränkt. Die Mobilität ist erhalten, Sport u. andere Freizeitaktivitäten sind möglich. Im psychosozialen Bereich können sich allerdings Beeinträchtigungen ergeben. Im beruflichen Bereich ergeben sich insbes. Einschränkungen für

Heil- u. Hilfsmittelbedarf; **2.** an die GRV durch Bedarf an Leistungen* zur medizinischen Rehabilitation u. Leistungen* zur Teilhabe entsprechend der Grundkrankheit, z. B. um den Umgang mit dem neu angelegten Anus praeternaturalis zu erlernen. Die Anerkennung des Grades* der Behinderung erfolgt nach den Grundsätzen des Schwerbehindertenrechts im SGB* IX.

Anwaltschaft: (engl.) *advocacy*; **1.** (allg.) Übernahme der Interessenvertretung für einen od. mehrere andere; **2.** in der Ottawa*-Charta eine der 3 Handlungsstrategien der Gesundheitsförderung*; seit der Sundsvall*-Konferenz (1991) wird eine Differenzierung der Funktion von Anwaltschaft vorgenommen: **1.** anwaltschaftliche Rolle als Interessenvertreter (fachlich kompetente u. von den Betroffenen legitimierte Personen od. Verbände) von Betroffenengruppen (z. B. als Behinderten- od. Kinderbeauftragte; vgl. Patientenbeauftragter, Patientenschutz) mit dem Ziel, Benachteiligungen zu vermeiden bzw. zu verringern sowie Betroffene zur Interessenvertretung zu befähigen (s. Empowerment); **2.** als Anwälte für das Ziel Gesundheit*. **Hinweis:** Anwaltschaft wird immer dann nötig, wenn eine Betroffenengruppe od. ein gesellschaftspolitisches Ziel wie Gesundheit als nicht genügend artikulations- u. durchsetzungsfähig angesehen wird.

Anwartschaft: (engl.) *entitlement*; gesetzlich od. durch Vertrag begründetes Recht einer Person (ähnlich einem Anspruch); während ein Anspruch nach § 194 Abs. 1 BGB ein Recht ist, „von einem anderen ein Tun od. ein Unterlassen zu verlangen" u. daher vollstreckt werden kann, ist eine Anwartschaft ein in die Zukunft projiziertes Recht. Um zu einem Anspruch zu werden, müssen bestimmte zusätzliche Voraussetzungen (z. B. in der GRV das Erreichen einer bestimmten Altersgrenze) erfüllt werden. Die Anwartschaft steht (wie der Anspruch) unter dem Schutz der Rechtsordnung u. kann nicht ohne weiteres beseitigt werden. Anwartschaften besitzen Bedeutung in Form der Rentenanwartschaft, insbes. in der GRV. **Beispiel:** Versicherte, die für 60 Monate Pflichtbeiträge* od. freiwillige Beiträge* gezahlt haben, haben eine Anwartschaft auf die Regelaltersrente (s. Rente wegen Alters) erworben. Sie erhalten diese Leistung auf Antrag frühestens mit Vollendung des 65. Lebensjahres. Erst mit Erfüllung dieser Voraussetzungen wird aus der Anwartschaft ein Rechtsanspruch.

Anwendungsbeobachtung: (engl.) *drug monitoring studies*; Beobachtung der alltäglichen Therapie von Patienten ohne konstruierte Studiensituation, aber vorab systematisch geplant u. im Verlauf dokumentiert; Form des klinischen Wirksamkeitsnachweises* zur Klärung von Fragestellungen, die sich mit Fallberichten od. einer klinischen Studie* nicht

depflicht für Hersteller von Arzneimitteln* um weitere Angaben (z. B. Höhe der gezahlten Vergütung) zu ergänzen.

Anzeigepflicht: (engl.) *duty of disclosure*; **1.** gesetzlich geregelte Verpflichtung des Arztes, Patientendaten an Dritte weiterzugeben; **Rechtliche Grundlage: a)** Strafrecht, insbes. §§ 138, 139 StGB; **b)** Sozialversicherungsrecht, insbes. §§ 294, 295, 298, 301 SGB V; **c)** Infektionsschutzgesetz* bei bestimmten eingetretenen od. vermuteten Erkrankungen § 202 SGB VII (Berufskrankheiten*) u. § 16 e des Chemikaliengesetzes* (Vergiftungen). **2.** s. Offenbarungspflicht.

Anzeigerecht: (engl.) *right to disclose*; Recht des Arztes, z. B. im Rahmen des Krebsregistergesetzes (s. Krebsregister) unter Befreiung von der Schwei gepflicht*, Krankheitsfälle u. relevante Daten an die registerführende Stelle zu übermitteln, sofern der Patient unterrichtet wurde u. nicht widerspricht; ausnahmsweise darf die Unterrichtung des Patienten über die Übermittlung der Daten unterbleiben, solange zu erwarten ist, dass dem Patienten dadurch gesundheitliche Nachteile ent stehen könnten. Vgl. Offenbarungspflicht, Selbstbestimmungsrecht.

AOK: Abk. für Allgemeine Ortskrankenkasse s. Krankenversicherung, Ortskrankenkassen.

Apoplex: s. Schlaganfall.

Apotheke: (engl.) *pharmacy*; staatlich zugelassene u. überwachte Einrichtung zur Herstellung u. Abga be von Arzneimitteln*; je nach Besitzform unterscheidet man in Deutschland öffentliche u. insti tutionsgebundene Apotheken. Eine Apotheke muss alle Forderungen des SGB* sowie der Apo thekenbetriebsordnung* (hinsichtlich der Ausstat tung) erfüllen. Vgl. Apothekenkette, Internetapo theke.

Apothekenabgabepreis: (engl.) *pharmacy retail price* bundeseinheitlicher Preis für Arzneimittel, die der Arzneimittelpreisverordnung* unterliegen u. in öffentlichen Apotheken abgegeben werden; wird durch die in der Arzneimittelpreisverordnung fest gelegten Zuschläge (Großhandelszuschlag*, Fest zuschlag*) u. den Herstellerabgabepreis* bestimmt. **Hinweis zur Gesundheitsreform 2006** Die Gesundheitsreform sieht vor, die Arzneimittel preisverordnung auf Höchstpreise umzustellen.

Apothekenabschlag: (engl.) *pharmacy discount*; syn Kassenabschlag, Apothekenrabatt; nach § 130 SGB V erhalten die Krankenkassen von den Apo theken für verschreibungspflichtige Fertigarznei mittel einen Abschlag von 2 EUR je Arzneimittel für sonstige Arzneimittel einen Abschlag von 5 % auf den für den Versicherten maßgeblichen Arznei mittelabgabepreis. Ist für das Arzneimittel ein Festbetrag* festgelegt, gilt ein Abschlag von 10 %; **Voraussetzung:** Begleichung der Rechnung des Apothekers durch die Krankenkasse innerhalb von

tens ein Einsparvolumen von 500 Mio. Euro erreicht werden, sollen entsprechend den Vorstellungen der Gesundheitsreform die Apotheker den Differenzbetrag durch einen entsprechend höheren Kassenrabatt tragen.

Apothekenbesichtigung: (engl.) *pharmacy inspection*; Apothekenvisitation; Überwachung der Apotheken mit dem Ziel festzustellen, ob die Vorschriften über den Verkehr mit Arzneimitteln*, über die Werbung auf dem Gebiet des Heilwesens u. über das Apothekenwesen beachtet werden; zuständig sind die Landesbehörden. Die Besichtigungen sind in 2-jährigem Abstand unangemeldet während der Geschäftszeiten durchzuführen. Überprüft werden der Zustand der Apotheke, das Personal, der Warenbestand u. die Betriebsabläufe. Die zuständige Behörde kann Arzneimittelproben entnehmen u. amtlich untersuchen lassen. Verlauf u. Ergebnis der Besichtigung sind zu protokollieren. Im Auftrag der Berufsgenossenschaft für Gesundheitsdienst u. Wohlfahrtspflege werden auch feuerpolizeiliche u. berufsgenossenschaftliche Beanstandungen festgehalten. **Rechtliche Grundlage:** §§ 64–69 Arzneimittelgesetz* (AMG), nach § 82 AMG erlassene Allgemeine Verwaltungsvorschrift zur Durchführung des AMG sowie Verwaltungsregelungen der einzelnen Bundesländer.

Apothekenbetriebsordnung: (engl.) *Pharmacy Practice Ordinance*; Abk. ApBetrO; Neufassung vom 26.9.1995 (BGBl. I S. 1195), zuletzt geändert am 9.1.2006 (BGBl. I S. 18) aufgrund der Ermächtigung nach § 21 des Apothekengesetzes* vom BMG am 9.2.1987 erlassen; enthält nähere Vorschriften über den Betrieb von öffentlichen Apotheken* u. Krankenhausapotheken*; u. a. über den Apothekenleiter, das Apothekenpersonal, Beschaffenheit, Größe u. Einrichtung der Apothekenbetriebsräume, wissenschaftliche u. sonstige Hilfsmittel, über Herstellung, Prüfung, Rezeptur, Defektur u. Großherstellung von Arzneimitteln*, über Vorratshaltung, Aufbewahrung, Kennzeichnung u. Abgabe der Arzneimittel* sowie über Arzneimittelrisiken, Dokumentation, Apothekennotdienst*, Rezeptsammelstellen u. apothekenübliche Waren. In den Anlagen zur ApBetrO sind aufgelistet: Geräte u. Prüfmittel, die in einer Apotheke vorhanden sein müssen; Arzneimittelgruppen, aus denen Arzneimittel in Apotheken vorrätig gehalten werden müssen; Antidota, Sera u. Impfstoffe, die ständig in Apotheken vorrätig gehalten werden müssen od. kurzfristig beschafft werden können.

Apothekendichte: (engl.) *density of pharmacies*; gibt den Versorgungsgrad mit öffentlichen Apotheken* in einem bestimmten Gebiet an; gemessen als Anzahl der Apotheken je 100 000 Einwohner od. als Anzahl der Einwohner je Apotheke; die niedrigste Apothekendichte in Deutschland weist auf Länderebene Brandenburg auf (20 Apotheken pro

Apothekengesetz: (engl.) *Pharmacy Law*; Abk. ApoG; „Gesetz über das Apothekenwesen" vom 20.8.1960 (BGBl. I S. 697), zuletzt geändert am 29.8.2005 (BGBl. I S. 2570); Grundlage für ein einheitliches Apothekenwesen u. Apothekenbetriebsrecht im Interesse der Sicherstellung einer ordnungsgemäßen Arzneimittelversorgung der Bevölkerung; der Betrieb einer Apotheke bedarf der Erlaubnis (Betriebserlaubnis) der nach Landesrecht zuständigen Behörde, auf deren Erteilung ein Rechtsanspruch besteht, wenn die im Gesetz genannten Voraussetzungen, u. a. Approbation*, deutsche Staatsangehörigkeit od. Staatsangehörigkeit eines anderen Mitgliedstaates der Europäischen Union, Zuverlässigkeit u. Eignung, vorliegen. Die Erteilung der Erlaubnis darf nicht mehr von einer Bedürfnisprüfung abhängig gemacht werden. Die Erlaubnis gilt nur für den Apotheker*, dem sie erteilt ist u. nur für die in der Erlaubnisurkunde bezeichneten Räume einer Apotheke (Hauptapotheke) u. seit 1.1.2004 für bis zu 3 Filialapotheken. Sie verpflichtet zur persönlichen Leitung der Apotheke in eigener Verantwortung. Dies gilt auch für den vom Betreiber für eine Filialapotheke benannten Apotheker als Verantwortlichen. Dem Erlaubnisnehmer ist untersagt, bestimmte Arzneimittel ausschließlich od. bevorzugt anzubieten od. abzugeben od. anderweitig die Auswahl der von ihm abzugebenden Arzneimittel auf das Angebot bestimmter Hersteller od. Händler od. von Gruppen von solchen zu beschränken sowie mit Ärzten Absprachen zu treffen, die eine bevorzugte Lieferung von Arzneimittel od. die Zuführung von Patienten zum Gegenstand haben. Auf Antrag des Erlaubnisinhabers ist seit 1.1.2004 eine Erlaubnis zum Versand von apothekenpflichtigen Arzneimitteln zu erteilen, wenn bestimmte Anforderungen erfüllt sind (s. Versandhandel). Die Erlaubnis erlischt durch: Tod des Erlaubnisinhabers, wobei dessen Erben, außer der Verpachtung, die Apotheke (längstens 12 Monate) durch einen Apotheker verwalten lassen können, durch Verzicht, durch Rücknahme od. Widerruf der Approbation, wenn 1 Jahr lang von der Erlaubnis kein Gebrauch gemacht worden ist. Fremdbesitz von Apotheken ist verboten. Das Gesetz begründet die Ermächtigung zum Erlass einer Apothekenbetriebsordnung*. Das Apothekengesetz enthält außerdem Vorschriften für Krankenhausapotheken*, Bundeswehrapotheken, Filialapotheken, Zweigapotheken u. Notapotheken.

Apothekenhelfer: (engl.) *pharmacy assistant*; frühere Bez. für den Ausbildungsberuf des Pharmazeutisch-kaufmännischen Angestellten*; durch die VO über die Berufsausbildung zum Pharmazeutisch-kaufmännischen Angestellten vom 3.3.1993 wurde die VO über die Berufsausbildung zum Apothekenhelfer vom 28.11.1972 abgelöst.

setz über das Apothekenwesen) ist in Deutschland eine Erlaubnis zum Betrieb mehrerer öffentlicher Apotheken auf Antrag zu erteilen, wenn der Antragsteller entsprechende Voraussetzungen erfüllt u. die von ihm zu betreibende Apotheke u. Filialapotheken innerhalb desselben Kreises od. derselben kreisfreien Stadt od. in einander benachbarten Kreisen od. kreisfreien Städten liegen. Beim Betrieb mehrerer öffentlicher Apotheken muss der Betreiber eine der Apotheken (Hauptapotheke) persönlich führen u. für jede weitere Apotheke (Filialapotheke) schriftlich einen Apotheker als Verantwortlichen benennen, der die Verpflichtungen erfüllt, die in der Apothekenbetriebsordnung für Apothekenleiter festgelegt sind.

Apothekenmonopol: (engl.) *pharmacy monopoly*; nach § 43 Abs. 1 Arzneimittelgesetz dürfen Arzneimittel*, die nicht für den Verkehr außerhalb von Apotheken freigegeben sind, im Einzelhandel nur in Apotheken in Verkehr gebracht werden; seit 1.1.2004 ist mit behördlicher Erlaubnis auch der Versandhandel* durch Apotheken erlaubt.

Apothekennotdienst: (engl.) *emergency pharmacy service*; Zeiten, in denen die Apotheke für den Notdienst (z. B. nachts u. am Wochenende) eingeteilt ist, wenn aufgrund der Apothekendichte* für die meisten Apotheken eine von der zuständigen Behörde (i. d. R. die jeweilige Landesapothekerkammern) genehmigte Befreiung von der ständigen Dienstbereitschaft besteht; grundsätzlich sind Apotheken 24 Stunden am Tag dienstbereit; **Rechtliche Grundlage:** § 23 Apothekenbetriebsordnung, Ladenschlussgesetz.

Apothekenpflicht: s. Arzneimittel (apothekenpflichtige).

Apothekenrabatt: s. Apothekenabschlag.

Apothekenurteil: (engl.) *pharmacy verdict*; Urteil des Bundesverfassungsgerichts vom 11.6.1958 erklärte Art. 3 Abs. 1 des bayerischen Gesetzes über das Apothekenwesen, wonach die Betriebserlaubnis für eine neu zu errichtende Apotheke* nur unter bestimmten Bedingungen erteilt werden durfte, für nichtig, da hierdurch die im GG verbürgte Freiheit der Berufswahl eingeschränkt wurde. Die Bedingungen waren: **1.** die Errichtung der Apotheke zur Sicherung der Arzneimittelversorgung musste im öffentlichen Interesse liegen, **2.** ihre wirtschaftliche Grundlage musste gesichert sein, **3.** die wirtschaftliche Grundlage benachbarter Apotheken durfte nicht beeinträchtigt werden. Die Entscheidung proklamierte die unbeschränkte Niederlassungsfreiheit für Apotheker u. damit eine der größten Umwälzungen in der deutschen Apothekengeschichte. Das Apothekengesetz* in Deutschland basiert auf diesem Grundsatz.

Apothekenzuschlag: (engl.) *pharmacy charge*; der in der Arzneimittelpreisverordnung* festgelegte Auf-

nung Apotheker darf in Deutschland nur führen wer als Apotheker approbiert od. nach § 2 Bundes-Apothekerordnung zur vorübergehenden Ausübung des Apothekerberufes befugt ist; **Aufgabe:** Entwicklung, Prüfung, Herstellung u. Abgabe von Arzneimitteln sowie Information u. Beratung über Arzneimittel u. a.; **Ausbildung:** Hochschulstudi um der Pharmazie (4 Jahre), Famulatur (8 Wochen) praktische Ausbildung (1 Jahr) u. Pharmazeutische Prüfung (Approbationsordnung für Apotheker, Abk. AAppO vom 19.7.1989, BGBl. I S. 1489, zuletzt geändert am 15.6.2005, BGBl. I S. 1645); Apo thekengesetz u. Apothekenbetriebsordnung regeln die Berufsausübung; die Berufsinteressen vertrit die Apothekerkammer*.

Apothekerkammer: (engl.) *chamber of pharmacists* syn. Landesapothekerkammer (Abk. LAK); Zusam menschluss aller Apotheker zur Interessenvertretung u. Wahrnehmung gemeinsamer Aufgaben u. Inte ressen; Körperschaft des öffentlichen Rechts; auf grund der Landeskammergesetze besteht in der jeweiligen LAK Pflichtmitgliedschaft u. Meldepflicht für alle Apotheker. **Aufgabe:** Fort- u. Wei terbildung der Apotheker (Beschluss der Weiterbildungsordnung u. Durchführung von Pflichtweiterbildungen sowie Prüfungsabnahme), Überwachung der Berufspflichten, Sorge für die Quali tät der Berufsausübung, Überwachung der Berufsausbildung u. Abnahme der Prüfungen der pharmazeutisch-kaufmännischen Angestellten Gewährleistung der ausreichenden Versorgung der Bevölkerung mit Arzneimitteln*; darüber hi naus nimmt die Apothekerkammer staatliche Verwaltungsaufgaben für die Länder u. Dienstleis tungsaufgaben (z. B. Informationen, Organisation des Notdienstes) für die Bevölkerung wahr. Der Erlass der Weiterbildungsordnung liegt im Auf gabenbereich der Bundesapothekerkammer. **Organisation:** Die Apothekerkammern unterstehen der staatlichen Aufsicht durch das jeweils zuständige Landesministerium, die Organe der Kammer sind die Kammerversammlung u. der Vorstand. Zuständig ist die Apothekerkammer des jeweiligen Bundeslandes, in dem der Apothekerberuf ausgeüb wird, od., wenn der Beruf nicht ausgeübt wird, in dem der Apotheker seinen Wohnsitz hat. Die 17 Apothekerkammern der Länder (Nordrhein-Westfalen hat traditionell 2 Apothekerkammern) sind in der Bundesapothekerkammer* zusammengeschlossen u. bilden zusammen mit dem Deutscher Apothekerverband die Bundesvereinigung Deutscher Apothekerverbände.

Approbation: (engl.) *licence to practise medicine, licen sure*; staatliche Erlaubnis zur Ausübung des Berufs als Arzt*, Zahnarzt*, Psychologischer Psychothera peut*, Apotheker* od. Tierarzt*; **Voraussetzung** auf Erteilung der ärztlichen Approbation besteht Anspruch nach § 3 Abs. 1 Bundesärzteordnung

Vertragsstaates des Abkommens über den Europäischen Wirtschaftsraum od. fremder Staatsangehöriger od. Staatenloser ist; **2.** er sich nicht als unwürdig od. unzuverlässig zur Ausübung des ärztlichen Berufs erwiesen hat; **3.** er nicht in gesundheitlicher Hinsicht zur Ausübung des Berufs ungeeignet ist; **4.** er nach einem Studium der Medizin über 6 Jahre die ärztliche Prüfung im Geltungsbereich der BÄO bestanden hat; Rücknahme der ärztlichen Approbation nach § 5 Abs. 1 BÄO u. Widerruf nach § 5 Abs. 2 BÄO ist möglich; nach § 6 BÄO kann das Ruhen der Approbation angeordnet werden. Wegen des Eingriffs in die Berufsfreiheit nach Art. 12 GG ist stets die Verhältnismäßigkeit zu beachten; Wiedererteilung nach § 8 BÄO. Statt der Approbation ist auch die Erteilung einer Erlaubnis zur vorübergehenden Ausübung des ärztlichen Berufs nach § 10 BÄO möglich. Die **Approbationsordnung** für Ärzte, Abk. ÄapprO, vom 27.6.2002 (BGBl. I S. 2405), zuletzt geändert am 21.6.2005 (BGBl. I S. 1818), beinhaltet die Voraussetzungen zur Approbation; geregelt sind: **1.** Inhalte der Ausbildung im jeweiligen Berufsbild; **2.** Rahmenregelungen für die Durchführung der Ausbildung u. der Prüfung durch die zuständigen Landesprüfungsämter; **3.** Verfahren für die Erteilung der Approbation durch die Landesbehörden. **Hinweis:** Entsprechend dem Psychotherapeutengesetz (vgl. Psychotherapeut) ist auch zur Ausübung des Berufs des Psychologischen Psychotherapeuten sowie Kinder- u. Jugendpsychotherapeuten eine Approbation vorgeschrieben. Die Ausführungsregelungen finden sich in den jeweiligen Ausbildungs- u. Prüfungsverordnungen.

Appropriateness Evaluation Protocol: s. AEP.

AR: Abk. für Anschlussrehabilitation*.

Arbeit: (engl.) *work*; zweckorientierte, planvolle Tätigkeit des Menschen unter Einsatz von körperlichen, geistigen u. emotionalen Kräften zur Herstellung von Werten (Produkte, Dienstleistungen); Arbeit ist die Grundlage allen Wirtschaftens, dient der Existenzsicherung (dem Lebensunterhalt), der Befriedigung von Einzelbedürfnissen u. ist Grundlage des Wohlstandes einer Gesellschaft. Sie kann je nach Umständen ein Mittel zur Selbstverwirklichung sein od. auch Mühsal od. Entfremdung bedeuten. Arbeit ist abhängig von gesellschaftlichen u. technologischen Entwicklungen (z. B. Eigentumsverhältnisse, Arbeitsteilung, Produktivität) u. Gegenstand philosophischer, ökonomischer u. soziologischer Reflexion.

Arbeiter: s. Arbeitnehmer.

Arbeiter-Ersatzkassen-Verband: s. Krankenversicherung.

Arbeiterrentenversicherung: bis zum 31.12.2004 maßgeblicher Zweig der Gesetzlichen Rentenversicherung*; zuständig waren die Landesversicherungsanstalten*; seit 1.1.2005 wird nicht mehr

Arbeiter-Samariter-Bund: (engl.) *Workers' Samaritan Federation*; Abk. ASB; politisch u. konfessionell unabhängige, gemeinnützige Hilfs- u. Wohlfahrtsorganisation mit den Schwerpunkten medizinische u. soziale Dienste sowie Aus- u. Weiterbildung in medizinischen u. sozialen Themen; **Organisation:** 16 Landesverbände u. zahlreiche regionale Geschäftsstellen; **Geschichte:** 1888 gründeten 6 Zimmerleute eine Selbstorganisation von Arbeitern für Arbeiter u. führten den ersten Kurs für Erste* Hilfe mit praktischen Übungen durch. Schwerpunkt der Arbeit damals war Hilfeleistung für die arbeitende Bevölkerung, besonders Unfallopfer u. Verletzte in Fabriken u. Werkstätten. 1909 schlossen sich mehrere Einzelgruppierungen zum ASB zusammen. **Aufgabe:** Ausbildung in Erster Hilfe, Sanitätsdienst, Krankentransport, Rettungsdienst*, Katastrophenschutz (auch im Ausland), Altenhilfe* u. Behindertenhilfe, Kinder- u. Jugendhilfe, mobile soziale Dienste, Behindertenfahrdienst, Sozialstation*, Hausnotruf, Aus- u. Weiterbildung, Telefonservice zur Beratung u. Information.

Arbeiterwohlfahrt: (engl.) *Workers' Welfare*; Abk. AWO; 1919 gegründeter gemeinnütziger Spitzenverband der Freien Wohlfahrtspflege; **Organisation:** Bundes-, Landes-, Bezirks-, Kreis-, Gemeinde- u. Stadtverbände sowie Ortsvereine; Grundlage des Handelns sind die Werte des freiheitlich-demokratischen Sozialismus: Solidarität, Toleranz, Gleichheit, Freiheit u. Gerechtigkeit. **Aufgabe:** Tätigkeiten auf allen Gebieten der Wohlfahrtspflege* (z. B. Altenpflege*, Zivildienst, Unterhaltung von sozialen Diensten u. Einrichtungen, Kinder-, Jugend-, Familien- u. Seniorenarbeit); Mitwirkung bei der Gesetzgebung, Anregung u. Unterstützung der Selbsthilfe*, Planung sozialer Leistungen u. Einrichtungen, Förderung praxisnaher Forschung, Frauenförderung u. Frauenbildungsarbeit, Aus-, Fort- u. Weiterbildung, internationale Entwicklungszusammenarbeit u. humanitäre Hilfe.

Arbeitgeber: (engl.) *employer*; natürliche od. juristische Person, die das Merkmal der Selbständigkeit aufweist (Selbständige bzw. Freiberufler) u. einen anderen als Arbeitnehmer* beschäftigt; Arbeitgeber haben für Arbeitnehmer zahlreiche Pflichten zu erfüllen, z. B. die Fürsorgepflicht* gegenüber dem Arbeitnehmer auszuüben sowie Lohnsteuer u. Beiträge* zur Sozialversicherung abzuführen.

Arbeitnehmer: (engl.) *worker, employee*; gegen Entgelt als Arbeiter od. Angestellte u. zu ihrer Berufsausbildung Beschäftigte*, die aufgrund eines privatrechtlichen Vertrages im Dienste eines Arbeitgebers zu fremdbestimmter Arbeit in persönlicher Abhängigkeit u. unter Bindung an Weisungen verpflichtet sind; als Arbeitnehmer gelten auch die in Heimarbeit Beschäftigten u. die ihnen Gleichgestellten sowie sonstige Personen, die we-

sind Weisungsbindung, Eingliederung in die Organisation des Arbeitgebers*, Fehlen von Unternehmerrisiko, wirtschaftliche Abhängigkeit u. häufig keine freie Einteilung der Arbeitszeit. Arbeitnehmer unterliegen der Sozialversicherungspflicht*. **Angestellte:** uneinheitliche Gruppe von Beschäftigten, die z. B. überwiegend kaufmännisch, im Büro u. in der Verwaltung, aber auch in leitender u. beaufsichtigender Position, ferner in Berufen der Erziehung, des Unterrichts, der Fürsorge, der Kranken- u. Wohlfahrtspflege sowie künstlerischen Berufen arbeiten (angelehnt an die bis zum 1.1.2005 geltende Definition aus dem SGB VI). **Arbeiter:** uneinheitliche Gruppe überwiegend körperlich arbeitender Beschäftigter. Die formale sozialrechtliche Unterscheidung zwischen Angestellten u. Arbeitern wurde in der GKV mit Einführung des Kassenwahlrechts* (mit wenigen Ausnahmen) u. in der GRV mit der Organisationsreform der Rentenversicherung zum 1.10.2005 aufgehoben; auch im Tarifrecht verliert die Unterscheidung an Bedeutung, da die klassische Unterscheidung in körperliche u. geistige Arbeit den aktuellen Anforderungen im Arbeitsleben nicht mehr entspricht. Vgl. Scheinselbständigkeit.

Arbeitnehmer, ausländischer: (engl.) *foreign worker, foreign employee*; abhängig Erwerbstätiger aus einem Staat außerhalb des eigenen Staatsgebiets; **Sozialmedizinische Bedeutung:** für Bürger der Europäischen Union (EU) besteht seit 1997 innerhalb der EU Freizügigkeit*, in rechtlicher u. sozialer Hinsicht sind EU-Ausländer u. Inländer weitgehend gleichgestellt (s. Wanderarbeitnehmer); Zuwanderer aus der Türkei u. dem früheren Jugoslawien unterliegen dem ausländerrechtlichen Regelungen für Drittstaatsangehörige; aufgrund des Assoziationsabkommens der EU mit der Türkei haben türkische Arbeitnehmer u. ihre Familienangehörigen eine besondere Rechtsstellung, nicht aber die volle Freizügigkeit. Drittstaatsangehörige benötigen eine Arbeitsgenehmigung*. **Geschichte:** Die Anwerbevereinbarung (1955) zwischen der Bundesrepublik Deutschland u. Italien, der weitere mit Spanien, Griechenland, der Türkei, Marokko, Portugal, Tunesien u. Jugoslawien folgten, löste bis zum Anwerbestopp 1973 eine stete Zuwanderung von Arbeitnehmern aus. Alle angeworbenen ausländischen Arbeitnehmer u. ihre Familienangehörigen erhielten eine Vollversicherung in den sozialen Sicherungssystemen. Viele ehemalige Anwerbeländer gehören heute zur EU. Für Bürger der neuen Beitrittsländer der EU gelten Übergangsregelungen, noch nicht die volle Freizügigkeit. Vgl. Flüchtling, Gastarbeitnehmer, Saisonarbeitnehmer, Werkvertragsarbeitnehmer, Migration, Ausländerrecht.

Arbeitsagentur: s. Bundesagentur für Arbeit.

einer sozialmedizinischen Begutachtung* durchgeführte umfassende Erhebung der Erwerbsbiographie; beinhaltet die Schul- u. Berufsausbildung (un- od. angelernt, Aus- od. Fortbildung), ausgeübte Tätigkeiten, Gründe für eventuelle Tätigkeitswechsel od. Kündigungen, den aktuellen Beschäftigungsstatus (z. B. angestellt, arbeitsunfähig, arbeitslos, berentet); kann durch eine Arbeitsplatzanamnese* ergänzt werden.

Arbeitsanweisung: (engl.) *work instruction*; **1.** verbindliche Vorgabe zur korrekten Abfolge von Arbeitsschritten bei der Durchführung von (wiederkehrenden) Tätigkeiten am einzelnen Arbeitsplatz innerhalb einer Organisation; dient u. a. der Fehlervermeidung u. der Einweisung neuer Mitarbeiter. **2.** syn. Betriebsanweisung*; **3.** im Qualitätsmanagement internes Dokument der Ablauforganisation* zur Erhöhung der Wirksamkeit, Sicherheit u. Zuverlässigkeit des Herstellungs- od. Dienstleistungsprozesses mit dem Ziel, Vertrauen in das Arbeitsergebnis zu schaffen; höherer Detaillierungsgrad als in der Durchführungsanweisung; vgl. Verfahrensanweisung.

Arbeitsassistenz: (engl.) *work assistance*; (allg.) Hilfestellung zur Ausübung einer beruflichen Tätigkeit; im Schwerbehindertenrecht regelmäßig wiederkehrende Hilfestellungen bei der Arbeitsausführung, wobei der schwerbehinderte Arbeitnehmer über die fachliche Qualifikation zur Ausübung des Kernbereichs der Tätigkeit selbst verfügen muss; **Voraussetzung:** behinderungsgerechte Arbeitsplatzgestaltung u. Unterstützung durch den Betrieb (z. B. durch Kollegen) für den Schwerbehinderten genügen nicht mehr, um die arbeitsvertraglich geschuldete Arbeitsleistung zu erbringen; **Rechtliche Grundlage:** zur Erlangung od. Sicherung eines Arbeitsplatzes haben schwerbehinderte Menschen Anspruch auf Übernahme der Kosten einer notwendigen Arbeitsassistenz nach § 33 Abs. 8, § 102 SGB IX; **Leistungsträger:** i. R. der Leistungen* zur Teilhabe am Arbeitsleben zuständiger Rehabilitationsträger* od. als begleitende Hilfe* im Arbeits- und Berufsleben durch das Integrationsamt*; Ausführung der Leistung untersteht dem Integrationsamt; Förderung übernehmen die Rehabilitationsträger für die Erlangung eines Arbeitsplatzes i. R. der Leistungen zur Teilhabe am Arbeitsleben (für längstens 3 Jahre) u. die Integrationsämter für die Erhaltung eines Arbeitsplatzes; **Leistungsumfang:** Art u. Umfang der Arbeitsassistenz richten sich nach den besonderen Gegebenheiten der Behinderung u. des Arbeitsplatzes nach Ausschöpfung aller vorrangigen Leistungen (z. B. Ausbildung, medizinische, psychologische u. pädagogische Hilfen, technische Arbeitshilfen, Zuschüsse für betriebliche Arbeitshilfen) nach SGB IX. Die Tätigkeit des **Arbeitsassistenten** umfasst z. B. Vorlesetätigkeit für Blinde

Arbeitsbelastung: (engl.) *work load*; Gesamtheit aller (erfassbaren) Einflüsse des Arbeitssystems bzw. aller Belastungsfaktoren* am Arbeitsplatz, die auf arbeitende Personen einwirkt, ausgehend von der Tätigkeit selbst u./od. der Umgebung, in der diese stattfindet; vgl. Belastbarkeit, berufliche; Anforderungsprofil.

Arbeitsberater: (engl.) *employment adviser*; Vermittlungs- u. Beratungstätigkeit in dem Abschnitt Berufsbereich des Arbeitsmarktes in der Bundesagentur* für Arbeit; **Aufgabe:** Information von Arbeitsuchenden, Arbeitgeben, Verbänden u. anderen Institutionen über Lage u. Entwicklung am Arbeitsmarkt, Beratung über Möglichkeiten der Weiterbildung u. deren Förderung sowie über Leistungen der Arbeitsförderung*, Entscheidung über die entsprechenden Leistungsanträge, Mitwirkung in schwierigen Vermittlungsfällen, Erkundung der Lage auf dem Arbeitsmarkt vor Ort im Außendienst; **Ausbildung:** Fachhochschulstudium an der Fachhochschule des Bundes für öffentliche Verwaltung im Fachbereich Arbeitsverwaltung in Mannheim als Beratungsanwärter in einem privatrechtlichen Ausbildungsverhältnis.

Arbeitsberatung: s. Berufsberatung.

Arbeitsbeschaffungsmaßnahme: (engl.) *job creation scheme*; Abk. ABM; von der Bundesagentur* für Arbeit finanziell geförderte sowie zeitlich befristete u. zusätzlich eingerichtete Arbeitsstelle; **Voraussetzung:** Arbeitslose können von den Arbeitsagenturen in eine ABM vermittelt werden, wenn sie Arbeitslosengeld* beziehen; bevorzugt gefördert werden schwer auf dem Arbeitsmarkt zu vermittelnde Arbeitslose, z. B. Langzeitarbeitslose, jüngere Arbeitslose ohne beruflichen Abschluss sowie schwerbehinderte u. ältere Arbeitnehmer. **Leistungsträger:** i. d. R. öffentlich-rechtliche Institutionen, die für die zugewiesenen Arbeitnehmer Zuschüsse zu den Lohnkosten erhalten; **Leistungsdauer:** i. d. R. bis zu 1 Jahr; Beschäftigungen in einer ABM sind nicht beitragspflichtig zur Bundesagentur für Arbeit u. dienen nicht zur Erfüllung eines Anspruchs auf Arbeitslosengeld (§§ 260–271 SGB III).

Arbeitsdauer: 1. syn. Arbeitszeit*; 2. s. Leistungsfähigkeit.

Arbeitseinkommen: (engl.) *earned income*; der nach den allgemeinen Gewinnermittlungsvorschriften des Einkommensteuerrechts ermittelte Gewinn (Bruttoeinkommen) aus einer selbständigen Tätigkeit (s. Selbständigkeit), der im Falle einer Sozialversicherungspflicht* als Grundlage für die Berechnung der Beiträge von Selbständigen in der Sozialversicherung* dient; **Rechtliche Grundlage:** § 15 SGB IV.

Arbeitseinsatzfähigkeit: s. Zumutbarkeit.

Arbeitsentgelt: (engl.) *remuneration, wage*; syn. Entgelt, Verdienst, Gehalt, Arbeitslohn; Einkommen

Grundlage für die Berechnung der vom Arbeitnehmer zur Sozialversicherung* zu zahlenden Beiträge dienen; erhält der Arbeitnehmer neben seinem Arbeitsentgelt auch Sachbezüge, z. B. freie Kost u. Wohnung, so ist der Wert dieser Leistungen, der jährlich in einer Verordnung bekannt gegeben wird, den Bezügen hinzuzurechnen. **Rechtliche Grundlage:** § 14 SGB IV.

Arbeitserprobung: s. Maßnahmen der Eignungsfeststellung.

Arbeitserzieher: (engl.) *educationalist for labour education*; Betreuung u. Förderung behinderter u. nicht behinderter Menschen mit dem Ziel der Aufnahme einer geregelten Arbeit; Beschäftigungsmöglichkeiten u. a. in Einrichtungen der Rehabilitation, der Resozialisierung (Strafvollzug), in Fachkrankenhäusern für Suchtkranke; **Aufgabe:** Auswahl eines geeigneten Arbeitsfeldes bzw. Arbeitsplatzes auf Grundlage einer Fähigkeits- u. Arbeitsplatzanalyse*, Erstellen von Förderplänen, Überwachung der Arbeitsausführung, Mitwirkung bei der behinderungsgerechten Gestaltung eines Arbeitsplatzes; **Ausbildung:** 2–3-jährige landesrechtlich geregelte schulische Fortbildung (Vollod. Teilzeit).

Arbeitsfähigkeit: (engl.) *ability to work*; Abk. AF; Summe von Faktoren, die eine Person in einer bestimmten Situation in die Lage versetzen, eine gestellte Aufgabe erfolgreich zu bewältigen; im Beamtenrecht Dienstfähigkeit; AF basiert nicht nur auf den Voraussetzungen des Beschäftigten, sondern wird durch die Interaktion von Individuum u. Arbeit* definiert. Folgende Faktoren sind von Bedeutung: Gesundheit* (körperliche, psychische u. soziale Ressourcen*), Ausbildung u. Kompetenz (einschließlich spezifischer Fähigkeiten, beruflichen Erfahrungswissens), Werte u. Einstellungen (einschließlich Motivation*, Arbeitszufriedenheit) sowie die Arbeitsbedingungen (körperliche, psychische u. soziale Arbeitsanforderungen, Arbeitsgestaltung, Führungsverhalten). Nach dem Leistungsrecht der Arbeitsförderung liegt AF vor, wenn ein Arbeitsloser: **1.** eine versicherungspflichtige, mindestens 15 Stunden wöchentlich umfassende Beschäftigung unter den üblichen Bedingungen des für ihn in Betracht kommenden Arbeitsmarktes aufnehmen u. ausüben, **2.** an Maßnahmen zur beruflichen Eingliederung in das Erwerbsleben teilnehmen, **3.** Vorschlägen der Arbeitsagentur zur beruflichen Eingliederung zeitu. ortsnah Folge leisten kann u. (aus ärztlicher Sicht) darf. Ist ein Arbeitnehmer nur in der Lage, in vermindertem Maß seinen arbeitsvertraglichen Pflichten nachzukommen, besteht grundsätzlich seinerseits keine Verpflichtung zur Erbringung einer Teilleistung. Der Arbeitgeber kann keine Teiltätigkeit verlangen. Vgl. Dienstunfähigkeit, Arbeitsunfähigkeit.

Ausgleich von Angebot u. Nachfrage auf dem Ausbildungs- u. Arbeitsmarkt zu unterstützen, die zügige Besetzung offener Stellen zu ermöglichen, die individuelle Beschäftigungsfähigkeit durch Erhalt u. Ausbau von Kenntnissen, Fertigkeiten sowie Fähigkeiten zu fördern, unterwertiger Beschäftigung entgegenzuwirken, zu einer Weiterentwicklung der regionalen Beschäftigungs- u. Infrastruktur beizutragen u. dadurch Arbeitslosigkeit* zu vermeiden bzw. bei deren Eintritt die negativen individuellen u. gesamtwirtschaftlichen Auswirkungen zu begrenzen; **Formen: 1. Leistungen an Arbeitnehmer: a)** Unterstützung der Beratung u. Vermittlung (§§ 45–47 SGB III); **b)** Verbesserung der Eingliederungsaussichten (§§ 48–52 SGB III) z. B. durch Maßnahmen* der Eignungsfeststellung, Trainingsmaßnahmen*; **c)** Förderung der Aufnahme einer Beschäftigung (§§ 53–56 SGB III) u. a. durch Mobilitätshilfen*, Arbeitnehmerhilfe*; **d)** Förderung der Aufnahme einer selbständigen Tätigkeit (§§ 57–58 SGB III) z. B. durch Gründungszuschuss*; **e)** Förderung der Berufsausbildung (§§ 59–76 SGB III) z. B. durch Berufsausbildungsbeihilfe*, Maßnahmen der Berufsvorbereitung*, Lehrgangskosten einer (Berufs-)Ausbildung; **f)** Förderung der beruflichen Weiterbildung (§§ 77–96 SGB III) z. B. durch Übernahme der Lehrgangskosten sowie Fahrtkosten, Kinderbetreuungskosten*; **g)** Förderung der Teilhabe behinderter Menschen am Arbeitsleben (§§ 97–115 SGB III) entsprechend der Vorgaben des SGB IX (s. Leistungen zur Teilhabe am Arbeitsleben) z. B. durch Maßnahmen in Werkstätten* für behinderte Menschen; **h)** Entgeltersatzleistungen (§§ 116–208 SGB III) durch z. B. Arbeitslosengeld*, Teilarbeitslosengeld, Kurzarbeitergeld, Insolvenzgeld, i. R. der Leistungen zur Teilhabe behinderter Menschen am Arbeitsleben durch z. B. Übergangsgeld*, Ausbildungsgeld; **i)** Förderung der ganzjährigen Beschäftigung in der Bauwirtschaft (§§ 209–216 SGB III) durch z. B. Winterausfallgeld; **2. Leistungen an Arbeitgeber: a)** zur Eingliederung von Arbeitnehmern (§§ 217–234 SGB III) z. B. Eingliederungszuschüsse, Einstellungszuschuss bei Neugründungen; **b)** für die berufliche Ausbildung, berufliche Weiterbildung u. Leistungen zur Teilhabe am Arbeitsleben (§§ 235–239 SGB III) z. B. Zuschüsse zur Ausbildungsvergütung, Förderung der (betrieblichen) Weiterbildung, Arbeitshilfen (s. Hilfen zur Berufsausübung) u. Probebeschäftigung behinderter Menschen; **3. Leistungen an Träger: a)** Förderung der Berufsausbildung u. Beschäftigung begleitende Eingliederungshilfen (§§ 240–247 SGB III) z. B. in einer außerbetrieblichen Einrichtung; **b)** Förderung von Einrichtungen der beruflichen Aus- u. Weiterbildung od. der beruflichen Rehabilitation (§§ 248–251 SGB III); **c)** Förderung von Jugendwohnheimen (§§ 252–251

nahmen (§§ 279 a SGB III); **Voraussetzung:** Im SGB III wird unterschieden zwischen **1. Pflichtleistungen,** auf die bei Erfüllung der gesetzlichen Voraussetzungen ein Rechtsanspruch besteht: **a)** an Arbeitgeber z. B. Leistungen i. R. der Winterbauförderung u. Kurzarbeitergeld; **b)** an Arbeitnehmer (u. Auszubildende) z. B. Entgeltersatzleistungen wie Arbeitslosengeld, Insolvenzgeld sowie Berufsausbildungsbeihilfe u. Leistungen zur Förderung einer selbständigen Existenzgründung; **c)** auf die besonderen Leistungen zur Teilhabe am Arbeitsleben (z. B. Arbeitserprobung) sowie ergänzende Leistungen (§§ 102–115 SGB III); **2. Ermessensleistungen: a)** arbeitsmarktpolitische Leistungen an Arbeitnehmer sind Kann-Leistungen, die i. d. R. einen Bezug von Arbeitslosengeld voraussetzen u. deren Gewährung im Ermessen der Arbeitsagenturen liegt; **b)** arbeitsmarktpolitische Leistungen an Arbeitgeber wie Eingliederungszuschüsse sind ebenfalls Ermessensleistungen; allgemeine Leistungen zur Förderung der Teilhabe behinderter Menschen am Arbeitsleben sind i. d. R. Ermessens leistungen (§§ 98–101 SGB III); **Leistungsträger** Bundesagentur* für Arbeit; Leistungen zur Arbeitsförderung für behinderte od. von Behinderung bedrohte Menschen erbringt die Bundesagentur für Arbeit als Rehabilitationsträger* i. R. der Leistungen zur Teilhabe (behinderter Menschen) am Arbeitsleben entsprechend den Vorgaben des SGB* IX (v. a. Leistungen für behinderte od. von Behinderung bedrohte junge Menschen an allgemeinbildenden Schulen bzw. für deren Erst ausbildung sowie für Bezieher von Arbeitslosengeld II nach SGB II).

Arbeitsförderungsgesetz: s. SGB III.
Arbeitsformen: (engl.) *way of work*; Konzepte zur Charakterisierung des Arbeitsprozesses; **1. Taylorismus** (nach F. W. Taylor): in der Epoche der Industrialisierung entwickelt; basiert auf einer Analyse u. Untergliederung der Arbeit, mit Festlegung eines Zeitsolls für definierte Arbeitsschritte u.Trennung von planenden u. ausführenden Tätigkeiten; hat einen Produktivitätszuwachs durch Optimierung des Arbeitsprozesses u. damit Wertschöpfung u. Leistungskontrolle des Mitarbeiters in einer hierarchisch aufgebauten Struktur zum Ziel. Die sog. Taylorisierung wird für die Be rechnung des Personalschlüssels in allen Bereichen der Wirtschaft u. des öffentlichen Dienstes genutzt. **2. Fließfertigung:** Übertragung des Taylo rismus auf die Massenproduktion am Fließband (seit etwa 1914, Wegbereiter Henry Ford): besteht aus der Aufteilung der Arbeit in kleine Schritte Einsparung von Wegzeiten, Bemessung des Ar beitstempos* durch das Fließband (s. Akkord arbeit); Vorteile: niedrigere Stückkosten; Probleme für den Arbeitnehmer z. B. einseitige körperliche Belastung, Fremdbestimmung der Arbeit, soziale

Forderungen nach job enlargement (Erweiterung der Arbeitsinhalte), job enrichment (Aufwertung durch höherwertige Tätigkeiten) u. job rotation (Ausübung wechselnder Tätigkeiten nacheinander) mit dem Ziel, einseitige Belastung u. monotone Arbeitsabläufe zu vermeiden, Verantwortungs- u. Qualitätsbewusstsein zu steigern. **4. Arbeitsformen der modernen (Dienst-)Leistungsgesellschaft:** u. a. gekennzeichnet durch hohes Qualifikationsniveau u. kontinuierliches Lernen, mehr Eigenverantwortung, Flexibilität, hohen Anspruch auf Selbstentfaltung durch Arbeit; Projekt- bzw. Teamarbeit bei gleichzeitig möglicher räumlicher Trennung, Einsatz moderner Kommunikationsmittel, fließendem Übergang zwischen von Berufs- u. Privatleben; **5.** aus arbeitsmedizinischer Sicht z. B.: Schicht*- u. Nachtarbeit, Schwerarbeit, Hitzearbeit*, Kältearbeit*, Feuchtarbeit*, Tätigkeiten mit Atemschutz, Fahr*-, Steuer-, und Überwachungstätigkeiten u. Bildschirmarbeit*. Vgl. Arbeitsschutz.

Arbeitsgemeinschaft für Krebsbekämpfung: (engl.) *Working Group for the Fight Against Cancer*; Abk. ARGE Krebs; 1956 gegründete gemeinnützige Arbeitsgemeinschaft der Träger der GKV u. GRV in Nordrhein-Westfalen; **Aufgabe: 1.** Förderung u. Durchführung von Maßnahmen zur Krebsbekämpfung u. -nachsorge; **2.** Entscheidung über Leistungen zur medizinischen Rehabilitation* bei bösartigen Tumor- u. Systemerkrankungen i. R. der sozialversicherungsrechtlichen Vorschriften u. nach den vom Vorstand aufgestellten Richtlinien sowie Sicherstellen der Durchführung; handelt im Auftrag des jeweils zuständigen Versicherungsträgers; **3.** (finanzielle) Unterstützung von Einrichtungen, die auf dem Gebiet der Krebsnachsorge, insbes. in der onkologischen Rehabilitation, forschen od. diese Gebiete fördern, u. von rehabilitationsbezogenen Maßnahmen von Krebsselbsthilfeorganisationen; **4.** Aufklärungs- u. Beratungsangebote.

Arbeitsgenehmigung: (engl.) *work permit*; Voraussetzung für die legale Erwerbstätigkeit jedes ausländischen Arbeitnehmers* in Deutschland; ausgenommen sind Staatsangehörige von Mitgliedstaaten der Europäischen Union (Unionsbürger; s. Freizügigkeit, Wanderarbeitnehmer). Die übrigen Ausländer dürfen eine Beschäftigung nur dann ausüben, wenn ihnen dies ausdrücklich durch den Aufenthaltstitel* erlaubt ist od. sie von der Bundesagentur für Arbeit eine Arbeitsgenehmigung erhalten. In Abhängigkeit von der Aufenthaltsgenehmigung werden 3 **Fallgruppen** unterschieden: **1.** Ausländer, die eine Niederlassungserlaubnis besitzen u. damit ungehinderten Zugang zum Arbeitsmarkt haben; **2.** Ausländer, die eine Aufenthaltserlaubnis besitzen, mit der von Gesetzes wegen eine Arbeitsgenehmigung verbunden ist (z. B.

gesondert eine Arbeitsgenehmigung beantragen müssen. Für Asylbewerber gilt darüber hinaus, dass sie im ersten Jahr des Asylverfahrens grundsätzlich nicht arbeiten dürfen u. danach eine Arbeitsgenehmigung nach dem Nachrangigkeitsprinzip erhalten, d. h. nur dann, wenn kein deutscher od. bevorrechtigter ausländischer Arbeitsuchender (z. B. Unionsbürger) auf die freie Stelle vermittelt werden kann. Vgl. Ausländerrecht.

Arbeitsgericht: (engl.) *labour court*; bislang eigenständige, von der Zivilgerichtsbarkeit unabhängige Gerichtsbarkeit, dreistufig aufgebaut aus den Arbeitsgerichten, den Landesarbeitsgerichten u. dem Bundesarbeitsgericht; zuständig für Entscheidungen bei Streitigkeiten über alle Ansprüche, die sich im Zusammenhang mit einem Arbeitsverhältnis ergeben können.

Arbeitsgestaltung: s. Ergonomie.

Arbeitshaltung: (engl.) *work posture*; bei Verrichtung von Arbeit eingenommene Position des menschlichen Körpers; unterschieden werden 3 Grundstellungen: Liegen, Sitzen u. Stehen; in Kombination von Körperstellung u. Arm-, Bein- sowie Rumpfhaltung ergeben sich verschiedene Arbeitshaltungen. Zwangshaltungen* sind ergonomisch ungünstiger zu beurteilen. Mit beschreibenden Analysesystemen kann die beobachtete Häufigkeit bestimmter Arbeitshaltungen im Arbeitsprozess erfasst werden. In Bezug zu Muskel- u. Gelenkschmerzen zugehöriger Körperregionen können ungünstige Arbeitshaltungen ermittelt werden. Sozialmedizinisch (z. B. i. R. der Begutachtung*) zu berücksichtigende Arbeitshaltungen sind Bücken, Knien, Hocken, Klettern, Steigen, Gehen, Stehen, Sitzen, Robben, Kriechen, Springen, Ziehen, Schieben, Arbeit in Armvorhalte- u. Überkopfarbeit.

Arbeitshilfen: (engl.) *working aids*; technische Geräte für die behinderungsgerechte Ausstattung von Ausbildungs- od. Arbeitsplätzen für behinderte Menschen, damit mit diesen eine berufliche Tätigkeit aufgenommen od. verrichtet werden kann; **Formen: 1.** mobile technische Arbeitshilfen; **2.** standortgebundene, feste Einrichtungen im Betrieb; s. Hilfen zur Berufsausübung.

Arbeitshygiene: s. Arbeitsmedizin.

Arbeitskleidung: (engl.) *work clothes*; Kleidung, die zur Vermeidung von Arbeitsunfällen* u. Berufskrankheiten* anstelle der Privatkleidung während der Arbeit getragen wird; z. B. zweiteiliger Arbeitsanzug bzw. Latzhose für Werkstatt u. Montagearbeiten od. farbiger Arbeitsmantel in Kittelform im Labor, Handel od. anderen Dienstleistungssektoren; um Verletzungen zu vermeiden, müssen für scharfe u. spitze Gegenstände die dafür vorgesehenen besonderen Taschen benutzt werden. Zur Arbeitskleidung gehört auch das Schuhwerk, das den jeweiligen Arbeitsplatzbedingungen ange-

auch Arbeitskleidung darstellt. Sie dokumentiert nach außen die Funktion des Trägers u. erfüllt gleichzeitig Anforderungen an bestimmte Vorschriften (z. B. beim Küchenpersonal, in medizinischen Bereichen, Uniform). Vgl. Reinraumkleidung, Schutzkleidung, Schutzausrüstung, persönliche.

Arbeitslohn: s. Arbeitsentgelt.

Arbeitslosengeld: (engl.) *unemployment benefit*; Lohnersatzleistung nach SGB III; **1. bei Arbeitslosigkeit** für Arbeitnehmer bis zum vollendeten 65. Lebensjahr, die arbeitslos sind, sich bei der Agentur für Arbeit arbeitslos gemeldet u. die Anwartschaftszeit (s. Anwartschaft) erfüllt haben; **Voraussetzung:** die Anwartschaftszeit hat erfüllt, wer in den vorangegangenen 2 Jahren mindestens 12 Monate in einem Versicherungspflichtverhältnis gestanden hat; **Bemessung:** erfolgt anhand des Bruttoarbeitsentgelts aus versicherungspflichtigen Beschäftigungen im Bemessungszeitraum; grundsätzlich umfasst der Bemessungszeitraum die abgerechneten Abrechnungszeiträume innerhalb 1 Jahres vor Eintritt der Arbeitslosigkeit. Kürzere Sonderbemessungszeiträume für Saisonarbeitnehmer od. Wehr- u. Zivildienstleistende gibt es nicht mehr. Andere Versicherungspflichtzeiten (z. B. Krankengeldbezug) wirken sich nicht mehr auf die Höhe des Arbeitslosengeldes aus. Zur Ermittlung des Nettoentgelts werden hiervon Lohnsteuer, Solidaritätszuschlag u. eine Sozialversicherungspauschale in Höhe von 21 % abgezogen. Das Arbeitslosengeld beträgt 67 % des pauschalierten Nettoentgelts für Arbeitslose mit mindestens 1 Kind i. S. des § 32 Abs. 1, 3 bis 5 des Einkommensteuergesetzes u. 60 % für die übrigen Arbeitslosen. **Bewilligungszeitraum:** abhängig von der Dauer der versicherungspflichtigen Beschäftigung vor der Arbeitslosmeldung; die Anspruchsdauer beträgt mindestens 6 Monate, bei älteren Arbeitslosen kann die Anspruchsdauer bis zu 18 Monate betragen. **Rechtliche Grundlage:** §§ 117–146 SGB III. Besteht kein Anspruch auf Arbeitslosengeld od. ist der Anspruch auf Arbeitslosengeld erschöpft, besteht bei Bedürftigkeit ein Anspruch auf **Arbeitslosengeld II:** s. Grundsicherung. **2. bei beruflicher Weiterbildung** (bis zum 31.12.2004 Unterhaltsgeld): für arbeitslose od. von Arbeitslosigkeit* bedrohte Arbeitnehmer zur Sicherung des Lebensunterhalts während einer geförderten notwendigen Teilnahme an einer beruflichen Weiterbildungsmaßnahme in Vollzeit; **Rechtliche Grundlage:** § 124 a SGB III.

Arbeitslosenhilfe: (engl.) *unemployment benefit*; seit 1.1.2005 sind Arbeitslosenhilfe u. Sozialhilfe zum Arbeitslosengeld II zusammengelegt; s. Grundsicherung.

Arbeitslosenversicherung: (engl.) *unemployment insurance*; Pflichtversicherung bei der Bundesagentur

gen Entgelt beschäftigt od. aus sonstigen Gründen versicherungspflichtig sind; **2.** zu ihrer Berufsausbildung Beschäftigte; **3.** jugendliche Menschen mi Behinderungen, die in Einrichtungen der berufli chen Rehabilitation Leistungen* zur Teilhabe am Arbeitsleben erhalten, damit sie später eine Erwerbstätigkeit auf dem allgemeinen Arbeitsmark ausüben können; **4.** Wehr- u. Zivildienstleistende **5.** Jugendliche, die durch eine Beschäftigung in Einrichtungen der Jugendhilfe für eine Erwerbstätigkeit befähigt werden sollen; **6.** arbeitsunfähige Arbeitnehmer od. Arbeitnehmer, die an einer Leistung zur medizinischen Rehabilitation teilnehmen, wenn durch die Arbeitsunfähigkeit od. die Teilnahme an der Rehabilitationsmaßnahme eine die Versicherungspflicht begründende Beschäftigung od. der Bezug einer laufenden Entgeltersatz leistung nach SGB III (s. Arbeitslosengeld) unterbrochen worden ist u. der Betroffene Krankengeld*, Krankentagegeld aus einer privaten Versicherung, Versorgungskrankengeld, Verletztengeld* od. Übergangsgeld* erhält. Auf diese Weise wird vermieden, dass z. B. längere Krankheitszei ten zum Verlust des sozialen Schutzes bei Arbeits losigkeit führen können. **Versicherungsfreiheit** besteht für besondere Personengruppen, z. B. Be amte, Soldaten sowie Personen, die das 65. Lebens jahr vollendet haben. **Leistung:** u. a. Leistungen der Arbeitsförderung*, Entgeltersatzleistungen wie Arbeitslosengeld, Förderung der Teilhabe be hinderter Menschen am Arbeitsleben (berufliche Rehabilitation); **Rechtliche Grundlage:** §§ 24–28 SGB III.

Arbeitslosigkeit: (engl.) *unemployment*; besteht wenn ein Arbeitnehmer* vorübergehend nicht in einem Beschäftigungsverhältnis steht (Beschäftigungslosigkeit) u. eine versicherungspflichtige mindestens 15 Stunden wöchentlich umfassende Beschäftigung sucht; die Ausübung einer weniger als 15 Stunden wöchentlich umfassenden Beschäftigung schließt Beschäftigungslosigkeit nicht aus; gelegentliche Abweichungen bleiben unberück sichtigt, mehrere Beschäftigungen werden zusam mengerechnet; selbständige Tätigkeit u. eine Tä tigkeit als mithelfender Familienangehöriger ste hen einer Beschäftigung gleich; eine Beschäftigung sucht, wer alle Möglichkeiten nutzt u. nutzen will um seine Beschäftigungslosigkeit zu beenden u. den Vermittlungsbemühungen der Agentur für Arbeit (s. Bundesagentur für Arbeit) zur Verfügung steht. **Rechtliche Grundlage:** §§ 118–119 SGB III. Vgl. Erwerbslosigkeit.

Arbeitsmarkt, allgemeiner: (engl.) *labour market* umfasst als rechtliches Konstrukt alle Tätigkeiten für die Angebot u. Nachfrage bestehen, auch solche Arbeiten, die keine berufliche Qualifikation vo raussetzen od. nur eine kurze Einarbeitung erfor dern; Bedingungen des allgemeinen Arbeitsmark

nur gelegentlich vorzufinden; sie schließen alle Bestandteile einer Erwerbstätigkeit, sowohl die auf das Beschäftigungsverhältnis einwirkenden Rechtsnormen als auch kollektiv- od. individualvertragliche Vereinbarungen, insbes. Dauer, Lage u. Verteilung der Arbeitszeit, ein; dabei ist Regelmäßigkeit der Arbeitsleistung, i. d. R. eine Arbeitsleistung an jedem Arbeitstag, erforderlich. Im Allg. ist ein Arbeitnehmer nur in der Lage, durch regelmäßige Arbeit ein ausreichendes Einkommen zu erzielen, wenn er eine Arbeit unter üblichen Bedingungen des allgemeinen Arbeitsmarktes leisten kann. **2. Unübliche Bedingungen** des allgemeinen Arbeitsmarktes weichen von den am Arbeitsmarkt allgemein herrschenden üblichen Bedingungen ab; umfassen Arbeitsplätze, für die es keinen offenen Arbeitsmarkt gibt, z. B. in Werkstätten für behinderte Menschen. Blindenwerkstätten, Schonarbeitsplätze* od. Arbeitsplätze, die als Einstiegstelle für Berufsfremde nicht zur Verfügung stehen od. besonders selten sind. Ob ein Arbeitnehmer krankheitsbedingt nur unter unüblichen Arbeitsbedingungen tätig sein kann, ergibt sich aus dem qualitativen u. quantitativen Leistungsbild*; sie können z. B. aus zusätzlich erforderlichen Arbeitsunterbrechungen resultieren, die über die Regelungen in Betriebsvereinbarungen od. Tarifverträgen hinausgehen (betriebsunübliche Pausen). Können Antragsteller auf eine Rente wegen Erwerbsminderung* eine Tätigkeit wegen Krankheit od. Behinderung nur noch unter unüblichen Arbeitsbedingungen ausüben, muss der Rentenversicherungsträger prüfen, ob entsprechende Arbeitsplätze in nennenswerter Anzahl vorhanden sind u. für die Betroffenen in Betracht kommen. Kann keine konkrete Tätigkeit benannt werden, gilt der (allgemeine) Arbeitsmarkt als verschlossen u. es liegt volle Erwerbsminderung od. ggf. Erwerbsunfähigkeit* vor.

Arbeitsmarktrente: syn. arbeitsmarktbedingte Zeitrente; s. Erwerbsminderung.

Arbeitsmedizin: (engl.) *occupational medicine*; syn. Betriebsmedizin; vorwiegend präventiv orientierte medizinische Fachdisziplin in Forschung, Lehre u. Praxis, die sich mit der Untersuchung, Bewertung, Begutachtung u. Beeinflussung der Wechselbeziehungen zwischen Anforderungen, Bedingungen u. Organisation der Arbeit einerseits u. dem Menschen, seiner Gesundheit, seiner Arbeits- u. Beschäftigungsfähigkeit u. seinen Krankheiten andererseits befasst; **Aufgabe:** Förderung, Erhalt u. Mitwirkung bei der Wiederherstellung von Gesundheit sowie der Arbeits- u. Beschäftigungsfähigkeit des Menschen; Vorbeugung, Erkennung, Behandlung u. Begutachtung arbeits- u. umweltbedingter Erkrankungen u. Berufskrankheiten*, Verhütung arbeitsbedingter Gesundheitsgefährdungen einschließlich individueller u. betriebli-

Arbeitnehmern sowie Personalvertretungen zu allen Fragen der Wechselwirkungen zwischen Arbeit u. Mensch bei ganzheitlicher Betrachtung des arbeitenden Menschen unter Berücksichtigung aller somatischen, psychischen u. sozialen Prozesse u. Einbezug von Fachgebieten wie Arbeitshygiene, Arbeitstoxikologie, Arbeitsphysiologie u. Arbeitspsychologie. Ein umfangreiches Gesetzes- u. Regelwerk staatlicher u. berufsgenossenschaftlicher Vorschriften bildet die juristische Basis für das praktische Handeln. Vgl. Betriebsarzt.

Arbeitsmittel: (engl.) *work equipment, working appliances*; Sammelbez. für Werkzeuge, Geräte, Maschinen u. Anlagen, mit denen Arbeiten verrichtet werden; dazu gehören einfache Handgeräte bis zu komplizierten Anlagen u. ganzen Betriebsteilen; auch überwachungsbedürftige Anlagen gelten i. S. der Betriebssicherheitsverordnung als Arbeitsmittel. Arbeitsmittel u. Anlagen müssen dem Stand der Technik entsprechen; für sie sind bei entsprechendem Gefährdungspotential eine arbeitsmedizinische Gefährdungsbeurteilung* zu erstellen u. Maßnahmen zum Schutz der Beschäftigten im Umgang mit den Arbeitsmitteln festzulegen.

Arbeitsorganisation: (engl.) *organisation of work*; Planung u. Gestaltung von Arbeitsabläufen, z. B. Schichtarbeit*, Akkordarbeit*; wesentliche Einflussfaktoren sind: **1.** Mensch: z. B. durch Partizipation, Selbstverwirklichung, Meinungsbildung sowie Freizeitorientierung; **2.** Markt: z. B. durch Globalisierung, steigende Produktvielfalt, verkürzte Produktlebenszyklen, mehr qualitatives als quantitatives Wachstum; **3.** Technik: z. B. durch Automatisierung, zunehmenden Einsatz von Informationstechnik, neue Fertigungsverfahren, kürzere Entwicklungszeiten. Veränderungen bei der Arbeitsorganisation dienen vorwiegend der Vergrößerung der Produktionsflexibilität, dem frühzeitigen Erkennen von Fehlern durch kürzere Regelkreise, der besseren Nutzung von Mitarbeiterwissen u. der Reduzierung von Stillstandskosten.

Arbeitspause: s. Pause.

Arbeitspflicht: s. Zumutbarkeit.

Arbeitsphysiologie: (engl.) *work physiology*; Teilgebiet der Arbeitsmedizin, das den Einfluss der Arbeit auf den menschlichen Organismus untersucht; **Ziel:** zweckmäßige Anpassung von Arbeitsmitteln u. Arbeitsbedingungen an die körperliche u. geistige Eigenart des Menschen; **Aufgabe:** Grundlagenwissen schaffen für die Arbeitsgestaltung u. die gesundheitliche Prophylaxe (vgl. Vorsorge, arbeitsmedizinische); Untersuchung der Wirkung belastender Größen (z. B. Temperatur, Lärm) auf biologische Funktionsabläufe (z. B. des Kreislaufs od. der Atmung) sowohl unter normalen als auch unter extremen Umweltbedingungen (z. B. Hitze od. unterschiedliche Druckverhältnis-

gie zusätzliche Untersuchungsgebiete ergeben: z. B. Informationsangebot u. -verarbeitung, Aufmerksamkeit, Reaktionsfähigkeit, das Verhalten einzelner physiologischer Funktionsabläufe.

Arbeitsplatzanalyse: (engl.) *work place analysis*; Analyse mit wissenschaftlich fundierten Verfahren zur objektiven Erfassung aller Merkmale, die einen Arbeitsplatz bestimmen u. beeinflussen; **1. funktionsorientiertes Verfahren:** Optimierung von Arbeitsabläufen, die analytisch in Strukturen, elementare Funktionen u. lineare Verknüpfungen, Anforderungen u. erforderliche Qualifikationen gegliedert werden; dient der Erfassung von Arbeitsbedingungen einschließlich der damit verbundenen Umgebungseinflüsse zur Feststellung möglicher körperlicher od. psychomentaler Gesundheitsgefährdungen, z. B. bei Bildschirmarbeit*; s. Betriebsbegehung; **2. autonomieorientiertes Verfahren:** Analyse einer optimalen Abstimmung von Mensch, Technik u. Organisation. Der einzelne Arbeitsschritt wird nicht isoliert, sondern systemisch eingebettet betrachtet, um z. B. Handlungsspielräume u. Qualifizierungsmöglichkeiten zu identifizieren.

Arbeitsplatzanamnese: (engl.) *workplace history*; beschreibt z. B. im Rahmen der sozialmedizinischen Begutachtung* die Anforderungen am letzten Arbeitplatz bzw. der zuletzt ausgeübten Tätigkeit; enthält Aussagen zu Art u. Arbeitsschwere*, Arbeitsablauf (statisch, dynamisch), Körperhaltung/ Bewegungsablauf, Umwelteinflüssen (Kälte, Nässe, Zugluft), psychomentalen Belastungen, Arbeitsorganisation*, Gestaltung von Pausen*, Arbeitszeit (voll-, halbschichtig, stundenweise, regelod. unregelmäßig) sowie Wegstrecke zur Arbeit (Entfernung, Zeitaufwand, Art des Beförderungsmittels, Auswärtsmontage); ergänzt wird die Arbeitsplatzanamnese um spezifische Arbeitsplatzprobleme (z. B. Kündigung, Arbeitsgerichtsverfahren), krankheitsbedingte Einschränkungen (eingeschränktes Tätigkeitsspektrum, Kollegenhilfe erforderlich) sowie Interessenlage des Arbeitnehmers (z. B. Rehabilitation, Arbeitsplatzumsetzung od. -wechsel). Die Arbeitsplatzanamnese erfolgt i. d. R. auf der Basis mündlicher u./od. schriftlicher Angaben des Arbeitnehmers u. kann ggf. durch Informationen des Arbeitgebers (z. B. Arbeitsplatzbeschreibung*) unterstützt werden. Vgl. Arbeitsanamnese.

Arbeitsplatzbeschreibung: (engl.) *workplace description, job specification*; Beschreibung der Arbeitsaufgaben u. -abläufe sowie weiterer Charakteristika des Arbeitsplatzes, im Allg. durch den Arbeitgeber od. Arbeitnehmer; dient i. R. der sozialmedizinischen Beurteilung* der Einschätzung der letzten beruflichen Tätigkeit bzw. dem Abgleich des Anforderungsprofils* mit dem Leistungsbild* zur Einschätzung der beruflichen Belastbarkeit* für

Arbeitsplatzgestaltung: (engl.) *human factors engineering, workplace design*; Teil der Ergonomie* am Arbeitsplatz, besonders Arbeitsraum u. Körperhaltung betreffend; die Körpermaße des einzelnen Menschen bestimmen wesentlich die Dimensionierung des Arbeitsplatzes. Die Arbeitshöhe sollte bei stehender Arbeit etwa 5–10 cm unter Ellenbogenhöhe liegen, wobei auch der Sehabstand zur auszuführenden Arbeit sowie der Kraftaufwand zu berücksichtigen sind. Bei sitzender Arbeit (z. B. Büroarbeiten) wird allgemein eine Tischhöhe von 72–75 cm empfohlen. Werkstücke, Bedienelemente, Werkzeuge usw. sollten immer leicht erreichbar sein. Anhaltsmaße für einen kleinen u. einen maximalen Greifraum* sowie für eine maximale Reichhöhe sind im Einzelnen ergonomischen Tabellenwerken zu entnehmen. **Leidensgerechter Arbeitsplatz:** behinderungsgerechte Ausstattung bzw. Gestaltung eines Arbeitsplatzes unter Berücksichtigung spezifischer (ergonomischer) Anforderungen aufgrund der individuell vorliegenden Funktionsbeeinträchtigungen einschließlich psychischer Funktionen, z. B. PC mit Spracherkennung.

Arbeitsplatzgrenzwert: s. AGW.

Arbeitsplatzkonzentration, maximale: s. AGW.

Arbeitsplatz, leidensgerechter: s. Arbeitsplatzgestaltung.

Arbeitsplatzschutzgesetz: (engl.) *workplace protection act*; Abk. ArbPlSchG; das „Gesetz über den Schutz des Arbeitsplatzes bei Einberufung zum Wehrdienst" i. d. F. der Bekanntmachung vom 14.2.2001 (BGBl. I S. 253), zuletzt geändert am 22.04.2005 (BGBl. I S. 1106), soll den aufgrund der Wehrpflicht zum (Grund-) Wehrdienst od. zu einer Wehrübung Einberufenen Schutz vor beruflichen u. betrieblichen Nachteilen bieten.

Arbeitsplatzsystem, klinisches: (engl.) *clinical workstation*; Abk. KAS; computergestützte Organisationshilfe für Arbeitsplätze im Bereich der Patientenversorgung; unmittelbare Schnittstelle z. B. zum Krankenhausinformationssystem*; **Aufgabe:** Sammlung, Integrierung u. Darstellung von Daten aus vielfältigen Subsystemen (z. B. radiologische Abteilung, Labor).

Arbeitspsychologie: (engl.) *work psychology*; Teilgebiet der Arbeits- u. Organisationspsychologie das sich mit dem Erleben u. Verhalten des Menschen im Kontext von Arbeit u. Arbeitstätigkeit beschäftigt; im Mittelpunkt stehen die Analyse, die Bewertung u. die Gestaltung von Arbeitstätigkeiten, Arbeitssystemen, Arbeitsabläufen u. Arbeitsbedingungen. Konzepte u. Theorien der Arbeitspsychologie zielen im Allg. auf eine Erhöhung der Effizienz* u. Effektivität* sowie gleichzeitig auf eine Verbesserung der Arbeitszufriedenheit* u. Motivation*, der psychischen Gesundheit, der Qualifizierung in der Arbeit u. Persönlichkeitsentwicklung (berufliche Sozialisation) ab.

ordnung); die umbaute Fläche zur Durchführung von Arbeitsprozessen; **Voraussetzung:** ein Arbeitsraum muss so gestaltet sein, dass in ihm ein gefährdungsfreies u. effektives Arbeiten möglich ist; er sollte den Forderungen nach rationeller Nutzung der Produktionsflächen, Arbeitssicherheit u. Arbeitskultur genügen. In gesetzlichen Vorschriften sind die Anforderungen an die Gestaltung des Arbeitsraums festgelegt: aus der Sicht des Arbeitsschutzes* sind insbes. zu beachten: Bestimmungen über die zulässigen Konzentrationen toxischer Stoffe u. nichttoxischer Stäube (Höchstkonzentrationen), Schallschutz (s. Lärmschutz), klimatische Bedingungen (Heizung, Lüftung, Klimatisierung; s. Klimafaktoren am Arbeitsplatz), bautechnischer Brandschutz (einschließlich Brandbekämpfung u. Evakuierung), Beleuchtung*, notwendige u. zulässige Deckenbelastung.

Arbeitsrecht: (engl.) *labour law*; regelt die Stellung der unselbständigen Arbeitnehmer*; ist dem Privatrecht u. dem öffentlichen Recht zugeordnet; umfasst im Privatrecht insbes. das Individualarbeitsrecht des einzelnen Arbeitsverhältnisses*, in dessen Mittelpunkt der Arbeitsvertrag* steht, der in die Vorschriften z.B. des Bürgerlichen Gesetzbuches (BGB), des Handelsgesetzbuches (HGB) od. der Gewerbeordnung eingebunden ist. Dem öffentlichen Recht werden die Bestimmungen zugerechnet, die mit überindividuellem Charakter dem Schutz gegen Gefahren bei der Arbeit dienen (z.B. die Arbeitsstättenverordnung*), welche die Arbeitszeit* betreffen od. den besonderen Kündigungsschutz* normieren. Darüber hinaus bestehen vielfältige Schutzbestimmungen für einzelne Gruppen von Arbeitnehmern (z.B. Mutterschutzgesetz*). Das kollektive Arbeitsrecht bezieht sich auf die einheitliche Gestaltung von Arbeitsbedingungen u. umfasst das Tarifvertrags- u. Betriebsverfassungsrecht (geregelt im Tarifvertragsgesetz bzw. im Betriebsverfassungsgesetz). Rechtsstreitigkeiten aus dem Arbeitsrecht sind der Arbeitsgerichtsbarkeit zugewiesen.

Arbeitsschicht: s. Schichtarbeit.

Arbeitsschutz: (engl.) *occupational safety, health and safety at work*; integrierter sicherheitstechnischer u. arbeitsmedizinischer Schutz der Beschäftigten bei der Arbeit; umfasst alle Maßnahmen u. Verhaltensregeln zur Verhütung von Unfällen bei der Arbeit u. arbeitsbedingten Gesundheitsgefahren einschließlich Maßnahmen der menschengerechten Gestaltung der Arbeit; **Rechtliche Grundlage:** gesetzlich geregelt im Arbeitsschutzgesetz*, Arbeitssicherheitsgesetz*, SGB VII sowie in staatlichen u. berufsgenossenschaftlichen Vorschriften (s. Berufsgenossenschaften). Daneben gibt es zahlreiche Normen u. technische Regeln, die jeweils die gesetzlichen Regeln durch Festlegungen auf der Grundlage des aktuellen Wissenstandes ergänzen

zes. Er kann kompetente u. sachkundige Personen mit der Wahrnehmung von Teilaufgaben bestellen (Betriebsbeauftragte*). Die Beschäftigten u. die Arbeitnehmervertretungen haben Mitwirkungs- u. Initiativrechte im Arbeitsschutz. Die überbetriebliche Ebene des Arbeitsschutzes ist in Deutschland durch einen Dualismus zwischen staatlichem Arbeitsschutz u. selbstverwaltetem Arbeitsschutz durch die Unfallversicherungsträger geprägt (s. Unfallversicherung). Die **Bundesanstalt für Arbeitsschutz u. Arbeitsmedizin** ist die zentrale Fachbehörde des Arbeitsschutzes auf Bundesebene. Auf europäischer Ebene wurde mit der **Agentur für Sicherheit u. Gesundheitsschutz am Arbeitsplatz** eine Institution für die internationale Zusammenarbeit in Europa geschaffen. Als **persönlicher Arbeitsschutz** wird die Summe aller Arbeitsschutzmaßnahmen bezeichnet, die der persönlichen Sicherheit des Arbeitnehmers dienen (s. Schutzausrüstung, persönliche). Diese werden notwendig, wenn durch technische sowie arbeitsorganisatorische Maßnahmen (**technischer Arbeitsschutz**) ein ausreichender Schutz nicht garantiert werden kann. Der technische Arbeitsschutz hat Vorrang vor persönlichen Schutzmaßnahmen. Vgl. Gesundheitsschutz.

Arbeitsschutzausschuss: (engl.) *work protection committee*; Gremium zur umfassenden Beratung des Arbeitgebers in Fragen des Arbeits- u. Gesundheitsschutzes sowie der Unfallverhütung im Unternehmen; **Aufgabe:** Der Ausschuss sollte vierteljährlich tagen u. alle für den Arbeitsschutz* u. Gesundheitsschutz* wichtigen Fragen besprechen, das Unfallgeschehen auswerten, Protokolle von Betriebsbegehungen* u. Arbeitsplatzanalysen* auswerten u. Vorschläge zur Verbesserung der Sicherheit im Unternehmen erarbeiten. Die Ergebnisse der Beratungen sind dem Arbeitgeber schriftlich zu übergeben, für die Umsetzung der Vorschläge ist der Arbeitgeber verantwortlich. **Organisation:** Arbeitgeber od. ein von ihm Beauftragter, 2 vom Betriebsrat bestimmte Betriebsratsmitglieder, Betriebsarzt*, Fachkraft* für Arbeitssicherheit, Sicherheitsbeauftragter* (nach § 22 SGB VII). **Rechtliche Grundlage:** nach § 11 „Gesetz über Betriebsärzte, Sicherheitsingenieure u.a. Fachkräfte für Arbeitssicherheit" vom Arbeitgeber zu bilden, wenn im Unternehmen mehr als 20 Arbeitnehmer beschäftigt werden.

Arbeitsschutzgesetz: (engl.) *Health and Safety at Work Act*; Abk. ArbSchG; auf dem „Gesetz zur Umsetzung der EG-Rahmenrichtlinie Arbeitsschutz u. weiterer Arbeitsschutz-Richtlinien" beruhendes „Gesetz über die Durchführung von Maßnahmen des Arbeitsschutzes zur Verbesserung der Sicherheit u. des Gesundheitsschutzes der Beschäftigten bei der Arbeit", vom 7.8.1996 (BGBl. I S. 1246), zuletzt geändert am 30.07.2004

Gesetz	zugehörige Verordnung
1. allgemeine Arbeitsschutzregelungen	
Arbeitsschutzgesetz (ArbSchG)	Arbeitsstättenverordnung (ArbStättV)
	Biostoffverordnung (BioStoffV)
	PSA-Benutzungsverordnung (PSA-BV)
	Bildschirmarbeitsverordnung (BildscharbV)
	Lastenhandhabungsverordnung (LastenhandhabV)
Arbeitssicherheitsgesetz (ASiG)	BGV A2 „Betriebsärzte und Fachkräfte für Arbeitssicherheit" (früher BGV A7 „Betriebsärzte" und BGV A6 „Fachkräfte für Arbeitssicherheit"
Sozialgesetzbuch (SGB VII)	Berufskrankheitenverordnung (BeKV)
	Unfallverhütungsvorschriften, berufsgenossenschaftliche Vorschriften für Sicherheit und Gesundheit bei der Arbeit (BGV)
Betriebsverfassungsgesetz (BetrVG)	
Personalvertretungsgesetz (PersVG)	
Arbeitszeitgesetz (ArbZG)	
2. gefahrenbezogene Arbeitsschutzregelungen	
Chemikaliengesetz (ChemG)	Gefahrstoffverordnung (GefStoffV)
	Chemikalienverbotsverordnung (ChemVerbotsV)
	Giftinformationsverordnung (ChemGiftInfoV)
Atomgesetz (AtomG)	Strahlenschutzverordnung (StrlSchV)
	Röntgenverordnung (RöV)
Geräte- und Produktsicherheitsgesetz (GPSG)	zahlreiche detaillierte Verordnungen und Richtlinien
Gentechnikgesetz (GenTG)	Gentechnik-Sicherheitsverordnung (GenTSV)
Infektionsschutzgesetz (IfSG)	
Bundes-Iimmissionsschutzgesetz (BImSchG)	
3. personenbezogene Arbeitsschutzregelungen (sozialer Arbeitsschutz)	
Jugendarbeitsschutzgesetz (JArbSchG)	Jugendarbeitsschutzuntersuchungsverordnung (JArbSchUV)
Mutterschutzgesetz (MuSchG)	Mutterschutz-Richtlinienverordnung (MuSchRiV)
Sozialgesetzbuch IX (SGB IX; vormals Schwerbehindertengesetz)	
Arbeitnehmerüberlassungsgesetz (AÜG)	

(BGBl. I S. 1950); das ArbSchG ergänzt die bereits bestehenden speziellen Vorschriften zum Arbeitsschutz* durch arbeitsschutzrechtliche Grundregeln zugunsten nahezu aller Beschäftigter (Arbeitnehmer* mit Ausnahme von in Heimarbeit od. in privaten Haushalten Beschäftigten, Auszubildenden, Beamten* u.a.); es ermächtigt in §18 ArbSchG durch Verordnungen nähere Bestimmungen zu treffen, z.B. die Verordnung über Sicherheit u. Gesundheitsschutz bei der Benutzung persönlicher Schutzausrüstung bei der Arbeit vom 4.12.1996 (BGBl. I S. 1841), die Verordnung über Sicherheit u. Gesundheitsschutz bei der Arbeit an Bildschirmgeräten vom 4.12.1996 (BGBl. I S. 1843), die Lastenhandhabungsverordnung vom 4.12.1996

(BGBl. I S. 1842) u. die Verordnung über Sicherhei u. Gesundheitsschutz bei der Benutzung von Ar beitsmitteln vom 11.3.1997 (BGBl. I S. 450). Es verpflichtet jeden Arbeitgeber zur kontinuierlichen Vornahme aller erforderlichen Maßnahmen zur Verhütung von Arbeitsunfällen* u. arbeits bedingten Gesundheitsgefahren sowie zur menschengerechten Gestaltung der Arbeit; insbes. ha er Erste Hilfe*- u. sonstige Notfallmaßnahmen zu treffen sowie den Beschäftigten Untersuchungen i. R. der arbeitsmedizinischen Vorsorge* zu ermöglichen (§§10 u. 11 ArbSchG); darüber hinaus begründet das ArbSchG auch eine Mitverantwortung der Beschäftigten für ihre Arbeitssicherhei (§§15 ff. ArbSchG).

entwickelt u. werden z. B. bei der sozialmedizinischen Beurteilung* des Leistungsvermögens herangezogen; unterschieden werden: **1. leichte Arbeit:** z. B. Handhaben leichter Werkstücke u. Handwerkzeuge bis 10 kg, Bedienen leicht gängiger Steuerhebel od. ähnlich mechanisch wirkender Einrichtungen, lang dauerndes Stehen od. ständiges Umhergehen; vergleichbar mit einer Ergometerbelastung von 50–75 Watt; nach NIOSH Gewichte bis 6 kg, maximal 60 Minuten pro Schicht Heben u. 30 Minuten pro Schicht Tragen. Es können auch 5 % der Arbeitszeit (od. 2-mal pro Stunde) mittelschwere Arbeitsanteile vorhanden sein. **2. leichte bis mittelschwere Arbeit,** wobei der Anteil mittelschwerer Arbeit auf höchstens 50 % begrenzt ist; **3. mittelschwere Arbeit:** z. B. Handhaben etwa 1–3 kg schwer gehender Steuereinrichtungen, unbelastetes Begehen von Treppen u. Leitern, Heben* und Tragen mittelschwerer Lasten in der Ebene mit 10–15(–20) kg od. Hantierungen, die den gleichen Kraftaufwand erfordern; außerdem leichte Arbeiten mit zusätzlicher Ermüdung durch Haltearbeit mäßigen Grades wie Arbeiten am Schleifstein, mit Bohrwinden u. Handbohrmaschinen. Es können auch 5 % der Arbeitszeit (od. 2-mal pro Stunde) schwere Arbeitsanteile vorhanden sein; vergleichbar mit einer Ergometerbelastung von >75–125 Watt; **4. schwere Arbeit:** z. B. Tragen von 20–40 kg schweren Lasten in der Ebene od. Steigen unter mittleren Lasten u. Handhaben von Werkzeugen >3 kg Gewicht, auch von Kraftwerkzeugen mit starker Rückstoßwirkung, Schaufeln, Graben, Hacken; außerdem in angespannter Körperhaltung, z. B. in gebückter, kniender od. liegender Stellung; nach NIOSH Gewichte bis 6 kg, maximal 6 Stunden Heben pro Schicht od. 3 Stunden Tragen pro Schicht. 25–40 kg für Männer, 12–20 kg für Frauen bei 60 Minuten Heben pro Schicht od. 30 Minuten Tragen pro Schicht. Die Herzfrequenz erhöht sich um eine durchschnittliche Arbeitsherzschlagfrequenz von ≥35 Schlägen/min bei Männern bzw. ≥30 Schlägen/min bei Frauen bei einem Acht-Stunden-Tag; Energieverbrauch von 20,9 kJ/min (bzw. 5 kcal/min) = 10 048 kJ (bzw. 2400 kcal) pro Acht-Stunden-Tag. Vergleichbar mit einer Ergometerbelastung von >125 Watt; kann auch bestehen aus mittelschwerer Arbeit in angespannter Arbeitshaltung*, z. B. in gebückter, kniender od. liegender Stellung. Vgl. REFA-System.

Arbeitssicherheit: (engl.) *occupational safety*; durch Mittel u. Maßnahmen des Arbeitsschutzes* angestrebte Arbeitsbedingungen, bei denen Menschen im Zusammenhang mit dem Arbeitsprozess keine gesundheitlichen Schädigungen erleiden können; **Ziel:** Schutz vor Arbeitsunfällen*, Berufskrankheiten* u. sonstigen arbeitsbedingten gesundheitlichen Schädigungen; **Voraussetzung:** Einsatz ge-

Grundlage: Arbeitssicherheitsgesetz*. Den zeitlichen Betreuungsumfang durch Betriebsärzte* u. Fachkräfte* für Arbeitssicherheit legen die Träger der GUV in ihren Unfallverhütungsvorschriften (s. Unfallverhütung) fest. Für Kleinbetriebe ergeben sich dabei nur geringe Einsatzzeiten, so dass hier besondere Betreuungsmodelle (z. B. Poolbildung von Einsatzzeiten) sinnvoll sind.

Arbeitssicherheitsgesetz: (engl.) *Safety at Work Act*; Abk. ASiG; „Gesetz über Betriebsärzte, Sicherheitsingenieure u. andere Fachkräfte für Arbeitssicherheit" vom 12.12.1973 (BGBl. I S. 1885), zuletzt geändert am 25.11.2003 (BGBl. I S. 2304); verpflichtet Arbeitgeber, sofern dies nach Art od. Umfang ihres Betriebs zur Gewährleistung der Arbeitssicherheit* erforderlich ist, zur Bestellung von Betriebsärzten* u. a. Fachkräften* für Arbeitssicherheit (od. Inanspruchnahme entsprechender überbetrieblicher Dienste) mit den Aufgaben der Beratung u. Beobachtung der Durchführung von Arbeitsschutz- u. Unfallverhütungsmaßnahmen sowie der Durchführung u. Auswertung arbeitsmedizinischer Untersuchungen der Beschäftigten.

Arbeitssimulationssystem: (engl.) *work simulation system*; Sammelbegriff für ein System zur Messung der arbeitsbezogenen Leistungsfähigkeit; simuliert arbeitstypische Belastungen, so dass die Leistungsfähigkeit auf der Basis aktivitätsorientierter Leistungen beurteilt werden kann, ohne sich auf organspezifische Leistungstests od. Fragebogen-Erhebungen beschränken zu müssen. Vgl. functional capacity evaluation, ERGOS, EFL.

Arbeitssoziologie: (engl.) *sociology of work*; Teilgebiet der Soziologie*; untersucht u. a. Art u. Ausmaß der Arbeitsteilung u. der gesellschaftlichen Arbeitsorganisation, insbes. Formen u. Wirkungen neuer Technologien, Probleme der Arbeitsorganisation* sowie Formen der Kooperation u. Teilhabe*; mit Überschneidungen zu Industrie-, Betriebs- u. Berufssoziologie.

Arbeitsstättenrichtlinien: (engl.) *workplace guidelines*; Abk. ASR; enthalten die wichtigsten allgemein anerkannten sicherheitstechnischen, arbeitsmedizinischen u. hygienischen Regeln u. gesicherten arbeitswissenschaftlichen Erkenntnisse zur Beschaffenheit von Arbeitsplätzen/-stätten; sie waren nach § 3 Abs. 2 Arbeitsstättenverordnung* (ArbStättV) unter Hinzuziehung der fachlich beteiligten Kreise einschließlich der Spitzenorganisationen der Arbeitnehmer u. Arbeitgeber aufzustellen u. mit den für den Arbeitsschutz zuständigen obersten Landesbehörden bekannt zu geben. Die im Bundesarbeitsblatt bekannt gemachten Arbeitsstättenrichtlinien gelten bis zur Überarbeitung durch den Ausschuss für Arbeitsstätten u. Bekanntmachung entsprechender Regeln durch das Bundesministerium für Wirtschaft u. Technologie fort, längstens jedoch 6 Jahre nach In-

Arbeitsstättenverordnung: (engl.) *Workplace Regulation*; Abk. ArbStättV; Verordnung über Arbeitsstätten vom 12.8.2004 (BGBl. I S. 2179), Durchführungsverordnung zur Gewerbeordnung nach der Betriebe verpflichtet sind, der Sicherheit u. dem Gesundheitsschutz* der Beschäftigten beim Einrichten u. Betreiben von Arbeitsstätten Rechnung zu tragen; Arbeitsstätten sind Orte in Gebäuden od. im Freien, die sich auf dem Gelände eines Betriebes od. einer Baustelle befinden u. die zur Nutzung für Arbeitsplätze vorgesehen sind sowie andere Orte in Gebäuden od. im Freien, die sich auf dem Gelände eines Betriebes od. einer Baustelle befinden u. zu denen Beschäftigte i. R. ihrer Arbeit Zugang haben. Zur Arbeitsstätte gehören auch die Verkehrswege, Fluchtwege u. Notausgänge, Lager-, Maschinen- u. Nebenräume, Sanitärräume, Pausen- u. Bereitschaftsräume, Erste-Hilfe-Räume u. Unterkünfte. Der Arbeitgeber hat dafür zu sorgen, dass Arbeitsstätten so eingerichtet u. betrieben werden, dass von ihnen keine Gefährdungen für die Sicherheit u. die Gesundheit der Beschäftigten ausgehen. Beschäftigt der Arbeitgeber Menschen mit Behinderungen, hat er Arbeitsstätten so einzurichten u. zu betreiben, dass die besonderen Belange dieser Beschäftigten im Hinblick auf Sicherheit u. Gesundheitsschutz berücksichtigt werden. Näheres regeln Arbeitsstättenrichtlinien*. Vgl. Barrierefreiheit.

Arbeitsstörung: (engl.) *work performance disorder*; Sammelbez. für negative Veränderungen der beruflichen Leistung od. der beruflichen Anpassung, die nicht auf Mängeln in Fähigkeiten, Kenntnissen, Fertigkeiten od. Berufserfahrungen beruhen; **Auslöser:** 1. Bedingungen der Arbeitsumwelt, z. B. spezifische Merkmale der Arbeitsorganisation od. der Betriebsatmosphäre, interaktionelle Probleme im Team, Mobbing*; 2. in der Person liegende Ursachen, z. B. Versagensangst, Depressivität, mangelnde Abgrenzungsfähigkeit, nachteilige Einstellung zu Leistungsanforderungen; **Symptome:** z. B. psychische Ermüdung, verstärkte Stressempfindlichkeit u. Reizbarkeit, ausufernde Arbeitsvorbereitungen, phobisches Vermeidungsverhalten, Zwangsgrübeln, Verschlechterung sozialer Beziehungen bis zur sozialen Isolation, Größenfantasien. Arbeitsstörungen können sich auf Arbeitsfähigkeit*, Arbeitsproduktivität, Arbeitszufriedenheit* u. Motivation* auswirken; sie sind häufig mit reduziertem Leistungsantrieb od. verringertem Arbeitstempo* u. erhöhter Fehlquote verbunden u. können sich nachteilig auf Planung u. Umsetzung der Aufgaben auswirken. Die Behandlung psychoreaktiver Arbeitsstörungen erfolgt psychotherapeutisch unter Berücksichtigung zentraler Erkenntnisse der Arbeitspsychologie*.

Arbeitsstoffe, biologische: (engl.) *biological work materials*; alle biologischen Stoffe, mit denen ein zählen alle Mikroorganismen (Viren, Bakterien, Pilze), Zellkulturen, Humanendoparasiten, Be standteile von Organismen sowie alle gentechnisch veränderten Organismen (s. Gentechnologie); der Umgang mit biologischen Arbeitsstoffen erfordert eine regelmäßige arbeitsmedizinische Vorsorge* u. ist in der Biostoffverordnung* u. den TRBA* ge regelt.

Arbeitsstofftoleranzwerte, biologische: s. BAT.

Arbeitssuche: (engl.) *job seeking*; Beschäftigungssuche; beschreibt die im SGB III vorgeschriebe nen Eigenbemühungen des Arbeitslosen um eine Beschäftigung u. die Verpflichtung, den Vermitt lungsbemühungen der Bundesagentur* für Ar beit zur Verfügung zu stehen, um einen Anspruch auf Arbeitslosengeld* zu erhalten; **Eigenbemühungen:** der Arbeitslose hat alle Möglichkeiten zur beruflichen Eingliederung zu nutzen; dazu gehören insbes. 1. die Wahrnehmung der Verpflichtungen aus der Eingliederungsvereinbarung*; 2. die Mitwirkung bei der Vermittlung durch Dritte; 3. die Inanspruchnahme der Selbstinformationseinrichtungen der Arbeitsagentur; **Verfügbarkeit** besteht, wenn der Arbeitslose 1. eine versicherungspflichtige, mindestens 15 Stunden wöchentlich umfassende zumutbare Be schäftigung unter den üblichen Bedingungen des für ihn in Betracht kommenden Arbeitsmarktes ausüben kann u. darf (s. Arbeitsfähigkeit); 2. Vorschlägen der Agentur für Arbeit zur beruflichen Eingliederung zeit- u. ortsnah Folge leisten kann; 3. bereit ist, jede Beschäftigung i. S. von 1. anzunehmen u. auszuüben; 4. bereit ist, an Maßnahmen zur beruflichen Eingliederung in das Erwerbsleben teilzunehmen. **Rechtliche Grundlage:** § 119 SGB III.

Arbeitstempo: (engl.) *rate of work, pace of work*; Maß für die Schnelligkeit, mit der eine Aufgabe erledigt wird, wobei die Schwierigkeit der geleisteten Ar beit zu berücksichtigen ist; eine testpsychologische Erfassung (s. Test, psychologischer) kann i. R. all gemeiner Leistungstests (z. B. als Aufmerksam keits-Belastungstest) erfolgen, bei denen Tempo u. Sorgfalt erhoben werden. Bei der Erledigung z. B. beruflicher Aufgaben zeigen sich meist deut liche interindividuelle Unterschiede. Zu unterscheiden sind das maximal erreichbare u. das typische Arbeitstempo einer Person. Das erreich bare Arbeitstempo ist wesentlich von der Auffas sungs- u. Bearbeitungsgeschwindigkeit geprägt, das typische Arbeitstempo* wird u. a. durch die individuelle Motivation* beeinflusst. **Sozialmedizinische Bedeutung:** Ständiges Arbeiten mit ho hem Arbeitstempo kann ein gesundheitliches Risi ko darstellen, z. B. durch Anstieg der Unfallwahr scheinlichkeit. Das Erzielen eines höheren Entgel tes durch Arbeiten mit gesteigertem Arbeitstempo ist für Jugendliche bzw. werdende Mütter verboten

komplexer, zielgerichteter Tätigkeiten aus dem Berufsleben od. Training einzelner Arbeitsverrichtungen zu therapeutischen Zwecken; Teil der Ergotherapie*; Arbeitstherapie i. R. der Leistung* zur medizinischen Rehabilitation (§ 26 Abs. 2 SGB IX), z. B. als vorbereitende Maßnahme zur Wiedereingliederung in das Erwerbsleben; Inhalte u. Strukturen der Arbeitstherapie sollten unter Berücksichtigung der individuellen Ressourcen möglichst realitätsnah im Hinblick auf die Gegebenheiten des Arbeitslebens gestaltet sein. **Ziel: 1.** Einübung spezifischer Fertigkeiten, **2.** Verbesserung von Ausdauer, Sorgfalt u. Umstellungsfähigkeit, **3.** Förderung von Tagesstrukturierung, Pünktlichkeit, Frustrationstoleranz, Kommunikationsfähigkeit u. Selbstwertgefühl. Vgl. Belastungserprobung.

Arbeitstoxikologie: (engl.) *occupational toxicology*; Gebiet der Arbeitsmedizin u. Toxikologie, das sich mit den Wirkungen von Gefahrstoffen* am Arbeitsplatz u. deren Prävention durch Beachtung von Schutzmaßnahmen u. Einhaltung von Grenzwerten (AGW*, BGW*, BAT*, BLW*) befasst.

Arbeits- und Beschäftigungstherapie: s. Ergotherapie.

Arbeitsunfähigkeit: (engl.) *incapacity to work, inability to work*; Abk. AU; liegt nach SGB V vor, wenn der Versicherte aufgrund von Krankheit seine zuletzt vor der Arbeitsunfähigkeit ausgeübte Erwerbstätigkeit nicht mehr od. nur unter der Gefahr der Verschlimmerung einer Erkrankung ausführen kann; die AU wird von einem Arzt unter Angabe ihrer voraussichtlichen Dauer befristet bescheinigt. Detailregelungen für die Beurteilung der AU sind in den **Arbeitsunfähigkeitsrichtlinien** formuliert, die der Gemeinsame* Bundesausschuss nach SGB V als verbindliche Richtlinien über Definition u. Bewertungsmaßstäbe, Ausnahmetatbestände sowie das Verfahren zur Feststellung u. Bescheinigung von Arbeitsunfähigkeit für Vertragsärzte* u. Krankenkassen beschließt. Bei der Feststellung der AU z. B. bei Krankheit od. nach einem Unfall sind körperlicher, geistiger u. seelischer Gesundheitszustand des Versicherten gleichermaßen zu berücksichtigen. Deshalb dürfen die Feststellung der AU u. die Empfehlung zur stufenweisen Wiedereingliederung (s. Rehabilitation) nur aufgrund ärztlicher Untersuchungen erfolgen. Die ärztlich festgestellte AU ist Voraussetzung für den Anspruch auf Entgeltfortzahlung* im Krankheitsfall u. für den Anspruch auf Krankengeld*. AU liegt in diesem Sinne z. B. nicht vor bei der Notwendigkeit der Beaufsichtigung, Betreuung od. Pflege eines erkrankten Kindes (s. Kinderkrankengeld), während der Durchführung von ambulanten od. stationären Vorsorge- u. Rehabilitationsleistungen (es sei denn, vor Beginn der Leistung bestand bereits AU u. diese besteht

chen wurden.

Arbeitsunfall: (engl.) *accident at work, industrial accident*; Personenschaden, der im zeitlichen u. sachlichen Zusammenhang mit der betrieblichen Tätigkeit des Arbeitnehmers (ggf. auch des Unternehmers) steht u. einen Anspruch gegen die GUV begründet (vgl. Schulunfall); **Voraussetzung:** der Arbeitsunfall muss sich innerhalb einer Arbeitsschicht ereignen; liegt nur bei einem äußeren Ereignis vor, von dem Geschehnisse aus innerer Ursache (z. B. epileptischer Anfall) abgegrenzt werden (s. Gelegenheitsursache); beinhaltet auch körpereigene Bewegungen, insbes. unkontrollierte od. nicht koordinierte Bewegungsabläufe (z. B. wegen betriebsbedingter Eile: fahrlässig ausgelöster Stolper-, Rutsch- od. Sturzunfall), kommen als äußere Ereignisse in Betracht (z. B. Nachgreifen, Ausweichen, Fluchtbewegung). **Ursachen:** Ein Arbeitsunfall kann sowohl durch mechanisch-physikalische Einwirkungen (Stich, Schnitt, Strom u. a.) als auch durch psychische Einwirkungen mit besonderem Belastungsmoment (z. B. Gewaltanwendung, Nötigung mit Waffengewalt) entstehen. **Versicherungsschutz:** Geschützt durch die GUV ist die physische u. die psychische Gesundheit. Versicherungsschutz wird nicht durch Verschulden od. verbotswidriges Handeln (z. B. Tragen von Schuhen ohne Fersenriemen im Krankenhausbereich) ausgeschlossen. Gefordert ist aber, dass die Unfall bringende Tätigkeit einen betrieblichen, unternehmensdienlichen Bezug hat; werden ausschließlich private Zwecke verfolgt, ist diese sog. eigenwirtschaftliche Tätigkeit* während der Arbeitszeit nicht versichert. Ein Arbeitsunfall liegt auch dann nicht vor, wenn der Gesundheitsschaden absichtlich herbeigeführt wird. Vgl. Wegeunfall, Dienstunfall.

Arbeitsunfallversicherung: s. Unfallversicherung.

Arbeitsverhältnis: (engl.) *employment contract*; Rechtsverhältnis zwischen Arbeitgeber u. Arbeitnehmer; es wird regelmäßig durch einen ausdrücklichen (förmlichen) Arbeitsvertrag* begründet. Ein sog. faktisches Arbeitsverhältnis liegt vor, wenn der Arbeitnehmer ohne (wirksamen) Arbeitsvertrag für den Arbeitgeber Arbeit leistet. Das Arbeitsverhältnis ist ein personenrechtliches Dauerschuldverhältnis. Die sich aus dem Arbeitsverhältnis ergebenden Rechte u. Pflichten sind z. T. gesetzlich geregelt (u. a. BGB, Handelsgesetzbuch, Gewerbeordnung, Bundesurlaubsgesetz, Entgeltfortzahlungsgesetz), z. T. durch Tarifvertrag, Betriebsvereinbarung sowie einzelvertragliche Vereinbarung. Pflichten des Arbeitgebers sind insbes. Lohnzahlung, Urlaubsgewährung u. Fürsorgepflicht, Pflichten des Arbeitnehmers v. a. die Pflicht zur Leistung der vertraglichen Arbeit u. die Treuepflicht. Das Arbeitsverhältnis endet z. B. durch Erreichen der Altersgrenze, Kündigung*,

Tätigkeit, die darauf gerichtet ist, Arbeitsuchende mit Arbeitgebern zur Begründung von Arbeitsverhältnissen* zusammenzuführen; Kernaufgabe der Bundesagentur* für Arbeit u. im SGB III näher bestimmt; Arbeitsvermittlung kann auch durch andere Stellen u. private Vermittler erfolgen (§§ 35–44 SGB III).

Arbeitsvertrag: (engl.) *employment contract*; rechtliche Grundlage des Arbeitsverhältnisses*, durch die sich ein Arbeitnehmer gegenüber seinem Arbeitgeber zu einer Arbeitsleistung verpflichtet, für die er vom Arbeitgeber ein Entgelt erhält; der Arbeitsvertrag ist eine Unterart des Dienstvertrages (§§ 611 ff. BGB); er ist daher ein schuldrechtlicher, gegenseitiger Vertrag, begründet darüber hinaus aber ein personenrechtliches Gemeinschaftsverhältnis, aus dem eine besondere Fürsorgepflicht für den Arbeitgeber bzw. eine Treuepflicht für den Arbeitnehmer erwächst. Die Angaben zu Entgelt, Arbeitszeit*, Urlaub* u. Fristen für eine Kündigung* können durch einen Hinweis auf einschlägige Tarifverträge od. Betriebsvereinbarungen ersetzt werden. Soweit für die Angaben zu Urlaub u. Kündigungsfristen die gesetzlichen Regelungen maßgeblich sind, kann auf diese verwiesen werden.

Arbeitsverwaltung: s. Bundesagentur für Arbeit.

Arbeitszeit: (engl.) *working time*; syn. Arbeitsdauer; Zeit vom Beginn bis Ende der Arbeit ohne Ruhepausen (s. Pause); Arbeitszeiten eines Arbeitnehmers* bei unterschiedlichen Arbeitgebern* werden zusammengezählt; auch Tage zählen Ruhepausen zur Arbeitszeit hinzu (§ 2 Arbeitszeitgesetz). Der genaue Zeitpunkt von Beginn u. Ende der Arbeitszeit kann vertraglich (z. B. Tarifvertrag) od. in einer Betriebsvereinbarung geregelt sein. Ohne spezifische Regelung bzw. betriebliche Zeiterfassung beginnt u. endet die Arbeitszeit generell am eigentlichen Arbeitsplatz; s. Wegezeit. Unter **Arbeitszeitregelung** versteht man Regelungen zur Arbeitszeit auf vertraglicher, individueller, betrieblicher, tariflicher od. gesetzlicher Grundlage; z. B. Umfang der Arbeitszeit (Tages-, Monats-, Jahres-, Lebensarbeitszeit), Art der Arbeit (Nacht-*, Wochenend-, Schichtarbeit*) sowie Regelungen von Höchstarbeitszeiten, Pausenzeiten, Freistellungen u. Beschäftigungsverboten*. Die **flexible Arbeitszeit** ist ein Arbeitszeitmodell, bei dem die Arbeitszeit an äußere Gegebenheiten wie Auftragslage, Arbeitsaufkommen od. individuelle Bedürfnisse des Arbeitnehmers angepasst wird (meist i. S. einer Arbeitszeitverkürzung). **Arbeitszeitkonto:** persönliches Zeitkonto des Mitarbeiters, auf dem Abweichungen zwischen der vereinbarten u. der tatsächlich geleisteten Arbeitszeit saldiert werden; in einem festgelegten Umfang werden Zeitguthaben u. Zeitschulden gebildet, die innerhalb eines festgelegten Zeitraums ausgeglichen werden müs-

über das der Eintritt in den vorzeitigen Ruhestand ermöglicht wird; Arbeitszeitkonten werden einzel vertraglich, in Betriebsvereinbarungen u. Tarifverträgen geregelt.

Arbeitszeitgesetz: (engl.) *Working Hours Act*; Abk ArbZG; auf dem „Gesetz zur Vereinheitlichung u. Flexibilisierung des Arbeitszeitrechts" vom 6.6.1994 (BGBl. I S. 1170) beruhende, zuletzt durch Artikel 5 u. 6 des Gesetzes vom 14.8.2006 (BGBl. S. 1962) geänderte Rechtsvorschrift mit verbindli chen Vorgaben für die maximale Dauer der werk täglichen Arbeitszeit von Arbeitnehmern (§ 3 ArbZG: 8 Stunden, unter besonderen Voraussetzungen bis zu 10 Stunden), die Mindestruhezeit (s Pause) nach Beendigung der täglichen Arbeitszeit, die Nacht- u. Schichtarbeit u. die Sonn- u. Feiertagsruhe sowie für Mindestruhepausen während der Arbeitszeit; das ArbZG gilt mit Modifikationen (Möglichkeit zur Verkürzung der Mindestruhezei um bis zu 1 Stunde bei anderweitigem Ausgleich; Ausgleich von Kürzungen der Ruhezeit während des Bereitschaftsdienstes*) auch für das medizi nische Personal in Krankenhäusern u. anderen Einrichtungen zur Behandlung, Pflege u. Betreuung von Personen (mit Ausnahme der Chefärzte).

Arbeitszeitstudie: (engl.) *(work) time study*; Studie aus dem Bereich der Arbeitswissenschaften zur Ermittlung von Gesamt- u. Teilzeiten eines Ar beitsablaufs, der Bezugsmengen (Leistungen pro Zeiteinheit) eines Arbeitsauftrags u. der Einflussfaktoren auf die Ausführung des Arbeitsauftrags wird durchgeführt, wenn die Entlohnung einer Arbeit ermittelt od. eine Arbeitsplanung vorgenommen werden sollen.

Arbeitszeitverordnung: (engl.) *Working Time Ordi nance*; Abk. AZV; Verordnung über die Arbeitszeit der Beamtinnen u. Beamten des Bundes, vom 23.2.2006 (BGBl. I S. 009).

Arbeitszufriedenheit: (engl.) *work contentment, job satisfaction*; emotional subjektives Erleben des Ar beitnehmers in Bezug auf die Arbeit; wird bestimmt durch Aspekte wie z. B. Arbeitsumgebung Führungsstile, Kommunikationsbeziehungen, Be triebsklima, Eigenschaften der Arbeitstätigkei (z. B. Vielfalt, Eintönigkeit, Prestige, positive od negative Erlebnisse), Fragen der Eigenverantwortlichkeit u. der Personalpolitik (Fluktuation, Fehl zeiten), Arbeitsplatzsicherheit, Betriebsorganisati on, Unternehmenspolitik, Mobbing* u. positive od. negative Stresserfahrungen. Vgl. Mitarbeiterzufriedenheit.

Arbeit, taktgebundene: s. Akkordarbeit.

Arbeit, zumutbare: s. Zumutbarkeit.

Armut: (engl.) *poverty*; allgemeiner Mangel an Ressourcen*; es existiert keine einheitliche Definition der Armut. Unterschieden werden **1. absolute Armut:** bezogen auf einen festen Referenzwert z. B. im Ländervergleich; nach der Definition der Welt-

von extremer Armut gesprochen. Nach dieser Definition lebten 2001 21 % der Weltbevölkerung in extremer Armut u. mehr als die Hälfte in Armut. **2. relative Armut:** bezogen auf den sozialen Kontext (insbes. in Industrieländern), wird z. B. an Verbraucherindizes od. Einkommen gemessen; die Europäische Union definiert als Armutsrisikogrenze 60 % des pro Person gewichteten durchschnittlichen Haushaltsnettoeinkommens (2003 in Deutschland 938 EUR monatlich). Hierbei liegt die Armutsgrenze weit über dem physischen Existenzminimum. **Sozialmedizinische Bedeutung:** Armut ist ein Risikofaktor* für Krankheit. Auf sozialer Ebene beeinträchtigt Armut die Teilhabe am Leben in der Gesellschaft. Vgl. Ungleichheit, soziale.

Armuts- und Reichtumsbericht: (engl.) *poverty and wealth report*; von staatlichen Stellen (z. B. Bundesod. Landesregierung) auf Grundlage von Sachverständigengutachten erstellter Bericht über die wirtschaftliche u. soziale Situation der in Deutschland lebenden Menschen; wird herangezogen zur Ergebniskontrolle der Wirtschafts-, Arbeits- u. Sozialpolitik u. dient als Basis für zukünftige politische Maßnahmen. Nach dem vom Statistischen* Bundesamt errechneten monatlichen Nettoäquivalenzeinkommen u. den EU-Kriterien für die Armutsgrenze (60 %) liegen die Armutsgrenzen bei monatlich 938 EUR. I. d. R. liegt das durch die Sozialhilfe definierte Existenzminimum darunter. Nach dem „Zweiten Armuts- und Reichtumsbericht" (2005) der Bundesregierung galten 2003 13,5 % der Bevölkerung als arm (2002 12,7 %, 1998 12,1 %). Mehr als ein Drittel der Armen sind Alleinerziehende u. ihre Kinder. 19 % sind Paare mit mehr als 3 Kindern. Kinder u. Jugendliche haben in Deutschland ein besonders hohes Armutsrisiko. Die Altersarmut ist in Deutschland rückläufig. Längerfristig wird hier ein Wiederanstieg erwartet aufgrund des zukünftig absinkenden Rentenniveaus infolge der hohen Zahl von Arbeitslosen, Teilzeitbeschäftigten u. Geringverdienern sowie der Auswirkungen der Rentenreformen von 2001 u. 2004. Als Indikator für Reichtum dienen die privaten Vermögen, die in Deutschland sehr ungleich verteilt sind. Während 2003 die untere Hälfte aller Haushalte zusammen 3,8 % des Gesamtvermögens besaß, verfügten die oberen zehn Prozent der Haushalte über 46,8 % des privaten Vermögens (1998 3,9 zu 44,4 %). Daneben besteht ein deutliches West-Ost-Gefälle der Vermögensverteilung.

Arthrose: (engl.) *osteoarthritis*; syn. Arthrosis deformans, degenerative Gelenkerkrankung; degenerative Erkrankung des Gelenkknorpels, die mit Umbildung des knorpelnahen Knochens einhergeht u. zu irreversibler Zerstörung der Gelenkflächen einschließlich Deformierung des Gelenks führen

1. Alter u. Geschlecht (Frauen ab 55 Jahre u. Männer bis 45 Jahre häufiger betroffen); **2.** genetische Disposition; **3.** berufliche od. sportliche Überbelastung; **4.** Übergewicht; **5.** Gelenkfehlstellungen; **6.** Dysplasien; **7.** entzündliche Erkrankungen; **8.** Minderbelastung. **Epidemiologie:** weltweit verbreitete Erkrankung; Prävalenz (radiologischen Kriterien entsprechend): von 4–9 % bei 34-Jährigen bis zu 70–90 % bei über 65-Jährigen; Inzidenz: 1–2 %, wobei nur etwa ein Drittel der Betroffenen behandlungsbedürftige Beschwerden entwickelt; **Sozialmedizinische Bedeutung:** relevant sind die mit Schmerzen u. Funktionseinschränkungen verbundenen aktivierten Arthrosen, bei denen es je nach Schweregrad u. Gelenk zu erheblicher Einschränkung der Mobilität, der Greiffähigkeit, zu Ruhe- u. Belastungsschmerzen u. Verlust an Lebensqualität kommt.

Leistungsansprüche an die Sozialversicherungsträger: 1. an die GKV durch dauerhafte Medikation, häufige Arbeitsunfähigkeitszeiten, operativen Gelenkersatz (2000 250 000 Hüft- u. Kniegelenkendoprothesen-Implantationen) u. Heil- u. Hilfsmittelbedarf; **2.** an die GRV durch Bedarf an Leistungen* zur medizinischen Rehabilitation u. Leistungen* zur Teilhabe (z. B. Anschlussheilbehandlung*; 2005 rund 44 000 medizinische Rehabilitationen) sowie bei schwerwiegender u. dauerhafter Funktionsstörung durch Ansprüche auf Rente wegen Erwerbsminderung* (2005 etwa 7000 Rentenneuzugänge); **3.** an die GPV bei schwer eingeschränkter od. aufgehobener Mobilität; **4.** an die Berufsgenossenschaft bei nachgewiesenen langfristigen u. berufsbedingten physikalischen Einwirkungen auf das betroffene Gelenk. Die Anerkennung des GdB (s. Grad der Behinderung) erfolgt nach den Grundsätzen des Schwerbehindertenrechts im SGB* IX, die Anerkennung einer MdE (s. Minderung der Erwerbsfähigkeit) nach den Grundsätzen des Sozialen* Entschädigungsrechts od. der GUV. Ebenfalls von Bedeutung sind Folgeerkrankungen durch die Medikation. Nichtsteroidale Antirheumatika (z. B. Diclofenac) sind im höheren Lebensalter die häufigste Ursache unerwünschter Arzneimittelnebenwirkungen u. erhöhen das Risiko der Entstehung u. Blutung eines Magengeschwürs.

Arzneibuch: (engl.) *pharmacopoeia*; Pharmakopöe; amtliche Vorschriftensammlung für die Zubereitung, Qualität, Prüfung, Bezeichnung, Lagerung u. Abgabe einer bestimmten Auswahl von Arzneimitteln (sog. offizinelle Mittel); fast alle Länder haben ein eigenes Arzneibuch. In Deutschland sind gültig: Deutsches Arzneibuch (DAB 2005), Europäisches Arzneibuch (Pharmacopoea Europaea, 4. Ausgabe, Grundwerk 2002), Homöopathisches Arzneibuch (HAB 2003), Deutscher Arzneimittelcodex (DAC 1986 mit Ergänzung 2000).

od. Zubereitung; besteht aus einem od. mehreren aktiven Wirkstoffen, die aus natürlichen Grundstoffen od. synthetisch hergestellt werden, sowie meist einem (od. mehreren) inaktiven Hilfsstoffen*; Herstellung, Lagerung u. Vertrieb sind im Arzneimittelgesetz* (AMG) u. in der Apothekenbetriebsordnung* geregelt. Als Arzneimittel gelten z.B. auch Gegenstände, die ein Arzneimittel enthalten u. mit dem menschlichen od. tierischen Körper in Berührung kommen od. Verbandstoffe zur Anwendung an deren Körper (sog. fiktive Arzneimittel, Geltungsarzneimittel). Abgegrenzt von den Arzneimitteln werden u.a. Medizinprodukte*, Lebensmittel, kosmetische Mittel u. Bedarfsgegenstände. Unterschieden werden Arzneimittel nach der **Beschränkung in der Abgabe** nach Arzneimittelgesetz (s. Abb.): **1. apotheken-**

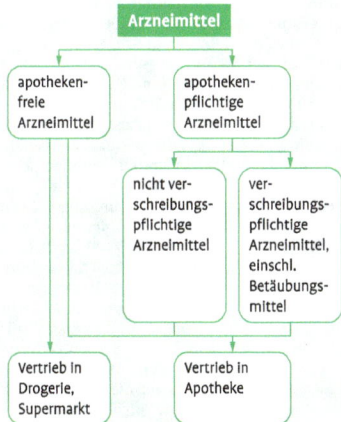

Arzneimittel

freie Arzneimittel (syn. freiverkäufliche Arzneimittel) dürfen auch außerhalb von Apotheken abgegeben werden; der Einzelhandel mit freiverkäuflichen Arzneimitteln darf nach § 50 AMG nur betrieben werden, wenn der Unternehmer die erforderliche Sachkenntnis besitzt. **2. apothekenpflichtige Arzneimittel** dürfen grundsätzlich nur in Apotheken vorrätig gehalten, feilgehalten u. abgegeben werden (s. Apothekenmonopol). § 45 AMG ermächtigt zu weiteren Ausnahmen von der Apothekenpflicht, § 46 AMG dagegen zur Ausweitung der Apothekenpflicht. Die VO über apothekenpflichtige u. freiverkäufliche Arzneimittel, Abk. AMVerkRV, in der Fassung vom 24.11.1988 (BGBl. I S. 2150; 1989 I S. 254), zuletzt geändert am 24.10.2005 (BGBl. I S. 3098), legt ergänzend ent-

den. Letztere dürfen nach § 17 Apothekenbetriebsordnung* nicht im Wege der Selbstbedienung in den Verkehr gebracht werden. **a) nicht verschreibungspflichtige Arzneimittel** (syn. Over-the-counter-Arzneimittel, OTC-Arzneimittel) bedürfen keiner ärztlichen, zahnärztlichen od. tierärztlichen Verschreibung; sie werden als nicht verschreibungspflichtig klassifiziert, wenn deren erwünschte u. unerwünschte Wirkungen in der medizinischen Wissenschaft allgemein bekannt sind u. eine Gesundheitsgefährdung bei ordnungsgemäßer Anwendung sowie Missbrauch in erheblichem Umfang ausgeschlossen werden können. Seit 1.1.2004 sind alle nicht verschreibungspflichtigen Arzneimittel von der Leistungspflicht der GKV ausgeschlossen, mit Ausnahme solcher, die bei der Behandlung schwerwiegender Erkrankungen als Therapiestandard gelten od. die für Kinder bis zum 12. Lebensjahr verordnet werden; Einzelheiten legen Richtlinien des Gemeinsamen Bundesausschusses fest. **b) verschreibungspflichtige Arzneimittel** sind in eine erhöhte Sicherungsstufe eingeordnet; dürfen nur nach Vorlage einer ärztlichen, zahnärztlichen od. tierärztlichen Verordnung ausschließlich in Apotheken abgegeben werden; die „Verordnung über verschreibungspflichtige Arzneimittel" (VerschrV) bildet die Rechtsgrundlage für die Abgrenzung der verschreibungspflichtigen Stoffe u. Zubereitung, die in einem dem VerschrV als Anhang angeschlossenen Verzeichnis aufgeführt sind. Automatisch verschreibungspflichtig sind darüber hinaus alle Arzneimittel die Stoffe mit in der medizinischen Wissenschaf nicht allgemein bekannten Wirkungen enthalten d.h. in erster Linie Arzneimittel, die erstmalig in Verkehr gebracht werden; Dauer: grundsätzlich 5 Jahre; nach Ablauf dieser Frist wird jeweils entschieden, ob die entsprechenden Stoffe weiterhin der Verschreibungspflicht unterliegen od. aus der Verschreibungspflicht entlassen werden sollen. Be darf es andererseits aufgrund der bei der Anwendung des Arzneimittels gemachten Erfahrungen weder einer ärztlichen Anweisung noch Überwachung, kann der Bundesgesundheitsminister durch Rechtsverordnung die automatische Verschreibungspflicht nach 3 Jahren aufheben. Der pharmazeutische Unternehmer ist zur Vorlage eines Erfahrungsberichts an die Zulassungsbehörde verpflichtet. **Unwirtschaftliche Arzneimitte** sind solche, die für das Therapieziel od. zur Minderung von Risiken nicht erforderliche Bestandteile enthalten, eren Wirkung wegen der Vielzahl der enthaltenen Wirkstoffe nicht mit ausreichender Sicherheit beurteilt werden kann od. deren therapeutischer Nutzen nicht nachgewiesen ist nach § 34 Abs. 3 SGB V können unwirtschaftliche Arzneimittel von der Versorgung nach § 31 SGB V ausgeschlossen werden. Bei **bedenklichen Arz**

ßem Gebrauch schädliche Wirkung haben, die über ein vertretbares Maß hinausgehen. Als **Arzneimittel gegen seltene Krankheiten** (Orphan Drugs) werden Medikamente gegen eine der (ca. 5000 bekannten) seltenen Krankheiten bezeichnet, die wirtschaftlich von geringerem Wert sind; als seltene Krankheiten gelten Erkrankungen mit Prävalenzen zwischen 1,1 u. 7,5 pro 10 000 Einwohnern. Das zentralisierte Verfahren für das Inverkehrbringen bei der Europäischen Agentur für die Beurteilung von Arzneimitteln wird für diese Arzneimittel angewendet, wobei der Investor von der für die Beurteilung von Arzneimitteln zu entrichtenden Gebühr befreit werden kann. EMEA-Zulassung für ein Orphan Drug bedeutet 10 Jahre Alleinvertriebsrecht für dieses Arzneimittel. Vgl. Generika, Betäubungsmittel.

Arzneimittelabgabe: s. Dispensierrecht.

Arzneimittelausschuss: (engl.) *pharmaceuticals committee*; Gremium, das im Auftrag einer Institution eine Bewertung von Arzneimitteln unter wissenschaftlichen u./od. wirtschaftlichen Gesichtspunkten vornimmt; der **Unterausschuss Arzneimittel** des Gemeinsamen* Bundesausschusses ist in Deutschland zuständig für die Festlegung u. Aktualisierung der Arzneimittelrichtlinien*; **Aufgabe:** auf Grundlage von §§ 92 Abs. 1 S. 2 Nr. 6 sowie §§ 31, 34 u. 35 SGB V werden unter Berücksichtigung des Wirtschaftlichkeitsgebotes Leistungsausschlüsse u. -einschränkungen beschreiben; für Vertragsärzte u. Krankenkassen wird Transparenz im Arzneimittelmarkt z. B. durch Preisvergleiche, Beschreibung von Festbetragsgruppen, Übersichtslisten zu verordnungsfähigen, nicht verschreibungspflichtigen Arzneimitteln od. Therapiehinweise zu ausgewählten Wirkstoffen hergestellt. Auf EU-Ebene berät der wissenschaftliche Arzneimittelausschuss, Committee for Proprietary Medicinal Products (CPMP), die europäische Zulassungsbehörde EMEA. Vgl. Arzneimittelkommission der Deutschen Apotheker, Arzneimittelkommission der Deutschen Ärzteschaft, Food and Drug Administration.

Arzneimittelbudget: (engl.) *pharmaceutical budget*; eigentlich Arzneimittel- u. Heilmittelbudget; zwischen den Verbänden der Krankenkassen u. der KV vereinbarte jährliche Geldsumme, die den Vertragsärzten für Arznei- u. Heilmittelverordnungen maximal zur Verfügung stand u. mit dem Arzneimittelbudget-Ablösegesetz (Abk. ABAG) vom 19.12.2001 (BGBl. I S. 3773) durch Arzneimittel-Zielvereinbarungen ersetzt wurde. Ein Überschreiten des Budgets konnte kollektive Regressforderungen an die Vertragsärzte zur Folge haben; Richtgrößen* sowie Faktoren zur Anpassung des jährlichen Arzneimittelbudgets sind in § 84 SGB V beschrieben. Nach dem ABAG gelten für einzelne

search; Forschung mit dem Ziel der Entwicklung neuer Wirkstoffe zu diagnostischen, therapeutischen od. prophylaktischen Zwecken u. Erforschung möglicher unerwünschter Arzneimittelwirkungen* u./od. Wechselwirkungen*; **1.** Identifizierung eines Angriffspunkts, z. B. eines Rezeptors; **2.** Prüfung, ob Substanzen am Angriffspunkt wirken; **3.** Synthese höchstwahrscheinlich dort wirkender Substanzen; **4.** weitere Prüfverfahren bis zum vertriebsfertigen Arzneimittel*. Vgl. Prüfung, klinische.

Arzneimittelgesetz: (engl.) *German Drugs Act*; Abk. AMG; „Gesetz über den Verkehr mit Arzneimitteln" in der Fassung der Bekanntmachung vom 12.12.2005 (BGBl. I S. 3394; geändert durch Art. 12), geändert durch Art. 12 des Gesetzes vom 14.08.2006 (BGBl. I S. 1869); erste Fassung: Gesetz zur Neuordnung des Arzneimittelrechts vom 24.8.1976. Es trat am 1.1.1978 in Kraft u. löste das bis dahin geltende AMG von 1961 (AMG 61) bis auf weiter geltende Regelungen in den Übergangsvorschriften ab; enthält insbesondere Vorschriften zur Qualität, Wirksamkeit u. Unbedenklichkeit der Arzneimittel* u. ist Grundlage der Arzneimittelsicherheit; Änderungen gegenüber AMG 61: **1.** Einführung eines materiellen Zulassungsverfahrens für alle Fertigarzneimittel*, in dem eine Bundesoberbehörde Qualität, Wirksamkeit u. Unbedenklichkeit zu prüfen hat; durch den neuen Begriff der Fertigarzneimittel wurden auch Generika ohne geschützten Namen zulassungspflichtig; **2.** Registrierungspflicht für homöopathische Arzneimittel (kein Wirksamkeitsnachweis nötig, wenn keine Angaben über die Wirksamkeit gemacht werden); **3.** Definition neuer Anforderungen für eine Herstellungserlaubnis u. der Verantwortungsbereiche für Herstellungsleiter, Kontrollleiter, Vertriebsleiter; **4.** Vorschriften für die Durchführung einer klinischen Prüfung; **5.** Vorgabe verbraucherfreundlicher Kennzeichnungselemente (z. B. die Angabe eines Verfalldatums u. einer Chargenzeichnung od. aussagefähigere Informationen über das Arzneimittel selbst); **6.** Entwicklung eines Informationssystems zur Beobachtung, Sammlung u. Auswertung von Arzneimittelrisiken; **7.** Haftungsregelungen für Arzneimittelschäden; gelten für Arzneimittel, die der Pflicht zur Zulassung unterliegen od. durch Rechtsverordnung davon befreit wurden (standardzugelassene Arzneimittel).

Arzneimittelindex: (engl.) *Pharmaceutical Index*; jährliche Auswertung aller Arzneimittelverordnungen eines Kalenderjahres, aufbereitet nach Quartalen, Regionen, Alters- u. Arzt- od. Indikationsgruppen; vom dem Wissenschaftlichen Institut der AOK im Auftrag der Spitzenverbände der Krankenkassen, der KBV u. der Bundesvereinigung Deutscher Apothekerverbände erstellt mit dem

beizutragen, Daten für die Forschung zu sammeln sowie politische Entscheidungsgrundlagen zu bieten.

Arzneimittelinformation: s. Packungsbeilage, Fachinformation.

Arzneimittelkennzeichen: (engl.) *drug identifier*; bundeseinheitliches Kennzeichen für Fertigarzneimittel als Schlüssel zu Handelsname, Hersteller, Darreichungsform, Wirkstoffstärke u. Packungsgröße; dient der Arzneimittelabrechnung; **Rechtliche Grundlage:** § 300 Abs. 3 SGB V.

Arzneimittelkommission der Deutschen Ärzteschaft: (engl.) *Drug Commission of the German Medical Association*; Abk. AKdÄ; 1952 konstituierter wissenschaftlicher Fachausschuss der Bundesärztekammer mit Sitz in Berlin; **Aufgabe:** Beratung u. Information von Bundesärztekammer*, Kassenärztlicher* Bundesvereinigung u. Ärzteschaft über rationale Arzneitherapie u. Arzneimittelsicherheit auf der Basis validierter u. klinisch relevanter Forschungsergebnisse; Dokumentation u. Bewertung von Risikomeldungen zu Arzneimitteln bzw. Meldungen unerwünschter Nebenwirkungen, zu denen Ärzte entsprechend ihrer ärztlichen Berufsordnung verpflichtet sind. Mit dem Bundesinstitut* für Arzneimittel und Medizinprodukte unterhält sie den „Ärzteausschuss Arzneimittelsicherheit" u. eine Datenbank zur Spontanerfassung unerwünschter Arzneimittelwirkungen.

Arzneimittelkommission der Deutschen Apotheker: (engl.) *Drug Commission of German Pharmacists*; Abk. AMK; 1975 gegründeter Fachausschuss der Bundesvereinigung* Deutscher Apothekerverbände mit Sitz in Eschborn; **Aufgabe:** Beobachten, Sammeln u. Auswerten von unerwünschten Arzneimittelwirkungen bzw. -risiken sowie von Qualitätsmängeln, Missbrauch von Arzneimitteln od. Deklarationsfehlern; Informationsvermittlung; Bearbeiten bzw. Bewerten ethisch-pharmazeutischer Fragen od. Aspekte von Arzneimittelwerbung, Nahrungsergänzungsmitteln sowie Rezepturformularen. Der Apothekenleiter ist verpflichtet, die in der Apotheke festgestellten Beanstandungen bei Arzneimitteln der AMK sowie dem Regierungspräsidium (festgelegt in § 21 Nr. 3 ApoBetrO) zu melden.

Arzneimittelmuster: s. Ärztemuster.

Arzneimittelpreis: s. Apothekenabgabepreis.

Arzneimittelpreisverordnung: (engl.) *Drug Price Ordinance*; Abk. AMPV; Verordnung vom 14.11.1980 (BGBl. I S. 2147), zuletzt geändert 14.11.2003 (BGBl. I S. 2190), in der u. a. geregelt werden Großhandelszuschlag* u. Festzuschlag* in Abhängigkeit vom Herstellerabgabepreis* sowie der bundeseinheitliche Apothekenabgabepreis* für Fertigarzneimittel, Stoffe u. Zubereitungen aus Stoffen, für Betäubungsmittel u. Sonderbeschaffungen (s. Abb.); außerhalb der allgemeinen Ladenschluss-

(mehr) unter die AMPV. **Hinweis zur Gesundheitsreform 2006:** Die Gesundheitsreform sieht vor, die AMPV auf Höchstpreise umzustellen, so dass Apotheken niedrigere Preise mit den Herstellern vereinbaren können.

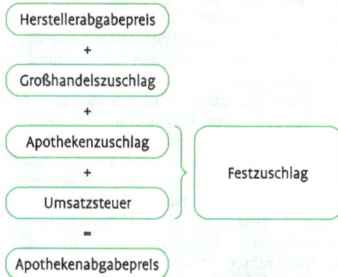

Arzneimittelpreisverordnung

Arzneimittelprüfrichtlinien: (engl.) *guidelines for th testing of drugs*; nach § 26 Arzneimittelgesetz* Verwaltungsvorschriften, welche die für eine Zulassung von Arzneimitteln* geforderten analytischen pharmakologisch-toxikologischen u. klinischen Prüfungen* sowie an die Rückstandsprüfung, die routinemäßig durchführbare Kontrollmethode u. das Rückstandsnachweisverfahren zu stellenden Anforderungen regelt; die Arzneimittelprüfrichtlinien sind Maßstab zur Beurteilung der Qualität der Wirksamkeit sowie der Unbedenklichkeit u. somit Entscheidungsgrundlage für die Zulassungsbehörde.

Arzneimittelprüfung: s. Prüfung, klinische.

Arzneimittelregress: s. Regress.

Arzneimittelrichtlinien: (engl.) *pharmaceutical guide lines*; Abk. AMR; Kurzbez. für die Richtlinien des Gemeinsamen* Bundesausschusses nach § 92 SGB V über die Verordnung von Arzneimitteln* in der vertragsärztlichen Versorgung (vom 31.8.1993, zuletzt geändert am 20.12.2005, in Kraft getreten am 26.2.2006); gelten für die Verordnung von Arznei- u. Verbandmitteln* durch Vertragsärzte* u. sind auch von den Kassenärztlichen* Vereinigungen u. den Krankenkassen zu beachten. Die Versorgung mit Arznei- u. Verbandmitteln ist i. R. der vertragsärztlichen Versorgung Gegenstand der Leistungspflicht der GKV; der Versicherte ha grundsätzlich Anspruch auf die Versorgung mi allen nach dem Arzneimittelgesetz* verkehrsfähi gen Arzneimitteln, sofern sie nicht von der Leistungspflicht der GKV ausgeschlossen sind od. nach dem Wirtschaftlichkeitsgebot nur eingeschränkt verordnet werden können. Die Versorgung der gesetzlich Krankenversicherten mit Arzneimitteln

Arzneimittelrisiken: (engl.) *drug risks*; durch Pharmaka entstehende Risiken, insbes. unerwünschte Arzneimittelwirkungen*, Wechselwirkungen, Resistenzbildung, Fehlgebrauch, Abhängigkeit; das Vorgehen bei Bekanntwerden von Arzneimittelrisiken wird in einem Stufenplan geregelt.

Arzneimittelsubstitution: s. aut idem.

Arzneimittelverordnung: s. Verordnung.

Arzneimittelversorgungs-Wirtschaftlichkeitsgesetz: Abk. AVWG; „Gesetz zur Verbesserung der Wirtschaftlichkeit in der Arzneimittelversorgung" vom 26.4.2006 BGBl. I S. 984 mit dem Ziel einer sofortigen Senkung der Arzneimittelausgaben u. zur nachhaltigen Stabilisierung der Arzneimittelversorgung in der GKV; u. a. folgende Neuerungen: **1.** zweijähriger Preisstopp für Arzneimittel, die zu Lasten der GKV verordnet werden; **2.** Neujustierung der Festbetragsregelung (u. a. deren Absenkung) sowie gesetzliche Definition echter Innovationen, die von den Festbeträgen* freigestellt werden; **3.** Zuzahlungsbefreiung (s. Zuzahlung) für Arzneimittel mit Preisen von 30 % u. mehr unterhalb des Festbetrags; **4.** für patentfreie Arzneimittel wird ein Rabatt in Höhe von 10 % des Herstellerabgabepreises erhoben; **5.** Ärzte sollen künftig stärker in die Verantwortung für die Wirtschaftlichkeit ihrer Arzneiverordnungen genommen werden (sog. Bonus-Malus-Regelung).

Arzneimittelwirkung, unerwünschte: (engl.) *side effect*; Abk. UAW; früher Nebenwirkung; Wirkung eines Pharmakons, die neben der erwünschten Hauptwirkung diesem Arzneimittel* ebenfalls eigentümlich, aber nicht erwünscht ist und u. U. zur Änderung od. Beendigung der Therapie zwingen kann.

Arzneimittelzulassung: (engl.) *market authorisation of drugs*; geregelt durch das Arzneimittelgesetz*; zuständige Behörden sind das Bundesinstitut* für Arzneimittel und Medizinprodukte, das Paul*-Ehrlich-Institut (Zulassung von Sera u. Impfstoffen) bzw. Bundesamt* für Verbraucherschutz und Lebensmittelsicherheit (Zulassung von Tierarzneimitteln); eine **Zulassungserweiterung** ist die Zulassung eines bereits eingeführten Arzneimittels für eine andere Indikation. **Hinweis zur Gesundheitsreform 2006:** Die Gesundheitsreform sieht bislang vor, dass nach Zulassung u. Markteinführung neue Arzneimittel grundsätzlich zu Lasten der GKV verordnungsfähig sein sollen. Vgl. Off Label Use.

Arzneiverordnungsblatt: syn. Rezept*.

Arzneiverordnungs-Report: (engl.) *Drug Prescription Report*; Abk. AVR; syn. Arzneimittelverordnungs-Report; jährlicher Bericht zu den Ausgaben der GKV für Arzneimittel*; enthält z. B. Verordnungsverhalten* u. Kosten*, neue Therapietrends, erfolgreiche Innovationen.

dung: Krankenpflegedienst (3 Monate), Ausbildung in Erster Hilfe, Hochschulstudium der Medizin (6 Jahre) einschließlich Famulatur* u. Praktisches* Jahr, geregelt in Bundesärzteordnung* u. Approbationsordnung für Ärzte; die Berufsausübung wird durch die Ärztekammer* geregelt; bei Tätigkeit als Vertragsarzt* ist die Zugehörigkeit zur Kassenärztlichen* Vereinigung obligatorisch. Vgl. Amtsarzt, Belegarzt, D-Arzt, Gewerbearzt.

Arztausweis: (engl.) *medical identification card*; nach Approbation* als Arzt* von der zuständigen Ärztekammer ausgestelltes Dokument zur Identifikation als Arzt; **elektronischer Arztausweis:** Teil des Projekts Telematik (s. E-Health) der Bundesregierung in Form einer Chipkarte*, die als berufsspezifischer elektronischer Heilberufeausweis* für Ärzte fungieren soll. Mit Einverständnis des Patienten wird ermöglicht, auf Daten der elektronischen Gesundheitskarte* zuzugreifen, Daten bei der Archivierung od. beim Online-Versand zu signieren, zu verschlüsseln od. ankommende Daten zu entschlüsseln. Vgl. Rezept, Patientenakte.

Arztbrief: (engl.) *discharge letter*; i. R. der Dokumentationspflicht* erstellte schriftliche Information zwischen behandelnden u. mitbehandelnden u./od. nachbehandelnden Ärzten; enthält patientenbezogene Angaben zu Anamnese, Diagnostik, Befund, Therapie, Epikrise* u. Prognose. Da Arztbriefe personenbezogene Daten* enthalten, unterliegen sie dem Datenschutz*. Patienten dürfen den Arztbrief grundsätzlich einsehen (s. Einsichtsrecht).

Arztdichte: (engl.) *physicians to population ratio*; Versorgungsgrad einer Region mit medizinisch tätigen Ärzten; i. e. S. Anzahl der praktizierenden Ärzte je 10000 Einwohner; meist erfolgt eine Aufteilung nach Allgemeinmedizinern u. Ärzten unterschiedlicher Fachrichtungen; die Arztdichte (s. Abb.) in Deutschland lag 2004 bei 3,4, in den neuen Bundesländern zwischen 2,8 (Brandenburg) u. 3,3 (Mecklenburg-Vorpommern) Ärzten pro 1000 Ein-

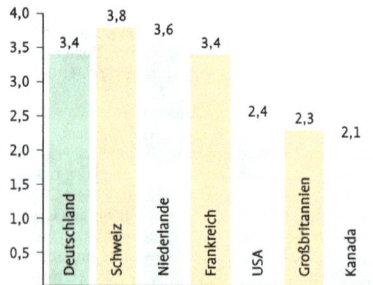

Arztdichte: praktizierende Ärzte je 1000 Einwohner (2004) [2]

Einwohner.

Arzt-/Ersatzkassen-Vertrag: (engl.) *doctor/health insurance fund originally for white-collar workers agreement*; Bundesmantelvertrag* zwischen der Kassenärztlichen* Bundesvereinigung u. dem Verband der Angestellten-Krankenkassen/Arbeiter-Ersatzkassen-Verband (s. Krankenversicherung) zur Regelung der vertragsärztlichen Versorgung der Versicherten der Ersatzkassen.

Arzt für Physikalische Medizin und Rehabilitation: (engl.) *medical specialist for physical medicine and rehabilitation*; Facharztbezeichnung für einen approbierten Arzt mit mindestens 60-monatiger Weiterbildung* bei einem Weiterbildungsbefugten; Weiterbildungszeit muss in der stationären Patientenversorgung 12 Monate im Gebiet Chirurgie u./od in Frauenheilkunde u. Geburtshilfe, Neurochirurgie u./od. Urologie sowie 12 Monate im Gebiet Innere Medizin u. Allgemeinmedizin u./od. in Anästhesiologie, Kinder- u. Jugendmedizin u./od. Neurologie enthalten; bis zu 12 Monate können im ambulanten Bereich abgeleistet werden; abzugrenzen von Ärzten mit der Zusatzbezeichnung Rehabilitationswesen*; vgl. (Muster-)Weiterbildungsordnung.

Arztgeheimnis: s. Schweigepflicht.

Arztgelöbnis: (engl.) *doctors' oath, Geneva oath*; Genfer Gelöbnis; inhaltlich vom Hippokratischen* Eid abgeleitete Gelöbnisformel, 1948 (als Folge der medizinischen Verbrechen im Nationalsozialismus) vom Weltärztebund in Genf beschlossen u. verpflichtender Bestandteil der ärztlichen Berufsordnung*: „Bei meiner Aufnahme in den ärztlichen Berufsstand gelobe ich, mein Leben in den Dienst der Menschlichkeit zu stellen. Ich werde meinen Beruf mit Gewissenhaftigkeit u. Würde ausüben. Die Erhaltung u. Wiederherstellung der Gesundheit meiner Patientinnen u. Patienten soll oberstes Gebot meines Handelns sein. Ich werde alle mir anvertrauten Geheimnisse auch über den Tod der Patientin od. des Patienten hinaus wahren. Ich werde mit allen meinen Kräften die Ehre u. die edle Überlieferung des ärztlichen Berufes aufrechterhalten u. bei der Ausübung meiner ärztlichen Pflichten keinen Unterschied machen weder nach Religion, Nationalität, Rasse noch nach Parteizugehörigkeit od. sozialer Stellung. Ich werde jedem Menschenleben von der Empfängnis an Ehrfurcht entgegenbringen u. selbst unter Bedrohung meine ärztliche Kunst nicht in Widerspruch zu den Geboten der Menschlichkeit anwenden. Ich werde meinen Lehrerinnen u. Lehrern sowie Kolleginnen u. Kollegen die schuldige Achtung erweisen. Dies alles verspreche ich auf meine Ehre".

Arzthaftung: (engl.) *(medical) liability*; Einstehenmüssen für Schäden aus dem Arzt- od. Krankenhausvertrag (§§ 611 ff. BGB) u. aus unerlaubter Handlung (§§ 823 ff. BGB); insbes. Behandlungs-

kann kumulativ od. alternativ bestehen. Unterschiede bestehen zwischen vertraglicher u. delikti scher Haftung hinsichtlich des Einstehenmüssens für Hilfspersonen (§§ 278, 831 BGB). Früher beste hende Unterschiede hinsichtlich der Verjährung u. des Schmerzensgeldanspruchs gelten durch das „Gesetz zur Modernisierung des Schuldrecht" vom 26.11.2001 nur noch insoweit, als dass im Deliktsrecht eine Haftung mittelbar Geschädigter nach § 84 BGB möglich ist (§§ 199 Abs. 2, 253 Abs. 2 BGB). Regelmäßig ist Verschulden (Vorsatz od Fahrlässigkeit*) erforderlich. Die Schadensersatz pflicht gilt in allen Bereichen (z. B. auch Unterhaltsbelastung nach misslungener Sterilisierung) Beweisrechtliche Besonderheiten (Erleichterung der Beweislast* zugunsten des Patienten) sind bei groben Behandlungsfehlern*, Dokumentationsmängeln, Aufklärungsmängeln usw. möglich. Vgl. Fahrlässigkeit.

Arzthelfer: s. Fachangestellter, medizinischer.

Arzt, hygienebeauftragter: (engl.) *hospital physician in charge of infection control*; syn. Hygienebeauftragter; klinisch erfahrener Krankenhausarzt mit spe ziellen Kenntnissen in Krankenhaushygiene*; im Gegensatz zum Krankenhaushygieniker* i. d. R. nicht hauptamtlich mit Krankenhaushygiene be schäftigt u. kein Facharzt für Hygiene; **Aufgabe:** Erfassung, Ursachenklärung u. Prävention von Krankenhausinfektionen in Zusammenarbeit mi dem leitenden Arzt, dem Krankenhaushygieniker u. den Hygienefachkräften*.

Arzt im Praktikum: (engl.) *first practical year afte graduation (internship), pre-registration period*; Abk AiP; Bez. für Ärzte, die nach erfolgreichem Ab schluss des 3. Abschnitts der Ärztlichen Prüfung eine Erlaubnis zur vorübergehenden Ausübung der Funktion als Arzt erhielten u. unter Aufsicht von approbierten Ärzten ärztlich tätig werden durften; die 18-monatige Tätigkeit war Vorausset zung für die Erteilung der Approbation als Arzt. Mit Änderung der Bundesärzteordnung (1.10.2004) ist der Arzt im Praktikum abgeschafft.

Arzt-Patient-Beziehung: (engl.) *doctor-patient-relationship*; Verhältnis zwischen Arzt* u. Patient i. S. einer therapeutischen Beziehung, die u. a. durch die jeweils angenommene Arztrolle bzw. Patientenrolle* geprägt ist; die Arzt-Patient-Beziehung kann asymmetrisch (traditionell paternalistisch od. symmetrisch (partnerschaftlich an der Auto nomie* des Patienten orientiert; s. Entscheidungs findung, partizipative) gestaltet sein. Die Reflexi on der Arzt-Patient-Beziehung kann i. R. einer Balint*-Gruppe od. Supervision* erfolgen.

Arzt-Patient-Vertrag: s. Behandlungsvertrag.

Arztrecht: (engl.) *medical law*; Rechtsgebiet mi spezifischem Bezug zum Arzt* u. seiner Berufsaus übung; kein in sich geschlossenes Rechtsgebiet; beinhaltet Gesetze, Verordnungen, Satzungen,

Weiterbildung; Bundesrecht: Bundesärzteordnung*, SGB* V; Landesrecht: Kammer- u. Heilberufsgesetze der Länder, Satzungen der Ärztekammern* (s. Berufsordnung, ärztliche); v. a. im Arzthaftungsrecht (s. Arzthaftung) ist die Rechtsprechung von Bedeutung (sog. Richterrecht).

Arztregister: (engl.) *medical register, registry of physicians*; von der Kassenärztlichen* Vereinigung geführte Liste, in der für jeden Zulassungsbezirk die Ärzte eingetragen sind, die eine Zulassung besitzen od. diese beantragt haben u. in diesem Gebiet ihren Wohnsitz haben; **Voraussetzung** für den Eintrag eines Arztes (§ 95 a SGB V): **1.** Geburtsurkunde; **2.** Nachweis der Approbation*; **3.** Nachweis der Befugnis zum Führen einer Gebietsbezeichnung od. einer mindestens 5-jährigen allgemeinmedizinischen Weiterbildung entsprechend den Anforderungen der EG-Richtlinie (86/457/EWG vom September 1986). Einblick haben die Krankenkassen, die KVen u. die Ärzte, wenn ein berechtigtes Interesse nachgewiesen werden kann.

Arztvorbehalt: (engl.) *exception clause*; ärztliche Behandlungen dürfen nur von Ärzten bzw. Zahnärzten persönlich erbracht werden, sind Hilfeleistungen anderer Personen erforderlich, müssen sie vom Arzt bzw. Zahnarzt angeordnet u. von ihm verantwortet werden (sog. Delegation, z. B. von Laborleistungen, physikalisch-medizinischen Leistungen, psychotherapeutischen Leistungen; s. Psychotherapie-Richtlinien, Psychotherapeut); **Rechtliche Grundlage: 1.** nach § 15 SGB V werden ärztliche od. zahnärztliche Behandlung von Ärzten u. Zahnärzten erbracht; **2.** nach § 1 Heilpraktikergesetz darf Heilkunde nur von Ärzten u. Heilpraktikern ausgeübt werden; **3.** bestimmte Tätigkeiten werden per Gesetz den Ärzten vorbehalten, z. B. § 9 Embryonenschutzgesetz: künstliche Befruchtung, Übertragung u. Konservierung von Embryonen.

Arztwahl, freie: (engl.) *free choice of medical practitioner*; Recht des Patienten, den Arzt* bzw. Zahnarzt* seines Vertrauens frei zu wählen; folgt aus der Vertragsautonomie u. ist Ausdruck des Selbstbestimmungsrechts; nach der Muster-Berufsordnung für die deutschen Ärztinnen u. Ärzte (s. Berufsordnung, ärztliche) ist der Arzt verpflichtet, das Recht seiner Patienten, den Arzt frei zu wählen od. zu wechseln, zu achten; auch der Arzt kann, abgesehen von Notfällen u. besonderen rechtlichen Verpflichtungen, einen Patienten ablehnen. **Einschränkungen der Arztwahl** bestehen i. R. der hausarztzentrierten Versorgung (§ 73 b SGB V; s. Hausarztsystem), des Kassenarztrechts (§ 76 SGB V) sowie bei der Behandlung im Bereich der GUV, bei der der D*-Arzt den weiteren Behandlungsablauf u. die zuständigen Ärzte od. Krankenhäuser bestimmt. In der GKV können die Versicherten nur unter den Vertragsärzten* u.

gen der Krankenkassen frei wählen (§ 76 SGB V). Andere Ärzte dürfen nur in Notfällen in Anspruch genommen werden. Wählt der Versicherte einen anderen Arzt, muss er die Mehrkosten selbst tragen (s. Kostenerstattung). Die Versicherten sollen den Arzt innerhalb eines Kalendervierteljahres nur bei Vorliegen eines wichtigen Grundes wechseln. In der PKV ist die Wahl unter allen niedergelassenen Ärzten u. Zahnärzten frei (§ 4 Abs. 2 Musterbedingungen Krankheitskosten u. Krankenhaustagegeldversicherung).

Asepsis: (engl.) *asepsis*; (Prinzip der) Keimfreiheit zur Vermeidung einer Infektionskrankheit* od. Kontamination* durch Anwendung von Desinfektion* bzw. Sterilisation*; vgl. Antisepsis, Infektion, nosokomiale.

Assessment: (engl.) *assessment*; Bez. für standardisierte Verfahren, Methoden u. Instrumente zur Beantwortung z. B. medizinischer, funktionaler od. psychosozialer Fragestellungen, die für sich beanspruchen, überprüfbare Maßstäbe für die sozialmedizinische Begutachtung* u. arbeitsbezogene Leistungserprobung, zur Planung, Steuerung u. Ergebnisdokumentation im Rehabilitationsbereich sowie zur Beurteilung der Leistungsfähigkeit* im Rentenverfahren bereitzustellen; durch geeignete Assessment-Verfahren kann ggf. die individuelle Leistungsfähigkeit mit den Anforderungen z. B. des Arbeitsplatzes verglichen werden. Die Ergebnisse müssen im Kontext der zugrunde liegenden Krankheit, von klinischer Untersuchung, Beobachtung u. weiteren Befunden bewertet werden. Ein Assessment kann mit praktischer Belastung einhergehen od. mit Hilfe einer medizinischen od. psychologischen Untersuchung erstellt werden. Vgl. functional capacity evaluation.

Assessmentverfahren, geriatrische: (engl.) *geriatric assessment*; im multidisziplinären diagnostischen Prozess zur Erfassung u. Quantifizierung der Gesundheitsstörungen, Krankheiten u. Krankheitsfolgen (Schädigungen, Beeinträchtigungen der Aktivitäten u. der Teilhabe; s. ICF) u. der Kontextfaktoren einschließlich der Ressourcen von geriatrischen Patienten eingesetzte Verfahren; s. Tab.; Grundlage der Planung für Prävention, Therapie, Rehabilitation u. Nachsorge.

Assimilation: (engl.) *assimilation*; Bez. für den Prozess der vollkommenen Angleichung, Anpassung bzw. Verschmelzung von Migranten* mit der Mehrheitsgesellschaft, deren dominante Kultur unter Aufgabe der eigenen übernommen wird; letzte Stufe des Anpassungsprozesses i. R. der Zuwanderung (s. Migration); **Einteilung: 1.** identifikative Assimilation (Auflösung der ethnischen Identifikation); **2.** kognitive Assimilation (Wissen, Kenntnisse); **3.** strukturelle Assimilation (berufliche Eingliederung, Wohnsituation, Bildung, Ausbildung); **4.** soziale Assimilation (Kontakte, Netz-

Assessment	erfasst	Skalierung
Barthel-Index (BI)	Unterstützungsbedarf bei 10 grundlegenden Alltagsaktivitäten (Essen, Auf-/Umsetzen, sich Waschen, Toilettenbenutzung, Baden/Duschen, Aufstehen/Gehen, Treppensteigen, An-/Auskleiden, Stuhlkontinenz, Harnkontinenz)	0–100 Punkte 100 Punkte: selbständig in diesen Aktivitäten (Normalwert) 0 Punkte: völlig unselbständig in diesen Aktivitäten
Clock Completion Test (CCT, Uhren-Ergänzungs-Test, syn. Uhr-Zeichnen-Test)	Erfassung kognitiver Einschränkungen, Planungsstörungen, Neglect, Apraxie und Gesichtsfeldeinschränkungen beim Zeichnen der Ziffern einer Uhr in einen vorgegebenen Kreis	Scoring nach Watson: maximal 7 Fehlerpunkte mehr als 3 Fehlerpunkte: Hinweis auf Hirnleistungsstörung bis 3 Fehlerpunkte: Normbereich
Functional Independance Measure (FIM)	Selbständigkeit bei 18 Aktivitäten des täglichen Lebens aus den 6 Bereichen Selbstversorgung, Blasen/Darmkontrolle, Transfer, Fortbewegung, Kommunikation sowie soziale und kognitive Fähigkeiten; jeweils 7-stufige Skalierung	Summenscore maximal 126 Punkte $(18 \times 7$ Punkte) 126 Punkte: völlige Selbständigkeit in diesen Aktivitäten 18 Punkte: völlige Unselbständigkeit in diesen Aktivitäten
geriatrische Depressionsskala (GDS)	Wahrscheinlichkeit des Vorliegens einer Depression bei alten Menschen	maximal 15 Punkte 6 Punkte oder mehr: Depression wahrscheinlich
Mini-Mental-Status-Test (MMST)	Screeningverfahren auf kognitive Störungen: 30 Fragen zu Orientiertheit, Gedächtnis und Aufmerksamkeit, Benennen, Lesen und Schreiben sowie visuell-konstruktiven Fähigkeiten	maximal 30 Punkte 18–24 Punkte: leichte kognitive Einschränkung wahrscheinlich 0–17 Punkte: schwere bis schwerste kognitive Einschränkung wahrscheinlich
Motilitätstest nach Tinetti (Tinetti)	erhöhtes Sturzrisiko durch Analyse von Stand und Balance sowie Gangbild	maximal 28 Punkte <20 Punkte: erhöhtes Sturzrisiko
Timed Up and Go (TUG)	Mobilität; misst die für Aufstehen von einem Stuhl, 3 m Gehen und Rückkehr auf den Stuhl benötigte Zeit in Sekunden	<10 Sekunden: Mobilität uneingeschränkt >30 Sekunden: ausgeprägte Mobilitätseinschränkung

werke). **Hinweis:** Selbst bei Migranten mit intensiven Kontakten zur einheimischen Bevölkerung kommt es nicht zwingend zur Assimilation. Zeitlich gesehen benötigt die Angleichung der ethnischen Unterschiede zwischen Zuwanderergruppen u. Aufnahmegesellschaft meist 2–4 Generationen. Vgl. Integration, Akkomodation, Akkulturation.

Assistent, arbeitsmedizinischer: (engl.) *occupational health assistant*; Mitarbeiter in arbeitsmedizinischen Zentren u. im betriebsärztlichen Dienst; **Aufgabe:** Organisation der Erste-Hilfe-Maßnahmen, Information über Gefahrenstoffe, Gefahrenquellen, Unfallverhütung* u. Erste* Hilfe, Assistenz bei Erstversorgung in Notfällen, Mitwirkung bei Diagnose u. Behandlung von Berufskrankheiten sowie bei ergonomischer Gestaltung von Arbeitsplätzen (vgl. Ergonomie); **Ausbildung:** gesetzlich nicht geregelte, z. B. 2-jährige Weiterbildung od. Seminare; Voraussetzung ist Berufsausbildung im medizinischen Bereich. Vgl. Arbeitsmedizin.

Assistent für Funktionsdiagnostik, medizinisch-technischer: (engl.) *medical-technical assistant* führt auf ärztliche Anweisung eine Funktionsdiagnostik verschiedener Organsysteme mit Hilfe medizinischer Geräte durch, prüft die Funktion medizinischer Geräte (z. B. von Herzschrittmachern, Hörgeräten), assistiert bei ärztlichen Untersuchungen, wertet die Untersuchungsergebnisse aus u. dokumentiert; **Ausbildung:** 3-jährige bundeseinheitlich geregelte schulische Ausbildung (Ausbildungs- u. Prüfungsverordnung für technische Assistenten in der Medizin vom 25.4.1994, BGBl.

pharmaceutical-technical assistant; Abk. PTA; unterstützt den Apotheker* bei der Herstellung u. Prüfung von Arzneimitteln* u. beim Verkauf von Medikamenten u. a. apothekenüblichen Artikeln; **Aufgabe:** Beratung u. Aufklärung von Patienten u. Kunden in einer Apotheke, Laboruntersuchungen, Bestellung u. Buchhaltung; **Ausbildung:** 2,5-jährige bundeseinheitlich geregelte Ausbildung an Berufsfachschulen od. Berufskollegs („Gesetz über den Beruf des pharmazeutisch-technischen Assistenten" vom 23.9.1997, BGBl. I S. 2349, zuletzt geändert am 15.6.2005, BGBl. I S. 1645; Ausbildungs- u. Prüfungsverordnung, für pharmazeutisch-technische Assistentinnen und pharmazeutisch-technische Assistenten, Abk. PTA-AprV vom 23.9.1997, BGBl. I S. 2352) zuletzt geändert am 25.06. 2005 (BGBl. I S. 1645).

Assistent, psychologisch-technischer: (engl.) *psychology technician*; stellt Testunterlagen zusammen, empfängt Probanden, weist in die Bearbeitung von Testunterlagen ein, überwacht die Einhaltung von Bearbeitungszeiten, verfasst schematisierte Verhaltensprotokolle, überwacht Geräte bei biometrischen Messungen, überträgt Testergebnisse, stellt Literatur bereit, erledigt Verwaltungsarbeiten u. die Textverarbeitung; arbeitet bei frei praktizierenden Psychologen*, in psychologischen Instituten, Diensten, Untersuchungs- u. Beratungsstellen; **Ausbildung:** gesetzlich nicht geregelte 1-jährige Fortbildung (Teilzeit) in Berlin mit internem Prüfungsabschluss u. Zertifikat.

Assoziationsmaß: (engl.) *measure of association*; heterogene Klasse statistischer Maße für die Assoziation zweier od. mehrerer Größen; allgemeine Assoziationsmaße sind Korrelationsmaße; spezielle Assoziationsmaße in der Demographie od. der bevölkerungsbezogenen Epidemiologie beschreiben die Stärke der Beeinflussung eines Ereignisrisikos durch eine od. mehrere Expositionen; z. B. relatives Risiko* od. Odds*-Ratio.

sibler Bronchialverengung durch Entzündung u. Hyperreaktivität der Atemwege; gehört i. w. S. zu den atopischen Erkrankungen (vgl. Allergie); die Prognose ist gut bei leichtem Asthma u. adäquater Therapie; bei Kindern u. Jugendlichen häufig spontane Remissionen, bei Erwachsenen meist chronischer Verlauf; **Einteilung:** s. Tab. 1 u. 2; **Ätiologie:** multifaktorielles Geschehen; IgE-vermittelte Sofortreaktion durch Inhalation von Allergenen (meist Pollen sowie Hausstaubmilben, Tierhaare u. -schuppen, Bettfedern u. Schimmelpilzsporen, Arbeitsstoffe), seltener durch Aufnahme von Nahrungsmitteln, Medikamenten, Insektengiften u. Hautkontakt mit Allergenen, Atemweginfektionen, körperliche Anstrengung, genetische Disposition (Erkrankungsrisiko steigt, wenn beide Eltern eine Atopie haben), psychische Faktoren; **Epidemiologie:** Erstmanifestation meist bereits im Kindesalter u. damit die häufigste chronische Erkrankung dieser Altersgruppe; Prävalenz: für Kinder 8–12 %, für Erwachsene ca. 5 %; Inzidenz zunehmend (mögliche Ursachen: veränderte Ernährungsgewohnheiten, seltenere Infektionsexposition im Kleinkindesalter, unkritischer Antibiotikaeinsatz, frühes Abstillen); ca. 4 Mio. Asth-

Asthma bronchiale Tab. 1 Einteilung nach ätiologischen Faktoren	
Asthmatyp	Synonym
vorwiegend allergisches Asthma	exogen allergisches Asthma, extrinsisches Asthma
nicht allergisches Asthma	endogenes Asthma, intrinsisches Asthma
Mischformen des Asthmas	gemischtes Asthma

Asthma bronchiale Tab. 2 Einteilung nach Schweregrad der Symptomatik (Deutsche Atemwegsliga, 2002)			
Schweregrad/Typ	Atemnotsymptome tagsüber	Atemnotsymptome nachts	Lungenfunktion FEV1 von %-Soll
I intermittierend	<1-mal pro Woche	≤2-mal pro Monat	≥80
II leicht	bis zu 1-mal pro Woche	mehr als 2-mal pro Monat	≥80
III mittelgradig	täglich	mehr als 1-mal pro Woche	60–80
IV schwer	ständig	häufig	≤60

höhte Morbidität u. Mortalität besteht bei ca. 5 % der Asthmatiker, meistens durch pulmonale Folgeerkrankungen (u. a. Emphysem, chronische Obstruktion, Cor pulmonale mit pulmonaler Hypertension); für Männer 1,5fach, für Frauen 1,7fach erhöhtes Sterberisiko. **Leistungsansprüche an die Sozialversicherungsträger: 1.** an die GKV durch dauerhafte Medikation, häufige Arbeitsunfähigkeitszeiten, u. Heil- u. Hilfsmittelbedarf; **2.** an die GRV durch Bedarf an Leistungen* zur medizinischen Rehabilitation u. Leistungen* zur Teilhabe (2005 knapp 15 000 medizinische Rehabilitationen) sowie selten bei schwerwiegender u. dauerhafter Funktionsstörung durch Ansprüche auf Rente wegen Erwerbsminderung*; **3.** an die GPV bei schwer eingeschränkter od. aufgehobener Mobilität; **4.** an die Berufsgenossenschaft bei nachgewiesener Berufskrankheit*. Die Anerkennung des GdB (s. Grad der Behinderung) erfolgt nach den Grundsätzen des Schwerbehindertenrechts im SGB* IX, die Anerkennung einer MdE (s. Minderung der Erwerbsfähigkeit) nach den Grundsätzen des Sozialen* Entschädigungsrechts od. der GUV. **Prävention:** Gesundheitsberatung der Eltern, Stillen der Säuglinge, bei Prädisposition ggf. auch hypoallergene Säuglingsnahrung, Nicotinkarenz (besonders in der Schwangerschaft), Vermeidung von Asthma auslösenden Faktoren.

Asylbewerber: s. Asylrecht.

Asylbewerberleistungsgesetz: (engl.) *Act on Benefits for Asylum-Seekers*; Abk. AsylbLG; in der Fassung der Bekanntmachung vom 5.8.1997 (BGBl. I S. 2022), zuletzt geändert am 21.6.2005 (BGBl. I S. 1666), regelt Leistungsansprüche zur Deckung des Mindestunterhalts für Ausländer während des Asylverfahrens, für Kriegsflüchtlinge mit Aufenthaltsgestattung in der Bundesrepublik Deutschland u. für zur Ausreise verpflichtete Ausländer, bei denen tatsächliche Abschiebungshindernisse vorliegen; Leistungsgewährung erfolgt vorrangig in Form von Sachleistungen u. Unterbringung in Gemeinschaftsunterkünften; zuständig für die Durchführung des AsylbLG sind die Träger* der Sozialhilfe.

Asylrecht: (engl.) *1. u. 2. right of asylum*, *3. asylum law*; **1.** Grundsatz, einem Verfolgten Zuflucht außerhalb des ihn verfolgenden Staates zu gewähren; **2.** Derivat völkerrechtlicher Souveränität eines Staates, einen Verfolgten nicht ausliefern zu müssen (Schutzgewährung als Recht des Staates); **3.** Gesamtheit aller die Gewährung des Asylschutzes u. den damit verbundenen Aufenthalt im Zufluchtsland betreffenden Normen; im Grundsatz ist ein solcher Aufenthalt immer nur vorübergehend für die Dauer der Verfolgungsgefahr. In Deutschland genießt das Asylrecht Verfassungsrang (Art. 16a GG); 1993 wurde der Kreis der Anspruchsberech-

trags- u. verfahrensabhängiges Grundrecht. Der Asylbewerber hat seine reale od. drohende politische Verfolgung* im Heimatland aufgrund seiner politischen Überzeugung, seiner Religion od. Weltanschauung bzw. seiner Zugehörigkeit zu einer bestimmten ethnischen od. sozialen Gruppe glaubhaft zu machen. Vgl. Ausländerrecht, Flüchtlinge, Genfer Flüchtlingskonvention, Zuwanderungsgesetz.

ATC-Klassifikation: (engl.) *ATC classification*; Abk für Anatomisch-Therapeutisch-Chemische Klassifikation; Klassifikationssystem der WHO für Medikamente nach Organ bzw. System, auf das sie wirken sowie ihrer chemischen, pharmakologischen u. therapeutischen Eigenschaften; erleichtert den Vergleich zwischen Arzneimitteln u. bietet einen einheitlichen Bezug für die Angabe der Tagestherapiekosten*. DIMDI gibt nach § 73 Abs. 8 SGB V seit 1.1.2004 die deutsche Fassung der Anatomisch-Therapeutisch-Chemischen (ATC) Klassifikation mit definierten Tagesdosen (s. DDD) heraus.

Atemschutzmaske: (engl.) *respirator*; Mund u. Nase bedeckende, filtrierende Halbmaske nach EN 149; Bestandteil der Schutzkleidung* zum Schutz des Trägers vor inhalierbaren Partikeln, so auch vor Erregern von Infektionskrankheiten, die aerogen übertragen werden; Teil des Arbeitsschutzes* nach TRBA* 250; Atemschutzmasken müssen dicht sitzend u. flüssigkeitsdicht sein u. den Schutzstufen FFP1, FFP2 od. FFP3 (engl. *filtering facepiece*) entsprechen. Vgl. Mundschutz.

Atem-, Sprech- und Stimmlehrer: (engl.) *breathing, speech and voice teacher*; therapeutisch u./od. pädagogisch ausgerichtetes Berufsbild: **1.** behandelt Patienten mit Störungen der Atemwege, den Stimmorgans od. der Sprachentwicklung; **2.** unterstützt u. fördert Menschen, die ihre Stimme beruflich nutzen (z. B. Schauspieler, Sänger); **Ausbildung** 3-jährige landesrechtlich geregelte Ausbildung an Berufsfachschulen; arbeitet in Praxen, Rehabilitations- u. Gesundheitszentren, Hörfunk- u. Fernsehanstalten, Theatern u. Bühnen. Vgl. Logopäde.

Atemtherapie: (engl.) *respiratory therapy*; Sammelbez. für Atemgymnastik, Atemphysiotherapie Atemschulung u. krankengymnastische Atemtherapie; **Verfahren:** Anwendung physiotherapeutischer Maßnahmen unter Einbeziehung von Inhalationstherapie*, Massage*, Hydro-, Elektro- u. Sauerstofftherapie; dient der Verbesserung od. Aufrechterhaltung der Atemfunktion.

Athen-Charta: (engl.) *charta of Athens*; i. R. des IV Congrès Internationaux d'Architecture Moderne (CIAM) in Athen (1933) von Architekten u. Stadtplanern zur Verbesserung des Städtebaus verabschiedetes Dokument; Forderungen der Athen-Charta leiteten sich aus der Analyse der Bedingungen für die Gesundheit der Einwohner in den

schen Stadtkerne, damit verbunden Mangel an Raum, Sonne u. Grünflächen sowie die Gefahr von Epidemien*. Der CIAM forderte, dass die Wahl u. der Bau von Wohnvierteln nach Gesichtspunkten „der günstigen Sonnenlage", nah gelegener Grünflächen u. der „Hygiene" zu erfolgen habe. Wohnviertel sollten über Grünflächen mit „Gemeinschaftseinrichtungen" verfügen, die Baulinie der Wohnhäuser sollte nicht mehr entlang Verkehrsstraßen liegen. Hohe Bauten „in ausreichend weiten Abständen" sollten erbaut werden u. „die Entfernung zwischen Arbeitsplatz u. Wohnort" sollte „auf ein Minimum reduziert werden". Vgl. Urban Health.

ATL: Abk. für Aktivitäten* des täglichen Lebens.

Atomgesetz: (engl.) *Atomic Energy Act*; Abk. AtG; „Gesetz über die friedliche Verwendung der Kernenergie u. den Schutz gegen ihre Gefahren" vom 23.12.1959 (BGBl. I S. 814), Neufassung vom 15.7.1985 (BGBl. I S. 1565), zuletzt geändert am 12.8.2005 (BGBl. I S. 2365), auf der Basis des Art. 74 Nr. 11 a GG; beinhaltet Regelungen bezüglich der friedlichen Verwendung der Kernenergie (z. B. Genehmigungstatbestände, Überwachungsvorschriften, Vorschriften zur Entsorgung radioaktiven Abfalls); bildet die Rechtsgrundlage u. a. der Strahlenschutzverordnung* u. der Röntgenverordnung*.

Attest: (engl.) *medical certificate*; Gesundheitszeugnis; ärztliche Bescheinigung über den Gesundheitszustand einer Person/eines Patienten, insbes. über den Untersuchungsbefund im Krankheitsfall; nach der Berufsordnung hat der Arzt bei der Ausstellung eines Attests mit der notwendigen Sorgfalt zu verfahren u. nach bestem Wissen seine ärztliche Überzeugung innerhalb einer angemessenen Frist auszusprechen. Das Ausstellen unrichtiger Atteste ist nach § 278 StGB strafbar.

Attribution: (engl.) *attribution*; Zuschreibung; (psychol.) kognitiver Prozess, durch den einem Verhalten, einem Handlungsresultat od. einer Emotion ein Motiv (Finalattribution) od. eine Ursache (s. Kausalattribution) zugeschrieben wird.

AU: Abk. für Arbeitsunfähigkeit*.

Audit: (engl.) *audit*; Überprüfung definierter Kriterien in einem systematisch angelegten, unabhängigen u. dokumentierten Verfahren; Audits dienen der Ermittlung, inwieweit die Qualitätsmanagementsystem-Anforderungen erfüllt sind. Auditfeststellungen werden verwendet, um die Wirksamkeit des Qualitätsmanagementsystems zu bewerten u. Verbesserungsmöglichkeiten zu erkennen. **Erstparteien-Audits** werden von der Organisation selbst od. in ihrem Auftrag für interne Zwecke durchgeführt u. können die Grundlage für deren Selbsterklärung der Konformität bilden. **Zweitparteien-Audits** werden von Kunden der Organisation od. anderen Personen im Auftrag des Kunden durchgeführt. **Drittparteien-Audits**

Erfüllung von Anforderungen wie diejenigen der ISO 9001 (s. ISO-9000-Familie).

Aufbauorganisation: (engl.) *organisation structure*; Strukturierung einer Organisation in aufgabenteilige Stellen u. Abteilungen sowie deren Koordination untereinander; im Qualitätsmanagement* festgelegte Verantwortlichkeiten, Verfahren u. Mittel, in deren Rahmen Arbeitsabläufe od. Prozesse der Ablauforganisation* umgesetzt werden, um die Qualitätsanforderungen* an die materiellen od. immateriellen Produkte der Organisation zu erfüllen. Die Darstellung erfolgt üblicherweise in Form von Organigrammen u. Stellenbeschreibungen, z. B. das traditionelle Drei-Säulen-System aus Ärztlichem Dienst, Pflegedienst u. Verwaltung im Krankenhaus.

Aufbewahrungsfrist: (engl.) *period for safekeeping*; gesetzlich festgelegter Zeitraum, innerhalb dessen Daten nicht vernichtet werden dürfen; im Datenschutzrecht gibt es keine konkreten Fristen, sondern es wird vom Grundsatz der Erforderlichkeit ausgegangen; d. h. solange Daten für die Ausübung der Tätigkeit tatsächlich erforderlich sind, sind sie aufzubewahren, ansonsten zu löschen. Datenhaltung auf Vorrat ist untersagt. **Rechtliche Grundlage:** § 110 a SGB IV. Vgl. Dokumentationspflicht.

Aufbewahrungspflicht: s. Dokumentationspflicht, Aufbewahrungsfrist.

Aufenthalt, gewöhnlicher: (engl.) *usual residence*; Ort, an dem eine Person den räumlichen Mittelpunkt ihrer Lebensverhältnisse hat, unter Umständen, die erkennen lassen, dass sie an diesem Ort nicht nur vorübergehend (von vornherein zeitlich begrenzt) verweilt, wobei allerdings keine ständige Anwesenheit verlangt wird (Entscheidungen des Bundessozialgerichts; BSGE 27; 88, 89; keine feste Fristenvorgabe, in der Rechtsprechung immer Einzelfallentscheidung); die Regelungen der Sozialgesetzbücher finden für alle Personen (Deutsche u. Ausländer) Anwendung, die ihren Wohnsitz od. gewöhnlichen Aufenthalt im Bundesgebiet haben (sog. Wohnsitzprinzip); **Rechtliche Grundlage:** § 30 SGB I. Vgl. Einstrahlung, Ausstrahlung.

Aufenthaltstitel: (engl.) *residence title*; nach dem Aufenthaltsgesetz („Gesetz über den Aufenthalt, die Erwerbstätigkeit u. die Integration von Ausländern im Bundesgebiet", Abk. AufenthG), vom 30.7.2004 (BGBl. I S. 1950), zuletzt geändert am 21.6.2005 (BGBl. I S. 1818) benötigen Ausländer für die legale Einreise u. den legalen Aufenthalt im Bundesgebiet einen Aufenthaltstitel, sofern nicht anderes Recht etwas Anderes vorsieht; **Formen:** seit 1.1.2005 gibt es (neben der Freizügigkeitsbescheinigung für Bürger der EU) 4 Aufenthaltstitel: **1. Niederlassungserlaubnis:** zeitlich u. räumlich unbeschränkt, darf nicht mit einer Nebenbestimmung versehen werden u. berechtigt

schränkt erteilt u. verlängert; je nach Fallkonstellation ist mit ihr eine Arbeitsgenehmigung* verbunden od. nicht; **3. Visum:** kann einem Ausländer für die Durchreise od. kurzfristige Aufenthalte (bis zu 3 Monate) bzw. in bestimmten Fällen auch für längerfristige Aufenthalte erteilt werden; **4. Aufenthaltsgestattung** für Asylbewerber zur Durchführung des Asylverfahrens. Die **Duldung** stellt keinen Aufenthaltstitel dar; sie ist vielmehr eine Bescheinigung über die Aussetzung der Abschiebung*. Der Aufenthalt des Ausländers bleibt unerlaubt, allerdings straffrei. Er kann durch die Abschiebung jederzeit beendet werden, auch wenn die Duldung noch gültig ist. Eine Duldung kann mit zahlreichen Nebenauflagen versehen werden, die den räumlichen Aufenthalt des Ausländers u. seine Erwerbstätigkeitsmöglichkeiten einschränken.

Auffälligkeitsprüfung: s. Abrechnung ärztlicher Leistungen.

Aufgabenübertragung: (engl.) *delegation*; kennzeichnet die Wahrnehmung nicht originär zugeordneter, aber von einer befugten Stelle übertragenen Aufgaben; im sozialpolitischen Kontext Weitergabe hoheitlicher Aufgaben zur Erfüllung staatlicher Zwecke an Dritte, die diese dann unter staatlicher Aufsicht durchführen; im Gesundheitswesen z. B. die Übertragung der hoheitlichen Aufgabe der Impfung von den Gesundheitsämtern auf die niedergelassenen Ärzte; auch in anderen Rechtsbereichen unter bestimmten Voraussetzungen zulässig (z. B. TÜV in Bezug auf medizinische Geräte, Qualitätsmanagement).

Aufklärung: (engl.) *information*; Information des Patienten über alle relevanten Umstände seiner Erkrankung u. ihrer Behandlung; für den Arzt* besteht die ethische u. rechtliche Verpflichtung zur Aufklärung des Patienten (Aufklärungspflicht); unterschieden werden: **1. therapeutische Aufklärung** (od. Sicherungsaufklärung): ergibt sich aus der ärztlichen Fürsorgepflicht; der Arzt muss dem Patienten erläutern, welche Besonderheiten mit seiner Erkrankung verbunden sind u. welche Maßnahmen zu ihrer Beseitigung ärztlicherseits u. seitens des Patienten erforderlich sind, um drohende Schäden von ihm abzuwenden; z. B. Information des Patienten über therapierichtiges Verhalten zur Sicherung des Heilerfolges, zum Schutz vor Unverträglichkeitsrisiken, vor Nachteilen einer Überschätzung der Therapie sowie Unterrichtung der nachbehandelnden Ärzte bzw. des Patienten selbst über Befunde u. Zwischenfälle zur rechtzeitigen Einleitung einer sachgerechten Nachbehandlung. **2. Selbstbestimmungsaufklärung:** Vermittlung der für die Entscheidung über einen Heileingriff notwendigen Informationen, die der verfassungsrechtlich gewährleisteten Entschlussfreiheit des Patienten dienen; Voraussetzung für ausreichende Aufklärung ist ein Eingriff auch bei Einwilligung des Patienten rechtswidrig, weil die ser eine sinnvolle Entscheidung nur treffen kann wenn er über deren Bedeutung u. Tragweite hinreichend aufgeklärt worden ist. Ein sog. therapeutisches Privileg hat die Rechtsprechung bislang nicht anerkannt; ein Unterlassen der Aufklärung wird nur dann für zulässig gehalten, wenn die ernste Gefahr eines schweren seelischen od. körperlichen Schadens besteht. Zwischen Aufklärung u. Eingriff muss eine der Schwere des Eingriffs angemessene Bedenkzeit ohne Entscheidungsdruck für den Patienten liegen. Der Patient muss ggf. über mehrere, konkret zur Wahl stehende Behandlungsmöglichkeiten u. deren Für u. Wider unterrichtet werden. Die typischen Risiken eines Eingriffs sind zu benennen. Über seltene Risiken muss der Arzt dann aufklären, wenn sie entscheidungsrelevant sind od. sich im Falle der Verwirklichung schwere Belastungen für den Patienten einstellen. Generell ergibt sich der Umfang der Aufklärung aus den Umständen des Einzelfalls; er richtet sich nach dem Zweck der Aufklärung, dem Patienten eine abwägende Wahrnehmung seines Selbstbestimmungsrechts* zu ermöglichen; maß gebend sind dabei die Schwere der Auswirkungen (z. B. Hinweis auf mit dem Eingriff verbundene erhebliche Schmerzen), ferner die sachliche u. zeitliche Notwendigkeit des Eingriffs, die all gemeine Bekanntheit der Eingriffsumstände u. -folgen sowie der Bildungs- u. Erfahrungsstand des Patienten. Die Vermittlung eines zutreffenden Bildes von Schwere u. Risiko reicht aus, wenn der Patient dadurch in die Lage versetzt wird, weitere Informationen gezielt abzufragen. Auch bei einer vital indizierten Therapie, bei der ein Risiko selten ist u. sich bei Nichtanwendung der Therapie krankheitsbedingt voraussichtlich mit höherer Wahrscheinlichkeit verwirklichen wird, kann daher eine Aufklärungspflicht bestehen, wenn das Risiko im Falle einer Verwirklichung den Patienten schwer belastet u. trotz seiner Seltenheit für den Eingriff spezifisch, für den Laien überraschend ist Besondere Maßgaben gelten im Bereich der sog. Neuland-Medizin, z. B. einer Therapiestudie **3. wirtschaftliche Aufklärung:** Information über vom Patienten nicht vorhersehbare Folgekosten z. B. Zuzahlung* bei Medikamentenkosten oberhalb des Festbetrags nach § 73 Abs. 5 S. 3 SGB V od andere Eigenanteile an Kassenleistungen. **4. Aufklärung von Studienteilnehmern:** Studienleiter sind verpflichtet, Teilnehmer über Zweck u. Risi ken der geplanten Studie zu informieren; die Aufklärung muss vollständig, verständlich u. be einflussungsneutral sein; Maßnahmen zum Datenschutz* müssen eindeutig dargelegt werden. Die Aufklärung wird durch eine unterschriftlich zu bestätigende Einwilligung* vervollständigt. Für

genetische Untersuchungen muss anonymisiert od. nach der eingewilligten Studie vernichtet werden, damit zu einem späteren Zeitpunkt nicht weitere molekulargenetische Untersuchungen durchgeführt werden können, deren Implikationen nicht absehbar sind. **Hinweis:** Die Aufklärung steht in der Verantwortung des Arztes, eine Delegation der Aufklärung an Dritte ist bei entsprechender Qualifikation möglich. Die Aufklärung sollte nach Art u. Zeitpunkt durch den Behandler dokumentiert werden. Der Arzt trägt im Haftpflichtprozess die Beweislast für die ausreichende Selbstbestimmungsaufklärung des Patienten. Versäumnisse bei der therapeutischen Aufklärung hat grundsätzlich der Patient nachzuweisen. Bei begründetem Verdacht eigener Fehler mit nur unwesentlichen Folgen trifft den Arzt nach vordringender Rechtsauffassung eine Offenbarungspflicht, die i. d. R. mit dem Ende des Vertragsverhältnisses entfällt; nachträglich hat er dagegen nur dann zu informieren, wenn dem unwissenden Patienten schwere Gesundheitsgefahren drohen.

Aufklärung, gesundheitliche: (engl.) *health education*; Methode der Gesundheitsförderung* mit dem Ziel, Wissen u. Erfahrung des Einzelnen über Gesundheit u. Krankheit, über den Körper u. seine Funktionen, über Prävention u. Abhilfemaßnahmen zu fördern ebenso wie Kenntnisse hinsichtlich der Inanspruchnahme des Gesundheitssystems* u. seiner Funktionsweise, sowie das Bewusstsein für soziale, politische u. Umweltfaktoren mit Einfluss auf die Gesundheit zu schärfen. **Leistungsträger:** Gesundheitliche Aufklärung geschieht in Deutschland durch eine Vielzahl unterschiedlicher Träger auf nationaler, regionaler u. kommunaler Ebene. Eingesetzt werden unterschiedliche Informations- u. Aufklärungsstrategien, die zielgruppenorientiert mit Mitteln der Massenkommunikation (z. B. Rundfunk-, Fernseh-, Zeitungs- u. Zeitschriftenberichte, Anzeigen, Kinospots, Videos, Internet, Broschüren u. Faltblätter) angewendet werden. Weiter werden Mittel der personalen Kommunikation eingesetzt (z. B. Vorträge, Diskussionsrunden, Tage der offenen Tür, Informations-Busse, Telefonberatung). Verbreitet sind v. a. Informationen über Themen der Vorsorge, zu Krankheiten u. Risikofaktoren. Durch den Einsatz von massenkommunikativen Mitteln kann die gesundheitliche Aufklärung schnell Informationen (z. B. aus aktuellem Anlass bei Epidemien) an größere Bevölkerungsgruppen herantragen bzw. gesundheitsrelevante Themen in das öffentliche Bewusstsein heben. In Verbindung mit personalkommunikativen Mitteln kann ein Beitrag zur Meinungsbildung, Einstellungsänderung u. evtl. zur Verhaltensänderung geleistet werden.

Aufmerksamkeit: (engl.) *attention*; auswählendes Gerichtetsein des Bewusstseins auf bestimmte Gegenstände der Aufmerksamkeit hinsichtlich anderer Objekte u. subjektiv eine Strukturveränderung der physischen Tätigkeit, die sich u. a. in dem spezifischen Gerichtetsein der Reizaufnahme u. -verarbeitungsfähigkeit des Menschen äußert. Hervorgerufen wird die Aufmerksamkeit durch die Eigenschaften der Widerspiegelungsobjekte in ihrer Beziehung zu den psychischen u. physischen Besonderheiten des widerspiegelnden Subjektes. **Formen: 1.** unwillkürliche Aufmerksamkeit (Faszination); **2.** willkürliche Aufmerksamkeit (Konzentration); Beispiel für eine überwiegende Aufmerksamkeitsbelastung ist der automatisierte Arbeitsprozess; **Aufmerksamkeitstypen: 1.** fixierende Aufmerksamkeit: sich auf einen Punkt beschränkende Aufmerksamkeit (enger Umfang, einseitig, objekttreu); **2.** fluktuierende Aufmerksamkeit: von Objekt zu Objekt wechselnde Aufmerksamkeit (weiter Umfang, vielseitig, abwechselnd). Als **Aufmerksamkeitsumfang** bezeichnet man die Zahl der Elemente, die gleichzeitig wahrgenommen od. beachtet werden können; es besteht eine Verknüpfung von Aufmerksamkeit u. Kurzzeitgedächtnis; der Aufmerksamkeitsumfang umfasst die Anzahl der kurzfristig präsentierten Merkmale, die unmittelbar abrufbar sind, u. liegt im Allg. bei 7 (+/−2) Einheiten; eine Erweiterung des kognitiven Fassungsvermögens ist möglich durch: **1.** reduktive Codierung: die Zusammenfassung von Merkmalen zu größeren Informationsklumpen (chunks); **2.** elaborative Codierung: den zu behaltenden Informationen werden zusätzliche Informationen hinzufügt (z. B. Mnemotechnik). Vgl. Vigilanz.

Aufnahmeland: (engl.) *host country, receiving state*; Bez. für den Staat, in dem ein Flüchtling Aufnahme u. Schutz vor Verfolgung od. anderen Menschenrechtsverletzungen findet; im Gegensatz zum Aufenthalt im Durchgangsland handelt es sich um einen auf Dauer (zumindest so lange, wie die Gefahr im Herkunftsland besteht) angelegten Aufenthalt. Aufnahmeländer (Stand Ende 2004) für Asylbewerber mit den höchsten Flüchtlingsbeständen sind Iran (1,05 Mio. Flüchtlinge), Pakistan (969 000), Deutschland (963 000), die USA (685 000) u. Tansania (602 000).

Aufopferung: (engl.) *abandonment*; Begriff des Sozialen Entschädigungsrechts für das Aufgeben der Individualität mit dem Risiko der Schädigung von Gesundheit u. Leben durch staatliche Dienstverpflichtung od. sonstige Opfer für die Allgemeinheit, insbes. Kriegsteilnahme; Maßnahmen zum Ausgleich möglicher Folgen der Aufopferung (s. Versorgung) sind nach den Gesetzen des Sozialen* Entschädigungsrechts (Tab. 1 dort) geregelt.

Aufstieg, sozialer: (engl.) *social advancement*; Übergang von Personen od. Bevölkerungsteilen zu einer höheren sozialen Schicht* (vertikale Mobilität);

od. auch bei der Karriere einer Einzelperson. Die Herkunftsfamilie (vgl. Familie) legt die soziale Position eines Menschen in der Sozialstruktur eines Menschen z. T. fest (Platzierungsfunktion), wichtigstes Vehikel für sozialen Aufstieg ist die Ausbildung. Vgl. Mobilität, Abstieg, sozialer.

Auftragsleistung: s. Überweisung.

Aufzeichnungs- und Übermittlungspflicht: s. Dokumentationspflicht.

Augenoptiker: (engl.) *optician*; stellt nach augenärztlicher Verordnung od. aufgrund von Sehschärfenbestimmung bei Fehlsichtigen Brillen aller Art her u. passt Kontaktlinsen an; **Aufgabe:** Bearbeitung von Brillenfassungen für die individuelle Passgenauigkeit, Information über Eigenschaften, Eingewöhnung, Pflege u. Tragedauer von Kontaktlinsen, Kundenberatung u. Ausführung kaufmännische Verwaltungsarbeit, Verkauf, Wartung u. Reparatur optischer Instrumente; **Ausbildung:** 3-jährige staatlich anerkannte Ausbildung nach Berufsbildungsgesetz u. Handwerksordnung.

Augenschutz: (engl.) *eyeguard, eye protection*; Teil der persönlichen Schutzausrüstung* eines Arbeitnehmers in Form einer Schutzbrille, eines Schutzschildes, einer Schutzhaube od. eines Schutzschirms bei tätigkeitsbedingter Gefahr von herumfliegenden Teilen, Verspritzen von Flüssigkeiten od. augengefährdender Strahlung; muss durch den Arbeitgeber bereitgestellt werden, der entsprechende Belehrungen im Gebrauch dieser persönlichen Schutzausrüstung* durchzuführen hat. Bereiche od. Arbeitsplätze, in denen ein Augenschutz zu tragen ist, sind mit einem Hinweisschild zu kennzeichnen. Gefährdungen, die das Tragen eines Augenschutzes notwendig machen, werden unterteilt in 1. mechanische Schädigungen, z. B. durch Fremdkörper, Splitter, Späne, Staub, Schweißfunken od. Flüssigkeitsspritzer; 2. chemische Schädigungen, z. B. durch Laugen, Säuren od. andere chemische Substanzen sowie feste Körper, die sich in der Tränenflüssigkeit lösen; 3. thermische Schädigungen, z. B. durch sehr hohe od. sehr niedrige Temperaturen od. Infrarotstrahlung; 4. Schädigungen durch optische Strahlung, z. B. UV-Strahlung bei Schweißarbeiten, Infrarotstrahlung, intensive Sonneneinstrahlung, Lichtstrahlung od. Laserstrahlen; 5. Schädigungen durch ionisierende Strahlung, z. B. Röntgenstrahlen.

Augenspülvorrichtung: s. Notdusche.

Ausbildung: s. Bildung, berufliche.

Ausbildungsförderung: (engl.) *promotion of vocational training*; finanzielle Leistungen des Staates für Auszubildende während einer beruflichen Ausbildung, mit dem Ziel, die Berufsausbildung Anspruchsberechtiger zu fördern; 1. Berufsausbildungsbeihilfe*; 2. Ausbildungsförderung für Schüler im Schulbereich u. an Hochschulen; kann nach dem Bundesausbildungsförderungsgesetz (s. BA-

Berufe in der Krankenpflege: (engl.) *Nursing Car Training Ordinance*; Abk. KrPflAPrV; Pflegeausbildungsverordnung; Verordnung vom 10.11.2003 (BGBl. I S. 2263) geändert am 23.3.2005 (BGBl. S. 931) regelt die Ausbildung in der Gesundheits u. (Kinder-)Krankenpflege; schreibt mindestens 2100 Stunden theoretischen Unterricht u. 2500 Stunden praktische Ausbildung vor, davon eine 1200 Stunden umfassende Differenzierungsphase im Unterricht u. in der praktischen Ausbildung, die sich auf die für die Gesundheits- u. Krankenpflege od. Gesundheits- u. Kinderkrankenpflege jeweils spezifisch zu vermittelnden Kompetenzen erstreckt. Die staatliche Prüfung besteht aus einem schriftlichen, mündlichen u. praktischen Teil u. schließt mit der Erteilung der Erlaubnis zur Füh rung der Berufsbezeichnung Gesundheits-* und Krankenpfleger od. Gesundheits- u. Kinderkrankenpfleger ab. Vgl. Krankenpflegegesetz.

Ausbildungszuschuss: s. Leistungen an Arbeitgeber.

Ausbruch: (engl.) *outbreak*; oft syn. mit Epidemie* verwendete Bez. für den Anstieg der Häufigkei einer Krankheit* über das endemische Niveau hi naus; Planung u. Koordination von Maßnahmen zur Aufklärung u. Beseitigung der Ursachen mi dem Ziel, einen Ausbruch zu beenden, wird als **Ausbruchsmanagement** bezeichnet. Unterschie den werden vorbereitende (Festlegung im Hygie neplan*) von reaktiven Maßnahmen. Vgl. Endemie

Ausdauerleistung: (engl.) *endurance performance*; (ar beitsmedizinisch) Leistung für den Acht-Stunden-Arbeitstag, die ohne Gesundheitsschädigung tagtäglich über Jahre erbracht werden kann; maxima wird bei Untrainierten eine Leistung von 30 % der maximalen Sauerstoffaufnahme ohne Einlegen von Pausen u. 50 % mit Pausen erbracht. Trainierte erreichen 70–90 % der maximalen Sauerstoffauf nahme als Dauerleistung über 8 Stunden. Unter maximaler Ausdauerleistung wird die Leistung in Watt (Fahrradergometrie) verstanden, die über 5–6 Minuten maximal erbracht werden kann.

Auseinzelung: (engl.) *own pack dispensing*; Entnahme einzelner Tabletten aus Medikamentenfertig-packungen; eine Auseinzelung ist nur auf ausdrückliche ärztliche Anordnung zulässig; grund sätzlich dürfen Arzneimittel* nur packungsweise abgegeben werden. **Hinweis zur Gesundheits reform 2006:** Die Gesundheitsreform sieht bislang vor, die Auseinzelung durch Apotheken zu erleich tern.

Ausfallzeiten: veraltete Bez. für Anrechnungszeit*.

Ausgabendeckel: (engl.) *expenditure cap*; Begren zung der finanziellen Mittel eines öffentlichen Trägers (z. B. Sozialversicherungsträger) durch den Gesetzgeber; 1. in der **GRV** werden z. B. die Ausgaben für die Rehabilitation entsprechend der voraussichtlichen Entwicklung der Bruttolohn- u.

Leistungsanspruch individueller Versicherter.
Ausgleichsabgabe: s. Beschäftigungspflicht der Arbeitgeber.
Ausgleichsbedarfssatz: (engl.) *contribution rate*; Abk. ABS; Verhältnis der standardisierten berücksichtigungsfähigen Leistungsausgaben* aller Krankenkassen zur Summe der beitragspflichtigen Einnahmen ihrer Mitglieder (§ 266 SGB V, RSAV); um die Zahlungen der Krankenkassen in bzw. aus dem Risikostrukturausgleich beurteilen zu können, erfolgen regelmäßig eine Schätzung u. Bekanntgabe des ABS durch das Bundesversicherungsamt*; 2004 lag der ABS bei 12,27 %. **Hinweis zur Gesundheitsreform 2006:** Die Gesundheitsreform sieht bislang vor, den Risikostrukturausgleich in den neuen Gesundheitsfonds* zu verlagern.
Ausgleichsfonds: (engl.) *equalisation fund*; zweckgebundenes, zentrales Vermögen aus der Ausgleichsabgabe (s. Beschäftigungspflicht der Arbeitgeber) beim Bundesministerium* für Gesundheit zur Förderung von überregionalen Vorhaben (Einrichtungen, Maßnahmen) u. Einstellung u. Beschäftigung von schwerbehinderten Menschen nach § 78 SGB IX (§§ 35–45 Schwerbehindertenausgleichsabgabeverordnung, Abk. SchwbAV).
Ausgleichsrente: s. Beschädigtenrente.
Ausgrenzung, soziale: (engl.) *ostracism, social exclusion*; Prozess der Benachteiligung von Bevölkerungsgruppen durch Marginalisierung bzw. Ausschließen aus Bereichen sozialer Teilhabe wie sozialstaatliche Errungenschaften (z. B. Gesundheitsversorgung) od. Lebenschancen u. Verdienstmöglichkeiten; häufig z. B. bei nichtorganisierten, behinderten, alten, alleinerziehenden Menschen, Menschen mit Migrationdhintergrund; soziale Ausgrenzung ist mit sozialer Desintegration verbunden u. kann zur Destabilisierung von politischen u. sozialen Systemen führen. **Sozialmedizinische Bedeutung:** kann für das Individuum mit einem höheren Krankheits- u. Mortalitätsrisiko verbunden sein. Vgl. Diskriminierung.
Auskunftsanspruch: (engl.) *right to information*; Recht des Patienten auf Auskunft über Inhalte ihn betreffender Krankenunterlagen; korrespondiert mit dem Einsichtsrecht* nach § 810 BGB; bei EDV-gestützter u. auch bei manueller Patientendokumentation, sofern die Patientendaten auf einheitlichen u. gleichartig aufgebauten Karteikarten erfasst werden, besteht nach Datenschutzgesetzen (u. a. §§ 19, 34 Bundesdatenschutzgesetz; s. Datenschutz) eine Auskunftspflicht der speichernden Stelle gegenüber dem Patienten. Die Auskunftspflicht umfasst Datenspeicherung u. Inhalt der gespeicherten Daten, Herkunft u. Empfänger der Daten sowie Zweck der Speicherung. Für Sozialdaten* folgt der Anspruch des Versicherten gegenüber dem speichernden Trägerder Sozialhilfe aus § 83 SGB X (mit modifizierender Ausgestaltung

im Sozialrecht Nachfrage von dritten (öffentlichen od. privaten) Stellen an die Sozialleistungsträger nach den Daten einer dort versicherten Person (z. B. Anschrift, Aufenthalt u. Geburtsdatum, Name u. Anschrift des Arbeitgebers, Rentenhöhe); die Übermittlung bestimmter Daten wie Name, Anschrift, Anschrift des Arbeitgebers, Aufenthalt, medizinische Daten (mit Ausnahmeregelung des § 76 SGB X), Einkommensdaten, Versicherungsdaten ist rechtmäßig z. B. für die Erfüllung sozialer Aufgaben, für Aufgaben der Polizeibehörden, der Staatsanwaltschaften u. Gerichte, der Behörden der Gefahrenabwehr od. zur Durchsetzung öffentlich-rechtlicher Ansprüche; **Rechtliche Grundlage:** §§ 68 ff. SGB X; vgl. Auskunftsanspruch, Einsichtsrecht.
Auskunftspflicht: s. Einsichtsrecht, Offenbarungspflicht.
Auskunfts- und Beratungsstelle: (engl.) *information centre*; von den gesetzlichen Rentenversicherungsträgern* bundesweit eingerichtete Stellen zur kostenlosen Aufklärung, Auskunft u. Beratung u. Information der Versicherten* in individuellen Angelegenheiten der Rentenversicherung*; **Aufgabe:** Unterstützung bei allen Versicherungsangelegenheiten, z. B. Ausfüllen von Antragsvordrucken, Beurkundung von Dokumenten u. Entgegennahme von Widersprüchen gegen Bescheide; angegliedert sind häufig gemeinsame Servicestellen*.
Auskunftsverweigerungsrecht: (engl.) *right to refuse to give evidence*; Recht eines Zeugen, die Beantwortung von Fragen zu verweigern, bei denen er Gefahr läuft, sich od. Angehörige einer strafrechtlichen Verfolgung auszusetzen (§ 55 StPO); im Zivilprozess, Verwaltungs- u. Sozialstreitverfahren gilt dieser Grundsatz insoweit, als dass er od. seine Angehörigen dadurch einen Vermögensschaden erleiden. Vgl. Zeugnisverweigerungsrecht, Schweigepflicht.
Ausländerbeauftragter: (engl.) *foreigners representative*; syn. Migrationsbeauftragter, Integrationsbeauftragter; haupt- od. ehrenamtlich Tätiger, der auf Bezirk-/Stadtteil-, Kommunal-, Landes- od. Bundesebene für die Belange ausländischer Bewohner eintreten soll; der Beauftragte der Bundesregierung ist beim Bundesministerium für Familie, Senioren, Frauen u. Jugend angesiedelt u. wird aus dessen Etat bezahlt. **Aufgabe: 1.** Beratung u. Unterstützung der (Bundes-)Regierung u. anderer Stellen bei der Integration der ausländischen Bevölkerung; **2.** Förderung eines gemeinsamen Zusammenlebens zwischen Migranten* u. Deutschen sowie Bekämpfung der Ausländerfeindlichkeit*; **3.** Diskriminierungen* von Migranten entgegenzutreten; **4.** Information der Migranten über deren Rechte u. Pflichten. **Rechtliche Grundlage:** auf Bundesebene rechtliche Regelung nach §§ 91 a–c Ausländergesetz bzw. §§ 92–94 Aufent-

Zuschreibungen u. vorurteilshafte, feindselige Verhaltensweisen (z. B. in Form von Rassismus*), die zugewanderte Personen in einer Mehrheitsgesellschaft wegen anderer Ethnie*, Herkunft, Sprache, Religion od. Kultur diskriminieren (s. Diskriminierung); die Abwertung des Fremden geht einher mit einer Aufwertung der Eigengruppe. Diese stigmatisierende Vorurteilsideologie kann der Legitimation bestehender sozialer Ungleichheit u. der Rechtfertigung von Aggression dienen. Vgl. Migranten, Akkomodation, Akkulturation, Integration, Arbeitnehmer, ausländischer.

Ausländerrecht: (engl.) *Foreigners Law*; Gesamtheit der gesetzlichen Normen, welche die Einreise u. den Aufenthalt von Ausländern in Deutschland regeln; dabei handelt es sich auch nach der Reform durch das am 1.1.2005 in Kraft getretene Zuwanderungsgesetz* um verschiedenartige Vorschriften. Die Grundlagen für das deutsche Ausländerrecht lassen sich in folgende Gruppen einteilen: **1.** Völker(vertrags)recht, z. B. Genfer* Flüchtlingskonvention, Europäische Menschenrechtskonvention, Staatenlosenübereinkommen; **2.** europäisches Gemeinschaftsrecht, z. B. Bestimmungen aus dem EG-Vertrag, Verordnungen (z. B. Freizügigkeitsverordnung für Unionsbürger) u. Richtlinien (z. B. über Mindestbedingungen für die Aufnahme von Flüchtlingen), Assoziationsrecht, das Schengener Abkommen zur Aufhebung der innereuropäischen Grenzen sowie das Schengener Durchführungsübereinkommen; **3.** nationales Verfassungsrecht, v. a. Art. 16 a GG (Asylrecht*); **4.** nationale Gesetze, v. a. Aufenthaltsgesetz, Freizügigkeitsgesetz/EU, Asylverfahrensgesetz, Staatsangehörigkeitsgesetz, Asylbewerberleistungsgesetz sowie zahlreiche einzelne Bestimmungen in anderen Gesetzen (z. B. in SGB III u. XII); **5.** Rechtsprechung des Europäischen Gerichtshofs, des Europäischen Gerichtshofs für Menschenrechte, des Bundesverfassungsgerichts, des Bundesverwaltungsgerichts sowie der übrigen Verwaltungsgerichtsbarkeit sowie z. T. der ordentlichen Gerichtsbarkeit.

Auslandsaufenthalt: s. Sozialleistungen im Ausland.

Auslandserstattungen: s. Krankenversicherungsschutz im Ausland.

Auslandsrentenvorschriften: (engl.) *regulations for pensions abroad*; in § 110 SGB VI enthaltene Regelungen, wie Rentenleistungen an Berechtigte mit gewöhnlichem Aufenthalt* im Ausland zu erbringen sind; Deutsche u. Angehörige der Mitgliedstaaten der Europäischen Union (EU) erhalten bei gewöhnlichem Aufenthalt im Ausland nach innerstaatlichem Recht i. d. R. ihre Rente in der gleichen Höhe wie beim Aufenthalt in Deutschland; Berechtigte erhalten Rente wegen verminderter Erwerbsfähigkeit* jedoch nur, wenn der Anspruch unabhängig von der jeweiligen Arbeitsmarktlage be-

geschuldeter.

Auslastung: (engl.) *utilisation*; Ausnutzen von vorhandenen Kapazitäten zu einem bestimmten Zeitpunkt od. in einem definierten Zeitraum; zur Berechnung des Auslastungsgrads wird der tatsächlichen Auslastung die maximale Auslastung für einen bestimmten Zeitpunkt od. Zeitraum gegenübergestellt wird (z. B. OP-Kapazitäten); zur Berechnung bedient man sich einer quantitativen Größe (z. B. Stunden). Vgl. Bettenauslastungsgrad

Auslöseschwelle: (engl.) *threshold*; Konzentration eines Stoffes in der Luft am Arbeitsplatz od. im Körper, bei deren Überschreitung zusätzliche Maßnahmen zum Schutz der Gesundheit erforderlich sind; seit Neufassung der Gefahrstoffverordnung 1999 überholt; s. Gefahrstoffe.

Ausrüstungsbeihilfe: s. Mobilitätshilfen.

Ausscheider: (engl.) *carrier*; Person, die Infektionserreger* ausscheidet u. dadurch eine Ansteckungsquelle für die Allgemeinheit sein kann, ohne krank od. krankheitsverdächtig zu sein (§ 2 Infektionsschutzgesetz*); vgl. Dauerausscheider.

Ausschlusskriterien: (engl.) *exclusion criteria*; Kriterien i. R. von klinischen u. epidemiologischen Studien*, die zum Ausschluss potentieller Studienteilnehmer von der Studienteilnahme führen; leiten sich aus ethischen u. rechtlichen Vorgaben (z. B. Interventionsstudien*) u. aus der klinischen od. epidemiologischen Studienfragestellung ab (vgl. Einschlusskriterien); prinzipiell gilt, dass kein Proband* durch eine Studienteilnahme zu Schaden kommen darf (vgl. Deklaration von Helsinki). In der Arzneimittelforschung werden z. B. alle potentiellen Teilnehmer ausgeschlossen, die Komorbiditäten* aufweisen, die möglicherweise einen Einfluss auf Pharmakokinetik od. -dynamik des Prüfpräparats haben. Ebenso werden häufig Teilnehmer ausgeschlossen, die potentiell interagierende Medikamente einnehmen, alte Menschen mit veränderten Stoffwechselbedingungen sowie Frauen im gebärfähigen Alter, da eine teratogene Wirkung nie mit Sicherheit vorhersagbar ist. Zum Schutz von Kindern u. nicht einwilligungsfähigen Probanden gelten besondere Regelungen.

Außenseitermethode: s. Neue Untersuchungs- und Behandlungsmethoden.

Aussiedler: (engl.) *resettler*; zugezogener Deutscher i. S. des Art. 116 Abs. 1 GG, der bei der Einreise die deutsche Staatsangehörigkeit erhält (auch Kinder u. nichtdeutsche Ehegatten); **Rechtliche Grundlage:** der Zuzug von Aussiedlern (seit 1993 Spätaussiedlern) ist geregelt im Bundesvertriebenen- u. Flüchtlingsgesetz (Abk. BVFG), die Versorgung der Aussiedler in der GKV während der halbjährigen Phase der Eingliederungshilfe durch § 11 BVFG danach entsprechend dem neu erreichten Erwerbsstatus. **Geschichte:** Bis 1987 reisten ca. 1,4 Mio. Aussiedler u. ihre Angehörigen v. a. aus Polen ein.

ca. weitere 2,7 Mio. bis 2000 an. **Sozialmedizinische Bedeutung:** Aufgrund spezifischer sozialer u. gesundheitlicher Probleme können verstärkte Maßnahmen zur Integration notwendig sein. Vgl. Flüchtling, Migranten, Diskriminierung.

Aussparung: (engl.) *suspension*; Form des Verwaltungshandelns im Sozialverfahrensrecht, mit dem verhindert wird, dass der Adressat eines Verwaltungsaktes von regelmäßigen Erhöhungen der (rechtswidrig begünstigend zu hoch) festgestellten Leistung profitiert, wenn aus Gründen des Vertrauensschutzes eine Rücknahme dieses Verwaltungsaktes nicht möglich ist; **Anw.:** ein Verwaltungsakt, der das Recht auf eine laufende Sozialleistung* verbindlich festgestellt hat, erweist sich als rechtswidrig, weil der Adressat des Verwaltungsaktes nach den Bestimmungen des Sozialrechts* keinen Anspruch auf die Leistung bzw. nicht in der festgestellten Höhe hat. **Beispiel** in der Rentenversicherung*: Ist eine Rente* rechtswidrig (zu hoch) festgesetzt worden, so wird sie nicht mit den regelmäßigen Rentenanpassungen* weiter angehoben. Die Aussparung wird beendet, sobald die geringere (aber rechtmäßige) Rente unter Berücksichtigung der regelmäßigen Anpassungen den (rechtswidrig) zu hoch festgesetzten Zahlbetrag erreicht hat.

Aussteuerung: (engl.) *rejection*; umgangssprachliche Bez. für das Leistungsende des Krankengeldanspruchs in der GKV wegen „derselben Krankheit" nach längstens 78 Wochen (einschließlich 6 Wochen Entgeltfortzahlung* im Krankheitsfall bei Arbeitnehmern) seit Beginn der ersten anzurechnenden Arbeitsunfähigkeitsphase innerhalb einer von der Krankenkasse festzulegenden 3-jährigen Blockfrist*; wird nicht verlängert durch eine während der 78 Wochen hinzutretende, weitere Arbeitsunfähigkeit bedingende Krankheit (§ 48 SGB V).

Ausstrahlung: (engl.) *influence*; ein Arbeitnehmer unterliegt unabhängig von seiner Staatsangehörigkeit dann deutschen Rechtsvorschriften (z. B. zur Sozialen Sicherheit), wenn er von einem Arbeitgeber mit Sitz in Deutschland in das Ausland entsandt wird, die Entsendung* zeitlich befristet ist u. diese i. R. eines inländischen Beschäftigungsverhältnisses ausgeübt wird (§ 4 SGB IV); dies gilt auch für Personen, die eine selbständige Tätigkeit ausüben.

aut idem: gesetzliche Regelung, die den Apotheker zur Abgabe eines preisgünstigeren, dem vom Arzt verordneten in Wirkstoff, Darreichungsform u. Dosierung entsprechenden Arzneimittels eines anderen Herstellers mit abweichendem Namen verpflichtet, wenn der Arzt ein Arzneimittel* nur unter seiner Wirkstoffbezeichnung verordnet od. ein teures Arzneimittel verordnet u. das Ersetzen durch ein wirkstoffgleiches Arzneimittel nicht ausgeschlossen hat; in Deutschland ist die Aut-

gesetz vom 15.2.2002.

Autogenes Training: s. Entspannungstherapie.

Autonomie: (engl.) *autonomy*; Selbstbestimmung, Unabhängigkeit; Anspruch u. Ausübung selbständigen menschlichen Denkens u. Handelns; Selbstbestimmung in Willensfreiheit*; **1.** (philosophisch) von Kant geprägter Begriff: Durch die praktische Vernunft gibt der Mensch sich selbst das allgemeine Gesetz, nach dem er handeln soll. **2.** (soziologisch) personale Autonomie eines Individuums, innerhalb von bestimmten kulturellen u. rechtlichen Grenzen bestimmte Orientierungs- u. Verhaltensmuster aus einem Vorrat von Werten u. Verhaltensmustern auszuwählen. In diesem Sinn ist er als Gegenbegriff zu Anpassung zu verstehen. Soziale Rollen* verlangen neben der Erfüllung der vorgegebenen Verhaltenserwartungen auch Eigenleistung u. Selbstentscheidungen. Charakteristisch ist die Kompetenz zur kritisch-rationalen Auseinandersetzung mit den Ursachen u. Folgen des eigenen Handelns. **3.** (medizinisch) Der Begriff Patientenautonomie spiegelt das Selbstbestimmungsrecht* des Patienten über seinen Körper u. seine Seele wider, abgeleitet aus Art. 1 u. 2 des GG; sie verpflichtet zur Achtung u. Schutz der Würde u. Freiheit des Menschen u. schützt sein Recht auf Leben u. körperliche Unversehrtheit. Autonomie wird wesentlich realisiert durch Aufklärung* u. Einwilligung*. Die Forderung nach Autonomie für den Einzelnen gerät häufig in Konflikt* mit gesellschaftlichen Sicherheits- u. (daraus folgend) Regelungsbedürfnissen, z. B. bei Fragen zu Suizid*, Schwangerschaftsabbruch* od. Sterbehilfe*. **4.** (ethisch) Autonomie ist einer der zentralen ethischen Wert-Begriffe u. inhaltlicher Bestandteil der Menschenwürde* u. der Menschenrechte*, zugleich eines der 4 sog. mittleren ethischen Prinzipien von Beauchamp/Childress (autonomy, beneficence, non-maleficence, justice), die in ethischen Konfliktfällen beachtet u. in eine Balance gebracht werden sollten. Vgl. Medizinethik.

Autopsie: s. Sektion.

aut simile: Ersetzung des Arzneimittels* durch ein wirkstoffähnliches Arzneimittel durch den Apotheker; in Deutschland nicht zulässig; vgl. aut idem.

AVK: Abk. für arterielle Verschlusskrankheit; s. Verschlusskrankheit, periphere arterielle.

AVWG: Abk. für Arzneimittelversorgungs*-Wirtschaftlichkeitsgesetz.

AWMF: Abk. für Arbeitsgemeinschaft der wissenschaftlichen medizinischen Fachgesellschaften; 1962 gegründeter Zusammenschluss von zurzeit 151 medizinisch-wissenschaftlichen Fachgesellschaften; **Aufgabe:** Beratung über fachübergreifende Angelegenheiten u. Entwicklung von fachspezifischen diagnostischen u. therapeutischen Leitlinien*.

AZV: Abk. für Arbeitszeitvordnung; s. Arbeitszeit.

B

Baader, Ernst W. (1892–1962): Arzt, Arbeitsmediziner; 1924 Leiter der ersten klinischen Abteilung für Gewebekrankheiten am Kaiserin-Auguste-Viktoria-Krankenhaus Berlin-Lichtenberg, 1930 Dozent für Berufskrankheiten an der Technischen Hochschule Berlin, 1934–1945 außerordentlicher Professor für Berufskrankheiten an der Charité u. Leiter des Universitätsinstituts für Berufskrankheiten, 1945–1955 Direktor des Knappschaftskrankenhauses u. Klinik für Berufskrankheiten Hamm, 1951 Honorarprofessor in Münster, 1962 Präsident der Deutschen Gesellschaft für Arbeitsmedizin*; **Bedeutung:** neben Franz Xaver Koelsch* u. Ludwig Teleky* bedeutendster Arbeitsmediziner der Weimarer Zeit, Gründer der ersten arbeitsmedizinischen Klinik in Deutschland 1924 in Berlin. **Veröffentlichungen:** Handbuch der gesamten Arbeitsmedizin, 5 Bände (1961–1963).

Babyboom: (engl.) *baby boom*; Bez. für das starke Geburtenwachstum in vielen westlichen Industrieländern nach dem Zweiten Weltkrieg bis in die 60er Jahre des 20. Jh. Vgl. Bevölkerungsentwicklung.

Badearzt: (engl.) *spa doctor*; syn. Kurarzt; in einem Kurort* praktizierender Arzt*, der mit den für den jeweiligen Kurort spezifischen Heilmitteln vertraut ist u. i. R. einer offenen Kur* (kur-)ärztliche Untersuchungen vornimmt u. einen Therapieplan erstellt. Approbierte Ärzte, die in einem staatlich anerkannten Bade- od. Kurort praktizieren u. die Zusatz*-Weiterbildung „Physikalische Therapie u. Balneologie" od. „Balneologie u. medizinische Klimatologie" absolviert haben, können die Zusatzbezeichnung Badearzt od. Kurarzt führen.

Badegewässer: (engl.) *bathing water*; Binnengewässer (ggf. bestimmte Abschnitte, Badestellen), in denen das Baden behördlich erlaubt od. zumindest nicht untersagt ist; in Deutschland sind ca. 1600 Badestellen an Binnengewässern (einschließlich Flüssen) behördlich verzeichnet; hinzu kommen rund 400 Badestellen im Küstenbereich. Die Probenentnahme u. mikrobiologische Untersuchung erfolgt während der Badesaison in 14-tägigen Abständen meist durch das Gesundheitsamt od. Landesuntersuchungsamt. Vgl. Badewasser.

Badekur: s. Kur.

Bademeister, medizinischer: s. Masseur und medizinischer Bademeister.

Badewasser: (engl.) *swimming water*; Schwimm- od. Badebeckenwasser in öffentlichen Bädern od. Gewerbebetrieben muss so beschaffen sein, dass durch seinen Genuss od. Gebrauch eine Schädigung der menschlichen Gesundheit, insbes. durch Krankheitserreger, nicht zu befürchten ist. Schwimmbäder unterliegen diesbezüglich der Überwachung durch das Gesundheitsamt. **Rechtliche Grundlage:** § 37 Infektionsschutzgesetz* Vgl. Trinkwasser.

BÄK: Abk. für Bundesärztekammer*.

BaFin: Abk. für Bundesanstalt* für Finanzdienstleistungsaufsicht.

BAföG: Abk. für Bundesausbildungsförderungsgesetz; Bundesgesetz über individuelle Förderung der Ausbildung in der Fassung vom 6.6.1983 (BGBl. I S. 645, 1680), zuletzt geändert am 22.12.2005 (BGBl. I S. 2809), „Gesetz durch Einordnung des Sozialhilferechts in das Sozialgesetzbuch" vom 27.12.2003 (BGBl. I S. 3022), regelt die individuelle Ausbildungsförderung von Personen denen die für ihren Lebensunterhalt u. ihre Ausbildung erforderlichen Mittel nicht zur Verfügung stehen; **Leistung:** Zuschüsse u. Darlehen zum Besuch von Hochschulen, allgemeinbildenden Schulen u. Fachoberschulen, von Berufsaufbau-, Abendreal-, Berufsfach- u. Fachschulen sowie Abendgymnasien u. Kollegs; zuständig sind die Ämter für Ausbildungsförderung.

Bagatellgrenze: (engl.) *minimum claims limit*; syn Geringfügigkeitsgrenze; in der Sozialversicherung eine monetär bemessene Grenze, unterhalb der für Zahlungsverpflichtungen zwischen Sozialversicherungsträgern od. zwischen Versicherten u. Sozialversicherungsempfänger u. -träger besondere Regeln bestehen; so sind z. B. nach § 226 Abs. 2 SGB V Versorgungsbezüge nur dann beitragspflichtig, wenn sie ein Zwanzigstel der Bezugsgröße nach § 18 SGB IV (2004: 120,75 EUR) übersteigen. Vgl. Beitragsbemessung.

BAH: Abk. für Bundesverband* der Arzneimittel Hersteller.

Bahnversicherungsanstalt: (engl.) *railway insurance fund*; bis 30.9.2005 existierender Rentenversicherungsträger, der am 1.10.2005 in die Deutsche Rentenversicherung* Knappschaft-Bahn-See aufgegangen ist.

(z. B. Antibiotikum) zur Verhinderung des Keimwachstums bzw. der Keimvermehrung durch Hemmung von Stoffwechselprozessen; die Keime werden dabei nicht abgetötet, aber an ihrer Vermehrung gehindert, wodurch ihre Elimination durch das körpereigene Abwehrsystem erleichtert wird. Dass sie jedoch vermehrungsfähig bleiben, muss z. B. bei der Dauer einer Antibiotikagabe berücksichtigt werden. Vgl. Bakterizidie, Chemotherapie, Desinfektion, Sterilisation.

Bakterizidie: (engl.) *bacteriocidal activiity*; Fähigkeit einer chemischen Substanz (bakterizid), Bakterien abzutöten, d. h. irreversibel zu inaktivieren; Messungen der Bakterizidie dienen zur Beurteilung der Wirksamkeit antibakterieller Substanzen. Antibiotika gelten als bakterizid wirksam, wenn sie in therapeutisch erreichbarer Konzentration Bakterien ihres Wirkspektrums abtöten. Vgl. Bakteriostase, Desinfektion, Sterilisation, Chemotherapie.

Balint-Gruppe: (engl.) *Balint group*; nach dem ungarischen Arzt u. Psychoanalytiker M. Balint benannte Gesprächsgruppe, in der sich Ärzte u. Angehörige helfender Berufe über einen längeren Zeitraum zusammen finden, um unter psychotherapeutisch orientierter Supervision* Fälle aus der eigenen Praxis zu diskutieren. Im Mittelpunkt steht die Reflektion der Beziehung zwischen dem Behandelnden u. seinen Patienten. Der Gruppenprozess (Reaktionen, Einfälle, Phantasien anderer Gruppenteilnehmer) dient dazu, sich eigener Haltungen u. Reaktionen in Bezug auf den Patienten bewusst zu werden. Ziel ist die Verbesserung der Arzt*-Patient-Beziehung u. der Umgang mit emotional belastenden Inhalten.

Balneotherapie: (engl.) *balneotherapy*; Behandlung mit Bädern aus natürlichen Heilquellen, mit Peloiden u. Gasen an einem Kurort; i. w. S. auch Seebäder, Trinkkuren u. Inhalationen; als Wirkfaktoren einzelner Heilwässer gelten physiologische, biochemische u. immunologische Aspekte, überwiegend versteht man Balneotherapie als Reiztherapie.

BAR: Abk. für Bundesarbeitsgemeinschaft* für Rehabilitation.

Barbetrag, angemessener: (engl.) *adaequate cash amount*; der einem Hilfeempfänger verbleibende Betrag in Höhe von mindestens 26 % des Regelsatzes* zur freien Verfügung (sog. Taschengeld) bei vollstationärer Unterbringung in einem Heim zu Lasten des Trägers* der Sozialhilfe; im Regelfall bei Unterbringung i. R. der Hilfe* zur Pflege, aber auch i. R. der Eingliederungshilfe* für behinderte Menschen bzw. bei der Hilfe* zur Überwindung besonderer sozialer Schwierigkeiten; grundsätzlich behält der Bewohner den Barbetrag von seinem Einkommen (z. B. Rente) ein bzw. erhält ihn vom Sozialamt; **Rechtliche Grundlage:** § 35 SGB XII.

in der Sozialhilfe als besondere Hilfe zum Lebensunterhalt bei Unterbringung in einer Einrichtung zur persönlichen Verfügung (§ 35 SGB XII).

Barrierefreiheit: (engl.) *barrier free (access)*; in Normen u. Gesetzen in Deutschland verwendeter u. international anerkannter Begriff, der im § 4 des Gleichstellungsgesetzes* für Menschen mit Behinderung wie folgt definiert ist: „Barrierefrei sind bauliche u. sonstige Anlagen, Verkehrsmittel, technische Gebrauchsgegenstände, Systeme der Informationsverarbeitung, akustische u. visuelle Informationsquellen u. Kommunikationseinrichtungen sowie andere gestaltete Lebensbereiche, wenn sie für behinderte Menschen in der allgemein üblichen Weise, ohne besondere Erschwernis u. grundsätzlich ohne fremde Hilfe zugänglich u. nutzbar sind." Barrierefreiheit beinhaltet also den unbeschränkten, selbstbestimmten, gefahrlosen Gebrauch von Gegenständen, Gebrauchsgütern u. Objekten durch alle Menschen, unabhängig von körperlichen, geistigen, visuellen od. akustischen Einschränkungen. So sollen die Nutzung u. Zugänglichkeit von Gegenständen u. Gebäuden aber auch Internetauftritten sowohl z. B. für gehbehinderte, blinde, gehörlose Menschen, Mütter mit Kleinkindern, alte Menschen gleichermaßen gewährleistet sein. Barrierefreiheit bedeutet in ihrer Umsetzung Mobilität (räumliche u. soziale Bewegungsräume) zu sichern, alters- u. krankheitsbedingte Beeinträchtigungen zu beachten u. Wahrnehmungsmöglichkeiten zu optimieren, ohne für andere Gruppen neue Barrieren zu schaffen. Neben den gesetzlichen Regelungen zur Barrierefreiheit (z. B. Landesbauordnungen) u. Möglichkeiten der Beratung u. der finanziellen Hilfe für die Durchführung von barrierefreien Maßnahmen werden zunehmend barrierefreie Orte (z. B. Arztpraxen, Geschäfte, Hotels) mit einem Gütesiegel ausgezeichnet.

Barrieremaßnahmen: (engl.) *barrier precautions*; Anwendung mechanischer Barrieren zur Verhinderung des direkten Kontakts mit Infektionserregern* od. chemischen Noxen; z. B. durch Schutzbrille, Mundschutz*, Schutzhandschuhe, Schutzkleidung*; vgl. Schutzausrüstung, persönliche.

Barthel-Index: (engl.) *Barthel index*; Abk. BI; Instrument zur Erfassung grundlegender Alltagsfunktionen nach einer standardisierten Skala mit Wertung in 0-, 5-, 10- od. 15-Punkte-Schritten; dient der Beurteilung, in welchem Umfang Aktivitäten* des täglichen Lebens (Essen u. Trinken, Transfer, persönliche Pflege, Toilettenbenutzung, Baden u. Duschen, Fortbewegung ohne u. mit Rollstuhl, Treppensteigen, An- u. Ausziehen, Stuhl- u. Harnkontinenz) eingeschränkt sind; wird i. R. einer Fremdbeurteilung auf der Basis der Verhaltensbeobachtung erstellt. Eine modifizierte Version (Erweiterter Barthel-Index, Abk. EBI) ist um

tert.

Baseline-Risiko: s. Grundrisiko.

Basisassessment, pflegegesetzadaptiertes geriatrisches: (engl.) *geriatric basic assessment adapted to the Nursing Care Act;* Abk. PGBA; zur Begutachtung der Pflegebedürftigkeit u. zur Beurteilung von Behandlungs- u. Rehabilitationsverläufen eingesetztes Assessment- u. Dokumentationssystem zur Erfassung der medizinischen, psychosozialen, funktionellen Fähigkeiten u. Probleme eines geriatrischen Patienten in 23 Items, Schweregradskalierung in 4 operationalisierten Stufen, entsprechend den Richtlinien zur Begutachtung der Pflegebedürftigkeit nach SGB XI; Ergebnis: sog. Vitalitätsrosette (Selbständigkeits- u. Funktionsprofil).

Basisdokumentation: (engl.) *basic documentation;* syn. medizinische Basisdokumentation; in der Medizin (insbes. in der stationären Versorgung u. Rehabilitation) standardisierte Dokumentation von Merkmalen, die für jeden Behandlungsfall einheitlich, fachgebietsübergreifend, unabhängig von Art der Erkrankung od. durchgeführten Maßnahmen in stets gleicher Art u. Weise zu erbringen ist (vgl. Dokumentationspflicht); **Merkmale: 1.** wesentliche Patientendaten (Alter, Geschlecht, ggf. Patientenidentifikation); **2.** minimale Falldaten (z. B. Aufnahmedatum, Entlassungsdatum, Verweildauer, Fachabteilung, Entlassungsart); **3.** Diagnosen (z. B. Aufnahme-, Verlegungs-, Entlassungsdiagnosen); **4.** besonders wichtige medizinische Maßnahmen (diagnostische u./od. therapeutische Verfahren); **5.** ggf. definierte Merkmale des Behandlungsfalls (z. B. Aufnahmegewicht, Beatmungszeit). Wichtige Anwendungen der Basisdokumentation sind z. B. Abrechnung, Statistik (Krankenhausstatistik), Qualitätssicherung*, Unterstützung von interner Administration u. Patientenversorgung sowie von Lehre u. Forschung. Vgl. Krankenhausinformationssystem.

Basispflegesatz: s. Pflegesatz.

Basistarif: s. Krankenversicherung.

BAT: Abk. für biologischer Arbeitsstofftoleranz-Wert; für den Umgang mit chemischen Arbeitsstoffen von der Senatskommission zur Prüfung gesundheitsschädlicher Arbeitsstoffe (MAK-Wert Kommission) ermittelte höchstzulässige Konzentration eines Stoffes od. seines Umwandlungsprodukts im Körper od. die dadurch ausgelöste Abweichung eines biologischen Indikators von der Norm, bei der nach aktuellem Wissensstand davon auszugehen ist, dass auch bei regelhafter Exposition keine Gefährdung der Gesundheit besteht; BAT-Werte sind Höchstkonzentrationen für gesunde Einzelpersonen; sie werden i. d. R. für Blut u./od. Harn aufgestellt, wobei eine Exposition von max. 8 Stunden täglich u. 40 Stunden wöchentlich zugrunde gelegt wird (s. Biomonitoring); die Werte dienen als Gradmesser der tatsächlichen Belas-

BAuA: Abk. für Bundesanstalt* für Arbeitsschutz und Arbeitsmedizin.

Baubiologie: (engl.) *building biology;* Lehre, die durch eine ganzheitliche Betrachtungsweise der Beziehung des Menschen zu seiner bebauten Umwel die physiologischen, psychologischen u. physika lisch-technischen Auswirkungen von Gebäuden auf deren Nutzer u. Umwelt bei der Bauplanung u. Durchführung berücksichtigt; nach baubiologi schen Grundsätzen errichtete Gebäude werden ausschließlich aus natürlichen, schadstoffarmen Baustoffen wie Lehm, Holz, Kalk, Ton od. Kork erbaut. Natürliche Baumaterialien werden auf grund ihrer positiven Effekte auf die Wärmedäm mung u. die Luftfeuchteregulation eines Gebäudes geschätzt. In der baubiologischen Gestaltung von Bauwerken u. ihrer unmittelbaren Umgebung wird die Umwelt z. B. durch naturnahe Bepflan zungen des Wohnumfeldes einbezogen.

Bauen, barrierefreies: (engl.) *barrier free building* bauliche Maßnahmen, die eine Nutzung von Ge bäuden, öffentlichen Plätzen u. Einrichtungen durch alle Menschen zulassen; eine vorsorgende Architektur-, Stadt- u. Verkehrsplanung soll die Unterschiedlichkeit der Bewohner eines Wohngebietes (z. B. Alter, Behinderung) berücksichtigen u. in der Planung u. Ausführung von Gebäuden u. Verkehrsflächen Hindernisse vermeiden. Barriere freies Bauen beseitigt nicht nur räumliche u. bau liche Barrieren, sondern auch soziale Schranken indem das Zusammenleben alter u. junger Menschen, behinderter u. nichtbehinderter Menschen ermöglicht wird. Die technischen Grundlagen u. Anforderungen zur baulichen u. planerischen Um setzung von Barrierefreiheit sind in den DIN-Normen 18024 u. 18025 geführt, die zurzeit überarbeitet u. in der DIN Norm 18030 zusammenge fasst werden. Vgl. Barrierefreiheit.

Baugesetzbuch: (engl.) *Federal Building Code;* Abk BauGB; gesetzliche Grundlage für die städtebauli che Planung; löste am 1.8.1987 das Bundesbau gesetz (Abk. BBauG) vom 23.6.1960 u. das Städte bauförderungsgesetz (Abk. StBauFG) ab; 2004 i. R. des Europarechtsanpassungsgesetz Bau (EAG Bau novelliert. Im Baugesetzbuch wird als wesentliches Planungsinstrument für die Entwicklung von Ge meinden die Bauleitplanung definiert. Der Bau leitplan wird in vorbereitende Bauleitplanung (Flä chennutzungsplan) u. verbindliche Bauleitpla nung (Bebauungsplan) unterschieden. Im § 1 Abs. 5 BauGB werden Grundsätze der Bauleitplanung formuliert: Bauleitpläne sollen eine nachhaltige städtebauliche Entwicklung u. sozialgerechte Bo dennutzung sicherstellen u. die natürlichen Le bensgrundlagen schützen u. entwickeln. Bei der Aufstellung von Bauleitplänen sind die allgemei nen Anforderungen an gesunde Wohn- u. Arbeits verhältnisse, soziale u. kulturelle Bedürfnisse der

nance; Abk. BauNVO; „Verordnung über die bauliche Nutzung der Grundstücke" vom 26.6.1962, in der Fassung vom 23.1.1990 (BGBl. I S. 133) zuletzt geändert am 22.4.93 (BGBl. I S. 466); Verordnung über die Art u. das Maß der baulichen Nutzungsmöglichkeiten, die Regelungen des Baugesetzbuches* zur Bauleitplanung präzisiert u. ergänzt; die Grundstücksnutzung wird nach Wohn-, Misch-, Gewerbe-, Industriegebieten u. Sondergebieten (Klinikgebiete) gegliedert. So soll z. B. durch die Regelungen der zulässigen Anlagen für den Baugebietstyp „Reines Wohngebiet" ein größtmöglicher Schutz der Einwohner vor Störungen gewährleistet werden.

Bauordnungsrecht: s. Baurecht.

Bauplanungsrecht: s. Baurecht.

Baurecht: (engl.) *Building Law*; Gesamtheit privatrechtlicher u. öffentlich-rechtlicher Rechtsnormen, die das Bauen betreffen; umfasst: **1. Bauplanungsrecht:** im Baugesetzbuch* u. in der Baunutzungsverordnung* festgeschriebenes Recht der städtebaulichen Planung, das die bauliche u. sonstige Nutzung von Grund u. Boden regelt; durch die in § 1 BauGB für die Aufstellung von Bauleitplänen formulierten Leitsätze, eine menschenwürdige Umwelt zu sichern u. natürliche Lebensgrundlagen zu schützen u. zu entwickeln, ist das Bauplanungsrecht für die Erhaltung der Umwelt u. die Gesundheit des Menschen ein bedeutsames Rechtsgebiet. **2. Bauordnungsrecht:** landesgesetzlich in den jeweiligen Bundesländern durch die Landesbauordnungen (Abk. LBauO) geregelte Bedingungen, die bei einzelnen Bauvorhaben bezüglich des Grundstücks u. ihrer Bebauung zu beachten sind; wesentliche Grundlage der 16 Landesbauordnungen ist der Musterbauordnung (MBO), die von der Konferenz der für Städtebau, Bau- u. Wohnungswesen zuständigen Minister u. Senatoren der Länder (ARGEBAU) erarbeitet wurde u. unregelmäßig aktualisiert wird. Neben einzelnen Regelungen z. B. zu Grenzabständen, Statik von Gebäuden od. äußerer Gestaltung von Häusern enthalten die Landesbauordnungen allgemeine Anforderungen zur Bauordnung. So sind bauliche Anlagen „so anzuordnen, zu errichten, zu ändern u. instand zu halten, dass die öffentliche Sicherheit und Ordnung, insbes. Leben, Gesundheit u. die natürlichen Lebensgrundlagen, nicht gefährdet werden" (§ 3 MBO). Die Einzelregelungen der Bauordnungen z. B. zum Schallschutz od. dem Schutz vor Feuchtigkeit haben unmittelbare Bedeutung für die Gesundheit der Nutzer von Wohnungen u. öffentlichen baulichen Anlagen. Bedeutsam sind die Landesbauordnungen für das barrierefreie Bauen* (§ 50 MBO): barrierefreie Erreichbarkeit von Wohnungen in mindestens einem Geschoss ist vorgeschrieben, wozu z. B. die Gestaltung von Eingängen (Durchgangsbreite mindestens 0,9 m),

gelegt ist.

BAV: Abk. für Bundesaufsichtsamt für das Versicherungswesen; s. Bundesanstalt für Finanzdienstleistungsaufsicht.

BDSG: Abk. für Bundesdatenschutzgesetz; s. Datenschutz.

Beamtenversorgung: (engl.) *civil servants pension*; staatliche Versorgung des Beamten* u. seiner Hinterbliebenen im Falle des Ruhestandes bzw. des Todes nach dem Alimentationsprinzip in Form eines Ruhegehaltes (umgangssprachlich Pension); **Ziel:** Sicherung eines angemessenen Lebensstandards; **Rechtliche Grundlage:** Art. 33 Abs. 5 GG; Konkretisierung im Beamtenversorgungsgesetz (Abk. BeamtVG). Als **Versorgungsfall** gelten: **1.** Versetzung des Beamten in den Ruhestand wegen Alters: **a)** bei Erreichen der gesetzlichen Altersgrenze von 65 Jahren; **b)** bei Erreichen einer besonderen Altersgrenze, z. B. mit Vollendung des 60. Lebensjahres bei den Vollzugsdiensten der Polizei u. der Justiz sowie bei der Feuerwehr; **c)** ab dem 63. Lebensjahr auf eigenen Antrag; **d)** bei Beamten mit einer Schwerbehinderung auf eigenen Antrag ab dem 60. Lebensjahr; **2.** Versetzung des Beamten in den Ruhestand wegen festgestellter dauernder Dienstunfähigkeit*; **3.** Versetzung in den einstweiligen Ruhestand; **4.** Tod des Beamten od. eines Versorgungsberechtigten, wenn versorgungsberechtigte Hinterbliebene vorhanden sind; **5.** Dienstunfälle i. R. der Unfallfürsorge für Beamte. **Voraussetzung:** Erfüllen einer 5-jährigen Wartezeit im Beamtenverhältnis; bei Dienstunfall gilt die Wartezeit als erfüllt. Bei Entlassung od. Tod vor Erfüllung der Wartezeit erfolgt eine Nachversicherung in der GRV. Eigene Beitragszahlungen der Beamten in die Beamtenversorgung sind nicht vorgesehen. **Leistungshöhe:** Mindestversorgung nach § 14 Abs. 4 BeamtVG (seit dem 1.8.2004 1225,81 EUR); i. d. R. wird die Mindestversorgung durch das individuell berechnete Ruhegehalt übertroffen. Der Beamte kann zurzeit maximal (d. h. nach 40 abgeleisteten Dienstjahren) 71,75 % seiner letzten Dienstbezüge als Ruhegehalt erhalten. Die Witwe/der Witwer erhält als Witwen-/Witwergeld 55 %, die Halbwaise als Waisengeld 12 % u. die Vollwaise 20 % des für den Beamten maßgebenden Betrages.

Beamter: (engl.) *civil servant*; ein von einem Dienstherrn (Bund, Länder, Gemeinden, Körperschaften, Anstalten od. Stiftungen des öffentlichen Rechts nach § 121 Beamtenrechtsrahmengesetz) ernannter Beschäftigter, der hoheitliche Aufgaben wahrnimmt u. daher in einem besonderen öffentlich-rechtlichen Dienst- u. Treueverhältnis steht; **Einteilung: 1.** nach dem jeweiligen Dienstherrn in Bundes-, Landes- u. Kommunalbeamte; **2.** nach der Intensität der Bindung an den Dienstherrn in Widerruf-, Probe-, Lebenszeit-, Zeit- u. Ehren-

Grundlage: Art. 33 Abs. 4 u. 5 GG. Auf Grundlage der besonderen Dienst- u. Treuepflicht ist der Dienstherr dem Beamten zu besonderer Fürsorge verpflichtet. Diese wird im Wesentlichen durch die Pflicht zur Alimentation erfüllt (s. Fürsorgepflicht, Beamtenversorgung). Daher unterliegt der Beamte nicht der Sozialversicherungspflicht*.

Beanspruchung: (engl.) *stress, demands*; individuelle Auswirkung der Belastung durch die Arbeit beim Menschen in Abhängigkeit von seiner Leistungsfähigkeit*; eine direkte Messung der Beanspruchung ist nicht möglich, da jede Belastung bei unterschiedlichen Menschen eine unterschiedliche Beanspruchung zur Folge haben kann. Deshalb werden Beanspruchungsermittlungsverfahren (z. B. Selbsteinschätzungen, Beobachtungen, Multimomentstudien, Leistungserfassung, Problemlöseverhalten, EKG, Körpertemperaturmessungen) eingesetzt. **Einteilung: 1.** Für die Beanspruchungsbeurteilung von physischer Beanspruchung werden Veränderungen in Herzschlagfrequenz, Atemfrequenz od. Blutdruck herangezogen. **2.** Bei psychischer Beanspruchung können Veränderungen in Lidschlagfrequenz, Hautwiderstand od. -temperatur erwartet werden. In der betrieblichen Praxis ist die Belastungsermittlung u. Beanspruchungsbeurteilung bei geistigen u. psychischen Belastungen nicht einfach, obwohl durch die Veränderung der Arbeitsbedingungen immer wichtiger.

Bedarf, medizinischer: (engl.) *health needs*; durch Experten geschätzte notwendige Vorhaltung ambulanter u. stationärer Infrastruktur zur medizinischen Basisversorgung der Bevölkerung; grundsätzlich fließen in eine Bedarfsschätzung sowohl Werturteile über die Bedeutung des jeweiligen Gesundheitsproblems als auch die Möglichkeit, dieses behandeln zu können ein. Institutionalisiert sind die Bedarfsplanung zur vertragsärztlichen Versorgung* u. der Krankenhausplan*. Die sog. **Bedarfsplanung** wird in der GKV zur Sicherstellung (s. Sicherstellungsauftrag) der vertragsärztlichen Versorgung* nach § 99 SGB V erstellt u. regelmäßig angepasst von den KVen mit den Landesverbänden der Krankenkassen u. Verbänden der Ersatzkassen sowie den zuständigen Landesbehörden. Dabei kommen die Bedarfsplanungsrichtlinien des Gemeinsamen* Bundesausschusses zur Anwendung. **Hinweis zur Gesundheitsreform 2006:** Mit der Einführung eines neuen Vergütungssystems u. den im Vertragsarztrechtsänderungsgesetz abzusehenden Flexibilisierungen u. Liberalisierung des Vertragsarztrechts wird die Bedarfszulassung i. S. von Zulassungssperren künftig durch eine (sektorenübergreifende) Versorgungsplanung abgelöst werden. Vgl. Bedarfszulassung, Zulassung, Inanspruchnahme.

bestehenden Infrastruktur in der ambulanten u. stationären Versorgung u. Schätzung der zusätzlichen Mittel, die notwendig sind, um eine bestehende Bedarfslücke zu schließen; Bedarfsanalysen basieren immer auf Werturteilen u. Annahmen, die selbst wieder erörtert werden können.

Bedarfsdeckungsgrundsatz: besagt entsprechend den Bestimmungen des § 28 Abs. 3 SGB XII, dass die Sozialhilfe grundsätzlich den gesamten Bedarf zu decken hat, es darf kein ungedeckter Rest verbleiben; steht in direktem Zusammenhang mit dem Selbsthilfegrundsatz nach § 2 SGB XII. Hiernach erhält derjenige keine Leistungen der Sozialhilfe, der sich selbst helfen kann bzw. die Hilfe von anderen erhält. Das SGB XII, Kapitel 11 regelt in §§ 82 ff., in welchem Umfang sich die Leistungsberechtigten ggf. an den Kosten der Hilfe zu beteiligen haben (s. Kostenbeitrag). In der Praxis entstehen nicht selten Fallkonstellationen, in denen die Leistungsberechtigten nur z. T. in der Lage sind, ihren individuellen (Individualitätsprinzip*) Bedarf zu decken. In diesen Fällen werden die Leistungen der Sozialhilfe bedarfsdeckend ergänzend zu eigenem Einkommen* u. Vermögen als ergänzende Hilfe geleistet.

Bedarfsgemeinschaft: (engl.) *community with common needs*; Gemeinschaft aus Mitgliedern, die gegenseitig mit ihrem Einkommen u. Vermögen haften; z. B. Personen, die in häuslicher u./od wirtschaftlicher Gemeinschaft leben; **Sozialmedizinische Bedeutung:** Arbeitsverwaltung: Grundsicherung* für Arbeitslose erhält, wer seinen Lebensunterhalt, seine Eingliederung in Arbeit u. den Lebensunterhalt der mit ihm in einer Bedarfsgemeinschaft lebenden Personen nicht od. nicht ausreichend aus eigenen Mitteln, v. a. durch Aufnahme einer zumutbaren Arbeit (vgl. Zumutbarkeit) od. aus dem zu berücksichtigenden Einkommen od. Vermögen sichern kann u. die erforderliche Hilfe nicht von anderen, insbes. von Angehörigen od. von Trägern anderer Sozialleistungen erhält. Hierbei sind bei Personen, die in einer Bedarfsgemeinschaft leben, auch das Einkommen od. Vermögen des Partners zu berücksichtigen. **Rechtliche Grundlage:** § 9 SGB II.

Bedarfszulassung: (engl.) *need related accreditation* Zulassung* von Ärzten, Zahnärzten u. psychologischen Psychotherapeuten für die vertragsärztliche Versorgung* nach § 102 SGB V; erfolgt seit 1.1.2003 aufgrund von gesetzlich regional festgelegten, auf Arztgruppen bezogenen Verhältniszahlen (Einwohner pro Arzt); bei Überschreitung einer Verhältniszahl wird eine Zulassungsbeschränkung angeordnet. **Hinweis zur Gesundheitsreform 2006:** Die Gesundheitsreform sieht bislang vor, in der zahnärztlichen Versorgung auf die Bedarfszulassung zu verzichten. Vgl. Arztdichte, Bedarf medizinischer.

zip vieler staatlich finanzierter Leistungen, das auf dem Grundgedanken aufbaut, dass jeder Mensch grundsätzlich selbst dafür verantwortlich ist, seinen Bedarf u. den Bedarf seiner Angehörigen durch den Einsatz eigenen Vermögens u. Einkommens zu sichern; erst bei Bedürftigkeit besteht ein Leistungsanspruch; z. B. Sozialhilfe u. Arbeitslosengeld II (s. Grundsicherung).

Beeinträchtigung: (engl.) *handicap*; syn. funktionale Problematik; nach ICF* Bez. für Schwierigkeiten od. Probleme in Bezug auf einen od. mehrere Bereiche der funktionalen Gesundheit*, z. B. in Form von Funktionsstörungen od. Strukturschäden des Körpers (s. Schaden), Einschränkung einer Aktivität* od. beeinträchtigter Teilhabe*; wird meist durch Krankheiten, Verletzungen, Unfälle od. angeborene Leiden ausgelöst. Art u. Umfang der Beeinträchtigung werden vom Lebenshintergrund (s. Kontextfaktoren) der jeweiligen Person beeinflusst. Vgl. Behinderung, Handicap.

Beeinträchtigung der Arbeitsfähigkeit: (engl.) *impairment of the ability to work*; Abk. BdA; Begriff der PUV; Voraussetzung für die Leistung von Tagegeld, die besteht, wenn der Versicherte seine berufliche Tätigkeit nach medizinischen Befunden vorübergehend in keiner Weise ausüben kann, sie tatsächlich nicht ausübt u. keiner anderweitigen Erwerbstätigkeit nachgeht; im Gegensatz zur GUV kann die Beeinträchtigung der Arbeitsfähigkeit in der PUV je nach Berufstätigkeit u. Beschäftigung des Versicherungsnehmers graduell bemessen werden u. muss nicht vollständig sein. **Beispiel:** Kann ein Selbständiger trotz einer körperlichen Leistungseinschränkung Aufsicht führend tätig sein, wird das Tagegeld nach dem Grad der Beeinträchtigung abgestuft. Vgl. Arbeitsunfähigkeit.

Beeinträchtigung der Leistungsfähigkeit: (engl.) *impairment of capacity, impairment of performance*; Abk. BdL; 1. (allg.) Bez. für qualitative u./od. quantitative Leistungseinschränkung*; 2. in der Privaten Unfallversicherung* umschreibt die „dauernde Beeinträchtigung der körperlichen od. geistigen Leistungsfähigkeit" den Begriff der Invalidität*.

Beförderung Schwerbehinderter, unentgeltliche: (engl.) *free public transportat of severely disabled persons*; kostenlose Beförderung in Verkehrsmitteln des öffentlichen Personenverkehrs (z. B. Busse, S-, U-Bahnen, Eisenbahnen im Verbund, Eisenbahnen des Bundes im Umkreis von 50 km, laut Streckenverzeichnis Schiffe im Linien- u. Fährverkehr) bei Schwerbehinderung (s. Behinderung) u. Feststellung besonderer gesundheitlicher Merkmale*; **Voraussetzung:** GdB ≥50 sowie Merkzeichen* G, aG, H, Bl od. Gl auf dem Schwerbehindertenausweis*, dessen auf Antrag ausgestelltes Beiblatt (§ 3 a Schwerbehindertenausweisverordnung) zusätzlich mit einer gültigen Wertmarke (nach § 145 SGB IX)

Bei den Merkzeichen G od. Gl kann alternativ eine 50 %ige Ermäßigung der Kfz-Steuer gewählt werden, bei aG, H, Bl ist zusätzlich zur unentgeltlichen Beförderung die volle Befreiung von der Kfz-Steuer möglich. Benutzungskosten für Fahrdienste schwerbehinderter Menschen werden unter bestimmten Umständen von den Rehabilitationsträgern übernommen (Sonderregelung beim sog. Telebus in Berlin; s. Kraftfahrzeughilfe). Im Fernverkehr der Deutschen Bahn wird die Begleitperson eines schwerbehinderten Menschen (Merkzeichen B) unentgeltlich befördert (sog. Freifahrt). **Rechtliche Grundlage:** §§ 145–154 SGB IX, §§ 3, 8 Schwerbehindertenausweisverordnung (Abk. SchwbAwVO); „Gesetz über die unentgeltliche Beförderung Schwerbehinderter im öffentlichen Personenverkehr" (Abk. UnBefG) vom 9.7.1979 (BGBl. I S. 989).

Beförderungskosten: s. Kraftfahrzeughilfe, Fahrkosten.

Befreiung von der Zuzahlung: s. Belastungsgrenze, Zuzahlung.

Befreiung von Rundfunk- und Fernsehgebühren: (engl.) *exemtion from radio and television license fee*; sozial bedürftige Menschen u. Personen, denen aufgrund von Behinderungen die Teilnahme an öffentlichen Veranstaltungen nicht möglich ist; können auf Antrag von der Zahlung der Rundfunk- u. Fernsehgebühren befreit werden; Auskünfte erteilen die Träger der Sozialhilfe*, Bürgerämter u. die Rundfunkanstalten; s. Merkzeichen (Tab.).

Befruchtung, künstliche: (engl.) *artificial insemination*; Kinderwunschbehandlung*, bei der Ei- u./od. Samenzelle außerhalb des Körpers aufbereitet werden u. deren Zusammenführung i. R. eines medizinischen Eingriffs erfolgt; **Verfahren:** 1. Insemination* im Spontanzyklus; 2. Insemination nach hormonaler Stimulation; 3. In*-vitro-Fertilisation (IVF) mit Embryo-Transfer (ET); 4. intratubarer Gameten-Transfer (GIFT); 5. intracytoplasmatische Spermieninjektion (ICSI). **Rechtliche Grundlage:** 1. in der GKV Leistungen nach § 27 a SGB V, wenn diese aus ärztlicher Sicht erforderlich u. prognostisch aussichtsreich sind; Leistungen zur künstlichen Befruchtung erhalten ausschließlich Ehepaare, es dürfen nur Ei- u. Samenzellen der Ehepartner verwendet werden; vor Durchführung der Maßnahmen muss eine Beratung des Ehepaares unter Berücksichtigung der medizinischen u. psychosozialen Gesichtspunkte durch einen Arzt erfolgen, die die Behandlung selbst nicht durchführt. Ferner legt der Gemeinsame* Bundesausschuss in den Richtlinien nach § 92 SGB V die medizinischen Einzelheiten zu Voraussetzungen, Art u. Umfang der Maßnahmen fest. Die Kostenübernahme für künstliche Befruchtungen wurde mit dem GKV*-Modernisierungsgesetz einge-

jahr bei Frauen u. 50. Lebensjahr bei Männern; der Umfang der erstattungsfähigen Behandlungen wurde reduziert (z. B. für ICSI auf 3 Versuche). **2.** In der **PKV** besteht grundsätzlich Anspruch auf die Erstattung der Kosten für reproduktions-medizinische Maßnahmen, wenn die versicherte Person krankheitsbedingt empfängnis- od. zeugungsunfähig ist.

Befundbericht, ärztlicher: (engl.) *medical report (on diagnostic findings)*; schriftlicher Bericht des behandelnden Arztes (aktuell od. ehemals) zu den Feststellungen über den körperlichen od. psychischen Zustand der Gesundheit od. den Krankheitssymptomen eines Patienten; der Bericht kann sich auf eine körperliche Untersuchung, die Anamnese, das Ergebnis einer spezifischen Laboruntersuchung, das Vorgehen u. das Ergebnis eines ärztlichen Eingriffes (diagnostisch od. therapeutisch), die vorgesehene od. eingeschlagene Therapie, die Gesamtverfassung des Patienten od. eine fokussierte Organanalyse beziehen. Ein Befundbericht kann z. B. erstellt werden i. R. der Dokumentationspflicht* unmittelbar nach wesentlichen ärztlichen Eingriffen od. auf Anfrage eines Auftraggebers (z. B. Versicherung) als Grundlage zur Beantwortung einer meist aus rechtlichen Gründen notwendigen Fragestellung.

Befunddokumentation: (engl.) *documentation of (medical) findings*; enthält Einzelbefunde aller diagnostischen u. therapeutischen Maßnahmen eines Patienten (s. Dokumentationspflicht); **Formen: 1.** strukturierte Befunde, z. B. Laborbefunde mit tabellarischen Labormess- u. Referenzwerten*; **2.** frei formulierte Texte, z. B. radiologischer, histologischer Befund; **3.** komplexe Befunde, die Tabellen, frei formulierten Text u. Bilder (z. B. Sonographiebefunde) enthalten. Für Arztpraxen u. entsprechende Leistungsbereiche in Krankenhäusern (z. B. Labor, Röntgen, Endoskopie, Sonographie) gibt es spezifische Softwarelösungen, die sowohl die Organisation als auch die Befunderstellung unterstützen. Diese Systeme müssen in Krankenhäusern über entsprechende Schnittstellen in das Krankenhausinformationssystem* integriert sein u. einen einheitlichen patient identifier (PID) verwenden, damit die Befunde der elektronischen Krankenakte zugeordnet werden können. Vgl. Patientenakte.

BEG: Abk. für Bundesentschädigungsgesetz*.

Begabten- oder Kenntnisprüfung: s. Maßnahmen der Eignungsfeststellung.

Begabung: (engl.) *aptitude, capability*; theoretisches Konstrukt zur Beschreibung bzw. Erklärung eines zeitlich relativ stabilen überdurchschnittlichen Leistungsniveaus in speziellen Tätigkeitsbereichen, bezogen auf die relative Position eines Individuums in seiner Bezugsgruppe (Alters-, Berufsgruppe); Begriff in der Pädagogik u. Psychologie

Begasung: (engl.) *gassing*; **1.** Stabilisierungsmaßnahme, bei der durch Erzeugung einer Schutzgasatmosphäre über empfindlichen flüssigen Arzneizubereitungen Oxidationsreaktionen bei deren Herstellung, Sterilisierung u. Lagerung verhindert werden; **äußere** Begasung erfolgt z. B. mit CO_2 od N_2; CO_2-Entwicklung in einer Lösung wird als **innere** Begasung bezeichnet; **2.** Sterilisation* mi mikrobiziden Gasen.

Begleiterkrankung: (engl.) *concomitant disease*; ne ben der im Vordergrund stehenden u. zur aktuel len Behandlung anstehenden Haupterkrankung vorhandene Gesundheitsstörung, die in keinem ursächlichen Zusammenhang mit der behandelten Erkrankung steht; kann Einfluss auf Therapie u./od. Prognose nehmen, daher ist ihre Einbezie hung in die Therapieplanung notwendig. Vgl Komorbidität, Folgeerkrankung, Erkrankung, interkurrente.

Begleitperson: (engl.) *assistant*; **1.** Person, die einen Menschen mit Schwerbehinderung*, der infolge seiner Behinderung in seiner Bewegungsfähigkeit im Straßenverkehr erheblich beeinträchtigt od hilflos od. gehörlos ist u. daher bei der Benutzung öffentlicher Verkehrsmittel zur Vermeidung von Gefahren für sich od. andere regelmäßig auf frem de Hilfe angewiesen ist, begleitet, u. aus diesem Grund im öffentlichen Nah- u. Fernverkehr unent geltlich zu befördern ist (§§ 145 ff. SGB IX). **2.** Person, die einen Menschen während der Inanspruch nahme von Leistungen zur Rehabilitation u. Teil habe am Arbeitsleben begleitet; je nach Ausprä gung der Erkrankung bzw. Behinderung besteht unter bestimmten Voraussetzungen Anspruch au die Übernahme der Kosten für eine Begleitperson (Fahrkosten, Verdienstausfall). Nimmt der beein trächtigte Mensch Leistungen zur Teilhabe am Leben in der Gemeinschaft in Anspruch u. benötig eine Begleitperson, so übernimmt der zuständige Sozialleistungsträger die notwendigen Fahrkosten u. alle sonstigen mit der Fahrt verbundenen not wendigen Auslagen (Essen, Übernachtung) der Begleitperson (§ 55 SGB IX).

Begutachtung: (engl.) *expert opinion, appraisal*; Erhe bung u./od. Beurteilung von (medizinischen) Sach verhalten mit dem Ziel, eine Fragestellung für einen Auftraggeber zu beantworten; Gutachten* bilden u. a. die fachliche Grundlage (z. B. zur Fest stellung von Arbeitsunfähigkeit*, Erwerbsunfähig keit* bzw. Erwerbsminderung*, Pflegebedürftig keit) für die Entscheidung über die Bewilligung od. Ablehnung einer im SGB verankerten Leistung*, u. durch einen Versicherten beantragten Leistung*. Um eine Begutachtung sinnvoll durchführen zu können, bedarf es über das fachspezifische Wissen hinaus umfassender Kenntnisse u. Erfahrungen im Hinblick auf die Aufgaben u. Bedeutung der Begutachtung im Allgemeinen, Pflichten u. Rechte eines

gutachtung (z. B. Sozial-, Privatversicherungs- od. Strafrecht) sowie der Qualitätssicherung gutachterlicher Berufsausübung (sog. Begutachtungskunde). **Begutachtungsanleitungen u. -richtlinien** (Abk. BRi) sind in der GKV verbindliche Handlungsanweisungen für den MDK, die eine einheitliche, rechtskonforme u. nachvollziehbare Beratung u. Begutachtung im jeweiligen Bereich sicherstellen. Sie werden nach § 213 SGB V von den Spitzenverbänden der Krankenkassen beschlossen u. regeln verbindlich die Zusammenarbeit von Krankenkassen u. MDK im jeweiligen Leistungsbereich (z. B. Vorsorge* u. Rehabilitation*). In der GRV existieren neben Empfehlungen für die Erstellung von Gutachten auch Leitlinien zur Begutachtung von Menschen mit einzelnen Krankheitsbildern. Vgl. Anhaltspunkte.

Begutachtung von Arznei-, Heil- und Hilfsmitteln: (engl.) *technical and therapeutical appliances*; im Einzelfall nach § 275 SGB V durch den MDK* durchzuführende Begutachtung u. Beratung der Krankenkassen, ob ein Arznei-, Heil- u. Hilfsmittel medizinisch erforderlich, zweckmäßig u. wirtschaftlich ist; **1. Arzneimittel***: Prüfung des arzneimittelrechtlichen Status z. B. als Arzneimittel, Medizinprodukt, Diätprodukt, Verbandmittel; Prüfung von Apotheken- u./od. Verschreibungspflicht, Verkehrsfähigkeit, EU-weiter od. deutscher Zulassung u. zugelassener Anwendungsgebiete; außerdem Berücksichtigung der gesetzlichen Ausschlusstatbestände bezüglich Negativliste, Bagatellarzneimittel u. nicht verschreibungspflichtiger Arzneimittel sowie der Arzneimittelrichtlinien des Gemeinsamen* Bundesausschusses, z. B. bezüglich Lifestyle-Medikamenten; für die gutachterliche Prüfung von Einzelimporten u. Arzneimitteln im Off* Label Use gelten besondere Kriterien. Rezepturarzneimittel werden nach geltender Rechtsprechung wie Neue Untersuchungs*- u. Behandlungsmethoden begutachtet. Grundsätzlich zu bewerten sind: **a)** ausreichende medizinische Sicherung der Diagnose; **b)** medizinische Notwendigkeit einer entsprechenden Arzneimitteltherapie; **c)** Nutzen/Risiko-Verhältnis; **d)** Erreichbarkeit des Behandlungszieles auch durch nichtmedikamentöse Maßnahmen; **e)** Wirtschaftlichkeit; **f)** therapeutische Alternativen. **2. Heilmittel***: Die Heilmittelrichtlinien* des Gemeinsamen Bundesausschusses sehen für Verordnungen außerhalb des Regelfalles* eine Genehmigung durch die zuständige Krankenkasse vor. Die Begutachtung durch den MDK* soll dann nach Aktenlage od. persönlicher Befunderhebung medizinisch prüfen u. bewerten, ob ein Therapiebedarf besteht, Therapiefähigkeit vorliegt u. das Therapieziel bei positiver Prognose mit dem verordneten Heilmittel u. der Zahl der verordneten Einheiten erreicht werden kann bzw. durch andere Heilmit-

medizinischen Rehabilitation sind ggf. aufzuzeigen. **3. Hilfsmittel***: Krankenkassen können in geeigneten Fällen vor Bewilligung eines Hilfsmittels durch den MDK prüfen lassen, ob das Hilfsmittel erforderlich ist. Die Beratung u. Begutachtung kann sich dabei beziehen auf die **a)** medizinische Indikation für die Verordnung od. Versorgung; **b)** Zweckmäßigkeit, Wirtschaftlichkeit (eine Alternative) u. Qualität der Verordnung des Versorgungsvorschlages; **c)** Auswahl eines geeigneten Hilfsmittels; **d)** alternative Versorgung od. alternative Maßnahmen zur Unterstützung bzw. an Stelle einer Hilfsmittelversorgung; **e)** Frage, ob vorhandene Hilfsmittel weiter benötigt werden; **f)** Übereinstimmung der Verordnung u. Lieferung unter Berücksichtigung von Funktionstauglichkeit, Zweckerfüllung u. Passform; **g)** Notwendigkeit einer Ausbildung zum Gebrauch des Hilfsmittels; **h)** Abgrenzung von Hilfsmitteln zu Pflegehilfsmitteln od. sonstigen Produkten (z. B. Gebrauchsgegenstände des täglichen Lebens). Begutachtung in Fragen von grundsätzlicher Bedeutung für die Qualität u. Wirtschaftlichkeit der i. R. der GKV erbrachten Leistungen nach § 139 a SGB V durch das vom Gemeinsamen Bundesausschuss gegründete Institut* für Qualität und Wirtschaftlichkeit im Gesundheitswesen.

Behaglichkeitstemperatur: s. Klimafaktoren am Arbeitsplatz.

Behandlung: (engl.) *treatment, therapy*; auf den einzelnen Patienten bezogene medizinische Versorgung* zur Wiederherstellung der Gesundheit; wird je nach Art u. Schwere der Erkrankung in unterschiedlichen Versorgungseinrichtungen* u. Settings* u. von Leistungserbringern* verschiedener Professionen durchgeführt (vgl. Rehabilitation, Pflege). **Formen:** im Kontext der Krankenversicherung: **1. ambulante Behandlung:** erfolgt i. d. R. wohnortnah u. ohne Unterbringung u. Verpflegung des Patienten. Nach § 39 SGB V hat die ambulante Behandlung Vorrang vor einer stationären Krankenhausbehandlung (vgl. Krankenhauseinweisung). Der niedergelassene Arzt hat daher vor der Verordnung von stationärer Krankenhausbehandlung zu prüfen, ob er die ambulante Behandlung fortsetzen od. ob eine Krankenhauseinweisung werden kann durch Überweisung* an: **a)** einen Arzt mit der erforderlichen Zusatzqualifikation bzw. Facharztweiterbildung od. eine Schwerpunktpraxis; **b)** einen ermächtigten Krankenhausarzt, eine Hochschulambulanz* od. psychiatrische Institutsambulanz*; **c)** ein Krankenhaus zur ambulanten Behandlung (§ 39 in Verbindung mit § 115 b SGB V); **d)** eine Notfallpraxis im Bezirk der KV. **Krankenhäuser** dürfen nach §§ 115, 116 SGB V die folgenden ambulanten Leistungen erbringen: **a)** ambulante Operationen u. stationsersetzende Eingriffe* (begrenz-

bezogene Ermächtigung); **c)** Leistungen i. R. von Disease*-Management-Programmen, sofern sie daran teilnehmen; **d)** hochspezialisierte Leistungen (Begrenzung im Leistungskatalog u. nur, insofern darüber ein Vertrag geschlossen ist; **e)** Behandlung bei seltenen Erkrankungen u. komplizierten Krankheitsverläufen; **f)** i. R. von Modellen zur integrierten Versorgung*. **2. vollstationäre Behandlung:** ist in einem nach § 107 Abs. 1 SGB V definierten Krankenhaus*, welches gemäß § 108 SGB V zur Versorgung zugelassenen ist, angezeigt, wenn die vollstationäre Aufnahme nach Prüfung durch das Krankenhaus erforderlich ist, weil das Behandlungsziel nicht durch teilstationäre, vor- u. nachstationäre od. ambulante Behandlung einschließlich häuslicher Krankenpflege erreicht werden kann. Die Krankenhausbehandlung umfasst i. R. des Versorgungsauftrags alle Leistungen, die im Einzelfall nach Art u. Schwere der Krankheit für die medizinische Versorgung der Versicherten im Krankenhaus notwendig sind, insbes. ärztliche Behandlung, Krankenpflege, Versorgung mit Arznei-, Heil- u. Hilfsmitteln sowie Unterkunft u. Verpflegung u. die zum frühstmöglichen Zeitpunkt einsetzenden Leistungen zur Frührehabilitation (§ 39 SGB V); **3. teilstationäre Behandlung:** der Patient erhält jeweils nur während eines begrenzten Tagesabschnitts medizinische Versorgung, Betreuung u. Verpflegung im Krankenhaus bzw. in einer Tagesklinik* od. Nachtklinik*; **4. prä- u. poststationäre Behandlung:** Behandlung im Krankenhaus ohne Unterkunft u. Verpflegung; **a)** prästationäre Behandlung ist auf längstens 3 Behandlungstage innerhalb von 5 Tagen vor Beginn der stationären Behandlung begrenzt u. dient der Klärung der Erforderlichkeit einer vollstationären Krankenhausbehandlung od. ihrer Vorbereitung; **b)** die poststationäre Behandlung kann angezeigt sein, um im Anschluss an eine vollstationäre Krankenhausbehandlung den Behandlungserfolg zu sichern od. zu festigen, sie darf 7 Behandlungstage innerhalb von 14 Tagen, bei Organübertragungen nach § 9 des Transplantationsgesetzes* von 3 Monaten nach Beendigung der stationären Krankenhausbehandlung nicht überschreiten. In medizinisch begründeten Einzelfällen kann die Frist von 14 Tagen bzw. 3 Monaten im Einvernehmen mit dem einweisenden Arzt verlängert werden (§ 115 a SGB V). **Hinweis zur Gesundheitsreform 2006:** Die Gesundheitsreform sieht bislang vor, dass ambulante Leistungen, die im Krankenhaus u. in der Praxis erbracht werden können, mit vergleichbaren Honoraren vergütet werden. Ferner wird zur Förderung der ambulanten Erbringung hochspezialisierter Leistungen am Krankenhaus eine eigene Anschubfinanzierung* aus Mitteln der Krankenhäuser u. Krankenkassen bereitgestellt, die sich zur Hälfte aus 0,5 % der

Behandlung, heilpädagogische: (engl.) *orthopaedagogical treatment*; Methode der systematischen Hilfe für entwicklungsverzögerte u. förderungsbedürftige Kinder; **Ziel:** durch ein ausgewogenes Angebot von Übungseinheiten werden unter Berücksichtigung der individuellen Möglichkeiten im Spiel neue Erkenntnisse, Fähigkeiten u. Verhaltensweisen in Einzel- u. Gruppensituationen geweckt entwickelt u. gefestigt: Gedächtnis, taktile, visuelle, auditive u. kinästhetische Wahrnehmung, sensorische Integration, Grob- u. Feinmotorik, Sprache, soziale u. emotionale Erfahrung, Kommunikation u. Interaktion, Handlungs- u. Bewegungserfahrung. **Kostenträger:** für noch nicht einge schulte Kinder Träger der Sozialhilfe (§ 54 SGB XII §§ 55, 56 SGB IX), bei (drohender) seelischer Behinderung Träger der Kinder- u. Jugendhilfe (§§ 27 u. 35 a SGB VIII), Krankenversicherung i. R. von sozialpädiatrischen Leistungen* nach § 43 a SGB V i. R. der Frühförderung*.

Behandlung, motorisch-funktionelle: s. Ergotherapie.

Behandlungsaufklärung: s. Aufklärung.

Behandlungsbedürftigkeit: (engl.) *requirement of treatment*; besteht, wenn der regelwidrige Zustand des menschlichen Körpers ohne ärztliche Hilfe nicht mit Aussicht auf Erfolg geheilt, zumindest aber gebessert od. vor Verschlimmerung bewahrt werden kann od. ärztliche Hilfe erforderlich ist um Schmerzen od. sonstige Beschwerden zu lindern; die behandlungsbedürftige Krankheit kann akut od. chronisch sein.

Behandlung, sensomotorisch-perzeptive: s. Ergotherapie.

Behandlungsfall: (engl.) *case*; Bez. für die Abrechnung der Leistungen, die ein Vertragsarzt* in einem Quartal für einen Patienten zu Lasten der GKV erbringt; geregelt im Bundesmantelvertrag (§ 21 BMV Ä bzw. § 25 Abs. 1 EKV); ein Behandlungsfall kann aus mehreren Krankheitsfällen bestehen, wenn ein Patient denselben Arzt mit unterschiedlichen Erkrankungen aufsucht. Ein Krankheitsfall, der über mehrere Quartale hinweg besteht, verursacht mehrere Behandlungsfälle. Im stationären Sektor werden Behandlungsfälle nach Fallpauschalen* abgerechnet; vgl. DRG.

Behandlungsfehler: (engl.) *treatment error, malpractice*; syn. ärztlicher Kunstfehler; der Arzt begeht einen Behandlungsfehler, wenn er bei Diagnose, Therapie od. einer sonstigen medizinischen Maßnahme (z. B. Einsatz medizinisch-technischer Geräte) von dem nach den Erkenntnissen der medizinischen Wissenschaft zweckmäßigen u. empfohlenen Vorgehen ohne Begründung abweicht u. dadurch einen Schaden verursacht, d. h. diejenige Sorgfalt außer Acht lässt, die der Verkehr von einem ordentlichen, pflichtgetreuen Durchschnittsarzt des Faches in der konkreten Situation

Kommunikation); **2.** technische Unzulänglichkeiten (von Verfahren, Geräten, Wirksubstanzen); **3.** unzureichende Sorgfalt von Ärzten od. Therapeuten. Die übliche Sorgfalt hingegen reicht nicht aus, wenn sie den geforderten Standard nicht erreicht. Verfügt der Arzt über den zu verlangenden Standard hinaus über Spezialkenntnisse, so hat er diese einzusetzen. Soweit allgemein anerkannte Regeln der medizinischen Wissenschaft gelten, hat der Arzt grundsätzlich danach zu handeln. Handlungsempfehlungen u. Hilfen für den sorgfältig handelnden Arzt geben die Leitlinien* für Diagnostik u. Therapie der wissenschaftlichen medizinischen Fachgesellschaften, die an den medizinischen Fortschritt angepasst sind u. den aktuellen Stand ärztlichen Wissens widerspiegeln. Leitlinien sind jedoch weder haftungsbefreiend noch -begründend. Die Methodenfreiheit besteht nur innerhalb enger Grenzen. Die Anwendung neuer Behandlungsmethoden (s. Neue Untersuchungs- und Behandlungsmethoden) verpflichtet zu erhöhter Sorgfalt. Eine Sorgfaltspflichtverletzung begeht der Arzt, der eine Behandlung übernimmt, die sein Können überfordert (sog. Übernahmeverschulden). Der Arzt schuldet höchste Sorgfalt auch beim arbeitsteiligen Dienst. Soweit es sich um die Zusammenarbeit gleichrangiger Ärzte handelt (horizontale Arbeitsteilung, z. B. zwischen Anästhesist u. Chirurg), gilt der Vertrauensgrundsatz. Danach darf jeder Beteiligte darauf vertrauen, dass der Partner seine Aufgaben mit der gebotenen Sorgfalt erfüllt, solange nicht konkrete Umstände Anlass zu Zweifeln geben. Bei der vertikalen Arbeitsteilung, die das hierarchische Prinzip der fachlichen Über- u. Unterordnung prägt, gilt der Vertrauensgrundsatz nur eingeschränkt: Der leitende Arzt hat Überwachungs- u. Weisungspflichten gegenüber seinen nachgeordneten ärztlichen u. nichtärztlichen Mitarbeitern wahrzunehmen. Zu den Sorgfaltspflichten des Arztes gehört auch die berufliche Fortbildung. Ein Behandlungsfehler, der durch Tun od. Unterlassen zum Tod führte, stellt eine nicht-natürliche Todesart* dar. Vgl. Medizin, evidenzbasierte.

Behandlungsfreiheit: s. Therapiefreiheit, Behandlungspflicht.

Behandlungsgruppe: (engl.) *intervention group*; syn. Interventionsgruppe, Verumgruppe; der Anteil an der Studienpopulation in einer kontrollierten Studie*, der die zu untersuchende Behandlung/Intervention erhält; die Ergebnisse der Behandlungsgruppe werden mit denen der Kontrollgruppe* verglichen, um eine Aussage über die Größe u. Richtung des Interventionseffektes zu erhalten.

Behandlungsmuster: s. Behandlungspfad, klinischer.

Behandlungspfad, klinischer: (engl.) *clinical pathway*; syn. Behandlungsmuster, Patientenpfad; kli-

haus-)Gesamtbehandlung von Patienten mit ähnlicher klinischer Konstellation unter Berücksichtigung festgelegter Qualität, notwendiger u. verfügbarer Ressourcen* sowie unter Festlegung der Aufgaben u. der Durchführungs- sowie Ergebnisverantwortlichkeiten; steuert den Behandlungsprozess, dient als behandlungsbegleitendes Dokumentationsinstrument u. ermöglicht die Kommentierung von Normabweichungen zur Evaluation u. Verbesserung.

Behandlungspflege: (engl.) *nursing treatment*; von einem Arzt angeordnete, an Pflegekräfte delegierte u. unter seiner Aufsicht durchgeführte Maßnahmen der ärztlichen Behandlung, die dazu dienen, Krankheiten zu heilen, ihre Verschlimmerung zu verhüten od. Krankheitsbeschwerden zu lindern; die Unterscheidung in Grundpflege* u. Behandlungspflege wird in den Pflegewissenschaften eher gemieden, ist leistungsrechtlich jedoch relevant; **Rechtliche Grundlage:** In SGB V (v. a. § 37) u. XI (§§ 41–43 b) wird Behandlungspflege nicht näher bestimmt. Sie wurde maßgeblich präzisiert durch die Richtlinien des Bundesausschusses der Ärzte u. Krankenkassen (Gemeinsamer* Bundesausschuss) für die häusliche Krankenpflege (§ 92 SGB V), den darauf aufbauenden Rahmenempfehlungen der Spitzenverbände der Krankenkassen u. der Leistungsanbieter (§ 132 a SGB V) sowie die Rechtsprechung (Sozialgerichtsbarkeit). Diese Festlegungen gelten in erster Linie für die Häusliche Krankenpflege nach SGB V, ambulante, teilstationäre u. stationäre Pflegeeinrichtungen* nach SGB XI, sind jedoch nicht bindend für die Krankenhauspflege. In Krankenhäusern wird eine Vielzahl weiterer ärztlicher Verrichtungen zur Durchführung an Pflegefachkräfte delegiert, z. B. Injektionen von Medikamenten, Verabreichen von Infusionsflüssigkeiten, Blutentnahmen. Die im Vergleich dazu eingeschränkten Delegationsmöglichkeiten durch niedergelassene Ärzte sind v. a. haftungsrechtlich begründet. **Kostenträger:** Krankenversicherung sowie andere Sozialleistungsträger nach Zuständigkeit u. Subsidiarität; **Leistungen:** bestimmte Maßnahmen wie z. B. das Absaugen der oberen Luftwege, Blutdruckmessung, Messung des Blutzuckerspiegels, Behandlung von Dekubitalulzera, Kontrolle von u. Verbandwechsel bei Drainagen; **Leistungserbringer:** Teile der Behandlungspflege können nach Anleitung durch Pflegefachkräfte von Laien (z. B. Angehörige) ausgeführt werden, sonst durch qualifizierte Pflegekräfte. **Hinweis:** Nach § 43 b SGB XI sollen vom 1.7.2007 an die Krankenkassen die in § 41 Abs. 2, § 42 Abs. 2 sowie § 43 Abs. 2, 3 u. 5 SGB XI genannten Aufwendungen für die in den Einrichtungen notwendigen Leistungen der medizinischen Behandlungspflege übernehmen. **Hinweis zur Gesundheitsreform 2006:** Die Gesundheitsreform sieht bislang vor, dass die Finan-

Behandlungspflicht: (engl.) *obligation to treat*; Ausnahme vom Grundsatz der Behandlungsfreiheit; der Arzt ist in der Ausübung seines Berufs frei. Er kann die ärztliche Behandlung, wenn sie unzumutbar ist, ablehnen, insbes. dann, wenn er der Überzeugung ist, dass das notwendige Vertrauensverhältnis zwischen ihm u. dem Patienten nicht besteht. Seine Verpflichtung, nach § 323 c StGB in Notfällen zu helfen, bleibt hiervon unberührt; § 7 Muster-Berufsordnung für die deutschen Ärztinnen u. Ärzte (s. Berufsordnung, ärztliche). Auch andere Gründe können die Behandlungsfreiheit des Arztes einschränken. Der Vertragsarzt* hat die Pflicht, alle gesetzlich Versicherten zu behandeln, die zu ihm kommen; eine gewünschte Behandlung kann er jedoch nur in begründeten Fällen ablehnen, z. B. bei Überlastung. Ähnliches wie für die Behandlungsübernahme gilt für die Weiterbehandlung. Nach erfolgter Behandlungsübernahme (eine telefonische Konsultation ist hierfür u. U. bereits ausreichend) kann den Arzt eine Besuchspflicht treffen. Für **Krankenhäuser** besteht nach den Krankenhausgesetzen der Bundesländer i. R. ihrer planerischen Aufgabenstellung u. Leistungsfähigkeit eine allgemeine Aufnahme- u. Versorgungspflicht, sofern stationäre Behandlungsbedürftigkeit vorliegt. Die nach § 108 SGB V zugelassenen Kliniken sind darüber hinaus i. R. ihres Versorgungsauftrags* zur ambulanten u. stationären Krankenhausbehandlung (i. S. von § 39 SGB V) sozialversicherter Personen verpflichtet.

Behandlungsschaden: (engl.) *negligent adverse event*; syn. iatrogene Schäden; Gesundheitsschaden* durch Dritte, der nicht durch krankheitsimmanente Komplikationen entsteht, sondern auf vermeidbare unerwünschte Ereignisse* od. auf nicht vermeidbare behandlungsimmanente Wirkungen zurückzuführen ist.

Behandlungsvertrag: (engl.) *contract governing medical treatment*; zivilrechtlicher Vertrag (§ 611 BGB) zwischen Patient u. Arzt, Zahnarzt od. Krankenhausträger (i. d. R. bei gesetzlich Versicherten nicht schriftlich fixiert); begründet wechselseitige Pflichten: **1.** des Arztes: Vornahme einer Behandlung entsprechend dem Stand der medizinischen Erkenntnisse u. Grundsatz der Nichtschädigung (vgl. Sorgfaltspflicht, ärztliche); **2.** des Patienten: Beachtung u. Mitwirkung am ärztlichen Bemühen sowie Entgelt; der Vertrag beinhaltet Art u. Umfang der Behandlung; oft ist auch eine schriftliche Aufklärung* über die Risiken der Behandlung Bestandteil des Vertrags. Der Vertrag kann nur von einem geschäftsfähigen Patienten abgeschlossen werden (§ 104 BGB). Ist der Betroffene nicht geschäftsfähig, kann ein gesetzlicher Vertreter (sorgeberechtigte Eltern, Betreuer, Vormund) od. ein Bevollmächtigter für die Gesundheitssorge des Betroffenen den Vertrag wirksam schließen. Der

bezüglich Kosten der Behandlung ist in der GKV anders geregelt, denn nicht der Patient ist zahlungspflichtig (Ausnahme Zuzahlung u. Vorleistung), sondern die KV.

Behandlungszwang: s. Behandlungspflicht.

Behandlung, zahnärztliche: (engl.) *dental treatment* umfasst alle Maßnahme zur Gesunderhaltung der Zähne u. der Funktionsfähigkeit des Gebisses; Teilgebiete der Behandlung sind neben der konservativen Zahnbehandlung die Kieferorthopädie*, Parodontose- u. Karies-Behandlung, Prophylaxe u. Zahnersatz*.

Behaviorismus: (engl.) *behaviourism*; in den USA Anfang des 20. Jh. begründete psychologische Schule (Watson, Skinner), die das Verhalten untersucht u. die Bedeutung des Lernens in den Mittel punkt stellt. Grundlage des Behaviorismus ist die Annahme, dass auch der Erwerb von komplexen Verhaltensweisen auf Reiz-Reaktions-Verbindungen zurückzuführen ist. Demnach wird das beobachtbare Verhalten als ein Resultat von operanten od. klassischen Lernprozessen angesehen, „verdecktes" Verhalten od. kognitive Prozesse werden zur Erklärung von Verhalten abgelehnt. Die wichtigste Methode des klassischen Behaviorismus ist das Tierexperiment. Hier werden fundamentale Verhaltensgesetze dargestellt, die auch für Menschen gelten sollen. Allgemein ist der methodolo gische Behaviorismus durch das Festlegen von Prinzipien (bezüglich Gesetzmäßigkeiten, Beobachtbarkeit, Operationalisierbarkeit, experimentelle Prüfung) in der empirischen Psychologie* etabliert. In der klinischen Psychologie ging die lerntheoretische Fundierung von Verhalten u. Verhaltensmodifikation in die Verhaltenstherapie* ein.

Behindertenausweis: s. Schwerbehindertenausweis.

Behindertenbeauftragter: (engl.) *representative fo disabled persons*; **1.** (allg.) Person, die innerhalb einer Institution für die Belange von Menschen mi Behinderung* zuständig ist u. darauf achtet, dass dem Arbeitgeber obliegende Verpflichtungen erfüllt werden (Beauftragter des Arbeitgebers nach § 98 SGB IX). **2.** i. e. S. die von Bundes- od. Landesministerien bestellten Beauftragten (z. B. Beauftragter der Bundesregierung für die Belange be hinderter Menschen) mit der Aufgabe, die Gleichstellung von behinderten mit nichtbehinderten Menschen sicherzustellen u. geschlechtsspezifische Benachteiligungen zu beseitigen; seit 1980 werden Behindertenbeauftragte der Bundesregie rung durch Kabinettsbeschluss benannt; s. Gleichstellungsgesetz für behinderte Menschen.

Behindertenbericht: (engl.) *report on disabled persons* von der Bundesregierung bzw. den Landesregie rungen regelmäßig erstellter Bericht über die Lage von Menschen mit Behinderung* u. die Entwick-

Lebenssituation von behinderten Menschen u. dient als Basis für zukünftige politische Maßnahmen. Der Bericht der Bundesregierung über die Lage behinderter Menschen u. die Entwicklung ihrer Teilhabe wurde 2004 vorgelegt.

Behindertengleichstellungsgesetz: s. Gleichstellungsgesetz für Menschen mit Behinderung.

Behindertenparkplatz: s. Parkerleichterung.

Behindertensport: s. Rehabilitationssport, Funktionstraining.

Behindertentestament: (engl.) *will benefiting relatives with disabilities*; Testament von Eltern behinderter od. pflegebedürftiger Kinder, mit dessen Hilfe die Überleitung der Erb- u. Pflichtteilsansprüche des Kindes an den Träger der Sozialhilfe umgangen werden soll, indem das behinderte Kind testamentarisch als Vorerbe eingesetzt wird und i.d.R. nicht behinderte Kinder od. andere geeignete Personen als Nacherben; der Träger der Sozialhilfe wird so im Erbfall nicht Mitglied der Erbgemeinschaft. Vgl. Behinderung.

Behindertenverbände: (engl.) *organisations of people with disabilities*; Bez. für Organisationen, die politisch u. konfessionell unabhängig die sozialpolitischen Interessen ihrer Mitglieder vertreten, um die organisierte Selbsthilfe behinderter Menschen zu fördern; **Aufgabe:** Einflussnahme auf die Gesetzgebung, Gesprächspartner der im Sozialbereich tätigen Behörden u. Einrichtungen; Förderung von behinderungsgerechtem Wohnungs- u. Siedlungswesen (barrierefreies Bauen) u. Behindertensport, Träger von Rehabilitationseinrichtungen; Vertretung der Mitglieder in Fragen des Versorgungsrechts (s. Soziales Entschädigungsrecht), des Sozialrechts* u. des Sozialversicherungsrechts sowie in allen Angelegenheiten, die mit beruflicher u. gesellschaftlicher Teilhabe behinderter Menschen zu tun haben, einschließlich Hilfestellungen bei einem Rechtsstreit. Ein besonderes Verbandsklagerecht (§ 63 SGB IX) ermöglicht Behindertenverbänden, an Stelle u. mit dem Einverständnis von behinderten Menschen deren Rechte i. R. eines Gerichtsverfahrens geltend zu machen. Die großen Behindertenverbände, z.B. die Bundesarbeitsgemeinschaft Hilfe für Behinderte (Abk. BAGH), der Sozialverband* VdK Deutschland od. der Sozialverband Deutschland (Abk. SoVD), haben beratende Funktion in Beschluss- u. Beratungsgremien auf Bundes-, Landes- u. kommunaler Ebene u. sind vertreten im Beirat für die Teilhabe behinderter Menschen beim Bundesminister für Arbeit u. Sozialordnung sowie in den beratenden Ausschüssen für behinderte Menschen u. in den Widerspruchsausschüssen bei den Integrations- u. Arbeitsämtern. Ihre Vertreter sind auch als ehrenamtliche Sozialrichter tätig.

Behindertenwerkstatt: s. Werkstatt für behinderte Menschen.

schlossener Werkstatt od. Tagesbetreuungen; **Wohnformen: 1. stationär:** Wohnstätten, Außenwohngruppen, Gruppenwohnungen, externes Wohnen, Wohngemeinschaften, Eltern-Kind-Wohnen, Trainingswohnen; **2. ambulant** unterstützt: betreutes Wohnen, unterstütztes Wohnen, ambulant betreutes Einzel-, Paar- u. Gruppenwohnen, Assistenz beim Wohnen, Wohngemeinschaften, Eltern-Kind-Wohnen; **Kostenträger:** notwendiger Lebensunterhalt in Einrichtungen nach § 35 SGB XII; Eingliederungshilfe nach §§ 53, 54 SGB XII.

Behinderung: (engl.) *disability*; **1.** (allg.) Bez. für eine individuelle länger andauernde angeborene od. erworbene Beeinträchtigung z. B. von Wahrnehmung, Denken, Sprache, Lernen, Verhalten od. Bewegung. **2.** nach der ICF* liegt eine Behinderung vor, wenn eine Schädigung von Körperfunktion(en)* od. Körperstruktur(en)* bzw. eine Beeinträchtigung von Aktivität(en)* od. Teilhabe* an Lebensbereichen besteht (Beeinträchtigung der funktionalen Gesundheit); dabei werden defizitorientierte Gesichtspunkte (Beeinträchtigungen von Aktivitäten od. Teilhabe) um ressourcenorientierte Aspekte (vorhandenes Leistungspotential) ergänzt unter Einbezug des gesamten Lebenshintergrundes (persönliche u. umweltbezogene Kontextfaktoren). **3.** (rechtl.) Abweichung der körperlichen Funktion, geistigen Fähigkeit od. seelischen Gesundheit eines Menschen von dem für das Lebensalter typischen Zustand, welche mit hoher Wahrscheinlichkeit länger als 6 Monate andauert u. daher seine Teilhabe am Leben in der Gesellschaft beeinträchtigt (§ 2 SGB IX); von Behinderung bedroht sind Menschen, wenn die oben genannten Beeinträchtigungen zu erwarten sind. Die Definition im SGB IX gilt als Auslegungshilfe für den in anderen Gesetzen enthaltenen Behinderungsbegriff (z. B. § 10 SGB I, § 19 SGB III, § 11 Abs. 2 SGB V, §§ 9, 46 Abs. 2, 48 Abs. 4 SGB VI, Behindertengleichstellungsgesetz). Behinderte u. von Behinderung bedrohte Menschen erhalten Leistungen zur Förderung ihrer Selbstbestimmung u. gleichberechtigten Teilhabe am Leben in der Gesellschaft (Rehabilitation) nach den Vorschriften des SGB IX u. den für die einzelnen Rehabilitationsträger geltenden Rechtsvorschriften. Nach Art. 3 des GG darf niemand „wegen seiner Behinderung benachteiligt werden". Nach dem Schwerbehindertenrecht (SGB IX Teil 2; s. Schwerbehinderung) bemisst sich die Schwere einer Behinderung am Grad* der Behinderung. Vgl. Rehabilitation, Nachteilsausgleich, Integration, Behindertenbeauftragter.

Beibringungsgrundsatz: (engl.) *principle of party presentation*; Verfahrensgrundsatz in zivilgerichtlichen Prozessen, nach dem für die Beurteilung eines Sachverhalts wichtige Umstände ausschließ-

Beihilfe: (engl.) *subsidy, allowance*; **1.** Krankenfürsorge für Beamte* u. Versorgungsberechtigte, die entstandene Aufwendungen im Krankheits-, Pflege-, Geburts- u. Sterbefall teilweise erstattet; wird dem Beamten auf Antrag für sich u. seine berücksichtigungsfähigen Angehörigen geleistet. **Rechtliche Grundlage:** resultiert aus der Fürsorgepflicht des Dienstherrn (§ 79 Bundesbeamtengesetz); **Leistungshöhe:** Höhe der anteiligen Übernahme der beihilfefähigen Aufwendungen durch den Dienstherrn ist festgelegt durch den jeweiligen in Prozent formulierten Bemessungssatz des Beihilfeberechtigten u. der berücksichtigungsfähigen Angehörigen. Es bestehen Höchstgrenzen u. Eigenbehalte (Beihilfevorschriften des Bundes, Abk. BhV). **2.** sog. **kleine Beihilfe**; nachrangige Krankenfürsorge für Beschäftigte im Öffentlichen Dienst auf Antrag als Ergänzung bei nicht in voller Höhe von der Krankenkasse getragenen Kosten (abhängig von der Umsetzung tarifrechtlicher Regelungen); durch Landesgesetzgebung u. tarifvertragliche Anpassungen eingeschränkt bzw. abgeschafft.

Beinaheschaden: (engl.) *near miss, potential adverse event*; Ausbleiben eines Gesundheitsschadens trotz Vorliegens eines Behandlungsfehlers*; hierzu zählen i. d. R. auch Fälle, in denen Fehler* rechtzeitig korrigiert wurden.

Beipackzettel: s. Packungsbeilage.

Beistandschaft: (engl.) *legal support*; Hilfsangebot in Form einer gesetzlichen Vertretung durch das Jugendamt* zur Feststellung der Vaterschaft u./od. Geltendmachung von Unterhaltsansprüchen (§§ 1712 ff. BGB, §§ 55, 56 SGB VIII); wird auf schriftlichen Antrag des volljährigen Elternteils geleistet, dem für den Aufgabenkreis der beantragten Beistandschaft die alleinige elterliche Sorge (s. Sorgerecht) zusteht od. zustünde, wenn das Kind bereits geboren wäre. Steht die elterliche Sorge für das Kind den Eltern gemeinsam zu, kann der Antrag von dem Elternteil gestellt werden, in dessen Obhut sich das Kind befindet. Der Antrag kann auch von einem nach § 1776 BGB berufenen Vormund gestellt werden (§ 1713 BGB). Die Beistandschaft tritt nur ein, wenn das Kind seinen gewöhnlichen Aufenthalt im Inland hat (§ 1717 BGB); Beistand des Kindes wird regelmäßig das Jugendamt. Soweit nach Landesrecht auch einem hierfür zugelassenen rechtsfähigen Verein die Beistandschaft übertragen werden kann (§ 54 SGB VIII), bedarf es ebenfalls der Zustimmung des Elternteils. Die Beistandschaft schränkt die elterliche Sorge nicht ein. Sie endet u. a. mit Erfüllung der übertragenen Aufgaben bzw. auf schriftliches Verlangen des antragsbefugten Elternteils. Für das Kind einer minderjährigen unverheirateten Mutter besteht demgegenüber eine gesetzliche Amtsvormundschaft*, wenn vor der Geburt kein Vormund benannt wurde. Vgl. Amtspflegschaft.

zahlenden Beiträge, deren Beitragsbemessungsgrundlage* jeder Betrag zwischen 400 EUR u. der Beitragsbemessungsgrenze (s. Beitragsbemessung sein kann. Vgl. Mindestbeitrag, Beitragsberechnung, Pflichtbeiträge.

Beiträge zur Krankenversicherung: (engl.) *health insurance contribution*; regelmäßige monatliche Zahlungen (i. d. R. seitens des Versicherten, des Arbeitgebers od. sonstiger Stellen) an die Krankenversicherung* (s. Versicherungsprinzip); **1.** in der **GKV** abhängig vom Beitragssatz*, der von jeder Krankenkasse individuell als Prozentsatz vom (Brutto-)Arbeitsentgelt* bzw. (Brutto-) Arbeitseinkommen* (Sonderregelungen bei geringfügiger Beschäftigung*) bzw. dem Zahlbetrag der Rente od. vergleichbarer Versorgungsbezüge bis zur Beitrags entgeltgrenze (s. Beitragsbemessung) in der Satzung festgelegt wird; **Formen: a)** allgemeiner Beitragssatz für Mitglieder, die bei Arbeitsunfähigkei für mindestens 6 Wochen Anspruch auf Entgeltfortzahlung durch den Arbeitgeber haben; lag vor dem 1.7.2005 bei durchschnittlich 14,3 %; **b)** erhöhter Beitragssatz für Mitglieder, in denen die Krankenkasse ein erhöhtes Krankengeldrisiko wegen kürzerer Entgeltfortzahlung trägt; **c)** ermäßigter Beitragssatz (z. B. bei fehlendem Anspruch au Krankengeld) für bestimmte Personengruppen (z. B. Studenten, Rentner); **d)** zusätzlicher Beitrags satz seit 1.7.2005 für alle gesetzlich u. freiwillig versicherten Mitglieder in Höhe von 0,9 % der beitragspflichtigen Einnahmen ohne Beteiligung der Arbeitgeber zur Senkung der Lohnnebenkosten; **2.** in der **PKV** individuell errechneter Beitrag, der sich nach gewähltem Leistungskatalog sowie individuellen Risiken (Eintrittsalter, Geschlecht Vorerkrankungen) u. ggf. vereinbarten Selbstbetei ligungen richtet. Zur Beitragstragung s. Beiträge zur Sozialversicherung. **Hinweis zur Gesund heitsreform 2006:** Mit der aktuellen Gesundheitsreform sollen die Finanzierungsbasis der GKV durch teilweise Steuerfinanzierung (insbes. der beitragsfreien Mitversicherung von Kindern) verbreitert, die Beitragssätze der Krankenkassen vereinheitlicht sowie ein weitergehendes Verlassen der paritätischen Finanzierung durch Zusatzbei träge der Arbeitnehmer ermöglicht werden (vgl. Gesundheitsfonds).

Beiträge zur Sozialversicherung: (engl.) *social in surance contributions*; Mittel der Sozialversicherung werden durch Beiträge der Versicherten* (aufgrund von Versicherungspflicht zu zahlende Pflichtbei träge* od. freiwillige Beiträge*), der Arbeitgeber u. Dritter sowie durch staatliche Zuschüsse u. durch sonstige Einnahmen aufgebracht; die Beitragsansprüche der Versicherungsträger entstehen, so bald ihre gesetzlich bestimmten Voraussetzungen vorliegen. Im Recht der Gesetzlichen Kranken-*, Renten-* od. Unfallversicherung* z. B. ist dies

Vertrages). Die **Beitragsberechnung** erfolgt durch Multiplikation der Beitragsbemessungsgrundlage* (z. B. Arbeitsentgelt*) mit dem für den jeweiligen Zweig der Sozialversicherung maßgeblichen Beitragssatz* (bis zur Beitragsbemessungsgrenze). **Beitragstragung:** Bei einer versicherungspflichtigen Beschäftigung wurden die Beiträge zur Rentenversicherung*, Krankenversicherung*, Pflegeversicherung* u. Arbeitslosenversicherung* vom Arbeitgeber u. Arbeitnehmer bis 2004 zu gleichen Teilen (paritätische Finanzierung; Sonderregelungen für Angehörige der Knappschaftsversicherung od. Künstlersozialversicherung*) finanziert. Im Recht der Unfallversicherung sind die Beiträge vom Arbeitgeber allein zu tragen. Mit der Einführung eines vom Arbeitnehmer gegenüber dem Arbeitgeber um 0,9 % höheren zusätzlichen Beitragssatzes in der GKV zur Senkung der Lohnnebenkosten sowie durch den Zusatzbeitrag in der Pflegeversicherung für Kinderlose wurden 2005 erstmals Bestandteile der Sozialversicherung aus der paritätischen Beitragsfinanzierung herausgenommen, damit ist der **Arbeitnehmeranteil** seitdem höher als der Arbeitgeberanteil. Der **Arbeitgeberanteil** wird als zusätzlicher Lohnnebenkostenbestandteil aufgebracht (§ 28 e SGB IV); der Arbeitnehmeranteil ist aus dessen Bruttolohn aufzubringen. Den Arbeitnehmeranteil zur Gesetzlichen Kranken-, Pflege-, Renten- u. Arbeitslosenversicherung führt der Arbeitgeber als sog. **Gesamtsozialversicherungsbeitrag** an die zuständige Krankenkasse als **Einzugsstelle** (§§ 28 d, e SGB IV) ab; diese entscheidet auch über Versicherungspflicht* u. Beitragspflicht* (in Kranken-, Pflege-, Renten- u. Arbeitslosenversicherung) u. die Beitragshöhe (§ 28 h SGB IV). Für Beschäftigte, die bei keiner Krankenkasse Mitglied sind, kann der Arbeitgeber eine Krankenkasse seiner freien Wahl als Einzugsstelle festlegen. Selbständige tragen ihre Beiträge allein (Ausnahme: selbständige Künstler in der Künstlersozialversicherung*). **Hinweis:** Unter bestimmten Voraussetzungen wird in der GRV die Zahlung von Beiträgen fingiert, z. B. bei gleichgestellten Beitragszeiten* od. Kindererziehungszeiten (s. Erziehungszeiten). Vgl. Beitragszuschuss zur Krankenversicherung/Pflegeversicherung der Rentner.

Beitragsbedarf: (engl.) *contribution need*; Begriff aus der Verordnung zum Risikostrukturausgleich der Krankenkassen für den Betrag, den eine Kasse entsprechend der Versichertenstruktur (nach Alter, Geschlecht, Bezieher von Frührenten, Krankengeldanspruchsberechtigung) in Höhe der standardisierten Leistungsausgaben* aus dem Risikostrukturausgleich* (RSA) erhält; basiert auf den Ausgabenprofilen der GKV für 732 Gruppen von Versicherten; errechnet sich durch Multiplikation der

der Disease*-Management-Programme (DMP) wird der einzelnen Krankenkasse für eingeschriebene DMP-Patienten aufgrund der chronischen Erkrankung ein höherer Beitragsbedarf zugeordnet, während entsprechend die anderen Beitragsbedarfsbeträge abgesenkt werden; es handelt sich um die erste morbiditätsorientierte Ausrichtung des Beitragsbedarfs. **Hinweis zur Gesundheitsreform 2006:** Die Gesundheitsreform sieht bislang vor, dass der RSA in den neuen Gesundheitsfonds* verlagert wird. Vgl. Finanzkraft.

Beitragsbemessung: (engl.) *contribution assessment;* Verfahren zur Bestimmung des Versicherungsbeitrags (s. Solidarprinzip); in der Sozialversicherung* erfolgt die Beitragsbemessung auf Basis der beitragspflichtigen Einnahmen (sog. Beitragsbemessungsgrundlage*) der Versicherten bis zur Beitragsbemessungsgrenze; für Beschäftigte betrifft dies das tatsächliche Arbeitsentgelt* bzw. Arbeitseinkommen*, für freiwillig versicherte Selbständige die Summe der Einkünfte, für Rentner alle bezogenen Renten, Versorgungsbezüge u. mögliche Arbeitseinkommen als Selbständiger; die relevanten Einnahmen multipliziert mit dem jeweils gültigen Beitragssatz (in %) ergeben den zu zahlenden Versicherungsbeitrag; in der GRV wird die Beitragsbemessungsgrundlage im Versichertenkonto* u. in den Anlagen zum Rentenbescheid* als versichertes Einkommen ausgewiesen, nach dem die Rente berechnet wird (s. Beiträge, freiwillige). **Rechtliche Grundlage:** Arbeitslosenversicherung § 341 SGB III, GKV § 223 SGB V, GRV § 163 SGB VI; zur Bestimmung der beitragspflichtigen Einnahmen § 23 SGB IV. Die **Beitragsbemessungsgrenze** (syn. Bemessungsgrenze) ist in der Sozialversicherung der Bruttohöchstbetrag, bis zu dem Arbeitseinkommen* u. Arbeitsentgelt* zur Beitragsleistung herangezogen werden; für die Anteile der Entgelte, die oberhalb der jeweiligen Beitragsbemessungsgrenze liegen, sind keine Beiträge zu zahlen. Die Beitragsbemessungsgrenzen für die verschiedenen Sozialversicherungen sind unterschiedlich u. werden jährlich durch den Bundesminister für Arbeit und Sozialordnung bekannt gegeben: **1.** Gesetzliche Renten- u. Arbeitslosenversicherung: (2006) 5250 EUR pro Monat bzw. 63 000 EUR pro Jahr (West) u. 4400 EUR pro Monat bzw. 52 800 EUR pro Jahr (Ost); **2.** Gesetzliche Kranken- u. Pflegeversicherung: bundeseinheitlich 3562,50 EUR pro Monat bzw. 42 750 EUR pro Jahr; **3.** Gesetzliche Unfallversicherung: der Beitrag (allein durch den Arbeitgeber finanziert) wird durch die Höchstjahresarbeitsverdienstgrenze im Unternehmen begrenzt. **Hinweis:** Ein Überschreiten der Beitragsbemessungsgrenze ändert in der GRV nicht das Bestehen der Versicherungspflicht*. In der GKV u. Pflegeversicherung besteht Versicherungsfreiheit, sobald die Versicherungspflicht-

ken- u. Pflegeversicherung der Versicherungspflichtgrenze, die ansonsten nicht identisch ist mit der Beitragsbemessungsgrenze. Bei Abschluss eines privaten Versicherungsvertrags legt die Versicherung anhand eines Versicherungstarifs* einen Preis für den vereinbarten Versicherungsschutz fest; diese sog. Prämie berücksichtigt anders als die gesetzliche Sozialversicherung das persönliche Risiko des Versicherten.

Beitragsbemessungsgrundlage: (engl.) *contribution limit*; in der Sozialversicherung* beitragspflichtige Einnahmen, begrenzt bis zur Beitragsbemessungsgrenze (s. Beitragsbemessung); die wichtigsten beitragspflichtigen Einnahmen bilden das Arbeitsentgelt* u. das Arbeitseinkommen*. In der Rentenversicherung* wird die Beitragsbemessungsgrundlage im Rentenkonto u. in den Anlagen zum Rentenbescheid als versichertes Einkommen ausgewiesen, nach dem die Rente berechnet wird. Vgl. Beiträge, freiwillige.

Beitragsberechnung: (engl.) *calculation of contributions*; die Höhe eines Beitrages zur Sozialversicherung* wird durch Multiplikation der Beitragsbemessungsgrundlage* (z. B. Arbeitsentgelt*) mit dem für den jeweiligen Zweig der Sozialversicherung maßgeblichen Beitragssatz* berechnet.

Beitragsentlastungsgesetz: (engl.) *Contribution Relief Act*; Abk. BeitrEntlG; „Gesetz zur Entlastung der Beiträge in der gesetzlichen Krankenversicherung" vom 1.11.1996 (BGBl. I S. 1631) mit dem Ziel, v. a. durch Sparmaßnahmen z. B. die Beitragssätze in der Gesetzlichen Krankenversicherung* zu reduzieren; z. B. durch Erhöhung der Zuzahlung* für Patienten bei Arzneimitteln*, den Wegfall des Kassenanteils für Brillenfassungen i. R. des Hilfsmittelrechts sowie den Wegfall des Zuschusses für Zahnersatz i. R. der Krankenbehandlung; das Krankengeld* durfte danach 70 % des zuletzt vor der Arbeitsunfähigkeit erzielten Nettoentgelts nicht übersteigen.

Beitragserstattung: (engl.) *reimbursement*; syn. Beitragsrückerstattung; Erstattung eines Teils des eingezahlten Versicherungsbeitrages unter bestimmten Voraussetzungen gemäß vertraglicher Vereinbarung zwischen Versicherungsträger u. Versichertem; die Krankenkassen können seit 1.1.2004 in ihrer Satzung Möglichkeiten der Beitragserstattung festlegen; kassenspezifisch meist gekoppelt entweder an einen Selbstbehalt, die Nichtinanspruchnahme von Leistungen od. die Inanspruchnahme von Programmen zur Vorsorge u./od. Gesundheitsförderung (§ 65 a SGB V).

Beitragsfreiheit: (engl.) *exemption from contributions*; beitragsfrei sind Personen, die nicht der Beitragspflicht* unterliegen; bei der Beitragsfreiheit besteht ein (Sozial-) Versicherungsverhältnis* u. damit ein entsprechender Versicherungsschutz. Eine ausdrückliche Beitragsfreiheit ist in der Sozialver-

Anspruch auf Krankengeld* od. Mutterschaftsgeld* haben od. Erziehungsgeld* beziehen (§ 224 SGB V) u. für bestimmte Rentenantragsteller in der GKV (§ 225 SGB V). In der GRV sind auch diejenigen beitragsfrei versichert, die vom Gesetz so gestellt werden, als hätten sie Beiträge entrichtet, z. B. Personen, die ein Kind in den ersten 3 Lebensjahren erziehen (s. Erziehungszeiten).

Beitragsnachweis: (engl.) *evidence of contribution* monatliche schriftliche u. fristgebundene Meldung des Arbeitgebers über die Höhe der für jeden sozialversicherungspflichtig Beschäftigten in dem jeweiligen Monat entrichteten Beiträge* zur Sozialversicherung, aufgeschlüsselt nach den verschiedenen Sozialversicherungszweigen (gemäß § 28 SGB IV); Einzugs- u. Prüfstelle für den Beitragsnachweis ist für den Gesamtsozialversicherungsbeitrag ist die Krankenkasse bzw. für geringfügige Beschäftigungen die Bundesknappschaft*. Die Einzugsstelle leitet dem zuständigen Träger der Pflegeversicherung, der Rentenversicherung u. der Bundesagentur für Arbeit die Beiträge einschließlich der Zinsen auf Beiträge u. Säumniszuschläge arbeitstäglich weiter (§ 28 k SGB IV). Für die Erstellung der Beitragsnachweise sind bundeseinheitliche Formulare vorgeschrieben. Der Arbeitnehmer erhält vom Arbeitgeber jährlich od. bei Arbeitgeberwechsel eine Durchschrift des Beitragsnachweises, die als Beleg für die Zahlung der Beiträge an den Rentenversicherungsträger gilt. Freiwillig Versicherte od. versicherungspflichtige Selbständige beziehen diesen Nachweis direkt vom Rentenversicherungsträger.

Beitragspflicht: (engl.) *contribution liability*; die Versicherungspflicht* in der Gesetzlichen Sozialversicherung* begründet grundsätzlich eine Beitragspflicht, sofern das Gesetz nicht ausnahmsweise eine Beitragsfreiheit* vorsieht. Vgl. Beiträge zur Sozialversicherung.

Beitragssatz: (engl.) *contribution rate*; der Prozentsatz der Beitragsbemessungsgrundlage bis zur Beitragsbemessungsgrenze (s. Beitragsbemessung), der als Beitrag zum jeweiligen Zweig der Sozialversicherung* zu zahlen ist (s. Abb.); orientiert sich grundsätzlich am erwarteten Ausgleich der jeweiligen Einnahmen u. Ausgaben unter Berücksichti

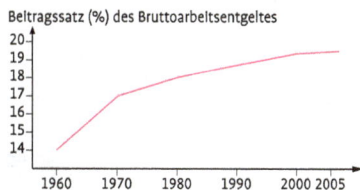

Beitragssatz (%) des Bruttoarbeitsentgeltes

Beitragssatz: der GKV [4]

nung (GRV) festgelegt, im Übrigen grundsätzlich durch Gesetz; in der GKV sind die Beiträge nach einem Beitragssatz zu erheben, der in Prozent der beitragspflichtigen Einnahmen von den einzelnen Krankenkassen festzusetzen ist (§ 241 SGB V), in der GRV werden die Beiträge entsprechend nach einem Prozentsatz von der Beitragsbemessungsgrundlage erhoben (§ 157 SGB VI, 2006 19,5 %). **Hinweis zur Gesundheitsreform 2006:** Die Gesundheitsreform sieht bislang vor, dass der Beitragssatz der Krankenkassen in Zukunft einheitlich festgelegt wird. Vgl. Gesundheitsfonds.

Beitragsstaffelung: (engl.) *contribution schedule*; Progression des Beitragssatzes* mit zunehmenden Einkommen; aus den im Einzelfall unterschiedlich hohen Parametern der Beitragsberechnung (insbes. der beitragspflichtigen Einnahmen) in der Sozialversicherung* ergibt sich im Ergebnis eine Beitragsstaffelung. Die Krankenkassen entscheiden als Einzugsstellen über die Beitragshöhe des einzelnen Versicherten in der GKV, SPV, GRV u. Arbeitslosenversicherung (§ 28 SGB IV). **Hinweis zur Gesundheitsreform 2006:** Die Gesundheitsreform sieht bislang vor, dass der Beitragssatz* der Krankenkassen künftig einheitlich festgelegt wird. Vgl. Gesundheitsfonds.

Beitragstragung: s. Beiträge zur Sozialversicherung.

Beitragszeiten: (engl.) *contribution period*; rentenrechtliche Zeiten, in denen Beiträge zur Gesetzlichen Rentenversicherung* gezahlt werden od. als gezahlt gelten; es gibt sowohl Pflichtbeiträge*, z. B. aus einem Beschäftigungsverhältnis od. einer selbständigen Tätigkeit (s. Selbständigkeit), als auch freiwillige Beiträge*. Zu den **Pflichtbeitragszeiten** gehören auch Kindererziehungszeiten (s. Erziehungszeiten), Wehr- u. Zivildienstzeiten, Zeiten des Bezugs von Vorruhestandsgeld od. unter Umständen von Lohnersatzleistungen (z. B. Krankengeld*, Arbeitslosengeld*) u. Pflegezeiten*. **Gleichgestellte Beitragszeiten** sind solche, in denen Beiträge zur bundesdeutschen Gesetzlichen Rentenversicherung* zwar nicht gezahlt wurden, aber als gezahlt gelten. Dazu zählen u. a. die Zeiten einer Beschäftigung in der früheren DDR u. die von Vertriebenen in Osteuropa zurückgelegten Beschäftigungszeiten*. **Rentenrechtliche Relevanz:** Beitragszeiten gewinnen Bedeutung sowohl für den Rentenanspruch*, weil sie auf die Wartezeit* angerechnet werden, als auch für die Rentenhöhe. Dabei wird der Wert der Beitragsbemessungsgrundlage* (i. d. R. des erzielten Arbeitsentgelts* od. Arbeitseinkommens*) in Entgeltpunkten* ausgedrückt.

Beitragszuschuss: (engl.) *contribution allowance*; finanzielle Beteiligung des Arbeitgebers für Arbeitnehmer, die ihre Beiträge für eine freiwillige Mitgliedschaft in der GKV od. für eine PKV selbst

SGB V); auch bestimmte aus anderen Gründen versicherungsfreie Personen (§ 6 SGB V) können Zuschüsse erhalten; die Höhe des Beitragszuschusses beläuft sich maximal auf die Hälfte des allgemeinen Beitragssatzes der GKV, der für einen pflichtversicherten Arbeitnehmer zu zahlen wäre. Für PKV-Versicherte ist dieser jeweils zum 1. Juli nach dem durchschnittlichen allgemeinen Beitragssatz der Krankenkassen u. der Beitragsbemessungsgrenze (s. Beitragsbemessung, § 223 Abs. 3 SGB V) zu errechnen.

Beitragszuschuss zur Krankenversicherung/Pflegeversicherung der Rentner: (engl.) *contribution supplement for pensioners' health and care insurance*; Zuschuss zu Aufwendungen für die freiwillige Versicherung od. PKV als Leistung der GRV für Rentenbezieher nach § 106 SGB VI; die Zahlung ist ausgeschlossen, wenn gleichzeitig eine Pflichtversicherung in der GKV besteht. **Leistungshöhe:** Die Höhe des Zuschusses ist abhängig von der Rentenhöhe u. der Höhe der Aufwendungen für die Krankenversicherung. Ein Verzicht auf den Zuschuss ist nach § 46 SGB I ganz od. teilweise möglich. **Hinweis:** Bis zum 31.3.2004 bestand nach § 106 a SGB VI für Rentenbezieher ein Anspruch auf Zuschuss zur Pflegeversicherung, wenn sie freiwillig in der GKV versichert od. nach den Vorschriften des SGB XI zum Abschluss einer Privaten Pflegeversicherung verpflichtet waren. Durch die Änderung des SGB VI müssen die Rentenbezieher seit dem 1.4.2004 die Beiträge zur Pflegeversicherung, die aus der Rente einzubehalten sind, allein tragen.

Beitrittsgebiet: (engl.) *former East Germany*; durch Beitritt der Deutschen Demokratischen Republik zur Bundesrepublik Deutschland i. R. des Einigungsvertrages entstandener Begriff, mit dem die Gebiete der früheren DDR bezeichnet werden; für das Beitrittsgebiet gilt eine Vielzahl besonderer Regelungen, v. a. im Bereich der Sozialversicherung* u. der Tarifverträge. So existieren z. B. bezüglich Kranken- u. Rentenversicherung eigene Beitragsbemessungsgrenzen; der Wert der Beitragszeiten im Beitrittsgebiet wird in Entgeltpunkten* (Ost) ausgedrückt, u. es existiert ein aktueller Rentenwert* (Ost). Langfristig soll die Angleichung der Lebensverhältnisse im Beitrittsgebiet an diejenigen in den alten Bundesländern diese Sonderregelungen überflüssig machen.

BeKV: Abk. für Berufskrankheitenverordnung; s. Berufskrankheit.

Belästigung, sexuelle: (engl.) *sexual harassment*; sexuell motivierter, ggf. machtmissbräuchlicher Übergriff an andere Personen (meist Frauen); häufig bezogen auf sexuelle Belästigung am Arbeitsplatz, d. h. jedes vorsätzliche, sexuell motivierte Verhalten, das die Würde von Beschäftigten am Arbeitsplatz verletzt; im Beschäftigtenschutz-

sexuellem Inhalt sowie das Zeigen u. Anbringen von pornographischen Darstellungen bestraft. Der Arbeitgeber ist verpflichtet, Beschwerden zu prüfen, ggf. Abmahnungen, Um- u. Versetzungen od. Kündigungen auszusprechen. Ansonsten hat die betroffene Person das Recht, bei voller Lohnfortzahlung die Arbeit zu verweigern. Vgl. Vergewaltigung, Missbrauch, sexueller.

Belastbarkeit, berufliche: (engl.) *occupational capacity, occupational resilience*; Vermögen, bestimmten körperlichen, psychischen u. geistigen Anforderungen im Beruf unter Berücksichtigung von Arbeitsschwere*, Arbeitsorganisation*, Arbeitshaltung*, Arbeitsabläufen, Umwelteinflüssen, geistiger Beanspruchung u. Verantwortung zu entsprechen. Vgl. Belastungserprobung, Belastungsfaktoren, Anforderungsprofil, Beurteilung der Leistungsfähigkeit, sozialmedizinische.

Belastung-Beanspruchungskonzept: (engl.) *concept of stress and strain*; in der Arbeitswissenschaft entstandenes Konzept, das die bei der Bewältigung einer Arbeitsanforderung einwirkenden Reize (= Belastung) u. die dabei hervorgerufenen Reaktionen (= Beanspruchung) betrachtet; objektiv gleiche Belastungen können zu individuell unterschiedlichen Beanspruchungen führen, die Aussagen über gesundheits- u. persönlichkeitsförderliche Arbeitsbedingungen zulassen. Mit dem Einschluss individuell unterschiedlicher Befindenszustände u. Reaktionen wird das (einseitige) Belastungskonzept weiterentwickelt.

Belastung, berufliche: s. Arbeitsbelastung.

Belastung, inhalatorische: (engl.) *inhalation stress*; apparative Prüfung der bronchialen Hyperreagibilität durch Provokationstest; ausgeführt von Lungenfachärzten z. B. bei Begutachtung* zur Begründung von Arbeitswechsel, Arbeitsaufgabe u. Umschulung zur Vermeidung einer berufs- bzw. arbeitsstoffbedingten Atemwegerkrankung; Provokation durch wiederholte Zugabe von Cholinergika (Metacholin, Acetylcholin, Carbachol) bzw. mit einem inkriminierten Arbeitsstoff als Aerosol (standardisierte Verneblung) u. wiederholte Erfassung der FEV1 (forcierte exspiratorische Einsekundenkapazität). Provokationstest ist positiv bei einem FEV1-Abfall um mindestens 20 % vom Ausgangswert.

Belastung, psychosoziale: (engl.) *psychosocial stress*; auf eine Person einwirkende psychische u. soziale Einflüsse, die zu einer latenten od. durch Symptombildung manifesten Überforderung der Ressourcen* dieser Person führen; vgl. Stress, Stressoren.

Belastungserprobung: (engl.) *capacity testing*; dient der Klärung der Leistungsfähigkeit* eines Rehabilitanden im Beruf in körperlicher, geistiger u. psychischer Hinsicht; z. B. als Kurzbelastungserprobung an dafür vorgehaltenen Arbeitsplätzen

Belastungsfaktoren: (engl.) *stress factors*; im Kontext der sozialmedizinischen Beurteilung der Leistungsfähigkeit* im Erwerbsleben Faktoren der Arbeitsbelastung*, die durch die Gestaltung der Arbeitsaufgaben (z. B. Arbeitsinhalt, Arbeitsmittel Arbeitsraum), der Arbeitsorganisation (z. B. Einzel-, Gruppenarbeit, Akkord) u. der Arbeitsumgebung (z. B. Beleuchtung, Klima, Lärm, Gefahrstoffe, physikalische Einwirkungen wie Schwingungen od. Vibrationen) bestimmt werden; sozialmedizinisch berücksichtigt werden müssen aber im Einzelfall auch alle anderen aufgrund der vorliegenden Erkrankung als bedeutsam angesehenen Belastungsfaktoren, z. B. auch Monotonie Nässe u. Publikumsverkehr. Vgl. Anforderungsprofil, Leistungseinschränkung.

Belastungsgrenze: (engl.) *financial burden limit* nach § 62 SGB V definierter Einkommensanteil dessen Überschreitung zu einer Freistellung des einzelnen Versicherten durch die Krankenkasse von der Zuzahlung* für Gesundheitsleistungen führt (Überforderungsklausel); i. d. R. 2 % des jährlichen Bruttoeinkommens (für Kinder gelten Freibeträge, nicht berufstätige Ehepartner vermindern das zugrunde gelegte Bruttoeinkommen) bzw. 1 % bei chronisch Kranken, die wegen derselben schweren Erkrankung in Dauerbehandlung sind. **Hinweis zur Gesundheitsreform 2006:** Die Gesundheitsreform sieht bislang vor, dass die Überforderungsregelung von 1 % künftig nicht mehr gilt für chronisch Kranke, die bei einer adäquaten Therapie nicht mitwirken. Vgl. Chroniker-Richtlinie.

Belastungsprofil: (engl.) *stress profile*; Aufstellung der körperlichen u. psychomentalen Belastungen die mit einer bestimmten Tätigkeit od. Situation verbunden sind; vgl. Anforderungsprofil, Belastungsfaktoren, Belastungs-Beanspruchunskonzept.

Belastungsquotient: syn. Abhängigkeitsquotient*.

Belastungsstörung, posttraumatische: (engl. *posttraumatic stress disorder*; Abk. PTBS; verzögerte od. protrahierte Reaktion auf extreme Bedrohungen wie Terroranschläge, Naturkatastrophen, Folter, Vergewaltigung, Kriegshandlungen u. schwere Unfälle; zwischen dem Trauma u. dem Beginn der Störung liegt eine Latenz von Wochen bis Monaten. **Ätiologie:** Ein extrem belastender Auslösefaktor trifft auf eine Person, deren individuelle psychische Verarbeitungskapazität dadurch überschritten wird u. die nach einer Latenz typische Symptome entwickelt: **1.** Flashbacks (wiederholte Trauma-Erinnerungen) bei gleichzeitigem Versuch, jegliche Erinnerung an das Geschehene zu vermeiden; **2.** Versuch, jegliche Erinnerung an das Geschehene zu vermeiden; **3.** Alpträume; **4.** sozialer Rückzug; **5.** emotionale Abstumpfung bei gleichzeitig erhöhtem psychovegetativem Erregungsniveau. Je schwerwiegender die ursächliche Belastung war, umso geringer ist die Bedeutung

valenz nach Vergewaltigung ca. 50 %, nach anderen Gewaltverbrechen ca. 25 %, bei Kriegsopfern ca. 20 %, bei Opfern schwerer Verkehrsunfälle ca. 15 %. Es besteht ein erhebliches Komorbiditätsrisiko für affektive Störungen, Abhängigkeitserkrankungen u. Somatisierungsstörungen. **Sozialmedizinische Bedeutung:** Bei etwa der Hälfte der Betroffenen klingt die posttraumatische Belastungsstörung innerhalb des ersten Jahres ohne Behandlung ab, in einem Drittel der Fälle entwickeln sich chronische Verläufe, v. a. bei ausgeprägter initialer Symptomatik. Von großer Bedeutung ist die Prävention des Auftretens einer posttraumatischen Belastungsstörung bei Risikopersonen (hohe individuelle Vulnerabilität) nach Traumaexposition. Die bislang eingesetzten psychologischen Frühinterventionsmethoden haben meist unbefriedigende Ergebnisse erzielt. Die Behandlung bereits manifest Erkrankter wird je nach Schweregrad ambulant od. stationär überwiegend nach einem dreistufigen Konzept durchgeführt: traumaspezifische Stabilisierung, Traumabearbeitung, psychosoziale Reintegration. Antidepressiva kommen unterstützend zum Einsatz, während die Verordnung von Tranquilizern wegen des Suchtpotentials zurückhaltend erfolgen sollte. Bei chronifizierten Verläufen mit sozialem Rückzug können stationäre medizinische Leistungen zur Rehabilitation angezeigt sein. In Einzelfällen kann auch eine Leistung* zur Teilhabe am Arbeitsleben erforderlich sein, z. B. wenn wiederholte Re-Traumatisierungen durch besondere berufsspezifische Gegebenheiten hervorgerufen werden. Nur selten führt eine posttraumatische Belastungsstörung (ohne Komorbidität) zu einer überdauernden Erwerbsminderung, Pflegebedürftigkeit* tritt ebenfalls i. d. R. aufgrund dieser Störung nicht ein.

Belastungsuntersuchung: (engl.) *examination of capacity*; apparative od. nichtapparative, stufenweise ansteigende od. kontinuierliche Belastung unter kontrollierten Bedingungen zur Prüfung der individuellen körperlichen od. psychomentalen Belastbarkeit; z. B. Prüfung der Herz-Kreislauf-Belastbarkeit durch Ergometrie, der kardiopulmonalen Belastbarkeit durch Ergospirometrie, der maximalen Gehstrecke durch Laufbandbelastung, der psychomentalen Belastbarkeit durch psychometrische Belastungstests. Vgl. Belastbarkeit, berufliche; Funktionsdiagnostik; Assessment; functional capacity evaluation.

Belegarzt: (engl.) *attending physician, office-based doctor with hospital privileges*; in Privatpraxis od. als Vertragsarzt* tätiger Arzt, meist aus operativen Fachgebieten, dem ein Krankenhausträger auf vertraglicher Basis Belegbetten zur stationären Behandlung von eigenen Patienten (Belegpatienten) zur Verfügung stellt; rechnet direkt mit den Patienten od. den Sozialleistungsträgern ab u. zahlt

sich i. d. R. auf Fachgebiete, für die das jeweilige Krankenhaus keine eigene Abteilung hat.

Belegungsgrad: s. Auslastung.

Beleuchtung: (engl.) *illumination*; Summe der natürlichen u. künstlichen Lichtquellen; Arbeitsräume u. innerbetriebliche Verkehrswege müssen stets so beleuchtet sein, dass Beschäftigte ausreichende Sichtverhältnisse vorfinden. Die Arbeitsstättenverordnung* fordert den möglichen Tageslichteinfall (früher: Sichtverbindung nach außen); werden dadurch keine ausreichenden Licht- u. Sichtverhältnisse erzielt, ist eine zusätzliche künstliche Beleuchtung notwendig (s. Tab). Die Beleuchtung ist so anzuordnen, dass sie für die vorgesehene Tätigkeit ausreicht u. Sicherheitsfarben nicht verfälscht werden (z. B. bei künstlicher Beleuchtung). Reicht die allgemeine Beleuchtung nicht

Beleuchtung

Mindestforderungen für die Beleuchtung von Arbeitsräumen und -plätzen durch Vorgabe von Nennbeleuchtungsstärken nach DIN 5035 und Arbeitsstättenrichtlinie

Arbeitsraum/-platz	Nennbeleuchtungsstärke (Lx)
Lagerräume einschließlich Verkehrswege in Lagerräumen	50
Wasch-, Umkleide- und Toilettenräume	100
Verkehrswege für gemischten Verkehr (Personen und Fahrzeuge), Treppen, Rampen usw.	100
Metallindustrie (vorwiegend maschinelle Bearbeitung)	100 – 300
Schlosserei, Klempnerei, Kfz-Werkstätten	300
Schreinerei	300
Textilindustrie	
Spinnen, Stricken, Weben	500
Nähen	750
Kunststopfen	1500
Küchen, Nahrungsmittelzubereitung	300 – 500
Büroarbeitsplätze	750
Räume mit Publikumsverkehr	200
Datenverarbeitung	500
Feinwerkzeugmacher, Uhrmacher, Feinstmontage	1000 – 1500

Spiegelungen auf dem Bildschirm entstehen (s. Bildschirmarbeit). Zu hohe Beleuchtungsstärken od. ein häufiger Blickwechsel von hellen zu dunklen Oberflächen kann zu Blendungserscheinungen führen, welche die Sehleistung einschränken. Bei Ausfall der Allgemeinbeleuchtung ist zur Vermeidung von Unfällen eine **Sicherheitsbeleuchtung** nötig: >1 % der Allgemeinbeleuchtung, mindestens jedoch 1 lx (Lux).

BEMA: Abk. für einheitlicher Bewertungsmaßstab für zahnärztliche Leistungen; s. Bewertungsmaßstab, einheitlicher.

Bemessungsgrenze: s. Beitragsbemessung.

Benchmarking: (engl.) *benchmarking*; Verfahren zum (freiwilligen) Leistungsvergleich eines Unternehmens mit anderen im Markt befindlichen Anbietern mit dem Ziel der Orientierung der eigenen Arbeitsweise u. deren Ergebnisse (Produkte od. Dienstleistungen) an vergleichbaren Einrichtungen, so dass die jeweils „beste Lösung" für ein Problem od. eine Praxis gefunden werden kann; der Vergleich kann einzelne Qualitätsmerkmale (s. Merkmal) betreffen od. die allgemeine Stellung auf dem Markt (z. B. Unternehmensstrategien, Methoden u. Handlungsweisen, Organisationsformen, Produktgruppen u. -eigenschaften sowie einzelne Prozesse) zur Steigerung der Wettbewerbsfähigkeit des eigenen Produktes bezüglich Produktqualität, Kosten u./od. Lieferfähigkeit.

Beobachtervariabilität: (engl.) *observer variability*; Variabilität von Mess- od. Untersuchungsergebnissen, die mit der Person des Beobachters in Zusammenhang stehen; ist umso größer, je geringer die Reliabilität des verwendeten Messinstrumentariums ist (z. B. tastende Hände); Befunderhebung u./od. -interpretation sind ggf. beeinflussbar durch die subjektive Wahrnehmung, Erfahrung u. Ausbildung, evtl. auch durch Wunschdenken des Beobachters. Es werden unterschieden: **1.** Die Intraobserver-Variabilität bezeichnet die Variabilität der Ergebnisse, wenn eine Person den gleichen (unveränderten) Untersuchungsgegenstand mehrfach untersucht. **2.** Die Interobserver-Variabilität bezeichnet die Variabilität der Ergebnisse, wenn mehrere Personen denselben Untersuchungsgegenstand untersuchen.

Beobachtungsgleichheit: (engl.) *consistency of observation*; Anforderung an die Durchführung von kontrollierten Studien*, alle Studienteilnehmer gleichartig zu beobachten, um zu verhindern, dass durch unterschiedliche Beobachtungsmodalitäten verzerrte Studienergebnisse entstehen. Vgl. Bias.

Beobachtungsstudie: (engl.) *observational study*; syn. nicht experimentelle Studie; epidemiologische Studie ohne Intervention zur Beschreibung von Zuständen od. Häufigkeiten von Ereignissen; **Methode:** Personen werden beobachtet od. zu Risikofaktoren*, Symptomen u. Krankheiten befragt;

Ermittlung von Inzidenzen*).

Beratung: (engl.) *counselling, consulting, advice*; im Sozialrecht Information über Rechte u. Pflichten, zu der die Leistungsträger nach § 14 SGB I verpflichtet sind; wird der Berechtigte durch eine falsche od. unzureichende Beratung zu Handlungen od. Entscheidungen veranlasst, die sich un günstig auswirken, kommt ein sozialrechtlicher Herstellungsanspruch* in Betracht; der Berechtigte wird sozialrechtlich so gestellt, wie er stünde wenn er richtig beraten worden wäre. Beratungsansprüche haben auch Arbeitgeber z. B. in Bezug auf die Beitragsabführung, das Kurzarbeitergeld u. insbes. für betriebliche Maßnahmen zur Gesund erhaltung u. Rehabilitation, z. B. betriebliches Eingliederungsmanagement*. Vgl. Gesundheitsberatung; Patientenberatung.

Beratung, genetische: (engl.) *genetic counselling* Beratungsprozess **1.** von Menschen mit Kinderwunsch über das Risiko erblicher Erkrankungen u. Fehlbildungen bei ihren Nachkommen; schließ Fragen der Kontrazeption*, Familienplanung* od Schwangerschaftsabbruch* ein. Ziel: individuelle Hilfe bei der Entscheidung, bei einem Risiko für das gewünschte Kind entweder auf eigene Kinder zu verzichten od. das Risiko zu akzeptieren; **2.** zwischen einem Arzt u. einer Person, in deren Verwandtschaft Erbkrankheiten bekannt sind od. vermutet werden mit dem Ziel, herauszufinden, wie hoch das eigene Risiko für das Auftreten der Krankheit ist. Zur Vermeidung psychischer Probleme sollte nach Bedarf eine psychologische Bera tung u. ggf. Therapie anschließen.

Beratungshilfe: (engl.) *legal advice*; nach dem Bera tungshilfegesetz (BerHG) können bedürftige Bürger mit geringem Einkommen kostenfrei anwaltliche Hilfe in Rechtsangelegenheiten erhalten; der vom Amtsgericht nach Prüfung der Bedürftigkei ausgestellte Beratungshilfeschein gilt für die Wahrnehmung von Rechten außerhalb eines ge richtlichen Verfahrens in Angelegenheiten des Zi vilrechts, Arbeitsrechts, Verwaltungsrechts, Sozial rechts sowie des Strafrechts; Beratung u. außerge richtliche Vertretung gegenüber einer gegneri schen Partei od. einer Behörde durch niedergelas sene Rechtsanwälte.

Beratungs- und Fürsorgestellen: s. Dienst, psycho sozialer.

Berechnungstag: (engl.) *calculation day*; Aufent haltstag in einer stationären Einrichtung, der als pauschale Grundlage für die Berechnung der Kos ten (Pflegesatz, Unterbringung u. a.) angesetz wird; umfasst nicht zwingend 24 Stunden (z. B. Aufnahmetag, Entlassungstag); vgl. Tagespauscha le, Vergütungsart.

Bereich, kritischer: s. Testverfahren, statistisches.

Bereichskleidung: (engl.) *scrubs*; besonders (meist farblich) gekennzeichnete Berufskleidung, die nur

ist nicht nachzuweisen; in der TRBA* 250 wird das Tragen von Bereichskleidung nicht gefordert; vgl. Schutzkleidung.

Bereichspflege: s. Pflegesysteme.

Bereitschaftsdienst: (engl.) *on call time at hospital*; ist gegeben, wenn sich der Arbeitnehmer für Zwecke des Betriebs an einer bestimmten Stelle innerhalb des Betriebs aufzuhalten hat, um bei Bedarf die Arbeit unverzüglich aufzunehmen; mit Änderung des Arbeitszeitgesetzes* gilt die gesamte Zeit eines Bereitschaftsdienstes als Arbeitszeit. Vgl. Rufbereitschaft, Notfalldienst, ärztlicher.

Berichtswesen: (engl.) *reporting*; gezielte Erfassung, Verdichtung u. Kommunikation von Wissen u. Daten innerhalb einer Organisation; auch produktbezogene Qualitätsaufzeichnungen im Qualitätsmanagement* gehören zum Berichtswesen; s. Qualitätsbericht.

Berücksichtigungszeiten: (engl.) *periods credited*; rentenrechtliche Zeiten der Erziehung eines Kindes durch dessen Mutter od. Vater vom Tag der Geburt bis zum Tag der Vollendung des 10. Lebensjahres; ob u. in welchem zeitlichen Umfang die Berücksichtigungszeit der Mutter od. dem Vater zugeordnet wird, entscheiden bei gemeinsamer Erziehung die Eltern gemeinschaftlich. Im Zweifel erfolgt die Zuordnung zur Mutter. Der Berücksichtigungszeit wird im Gegensatz zu beitragsfreien Zeiten* od. Beitragszeiten* kein Wert an Entgeltpunkten* zugeordnet. Daher wirken sich Berücksichtigungszeiten auch nicht unmittelbar auf die Rentenhöhe aus. Mittelbar können sie Bedeutung gewinnen, wenn es um die Gesamtleistungsbewertung* od. die Mindestbewertung von geringen Arbeitsentgelten* geht. Außerdem werden sie auf die Wartezeit* von 35 Jahren angerechnet. Neben der Berücksichtigungszeit kann eine Kindererziehungszeit (s. Erziehungszeiten) existieren. **Hinweis:** Die am 1.1.1992 eingeführte Pflegeberücksichtigungszeit ist mit Wirkung zum 1.4.1995 wieder abgeschafft worden. Seither sind nicht erwerbsmäßig tätige Pflegepersonen durch die Regelungen des Pflegeversicherungsgesetzes (s. Pflegeversicherung) sozial abgesichert. Statt Pflegeberücksichtigungszeiten werden Beitragszeiten angerechnet.

Berufsanamnese: s. Arbeitsanamnese.

Berufsausbildungsbeihilfe: (engl.) *vocational training allowance*; Leistung der Agentur für Arbeit (s. Bundesagentur für Arbeit), die unter bestimmten Voraussetzungen für eine berufsvorbereitende Maßnahme u./od. die betriebliche Berufsausbildung in einem anerkannten Ausbildungsberuf gezahlt wird; **Leistung:** wird als Zuschuss geleistet, ein entsprechender Bedarf für den Lebensunterhalt des Auszubildenden u. für seinen Ausbildungsaufwand berücksichtigt. Das Einkommen des Auszubildenden wird grundsätzlich voll ange-

§§ 59–76 SGB III. **Hinweis:** Bei Teilnehmern an berufsvorbereitenden Maßnahmen werden immer (auch) die Lehrgangskosten übernommen, also auch dann, wenn mangels Bedürftigkeit kein Anspruch auf Berufsausbildungsbeihilfe besteht. Vgl. BAföG.

Berufsausübungsgemeinschaft: im Berufsrecht geregelte Kooperationsform (§ 18 Musterberufsordnung der Bundesärztekammer), welche die berufliche Zusammenarbeit von Ärzten betrifft; Ärzte dürfen ihren Beruf einzeln od. gemeinsam in allen für den Arztberuf zulässigen Gesellschaftsformen ausüben, wenn ihre eigenverantwortliche, medizinisch unabhängige Berufsausübung gewährleistet ist. Die Berufsausübungsgemeinschaft bedarf eines gemeinsamen Praxissitzes. Die Mitgliedschaft in mehreren Berufsausübungsgemeinschaften ist zulässig, mehrere Praxissitze einer Berufsausübungsgemeinschaft sind dann möglich, wenn mindestens ein Mitglied der Gemeinschaft am jeweiligen Praxissitz hauptberuflich tätig ist. Als Gesellschaftsform kommen unter bestimmten Bedingungen (ärztliche Leitung, keine Beteiligung Dritter am Gewinn, Mehrheit der Gesellschaftsanteile u. Stimmrechte müssen Ärzten zustehen) auch eine Gesellschaft mit beschränkter Haftung (GmbH) od. Aktiengesellschaft (AG) in Frage, Gesellschaftsformen, die durch Vollkaufleute geführt werden (z. B. offene Handels- od. Kommanditgesellschaften) sowie Stiftungen od. Vereine sind mit diesen Anforderungen nicht kompatibel. **Hinweis zum Vertragsarztrechtsänderungsgesetz:** Das im Gesetzgebungsverfahren befindliche Gesetz sieht eine Liberalisierung des Vertragsarztrechts u. des ärztlichen Berufsrechts vor, z. B. soll es künftig möglich sein, überörtliche, auch KV-Grenzen überschreitende Berufsausübungsgemeinschaften zu gründen. Dies schließt auch kooperative Versorgungsformen mit anderen zur vertragsärztlichen Versorgung zugelassenen Leistungserbringern (z. B. Psychologen) ein.

Berufsberatung: (engl.) *vocational counselling, occupational counselling*; Erteilung von Auskunft u. Rat in Fragen der Berufswahl u. des Berufswechsels insbes. durch die Bundesagentur* für Arbeit, aber auch in Einrichtungen der beruflichen Bildung; **Aufgabe:** Beratung bei Berufsorientierung, -wahl u. -wechsel, beruflicher Entwicklung u. Bildung, Ausbildungs- u. Arbeitsplatzsuche, Information über Anforderungen u. Beschäftigungsaussichten, Leistungen der Arbeitsförderung*, Ausbildungsförderung* u. schulischer Bildung, soweit für Berufswahl u. berufliche Bildung von Bedeutung; bei der Berufsberatung sind Neigung, Eignung u. Leistungsfähigkeit der Ratsuchenden sowie die Beschäftigungsmöglichkeiten zu berücksichtigen. **Rechtliche Grundlage:** §§ 30, 31 SGB III. Ausbildung des **Berufsberaters**: Fachhochschulstudium

Menschen.

Berufsbildungswerk: (engl.) *vocational training centre*; Abk. BBW; Einrichtungen, in denen Jugendliche mit Behinderung*, unterstützt von begleitenden Diensten u. angeleitet von fachkundigen Mitarbeitern, eine qualifizierte Erstausbildung ggf. mit Berufsvorbereitung erhalten (s. Leistungen zur Teilhabe am Arbeitsleben); das BBW umfasst die Organisationseinheiten Ausbildung, Internat, integrierte Sonderberufsschule, Freizeit, ärztlicher u. psychologischer Dienst u. Verwaltung. Die Jugendlichen sind während der Dauer der Berufsausbildung bzw. -vorbereitung in einem Internat im BBW untergebracht u. werden ganztägig betreut. Es dürfen nur behinderte Jugendliche in einem BBW untergebracht werden, die der besonderen Hilfen eines Berufsbildungswerkes bedürfen; diese schließen mit dem BBW einen Ausbildungsvertrag nach dem Berufsbildungsgesetz ab. Die Teilnahmekosten werden vom zuständigen Rehabilitationsträger übernommen. Der Jugendliche erhält außerdem grundsätzlich nach dem SGB III Übergangsgeld bzw. Ausbildungsgeld. **Rechtliche Grundlage:** § 35 SGB IX. Vgl. Berufsförderungswerk.

Berufseignungsdiagnostik: s. Eignungsdiagnostik.

Berufsfindung: s. Maßnahmen der Eignungsfeststellung.

Berufsförderung: s. Leistungen zur Teilhabe am Arbeitsleben.

Berufsförderungswerk: (engl.) *vocational promotion centre*; Abk. BFW; Rehabilitationseinrichtungen für Erwachsene, deren Leistungen i. d. R. Maßnahmen* der Eignungsfeststellung, Rehabilitations-Vorbereitungslehrgänge, vorrangig Ausbildung/ Weiterbildung in anerkannten Ausbildungsberufen mit Abschluss (sog. Umschulung), Vermittlung aller notwendigen Kenntnisse u. Fertigkeiten sowie ggf. Einübung des sozialen Verhaltens für das künftige Arbeitsleben umfassen; weitere ausbildungsbegleitende Dienste sind z. B. psychologischer Dienst, ärztlicher u. sozialer Dienst; **Rechtliche Grundlage:** § 35 SGB IX. Vgl. Berufsbildungswerk.

Berufsförderungszentrum: (engl.) *vocational promotion centre*; Abk. BfZ; Bildungsträger im Bereich der Berufsausbildung u. beruflichen Weiterbildung; Berufsförderungszentren bieten Qualifizierungsmaßnahmen sowohl für behinderte als auch nicht behinderte Menschen an.

Berufsgeheimnis: s. Schweigepflicht.

Berufsgenossenschaft: (engl.) *employers' liability insurance fund*; Abk. BG; die für gewerbliche u. landwirtschaftliche Unternehmen zuständigen Träger der Gesetzlichen Unfallversicherung*, soweit nicht durch Gesetz die Zuständigkeit der Träger der GUV der öffentlichen Hand (Unfallkassen, Ge-

ger), Empfehlungen zur Begutachtung von Berufskrankheiten mit den medizinischen Fachgesell schaften u. Empfehlungen zur Zusammenarbei mit Betriebsärzten. Bestellen von D*-Ärzten u. H*-Ärzten, Zulassung von Krankenhäusern für die besondere stationäre Behandlung von Schwer-Unfallverletzten (nach dem Verletzungsartenverfahren*); **Organisation:** 26 gewerbliche Berufsgenossenschaften einschließlich See-Berufsgenossenschaft (Stand 1.5.2006 § 114 SGB VII, Anlage 1, weitere Vereinigungen sind geplant) u. 9 landwirtschaftliche Berufsgenossenschaften einschließlich Gartenbau-BG (Stand 1.4.2004 § 114 SGB VII, An lage 2) sind für die verschiedenen Branchen innerhalb der Gewerbezweige Bergbau, Steine u. Erden, Gas, Fernwärme u. Wasser, Metall, Feinmechanik u. Elektrotechnik, Chemie, Holz, Papier u. Druck Textil u. Leder, Nahrungs- u. Genussmittel, Bau Handel u. Verwaltung, Verkehr, Gesundheits dienst sowie Landwirtschaft zuständig. Die ge werblichen Berufsgenossenschaften sind im Hauptverband der gewerblichen Berufsgenossenschaften (Abk. HVBG) u. die landwirtschaftlichen Berufsgenossenschaften im Bundesverband der Landwirtschaftlichen Berufsgenossenschaften (Abk. BLB) zusammengeschlossen. Darüber hinaus sind die Unfallversicherungsträger (einschließlich der landwirtschaftlichen Berufsgenossenschaften u. der Unfallversicherungsträger der öffentlichen Hand) in 6 regionalen Landesverbänden der ge werblichen Berufsgenossenschaften organisiert diese veröffentlichen ein „Verzeichnis zur Ermitt lung des zuständigen Unfallversicherungsträgers"

Berufsgericht: (engl.) *professional court*; Disziplinargericht einzelner Berufsstände (z. B. Ärzte, Tierärzte, Zahnärzte, Apotheker, Psychotherapeuten, Rechtsanwälte, Wirtschaftsprüfer, Steuerberater Architekten) zur Ahndung eines Verhaltens, das dem Ansehen des Berufsstandes abträglich ist Rechtsgrundlage für das berufsgerichtliche Verfahren der Ärzte sind die Kammer- od. Heilberufsgesetze der Bundesländer (s. Ärztekammer). Be rufsgerichtliche Maßnahmen sind Verwarnung, Verweis, Geldbuße (bis 500 000 EUR), Aberkennung der Mitgliedschaft in den Organen der Kammer, Aberkennung des Wahlrechts u. der Wählbarkeit i. R. der Kammer-Selbstverwaltung für die Dauer von 5 Jahren. Bei schwersten Verstößen kann ein Berufsgericht bei der zuständigen Behörde (ent sprechend Landesrecht u. Berufsstand) die Aber kennung der Approbation* beantragen.

Berufsgrundbildungsjahr: (engl.) *basic vocational training year*; Abk. BGJ; syn. Berufsvorbereitungsjahr (Abk. BVJ); landesunterschiedlich geregelte berufliche Grundbildung im Sekundarbereich II an berufsbildenden Schulen, die i. R. eines Voll zeitschuljahres od. in kooperativer Form (in Be trieb u. Schule) absolviert werden kann, insbes. für

Grundkenntnissen u. Grundfertigkeiten u. Einblick in ein bestimmtes Berufsfeld (mit ggf. mehreren Ausbildungsberufen); **Voraussetzung:** i. d. R. Erfüllung der Vollzeitschulpflicht (9 Schulbesuchsjahre). **Hinweis:** Der erfolgreiche Besuch des Berufsgrundbildungsjahres kann als erstes Jahr der Berufsausbildung ganz od. teilweise in einem der Grundbildung entsprechenden Berufsfeld angerechnet werden.

Berufshilfe: (engl.) *occupational assistance benefits*; veralteter Begriff der Gesetzlichen Unfallversicherung* für Leistungen* zur Teilhabe am Arbeitsleben.

Berufsklassifizierung: (engl.) *classification of occupations*; syn. Berufsklassenschlüssel; systematisches u. alphabetisches Verzeichnis der Berufsbezeichnungen, wobei die Gliederung nach Berufsklassen für die Statistik der Deutschen Rentenversicherung Bund sowie die rentenversicherungsrechtliche Zugehörigkeit der Angehörigen einzelner Berufe vorgenommen wurde; die Berufe sind thematisch in einzelne Klassen eingeteilt, denen eine numerische Notation zugeordnet ist, z. B. Gesundheitsdienstberufe 84 bis 85, 84 Ärzte u. Apotheker, 8410 Praktische Ärzte, Ärzte; die Berufe der ehemaligen DDR wurden 1993 zugeordnet.

Berufskleidung: s. Arbeitskleidung.

Berufskrankheit: (engl.) *occupational disease*; Abk. BK; in der Gesetzlichen Unfallversicherung* anzeige- u. entschädigungspflichtige Erkrankung, die bei beruflicher Tätigkeit durch besondere schädigende Einwirkungen (chemisch, physikalisch, infektiös) entsteht od. vorbestehende Erkrankungen verschlimmert. **Berufskrankheitenverfahren:** besteht der Verdacht einer Berufskrankheit, sind sowohl der behandelnde Arzt nach § 202 SGB VII als auch der Unternehmer nach § 193 SGB VII gesetzlich verpflichtet, diesen dem Träger der GUV anzuzeigen; es bedarf hierfür keiner Zustimmung des erkrankten Versicherten u. keiner Entbindung von der Schweigepflicht*. Für die **Berufskrankheitenanzeige** des Arztes u. des Unternehmers sind durch die Unfallversicherungs-Anzeigeverordnung Vordrucke vorgegeben. Der Träger der GUV prüft in einem Feststellungsverfahren nach Kausalitätskriterien die Anerkennung als BK u. begründet damit die jeweiligen Leistungen. **Rechtliche Grundlage:** § 9 SGB VII. **Berufskrankheitenverordnung** (Abk. BKV, BeKV): Verordnung vom 31.10.1997 (BGBl. I S. 2623), zuletzt geändert am 5.9.2002 (BGBl. I S. 3541) regelt das Berufskrankheitenverfahren u. enthält in einer Anlage die Auflistung der Berufskrankheiten; in der Liste der Berufskrankheiten (s. Tab.) sind die Erkrankungen verzeichnet, die zurzeit von den Trägern der GUV anerkannt werden. Im Einzelfall kann auch eine Entschädigung weiterer Erkrankungen erfolgen, wenn neue wissenschaftliche Erkenntnisse vorliegen, nach denen bestimmte Personengruppen besonderen, Krankheit verursachenden Einwirkungen durch ihre Arbeit in erheblich höherem Grad als die übrige Bevölkerung ausgesetzt sind. Der ärztliche Sachverständigenbeirat des Bundesministerium für Gesundheit prüft die sog. Berufskrankheitenreife einer Erkrankung u. empfiehlt ggf. die Aufnahme in die BKV. Die BKV enthält die Grundlagen für sog. § 3 BKV-**Maßnahmen zur Vorbeugung von Berufkrankheiten** sowie Regelungen über die Mitwirkung der für den medizinischen Arbeitsschutz zuständigen staatlichen Stellen (Landesgewerbeämter) bei der Feststellung von Berufskrankheiten; der Träger der GUV ist nach § 3 Abs. 1 BKV verpflichtet, mit allen geeigneten Mitteln der Gefahr entgegenzuwirken, dass eine Berufskrankheit entsteht, wiederauflebt od. sich verschlimmert; zu diesen Maßnahmen gehört u. a. die Kostenübernahme für die fachärztliche Berufskrankheiten-Heilbehandlung, im Einzelfall auch die Kosten für persönliche Schutzausrüstung* od. für organisatorische bzw. technische Präventionsmaßnahmen (s. Vorsorge, arbeitsmedizinische), soweit der Arbeitgeber nicht hierfür aufzukommen hat. Lässt sich die Gefahr einer Berufskrankheit nicht beseitigen, so ist der Berufserkrankte zur Unterlassung der Tätigkeit aufzufordern. In der Folge beim Berufsaufgabe neben Ansprüchen auf Leistungen* zur Teilhabe am Arbeitsleben auch Ansprüche auf Übergangsleistungen* nach § 3 Abs. 2 BKV. **Leistung:** Bei Anerkennung einer Berufskrankheit setzt eine Entschädigung eine Minderung* der Erwerbsfähigkeit von mindestens 20 vom Hundert voraus. Der Träger der GUV ist auch zur Finanzierung von medizinischen Behandlung, Leistungen zur Rehabilitation u. Teilhabe sowie weiteren Leistungen verpflichtet (z. B. Pflegegeld*, Hilfsmittel*).

Berufskunde: (engl.) *occupational studies*; befasst sich mit den Inhalten beruflicher Tätigkeiten sowie physischer u. psychischer Anforderungsprofile, Zugangsvoraussetzungen u. auf den Gutachterauftrag abgestellte Alternativtätigkeiten; die Tätigkeit als **berufskundlicher Sachverständiger** beinhaltet die Erstellung berufskundlicher Stellungnahmen* u. Gutachten*; wird im Auftrag von Sozialgerichten ausgeführt. Bei einzelnen Sozialleistungsträgern existieren auch berufskundliche Dienste.

Berufsordnung, ärztliche: (engl.) *medical association's professional code of conduct*; standesethischer u. -rechtlicher Verhaltenskodex für Ärzte, dessen Regelungen für die Berufsausübung ergänzend zum allgemeinen Recht Verbindlichkeit erlangen; enthält die Regelungen über das Arztgelöbnis*, regelt die ärztlichen Berufspflichten (Verantwortlichkeit, Gewissenhaftigkeit, Schweige-, Fortbildungs-, Qualitätssicherungs- u. Dokumentations-

BKV-Nr. Krankheiten

1 durch chemische Einwirkungen verursachte Krankheiten

11 Metalle oder Metalloide

1101 Erkrankungen durch Blei oder seine Verbindungen[1]
1102 Erkrankungen durch Quecksilber oder seine Verbindungen[1]
1103 Erkrankungen durch Chrom oder seine Verbindungen[1]
1104 Erkrankungen durch Cadmium oder seine Verbindungen[1]
1105 Erkrankungen durch Mangan oder seine Verbindungen[1]
1106 Erkrankungen durch Thallium oder seine Verbindungen[1]
1107 Erkrankungen durch Vanadium oder seine Verbindungen[1]
1108 Erkrankungen durch Arsen oder seine Verbindungen[1]
1109 Erkrankungen durch Phosphor oder seine anorganischen Verbindungen[1]
1110 Erkrankungen durch Beryllium oder seine Verbindungen[1]

12 Erstickungsgase

1201 Erkrankungen durch Kohlenmonoxid[1]
1202 Erkrankungen durch Schwefelwasserstoff[1]

13 Lösemittel, Schädlingsbekämpfungsmittel (Pestizide) und sonstige chemische Stoffe

1301 Schleimhautveränderungen, Krebs oder andere Neubildungen der Harnwege
     durch aromatische Amine
1302 Erkrankungen durch Halogenkohlenwasserstoffe
1303 Erkrankungen durch Benzol, seine Homologe[1] oder durch Styrol
1304 Erkrankungen durch Nitro- oder Aminoverbindungen des Benzols oder seiner Homologe
     oder ihrer Abkömmlinge[1]
1305 Erkrankungen durch Schwefelkohlenstoff[1]
1306 Erkrankungen durch Methylalkohol (Methanol)[1]
1307 Erkrankungen durch organische Phosphorverbindungen[1]
1308 Erkrankungen durch Fluor oder seine Verbindungen[1]
1309 Erkrankungen durch Salpetersäureester[1]
1310 Erkrankungen durch halogenierte Alkyl-, Aryl- oder Alkylaryloxide
1311 Erkrankungen durch halogenierte Alkyl-, Aryl- oder Alkylarylsulfide
1312 Erkrankungen der Zähne durch Säuren
1313 Hornhautschädigungen des Auges durch Benzochinon
1314 Erkrankungen durch para-tertiär-Butylphenol
1315 Erkrankungen durch Isocyanate[1][2]
1316 Erkrankung der Leber durch Dimethylformamid
1317 Polyneuropathie oder Enzephalopathie durch organische Lösungsmittel oder deren Gemische

2 durch physikalische Einwirkungen verursachte Krankheiten

21 mechanische Einwirkungen

2101 Erkrankungen der Sehnenscheiden oder des Sehnengleitgewebes sowie der Sehnen-
     oder Muskelansätze, [2]
2102 Meniskusschäden nach mehrjährigen andauernden oder häufig wiederkehrenden,
     die Kniegelenke überdurchschnittlich belastenden Tätigkeiten
2103 Erkrankungen durch Erschütterung bei Arbeit mit Druckluftwerkzeugen
     oder gleichartig wirkenden Werkzeugen oder Maschinen
2104 vibrationsbedingte Durchblutungsstörungen an den Händen, [2]
2105 chronische Erkrankungen der Schleimbeutel durch ständigen Druck
2106 Druckschädigung der Nerven
2107 Abrissbrüche der Wirbelfortsätze
2108 bandscheibenbedingte Erkrankungen der Lendenwirbelsäule durch langjähriges Heben oder
     Tragen schwerer Lasten oder durch langjährige Tätigkeiten in extremer Rumpfbeugehaltung, [2]
2109 bandscheibenbedingte Erkrankungen der Halswirbelsäule durch langjähriges Tragen schwerer
     Lasten auf der Schulter, [2]

Fortsetzung nächste Seit

2110 bandscheibenbedingte Erkrankungen der Lendenwirbelsäule durch langjährige, vorwiegend vertikale Einwirkung von Ganzkörperschwingungen im Sitzen, [2]

2111 erhöhte Zahnabrasionen durch mehrjährige quarzstaubbelastende Tätigkeit

22 Druckluft

2201 Erkrankungen durch Arbeit in Druckluft

23 Lärm

2301 Lärmschwerhörigkeit

24 Strahlen

2401 grauer Star durch Wärmestrahlung

2402 Erkrankungen durch ionisierende Strahlen

3 durch Infektionserreger oder Parasiten verursachte Krankheiten sowie Tropenkrankheiten

3101 Infektionskrankheiten, wenn der Versicherte im Gesundheitsdienst, in der Wohlfahrtspflege oder in einem Laboratorium tätig oder durch eine andere Tätigkeit der Infektionsgefahr in ähnlichem Maße besonders ausgesetzt war

3102 von Tieren auf Menschen übertragbare Krankheiten

3103 Wurmkrankheit der Bergleute, verursacht durch Ankylostoma duodenale oder Strongyloides stercoralis

3104 Tropenkrankheiten, Fleckfieber

4 Erkrankungen der Atemwege und der Lungen, des Rippenfells und Bauchfells

41 Erkrankungen durch anorganische Stäube

4101 Quarzstaublungenerkrankung (Silikose)

4102 Quarzstaublungenerkrankung in Verbindung mit aktiver Lungentuberkulose (Silikotuberkulose)

4103 Asbeststaublungenerkrankung (Asbestose) oder durch Asbeststaub verursachte Erkrankung der Pleura

4104 Lungenkrebs oder Kehlkopfkrebs
in Verbindung mit Asbeststaublungenerkrankung (Asbestose)
in Verbindung mit durch Asbeststaub verursachter Erkrankung der Pleura oder bei Nachweis der Einwirkung einer kumulativen Asbestfaserstaubdosis am Arbeitsplatz von mindestens 25 Faserjahren $\{25 \cdot 10^{6} \ [(Fasern/m^{3}) \cdot Jahre]\}$

4105 durch Asbest verursachtes Mesotheliom des Rippenfells, des Bauchfells oder des Perikards

4106 Erkrankungen der tieferen Atemwege und der Lungen durch Aluminium oder seine Verbindungen

4107 Erkrankungen an Lungenfibrose durch Metallstäube bei der Herstellung oder Verarbeitung von Hartmetallen

4108 Erkrankungen der tieferen Atemwege und der Lungen durch Thomasmehl (Thomasphosphat)

4109 bösartige Neubildungen der Atemwege und der Lungen durch Nickel oder seine Verbindungen

4110 bösartige Neubildungen der Atemwege und der Lungen durch Kokereirohgase

4111 chronische obstruktive Bronchitis oder Emphysem von Bergleuten unter Tage im Steinkohlenbergbau bei Nachweis der Einwirkung einer kumulativen Dosis von in der Regel 100 Feinstaubjahren $[(mg/m^{3}) \cdot Jahre]$

4112 Lungenkrebs durch die Einwirkung von kristallinem Siliciumdioxid (SiO_2) bei nachgewiesener Quarzstaublungenerkrankung (Silikose oder Siliko-Tuberkulose)

42 Erkrankungen durch organische Stäube

4201 exogen-allergische Alveolitis

4202 Erkrankungen der tieferen Atemwege und der Lungen durch Rohbaumwoll-, Rohflachs- oder Rohhanfstaub (Byssinose)

4203 Adenokarzinome der Nasenhaupt- und Nasennebenhöhlen durch Stäube von Eichen- oder Buchenholz

43 obstruktive Atemwegerkrankungen

4301 durch allergisierende Stoffe verursachte obstruktive Atemwegerkrankungen (einschließlich Rhinopathie)[2]

4302 durch chemisch-irritativ oder toxisch wirkende Stoffe verursachte obstruktive Atemwegerkrankungen[2]

5	**Hautkrankheiten**
5101	schwere oder wiederholt rückfällige Hauterkrankungen[2]
5102	Hautkrebs oder zur Krebsbildung neigende Hautveränderungen durch Ruß, Rohparaffin, Teer, Anthracen, Pech oder ähnliche Stoffe
6	**Krankheiten sonstiger Ursache**
6101	Augenzittern der Bergleute

[1]Zu den Nummern 1101 bis 1110, 1201 und 1202, 1303 bis 1309 und 1315: ausgenommen sind Hauterkrankungen. Diese gelten als Krankheiten im Sinne dieser Anlage zur BKV nur insoweit, als sie Erscheinungen einer Allgemeinerkrankung sind, die durch Aufnahme der schädigenden Stoffe in den Körper verursacht werden, oder nach Nummer 5101 zu entschädigen sind.

[2]die zur Unterlassung aller Tätigkeiten gezwungen haben, die für die Entstehung, die Verschlimmerung oder das Wiederaufleben der Krankheit ursächlich waren oder sein können

pflicht) gegenüber dem Patienten (Sorge für dessen Gesundheit, Ehrfurcht vor dem Leben, Leiden lindern, Sterbebeistand, Erhaltung natürlicher Lebensgrundlagen) u. regelt die Berufsausübung; eine Berufsordnung wird als Satzung durch die zuständige Landesärztekammer erlassen. Die **Muster-Berufsordnung für die deutschen Ärztinnen u. Ärzte** (Abk. MBO-Ä) wird vom Deutschen Ärztetag als Empfehlung für die Ärztekammern beschlossen. Die Satzungsgewalt der jeweiligen Ärztekammern folgt aus den Heil- od. Kammergesetzen der Länder. Verstöße gegen die Berufsordnung werden von den Berufsgerichten* bestraft.

Berufsorientierung: (engl.) *vocational orientation*; Angebot der Bundesagentur* für Arbeit zur umfassenden Information von Jugendlichen u. Erwachsenen sowie Ausbildungsuchenden, Arbeitsuchenden, Arbeitnehmern in enger Zusammenarbeit mit Schulen u. Arbeitgebern z. B. über Fragen der Berufswahl, Berufe sowie deren Anforderungen u. Aussichten; **Maßnahme:** Agentur für Arbeit kann Schüler allgemeinbildender Schulen durch vertiefte Berufsorientierung u. Berufswahlvorbereitung fördern (Durchführung regelmäßig in 4 Wochen in der unterrichtsfreien Zeit); **Rechtliche Grundlage:** § 33 SGB III. Vgl. Berufsberatung.

Berufsschadensausgleich: s. Beschädigtenrente.

Berufsschlüssel: (engl.) *occupation code*; Codierungsverzeichnis für die Angaben zur Tätigkeit eines Beschäftigten in Meldungen, die nach der Verordnung über die Erfassung u. Übermittlung von Daten für die Träger der Sozialversicherung (Datenerfassungs- u. -übermittlungsverordnung) bei der Krankenkasse eingereicht werden; die entsprechend angegebenen Schlüsselzahlen im Meldevordruck werden im Bereich der GKV auf maschinell verwertbare Datenträger übernommen u. der GRV sowie der Bundesagentur* für Arbeit für die Durchführung ihrer Aufgaben zur Verfügung gestellt. Die Angaben zur Tätigkeit umfassen die

Schlüssel: **1.** ausgeübte Tätigkeit, **2.** Stellung im Beruf, **3.** Ausbildung.

Berufsschutz: (engl.) *job protection, vocational protection*; in der Sozialgerichtsbarkeit entwickeltes Prinzip, nach dem ein Versicherter bei Berufsunfähigkeit* nur auf eine objektiv u. subjektiv zumutbare Tätigkeit verwiesen werden kann (eingeschränkte Verweisbarkeit*); relevant für die Rente wegen Berufsunfähigkeit* nach dem bis zum 31.12.2000 geltenden Rentenrecht u. die Rente* wegen teilweiser Erwerbsminderung bei Berufsunfähigkei (seit 2001). **Verfahren:** I. R. der Beurteilung der Leistungseinschränkungen ist i. d. R. vom zuletzt versicherungspflichtig ausgeübten Hauptberu auszugehen, auch wenn die tatsächliche Ausübung des Berufs schon länger zurückliegt. Die freiwillige Aufgabe des Berufs kann dazu führen, dass eine spätere versicherungspflichtige Beschäftigung zum maßgeblichen Hauptberuf wird. Kann der bisherige Beruf nicht mehr ausgeübt werden, ist eine Verweisung* auf eine andere Tätigkeit grundsätzlich möglich, allerdings nur auf eine objektiv u. subjektiv zumutbare. Die Ermittlung der zumutbaren Tätigkeit erfolgt ausgehend vom quali tativen Wert des bisherigen Berufs auf der Grund lage des sog. Mehrstufenschemas*. Objektiv zumutbar ist eine Tätigkeit, wenn sie den Kenntnissen u. Fähigkeiten des Versicherten entspricht u. von ihm nach einer 3-monatigen Einarbeitung ausgeübt werden kann. Beurteilungskriterien sind v. a. die bisherige Berufsausübung, Dauer u. Ar der Ausbildung sowie die tarifliche Einordnung. Subjektiv zumutbar ist jede Tätigkeit, die keinen wesentlichen sozialen Abstieg (v. a. hinsichtlich der Tätigkeitsmerkmale u. des Gehalts) bedeutet.

Berufstätigkeit: (engl.) *profession, job*; erwerbsmäßi ge Tätigkeit, die regelmäßig ausgeübt wird s. Erwerbstätigkeit.

Berufstrainingszentrum: (engl.) *vocational training centre*; Abk. BTZ; Rehabilitationseinrichtung, die psychisch erkrankten Erwachsenen individuell an gepasste Leistungen* zur Teilhabe am Arbeitsleben

B **Berufsunfähigkeit:** (engl.) *occupational invalidity, vocational invalidity, disability*; Abk. BU; infolge Krankheit od. Behinderung ist ein Versicherter nicht mehr in der Lage, seinen Beruf od. eine nach der bisherigen Ausbildungs- u. Berufserfahrung gleichwertige Tätigkeit auszuüben; in der Sozialversicherung existieren trägerunterschiedliche Definitionen; in der GRV sind seit 1.1.2001 zudem Abweichungen im alten u. neuen Rentenrecht zu berücksichtigen (s. Rente wegen teilweiser Erwerbsminderung bei Berufsunfähigkeit). **Berufsunfähigkeitsversicherung:** Maßnahme zur finanziellen Absicherung bei Ausfall des Erwerbseinkommens bei Berufsunfähigkeit infolge Krankheit od. Behinderung; **Formen: 1.** als freiwillige Vorsorgemaßnahme durch Abschluss einer privaten Versicherung (als alleinige Maßnahme od. z.B. kombiniert mit einer Lebensversicherung); Umfang u. Voraussetzungen (vollständige od. graduelle Berufsunfähigkeit) für Rentenzahlungen sind im Versicherungsvertrag geregelt; **2.** als integrierter Bestandteil einer gesetzlich geregelten Altersversorgung wie z.B. der GRV od. auch der berufsständischen Versorgungungswerke*. Die medizinischen Voraussetzungen einer Rentenanspruch begründenden Berufsunfähigkeit werden von einem (medizinischen) Sachverständigen ermittelt. **Rente wegen Berufsunfähigkeit** (syn. Berufsunfähigkeitsrente): **1.** Rente der privaten Berufsunfähigkeitsversicherung bei Berufsunfähigkeit entsprechend den individuellen Versicherungsbedingungen; **2.** Rentenart* der GRV bei Berufsunfähigkeit nach dem bis zum 31.12.2000 geltenden Recht; danach liegt Berufsunfähigkeit vor, wenn das Leistungsvermögen des Versicherten infolge Krankheit od. Behinderung nach medizinischer Feststellung auf weniger als die Hälfte des Leistungsumfangs eines gesunden Berufstätigen gesunken ist, also nur noch Einkommen unterhalb der Hälfte des früheren Einkommens od. des Einkommens eines vergleichbaren Versicherten (sog. Lohnhälfte) erzielt werden kann. Bei der Beurteilung der Leistungseinschränkung ist i.d.R. vom zuletzt versicherungspflichtig ausgeübten Beruf des Versicherten auszugehen. Wenn die gesundheitlichen Einschränkungen durch Leistungen* zur medizinischen Rehabilitation u./od. Leistungen* zur Teilhabe am Arbeitsleben behoben werden können, besteht kein Anspruch auf Berufsunfähigkeitsrente. Versicherungsrechtliche **Voraussetzung:** wie bei Rente wegen teilweiser Erwerbsminderung*; **Leistungshöhe:** Innerhalb der Hinzuverdienstgrenzen* kann eine Erwerbstätigkeit ausgeübt werden. Die Rente wird in Abhängigkeit vom erzielten Hinzuverdienst in voller Höhe (Rentenartfaktor* 0,6667), zu zwei Dritteln od. zu einem Drittel gezahlt (§ 313 SGB VI). **Hinweis:** Nach dem seit dem 1.1.2001 geltenden

auch für den weiteren Anspruch nach Ablauf der Frist (§ 302b Abs. 1 SGB VI), sowie eine Vertrauensschutzregelung für vor dem 2.1.1961 geborene Versicherte nach § 240 SGB VI (s. Rente wegen teilweiser Erwerbsminderung bei Berufsunfähigkeit). **Berufsunfallversicherung:** s. Unfallversicherung. **Berufsvorbereitung:** (engl.) *vocational preparation*; Maßnahmen mit dem Ziel, günstigere Voraussetzungen für die erfolgreiche Durchführung beruflicher Bildungsmaßnahmen zu schaffen, indem vorhandene Wissenslücken ausgeglichen werden; **Formen: 1.** i.R. von Eingliederungsmaßnahmen nach § 61 SGB III für arbeitslose od. von Arbeitslosigkeit bedrohte Jugendliche bzw. Auszubildende, die zu ihrer Berufsvorbereitung od. Ausbildung zusätzlicher Hilfen bedürfen; **2.** als Leistung* zur Teilhabe am Arbeitsleben nach § 33 SGB IX, um behinderte oder von Behinderung* bedrohte Menschen auf eine notwendige berufliche Bildung* (berufliche Anpassung, Weiterbildung od. Ausbildung) vorzubereiten; **Leistung:** alle Maßnahmen, die dem förderungsbedürftigen Menschen die für die Aufnahme einer Bildungsmaßnahme noch fehlenden Kenntnisse vermitteln; z.B. Grundausbildungslehrgänge, u.a. die Blindengrundausbildung u. Förderungs- bzw. Vorbereitungslehrgänge. Sie müssen inhaltlich einen engen Bezug zum angestrebten Bildungsziel haben. **Leistungsträger:** i.d.R. Bundesagentur* für Arbeit, für behinderte bzw. von Behinderung bedrohte Menschen der zuständige Rehabilitationsträger*. **Berufung:** (engl.) *appeal*; Rechtsmittel, das regelmäßig gegen Urteile der ersten Instanz gegeben ist; im Gegensatz zur Revision wird im Berufungsverfahren das erstinstanzliche Urteil auf Rechtsfehler u. auf die dem Urteil zugrunde gelegten Tatsachen überprüft. **Voraussetzung: 1.** Berufung ist grundsätzlich ausgeschlossen, wenn es sich bei dem Wert des Beschwerdegegenstands um einen Bagatellbetrag handelt: im sozialgerichtlichen Verfahren bei einmaligen Leistungen 500 EUR; bei Erstattungsstreiten zwischen juristischen Personen des öffentlichen Rechts 5000 EUR. In derartigen Fällen kann die Berufung ausnahmsweise zugelassen werden. **2.** Einhaltung der Berufungsfrist: im sozialgerichtlichen Verfahren 1 Monat. **Beschädigtenausweis:** s. Schwerbeschädigtenausweis.

Beschädigtenrente: (engl.) *injury pension*; Rente* des Sozialen* Entschädigungsrechts; Geldleistung zum Ausgleich gesundheitlicher u. wirtschaftlicher Nachteile bei MdE um ≥25% (aufgerundet 30%) für mindestens 6 Monate durch die Folgen einer anerkannten Gesundheitsschädigung; je nach MdE werden feste Beträge gezahlt; sofern nicht eine Erhöhung der Beschädigtenrente wegen besonderen beruflichen Betroffenseins* od. einkommensabhängige Leistungen geleistet werden.

Erwerbsfähigkeit ≥25 % (aufgerundet 30 %) durch die Folgen einer anerkannten Gesundheitsschädigung (§ 31 BVG). **2. Ausgleichsrente:** einkommensabhängige Geldleistung für Schwerbeschädigte bei MdE ≥50 %, wenn eine zumutbare Erwerbstätigkeit aufgrund anerkannter Schädigungsfolgen od. hohen Alters (>60 Jahre) nicht mehr od. nur in beschränktem Umfang bzw. nur mit überdurchschnittlichem Kraftaufwand ausgeübt werden kann (§§ 32, 33 BVG). **3. Berufsschadensausgleich:** erhöhte einkommensabhängige Geldleistung nach § 30 Abs. 3–11 BVG, wenn durch anerkannte Schädigungsfolgen bei MdE ≥30 % ein vermindertes Einkommen besteht.

Beschäftigte: (engl.) *employees*; Personen, die eine nichtselbständige Arbeit (Beschäftigung) in einem Arbeitsverhältnis ausüben; nichtselbständige Arbeit ist gekennzeichnet durch die Tätigkeit nach Weisungen (eines Arbeitgebers) u. eine Eingliederung in die Arbeitsorganisation des Weisungsgebers (§ 7 SGB IV). **Beschäftigte in grenzgeteilten Betrieben:** Personen, die in Betrieben arbeiten, durch welche die Staatsgrenze eines Mitgliedstaates der Europäischen Union verläuft (z. B. landwirtschaftliche Betriebe) od. deren Gruben u. Stollen über das Territorium eines Mitgliedstaates hinausgehen (z. B. Bergbaubetriebe); die Versicherungspflicht der Beschäftigten richtet sich nach den Vorschriften des Mitgliedstaates, in dem der Betrieb seinen gewöhnlichen Sitz hat. **Beschäftigte in mehreren Mitgliedstaaten:** Die Versicherungspflicht von Beschäftigten, die im Gebiet von 2 od. mehreren Mitgliedstaaten beschäftigt sind, richtet sich grundsätzlich nach den Rechtsvorschriften des Mitgliedstaates, in dem diese Personen ihren Wohnsitz haben. Vgl. Sozialversicherungsabkommen, Wanderarbeitnehmer.

Beschäftigung, geringfügige: (engl.) *marginal employment*; syn. Minijob; 400-Euro-Job; verschiedene Formen von geringfügigen entlohnten Beschäftigungsverhältnissen, arbeitsrechtlich Form der Teilzeitarbeit*; **Voraussetzung: 1.** das Arbeitsentgelt* aus dieser Beschäftigung übersteigt nicht regelmäßig im Monat 400 EUR (Entgeltgeringfügigkeit); **2.** die Beschäftigung ist innerhalb eines Kalenderjahres auf längstens 2 Monate od. 50 Arbeitstage begrenzt, es sei denn, die Beschäftigung wird berufsmäßig ausgeübt u. das Entgelt übersteigt 400 EUR im Monat (Zeitgeringfügigkeit). Pauschale **Sozialversicherungsbeiträge: 1.** Arbeitgeber müssen 12 % des Arbeitsentgelts für die GRV abführen, sofern die geringfügig Beschäftigte der Rentenversicherungspflicht unterliegt; der pauschale Beitrag zur GKV in Höhe von 11 % ist nur dann zu entrichten, wenn der geringfügig Beschäftigte bereits in der GKV (z. B. wegen seiner Beschäftigung im Hauptberuf, als Familienversicherter od. als Rentner) versichert ist.

beitnehmer zur GUV anmelden u. die Beiträge dafür entrichten. **2.** Geringfügige entlohnte Beschäftigung in Privathaushalten: Der pauschale Beitrag zur Renten- u. Krankenversicherung reduziert sich auf jeweils 5 %; umfasst Dienstleistungen, wie z. B. Haushaltshilfe, Kinderbetreuung od. Gartenarbeiten; werden neben der versicherungspflichtigen Hauptbeschäftigung mehrere geringfügig entlohnte Beschäftigungen ausgeübt, so kann nur für eine geringfügige Beschäftigung (für die, die zeitlich zuerst aufgenommen wurde) die Versicherungsfreiheit für Arbeitnehmer in Anspruch genommen werden. Werden mehrere geringfügige Beschäftigungen bei verschiedenen Arbeitgebern zeitgleich nebeneinander ausgeübt, so sind die Arbeitsentgelte aus diesen Beschäftigungen zusammenzurechnen. Überschreitet die Summe des Entgeltes den Betrag von 400 EUR im Monat, wird dadurch die Versicherungspflicht begründet. Auskünfte über die Versicherungspflicht von geringfügigen Versicherungsverhältnissen erteilt die Minijobzentrale. **Rechtliche Grundlage:** § 8 SGB IV.

Beschäftigungsbeschränkung: (engl.) *restriction of employment*; Bez. für Einschränkungen von Tätigkeiten für bestimmte Personengruppen; Beschäftigungsbeschränkungen bzw. Beschäftigungsverbote* werden immer dann wirksam, wenn für bestimmte Personen die normalen Maßnahmen des Arbeitsschutzes* nicht ausreichen. Vgl. Mutterschutzgesetz, Jugendarbeitsschutz.

Beschäftigungsförderung: (engl.) *employment promotion*; Förderung beruflicher Beschäftigung, z. B. durch das „Gesetz über Teilzeitarbeit u. befristete Arbeitsverträge" vom 21.12.2000 (BGBl. I S. 1966) das Teilzeitarbeit* fördern, Voraussetzungen für die Zulässigkeit befristeter Arbeitsverträge festlegen u. Diskriminierung von teilzeitbeschäftigten u. befristet beschäftigten Arbeitnehmern verhindern soll.

Beschäftigungspflicht der Arbeitgeber: (engl.) *employers' obligation to employ*; für private u. öffentliche Arbeitgeber mit jahresdurchschnittlich monatlich mindestens 20 Arbeitsplätzen besteht die gesetzlich geregelte Pflicht, auf wenigstens 5 % der Arbeitsplätze schwerbehinderte Arbeitnehmer zu beschäftigen. (s. Abb.) Diese **Pflichtquote** richtet sich nach den Arbeitslosenzahlen schwerbehinderter Menschen (6 % seit 2004); abweichend davon haben Arbeitgeber mit <40 Arbeitsplätzen 1, Arbeitgeber mit <60 Arbeitsplätzen 2 schwerbehinderte Arbeitnehmer zu beschäftigen; dabei sind schwerbehinderte Frauen besonders zu berücksichtigen. Kommen die Arbeitgeber dieser Pflicht nicht nach, müssen sie für jeden Arbeitsplatz, der mit einem Schwerbehinderten zu besetzen wäre, eine monatliche **Ausgleichsabgabe** zahlen, die auf der Grundlage einer jahresdurchschnittlichen Be

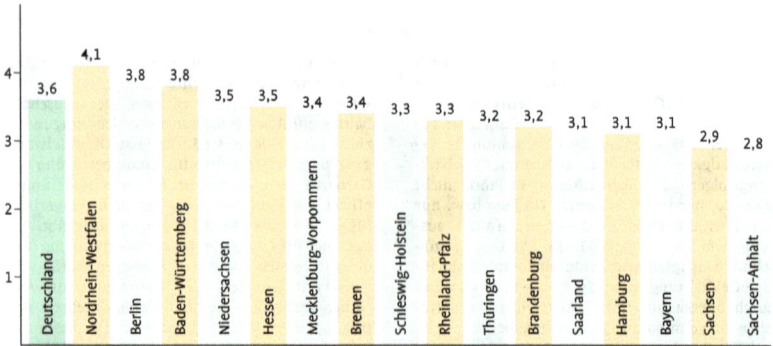

B

3,6	4,1	3,8	3,8	3,5	3,5	3,4	3,4	3,3	3,3	3,2	3,2	3,1	3,1	3,1	2,9	2,8

Deutschland · Nordrhein-Westfalen · Berlin · Baden-Württemberg · Niedersachsen · Hessen · Mecklenburg-Vorpommern · Bremen · Schleswig-Holstein · Rheinland-Pfalz · Thüringen · Brandenburg · Saarland · Hamburg · Bayern · Sachsen · Sachsen-Anhalt

Beschäftigungspflicht der Arbeitgeber: Beschäftigungsquoten privater Arbeitgeber in Deutschland unterteilt nach Bundesländern; gesetzliche Pflichtquote liegt bei 5 % (Stand 2005) [1]

schäftigungsquote ermittelt wird: 105 EUR bei einer jahresdurchschnittlichen Beschäftigungsquote, die zwischen 3 % u. dem geltenden Pflichtsatz (5 %) liegt, 180 EUR bei einer jahresdurchschnittlichen Beschäftigungsquote, die mindestens 2, aber weniger als 3 % beträgt u. 260 EUR bei einer jahresdurchschnittlichen Beschäftigungsquote, die weniger als 2 % beträgt. Sie kann reduziert werden, wenn Arbeitgeber Aufträge an Werkstätten* für behinderte Menschen vergeben: anrechnungsfähig sind 50 % des für die Arbeitsleistung behinderter Menschen gezahlten Betrages (§ 140 SGB IX). **Rechtliche Grundlage:** §§ 71, 77 SGB IX.

Beschäftigungstherapie: s. Ergotherapie.

Beschäftigungs- und Arbeitstherapie: s. Ergotherapie.

Beschäftigungsverbot: (engl.) *prohibition to employ*; Arbeitnehmerschutz, der in Verordnungen sowie Gesetzen geregelt ist u. Beschäftigte vor Gefahren schützen soll, die bei od. durch die Arbeit entstehen; **1.** für Kinder über 13 Jahre u. vollzeitschulpflichtige Jugendliche, soweit nicht das Jugendarbeitsschutzgesetz (s. Jugendarbeitsschutz) u. die Kinderarbeitsschutzverordnung (vom 23.6.1998) Ausnahmen vorsehen; **2.** i. R. von § 4 Mutterschutzgesetz* u. Mutterschutzrichtlinienverordnung. **Hinweis:** Unter 13 Jahren gilt nach § 5 Jugendarbeitsschutzgesetz ein generelles Arbeitsverbot. Für Theater-, Musik- od. Filmvorführungen gelten Ausnahmeregeln nach § 6 Jugendarbeitsschutzgesetz zu „behördlichen Ausnahmen für Veranstaltungen". Vgl. Beschäftigungsbeschränkung.

Beschäftigungszeiten: (engl.) *periods of employment*; Zeiten außerhalb des Bundesgebietes, für die im Vertreibungsgebiet keine Pflichtbeiträge gezahlt worden sind, können nach dem Fremdrentenrecht wie Beitragszeiten (sog. gleichgestellte Beitragszeiten) angerechnet werden, wenn diese Beschäftigung in den alten Bundesländern Versicherungspflicht begründet hätte (§ 16 Fremdrentengesetz);

betroffen sind hauptsächlich Spätaussiedler; auch die Zeiten einer (nach DDR-Recht beitragspflichtigen) Beschäftigung in der ehemaligen DDR fallen unter diesen Begriff. Vgl. Fremdenrecht.

Beschäftigung, zumutbare: s. Zumutbarkeit.

Bescheinigung, ärztliche: s. Attest.

Beschwerde: (engl.) *complaint, appeal*; i. e. S. in einer Verfahrensordnung vorgesehenes Rechtsmittel; führt zu einer Überprüfung der gerichtlichen od. behördlichen Entscheidung durch die nächsthöhere Instanz; im gerichtlichen Verfahren ist die Beschwerde auf fast allen Rechtsgebieten gesetzlich vorgesehen. Sie ist grundsätzlich nur gegen Beschlüsse u. bestimmte Verfügungen des Gerichts statthaft (bei Urteilen: Berufung* u. Revision). Die Zulässigkeit der Beschwerde setzt häufig die Einhaltung einer Frist voraus. Im Verfahren vor dem Sozialgericht* ist sie binnen eines Monats nach Bekanntgabe der Entscheidung zu erheben; im Verfahren vor den Zivilgerichten beträgt die Frist oft 2 Wochen. Im Verfahren vor der Verwaltungsbehörde ist die Beschwerde durch den Widerspruch* ersetzt worden. Ein formloser Rechtsbehelf* (Beschwerde i. w. S.) ist die Dienstaufsichtsbeschwerde.

Besonderungsprinzip: (engl.) *principle of special treatment*; Bez. für ein den Umgang mit Menschen mit Behinderungen regelndes, im alten Rehabilitationsrecht das Normalisierungsprinzip ergänzendes Postulat, das fordert, die besondere Situation der behinderten Menschen zu berücksichtigen; z. B. die Forderung nach Ermöglichung individueller Lernprozesse, nach Aufhebung der Isolation in sozialen Systemen (z. B. Familie, Schulen, Heime) u. deren behinderungsgerechter Gestaltung zur Ermöglichung der Entwicklung normaler Fähigkeiten. Vgl. Behinderung, Rehabilitation.

Besserungsaussicht: (engl.) *prospect of improvement*; aus Sicht des Rentenversicherungsträgers eine nach ärztlichem Ermessen mit überwiegender

Erwerbsfähigkeit vermieden od. hinausgeschoben werden kann; z. B. durch Leistungen* zur medizinischen Rehabilitation.

Besserung, wesentliche: (engl.) *substantial improvement*; Bez. der GRV für eine nicht nur geringfügige od. kurzzeitige Steigerung der durch gesundheitliche Beeinträchtigungen geminderten Leistungsfähigkeit* im Erwerbsleben, so dass unter Berücksichtigung des bisherigen Krankheitsverlaufs u. der noch vorhandenen therapeutischen Möglichkeiten eine Leistungseinschränkung* von über 6 Monaten (s. Zeit, nicht absehbare) verhindert od. die Leistungsfähigkeit wiederhergestellt werden kann; eine wesentliche Besserung der Leistungsfähigkeit aufgrund einer wesentlichen Änderung des Gesundheitszustandes kann zum Wegfall einer Rente wegen Erwerbsminderung führen. In Abgrenzung zur Arbeitsunfähigkeit* liegt eine wesentliche Besserung i. S. der GRV nicht vor, wenn zwar eine Linderung des Leidens od. Änderung der Lebensumstände eintritt, die rentenrelevante Leistungseinschränkung* aber bestehen bleibt. Vgl. Besserungsaussicht, Änderung der Verhältnisse.

Bestandskraft: (engl.) *legal validity*; ein Verwaltungsakt wird (formell) bestandskräftig, wenn der gegen ihn gegebene Rechtsbehelf* nicht od. erfolglos eingelegt wird (insbes. mit Widerspruch* od. Klage* nicht mehr angegriffen werden kann); damit wird er für die Beteiligten in der Sache bindend (materielle Bestandskraft). Die Bestandskraft ähnelt der Rechtskraft eines Urteils; sie ist aber schwächer als diese, weil im Sozialrecht die Aufhebung (Rücknahme/Widerruf) od. Abänderung auch bestandskräftiger Verwaltungsakte möglich bzw. zum Teil sogar zwingend vorgeschrieben ist. So ist z. B. ein Verwaltungsakt mit Wirkung für die Vergangenheit zurückzunehmen, wenn sich im Einzelfall ergibt, dass bei seinem Erlass das Recht unrichtig angewandt od. von einem unrichtigen Sachverhalt ausgegangen worden ist u. deshalb Sozialleistungen zu Unrecht nicht erbracht od. Beiträge* zur Sozialversicherung zu Unrecht nicht erhoben worden sind.

Bestattungsgeld: s. Sterbegeld.

Betäubungsmittel: (engl.) *narcotics*; Sammelbez. für die in den Anlagen I, II u. III des Betäubungsmittelgesetzes* (Abk. BtMG) abschließend aufgezählten Wirkstoffe mit psychotropen, bewusstseins- u. stimmungsverändernden Wirkungen, die zur physischen u. psychischen Abhängigkeit führen können u. daher Anwendungsverboten bzw. -beschränkungen unterliegen; das BtMG unterscheidet zwischen nicht verkehrsfähigen (Anlage I), verkehrs-, aber nicht verschreibungsfähigen (Anlage II) u. verkehrs- u. verschreibungsfähigen (Anlage III) Substanzen. Die Anlagen werden in regelmäßigen Abständen aktualisiert. Zum Verschrei-

rezepte; die nummerierten Vordrucke werden von der Bundesopiumstelle beim Bundesinstitut* für Arzneimittel und Medizinprodukte (BfArM) mi der BtM-Nr. des Arztes u. dem Ausgabedatum versehen u. auf Anforderung ausgegeben u. sind vom Arzt gegen Diebstahl zu sichern. Die Teile (verbleibt in der Apotheke u. muss 3 Jahre auf bewahrt werden) u. II (zur Verrechnung bestimmt) des Belegsatzes sind zur Vorlage in der Apotheke bestimmt, Teil III verbleibt beim Arzt u. muss 3 Jahre bei diesem aufbewahrt werden. Auf Verlangen sind Teil I od. Teil III dem BfArM od. der zuständigen Landesbehörde vorzulegen; gleiches gilt für Teil I-III eines fehlerhaft ausgefertigten Betäubungsmittelrezepts (s. Rezept). Vgl. Rauschmittel.

Betäubungsmittelgesetz: (engl.) *Narcotics Act*; Abk BtMG; „Gesetz über den Verkehr mit Betäubungsmitteln" vom 1.3.1994 (BGBl. I S. 358), zuletzt geändert am 21.6.2005 (BGBl. I S. 1818); stellt den ungesetzlichen Gebrauch von in den Anlagen zum Gesetz abschließend aufgezählten Betäubungsmitteln* unter Strafe u. regelt zusammen mit der nach § 13 Abs. 3 BtMG erlassenen Betäubungsmittel*-Verschreibungsverordnung die ärztlich indizierte Verwendung von Betäubungsmitteln; die Abgabe von Betäubungsmitteln darf nur i. R. des Betriebs einer Apotheke erfolgen: nach § 13 Abs. 1 BtMG dürfen die in der Anlage III aufgeführten Betäubungsmittel nur an Ärzten, Zahnärzten od Tierärzten verschrieben werden, wenn die Anwendung am od. im menschlichen od. tierischen Körper begründet ist; nach § 13 Abs. 1 S. 3 BtMG dürfen die in den Anlagen I u. II bezeichneten Betäubungsmittel nicht verschrieben, verabreicht od. einem anderen zum unmittelbaren Verbrauch überlassen werden; die vorschriftswidrige ärztliche Verschreibung, Verabreichung od. Überlassung von Betäubungsmitteln ist strafbar nach § 29 Abs. 1 S. 1 Ziffer 6a u. b, Abs. 3, Abs. 4 BtMG. Als Ord nungswidrigkeit wird der Verstoß gegen die formalen Vorschriften der Betäubungsmittel*-Verschreibungsverordnung gemäß § 32 Abs. 1 Ziffer 6 BtMG bestraft. **Hinweis:** Es besteht eine Rechtspflicht des Arztes zur Vornahme einer angemessenen Schmerzbehandlung im postoperativen Be reich, wofür der hochdosierte Einsatz von Betäubungsmitteln notwendig werden kann. Das Unterlassen kann wegen vorsätzlicher od. fahrlässiger Körperverletzung* od. unterlassener Hilfeleistung* strafbar sein.

Betäubungsmittel-Verschreibungsverordnung: (engl.) *Narcotics-Prescription Regulation*; Abk. BtMVV „Verordnung über das Verschreiben, die Abgabe u. den Nachweis des Verbleibs von Betäubungsmitteln" vom 20.1.1998 (BGBl. I S. 74, 80), zuletzt geändert am 10.3.2005 (BGBl. I S. 757); regelt zusammen mit dem Betäubungsmittelgesetz* (BtMG

(§ 2 BtMG) od. Zahnarzt (§ 3 BtMG); insbes. sind für die jeweiligen Substanzen Höchstmengen festgesetzt. Überschreitungen der festgelegten Höchstmenge liegen in der Verantwortung des Arztes u. sind hinsichtlich der therapeutischen Notwendigkeit zu begründen. Auch wird ein spezifisches Betäubungsmittelrezept vorgeschrieben (§ 8 BtMG). Für das Verschreiben von Substitutionsmitteln durch den Arzt gelten besondere Maßgaben (§ 5 BtMG).

Beta-Fehler: (engl.) *type II error, beta error*; irrtümliche Nichtablehnung der Nullhypothese eines statistischen Tests; s. Testverfahren, statistisches.

Betrachtungsweise: (engl.) *approach*; **1. abstrakte** Betrachtungsweise: Betrachtung der Leistungsfähigkeit im Erwerbsleben unter gesundheitlichen Gesichtspunkten ohne Berücksichtigung der aktuellen Situation auf dem allgemeinen Arbeitsmarkt*; **2. konkrete** Betrachtungsweise: Betrachtung der konkreten Situation des (Teilzeit-)Arbeitsmarktes bei arbeitslosen Rentenantragstellern, die aus gesundheitlichen Gründen nur noch in Teilzeit tätig sein können; aufgrund der zurzeit ungünstigen Situation auf dem Teilzeit-Arbeitsmarkt (sog. verschlossener Teilzeit-Arbeitsmarkt) wird davon ausgegangen, dass Arbeitslose ihre zeitlich reduzierte Leistungsfähigkeit* nicht in Erwerbseinkommen umsetzen können, so dass ein Anspruch auf eine volle Erwerbsminderungsrente resultiert. Für die Anwendung der konkreten Betrachtungsweise muss die tägliche Leistungsfähigkeit für eine Tätigkeit des allgemeinen Arbeitsmarktes* auf mindestens 3, aber weniger als 6 Stunden (seit 1.1.2001 geltendes Rentenrecht) od. halb- bis untervollschichtig (bis 31.12.2000 geltendes Rentenrecht) herabgesetzt sein.

Betrag, geschuldeter: (engl.) *amount owed*; im Rentenrecht die bei der zwischenstaatlichen Rentenberechnung nach dem Gemeinschaftsrecht auf deutschen rentenrechtlichen Zeiten beruhende Teilrente, die vom theoretischen Betrag* abgeleitet wird; vgl. Pro-rata-Verhältnis.

Betrag, theoretischer: (engl.) *theoretical amount*; im Rentenrecht der bei der zwischenstaatlichen Rentenberechnung ermittelte Betrag, der auf der Grundlage aller Versicherungszeiten in den EG-Mitgliedstaaten berechnet wird, als wären diese Zeiten in nur einem Mitgliedstaat zurückgelegt worden; vgl. Betrag, geschuldeter, Pro-rata-Verhältnis.

Betreute Wohnformen: (engl.) *models of assisted living*; Wohnformen für Personen mit spezifischem Betreuungsbedarf durch sozialpädagogisches u./od. psychologisch-therapeutisches Fachpersonal; z. B. in Wohngemeinschaften, Wohngruppen, Außenwohngruppen u. Trainingswohngruppen sowie betreutem Einzelwohnen in der Jugendhilfe, Jugendsozialarbeit, Suchtkrankenhilfe,

i. d. R. von freien Trägern angeboten; Betreute Wohnformen der **Kinder- u. Jugendhilfe:** besonders für Jugendliche ab 16 Jahren u. junge Volljährige entwickelte Wohnformen außerhalb der klassischen Heimerziehung*; neben den etablierten Jugendwohngemeinschaften u. therapeutischen Wohngemeinschaften*, in denen sich junge Menschen mit unterschiedlich intensiver sozialpädagogischer u. ggf. psychologischer Betreuung eine Wohnung teilen, wird auch betreutes Einzelwohnen i. R. der Hilfe* zur Erziehung, der Eingliederungshilfe u. der Hilfe* für junge Volljährige angeboten. Der Jugendliche bezieht eine eigene Wohnung, die vom Träger der Kinder*- u. Jugendhilfe gemietet u. zur Verfügung gestellt wird. Die sozialpädagogische Betreuung des jungen Menschen muss gewährleistet sein. **Zielgruppe:** z. B. junge Menschen aus Heimen zur weiteren Verselbständigung; **Rechtliche Grundlage:** §§ 34, 35 a, 41 SGB VIII, §§ 53 ff. u. 67, 68 SGB XII.

Betreuung: (engl.) *guardianship*; Bez., die nach dem Betreuungsgesetz seit 1.1.1992 an die Stelle von Entmündigung, Vormundschaft u. Pflegschaft über Volljährige getreten ist; **Voraussetzung:** das Vormundschaftsgericht* hat nach § 1896 BGB einen Betreuer zu bestellen, wenn ein Volljähriger aufgrund einer psychischen Krankheit od. einer körperlichen, geistigen od. seelischen Behinderung seine Angelegenheiten ganz od. teilweise nicht besorgen kann. Betreuer können Angehörige, Behörden, hauptberufliche Betreuer sowie Betreuungsvereine mit ehrenamtlichen Mitarbeitern sein. Die Bestellung erfolgt auf Antrag od. von Amts wegen durch das Vormundschaftsgericht. Umfang, Teilbereiche der Betreuung (z. B. Vermögenssorge, Vertretung vor Behörden u. Gerichten, Gesundheitssorge, Aufenthaltsbestimmung) u. Dauer der Betreuung sind nach dem konkret Erforderlichen bestimmt. Die Bestellung eines Betreuers im Bereich der Gesundheitssorge wird insbes. dann notwendig sein, wenn beim Betroffenen die Einsicht in die Behandlungsbedürftigkeit fehlt. Anders als die frühere Entmündigung hat die Anordnung einer Betreuung nicht mehr den Verlust der Geschäftsfähigkeit* zur Folge; soweit es zur Abwendung einer erheblichen Gefahr für die Person od. das Vermögen des Betreuten erforderlich ist, kann das Vormundschaftsgericht jedoch anordnen, dass Erklärungen des Betreuten zu ihrer Wirksamkeit der Einwilligung des Betreuers bedürfen (Einwilligungsvorbehalt). Vorschlägen u. Wünschen des Volljährigen ist sowohl bei Auswahl des Betreuers als auch bei Führung der Betreuung grundsätzlich zu entsprechen. Dies gilt insbes. auch dann zu beachten, wenn sie vor Eintritt des Betreuungsfalls in einer schriftlich niedergelegten Betreuungsverfügung geäußert wurden. Nach § 1900 BGB kann auch eine Behörde als Betreuer bestellt werden kann. **Aufgabe:** Die Angelegenheiten des Betreuten sind vom Betreuer so zu besorgen, wie es dessen Wohl entspricht, wobei den Wünschen u. Fähigkeiten des Betreuten soweit wie möglich u. zumutbar zu entsprechen ist. Dem Betreuer kommt die Stellung eines gesetzlichen Vertreters zu (§ 1902 BGB). Fehlt einem leidenden od. kranken Betreuten die natürliche Einwilligungsfähigkeit*, so willigt der Betreuer, sofern dessen Aufgabenkreis die Gesundheitssorge umfasst, in die erforderlichen diagnostischen u. therapeutischen Maßnahmen ein. Begründen diese die ernstliche od. konkrete Gefahr, dass der Betreute aufgrund der Maßnahmen stirbt od. einen schweren od. länger dauernden gesundheitlichen Schaden erleidet, so bedarf die Einwilligung* des Betreuers nach § 1904 BGB der Genehmigung des Vormundschaftsgerichts. Besondere Vorschriften gelten für die Sterilisation* u. die Unterbringung* eines Betreuten. **Rechtliche Grundlage:** „Gesetz zur Reform des Rechts der Vormundschaft u. Pflegschaft für Volljährige" (Betreuungsgesetz, Abk. BtG) vom 12.9.1990 (BGBl. I S. 2002), letzte Änderung am 19.4.2006 (BGBl. I S. 866).

Betreuung, arbeitsmedizinische: (engl.) *occupational health support*; arbeitsmedizinische Betreuung von Betrieben; in Abhängigkeit von der Betriebsgröße stehen verschiedene Betreuungsmodelle (z. B. Regelbetreuung, anlassbezogene Betreuung) zur Verfügung; **Rechtliche Grundlage:** Unfallverhütungsvorschrift BGV A2. Vgl. Vorsorge, arbeitsmedizinische.

Betreuungshelfer: s. Erziehungsbeistand.

Betreuungssachen: (engl.) *guardianship*; Bez. für die dem Amtsgericht als Vormundschaftsgericht* zugewiesenen Verrichtungen, welche die Betreuung* betreffen (§§ 65–70 n „Gesetz über die Angelegenheiten der freiwilligen Gerichtsbarkeit", FGG); hierzu gehören u. a. die Bestellung eines od. mehrerer Betreuer für einen Volljährigen (§§ 1896, 1899 BGB), die Anordnung eines Einwilligungsvorbehalts zu einer Willenserklärung des Betreuten, die den Aufgabenkreis des Betreuers betrifft (§ 1903 BGB), die Entlassung des Betreuers (§ 1908 b BGB), die Aufhebung der Betreuung, wenn ihre Voraussetzungen weggefallen sind, sowie die Einschränkung bzw. Erweiterung des Aufgabenkreises des Betreuers (§ 1908 d BGB), die Genehmigung einer Einwilligung des Betreuers in eine Untersuchung des Gesundheitszustandes, eine Heilbehandlung od. einen ärztlichen Eingriff, wenn die begründete Gefahr besteht, dass der Betreute aufgrund der Maßnahme stirbt od. einen schweren od. länger andauernden gesundheitlichen Schaden erleidet (§ 1904 BGB), die Genehmigung einer Sterilisation (§ 1905 BGB) od. einer Unterbringung des Betreuten durch Betreuer, die mit Freiheitsentziehung verbunden ist (§ 1906 BGB).

Gefahrenbegrenzung im Unternehmen; nach § 7 u. 14 der Gefahrstoffverordnung hat ein Unternehmer für den Umgang mit einem Gefahrstoff für Mensch u. Umwelt eine arbeitsbereichs- u. stoff bezogene Betriebsanweisung zu erstellen, welche die Grundlage für das tägliche Handeln sowie die jährlichen Unterweisungen der Arbeitnehmer bil det. Einzelheiten zur Erstellung von Betriebsanweisungen sowie zur Durchführung der Unterweisungen sind der TRGS* 555 („Betriebsanwei sung u. Unterweisung nach § 7 u. 14 GefStoffV") zu entnehmen. Die Betriebsanweisung ist in einer für die Arbeitnehmer verständlichen Form u. Sprache abzufassen u. an geeigneter Stelle in der Arbeitsstätte (z. B. am Ort der Verwendung des Gefahrstoffes) bekannt zu machen u. zur Einsichtnahme auszulegen od. auszuhängen.

Betriebsarzt: (engl.) *company physician*; Arzt mi Gebietsbezeichnung Arbeitsmedizin* od. Zusatz bezeichnung Betriebsmedizin, der auf der Grund lage des Arbeitssicherheitsgesetzes* (Abk. ASiG sowie zahlreicher staatlicher u. berufsgenossen schaftlicher Vorschriften arbeitsmedizinische Auf gaben für ein Unternehmen ausführt; wird durch das Unternehmen bestellt (§ 2 ASiG, BVG A2), ist jedoch weisungsfrei in seinen Entscheidungen u. nur seinem ärztlichen Beruf verpflichtet; arbeitet mit der Fachkraft* für Arbeitssicherheit zusammen; **Aufgabe:** Beratung des Arbeitgebers u. sons tiger für den Arbeitsschutz* u. die Unfallver hütung* zuständiger Personen; Untersuchung, Be urteilung u. Beratung der Arbeitnehmer; Unterstützung der Durchführung von Arbeitsschutzmaßnahmen u. Unfallverhütung durch regelmäßi ge Begehungen der Arbeitsstätten. Alle Informationen unterliegen der ärztlichen Schwei gepflicht*.

Betriebsbeauftragter: (engl.) *(company) representa tive*; Person, die für eine bestimmte Aufgabe im Arbeits-, Gesundheits- od. Umweltschutz durch den Unternehmer bestellt wird, um die Einhaltung der in ihrem Bereich geltenden gesetzlichen Be stimmungen zu überwachen; Betriebsbeauftragte werden schriftlich bestellt, müssen die notwendi gen Fachkenntnisse besitzen bzw. sich aneignen u. sollten über ausreichende praktische Kenntnisse für die übertragene Aufgabe (s. Tab. S. 92) verfügen

Betriebsbegehung: (engl.) *site inspection*; Bestandteil der arbeitsmedizinischen Aufgabenstellungen im Unternehmen, der der Erkennung potentieller Gefahren sowie der Überprüfung bestehender Ge fährdungsanalysen auf ihre Funktionalität dient wird meist vom Betriebsarzt*, einer Fachkraft* für Arbeitssicherheit, einem Beauftragten des Arbeit gebers, einem Mitglied des Betriebsrats sowie den zuständigen Sicherheitsbeauftragten* durch geführt. **Ziel:** I. R. einer Betriebsbegehung soll festgestellt werden, inwieweit der betriebliche Ar

Aufgabengebiet	Funktion
Arbeitsschutzbeauftragter	Gewährleistung, Durchsetzung und Kontrolle aller Vorschriften zum Arbeitsschutz im Unternehmen (Betriebsarzt, Fachkraft Arbeitssicherheit, Sicherheitsbeauftragter)
Betriebsbeauftragter für Abfall	Überwachung der Entstehung, des Transportes sowie der sachgerechten Entsorgung von Abfall unter Einhaltung der gesetzlichen Festlegungen
Betriebsbeauftragter für biologische Sicherheit	Gewährleistung des sicheren Umgangs mit biologischen Arbeitsstoffen und gentechnisch veränderten biologischen Arbeitsstoffen
Betriebsbeauftragter für Gewässerschutz	Kontrolle der Abwasseranlagen auf Funktionsfähigkeit, Wartung der Anlagen
Betriebsbeauftragter für Umweltschutz	Überwachung der Einhaltung von Vorschriften zum Umweltschutz aus betrieblicher Sicht
Betriebskoordinator für den Einsatz von Fremdfirmen im Unternehmen	Vermeidung von möglichen gegenseitigen Gefährdungen
Brandschutzbeauftragter	Überwachung der Einhaltung der betrieblichen Brandschutzpläne, Organisation des vorbeugenden Brandschutzes
Gefahrgutbeauftragter	Überwachung der korrekten Einhaltung der Vorschriften für die Gefahrgutbeförderung, Gewährleistung der Sicherheit beim Transport von gefährlichen Gütern, Vermeidung von Störfällen
Immissionsschutzbeauftragter	Überwachung von Anlagen, die dem Bundes-Immissionsschutzgesetz unterliegen
Laserschutzbeauftragter	Überwachung des Umgangs mit Laserstrahlung
Sicherheits- und Gesundheitskoordinator auf Baustellen	Gewährleistung einen reibungslosen Ablaufs und einer problemfreien Zusammenarbeit mehrerer Firmen an einem gemeinsamen Projekt
Störfallbeauftragter für besondere genehmigungspflichtige Anlagen	Verhinderung von Störfällen, Begrenzung des Schadensrisikos
Strahlenschutzbeauftragter	Überwachung des Umgangs mit radioaktiven Stoffen und ionisierender Strahlung

beits*- u. Gesundheitsschutz* eingehalten wird bzw. welche Veränderungen erforderlich sind. Es wird geprüft, ob die geltenden Arbeitsschutzbestimmungen eingehalten werden u. die Beschäftigten über die Einhaltung hinreichend informiert sind. Inhaltlich sollte sich eine Betriebsbegehung bzw. die Arbeitsplatzanalyse* auf folgende Aspekte beziehen: **1.** mechanische, elektrische, chemische u. biologische Gefährdungen; **2.** Brand- u. Explosionsgefährdungen; **3.** thermische Gefährdungen durch Hitze od. Kälte; **4.** physikalische Gefährdungen durch Lärm, Strahlung, Druck, Vibration* u. a.; **5.** Gefährdungen durch Arbeitsumgebungsbedingungen wie Beleuchtung* od. Klima*; **6.** physische Belastungen durch die Arbeitsschwere*; **7.** psychomentale Belastungen; **8.** Gefährdungen durch mangelnde Kooperation, Organisation, Information od. Qualifikation. Die bei der Begehung aufgefallenen Mängel werden in einem Protokoll (i. d. R. erstellt von der Fachkraft* für Arbeitssicherheit) festgehalten u. dem Arbeitgeber übermittelt. Das Protokoll wird zum Bestandteil der Dokumentation zur arbeitsmedizinischen Gefährdungsbeurteilung*.

Betriebshilfe: (engl.) *substitute*; in § 54 SGB VII geregelte, besondere Unterstützung in der landwirtschaftlichen Unfallversicherung*; bei einem unfallbedingten Ausfall des landwirtschaftlichen Unternehmers während der stationären Behandlung wird längstens für 3 Monate eine Ersatzkraft gestellt, wenn die Weiterführung des Unternehmens nicht möglich ist u. Arbeitnehmer u. mitarbeitende Familienangehörige nicht ständig beschäftigt werden. Statt der Stellung einer Ersatzkraft können auch die Kosten einer selbst beschafften, betriebsfremden Ersatzkraft in angemessener Höhe erstattet werden. Vgl. Haushaltshilfe.

Betriebsklima: s. Arbeitszufriedenheit.

rung); Arbeitgeber können Betriebskrankenkassen für einen od. mehrere Betriebe errichten, in denen regelmäßig mindestens 1000 Versicherungspflichtige beschäftigt sind u. die Leistungsfähigkeit der Krankenkasse gesichert ist; gilt seit dem 1.1.2004 nicht für Betriebe von Leistungserbringern* (z. B. Krankenhauskonzern) u. ihren Verbänden (z. B. Krankenhausverband auf Länderebene). Nach Einführung (1996) des Kassenwahlrechts* (Öffnung der Krankenkassen) können auch Betriebsfremde Mitglieder werden, Betriebskrankenkassen sich freiwillig zusammenschließen u. Kassen unabhängig vom Betrieb nach dessen Schließung selbständig weiter bestehen (sog. virtuelle BKK). Nach dem 9.9.2003 errichtete BKK dürfen sich bis zum 1.1.2007 nicht für betriebsfremde Mitglieder öffnen (Öffnungsmoratorium).

Betriebsmedizin: s. Arbeitsmedizin.

Betriebsrente: s. Altersversorgung, betriebliche.

Betriebsschutz: (engl.) *industrial safety*; Teil des Arbeitsschutzes* mit dem Ziel, den Arbeitnehmer* vor Gefahren zu schützen, die mit der Arbeitsleistung, insbes. in Betrieben verbunden sein können; **Rechtliche Grundlage:** verantwortlich ist aufgrund seiner allgemeinen Fürsorgepflicht (§ 618 BGB, § 62 Handelsgesetzbuch) der Arbeitgeber auf Grundlage der Normen des Arbeitsschutzes, die der Staat durch die Gewerbeaufsicht (§ 139 b Gewerbeordnung) überwacht. Vgl. Arbeitsstättenverordnung, Unfallverhütung.

Betriebssicherheitsverordnung: (engl.) *Workplace Safety Regulation*; Abk. BetrSichV; „Verordnung über Sicherheit u. Gesundheitsschutz bei der Bereitstellung von Arbeitsmitteln u. deren Benutzung bei der Arbeit, über Sicherheit beim Betrieb überwachungsbedürftiger Anlagen u. der Organisation des betrieblichen Arbeitsschutzes" vom 27.9.2002 (BGBl. I S. 3777), zuletzt geändert am 7.7.2005 (BGBl. I S. 1970), mit der EG-Richtlinien zur Schaffung eines einheitlichen betrieblichen Anlagensicherheitsrechts in nationales Recht umgesetzt werden.

Betriebsvereinbarung Arbeitsschutz: (engl.) *occupational health and safety agreement*; betrieblicher Vorsorgeplan mit schriftlichen Festlegungen zwischen Arbeitgeber u. Arbeitnehmervertretung zu konkreten Fragen des Arbeits- u. Gesundheitsschutzes im Unternehmen; Gesetzgeber sowie gewerbliche Berufsgenossenschaften* haben in ihren Verordnungen zum Arbeits*- u. Gesundheitsschutz* prinzipielle Festlegungen (Rahmenbedingungen) getroffen, die in bestimmten Bereichen od. Branchen weitergehende Regelungen (z. B. zur Organisation u. Durchführung der arbeitsmedizinischen Vorsorge*) notwendig machen. Diese sollten in einer Betriebsvereinbarung Arbeitsschutz festgeschrieben werden; s. Tab.. Eine typische Regelung ist z. B. die Festschreibung einer Ange-

Unternehmen eine Tätigkeitsvoraussetzung darstellt.

Betriebsvereinbarung Arbeitsschutz
8-Punkte-Katalog der wesentlichen Inhalte

Gefährdungsanalyse und darauf aufbauendes Untersuchungsprogramm

Übertragung von Arbeitgeberaufgaben (Unternehmerpflichten)

Konfliktmanagement

Zugangsregelung zu bestimmten Untersuchungen oder Maßnahmen

ausführende Ärzte

Formblattwesen

ärztliche Unterlagen

Zusammenarbeit zwischen verschiedenen Entscheidungsträgern

Betroffensein, besonderes berufliches: (engl.) *special vocational affectedness*; Begriff des Sozialen* Entschädigungsrechts (Hauptgesetz Bundesversorgungsgesetz*) für die einkommensunabhängige Höherbewertung der Minderung* der Erwerbsfähigkeit (meist um 10, selten um 20 %-Punkte nach § 30 Abs. 2 BVG bei besonderen Beeinträchtigungen im Beruf; ist gegeben, wenn ein Beschädigter durch die anerkannten Gesundheitsstörungen: **1.** seinen bisherigen od. einen sozial gleichwertigen Beruf nicht mehr ausüben kann; **2.** in seinem Beruf in einem wesentlich höheren Grad als im allgemeinen Erwerbsleben erwerbsgemindert ist; **3.** nachweisbar am Aufstieg in seinem Beruf gehindert ist. Eine vergleichbare Regelung besteht in der GUV bei besonderer beruflicher Betroffenheit (§ 56 SGB VII). Vgl. Unfallversicherung, Beschädigtenrente.

Betten, aufgestellte: (engl.) *disposable beds*; Bettenkapazität eines Krankenhauses*; alle potentiell zu belegenden Betten im Jahresdurchschnitt; gezählt werden nur Betten zur vollstationären Krankenhausversorgung.

Bettenauslastungsgrad: (engl.) *bed occupancy rate* syn. Bettennutzungsgrad; Bettenbelegung; Anteil der Tage in % im Beobachtungszeitraum, an denen die aufgestellten Betten eines Krankenhauses, einer Rehabilitations- od. Pflegeeinrichtung belegt waren; wird zur Ermittlung des Bettenbedarfs erhoben u. dient damit als Basis für die Bettenbedarfsplanung. Vgl. Bettenbedarfsplan.

Bettenbedarfsplan: (engl.) *bed requirement planning* syn. Bettenplanung; Instrument der Krankenhausplanung*, in dem eine Anzahl von Krankenhaus

tiert sich an retrospektiven Betriebsdaten (Betten, Patienten, Pflegetage, Bettenauslastungsgrad*) sowie an Prognosen über die Entwicklung von Morbidität* u. Mortalität* in der Bevölkerung.

Bettenbelegung: s. Bettenauslastungsgrad, Fehlbelegung.

Bettendichte: (engl.) *number of beds per inhabitants*; syn. Bettenziffer; Kennziffer für den Versorgungsgrad mit Krankenhausbetten einer Fachrichtung in einer Region; wird i. d. R. als Anzahl der aufgestellten od. Planbetten je 1000 od. 10 000 Einwohner angegeben.

Bettenfehlbelegung: s. Fehlbelegung.

Bettennutzungsgrad: syn. Bettenauslastungsgrad*.

Beurteilung der Leistungsfähigkeit, sozialmedizinische: (engl.) *sociomedical assessment of performance*; komplexe Beurteilung der Leistungsfähigkeit im Erwerbsleben durch einen medizinischen Sachverständigen; s. Aktivität; umfasst die Beurteilung der individuellen qualitativen u. quantitativen Leistungsfähigkeit* für die letzte berufliche Tätigkeit u. Tätigkeiten des allgemeinen Arbeitsmarktes* sowie die Beurteilung des Beginns einer Leistungseinschränkung* u. der Besserungsaussicht* bzw. Unwahrscheinlichkeit* der Besserung unter Berücksichtigung individueller Ressourcen u. therapeutischer u. rehabilitativer Möglichkeiten. Die sozialmedizinische Beurteilung der Leistungsfähigkeit erfordert den Abgleich des Fähigkeitsprofils* mit den Anforderungen der bisherigen beruflichen Tätigkeit u. den üblichen Bedingungen des allgemeinen Arbeitsmarktes. Entscheidend sind die krankheits- od. behinderungsbedingten Funktionseinbußen, Gefährdungs- u. Belastungsfaktoren in ihren Auswirkungen auf Aktivitäten u. Partizipation (s. Teilhabe) im beruflichen Bereich, nicht die Krankheiten für sich od. die Anzahl der Diagnosen. Das kalendarische Alter, außergewöhnliche Belastungen im Haushalt, Pflege von Angehörigen, aus persönlichen Gründen reduzierte Vollzeit-Tätigkeit, jahrelange Arbeitsentwöhnung u. Berufspause, ein anerkannter Grad* der Behinderung od. Minderung* der Erwerbsfähigkeit haben allein keinen Einfluss auf die sozialmedizinische Beurteilung der Leistungsfähigkeit im Erwerbsleben. Zur korrekten Ausführung sind die allgemeinen Kriterien der ärztlichen Begutachtung zu berücksichtigen. Die sozialmedizinische Beurteilung der Leistungsfähigkeit im Erwerbsleben orientiert sich an vorhandenen sozialmedizinischen Begutachtungskriterien, Leitlinien u. ähnlich gelagerten Fallkonstellationen in der Rechtsprechung. Sie dient als Grundlage für eine Verwaltungsentscheidung bei Antrag auf eine Sozialleistung wegen Krankheit u. Behinderung, insbes. bei den Rentenversicherungsträgern u. der Arbeitsverwaltung. Vgl. Leistungseinschränkung, Leistungsbild, Leistungsfall, Konsistenz.

scher Urteilsbildung od. Begutachtung; beeinträchtigen als systematische Fehler die Validität eines diagnostischen Urteils (vgl. Testgütekriterien) u. können durch Anleitung reduziert bzw. durch Schätzverfahren korrigiert, aber nicht völlig ausgeschaltet werden. **Beispiel:** Reihenfolgeeffekte, Kontrasteffekte, Urteilstendenzen (Milde- bzw. Strenge-Effekte, Tendenz zu mittleren bzw. extremen Urteilen). Vgl. Bias.

Beurteilungsmerkmal: (engl.) *characteristic, judgment criterion*; Parameter, der zur Wertung eines Sachverhaltes herangezogen wird; in der sozialmedizinischen Begutachtung u. a. erforderlich **1.** zur Beurteilung der Leistungsfähigkeit* im Erwerbsleben, z. B. anhand der Merkmale Arbeitsschwere, Arbeitshaltung, Arbeitsorganisation; **2.** im Anwendungsbereich der ICF* zur Operationalisierung der Beschreibung von Funktionsfähigkeit od. Beeinträchtigung einer Person z. B. durch mehrstufige Graduierung eines Gesundheitsproblems od. von Kontextfaktoren*.

Beurteilung, sozialmedizinische: (engl.) *sociomedical assessment*; Beurteilung krankheits- od. behinderungsbedingter Störungen durch einen medizinischen Sachverständigen* unter Berücksichtigung der Fragestellung des Sozialleistungsträgers; z. B. zur Beurteilung der Arbeitsfähigkeit*, Leistungsfähigkeit im Erwerbsleben, Pflegebedürftigkeit*, Grad* der Behinderung, Minderung* der Erwerbsfähigkeit; Voraussetzung für die Entscheidungen der Sozialleistungsträger nach unterschiedlichen Rechtsgrundlagen.

Beurteilungsskala: s. Ratingskala.

Beveridge-Modell: (engl.) *Beveridge model*; nach Sir William Beveridge benanntes, in Großbritannien (1941/42) entwickeltes Modell der sozialen Sicherung*; ist dadurch gekennzeichnet, dass es die gesamte Bevölkerung umfasst, vorwiegend aus dem Staatsbudget (allgemeines Steueraufkommen) finanziert wird, einheitliche Pauschalleistungen vorsieht u. besonderes Gewicht auf die Schaffung eines nationalen Gesundheitsdienstes (s. National Health Service) legt. Vgl. Bismarcksche Sozialreform.

Bevölkerung: s. Population.

Bevölkerungsdichte: (engl.) *population density*; Bevölkerung (meist Wohnbevölkerung) in absoluten Zahlen pro definierter Fläche (Staat, Teilgebiete).

Bevölkerungsdynamik: syn. Bevölkerungsentwicklung*.

Bevölkerungsentwicklung: (engl.) *population development*; syn. Bevölkerungsdynamik; **1.** (empirisch) ggf. regional gegliederte quantitative Entwicklung der absoluten od. relativen Besetzung der Alters- u. Geschlechtsklassen als Resultat von Geburten, Todesfällen, Einwanderung u. Abwanderung; **2.** (theoretisch) Modellierung dieser quantitativen Entwicklung; da Wanderungsprozesse von vielen

geschlossenen Gesellschaften. Vgl. Bevölkerungsprojektion.

Bevölkerungsprojektion: (engl.) *population projection*; Vorausberechnung, wie sich die Bevölkerungsstruktur od. der Altersaufbau bei gegenwärtigen Geburten- u. Sterbewahrscheinlichkeiten in einem gewissen Zeitrahmen entwickeln wird; kann unter Berücksichtigung von gegenwärtigen Binnenwanderungswahrscheinlichkeiten auch regional gegliedert sein. Die **Bevölkerungsprognose** berücksichtigt den Einfluss zukünftiger, hypothetischer Faktoren, z. B. Annahmen über die zukünftige Entwicklung der Lebensdauer, der Ehestabilität; Bevölkerungsprognosen werden unter Verwendung von Bevölkerungsszenarien erstellt: eine Anzahl wesentlicher Einflussfaktoren u. Zielgrößen wird definiert, die in einer systematischen Weise variiert werden; z. B. kann unter Festhaltung der gegenwärtigen Geburten u. Sterbewahrscheinlichkeiten berechnet werden, wie viele Immigranten ein Land pro Jahr braucht, um den bestehenden Altersquotienten konstant zu halten. Vgl. Bevölkerungsentwicklung.

Bevölkerungspyramide: s. Altersaufbau.

Bevölkerungsstrategie: (engl.) *population based health intervention*; auf die gesamte Bevölkerung od. große Bevölkerungsgruppen gerichtete Maßnahmen der gesundheitlichen Prävention*; können legislative (z. B. Infektionsschutzgesetz*), administrativ kontrollierende Maßnahmen des Gesundheitsschutzes* (z. B. Arbeitsschutz*, Durchsetzung von Hygienevorschriften), Screening*-Untersuchungen, Impfungen* u. Maßnahmen zur Gesundheitskommunikation (z. B. Kampagnen zur Aids-Aufklärung) od. Kombinationen von verschiedenen Maßnahmen umfassen. Bevölkerungsstrategien sind immer dann Teil von Präventionsprogrammen od. -kampagnen, wenn Risiken nicht klar begrenzt auf Risikogruppen od. -personen bleiben, sondern auch große Teile der Allgemeinbevölkerung betreffen können (s. Präventionsparadoxon). Ebenfalls sind sie erforderlich, wenn das Meinungsklima u. das Verhalten der Bevölkerung gegenüber Risikogruppen od. Kranken Einfluss auf den Präventionserfolg zielgruppenspezifischer Maßnahmen besitzen (z. B. Einstellung der Bevölkerung zur Ausgrenzung von an AIDS Erkrankten u. HIV-Positiven). Am wirkungsvollsten haben sich diejenigen bevölkerungsbezogenen Präventionsstrategien erwiesen, die Komponenten der Verhaltensprävention u. der Verhältnisprävention umfassen u. darauf angelegt sind, einen sozialen Lernprozess zu fördern (s. Lerntheorie, soziale). Vgl. Aufklärung, gesundheitliche.

Bevölkerungssurvey: (engl.) *population survey*; Querschnittsstudie*, bei der eine repräsentative Stichprobe einer Zielpopulation zu bestimmten Themen (z. B. Haushaltsgröße, Einkommen, Freizeit-

stitut bevölkerungsbezogene Gesundheitssurveys (s. Bundesgesundheitssurvey) durch; das Statistische Bundesamt setzt diesen Studientyp beim Mikrozensus* ein.

Bevölkerung, stabile: (engl.) *stable population*; theoretisches Konstrukt eines sich bei einer konstanten Geburtenrate* u. altersspezifischen Mortalitätsraten (Mortalität*) entwickelnden konstanten Altersaufbaus*; eine **stationäre Bevölkerung** is eine stabile Bevölkerung, die ihren zahlenmäßigen Bestand u. ihre Altersverteilung konstant hält.

Bevollmächtigter: s. Vollmacht.

Bewährungshelfer: (engl.) *parole officer, probation agent*; unterstützt die Resozialisierung von Menschen, deren Strafvollzug zur Bewährung ausgesetzt ist, durch rechtliche u. persönliche Beratung sowie praktische Hilfestellung; überwacht im Einvernehmen mit dem Gericht die Erfüllung von Auflagen u. Weisungen; in Fällen schlechter Sozialprognose wird ihm die Führungsaufsicht übertragen. **Ausbildung:** Fachhochschulstudium; eine ehrenamtliche Tätigkeit ist möglich.

Bewältigungsverhalten: s. Coping, Krankheitsverarbeitung.

Beweglichkeit, eingeschränkte körperliche: s. Merkmale, gesundheitliche; Merkzeichen.

Bewegungsfähigkeit im Straßenverkehr: s. Merkmale, gesundheitliche; Merkzeichen.

Bewegungstherapie: (engl.) *kinesitherapy, therapeutic exercises*; Sammelbez. für Verfahren der Physiotherapie wie Sporttherapie*, Training (medizinische Trainingstherapie), Ergotherapie*, Krankengymnastik (somatisch od. psychosomatisch orientiert) manuelle Therapie*; **Ziel:** therapeutische Nutzung von gezielten, dosierten Bewegungsabläufen als formative u. funktionsregulierende Reize in Form von Kraft-, Schnelligkeits- u. Ausdauertraining; **Verfahren:** Anwendung in Form von Bewegungs- u. Körpertherapie i. R. der Kreativtherapie*; dient der Steigerung der Belastbarkeit u. Wiederherstellung der normalen Körperfunktionen von Patienten durch einen systematischen, stufenförmigen Behandlungsprozess.

Beweis: (engl.) *proof*; ein Beweis ist geführt, wenn eine Tatsache mit an Sicherheit grenzender Wahrscheinlichkeit feststeht, also kein vernünftiger Grund gegen die Tatsache spricht (s. Glaubhaftmachung, Wahrscheinlichkeit, überwiegende); wird in einem Verwaltungs- od. Gerichtsverfahren von einer Partei eine Tatsache behauptet u. von einer anderen Partei bestritten, so muss die Behauptung bewiesen werden. I. R. der **Beweiserhebung** bestehen sowohl bei Gerichten als auch bei Behörden formalisierte Verfahren zur Feststellung, ob eine von einer Partei behauptete, aber von einer anderen Partei bestrittene Tatsache wahr ist. Im Zivilprozess gilt der Beibringungsgrundsatz*, in Gerichtsverfahren vor den Verwaltungs- od. Sozialge-

werden durch einen Verfahrensbeteiligten in das Verfahren eingeführt u. dienen dazu, das Gericht von der Wahrheit od. Unwahrheit einer behaupteten Tatsache zu überzeugen. Weitere Beweismittel sind je nach Gegenstand der Beweiserhebung nicht ausgeschlossen. Zivilprozessordnung u. Sozialstreitverfahren kennen 5 Beweismittel: Zeugen*, Sachverständige*, Urkunden, Inaugenscheinnahme* u. Parteivernehmung. Die eidesstattliche Versicherung ist kein Beweismittel, jedoch ein geeignetes Mittel der Glaubhaftmachung. Es existiert keine Regel, der zufolge ein Beweismittel im Einzelfall „höherwertiger" wäre als ein anderes. Führen 2 Beweismittel zu unterschiedlichen Ergebnissen, so muss die mit der Beweiserhebung betraute Stelle (Gericht, Behörde) die Beweismittel nach freier Überzeugung würdigen.

Beweisanforderung: (engl.) *evidence requirement*; Anforderung an die Wahrscheinlichkeit, mit der in der Gesetzlichen Unfallversicherung* die anspruchsbegründenden Tatsachen eines Arbeitsunfalls* u. deren ursächlicher Zusammenhang erwiesen sein müssen; anspruchsbegründende Tatbestandsmerkmale sind versicherte Person, versicherte Tätigkeit, zeitlich begrenztes äußeres Ereignis u. Körperschaden; **1. Vollbeweis:** anspruchsbegründende Tatsachen müssen mit an Sicherheit grenzender Wahrscheinlichkeit nachgewiesen sein; Nachweis des Körperschadens wird durch Befund medizinisch objektiviert bzw. gesichert, z. B. durch bildgebende Verfahren, histologische Untersuchung; **2. hinreichende Wahrscheinlichkeit:** mindere Beweisanforderung an den ursächlichen Zusammenhang zwischen den anspruchsbegründenden Tatsachen; gegeben, wenn die für den Zusammenhang sprechenden Gründe überwiegen u. entgegenstehende Gesichtspunkte in der Gesamtschau in den Hintergrund treten; es reicht nicht aus, dass ein Zusammenhang lediglich möglich ist.

Beweisfragen: (engl.) *evidence, issues of proof*; für einen Auftraggeber (z. B. Gericht, Versicherung) i. R. eines Gutachtens* vom Sachverständigen* zu beantwortende Fragen zur Klärung eines Sachverhalts.

Beweislast: (engl.) *burden of proof*; Verpflichtung, den Nachweis über die Richtigkeit einer Aussage zu erbringen; gibt Auskunft darüber, welche Prozesspartei i. R. eines zivilgerichtlichen Verfahrens das Risiko dafür zu tragen hat, dass eine entscheidungserhebliche Tatsache unbewiesen bleibt, z. B. in der Sozialversicherung i. R. des Amtsermittlungsgrundsatzes*. Werden keine Beweise* gefunden, hat der Versicherte als Anspruchsteller die Folgen der Beweislosigkeit zu tragen (**objektive Beweislast**). Kann der Beweis einer Tatsache nicht geführt werden, insbes. weil die Beweismittel unzureichend sind, trägt diejenige Person (bzw.

ler das behauptete medizinische Leiden nicht beweisen, so muss er ggf. hinnehmen, dass der Rentenversicherungsträger davon ausgeht, die tatbestandlichen Voraussetzungen für eine Rente wegen Erwerbsminderung* lägen nicht vor. **2.** Kann der Rentenversicherungsträger nicht beweisen, dass der Bezieher einer vorgezogenen Altersrente gegen Entgelt beschäftigt ist, so muss er hinnehmen, dass eine Aberkennung dieser Rente wegen Hinzuverdienstes nicht möglich ist. **3.** Im Arzthaftungsprozess (s. Arzthaftung) wegen eines Behandlungsfehlers* hat der Patient alle zur Entstehung des Schadensersatzanspruchs erforderlichen Tatsachen darzulegen u. ggf. zu beweisen. Ihm obliegt grundsätzlich die Last des Verschuldens wie des Kausalitätsnachweises (s. Kausalitätslehre, sozialrechtliche). Beweiserleichterungen für den Patienten können sich v. a. aus Aufklärungsdefiziten, Organisationsverschulden, groben Behandlungsfehlern u. Dokumentationsmängeln (s. Dokumentationspflicht) ergeben. Eine Kausalitäts- u. Fehlervermutung zu Lasten von Ärzten u. Krankenhausträgern enthält § 831 BGB für den Einsatz von Hilfspersonen. Bei Nachweis einer ordnungsgemäßen Auswahl, Einweisung u. Überwachung des Gehilfen ist theoretisch eine Entlastung möglich. Eine **Beweislastumkehr** durch gesetzliche Vorschriften auf die gegnerische Partei ist gelegentlich möglich, z. B. in bestimmten Fällen des Produkthaftungsrechts (§ 1 Abs. 4 ProdHaftG). Vgl. Beweisanforderung.

Beweisumkehr: syn. Beweislastumkehr; s. Beweislast.

Bewertung: s. Qualitätsbewertung.

Bewertungsausschuss: (engl.) *committee for rating office-based doctor's services*; Gremium, das gemäß Bundesmantelvertrag* zwischen KBV u. den Spitzenverbänden der Krankenkassen Veränderungen des einheitlichen Bewertungsmaßstabs* beschließt; **Organisation:** je 7 Mitglieder der KBV sowie der Spitzenverbände der Krankenkassen; Vorsitz führt abwechselnd ein Vertreter der Ärzte u. ein Vertreter der Krankenkassen.

Bewertungsmaßstab Ärzte: (engl.) *doctors' schedule of fees*; Abk. BMÄ; bildet mit der Ersatzkassen*-Gebührenordnung den einheitlichen Bewertungsmaßstab*.

Bewertungsmaßstab, einheitlicher: (engl.) *standard schedule of fees, benefit catalogue*; Abk. EBM; zwischen der KBV u. den Spitzenverbänden der GKV vereinbartes System zur Bewertung ärztlicher Leistungen für Abrechnungszwecke (s. Abrechnung ärztlicher Leistungen); Bestandteil der Bundesmantelverträge; definiert den Inhalt abrechnungsfähiger Leistungen i. R. der vertragsärztlichen Versorgung u. ihr (in Bewertungspunkten ausgedrücktes) Wert-Verhältnis zueinander. Der EBM gilt für alle Kassenarten in der GKV, wird in

arbeiteter Version gültig. In Anlehnung an den schweizerischen TARMED werden auch der durchschnittliche Ressourcenverbrauch (z. B. Beratungszeit, Technikeinsatz) berücksichtigt u. Leistungskomplexe definiert. **Rechtliche Grundlage:** § 87 SGB V. Der **einheitliche Bewertungsmaßstab für zahnärztliche Leistungen** (Abk. BEMA) bestimmt den Inhalt der abrechnungsfähigen zahnärztlichen Leistungen u. ihr wertmäßiges, in Punkten ausgedrücktes Verhältnis zueinander (§ 87 SGB V). **Hinweis zur Gesundheitsreform 2006:** Die Gesundheitsreform plant die Erarbeitung eines ärztlichen Leistungsverzeichnisses (Euro-Gebührenordnung), in der vergleichbare Leistungen in PKV u. GKV vergleichbar vergütet u. die für den fach- u. hausärztlichen Versorgungsbereich jeweils nach unterschiedlichen Systematiken ausgestalteten Pauschalvergütungen mit wenigen erforderlichen Einzelleistungsvergütungen* u. Abstaffelungsregelungen kombiniert werden. Auf Bundesebene sollen die Rahmenvorgaben für die Ausgestaltung (feste Preise, Mengensteuerung) festgelegt werden; vgl. Punktwert, Vertragsarzt, Gebührenordnung.

Bewusstsein: (engl.) *consciousness*; **1.** zu den Qualitäten des Bewusstseins werden z. B. Wachheit, Orientierung, Zielgerichtetheit, Aktivität, Aufmerksamkeit, Auffassung, Denkablauf u. Merkfähigkeit gerechnet. Grade des Bewusstseins reichen von klarem Bewusstsein über Bewusstseinstrübung bis zur Bewusstlosigkeit. **2.** geistiges Vermögen des Menschen, das zu absichtsvoll zielverfolgendem Handeln bei gleichzeitiger Selbstwahrnehmung u. Selbstkontrolle* befähigt u. durch Komplexität u. Differenziertheit ausgezeichnet ist; Bewusstsein umfasst das Wahrnehmen der Sinneseindrücke u. der darin repräsentierten Gegenstände u. Ereignisse sowie deren Verknüpfung mit Gedächtnisinhalten, Erinnerungen u. Stimmungen. Es ist der höchstkomplexe (informationelle) Funktionsaspekt des menschlichen Gehirns u. geht in seiner Verbindung von Subjektivität u. intersubjektiver Miterlebbarkeit weit über die elektrochemischen Vorgänge des Gehirns hinaus. **3.** Bez. für die Gesamtheit von Bewusstseinsinhalten (z. B. Wahrnehmungen, Gedanken) i. S. von Wissen um die umgebende Welt sowie um das Selbst (Ich) als Träger der Bewusstseinsinhalte (Selbst- bzw. Ich-Bewusstsein).

Beziehungen, soziale: (engl.) *social relations, social relationships*; Bez. für die sozialen Netzwerke* sowie die wechselseitigen (aufeinander bezogenen) Interaktionen u. Verhaltensformen zwischen Individuen u. Gruppen, schließt auch Denken u. Fühlen ein; **Sozialmedizinische Bedeutung:** stabile soziale Beziehungen, z. B. innerhalb der Familie* gelten als protektiver Faktor in Bezug auf die Gesundheit.

grenze der Familienversicherung od. den Mindestbeitrag* der beitragspflichtigen Einnahmen eines freiwilligen Mitglieds; umfasst gemäß § 18 Abs. 1 SGB IV das Durchschnittsentgelt der GRV im vorvergangenen Kalenderjahr, aufgerundet auf den nächsthöheren, durch 420 teilbaren Betrag; für das Beitrittsgebiet gilt eine nach § 18 Abs. 2 SGB IV abweichende Bezugsgröße. **Beispiel:** ab 1.1.2004 beträgt die Bezugsgröße für die alten Bundesländer 28 980 EUR, für die neuen Bundesländer 24 360 EUR jährlich.

Bezugsgruppe: (engl.) *reference group*; Personenkollektiv, mit dem sich eine Person identifiziert od vergleicht; für die Richtigkeit u. Angemessenhei der eigenen Einstellungen u. Verhaltensweisen Normen u. Werte werden die der Bezugsgruppe zugrunde gelegt. Normen u. Werte der Bezugsgruppe dienen der Orientierung. Sie können auch einen Vergleichsrahmen bieten, anhand dessen sich die relative Position in der sozialen Struktur* bewerten lässt. Meist verfügt ein Mensch über mehrere Bezugsgruppen, denen er sich zugehörig fühlt. Gesundheitsbewusstes Verhalten kann durch rele vante Bezugsgruppen, wie z. B. Familie* u. Freunde, gestärkt werden. Vgl. Beziehungen, soziale.

Bezugpflege: s. Pflegesysteme.

Bezugstätigkeit: (engl.) *reference occupation*; Tätigkeit, die für die Beurteilung der Arbeitsunfähigkeit* eines gesetzlich Krankenversicherten maßgeblich ist, i. d. R. die zu Beginn der Arbeitsunfähigkeit ausgeübte Tätigkeit, wenn der Versicherte in einem Beschäftigungsverhältnis stand; bei Ar beitslosen treten an die Stelle der Bezugnahme au die zuletzt ausgeübte Tätigkeit die zumutbaren Beschäftigungen (§ 121 SGB III), wobei nach BSG Urteil (B 1 KR 05/03) vom 7.12.2004 auch der zeitliche Umfang zu beurteilen ist, für den sich der Arbeitslose der Agentur für Arbeit zur Vermitt lung zur Verfügung gestellt hat.

BfA: Abk. für Bundesversicherunganstalt* für Angestellte.

BfArM: Abk. für Bundesinstitut* für Arzneimittel und Medizinprodukte.

BfR: Abk. für Bundesinstitut* für Risikobewertung.

BfW: Abk. für Berufsförderungswerk*.

BfZ: Abk. für Berufsförderungszentrum*.

BG: Abk. für Berufsgenossenschaft*.

BG-Klinik: Abk. für Berufsgenossenschaftliche Un fallklinik*.

BGV: Abk. für Berufsgenossenschaftliche Vorschrift; von den Berufsgenossenschaften* entwickelte, frü her als Unfallverhütungsvorschrift (s. Unfallverhütung) bezeichnete Vorschriften zur Prävention von (Arbeits-)Unfällen.

BgVV: Abk. für Bundesinstitut für gesundheitlichen Verbraucherschutz u. Veterinärmedizin; s. Bundesamt für Verbraucherschutz und Lebensmittelsicherheit.

Konzentration eines Stoffes, seines Metaboliten od. eines Beanspruchungsindikators im entsprechenden biologischen Material, bei dem im Allgemeinen die Gesundheit eines Beschäftigten nicht beeinträchtigt wird; alle BGW sind in der TRGS 903 „Beurteilungswerte im Biomonitoring" (derzeitiger Arbeitstitel, Stand Mai 2006) aufgeführt. Der BGW entspricht weitestgehend den BAT-Werten.

Bias: (engl.) *bias*; systematischer Fehler; einseitige Abweichung der Studienergebnisse vom theoretischen Wert, den man in einer perfekten Messung erhalten würde (sog. wahrer Wert), verursacht durch Störgrößen od. fehlerhafte Messtechnik; bei der Abschätzung, wie relevant die Abweichung für die Interpretation der Ergebnisse ist, sind 2 Dimensionen zu beachten: Jedes Bias ist gerichtet, d. h. führt zur Über- od. Unterschätzung von Effekten od. Zusammenhängen. Weiter hat es eine Größe, die Abweichung vom wahren Wert kann geringfügig od. groß sein. Die Prüfung, ob Studienergebnisse ein Bias aufweisen, erfordert die Analyse des Studienberichts od. der Studienpublikation auf Design-, Durchführungs- od. Analyseschwächen, die eine Verzerrung der Ergebnisse bewirken können (s. Critical Appraisal). Faktoren u. Prozesse, die zur systematischen Verzerrung von Studienergebnissen führen, werden ebenfalls als Bias bezeichnet. Durch Bias verursachte Verzerrungen können durch eine sorgfältige Studienplanung, -durchführung u. -auswertung vermieden od. zumindest reduziert werden. Nach der Erhebung der Daten sind sie nicht mehr zu korrigieren. Die Interpretation der Ergebnisse hat dann unter Berücksichtigung der vermuteten Richtung u. Größe der Abweichung zu erfolgen. **Formen: 1. Selektionsbias:** ungewollte Selektion von Patienten, wodurch systematische Unterschiede zwischen den zu vergleichenden Gruppen entstehen können, z. B. durch die Selektion von besonders gesunden od. gesundheitsbewussten Personen, die sich freiwillig zur Teilnahme an Präventionsstudien melden (sog. Screenee-Bias bzw. Healthy-Screenee-Bias als eine Form der Selektionsbias). Im systematischen Review bezieht sich Selektionsbias auf den selektiven Einschluss von Studien (Selektion bei der Studienauswahl). **2. Informationsbias:** Bias durch systematische Unterschiede bei der Expositions- od. Outcome-Messung in zu vergleichenden Gruppen, z. B. durch unterschiedliche Intervalle für Kontrolluntersuchungen für Probanden der Behandlungs- bzw. Kontrollgruppe. **3. Detection-Bias:** Bias durch systematische Fehler bei der Feststellung des Fallstatus, der Diagnose od. Diagnosesicherung, z. B. durch Einsatz verschiedener Untersuchungsverfahren im ambulanten u. stationären Bereich. **4. Recall-Bias:** Bias durch unterschiedliche Erinnerung an eine stattgehabten Exposition, z. B. werden Patienten

teninduzierte Erkrankung. Tritt v. a. in retrospektiven Studien (typischerweise in Fallkontrollstudien) auf. **5. Publikationsbias:** Bias aufgrund des Publikationsverhaltens von Wissenschaftlern; Studien mit eindrucksvollen, i. d. R. positiven Ergebnissen werden mit höherer Wahrscheinlichkeit publiziert als solche mit indifferenten od. negativen Resultaten. Verstärkt wird diese Tendenz durch das sog. Mehrfachpublikationsbias, wenn dieselben Studienergebnisse in mehreren Publikationen veröffentlicht wurden u. mehrfach in systematische Übersichtsarbeiten eingehen. **6. Sprachod. Language-Bias:** Form des Publikationsbias; aufgrund des höheren Impact-Faktors u. damit besseren Rufs internationaler, englischsprachiger Zeitschriften werden andere Studien veröffentlicht; z. B. werden Studien mit indifferenten od. negativen Ergebnissen von großen Zeitschriften häufig abgelehnt, können aber in kleineren, oft auch landessprachlichen Publikationsorganen veröffentlicht werden. **7. Lead-Time-Bias:** Bias in Studien zur Wirksamkeitsbestimmung von Maßnahmen der Sekundärprävention. Durch frühzeitige Diagnose wird die Lebenszeit mit bekannter Diagnose, nicht aber die absolute Lebenszeit verlängert. **8. Length-Bias:** kann Ergebnisse von Screening-Verfahren, v. a. Studien zur Evaluation von Krebsfrüherkennungsmaßnahmen, verzerren, da langsam wachsende Tumoren mit lang asymptomatischem Verlauf u. guter Prognose mit höherer Wahrscheinlichkeit im Screening identifiziert werden als schnell wachsende Tumoren mit frühzeitig symptomatischem Verlauf u. schlechter Prognose. **9. Gender-Bias:** Bias aufgrund von unzureichender od. falscher Berücksichtigung geschlechtsspezifischer Besonderheiten; vgl. Gender. **10.** Das sog. **Confounding** (vgl. Confounder) kann zu systematisch vom wahren Wert abweichenden Studienergebnissen führen.

BIH: Abk. für Bundesarbeitsgemeinschaft* der Integrationsämter und Hauptfürsorgestellen.

Bildschirmarbeit: (engl.) *screen work, visual display work*; Tätigkeit an einem Bildschirmgerät bzw. einem Bildschirmarbeitsplatz für einen nicht unwesentlichen Teil der normalen Arbeitszeit (10–20 % der normalen Arbeitszeit od. regelmäßige, immer wiederkehrende Tätigkeiten am Bildschirmgerät); neuere Auffassungen gehen davon aus, dass Bildschirmarbeit dann als gegeben anzusehen ist, wenn die übertragene Aufgabe ohne einen PC mit Bildschirm nicht erledigt werden könnte, unabhängig von der aufzuwendenden Zeit; nicht zur Bildschirmarbeit gehören Bedienerplätze von Maschinen od. an Fahrerplätzen mit Bildschirmgerät, Arbeiten an Bildschirmgeräten an Bord von Verkehrsmitteln, Datenverarbeitungsanlagen, die hauptsächlich zur Benutzung durch die Öffentlichkeit bestimmt

Arbeiten an Rechenmaschinen, Registrierkassen od. anderen Arbeitsmitteln mit kleinen Daten- u. Messwertanzeigevorrichtungen, die zur unmittelbaren Benutzung der Arbeitsmittel erforderlich sind, sowie Schreibmaschinen klassischer Bauart mit einem Display. **Sozialmedizinische Bedeutung:** Bildschirmarbeit kann zu körperlichen u. psychischen Belastungen u. Beschwerden (z.B. Augenbeschwerden, Kopfschmerzen, HWS-Beschwerden) führen. Ursachen für Augen- u. Kopfschmerzen können u. a. nicht korrigierte Sehfehler od. eine ungeeignete Abbildung auf dem Bildschirm aufgrund alter od. nicht richtig eingestellter Geräte od. zu niedriger Bildwechselfrequenz sein. Daher hat der Arbeitgeber den Beschäftigten sowohl vor Aufnahme als auch während der Tätigkeit in bestimmten Abständen u. zusätzlich auf deren ausdrücklichen Wunsch Untersuchungen im Rahmen der arbeitsmedizinischen Vorsorge* anzubieten, bei denen die aufgetretenen Beschwerden u. das Sehvermögen geprüft u. entsprechende Maßnahmen vorgeschlagen werden können. Ist ein Sehfehler für die Tätigkeit an einem Bildschirmarbeitsplatz durch eine normale Sehhilfe nicht ausreichend zu beheben, hat der Arbeitgeber als spezielle Sehhilfe eine **Bildschirmbrille** bereitzustellen u. die Kosten zu übernehmen. **Rechtliche Grundlage: 1. Bildschirmarbeitsverordnung** (Abk. BildscharbV): Verordnung über Sicherheit u. Gesundheitsschutz bei der Arbeit an Bildschirmgeräten vom 4.12.1996 (BGBl. I S. 1843), zuletzt geändert am 25.11.2003 (BGBl. I S. 2304) (Art. 3 Verordnung zur Umsetzung von EG-Einzelrichtlinien zur EG-Rahmenrichtlinie Arbeitsschutz vom 4.12.1996, BGBl. I S. 184); die VO besteht aus den Einzelvorschriften u. einem Anhang, in dem Anforderungen an Bildschirmarbeitsplätze aufgeführt sind. Nach der BildscharbV umfasst ein Bildschirmarbeitsplatz den Arbeitsplatz selbst, an dem ein Bildschirmgerät eingesetzt wird (einschließlich entsprechender Zusatzgeräte), sowie die unmittelbare Arbeitsumgebung (Tisch, Stuhl, Beleuchtung, Blendung, Klima u. a.); **2. Bildschirmrichtlinie:** Richtlinie des EU-Rates über die Mindestvorschriften bezüglich der Sicherheit u. des Gesundheitsschutzes bei Bildschirmarbeit (5. Einzelrichtlinie i. S. von Art. 16 Abs. 1 der Richtlinie 89/391/EWG) vom 29.5.1990.

Bildung, berufliche: (engl.) *vocational training*; umfasst alle Maßnahmen zur beruflichen Qualifikation einschließlich der Vorbereitung auf einen Berufsabschluss, eine Ausbildung od. Weiterbildung; unter bestimmten Voraussetzungen können Maßnahmen der beruflichen Bildung als Sozialleistungen erbracht werden: **1.** als Leistung der Arbeitsförderung* nach SGB III (für Arbeitslose); **2.** als Leistung* zur Teilhabe am Arbeitsleben (LTA) nach SGB IX durch den zuständigen Rehabilitationsträ-

ger in das Erwerbsleben für arbeitslose u./od. behinderte Menschen; hierbei kommen Leistungen für die Maßnahmekosten selbst z. B. Lehrgangskosten sowie für erforderliche Lehr- u. Lernmittel u. ergänzende Leistungen* wie Entgeltersatzleistung* od. Reisekosten* in Frage, ferner sind Leistungen* an Arbeitgeber od. Einrichtungen möglich. **Rechtliche Grundlage:** §§ 59 ff., 77 ff SGB III; § 33 SGB IX. **Ausbildung:** i. e. S. Berufsausbildung; erste zu einem Abschluss führende berufliche Bildungsmaßnahme; sie kann im Betrieb, bei überbetrieblichen Bildungsanbietern od in für behinderte Menschen eingerichtete Ausbildungsstätten stattfinden. **Betriebliche Bildung** berufliche Aus- od. Weiterbildung durch den Arbeitgeber, bei der die zu qualifizierenden Menschen in den Betrieb integriert sind; es handelt sich auch dann um eine betriebliche Bildung, wenn sich der Arbeitgeber zur Vermittlung einer berufspraktischen Qualifizierung überbetrieblicher Stätten bedient, um seinen Auszubildenden die von ihm i. R. des Arbeitgeber-/Arbeitnehmerverhältnisses vertraglich geschuldete Aus- od. Weiterbildung zu vermitteln. **Überbetriebliche Bildung** (syn außerbetriebliche Bildung): Maßnahme zur beruflichen Bildung, die in eigenständigen, anerkannten Einrichtungen der beruflichen Bildung statt findet, z. B. an Akademien, Bildungszentren, Fachschulen, Technikerschulen, Einrichtungen der Kirche, Einrichtungen der beruflichen Rehabilitation u. (im Gegensatz zur betrieblichen Bildung) nicht an einen Betrieb od. ein Unternehmen angegliedert ist. **Berufliche Anpassung:** Erwerben bzw. Vermitteln von Kenntnissen, Fertigkeiten u. Erfahrungen, um Lücken im beruflichen Wissen zu schließen od. berufliches Wissen wiederzuerlangen bzw. den aktuellen technischen, wirtschaftlichen u. gesellschaftlichen Erfordernissen anzupassen od. um eine andere Tätigkeit im erlernten Beruf auszuüben. **Weiterbildung:** Form der beruflichen Qualifizierung, die das Ziel hat, berufliche Kenntnisse, Fertigkeiten u. Fähigkeiten zu erhalten, zu erweitern, der technischen Entwicklung anzupassen od. einen beruflichen Aufstieg zu ermöglichen; darunter fallen nach Novellierung des Arbeitsförderungsrechts zum 1.1.1998 auch die **Fortbildung*** mit dem Ziel, einen beruflichen Abschluss zu ermöglichen od. die **Umschulung** mit dem Ziel, zu einer anderen beruflichen Tätigkeit mit einem Abschluss in einem anerkannten Ausbildungsberuf zu befähigen. Ist ein Rehabilitationsziel* nicht durch Nahunterricht zu erreichen weil die Teilnahme an einer Maßnahme der beruflichen Bildung aus behinderungsbedingten Gründen nicht zweckmäßig, nicht zumutbar od. nicht geeignet ist, kann stattdessen **Fernunterricht** durchgeführt werden. Maßnahmen der beruflichen Bildung werden i. d. R. in Vollzeitform er-

kann ggf. berufsbegleitend erfolgen u. wie Fernunterricht durch den Einsatz von Telelearning u. Multimediainstrumenten ergänzt werden. **Bildungseinrichtung:** betriebliche od. überbetriebliche Stätte, in der berufsspezifisches Wissen vermittelt wird; i. R. der Arbeitsförderung* der Bundesagentur für Arbeit (§ 84, 86 SGB III) sowie der Leistungen* zur Teilhabe am Arbeitsleben der Rehabilitationsträger (§ 33 ff. SGB IX) sind z. B. betriebliche Ausbildungsbereiche, Fachschulen sowie fachkundige private Bildungsträger geeignet für die Weitergabe der für die berufliche Bildung notwendigen Kenntnisse. Darüber hinaus werden **Einrichtungen der beruflichen Rehabilitation** nach § 35 SGB IX, z. B. Berufsbildungswerke*, Berufsförderungswerke* u. vergleichbare Einrichtungen in Anspruch genommen, wenn Art od. Schwere der Behinderung od. die Sicherung des Rehabilitationserfolges die besonderen Hilfen dieser Einrichtungen erforderlich machen (u. a. umfassende medizinische u. psychologische Betreuung, behinderungsgerechtes Lernumfeld).

Bildung, betriebliche: s. Bildung, berufliche.

Bildungseinrichtung: s. Bildung, berufliche.

Bildungsgutschein: (engl.) *education voucher*; Bescheid der Agentur für Arbeit (s. Bundesagentur für Arbeit), den Arbeitslose seit 1.1.2003 erhalten, wenn das Vorliegen der Voraussetzungen für die Förderung einer als notwendig anerkannten beruflichen Weiterbildung festgestellt wird; im Bildungsgutschein werden Bildungsziel u. Qualifizierungsinhalte festgelegt; er kann zeitlich befristet sowie regional u. auf bestimmte Bildungsziele beschränkt werden. Mit der Aushändigung müssen sich die Arbeitnehmer eine passende Bildungsmaßnahme bei einem zugelassenen Bildungsträger suchen u. auswählen; der vom Arbeitnehmer ausgewählte Träger hat der Agentur für Arbeit den Bildungsgutschein vor Beginn der Maßnahme vorzulegen. **Rechtliche Grundlage:** § 77 SGB III.

Bildung, überbetriebliche: s. Bildung, berufliche.

binge eating disorder: s. Essstörungen, psychogene.

Bioethik: (engl.) *bioethics*; Teilgebiet der Ethik*, das sich mit ethischen Überlegungen in Bezug auf alle Lebewesen u. die für sie bedeutsame Umwelt beschäftigt; von besonderer Bedeutung sind ökologische Gesichtspunkte, Interessenkonflikte zwischen verschiedenen Spezies (vgl. Speziezismus), globale Umweltaspekte u. interkulturelle Unterschiede. Bioethik wird v. a. im angloamerikanischen Sprachraum als die Medizinethik* einschließend verstanden. **Hinweis:** Die derzeit unter der Bez. Bioethik geführten Diskussionen befassen sich v. a. mit den Auswirkungen biotechnologischer u. biomedizinischer Entwicklungen.

Biometrie: (engl.) *biometrics*; Anwendung mathematisch-statistischer Messmethoden auf physische u. thodenrepertoires bedeutsam i. R. von Planung, Durchführung u. Auswertung klinischer u. epidemiologischer Studien*. Ein weiteres, in Entwicklung befindliches Anwendungsgebiet ist die Verwendung biometrischer Kenngrößen i. R. von Identifikationssystemen zur Erkennung von Personen.

Biomonitoring: (engl.) *biomonitoring*; syn. Biological Monitoring , Human-Biomonitoring (Abk. HBM); Bestimmung von Fremdstoffen in Humanproben (u. a. Blut, Serum, Muttermilch, Harn, Haare, Ausatmungsluft), ggf. auch von Fremdstoffmetaboliten in Urinproben, meist in Form eines Expositionsbiomonitoring (Belastungsbiomonitoring); davon zu unterscheiden sind das Effektbiomonitoring (Beanspruchungsbiomonitoring) u. Suszeptibilitätsbiomonitoring (Empfindlichkeitsmonitoring).

Biostoffverordnung: (engl.) *Biological Agents Regulation*; Abk. BioStoffV; „Verordnung über Sicherheit u. Gesundheitsschutz bei Tätigkeiten mit biologischen Arbeitsstoffen" vom 27.1.1999 (BGBl. I S. 50), zuletzt geändert am 23.12.2004 (BGBl. I S. 3758); Ziel der Verordnung ist der Schutz der Beschäftigten vor der Gefährdung ihrer Sicherheit u. Gesundheit bei Tätigkeiten mit biologischen Arbeitsstoffen einschließlich Tätigkeiten in deren Gefahrenbereich (§ 1 BioStoffV). Tätigkeiten mit biologischen Arbeitsstoffen werden nach § 2 Abs. 5 BioStoffV in sog. gezielte (Arbeitsstoff ist bekannt, die Tätigkeit unmittelbar darauf ausgerichtet, die Exposition ist abschätzbar) u. sog. nicht gezielte (es fehlt an mindestens einer der Bedingungen) eingeteilt. Die Einstufung der biologischen Arbeitsstoffe erfolgt in 4 Risikostufen u. entsprechender Zuordnung von Schutzstufen mit zu ergreifenden Sicherheitsmaßnahmen für gezielte Tätigkeiten. Für nicht gezielte Tätigkeiten gelten nach Möglichkeit analoge Maßnahmen.

Bioterrorismus: (engl.) *bioterrorism*; Bedrohung mit bzw. Einsatz von pathogenen biologischen Agenzien (s. Infektionserreger) aus politischen, ökonomischen, religiösen od. ideologischen Beweggründen mit terroristischen Zielen, z. B. der Tötung von Menschen, Schaffung eines Klimas allgemeiner Unsicherheit od. Destabilisierung politischer Verhältnisse.

Bioverfügbarkeit: (engl.) *bioavailability*; Bez. für Geschwindigkeit u. Ausmaß, in denen der therapeutisch wirksame Anteil z. B. eines Arzneimittels aus den jeweiligen Arzneiformen freigesetzt u. resorbiert bzw. am Wirkungsort verfügbar wird; relevant u. a. bei der Resorption von Schadstoffen*.

Biozide: (engl.) *biocide*; Wirkstoffe od. Zubereitungen mehrerer Wirkstoffe, die Organismen wie Viren, Bakterien, Pilze, Schädlinge u. a. Lebewesen abtöten mit dem Ziel, Infektionskrankheiten,

mus werden u. a. Viruzide, Bakterizide, Fungizide, Insektizide, Molluskizide (gegen Schnecken), Rodentizide (gegen Nagetiere) unterschieden. Die meisten Desinfektionsmittel haben in ausreichenden Konzentrationen biozide Wirkung.

Bismarcksche Sozialreform: (engl.) *Bismarck's Social Reform*; durch die von Bismarck verfasste Botschaft Kaiser Wilhelms I. vom 17.11.1881 (sog.kaiserliche Novemberbotschaft) eingeleitete Gesetzgebung zur sozialen Sicherung*; **1.** Gesetz zur Krankenversicherung* der Arbeiter (1883): Schaffung von Ortskrankenkassen, Beitragsbeteiligung der Arbeitgeber zu einem Drittel, freie Medikamente u. Beihilfen nach dem dritten Krankheitstag; **2.** Gesetz zur Unfallversicherung* (1884): Einrichtung von Unfallkassen durch die Unternehmer; **3.** Gesetz zur Alters- u. Invalidenversicherung (1889): Rente* ab dem 70. Lebensjahr u. Invaliditätsrente (s. Invalidität) für Arbeiter; Finanzierung (zu gleichen Teilen) durch den Staat, Arbeitgeber u. Arbeitnehmer. Charakteristisches Merkmal des Bismarck-Modells der sozialen Sicherung ist die Finanzierung durch einkommensabhängige Beiträge der Solidargemeinschaft an die Träger der Sozialversicherung*, die weitgehende Autonomie durch Selbstverwaltung* genießen.

BKK: Abk. für Betriebskrankenkasse*; s. Krankenversicherung.

BKV: Abk. für Berufskrankheitenverordnung; s. Berufskrankheit.

Blindenhilfe: (engl.) *assistance for the blind*; umgangssprachl. Blindengeld; einkommensabhängige Hilfe* in anderen Lebenslagen nach SGB XII, Kapitel 9; feststehender Geldbetrag für blinde Menschen außerhalb u. innerhalb von Einrichtungen als Ausgleich der durch Blindheit bedingte finanziellen Mehraufwendungen; **Leistungshöhe:** bis zum 30.6.2004 außerhalb von Einrichtungen für Personen nach Vollendung des 18. Lebensjahres 585 EUR monatlich u. für Personen vor Vollendung des 18. Lebensjahres 293 EUR monatlich; sie verändert sich danach entsprechend dem aktuellen Rentenwert in der GRV, wobei zum Zeitpunkt der Rentenanpassung zum 1.7.2004 u. 1.7.2005 keine Veränderung erfolgte. Leistungen der ambulanten Pflege* der SPV werden angerechnet; seit 1.1.2005 zu 70 % bei Pflegestufe I u. zu 50 % bei Pflegestufen II u. III, höchstens jedoch zu 50 % des Betrages der Blindenhilfe selbst. Sinngemäße Geltung auch für Leistungen der PPV u. nach beamtenrechtlichen Vorschriften. Befinden sich blinde Menschen in einer stationären Einrichtung u. werden die Aufenthaltskosten ganz od. teilweise aus öffentlichen Mitteln geleistet, so verringert sich die Blindenhilfe auf höchstens 50 %. **Rechtliche Grundlage:** § 72 SGB XII. **Hinweis:** Blindenhilfe wird nicht gezahlt, wenn gleichartige Leistungen anderer Leistungsträger vorrangig gliederungshilfe* für behinderte Menschen u. Leistungen nach dem SGB* IX, die neben der Blindenhilfe geleistet werden können.

Blindenwerkstatt: (engl.) *workshop for the blind* Betrieb, in dem Waren ausschließlich von Blinden hergestellt werden; in anerkannten Blindenwerkstätten sind andere Personen nur mit Hilfs- od. Nebenarbeiten befasst; Aufträge von zur Beschäftigung Schwerbehinderter verpflichteten Betrieben an anerkannte Blindenwerkstätten können bis zu 50 % auf die Ausgleichsabgabe (s. Beschäftigungspflicht der Arbeitgeber) angerechnet werden. Vgl. Werkstatt für behinderte Menschen.

Blindheit: s. Merkzeichen (Tab.).

Blindversuch: (engl.) *blind(ed) study*; Versuchsanordnung z. B. bei einer klinischen Therapiestudie (Interventionsstudie*), bei der zur Vermeidung von unbewussten u. ungewollten Verfälschungen der Ergebnisse durch die Erwartungshaltung der Probanden od. Patienten, diese nicht wissen, welche der getesteten Mittel (z. B. Wirksubstanz od. Plazebo*) bei ihnen angewendet werden; beim **Doppelblindversuch** kennt auch der Versuchsleiter die Zuordnung Mittel/Versuchsteilnehmer nicht; sie wird ihm erst nach Studienabschluss bekannt. Die Zuteilung der Probanden od. Patienten zur Test- od. Kontrollgruppe erfolgt nach dem Zufallsprinzip (Randomisierung*, randomisierte kontrollierte Studie*) anhand statistisch-mathematischer Auswahlverfahren. Hierbei muss die Studienzentrale sicherstellen, dass im Notfall der Patientenstatus jederzeit aufgedeckt werden kann Beim **Crossover-Design** werden Test- u. Kontrollgruppe im Studienverlauf vertauscht. Dieses Studiendesign eignet sich für chronisch Kranke, die durch Behandlung zeitweise eine Linderung erfahren (z. B. Schmerzpatienten). Zu beachten ist die Möglichkeit, dass der Effekt der ersten Therapie in die zweite Behandlungsperiode hineinreicht (vgl. Carryover-Effekt). Prinzipiell ist die Zulässigkeit des Blindversuchs u. a. von der Einwilligung* des Versuchsteilnehmers abhängig.

BLK: Abk. für Bundesverband* der landwirtschaftlichen Krankenkassen.

Blockfrist: (engl.) *time limit*; in der GKV Dreijahreszeitraum, innerhalb dessen Versicherte wegen derselben Krankheit für maximal 78 Wochen Anspruch auf Krankengeld haben, gerechnet vom Tag des Beginns der Arbeitsunfähigkeit (§ 48 SGB V); nach Beginn eines neuen Dreijahreszeitraums besteht nur dann ein neuer Anspruch auf Krankengeld wegen derselben Krankheit, wenn Versicherte bei Eintritt der erneuten Arbeitsunfähigkeit mit Anspruch auf Krankengeld versichert sind u. zwischenzeitlich mindestens 6 Monate nicht wegen dieser Krankheit arbeitsunfähig waren u. entweder erwerbstätig waren od. der Arbeitsvermittlung zur Verfügung standen.

tem Wert; berücksichtigt die Ungleichverteilung der Fehlzeiten an den unterschiedlichen Wochentagen; vgl. Arbeitsunfähigkeit.

Blutgruppengutachten: (engl.) *blood-group expertise*; i. R. einer Abstammungsbegutachtung* od. Spurenanalyse erstelltes Gutachten mit serologischem Nachweis der genetisch bestimmten Eigenschaften von Blutgruppen, i. w. S. auch von Serum- u. Enzymgruppen mit statistisch-mathematischer Auswertung der Befunde (sog. serostatistisches Gutachten); i. R. einer Vaterschaftsfeststellung können Ausschlüsse bewertet werden (Vaterschaft unwahrscheinlich, sehr unwahrscheinlich, offenbar unmöglich) u. ca. 90 % der Nichtväter identifiziert werden. Die Erhöhung der Ausschlusssicherheit ist möglich durch Analyse des genetischen Materials mit der DNA-Fingerprint-Methode.

Blutspendedienst: (engl.) *blood donor service*; Einrichtung zur Betreuung von Blutspendern, zur Herstellung u. zum Vertrieb von Blutspendepräparaten sowie für serologische Untersuchungen; das Blutspendewesen in Deutschland stützt sich im Wesentlichen auf die Blutspendedienste des Deutschen* Roten Kreuzes u. der Länder u. Gemeinden (z. B. Universitätskliniken) sowie Plasmapheresezentren der pharmazeutischen Industrie. Darüber hinaus gibt es die Blutspendedienste der Bundeswehr u. privatrechtlich organisierte Plasmapheresezentren u. -institute. **Rechtliche Grundlage** des Blutspende- u. Transfusionswesens: Arzneimittelgesetz*, Transfusionsgesetz*. Vgl. Paul-Ehrlich-Institut.

BLW: Abk. für **b**iologischer **L**eit**w**ert; die Quantität eines Arbeitsstoffes bzw. Arbeitsstoffmetaboliten od. die dadurch ausgelöste Abweichung eines biologischen Indikators von der Norm beim Menschen, die als Anhalt für die zu treffenden Schutzmaßnahmen heranzuziehen ist; BLW werden nur für Gefahrstoffe aufgestellt, für die keine BGW* aufgestellt werden können.

BMÄ: Abk. für **B**ewertungs**m**aßstab* **Ä**rzte.

BMAS: Abk. für **B**undes**m**inisterium* für **A**rbeit und **S**oziales.

BMFSFJ: Abk. für **B**undes**m**inisterium* für **F**amilie, **S**enioren, **F**rauen und **J**ugend.

BMG: Abk. für **B**undes**m**inisterium* für **G**esundheit.

BMV: Abk. für **B**undes**m**antel**v**ertrag*.

Bobath-Methode: (engl.) *Bobath method*; syn. Bobath-Konzept; in den 50er Jahren des 20. Jh. von K. u. B. Bobath entwickelte physiotherapeutische Technik auf neurophysiologischer Basis; **Ziel:** durch Anbahnung von Muskelaktivierungsmustern über Muskeldehnungsreize (Stimulation von Proprizeptoren) während der Bewegungsausführung Förderung von Kraft, Ausdauer u. Koordination paretischer Muskelgruppen; **Anw.:** entwickelt für Kinder mit angeborenen u. erworbe-

pie.

Bodenwerte: s. Bundes-Bodenschutzgesetz.

Body-mass-Index: (engl.) *body mass index*; Abk. BMI; syn. Körpermasseindex, Quetelet-Index; international gebräuchlicher anthropometrischer Index* zur Beurteilung des Ernährungsstatus u. des Körpergewichts durch Berechnung des Quotienten von Körpergewicht in kg u. dem Quadrat der Körpergröße in m (kg/m^2) od. mit Hilfe eines Nomogramms (s. Abb.); die Klassifizierung des

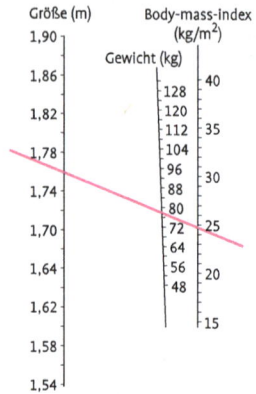

Body-mass-Index

Ernährungsstatus in Unter-, Normal- u. Übergewicht (s. Tab.) basiert auf der engen Beziehung zwischen BMI u. Mortalität sowie verschiedener vom Ernährungsstatus abhängiger Erkrankungen. Der BMI korreliert im Vergleich zur Broca*-Formel besser mit der durch direkte Messung ermittelbaren Fettgewebemasse des Körpers. Bei Menschen mit überdurchschnittlich hoher od. niedriger Muskelmasse od. Wassereinlagerungen (Ödemen) kann

Body-mass-Index
Einteilung in Unter-, Normal- und Übergewicht

Kategorie	BMI (kg/m^2)		
Untergewicht	<18,5		
Normalgewicht	18,5	–	24,9
Übergewicht	25,0	–	<30
Adipositas			
Grad I	30	–	34,9
Grad II	35	–	39,9
Grad III	≥40		

vertraglich geregelte Beteiligung des Versicherungs- bzw. Auftragnehmers an Kosten u. Gewinnen mit dem Ziel der Verstärkung erwünschten Verhaltens u. Demotivierung unerwünschten Verhaltens u. der Vermeidung von Moral* Hazard; Anwendung: **1.** in **Versicherungsverträgen:** in finanzieller od. sächlicher Form; seit 2004 können Krankenkassen in Deutschland einen Bonus für gesundheitsbewusstes Verhalten des Versicherten in Form von Reduzierungen der Zuzahlungen, Beitragsermäßigungen od. Sachprämien einräumen, z. b. bei regelmäßiger Inanspruchnahme von Leistungen zur Früherkennung, bei Teilnahme an Disease*-Management-Programmen od. an einer integrierten Versorgung* sowie bei Teilnahme an der betrieblichen Gesundheitsförderung*; private Krankenversicherungen bieten in bestimmten Tarifen Bonusregelungen an, die einen Bonus für ein bestimmtes Versichertenverhalten vorsehen, z. B. Nicht-Inanspruchnahme von Leistungen. Eine Malus-Regelung in Form von Selbstbehalten ist auch möglich; Krankenversicherte werden in beiden Fällen angeregt, Erkrankungen vorzubeugen u. im Erkrankungsfall so wenig wie möglich Leistungen in Anspruch zu nehmen. **2.** In **Beschäftigungsverträgen:** im deutschen Gesundheitswesen z. B. kann in Chefarztverträgen die Höhe des Nutzungsentgelts für die Krankenhauseinrichtung od. das mitbehandelnde Personal an die Einhaltung des internen Kostenbudgets gebunden sein; danach wird das Nutzungsentgelt bei Einhaltung od. Unterschreitung des Budgets reduziert (Bonus), bei einer Überschreitung dagegen erhöht (Malus).

Borreliose: s. Lyme-Borreliose.

Boxplot: (engl.) *box plot, box-and-whisker-plot*; auf den Statistiker J. W. Tukey zurückgehende graphische Darstellung der Verteilung der Werte einer Stichprobe* (s. Abb.); visualisiert in seiner ein

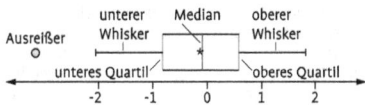

Boxplot

fachsten Form die Quartile, die ein mittleres Rechteck mit dem Median* als Gürtelstrich eingrenzen, sowie die Ausdehnung der Stichprobe durch sog. Barthaare, die bis zu den Maxima u. Minima reichen; differenziertere Formen des Boxplots markieren das arithmetische Mittel* durch Sternchen od. Kerben in der Box u. weisen ausreißerverdächtige Werte einzeln aus. **Verwendung:** zum übersichtlichen Vergleich mehrerer Stichproben.

sicherung.

Breite, therapeutische: (engl.) *therapeutic index*; syn therapeutischer Index; Begriff der klinischen Pharmakologie, der den Abstand der Empfindlichkeitskurven eines Arzneimittels* für seine therapeutische u. letale Wirkung kennzeichnet; zur Beur teilung der therapeutischen Breite (Dosis/Wirkungsbeziehung) empfiehlt es sich, den Quotienten aus der Dosis, die 5 % der Versuchstiere tötet u. der die 95 % der maximalen Wirkung auslöst (LD_5/ED_{95}) heranzuziehen. Unerwünschte Arznei mittelwirkungen bei der Anwendung od. gelegentlichen Überdosierung eines Arzneimittels sind umso weniger zu erwarten, je größer die therapeutische Breite ist.

Broca-Formel: (engl.) *Broca's formula*; Formel zur Bestimmung des Normalgewichts bei Erwachse nen (in kg): Körpergröße (in cm) minus 100; das Relativgewicht wird aus dem Quotienten des ak tuellen Körpergewichtes u. dem Normalgewicht ermittelt; das Idealgewicht ist als Normalgewicht abzüglich 10 % (Männer) bzw. 15 % (Frauen) defi niert; heute ist der aussagekräftigere Body*-mass Index gebräuchlicher.

Broken Home: unvollständige Familie*, desorgani sierte Familie; bezeichnet eine Familie, in der eine Erziehungsperson fehlt bzw. in der trotz Vollstän digkeit die emotionalen Bindungen nicht (mehr) bestehen.

Bronchialkarzinom: (engl.) *bronchial carcinoma*; syn Lungenkrebs, bronchogenes Karzinom, Lungenkarzinom; bösartige Neubildung im Bereich des Bronchial- u. Lungengewebes; **Formen: 1.** kleinzelliges Karzinom (25 % der Fälle); **2.** nichtkleinzelliges Karzinom: meist lokal begrenzt, bilde weniger Metastasen (bessere Prognose), entspre chend dem Zellbild weitere Unterteilung in **a)** Plat tenepithelkarzinome (40–50 %); **b)** Adenokarzino me (10–15 %; häufigste Lungenkrebsart bei Nicht rauchern); **c)** großzellige Bronchialkarzinome (5–10 %). **Einteilung:** nach der Lage: zentrales u. peripheres Bronchialkarzinom; **Ätiologie:** sog. In halationskarzinogene, v. a. Tabakrauch; ca. 90 % aller an Lungenkrebs Erkrankten sind od. waren Raucher. In Deutschland gibt es rund 20 Mio. Raucher; 7 Mio. davon rauchen mehr als 20 Ziga retten pro Tag. Bis zu ihrem 75. Lebensjahr werden rund 16 % von ihnen an Lungenkrebs sterben. Unter den Nichtrauchern sind es dagegen nur 0,4 %. Das Risiko, an Lungenkrebs zu sterben, ist für einen Raucher 40 mal so hoch wie bei einem Nichtraucher. Passivrauchen erhöht das Lungenkrebsrisiko um den Faktor 1,3–2. Ein weiterer Risikofaktor ist berufliche Staubbelastung (z. B. Asbest, Chrom-Verbindungen, Arsen, Teerstoffe radioaktive Substanzen, Radon). **Epidemiologie** dritthäufigste Krebserkrankung bei Frauen u. Männern; häufigste Krebstodesursache bei Män

der Betroffenen sind jünger als 40 Jahre; Inzidenz (2000): Männer: 31 800, Frauen 10 400 mit steigender Tendenz; Ein-Jahres-Überlebensrate: 27 %, Fünf-Jahres-Überlebensrate: 7 %. **Leistungsansprüche an die Sozialversicherungsträger: 1.** an die GKV durch ambulante u. stationäre Behandlung u. Arbeitsunfähigkeitszeiten; **2.** an die GRV durch Bedarf an Leistungen* zur medizinischen Rehabilitation u. Leistungen* zur Teilhabe (z. B. Anschlussheilbehandlung*; 2005 knapp 6500 medizinische Rehabilitationen) sowie bei schwerwiegender u. dauerhafter Funktionsstörung durch Ansprüche auf Rente wegen Erwerbsminderung*; **3.** an die GPV bei schwer eingeschränkter od. aufgehobener Mobilität; **4.** an die Berufsgenossenschaft bei nachgewiesener Berufskrankheit*. Asbestbedingte Tumoren der Lunge u. der Pleura stellen bei den Berufskrankheitenverfahren mit 68,5 % (1978–1997) den größten Teil aller berufsbedingten Tumoren dar. Die Anerkennung des GdB (s. Grad der Behinderung) erfolgt nach den Grundsätzen des Schwerbehindertenrechts im SGB* IX, die Anerkennung einer MdE (s. Minderung der Erwerbsfähigkeit) nach den Grundsätzen des Sozialen* Entschädigungsrechts od. der GUV. **Prävention:** Vermeidung der Inhalation von Tabakrauch.

Brustkrebs: s. Mammakarzinom.

Bruttoreproduktionsrate: s. Reproduktionsrate.

BSG: Abk. für Bundessozialgericht*.

BSHG: Abk. für Bundessozialhilfegesetz*.

BtMG: Abk. für Betäubungsmittelgesetz*.

BtMVV: Abk. für Betäubungsmittel*-Verschreibungsverordnung.

BU: Abk. für Berufsunfähigkeit*.

BUB-Richtlinien: s. Neue Untersuchungs- und Behandlungsmethoden.

Budget: (engl.) *budget*; **1.** (allg.) für einen definierten Zweck vorgegebenes Ausgabevolumen mit fester Obergrenze; **2.** (gesundheitsökonom.) Geldbetrag, der Ärzten, Krankenhäusern od. anderen Einrichtungen des Gesundheitswesens in einem festgelegten Zeitraum zur Verfügung steht, um definierte Leistungen zu finanzieren; **Beispiel:** die Gesamtvergütung* einer KV für die vertragsärztliche Versorgung. Für Ärzte gibt es individuelle Budgets in Form von pro Quartal maximal abrechenbaren EBM-Punkten (s. Bewertungsmaßstab, einheitlicher) sowie Arzneimittelbudgets*. Sie dienen der Überprüfung u. Steuerung der Handlungen der Leistungserbringer. Budgetrelevante Leistungen sind auf das Budget des erbringenden niedergelassenen Arztes anzurechnen. Nicht budgetrelevant sind z. B. Impfungen, Vorsorgeuntersuchungen u. Leistungen aus der IGeL*-Liste. Als **Globalbudget** wird ein Budget bezeichnet, das die Gesamtheit aller Gesundheitsausgaben zur Stabilisierung des Beitragssatzes begrenzt; derzeit gelten in Deutsch-

reiche wie die vertragsärztliche od. stationäre Versorgung. **Krankenhausbudgets** bilden die finanzielle Grundlage für die stationäre Versorgung von gesetzlich Krankenversicherten; werden in den Pflegesatzverhandlungen nach der Bundespflegesatzverordnung für einen Vertragszeitraum vereinbart. Vgl. Vergleichsprüfung.

Budgetdeckelung: s. Deckelung.

Budget, persönliches: (engl.) *personal budget*; Form von Sozialleistungen* (z. B. Leistungen zur Teilhabe*) durch die Rehabilitationsträger*, Pflegekassen* u. Integrationsämter*, die auf Antrag des Leistungsberechtigten als Geldleistung od. Gutschein an Stelle von Sachleistungen* erbracht werden (§ 17 SGB IX); das persönliche Budget muss den festgestellten Bedarf an Leistungen unter Beachtung des für die o. g. Leistungsträger geltenden Prinzips der Wirtschaftlichkeit u. Sparsamkeit decken; es wird bei laufenden Leistungen monatlich an den Budgetnehmer überwiesen; die Leistungsberechtigten können die erforderlichen Sachleistungen selbst einkaufen u. gegenüber den Leistungserbringern* als Vertragspartner auftreten; in ein persönliches Budget können Leistungen unterschiedlicher Leistungsträger einfließen; es wird bei Leistungspflicht mehrerer Leistungsträger* nach einem trägerübergreifenden Bedarfsfeststellungsverfahren als **trägerübergreifende Komplexleistung** durch den beauftragten Träger im Namen der übrigen beteiligten Träger erbracht. Näheres zum Verfahren ist in der dazu erlassenen Budgetverordnung geregelt.

Büchsenkassen: (engl.) *insurance cash box*; frühe Form der Selbsthilfeeinrichtung im Bergbau (seit 1450 im Erzgebirge); zur Finanzierung der Hilfsangebote der Knappschaft (s. Bundesknappschaft) wurden an Lohntagen Büchsen aufgestellt, in die jeder Knappe nach Belieben Geld einwarf; aus der freiwilligen Spende wurde später die Verpflichtung zur Entrichtung des sog. Büchsenpfennigs. Vgl. Rentenversicherung, Krankenversicherung.

Bürgerversicherung: (engl.) *universal insurance, citizens insurance*; Konzept in der gesundheitspolitischen Diskussion zur Umgestaltung der Gesetzlichen Krankenversicherung*, bei der alle Bürger unter gleichen, gesetzlich geregelten Bedingungen in eine Krankenversicherung einzahlen, die Unterscheidung in Gesetzliche u. Private Krankenversicherung wird aufgehoben; **Modell:** Jeder Bürger zahlt einen bestimmten Prozentsatz aus der Summe aller eigenen Einkünfte (Arbeit, Kapitalerträge, Mieteinnahmen, Zuschüsse, sonstige Einnahmen) in die Bürgerversicherung ein. Während das Konzept der Bürgerversicherung auf dem bestehenden System basiert, wird mit der Einführung einer pauschalen Prämie als **Gegenmodell** die Finanzierung der GKV vollkommen neu gestaltet, um eine völlige Entkopplung der Arbeitskosten von den

mie); bei Geringverdienern kann aus Steuermitteln subventioniert werden. Kombinationen aus Bürgerversicherung u. Kopfpauschale sollen Demographiefestigkeit, Wettbewerb u. Entlastung der Lohnnebenkosten ermöglichen. **Ziel:** Qualität u. Wirtschaftlichkeit der GKV sollen verbessert werden. **Hinweis zur aktuellen Gesundheitsreform:** Die Gesundheitsreform sieht bislang vor, dass alle gesetzlich Krankenversicherten mit einem gesetzlich festgelegten Beitragsatz in einen Gesundheitsfonds* einzahlen u. jede Krankenkasse für einen Versicherten eine festgelegte Grundpauschale erhält, die durch einen alters- u. risikoadjustierten Zuschlag (z. B. für chronisch kranke Menschen) ergänzt wird.

Büroarbeitsplatz: (engl.) *desk job*; im Allg. erweiterter Bildschirmarbeitsplatz mit leichter körperlicher Tätigkeit unter Benutzung aller übrigen Arbeitsmittel eines Büros wie Tische, Stühle, Schränke, Regale, elektrische u. elektronische Geräte (z. B. Kopierer, Computer, Telefon u. Faxgerät); vgl. Bildschirmarbeit.

Bulimia nervosa: s. Essstörung, psychogene.

Bundesärztekammer: (engl.) *National Medical Council*; Abk. BÄK; freiwilliger organisatorischer Zusammenschluss der 17 Landesärztekammern (s. Ärztekammer) auf Bundesebene mit Sitz in Berlin; die einzelnen Ärzte gehören der BÄK nur mittelbar über die Pflichtmitgliedschaft in ihrer Ärztekammer an; **Aufgabe:** vertritt als Spitzenorganisation der ärztlichen Selbstverwaltung die berufspolitischen Interessen der Ärzte in Deutschland; unterstützt u. koordiniert die Arbeit der Ärztekammern, z. B. in der Fort- u. Weiterbildung od. der Berufsordnung u. nimmt dabei mittelbar auch gesetzliche Aufgaben wahr; unmittelbare gesetzliche Aufgaben wurden der BÄK u. a. im Rahmen der Qualitätssicherung sowie der Transplantationsgesetzgebung zugewiesen.

Bundesärzteordnung: (engl.) *Federal Medical Practitioners Act*; Abk. BÄO; regelt die Voraussetzungen für die Ausübung des ärztlichen Berufs unter der Berufsbezeichnung Arzt*.

Bundesagentur für Arbeit: (engl.) *Federal Labour Office, Federal Employment Agency*; früher Bundesanstalt für Arbeit, umgangssprachl. Arbeitsamt; Träger der Arbeitsverwaltung, rechtsfähige bundesunmittelbare Körperschaft des öffentlichen Rechts mit Selbstverwaltung u. Sitz in Nürnberg; **Aufgabe: 1.** Berufsberatung*; **2.** Vermittlung in Ausbildungs- u. Arbeitsstellen; **3.** Arbeitgeberberatung; **4.** Förderung der Berufsausbildung; **5.** Förderung der beruflichen Weiterbildung; **6.** Förderung der beruflichen Eingliederung behinderter Menschen; **7.** Leistungen zur Erhaltung u. Schaffung von Arbeitsplätzen; **8.** Entgeltersatzleistungen, z. B. Arbeitslosengeld* od. Insolvenzgeld; **9.** Arbeitsmarkt- u. Berufsforschung; **10.** Arbeits-

missbrauchs. **Organisation:** gegliedert in Zentrale, 10 Regionaldirektionen, besondere Dienststellen für überbezirkliche u. zentrale Aufgaben u. 178 Agenturen für Arbeit mit 660 Geschäftsstellen; die Selbstverwaltungsorgane auf den verschiedenen Ebenen setzen sich zu je einem Drittel aus Vertretern der Arbeitgeber (Arbeitgeberverbände), der Arbeitnehmer (Gewerkschaften) u. der öffentlichen Körperschaften (Bund, Länder, Gemeinden) zusammen. **Rechtliche Grundlage:** §§ 367–397 SGB III.

Bundesaltenplan: (engl.) *Federal Aging Plan*; sei 1992 Förderinstrument zur Weiterentwicklung der Altenhilfe* u. Altenarbeit; zuständig ist das Bundesministerium* für Familie, Senioren, Frauen u. Jugend. Die Unterstützung von Projekten der Altenhilfe u. Altenarbeit erfolgt auf Antrag beim Bundesministerium entsprechend den Richtlinien für den Bundesaltenplan. Schwerpunkte der Förderung sind: **1.** Förderung der Selbständigkeit u. der gesellschaftlichen Beteiligung; **2.** Unterstützung hilfs- u. pflegebedürftiger älterer Menschen im Hinblick auf ihre Selbständigkeit; **3.** Ausbau der internationalen Seniorenpolitik.

Bundesamt für Sera und Impfstoffe: s. Paul-Ehrlich-Institut.

Bundesamt für Strahlenschutz: (engl.) *Federal Office for Radiation Protection*; Abk. BfS; selbständige wissenschaftlich-technische Bundesoberbehörde im Geschäftsbereich des Bundesministeriums für Umwelt, Naturschutz u. Reaktorsicherheit, die durch das Gesetz über die Errichtung eines Bundesamtes für Strahlenschutz vom 9.10.1989 (BGBl. I S. 1830), geändert am 3.5.2000 (BGBl. S. 636), eingesetzt wurde; **Aufgabe: 1.** Gewährleistung u. Verbesserung der kerntechnischen Sicherheit; **2.** Errichtung, Betrieb u. Stilllegung von Anlagen des Bundes zur Sicherstellung u. Endlagerung radioaktiver Abfälle; Genehmigung der Beförderung von Kernbrennstoffen u. Großquellen sowie der Aufbewahrung von Kernbrennstoffen bei staatlicher Verwaltung u. außerhalb; **3.** Forschung u. Bewertung in Fragen des gesundheitlichen Strahlenschutzes*, v. a. auf den Gebieten der Strahlenbiologie, Medizin, Epidemiologie*, des Strahlenschutzes am Arbeitsplatz sowie der nichtionisierenden Strahlung.

Bundesamt für Verbraucherschutz und Lebensmittelsicherheit: (engl.) *Federal Office of Consume Protection and Food Safety*; Abk. BVL; selbständige Bundesoberbehörde im Geschäftsbereich des Bundesministeriums für Verbraucherschutz, Ernährung u. Landwirtschaft mit Sitz in Braunschweig; 2002 als eine der Nachfolgeorganisationen des Bundesinstitut für gesundheitlichen Verbraucherschutz und Veterinärmedizin gegründet; **Aufgabe:** Risikomanagement u. bundeseinheitliche Lebensmittelüberwachung; Mitwirkung an der Erstel-

vor gefährlichen Lebens- u. Futtermitteln; i. R. des Krisenmanagements einschließlich der Prävention koordinative u. fachliche Aufgaben; Betrieb des Europäischen u. Nationalen Referenzlabors für Rückstände, Dokumentation u. Berichterstattung des Lebensmittel-Monitorings der Länder, Erfassung von Mängeln beim grenzüberschreitenden Tiertransport, Zulassung von Pflanzenschutzmitteln, Beratung bei Fragen der Sicherheit in der Gentechnik. Vgl. Bundesinstitut für Risikobewertung.

Bundesanstalt für Arbeit: s. Bundesagentur für Arbeit.

Bundesanstalt für Arbeitsschutz und Arbeitsmedizin: (engl.) *Federal Institute for Occupational Safety and Health*; Abk. BAuA; unterstützt das Bundesministerium für Arbeit u. Soziales in allen Fragen des Arbeitsschutzes, einschließlich des medizinischen Arbeitsschutzes; **Aufgabe:** Beobachtung u. Analyse der Arbeitssicherheit, der Gesundheitssituation, der Arbeitsbedingungen u. deren Auswirkungen auf die Gesundheit der Arbeitnehmer in Betrieben u. Verwaltungen, sowie die Entwicklung von Problemlösungen unter Anwendung ergonomischer, sicherheitstechnischer, arbeitsmedizinischer u. epidemiologischer Erkenntnisse u. Methoden; weiter erarbeitet die BAuA Beiträge für die präventive Gestaltung von Arbeitsbedingungen, die Bekämpfung arbeitsbedingter Erkrankungen einschließlich Berufskrankheiten sowie für arbeitsmedizinische Vorsorgeuntersuchungen u. leistet entsprechende Öffentlichkeitsarbeit. Die BauA nimmt Aufgaben nach dem Geräte- u. Produktsicherheitsgesetz wahr.

Bundesanstalt für Finanzdienstleistungsaufsicht: (engl.) *Federal Financial Supervisory Authority*; Abk. BaFin; 2002 gegründete rechtsfähige Anstalt des öffentlichen Rechts im Geschäftsbereich des Bundesministeriums der Finanzen, welche die Geschäftsbereiche der ehemaligen Bundesaufsichtsämter für das Kreditwesen (Bankenaufsicht), für das Versicherungswesen (Versicherungsaufsicht, BAV) sowie für den Wertpapierhandel (Wertpapieraufsicht/Asset-Management) vereint u. weiterführt; beaufsichtigt als eine einheitliche staatliche Allfinanzaufsicht ca. 2300 Kreditinstitute, ca. 800 Finanzdienstleistungsinstitute u. ca. 630 Versicherungsunternehmen u. ca. 6200 Fonds (Stand September 2005), darunter auch private Krankenversicherungen.

Bundesapothekerkammer: (engl.) *National Council of Pharmacists*; Abk. BAK; 1956 gegründeter Zusammenschluss der 17 Apothekerkammern* der Länder mit Sitz in Berlin; **Aufgabe:** zuständig für das Berufsrecht, für Fragen der Aus-, Fort- u. Weiterbildung sowie der Arzneimittelsicherheit u. der pharmazeutischen Qualität; Meinungsaustausch, Entwicklung u. Abstimmung einheitlicher Grund-band die Bundesvereinigung* Deutscher Apothekerverbände.

Bundesarbeitsgemeinschaft der Freien Wohlfahrtspflege: s. Wohlfahrtspflege.

Bundesarbeitsgemeinschaft der Integrationsämter und Hauptfürsorgestellen: (engl.) *Federal Association of Integration Offices and Central Welfare Agencies*; Abk. BIH; Zusammenschluss der Integrationsämter* u. Hauptfürsorgestellen* mit dem Ziel der Weiterentwicklung des Schwerbehindertenrechts, der Abstimmung in Grundsatzfragen u. Empfehlungen der Koordinierung gemeinsamer Vorhaben sowie der Politikberatung; vertritt die Institutionen im Beirat für die Teilhabe behinderter Menschen beim Bundesministerium* für Gesundheit u. im beratenden Ausschuss bei der Deutschen Rentenversicherung sowie weiteren Vereinigungen (z. B. Bundesarbeitsgemeinschaft* für Rehabilitation); Herausgeber von „ZB Zeitschrift: Behinderte Menschen im Beruf".

Bundesarbeitsgemeinschaft für Rehabilitation: Abk. BAR; (engl.) *Federal Working Group for Rehabilitation*; 1969 gegründete Arbeitsgemeinschaft der Verbände der Gesetzlichen Krankenversicherung*, Gesetzlichen Unfallversicherung* u. Gesetzlichen Rentenversicherung*, Kriegsopferfürsorge*, Sozialhilfe*, Bundesagentur* für Arbeit, der KBV, der Bundesarbeitsgemeinschaft* der Integrationsämter u. Hauptfürsorgestellen der Bundesländer, des Deutschen Gewerkschaftsbundes u. der Bundesvereinigung der Deutschen Arbeitgeberverbände; **Aufgabe:** Erarbeitung von Rahmenbedingungen, die gewährleisten, dass die Leistungen der Rehabilitationsträger* zur Rehabilitation* u. Teilhabe* für behinderte u. von Behinderung bedrohte Menschen im gegliederten System der Sozialversicherung* nach gleichen Grundsätzen, umfassend u. zielgerichtet erbracht werden können (§ 13 Abs. 7 SGB IX).

Bundesaufsichtsamt für das Versicherungswesen: s. Bundesanstalt für Finanzdienstleistungsaufsicht.

Bundesausschuss: s. Gemeinsamer Bundesausschuss.

Bundesbaugesetz: s. Baugesetzbuch.

Bundes-Bodenschutzgesetz: (engl.) *Federal Soil Protection Act*; Abk. BBodSchG; „Gesetz zum Schutz vor schädlichen Bodenveränderungen u. zur Sanierung von Altlasten" vom 17.3.1998 (BGBl. I S. 502) zuletzt geändert am 9.12.2004 (BGBl. I S. 3214), mit dem Ziel, die Funktionen des Bodens nachhaltig zu sichern od. wiederherzustellen; zur Messung des Ausmaßes der Belastung durch schädliche Bodenveränderungen werden sog. **Bodenwerte** als Orientierungswerte für (Schad-)Stoffe in Böden herangezogen. Die Bodenwerte sind in Bezug auf die jeweilige Nutzung des Bodens (z. B. Kinder-

chen, Obst- u. Gemüsebau, nichtagrarische Öko-systeme) u. das Schutzgut (z. B. Mensch) festgelegt u. werden angegeben für Metalle, anorganische Parameter u. organische Verbindungen.

Bundesdatenschutzgesetz: Abk. BDSG; s. Daten-schutz.

Bundesentschädigungsgesetz: (engl.) *Federal Indemnification Act*; Abk. BEG; „Bundesgesetz zur Entschädigung für Opfer der nationalsozialisti-schen Verfolgung" vom 18.9.1953 (BGBl. I S. 1387) in der im Bundesgesetzblatt Teil III, Gliederungs-nummer 251–1, veröffentlichten bereinigten Fas-sung, zuletzt geändert am 5.5.2004 (BGBl. I S. 718) als Bestandteil der Wiedergutmachung*; u. a. für jüdische Verfolgte (mindestens 6 Monate Haft in einem Konzentrationslager od. 18 Monate Ghetto-Haft), für Opfer von Menschenversuchen u. Zwangssterilisation; beinhaltet die Regelung von Entschädigungsleistungen bei Schaden an Leben, Gesundheit, Freiheit, Eigentum, Vermögen od. im beruflichen Fortkommen durch eine nationalso-zialistische Gewaltmaßnahme; erstes Bundesent-schädigungsgesetz zur Wiedergutmachung* natio-nalsozialistischen Unrechts; gehört aufgrund ab-weichender Kausalität nicht zu den Gesetzen des Sozialen* Entschädigungsrechts; wegen erforderli-cher Nachbesserungen, auch aus formalen Grün-den (Staatenlose, Flüchtlinge i. S. der Genfer Kon-vention), Ergänzungen durch das „Bundesergän-zungsgesetz zur Entschädigung für Opfer der nationalsozialistischen Verfolgung" vom 29.6.1956 (BGBl. I S. 559) u. das Bundesentschädi-gungs-Schlussgesetz vom 14.9.1965 (BGBl. I S. 1315) mit Terminierung für Anträge bis 31.12.1969. Vgl. Kausalitätslehre, sozialrechtliche; entschädigungsberechtigt; Merkzeichen.

Bundesgeschäftsstelle Qualitätssicherung: (engl.) *German National Agency for Performance Measurement in Health Care*; Abk. BQS; 2001 als Nach-folgeeinrichtung der Servicestelle Qualitätssiche-rung gegründete gGmbH auf Bundesebene mit der Aufgabe der inhaltlichen Entwicklung u. organisa-torischen Umsetzung der externen vergleichenden Qualitätssicherung nach § 137 SGB V in nach § 108 SGB V zugelassenen Krankenhäusern; **Hinweis:** Beschlusskompetenz für die externe vergleichende Qualitätssicherung liegt seit 1.1.2004 nach §91 SGB V beim Gemeinsamen* Bundesausschuss, der zurzeit 20 Fachgruppen bei der BQS eingesetzt hat. Die BQS-Fachgruppen setzen sich zusammen aus entsendeten Experten von Bundesärztekammer, Deutscher Krankenhausgesellschaft, Deutschem Pflegerat, Spitzenverbänden der GKV, dem Ver-band der PKV u. der AWMF. Unterstützung auf Landesebene erfährt die BQS durch entsprechende **Landesgeschäftsstellen Qualitätssicherung** (Abk. LQS). Vgl. Sicherung der Qualität der Leis-tungserbringung.

Arzneimittel und Medizinprodukte, Robert* Koch-Institut, Bundesamt* für Verbraucherschutz und Lebensmittelsicherheit, Umweltbundesamt beim Bundesministerium für Umwelt, Naturschutz u. Reaktorsicherheit ebenso wie das ehemalige Insti tut für Wasser-, Boden- u. Lufthygiene.

Bundesgesundheitsblatt: (engl.) *Federal Health Ga zette*; Abk. BGesBl; Kurzbez. für die vom Robert* Koch-Institut herausgegebene Zeitschrift „Bundes-gesundheitsblatt - Gesundheitsforschung - Ge sundheitsschutz", die sich mit allen Fragestellun gen u. Bereichen des öffentlichen Gesundheits wesens* u. der staatlichen Gesundheitspolitik be fasst, z. B. der Epidemiologie* (nicht) übertrag barer Krankheiten, dem umweltbezogenen Ge sundheitsschutz*, gesundheitsökonomischen medizinethischen u. -rechtlichen Fragestellungen **Ziel:** Information über wesentliche Entwicklungen in der biologisch-medizinischen Grundlagenfor-schung, konkrete Maßnahmen zum Gesundheits schutz, Konzepte der Prävention, Risikoabwehr u. Gesundheitsförderung.

Bundesgesundheitssurvey: (engl.) *Federal Health Survey*; früher Nationaler Gesundheitssurvey; re präsentative Untersuchung zum Gesundheits zustand der Bevölkerung in Deutschland, die vom Robert* Koch-Institut im Auftrag für Gesund heit zuständigen Bundesministeriums durch geführt wird; gibt Auskunft über die gesundheit liche Versorgung u. die Häufigkeit, mit der be stimmte Krankheiten, Krankheitsmerkmale, Risi kofaktoren, Beschwerden, gesundheitsrelevante Lebensbedingungen u. Verhaltensweisen in Ab hängigkeit von Alter, Geschlecht u. weiteren Ein flussgrößen in der Bevölkerung vorkommen, u. unterstützt damit den gesundheitspolitischen Ent scheidungsprozess durch Bewertung der Auswir kungen gesundheitspolitischer Maßnahmen, Auf zeichnen von Trends der Morbidität* u. Ableitung zielgerichteter Präventionsprogramme. Der Bun desgesundheitssurvey ist somit wichtige Grund lage der Gesundheitsberichterstattung* des Bun des sowie für die epidemiologische Forschung.

Bundes-Immissionsschutzgesetz: (engl.) *Immis sion Control Act*; Abk. BImSchG; „Gesetz zum Schutz vor schädlichen Umwelteinwirkungen durch Luftverunreinigungen, Geräusche, Erschüt terungen u. ähnliche Vorgänge" vom 26.9.2002 (BGBl. I S. 3830), zuletzt geändert durch Art. 1 des Gesetzes vom 25.6.2005 (BGBl. I S. 1865); Ziel ist Menschen, Tiere u. Pflanzen, den Boden, das Wasser, die Atmosphäre sowie Kultur- u. sonstige Sachgüter vor schädlichen Umwelteinwirkungen zu schützen u. dem Entstehen schädlicher Um welteinwirkungen vorzubeugen; soweit es sich um genehmigungsbedürftige Anlagen handelt, dient das Gesetz auch der integrierten Vermeidung u. Verminderung schädlicher Umwelteinwirkungen

chen. Außerdem dient es dem Schutz u. der Vorsorge gegen Gefahren, erhebliche Nachteile u. Belästigungen, die auf andere Weise herbeigeführt werden (§ 1 BImSchG). Zum BImSchG gibt es zahlreiche Durchführungsverordnungen, z. B. zu Anlagengenehmigung, Lärmschutz, Luftreinhaltung od. zu elektromagnetischen Feldern.

Bundesinstitut für Arzneimittel und Medizinprodukte: (engl.) *Federal Institute for Drugs and Medical Devices*; Abk. BfArM; selbständige Bundesoberbehörde im Geschäftsbereich des Bundesministeriums für Gesundheit mit Sitz in Bonn; **Aufgabe:** 1. Analyse, Bewertung, Zulassung u. Registrierung von Arzneimitteln auf der Grundlage des Arzneimittelgesetzes* (Arzneimittelprüfung); Überwachung des legalen Verkehrs mit Betäubungsmitteln u. Grundstoffen (Bundesopiumstelle des BfArM ist u. a. für die Erteilung von Erlaubnissen u. für die Herstellerüberwachung zuständig). Das BfArM sammelt u. bewertet außerdem Berichte von Ärzten u. pharmazeutischen Unternehmern zu Nebenwirkungen bereits zugelassener Arzneimittel i. S. einer Risikoüberwachung. 2. Bewertung der technischen u. medizinischen Anforderungen an Medizinprodukte (z. B. Herzschrittmacher, Computertomographen, Implantate) u. deren Sicherheit (s. Medizinproduktegesetz). Vgl. Arzneimittelkommission der Deutschen Apotheker.

Bundesinstitut für gesundheitlichen Verbraucherschutz und Veterinärmedizin: s. Bundesamt für Verbraucherschutz und Lebensmittelsicherheit, Bundesinstitut für Risikobewertung.

Bundesinstitut für Risikobewertung: (engl.) *Federal Institute for Risk Assessment*; Abk. BfR; 2002 als eine der Nachfolgeorganisationen des Bundesinstituts für gesundheitlichen Verbraucherschutz und Veterinärmedizin gegründet mit Sitz in Berlin; Anstalt des öffentlichen Rechts im Geschäftsbereich des Bundesministeriums für Ernährung, Landwirtschaft u. Verbraucherschutz; **Aufgabe:** ernährungsmedizinische Beurteilung von Lebensmitteln (z. B. Säuglingsnahrung), gesundheitliche Bewertung von Bedarfsgegenständen u. Inhaltsstoffen kosmetischer Mittel, Bewertung des gesundheitlichen Risikos von Pflanzenschutzmitteln, wissenschaftliche Beratung der beteiligten Bundesministerien sowie des Bundesamtes* für Verbraucherschutz und Lebensmittelsicherheit u. Zusammenarbeit mit internationalen Einrichtungen u. Institutionen (z. B. Europäische Behörde für Lebensmittelsicherheit); das BfR betreibt eigene Forschung.

Bundesjugendplan: s. Kinder- und Jugendplan des Bundes.

Bundesknappschaft: (engl.) *federal insurance fund for miners*; bis 30.9.2005 bundesweit zuständiger Sozialversicherungsträger im Verbund aus Gesetzlicher Renten-*, Kranken-* u. Pflegeversicherung* mit zialmedizinische Dienststellen) zur Betreuung von ca. 1,4 Mio. Versicherten; Körperschaft des öffentlichen Rechts mit Selbstverwaltung*; die Bundesknappschaft fusionierte am 1.10.2005 mit der Bahnversicherungsanstalt u. der Seekasse zur Deutschen Rentenversicherung Knappschaft-Bahn-See; **Geschichte:** Die knappschaftliche Organisation erfolgte erstmals im 14. Jh. Ende des 19. Jh. bestanden im Deutschen Reich 160 Knappschaftsvereine. Bis heute ist das berufsständische Prinzip (hier: Bergbauversicherung) Grundlage der knappschaftlichen Versicherung. Die Bundesknappschaft wurde 1969 geschaffen u. brachte die angestrebte Einheit des Knappschaftswesens. **Hinweis zur Gesundheitsreform 2006:** Die Gesundheitsreform sieht bislang vor, die bislang als Sonderträger der GKV geltende Knappschaftliche Krankenversicherung künftig geöffneten Betriebskrankenkassen gleichzustellen.

Bundeskuratorium Qualitätssicherung: s. Gemeinsamer Bundesausschuss.

Bundesmantelvertrag: (engl.) *Federal Collective Agreement*; Abk. BMV; von der Kassen(zahn)ärztlichen Bundesvereinigung mit den Spitzenverbänden der Krankenkassen abgeschlossener Kollektivvertrag zur Regelung der vertrags(zahn)ärztlichen Versorgung der Versicherten der Krankenkassen auf Grundlage von Gesetz, Satzung u. weiteren Vereinbarungen; der Bundesmantelvertrag ist Bestandteil der auf Länderebene abgeschlossenen Gesamtverträge*; **Rechtliche Grundlage:** § 82 SGB V.

Bundesministerium für Arbeit und Soziales: (engl.) *Federal Ministry of Labour and Social Affairs*; Abk. BMAS; seit September 2005 wieder eigenständiges Bundesministerium, das mit den Themenfeldern Arbeit u. Sozialordnung betraut ist; 2002 war das vormalige Bundesministerium für Arbeit und Sozialordnung mit dem Bundesministerium für Wirtschaft und Technologie zum Bundesministerium für Wirtschaft und Arbeit zusammengelegt worden. Der Bereich der Sozialordnung war für diese Zeit dem Bundesministerium* für Gesundheit zugewiesen; **Aufgabe:** zuständig für die Arbeitsmarktpolitik, Arbeitsförderung, für Arbeitsrecht, -schutz u. -medizin, für Renten- u. Unfallversicherung, für das Sozialgesetzbuch, Prävention u. Rehabilitation, Versorgungsmedizin sowie für die Arbeits- u. Sozialgerichtsbarkeit.

Bundesministerium für Familie, Senioren, Frauen und Jugend: (engl.) *Federal Ministry for Family Affairs, Senior Citizens, Women and Youth*; Abk. BMFSFJ; innerhalb der Bundesregierung für v. a. familienpolitische Belange zuständiges Ministerium; **Aufgabe:** Familienförderung, Berücksichtigung der Familieninteressen, Gleichstellung von Frauen in Politik, Gesellschaft u. Arbeitswelt sowie Abbau von Gewalt gegen Frauen, Modellprojekte

bestehender Bundesgesetze, (z. B. SGB VIII, Gesetz zur Förderung des freiwilligen ökologischen Jahrs), Betreuung der Gesetzgebung zur Durchführung des Zivildienstes u. Entwicklung von Strukturen, in denen dieser staatliche Pflichtdienst bundesweit durchzuführen ist, Förderung der Arbeit der Wohlfahrtsorganisationen sowie von sozialen Verbänden u. Einrichtungen auf Bundesebene.

Bundesministerium für Gesundheit: (engl.) *Federal Ministry of Health*; Abk. BMG; oberste Bundesbehörde, die von 1949–2002 bestand u. erneut im September 2005 aus dem von 2002–2005 zusammengelegten früheren Bundesministerium für Gesundheit und Soziale Sicherung geschaffen wurde; **Aufgabe:** Erhalt, Sicherung u. Fortentwicklung der Gesetzlichen Kranken- u. Pflegeversicherung; zuständig für gesundheitliche Prävention, Forschung, internationale u. europäische Gesundheitspolitik, Drogen u. Sucht; zum Geschäftsbereich des BMG gehören u. a. Bundessozialgericht*, Robert* Koch-Institut, Bundeszentrale* für gesundheitliche Aufklärung, Bundesinstitut* für Arzneimittel und Medizinprodukte u. Bundesversicherungsamt*.

Bundespflegeausschuss: (engl.) *National Nursing Care Committee*; „Beratender Bundespflegeausschuss beim Bundesminister für Arbeit und Sozialordnung"; Bundesausschuss, in dem neben den zuständigen Bundesressorts die zuständigen obersten Landesbehörden, die kommunalen Spitzenverbände, die Spitzenverbände der Pflegekassen, die Bundesarbeitsgemeinschaft der Freien Wohlfahrtspflege u. weitere bundesweit operierende Organisationen vertreten sind; der MDS* wird hinsichtlich der bundesweiten Ergebnisse u. Erfahrungen auf der Grundlage der Pflegebegutachtungen u. Qualitätsprüfungen von Pflegeeinrichtungen einbezogen. **Aufgabe:** Beratung der Bundesregierung zu Angelegenheiten der sozialen u. privaten Pflegeversicherung*. **Landespflegeausschuss:** nach § 92 SGB XI gesetzlich verankerter entsprechender Ausschuss auf Landesebene; **Aufgabe:** Empfehlungen zur Finanzierung u. zum Betrieb von Pflegeeinrichtungen, zum regional u. fachlich gegliederten Versorgungssystem einander ergänzender Pflegedienste u. Pflegeheime, zur Pflegevergütung u. Bemessung von Entgelten. Die Pflegekassen u. Pflegeeinrichtungen haben diese Empfehlungen angemessen zu berücksichtigen. In einzelnen Bundesländern sind auf kommunaler Ebene **Pflegekonferenzen** unter Einbeziehung der durch die jeweiligen Landespflegegesetze festgelegten Stellen eingerichtet mit dem Ziel der effizienten Gestaltung der Pflegeinfrastruktur u. der Vernetzung einzelner Aufgabenbereiche.

Bundesschiedsamt: s. Schiedsamt.

keit (Art. 95 GG); **Aufgabe:** als Revisionsgericht trifft das BSG Entscheidungen über Revisionen gegen Urteile der Vorinstanz (Landessozialgericht) In Ausnahmefällen kann unter bestimmten Voraussetzungen auch gegen ein Urteil des Sozialgerichts* direkt beim BSG Revision eingelegt werden, wobei das nächstinstanzliche Landessozialge richt übersprungen wird (sog. Sprungrevision). Außerdem entscheidet es als erste u. letzte Instanz bei Klagen gegen eine Entscheidung des Neutrali tätsausschusses (§ 380 SGB III) in Arbeitskämpfen (§ 146 Abs. 6 SGB III). Das BSG hat im Gegensatz zu Sozialgericht u. Landessozialgericht nur über Rechtsfragen zu entscheiden; die Tatsachenfest stellungen der Vorinstanzen (z. B. Aussagepro tokolle, Gutachten) sind vom BSG zu akzeptieren eine eigene Sachaufklärung ist gesetzlich nicht vorgesehen. Wenn ein Rechtsstreit durch das BSG aufgrund der vorliegenden Tatsachenfeststellun gen nicht entschieden werden kann, wird das Verfahren zur erneuten Verhandlung u. Entschei dung an die Vorinstanz zurückverwiesen. Zu Gunsten der Hauptaufgaben des BSG, der Siche rung der Rechtseinheit u. der Fortbildung des Rechts, wurden die Voraussetzungen für die Zu lassung einer Revision beim BSG gesetzlich einge schränkt: So ist eine Revision beim BSG nur mög lich, wenn sie im Berufungsurteil des Landessozi algerichts bzw. bei einer Sprungrevision im Urteil des Sozialgerichts ausdrücklich zugelassen worden ist od. auf eine Nichtzulassungsbeschwerde hin vom BSG zugelassen wird (§§ 160 ff. Sozialgerichts gesetz). **Organisation:** An der Spitze des BSG steht der Präsident, der die Dienstaufsicht über alle Mitarbeiter des BSG, den Vorsitz in einem der Fachsenate sowie den Vorsitz im Großen Senat im Präsidium u. im Präsidialrat innehat. Das BSG ist in derzeit 13 Fachsenate (s. Abb. S. 110) auf gegliedert, die grundsätzlich in der Besetzung von 5 Mitgliedern einschließlich des Vorsitzenden (3 Berufsrichter, 2 ehrenamtliche Richter) entschei den. Die Zuständigkeiten der Fachsenate werden jeweils zu Jahresbeginn durch das aus der Richter schaft gewählte Präsidium in einem Geschäfts verteilungsplan festgelegt. Der Große Senat setzt sich aus dem Präsidenten, je einem Berufsrichter der Senate, in denen der Präsident nicht den Vorsitz führt, u. mindestens 6 ehrenamtlichen Richtern zusammen. Er entscheidet, wenn ein Senat in einer Rechtsfrage von der Entscheidung eines anderen Senats od. des Großen Senats abweichen will od. wenn ein Senat in einer Frage von grundsätzlicher Bedeutung den Großen Senat anruft, weil nach seiner Auffassung die Fortbildung des Rechts od. die Sicherung einer einheitlichen Rechtsprechung dies erfordert. Die Dienstaufsicht über das BSG liegt beim Bundesministerium für Arbeit und Soziales.

B

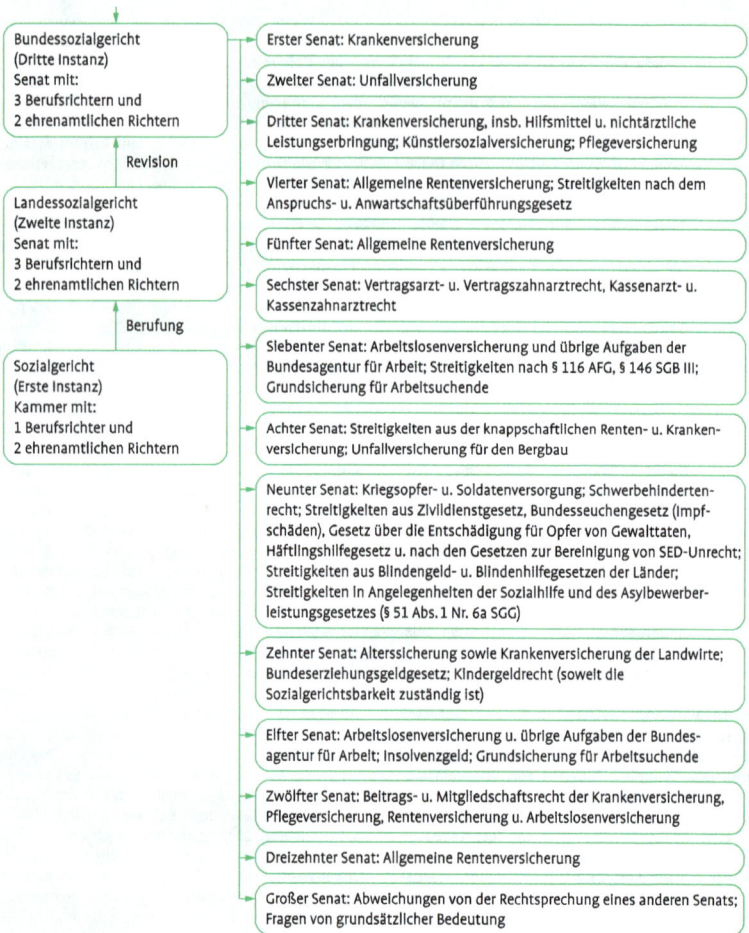

Bundessozialgericht (Dritte Instanz) Senat mit: 3 Berufsrichtern und 2 ehrenamtlichen Richtern	Erster Senat: Krankenversicherung
	Zweiter Senat: Unfallversicherung
Revision	Dritter Senat: Krankenversicherung, insb. Hilfsmittel u. nichtärztliche Leistungserbringung; Künstlersozialversicherung; Pflegeversicherung
Landessozialgericht (Zweite Instanz) Senat mit: 3 Berufsrichtern und 2 ehrenamtlichen Richtern	Vierter Senat: Allgemeine Rentenversicherung; Streitigkeiten nach dem Anspruchs- u. Anwartschaftsüberführungsgesetz
	Fünfter Senat: Allgemeine Rentenversicherung
Berufung	Sechster Senat: Vertragsarzt- u. Vertragszahnarztrecht, Kassenarzt- u. Kassenzahnarztrecht
Sozialgericht (Erste Instanz) Kammer mit: 1 Berufsrichter und 2 ehrenamtlichen Richtern	Siebenter Senat: Arbeitslosenversicherung und übrige Aufgaben der Bundesagentur für Arbeit; Streitigkeiten nach § 116 AFG, § 146 SGB III; Grundsicherung für Arbeitsuchende
	Achter Senat: Streitigkeiten aus der knappschaftlichen Renten- u. Krankenversicherung; Unfallversicherung für den Bergbau

- Neunter Senat: Kriegsopfer- u. Soldatenversorgung; Schwerbehindertenrecht; Streitigkeiten aus Zivildienstgesetz, Bundesseuchengesetz (Impfschäden), Gesetz über die Entschädigung für Opfer von Gewalttaten, Häftlingshilfegesetz u. nach den Gesetzen zur Bereinigung von SED-Unrecht; Streitigkeiten aus Blindengeld- u. Blindenhilfegesetzen der Länder; Streitigkeiten in Angelegenheiten der Sozialhilfe und des Asylbewerberleistungsgesetzes (§ 51 Abs. 1 Nr. 6a SGG)

- Zehnter Senat: Alterssicherung sowie Krankenversicherung der Landwirte; Bundeserziehungsgeldgesetz; Kindergeldrecht (soweit die Sozialgerichtsbarkeit zuständig ist)

- Elfter Senat: Arbeitslosenversicherung u. übrige Aufgaben der Bundesagentur für Arbeit; Insolvenzgeld; Grundsicherung für Arbeitsuchende

- Zwölfter Senat: Beitrags- u. Mitgliedschaftsrecht der Krankenversicherung, Pflegeversicherung, Rentenversicherung u. Arbeitslosenversicherung

- Dreizehnter Senat: Allgemeine Rentenversicherung

- Großer Senat: Abweichungen von der Rechtsprechung eines anderen Senats; Fragen von grundsätzlicher Bedeutung

Bundessozialgericht

Bundessozialhilfegesetz: (engl.) *Federal Social Assistance Act*; Abk. BSHG; bis 31.12.2004 geltendes Gesetz über die Leistung finanzieller Hilfen u. persönlicher Unterstützung (Geld- u. Sachleistungen) an Einzelpersonen u. Familien in Notlagen der allgemeinen Lebensführung (s. Hilfe zum Lebensunterhalt) u. bei besonderen Lebensumständen (s. Hilfe in besonderen Lebenslagen); die Leistungserbringung erfolgte nach dem Individualitätsprinzip* u. Subsidiaritätsprinzip (s. Subsidiarität) durch den Träger* der Sozialhilfe; seit 1.1.2005 vom SGB* XII abgelöst; Erwerbsfähige u. deren Angehörige erhalten seitdem Leistungen zur Deckung des Lebensunterhalts nach SGB* II (Grundsicherung* für Arbeitsuchende = Arbeitslosengeld II); leistungsberechtigt hinsichtlich der Hilfe zum Lebensunterhalt sind nur noch Personen, die aus gesundheitlichen Gründen ihre Arbeitskraft dauerhaft nicht einsetzen können, od. die das 65. Lebensjahr vollendet haben (Grund-

Bundesurlaubsgesetz: Abk. BUrlG; s. Urlaub.

Bundesverband der Arzneimittel-Hersteller: (engl.) *National Drug Manufacturers Association*; Abk. BAH; 1954 gegründeter Verein zur politischen Interessensvertretung der Arzneimittelindustrie mit Sitz in Bonn; **Aufgabe:** Förderung der Selbstmedikation, Verbesserung der Arzneimittelpolitik mit Ausnahme der patentgeschützten Arzneimittel.

Bundesverband der landwirtschaftlichen Krankenkassen: (engl.) *National Association of Agricultural Health Insurance Funds*; Abk. BLK; einer der 3 Spitzenverbände der Landwirtschaftlichen Sozialversicherung*, der die Landwirtschaftlichen* Krankenkassen bei der Durchführung ihrer gesetzlich festgelegten Aufgaben für den Versichertenkreis der in der Landwirtschaft Tätigen unterstützt; **Aufgabe:** vertritt die Interessen auf Bundesebene in Zusammenarbeit mit den obersten Bundes- u. Landesbehörden, den Spitzenorganisationen der Sozialversicherung, insbes. den Spitzenverbänden der Krankenkassen.

Bundesverband der Pharmazeutischen Industrie: Abk. BPI; (engl.) *Pharmaceutical Industry Association*; Interessenvertretung u. Dienstleister der pharmazeutischen Industrie; der BPI ist u. a. Herausgeber des Pharma-Kodex (Sammlung von Gesetzen, Richtlinien u. Empfehlungen), der Roten Liste sowie der Zeitschrift Medikament u. Meinung. BPI Service bietet über Fachinformations-Service den Angehörigen der Heilberufe die Fachinformationen von Arzneimitteln gemäß AMG an.

Bundesvereinigung Deutscher Apothekerverbände: (engl.) *Federal Union of German Associations of Pharmacists*; früher Arbeitsgemeinschaft der Berufsvertretungen Deutscher Apotheker (Abk. ABDA); 1953 gegründeter Dachverband der ca. 53 000 deutschen Apotheker mit Sitz in Berlin; **Aufgabe:** Wahrnehmung u. Förderung gemeinsamer Interessen, z. B. durch Meinungsaustausch zwischen den Mitgliedsorganisationen, Beratung über Vorgänge im Gesundheits- u. des Arzneimittelwesen. Die ABDA vertritt die Interessen des Apothekerstandes auf Bundesebene, besonders bei Verhandlungen mit dem Bundesministerium für Gesundheit u. den gesetzgebenden Körperschaften des Bundes, sowie bei Tagungen im Ausland. Sie ist Trägerin mehrerer Einrichtungen, u. a. des Deutschen Arzneiprüfungsinstituts, des Arzneibüros u. der Arzneimittelkommission der Deutschen Apotheker. Außerdem unterhält sie Stiftungen, gibt den Deutschen Arzneimittel-Codex sowie die Pharmazeutische Stoffliste heraus u. veranstaltet die Deutschen Apothekertage. **Organisation:** nicht rechtsfähiger Verein; Mitgliedsorganisationen der ABDA sind die Bundesapothekerkammer* (17 Apothekerkammern) u. der Deutsche Apothekerverband (17 Apothekervereine).

in Bonn; **Aufgabe: 1.** Führung der Aufsicht über bundesunmittelbare Sozialversicherungsträger* u. deren Einrichtungen; **2.** Überprüfung der Geschäfts-, Rechnungs- u. Betriebsführung der Krankenversicherungsträger u. deren Pflegekassen **3.** Durchführung des Risikostrukturausgleichs* u. Verwaltung des Ausgleichsfonds; **4.** Zulassung von Disease*-Management-Programmen; **5.** Durchführung des Finanzausgleichs in der sozialen Pflegeversicherung* sowie der Abrechnungen in der Rentenversicherung*; **6.** Zuständigkeit für die Ausbildung von Sozialversicherungsfachangestellten* i. S. des Berufsbildungsgesetzes; **7.** Funktion der Geschäftsstelle für die Kommission nach dem Versorgungsruhens- u. Entschädigungsrentengesetz; **8.** Zuständigkeit für die Zahlung des Mutterschaftsgeldes. Zu den Versicherungsbehörden der Sozialversicherung gehören neben dem Bundesversicherungsamt die Versicherungsämter.

Bundesversicherungsanstalt für Angestellte: (engl.) *federal insurance institute for salaried employees* Abk. BfA; Rentenversicherungsträger* für Angestellte, am 1.10.2005 aufgegangen in Deutsche Rentenversicherung* Bund.

Bundesversorgungsgesetz: (engl.) *Federal War Victims Relief Act*; Abk. BVG; „Gesetz über die Versorgung der Opfer des Krieges" vom 27.6.1960 (BGBl. S. 453); neugefasst durch Bekanntmachung vom 22.1.1982 (BGBl. I S. 21); zuletzt geändert am 19.6.2006 (BGBl. I S. 1305); Hauptgesetz des Sozialen* Entschädigungsrechts (Tab. 1) zur Regelung der Entschädigung gesundheitlicher u. wirtschaftlicher Schäden, die ursächlich durch die Folgen mittelbarer od. unmittelbarer Kriegseinwirkungen entstanden sind; **Leistung:** Geld- u. Sachleistung gen werden (als Kriegsopferversorgung u. Kriegsopferfürsorge) von in den Bundesländern unterschiedlich benannten Behörden (ehemals Versorgungsamt*, Hauptfürsorgestelle*) erbracht, die das SER ausführen; das BVG wird auch für die Festsetzung des Unfallausgleichs bei Dienstunfallfolgen von Beamten gemäß § 35 Beamtenversorgungsgesetz (Abk. BeamtVG) angewandt; Vorläufer des BVG war das Reichsversorgungsgesetz (Abk RVG) vom 12.5.1920.

Bundeszahnärztekammer: (engl.) *National Dental Council*; Abk. BZÄK; 1953 gegründete Arbeitsgemeinschaft der deutschen Zahnärztekammern mit Sitz in Berlin, welche die gesundheits- u. standespolitischen Interessen der deutschen Zahnärzte auf Bundesebene vertritt; **Aufgabe:** Koordinierung u. Weiterentwicklung der zahnärztlichen Aus-, Fort- u. Weiterbildung, Förderung der öffentlichen Gesundheitspflege, Koordinierung u. Durchführung länderübergreifender Aufgaben der Verbandsmitglieder, Öffentlichkeitsarbeit, Schaffung von Rahmenbedingungen zur Erbringung u. Anerkennung zahnmedizinischer

Zahnärztekammern der Länder; vgl. Bundesärztekammer.

Bundeszentrale für gesundheitliche Aufklärung: (engl.) *Federal Center for Health Education*; Abk. BZgA; Bundesoberbehörde im Geschäftsbereich des Bundesministeriums für Gesundheit mit dem Ziel, durch zeitgemäße Strategien der gesundheitlichen Aufklärung* mehr Gesundheit für die Bürger in Deutschland zu ermöglichen; **Aufgabe: 1.** Aufklärung: Entwicklung, Durchführung u. Bewertung nationaler Kampagnen zu prioritären Themen der Gesundheit (s. Bevölkerungsstrategie); **2.** Qualitätssicherung*: Entwicklung von Qualitätssicherungsverfahren, Qualitätsstandards, Marktbeobachtungsinstrumenten u. langfristig angelegten Monitoringuntersuchungen; Themenschwerpunkte sind AIDS-Prävention, Suchtprävention, Sexualaufklärung u. Familienplanung sowie die heit sozial benachteiligter Gruppen. Information, Motivation u. Kompetenzentwicklung sind integrale Bestandteile des Aufklärungsansatzes der BZgA. Umgesetzt wird dieser Ansatz mit wissenschaftlich basierten, kooperativ angelegten u. multimedial gestalteten bevölkerungsweiten Kampagnen (s. Bevölkerungsstrategie) u. Programmen bezogen auf die Lebenswelten u. Lebenssituationen der angesprochenen Bevölkerungsteile; s. Setting.

BU-Rente: Kurzbez. für Berufsunfähigkeitsrente; s. Berufsunfähigkeit.

Burnout-Syndrom: s. Erschöpfungssyndrom.

BVA: Abk. für Bundesversicherungsamt*.

BVL: Abk. für Bundesamt* für Verbraucherschutz und Lebensmittelsicherheit.

BZÄK: Abk. für Bundeszahnärztekammer*.

BZgA: Abk. für Bundeszentrale* für gesundheitliche Aufklärung.

C

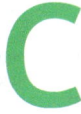

capacity building: im Bereich der Gesundheitsförderung* die Ausweitung der Kompetenz sozialer Systeme, gesundheitsfördernd zu wirken od. die gesundheitsfördernde Wirkung zu verlängern u./od. auszuweiten, d. h. von einem Bereich auf einen anderen zu übertragen; capacity building bezieht sich insbes. auf die Nachhaltigkeit gesundheitsrelevanter Effekte u. lenkt das Augenmerk auf Strukturen, welche die Voraussetzung für diese Änderungen bilden, insbes. Netzwerkbildung. **Einteilung** in 3 Stufen: **1.** Die Fähigkeit, auf spezifische Gesundheitsprobleme mit spezifischen Gesundheitsförderungsprogrammen zu reagieren. **2.** Die Fähigkeit, ein spezifisches Gesundheitsförderungsprogramm dauerhaft vorzuhalten. **3.** Die Fähigkeit von Organisationen u. Gemeinden, Gesundheitsprobleme generell u. nachhaltig zu lösen, i. d. R. durch Übertragen von Erfahrungen aus der Lösung eines Gesundheitsproblems auf andere Probleme im Gesundheitsbereich.

Carcinom-Richtlinien: Ca-Richtlinien; s. Rehabilitation, onkologische.

Care Management: Organisation der optimalen Kooperation verschiedener Leistungserbringer bei der Behandlung eines Patienten durch eine dafür autorisierte Instanz, z. B. den Hausarzt*; dieser erhält von der Krankenkasse detaillierte Kenntnisse über Art u. Kosten extern erbrachter Leistungen sowie finanzielle Anreize (Pauschalen od. gemischte Vergütungssysteme) zur aktiven Einflussnahme. Vgl. Managed Care.

Caritas: (engl.) *Caritas*; gemeinnütziger Dachverband für ehrenamtliche u. berufliche Arbeit in den Bereichen Bildung, Erziehung, Gesundheit u. Soziales; **Geschichte:** 1897 von L. Werthmann als „Caritasverband für das katholische Deutschland" gegründet u. 1916 von den katholischen Bischöfen unter dem Namen „Deutscher Caritasverband" als Organisationsform anerkannt. **Aufgabe:** Der Verband fühlt sich aufgrund der Grundsätze der christlichen Sozialethik vorrangig bedürftigen u. mittellosen Menschen verpflichtet.

Carryover-Effekt: (engl.) *carry over effect*; Wirkung einer Intervention*, die beabsichtigt od. unbeabsichtigt erst nach Beendigung der Intervention auftritt; i. R. von Interventionsstudien* werden Carryover-Effekte als Störgrößen gefürchtet, z. B. in Studien, welche die Wirksamkeit einer medikamentösen Behandlung nachweisen sollen, können Carryover-Effekte von vorangegangenen, aber noch latent wirksamen Behandlungen die Ergebnisse verzerren. Zur Sicherstellung, dass Wirkungen vorangegangener Therapien abgeklungen sind, wird vor die eigentliche Studienphase eine sog. Wash-out-Phase gesetzt. **Crossover-Effekt:** Sonderform in Studien mit Crossover-Design (s. Blindversuch): Die Wirksamkeit der Therapien kann am Ende der Crossover-Studie sowohl im Intra- als auch im Intergruppenvergleich bestimm werden unter der Voraussetzung, dass die Wirkung der vorangegangenen Therapie sicher abgeklungen sein muss, bevor mit der zweiten Therapie begonnen wird, um verzerrte Ergebnisse durch Crossover-Effekte zu vermeiden.

Case-control-Studie: s. Fallkontrollstudie.

Case Management: Fallsteuerung; kooperativer Prozess, in dem die Versorgung eines Patienten mit einer komplizierten u. kostenintensiven Erkrankung sektorübergreifend geplant, koordiniert, überwacht u. evaluiert wird; **Ziel:** an Bedürfnissen des Patienten orientierte Optimierung von Qualität u. Kontinuität der individuellen Versorgungsmaßnahmen bei gleichzeitiger Kontrolle der damit verbundenen finanziellen Aufwendungen über Fachdisziplinen u. Institutionen hinweg durch direkte od. indirekte Intervention eines Case Managers; Case Management ist bedeutsam bei der Versorgung von chronisch kranken Menschen (s. Disease-Management-Programm) Instrumente sind z. B. Entwicklung eines patientenorientierten Versorgungsplans, Organisation des Übergangs von ambulanter zu stationärer Versorgung (u. umgekehrt), Koordination anderweitiger Versorgung u. Prüfung von Behandlungsalternativen. Case Management in Krankenhäusern wird insbes. im Rahmen klinischer Behandlungspfade* durchgeführt.

Case Manager: (engl.) *case manager*; **1.** (allg.) Person die sich professionell auf Einzelfallebene mit der Bearbeitung eines Falles beschäftigt; eingesetzt z. B. bei der Vermittlung von Langzeitarbeitslosen durch die Agenturen* für Arbeit; **2.** Berufsbild für z. B. Ärzte, Pflegekräfte od. Sozialarbeiter, die aufgrund einer Weiterbildung hauptberuflich od

gabe: **1.** Versorgung des Patienten; **2.** Patientenaufklärung u. -anleitung; **3.** Förderung der Selbstmanagementfähigkeiten (Empowerment*); **4.** Integration u. Förderung sozialer Unterstützung; **5.** Vermittlung von Gesundheitsdienstleistungen; **6.** Patientenanwaltschaft; **7.** Selektion von Gesundheitsdienstleistungen; **8.** Organisation u. Sicherstellung einer durchgängigen Versorgung z. B. im Rahmen klinischer Behandlungspfade*; **9.** Evaluation u. Forschung.

Case-Mix: s. DRG.

Case-Mix-Index: s. DRG.

CAS-Nummer: (engl.) *CAS-number*; Kurzbez. für Chemical Abstracts Service-Nummer; Nummer zur zusätzlichen Identifikation eines chemischen Stoffes neben Stoffnamen, Gebrauchsnamen u. chemischer Summen- u. Strukturformel u. Reaktionsabläufe; 2005 sind ca. 26 Mio. Stoffe registriert; täglich kommen ca. 4000 hinzu.

CAT: Abk. für (engl.) *Critically* Appraised Topic*.

CCL: Abk. für complication comorbidity level; s. Komorbiditäts-/Komplikations-Stufe.

CDSS: Abk. für (engl.) *Clinical Decision Support System*; s. Systeme, entscheidungsunterstützende.

CEN: Abk. für Comité* Européen de Normalisation.

CER: Abk. für (engl.) *Control* Event Rate*.

CEYLL: Abk. für cohort expected years of life lost; Kohortenerwartung verlorener Lebensjahre; epidemiologisch/gesundheitsökonomische Messgröße für verlorene Lebensjahre*, die als Bezugspunkt die restliche Lebensdauer der Kohorte* der jeweiligen spezifischen Sterbefälle nimmt; dadurch entstehen zusätzliche Probleme bei der Schätzung der restlichen Überlebensfunktion einer noch nicht überwiegend verstorbenen Kohorte; vgl. PYLL, PEYLL, SEYLL.

CE-Zeichen: (engl.) *CE-labeling*; Qualitätssiegel für technische Erzeugnisse (z. B. technische Arbeitsmittel), mit dem sich der Hersteller des Produktes zur sicherheitstechnischen Bestimmung des Anhangs I der europäischen Maschinenrichtlinie (89/392/EWG) bekennt (Konformitätserklärung); kennzeichnet das Produkt als zugelassen für den zwischenstaatlichen Handel in der Europäischen Union. Das CE-Kennzeichen ist kein Ersatz für das deutsche GS*-Zeichen.

CFS: Abk. für (engl.) *chronic fatigue syndrome*; s. Umwelterkrankungen.

Chancengleichheit, gesundheitliche: (engl.) *equal opportunities in health*; in demokratischen Gesellschaften das Recht jedes Einzelnen auf gerechte Verteilung von gesundheitlichen Ressourcen* u. auf gleiche Möglichkeiten der Teilhabe* an allen relevanten gesellschaftlichen Subsystemen, unabhängig von sozialem Status, ethnischer Zugehörigkeit, Generation, Alter od. Geschlecht; bereits in der Verfassung der WHO* (1946) wurde gesundheitliche Chancengleichheit als zentrales Ziel for-

besser u. schlechter gestellten sozialen Schichten, innerhalb einzelner Gesellschaften, insbes. der ungleiche Zugang zur Gesundheitsversorgung, zwischen ärmeren u. reicheren Ländern, zwischen den Generationen, bedingt durch die Verursachung von Umweltrisiken u. deren gesundheitlichen Folgen sowie zwischen den Geschlechtern in der gesundheitlichen Versorgung. Einschränkend gilt, dass Gleichheit von Gesundheitschancen (equality in health) nicht mit Gerechtigkeit bei Gesundheitschancen (equity in health) gleichzusetzen ist. Unterschiede im Gesundheitsstatus zwischen verschiedenen Individuen od. zwischen Bevölkerungsgruppen können auch durch genetische Faktoren bedingt od. auf selbst gewählte Lebensstile zurückzuführen sein. Auf Chancengleichheit von Männern u. Frauen zielt die Strategie des Gender* Mainstreaming.

Charge: (engl.) *batch*; die in einem einheitlichen Herstellungsgang erzeugte Menge eines Produkts; Arzneimittel* werden industriell meist in Chargen hergestellt, die auf Einheitlichkeit überprüft werden, z. B. die laufende Überprüfung der Anlage, Geräte u. Verfahren auf Eignung für den vorgesehenen Zweck. Chargen erhalten zur eindeutigen Identifizierung eine Chargenbezeichnung (syn. Chargennummer), die verschlüsselt, auf Fertigarzneimitteln gut lesbar u. auf dauerhafte Weise angebracht ist.

Checkliste Methodische Qualität von Leitlinien: s. Leitlinen-Clearingverfahren.

Check-up-Untersuchungen: s. Vorsorge, Gesundheitsuntersuchungen.

Chemikaliengesetz: (engl.) *Chemicals Act*; Abk. ChemG; „Gesetz zum Schutz vor gefährlichen Stoffen" vom 16.9.1980 (BGBl. I S. 1718), in der Fassung vom 20.6.2002 (BGBl. I S. 2090), zuletzt geändert am 22.8. 2006 (BGBl. I S. 1970); Regelung des gewerbsmäßigen u. sonstigen wirtschaftlichen (nicht des wissenschaftlichen) Verkehrs von Stoffen mit dem Ziel, Menschen u. Umwelt vor schädlichen Stoffen zu schützen; das ChemG sieht u. a. folgende Schutzmaßnahmen vor: die Prüfungs- u. Anmeldepflicht neuer Stoffe, die Einstufungs-, Verpackungs- u. Kennzeichnungspflicht gefährlicher Stoffe u. Zubereitungen, die Mitteilungspflicht aller wesentlichen Änderungen der Anmeldeunterlagen, Verbote u. Beschränkungen, betriebliche Schutzmaßnahmen, Betriebsüberwachung u. behördliche Anordnungen; neben der Gefahrstoffverordnung (s. Gefahrstoffe) u. der Chemikalien*-Verbotsverordnung ist das ChemG Teil des Gefahrstoffrechts; in den meisten EU-Mitgliedstaaten sind Chemikaliengesetze erlassen, die v. a. auf die Richtlinie des Rates der EG vom 18.9.1987 (79/831/EWG) beruhen. Mit dieser Richtlinie über die Prüfung u. Anmeldung neuer Stoffe sollen in den EU-Mitgliedstaaten auch die

Ban Ordinance; Abk. ChemVerbotsV; „Verordnung über Verbote u. Beschränkungen des Inverkehrbringens gefährlicher Stoffe, Zubereitungen u. Erzeugnisse nach dem Chemikaliengesetz" vom 14.10.1993 (BGBl. I S. 1720), in der Fassung vom 13.6.2003 (BGBl. I S. 867), zuletzt geändert am 11.7.2006 (BGBl. I S. 1575); enthält u. a. Verbote u. Ausnahmen über das Inverkehrbringen von Stoffen u. Zubereitungen, Angaben zu Erlaubnis- u. Anzeigepflicht u. Informations- u. Aufzeichnungspflichten bei der Abgabe an Dritte, Hinweise zum Selbstbedienungsverbot, zum Versandhandel u. zum Nachweis der erforderlichen Sachkunde; neben der Gefahrstoffverordnung (s. Gefahrstoffe) u. der Chemikalienverordnung* Teil des Gefahrstoffrechts.

Chemikalienverordnung: (engl.) *Chemicals Ordinance*; „Registration, Evaluation and Authorisation of Chemicals" (Abk. REACH); Verordnung der Europäischen Kommission (29.10.2003) für die Registrierung, Bewertung u. Zulassung chemischer Stoffe, nach der Unternehmen, die chemische Stoffe in Mengen von mehr als 1 Tonne pro Jahr herstellen od. importieren, diese in einer zentralen Datenbank registrieren lassen sollen; **Ziel:** Verbesserung der Informationen über gefährliche Eigenschaften von Chemikalien, die bereits seit längerem auf dem Markt sind. EU-weites In-Kraft-Treten 2007 geplant, ersetzt dann 40 bestehende Vorschriften. Industrie wird dadurch verpflichtet, innerhalb von 11 Jahren ca. 30 000 Chemikalien in eigener Verantwortung auf ihre Verträglichkeit für Gesundheit u. Umwelt zu prüfen. Beweislast für Unbedenklichkeit einer Chemikalie liegt bei der Industrie.

Chemoprophylaxe: (engl.) *chemoprophylaxis*; prophylaktische Anwendung von Chemotherapeutika wie Antibiotika od. Virostatika vor erfolgter Infektion* (s. Prävention); sinnvoll z. B. zum Schutz vor einer Malariainfektion; problematisch ist der häufige Einsatz von Chemotherapeutika (Resistenzbildung).

Chemotherapie: (engl.) *chemotherapy*; Bez. für den Einsatz von natürlich vorkommenden od. synthetisch hergestellten niedermolekularen (chemischen) Substanzen mit (weitgehend) selektiv schädigender Wirkung auf Krankheitserreger u. Tumorzellen im Organismus; **Ziel:** Der Wirkmechanismus der Chemotherapeutika beruht auf der Blockade des Zellstoffwechsels. **Einteilung:** Antibiotika, Antimetaboliten, Antimykotika, Antituberkulotika. Vgl. Therapie, adjuvante.

Chipkarte: (engl.) *chip card*; maschinenlesbare Plastikkarte, wegen Unterschieden hinsichtlich Funktionalität u. Herstellungskosten entweder als reine Speicherkarte od. als leistungsfähigere Mikroprozessorkarte; die einfache Form ist mit einem passiven Speicherchip ausgestattet u. auf eine spezielle Anwendung hin optimiert, z. B. Telefonkarte od.

ab 2008. Vgl. Smartcard.

Chi-Quadrat-Test: (engl.) *chi-square test*; (statist.) allgemeiner nichtparametrischer Test zum Vergleich von relativen Häufigkeiten auf ihre statisti sche Signifikanz*; **Formen: 1.** bivariat: Kontingenztafel*-Test auf Unabhängigkeit zweier Merkmale; **2.** univariat: Anpassungstest für Verteilungs modelle; **3.** i. w. S. jeder Test, dessen Teststatistik einer Chi-Quadrat-Verteilung (s. Wahrscheinlichkeitsverteilung) folgt.

Chirotherapie: (engl.) *chirotherapy*; Form der manu ellen Therapie*; **Verfahren:** Handgrifftechnik zur Diagnostik u. Therapie reversibler Funktionsstö rungen der Gelenke; **1.** Mobilisationen (sog. weiche Technik) beeinflussen reflektorische Fehlspannungen der Muskulatur u. damit das gestörte Gelenk spiel; **2.** Manipulationen (sog. harte Technik) verbessern gezielt die gestörte Gelenkbewegung u. dürfen nur von Ärzten unter Beachtung strenger Ein- u. Ausschlusskriterien (z. B. Osteoporose, Knochentumoren, Fehlbildungen) durchgeführt werden.

chronic fatigue syndrome: s. Umwelterkrankun gen.

Chroniker-Richtlinie: (engl.) *chronic patients' guide line*; umgangssprachl. auch Chroniker-Regelung; Richtlinie des Gemeinsamen* Bundesausschusses vom 22.1.2004, zuletzt geändert am 21.12.2004; spezifiziert die Absenkung der Belastungsgrenze* von 2 % auf 1 % nach § 62 SGB V „für chronisch Kranke, die wegen derselben schwerwiegenden Krankheit in Dauerbehandlung sind"; nach Defi nition des Gemeinsamen Bundesausschusses ist eine Krankheit schwerwiegend chronisch, wenn sie wenigstens ein Jahr lang, mindestens einma pro Quartal ärztlich behandelt wurde (Dauerbehandlung) u. eines der folgenden Merkmale vorhanden ist: **1.** Es liegt eine Pflegebedürftigkeit* der Pflegestufe 2 od. 3 nach SGB XI vor. **2.** Es liegt ein Grad* der Behinderung (GdB) von mindestens 60 od. eine Minderung* der Erwerbsfähigkei (MdE) von mindestens 60 % vor. **3.** Es ist eine kontinuierliche medizinische Versorgung (ärzt liche od. psychotherapeutische Behandlung, Arz neimitteltherapie, Behandlungspflege, Versor gung mit Heil- u. Hilfsmitteln) erforderlich, ohne die nach ärztlicher Einschätzung eine lebens bedrohliche Verschlimmerung, eine Vermin derung der Lebenserwartung od. eine dauerhafte Beeinträchtigung der Lebensqualität durch die aufgrund der Krankheit verursachte Gesundheits störung zu erwarten ist. **Hinweis zur Gesund heitsreform 2006:** Die Gesundheitsreform sieht bislang vor, von der Absenkung der Belastungs grenze auf 1 % solche chronisch Kranke auszuneh men, die bei einer adäquaten Therapie nicht hin reichend mitwirken. Die Definition chronisch Kranker soll enger u. zielgenauer definiert werden.

Clearingstelle: (engl.) *clearing house*; Stelle zur Koordinierung der Kooperation zwischen Interessenspartnern, die der fachlichen u. organisatorischen Unterstützung bei der Erarbeitung u. Erprobung neuer Konzepte u. Methoden sowie modellhafter Lösungen für zentrale Konflikte* u. Probleme u. ggf. auch für deren Anwendung auf Einzelfälle dient; kann in verschiedenen sozialpolitischen u. sozialmedizinischen Kontexten eingerichtet werden; **Beispiel: 1.** in der Versorgungsforschung, z. B. Clearingstelle Versorgungsforschung NRW; **2.** bei der Leitlinienerstellung, z. B. Clearingstelle Leitlinien der AWMF (Abk. CLA); s. Leitlinien-Clearingverfahren; **3.** in der GRV: Clearingstelle der Deutschen Rentenversicherung Bund zur Abklärung von Zweifelsfällen der sozialversicherungsrechtlichen Einordnung, z. B. i. R. des Statusfeststellungsverfahrens*; **4.** örtliche Clearingstellen zu sozialmedizinischen Fragen, z. B. zur Methadon-Substitution.

Clearingverfahren: s. Leitlinien-Clearingverfahren.

Clinical Decision Support System: s. Systeme, entscheidungsunterstützende.

Clinical Governance: Initiative der britischen Regierung (Ende der 90er Jahre) i. R. von Modernisierungsmaßnahmen für alle Einheiten des staatlichen Gesundheitssystems (National* Health Service), die als zentrale Aspekte die Einführung von Managementkonzepten, Interdisziplinarität (in der Folge Entstehung des neuen Berufsbildes „Nurse-Professional"), die Verzahnung der sozialen Dienste mit den Gesundheitseinrichtungen zur verbesserten Betreuung von Patienten mit chronischen u. Suchterkrankungen sowie regelmäßige, gesetzlich vorgeschriebene Qualitätskontrollen durch die Commission for Health Improvement (Abk. CHI) u. die National Clinical Assessment Authority umfasst; **Ziel:** Qualitätssicherung* u. günstiges Kosten-Nutzen-Verhältnis (vgl. Kosten-Nutzen-Analyse) in der medizinischen, pflegerischen u. sozialen Leistungserbringung in medizinischen Versorgungseinrichtungen; Kriterien sind u. a. Verbesserung des Gesundheitszustandes, effektive u. angepasste Bereitstellung von Gesundheitsdienstleistungen, effiziente Nutzung der Ressourcen. Vergleichbare Initiativen im deutschen Gesundheitswesen sind die Einführung des internen Qualitätsmanagements* in Gesundheitseinrichtungen (Krankenhäusern, Arztpraxen), der Qualitätssicherung* der Leistungserbringung, der integrierten Versorgung* u. der Disease*-Management-Programme sowie des Instituts* für Qualität und Wirtschaftlichkeit im Gesundheitswesen.

clinical pathways: s. Behandlungspfad, klinischer.

Clusteranalyse: (engl.) *cluster analysis*; (statist.) Sammelbegriff für heuristische multivariate analytische Verfahren, die die Untersuchungsobjekte nach Maßgabe der Ähnlichkeit ihrer Merkmalsausprä-

CME: Abk. für Continuing* Medical Education.

CMI: Abk. für Case*-Mix-Index; s. DRG.

Coaching: (engl.) *coaching*; interaktiver, personenzentrierter Beratungs- u. Betreuungsprozess, der private u. berufliche Inhalte umfassen kann; der Begriff stammt ursprünglich aus dem Sport, wird u. a. auch bei medizinischen Fragestellungen verwendet, z. B. im Rahmen des Verhaltenstrainings.

Cochrane Collaboration: Abk. CC; internationales (non-profit) Netzwerk von Wissenschaftlern u. Ärzten; **Ziel:** auf der Grundlage wissenschaftlicher Daten aus Studien mit hohem Evidenzgrad* die beste verfügbare Evidenz* für diagnostische u. v. a. therapeutische Entscheidungen zur Verfügung stellen; systematische Übersichtsarbeiten (systematische Reviews*) werden von meist international zusammengesetzten Arbeitsgruppen erstellt.

Cochrane-Library (Zusammenstellung elektronischer Datenbanken): **1.** Cochrane Database of Systematic Reviews (CDSR): Überblick über laufende Reviews; **2.** Database of Abstracts of Reviews of Effectiveness (DARE): qualitätsgefilterte strukturierte Zusammenfassungen von Reviews; **3.** Cochrane Controlled Trials Register (CENTRAL): Bibliographie von mehr als 350 000 kontrollierten Studien*; um ein möglichst unverzerrtes Bild des wissenschaftlichen Erkenntnisstandes zur Wirksamkeit medizinischer Interventionen zu liefern, werden in die Sammlung auch Studienberichte aufgenommen, die in den verbreiteten Literaturdatenbanken (MEDLINE*, EMBASE) nicht gelistet sind. **4.** Health Technology Assessment Database: Informationen zu Bewertung von Gesundheitsleistungen; vgl. health technology assessment; **5.** NHS Economic Evaluation Database: Register von Wirtschaftlichkeitsstudien für den National Health Service.

Cohen's Kappa: (engl.) *Cohen's kappa*; Kappakoeffizient; statistische Maßzahl für die Interrater-Reliabilität in Kontingenztafeln*, die Qualitätsurteile von Beurteilern (Spalten) über zu beurteilende Personen od. Objekte (Zeilen) enthalten; nimmt Werte zwischen 0 (keine Übereinstimmung) u. 1 (perfekte Übereinstimmung) an.

COLD: Abk. für (engl.) *chronic obstructive lung disease*; s. COPD.

Colitis ulcerosa: (engl.) *ulcerative colitis*; chronisch entzündliche, meist schubförmig verlaufende Erkrankung der Schleimhaut des Dickdarms, die sich vom Mastdarm (Rektum) ausgehend kontinuierlich nach proximal ausdehnt u. u. a. mit blutigen Diarrhöen u. abdominaler Schmerzsymptomatik verbunden ist; **Einteilung:** beginnt stets im Rektum u. breitet sich bei etwa der Hälfte der Betroffenen bis in den Dickdarm (Kolon) aus; Verlauf: **1.** chronisch rezidivierend (85 %); **2.** chronisch kontinuierlich (10 %); **3.** akut fulminant (5 %). **Ätiologie:** unklar; diskutiert werden u. a. erbliche Ver-

chischen u. physiologischen Faktoren; **Epidemiologie:** Inzidenz 5–10 pro 100 000, Prävalenz 50–80 pro 100 000 Einwohner; die typische Symptomatik (blutige Diarrhöen) führt i. d. R. zur Diagnosestellung innerhalb von 6 Monaten. Männer u. Frauen sind etwa gleich häufig, Kinder seltener betroffen. Das Erstmanifestationsalter liegt typischerweise zwischen dem 20. u. 40 od. jenseits des 60. Lebensjahres. Hellhäutige Menschen erkranken häufiger als dunkelhäutige. Das Risiko für Dickdarmkrebs steigt auf 10 % nach langem Krankheitsverlauf über 10 Jahre, bei Befall des gesamten Dickdarms u. 25 Jahren Krankheitsdauer steigt es auf ca. 40 %. Daher sollte nach 10-jähriger Erkrankung einmal im Jahr eine Darmspiegelung des gesamten Dickdarms mit Gewebeprobeentnahmen erfolgen. **Sozialmedizinische Bedeutung:** Es entstehen Kosten von ca. 20 000 EUR jährlich pro Patient, wobei etwa 69 % indirekte Kosten sind, die durch Produktionsverlust infolge Arbeitsausfall entstehen. **Leistungsansprüche an die Sozialversicherungsträger: 1.** an die GKV durch dauerhafte Behandlung, häufige Arbeitsunfähigkeitszeiten u. Heil- u. Hilfsmittelbedarf; **2.** an die GRV durch Bedarf an Leistungen* zur medizinischen Rehabilitation u. Leistungen* zur Teilhabe (2005 rund 1500 medizinische Rehabilitationen) sowie selten bei schwerwiegender u. dauerhafter Funktionsstörung durch Ansprüche auf Rente wegen Erwerbsminderung*; **3.** an die GPV bei entsprechendem Hilfebedarf. Die Anerkennung des Grades* der Behinderung erfolgt nach den Grundsätzen des Schwerbehindertenrechts im SGB* IX. Vgl. Enteritis regionalis Crohn.

Comité Européen de Normalisation: (engl.) *European Committee for Standardization;* Abk. CEN; Europäisches Komitee für Normung; regionales Normungsinstitut, in dem die nationalen Normungsinstitute in Europa zusammengeschlossen sind; die europäischen Normen erhalten zur Codierung die Kennzeichnung „EN", u. a. Bestandteil des Kürzels DIN EN ISO.

Compliance: syn. Adhärenz; Bereitschaft eines Patienten zur Zusammenarbeit mit dem Arzt bzw. zur Mitarbeit bei diagnostischen od. therapeutischen Maßnahmen, z. B. Zuverlässigkeit, mit der therapeutische Anweisungen befolgt werden (sog. Verordnungstreue); die Compliance ist u. a. abhängig von: **1.** Patientenmerkmalen (z. B. Persönlichkeit, Krankheitsverständnis u. Leidensdruck); **2.** soziodemographischen Indikatoren (z. B. Alter, Bildung, Geschlecht od. sozialer Status); **3.** psychosozialen Einflussgrößen (z. B. Stress*); **4.** Besonderheiten des Krankheitsbildes (z. B. Dauer der Behandlung); **5.** Charakteristika der Behandlung (z. B. Anzahl u. Schwierigkeit der Anweisungen, Art der Therapie u. evtl. erforderlicher Verhaltensänderungen, Nebenwirkungen); **6.** Rahmenbedingung, Selbstverantwortlichkeit des Patienten) Ziel der Compliance-Forschung ist das Definieren der Bedingungen, unter denen das Therapieschema eingehalten wird; die Compliance-Messung kann indirekt z. B. über Selbstangaben od. Termineinhaltungen od. direkt z. B. über laborchemische Tests erfolgen; Strategien der Compliance-Förderung sind z. B. Therapeutische Verträge, Einnahmetagebücher od. Patientenschulungen. Werden medizinische Ratschläge u. Therapievorgaben missachtet, spricht man von **Non-Compliance 1.** intentional: generelle Ablehnung, verdeckte Verweigerung; **2.** nonintentional: unsachgemäße Verwendung od. Einnahme ohne Indikation. Das Nichtbefolgen von medizinischen Empfehlungen, z. B. im Zusammenhang mit der Medikamenteneinnahme, kann gravierende negative Auswirkungen auf die Genesung od. das Überleben des Patienten haben sowie mit einem Anstieg der gesundheitsökonomischen Folgekosten verbunden sein. Die Patientenrolle hat im Lauf der Jahrzehnte verschiedene Stadien durchlaufen vom Leidenden u. armen Kranken in den 60er Jahren mi asymmetrischer Rollenverteilung zwischen aktivem, dominantem, paternalistischem Arzt u. passivem Patienten zu einer zunehmenden Patientenorientierung als ein Qualitätskriterium der Gesundheitsversorgung (s. Entscheidungsfindung partizipative). Hier wird der Patient als Koproduzent seiner Gesundheit, aber auch als Kunde betrachtet, der berechtigten Anspruch auf gute Qualität der Versorgung hat u. an dessen Bedürfnissen sich die Leistungsanbieter u. -erbringer auch auszurichten haben. Für die Therapeut-Patient-Beziehung bedeutet das, eine differentiale thische Position zwischen Empowerment* u. Compliance einzunehmen u. eine Abwägung zwischen Respekt vor der Autonomie* des Patienten u. der professionellen Expertise vorzunehmen.

Compression of Morbidity: Abk. CoM; s. Morbiditätskompression.

Computerdiagnostik: (engl.) *computer (assisted) assessment;* syn. computerunterstützte Diagnostik, EDV-gestützte Diagnostik; Variante der psychologischen Diagnostik mit dem Ziel, den diagnostischen Entscheidungsprozess durch Computerunterstützung zu erleichtern u. zu verbessern Computerdiagnostik ermöglicht: **1.** ökonomische Erfassung der Beantwortungen der Items; **2.** Steuerung der Itemauswahl (sog. adaptives Testen), bei dem jedem Befragten aus einem großen Itempool sukzessive nur solche Items vorgegeben werden, die für das aus den bisherigen Antworten geschätzte Merkmalsniveau am meisten Messgenauigkeit aufweisen. Da der Test abgebrochen wird, wenn ein vorher festgelegtes Genauigkeitskriterium erreicht wird, kann die Testdauer oft erheblich verkürzt werden. I. d. R. ist ein Testmodell der Item-Re-

schen u. juristischen Problemen (Copyright, Datenschutz*, Miterfassung passiver Daten, automatisierte Plausibilitätskontrollen) ergeben sich auch Fragen hinsichtlich der differentiellen Validität (s. Testgütekriterien) bei der computerisierter Testdarbietung im Verhältnis zu herkömmlichen Papier-Bleistift-Verfahren.

Computerized Physician Order-Entry: Abk. CPOE; elektronische Anforderung von Diagnose-, Therapie- od. Bestellungsaufträgen, die mit Computerunterstützung erfasst, verarbeitet u. ggf. mit einem Statistik- od. Warnsystem verbunden sind; z. B. für bildgebende Verfahren od. Medikamenten-Verordnungen.

concern level: Konzentration einer Umweltchemikalie (s. Schadstoffe) in Luft, Wasser od. Boden, bei der gemäß Freilandversuch mit einer Schädigung von Populationen zu rechnen ist; vgl. Umweltmedizin.

Confounder: (engl.) *confounder*; Klasse effektverfälschender Störgrößen (z. B. bestimmtes Merkmal od. Risikofaktor) in Studien, die bei Planung (Erfassung, Matching) od. Auswertung (Schichtung, Matching) zu berücksichtigen ist (s. Bias); z. B. ist beim statistischen Zusammenhang zwischen der Exposition Zigarettenrauchen u. dem Erkrankungsrisiko Leberzirrhose der Confounder Alkoholabusus, der sowohl mit der Exposition wie auch mit der Erkrankung korreliert.

Continuing Medical Education: Abk. CME; kontinuierliche professionelle Weiterentwicklung professionelle Weiterentwicklung mit dem Ziel der fortgesetzten Entwicklung der fachlichen Kompetenz, die zur Ausübung des ärztlichen Berufes notwendig ist; wichtiges Instrument der Qualitätssicherung* in der Medizin.

Continuing Professional Development: Abk. CPD; Aktualisierung von medizinischem Fachwissen, Fähigkeiten u. Fertigkeiten u. Erweiterung der über das Fachliche hinausgehenden Kompetenz; wichtiges Instrument der Qualitätssicherung* in der Medizin.

Control Event Rate: Abk. CER; Ereignisrate in der Kontrollgruppe* einer klinischen Studie; vgl. Experimental Event Rate.

Controlling: Sammlung u. Aufbereitung unternehmensspezifischer Daten u. Informationen zur Ableitung u. Unterstützung strategischer u. operativer Entscheidungen durch die Unternehmensführung; **Voraussetzung:** verbindliche Vorgabe eines od. mehrerer eindeutiger u. erreichbarer Ziele durch die Unternehmensführung (z. B. Über- od. Unterschreitung des Krankenhausbudgets innerhalb eines Jahres um maximal 1 %); davon ausgehend Formulierung von Einzelzielen für die einzelnen Funktionsbereiche zur Planung, Koordination, Kontrolle u. Steuerung. **Aufgabe: 1. Planung:** ausgehend von den definierten Zielen For-

budgets); **2. Koordination:** Zusammenführung aller Teilpläne sowie unternehmensweite, regelmäßige Informationsversorgung mit Berichten; **3. Kontrolle:** Überwachung der Plan- u. Ist-Werte sowie Analyse der Abweichungen, z. B. in Form von Soll-Ist-Vergleichen; **4. Steuerung:** regelmäßige Beobachtung der Planziele u. Planwerte mit dem Ziel, Abweichungen zu erkennen u. Gegensteuerungsmaßnahmen einzuleiten. **Operatives** Controlling orientiert sich an internen Informationsquellen, z. B. den Ergebnissen u. Zahlen der Vergangenheit u. Gegenwart, so dass der Planungshorizont auf kurz- u. mittelfristige Ziele (maximal 3 Jahre) limitiert ist; im **strategischen** Controlling finden äußere Einflussfaktoren u. Entwicklungen (z. B. Standort, Umbau) Berücksichtigung.

COPD: syn. COLD; Abk. für (engl.) *chronic obstructive pulmonary disease;* chronisch obstruktive Lungenkrankheit; nach Definition der Deutschen Atemwegsliga eine durch progrediente, nicht vollständig reversible Obstruktion der Atemwege auf dem Boden einer chronischen Bronchitis u./od. eines Lungenemphysems gekennzeichnete Krankheit; ist eine der häufigsten Erkrankungen u. umfasst ein Spektrum an Lungenerkrankungen, die mit chronischem Husten, Auswurf u. Atemnot einhergehen; **Einteilung:** erfolgt nach **1.** anatomischen Aspekten (untere/obere Luftwege); **2.** Akuität (akut/chronisch); **3.** Pathogenese (z. B. exogene Ursache); **4.** klinischen Symptomen; **5.** Schweregraden. **Ätiologie:** meistens infolge von Inhalation exogener Noxen (v. a. Tabakrauch), konstitutionelle od. genetische Faktoren; wichtigster Risikofaktor: Tabakrauch; **Epidemiologie:** 4–7 % der Bevölkerung (3,5–5,3 Mio. Menschen) leiden unter COPD. 90 % der Betroffenen sind od. waren Raucher. Männer sind dreimal so häufig betroffen. **Leistungsansprüche an die Sozialversicherungsträger: 1.** an die GKV durch dauerhafte Medikation, stationäre u. ambulante Therapie, häufige Zeiten von Arbeitsunfähigkeit; **2.** an die GRV durch Bedarf an Leistungen* zur medizinischen Rehabilitation u. Leistungen* zur Teilhabe (2005 ca. 14 000 medizinische Rehabilitationen) sowie bei schwergradiger u. dauerhafter Funktionsstörung durch Ansprüche auf Rente wegen Erwerbsminderung* (2005 knapp 2000 Renten); **3.** an die GPV bei schwer eingeschränkter od. aufgehobener Mobilität; **4.** an die Berufsgenossenschaft bei nachgewiesener Berufskrankheit*. Die Anerkennung des Grades* der Behinderung erfolgt nach den Grundsätzen des Schwerbehindertenrechts im SGB IX. **Prävention:** Meidung der schädlichen Noxen, Früherkennung durch Prüfung der Lungenfunktion.

Coping: Bez. für eine Vielzahl von Erlebens- u. Verhaltensweisen, Methoden u. Strategien, mit deren Hilfe bestehende od. erwartete Belastungen emotional, kognitiv u./od. handelnd in ihren ne-

Coping: beinhaltet u. a. Wissenserwerb bzw. Information über die vorliegende Problematik u. entsprechende Hilfs- bzw. Behandlungsmöglichkeiten sowie deren Inanspruchnahme; **2.** emotionsorientiertes Coping: ist auf den Ausgleich negativer emotionaler Reaktionen auf Belastungen durch intrapsychische Mechanismen wie Verdrängung u. Ablenkung (ggf. auch mit Hilfe einer Psychotherapie*) gerichtet. **Sozialmedizinische Bedeutung: 1.** Bewältigung schwieriger, emotional belastender sozialer Situationen (z. B. Langzeitarbeitslosigkeit, Dauerpflege eines Angehörigen); **2.** Krankheitsverarbeitung*, v. a. bei chronischen Erkrankungen, Erkrankungen mit unklarer od. negativer Prognose sowie Behinderungen. Ein erfolgreiches Coping hat einen positiven Einfluss auf den Verlauf vieler Erkrankungen u. wird u. a. gefördert durch: **1.** ein hohes Ausmaß an Selbstwertgefühl*, Selbstvertrauen, Problemlöse- u. sozialer Kompetenz*; **2.** Unterstützung seitens des sozialen Umfelds (Familie, Selbsthilfegruppen); **3.** ein von Schuldzuweisungen freies Krankheitskonzept; **4.** eine vertrauensvolle therapeutische Beziehung bei Autonomie* des Patienten bezüglich der Entscheidung über diagnostische u. therapeutische Maßnahmen. In der Stressforschung gelten erfolgreiche bzw. geeignete Coping-Strategien als bedeutsame gesundheitliche Ressourcen*. Vgl. Verdrängung.

Cordon sanitaire: (engl.) *sanitary cordon*; französisch für sanitäres Band; systematische Regelung des Zugangs in ein Land od. eine Region während einer Epidemie*.

Cox-Modell: (engl.) *Cox proportional hazards model*; (statist.) Regressionsmodell (s. Regression), auf dessen Grundlage Überlebensdaten analysiert werden, z. B. die Schätzung von Therapieeffekten auf die Überlebenszeit (Time-to-event-Modell); vgl. Modelle, lineare); Modellvoraussetzung ist die Zeitkonstanz der vom Modell erklärten relativen Risiken (sog. proportional hazards assumption). Unter dieser Voraussetzung lassen sich die Therapieeffekte aus der Überlebenszeitfunktion herausfaktorisieren u. auch dann schätzen, wenn die funktionale Gestalt der Überlebenszeitkurve unbekannt ist. Wegen dieser Eigenschaft wird das Verfahren auch als semiparametrisch bezeichnet.

CPD: Abk. für Continuing* Professional Development.

diese geeignet sind, zur Lösung eines spezifizierten Problems aus der medizinischen Versorgung beizutragen; geprüft werden: **1.** Validität; s. Testgütekriterien; **2.** Relevanz; **3.** Übertragbarkeit au den gegebenen Entscheidungskontext.

Critical Incident Reporting System: Abk. CIRS System zur Meldung von Beinahefehlern (s. Fehler) u. unerwünschten Ereignissen* mit dem Ziel, Be handlungsfehler* zu reduzieren; je mehr Zwi schenfälle erfasst werden, desto größer ist die Chance, Schwachstellen im System zu erkennen u. durch geeignete Maßnahmen zu eliminieren. I. R. der Qualitätssicherungsmaßnahmen der Bundesärztekammer u. der KBV ist ein fachdisziplinübergreifendes Berichts- u. Lernsystem für Kritische Ereignisse u. Fehler in der Medizin für die Deutsche Ärzteschaft unter der Bez. Cirsmedical.de geschaffen.

Critically Appraised Topic: Abk. CAT; in der evidenzbasierten Medizin* (EbM) ein nach EbM-Me thodik gelöstes Problem, das die als präzise Frage formulierte Problemstellung, eine kurze Beschrei bung der Literaturrecherche, die strukturierte Kurzfassung einer geeigneten, kritisch bewerteten Literaturquelle u. die aus den Ergebnissen abge leitete klinische Schlussfolgerung enthält; aus didaktischer Sicht eignet sich die Erstellung von CATs zum Erlernen u. Vertiefen der EbM-Metho den. Wenn eine CAT-Sammlung als Informationsquelle weiter verwendet werden soll, sind 3 **Probleme** zu bedenken: **1.** CATs können fehlerhaft sein, ein Peer* Review ist daher unverzichtbar. **2.** CATs geben immer nur eine einzige Quelle zum kli nischen Problem wider u. sind nicht immer reprä sentativ für die gesamte, zum Thema publizierte Literatur. **3.** CATs veralten schnell.

Cronbach's Alpha: (engl.) *Cronbach's alpha*; i. R. einer Faktorenanalyse* abgeleitete Maßzahl zur Messung der Assoziation zwischen den Items eines Testinstruments; Alpha schätzt dabei eine Untergrenze für die Reliabilität des Instruments; der Wertebereich liegt zwischen 0 u. 1. Ein wohldefi niertes Testinstrument sollte Werte von über 0,8 aufweisen. Anderenfalls ist davon auszugehen dass das Instrument anderen Einflüssen unterliegt als denen, die getestet werden sollen.

Crossover-Design: s. Blindversuch.

Crossover-Effekt: s. Carryover-Effekt.

D

DAC: Abk. für Deutscher* Arzneimittel-Codex.

Dachdokumentation Krebs: (engl.) *Central Cancer Surveillance Programme*; beim Robert* Koch-Institut angesiedelte Einrichtung, deren Aufgabe die zusammenfassende, übergreifende Auswertung u. der Abgleich der anonymisierten Daten der bevölkerungsbezogenen Krebsregister* in Deutschland ist; in Zusammenarbeit mit der „Gesellschaft der epidemiologischen Krebsregister in Deutschland" (Abk. GE-KID) werden die Ergebnisse der Berechnungen zur Krebshäufigkeit in der Broschüre Krebs in Deutschland veröffentlicht. **Rechtliche Grundlage:** Krebsregistergesetz (s. Krebsregister).

DALE: Abk. für disability adjusted life expectancy; s. Lebenserwartung.

DALY: Abk. für disability adjusted life years; beeinträchtigungsgewichtete Lebensjahre*; epidemiologisch/gesundheitsökonomische Messgröße, die neben den durch vorzeitigen Tod verlorenen Lebensjahren (s. PYLL) auch die durch Krankheit X beeinträchtigt verlebten Lebensjahre berücksichtigt, gewichtet mit dem Grad der Beeinträchtigung; auf dem gemessenen DALY beruht sowohl das Konzept der beeinträchtigungsgewichteten bzw. gesundheitsgewichteten Lebenserwartung u. das Konzept der globalen Krankheitslast*. Die in dem ursprünglichen Verfahren der Berechnung von DALYs nach dem WHO-Projekt „Global Burden of Disease" enthaltene Altersgewichtung ist in der aktuellen Version von 2006 nicht mehr enthalten.

Darmkrebs: s. Karzinom, kolorektales.

D-Arzt: (engl.) *(accident) insurance association specialist*; Abk. für Durchgangsarzt; ein für die besondere Heilbehandlung nach dem Vertrag* Ärzte/Unfallversicherungsträger zugelassener niedergelassener od. an einem Krankenhaus tätiger Facharzt für Chirurgie mit Schwerpunkt Unfallchirurgie, dem durch Arbeitsunfall* Verletzte aufgrund seiner Lotsenfunktion in der Gesetzlichen Unfallversicherung* umgehend vorzustellen sind; die Zulassung als D-Arzt bzw. H*-Arzt erfolgt durch die Landesverbände der Berufsgenossenschaften*. Der D-Arzt übernimmt die fachärztliche Erstversorgung* u. steuert das Heilverfahren* bis zum Wiedererreichen der Arbeitsfähigkeit (ggf. unter Hinzuziehen weiterer Fachärzte). Das **D-Arzt-Verfahren** be-

schreibt die vom D-Arzt zu erfüllenden Voraussetzungen, seine Rechte, Pflichten u. besonderen Aufgaben bei der Behandlung von Arbeitsunfall verletzten; personelle u. sachliche Anforderungen regeln die „Anforderungen der Gesetzlichen Unfallversicherungsträger nach § 34 SGB VII zur Beteiligung am Durchgangsarztverfahren". Das gesamte D-Arzt-Verfahren nach SGB VII u. die Vergütung der Leistungen des D-Arztes einschließlich der Honorare für Berichte u. Gutachten sind vertraglich zwischen Ärzten u. Trägern der GUV geregelt. **D-Arztbericht:** Der D-Arzt ist zur Meldung eines Arbeitsunfalls u. zur Berichterstattung über den gesamten Behandlungsprozess mit gesonderten Berichtsformularen an den zuständigen Träger der GUV verpflichtet (§ 201 SGB VII). Wesentliche Angaben sind die Personalien des Versicherten, Unfallhergang, Befund, Erstdiagnose u. Art der Heilbehandlung. Der Vordruck für den Bericht wird von den Landesverbänden der gewerblichen Berufsgenossenschaften kostenlos zur Verfügung gestellt. **Hinweis:** Unternehmer sind nach den Unfallverhütungsvorschriften rechtlich verpflichtet, zur notfallmäßigen Versorgung der betroffenen Person den nächst erreichbaren Arz (Kassenarzt/Hausarzt) hinzuzuziehen. Dieser Arz hat bei Arbeitsunfähigkeit über den Unfalltag hinaus den Verletzten einem D-Arzt vorzustellen (s. Vertrag Arzt/Unfallversicherungsträger). Vgl. Hautarztverfahren.

D-Arzt-Verfahren: Abk. für Durchgangsarztverfahren; s. D-Arzt.

Daseinsvorsorge: (engl.) *services of general interest* Aufgaben der Verwaltung (insbes. der Kommunen) zur Sicherung u. Bereitstellung elementaren u. lebenswichtigen Bedarfs; hierzu gehören Sozialhilfe, Gesundheitswesen, Straßen- u. Wegebau, Energie- u. Wasserversorgung. Europarechtlich werden Leistungen der Daseinsvorsorge als „gemeinwohlorientierte Leistungen" bezeichnet. Wesentliche Gebiete der Daseinsvorsorge sind gesetzlich geregelt. Die Leistungen werden entweder öffentlich-rechtlich (z. B. Sozialhilfe*) od. privatrechtlich (z. B. Vergabe von Darlehen) geleistet. In beiden Fällen ist die Verwaltung an den Gleichheitssatz des GG sowie an allgemeine Grundsätze rechtsstaatlichen Handelns gebunden.

über persönliche od. sachliche Verhältnisse einer bestimmten od. bestimmbaren natürlichen Person (Betroffener). **2. Besonders schutzwürdige** Daten i. S. des Datenschutzes* sind Angaben über rassische u. ethnische Herkunft, politische Meinungen, religiöse od. politische Überzeugungen, Gewerkschaftszugehörigkeit, Gesundheit od. Sexualleben (§ 67 Abs. 12 SGB X). Vgl. Sozialdaten.

Datenanalyse: (engl.) *data analysis*; Erkundung eines Datensatzes mit statistischen Methoden mit dem Ziel der Hypothesenbildung; **Formen: 1.** explorative Datenanalyse: qualitatives od. quantitatives Analyseverfahren zur Information über die Struktur von Datensammlungen u. zur Hypothesengenerierung* (u. a. deskriptive Analyse, Clusteranalyse*, Faktorenanalyse*); **2.** konfirmatorische Datenanalyse: statistische Analyse eines Datensatzes zur Prüfung formulierter Hypothesen u. zur Schätzung von Behandlungseffekten.

Datenbank: (engl.) *data base*; aus 2 Komponenten bestehende Verwaltungssoftware: **1. Datenbasis:** systematisch abgelegte Sammlung von Informationen, z. B. Stammdaten* des Patienten; **2. Datenbankmanagementsystem:** Software, welche die Datenbasis verwaltet; zusätzlich meist mit Retrievalprogramm (Retrieval*) zum gezielten Wiederauffinden gesuchter Information; enthält typischerweise große Mengen gleich strukturierter Information; die einzelnen, untereinander gleich aufgebauten Informationseinheiten werden dabei in Datensätzen gespeichert, die wiederum in Datenfelder untergliedert sind; eine Patientenadressdatenbank enthält z. B. für jede Adresse eines Patienten einen Datensatz, der sich in Datenfelder wie Name, Straße, Hausnummer untergliedert. **Faktendatenbank:** enthält Primärinformation, d. h. Information, die unmittelbar verwertbar ist; z. B. Medikamentendatenbanken; **Literaturdatenbank:** enthält Titel u. Abstracts sowie bibliographische Verweise auf Fachliteratur, z. B. MEDLINE*; **Katalogdatenbank:** enthält bibliographische Informationen zu Werken, die in einer Bibliothek vorhanden sind; medizinisch relevante Katalogdatenbanken sind z. B. CATLINE u. MEDIKAT.

Datenerfassungs- und -übermittlungsverordnung: (engl.) *Data Registration and Transmission Act*; Abk. DEÜV; Verordnung zur Neuregelung des Meldeverfahrens in der Sozialversicherung vom 10.2.1998 (BGBl. I S. 343) in der Fassung vom 23.1.2006 (BGBl. I S. 152); ersetzt die bisherigen Regelungen der 2. Datenerfassungsverordnung u. der 2. Datenübertragungsverordnung u. fasst diese in der „Verordnung über die Erfassung u. Übermittlung von Daten für die Träger der Sozialversicherung" zusammen.

Datenerhebung: (engl.) *data collection*; Gewinnung, Zusammenstellung u. Auswertung von Informationen bezüglich eines Sachverhalts v. a. zu statis-

genannte Stelle ist zulässig, wenn die Kenntnis zur Erfüllung einer Aufgabe der erhebenden Stelle nach dem SGB erforderlich (Erforderlichkeitsgrundsatz) ist; § 67a SGB X regelt, wann u. bei wem Sozialdaten erhoben werden dürfen u. welche Unterrichtungspflichten bestehen.

Datenfreigabe: (engl.) *data release*; Regelung der Zugriffsrechte zur Einsicht von Daten, z. B. von Patientendaten in einem Krankenhausinformationssystem* für besondere Situationen (z. B. Behandlung, Notfall, Konsil).

Daten, personenbezogene: (engl.) *personal data*; nach § 3 Bundesdatenschutzgesetz Einzelangaben über persönliche od. sachliche Verhältnisse einer bestimmten od. bestimmbaren natürlichen Person (Betroffener); s. Datenschutz.

Datenschutz: (engl.) *protection of data privacy*; aus den Grundrechten auf Menschenwürde u. Freiheit der Person (Art. 1 u. 2 GG) abgeleitetes Recht auf Persönlichkeitsschutz bei der Datenverarbeitung; als Datenschutz werden ferner alle rechtlichen, organisatorischen u. technischen Maßnahmen zur Sicherung der informationellen Selbstbestimmung, insbes. zum Schutz der persönlichen, d. h. personenbezogenen Daten vor Indiskretion u. Missbrauch (Geheimnisschutz) bezeichnet. Datenschutz umfasst Schutz vor unbegrenzter Erhebung, Speicherung, Verwendung u. Weitergabe persönlicher Daten (Volkszählungsurteil des Bundesverfassungsgerichts vom 15.12.1983). Das Grundrecht gewährleistet die Befugnis des Einzelnen, grundsätzlich selbst über die Verwendung seiner persönlichen Daten zu bestimmen. Einschränkungen dieses Rechts auf „Informationelle Selbstbestimmung" sind nur im überwiegenden Allgemeininteresse zulässig. Zur Sicherung des allgemeinen Datenschutzes dienen die **Datenschutzgesetze** des Bundes u. der Länder, in denen festgeschrieben wird, wer welche personenbezogenen Daten* zu welchem Zweck u. unter welchen Bedingungen verarbeiten darf. Die Datenschutzgesetze regeln insbes. die Rechte des Betroffenen auf Auskunft über die zu seiner Person gespeicherten Daten u. auf Berichtigung, Löschung u. Sperrung von Daten, ferner den Schutz des Datengeheimnisses sowie die Überwachung der Einhaltung des Datenschutzes durch Datenschutzbeauftragte* des Bundes u. der Länder sowie durch betriebliche Datenschutzbeauftragte. Sie enthalten darüber hinaus Sonderbestimmungen für die Datenverarbeitung zu wissenschaftlichen Zwecken (sog. Forschungsklauseln). Die Datenschutzgesetze gelten für automatisierte u. beim Vorliegen bestimmter Voraussetzungen auch für manuelle Datenverarbeitung. **1. Bundesdatenschutzgesetz** (Abk. BDSG) vom 20.12.1990 (BGBl. I S. 2954,) in der Fassung vom 14.1.2003 (BGBl. I S. 66) zuletzt geändert am 22.8.2006 (BGBl. I S. 1970): normiert

Zwecke (z. B. Datenverarbeitung in der ärztlichen Privatpraxis, § 28 BDSG); **c)** von nichtöffentlichen Stellen zum Zweck der Übermittlung (z. B. Datenverarbeitung durch Service-Rechenzentren). **2. Landesdatenschutzgesetze** (Abk. LDSG): regeln die Datenverarbeitung der Landesbehörden u. sonstiger öffentlicher Stellen der Länder sowie der ihrer Aufsicht unterstehenden juristischen Personen des öffentlichen Rechts (z. B. der Ärztekammern). Sie gelten (vorrangig), sofern es sich nicht um öffentliche Stellen des Bundes handelt. Daneben finden sich z. T. auch spezielle landesrechtliche Maßgaben für den Schutz von Patientendaten. Eigenständige Regelungen existieren für die Datenverarbeitung in der Sozialverwaltung. Bereichsspezifische Datenschutzregelungen finden sich z. B. in den verschiedenen Büchern des Sozialgesetzbuchs (insbes. SGB*X). Vgl. Selbstbestimmung, Schweigepflicht, Datenschutz, medizinischer.

Datenschutzbeauftragter: (engl.) *data protection official*; Person od. Behörde, die auf die Einhaltung der Gesetze u. Vorschriften zum Datenschutz* hinwirkt u. eine entsprechende Beratungsfunktion einnimmt; insbes. sind Datenverarbeitungsprogramme, mit deren Hilfe personenbezogene Daten verarbeitet werden sollen, zu überwachen. Die Datenschutzbeauftragten sind weisungsfrei.

Datenschutz, medizinischer: (engl.) *medical data protection*; bei der Verarbeitung von patienten- od. probandenbezogenen Daten der Wahrung der Persönlichkeitsrechte dienende Maßnahmen rechtlicher, organisatorischer u. technischer (Datensicherung) Art; **Rechtliche Grundlage:** Datenschutzgesetze (s. Datenschutz), Strafgesetzbuch, Krankenhausgesetze, Krankenhausdatenschutzgesetze, Patientenschutzverordnungen u. a. In der **medizinischen Forschung** ist die Zustimmung der Betroffenen zur Erhebung u. Verarbeitung ihrer Daten schriftlich einzuholen. Sie sind über den Zweck der Forschung sowie über den genauen Ablauf zu informieren. Die Freiwilligkeit der Teilnahme ist ebenso zu dokumentieren wie die Möglichkeit, jederzeit die Teilnahme beenden zu können, ohne Nachteile der sonstigen medizinischen Versorgung fürchten zu müssen. Dies gilt insbes. für Forschungen in den Einrichtungen der Leistungsträger. Nach Möglichkeit ist die Pseudonymisierung* od. Anonymisierung* der Daten vorzunehmen. **Hinweis:** Ein Anspruch auf Schadenersatz* ist gegeben, wenn ein in § 35 SGB I genannter Sozialversicherungsträger durch eine nach dem SGB od. anderen Vorschriften über den Datenschutz unzulässige od. unrichtige Erhebung, Verarbeitung od. Nutzung personenbezogener Sozialdaten* dem Betroffenen einen Schaden zufügt. Hierbei ist unerheblich, ob der Schaden durch automatisierte od. nichtautomatisierte Vorgänge

integrität, Integrität; Zustand nach DIN 44300, der dazu dient, Daten in der elektronischen Datenverarbeitung vor Verlust, unberechtigter Einsicht u. Manipulation zu schützen; die Datensicherhei muss den Schutz der Daten vor fahrlässigen bzw. technischen Fehlern, physikalischen Schäden, externen Schadensquellen u. Spionage bzw. Sabotage garantieren. Zur Unterstützung der Datensicherheit werden z. B. Datensicherung u. Virenschutz (Antivirenprogramme) eingesetzt. Nach § 78 c SGB X können Anbieter von Datenschutzverarbeitungssystemen u. -programmen sowie Daten verarbeitende Stellen ihr Datenschutzkonzept bzw. ihre technischen Einrichtungen durch unabhängige u. zugelassene Gutachter prüfen u. bewerten lassen sowie das Ergebnis der Prüfung veröffentlichen.

Datenübermittlung: (engl.) *data transfer, data transmission*; syn. Datentransport; Transport von Daten zwischen zwei od. mehreren räumlich beliebig weit voneinander entfernten Datenverarbeitungsanlagen unter Verwendung eines festgelegten Protokolls; im Sozialrecht das Bekanntgeben gespeicherter, nicht gespeicherter od. durch Datenverarbeitung gewonnener Sozialdaten an einen Dritten*. Die Daten werden weitergegeben od. der Dritte kann die zur Einsicht od. zum Abruf bereitgehaltenen Daten einsehen od. abrufen. **Rechtliche Grundlage:** SGB X, Datenerfassungs*- und -übermittlungsverordnung.

Datenübermittlungsverordnung: s. Datenerfassungs- und -übermittlungsverordnung.

Datenverarbeitung im Auftrag: (engl.) *data processing by order*; Erhebung, Verarbeitung od. Nutzung von Sozialdaten im Auftrag anderer Stellen; der Auftraggeber bleibt für die Einhaltung des Datenschutzes verantwortlich; der Auftragnehmer ist an die Anweisungen des Auftraggebers gebunden u. darf u. a. die Daten nicht für andere Zwecke verarbeiten od. nutzen. Vergleichbare Regelungen gelten für personenbezogene Daten, die keine Sozialdaten sind (§ 11 Bundesdatenschutzgesetz) z. B. Abrechnungsfirmen, die für Ärzte Datenverarbeitung im Auftrag durchführen.

Dauerausscheider: (engl.) *carrier*; Person, die nach überstandener Infektionskrankheit noch längere Zeit Infektionserreger* ausscheidet; v. a. Ausscheider* von Salmonella enterica Serovar Typhi u. Paratyphi sowie Shigella; vgl. Offenbarungspflicht Infektionsschutzgesetz.

Dauer der Rehabilitation: (engl.) *duration of rehabilitation*; Zeitrahmen einer Leistung* zur medizinischen Rehabilitation od. einer Leistung* zur Teilhabe am Arbeitsleben; **1. Leistungen zur medizinischen Rehabilitation** sollen von der GRV für längstens 3 Wochen (§ 15 Abs. 3 SGB VI) bzw. von der GKV (§ 40 Abs. 3 SGB V) für längstens 20 Behandlungstage bei ambulanten Rehabilitations-

des Einzelfalls u. dem Erreichen der Rehabilitationsziele. **2. Leistungen zur Teilhabe am Arbeitsleben** sollen gemäß § 37 SGB IX bei ganztägigem Unterricht nicht länger als 2 Jahre dauern.

DAV: Abk. für Deutscher* Apothekerverband.

DDD: Abk. für defined daily dose; angenommene mittlere tägliche Erhaltungsdosis eines Wirkstoffes bei Erwachsenen; Hilfsgröße, die von der empfohlenen zugelassen od. individuell angewendeten Dosierung eines Arzneimittels* abweichen kann.

decision support system: Abk. DSS; s. Systeme, entscheidungsunterstützende.

Deckelung: (engl.) *capping*; Festschreibung der finanziellen Obergrenze eines Budgets*, z. B. für einen Zeitraum u. einen Versorgungsbereich.

Deckungsbeitrag: (engl.) *contribution margin*; Beitrag der Einnahmen zur Deckung der Fixkosten; die Ermittlung erfolgt durch Abzug der variablen Kosten* von den Erlösen; wird bei betrieblichen Entscheidungen z. B. verwendet zur: **1.** Ermittlung der Preisuntergrenze einer Leistung; **2.** Ermittlung des optimalen Produktionsverfahrens (z. B. durch Vergleich verschiedener OP-Techniken); **3.** Ermittlung des optimalen Produktionsprogrammes (z. B. Spektrum der Fallpauschalen* in einer Abteilung); **4.** Gegenüberstellung von Eigenleistung u. Fremdbezug; **5.** Untersuchung der Krankenkassen bei Kassenwechsel, ob die Wechsler unter Berücksichtigung des Risikostrukturausgleichs* einen positiven od. einen negativen Deckungsbeitrag aufweisen. Dies kann zur Risikoselektion* verwandt werden.

defined daily dose: s. DDD.

Deklaration von Helsinki: (engl.) *Helsinki Declaration*; ethische Leitsätze u. Empfehlungen („ethical principles for medical research involving human subjects") des Weltärztebundes (World Medical Association) aus dem Jahr 1964 zur Wahrung der Rechte des Individuums bei der Durchführung von wissenschaftlichen Versuchen am Menschen, z. B. i. R. von Therapiestudien; 1975 in Tokio neu gefasst u. als revidierte Deklaration von Helsinki Bestandteil der Deklaration* von Tokio; weitere Revisionen 1983 in Venedig, 1989 in Hongkong, 1996 in Somerset West, 2000 in Edinburgh u. 2002 in Washington. Die Erklärung geht zurück auf das Bekanntwerden von Menschenversuchen, für die keine Einwilligung der Betreffenden vorlag, mit teilweise lebens- u. gesundheitsbedrohenden Folgen in Deutschland während des Nationalsozialismus, jedoch u. a. auch in Frankreich u. den USA. In der Deklaration von Helsinki wird der Schutz des Patienten über die Interessen der Wissenschaft gestellt. Probanden sind an die oberste Stelle gestellt u. die Durchführung der Studie an die Genehmigung durch eine unabhängige Ethik*-Kommission gebunden. Zudem sind Ausführungen zur Risikominimierung sowie zur er-

zeichnet. Vgl. Arztgelöbnis.

Deklaration von Tokio: (engl.) *Tokyo Declaration*; arztethische Leitsätze, Empfehlungen u. Richtlinien des Weltärztebundes aus dem Jahr 1975 über das Verhalten von Ärzten bei Folterungen, Grausamkeiten u. anderen unmenschlichen od. die Menschenwürde verletzenden Handlungen od. Misshandlungen in Verbindung mit Haft u. Gefangenschaft; vgl. Ethik-Kommission, Aufklärung.

Dekontamination: (engl.) *decontamination*; Entseuchung, Beseitigung einer Kontamination*; **1.** (nuklearmedizinisch) Entfernen od. Verringern einer oberflächlichen radioaktiven Kontamination von Boden, Räumen, Gegenständen, Lebensmitteln od. Personen; **2.** (hygienisch-mikrobiologisch) Beseitigung einer mikrobiellen Kontamination bei infektgefährdeten Personen od. vor bestimmten operativen Eingriffen durch lokal wirksame Antibiotika, Antiseptika (vgl. Antisepsis) od. Desinfektionsmittel sowie von Gegenständen, Lebensmitteln, Wasser od. Luft durch Desinfektion*, Sterilisation* u. keimfreie Filtration; **3.** (toxikologisch) Entfernen einer innerlichen od. äußerlichen Kontamination des Körpers mit chemischen (Schad-)Stoffen; vgl. Entgiftung.

DELBI: Abk. für Deutsches Leitlinien-Bewertungsinstrument; s. Leitlinien-Clearingverfahren.

Delphi-Methode: s. Konsensustechniken.

Demenz: s. Psychosyndrom, organisches.

Demingkreis: syn. PDCA*-Zyklus.

Demographie: (engl.) *demographics*; Beschreibung u. statistische Aufbereitung von Daten über natürliche Bevölkerungsbewegungen (u. a. Geburten, Sterbefälle, Mobilitäts- u. Wanderungsprozesse, Alters- u. Geschlechtverteilung, Eheschließungs- u. Scheidungshäufigkeit); Datenquellen sind meist amtliche Routinedatensammlungen, mit deren Hilfe strukturelle Veränderungen von Gesellschaften beobachtet u. aufgezeigt werden können. Vgl. Statistik, Todesursachenstatistik, Sterbetafel.

Depression: (engl.) *depression*; beschreibt phänomenologisch u. theorieunabhängig eine affektive Störung, die durch gedrückte Stimmung, Freudlosigkeit, Antriebsmangel u. Interessenverlust gekennzeichnet ist; eine Vielzahl weiterer Symptome wie Verminderung des Selbstwertgefühls, reduzierte kognitive Leistungsfähigkeit (bis zur Pseudodemenz), Schlaf- u. Appetitstörungen, Morgentief u. Früherwachen, Wahnsymptome sowie Suizidgefährdung können auftreten. **Einteilung:** nach ICD-10 werden nach Verlauf u. Ausprägung unterschieden: **1.** depressive Episoden; **2.** anhaltende affektive Störungen (Dysthymia, entspricht weitgehend der neurotischen Depression früherer Klassifikationssysteme); **3.** depressive Anpassungsstörung*; **4.** organisch bedingte depressive Störungen. **Ätiologie:** Während organisch bedingte depressive Störungen durch die Grunderkrankung erklärt

unterschiedlicher Gewichtung zurückgeführt. Das gute Ansprechen auf verschiedene antidepressive Medikamente stützt die Hypothese einer Dysbalance im zerebralen Neurotransmitterstoffwechsel. Soziale Isolation (z. B. Arbeitslosigkeit*) stellt einen bedeutsamen Risikofaktor für die Entwicklung einer depressiven Störung dar. **Epidemiologie:** Lebenszeitprävalenz 7–18 %, Jahresinzidenz 12 %; Frauen erkranken doppelt so häufig wie Männer. Erstmanifestationsalter bei anhaltenden affektiven Störungen in der Jugend, bei depressiven Episoden zwischen 30. u. 40. Lebensjahr; erhöhtes Suizidrisiko, bei stationär behandlungsbedürftigen schweren depressiven Störungen etwa 15 %. **Sozialmedizinische Bedeutung:** Depressive Störungen sind je nach Ausprägung u. Verlauf ambulant od. akutstationär behandlungsbedürftig, wobei unabhängig von der Form der Depression der Einsatz psychopharmakologischer, psychotherapeutischer u. psychosozialer Behandlungsmöglichkeiten individuell zu prüfen ist. Komorbiditäten wie z. B. Abhängigkeit von Schlaf- u. Beruhigungsmitteln sind in die Therapie einzubeziehen. Obwohl der Hausarzt für an Depressionen Erkrankte meist die erste Anlaufstelle im Gesundheitssystem darstellt, wird nur etwa die Hälfte der Depressionen in der Hausarztpraxis erkannt u. über 75 % werden inadäquat behandelt. Länger dauernde od. schwere depressive Störungen sollten fachärztlich behandelt werden. Bei mittelschweren bis schweren depressiven Störungen liegt Arbeitsunfähigkeit vor, z. T. (15–20 %) über ein Jahr dauernd. In zwei Drittel der Fälle kommt es nach Ablauf einer depressiven Episode zu einer völligen Gesundung. Das Wiedererkrankungsrisiko nach einer depressiven Phase beträgt zwar 50–75 %, kann jedoch durch multimodale sekundärpräventive Behandlungsstrategien im Einzelfall deutlich gesenkt werden. Bei häufig wiederholten u. schweren depressiven Störungen mit Anzeichen der Chronifizierung ist die Indikation für die Durchführung von Leistungen* zur medizinischen Rehabilitation zu prüfen. Auch berufliche Rehabilitationsangebote können in Frage kommen, wenn bestimmte berufsbezogene Besonderheiten des Erkrankten dies nahelegen. Bei langdauernden u. schwerwiegenden Depressionen ist nach Ausschöpfen der verfügbaren Behandlungsoptionen auch das Vorliegen einer Erwerbsminderung zu prüfen (s. Minderung der Erwerbsfähigkeit). Pflegebedürftigkeit* tritt bei depressiven Erkrankungen i. d. R. nicht ein. Die Anerkennung des GdB (s. Grad der Behinderung) erfolgt nach den Grundsätzen des Schwerbehindertenrechts im SGB* IX, die Anerkennung einer MdE (s. Minderung der Erwerbsfähigkeit) nach den Grundsätzen des Sozialen* Entschädigungsrechts od. der GUV.

lebten Gegenständen u. Flächen (für entsprechende Maßnahmen auf lebenden Geweben wird auch die Bez. Antisepsis* verwendet); **Verfahren: 1.** chemisch durch **Desinfektionsmittel** (z. B. Alkohole Aldehyde, Phenol u. Phenolderivate, Oxidationsmittel, Halogene, amphotere Verbindungen, Sei fen, Invertseifen); **2.** physikalisch durch **a)** Pasteurisieren; **b)** Abflammen; **c)** Verbrennen; **d)** Auskochen; **e)** Spülen mit heißem Wasser in Reinigungs- u. Desinfektionsgeräten; **f)** Dampfdesinfektion; **g)** chemothermisches Waschverfahren; **h)** UV-Strahlung; **i)** Gase (Formaldehyd, Ethylenoxid). **Hinweis:** Soweit möglich u. anwendbar sollte den Verfahren der Vorzug gegeben werden, bei denen Keime durch Hitzeeinwirkung abgetötet werden, da diese sicherer, meist leichter standardisierbar u. validierbar u. oft weniger umweltbelastend als chemische Verfahren sind. Im Gegensatz zur Sterilisation* werden bei der Desinfektion nicht alle Mikroorganismen insbes. bakterielle Sporen inaktiviert. Wirksame Desinfektionsverfahren müssen bei unbelebten Gegenständen (u. a. Instrumente, Wäsche, Flächen) eine Keimreduktion um einen Faktor von mindestens 100 000 erreichen. Bei wirksamen Hautdesinfektionsverfahren (Hautantisepsis) liegen die Reduktionsfaktoren dagegen meist nur zwischen 1000 u. 10 000, bei der Schleimhautdesinfektion (Schleimhautantisepsis) noch niedriger. Vgl. Infektion.

Desinfestation: s. Schädlingsbekämpfung.

Desinsektion: s. Schädlingsbekämpfung.

Desintegration: (engl.) *disintegration*; Zerfall; ein der Integration* konträrer Prozess, in dem sich Systeme (Ganzheiten), die durch Vereinigung entstanden sind, wieder in ihre Teilsysteme bzw. Elemente spalten; **1.** Prozesse der Auflösung einzelner Institutionen od. Organisationen, verursacht durch sozialen Wandel; **2.** Prozesse der Herauslösung einzelner gesellschaftlicher Institutionen aus der gesamtgesellschaftlichen Struktur durch Funktionsverlust (z. B. Familie*); **3.** (psychopathologisch) Status u. Grad psychischer Erkrankung als Verfallsform der Persönlichkeit.

DEÜV: Abk. für Datenerfassungs*- und -übermittlungsverordnung.

Deutsche Angestellten Krankenkasse: Abk. DAK; s. Krankenversicherung.

Deutsche Gesellschaft für Sozialmedizin und Prävention: (engl.) *German Society of Social Medicine and Prevention*; Abk. DGSMP; 1963 als Deutsche Gesellschaft für Sozialmedizin gegründete wissenschaftliche Gesellschaft mit Sitz in Hamburg; **Aufgabe:** Untersuchung des Gesundheitszustandes der Bevölkerung u. seine Determinanten, der Organisation des Gesundheitswesens u. der sozialen Sicherung sowie Wirkungen u. Kosten der medizinischen Versorgung; Förderung der sozialmedizinischen Forschung, Lehre u. Praxis durch wissen-

German Head Office for Dependency; Abk. DHS; Zusammenschluss aller in der Suchtarbeit tätigen Verbände u. Fachrichtungen in Deutschland; **Aufgabe:** Förderung der Suchtprävention (v. a. Sekundärprävention), Entwicklung u. Förderung der Suchtkrankenhilfe, Einrichtung von Beratungsstellen für Suchtkranke, Fort- u. Weiterbildungsangebote (z. B. Sozialtherapeut, ehrenamtlicher Suchtkrankenhelfer), Öffentlichkeitsarbeit.

Deutsche Krankenhausgesellschaft: (engl.) *German Hospital Federation*; Abk. DKG; 1949 gegründeter privatrechtlicher u. freiwilliger Zusammenschluss aller Landeskrankenhausgesellschaften u. Spitzenverbände der Krankenhausträger (z. B. Arbeiterwohlfahrt*) mit Sitz in Berlin; **Aufgabe:** unterstützt ihre Mitglieder bei der Erfüllung ihrer Aufgaben; Interessenvertretung der Krankenhäuser auf Bundesebene; u. a. Erhaltung u. Verbesserung der Leistungsfähigkeit der Krankenhäuser.

Deutsche Krebsgesellschaft: (engl.) *German Cancer Society*; Abk. DKG; wissenschaftlich-onkologische Fachgesellschaft mit Sitz in Frankfurt a. M.; **Aufgabe:** Förderung von Prävention* u. Früherkennung*, Verbesserung der Lebensqualität von Krebspatienten, Öffentlichkeitsarbeit, Unterstützung der onkologischen Forschung, Erarbeitung von verbindlichen Standards für Diagnostik, Therapie u. klinische Studien.

Deutscher Ärztetag: (engl.) *German Medical Assembly*; jährlich stattfindende Hauptversammlung der Bundesärztekammer*; **Aufgabe:** Konzeption u. Verabschiedung Länder übergreifender Regelungen zum Berufsrecht wie z. B. Muster-Berufsordnung od. (Muster-)Weiterbildungsordnung* für Ärzte; Vermittlung aktueller gesundheits- u. sozialpolitischer Positionen der Ärzteschaft in der Öffentlichkeit; **Organisation:** die 17 Landesärztekammern (s. Ärztekammer) entsenden 250 Delegierte.

Deutscher Apothekerverband: (engl.) *German Association of Pharmacists*; Abk. DAV; 1953 gegründeter Zusammenschluss der 17 Landesapothekerverbände u. -vereine mit Sitz in Berlin; **Aufgabe:** Interessenvertretung der Apothekenleiter; Vertragspartner der Spitzenverbände der Krankenkassen u. Kostenträger auf Bundesebene beim Abschluss bundeseinheitlicher Arzneilieferungsverträge; vgl. Bundesapothekerkammer, Bundesvereinigung Deutscher Apothekerverbände:

Deutscher Arzneimittel-Codex: (engl.) *German Pharmaceutical Codex*; Abk. DAC; als Ergänzung zum Arzneibuch* von der Bundesvereinigung* Deutscher Apothekerverbände (ABDA) 1986 herausgegebenes Nachtragswerk; im DAC werden für die Pharmazie wesentliche Arzneistoffe, Arzneizubereitungen, Drogen u. Hilfsstoffe in Monographien abgehandelt, die im Arzneibuch noch nicht beschrieben sind. Der DAC hat keine Rechts-

in jeder Apotheke vorhanden sein.

Deutsche Rentenversicherung: s. Rentenversicherung.

Deutscher Paritätischer Wohlfahrtsverband: (engl.) *German Welfare Association*; Abk. DPWV; Spitzenverband aus mehr als 9000 eigenständigen Organisationen u. Einrichtungen der sozialen Arbeit; **Geschichte:** 1924 als „Vereinigung der gemeinnützigen Wohlfahrtseinrichtungen Deutschlands" gegründet; der Verband ist frei von weltanschaulicher Gebundenheit, staatlich unabhängig u. gemeinnützig. **Aufgabe:** Der DPWV arbeitet mit anderen Spitzenverbänden u. a. in der Bundesarbeitsgemeinschaft der Freien Wohlfahrtspflege zusammen, vertritt seine Mitgliedsverbände gegenüber Politik u. Behörden u. engagiert sich in fachspezifischen Organisationen wie der Deutschen* Krankenhausgesellschaft, der Bundesarbeitsgemeinschaft Werkstätten für behinderte Menschen, der Deutschen* Hauptstelle für Suchtfragen u. im Kuratorium Deutsche Altershilfe.

Deutscher Pflegerat: (engl.) *German Nursing Care Council*; Abk. DPR; 1998 gegründete Bundesarbeitsgemeinschaft von Pflegeorganisationen; **Ziel: 1.** Darstellung der professionellen Pflege*; **2.** Interessenvertretung der Pflegeberufe auf Landes- u. Bundesebene sowie innerhalb der EU; **3.** Förderung u. Weiterentwicklung der Pflegewissenschaft; **4.** Initiierung u. Förderung von Qualitätsentwicklung; **5.** Gremienarbeit, z. B. beim Deutschen Netzwerk für Qualitätssicherung, Ansprechpartner für verschiedene gesundheitspolitische Parteien u. Partner in der Kooperation* für Transparenz u. Qualität im Gesundheitswesen.

Deutsches Forum Prävention und Gesundheitsförderung: (engl.) *German Forum for Prevention and Health Promotion*; Abk. DFPG; auf Initiative des Bundesministerium für Gesundheit u. Soziale Sicherung (2002) gegründetes Forum mit dem Ziel, Prävention* u. Gesundheitsförderung* sowie eine präventive Ausrichtung der Aktivitäten im deutschen Gesundheitswesen u. in allen Politik- u. Lebensbereichen zu stärken. **Organisation:** Plenum als repräsentative Versammlung aller Mitgliedorganisationen u. als beschlussfassendes Gremium, Koordinierungsgruppe als vorbereitende u. ständige Arbeitsstruktur des Plenums u. themenspezifische Arbeitsgruppen zur gemeinsamen Strategieentwicklung u. Koalitionsbildung für die Umsetzung u. Finanzierung der beschlossenen Konzepte. Vgl. Präventionsgesetz.

Deutsches Institut für Medizinische Dokumentation und Information: s. DIMDI.

Deutsches Krankenhausinstitut: (engl.) *German Hospital Institute*; Abk. DKI; wissenschaftliches Institut, das von Verbänden u. Institutionen der Krankenhauswirtschaft getragen wird, u. a. von der Deutschen* Krankenhausgesellschaft.

schung mit Sitz in Heidelberg; **Ziel:** Erarbeitung von Beiträgen zum Verständnis der Mechanismen der Krebsentstehung u. zur Erfassung von Krebsrisikofaktoren; Entwicklung neuer Ansätze in Prävention*, Diagnose u. Therapie der Krebserkrankungen; **Aufgabe:** zurzeit 6 Forschungsschwerpunkte: Zell- u. Tumorbiologie, funktionelle u. strukturelle Genomforschung, Krebsrisikofaktoren u. Prävention, Tumorimmunologie, innovative Krebsdiagnostik u. -therapie sowie Infektionen u. Krebs; Erstellen von Informations- u. Beratungsmedien, z.B. Krebsinformationsdienst (KID), Informationsdienst Krebsschmerz (KSID), Rauchertelefon, deutscher Krebsatlas*.

Deutsches Leitlinien-Bewertungsinstrument: s. Leitlinien-Clearingverfahren.

Deutsches Rotes Kreuz: (engl.) *German Red Cross*; Abk. DRK; deutsches Mitglied der internatinalen Föderation der Rotkreuz- u. Rothalbmondgesellschaften; **Geschichte:** 1863–1866 entstandener förderativer Verband mit Sitz des Generalsekretariats in Berlin, der auf der Basis der Grundsätze unterschiedslose Hilfe, Achtung der Menschenwürde, Unparteilichkeit, Neutralität, Unabhängigkeit, Freiwilligkeit, Einheit u. Universalität arbeitet; **Aufgabe:** ergibt sich aus der Doppelfunktion als nationale Rotkreuzgesellschaft i.S. der Genfer Rotkreuz-Abkommen u. als Spitzenverband der freien Wohlfahrtspflege: Erste-Hilfe-Schulungen u. Ausbildungen (Erste* Hilfe), Rettungsdienst*, Krankentransport, Bergwacht, Blutspendedienst*, Sanitätsdienst, Rettungshundearbeit, Flugdienst, Katastrophenschutz, Wasserwacht, Zivilschutz, Suchdienst, Auslandshilfe bei Katastrophen, Konflikten u. Notständen, Qualifizierung von Leitungs- u. Führungskräften, Träger von Krankenhäusern, Altenhilfeeinrichtungen u. ambulanten Pflegediensten.

Deutsche Vereinigung für die Rehabilitation Behinderter: (engl.) *German Society for Rehabilitation of the Disabled*; Abk. DVfR; 1909 gegründeter gemeinnütziger, interdisziplinärer Fachverband mit dem Ziel, den Austausch zwischen Fachleuten aus Einrichtungen, Institutionen u. Verbänden, die mit der Rehabilitation* u. Integration* von Menschen mit chronischen Krankheiten u. Behinderungen befasst sind, u. auch zwischen u. mit den betroffenen Menschen selbst zu ermöglichen u. zu fördern; **Aufgabe: 1.** Begleitung von Gesetzgebungsverfahren im Sozial- u. Gesundheitsbereich hinsichtlich der Auswirkungen auf die Lebenssituation von Menschen mit Behinderungen; **2.** Weiterentwicklung der Rehabilitation u. deren Vernetzung mit anderen Bereichen; **3.** Workshops, Tagungen u. Kongresse zu aktuellen Themen; **4.** Erarbeitung von Vorschlägen u. Stellungnahmen zu aktuellen Problemen in der Rehabilitation durch interdisziplinäre Arbeitsausschüsse; **5.** Förderung von wis-

(RI) u. in European Federation for Research in Rehabilitation (EFRR).

Devianz: (engl.) *deviance*; Bez. für ein Verhalten das sich in bedeutsamer Weise von gesellschaftlichen Verhaltenserwartungen unterscheidet; das von sozialen Normen u. Wertvorstellungen abweichende Verhalten kann auch Sanktionen implizieren. In der Soziologie unterscheidet man: **1. primäre** Devianz: einmaliges Übertreten bzw. Missachten von herrschenden gesellschaftlichen Normen u. Werten; hat keine längerfristigen Folgen für das Individuum u. sein Ansehen in der Gesellschaft; **2. sekundäre** Devianz: abweichendes Verhalten wird zum beherrschenden Lebensstil, welcher den Einzelnen od. die Gruppe vom Rest der Gesellschaft ausgrenzt (z.B. Alkoholkrankheit, Kriminalität). Nach der Labeling*-Theorie wird abweichendes Verhalten als eine Zuschreibung seitens sozialer Gruppen definiert u. nicht als unabhängige Eigenschaft einer Handlung od eines Verhaltens bzw. einer Person angesehen Devianz kann sowohl regressive (selbstzerstörerische, z.B. Alkoholkrankheit, Sektenzugehörigkeit) als auch progressive Funktionen haben. Als Beispiele für progressive Devianz fungieren gesellschaftliche Umwälzungen bestehender Normen u. Werte, die ihre Angemessenheit überlebt haben (Zeit der Aufklärung, Reformation). Die Soziologie des abweichenden Verhaltens untersucht das kriminelle u. delinquente Verhalten (Kriminalitätssoziologie) u. Phänomene wie Suizid*, Konsum* psychotroper Substanzen, Alkoholkrankheit, Ehescheidung, u. soziale Marginalität sowie gesellschaftliche Reaktionen in Bezug au abweichendes Verhalten. Vgl. Persönlichkeitsstörung, Verhaltensstörung.

Device: engl. für Vorrichtung, Gerät; im Zusammenhang mit nosokomialen Infektionen* Gegenstand, der zu diagnostischen od. therapeutischen Zwecken in den Körper eingeführt wird, verbunden mit einem erhöhten Infektionsrisiko (sog Device-assoziierte Infektionen*); insbes. Gefäßkatheter, Harnblasenkatheter u. Beatmungstubus

Dezil: s. Quantil.

DFLE: Abk. für disability free life expectancy; s. Lebenserwartung.

DGSMP: Abk. für Deutsche* Gesellschaft für Sozialmedizin und Prävention.

Diabetes mellitus: (engl.) *diabetes mellitus*; syn Zuckerkrankheit; Sammelbez. für heterogene Stoffwechselstörungen, deren Leitbefund ein chronisch erhöhter Blutzuckerspiegel ist; diabetesspezifische Mikroangiopathie führt zu Folgeschäden an Augen, Nieren u. Nervensystem, Makroangiopathie zu Folgeerkrankungen der Herzkranzgefäße, Hirnarterien u. peripherer Arterien; **Ätiologie:** Störungen der Insulinsekretion, Störungen der Insulinwirkung od. eine Kombination beider Fak

Typ 2: Kombination aus Insulinresistenz u. Insulinmangel in unterschiedlicher Ausprägung (Risikofaktoren u. a. metabolisches Syndrom, familiäre Belastung); **3.** andere Diabetestypen mit bekannten Ursachen: z. B. medikamentös induziert, Pankreaserkrankungen od. Pankreasverlust, Nebennierenod. Hypophysenerkrankungen, genetische Defekte; **4.** Gestationsdiabetes. **Epidemiologie:** Diabetes mellitus Typ 1: meist Kinder, Jugendliche u. junge Erwachsene, Diabetes mellitus Typ 2: meist mittleres u. höheres Erwachsenenalter; 90 % der Betroffenen haben einen Diabetes mellitus Typ 2, die Prävalenz in Deutschland wird auf etwa 5 Mio. geschätzt, die unerkannter Diabetiker auf 2 Mio.; weltweit geht man von 150 Mio. Erkrankten aus (mit steigender Tendenz); höchste Prävalenz in Indien, China u. den USA; erhöhte Morbidität u. hohe Letalität durch Folgeerkrankungen: Herzinfarkt u. Schlaganfall treten 3-mal häufiger auf als bei Nichtdiabetikern u. haben eine wesentlich schlechtere Überlebensprognose, 75 % der Diabetiker sterben an den Folgen; 30 % der Diabetiker erblinden, die Prävalenz des diabetischen Fußes beträgt 2–10 %, die jährliche Inzidenz 2,2–5,9 %. **Sozialmedizinische Bedeutung:** teuerste chronische Volkskrankheit in Deutschland mit einem Anteil von 10–15 % des Gesundheitsbudgets; 70 % aller Amputationen* werden an Diabetikern durchgeführt, 12 % aller Erblindungen gehen auf eine diabetische Retinopathie zurück. **Ansprüche an die Sozialversicherungsträger:** 61 % der Kosten wurden 1998 von den Krankenversicherungen getragen (stationäre Behandlung 50 %, ambulante Behandlung 13 %, Medikamente 27 %, davon 7 % für Insulin u. orale Antidiabetika); ein Disease*-Management-Programm ist seit 2004 eingeführt; medizinische Leistungen zur Rehabilitation werden erforderlich zur Schulung u. medikamentösen Einstellung sowie als Anschlussheilbehandlung* bei Folgeerkrankungen (2005 rund 10 000 medizinische Rehabilitationen), gelegentlich werden Leistungen* zur Teilhabe am Arbeitsleben erbracht; Diabetesfolgeerkrankungen können zu einer Minderung* der Erwerbsfähigkeit u. vorzeitigen Berentung führen (2005 2252 Rentenneuzugänge wegen verminderter Erwerbsfähigkeit) sowie Ansprüche an die Pflegeversicherung verursachen. Die Anerkennung des GdB erfolgt nach den Grundsätzen des Schwerbehindertenrechts im SGB IX. **Prävention:** Senkung u. Behandlung der Risikofaktoren, v. a. des metabolischen Syndroms (Adipositas*, arterielle Hypertonie*, Insulinresistenz, Fettstoffwechselstörung), diagnostisches Screening der Bevölkerung u. konsequente Patientenschulung, da nur frühzeitige u. dauerhaft gute Einstellung des Blutzuckerspiegels gewährleistet, dass Folgeerkrankungen u. Folgekosten zurückgehen.

formation über die Ernährungsgewohnheiten von Patienten u. Beratung in Ernährungsfragen, Zubereitung von Diätkost, Erstellung von Speiseplänen u. Beschaffung geeigneter Lebensmittel; **Ausbildung:** 3-jährige bundeseinheitlich geregelte Ausbildung an Berufsfachschulen u. Berufskollegs gesetzlich geregelt in Diätassistentengesetz vom 8.3.1994 (BGBl. I S. 446), zuletzt geändert am 25.11.2003 (BGBl. I S. 2304) u. Ausbildungs- u. Prüfungsverordnung vom 1.8.1994 (BGBl. I S. 2088) geändert am 23.3.2005 (BGBl. I S. 931); Beschäftigungsmöglichkeiten in Groß- u. Diätküchen von Krankenhäusern, Kur- od. Pflegeheimen u. a.

Diätberatung: s. Ernährungsberatung.

Diätetik: (engl.) *dietetics*; Lehre von den verschiedenen Ernährungsformen für Gesunde u. Kranke; unterschieden werden: **1.** Vollkost u. leichte Vollkost, **2.** energiedefinierte Diäten, **3.** eiweiß- u. elektrolytdefinierte Diäten, **4.** gastroenterologische Diäten u. Sonderdiätformen.

Diätverordnung: (engl.) *Diet Regulation*; Abk. DiätV; „Verordnung über diätetische Lebensmittel" vom 20.6.1963 (BGBl. I S. 415),) in der Fassung vom 28.4.2005 (BGBl. I S. 1161); enthält allgemeine Vorschriften u. Sondervorschriften für bestimmte Lebensmittel (z. B. Zusammensetzung von Säuglingsnahrung), regelt die Zugabe von Zusatzstoffen u. anderen Stoffen zur Verwendung in diätetischen Lebensmitteln u. die Kenntlichmachungs- u. Kennzeichnungsvorschriften.

Diätzulage: s. Mehrbedarf.

Diagnoseinstrument: (engl.) *diagnostic instrument*; **1.** (allg.) Verfahren, das geeignet ist, Diagnosen zu belegen; **2.** (Qualitätsmanagement) Instrument zur Feststellung der Qualität bestimmter Strukturen u./od. Prozesse; z. B. Fragebogen (Patienten-, Mitarbeiterfragebogen). Im Kreislauf der Qualitätsentwicklung* wird ein Diagnoseinstrument zur Prüfung erfolgter Qualitätsentwicklungsmaßnahmen eingesetzt.

Diagnosenschlüssel: (engl.) *diagnosis coding systeme*; Klassifikation* od. Systematik zur Verschlüsselung von Diagnosen; vgl. ICD, Diagnoseschlüsselnummer.

Diagnosenstatistik: (engl.) *diagnosis statistic*; Aufbereitung bzw. Analyse von meist nach ICD* verschlüsselten Diagnosen mit Hilfe statistischer Methoden, z. B. Diagnosestatistik nach der Krankenhausstatistikverordnung (Morbidität), Todesursachenstatistik*.

Diagnoseschlüsselnummer: (engl.) *diagnosis code*; syn. Diagnosecode; Klasse (Kategorie) einer Diagnosenklassifikation; vgl. Diagnosenschlüssel.

Diagnosis Related Groups: s. DRG.

Diagnostik: (engl.) *diagnostics*; Sammelbez. für Strategien u. Verfahren, die zur ärztlichen Untersuchung bei einer Gesundheitsstörung bzw. Bera-

1. Basisdiagnostik: zur Sicherung der Diagnose einer Krankheit; **2.** Stufendiagnostik: aufbauend auf der Basisdiagnostik Einsatz von spezifischen, ggf. mit einem größeren Risiko u. höheren Kosten verbundenen Verfahren zur Krankheitserkennung.

Diagnostik, funktionale: (engl.) *functional diagnostics*; i. S. der ICF* Sammelbez. für Verfahren zur Feststellung einer gestörten Körperstruktur* od. Körperfunktion* sowie einer beeinträchtigten Aktivität* od. Teilhabe an einem Lebensbereich*; vgl. Gesundheit, funktionale.

Diagnostik, neuropsychologische: (engl.) *neuropsychologic assessment*; Teilgebiet der psychologischen Diagnostik, das sich mit der Feststellung u. Beschreibung des aktuellen kognitiven u. affektiven Zustands von Personen (z. B. neurologisch beeinträchtigter Patienten) befasst; mit standardisierten Verfahren werden untersucht: **1.** Wahrnehmung; **2.** Konzentration u. Aufmerksamkeit; **3.** Gedächtnis; **4.** intellektuelles Niveau u. Leistungsbild*; **5.** Handlungsplanung u. Problemlösen; **6.** visuokonstruktive u. sensomotorische Fähigkeiten; **7.** Sprache u. Sprechen; **8.** affektives u. emotionales Verhalten. **Methode:** allgemeine u. spezielle psychologische Tests* einschließlich apparativer Verfahren zur Kognition, Verhaltensregistrierung sowie Fremdbeurteilungen. **Ziel: 1.** Objektivierung von Funktionsbeeinträchtigungen; **2.** Erkennen therapierelevanter Potentiale; **3.** Unterstützung bei der Differentialdiagnose psychiatrischer u. neurologischer Beeinträchtigungen; **4.** Entwicklung von Trainings- u. Therapiemaßnahmen; **5.** Kontrolle des Therapieverlaufs; **6.** Prognose der Arbeits- u. Ausbildungsfähigkeit.

Diakonisches Werk: Verband aus Mitgliedern der 24 Landeskirchen der Evangelischen Kirche in Deutschland, 9 Freikirchen u. deren diakonischen Einrichtungen sowie rund 90 Fachverbänden unterschiedlicher Arbeitsfelder; **Geschichte:** Gründung des „Centralausschusses für Innere Mission der Deutschen Evangelischen Kirche" 1848 auf dem Kirchentag in Wittenberg angeregt. **Aufgabe:** Die ehrenamtliche u. berufliche Arbeit orientiert sich am diakonischen Leitbild u. beinhaltet die Gebiete Frauen, Jugend u. Familie, Gesundheit u. Rehabilitation, Integration u. Seelsorge sowie Migration. Vgl. Caritas.

Dienst, arbeitsmedizinischer: (engl.) *occupational medical services*; Abk. AMD; Bez. für eine externe Einrichtung (z. B arbeitsmedizinisches Zentrum), die arbeitsmedizinische Dienstleistungen anbietet u. die arbeitsmedizinische Vorsorge* für Betriebe nach dem Arbeitssicherheitsgesetz* auf der Grundlage vertraglicher Vereinbarungen sicherstellt; **Aufgabe:** arbeitsmedizinische Betreuung; Bereitstellung von Fachmedizinern, die vom Unternehmer als Betriebsärzte* bestellt werden können; Trägerschaft sowie Rechtsform arbeitsmedizi-

rufsgenossenschaft (mit Anschlusspflicht) od. die Berufsgenossenschaft Gaststätten u. Nahrungsmittel (ohne Anschlusspflicht). Daneben gibt es von den Berufsgenossenschaften unabhängige Dienste.

Dienstbereitschaft: s. Apothekennotdienst, Bereitschaftsdienst, Notfalldienst, ärztlicher.

Dienst, berufskundlicher: s. Berufskunde.

Dienstbeschädigung: (engl.) *impairment occurring while in service*; Bez. für eine gesundheitliche Be schädigung, die infolge eines Dienstunfalls od durch arbeitsbedingte Einflüsse bei der Ausübung einer bestimmten beruflichen Tätigkeit bzw. von Arbeitsaufgaben hervorgerufen wurde; Begrif z. B. aus der Beamtenversorgung, dem Heeresversorgungsgesetz od. aus den Sonderversorgungssystemen der ehemaligen DDR. Vgl. Körperscha den.

Dienste und Einrichtungen, komplementäre: (engl.) *complementary services and facilities*; ergänzende Dienste u. Einrichtungen, die mögliche Versorgungslücken zwischen stationärer u. nachstationärer Versorgung schließen sollen, aber auch Hilfen, die außerhalb der Leistungspflicht der Pflegeversicherung* nach SGB XI erbracht werden; **Ziel** Erhaltung der Selbständigkeit u. Selbstbestimmung des Einzelnen, insbes. von älteren u. pflege bedürftigen Menschen in ihrer eigenen Wohnung Menschen mit psychiatrischen Krankheiten sowie Kindern in kinder- u. jugendpsychiatrischen Einrichtungen; **Formen: 1.** für ältere u. pflegebedürftige Menschen z. B. hauswirtschaftliche Versorgungsleistungen, Beratungsdienste zur Wohnraumanpassung, Koordination u. Vernetzung von Hilfen, Unterstützung pflegender Angehöriger Tages- u. Nachtpflege, betreutes Wohnen; **2.** im psychiatrischen Bereich z. B. Tages- u. Nachtklinik, Übergangswohnheim, beschützte Wohngruppen, Werkstätten* für behinderte Menschen, Berufsbil dungswerke*, sozialpsychiatrische Dienste*, Hilfsangebote für Abhängigkeitskranke; **3.** für Kinder u. Jugendliche z. B. Schule in der Klinik, Sonderschulen/-kindergärten, Einrichtungen zur Frühförderung, sozialpädiatrische Zentren*, kinder- u. jugendpsychiatrische Dienste, Erziehungs- u. Familienberatungsstellen; vgl. Familienberatung; **Kostenträger:** Öffentlicher Gesundheitsdienst, freie Träger.

Dienst, jugendärztlicher: (engl.) *adolescent health care service*; im Öffentlichen Gesundheitsdiens (s. Gesundheitswesen, öffentliches) angesiedelter ärztlicher Dienst, der auf ein ausreichendes Frühförder- u. Beratungsangebot (s. Frühförderung) für behinderte u. von Behinderung* bedrohte Kinder u. Jugendliche hinwirkt, in Ergänzung vorhande ner Vorsorgeangebote regelmäßige ärztliche Un tersuchungen zur Früherkennung* von Krankhei ten, Behinderungen u. Entwicklungsstörungen durchführt u. ggf. den Impfstatus (s. Impfung)

Dienststellen in öffentlicher od. freier Trägerschaft, die sich an Menschen in seelischen u./od. sozialen Notlagen durch u. a. Behinderung, Krankheit, Arbeitslosigkeit, Beziehungsprobleme, Erziehungsschwierigkeiten wenden; **Leistungsangebote:** Beratungsdienste für krebskranke Menschen u. Menschen mit chronischen Erkrankungen, AIDS, sexuell übertragbare Krankheiten, Alkohol- u. a. Suchtproblemen, Drogenberatung, psychosoziale Betreuung schwerbehinderter Menschen in Bezug auf den Arbeitsmarkt, Beratungsstellen für psychisch kranke Menschen, insbes. sozialpsychiatrische Dienste*, Beratungsstellen für Menschen mit Behinderungen, sozialmedizinische Dienste*; Beratungsstellen für Kinder u. Jugendliche u. deren Familien, auch Dienste der Jugendhilfe, wie z. B. Erziehungsberatung*, Gesundheitsämter, Gesundheitshilfe wie Säuglingsfürsorgestellen*, Kinder- u. Jugendgesundheitsdienste, kinder- u. jugendpsychiatrische Dienste, schulpsychologische Dienste. **Leistungsträger:** Landschaftsverbände, Kommunen, Wohlfahrtsverbände, Kliniken, freie Träger.

Dienst, sozialmedizinischer: (engl.) *sociomedical service*; Abk. SMD; **1.** Bez. für ärztliche Abteilungen bzw. den ärztlichen Dienst einiger Sozialleistungsträger, z. B. den Trägern der GRV; **Aufgabe:** Aufgabe: Unterstützung der Träger bei ihrer Aufgabenerfüllung, z. B. im sozialrechtlichen Feststellungsverfahren durch Steuerung u. Durchführung der medizinischen Sachaufklärung, wobei bedarfsgerecht auch eine Ergänzung durch externe Gutachter* erfolgen kann. **2.** kommunale Einrichtung, die häufig dem Gesundheitsamt angegliedert ist; **Aufgabe: a)** Beratung u. Aufklärung der Bevölkerung in sozialmedizinischen Fragen (z. B. Eheberatung, Schwangerschaft, Verhütung); **b)** Durchführung von Begutachtungen* im Auftrag von Behörden od. Gerichten (z. B. Untersuchungen bei gesetzlichen Betreuungsverfahren bezüglich Haft- u. Verhandlungsfähigkeit, von Beamten bei Einstellung u. Fragen der Dienstunfähigkeit*; s. Gerichtsarzt). **Hinweis:** In der GKV übernimmt der MDK* entsprechende Aufgaben. Der **Ärztliche Dienst der Bundesagentur für Arbeit** erfüllt entsprechende Aufgaben für die Arbeitsförderung. Der **Versorgungsärztliche Dienst** der Versorgungsverwaltung ist zuständig für medizinische Fragestellungen u. Begutachtungen i. R. des Sozialen* Entschädigungsrechts u. des Schwerbehindertenrechts. Vgl. Sozialmedizin.

Dienst, sozialpsychiatrischer: (engl.) *social psychiatric service*; Abk. SpD; überwiegend in die Gesundheitsämter integrierter Dienst, der i. R. der Aufgaben des Öffentlichen Gesundheitsdienstes (s. Gesundheitswesen, öffentliches) regional bedarfsorientiert u. multiprofessionell die medizinische, psychologische u. soziale Beratung u. Betreuung psychisch kranker Menschen unter Einbeziehung

fährdung bzw. Prüfung der Notwendigkeit einer Unterbringung* in einer psychiatrischen Einrichtung, ggf. mit Einleitung der erforderlichen Maßnahmen; Organisation von Freizeit- u. Erholungsmaßnahmen; Bereitstellen von tagesstrukturierenden Angeboten; Betrieb von Teestuben u. Patientenclubs; Anleitung von Laienhelfern; Unterstützung von Selbsthilfegruppen (s. Selbsthilfe).

Dienstunfähigkeit: (engl.) *disability (for service)*; **1. dauernde** Dienstunfähigkeit besteht i. S. des Beamtenrechts, wenn ein Beamter, Richter od. Soldat zur Erfüllung der Dienstpflichten infolge eines körperlichen Gebrechens od. wegen Schwäche der körperlichen od. geistigen Kräfte unfähig ist od. infolge von Krankheit innerhalb eines Zeitraumes von 6 Monaten mehr als 3 Monate keinen Dienst getan hat u. innerhalb weiterer 6 Monate keine Aussicht besteht, dass er wieder voll dienstfähig wird; Gegensatz zu Dienstfähigkeit (syn. Tauglichkeit*); entspricht der Berufsunfähigkeit* bei Angestellten u. Arbeitern; gilt auch in Bezug auf das Wehrpflicht- u. Zivildienstgesetz. Die Entscheidung über die Dienstfähigkeit eines Beamten trifft diejenige Dienststelle, die für die Ernennung zuständig wäre. Ärztliche Gutachten (i. d. R. des Gesundheitsamtes) haben lediglich den Charakter einer Entscheidungshilfe. Dies gilt auch dann, wenn die Minderung der Arbeitskraft <50 % beträgt. **2. vorübergehende** Dienstunfähigkeit: krankheitsbedingte Abwesenheit vom Dienst (s. Arbeitsunfähigkeit); **3. begrenzte** Dienstunfähigkeit: Dienstpflichten können mindestens in der Hälfte der regelmäßigen Arbeitszeit erfüllt werden, die Arbeitszeit kann herabgesetzt werden, um eine dienstunfähigkeitsbedingte Versetzung des Beamten in den Ruhestand zu verhindern. **4.** Bei einer **vermuteten** Dienstunfähigkeit besteht die Möglichkeit, den Beamten in den Ruhestand zu versetzen, wenn er die letzten 3 Monate dienstunfähig war u. innerhalb der kommenden 6 Monate nicht wieder voll dienstfähig werden wird. Vgl. Erwerbsunfähigkeit.

Dienstunfall: (engl.) *accident at work*; beamtenrechtlich definiert als ein auf äußerer Einwirkung beruhendes, plötzliches, örtlich u. zeitlich bestimmbares, einen Körperschaden* verursachendes Ereignis, das in Ausübung od. infolge des Dienstes eingetreten ist; **Rechtliche Grundlage:** § 31 Beamtenversorgungsgesetz. Vgl. Arbeitsunfall, Dienstbeschädigung.

Dienst, vertrauensärztlicher: (engl.) *medical review board*; Abk. VÄD; als Beratungs- u. Begutachtungsdienst der GKV bis 1989 Vorgängerinstitution des MDK*; war organisatorisch seit 1933 den Landesversicherungsanstalten* zugeordnet. Vgl. Amtsarzt, Dienst, sozialmedizinischer.

dietary reference intakes: Abk. DRI; Referenzwerte für die Nährstoffzufuhr mit dem Ziel des Erhalts

-symptomen sowie der Überversorgung mit Energie, Fett u. Alkohol vorbeugen; DRI beziehen sich auf gesunde Personen, eingeteilt nach Geschlecht u. Alter, sowie auf Personen in besonderen Lebenssituationen, z. B. Schwangerschaft, Stillzeit, Adoleszenz u. Senium; Einflüsse des Lebensstils (z. B. Rauchen, Alkohol; s. Lebensstiländerung) u. von Umweltbedingungen (z. B. UV-Strahlung, Umgebungstemperaturen) sowie Unterschiede in der individuellen genetischen Variabilität werden berücksichtigt. DRI ersetzen die US-amerikanischen recommended* dietary allowances.

DIMDI: Abk. für Deutsches Institut für Medizinische Dokumentation und Information; im Geschäftsbereich des Bundesministeriums für Gesundheit angesiedeltes Institut; **Aufgabe: 1.** Bereitstellung von Informationen auf dem Gebiet der Medizin u. ihrer Randgebiete; **2.** Einrichtung u. Betrieb von datenbankgestützten Informationssystemen über Arzneimittel* u. Medizinprodukte*; **3.** Herausgabe amtlicher Klassifikationen (z. B. ICD*) i. R. gesetzlicher Aufgaben; **4.** Aufbau einer Dokumentation u. eines datenbankgestützten Informationssystems zur gesundheitsökonomischen Evaluation medizinischer Verfahren u. Technologien (s. health technology assessment).

DIN: Abk. für Deutsches Institut für Normung; gemeinnütziger Verein mit Sitz in Berlin, der technische Standards (DIN-Normen) erarbeitet u. unter dem Verbandszeichen DIN herausgibt.

DIN EN ISO: Abk. für Deutsche Industrie-Norm, der Europäischen Norm u. der Internationalen Organisation for Standardization entsprechend; s. Comité Européen de Normalisation.

Direktvertrag: (engl.) *direct contract*; Vertrag einer Krankenkasse i. R. der integrierten Versorgung* mit einzelnen Vertragsärzten* od. -psychotherapeuten, Krankenhäusern, Vorsorge- u. Rehabilitationseinrichtungen sowie medizinischen Versor-

trag* der KVen wird durch Direktverträge eingeschränkt; Ausnahme vom Vertragsmonopol der KVen in der GKV. **Ziel:** Förderung von Projekten zur integrierten Versorgung* u. Schaffung von Anreizen für einen qualitätsorientierten Wettbewerb in der Gesundheitsversorgung. **Rechtliche Grundlage:** §§ 72 a, 75 SGB V.

Disability: Fähigkeitsstörung; nach ICIDH* Beschreibung einer Gesundheitsstörung auf der Ebene der Person, deren Folgen zu einem Mangel od einer Einschränkung der Fähigkeit führen, zweckgerichtete Handlungen auszuführen; vgl. Handicap, Impairment.

Disease-Management-Programm: (engl.) *disease management programme*; Abk. DMP; medizinische Versorgungsform, mit der die Prävention* u. Behandlung chronischer Krankheiten* verbessert u. die durch diese Krankheit bedingten Beeinträchtigungen reduziert werden sollen; auf der Grundlage wissenschaftlicher Evidenz sind verbindliche u. aufeinander abgestimmte Behandlungs- u. Betreuungsprozesse über Krankheitsverläufe u. institutionelle Grenzen hinweg in Form von Behandlungsleitlinien zur medizinischen Versorgung bestimmter Erkrankungen, zu Vorsorgemaßnahmen (s. Vorsorge), Diagnostik u. Verbesserung der Compliance festgelegt (s. Abb.). In Deutschland sind Disease-Management-Programme in § 137 f SGB V niedergelegt; die inhaltlichen Anforderungen, das Zulassungsverfahren sowie die Gebührenregelungen werden in der Risikostrukturausgleichsverordnung (RSAV) geregelt. **Auswahlkriterien** für DMP-geeignete chronische Krankheiten: **1.** Zahl der von der Krankheit betroffenen Versicherten **2.** Möglichkeiten zur Verbesserung der Qualität der Versorgung; **3.** Verfügbarkeit evidenzbasierter Leitlinien*; **4.** sektorenübergreifender Behandlungsbedarf; **5.** Beeinflussbarkeit des Krankheitsverlaufs durch Eigeninitiative des Versicherten;

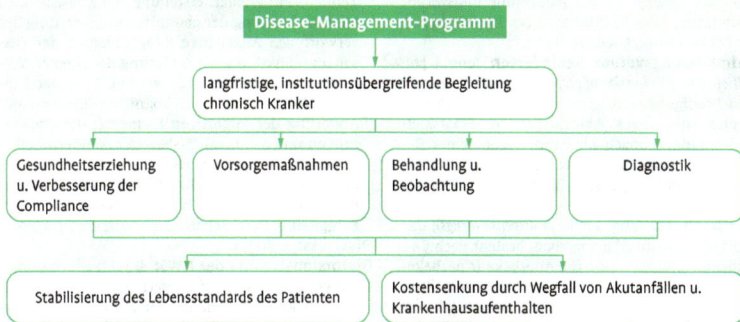

Disease-Management-Programm

karzinom, koronare Herzkrankheit, Asthma bronchiale u. COPD entwickelt. **Anforderungen** an die Programmausgestaltung sind: **1.** Behandlung nach evidenzbasierten Leitlinien; **2.** durchzuführende Qualitätssicherungsmaßnahmen; **3.** Voraussetzungen u. Verfahren für die Einschreibung des Versicherten in ein Programm, einschließlich Dauer der Teilnahme; **4.** Schulungen der Leistungserbringer u. des Versicherten, **5.** Dokumentation; **6.** Bewertung der Wirksamkeit u. Kosten (Evaluation) sowie Prüfung der zeitlichen Abstände zwischen den Evaluationen u. Dauer der Zulassung. Für die Versicherten ist die Teilnahme an einem DMP freiwillig. Die Zulassung erfolgt über das Bundesversicherungsamt* auf Antrag einer Krankenkasse od. eines Verbandes der Krankenkassen. **Hinweis zur Gesundheitsreform 2006:** Die Gesundheitsreform sieht bislang für DMP einen einheitlichen u. entbürokratisierten Rahmen vor. Die Verknüpfung mit dem Risikostrukturausgleich* soll neu gestaltet werden. Vgl. Case Management.

Diskriminierung: (engl.) *discrimination*; ungleiche, herabsetzende od. ausgrenzende Behandlung bestimmter Gruppen innerhalb eines Ganzen aufgrund von Merkmalen wie soziale od. regionale Herkunft, ethnische, politische od. religiöse Zugehörigkeit, soziale Gewohnheiten, sexuelle Neigungen, Sprache, Alter, Geschlecht od. körperliche Merkmale wie Behinderung* od. Hautfarbe im Hinblick auf Zugang zu Ressourcen* u. gesellschaftliche Teilhabe*; häufig bedingt durch bestimmte Wertvorstellungen u. unreflektierte, z. T. auch unbewusste Denkweisen u. Vorurteile* od. Opportunismus. Typischerweise richtet sich Diskriminierung gegen Minderheiten einer Gesellschaft u. sichert der Bevölkerungsmehrheit ihre machtmäßige Überlegenheit, wobei bereits die Zuweisung eines Minderheitenstatus die Dominanz u. Definitionsmacht der Mehrheit aufzeigt. Sie steht dem Gleichheits- u. Gleichbehandlungsgrundsatz entgegen. Vgl. Diskriminierungsverbot Behinderter, Gleichstellungsgesetz für Menschen mit Behinderung, Gleichstellung.

Diskriminierungsverbot Behinderter: (engl.) *prohibition of discrimination of people with disabilities*; syn. Benachteiligungsverbot; verfassungsrechtlich verbürgtes subjektives Abwehrrecht u. Staatszielbestimmung, wonach niemand wegen seiner Behinderung* benachteiligt werden darf (Art. 3 GG); vgl. Gleichstellungsgesetz für Menschen mit Behinderung.

Dispensierrecht: (engl.) *right to dispense (drugs)*; das Recht, Arzneimittel* abzugeben; besteht nach § 43 Arzneimittelgesetz* nur für Apotheke (Apothekepflicht); **Ausnahme:** Ärztemuster*, die Ärzte ihren Patienten zur Probe mitgeben; Tierärzte können für ihre eigenen Patienten Arzneimittel i. R. der sog. Hausapotheke dispensieren.

durch z. B. Abhärtung, körperliches Training, gesunde Ernährung, geregelte Lebensführung, Verzicht auf den Konsum gesundheitsgefährdender Substanzen, Teilnahme an Impfungen*, Chemoprophylaxe.

Dissimulation: (engl.) *dissimulation*; absichtliches Verbergen vorhandener körperlicher od. psychischer Krankheitssymptome od. Beeinträchtigungen (s. Simulation, Täuschungsphänomene, klinische); Verdacht auf Dissimulation besteht, wenn der objektive Befund od. die beobachtbare Symptomatik bzw. Einschränkung nicht mit den Schilderungen des Probanden korreliert. Sie ist abzugrenzen von organisch begründeter od. auf der Basis einer manifesten psychischen Störung beruhender verminderter Wahrnehmungsfähigkeit von Körperbeschwerden, z. B. durch eine autonome Polyneuropathie i. R. von Diabetes mellitus od. bei einer Psychose. Dissimulation ist meist intrapsychisch od. interpersonell motiviert (Verleugnung*, Angst, Scham), gelegentlich aber auch bewusst eingesetzt, z. B. im Kontext von Gutachten zur Kraftfahreignung*.

Dissonanz, kognitive: (engl.) *cognitive dissonance*; inkonsistente Beziehung von 2 od. mehreren kognitiven Elementen (z. B. Einstellungen, Meinungen, Wahrnehmungen, Wissenselemente), wenn bei der Festlegung auf eine Entscheidung zwischen Alternativen von annähernd gleicher Attraktivität die Vorteile der nicht gewählten u. die Nachteile der gewählten Alternative gegeneinander abzuwägen sind (Theorie der kognitiven Dissonanz nach Festinger, 1957). **Kognitive Dissonanzreduktion** ist die bevorzugte Verarbeitung von relevanten Informationen, die eine getroffene Entscheidung als richtig erscheinen lassen, während gegenteilige Informationen abgewehrt od. nicht beachtet werden; sich widersprechende Meinungen od. Verhaltensweisen erzeugen eine Spannung im kognitiven System des Individuums u. führen aufgrund der Tendenz zur Wiederherstellung von Konsistenz zu einer Aufwertung der gewählten u. Abwertung der verworfenen Alternative. Möglichkeiten der Dissonanzreduktion sind: Änderung des eigenen Verhaltens, Änderung der Umgebung bzw. der Umwelt, Hinzufügen neuer kognitiver Element od. Änderung der kognitiven Element; die Umwertungen sind nicht realitätsbezogen, sondern stellen Rationalisierungen i. S. von Rechtfertigungen eigener Standpunkte u. Verhaltensweisen dar. Es bestehen individuelle u. kulturelle Unterschiede in der Fähigkeit u. Bereitschaft, Dissonanz zu ertragen.

Disstress: s. Stress.

Distorsionstrauma der HWS: s. Schleudertrauma.

Divergenz: (engl.) *divergency*; im sozialmedizinischen Kontext voneinander abweichende Beurteilung von Probanden durch verschiedene Sozialleistungsträger (z. B. bezüglich der Leistungsfähig-

Beurteilungen besteht zwischen der GRV u. der Bundesagentur* für Arbeit eine Verwaltungsvereinbarung, die besagt, dass bestehende Zweifel eines Leistungszweiges an der Beurteilung des Versicherten durch den anderen Leistungszweig vor Bescheiderteilung einvernehmlich zu klären sind. Im Zuge der Zusammenführung von Arbeitslosenhilfe u. Sozialhilfe* zur Grundsicherung* für Arbeitsuchende (s. Arbeitslosengeld) wurde zur Ausräumung von abweichenden Beurteilungen der Erwerbsfähigkeit von Hilfsbedürftigen zwischen den Trägern der Leistungen nach SGB II u. den Trägern der Sozialhilfe (nach SGB XII) od. den Rentenversicherungsträgern (nach SGB VI) eine vergleichbare Verfahrensabsprache getroffen u. eine gemeinsame Einigungsstelle ins Leben gerufen (§ 45 SGB II).

DKFZ: Abk. für Deutsches* Krebsforschungszentrum.

DKG: 1. Abk. für Deutsche* Krankenhausgesellschaft; 2. Abk. für Deutsche* Krebsgesellschaft.

DKI: Abk. für Deutsches* Krankenhausinstitut.

DMP: Abk. für Disease*-Management-Programm.

Dokumentar, medizinischer: (engl.) *medical record administrator*; Angestellter, z. B. in Krankenhäusern, medizinischen Hochschulen, Instituten, der pharmazeutischen, chemischen Industrie, Krankenversicherungsträger u. Softwarefirmen; **Aufgabe:** Durchführung von Auswertungen, Pflege medizinischer Datenbanken, Koordinierung von Daten- u. Informationsfluss, Entwickelung u. Bearbeitung von Programmsystemen; verantwortlich für Dokumentation, Archivierung, Bereitstellung von Patienten-, Diagnose- u. Therapiedaten; **Ausbildung:** Die 3-jährige Ausbildung setzt meist Abitur od. einen Berufsabschluss voraus, erfolgt an berufsbildenden Schulen od. Akademien u. ist landesrechtlich geregelt. Fachhochschulstudium mit Studienschwerpunkt medizinische Dokumentation od. biowissenschaftliche Dokumentation.

Dokumentation: (engl.) *documentation*; Sammeln, inhaltliches Erschließen (s. Indexierung), Speichern, Ordnen, Aufbewahren u. gezielte Wiedergewinnung von Informationen (s. Retrieval, Datenbank) zu spezifischen Frage- u. Aufgabenstellungen. Vgl. Therapiedokumentation, Basisdokumentation, Befunddokumentation, Pflegedokumentation, Krebsregister.

Dokumentationspflicht: (engl.) *obligation to document*; die rechtliche Pflicht des behandelnden Arztes zu sorgfältiger u. vollständiger Dokumentation der ärztlichen Behandlung bzw. Operation einschließlich pflegerischer Maßnahmen; sie bezieht sich auf Anamnese, Diagnose u. Thearapie u. umfasst diagnostische Bemühungen, Befunde, Art u. Dosierung der Medikation, ärztliche Anweisungen an die Behandlungpflege*, Abweichungen von der Standardbehandlung, Verlaufsdaten sowie das Aufführen unerwarteter Zwischenfälle. Durch

nischen Datenträgern bedürfen zur Verhinderung von Veränderungen od. unrechtmäßiger Versendung besonderer Sicherungs- u. Schutzmaßnahmen. Die Dokumentation muss in unmittelbarem Zusammenhang mit der Behandlung erfolgen u. vollständig spätestens am Ende des einzelnen Be handlungsabschnitts vorliegen. Krankenakten sind i. d. R. für die Dauer von 10 Jahren nach Abschluss der Behandlung aufzubewahren (s. Auf bewahrungsfrist). Die Dokumentation unterliegt der ärztlichen Schweigepflicht* sowie ggf. den Datenschutzgesetzen (s. Datenschutz). Unzuläng lichkeiten der Dokumentation können im Arzthaftungsprozess (s. Arzthaftung) zu Beweiserleichterungen zu Gunsten des Patienten führen. Vgl. Einsichtsrecht.

Domäne: s. Komponente.

Donabedians Trias: (engl.) *Donabedian trias*; Auftei lung der Qualität in die Dimensionen Strukturqualität, Prozessqualität u. Ergebnisqualität, die auf ein von A. Donabedian (1964) vorgeschlagenes Bewertungsschema von Krankenhäusern zurück geht; s. Qualitätsdimensionen.

Doppelblindversuch: s. Blindversuch.

Doppelversicherungsverbot: (engl.) *prohibition of double insurance*; die Kollisionsnormen (Zuweisungsnormen) des Europäischen* Gemeinschaftsrechts bzw. der Sozialversicherungsabkommen* schließen aus, dass Arbeitnehmer u. Selbständige in mehreren Mitgliedstaaten gleichzeitig versichert sind; es findet grundsätzlich das Recht des Mitgliedstaates Anwendung, in dem die abhängige Beschäftigung od. selbständige Tätigkeit ausgeüb wird; vgl. Beschäftigte, Einstrahlung, Ausstrahlung.

Downcoding: fehlerhafte bzw. vorschriftswidrige Verschlüsselung mit Ausweis einer minderwerti gen Kategorie, z. B. bei der Codierung nach den G-DRG (s. DRG) mit dem Effekt der Unterbewertung erbrachter Leistungen; vgl. Upcoding.

DPR: Abk. für Deutscher* Pflegerat.

DRG: Abk. für (engl.) *Diagnosis Related Groups;* diag nosebezogene Fallklassen, einzelne Fallklassen bzw. Fallgruppen eines DRG-(Klassifikations-)Systems; **Anwendung:** DRGs werden als Referenz systeme bzw. Bezugsgrößen in der Forschung, Lehre, Praxis, Verwaltung u. Vergütung eingesetzt z. B. für statistische Erhebungen, Bedarfsermittlung, Planung/Kontrolle von Prozessen, Struktu ren od. Ergebnissen der Versorgung, Qualitäts management, Vereinbarung von Leistungsprofilen, Disposition der Ressourcen* (Mengensteue rung, Allokation*), Einzelvergütung, Budgetbe messung, Leistungsvergleiche (Benchmarking*) Honorierung medizinischer Versorgungsleistun gen. **Verfahren:** Zur relationalen Klassifizierung einzelner Behandlungsfälle nach (Produkt-)Grup pen werden je nach Version u. Zielsetzung heran

<1 Jahr, Verweildauer u. Entlassungsart (sog. **Basisdatensatz** des G-DRG-Systems; s. Abb.) sowie

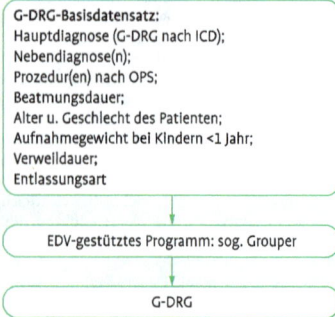

> **G-DRG-Basisdatensatz:**
> Hauptdiagnose (G-DRG nach ICD);
> Nebendiagnose(n);
> Prozedur(en) nach OPS;
> Beatmungsdauer;
> Alter u. Geschlecht des Patienten;
> Aufnahmegewicht bei Kindern <1 Jahr;
> Verweildauer;
> Entlassungsart

> EDV-gestütztes Programm: sog. Grouper

> G-DRG

DRG: Verfahren zum Ausweis einer Fallklasse nach der Systematik der G-DRGs

Schweregrad u. Prognose der Erkrankungen, Art, Umfang u. Komplexität medizinischer Leistungen u./od. Interventionen (s. OPS), Komplikationen, Folgekriterien (z. B. bezüglich Verlauf, Rekonvaleszenz, Rehabilitation, Weiterbehandlung) u. das Ausmaß eingesetzter Ressourcen. Im Einzelfall werden auf dieser Grundlage die Leistungen nach festgelegten Verfahren (z. B. Coding Standards, Kodierrichtlinien*) bewertet u. fallassoziiert als eine DRG ausgewiesen. **Geschichte:** 1965 begann in den USA die Entwicklung von DRGs; mittlerweile werden auch in Australien, Kanada, Neuseeland u. vielen europäischen Ländern den jeweiligen Anforderungen u. Zielsetzungen entsprechend ausgestaltete DRG-Klassifikationen angewandt. **G-DRG-System** (Kurzbez. für German-Diagnosis Related Groups System): deutsches DRG-System, deutsches diagnosebezogenes Fallgruppen-System; den Bedingungen u. Zielsetzungen des deutschen Gesundheitssystems angepasstes Klassifikationsmodell der DRGs zur Berechnung einer nahezu durchgängigen, leistungsorientierten u. pauschalierenden Vergütung voll- u. teilstationärer Krankenhausleistungen; ausgenommen sind stationäre psychiatrische Behandlungen. Als Grundlage für die Entwicklung der G-DRGs dienten die Australian Refined Diagnosis Related Groups (AR-DRGs). **Rechtliche Grundlage:** § 17 b Krankenhausfinanzierungsgesetz*, Fallpauschalengesetz (s. Fallpauschale), Krankenhausentgeltgesetz*; die Zuständigkeit für Entwicklung u. Einführung des G-DRG-Systems wurde den Parteien der Selbstverwaltung, den Spitzenverbänden der Krankenkassen, dem Verband der Privaten Krankenversicherung u. der Deutschen Krankenhausgesellschaft

folgt rechtsverbindlich den Deutschen Kodierrichtlinien*. Bei der Zuordnung zu einer G-DRG werden mit einem speziellen EDV-gestützten Programm (sog. **Grouper**) die codierten Rohdaten des Basisdatensatzes verarbeitet. Die **Hauptdiagnose** (Major Diagnostic Category; s. MDC) ist diejenige, die nach Analyse hauptsächlich für die Veranlassung des stationären Krankenhausaufenthaltes des Patienten verantwortlich ist. Sie bezieht sich fachabteilungsübergreifend auf den gesamten Krankenhausaufenthalt. Als **Nebendiagnose** wird eine Krankheit od. Beschwerde bezeichnet, die entweder gleichzeitig mit der Hauptdiagnose besteht od. sich während des Krankenhausaufenthalts entwickelt u. im aktuellen Behandlungsfall einen dokumentierten Ressourcenverbrauch verursacht hat. Nebendiagnosen gehen nach dem Ausmaß des Ressourcenverbrauchs in Schweregraden gewichtet (s. Komorbiditäts-/Komplikations-Stufe) in die Ermittlung der alphanumerisch ausgewiesenen DRG ein. In einem definierten Verfahren wird der einzelne Behandlungsfall auf Basis eines festgelegten Algorithmus einer der mittlerweile über 900 DRGs zugeordnet. So werden Behandlungsfälle zusammengefasst, die im Hinblick auf den Ressourcenverbrauch vergleichbar sind. Die Bewertungsrelation einer DRG wird definiert als deren **Relativgewicht** (relatives Kostengewicht) u. dient der Bewertung ihrer durchschnittlichen ökonomischen Fallschwere. Das Relativgewicht steht für den relativen Wert einer Fallgruppe bezogen auf einen durchschnittlichen, üblicherweise mit 1,0 bewerteten Fall. Die Summe der Relativgewichte aller behandelten Fälle ergibt deren **Case-Mix** (Abk. CM, sog. Fallmix). Durch Teilung des CM durch die Gesamtfallanzahl kann der **Case-Mix-Index** (Abk. CMI) errechnet werden. Bezogen auf ein Krankenhaus, eine Abteilung od. eine definierte Patientengruppe gilt der CMI als Maß der mittleren durchschnittlichen Fallschwere (Anhaltspunkt für den durchschnittlichen Ressourcenverbrauch). Die durchschnittlichen Kosten einer Leistung werden als Base Rate u. **Basisfallpreis** (in Euro) bezeichnet. Der **Fallerlös** ergibt sich aus dem Produkt des Relativgewichts u. dem Basisfallpreis. In Schritten wird der Basisfallpreis der einzelnen Krankenhäuser an einen einheitlichen landesweiten Basisfallwert angeglichen. **Einführung:** Das fallpauschalierte Entgeltsystem von Krankenhausleistungen auf der Grundlage der G-DRGs wird gegenwärtig phasenweise eingeführt. Es soll die Vergütung von Krankenhausleistungen* nach Abteilungspflegesätzen bzw. auf der Grundlage von Fallpauschalen/Sonderentgelten ablösen. Die G-DRGs wurden zunächst 2003 (Optionsmodell) u. 2004 (Erlösermittlung) in einer für die Leistungserbringer budgetneutralen Einführungsphase eingesetzt. Nach einer mehrjährigen

eingeführt. **Hinweis:** Grundlage der Vergütung sind die Daten der Kosten- u. Leistungsrechnung u. der medizinischen Dokumentation. Die Verantwortung für die Dokumentation von Diagnosen u. Prozeduren liegt beim behandelnden Arzt.

DRG-Creep: umgangssprachl. Creeping; Erreichen einer höherwertigen Kategorie im DRG-System durch Manipulation der Fallschweredokumentation mit unsachgemäßer Codierung von Haupt- u. Nebendiagnose(n) i.R. der Zuordnung zu einer DRG* durch zu umfangreiche od. fehlerhafte bzw. vorschriftswidrige Verschlüsselung; vgl. Kodierrichtlinien, Upcoding, Downcoding.

DRI: Abk. für dietary* reference intakes.

Drifthypothese: (engl.) *drift hypothesis*; gemäß dieser Hypothese wird das Auftreten einer gravierenden Erkrankung als Ursache sozialer Abstiegsprozesse betrachtet, d.h. der Gesundheitszustand beeinflusst den sozialen Status*; epidemiologische Längsschnittuntersuchungen haben gezeigt, dass die Drifthypothese nur selten zutrifft. Vgl. Verursachungshypothese, Abstieg, sozialer.

Dritter: (engl.) *third party*; (auch juristische) Person, die in einer Rechtsbeziehung weder auf der einen noch anderen Seite steht, wobei sie nicht notwendigerweise neutral sein muss; im Datenschutz* jede Person od. Stelle außerhalb der verantwortlichen Stelle, nicht jedoch der Betroffene od. diejenigen, die (Sozial-)Daten im Auftrag erheben, verarbeiten od. nutzen.

DRK: Abk. für Deutsches* Rotes Kreuz.

Drogenabusus: s. Konsum psychotroper Substanzen.

Druckluftverordnung: (engl.) *Compressed Air Regulation*; Abk. DruckLV; „Verordnung über Arbeiten in Druckluft" vom 4.10.1972 (BGBl. I S. 1909), zuletzt geändert am 21.6.2005 (BGBl. I S. 1666); regelt die Arbeit in Arbeitsbereichen mit einem Überdruck von mehr als 10 kPa (0,1 bar); z.B. beim Stollenvortrieb im Verkehrstunnelbau u. bei ungünstigen Grundwasserverhältnissen in Form von Senkkästen (sog. Caissons). Der zulässige Überdruck ist auf 360 kPa (3,6 bar) begrenzt. Arbeiten unter Wasser mit Druckluftatemluftgerät fallen unter die DruckLV; eine Druckgrenze ist für Taucherarbeiten nicht festgelegt. Wird Druckluft als Atemgas verwendet, ist die Tauchtiefe auf 50 m (500 kPa od. 5,0 bar Überdruck) begrenzt. Tauchtiefen von mehreren 100 m sind jedoch mit Atemgasgemischen erreichbar.

Druck, sozialer: (engl.) *social pressure*; Form der sozialen Kontrolle* z.B. durch Sanktionen u. somit durch die Gesamtheit von Handlungen, die der Beeinflussung, Steuerung od. Einschränkung der Entscheidung von Individuen od. Gruppen dienen; Formen sind Beeinflussungsversuche, Bestechung, sozialer Zwang, Anwendung körperlicher Gewalt od. Erpressung; i.R. der Sozialisation* wird sozia-

einer soziokulturell angepassten Persönlichkeit zu fördern. Angehörige (vgl. Familie) od. Freunde (vgl. Bezugsgruppe) können mit sozialem Druck eine Verhaltensänderung*, z.B. gesünderes Essverhalten, bei einer Person bewirken.

DRV: Abk. für Deutsche Rentenversicherung s. Rentenversicherung.

DSM: Abk. für Diagnostic and Statistical Manual of Mental Disorders; diagnostisches u. statistisches Manual psychischer Störungen; von der American Psychiatric Association herausgegebenes Handbuch zur Klassifikation u. Vereinheitlichung der Nomenklatur psychischer Störungen, das in der 4. Version (DSM IV) von 1994 (deutsche Ausgabe 1996) vorliegt; die Beurteilung eines psychischen Krankheitsgeschehens erfolgt auf 5 voneinander unabhängigen Achsen. **Hinweis:** Aufgrund größerer Detailgenauigkeit findet diese nationale Klassifikation v.a. im Bereich der Forschung Anwendung. Wegen besserer internationaler Übertragbarkeit erfolgt in Deutschland die offizielle Klassifikation psychischer Störungen jedoch nach ICD*.

DSS: Abk. für (engl.) *Decision Support System*; s. Systeme, entscheidungsunterstützende.

DTA: Abk. für duldbare tägliche Aufnahmemenge s. acceptable daily intake.

DÜVO: s. Datenerfassungs- und -übermittlungsverordnung.

Duldungspflicht: (engl.) *duty of acquiescence*; ein Versicherter od. Anspruchsteller soll sich sozialversicherungs-, fürsorge-, versorgungs- od. schadensrechtlich indizierten ärztlichen Maßnahmen unterziehen, will er nicht seine Ansprüche gegenüber dem Leistungspflichtigen verlieren; kann sich ergeben aus Regelungen des SGB I (§§ 62 f), des Beamtenversorgungs-, Soldaten- u. des Zivildienstgesetzes sowie i.R. der allgemeinen Schadensminderungspflicht nach § 254 BGB u. bei Privatversicherungen. Vgl. Zwangsbehandlung.

Durchgangsarzt: s. D-Arzt.

Durchimpfungsrate: (engl.) *vaccination rate*; Anteil einer Population an der Gesamtbevölkerung, der gegen eine bestimmte Krankheit durch Impfung immunisiert ist; je niedriger die Durchimpfungsrate gegen eine bestimmte Infektionskrankheit ist desto leichter kann sich diese in der Population ausbreiten. Die Eradikation (Ausrottung) einzelner Infektionskrankheiten (z.B. der Pocken) erfordert eine hohe Durchimpfungsrate.

Durchschnitt: (engl.) *average*; **1.** umgangssprachlich syn. für arithmetisches Mittel*; **2.** in der Mengenlehre besteht der Durchschnitt zweier Mengen aus den Elementen, die beide Mengen gemeinsam enthalten; **3.** in der Wahrscheinlichkeitsrechnung tritt das Durchschnittsereignis zweier Ereignisse ein, wenn beide Ereignisse gemeinsam eintreten.

Durchschnittsprüfung: syn. Vergleichsprüfung*.

Dynamisierung der Rente: s. Rentenanpassung.

E

EAM: Abk. für (engl.) *Ertomis* Assessment Method.*

EAP: Abk. für erweiterte ambulante Physiotherapie*.

EB: Abk. für entschädigungsberechtigt*, Entschädigungsberechtigter.

EBI: Abk. für Erweiterter Barthel-Index; s. Barthel-Index.

EbM: Abk. für evidenzbasierte Medizin*.

EBM: Abk. für einheitlicher Bewertungsmaßstab*.

Eckregelsatz: s. Regelsatz.

Eckrentner: (engl.) *average pensioner*; virtueller Empfänger einer Rente* wegen Alters, dessen Versicherungsbiographie 45 mit Beitragszeiten* belegte Jahre umfasst, in denen jeweils das Durchschnittsentgelt erzielt wurde; anhand des Eckrentners können Veränderungen des Rentenniveaus* (z. B. infolge Gesetzesänderungen od. einer Änderung des Einkommensniveaus) veranschaulicht werden (s. Abb.).

Brutto-Standardrentenniveau (%)

Eckrentner: Rentenniveau   [4]

EER: Abk. für (engl.) *Experimental* Event Rate.*

Effektivität: (engl.) *efficacy, effectiveness*; Wirksamkeit, Zielerreichungsgrad od. Nutzen einer Maßnahme od. Therapie; Merkmal einer Prozedur, durch das die Wahrscheinlichkeit eines erwünschten Ereignisses in einer definierten Menge von Ereignissen geändert wird; Effektivität ist ein qualitatives Merkmal u. wird durch den Vergleich zweier Prozeduren gemessen. In der Medizin: **1.** unter den idealtypischen Bedingungen einer klinischen Studie* (efficacy); **2.** praktische Effektivität, gemessen unter realen Bedingungen (effectiveness). Vgl. Effizienz.

Effektstärke: (engl.) *effect size*; syn. Effektgröße; standardisiertes Vergleichsmaß, das erlaubt, Anga-

ben zur Größe eines Effektes zu machen, praktisch nicht relevante Ergebnisse kenntlich zu machen od. im Planungsstadium einer Studie* die optimale Stichprobengröße zu bestimmen; wird häufig bei Metaanalysen* eingesetzt. Die Effektgröße wird berechnet, indem der zur Beurteilung anstehende Effekt (od. ein aus einer empirischen Studie gewonnener Schätzwert des Effekts) durch die Standardabweichung* der Messgröße (Bezugsgröße) in der Kontrollgruppe (od. eine Schätzung derselben geteilt wird; Einheit der Effektstärke ist damit die Standardabweichung. Effektstärken von 0,2 (0,5 0,8) werden nach Cohen als schwacher (mittlerer starker) Effekt bezeichnet. Hierbei ist zu berücksichtigen, dass die Effektstärke von der Homogenität des betrachteten Kollektivs abhängt: Der gleiche Effekt hat in einem inhomogenen Kollektiv eine kleinere Effektstärke als in einem homogenen Kollektiv.

Effizienz: (engl.) *efficiency*; Wirkung od. Nutzen im Verhältnis zum Aufwand; als effizient bezeichne man eine mit dem geringst möglichen physischen Mitteleinsatz erstellte Versorgungsleistung (Minimierungsprinzip) od. eine bei festgelegtem Mittel einsatz maximale Versorgungsleistung (Maximierungsprinzip); **allokative** Effizienz (s. Allokation wird erzielt, wenn die Versorgungsleistung unter möglichst geringen Kosten erbracht wird u. sie den Präferenzen (der Versicherten) entspricht. Vgl. Ef fektivität.

EFL: Abk. für Evaluation der funktionellen Leistungsfähigkeit; **1.** ergonomisches Evaluationsverfahren nach Isernhagen, mit dem anhand von Arbeitssimulationstests die individuelle Leistungs fähigkeit* beurteilt werden kann; mit 29 standar disierten Leistungstests (Arbeitssimulation wie He ben, Tragen, Arbeiten über Kopfhöhe, Leiterstei gen, Handgeschicklichkeit u. a.) wird die Belast barkeit in Bezug auf häufige physische Funktionen bei der Arbeit untersucht. Die Bewertung erfolgt anhand einer standardisierten Beobachtung unter zunehmender Belastung des Probanden. Die erho benen Daten werden in Form eines Leistungspro fils zusammengefasst u. können einem Anforde rungsprofil gegenübergestellt werden. **Ziel:** Erfas sung der physischen Fähigkeiten u. Defizite bei Probanden mit chronischen Erkrankungen des

kontrollierte Belastbarkeitserprobung i. S. eines arbeitsbezogenen Belastbarkeitstrainings (work hardening) erfolgen. **2.** Oberbegriff für Evaluation der funktionellen Leistungsfähigkeit. Vgl. functional capacity evaluation.

E-Formblätter: Abk. für Europa*-Formblätter.

EFQM: Abk. für European Federation for Quality Management; 1988 gegründete europäische Vereinigung großer Industrieunternehmen verschiedener Branchen zur Förderung des Qualitätsmanagements*; EFQM vertritt im internationalen Qualitätsmanagement das umfassendste Modell des Managements for Excellence. Dafür wurde ein eigenes Bewertungsmodell nach Punkten entwickelt. Nach einem Selbst-Assessment können sich die Teilnehmer einem Fremd-Assessment stellen u. sich um einen europäischen Qualitätspreis (EQA, Abk. für European Quality Award) bewerben, der getrennt nach Branchen verliehen wird u. im Gesundheitsbereich in Deutschland zunehmend an Bedeutung gewinnt. Vgl. ISO-9000-Familie, Joint Commission on Accreditation of Healthcare Organizations, Kooperation für Transparenz und Qualität im Gesundheitswesen, QEP.

E-GO: Abk. für Ersatzkassen*-Gebührenordnung.

Ehe: (engl.) *marriage*; auf Dauer (Lebenszeit) angelegtes u. zuvor staatlich beurkundetes Zusammenleben von Mann u. Frau in einer umfassenden Lebens- u. Beistandsgemeinschaft (§§ 1303 ff. BGB; Eheschließungsrechtsgesetz, Abk. EehschlRG); Ehe in diesem Sinne ist nur die Einehe. Sie steht unter besonderem staatlichen Schutz (Art. 6 GG). Das geschützte Verhalten reicht von der Eheschließungsfreiheit über das eheliche Zusammenleben bis hin zur Ehescheidung u. deren Folgen wie z. B. Unterhaltsleistungen. Vgl. Gemeinschaft, nichteheliche; Bedarfsgemeinschaft; Lebenspartnerschaftsgesetz.

E-Health: e-Health, syn. Telematik im Gesundheitswesen; veraltet Gesundheitstelematik, Medizintelematik; Kurzbez. für (engl.) *Electronic Health*; dynamischer Begriff, der die Verbindung zwischen Internetdiensten u. Akteuren im Gesundheitswesen umschreibt, insbes. im Hinblick auf den möglichen Nutzen für u. die mögliche Konsequenzen von Informations- u. Kommunikationstechnologien im Gesundheitswesen; **Ziel:** Unterstützung von Informationsfluss u. Prozessabläufen in der angewandten Medizin, in Geschäftsprozessen der Gesundheitsindustrie sowie vom Belangen der Gesundheitskommunikation, um Informationsverluste, Transaktions- u. Produktionskosten zu senken u. die Qualität der Gesundheits- od. Kommunikationsdienstleistungen anzuheben. Das interdisziplinäre Gebiet umfasst Telemedizin*, E*-Learning, Bereiche der Computer-assistierten Chirurgie (CAS) medizinischen Informatik*, Public* Health, Volks- u. Betriebswirtschaftslehre

Gesundheitskarte*, das elektronische Rezept* u. der elektronische Heilberufeausweis*. Private u. institutionelle Anbieter od. kommerzielle Online-Gesundheitsdienste bieten auf ihren Webseiten interaktive Informations- u. Kommunikationsdienstleistungen für informationssuchende Gesundheitsinteressierte, Patienten od. Angehörige medizinischer Berufe an u. ermöglichen z. T. die Bildung von Online-Patienten-Communities.
Rechtliche Grundlage: Die Grundsätze für die Verwendung personbezogener Sozialdaten, die Informationsgrundlagen für die Einführung der Krankenversicherten- u. elektronischen Gesundheitskarte sowie die Struktur der Gesellschaft für Telematik (u.a. 3 Vertreter für die Wahrnehmung der Interessen von Patienten im Beirat) u. deren Aufgaben zur Schaffung einer interoperablen u. kompatiblen Telematikinfrastruktur mit Sicherstellung der notwendigen Test- u. Zertifizierungsmaßnahmen sind für die Krankenkassen in §§ 284 ff. u. §§ 291 a, b SGB V geregelt.

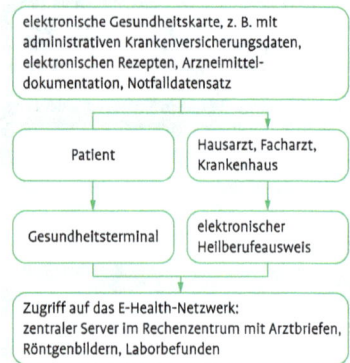

E-Health

EHIC: Abk. für European Health Insurance Card; s. Gesundheitskarte, elektronische.

Eichgesetz: (engl.) *Weights and Measures Act*; Abk. EichG; „Gesetz über das Mess- u. Eichwesen" in der Fassung vom 23.3.1992 (BGBl. I S. 711), zuletzt geändert am 25.11.2003 (BGBl. I S. 2304); regelt zur Gewährleistung der Messsicherheit in Verbindung mit der Eichordnung vom 12.8.1988 (BGBl. I S. 1657), zuletzt geändert durch Gesetz vom 25.11.2003 (BGBl. I S. 2304), die Zulassung u. Eichpflicht von Messgeräten u. a. zur Bestimmung von Masse, Volumen, Temperatur, Druck, Dichte, Hörfähigkeit od. Strahlendosis insbes. im Gesundheits-, Arbeits- u. Umweltschutz*; Personen, die Messgeräte verwenden od. bereithalten sind u. a.

ergebnisse u. zur Reinigung, Vorbereitung u. ggf. Vorführung der Messgeräte zum Zweck der (regelmäßigen) Eichung verpflichtet. Wer mit medizinischen Messgeräten quantitative labormedizinische Untersuchungen durchführt, ist zudem zur Vornahme von Kontrolluntersuchungen u. Vergleichsmessungen verpflichtet. Durchgeführt wird die Eichung i. d. R. von den öffentlichen Eichämtern. Vorschriften zur Gewährleistung der Messsicherheit von Medizinprodukten* enthält ferner das Medizinproduktegesetz* (§ 24).

Eigenbeteiligung: s. Selbstbeteiligung.

Eigengefährdung: s. Selbstgefährdung.

Eigenverantwortung: (engl.) *personal responsibility, individual responsibility*; Handlungsbereich von Individuen od. Organisationen, für den ihnen Zuständigkeit u. Haftbarkeit zugeschrieben wird; im Gesundheitssystem u. a. durch finanzielle Anreize (s. Bonus-Malus-System). Innerhalb der Gesundheitsförderung* wird von **Selbstbestimmung*** gesprochen; vgl. Autonomie, Empowerment.

Eigenvorsorge: (engl.) *individual provision*; eigenverantwortliche, außerhalb staatlichen Versicherungszwangs liegende Maßnahmen zur Risikoabdeckung, z. B. durch freiwillige Höher- od. Zusatzversicherung*; vgl. Riesterrente.

Eignung: (engl.) *aptitude, suitability*; 1. (arbeitsmed.) für die Anforderungen einer bestimmten Tätigkeit notwendigen körperlichen u. geistigen Eigenschaften; 2. (sozialmed.) Fehlen von durch Krankheit od. Behinderung bedingten Gefährdungs- u. Belastungsfaktoren. Vgl. Maßnahmen der Eignungsfeststellung.

Eignungsdiagnostik: (engl.) *suitability diagnostics*; Verfahren für die Feststellung der individuellen körperlichen u. geistigen Eignung sowie der sozialen Kompetenzen* von Personen zur Durchführung bestimmter (Arbeits-)Aufgaben; **Voraussetzung:** Kenntnis über die Anforderungen (z. B. Kenntnisse, Fähigkeiten, Fertigkeiten). Als diagnostische Instrumente kommen z. B. Interviewtechniken, Verhaltensbeobachtungen u. standardisierte Verfahren zur Anwendung; v. a. auf das Gelingen einer Arbeitsaufgabe bzw. eines Produktes sowie auf den Schutz von Personen u. Sachen ausgerichtet, im Gegensatz zur Vorsorgeuntersuchung aber nicht vorrangig auf den Gesundheitsschutz bzw. die Gefährdung der Beschäftigten durch eine Tätigkeit. Die **Berufseignungsdiagnostik** befasst sich mit der Prognose der Übereinstimmung von aufgabenabhängigen Anforderungen bei konkreten beruflichen Tätigkeiten u. individuellen physischen u. psychischen Leistungsvoraussetzungen; **Ziel:** Selektion u. Klassifikation sowie Beratung hinsichtlich beruflicher Entscheidungen u. Modifikationsstrategien (Berufsfindung, Schulung, Training, Umgestaltung des Arbeitsplatzes). Zur empirischen Feststellung

nungsfeststellung). Als eignungsrelevante Personenmerkmale gelten: **1.** allgemeine Intelligenz* (entweder als Generalfaktor od. als kristallisierte versus fluide Intelligenz); **2.** anschauungsgebundenes, figural-bildhaftes Denken (Konzentration Wahrnehmungsgenauigkeit u. -geschwindigkeit, Raumvorstellung); **3.** sensomotorische u. kognitive Fähigkeiten u. Fertigkeiten; **4.** Belastbarkeit; **5.** soziale Kompetenz; **6.** tätigkeitsfeldspezifische Leistungsmotivation (s. Motivation). Vgl. Belastungserprobung.

Eilverfahren: (engl.) *fast track*; Verwaltungsverfahren zur Verkürzung von Bearbeitungszeiten aus dringenden Gründen; wurde in der Gesetzlichen Rentenversicherung* angewandt bei Anträgen au Leistungen* zur medizinischen Rehabilitation zur beschleunigten Bearbeitung der Anträge. Die be vorzugte Bearbeitung erfolgte z. B. nach Aufforde rung durch die Krankenkasse (§ 51 Abs. 1 SGB V od. die Agentur für Arbeit (§ 125 SGB III); **Hin weis:** überholtes Verfahren durch die Fristsetzung nach § 14 SGB IX.

Ein-Euro-Job: (engl.) *one-Euro job*; Bez. für eine Arbeitsgelegenheit mit **Mehraufwandsentschädigung**, die von den Trägern der Grundsicherung für Arbeitsuchende an Empfänger von Arbeits losengeld II vergeben wird; hauptsächlich im öf fentlichen Interesse liegende, zusätzliche Arbeiten (oft auch mit Qualifizierungsanteil) bei Kommunen od. karitativen Einrichtungen, die i. d. R. bis zu 9 Monate befristet sind u. von freien Trägern od. Beschäftigungsgesellschaften koordiniert u. betreut werden. Die Arbeitszeit beträgt max. 30 Stunden wöchentlich. Die Höhe der Mehrauf wandsentschädigung ist gesetzlich nicht festgeschrieben u. wird vom Träger der Grundsiche rung festgesetzt (1–1,50 EUR pro Stunde). Die Mehraufwandsentschädigung wird nicht auf das Arbeitslosengeld II angerechnet. **Rechtliche Grundlage:** § 16 Abs. 3 SGB II.

Eingangsleiden: (engl.) *originally existing medical con dition*; umgangssprachlich in der GRV verwendete Bez. für ein Krankheitsbild od. den körperlichen bzw. seelischen Zustand eines Versicherten, das der bei Aufnahme einer beruflichen Tätigkeit be reits bestand, z. B. eine angeborene Fehlbildung der Hand; **Sozialmedizinische Bedeutung:** rele vant bei der Prüfung der persönlichen Voraussetzungen* i. R. sozialrechtlicher Feststellungsverfahren, z. B. bei Anträgen auf Rente wegen verminderter Erwerbsfähigkeit*. Vgl. Kausalitätslehre, sozialrechtliche.

Eingangsverfahren: s. Werkstatt für behinderte Menschen.

Eingliederung: s. Integration, Rehabilitation.

Eingliederung behinderter Jugendlicher, berufliche: s. Ersteingliederung behinderter Menschen berufliche.

SGB XII, die durch eine Behinderung* wesentlich in ihrer Teilhabe an der Gesellschaft eingeschränkt od. von einer solchen wesentlichen Behinderung bedroht sind, od. für Menschen, die an einer anderen körperlichen, geistigen od. seelischen Behinderung leiden od. von ihr bedroht sind; **Ziel:** eine drohende Behinderung zu verhüten od. eine vorhandene Behinderung od. deren Folgen zu beseitigen od. zu mildern u. den behinderten Menschen in die Gesellschaft einzugliedern, v. a. durch Teilnahme am Leben in der Gemeinschaft, Förderung der Ausübung einer angemessenen Beschäftigung sowie die Herstellung weitestgehender Unabhängigkeit von Pflege; **Leistungen: 1.** Leistungen zur medizinischen u. beruflichen Rehabilitation, sofern keine sozialversicherungsrechtlichen Ansprüche bei vorrangig verpflichteten Sozialleistungsträgern bestehen (s. Leistungen zur medizinischen Rehabilitation, Leistungen zur Teilhabe am Arbeitsleben); **2.** Hilfen zur Schul- u. Berufsausbildung; **3.** Leistungen in Behindertenwerkstätten od. Tagesförderstätten (s. Werkstatt für behinderte Menschen); **4.** Hilfen zur Teilhabe am Leben in der Gemeinschaft, z. B. durch behinderungsgerechtes Wohnen in Heimen, Wohngemeinschaften u. sonstigen betreuten Wohnformen (s. Leistungen zur Teilhabe am Leben in der Gemeinschaft); **Rechtliche Grundlage:** §§ 53 ff. SGB XII; **Hinweis:** Für die Leistungen* zur Teilhabe gelten die Vorschriften des SGB IX.

Eingliederungshilfe für seelisch behinderte Kinder und Jugendliche: (engl.) *integration assistance for mentally handicapped children and adolescents*; Kinder u. Jugendliche haben nach SGB VIII Anspruch auf Eingliederungshilfe, wenn ihre seelische Gesundheit mit hoher Wahrscheinlichkeit länger als 6 Monate von dem für ihr Lebensalter typischen Zustand abweicht u. daher die Teilhabe am Leben in der Gesellschaft beeinträchtigt ist (seelische Behinderung) od. eine solche Beeinträchtigung zu erwarten ist; **Voraussetzung:** Stellungnahme eines Arztes für Kinder- u. Jugendpsychiatrie u. -psychotherapie od. eines Kinder- u. Jugendlichenpsychotherapeuten od. eines Arztes od. psychologischen Psychotherapeuten, der über besondere Erfahrungen auf dem Gebiet der seelischen Störungen bei Kindern u. Jugendlichen verfügt, zur Abweichung der seelischen Gesundheit, Feststellung des Teilhabedefizits unter Federführung der Jugendhilfe; **Leistung:** Hilfen können in ambulanter Form, in Tageseinrichtungen, durch geeignete Pflegepersonen od. durch Einrichtungen über Tag u. Nacht (s. Heimerziehung) erbracht werden. **Leistungsberechtigte:** Anspruchsberechtigt ist im Gegensatz zu den Hilfen* zur Erziehung das Kind/der Jugendliche selbst. **Leistungsträger:** das Jugendamt*; im Gegensatz zu körperlich od. geistig behinderten Kindern u. Jugendlichen, für wel-

Die Bestimmungen des SGB VIII gelten weitgehend analog den Bestimmungen des SGB XII. **Rechtliche Grundlage:** § 35a, § 41 SGB VIII.

Eingliederungsmanagement, betriebliches: (engl.) *workplace integration management*; arbeitsrechtliche Vorschrift nach § 84 SGB IX, die den Arbeitgeber verpflichtet, bei längerer od. häufiger Arbeitsunfähigkeit* seiner Beschäftigten (innerhalb eines Jahres länger als 6 Wochen ununterbrochen od.wiederholt arbeitsunfähig) alle betrieblichen Möglichkeiten u. alle Hilfen der Sozialversicherungsträger* zu bündeln, um den Arbeitsplatz möglichst zu erhalten; einbezogen werden die zuständige Interessenvertretung nach § 93 SGB IX, bei schwerbehinderten Menschen außerdem die Schwerbehindertenvertretung, soweit erforderlich auch der Werks- od. Betriebsarzt*. Kommen Leistungen* zur Teilhabe od. begleitende Hilfe im Arbeits*- u. Berufsleben in Betracht, werden vom Arbeitgeber die örtlichen gemeinsamen Servicestellen* od. bei schwerbehinderten Beschäftigten das Integrationsamt* hinzugezogen. Maßnahmen der betrieblichen (Wieder-)Eingliederung erfordern die Zustimmung u. Beteiligung der betroffenen Person; vgl. Kündigung.

Eingliederungsvereinbarung: (engl.) *integration agreement, jobseeker's agreement*; Begriff aus dem Recht der Arbeitsförderung* für die zwischen der Agentur für Arbeit u. dem Arbeitslosen od. Ausbildungssuchenden geschlossene Vereinbarung, in der für einen zu bestimmenden Zeitraum die Vermittlungsbemühungen der Agentur für Arbeit, die Eigenbemühungen des Arbeitslosen od. Ausbildungssuchenden sowie, soweit die Voraussetzungen vorliegen, die künftigen Leistungen der aktiven Arbeitsförderung festgelegt werden; sie ist spätestens nach 6 Monaten Arbeitslosigkeit* bzw. Ausbildungssuche zu überprüfen. **Rechtliche Grundlage:** § 15 SGB II, § 35 SGB III.

Eingliederungszuschuss: s. Leistungen an Arbeitgeber.

Eingriff, stationsersetzender: (engl.) *outpatient procedure*; chirurgischer (Ambulantes Operieren) od. endoskopischer Eingriff mit entsprechend notwendigen Anästhesieleistungen in einer medizinischen Einrichtung (niedergelassener Arzt od. Krankenhaus), wobei der Patient die Nächte vor u. nach dem Eingriff nicht in der Einrichtung verbringt; **Ziel:** wirtschaftlich kostengünstigere operative Therapie; **Rechtliche Grundlage:** von den Spitzenverbänden der Krankenkassen, der Deutschen Krankenhausgesellschaft od. den Bundesverbänden der Krankenhausträger u. den KVen gemeinsam vereinbarter Katalog geeigneter Eingriffe; Qualitätssicherung durch bestimmte fachliche u. strukturelle Voraussetzungen, geregelt nach § 115 b, Abs. 1 SGB V. **Hinweis zur Gesundheitsreform 2006:** Die Gesundheitsreform sieht bislang

gleichbaren Honoraren vergütet werden.

Einkaufsmodell: (engl.) *selective contracting*; Organisationsmodell der GKV, bei dem die Krankenkassen Direktverträge* mit Vertragsärzten* sowie mit Herstellern von Arznei-, Verband-, Heil- u. Hilfsmitteln u. z. T. mit Apotheken schließen, in denen u. a. die Leistungen, Preise u. Qualitätsstandards frei verhandelt werden; **Rechtliche Grundlage:** GKV*-Modernisierungsgesetz.

Einkommen: (engl.) *income*; nach dem Einkommensteuerrecht Einkünfte aus Land- u. Forstwirtschaft, Gewerbebetrieb, selbständiger Arbeit, nichtselbständiger Arbeit, Kapitalvermögen, Vermietung, Verpachtung u. sonstigen Quellen; das Sozialrecht differenziert zwischen Arbeitsentgelt* u. Arbeitseinkommen*.

Einkommensanrechnung: (engl.) *income set-off, taking income into account*; **1.** Begriff der GRV für die Anrechnung eigener Einkünfte des Berechtigten auf Rente* wegen Todes nach § 97 SGB VI (z. B. Witwenrente* und Witwerrente sowie Erziehungsrenten* u. Waisenrenten* an über 18 Jahre alte Kinder); von den Nettoeinkünften wird ein durch die jeweilige Rentenanpassung* beeinflusster Freibetrag berücksichtigt, der in den neuen u. alten Bundesländern unterschiedlich u. außerdem von der Anzahl der Kinder abhängig ist. Das den Frei-

---

Einkommensanrechnung

Beispiel zur Einkommensanrechnung für eine Witwenrente für die alten Bundesländer

Rentenart und abzuziehende Einkommen		
Witwenrente		400,00 EUR
Bruttogehalt	1300,00 EUR	
minus 40 % Pauschalabzug	−520,00 EUR	
gleich Nettoeinkommen	780,00 EUR	
Freibetrag	689,83 EUR	
Nettoentgelt übersteigt den Freibetrag um	90,17 EUR	
davon Anrechnung in Höhe von 40 %	36,07 EUR	−36,07 EUR
verbleibende Witwenrente		363,93 EUR

---

ter Einkommen bei der Leistung von Übergangsgeld* während einer Leistung* zur medizinischen Rehabilitation u. zur Teilhabe am Arbeitsleben nach § 52 SGB IX. **Hinweis:** Auch in anderen Sozialgesetzbüchern finden sich Regelungen zum Einbezug von Einkommen bei der Bemessung einer Sozialleistung mit spezifischen Begrifflichkeiten bei der Grundsicherung für Arbeitsuchende „zu berücksichtigendes Einkommen" (§ 11 SGB II) so wie der bei Sozialhilfe „Einsatz des Einkommens u. des Vermögens" (§§ 82–96 SGB XII) mit jeweiligen Regelungen des Einbezugs. Abzugrenzen ist ferner die Möglichkeit des Hinzuverdienstes bei Versichertenrenten (s. Hinzuverdienstgrenze).

Einkommensgrenze: (engl.) *income limit*; i. S. der Sozialhilfe rechnerisches Instrumentarium zur Ermittlung eines evtl. Kostenbeitrages* durch den Hilfesuchenden, nur anzuwenden i. R. der Hilfen nach SGB XII, fünftes bis neuntes Kapitel (früher Hilfe in besonderen Lebenslagen); seit dem 1.1.2005 existiert nur noch eine Einkommensgrenze. Anrechnungsfrei bleibt danach für alle Hilfearten nach SGB XII, fünftes bis neuntes Kapitel, die Summe aus dem **Grundbetrag** in Höhe des doppelten Regelsatzes, einem Familienzuschlag bei mehrköpfigen Haushalten u. den angemessenen Kosten* der Unterkunft; Eigenanteile müssen mit wenigen Ausnahmen nur gezahlt werden, wenn die errechnete Einkommensgrenze überschritten wird. **Rechtliche Grundlage:** § 85 SGB XII.

Einkommensungleichheit: (engl.) *income inequality* absolute u. relative Unterschiede zwischen den einzelnen u. Personen zur Verfügung stehenden finanziellen Ressourcen; misst häufig den Unterschied an Besitz zwischen den unteren u. oberen sozialen Schichten; Gesellschaften mit hoher Einkommensungleichheit weisen i. d. R. eine höhere Morbidität* u. Mortalität* auf (z. B. USA), egalitäre Gesellschaften eine höhere Lebenserwartung* (z. B. Japan, Schweden). Vgl. Ungleichheit, soziale.

Einnahmen, beitragspflichtige: Abk. bpE; s. Beitragsbemessungsgrundlage.

Einrichtungen der beruflichen Rehabilitation: s. Bildung, berufliche.

Einsatzzeit: (engl.) *working time*; im sozialmedizinischen Kontext die Zeit, die ein betrieblicher od. überbetrieblicher Betriebsarzt* od. eine Fachkraft* für Arbeitssicherheit mindestens aufwenden muss (Mindesteinsatzzeit), um die vom Gesetzgeber festgelegten Aufgaben zu erfüllen; die Einsatzzeiten werden nach Betriebsart u. Beschäftigtenzahlen gegliedert) durch die Berufsgenossenschaften* in BGV A6 (Fachkräfte für Arbeitssicherheit) u. BGV A7 (Betriebsärzte) festgelegt, reichen aber i. d. R. nicht aus, um die Aufgaben zu erfüllen. 2005 wurden die BGV A6 u. BGV A7 aufgehoben u. durch die BGV A2 (Betriebsärzte u. Fachkräfte für Arbeitssicherheit) ersetzt. Die Einführung der BGV

Einschlusskriterien: (engl.) *inclusion criteria*; Kriterien i. R. von klinischen u. epidemiologischen Studien, die potentielle Studienteilnehmer erfüllen müssen, leiten sich aus ethischen u. rechtlichen Vorgaben u. aus der klinischen od. epidemiologischen Studienfragestellung ab; z. B. das Vorliegen einer bestimmten Erkrankung (ggf. spezifiziert nach Schweregrad, bisherigem Verlauf u. Vorbehandlungen), Zugehörigkeit zu einer definierten Altersgruppe od. die Fähigkeit, nach Aufklärung eine informierte Zustimmung (informed* consent) od. Ablehnung (informed refusal) zur Studienteilnahme zu geben. I. R. der Rekrutierung von Studienteilnehmern wird erst die Erfüllung der Einschlusskriterien festgestellt, dann, ob das Vorliegen von Ausschlusskriterien* die Studienteilnahme verbietet.

Einschränkung, funktionelle: (engl.) *functional limitation*; syn. Funktionseinschränkung; Einschränkung der physiologischen Funktion von Körpersystemen (physisch, psychomental) od. deren Teilbereichen (z. B. Herzmuskel, Hand, einzelne Finger); kennzeichnet das Ausmaß der Beeinträchtigung von Fähigkeiten (unabhängig von der Ursache), die im Erwerbsleben generell od. an bestimmten Arbeitsplätzen bedeutsam sind (z. B. allgemeine körperliche Belastbarkeit, körperliche Belastungen wie Heben u. Tragen, Konzentrationsvermögen), u. daraus resultierende mögliche Einschränkungen der Leistungsfähigkeit* für berufliche Tätigkeiten (nach ICF*: Schädigung von Körperfunktionen mit der Folge der Beeinträchtigung von Aktivitäten u. Teilhabe). **Sozialmedizinische Bedeutung:** z. B. in der GRV im sozialrechtlichen Feststellungsverfahren bei der Prüfung der persönlichen Voraussetzungen; **Hinweis:** Der Begriff „funktionell" wird auch i. S. eines Beschwerdebild esmit körperlichen Symptomen ohne morphologisches Substrat verwendet.

Einsichtsfähigkeit: (engl.) *ability for insight*; von vollem Wachbewusstsein u. geistiger Gesundheit abhängige Möglichkeit, Sinnzusammenhänge richtig zu erfassen u. logisch nach dieser Einsicht zu handeln; wird in Kindheit u. Jugend erworben u. beruht auf der Intaktheit von Wahrnehmung, Vorstellung, Denkvermögen u. Gedächtnis; forensisch wichtiges Kriterium ist die aufgehobene bzw. erheblich verminderte Einsichtsfähigkeit (z. B. aufgrund affektiver Beeinträchtigung); sie ist wichtig für die Beurteilung der Folge der Beeinträchtigung der Schuldfähigkeit*. **Rechtliche Grundlage:** §§ 20, 21 StGB.

Einsichtsrecht: (engl.) *right of inspection*; Rechtsanspruch auf Einsicht (z. B. gegenüber Sozialleistungsträgern) in die zur Person gespeicherten Sozialdaten*; der Sozialleistungsträger unterliegt der Auskunftspflicht nach § 83 SGB X; das Einsichtsrecht in medizinische Unterlagen betrifft objektivierbare, naturwissenschaftliche Befunde

solange durch die Einsichtnahme keine erhebliche gesundheitliche Gefährdung für den Patienten entsteht. Einsichtnahme kann auch durch einen Rechtsanwalt od. Arzt des Vertrauens erfolgen. Ablichtungen sind dem Patienten gegen Kostenerstattung auszuhändigen. In bestimmten Fällen besteht neben dem Einsichtsrecht entsprechend der Datenschutzgesetzgebung eine Auskunftsverpflichtung der speichernden Stelle dem Patienten gegenüber. **Rechtliche Grundlage:** § 25 SGB X, § 810 BGB. Vgl. Auskunftsanspruch, Dokumentationspflicht, Datenschutz.

Einspruch: (engl.) *appeal*; Rechtsbehelf* im Zivilprozess gegen Versäumnisurteile u. Vollstreckungsbescheide (§§ 338, 700 ZPO); er muss schriftlich mit Begründung innerhalb von 2 Wochen eingelegt werden (§§ 339, 340 ZPO). Ein zulässiger Einspruch versetzt den Prozess in die Lage zurück, in der er sich vor Versäumnisurteil bzw. Bescheid befunden hat (§§ 341, 342 ZPO).

Einstellungshemmnis: s. Vermittlungserschwernis.

Einstellung, soziale: (engl.) *social attitude*; durch Erfahrung erworbene, relativ stabile Tendenz gegenüber sozialen Situationen (Personen, Gruppen), Sachverhalten od. Gegenständen mit bestimmten Gefühlen, Vorstellungen u. Verhaltensweisen zu reagieren; kann durch direkte Befragung (Selbstbericht) od. indirekte Messung aufgrund physiologischer Indikatoren (Gesichtsmuskeln, Pupillengröße) gemessen werden. Umfasst kognitive (Wahrnehmungen u. Vorstellungen), affektive od. evaluative (Emotionen u. Bewertungen) u. verhaltensbezogene Aspekte. In sozialen Interaktionen sind Einstellungen wichtig für Wahrnehmungs- u. Verhaltenssteuerung; sie ermöglichen eine schnelle Orientierung u. sorgen für Kontinuität u. Konsistenz des Verhaltens, machen das Verhalten somit für Interaktionspartner berechenbar. **Einstellungsbildung** gilt als weitgehend abhängig vom Sozialisationsprozess (Erwartungen, Wertvorstellungen u. Verhaltensmuster der bedeutendsten Bezugsgruppen). **Einstellungsänderung** kann erfolgen, wenn zwischen 2 kognitiven Elementen (Werthaltungen) eine dissonante Beziehung besteht (z. B. „ich rauche" u. „Rauchen schadet meiner Gesundheit"; vgl. Verhaltensänderung). Um Einstellung u. Verhalten zusammenzubringen, bedarf es häufig zusätzlicher situativ wirksamer Faktoren (Verankerung in sozialen Rollen, Gruppennormen). Vgl. Vorurteile.

Einstellungsuntersuchung: (engl.) *preemployment physical examination*; arbeitsmedizinische Untersuchung vor Abschluss eines Arbeitsvertrages zur Feststellung der gesundheitlichen u. körperlichen Eignung* (Eignungsuntersuchung) für die vorgesehene Tätigkeit; **1.** kann vom **Arbeitgeber** gefordert werden od. auf der Grundlage gesetzlicher Regelungen vorgeschrieben sein. **Rechtliche**

dung mit § 66 Bundesberggesetz (BBergG, auch Vorsorge), § 12 Klima-Bergverordnung in Verbindung mit § 66 BBergG, § 1 Seediensttauglichkeitsverordnung in Verbindung mit § 81 Seemannsgesetz, § 42 Infektionsschutzgesetz* (IfSG), §§ 32–35 u. 42 Jugendarbeitsschutzgesetz (JArbSchG; s. Jugendarbeitsschutz), verschiedene Unfallverhütungsvorschriften (s. Unfallverhütung). **2.** Die **Berufsgenossenschaften*** verlangen bei bestimmten Tätigkeiten spezielle Untersuchungen i. R. der arbeitsmedizinischen Vorsorge* (als Voraussetzung vor Aufnahme der Tätigkeit); **Rechtliche Grundlage:** z. B. §§ 15, 16 in Verbindung mit Anhang VI Gefahrstoffverordnung, §§ 15, 15 a in Verbindung mit Anhang IV Biostoffverordnung, § 12 in Verbindung mit Anhang VI Gentechniksicherheitsverordnung, § 60 Strahlenschutzverordnung, § 37 Röntgenverordnung, § 10 Druckluftverordnung in Verbindung mit BGV A 4 (arbeitsmedizinische Vorsorge).

Einstiegsgeld: (engl.) *integration bonus*; Eingliederungsleistung der Bundesagentur für Arbeit, die erwerbsfähige Hilfebedürftige, die Arbeitslosengeld* II beziehen, bei Aufnahme einer sozialversicherungspflichtigen od. selbständigen Erwerbstätigkeit erhalten können, wenn diese als besonders geeignet für die berufliche Eingliederung erachtet wird; **Ziel:** zeitlich befristeter Arbeitnehmerzuschuss zur Überwindung der Hilfebedürftigkeit i. S. des SGB II, wenn dies zur Eingliederung in den allgemeinen Arbeitsmarkt erforderlich ist (Ermessensleistung); **Leistungshöhe:** individuell; **Leistungsdauer:** maximal 24 Monate; **Rechtliche Grundlage:** § 29 SGB II. Vgl. Gründungszuschuss, Arbeitsförderung.

Einstrahlung: (engl.) *repercussions*; Personen, die i. R. eines außerhalb des Geltungsbereichs des SGB bestehenden Beschäftigungsverhältnisses zur vorübergehenden Tätigkeit nach Deutschland entsandt werden, unterliegen grundsätzlich nicht der Versicherungspflicht nach deutschen Rechtsvorschriften (§ 5 SGB IV); schränkt das Territorialprinzip* ein. Vgl. Ausstrahlung, Entsendung.

Einweisungssteuerung: (engl.) *steering*; gezielte Zuweisung von Patienten zu Therapieeinrichtungen; Aufgabe des Leistungsträgers ist es, im Einzelfall unter Beachtung der Grundsätze der Wirtschaftlichkeit u. Sparsamkeit Art, Dauer, Umfang, Beginn u. Durchführung der Leistung festzulegen sowie die Therapieeinrichtung nach pflichtgemäßem Ermessen unter Berücksichtigung sozialmedizinischer Kriterien auszusuchen.

Einwilligung: (engl.) *informed consent*; prinzipiell erforderliche Willenserklärung des Patienten zu einer geplanten diagnostischen od. therapeutischen Maßnahme, durch die der ärztliche Heileingriff juristisch gerechtfertigt wird; auch bei medizinischer Notwendigkeit darf der Arzt einen

Einwilligung erfordert die Einwilligungsfähigkei des Patienten u. dessen Kenntnis aller erheblichen Umstände, die ihm eine umfassende u. verständli che Aufklärung* zu vermitteln hat. Bei Einwilligungsunfähigen (z. B. jüngere Kinder, Bewusstlose) bedarf es der Einwilligung des gesetzlichen Vertreters (Eltern, Vormund; bei Volljährigen ein Betreuer, dessen Bestellung ggf. vom Arzt zu veranlassen ist; s. Betreuung). Bei Minderjährigen (vgl. Geschäftsfähigkeit) kann in Hinblick auf eine Operation ausnahmsweise Einwilligungsfähigkeit bestehen; bei schwer wiegenden Eingriffen sollte die Einwilligung immer (auch) bei den Eltern eingeholt werden. Verweigern die Eltern missbräuchlich einen erforderlichen Eingriff, so muss sich der Arzt an das Vormundschaftsgericht wenden (§ 1666 BGB); bleibt dafür keine Zeit, steht ihm der Rechtfertigungsgrund des § 34 StGB (Notstand) zur Seite. Bei einem bewusstlosen Patienten kommt im Notfall (bei unaufschiebbarem Eingrif od. bei unvorhergesehen notwendig gewordener Operationserweiterung) die mutmaßliche Einwil ligung in Betracht. Vgl. Körperverletzung.

Einwilligungsfähigkeit: (engl.) *ability to consent*; für die rechtsverbindliche Einwilligung* notwendige Fähigkeit eines Patienten; liegt vor, wenn der Patient das Wesen, die Bedeutung u. die Tragweite des ärztlichen Eingriffs erkannt hat. Bei minderjährigen u. psychisch kranken od. behinderten Patienten kommt es darauf an, ob sie unter Berücksichtigung der konkreten Umstände des jeweiligen Falls individuell die geistige u. sittliche Reife besitzen.

Einzelbetreuung, intensive sozialpädagogische: (engl.) *intensive sociopedagogical individual care*; am bulante Form der Hilfe* zur Erziehung für Jugend liche mit schwerwiegenden Problemen wie (dro hender) Obdachlosigkeit, Delinquenz, Verwahrlosung, Prostitution, Gewaltbereitschaft, ausgeprägtem Suchtmittelmissbrauch od. sexuellem Missbrauch zur Unterstützung der sozialen Integ ration u. eigenverantwortlichen Lebensführung; ist auf längere Zeit u. niedrigschwellig, flexibel u. individuell mit dichter Betreuung angelegt. Die Hilfe wird i. d. R. geleistet, wenn andere Maßnahmen wie Heimerziehung* od. sozialpädagogische Familienhilfe* gescheitert sind od. keine Aussicht auf Erfolg haben. **Ziel:** Rückführung in soziale Bindungen, Wiederaufnahme schulischer od. be ruflicher Ausbildung, Erlernen von Gemeinschafts-, Kommunikations- u. Konfliktfähigkeit; **Leistungsanbieter:** erfahrene Sozialpädagogen Psychologen, Erzieher mit Zusatzqualifikation **Leistungsträger:** auf Antrag der Personensorgebe rechtigten das örtliche Jugendamt; **Rechtliche Grundlage:** § 35 SGB VIII.

Einzelfallhilfe: (engl.) *case support*; Methode der Sozialpädagogik (s. Sozialarbeit) mit auf den Ein

der Hilfe zur Erziehung, der Eingliederung seelisch behinderter Kinder u. Jugendlicher, der Hilfe für junge Volljährige u. bei Überwindung besonderer sozialer Schwierigkeiten sowie bei Maßnahmen zur Hilfe in besonderen Lebenslagen durch Krankheit, Behinderung, Alter. Das Hilfsangebot wird auf der Grundlage des SGB* VIII u. SGB* XII sowie der Kinder- u. Jugendhilfe von Trägern u. a. der freien u. öffentlichen Jugend- u. Sozialhilfe, Kirchen u. Verbänden bereitgestellt.

Einzelfallprüfung: (engl.) *single case review*; **1.** im Abrechnungswesen z. B. der KVen auch syn. Auffälligkeitsprüfung; s. Abrechnung ärztlicher Leistungen; **2.** im sozialmedizinischen Kontext die antragsbezogene Prüfung des Leistungsträgers* im sozialrechtlichen Feststellungsverfahren; umfasst u. a. die Prüfung der versicherungsrechtlichen u. persönlichen Voraussetzungen für den Erhalt (Inanspruchnahme*, Leistung) einer beantragten Leistung*. Die Einzelfallprüfung soll dem besonders gelagerten Einzelfall gerecht werden. **Beispiel:** Bei Anträgen auf Rente wegen verminderter Erwerbsfähigkeit* gründet sich die sozialmedizinische Beurteilung des Leistungsvermögens eines Antragstellers auf festgestellte Fähigkeitsstörungen. Diese können, z. B. einzeln betrachtet, zu qualitativen Leistungseinschränkungen* führen od. auch in der integrierenden sozialmedizinischen Betrachtung des Einzelfalles zu einem quantitativ reduzierten Leistungsvermögen führen. Das ist insbes. der Fall, wenn eine Summierung ungewöhnlicher Leistungseinschränkungen* vorliegt.

Einzelleistungsvergütung: (engl.) *fee for services payment*; Vergütung der Leistungserbringer nach Art u. Umfang der erbrachten Leistung in Form von absoluten od. relativen Preisen (vgl. Einheitlicher Bewertungsmaßstab); erfolgt im Gegensatz zur Leistungskomplexvergütung (s. Komplexgebühren) bezogen auf einzelne Verrichtungen od. Prozeduren; findet hauptsächlich in der ambulanten Versorgung Anwendung; vgl. Vergütungsart.

Einzelpraxis: (engl.) *single handed practice, individual practice*; klassische Organisationsform zugelassener Vertragsärzte im deutschen Gesundheitswesen; **1. vertragsärztliche Einzelpraxis:** das vertragsärztliche System u. seine Regelungen sind bislang hauptsächlich auf die Einzelpraxis ausgerichtet. **Rechtliche Grundlage:** die Niederlassung muss der Ärztekammer angezeigt werden u. setzt i. R. der GKV die Zulassung* als Vertragsarzt* durch den Zulassungsausschuss der KV voraus. Der Vertragsarzt übt nach § 32 Abs. 1 Satz 1 Zulassungsverordnung für Vertragsärzte (ZV-Ärzte) seine Tätigkeit persönlich u. in freier Praxis aus, d. h. grundsätzlich ohne ärztliche Angestellte. Die Ausweitung der Tätigkeit des möglichen Arbeitsvolumens eines niedergelassenen Arztes mit ärztlichen

weitere Organisationsformen der vertragsärztlichen Tätigkeit sind Gemeinschaftspraxis*, Praxisgemeinschaft* u. Berufsausübungsgemeinschaft*; seit 1.1.2004 das medizinische Versorgungszentrum*. **2. privatärztliche Einzelpraxis:** grundsätzlich kann sich jeder approbierte Arzt in eigener Praxis auf der Basis der Privatliquidation niederlassen.

Einzelvertrag: s. Direktvertrag, Versorgungsformen, besondere.

Einzugsstelle: s. Beiträge zur Sozialversicherung.

EKA: Abk. für Expositionsäquivalent krebserzeugender Arbeitsstoffe; Wert für die Konzentration eines krebserzeugenden Arbeitsstoffes in Körperflüssigkeiten als Äquivalent zu einer bestimmten Konzentration dieses Stoffes in der Luft am Arbeitsplatz; da es keine unbedenklichen Konzentrationen eines krebserzeugenden Arbeitsstoffes gibt, sondern die reine Anwesenheit eines solchen Stoffes zählt, existieren keine Grenz- od. Richtwerte. In der Praxis hat diese Bez. wenig Bedeutung.

Ekzem: (engl.) *eczema*; syn. Juckflechte; nicht ansteckende Hauterkrankung mit Juckreiz, Bläschenod. Blasenbildung, Rötung, Ödem- u. Krustenbildung; **Einteilung: 1.** nach Verlauf (akut, chronisch); **2.** nach auslösenden Faktoren: **a)** exogen: Kontaktekzem (allergisch od. toxisch); **b)** endogen: atopisches, dyshidrotisches, mikrobielles, seborrhoisches Ekzem u. Lichen simplex chronicus circumscriptus. **Ätiologie: 1.** endogenes Ekzem: multifaktoriell, u. a. Dysregulation des Hautimmunsystems, Störung des neurovegetativen Systems, Anomalie der epidermalen Hornschicht; Risikofaktoren: möglicherweise Nicotinkonsum u. Passivrauchen, Übermaß an Hygiene, Stress (Lebensstil); **2.** exogenes Ekzem: Sensibilisierung gegenüber Allergenen des Alltags od. der Arbeitswelt; **Epidemiologie:** Kontaktekzem durch Nickelsulfat (17 %), Duftstoffe (13 %), Perubalsam (10 %), Thiomersal (9 %), Kobalt (7 %). Prävalenz: 12 % der Vorschulkinder, 3 % der Erwachsenen; Inzidenz: 6,7 pro 100 000; 10 % der Säuglinge entwickeln im ersten Lebensjahr ein endogenes Ekzem, das für 2–3 Jahre anhält; 6–19 % der Kinder haben ein atopisches Ekzem, davon entwickeln ca. 20 % Asthma* bronchiale. Etwa 3–5 % der Bevölkerung leiden an einem atopischen Ekzem. **Sozialmedizinische Bedeutung:** Die Zahl chronisch-entzündlicher Hauterkrankungen hat sich in den letzten 30 Jahren verdreifacht mit steigender Inzidenz. Kontaktekzeme bei Erwachsenen zwingen z. T. zur Berufsaufgabe u. können Leistungen* zur Teilhabe am Arbeitsleben erforderlich machen. **Leistungsansprüche an die Sozialversicherungsträger: 1.** an die GKV durch dauerhafte Therapie u. Heilu. Hilfsmittelbedarf; **2.** an die GRV durch Bedarf an Leistungen* zur medizinischen Rehabilitation u. Leistungen* zur Teilhabe (2004 ca. 3000 medizi-

Erwerbsminderung*; **3.** an die Berufsgenossenschaft bei nachgewiesener Berufskrankheit. Die Anerkennung des GdB (s. Grad der Behinderung) erfolgt nach den Grundsätzen des Schwerbehindertenrechts im SGB* IX. Es wird ein Grad von bis zu 30 anerkannt. Die Minderung* der Erwerbsfähigkeit richtet sich nach Schubhäufigkeit, Ausprägungsgrad, Lokalisation u. Behandlungsintensität. **Prävention: 1.** endogenes Ekzem: Meiden von hautreizenden Faktoren sowie von Lebensmitteln mit allergischem Potential (z. B. Erdnüsse, Fisch, Soja, Eier) in den ersten Lebensjahren; möglichst ausschließliches Stillen bis zum 6. Lebensmonat, ansonsten hypoallergene Säuglingsnahrung; **2.** exogenes Ekzem: Allergenvermeidung, Hautschutz*, Hautpflege, Verzicht auf Nickel enthaltenden Modeschmuck u. Piercing.

Elberfelder System: (engl.) *Elberfeld system*; in Elberfeld zu Beginn der 50er Jahre des 19. Jh. entwickeltes System der Armenpflege nach inhaltlichen u. organisatorischen Kriterien: Individualisierung, Dezentralisierung der Entscheidungsbefugnisse auf Ebene der Armenbezirke, ehrenamtliche Durchführung der öffentlichen Armenfürsorge, räumliche Gliederung nach Quartieren; Elberfeld war in 20 Bezirke mit jeweils 14 Quartieren gegliedert. Bei regelmäßig stattfindenden Hausbesuchen wurde die Bedürftigkeit nach festgelegten Kriterien überprüft u. dadurch die Entscheidung über die Gewährung von Hilfe u. Unterstützung begründbar gemacht. Vgl. Sozialhilfe.

E-Learning: (engl.) *electronic learning*; Lernen mit Unterstützung von Computern, Informations- u. Kommunikationstechnologien sowie lokalen Datenträgern (z. B. CD-ROM od. DVD); mit Präsenzveranstaltungen kombinierten Konzepten (sog. Blended Learning) wird eine besondere Praxisrelevanz für die Zukunft der medizinischen Fort- u. Weiterbildung beigemessen, z. B. im Rahmen der Continuing* Medical Education.

Electronic Health: s. E-Health.

Elektrosmog: (engl.) *electromagnetic pollution*; umgangssprachliche Bez. für die in der Umgebung vorkommenden elektromagnetischen Felder (Abk. EMF) technischen Ursprungs; **Einteilung: 1.** niederfrequente elektrische u. magnetische Felder (z. B. durch Hochspannungsleitungen, Elektroinstallation in Gebäuden); **2.** hochfrequente Felder (z. B. durch Mobiltelefone, Rundfunksender, Radar). Ein Zusammenhang mit Gesundheitsschädigungen ist wissenschaftlich umstritten; gleiches gilt für die sog. Elektrosensibilität. Vgl. Umwelterkrankungen.

Elektrotherapie: (engl.) *electrotherapy*; therapeutische Anwendung des elektrischen Stroms im Nieder-, Mittel- u. Hochfrequenzbereich; **Ziel:** Einfluss auf nervöse Regelprozesse (periphere Durchblutung, Muskeltonus, Schmerzleitung) nehmen,

Eltern-Kind-Maßnahme: (engl.) *mother-child preven tion, mother-child rehabilitation*; veraltet Mutter-Kind-Kur, Mutter-Kind-Maßnahme; in der GKV nach §§ 24 u. 41 SGB V stationär durchgeführte medizinische Vorsorgeleistung (s. Vorsorge) od Leistung* zur medizinischen Rehabilitation für Mütter bzw. Väter, die gemeinsam mit einem od mehreren gesunden, vorsorge- od. rehabilitationsbedürftigen Kindern in Einrichtungen des Müttergenesungswerks* od. gleichartigen, durch Versorgungsvertrag nach § 111a SGB V vertraglich gebun denen Einrichtungen durchgeführt wird; maßgeblich ist die mütterliche od. väterliche Indikation bei kindlicher Indikation (die nicht vorliegen muss) sind originäre Leistungen für das betroffene Kind zu prüfen (längere Dauer, bessere Möglichkeit der indikations- u. der altersgruppenspezifischen Durchführung der Leistung). **Hinweis zur Gesundheitsreform 2006:** Die Gesundheitsreform sieht bislang vor, dass Eltern-Kind-Maß nahmen Regelleistung* der GKV werden. Vgl Kinderrehabilitation.

Elternrecht: s. Sorgerecht.

Elternzeit: (engl.) *parental leave*; früher Erziehungsurlaub; Sonderurlaub (mit Kündigungsschutz) für Arbeitnehmer u. Auszubildende, die ein Kind selbs betreuen od. erziehen u. mit ihm in einem Haushal leben; **Voraussetzung:** Anspruch auf Elternzei besteht, wenn gegenüber dem Arbeitgeber in der vorgeschriebenen Art u. Weise geltend gemacht u. die Grenze zulässiger Erwerbstätigkeit von bis zu 30 Stunden pro Woche während der Elternzeit nicht überschritten wird. Eltern können die Elternzei allein od. gemeinsam nehmen. Sie beträgt höchs tens 3 Jahre u. endet grundsätzlich mit der Voll endung des 3. Lebensjahres des Kindes. Mit Zu stimmung des Arbeitgebers können bis zu 12 Mo nate auch über den 3. Geburtstag des Kindes hinaus bis zur Vollendung des 8. Lebensjahres aufgescho ben werden. Soll die Elternzeit unmittelbar nach der Geburt des Kindes od. der Mutterschutzfris beginnen, muss sie spätestens 6 Wochen, sons 8 Wochen vor ihrem Beginn schriftlich vom Arbeit geber des jeweiligen Elternteils verlangt werden. Dabei ist verbindlich mitzuteilen, wie lange die Elternzeit innerhalb von 2 Jahren (das 3. Jahr kann später festgelegt werden) genommen wird. Teilzeit arbeit bei einem anderen Arbeitgeber bedarf der Zustimmung des bisherigen Arbeitgebers, die nur aus dringenden betrieblichen Gründen verweiger werden darf. **Rechtliche Grundlage:** Bundeserzie hungsgeldgesetz §§ 15 ff. (s. Erziehungsgeld).

Embryonenschutzgesetz: (engl.) *Law Concerning th Protection of Embryos*; Abk. ESchG; „Gesetz zum Schutz von Embryonen" vom 13.12.1990 (BGBl. S. 2746), geändert am 23.10.2001 (BGBl. I S. 2702) das mit den Mitteln des Strafrechts den besonders schwerwiegenden Missbräuchen medizinisch un

sog. gespaltenen Mutterschaft (§ 1 Abs. 1 Nrn. 1, 2, 6, 7 u. Abs. 2; s. Ersatzmutter), die gezielte Erzeugung od. die Verwendung menschlicher Embryonen zu Forschungs- od. anderen fremdnützigen Zwecken (§ 1 Abs. 1 Nr. 2, § 2), die Gewinnung von mehr Embryonen, als einer Frau innerhalb eines Menstruationszyklus übertragen werden sollen (§ 1 Abs. 1 Nr. 5) u. die intratubare Befruchtung od. Übertragung von mehr als 3 Eizellen in einem Zyklus. Embryonen innerhalb eines Zyklus (§ 1 Abs. 1 Nr. 3, 4; s. Embryotransfer); außerdem bestraft das ESchG die gezielte Geschlechtswahl (§ 3), den Gentransfer in menschlichen Keimbahnzellen (§ 5), das Klonen, d. h. die künstliche Produktion genetisch identischer menschlicher Lebewesen (§ 6), u. die Erzeugung von Chimären u. Hybriden (§ 7). Künstliche Befruchtung*, Embryonentransfer* u. die Konservierung von Embryonen od. sog. imprägnierten Eizellen, d. h. von Eizellen, in die bereits eine menschliche Samenzelle eingebracht od. eingedrungen ist, sind dem Arzt vorbehalten (§§ 9 u. 11); eine Mitwirkungspflicht an diesen Maßnahmen besteht für ihn allerdings nicht (§ 10). Als Embryo i. S. des Embryonenschutzgesetzes gilt bereits die befruchtete, entwicklungsfähige Eizelle vom Zeitpunkt der Kernverschmelzung an, ferner jede einem Embryo entnommene totipotente Zelle, die sich zu teilen u. zu einem Individuum zu entwickeln vermag (§ 8). Durch das Embryonenschutzgesetz unverboten blieben die Insemination homologer od. heterologer Art als solche, die gespaltene Vaterschaft sowie die Kryokonservierung von Embryonen, Ei- u. Samenzellen; Korrekturen des ESchG in Bezug auf die zurzeit strafbewehrte Präimplantationsdiagnostik* sowie seine Fortschreibung zu einem umfassenden Fortpflanzungsmedizingesetz sind in der Diskussion; ein Teilergebnis stellt das Stammzellgesetz dar („Gesetz zur Sicherstellung des Embryonenschutzes im Zusammenhang mit Einfuhr u. Verwendung menschlicher embryonaler Stammzellen", Abk. StZG, vom 28.6.2002 (BGBl. I S. 2277), geändert am 25.11.2003 (BGBl. I S. 2304). Vgl. In-vitro-Fertilisation.

Embryotransfer: (engl.) *embryo transfer*; Abk. ET; syn. Embryonenübertragung, Embryonenimplantation; Übertragung einer nach In*-vitro-Fertilisation für ca. 48 Stunden in Kultur gehaltenen Zygote (meist im 4- bis 8-Zellenstadium) in den zuvor hormonal für die Nidation vorbereiteten Uterus bzw. laparaskopisch in den Eileiter bei primärer u. sekundärer Sterilität* mit gegebener Funktionsfähigkeit von Ovarien u. Uterus; Erfolgsrate ca. 30-50 %. Nach dem Embryonenschutzgesetz* gilt für den ET ein Arztvorbehalt; auch sind die Übertragung von mehr als 3 Embryonen innerhalb eines Menstruationszyklus auf eine Frau sowie der ET ohne deren Einwilligung strafbar. Nicht ad hoc lich ist. Gegenüber der Ärztekammer hat der Arzt einen geplanten ET anzuzeigen u. nachzuweisen, dass die (den ET u. a. grundsätzlich auf verheiratete Paare beschränkenden) berufsrechtlichen Anforderungen erfüllt sind; eine ärztliche Mitwirkungspflicht an einem ET besteht nicht. Diagnostische Maßnahmen am Embryonen vor dem Transfer in die weiblichen Organe sind standesrechtlich grundsätzlich untersagt. Vgl. Präimplantationsdiagnostik.

EMEA: Abk. für (engl.) *European Medicines Evaluation Agency*, 1995 gegründete Europäische Agentur für die Beurteilung von Arzneimitteln* mit Sitz in London, die dem Gesundheitsschutz u. der Gesundheitsförderung der Bürger in den Mitgliedstaaten der Europäischen Union (EU) dient; **Aufgabe:** über ein zentrales Zulassungsverfahren für Arzneimittel soll der Zugang zu innovativen therapeutischen Möglichkeiten verbessert u. der freie Warenverkehr pharmazeutischer Präparate innerhalb der EU erleichtert werden. EMEA koordiniert einzelstaatliche Aktivitäten auf dem Gebiet der Arzneimittelsicherheit u. spielt eine wichtige Rolle bei der internationalen Harmonisierung der Anforderungen an die Arzneimittelzulassung*.

Emission: (engl.) *emission*; Abgabe von gasförmigen, flüssigen od. festen Stoffen in Form von u. a. Strahlen, Wärme, Geräuschen, Lärm, Erschütterungen an die Umgebung; vgl. Umwelttoxikologie, Immission.

Empathie: (engl.) *empathy*; sog. einfühlendes Verstehen; psychischer Vorgang, bei dem eine Person versucht, die Aussagen, Verhaltensweisen od. Empfindungen einer anderen Person aus der Perspektive dieser Person heraus zu erkennen, zu verstehen od. nachzuvollziehen; Empathie u. insbes. die Fähigkeit, das empathisch Verstandene u. Erlebte dem Gegenüber zu verdeutlichen, wird insbes. in der Gesprächspsychotherapie* als ein zentrales therapeutisches Agens beschrieben u. gilt als wesentliche Grundlage für den Aufbau einer tragfähigen therapeutischen Beziehung (z. B. Arzt*-Patient-Beziehung) sowie allgemein für zwischenmenschliche Beziehungen.

Empfängnisverhütung: s. Kontrazeption.

Empfehlungen: (engl.) *recommendations*; Dokumente, die Kriterien für die Auswahl von Vorgehensweisen u. diese selbst beschreibt, sowie deren Einhaltung begründet; in der Medizin haben von Expertengruppen erstellte Empfehlungen (s. Abb.) zwar einen wesentlich geringeren normativen Charakter als Leitlinien* od. Richtlinien*, jedoch kann die Nichtbeachtung einer Empfehlung, die von Fachkreisen breit getragen wird (Stand von Wissenschaft u. Technik) Konsequenzen haben; z. B. die Empfehlungen zur adjuvanten Therapie des Mammakarzinoms durch das zweijährlich stattfindende Konsensus-Meeting in St. Gallen.

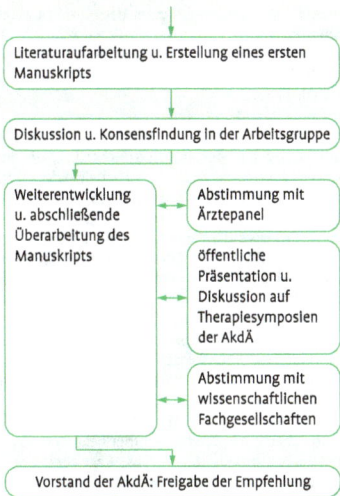

Empfehlungen: Vorgehen der AkdÄ (Arzneimittelkommission der deutschen Ärzteschaft) bei der Erstellung von Therapieempfehlungen; das Ärztepanel besteht aus ca. 25 Allgemeinärzten aus Forschung, Lehre u. Praxis

Empfehlungsstärke: (engl.) *level of recommendation*; syn. Empfehlungsgrad; Grad, zu dem die Auswahl von z. B. Therapieverfahren auf Basis evidenzbasierter Medizin* empfohlen wird; Empfehlungen* zur Durchführung von diagnostischen od. therapeutischen Maßnahmen werden (z. B. bei der Leitlinienentwicklung) oft nach ihrer Aussagekraft in drei- od. vierstufige Skalen geordnet, die sich häufig an der Evidenzhierarchie (vgl. Evidenzgrad) orientieren. Die Einstufung von Leitlinien-Empfehlungen erfolgt meist in Empfehlungsklassen „A" bis „D" od. „good", „fair" od. „insufficient". **Hinweis:** Die klinische Relevanz kann die Einstufung einer Empfehlung beeinflussen. Als Resultat eines Expertenkonsenses kann z. B. eine Empfehlung auch ohne hierarchisch hochstehenden Evidenzgrad einer hohen Empfehlungsstärke zugeordnet werden, wenn dies die Lösung eines Ver-

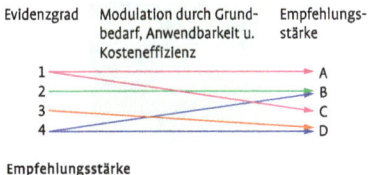

Empfehlungsstärke

Erfahrungen stützt, um wissenschaftliche Erkenntnisse zu gewinnen; **Verfahren:** Ergebnisse werden durch Induktion, Analogie od. absichtlich angestellte, systematische Beobachtungen od. Versuche gewonnen.

Empowerment: (engl.) *empowerment*; Ermächtigung; Konzept für den Umgang mit Team- u. Gruppenmitgliedern, Klienten u. Patienten, nach dem die Eigenverantwortlichkeit des Einzelnen ermöglicht, bestärkt u. gefördert wird mit dem Ziel, Fähigkeiten zu entwickeln u. zu verbessern um die eigene soziale Lebenswelt zu gestalten u. zu kontrollieren (s. Kompetenz). Diese wichtige Voraussetzung für körperliches u. seelisches Wohlbefinden (s. Salutogenese) hat in den letzten Jahren verstärkt Eingang in Public* Health u. Gesundheitsförderung* gefunden. Empowerment beschreibt Prozesse von Einzelnen, Gruppen u. Strukturen hin zu größerer gemeinschaftlicher Stärke u. Handlungsfähigkeit (z. B. Selbsthilfe*) Durch gegenseitige Unterstützung u. soziale Aktion sollen diskriminierende bzw. widrige Lebensbedingungen überwunden werden. Ergebnis dieser Prozesse ist meist Aufhebung von Ohnmacht u. ein gestärktes Selbstbewusstsein für die Betroffenen. **Methode:** Entwicklung eines positiven u. aktiven Gefühls des In-der-Welt-Seins, Aufbau von Fähigkeiten, Strategien u. Ressourcen*, um aktiv u. gezielt individuelle u. gemeinschaftliche Ziele zu erreichen, gesundheitliche Aufklärung*.

Encephalomyelitis disseminata: s. Multiple Sklerose.

Endemie: (engl.) *endemic disease*; ständiges Vorkommen einer Erkrankung in einem begrenzten Gebiet, wobei nur ein Anteil der Bevölkerung manifest erkrankt; **Voraussetzung:** einerseits entweder ein für die Weitergabe an Nichtinfizierte permanent ausreichend hoher Anteil von Infizierten od. ein nicht menschlicher Wirtsorganismus, der regelmäßig Menschen infiziert (z. B. Lyme-Borreliose, durch Zeckenbiss auf den Menschen übertragen) andererseits ein hoher Anteil immuner od. aus anderen Gründen nicht infizierbarer u. daher nicht infektiöser Individuen. Vgl. Epidemie, Pandemie.

Enquetekommission: (engl.) *committee of inquiry* vom Deutschen Bundestag eingesetzte überfraktionelle Sachverständigenkommission zur Untersuchung spezifischer Themen u. Erarbeitung einer gemeinsamen Position für das politische Handeln bzw. Ableitung eines Handlungsbedarfs; **Beispiel** Enquetekommission „Ethik u. Recht der modernen Medizin".

Entbindung: (engl.) *delivery*; Geburt; rechtlich liegt eine Entbindung vor, wenn ein Kind entweder lebend geboren wird (Lebendgeburt) od. wenn ein Totgeborenes ein Körpergewicht von 500 g u. mehr hat; Totgeborene, die weniger als 500 g wiegen sind juristisch Fehlgeburten*.

entfallen (s. GKV-Modernisierungsgesetz); abzugrenzen vom Mutterschaftsgeld*.

Entbindungspfleger: s. Hebamme.

Enteritis regionalis Crohn: (engl.) *Crohn's disease*; syn. Morbus Crohn, Crohn-Krankheit, Ileitis terminalis; chronische, meistens in Schüben verlaufende entzündliche Erkrankung des Gastrointestinaltrakts mit Bevorzugung von Kolon u. Ileum; lange Krankheitsverläufe durch junges Manifestationsalter u. Häufung von Erkrankungsschüben mit teilweise schweren Komplikationen trotz chirurgischer Intervention (u.a. Darmresektionen, Anlage eines Anus praeternaturalis, Fisteloperationen); **Ätiologie:** unklar; u.a. genetische Faktoren, Autoimmunstörung, Ernährungsgewohnheiten, Infektionen, Wechselwirkungen zwischen psychischen u. physiologischen Faktoren; **Epidemiologie:** frühes Manifestationsalter mit Altersgipfel zwischen 20. u. 30. Lebensjahr; Prävalenz 20–50 pro 100 000; Inzidenz 2–3 pro 100 000; **Leistungsansprüche an die Sozialversicherungsträger: 1.** an die GKV durch dauerhafte Therapie, Schubprophylaxe, u. Heil- u. Hilfsmittelbedarf; **2.** an die GRV durch Bedarf an Leistungen* zur medizinischen Rehabilitation u. Leistungen* zur Teilhabe (2005 ca. 2000 medizinische Rehabilitationen) sowie bei schwerwiegender u. dauerhafter Funktionsstörung durch Ansprüche auf Rente wegen Erwerbsminderung* (2005 ca. 450 Rentenneuzugänge); **3.** selten u. die GPV bei Pflegebedürftigkeit*. Die Anerkennung des Grades* der Behinderung erfolgt nach den Grundsätzen des Schwerbehindertenrechts im SGB* IX. Vgl. Colitis ulcerosa.

Entfremdung: (engl.) *alienation*; **1.** Prozess, in dem eine Beziehung zu einer Sache, einer Situation od. zu einem Menschen (od. einer Gruppe) zerstört wird. Seeman (1959) differenziert 5 Erscheinungsweisen: Gefühl der Machtlosigkeit, Gefühl der Sinnlosigkeit, Situation der Normlosigkeit, Situation der Isolierung u. Selbst-Entfremdung. **2.** In der amerikanischen Soziologie zur Messung von Dimensionen der industriellen Arbeitssituation benutzt: **a)** mangelhafte Verfügungsmöglichkeit des Arbeiters über seinen Arbeitsprozess; **b)** fehlende Sinnbezüge im Arbeitsgeschehen; **c)** unzureichende Identifikation mit der Arbeit; **d)** mangelhafte Selbstverwirklichungschancen in der Arbeit; **e)** durch die Arbeitssituation provozierter Zwang zum abweichenden Verhalten. **3.** Prozess des Einander-Fremd-Werdens von Menschen, zwischen denen über einen längeren Zeitraum eine enge Beziehung bestand, z. B. Ehepartner, Familienmitglieder, Freunde, Mitglieder einer Gemeinschaft; Ursache u. den Prozess beschleunigendes Moment ist häufig ein über längere Zeit fortbestehender Abstand, den aufzuheben die Beteiligten sich nicht mehr in der Lage sehen. **4.** (psychopathol.) Erfah-

finden meist aufgrund einer der Person selbst nicht bewussten Veränderung im Ich-Bewusstsein, z. B. im Rahmen einer Entwicklungsphase od. aufgrund krankhafter seelischer Veränderungen statt. Vgl. Psychoanalyse.

Entgeltersatzleistung: (engl.) *remuneration benefit*; syn. Lohnersatzleistung; unterhaltssichernde Geldleistung i.R. der sozialen Sicherung, die im Bedarfsfall (z. B. Krankheit, Arbeitslosigkeit) an Stelle des Arbeitsentgelts* tritt; **Beispiel:** Krankengeld*, Verletztengeld, Arbeitslosengeld*, Versorgungskrankengeld*, Übergangsgeld*; Zeiten des Bezugs von Entgeltersatzleistungen werden rentenrechtlich als Beitragszeiten* berücksichtigt; vgl. Unterhaltssicherung.

Entgeltfortzahlung im Krankheitsfall: (engl.) *continuation of payments*; syn. Gehaltsfortzahlung im Krankheitsfall, Lohnfortzahlung; im Entgeltfortzahlungsgesetz (Abk. EntgFG) vom 26.5.1994 (BGBl. I S. 1014, 1065), zuletzt geändert am 23.12.2003 (BGBl. I S. 2848) geregelte wirtschaftliche Absicherung der Arbeitnehmer bei unverschuldeter Arbeitsunfähigkeit* infolge Krankheit u. bei Arbeitsverhinderung infolge nicht rechtswidriger Sterilisation od. nicht rechtswidrigen Schwangerschaftsabbruchs; Anspruch entsteht nach mindestens 4-wöchiger ununterbrochener Dauer des Arbeitsverhältnisses; gilt auch bei Arbeitsverhinderung infolge einer Maßnahme der medizinischen Vorsorge (s. Präventivmedizin) od. Rehabilitation*, die ein Träger der Gesetzlichen Renten*-, Kranken- od. Unfallversicherung* od. eine Verwaltungsbehörde der Kriegsopferversorgung* bewilligt hat u. die in einer Einrichtung der medizinischen Vorsorge od. Rehabilitation durchgeführt wird. Wird vom Arbeitgeber für die Zeit der Arbeitsunfähigkeit bis zur Dauer von 6 Wochen gezahlt; durch Tarifvertrag kann längere Entgeltfortzahlung vereinbart werden. **Hinweis:** Bei erneuter Arbeitsunfähigkeit wegen derselben Krankheit u. voll ausgeschöpfter Entgeltfortzahlung besteht Anspruch auf erneute Entgeltfortzahlung nur dann, wenn der Arbeitnehmer mindestens 6 Monate nicht wegen dieser Krankheit arbeitsunfähig war (§ 3 EntFG).

Entgeltkatalog: (engl.) *remuneration catalogue*; enthält die auf Bundesebene vereinbarten u. für die Krankenhausvergütung gültigen Fallpauschalen* u. Sonderentgelte* sowie die Definitionen aller Leistungen, Relativgewichte u. Grenzverweildauern* der Fallpauschalen der DRG*; **Rechtliche Grundlage:** § 17b Krankenhausfinanzierungsgesetz (KHG).

Entgeltpunkte: (engl.) *income index*; Wert, der das Verhältnis des konkret vom Versicherten erzielten Bruttojahresentgeltes zu dem Durchschnittsentgelt aller Versicherten in einem Kalenderjahr angibt u. der Berechnung der individuellen Renten-

Kalenderjahr konkret erzielte Bruttojahresentgelt dem Durchschnittsentgelt, so erhält er 1 Entgeltpunkt; mehr bzw. weniger als 1 Entgeltpunkt erhält er, wenn das eigene Entgelt höher bzw. niedriger ausfällt. Entgeltpunkte für beitragsfreie Zeiten werden durch die Gesamtleistungsbewertung* bestimmt. So soll gewährleistet sein, dass sich die Höhe einer Rente grundsätzlich nach der Höhe der während der durch Beiträge versicherten Arbeitsentgelte u. Arbeitseinkommen richtet. Im Beitrittsgebiet* erzielte Einkünfte werden mit speziellen Entgeltpunkten (Ost) abgegolten. Als **persönliche Entgeltpunkte** wird die mit dem Zugangsfaktor* multiplizierte Summe der (vom Versicherten mit sämtlichen rentenrechtlichen Zeiten erzielten) Entgeltpunkte bezeichnet, die in die Rentenformel* einfließt.

Entgeltvereinbarung: (engl.) *income agreement*; i. R. der Sozialhilfe Vereinbarung zwischen dem Träger* der Sozialhilfe (TSH) u. Trägern von Einrichtungen u. Diensten über Qualität, Umfang u. Entgelt der von den Trägern zu erbringenden u. vom TSH zu finanzierenden Leistung für hilfebedürftige Menschen; gilt vorwiegend für ambulant u. stationär betreute Einrichtungen der Eingliederungshilfe* für behinderte Menschen, der Hilfe* zur Pflege u. der Hilfe* zur Überwindung besonderer sozialer Schwierigkeiten, z. B. Frühförderstellen*. **Rechtliche Grundlage:** §§ 75–81 SGB XII.

Entgiftung: (engl.) *detoxification*; 1. Verfahren zur Entfernung aufgenommener Gifte: mechanisch (z. B. Blutreinigungsverfahren), Inaktivierung von Toxinen (z. B. Verabreichung von Antidot od. Antitoxinen), Verminderung der Giftresorption (z. B. Magenspülung), Beschleunigung der Giftelimination (z. B. Laxanzien). 2. Entzugsbehandlung* bei Abhängigkeit von psychotropen Substanzen, z. B. Alkohol, Drogen, Medikamente.

Entlassungsbericht: (engl.) *discharge letter*; standardisierte Dokumentation des therapeutischen Prozesses u. des medizinischen Ergebnisses der Behandlung nach Aufenthalt im Krankenhaus od. in einer Rehabilitationseinrichtung; umfasst Anamnese, Befund, diagnostische Maßnahmen, Therapie u. Epikrise, bei Leistungen* zur medizinischen Rehabilitation sozialmedizinische Beurteilung des Leistungsvermögens; sichert die Kontinuität in der medizinischen Versorgung des Patienten u. die Information für Nachbehandler.

Entmündigung: s. Betreuung.

Entschädigung für Opfer von Gewalttaten: s. Opferentschädigungsgesetz, Soziales Entschädigungsrecht.

entschädigungsberechtigt: (engl.) *entitled to compensation*; Abk. EB; Begriff für die Anerkennung eines Entschädigungsanspruchs nach dem Bundesentschädigungsgesetz*; bei MdE ≥50 % mit Sonder-

benefits; im Sozialrecht Leistungen bei anerkanntem Schaden im Geltungsbereich: **1.** in der Gesetzlichen Unfallversicherung*: Geldleistungen in Form von Versichertenrente* für verbliebene Gesundheitsschäden für den Versicherten u. in Form von Hinterbliebenenrenten im Fall des Todes des Versicherten; **2.** des Sozialen* Entschädigungsrechts: umfassende Geld- u. Sachleistungen, z. B. bei vorübergehenden Gesundheitsstörungen (nur schädigungsbedingte Gesundheitsstörungen), Versorgungskrankengeld, bei Dauerschäden auch in Kombination mit schädigungsunabhängigen Gesundheitsstörungen, z. B. Pflegezulage; **3.** des Bundesentschädigungsgesetzes*.

Entschädigung, soziale: (engl.) *social compensation* Leistungen nach dem Sozialen* Entschädigungsrecht.

Entschädigung und soziale Versorgung: s. Soziales Entschädigungsrecht.

Entscheidungsanalyse: (engl.) *decision analysis*; sys tematische Entscheidungsfindung, die quantitative Verfahren einsetzt, z. B. um den erwarteten Nutzen einer Behandlung od. die Verteilung von knappen Ressourcen im Gesundheitswesen mit Hilfe des Entscheidungsbaumverfahrens* festzulegen.

Entscheidungsbaum: (engl.) *decision tree*; syn. Ereignisbaum; Darstellung von Entscheidungsregeln, welche die logische Abhängigkeit von hierarchisch angeordneten Ereignissen* in Form eines Baum diagramms veranschaulicht, wobei die Wahlknoten an den Astverzweigungen mit einer bestimmten (angenommenen od. bereits bekannten) Wahrscheinlichkeit für den Nutzen der Intervention versehen sind u. von diesen weitere Äste mit neuen Ergebnissen u. entsprechenden Wahrscheinlichkeiten abgehen. Die Wahrscheinlichkeit des Nutzens einer Maßnahme kann so abgeleitet werden. **Anwendung:** Entscheidungshilfe zur Visualisierung komplexer Abhängigkeitsstrukturen, Identifizierung aller Entscheidungsmöglichkeiten u. deren Ergebnisse sowie Lösung von Wahrscheinlichkeitsaufgaben, insbes. zur Umrechnung bedingter in unbedingte od. andere bedingte Wahrscheinlichkeiten (vgl. Satz von der totalen Wahrscheinlichkeit, Satz von Bayes).

Entscheidungsfähigkeit: (engl.) *decision-making ability*; Fähigkeit, relevante Informationen zu erkennen, auszuwählen u. aufgrund von Wissen, Handlungs- u. Verantwortungsbereitschaft Entscheidungen unter Einbezug persönlicher Präferenzen zu treffen. s. Patientenrechte, Gesundheitsverhaltensmodelle, Entscheidungsfindung, partizipative.

Entscheidungsfindung, partizipative: Abk. PEF; (engl.) *shared decision making (SDM)*; Form der Arzt*-Patient-Beziehung, bei der der Patient aktiv in die Entscheidung über diagnostische u. therapeutische Maßnahmen einbezogen wird; zwar ist

lung, in der Praxis ist jedoch vielfach noch ein paternalistisches Verhältnis zwischen Arzt u. Patient verbreitet. Erste Projekte zur partizipativen Entscheidungsfindung werden seit 2001 von der Bundesregierung unterstützt.

Entsendung: (engl.) *delegation, posting*; ein Arbeitnehmer begibt sich auf Weisung seines deutschen Arbeitgebers in das Ausland, um dort eine befristete Beschäftigung unmittelbar für diesen auszuüben; die Entsendung setzt die Bewegung des Arbeitnehmers vom Inland in das Ausland voraus; während des Auslandsaufenthaltes muss der Arbeitnehmer weiterhin in die inländische Arbeits- u. Erwerbswelt eingegliedert bleiben; die Befristung kann vertraglich od. durch die Eigenart der Beschäftigung begründet sein; die inländische Sozialversicherungspflicht bleibt erhalten (§ 4 SGB IV). Vgl. Einstrahlung, Ausstrahlung.

Entseuchung: s. Dekontamination.

Entspannungstherapie: (engl.) *relaxation therapy*; Therapieverfahren, die zur Entspannung des Körpers führen; i. e. S. psychotherapeutische Entspannungsverfahren als Methoden der körperorientierten Psychotherapie mit dem Ziel, durch die muskuläre Entspannung bewusst eine Rhythmisierung des Atmens sowie emotionale u. vegetative Regulierung zu erreichen; **Formen: 1. progressive Muskelrelaxation** (Abk. PMR, PME): von E. Jacobson in den 30er Jahren des 20. Jh. entwickeltes körperorientiertes Entspannungsverfahren; in 6 Schritten werden wichtige Muskelgruppen angespannt u. entspannt; **2. Autogenes Training:** von J. H. Schultz in den 20er Jahren des 20. Jh. entwickelte konzentrative Selbstentspannung u. Autosuggestion, bei der durch verbale Affirmation eine Beherrschung psychovegetativer Funktionen mit daraus resultierender Entspannung herbeigeführt werden soll; kann nach Einübung auch ohne Arzt bzw. Therapeut durchgeführt werden. Anwendung i. R. der psychosomatischen Grundversorgung bei psychoreaktiven Störungen u. als Entspannungsmethode in der Stimmtherapie.

Entwesung: s. Schädlingsbekämpfung.

Entwicklungspsychologie: (engl.) *developmental psychology*; Teilgebiet der wissenschaftlichen Psychologie*, das Veränderungen im Erleben u. Verhalten in Abhängigkeit vom Alter* beschreibt u. erklärt; die entwicklungspsychologische Forschung beschäftigt sich mit den Bedingungen (biogenetische Faktoren, interaktive Körper- u. Umweltfaktoren) u. Lernprozessen, die Entwicklungsprozesse beeinflussen u. steuern. Dabei wird ein Phänomen als entwicklungsbedingt angesehen, „wenn es in regel- od. gesetzmäßiger Weise mit dem Alter in Beziehung gesetzt werden kann" (Kessen). Die Entwicklungspsychologie beschäftigt sich nicht nur mit der Kinder- u. Jugendzeit, sondern mit der ganzen Lebensspanne.

Substanzen* u. nicht stoffgebundenen Abhängigkeitserkrankungen* (z. B. pathologisches Glücksspiel); Teil der Suchtbehandlung*, beinhaltet somatotherapeutische, psychotherapeutische, soziotherapeutische u. ergotherapeutische Maßnahmen; **Ziel:** Erreichen u. Erhalt der Abstinenz, weitgehende Behebung körperlicher u. seelischer Störungen sowie dauerhafte Eingliederung in Arbeit, Beruf u. Gesellschaft; **Formen: 1. ambulante** Entwöhnungsbehandlung: Dauer i. d. R. 9–12, maximal 18 Monate; therapeutische Einzel- od. Gruppengespräche werden in vom Kostenträger anerkannten Beratungsstellen od. therapeutischen Einrichtungen durchgeführt; Voraussetzungen: stationäre Behandlung ist noch nicht od. nicht mehr erforderlich, das soziale u. berufliche Umfeld ist intakt u. eine Herausnahme aus dem sozialen Umfeld ist nicht od. nicht mehr erforderlich; die Entwöhnung kann auch zunächst stationär begonnen werden u. später i. R. einer Kombinationsbehandlung ambulant fortgeführt werden; **2. stationäre** Entwöhnungsbehandlung: Dauer bei Alkohol- u. Medikamentenabhängigkeit i. d. R. 8–16, bei illegalen Drogen 8–26 Wochen, ggf. bei Adaption* zuzüglich 8–13 Wochen bei Alkohol- u. Medikamentenabhängigen u. 8–17 Wochen bei anderen Drogenabhängigen; Therapiedauer wird individuell festgelegt; Voraussetzung: eine ambulante Maßnahme erscheint noch nicht erforderlich od. nicht mehr ausreichend; **3. ganztägig ambulante, teilstationäre od. tagesklinische** Entwöhnungsbehandlung: Rehabilitanden führen an 5 Tagen pro Woche für jeweils ca. 6 Stunden die Rehabilitation in einer Einrichtung in Wohnortnähe durch, Dauer bei Alkohol- u. Medikamentenabhängigen 8–16, bei illegalen Drogenabhängigen 8–26 Wochen. Voraussetzung: nach Befundkonstellation. **Leistungsträger:** überwiegend die GRV, bei dafür fehlenden versicherungsrechtlichen Voraussetzungen auch die GKV.

Entziehung: syn. Entzugsbehandlung*.

Entzugsbehandlung: (engl.) *withdrawal*; Entziehung; stationär, ambulant od. teilstationär durchgeführte Akutbehandlung einer Abhängigkeit von psychotropen Substanzen (z. B. Alkohol, Medikamente u. illegale Drogen; s. Konsum psychotroper Substanzen); Teil der Suchtbehandlung*; **Ziele:** körperliche Entgiftung* vom Suchtmittel, Förderung der Motivation zur Inanspruchnahme weiterer gezielter Behandlungsangebote zur Stabilisierung der Abstinenz sowie Diagnostik u. Behandlung psychischer u. somatischer Folge- u. Begleiterkrankungen; bei ausreichender Motivation* u. Erreichen der Rehabilitationsfähigkeit* besteht die Möglichkeit, eine anschließende Entwöhnungsbehandlung* durchzuführen. **Formen:** Das Suchtmittel kann abrupt (sog. kalter Entzug) od. ausschleichend abgesetzt werden, die auftretenden

norphin eingesetzt werden (sog. warmer Entzug). Der sog. Turbo-Entzug bezeichnet eine schnelle Entgiftung unter Narkose, ist fachlich jedoch umstritten. Die Entzugsbehandlung erfolgt durch Vertragsärzte u. Krankenhäuser; die medizinische Notwendigkeit ist von einem Arzt festzustellen. **Leistungsträger:** GKV nach § 27 SGB V bzw. der Vereinbarung „Abhängigkeitserkrankungen" vom 4.5.2001 zwischen GKV u. GRV. Eine Sonderform ist die **qualifizierte Entzugsbehandlung** (Abk. Q E.): ambulant, teil- od. vollstationär zu erbringende Entzugsbehandlung unter Berücksichtigung der psychischen, somatischen u. sozialen Dimensionen der Erkrankung; Q E. umfasst mehr als die reine Entgiftungsbehandlung, wesentliche Merkmale sind u. a. der niedrigschwellige Zugang, die Vielfalt relevanter Behandlungsziele, die Einordnung als Krankenbehandlung gemäß SGB V (obwohl sie auch rehabilitative Aspekte umfasst), eine auf den unkomplizierten Entzug bezogene Behandlungsdauer von i. d. R bis zu 3 Wochen, die in begründeten Einzelfällen bis zu 6 Wochen verlängert wird, u. die Integration in das regionale Hilfesystem. Eine Regelung der beteiligten Kosten u. Leistungsträger erfolgte bisher nur in Nordrhein-Westfalen, eine bundesweite Vereinbarung steht noch aus.

EPA: Abk. für elektronische Patientenakte*.

Epidemie: (engl.) *epidemic*; zeitlich u. räumlich begrenzte starke Zunahme des Vorkommens einer Erkrankung (v. a. Infektionskrankheiten) aufgrund der Zunahme einer wesentlichen Exposition, gefolgt von einem starken Rückgang des Erkrankungsvorkommens; z. B. Epidemien aufgrund verstärkter Exposition von Infektionserregern; kann explosionsartig erfolgen (meist als Folge der gleichzeitigen Infektion* an gemeinsamer Infektionsquelle) od. verzögert (meist Folge der konsekutiven Übertragung in Form einer Infektkette*). Bei einer Epidemie erkrankt ein sehr viel größerer Anteil der Bevölkerung als bei einer Endemie*. Der zeitliche Verlauf einer Epidemie hängt vom Infektionsweg ab (erfolgt die Infektion direkt von Mensch zu Mensch od. über einen Zwischenwirt), u. wie viele Individuen ein Kranker in einer gegebenen Zeiteinheit infizieren kann, z.B. durch sexuellen Kontakt (wenige) od. durch Kontaminierung des Trinkwassers (sehr viele). Vgl. Pandemie.

Epidemiologie: (engl.) *epidemiology*; Wissenschaftszweig, der sich mit der Verteilung von Krankheiten u. deren physikalischen, chemischen, psychischen u. sozialen Determinanten u. Folgen in der Bevölkerung befasst; **1. deskriptive** Epidemiologie: Beschreibung von Inzidenzen* od. Prävalenzen* in bestimmten Populationen im Zeitverlauf, evtl. weiter gegliedert z. B. nach Altersgruppen, Geschlecht, sozialer Klasse; **2. analytische** Epidemiologie formuliert quantitative Aussagen über patho-

gigkeit von einem potentiellen Kausalfaktor, einer sog. Exposition*. In der analytischen Epidemiologie gibt es eine Reihe von Beobachtungsschemata (s. Studie): **a)** Die **experimentelle** Epidemiologie (syn. interventive Epidemiologie) verändert systematisch u. kontrolliert (d. h. unter Konstanthaltung anderer möglicher Einflussfaktoren) eine ge prüfte Exposition durch Veränderung von Verhalten, Umwelt od. durch Therapie. **b)** **klinische** Epidemiologie zielt auf die Verbesserung diagnostischer, präventiver, therapeutischer Entscheidungen durch den Einsatz epidemiologischer Verfahren bei der Qualitätskontrolle: Abgrenzung normaler gegen pathologische Befunde (z. B. Blutdruck, Serumcholesterol, Übergewicht), Vergleich der Aussagekraft diagnostischer Tests, die Dokumentation des natürlichen Verlaufs einer Krankheit, Prognose unbehandelter u. nach bester gegenwärtiger Praxis behandelter Krankheiten, Wirksamkeit von Prävention*. Dabei bestehen enge Beziehungen zur evidenzbasierten Medizin*. Infektionsepidemiologie ist die Epidemiologie von Infektionskrankheiten, insbes. der Dynamik von Infektionsketten.

Epikrise: (engl.) *epicrisis*; zusammenfassende, kritische Würdigung eines Krankheitsverlaufs, z. B. nach einem Behandlungsabschnitt wie Krankenhausaufenthalt, Rehabilitation* od. i. R. einer Begutachtung.

Epilepsie: (engl.) *epilepsy*; syn. zerebrales Anfallsleiden, Fallsucht; durch wiederholtes Auftreten von epileptischen Anfällen gekennzeichnete chronische Erkrankung unterschiedlicher Ursache; ein epileptische Anfall ist eine pathologische, zeitlich begrenzte Reaktion des Gehirns, die mit einer reversiblen Hirnfunktionsstörung aufgrund abnormer neuronaler Entladungen einhergeht. Epileptische Anfälle gehen meist mit Bewusstseinsstörungen u./od. anderen anfallartigen motorischen, sensiblen, sensorischen od. vegetativen Phänomenen einher. Ein einzelner epileptischer Anfal wird als Gelegenheitsanfall bezeichnet u. ist ein Symptom, dessen Ursache abgeklärt u. ggf. behandelt werden muss. **Einteilung:** erfolgt nach Ursprungsort der Anfälle: **1.** fokale Epilepsie: Ursprung der Anfälle in einer umschriebenen Hirnregion; **2.** generalisierte Epilepsie: Beteiligung bei der Großhirnhemisphären zu Beginn bzw. Ausbreitung auf beide Großhirnhälften im Verlauf des Anfalls, sekundär generalisierte Epilepsie (z. B. Grand-mal-Anfall). **Ätiologie: 1.** idiopathische Epilepsie (ca. 50 % der Fälle): genetische Prädisposition; kein Hinweis auf zugrunde liegende Erkrankung des Gehirns; z. B. Neugeborenenkrämpfe, Absencen, juvenile myoklonische Epilepsie (Impulsiv-Petit-mal); **2.** symptomatische Epilepsie: Anfälle infolge eines Hirnschadens z. B. durch prä- u. perinatale Einflüsse, metabolische

sikofaktoren für die Anfallsauslösung: u.a. Schlafentzug, Hyperventilation, Alkohol- u. Drogenkonsum, Sauerstoffmangel, Hypoglykämie, sensorische Überreizung. Nach klinischem Erscheinungsbild: **1.** Bewusstsein erhalten (einfacher Anfall) od. beeinträchtigt (komplexer Anfall); **2.** motorische Zeichen (tonisch, atonisch, myoklonisch); **3.** sensible, somatosensorische, vegetative Zeichen; **Komplikation u. Komorbidität:** Sturzverletzungen, Zungenbiss, kognitiv-mentale Defizite, psychische Störungen, Status epilepticus (langanhaltender bzw. sich in kurzen Abständen wiederholender epileptischer, lebensbedrohlicher Zustand); **Epidemiologie:** Prävalenz: ca. 1% der Bevölkerung, bei 10% der Bevölkerung Zeichen erhöhter zerebraler Erregbarkeit (ohne Anfälle) im Elektroenzephalogramm (EEG) nachweisbar; Inzidenz: 30–50/100000; in 70% der Fälle Erstmanifestation vor dem 20. Lebensjahr; Mortalität: gegenüber der Normalbevölkerung um den Faktor 2,3 erhöht (Todesursachen: Status epilepticus, Tod im Anfall, Unfälle, Suizid). **Sozialmedizinische Bedeutung:** Neben Abklärung u. ggf. Behandlung der Ursache der Epilepsie ist i.d.R. eine langfristige medikamentöse, in Einzelfällen auch epilepsiechirurgische Therapie erforderlich; etwa 60–80% der Betroffenen werden unter Pharmakotherapie anfallsfrei u. sind in Alltag u. Beruf durch die Erkrankung nicht wesentlich beeinträchtigt; bei unvollständiger Anfallsfreiheit kann in Abhängigkeit vom Anfallsmuster sowie der ggf. vorhandenen körperlichen u. psychischen Begleitstörungen sowie medikamentösen Nebenwirkungen in Alltag u. Arbeitsleben mit erhöhtem Unfall- u. Verletzungsrisiko pflegerische Hilfe od. Betreuung nötig sein; die Kraftfahrereignung kann eingeschränkt sein, ebenso die Eignung für bestimmte berufliche Anforderungen; Leistungen zur Teilhabe am Arbeitsleben können angezeigt sein. Bei Therapieresistenz, hoher Anfallsfrequenz mit Bewusstlosigkeit, Funktionsstörungen durch eine neurologische Grunderkrankung, psychischer Komorbidität u.a. kann eine Epilepsie zu Erwerbsminderung u./od. Pflegebedürftigkeit führen. Die Anerkennung des GdB (s. Grad der Behinderung) erfolgt nach den Grundsätzen des Schwerbehindertenrechts im SGB*IX, die Anerkennung einer MdE (s. Minderung der Erwerbsfähigkeit) nach den Grundsätzen des Sozialen* Entschädigungsrechts od. der GUV.

Episode, depressive: s. Depression.

Epithese: (engl.) *epithesis*; individuell modelliertes Ersatzstück aus Kunststoff, Silikonen, Gelatine u.a. zur Deckung von Oberflächendefekten, insbes. im Gesicht (Auge, Nase, Ohr); wird i.d.R. an den Körper angelegt, aufgeklebt, durch Implantat festgehalten od. mit intraoraler Defektprothese verbunden.

(z.B. Pocken, Poliomyelitis); **2.** Entfernung eines Krankheitserregers aus dem Körper durch therapeutische Maßnahmen (z.B. bei Besiedlung der Magenschleimhaut mit Helicobacter pylori).

Ereignis: (engl.) *event*; (statist.) Realisation eines möglichen Prozesses; im Allg. ist das Eintreten eines Ereignisses nicht notwendig (zufälliges Ereignis). Ausnahmen sind das sog. sichere Ereignis (Grundgesamtheit) u. das unmögliche Ereignis (leere Menge). Ereignisse werden in Wahrscheinlichkeitstheorie u. Statistik* formal durch Mengen beschrieben, denen Wahrscheinlichkeiten* zugeschrieben werden. Die Rechenregeln der Mengenlehre lassen sich unmittelbar auf Ereignisse übertragen. In Wahrscheinlichkeitsmodellen können Ereignisse eine Wahrscheinlichkeit von Null (Eins) besitzen, ohne unmöglich (sicher) zu sein. **Ereignisanalysen** sind statistische Analysen z.B. von Überlebenszeiten (s. Modelle, lineare).

Ereignis, unerwünschtes: (engl.) *adverse event*; Vorkommnis, das möglicherweise, aber nicht zwangsläufig zu einem konsekutiven Schaden* für den Patienten führt; im Gegensatz zur Vorstellung, dass Fehler* v.a. individuell begründet sind (z.B. durch Vergesslichkeit, Unwissen od. auch Absicht), haben unerwünschte Ereignisse in der Patientenversorgung fast immer Systemcharakter.

E-Rezept: s. Rezept.

Erfahrungsmedizin: (engl.) *experience based medicine*; Sammelbez. für Verfahren der praktizierten Medizin, deren Inhalte u. Aussagen mehr von (ärztlicher) Erfahrung als von naturwissenschaftlicher Grundlagenforschung u. evidenzbasierter Medizin gestützt werden; vgl. Schulmedizin.

Erfahrungswissenschaft: s. Empirie.

Ergebnismessung: (engl.) *outcome measurement*; **1.** Erhebung der als relevant erachteten Ergebnisse (Outcome*) von Interventionen*; erfordert i.d.R. die Operationalisierung* in sog. Ergebnisindikatoren; wesentlicher Bestandteil der Arzneimittelforschung*, klinischer Forschung u. Epidemiologie*, Gesundheitssystemforschung*, Versorgungsforschung*, gesundheitsökonomischer Evaluation*, Qualitätssicherung* u. (zunehmend) für Vergütungsmodelle; **2.** zielorientierte Ergebnismessung (Abk. ZOE): Als relevant werden die vor Beginn der Intervention vom Probanden/Patienten selbst benannten Ergebnisindikatoren erachtet.

Ergebnisqualität: Qualitätsdimension* nach Donabedian.

Ergonomie: (engl.) *ergonomics*; Teilgebiet der Arbeitswissenschaft, das sich mit der menschengerechten Gestaltung von Arbeitsvorgängen, -geräten u. -plätzen befasst; unterschieden werden: **Produktergonomie** mit dem Ziel, benutzerfreundliche Gebrauchsgegenstände zu produzieren, u. **Produktionsergonomie** mit dem Ziel ergonomischer Optimierung durch folgende Maß-

von Arbeitsplätzen sowie Maschinen u. Geräten zu berücksichtigende ergonomische Faktoren sind z. B. **a)** Körperabmessungen in Abhängigkeit von Geschlecht u. Alter zur optimalen Gestaltung des Arbeitsbereiches der Arme, Hände, Beine u. Füße sowie Beachtung einer ausreichenden Sichtmöglichkeit; **b)** Körperhaltung, z. B. Vermeidung einseitiger Belastungen durch Zwangshaltungen; **c)** Auswahl u. Gestaltung der Bedienelemente, die Art der Signaleinrichtungen, Auswahl u. Einsatz der Werkzeuge, die Gestaltung der Arbeitsumgebung (Lärm, Licht, Klima, Gefahrstoffe, Strahlung); **d)** Körperkräfte zur Vermeidung von Überforderungen; **2.** die Anpassung des Menschen an die Arbeitsaufgaben u. Arbeitsbedingungen: z. B. durch Ausbildung, Einweisung, Vermeidung von Über- u. Unterforderung. **Ziel:** Eine optimale Arbeitsgestaltung nach ergonomischen Gesichtspunkten soll insbes. beruflichen Belastungen, Schädigungen u. i. w. S. berufsbedingten Erkrankungen vorbeugen, das Unfallgeschehen reduzieren, die Gesundheit erhalten u. für ein angenehmes Betriebsklima sorgen. **Hinweis:** Bei der Überprüfung vorhandener Arbeitsplätze nach ergonomischen Gesichtspunkten sollten die Fachkraft* für Arbeitssicherheit sowie der Betriebsarzt* einbezogen werden.

ERGOS: geschützte Bez. für ein auf arbeitswissenschaftlicher Grundlage entwickeltes computergesteuertes Arbeitssimulationssystem*, mit dem die körperliche Belastbarkeit an 5 Stationen (statische u. dynamische Kraftmessung, Erfassung des Ausmaßes der Beweglichkeit des Körpers, Arbeitsausdauer, Arbeitsschnelligkeit, Genauuigkeit) anhand simulierter Arbeitsprozesse getestet u. mit gespeicherten Arbeitsplatzbeschreibungen verglichen wird; gemessen werden körperliche Tätigkeiten, die sich je zur Hälfte aus Kraft-Parametern (Ziehen, Drücken, Heben, Tragen) u. Körperhaltungen (Sitzen, Stehen, Gehen, Bücken, Überkopfarbeiten) zusammensetzen. Daraus werden Kraft, körperliche Flexibilität, Energie, Schnelligkeit u. Genauigkeit berechnet. Maximal werden 42 Bewertungsparameter erhoben. In Deutschland wird ERGOS bisher vorwiegend in Berufsförderungswerken eingesetzt. Vgl. functional capacity evaluation.

Ergotherapie: (engl.) *ergotherapy, occupational therapy*; zusammenfassende Bez. für Beschäftigungs- u. Arbeitstherapie*; **Ziel:** Wiederherstellung, Entwicklung, Verbesserung, Erhaltung od. Kompensation gestörter motorischer, sensorischer, psychischer od. kognitiver Funktionen u. Fähigkeiten zur Erlangung von Selbständigkeit im täglichen Leben u. im Beruf; **Anwendung:** komplexe aktivierende u. handlungsorientierte Verfahren unter Einsatz von adaptiertem Übungsmaterial, funktionellen, spielerischen, handwerklichen u. gestalte-

tungstherapie, Kreativtherapie zur stufenweisen Heranführung an Alltagsanforderungen u. zur Belastungserprobung* mit Verbesserung von Selbstwahrnehmung u. Kreativität; Üben grund legender Fähigkeiten (z. B. Essen, Waschen, Anzie hen, Einkaufen, sich orientieren), Training des Umgangs mit Hilfsmitteln u. Prothesen, Anregun gen zur Gestaltung des Arbeitsplatzes, der Arbei im Haushalt u. zur Planung des Tagesablaufs. **Formen:** **1.** **motorisch-funktionelle** Behand lung: gezielte Therapie krankheitsbedingter Stö rungen der motorischen Funktion mit u. ohne Beteiligung des peripheren Nervensystem u. da raus resultierenden Fähigkeitsstörungen mit dem Ziel einer eigenständigen Lebensführung, auch unter Einbeziehung technischer Hilfen; Verfahren: z. B. Maßnahmen zum Abbau pathologischer Hal tungs- u. Bewegungsmuster, zur Entwicklung od Verbesserung der Grob- u. Feinmotorik od. Koor dination von Bewegungsabläufen u. der funktio nellen Ausdauer, zum Erlernen von Ersatzfunk tionen. **2.** **sensomotorisch-perzeptive** Behand lung: gezielte Therapie krankheitsbedingter Stö rungen der sensomotorischen u. perzeptiven Funktionen mit daraus resultierenden Fähigkeits störungen mit dem Ziel, die Grundarbeitsfähig keiten zu erlangen u. die eigenständige Lebens führung zu verbessern, auch unter Einbeziehung technischer Hilfen; Verfahren: z. B. durch Desensi bilisierung bzw. Sensibilisierung einzelner Sinnes funktionen, Koordination, Umsetzung u. Integra tion von Sinneswahrnehmungen, Verbesserung der Körperwahrnehmung, Hemmung u. Abbau pathologischer Haltungs- u. Bewegungsmuster, Stabilisierung sensomotorischer u. perzeptiver Funktionen mit Verbesserung der Gleichgewichts funktion, Kompensation eingeschränkter prakti scher Möglichkeiten durch Verbesserung der ko gnitiven Funktionen, Erlernen von Ersatzfunktio nen, Verbesserung der Mund- u. Essmotorik. **3.** **Hirnleistungstraining:** häufig computer gestütztes neuropsychologisches Verfahren zur Be handlung zentralnervöser kognitiver Funktions störungen; Anwendung meist in der Rehabilitati on neurologischer Krankheitsbilder; **4.** **psychisch funktionelle** Behandlung sowie therapieergän zende Maßnahmen. **Kostenträger:** nach Heilmit telrichtlinien* verordnungsfähig als Einzel- u. Gruppentherapie.

Die Ausbildung der **Ergotherapeuten** erfolgt bundeseinheitlich geregelt („Ausbildungs- u. Prü fungsverordnung für Ergotherapeutinnen u. Ergo therapeuten" sowie weitere landesrechtliche Vor schriften) über 3 Jahre an Berufsfachschulen.

Erholung: (engl.) *regeneration, recuperation*; ein der Ermüdung entgegen gerichteter Vorgang, der zur Wiederherstellung der Leistungsfähigkeit* eines Organs, Organsystems od. des gesamten Organis-

sengymnastik. I. d. R. sind bei körperlicher Arbeit viele kurz dauernde Pausen* effektiver als wenige langdauernde. Neben den gesetzlich geregelten Arbeitspausen sollen tägliche u. wöchentliche Freizei sowie der jährliche Erholungsurlaub der Reproduktion der Arbeitskraft bzw. ihrer Erholung dienen.

Erinnerungssystem: (engl.) *reminder system;* syn. Recall-System, Wiedereinbestellung; in der Medizin standardisierte Form der Erinnerung an bevorstehende Schulungs-, Screening- u. Follow-up-Termine; Einsatz z. B. im Basismodul der Disease*-Management-Programme. Mit interaktiven, individuellen u. computergestützten Erinnerungen für Ärzte u. Versicherte sollen der strukturierte Behandlungsablauf unterstützt u. das Behandlungsverfahren abgesichert werden. Sich wiederholender Reminder-Einsatz führt zu besseren Ergebnissen, auch in Bezug auf die Compliance*. Folgende Erinnerungssysteme für Arzt u. Patient werden unterschieden: **1.** aktive (z. B. E-Mail) u. passive (z. B. Pop-up Fenster); **2.** automatisierte (z. B. web-basiert) u. nichtautomatisierte (z. B. Briefe); **3.** unspezifische u. interaktive individuelle computergestützte Systeme.

Erkrankung, interkurrente: (engl.) *intercurrent disease;* akut auftretende Begleiterkrankung* während der Erbringung einer Leistung* bei medizinischen Rehabilitation od. eines stationären Krankenhausaufenthaltes, die in keinem direkten Zusammenhang zu einer derzeit behandelten (auch chronischen) Krankheit steht; ist grundsätzlich nach den Möglichkeiten der Einrichtung mitzubehandeln, ansonsten einer adäquaten externen Behandlung zuzuführen; **Formen: 1.** interkurrente Erkrankung **während einer Leistung zur medizinischen Rehabilitation:** Es erfolgt ggf. die Verlegung in ein Krankenhaus, wenn in der medizinischen Rehabilitationseinrichtung* die akute Erkrankung nicht mitbehandelt werden kann; bei der Behandlung außerhalb der Rehabilitationseinrichtung zahlt die GKV für die Zeit der Unterbrechung Krankengeld, sofern auf diese Leistung ein Anspruch besteht; **2.** interkurrente Erkrankung **im akutstationären Bereich:** hier gilt die Behandlung interkurrenter Erkrankungen nicht als allgemeine Krankenhausleistung, sofern sie i. R. der vertrags(zahn)ärztlichen Versorgung erfolgt, u. ist daher neben dem Krankenhausentgelt gegenüber der Krankenkasse separat abrechnungsfähig.

Erlösabzugsverfahren: Kalkulationsschema zur Verrechnung der über Fallpauschalen* u. Sonderentgelte* erzielten Erlöse mit dem Gesamterlös eines Krankenhauses; das Verfahren ist in der Bundespflegesatzverordnung (§ 12 Abs. 2) geregelt u. wird mit der Einführung einer durchgängig fallpauschalierten Vergütung (s. DRG) nicht mehr verwendet. Das Erlösabzugsverfahren hat die An-

Ermächtigung: (engl.) *authorisation*; Erlaubnis des Zulassungsausschusses der Kassenärztlichen* Vereinigung zur Erbringung u. Abrechnung ambulanter Leistungen in Ergänzung zur vertragsärztlichen Versorgung von gesetzlich Krankenversicherten*; **1.** für Krankenhausärzte (§ 116 SGB V), soweit ohne die ihnen zur Verfügung stehenden besonderen Untersuchungs- u. Behandlungsmethoden od. Kenntnisse eine ausreichende Versorgung der Versicherten nicht gewährleistet ist; insbes. zur Erbringung hochspezialisierter Leistungen (z. B. CT/MRT-gestüte interventionelle schmerztherapeutische Leistungen) od. zur Behandlung seltener Krankheiten u. Erkrankungen mit besonderen Krankheitsverläufen (z. B. Diagnostik u. Versorgung von Patienten mit Hämophilie); **2.** für Krankenhäuser (§ 116 a SGB V) zur Deckung einer durch den Landesausschuss der Ärzte u. Krankenkassen festgestellten Unterversorgung; **3.** besondere Bestimmungen gelten für Hochschulambulanzen* (§ 117 SGB V), psychiatrische Institutsambulanzen* (§ 118 SGB V), sozialpädiatrische Zentren* (§ 119 SGB V) u. für Einrichtungen der Behindertenhilfe, die über eine ärztlich geleitete Abteilung verfügen (§ 119 a SGB V); vgl. Behandlung.

Ermessen: (engl.) *discretion*; ermächtigt die Verwaltung für den Fall, dass ein gesetzlicher Tatbestand erfüllt ist, zu selbständiger Bestimmung der Rechtsfolgen; das Ermessen hat die Verwaltung entsprechend seines Zwecks auszuüben u. die gesetzlichen Grenzen des Ermessens einzuhalten. Zu letzteren gehören z. B. der Gleichheitsgrundsatz* (u. a. Grundrechte der Beteiligten) sowie der Verhältnismäßigkeitsgrundsatz*. Ob die Verwaltung ihr Ermessen pflichtgemäß in diesem Sinne ausgeübt hat, unterliegt der gerichtlichen Kontrolle. Ermessensfehler (Fehlgebrauch, Überschreitung od. Nichtgebrauch) machen die Maßnahmen der Verwaltung rechtswidrig; der Einzelne kann ihre Aufhebung verlangen. Der Einzelne hat hier grundsätzlich keinen Anspruch auf eine bestimmte Leistung, es sei denn, dass ausnahmsweise nur eine einzige ermessensfehlerfreie Entscheidung denkbar ist (Ermessensreduzierung auf Null). Im Sozialrecht besteht aber ein Anspruch auf pflichtgemäße Ausübung des Ermessens. **Hinweis:** Gesetzliche Formulierungen wie „kann" u. „darf" (statt „muss" od. „ist zu") deuten auf eine Ermächtigung zur Ermessensausübung hin, das Wort „soll" beschränkt diese regelmäßig auf atypische Fälle.

Ermessensleistung: s. Mehrleistung.

Ermessensspielraum: (engl.) *area of discretion;* Entscheidungsbereich, der voneinander abweichende Beurteilungsmöglichkeiten zulässt; ist z. B. bei sozialmedizinischen Fragestellungen auf die Komplexität der Einzelfallbetrachtung zurückzufüh-

sichtigung definierter Qualitätsstandards, Leitlinien* sowie Kenntnisse über ähnliche Fallkonstellationen; er ist überschritten, wenn die Beurteilung nicht plausibel aus den Befunden abgeleitet werden kann u./od. wenn persönliche Ansichten des Gutachters od. Parteinahme die Beurteilung erkennbar bestimmen. Der Ermessensspielraum ist insbes. bei der Transformation der gutachterlich erhobenen Befunde in ein quantitatives Leistungsbild* von Bedeutung. **Hinweis:** Kein Ermessensspielraum besteht zur Kausalitätsbeurteilung (s. Kausalitätslehre, sozialrechtliche) bei Gutachten für die Berufsgenossenschaften*. Vgl. Konsistenz.

Ermüdung: (engl.) *fatigue, exhaustion*; physiologischer Vorgang, der sich im Verlauf einer Tätigkeit entwickelt u. zu einer reversiblen Leistungseinschränkung* führt; **Formen: 1.** Die bei wiederholter Kontraktion von Skelettmuskeln od. Haltearbeit auftretende periphere od. muskuläre Ermüdung im Vollzug körperlicher Arbeit bedingt eine Abnahme der Kraft, eine Verlängerung des zeitlichen Ablaufs der Muskelbewegung u. das Auftreten von Koordinationsstörungen; geht einher mit einer Abnahme der Energiereserven u. einer Anreicherung von Abbauprodukten des Muskelstoffwechsels. **2.** Die psychische Ermüdung ist u. a. durch Wahrnehmungsstörungen u. Konzentrationsminderung gekennzeichnet. Entsprechend der prognostischen Entwicklung der modernen Industrie mit zunehmender Mechanisierung u. Automatisierung gewinnt die psychische Ermüdung bei der Arbeit an Bedeutung. Ermüdung u. Ermüdungsgefühl sind nicht zwangsläufig miteinander gekoppelt. Ermüdung ist von den Zuständen der Müdigkeit, psychischer Sättigung, Wachsamkeitsminderung hinsichtlich Erscheinungsbild u. Gefährdung z. T. auch definitorisch nicht klar abgegrenzt. Bei Summation langdauernder Ermüdungseinflüsse kann es zur Erschöpfung kommen. Im Zustand der Ermüdung besteht eine erhöhte Unfallgefährdung. Länger dauernde Ermüdung u. Erschöpfung können zu Gesundheitsschäden führen.

Ernährung, künstliche: (engl.) *nutritional support*; therapeutische Maßnahmen zur Zufuhr adäquater Nahrungsmengen bei Unfähigkeit des Patienten zur physiologischen Nahrungsaufnahme; **Formen: 1. enterale Ernährung:** über den Magen-Darm-Trakt mit Nasen- od. Bauchdeckensonde (PEG, Abk. für perkutane endoskopische Gastrostomie); **2. parenterale Ernährung:** unter Umgehung des Magen-Darm-Takts mit intravenöser (z. B. über zentralen Venenkatheter) Zufuhr von Kohlenhydraten, Aminosäuregemischen, (essentiellen) Fettsäuren sowie Elektrolyten, Vitaminen u. Spurenelementen (v. a. bei parenteraler Langzeiternährung), angepasst an die aktuelle Stoffwechselsituation u. unter enger Kontrolle der

rung werden Fragen nach dem Sinn einer Lebens verlängerung didkutiert. Die Zwangsernährung* von Hungerstreikenden wird in der Deklaration von Tokio verurteilt.

Ernährungsassessment: (engl.) *nutrition assessment* Erhebung von Parametern zur Beurteilung des Ernährungszustandes wie Körpergröße, Gewicht u. Body*-Mmass-Index, Nährstoffkonzentrationen od. nährstoffabhängige Parameter in Blut u. Harn (z. B. Serumalbumin, Hämoglobin, Lymphozyten) sowie Ernährungsgewohnheiten; **Ziel:** Feststel lung eines Ist-Zustands, Verlaufskontrolle u. evtl. Indizierung entsprechender Maßnahmen zur ge zielten Ernährungstherapie (z. B. Reduktions- od Aufbaukost, Vitamin- od. Mineralstoffsubstituti on; s. Ernährungsmedizin); **Anwendung:** bei **1.** psychischer Beeinträchtigung (z. B. Depression); **2.** Schluck- u. Kaustörungen; **3.** Übelkeit, Erbre chen, Appetitmangel; **4.** chronischen Magen-Darm-Erkrankungen, Verdauungsstörungen **5.** Wundheilungs- u. Immunstörungen, Krebs erkrankungen; **6.** geistiger Beeinträchtigung (z. B. Demenz); **7.** schwierigen sozioökonomischen Be dingungen. Das Ernährungsassessment wird team übergreifend (Arzt, Pflegepersonal, Therapeuten) abgesprochen, koordiniert u. berufsgruppenspezi fisch ausgewertet. Durchgeführte Maßnahmen werden in der Pflegeakte u. dem Pflegeplan (s. Pflegeplanung) einschließlich der Ernährungs- u. Trinkpläne sowie Protokolle dokumentiert. Die Planung erfolgt in Zusammenarbeit mit dem Pa tienten u. Angehörigen. Vgl. Pflegedokumentati on.

Ernährungsberatung: (engl.) *nutrition counselling* Vermittlung von ernährungswissenschaftlichen u. ernährungsmedizinischen Erkenntnissen u. Hinweisen bzw. Anleitung zur langfristigen gesund heitsfördernden Ernährungsweise durch Diätassis tenten* bzw. Ernährungswissenschaftler*; **Ziel** Ernährungsprobleme lösen u. über Ernährungsfehlverhalten aufklären, um ernährungsabhängige Erkrankungen od. Fehlernährung (Über- od. Un terernährung) zu vermeiden od. zu behandeln. **Anwendung:** Die Ernährungsberatung richte sich an Gesunde u. an Kranke, die aufgrund der Krankheit ihre Ernährung umstellen sollen bzw. müssen (z. B. bei Diabetes* mellitus). Sie ist eine wichtige Grundlage der Ernährungstherapie sowie der Ernährungsschulung, in der z. B. Lehrküche, Einkaufstraining od. verhaltenstherapeutische Gruppen angeboten werden. Sie hat in Prävention u. Rehabilitation einen besonderen Stel lenwert. Die Ausbildung zum **Ernährungsberater** erfolgt i. R. einer 2-jährigen landesrechtlich geregelten schulischen Fortbildung an Berufskol legs.

Ernährungskreis: (engl.) *nutrition circle*; Orientie rungshilfe für eine Lebensmittelauswahl, z. B. ent

fohlenen prozentualen Anteil der entsprechenden Lebensmittelgruppe in der täglichen Ernährung sowie die Vielfalt in den einzelnen Gruppen symbolisiert (s. Abb.).

Ernährungsmedizin: (engl.) *nutritional medicine*; Teilgebiet der Medizin, das sich mit Prävention*, Diagnostik u. Therapie ernährungsabhängiger od. -bedingter Erkrankungen beschäftigt; ersetzt die Bez. Diätetik*; die Deutsche Akademie für Ernährungsmedizin u. die Deutsche Gesellschaft für Ernährungsmedizin bieten eine Weiterbildung zum Ernährungsmediziner auf Basis des Curriculums Ernährungsmedizin der Bundesärztekammer an.

Ernährungspyramide: (engl.) *nutrition pyramid*; Orientierungshilfe für eine ausgewogene Lebensmittelauswahl; besteht aus 4 aufeinander aufbauenden Stufen, die den empfohlenen Anteil der entsprechenden Nahrungsmittel in der täglichen Ernährung symbolisieren sollen: **1.** unterste Stufe: Vollkornprodukte (z. B. Brot, Cerealien, Reis u. Nudeln) als Basis der täglichen Ernährung; **2.** zweite Stufe: Obst u. Gemüse, **3.** dritte Stufe: Milch-,

Ernährungsschulung: s. Ernährungsberatung.

Ernährungstherapie: s. Ernährungsmedizin, Ernährung, künstliche.

Ernährungswissenschaft: (engl.) *nutrition science*; Wissenschaft von der Nahrung u. den darin enthaltenen Nährstoffen u. a. Bestandteilen, deren Wirkung, Interaktion u. Bilanz im Verhältnis zu Gesundheit u. Krankheit sowie die Lehre von den im Organismus bei der Verdauung ablaufenden biochemischen Prozessen; befasst sich außerdem mit Ernährungstoxikologie, Humanernährung, Lebensmittelchemie, Lebensmittelhygiene, Lebensmittelkunde u. Lebensmitteltechnologie sowie den wirtschaftlichen, kulturellen, psychologischen u. ökologischen Zusammenhängen der Ernährung; vgl. Ernährungsmedizin.

Ernährungswissenschaftler: (engl.) *nutritional scientist, ecotrophologist*; Ökotrophologe; befasst sich mit den physiologischen, ökonomischen u. technologischen Grundlagen einer richtigen, vollwertigen Ernährung als Voraussetzung für Gesundheit u. Leistungsfähigkeit; **Aufgabe:** Analyse der technischen, betriebswirtschaftlichen u. sozialen Zu-

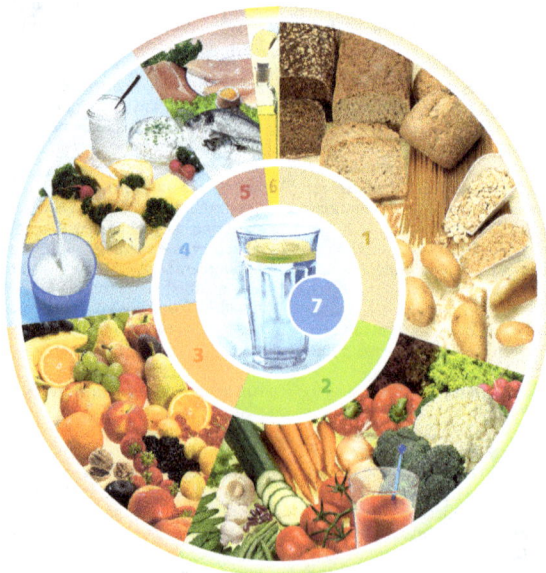

Ernährungskreis nach Empfehlungen der Deutschen Gesellschaft für Ernährung (DGE-Ernährungskreis): Lebensmittelgruppen: Gruppe 1: Getreide, Getreideprodukte (z. B. Brot, Nudeln, Müsli), Kartoffeln; Gruppe 2: Gemüse u. Salat; Gruppe 3: Obst; Gruppe 4: Milch u. Milchprodukte; Gruppe 5: Fleisch, Wurst, Fisch u. Ei; Gruppe 6: Öle u. Fette; Gruppe 7: Getränke, v. a. Mineralwasser, Obstsäfte mit Wasser gemischt, Kräuter- u. Früchtetee [3]

Fachhochschulstudium.

Erprobungsregelung: (engl.) *trial regulation*; vorläufige od. befristete Regelung, deren Wirksamkeit beobachtet werden soll; im Sozialrecht häufig im Zusammenhang mit Modellvorhaben*, z. B. im Rahmen der Einbeziehung von Methoden wie Akupunktur* in den Leistungskatalog der GKV.

Erreger: s. Infektionserreger.

Ersatzansprüche, sozialrechtliche: (engl.) *claims for compensation*; **1.** Ansprüche der **Sozialleistungsträger untereinander** (sozialrechtliche Erstattungsansprüche), die entstehen können, wenn durch einen der Träger (T1) für eine leistungsberechtigte Person eine Sozialleistung erbracht wird, ein anderer Träger (T2) aber vorrangig leistungsverpflichtet wäre; **Rechtliche Grundlage:** §§ 102 ff. SGB X; sozialrechtliche Erstattungsansprüche können sich aus folgenden Gründen ergeben: **a)** T1 hat die Leistung aufgrund gesetzlicher Vorschriften vorläufig erbracht (s. Leistungen, vorläufige), T2 ist aber endgültig zur Leistung verpflichtet. Beispiel: Der Träger der Sozialhilfe* erbringt vorläufig Leistungen, bis geklärt ist, dass der Rentenversicherungsträger* Rente zahlen muss. Hier hat der Träger der Sozialhilfe gegen den Rentenversicherungsträger einen Erstattungsanspruch. **b)** T1 hat eine Leistung erbracht, der Anspruch auf diese Leistung entfällt aber nachträglich ganz od. teilweise, weil der Berechtigte Anspruch auf eine andere Leistung gegen T2 hat, die auf die Leistung des T1 ganz od. teilweise anzurechnen ist. Beispiel: Ein Berechtigter bezieht seit Januar Rente aus der Gesetzlichen Rentenversicherung; ab März erhält er außerdem rückwirkend eine Rente aus der GUV, die rückwirkend auf die Rente aus der Rentenversicherung anzurechnen ist. Hier hat der Rentenversicherungsträger gegen den Unfallversicherungsträger einen Erstattungsanspruch. **c)** Sowohl T1 als auch T2 sind dem Berechtigten gegenüber prinzipiell zur Leistung verpflichtet, die (nachrangige) Leistungspflicht von T1 wäre aber nicht entstanden, wenn T2 seiner (vorrangigen) Leistungspflicht rechtzeitig nachgekommen wäre. Beispiel: Das Versorgungsamt* erbringt Leistungen der Kriegsopferversorgung; daneben besteht die (vorrangige) Verpflichtung des Rentenversicherungsträgers, Rente zu zahlen. Das Versorgungsamt hat gegen den Rentenversicherungsträger einen Erstattungsanspruch. **2.** Ansprüche der **Sozialleistungsträger gegenüber den Leistungsempfängern** bei zu Unrecht erbrachten Leistungen; **Rechtliche Grundlage:** § 50 SGB X; ob eine Leistungserbringung rechtmäßig ist, richtet sich im Prinzip nach den einschlägigen gesetzlichen Vorschriften. Stellt sich heraus, dass eine Leistung entgegen den Vorschriften eines Gesetzes erbracht wurde, so ist bei der Realisierung des Erstattungsanspruchs danach zu waltungsakt korrigiert werden, bevor die Erstattung der Leistung geltend gemacht werden kann Grundsätzlich kann eine Erstattung nur erfolgen wenn das Interesse des Trägers an einer gesetzmäßigen Leistungserbringung das Vertrauen der Empfänger überwiegt, die Leistung behalten zu dürfen. Das Vertrauen ist i. d. R. schutzwürdig, wenn die Leistung bereits verbraucht worden ist andererseits können sich die Empfänger nicht au schützenswertes Vertrauen berufen, wenn die Leistung auf (vorsätzlich od. grob fahrlässig gemachten) unrichtigen Angaben, arglistiger Täuschung Drohung od. Bestechung beruht od. die Leistungsempfänger um die Rechtswidrigkeit gewusst od nur infolge grober Fahrlässigkeit nicht gewuss haben. Vielmehr können falsche Angaben auch strafrechtliche Konsequenzen haben. **Beispiel für Kostenersatz**(ansprüche) in der Sozialhilfe* **1.** Verpflichtung des Hilfeempfängers (sei 1.1.2005 nach SGB XII auch des Verursachers, z. B. des amtlich bestellten Betreuers) zur Rückzahlung erhaltener Sozialhilfe, wenn er die Gewährung der Sozialhilfe an sich od. seine unterhaltsberechtigten Angehörigen durch vorsätzliches od. grob fahrlässiges Verhalten selbst verschuldet hat; **2.** Verpflichtung des Erben, nach dem Tod eines Hilfe empfängers die innerhalb von 10 Jahren vor Eintritt des Erbfalles an den Verstorbenen gezahlte Sozialhilfe zurückzuzahlen; der Erbe haftet nur mit dem Nachlass.

Ersatzfertilität: (engl.) *replacement fertility*; Niveau der Fertilität*, welches bei Abwesenheit von Ab- u. Zuwanderung jede Generation durch eine von gleichem Umfang ersetzt, d. h. die Populationsgröße dauerhaft stabil hält; Ersatzfertilität führt allerdings nur dann zu einem gleichbleibenden Bevölkerungsumfang, wenn die betreffende Bevöl kerung einen stabilen Altersaufbau* hat u. die altersspezifischen Fertilitätsraten* im Beobachtungs- u. Projektionszeitraum gleich bleiben. Ty pischerweise sind empirische Populationen jedoch nicht stabil u. gerade dann, wenn Altersklassen im reproduktiven Alter geringer besetzt sind, als es in einer stabilen Bevölkerung gleichen Umfangs der Fall wäre, reicht auch Ersatzfertilität nicht zu einer gleichbleibenden Populationsgröße. Faktoren mi Einfluss auf die tatsächliche Ersatzfertilität einer gegebenen Bevölkerung sind die altersspezifischen Fertilitätsraten, die altersspezifischen Mortalitäts raten für die Eltern- wie für die Kindergeneration die Geschlechtsverteilung bei Geburt. In neueren Studien der Population Division der Vereinten Nationen wird als Ersatzfertilität entwickelter Ge sellschaften vereinfachend eine totale Fertilitäts rate* von 2,1 angenommen, d. h. die Population bleibt stabil, wenn jede Frau durchschnittlich 2,1 Kinder zur Welt bringt.

Ersatzkassen: s. Krankenversicherung.

ten-Krankenkassen (VdAK) u. Arbeiter-Ersatzkassen-Verband (AEV) vereinbarte Gebührenordnung* für Ärzte zur Abrechnung von Leistungen, die für Versicherte der Ersatzkassen erbracht werden; unterscheidet sich nur geringfügig vom (für die Primärkassen gültigen) einheitlichen Bewertungsmaßstab* u. ist in den EBM 2000 plus einbezogen. **Hinweis zur Gesundheitsreform 2006:** Die Gesundheitsreform sieht bislang vor, mit der Einrichtung eines Spitzenverbandes Bund das bisherige System des kassenartenspezifischen Spitzenverbände abzugeschaffen. In der Folge würde eine Ersatzkassen-Gebührenordnung obsolet.

Ersatzmutter: (engl.) *surrogate mother*; syn. Leihmutter; Frau, die aufgrund einer Vereinbarung (meist in Zusammenhang mit In*-vitro-Fertilisation u. heterologer Insemination*) bereit ist, sich einer künstlichen od. natürlichen Befruchtung zu unterziehen bzw. einen nicht von ihr stammenden Embryo auf sich übertragen zu lassen od. sonst auszutragen u. das Kind nach der Geburt Dritten zur Adoption* od. zu sonstiger Aufnahme auf Dauer zu überlassen; **Rechtliche Grundlage:** Die Ersatzmutter ist Mutter im Rechtssinne (§ 1591 BGB). Legaldefinitionen der Ersatzmutter finden sich in § 1 Abs. 1 Nr. 7 des Embryonenschutzgesetzes (Abk. ESchG) u. in § 13 a des Adoptionsvermittlungsgesetzes (Abk. AdVermiG). Die Überlassung des Kindes an den genetischen Vater u. seine Frau ist in Deutschland nur durch Adoption möglich. Verbotsnormen, deren Schutzzweck es ist, das Entstehen von Ersatzmutterschaften zu verhindern, enthält insbes. das ESchG; bestraft wird danach u. a., wer eine Ersatzmutter künstlich befruchtet od. auf sie einen Embryo überträgt (§ 1 Abs. 1 Nr. 7). Nach dem AdVermiG (§§ 13 b–d, 14 b) ist die Vermittlung von u. die Suche nach Ersatzmüttern in Deutschland verboten. Ersatzmuttervermittlung ist auch der Gelegenheit zu einer Ersatzmuttervereinbarung. Vgl. Adoptionsvermittlung.

Ersatzvornahme: (engl.) *ministerial decree, ministerial fiat, executive fiat*; dient der Durchsetzung von Verwaltungsakten; eine Behörde (z. B. das Bundesministerium für Gesundheit) kann selbst tätig werden od. einen Dritten mit der Vornahme auf Kosten des Pflichtigen beauftragen, wenn der Pflichtige (z. B. die Spitzenverbände* der Kranken- u. Pflegekassen*) die ihm z. B. durch Gesetz auferlegte Handlung (z. B. Erstellung von Richtlinien) nicht durchführt.

Ersatzzeiten: (engl.) *substitute periods*; in der GRV bestimmte beitragsfreie Zeiten*, die bis längstens 31.12.1991 zurückgelegt werden konnten u. im Wesentlichen Lebenssachverhalte betreffen, die im Zusammenhang stehen mit den Weltkriegen (Militärdienst, Vertreibung), der Verfolgung durch

auf die allgemeine Wartezeit* angerechnet.

Erschöpfungssyndrom: (engl.) *neurasthenia*; syn. Neurasthenie; Burnout-Syndrom; Beschwerdebild, bei dem die Betroffenen über eine mindestens 3 Monate anhaltende u. gesteigerte Ermüdbarkeit nach geistiger Anstrengung bzw. unspezifische körperliche Symptome u. Schwäche nach geringsten körperlichen Beanspruchungen klagen; **Symptome:** z. B. Unfähigkeit zu entspannen, Muskelschmerzen, allgemeines Schwächegefühl, Schwindel (s. Schwindelsyndrom), Spannungskopfschmerzen (s. Kopfschmerz), Schlafstörungen, Reizbarkeit, Magen-Darm-Beschwerden; **Ätiologie:** Das Zusammentreffen mangelnder Stressbewältigungsfähigkeit mit einer verstärkten psychosozialen od. gesundheitlichen Belastung wird angenommen. **Epidemiologie:** Da eine große Zahl der Betroffenen entweder nicht od. lediglich wegen organischer Beschwerden ärztliche Behandlung erfährt, stehen verlässliche epidemiologische Daten nicht zur Verfügung. Die Datenerhebung wird durch differentialdiagnostische Probleme zusätzlich erschwert, da sich hinter einem neurasthenisch anmutenden Beschwerdebild eine beginnende depressive od. andere psychische Stör., psychoorganische Störung verbergen kann. **Sozialmedizinische Bedeutung:** Sofern überhaupt eine Behandlung in Anspruch genommen wird, ist die hausärztliche Betreuung i. d. R. ausreichend. Hierbei ist darauf zu achten, dass eine möglicherweise initial hilfreiche Arbeitsentlastung nicht zu länger dauernder Arbeitsunfähigkeit, Schonverhalten u. letztlich sozialem Rückzug führt. Bei differentialdiagnostischen Schwierigkeiten muss ggf. eine Abklärung auf neurologisch-psychiatrischem Fachgebiet erfolgen. Positive Effekte sind durch den Einsatz eines gestuften Belastungstrainings sowie der kognitiven Verhaltenstherapie* zum Erwerb besserer Coping*-Strategien in Stresssituationen zu erwarten. Stationäre Behandlung ist nur in ausgeprägteren Fällen mit psychischer od. körperlicher Komorbidität angezeigt. Bei chronifizierten Erschöpfungssyndromen mit qualitativer Beeinträchtigung der Erwerbsfähigkeit z. B. durch herabgesetzte konzentrative Belastbarkeit können auch Leistungen* zur medizinischen Rehabilitation durch den Rentenversicherungsträger sinnvoll sein. Berufliche Rehabilitationsmaßnahmen sind hingegen i. d. R. nicht erforderlich. Quantitative Einschränkungen der Erwerbsfähigkeit aufgrund eines Erschöpfungssyndroms sind ebenso wenig zu erwarten wie Pflegebedürftigkeit od. die Anerkennung eines Grades* der Behinderung. Vgl. Stör., somatoforme.

Erschöpfungssyndrom, chronisches: syn. chronisches Müdigkeitssyndrom; s. Umwelterkrankungen.

Erstattung: s. Kostenerstattung.

Erste Hilfe: (engl.) *first aid*; Erstmaßnahmen durch medizinisch Geschulte od. Laien bei medizinischem Notfall; wer trotz Zumutbarkeit keine Erste Hilfe leistet, macht sich u. U. nach § 323 c StGB strafbar; s. Hilfeleistung, unterlassene. **Erste Hilfe im Betrieb: Voraussetzung: 1.** Vorhandensein ausgebildeter Ersthelfer*; festgelegte Anzahl bzw. Quote; **a)** 1 Ersthelfer bei 2–20 anwesenden Versicherten; **b)** bei mehr als 20 anwesenden Versicherten: in Verwaltungs- u. Handelsbetrieben 5 %, in sonstigen Betrieben 10 %; **c)** ein Betriebssanitäter ist vorzuhalten: in einer Betriebsstätte mit mehr als 1500 Versicherten bzw. mit mehr als 250 Versicherten, wenn Art, Schwere u. Zahl der Unfälle den Einsatz erfordern; auf einer Baustelle mit mehr als 100 Versicherten; Ersthelfer erhalten ihre Ausbildung bei Kostenübernahme durch die Berufsgenossenschaften durch anerkannte Rettungsorganisationen; **2.** medizinische Ausstattung bzw. Sachmittel, z. B. Verbandskasten, Sanitätsraum; **3.** Meldesystem zur zeitnahen Alarmierung ärztlicher Nothilfe **Rechtliche Grundlage:** § 26 Abs. 1 der Unfallverhütungsvorschrift „Grundsätze der Prävention" (BGV A1) in Verbindung mit den Anhängen 3 u. 4 des BG-Grundsatzes „Ermächtigung von Stellen für die Aus- u. Fortbildung in der Ersten Hilfe" (BGG 948), § 10 Arbeitsschutzgesetz.

Ersteingliederung behinderter Menschen, berufliche: (engl.) *integration of people with disabilities into the labour market*; finanzielle Förderung der Teilnahme junger Menschen mit Behinderungen an berufsvorbereitenden Bildungsmaßnahmen, der Berufsausbildung in Betrieben, Rehabilitationseinrichtungen od. sonstigen außerbetrieblichen Einrichtungen sowie die anschließende Eingliederung auf dem Arbeitsmarkt; **Voraussetzung:** individuell muss die berufliche Eignung bestehen (s. Berufsförderungswerk) u. festgestellt werden, ob eine Behinderung* vorliegt od. droht; **Leistungsträger:** v. a. die Bundesagentur für Arbeit, in Einzelfällen können auch andere Rehabilitationsträger zuständig sein; **Rechtliche Grundlage:** SGB III (insbes. §§ 97–115). Vgl. Leistungen zur Teilhabe am Arbeitsleben.

Ersthelfer: (engl.) *first responder*; **1.** jeder in einer Notfallsituation Erste* Hilfe Leistender; für den Ersthelfer bestehen Aufwendungsersatzansprüche i. R. der Geschäftsführung ohne Auftrag gemäß §§ 677 ff. BGB; Haftung für Behandlungsfehler* nur bei grober Fahrlässigkeit* gemäß § 680 BGB; ist der Ersthelfer ein Arzt*, so kann er i. R. des Aufwendungsersatzes nach § 683 BGB eine Vergütung verlangen. **2.** betrieblicher Ersthelfer.

Erstverordnung: (engl.) *first time prescription*; Begriff der Heilmittel*-Richtlinien des Gemeinsamen* Bundesausschusses der GKV für die erste Heilmittelverordnung im Behandlungsfall od. nach jeweiligen Regelfalls anschließen können.

Erstversorgung: (engl.) *1. primary care, 2. emergency care*; **1.** (medizinisch) erste Phase der Akutversorgung durch professionelle Helfer (im Anschluss an Erste Hilfe durch Laienhelfer); vgl. Hausarztsystem; **2.** in der Gesetzlichen Unfallversicherung* nach § 9 des Vertrages* Ärzte/Unfallversicherungsträger die ärztlichen Leistungen, die den Rahmen des sofort Notwendigen nicht überschreiten, d. h. in der Regel die erstmalige ärztliche Versorgung eines Unfallverletzten durch einen Kassenarzt/Hausarzt. Der untersuchende Arzt leitet alle notwendigen medizinischen Maßnahmen ein, einschließlich ggf. erforderlicher Vorstellung beim D*-Arzt od. Konsiliarvorstellungen bei anderen Fachärzten. Über die Erstversorgung u. die veranlassten Maßnahmen ist der zuständige Träger der GUV mit „Ärztlicher Unfallmeldung" unverzüglich zu informieren.

Ertomis Assessment Method: Abk. EAM; Verfahren zum Vergleich von Anforderungen am Arbeitsplatz mit den Fähigkeiten eines Probanden mi dem Ziel, die Hilfe für die berufliche Eingliederung z. B. behinderter Menschen zu verbessern vgl. IMBA.

Erwartungswert: (engl.) *expected value, expected mean* Lageparameter, der in einer Wahrscheinlichkeitsverteilung* dem Mittelwert der Zufallsvariable* entspricht, d. h., von dem man erwartet, dass er sich bei einer oftmaligen Wiederholung eines Experiments durchschnittlich ergibt; der Erwartungswert errechnet sich bei diskreten Verteilungen als die Summe der Wahrscheinlichkeit jedes möglichen Ergebnisses des Experiments multipliziert mit dem Wert dieses Ergebnisses. Der Erwartungswert kann bei einem einzelnen Experiment unwahrscheinlich od. sogar unmöglich sein.

Erwerbsbevölkerung: (engl.) *economically active population*; Bevölkerung im Erwerbsalter (15/20–60/65 Jahre), wobei die jeweiligen Altersgrenzen nicht verbindlich definiert sind u. daher im Einzelfall genau anzugeben sind.

Erwerbsfähigkeit: (engl.) *ability to work*; (allg.) Fähigkeit einer Person, unter Ausnutzung der Arbeitsgelegenheiten, die sich ihr nach ihren Kenntnissen u. Erfahrungen sowie körperlichen u. geistigen Fähigkeiten im ganzen Bereich des wirtschaftlichen Lebens bieten, Erwerbseinkommen zu erzielen; wird in der Sozialversicherung trägerunterschiedlich verwendet. Nach § 8 SGB II ist erwerbsfähig, wer nicht wegen Krankheit od. Behinderung auf absehbare Zeit außerstande ist unter den üblichen Bedingungen des allgemeinen Arbeitsmarktes mindestens 3 Stunden täglich erwerbstätig zu sein; wird i. R. der sozialmedizinischen Begutachtung* aufgrund möglichst objektiver medizinischer Befunde eingeschätzt. Vgl

earning capacity; in der GRV Oberbegriff für Erwerbsminderung* im neuen Rentenrecht (am 1.1.2001 in Kraft getreten) sowie Erwerbsunfähigkeit* u. Berufsunfähigkeit* im alten Rentenrecht; abzugrenzen vom Begriff der Minderung* der Erwerbsfähigkeit im Sozialen Entschädigungsrecht u. in der GUV. **Renten wegen verminderter Erwerbsfähigkeit:** Rentenart der GRV; **Formen:** gesetzlich vorgesehen sind nach § 43 SGB VI: **1.** Rente wegen teilweiser Erwerbsminderung* (§ 43 Abs. 1 SGB VI); **2.** Rente wegen voller Erwerbsminderung* (§ 43 Abs. 2 SGB VI); **3.** Rente* für Bergleute (§ 45 SGB VI); **4.** Rente wegen Berufsunfähigkeit* u. Rente wegen Erwerbsunfähigkeit* (§ 302 b SGB VI); **5.** Rente* wegen teilweiser Erwerbsminderung bei Berufsunfähigkeit (§ 240 SGB VI). Vgl. Erwerbsminderung, Erwerbsunfähigkeit, Berufsunfähigkeit.

Erwerbslosigkeit: (engl.) *joblessness*; nach den international geltenden Standards der International* Labour Organization (Abk. ILO) gelten als erwerbslos nicht erwerbstätige (s. Erwerbstätigkeit) Personen ab 15 Jahren, die derzeit keiner bezahlten od. selbstständigen Tätigkeit nachgehen, obwohl sie in den letzten 4 Wochen vor der Erhebung aktiv nach einer solchen Tätigkeit gesucht haben u. sie innerhalb der nächsten 2 Wochen aufnehmen könnten; arbeitsuchende Nichterwerbstätige, die das Verfügbarkeitskriterium nicht erfüllen, werden gemäß der ILO den Nichterwerbspersonen zugeordnet. Abzugrenzen sind die Begriffe Erwerbslosigkeit der ILO u. Arbeitslosigkeit* nach SGB III. In der ILO-Arbeitsmarktstatistik sind Erwerbslose enthalten, die die Bundesagentur für Arbeit nicht als arbeitslos zählt (z. B. Personen, die sich nicht bei einer Agentur für Arbeit od. einem kommunalen Träger als arbeitslos gemeldet haben). Andererseits gelten in der Statistik der Bundesagentur für Arbeit auch Personen als arbeitslos, die nach Definition der ILO-Arbeitsmarktstatistik nicht erwerbslos sind (z. B. kann nach § 118 SGB III trotz registrierter Arbeitslosigkeit eine Erwerbstätigkeit mit einem Umfang unter 15 Stunden als Hinzuverdienstmöglichkeit ausgeübt werden). Das ILO-Konzept zählt jede Person als erwerbstätig, die (auch in geringerem Umfang) einen Beitrag zur volkswirtschaftlichen Gesamtleistung leistet. Die Erwerbslosenquote wird vom Statistischen Bundesamt nach den international vergleichbaren Kriterien der ILO ermittelt u. monatlich i. R. der ILO-Arbeitsmarktstatistik veröffentlicht. Die Erwerbslosenquote stellt den Anteil Erwerbsloser an allen Erwerbspersonen* dar. Die Erwerbslosenquote ist in Deutschland deutlich niedriger als die Arbeitslosenquote.

Erwerbsminderung: (engl.) *reduced earning capacity*; Begriff der GRV, der im § 43 SGB VI des Rentenrechts in der ab 1.1.2001 geltenden Fassung zwei-

de ist, unter den üblichen Bedingungen des allgemeinen Arbeitsmarktes mindestens 6 Stunden täglich erwerbstätig zu sein. **2. voll erwerbsgemindert** ist der Versicherte, der wegen Krankheit od. Behinderung auf nicht absehbare Zeit außerstande ist, unter den üblichen Bedingungen des allgemeinen Arbeitsmarktes mindestens 3 Stunden täglich erwerbstätig zu sein. Das Leistungsvermögen* wird durch eine sozialmedizinische Bewertung auf der Grundlage von medizinischen Befunden u. Gutachten festgestellt. Auch eine schwere spezifische Leistungsbehinderung*, Wegeunfähigkeit (s. Wegefähigkeit) od. Summierung ungewöhnlicher Leistungseinschränkungen* kann eine volle Erwerbsminderung begründen. Voll erwerbsgemindert sind auch Menschen mit einer Behinderung, die in Behindertenwerkstätten od. ähnlichen Einrichtungen i. S. des § 1 S. 1 Nr. 2 SGB VI arbeiten, jedoch wegen Art u. Schwere ihrer Behinderung nicht auf dem allgemeinen Arbeitsmarkt tätig sein können, ebenso Menschen mit einer Behinderung in der Zeit einer nicht erfolgreichen Eingliederung in den allgemeinen Arbeitsmarkt. **Renten wegen Erwerbsminderung** (Erwerbsminderungsrenten): Rentenart der GRV bei Erwerbsminderung; können bis zum vollendeten 65. Lebensjahr bezogen werden, soweit nicht vorher Erwerbsfähigkeit eintritt od. die Erwerbsminderung durch Leistungen* zur Teilhabe verhindert od. behoben werden kann. Neben der quantitativen Leistungsminderung muss die allgemeine Wartezeit* von 5 Jahren erfüllt sein, soweit diese nicht als vorzeitig erfüllt gilt. Der 5-Jahres-Zeitraum verlängert sich um die in § 43 Abs. 4 SGB VI genannten rentenrechtlichen Zeiten, u. a. Anrechnungszeiten* u. Zeiten des Bezugs einer Rente wegen verminderter Erwerbsfähigkeit*. In den letzten 5 Jahren vor Eintritt der Erwerbsminderung müssen 3 Jahre lang (36 Monate) Pflichtbeiträge für eine versicherungspflichtige Beschäftigung od. Tätigkeit entrichtet worden sein. Bei vorzeitiger Erfüllung der allgemeinen Wartezeit nach § 53 SGB VI ist eine 3-jährige Pflichtbeitragszeit nicht erforderlich (§ 43 Abs. 5 SGB VI). **Voraussetzung: 1.** für eine Rente wegen teilweiser Erwerbsminderung: Der Versicherte ist teilweise erwerbsgemindert u. erfüllt die o. g. Voraussetzungen; **2.** für eine Rente wegen voller Erwerbsminderung: Der Versicherte ist voll erwerbsgemindert u. erfüllt die o. g. Voraussetzungen. Eine Rente wegen voller Erwerbsminderung kann auch resultieren, wenn ein Leistungsvermögen zwischen 3 bis unter 6 Stunden täglich besteht, Arbeitslosigkeit vorliegt (sog. arbeitsmarktbedingte Zeitrente) u. wegen des verschlossenen Teilzeitarbeitsmarktes kein entsprechender Teilzeitarbeitsplatz benannt werden kann (konkrete Betrachtungsweise*). Anders als nach dem bis zum

lich nicht mehr entgegen. **3. Rente wegen teilweiser Erwerbsminderung bei** : Nach der Vertrauensschutzregelung des § 240 SGB VI des Rentenrechts in der ab dem 1.1.2001 geltenden Fassung haben Versicherte, die vor dem 2.1.1961 geboren u. berufsunfähig sind, Anspruch auf eine Rente wegen teilweiser Erwerbsminderung unter der Voraussetzung, dass die sonstigen o. g. Voraussetzungen erfüllt sind. **Leistungshöhe:** Bei der Berechnung einer Rente wegen teilweiser Erwerbsminderung wird der Rentenartfaktor* 0,5 bei einer Rente wegen voller Erwerbsminderung der Rentenartfaktor 1,0 zugrunde gelegt. Die Ausübung einer Erwerbstätigkeit ist neben dem Rentenbezug einer Rente wegen Erwerbsminderung grundsätzlich möglich, jedoch sind Hinzuverdienstgrenzen* zu berücksichtigen. **Leistungsdauer:** Wird eine rentenrelevante Leistungsminderung aus medizinischen Gründen befristet festgestellt, wird die Rente wegen Erwerbsminderung längstens für 3 Jahre nach Rentenbeginn geleistet, sog. **medizinische Zeitrente**. Die Befristung kann, auch über einen kürzeren Zeitraum, wiederholt werden (maximale Gesamtdauer 9 Jahre). Unbefristet wird eine Rente wegen Erwerbsminderung nur noch dann geleistet, wenn es unwahrscheinlich ist, dass die Leistungsminderung behoben werden kann. Dies ist dann der Fall, wenn aus ärztlicher Sicht unter Berücksichtigung der bisherigen Krankheitsverlaufs u. noch vorhandener Therapiemöglichkeiten eine Besserung mit einer rentenrelevanten Steigerung der qualitativen u./od. quantitativen Leistungsfähigkeit in 9 Jahren auszuschließen ist. Sog. **arbeitsmarktbedingte Zeitrenten** (wegen voller Erwerbsminderung bei täglich nur noch 3- bis unter 6-stündiger Leistungsfähigkeit u. Arbeitslosigkeit) werden auch nach dem Rentenrecht in der ab 1.1.2001 geltenden Fassung auf 3 Jahre geleistet u. können nach diesem Rentenrecht bis zum 65. Lebensjahr bewilligt werden. **Hinweis:** Abzugrenzen sind die Begriffe Erwerbsunfähigkeit* bzw. Rente wegen Erwerbsunfähigkeit nach Rentenrecht in der bis zum 31.12.2000 geltenden Fassung u. der Begriff Minderung* der Erwerbsfähigkeit (MdE) im Sozialen Entschädigungsrecht u. in der GUV.

Erwerbsperson: (engl.) *economically active person, person in gainful employment*; Person, die einer Erwerbstätigkeit* nachgeht (erwerbstätig) od. nach einer solchen sucht (erwerbslos); **Hinweis:** Da es Erwerbspersonen gibt (z. B. Selbständige), die wegen Überschreiten der Altersgrenze nicht mehr der Erwerbsbevölkerung* angehören, stellen Erwerbspersonen keine Teilmenge der Erwerbsbevölkerung dar.

Erwerbspotential: s. Erwerbsquote.

Erwerbsprognose: (engl.) *prognosis of earning capacity*; vorausschauende Aussage zur Erwerbsfähigkeit*;

Minderung der Leistungsfähigkeit* im Erwerbsleben behoben u. dadurch die Erwerbsfähigkei wiederhergestellt werden kann.

Erwerbsquote: (engl.) *labour force participation rate, activity rate*; prozentualer Anteil der Erwerbspersonen (Erwerbstätige u. Erwerbslose) an der Bevölkerung; in vielen Fällen bezieht sich die Erwerbsquote ausschließlich auf Personen im erwerbsfähigen Alter von 15 bis unter 65 Jahren; 2004 lag die Erwerbsquote in Deutschland bei 74%. Davon abzugrenzen ist das **Erwerbspotential**, bei dem die Personengruppen hinzugezählt werden, die nicht offiziell als Arbeitslose registriert sind, aber auf dem Arbeitsmarkt Arbeit nachfragen (z. B. Personen, die sich nicht arbeitslos gemeldet haben od. aus rechtlichen Gründen nicht als arbeitslos gelten). Vgl. Abhängigkeitsquotient.

Erwerbstätigkeit: (engl.) *gainful employment*; jede auf Erwerb gerichtete unselbständige od. selbständige Tätigkeit, auch wenn sie unentgeltlich ausgeübt wird; Erwerbstätige sind: **1.** Personen, die mindestens 15 Jahre alt sind u. eine auf Erwerb gerichtete Tätigkeit ausüben u. unabhängig von der Bedeutung des Ertrags dieser Tätigkeit für ihren Lebensunterhalt u. der von ihnen geleisteten od vertragsmäßig zu leistenden Arbeitszeit: Selbständige, Beamte, Angestellte, Arbeiter, Auszubildende in kaufmännischen, technischen u. Verwaltungsberufen, gewerbliche Auszubildende sowie Praktikanten u. Volontäre; **2.** Personen, die in einem Arbeitsverhältnis stehen od. selbständig ein Gewerbe, einen freien Beruf od. eine Landwirtschaft betreiben od. als mithelfende Familienangehörige im Betrieb eines Familienmitgliedes mitarbeiten, ohne dafür Lohn od. Gehalt zu beziehen; **3.** Personen, die nur geringfügige od. aushilfsweise Erwerbstätigkeiten ausüben (z. B. Kellner u. Musiker), die nur stundenweise od. am Wochenende tätig sind (auch sog. Minijobs; s. Beschäftigung, geringfügige) od. arbeitende Studenten u. Schüler; **4.** Berufssoldaten, Soldaten im Grundwehrdienst/ auf Wehrübung, Soldaten auf Zeit, Angehörige des Bundesgrenzschutzes u. der Bereitschaftspolizei Zivildienstleistende; **5.** Ordensangehörige im erwerbsfähigen Alter; **6.** Strafgefangene, die i. d. R. verpflichtet sind, in u. außerhalb der Anstalt Arbeiten zu verrichten; Personen, die einer Arbeitsgelegenheit nach § 16 Abs. 3 SGB II (sog Ein-Euro-Job) nachgehen, gelten als erwerbstätig. **Hinweis:** Nicht zu den Erwerbstätigen zählen Personen, die ehrenamtliche Tätigkeiten ausüben Vgl. Erwerbslosigkeit.

Erwerbsunfähigkeit: (engl.) *general invalidity, (total) disability, disablement*; Begriff der GRV nach § 44 SGB VI des Rentenrechts in der bis zum 31.12.2000 geltenden Fassung; besteht, wenn Versicherte infolge von Krankheit od. Behinderung auf nicht absehbare Zeit* (über 6 Monate) außerstande sind

monatlich 630 DM (entspricht 322,11 EUR) übersteigt. Wenn die krankheits- od. behinderungsbedingte Leistungsminderung* durch Leistungen* zur Teilhabe (s. Leistungen zur medizinischen Rehabilitation, Leistungen zur Teilhabe am Arbeitsleben) behoben werden kann, liegt keine Erwerbsunfähigkeit vor. Anders als bei der Beurteilung der Berufsunfähigkeit bezieht sich die Beurteilung der Erwerbsunfähigkeit auf jede Tätigkeit des allgemeinen Arbeitsmarktes. Eine Erwerbsunfähigkeit ist ausgeschlossen, wenn noch eine den Kräften u. Fähigkeiten entsprechende Verweisungstätigkeit, unabhängig von der Arbeitsmarktlage, vollschichtig ausgeübt werden kann (abstrakte Betrachtungsweise*). Im Gegensatz zur vollen Erwerbsminderung* kann keine Erwerbsunfähigkeit vorliegen, wenn eine selbständige Tätigkeit ausgeübt wird. Besteht aus gesundheitlichen Gründen eine halb- bis untervollschichtige Leistungsfähigkeit für eine Tätigkeit des allgemeinen Arbeitsmarktes u. eine Arbeitslosigkeit, muss nach der Rechtsprechung des BSG die tatsächliche (konkrete) Arbeitsmarktsituation betrachtet werden (konkrete Betrachtungsweise). Erwerbsunfähigkeit kann danach grundsätzlich vorliegen, wenn Versicherten nicht innerhalb eines Jahres ein leidensgerechter (Teilzeit-)Arbeitsplatz angeboten werden kann. Auch eine schwere spezifische Leistungsbehinderung*, Wegeunfähigkeit (s. Wegefähigkeit) od. Summierung ungewöhnlicher Leistungseinschränkungen* können eine Erwerbsunfähigkeit begründen. **Rente wegen Erwerbsunfähigkeit** (syn. Erwerbsunfähigkeitsrente, Kurzbez. EU-Rente): Rentenart der GRV bei Erwerbsunfähigkeit nach dem Rentenrecht in der bis zum 31.12.2000 geltenden Fassung; bei der Bestandsschutzregelung des § 302 b Abs. 1 SGB VI gilt für Bezieher einer Erwerbsunfähigkeitsrente nach § 44 SGB VI in der Fassung bis 31.12.2000 das bis zu diesem Zeitpunkt geltende Recht weiter (bei befristeten Renten auch für den weiteren Anspruch nach Ablauf der Frist). Versicherungsrechtliche **Voraussetzung:** Der Versicherte ist erwerbsunfähig; zu Wartezeit u. Pflichtbeiträgen s. Erwerbsminderung; **Leistungshöhe:** Bei der Rentenberechnung wird bei der Rente wegen Erwerbsunfähigkeit der Rentenartfaktor* 1,0 zugrunde gelegt. Der Bezug einer Erwerbsunfähigkeitsrente nach altem Rentenrecht begründet keinen Anspruch auf Rente wegen voller Erwerbsminderung infolge der Rechtsänderung (§ 302 b Abs. 1 S. 3 SGB VI), d. h. keine Umwandlung (s. Rentenumwandlung). Die Ausübung einer Beschäftigung neben dem Rentenbezug ist grundsätzlich möglich. Neben der vollen Rente darf der Hinzuverdienst maximal ein Siebtel der monatlichen Bezugsgröße betragen (§ 313 Abs. 3 Nr. 1 SGB VI).

Erwünschtheit, soziale: (engl.) *social desirability*; beschreibt die Tendenz, sich in sozialen Situatio-u. Konformität; bei Befragungen z. B. im Rahmen klinischer Studien kann die Tendenz, ein Item nicht nach der eigenen Präferenz, sondern nach den wahrgenommenen sozialen Normen zu beantworten, zu Verzerrungen führen (vgl. Bias). Über entsprechende Kontrolltechniken kann diese Fehlerquelle verringert werden. Eine absolute Kontrolle ist nicht möglich.

Erzieher: (engl.) *educator*; früher Kindergärtner; übernimmt die umfassende Versorgung, pädagogische Förderung u. Begleitung von Kindern u. Jugendlichen in familienergänzenden od. familienersetzenden Einrichtungen, z. B. in Kindertagesstätten, Internaten, Kinderheimen, therapeutischen Wohngemeinschaften*, Jugendeinrichtungen, ggf. auch in Schulen; durch Anregung zu körperlichen, geistigen u. musischen Betätigungen fördert er die individuellen Entwicklungspotentiale u. das soziale Verhalten; er arbeitet mit Eltern, Angehörigen, Lehrern, Ämtern u. Fachleuten zusammen. **Ausbildung:** i. d. R. 3-jährige landesrechtlich geregelte Ausbildung an Berufskollegs, Fachschulen u. -akademien.

Erziehungsbeistand: (engl.) *parenting assistance*; ambulante Hilfe* zur Erziehung gemäß § 30 SGB VIII; Einzelfallhelfer (s. Einzelfallhilfe) für Kinder u. Jugendliche in schwierigen psychosozialen Problemlagen unterstützt, möglichst unter Einbeziehung des familiären u. sozialen Umfelds; im Gegensatz zur sozialpädagogischen Familienhilfe* richtet sich die Hilfe direkt an das Kind/den Jugendlichen. Der Übergang zur Familienhilfe ist fließend. **Aufgabe:** als wichtige Vertrauensperson zwischen Kind u. Eltern zu vermitteln, sozialpädagogische Unterstützung zur Bewältigung von Alltagsanforderungen zu geben (u. a. Unterstützung der psychosozialen Entwicklung, des Kontakts Eltern/Kind, des schulischen od. beruflichen Bereiches, der sozialen Beziehungen). Die freiwillige Mitwirkung der Eltern wird vorausgesetzt. Die Hilfe soll längere Zeit geleistet werden; Ziel ist es, bei Jugendlichen Selbständigkeit zu erreichen u. Heimerziehung* zu vermeiden. Eine Sonderform ist die Hilfe durch einen **Betreuungshelfer,** der für straffällig gewordene Jugendliche durch den Jugendrichter eingesetzt werden kann. Hierbei handelt es sich um eine Zwangsmaßnahme. Die Vermischung von Erziehungsbeistand u. Betreuungshelfer gilt als problematisch. **Leistungsanbieter** für beide Hilfen sind u. a. staatlich geprüfte Sozialpädagogen. **Leistungsträger:** das örtliche Jugendamt*; **Rechtliche Grundlage:** § 30 SGB VIII; § 10 Abs. 1 Ziffer 5 JGG.

Erziehungsberatung: (engl.) *parent councelling*; Aufgabe der Kinder*- und Jugendhilfe als Hilfe* zur Erziehung in Form einer Beratung durch Fachkräfte verschiedener Fachrichtungen, die Familien bei der Klärung u. Bewältigung individueller u.

hungsberatungsstellen u. ähnlichen Einrichtungen der Kommunen od. anerkannter Freier Träger der Kinder- u. Jugendhilfe statt. Die **Erziehungsberatungsstellen** arbeiten eng mit anderen kinder- u. jugendbezogenen Diensten zusammen (v. a. mit Kindergärten u. Schulen) u. bieten u. a. auch familientherapeutische u. psychotherapeutische Hilfen an. Das Angebot ist niedrigschwellig u. kostenlos. Die anvertrauten Daten sind geschützt (Schweigepflicht des psychologischen Psychotherapeuten). **Rechtliche Grundlage:** § 28 SGB VIII; das Gesetz weist ausdrücklich auf die Notwendigkeit der multidisziplinären Besetzung (Sozialarbeiter, Psychologen u. Mediziner, insbes. Kinder- u. Jugendlichenpsychotherapeuten) der Beratungsstellen hin, um einen differenzierten Zugang zu den Familien zu ermöglichen. **Kostenträger:** Öffentliche Hand, Freie Träger.

Erziehungsberechtigter: (engl.) *legal guardian, parent*; Elternteil, dem die elterliche Sorge für das minderjährige Kind zusteht; vgl. Sorgerecht.

Erziehungsgeld: (engl.) *child raising allowance*; Leistung nach dem „Gesetz zum Erziehungsgeld u. zur Elternzeit" (Bundeserziehungsgeldgesetz, Abk. BErzGG) in der Fassung vom 9.2.2004 (BGBl. I S. 206) geändert am 27.12.2004 (BGBl. I S. 3852) vom Tag der Geburt eines Kindes bis zur Vollendung wahlweise des 12. Lebensmonats (als sog. Budget von monatlich 450 EUR) od. des 24. Lebensmonats (als sog. Regelbetrag von monatlich 300 EUR) an den Personensorgeberechtigten, der das Kind selbst betreut u. erzieht u. keine od. keine volle Erwerbstätigkeit ausübt; Erziehungsgeld ist abhängig von bestimmten Einkommensgrenzen (§ 5 BErzGG); gleichzeitig gezahltes Mutterschaftsgeld* wird auf das Erziehungsgeld grundsätzlich angerechnet. Vgl. Elternzeit.

Erziehungshilfe: syn. Hilfe* zur Erziehung.

Erziehungsrente: (engl.) *child raising pension*; in der GRV Rente* wegen Todes, die nach § 47 SGB VI an geschiedene überlebende Ehegatten gezahlt wird; **Voraussetzung: 1.** Scheidung nach dem 30.06.1977 (keine zeitliche Begrenzung bei Unterhaltsansprüchen nach dem Recht der ehemaligen DDR, § 243a SGB VI) od. Rentensplitting*; **2.** Erfüllung der allgemeinen Wartezeit aus eigener Versicherung bereits bis zum Tod des (geschiedenen) Ehegatten (§ 46 Abs. 2 SGB VI); **3.** Erziehung eines eigenen Kindes od. eines Kindes des (geschiedenen) Ehegatten; **4.** der Versicherte hat nicht wieder geheiratet; **Leistungshöhe:** Bei der Rentenberechnung wird einheitlich der Faktor 1,0 zugrunde gelegt, Einkommensanrechnung* erfolgt nach § 97 SGB VI; **Leistungsdauer:** Anspruch besteht, solange mindestens 1 Kind erzogen wird, längstens bis zum 65. Lebensjahr; **Leistungsträger:** Versicherung des überlebenden geschiedenen Ehepartners (Versichertenrente).

hung von Kindern berücksichtigt werden; die Anerkennung von Erziehungszeiten dient generell dazu, zum einen den erziehungsbedingten Ausfall an Erwerbstätigkeit zu kompensieren u. zum anderen die für das System der Rentenversicherung unerlässliche Erziehung der nachrückenden Gene ration zu honorieren (s. Umlageverfahren). **Formen: 1. Kindererziehungszeiten:** Zeiten der Er ziehung eines Kindes, die für die das jeweilige Kind erziehenden Mütter od. Väter berücksichtigt werden; ob u. in welchem zeitlichen Umfang Kindererziehungszeiten der Mutter od. dem Vater zugeordnet werden, entscheiden die Eltern bei gemeinsamer Erziehung gemeinschaftlich. Im Zweifel erfolgt die Zuordnung zur Mutter. Die Kindererziehungszeit beginnt am Ersten des Ka lendermonats, der dem Tag der Geburt folgt, u. endet 3 Jahre später. Abweichend hiervon enden Kindererziehungszeiten für Kinder, die vor dem 1.1.1992 begonnen hatten, bereits nach einem Jahr. Kindererziehungszeiten gelten als Pflichtbei tragszeiten. Ihnen wird pro Kalenderjahr 1 Entgeltpunkt* zugeordnet. **2. Kinderberücksichti gungszeiten:** Berücksichtigungszeiten* wegen der Erziehung eines Kindes in den ersten 10 Lebensjahren; abzugrenzen ist der Begriff der Kindererziehungsleistung*.

ESBL: Abk. für (engl.) *extended spectrum betalactamase* von einigen gramnegativen Bakterien (E. coli Klebsiella spp.) produziertes Enzym, das eine Re sistenz gegenüber Cephalosporinen der dritten Generation vermittelt; durch ESBL-Bildung verursachte Antibiotikaresistenz* tritt mit zunehmender Häufigkeit auf, ist oft mit anderen Antibioti karesistenzen (z. B. gegen Aminoglykoside, Trimethoprim/Sulfamethoxazol) assoziiert (s. Multi resistenz) u. (aufgrund der Plasmidlokalisation des ESBL-Gens) leicht zwischen verschiedenen gram negativen Bakterien übertragbar. Vgl. MRSA.

Essstörungen, psychogene: (engl.) *psychogenic eating disorder*; Störung von Nahrungsaufnahme u./od. des Körpergewichts ohne Nachweis organi scher Ursachen; **Einteilung:** Es existieren mehre re, oftmals ineinander übergehende Formen: **1.** Adipositas durch (kontinuierlich) vermehrte Nahrungsaufnahme (Esssucht), die Zugehörigkei t zu den psychogenen Essstörungen ist umstritten; **2.** Anorexia nervosa (Magersucht, BMI <17,5) **a)** restriktiver Typ: primäre Nahrungsrestriktion ohne Essanfälle u. Laxanzienabusus; **b)** mit zusätz lichen Gewichtsreduktionsmethoden (Laxanzien, Erbrechen usw.); **c)** bulimischer Typ: mit Essatta cken u. Erbrechen; **3.** Bulimia nervosa (Essbrechsucht, BMI >17): **a)** Purging-Typ: mit Erbrechen u./od. Laxanzien- bzw. Diuretikaabusus, **b)** Nonpurging-Typ: mit Fasten u. Sportexzessen, ohne Erbrechen u. Medikamentenabusus; **4.** binge eating disorder: Essstörung mit Essattacken ohne

sellschaftliche Einflüsse spielen eine Rolle. Bei Anorexia nervosa u. Bulimia nervosa wird das Vorhandensein einer Körperschemastörung postuliert, welche zu einer unrealistischen Selbstwahrnehmung führt. **Epidemiologie:** binge eating disorder ist mit einer Prävalenz von 2–3 % in der Allgemeinbevölkerung die häufigste psychogene Essstörung. In einem Drittel der Fälle sind Männer betroffen, eine Altersbevorzugung besteht nicht. Unter Personen, die sich wegen Adipositas in ambulante Behandlung begeben, beträgt der Anteil der binge eating disorder-Betroffenen ca. 20 %. An Bulimia nervosa u. Anorexia nervosa leiden überwiegend junge Frauen (in 80–95 % der Fälle), wobei der Anteil der männlichen Erkrankten steigt. Die Prävalenz der Bulimia nervosa bei Frauen zwischen dem 18. u. 35. Lebensjahr beträgt ca. 2,5 %, die Prävalenz der Anorexia nervosa bei jungen Frauen zwischen 15 u. 25 Jahren beträgt ca. 1 %. Etwa der Hälfte der Fälle von Bulimia nervosa, die zur klinischen Behandlung kommen, ist eine Anorexia nervosa vorausgegangen. **Sozialmedizinische Bedeutung:** Ausgeprägte Formen der Anorexia nervosa u. Bulimia nervosa sind relativ selten, können aber im Einzelfall erhebliche sozialmedizinische Auswirkungen haben. Demgegenüber ist binge eating disorder zwar häufiger, in der sozialmedizinischen Bedeutung jedoch unter dem Aspekt langfristiger somatischer u. psychischer Komorbiditätsentwicklung zu betrachten. Die Verlaufsangaben zur Bulimia nervosa sind uneinheitlich, in 40 % der behandelten Fälle soll eine deutliche Besserung zu verzeichnen sein, bei 20 % kommt es zu einer geringen Besserung, die übrigen Verläufe zeigen sich weitgehend therapieresistent. Die Mortalität der Anorexia nervosa durch Folgeerscheinungen von erheblicher Mangelernährung u. Untergewicht beträgt ca. 10 %. Bei etwa einem Drittel der Betroffenen kann eine Vollremission, bei einem weiteren Drittel zumindest eine leichte Besserung verzeichnet werden. In ca. 25 % der Fälle kommt es zur Chronifizierung. Bei Essgestörten ist die Compliance* bezüglich therapeutischer Interventionen oft krankheitsbedingt reduziert. Viele Betroffene sind trotz ihrer Erkrankung über lange Zeit oberflächlich integriert u. leistungsfähig, wodurch der Beginn der erforderlichen psychiatrisch-psychotherapeutischen Behandlung ebenfalls verzögert werden kann. Bei schwerster Mangelernährung u. sonstigen schwerwiegenden somatischen Folgeerscheinungen i. R. von psychogenen Essstörungen (z. B. Stoffwechselentgleisungen u. Kreislaufdysregulation) kann eine initiale internistisch-intensivmedizinische stationäre Behandlung erforderlich sein, möglichst mit psychotherapeutischer Begleitung. Eine stationäre psychotherapeutische Behandlung in einer Fachabteilung mit einem Spezialkonzept für Ess-

sollte eine langfristige ambulante nervenärztlich-verhaltenspsychotherapeutische Behandlung angestrebt werden. Bei bereits eingetretener Chronifizierung mit erheblicher Gefährdung der Erwerbsfähigkeit durch das Krankheitsgeschehen selbst od. somatopsychische Komorbidität können Leistungen* zur medizinischen Rehabilitation (2005 ca. 1900 medizinische Rehabilitationen) angezeigt sein. Berufliche Rehabilitationsleistungen sind zu erwägen, wenn durch die ausgeübte Berufstätigkeit der Verlauf der Essstörung negativ beeinflusst wird. Renten wegen Erwerbsunfähigkeit* sind selten. Psychogene Essstörungen (ohne Komorbidität) führen nur selten zur Inanspruchnahme von Leistungen der Pflegeversicherung, bei Anorexie-Betroffenen mit schweren Verläufen kann jedoch infolge der damit verbundenen Kachexie Pflegebedürftigkeit* eintreten.

Ethik: (engl.) *ethics;* syn. Moralphilosophie; praktischer Teil der Philosophie als der Wissenschaft, die sittliches Wollen u. Handeln des Menschen auf seinen Ursprung u. sein Wesen hin untersucht u. sich somit mit der rationalen Begründung von grundlegenden Normen menschlichen Verhaltens beschäftigt; **Einteilung: 1.** Die erst im 20. Jh. entstandene Metaethik befasst sich mit der Frage, wie u. ob Begründungen von Normen möglich sind, d. h. wie eine Theorie der Normenbegründung aussehen könnte, oftmals unter Rekurs auf Sprache. **2.** Normative Ethik schlägt die Brücke zwischen der Metaethik u. der praktischen Umsetzung u. versucht, Normen menschlichen Verhaltens zu begründen. Zur normativen Ethik zählen z. B. Verhaltensethik (theory of conduct) u. Werteethik (theory of values). **3.** Praktische Ethik (auch angewandte Ethik) beschäftigt sich mit der Anwendung ethischer Prinzipien auf konkrete Fragestellungen. Im medizinischen Bereich zählen Bioethik*, Medizinethik* u. Standesethik zur praktischen Ethik. In der Theorie der Moralbegründungen werden 2 grundsätzliche Denkansätze unterschieden: **1. normenorientierte Ethik:** geht von absolut geltenden Normen aus, die unabhängig von Fragen der Wirkungen unbedingt zu befolgen sind; z. B. die deontologische Ethik, nach der Handlungen unabhängig von ihren Konsequenzen richtig od. falsch sind. **2. konsequentialistische Ethik:** begründet Normen mit den Konsequenzen, welche die Befolgung der Normen hätte. Alle Handlungen sind danach richtig od. falsch aufgrund des Wertes ihrer Konsequenzen, z. B. Utilitarismus*. Ethische Prinzipien, z. B. der Schutz des Lebens, können in diesem Sinne deontologisch („Heiligkeit des Lebens") od. auch utilitaristisch mit dem Individualinteresse des Einzelnen an seinem persönlichen Weiterleben begründet werden. Vgl. Intuitionismus, Konsequenzialismus, Naturrecht, Tugendethik, Universalisierbarkeit, Verantwortungsethik.

hörigenvertretern, das behandelnde Ärzte in schwierigen ethischen Entscheidungen berät (s. Ethik-Kommission). Die konkrete Ausgestaltung u. Einbindung dieser Einrichtung in die Entscheidungsprozesse in Krankenhäusern befindet sich noch in Entwicklung. Meist wird ein ausformuliertes Konzept der Fallbearbeitung u. Diskussion befolgt, ein schriftliches Votum mit Empfehlungscharakter wird erstellt; die letztendliche Entscheidung obliegt jedoch dem behandelnden Arzt. V. a. konfessionelle Krankenhäuser fördern seit 1997 die Einrichtung von Ethik-Komitees.

Ethik-Kommission: (engl.) *ethics boards*; unabhängiges, interdisziplinär (Medizin, Philosophie, Theologie, Rechtswissenschaft, Biologie, Biostatistik usw.) besetztes Gremium, das bei Ärztekammern, an medizinischen Fakultäten u. a. Einrichtungen der medizinischen Forschung od. als sog. private od. freie Ethik-Kommission arbeitet; **Aufgabe:** Diskussion ethischer u. rechtlicher Implikationen von medizinischen Versuchen am Menschen sowie von medizinischen Vorhaben in sensiblen Bereichen wie z. B. der Gentechnologie*, in der epidemiologischen Forschung u. der medizinischen Datenverarbeitung; Formulierung von Empfehlungen an den einzelnen Arzt, Erarbeitung allgemeiner Leitsätze zur Unterstützung der ärztlichen Entscheidungsfindung. Für den Arzt besteht nach ärztlichem Standesrecht (§ 15 der ärztlichen Berufsordnung*) die Pflicht, sich vor der Durchführung biomedizinischer Forschung am Menschen (mit Ausnahme ausschließlich epidemiologischer Forschungsvorhaben) od. der Durchführung der Forschung mit vitalen menschlichen Gameten u. lebendem embryonalen Gewebe durch eine bei der Ärztekammer od. bei einer medizinischen Fakultät gebildete (sog. öffentlich-rechtliche) Ethik-Kommission über die mit seinem Vorhaben verbundenen berufsethischen u. -rechtlichen Fragen beraten zu lassen. Nach dem Arzneimittelgesetz* (§ 40) darf bei Menschen eine klinische Arzneimittelprüfung grundsätzlich nur begonnen werden, wenn diese zuvor von einer öffentlich-rechtlichen Ethik-Kommission zustimmend bewertet worden ist; d. h., ob die Risiken im Verhältnis zur Bedeutung des Medikaments für die Heilkunde ärztlich vertretbar sind, ob die pharmakologischen Voraussetzungen für eine Prüfung gegeben sind u. ob die Anforderungen an die Qualifikationen des Leiters der klinischen Prüfung erfüllt sind. Dagegen ist für die klinische Prüfung eines Medizinproduktes auch die vorherige positive Stellungnahme einer (registrierten) privaten od. freien Ethik-Kommission ausreichend (§ 20 Abs. 7 u. 8 Medizinproduktegesetz*). Vgl. Ethik-Komitee.

Ethnie: (engl.) *ethnic group*; syn. ethnische Gruppe; Gruppe von Menschen, die durch gemeinsame Eigenschaften (z. B. Sprache, Geschichte u. Kultur,

schaftsbewusstsein besitzen; die jeweils aktuelle Bedeutung der Ethnizität i. S. einer Wechselwirkung zwischen sozialen Strukturen u. subjektivem Bewusstsein (z. B. bei Migranten*) variiert abhängig von den politischen, sozialen, strukturellen u. kulturellen Bedingungen in der Mehrheits- bzw. Aufnahmegesellschaft. Als Reaktion auf Ausländerfeindlichkeit* u. (auch administrative) Ausgrenzungserfahrungen können ethnische Grenzen be wusst betont u. ethnisches Bewusstsein besonders gefördert werden.

Ethnomedizin: (engl.) *ethnomedicine, medical anthro pology*; auch Medizinethnologie; anthropologische Disziplin, die einen interdisziplinären Ansatz verfolgt u. in Anlehnung an ethnologische Methoden Konzepte von Gesundheit, Krankheit u. Heilung in Ethnien* u. Populationen jeglicher Provenienz (also auch in der eigenen Kultur) beschreibt; i. w. S. vergleicht Ethnomedizin verschiedene Heilweisen u. untersucht deren Interaktion durch ihre Träger in Kontakt- bzw. Transfersituationen. Eine besondere Aufgabe (vor allem i. R. moderner Gesund heitsplanung) bildet neben dem sammelnden Be schreiben der Heilmittel, -techniken u. -konzepte die Konfliktanalyse in medizinischen Transfersi tuationen u. die wissenschaftlich fundierte Neube wertung verschiedener Arten der Heilkunde u. Volksmedizin*, die nicht mit den Begriffen der Schulmedizin erfasst werden können.

Eugenik: (engl.) *eugenics*; früher auch sog. Erb gesundheitslehre; Bez. für eine Methode der Be völkerungspolitik, die Erkenntnisse der Humangenetik auf Bevölkerungen anwendet mit dem Ziel der Begünstigung der Fortpflanzung „Gesunder" (z. B. Frühehe, hohe Kinderzahl) u. der Vermei dung der Fortpflanzung „Kranker"; der Begrif stammt aus dem späten 19. Jh.; er ist seit der Zei des Nationalsozialismus erheblich belastet (ca. 400 000 Zwangssterilisationen; systematische Eu thanasie) u. widerspricht ethischen Grundsätzen von der Gleichwertigkeit allen menschlichen Le bens. Humangenetische Beratung, ggf. freiwillige Kontrazeption, Präimplantationsdiagnostik*, se lektive Implantation bzw. Pränataldiagnostik* u. Schwangerschaftsabbruch* aus medizinischer In dikation können als Formen der Eugenik inter pretiert werden. Vgl. Geburtenregelung.

EuGH: Abk. für Europäischer* Gerichtshof.

EU-Rente: Kurzbez. für Erwerbsunfähigkeitsrente s. Erwerbsunfähigkeit.

Europa-Abkommen: (engl.) *European treaty*; Assozi ierungs- od. Kooperationsabkommen der Europäi schen Gemeinschaft u. der Europäischen Union mit anderen Staaten, z. B. Regelungen über die soziale Sicherheit mit Anliegerstaaten; die Abkom men haben durch die EU-Erweiterung an Bedeu tung verloren. Vgl. Sozialversicherungsabkom men.

schenrechte und Grundfreiheiten: (engl.) *European Convention for the Protection of Human Rights and Fundamental Freedoms*; sog. Europäische Menschenrechtskonvention (Abk. EMRK); vom Europarat der Vereinten Nationen erstmalig 1950 formulierte u. bis 2000 mit insgesamt 13 Protokollen ergänzte Proklamation von Menschenrechtsgrundsätzen (z. B. das Recht jedes Menschen auf Leben, Freiheit u. Sicherheit, Verfahrensschutz vor Gericht, Gedanken-, Gewissens-, Religions-, Meinungs-, Versammlungsfreiheit, das Verbot von Folter, Sklaverei u. Zwangsarbeit; s. Menschenrechte), die von den Regierungen u. Parlamenten der Mitgliedstaaten in das innerstaatliche Recht integriert werden sollen. Die in der EMRK geschützten Rechte u. Freiheiten werden vom hierfür gegründeten Europäischen Gerichtshof für Menschenrechte in Straßburg kontrolliert; seine Entscheidungen sollen für die unterzeichnenden Staaten bindend sein.

Europäischer Gerichtshof: (engl.) *European Court of Justice*; Abk. EuGH; Rechtsprechungsorgan der Europäischen Gemeinschaft, dem die Rechtskontrolle des Handelns der Gemeinschaft u. des Verhaltens der Mitgliedstaaten am Maßstab des Europäischen* Gemeinschaftsrechts obliegt; der Europäische Gerichtshof kann von einem Mitgliedstaat, einem Organ der Europäischen Union sowie von unmittelbar u. individuell betroffenen Bürgern u. Unternehmen angerufen werden; sozialmedizinische Relevanz hat z. B. die Rechtskräftigkeit des EuGH-Urteils zur Arbeitszeit im Krankenhausdienst; s. Arbeitszeitgesetz.

Europäischer Sozialfonds: (engl.) *European Social Fund*; Abk. ESF; einer der 3 Strukturfonds der Europäischen Gemeinschaft mit dem arbeitsmarktpolitischen Ziel, regionalen u. strukturellen Ungleichgewichten entgegenzuwirken durch die Förderung der beruflichen Verwendbarkeit u. der örtlichen u. beruflichen Mobilität der Arbeitskräfte im Binnenmarkt sowie die Schaffung neuer Arbeitsplätze; **Rechtliche Grundlage:** Art. 146 ff. EGV.

Europäisches Fürsorgeabkommen: (engl.) *European Convention on Social and Medical Assistance*; Abk. EFA; Abkommen vom 11.12.1953, das Angehörigen der Vertragsstaaten, die sich in einem anderen Land aufhalten, Leistungen der Sozialhilfe u. der Jugendhilfe wie bei einem Inlandsaufenthalt zusichert; Unterzeichnerstaaten waren Belgien, Dänemark, Frankreich, Deutschland, Griechenland, Großbritannien, Irland, Island, Italien, Luxemburg, Niederlande, Norwegen, Regierung des Saargebietes, Schweden u. die Türkei. Vgl. Sozialversicherungsabkommen. **Hinweis:** Die Sozialhilfe wird weder vom sachlichen Geltungsbereich des koordinierenden Gemeinschaftsrechts noch vom sachlichen Geltungsbereich der Sozialversicherungsabkommen erfasst. Die Jugendhilfe ist in

an *Community Law*; Gesamtheit der geltenden Rechtsvorschriften der Europäischen Union (EU), hat Vorrang vor nationalem Recht, da die Mitgliedstaaten Hoheitsrechte auf die EU übertragen haben; **1. primäres Gemeinschaftsrecht** (syn. Primärrecht): umfasst die Gründungsverträge der 3 Gemeinschaften (EGV, EGKSV, EAGV, d. h. die Verträge zur Gründung der Europäischen Gemeinschaft, der Europäischen Gemeinschaft für Kohle u. Stahl u. der Europäischen Atomgemeinschaft) mit seinen Protokollen u. Anhängen sowie die auf den Verfassungstraditionen der Mitgliedstaaten beruhenden allgemeinen Rechtsgrundsätze, z. B. die Prinzipien der Rechtsstaatlichkeit u. das Gebot der Achtung der Grundrechte (vgl. Freizügigkeit); **2. sekundäres Gemeinschaftsrecht** (syn. Sekundärrecht; auch Folgeordnung) umfasst Rechtsakte der Gemeinschaft (Verordnungen, Richtlinien u. Entscheidungen); die Verordnung ist die Gesetzgebungsform der Gemeinschaft, sie entfaltet in den Mitgliedstaaten unmittelbare Wirkung (z. B. Wanderarbeitnehmerverordnung); die Richtlinie ist bezüglich der Zielsetzung verbindlich, die Umsetzung bleibt allerdings den einzelnen Staaten überlassen; Entscheidungen betreffen Einzelfälle u. entfalten verbindliche unmittelbare Wirkung; Empfehlungen u. Stellungnahmen sind in erster Linie Mittel der Meinungsäußerung.

Europäische Sozialcharta: (engl.) *European Social Charter*; Abk. ESC; i. R. des Europarates entstandene u. von 22 Staaten (1961) unterzeichnete Charta zum Schutz von wirtschaftlichen u. sozialen Grundrechten; die Vertragsstaaten haben sich zu gesetzlichen u. verwaltungsmäßigen Maßnahmen im Bereich des Erwerbslebens u. der sozialen Sicherheit verpflichtet; die EU selbst ist nicht Vertragspartei.

Europäisches Sozialmodell: (engl.) *European social model*; Zukunftsmodell einer einheitlichen europäischen Sozialpolitik; Hintergrund ist die gemeinsame, in allen europäischen Staaten vorhandene, jedoch nationalspezifisch unterschiedlich ausgeprägte wohlfahrtsstaatliche Tradition mit historisch verankerten Leitbildern. Eine codifizierte Definition des europäischen Sozialmodells existiert nicht. Elemente einer einheitlichen europäischen Sozialpolitik sind: **1.** Beschäftigungspolitik; **2.** Politik zur Bekämpfung der Arbeitslosigkeit; **3.** gemeinsame Agrarpolitik (Umverteilung vom industriellen zum agrarischen Sektor); **4.** Regionalfonds; **5.** Politik der Gleichbehandlung der Geschlechter; **6.** Regelungen zum Gesundheitsschutz (relativ hohe Standards am Arbeitsmarkt).

Europa-Formblätter: (engl.) *Europe forms*; Abk. E-Formblätter; Formblätter für die Durchführung des Rentenverfahrens* nach dem Europäischen* Gemeinschaftsrecht (EWG, VO Nr. 1408/71, 574/72); von der Verwaltungskommission für die

Amtssprachen (deckungsgleich aufgelegt) der EU zur Verfügung u. sind für alle Mitgliedstaaten verbindlich; die Formblätter können nur durch die Verwaltungskommission verändert werden. **Aufgabe:** Vereinfachung u. Beschleunigung zwischenstaatlicher Rentenverfahren; **Beispiel:** Im zwischenstaatlichen Verfahren zur Feststellung einer Invaliditätsrente wird das Formblatt E-213 (ausführlicher ärztlicher Bericht) vom zuständigen Träger eines Mitgliedstaates für den bearbeitenden Träger eines Mitgliedstaates ausgefüllt. Es enthält Angaben über den medizinischen Zustand des Antragstellers, wird i. d. R. durch medizinische Sachverständige erstellt u. soll grundsätzlich vermeiden, dass der bearbeitende Träger weitere medizinische Untersuchungen veranlasst.

European Federation for Quality Management: s. EFQM.

European Health Insurance Card: s. Gesundheitskarte, elektronische.

European Medicines Agency: s. EMEA.

Eurostat: 1953 gegründetes statistisches Amt der Europäischen Gemeinschaften; **Aufgabe:** statistischer Informationsdienst; Analyse u. Zusammenstellung von Daten der europäischen statistischen Ämter mit dem Ziel, den europäischen Organen vergleichbare u. harmonisierte Statistiken für die Festlegung, Umsetzung u. Analyse der Gemeinschaftspolitiken zur Verfügung zu stellen.

Eustress: s. Stress.

Euthanasie: (engl.) *euthanasia*; s. Sterbehilfe; **Geschichte:** in Deutschland im Nationalsozialismus mit dem Argument der Eugenik* staatlich betriebene Tötung von als erbkrank angesehenen Kranken u. Menschen mit Behinderungen. I. R. der sog. Kindereuthanasie, ab 1940 auch bei Erwachsenen, wurden systematische Tötungen v. a. von Patienten der Heil- u. Pflegeanstalten im Deutschen Reichsgebiet durchgeführt, später auch in den von der Wehrmacht besetzten Gebieten. Diese Aktionen wurden ohne gesetzliche Grundlage durchgeführt. Zwischen 1939 u. 1945 wurden etwa 5000 Kinder, zwischen Januar 1940 u. August 1941 mehr als 70 000 Erwachsene getötet; als „Indikation" galt neben sog. Erbkrankheiten teilweise auch die Zugehörigkeit zu einer sog. minderwertigen Rasse. Vgl. Zwangssterilisation.

Evaluation: (engl.) *evaluation*; systematisches u. objektives Erfassen u. Bewerten von Prozessen u. Ergebnissen zur Wirkungskontrolle, Steuerung u. Reflexion; **Verfahren:** Daten werden methodisch organisiert erhoben u. systematisch dokumentiert, um die Untersuchung, das Vorgehen u. die Ergebnisse nachvollziehbar u. überprüfbar zu machen. I. d. R. erfolgt die Bewertung durch den Vergleich der ermittelten Ist-Werte mit vorher explizit festgelegten u. begründeten Soll-Werten anhand nachvollziehbar festgelegter Indikatoren. Unterschie-

formativer Evaluation. **Evaluationsforschung** beschäftigt sich mit Überprüfen von Entwicklungen u. Interventionsprogrammen auf ihren Nutzen mi dem Ziel, zu neuen Erkenntnissen zu kommen, die ihrerseits zur Modifikation der Entwicklung füh ren. Die Anlage u. Konzeption einer Evaluation wird als **Evaluationsdesign** bezeichnet. Sie be schreibt die Ziele, Fragestellungen u. das metho dische Vorgehen; ausgehend von einer Zieldefini tion u. Fragestellungen erfolgen Modellentwick lung, Operationalisierung des Modells u. Planung der technischen Umsetzung. Beispiel aus der Qualitätsentwicklung* der stationären Krankenversorgung: Zieldefinition ist Verbesserung von Patiententenorientierung in stationären Versorgungsprozessen; Modellentwicklung: inhaltliche Definition von Patientenorientierung, Wirkfaktoren, geeignete Maßnahmen zur Verbesserung; Operationalisierung: Entwicklung eines Patientenfragebogens Umsetzung: Durchführung von Patientenbefragungen zur Evaluierung von Verbesserungsmaß nahmen. Vgl. Qualitätsbewertung.

Evaluation der funktionellen Leistungsfähigkeit: s. EFL.

EVARS: Abk. für Empfehlungsvereinbarung ambulante Reha Sucht; s. Vereinbarung Abhängigkeitskrankheiten.

evidence-based Medicine: s. Medizin, evidenzbasierte.

Evidenz: (engl.) *evidence*; im Kontext der evidenzbasierten Medizin* abgeleitet von englisch „evidence" für Nachweis od. Beweis mit der Bedeutung, dass Informationen, die zur ärztlichen Entscheidungsfindung eingesetzt werden, in Form wissenschaftlicher Fragestellungen in (klinischen Studien* untersucht werden, bis sich Thesen erwiesen haben od. verworfen werden; sog. Quellen aufbereiteter Evidenz (z. B. Leitlinien*, systematische Reviews* od. Health-Technology-Assessment Berichte) sind im Gegensatz zu Originalarbeiten das für einen bestimmten Nutzerkreis zusammengestellte aktuelle, wissenschaftlich nachgewiesene Wissen.

evidenzbasierte Medizin: s. Medizin, evidenzbasierte.

Evidenzgrad: (engl.) *level of evidence*; syn. Evidenz stufe, -klasse; hierarchische Sortierung (s. Klassifi kation) externer Evidenz (von Studien) nach Vali ditätskriterien; nach der evidenzbasierten Medi zin* sollte stets die beste verfügbare Evidenz (in der Rangfolge I bis IV; s. Tab. S. 168) verwende werden (vgl. Empfehlungsstärke). Untersuchungsergebnisse des höchsten Evidenzgrads werden z. B. durch die Cochrane* Collaboration veröffentlicht.

Existenzgründungszuschuss: (engl.) *setting up benefit*; monatliche Leistung (vom 1.1.2003 bis 30.6.2006) der Bundesagentur für Arbeit, auf die Arbeitnehmer einen Anspruch hatten, die durch

Grad	Art der Evidenz
I a	wenigstens ein systematischer Review auf der Basis methodisch hochwertiger kontrollierter, randomisierter Studien
I b	wenigstens ein ausreichend großer Review auf der Basis methodisch hochwertiger kontrollierter, randomisierter Studien
II a	wenigstens eine hochwertige Studie ohne Randomisierung
II b	wenigstens eine hochwertige Studie eines anderen Typs einer quasi-experimentellen Studie
III	mehr als eine methodisch hochwertige nicht-experimentelle Studie
IV	Meinungen und Überzeugungen von angesehenen Autoritäten (aus klinischer Erfahrung); Expertenkommissionen; beschreibende Studien

Aufnahme einer selbständigen, hauptberuflichen Tätigkeit die Arbeitslosigkeit* beendeten u. eine sog. Ich-AG gründeten; **Voraussetzung: 1.** Bezug von Arbeitslosengeld* od. Beschäftigung in einer nach SGB III geförderten Arbeitsbeschaffungsmaßnahme*; **2.** Vorliegen der Stellungnahme einer fachkundigen Stelle über die Tragfähigkeit der Existenzgründung, z. B. durch die Industrie- u. Handelskammern, Handwerkskammern, berufsständische Kammern, Fachverbände u. Kreditinstitute; **Leistung:** Zuschuss wird bis zu 3 Jahre erbracht u. jeweils längstens für 1 Jahr bewilligt; **Leistungshöhe:** im 1. Jahr nach Beendigung der Arbeitslosigkeit monatlich 600 EUR, im 2. Jahr monatlich 360 EUR u. im 3. Jahr monatlich 240 EUR; beträgt der jährliche Gewinn mehr als 25 000 EUR, entfällt die Förderung für das Folgejahr; **Rechtliche Grundlage:** § 421 SGB III (lief am 30.6.2006 aus); s. SGB-II-Fortentwicklungsgesetz, Gründungszuschuss.

Existenzminimum: (engl.) *margin of subsistence*; **1.** minimale Menge an (finanziellen) Ressourcen*, die für das Überleben notwendig sind (vgl. Armut); **2.** im Einkommensteuerrecht der Betrag, der dem Steuerpflichtigen nach Erfüllung seiner Einkommensteuerschuld von seinem Erworbenen verbleiben muss, um seinen notwendigen Lebensunterhalt u. den seiner Familie bestreiten

sicherung.

Experimental Event Rate: Abk. EER; Ereignisrate in der Behandlungsgruppe* einer kontrollierten randomisierten Studie*; vgl. Control Event Rate.

Experiment, sozialwissenschaftliches: (engl.) *socio-scientific experiment*; v. a. in der Erforschung von Gruppenprozessen eingesetztes experimentelles Verfahren, bei dem eine Kausalhypothese in kontrastierenden sozialen Situationen überprüft wird, wobei diese Situationen einer Kontrolle durch den Versuchsleiter unterliegen. In den Sozialwissenschaften werden 3 Varianten des Experiments unterschieden: **1.** Laborexperiment: wird in der Sozialwissenschaft selten durchgeführt; **2.** Quasi-Experiment: erfüllt nicht alle Voraussetzungen des Experiments; **3.** Feldexperiment: Der Experimentator bestimmt nicht die Versuchsbedingungen, sondern sucht sie auf. Beim sozialwissenschaftlichen Experiment müssen ethische Aspekte besonders beachtet werden.

Exploration: (engl.) *exploration*; Erkundung, Untersuchung; **1.** (med.) Erhebung eines medizinischen Sachverhalts; **2.** (sozialmed.) systematische Befragung z. B. in der empirischen Sozialforschung zur Erkundung der Lebensgeschichte, zur allgemeinen Orientierung zu einem bestimmten Thema u. Hypothesengenerierung. Vgl. Datenanalyse.

Exposition: (engl.) *exposure*; **1.** Ausgesetztsein gegenüber Umweltfaktoren wie Temperatur, Lärm, Strahlen, Staub, Schadstoffen od. Infektionserregern*; **2.** (verhaltenstherap.) syn. Konfrontation i. S. einer Annäherung an angstbesetzte od. angstvoll gemiedene Situationen, Bilder od. Gedanken mit psychotherapeutischer Begleitung.

Expositionsäquivalent krebserzeugender Arbeitsstoffe: s. EKA.

Expositionsprophylaxe: (engl.) *pre-exposure prophylaxis*; Maßnahme zur Verringerung der Infektionsgefahr durch die Umwelt, z. B. durch persönliche Hygiene*, Lebensmittelhygiene, Beachten der Hygienevorschriften in Bereichen mit Gefahr der Übertragung von Infektionskrankheiten (z. B. Sanitärbereich, Sauna, Krankenhaus), Desinfektion*, Isolierung* Erkrankter u. deren Kontaktpersonen.

Expositionsrate: (engl.) *rate of exposure*; Anzahl von Ereignissen (z. B. Erkrankung, Heirat) pro Beobachtungszeitraum bezogen auf die Anzahl der Individuen der Risikopopulation*; wird die Anzahl der Ereignisse auf eine Population bezogen, in der auch Individuen sind, die dem Risiko nicht ausgesetzt waren, spricht man von Nicht-Expositionsrate.

F

Facettenklassifikation: (engl.) *faceted classification*; syn. mehrachsige Klassifikation, mehrdimensionale Klassifikation, multiaxiale Klassifikation; eine Klassifikation, die aus zwei od. mehreren, voneinander unabhängigen Teilklassifikationen besteht; die Teilklassifikationen bezeichnet man auch als Facetten, Achsen od. Dimensionen. Während ein Objekt in einer einachsigen (monoaxialen) Klassifikation genau einmal klassiert wird, erfolgt dies in einer Facettenklassifikation für jede Teilklassifikation getrennt (s. SNOMED).

Fachangestellter, medizinischer: (engl.) *qualified doctor's employee*; früher Arzthelfer; seit 1.8.2006 gültige Bez. für den früheren Ausbildungsberuf des Arzthelfers; **Aufgabe:** betreut Patienten in Arztpraxen u. assistiert bei Untersuchungen u. Behandlungen, organisiert den Praxisablauf u. erledigt Verwaltungs- u. Abrechnungsaufgaben; **Ausbildung:** 3-jährige staatlich anerkannte Ausbildung nach dem Berufsbildungsgesetz.

Fachangestellter, zahnmedizinischer: (engl.) *dental assistant*; früher Zahnarzthelfer; betreut Patienten vor, während u. nach der zahnmedizinischen Behandlung, führt Hygienemaßnahmen durch, wirkt mit bei der Erstellung von Röntgenaufnahmen, dokumentiert Behandlungsabläufe, erfasst erbrachte Leistungen für die Abrechnung, organisiert den Praxisablauf, plant Termine u. erledigt den Schriftverkehr; **Ausbildung:** 3-jährige staatlich anerkannte Ausbildung nach dem Berufsbildungsgesetz (Verordnung über die Berufsausbildung zum Zahnmedizinischen Fachangestellten, Abk. ZahnmedAusbV, vom 4.7.2001, BGBl. I S. 1492).

Facharzt: (engl.) *medical specialist*; Abk. FA; Bez. für einen Arzt, der nach der Approbation durch mehrjährige Weiterbildung Kenntnisse u. Erfahrungen auf einem Spezialgebiet der Medizin erworben hat; **Voraussetzung:** Abschluss der ärztlichen Ausbildung u. Erwerb der ärztlichen Approbation*, Qualifikation in einem Gebiet nach den Vorgaben der (Muster-)Weiterbildungsordnung* für Ärzte, Ableistung der vorgeschriebenen Weiterbildungsinhalte u. Weiterbildungszeiten u. erfolgreicher Abschluss einer Prüfung vor der zuständigen Landesärztekammer, **Hinweis:** Voraussetzung für die kassenärztliche Zulassung sowie den Erwerb einzelner Zusatzbezeichnungen, z. B. Sozialmedizin.

Facharzt für Öffentliches Gesundheitswesen: s. Gesundheitswesen, öffentliches; Amtsarzt; Akademie für Öffentliches Gesundheitswesen.

Fachgebiet: (engl.) *medical speciality*; **1.** definierte Fachrichtung der Medizin (z. B. Chirurgie); **2.** definierter Teil einer Fachrichtung der Medizin (z. B. Chirurgie, Innere Medizin); nach der (Muster-)Weiterbildungsordnung* für Ärzte können einzelne Gebiete mehrere Facharztqualifikationen beinhalten, z. B. im Gebiet Chirurgie Facharzt für Kinderchirurgie, Facharzt für Gefäßchirurgie Facharzt für Herzchirurgie.

Fachgruppe: (engl.) *specialty group*; abrechnungstechnische Bez. für eine Gruppierung von Spezialisten gleicher Fachrichtung, z. B. von Fachärzten von Bedeutung z. B. im Rahmen der Abrechnung ärztlicher Leistungen: der **Fachgruppendurchschnitt** entspricht dem statistischen Mittel der von einer Fachgruppe erbrachten Leistungen bezogen auf einen definierten Zeitraum. Der Fachgruppendurchschnitt ist bei der Abrechnungsprüfung von Bedeutung.

Fachinformation: (engl.) *expert information, information for health professionals*; spezielle Gebrauchsinformation eines Arzneimittels* für Fachkreise, die der Hersteller eines Fertigarzneimittels* au Anforderung zur Verfügung stellen muss; enthält neben der Gebrauchsinformation u. a. auch Angaben zu pharmakologisch-toxikologischen Eigenschaften, Pharmakokinetik, Bioverfügbarkeit u. Notfallmaßnahmen bei Überdosierung.

Fachkraft für Arbeitssicherheit: (engl.) *safety inspector*; Sicherheitsfachkraft, Sicherheitsingenieur Sicherheitstechniker, Sicherheitsmeister; berät Ar beitgeber u. Führungskräfte zu Arbeitsschutz*, Unfallverhütung, Verhütung von Berufskrankhei ten*, Fragen der Arbeitssicherheit im Betrieb u. zur Gesundheitsprävention der Mitarbeiter in Betrie ben u. Verwaltung; Spezialisierung, z. B. au Brandschutz, Dekontamination*, Sicherheitskontrolle, Strahlenschutz*, Umweltschutz* ist möglich; die Aufgaben sind im § 6 Arbeitssicherheits gesetz* definiert. **Ausbildung:** rechtlich nicht ge regelte Weiterbildung für Ingenieure, Techniker Meister verschiedener Fachrichtungen von pri-

für Arbeitsschutz u. Arbeitsmedizin.

Fachkraft zur Arbeits- und Berufsförderung: (engl.) *specialist for handicapped persons' employment promotion*; betreut u. fördert behinderte Jugendliche u. Erwachsene mit dem Ziel, die Aufnahme einer Arbeit außerhalb der Werkstätten* für behinderte Menschen zu ermöglichen; **Aufgabe:** Erstellen u. Umsetzen eines Förderkonzeptes unter Berücksichtigung der individuellen Behinderung u. der persönlichen Situation in Zusammenarbeit mit anderen Fachdiensten, Unterweisungen u. Arbeitsanleitungen in Werkstätten für behinderte Menschen u. anderen Einrichtungen, Organisation auf die Fähigkeit des Einzelnen abgestimmte Arbeitsabläufe u. Überwachung der Arbeitsdurchführung u. -ergebnisse; **Ausbildung:** bundeseinheitlich geregelte Zusatzqualifikation mit unterschiedlicher Dauer für Gruppenleiter in Werkstätten* für behinderte Menschen u. medizinischen Rehabilitationseinrichtungen*.

Fachkrankenpfleger: s. Gesundheits- und Krankenpfleger.

Fachkunde: (engl.) *professional qualification*; Nachweis besonderer Kenntnisse bzw. Qualifikationen in bestimmten Untersuchungs- u. Behandlungsmethoden in einem Fachgebiet*, z. B. Fachkunde Rettungsdienst, Fachkunde gynäkologische Exfoliativzytologie; **Hinweis:** Die Fachkunde ist nicht mehr Bestandteil der neuen (Muster-)Weiterbildungsordnung* für Ärzte.

Fähigkeitsprofil: (engl.) *profile of abilities*; Darstellung der individuellen körperlichen, geistigen, psychischen u. sozialen Fähigkeiten, die sich auf einzelne Tätigkeiten bzw. Aktivitäten od. spezielle Arbeitsbedingungen beziehen; i.R. der Beurteilung der Leistungsfähigkeit* im Erwerbsleben Darstellung der tätigkeitsbezogenen Fähigkeiten (nach ICF*: Aktivitäten u. Teilhabe) u. Fähigkeitsstörungen (nach ICF: Beeinträchtigung der Aktivitäten u. Teilhabe), die insbes. aus den Befunden der Funktionsdiagnostik* abgeleitet werden. Durch Abgleich des Fähigkeitsprofils mit dem Anforderungsprofil* wird auf die individuelle qualitative u. quantitative Leistungsfähigkeit* für eine bestimmte Tätigkeit geschlossen. Vgl. functional capacity evaluation, Assessment.

Fähigkeitsstörung: (engl.) *disability*; syn. Beeinträchtigung der Aktivitäten u. Teilhabe (ICF*); Beeinträchtigung von körperlichen, geistigen, psychischen od. sozialen Fähigkeiten bezogen auf einzelne Tätigkeiten bzw. Aktivitäten od. auf bestimmte Lebensbedingungen; i.R. der sozialmedizinischen Beurteilung der Leistungsfähigkeit* im Erwerbsleben Einschränkung einer tätigkeitsbezogenen Fähigkeit.

Fahrerlaubnisverordnung: (engl.) *Driving Permit Decree*; „Verordnung über die Zulassung von Personen zum Straßenverkehr", Abk. FeV, vom für das Führen von Kraftfahrzeugen; grundsätzlich gilt, dass zum Verkehr auf öffentlichen Straßen jedermann zugelassen ist, soweit nicht für die Zulassung zu einzelnen Verkehrsarten eine Erlaubnis vorgeschrieben ist. Eingeschränkte Zulassungen bestehen für Menschen, die sich infolge körperlicher od. geistiger Mängel nicht sicher im Verkehr bewegen können. Diese dürfen am Verkehr nur teilnehmen, wenn Vorsorge getroffen ist, dass andere nicht gefährdet werden. Die Pflicht zur Vorsorge, namentlich durch das Anbringen geeigneter Einrichtungen an Fahrzeugen, durch den Ersatz fehlender Gliedmaßen mit künstlichen Gliedern, durch Begleitung od. durch das Tragen von Abzeichen od. Kennzeichen obliegt dem Verkehrsteilnehmer selbst od. einem für ihn Verantwortlichen. Vgl. Kraftfahrereignung, Fahrtüchtigkeit.

Fahrkosten: (engl.) *travelling expenses*; syn. Fahrtkosten; Kosten für Fahrten im Zusammenhang mit einer Sozialleistung; **1.** Transportaufwendungen, die im Zusammenhang mit einer medizinisch notwendigen Behandlung durch die GKV übernommen werden (§ 60 SGB V). Das GKV*-Modernisierungsgesetz reduzierte zum 1.1.2004 die Ansprüche auf Fahrkosten. Unter Berücksichtigung der Zuzahlung des Versicherten (§ 61 SGB V) in Höhe von 10 % der Kosten (mind. 5 EUR, höchstens 10 EUR) werden von Krankenkassen Fahrten nur noch übernommen bei stationär erbrachten Leistungen, bei Rettungsfahrten zum Krankenhaus, bei Fahrten von Versicherten, die während der Fahrt einer fachlichen Betreuung od. der besonderen Einrichtungen eines Krankenwagens bedürfen od. bei denen dies aufgrund ihres Zustands zu erwarten ist sowie bei Fahrten von Versicherten zu einer ambulanten Behandlung, wenn dadurch eine an sich gebotene Krankenhausbehandlung vermieden od. verkürzt wird od. diese nicht ausführbar ist (gemäß den Richtlinien des Gemeinsamen* Bundesausschusses zur Verordnung von Krankentransporten; s. Krankentransport-Richtlinien). **Hinweis zur Gesundheitsreform 2006:** Die Gesundheitsreform sieht bislang vor, dass aufgrund des überproportionalen Ausgabenanstiegs Ausgabenabschläge in Höhe von 3 % vorzunehmen sind, auch bei Rettungsfahrten. **2.** Bestandteil der Reisekosten* im Zusammenhang mit einer Leistung* zur medizinischen Rehabilitation bzw. einer Leistung* zur Teilhabe am Arbeitsleben bei allen Rehabilitationsträgern* nach § 53 SGB IX; **3.** Aufwendungen für Hin- u. Rücktransport i.R. der teilstationären Pflege* nach § 41 SGB IX.

Fahrkostenbeihilfe: s. Mobilitätshilfen.

Fahrlässigkeit: (engl.) *negligence*; fahrlässig handelt, wer die im Verkehr erforderliche Sorgfalt außer Acht lässt (Art. 276 BGB); anders als im Strafrecht stellt der zivilgerichtliche Fahrlässigkeitsbegriff

Maßstab, der nach den Anforderungen im engeren Verkehrskreis der Beteiligten zu bewerten ist. Fahrlässig handelt danach derjenige, der zwar den rechtswidrigen Erfolg (Schaden) voraussieht, aber hofft, der Schaden werde nicht eintreten (sog. bewusste Fahrlässigkeit), als auch derjenige, der den Schaden nicht voraussieht, ihn aber bei Anwendung der Sorgfalt, zu der er nach den Umständen u. nach seinen persönlichen Fähigkeiten u. Kenntnissen verpflichtet u. imstande ist, hätte voraussehen können (sog. unbewusste Fahrlässigkeit). Zu unterscheiden ist zusätzlich zwischen grober u. leichter Fahrlässigkeit: Grobe Fahrlässigkeit liegt im Gegensatz zur leichten Fahrlässigkeit vor, wenn die verkehrserforderliche Sorgfalt in besonders schwerem Maße verletzt wird, d. h. wenn der Handelnde bei Anwendung der Sorgfalt, zu der er nach den Umständen u. nach seinen persönlichen Fähigkeiten u. Kenntnissen verpflichtet u. imstande ist, hätte voraussehen können. Hiervon abzugrenzen ist das vorsätzliche Handeln. Vorsätzlich handelt derjenige, der mit Wissen u. Wollen den Eintritt des Erfolges herbeiführen will. Im Gegensatz zur bewussten Fahrlässigkeit will der Handelnde den Erfolg als notwendige Folge seines Handelns.

Fahr-, Steuer- und Überwachungstätigkeiten: (engl.) *occupations comprising driving, steering and monitoring*; Abk. FSÜ-Tätigkeiten; bei denen Fahrzeuge aller Art (Straßen- u. Schienenfahrzeuge, Schiffe, Baumaschinen im weitesten Sinn, stationäre Maschinen u. Anlagen) geführt, gesteuert bzw. bei automatischem Lauf überwacht werden; **Anforderungen:** z. B. an Seh- u. Hörvermögen, Gleichgewichtssinn, Konzentrations- u. Reaktionsfähigkeit, Verantwortungsbewusstsein od. Fähigkeit zur Kraftentfaltung von Gliedmaßen u. deren Motilität; mögliche zusätzliche Belastungen durch Schicht- u. Nachtarbeit, Lärm, Vibrationen u. klimatische Bedingungen. Arbeitsmedizinische Untersuchungen nach berufsgenossenschaftlichen Grundsätzen (hier G25; s. G-Untersuchung) zielen darauf ab, Unfall- u. Gesundheitsgefahren für die an diesen Arbeitsplätzen Tätigen bzw. für Betroffene zu verhindern.

Fahrtauglichkeit: s. Kraftfahrereignung.

Fahrtkosten: s. Fahrkosten.

Fahrtüchtigkeit: (engl.) *fitness to drive*; strafrechtlicher Begriff mit Bezug zur aktuellen psychophysische Leistungsfähigkeit; Bez. für die Fähigkeit, beim Führen eines Kraftfahrzeuges selbst in unerwarteten Situationen noch so zu reagieren, dass weder die eigene Person noch andere über das hinnehmbare Maß hinaus gefährdet werden; fehlende Fahrtüchtigkeit (**Fahruntüchtigkeit**) ist anzunehmen, wenn durch körperliche, psychische od. charakterliche Mängel eines Kraftfahrers von einer Gefahr für Sicherheit u. Ordnung im Verkehr

Faktendatenbank: s. Datenbank.

Faktorenanalyse: (engl.) *factor analysis*; (statist.) multivariates statistisches Verfahren zur Datenreduktion u. Auffindung latenter Strukturen; **Formen: 1.** explorative Faktorenanalyse: datenanalytische Methode aus der Psychometrie zur Dimensionsreduktion bzw. Auffindung latenter Strukturen in Datenmatrizen; häufigstes Verfahren ist die Hauptkomponentenanalyse. Bei der Hauptkomponentenanalyse werden unkorrelierte (sog. orthogonale) Faktoren extrahiert. Die Faktorladungen, welche die Korrelation einer Variablen mit einem Faktor wiedergeben (Wertebereich −1 bis +1) zeigen an, was die Ursprungsvariablen zu der errechneten Dimension (Faktor) beitragen. Die Gesamtvarianz, die durch den Faktor aufgeklärt wird nennt man Eigenwert des Faktors. **2.** konfirmatorische Faktorenanalyse (strukturprüfend): modellgesteuerte Variante, spezielles Strukturgleichungsmodell (s. Modelle, lineare).

Faktoren, personbezogene: s. Kontextfaktoren.

Fallberatung, sozialmedizinische: (engl.) *sociomedical case report*; Abk. SFB; in der GKV einzelfallbezogene sachverständige Stellungnahme eines Arztes des MDK* auf Anfrage der Kranken- od Pflegekasse; ergebniszentrierte Form der sozialmedizinischen Beurteilung des Einzelfalls, die dem Auftraggeber eine Leistungsentscheidung ermöglichen soll; muss nicht alle Anforderungen an ein Gutachten* erfüllen; sofern eine abschließende Klärung der Fragestellung nicht möglich ist, wird vom MDK u. der Kranken- od. Pflegekasse das weitere Procedere zur Fallbearbeitung festgelegt Dazu können Auswahl u. Konkretisierung von Gutachtenaufträgen, die Festlegung von Art u. Umfang der für die Fallberatung/Begutachtung notwendigen Unterlagen sowie die Festlegung der weiteren Bearbeitung im MDK erfolgen. Vgl. Beurteilung, sozialmedizinische.

Fallerlös: s. DRG.

Fallkontrollstudie: (engl.) *case control study*; Abk FKS; Case-control-Studie; in der epidemiologischen Forschung angewandte retrospektive, einzeitige, analytische Studie*, in der mindestens 2 hinsichtlich bestimmter Variablen parallelisierte Gruppen miteinander verglichen werden, mi dem Ziel, die einer Krankheit zugrundeliegenden Einfluss- od. Risikofaktoren zu ermitteln; das Effektmaß ist der Odds*-Ratio; eine Inzidenz* kann nicht direkt abgeleitet werden. **Vorteile:** v. a. Studiendesign ist schnell u. kostengünstig, v. a. bei seltenen Erkrankungen. **Nachteile:** Auftreten ei nes Selektionsbias, Recall-Bias (s. Bias).

Fallmanagement: s. Case Management.

Fallpauschale: (engl.) *fee per case, flat rate payment* fester Vergütungsbetrag für die Behandlung eines nach Diagnose u. Art des Eingriffs definierten medizinischen Falles; i. R. der Einführung von

liche Grundlage: Fallpauschalengesetz, Krankenhausentgeltgesetz*. Vgl. Pauschalvergütung, Prospective Payment System, Managed Care.

Fallserie: (engl.) *case series*; Zusammenstellung der Daten mehrerer Patienten, die an derselben Krankheit leiden; dient der Darstellung eines Krankheitsbildes ohne Referenzgruppe. Vgl. Fallstudie, Kasuistik.

Fallsteuerung: s. Case Management.

Fallstudie: (engl.) *case study*; **1.** Kasuistik*; **2.** Fallserie*; **3.** Fallkontrollstudie*.

Fallwert: (engl.) *case value*; durchschnittliche Vergütung eines Behandlungsfalls*; wird in Punktwerten* od. Geldeinheiten (Euro) angegeben.

Fallzahl: (engl.) *number of cases*; Summe aller abrechenbaren Behandlungsfälle* in einem Abrechnungszeitraum; vgl. Abrechnung ärztlicher Leistungen.

Fallzahlplanung: s. Testverfahren, statistisches.

Falsifikation: (engl.) *falsification*; von K. R. Popper i. R. des kritischen Rationalismus geprägter Begriff für wissenschaftsmethodisches Vorgehen zur Überprüfung von Hypothesen u. Gegebenheiten der Realität mit logischem u. empirischem Belegu. Beweischarakter; eine einmal gelungene Falsifikation kann ein wissenschaftliches Gesetz od. eine Theorie schlüssig widerlegen; demgegenüber kann mit einer Verifikation* nicht auf alle vergleichbaren, aber nicht untersuchten Situationen geschlossen werden.

Familie: (engl.) *family*; **1.** (biol.) Gattungen, die zu einer systematischen Einheit zusammengefasst werden; **2.** (soziol.) soziale Lebensform bzw. bedeutsamste Form der sozialen Gruppe; Personengruppe, die auf Heirat, Verwandtschaft od. Adoption beruht u. mehrere Eltern-Kinder-Generationen umfassen kann. Im juristischen Wortgebrauch (GG, BGB) erfasst der Familienbegriff lediglich die Kleinfamilie, d. h. die unmittelbare Beziehung u. das Zusammenleben von Eltern (auch von nur einem Elternteil) u. Kindern. Dies gilt unabhängig davon, ob die Kinder ehelich, nichtehelich, leiblich od. nichtleiblich, minder- od. volljährig od. aus einer gültigen Ehe hervorgegangen sind. Die Beziehung von Geschwistern untereinander fällt nicht unter den Familienbegriff des GG u. des bürgerlichen Rechts. Für den Anspruch auf Leistungen der Sozialversicherungen gelten unterschiedliche Regelungen zum Einbezug der Angehörigen*. Vgl. Familienrecht.

Familienangehörige: s. Angehörige.

Familienberatung: (engl.) *family counselling*; umfasst alle sozialpädagogischen Hilfen u. Beratungsangebote für Familien; **Leistung:** Beratung zur allgemeinen Förderung der Erziehung in der Familie, Beratung in Fragen der Partnerschaft, Trennung u. Scheidung, Beratung u. Unterstützung bei der Ausübung der Personensorge u. des Umgangs

Sozialpädagogischen Dienst des Jugendamtes* gehören hierzu auch Hilfen* zur Erziehung wie Erziehungsberatung* u. sozialpädagogische Familienhilfe*. **Leistungsträger:** das örtliche Jugendamt, freie Jugendhilfeträger; **Rechtliche Grundlage:** §§ 16–20, 28, 31 SGB VIII, § 1615 I BGB.

Familienheimfahrt: s. Reisekosten.

Familienhilfe, sozialpädagogische: (engl.) *sociopedagiogical family assistance*; ambulante Form der Hilfe* zur Erziehung zur Unterstützung von Familien vor Ort in der Erziehung, bei der Bewältigung von Alltagsproblemen, der Lösung von Konflikten u. Krisen u. im Kontakt mit Ämtern u. Institutionen; sozialpädagogische Familienhilfe ist i. d. R. auf längere Dauer angelegt u. erfordert die Mitarbeit der Familie; sie wird auch eingesetzt, um Heimerziehung* zu vermeiden od. um Kinder aus der Heimerziehung in die Familie zurückzuführen. Übergänge zum Aufgabenfeld des Erziehungsbeistands* sind fließend; i. R. der Familienhilfe soll z. B. auch auf regelmäßigen Schulbesuch, erforderliche Arztbesuche, Therapien, Kontakte zu Beratungsstellen geachtet werden. **Leistungsanbieter** sind staatlich geprüfte Sozialpädagogen od. vergleichbare Fachkräfte; vielfach schließen sich auch Fachkräfte in Vereinen u. Gesellschaften bürgerlichen Rechts zusammen, die sich als freie Jugendhilfeträger bezüglich des Entgelts u. der Qualität mit den Landesjugendämtern vertraglich verpflichten. **Leistungsberechtigte:** Personensorgeberechtigte; **Leistungsträger:** das örtliche Jugendamt; begleitet den Prozess durch Aufstellen u. Fortschreiben des Hilfeplanes, durch regelmäßige Überprüfung des Fortgangs, legt den Stundenumfang fest u. berät ggf. den Betreuungshelfer; **Rechtliche Grundlage:** § 31 SGB VIII; **Hinweis:** sozialpädagogische Familienhilfe ist abzugrenzen von der Familienpflege.

Familienplanung: (engl.) *family planning*; Geburtenregelung* durch den bewusst gesteuerten Einsatz von Methoden der Kontrazeption* sowie durch Kinderwunschbehandlung*, die eine den individuellen Wünschen eines Paares bzw. der Mutter angepasste Kinderzahl u. Regelung der Schwangerschaften entsprechend der jeweiligen Lebenslage* u. -weise ermöglichen soll; laut WHO* hat ein Mensch das Recht auf die Informationen, den Zugang u. die Wahl von sicheren u. nebenwirkungsarmen Verhütungsmöglichkeiten. I. w. S. werden auch demographische Aspekte wie Festlegung der Kinderzahl u. Berücksichtigung der Bevölkerungszahl unter dem Begriff der Familienplanung zusammengefasst.

Familienrecht: (engl.) *family law*; Inbegriff der Vorschriften, die das Rechtsverhältnis der durch Ehe* u. Verwandtschaft miteinander verbundenen Personen regeln, aber (wie bei Vormundschaft*, Be

sonenstandsgesetz, Abk. PersonenstandsG); vgl. Familie.

Familienstand: (engl.) *marital status*; Angabe im Personenstandsregister, ob eine Person ledig, verheiratet od. verwitwet ist, od. in einer eingetragenen Lebenspartnerschaft lebt; Bemessungsgrundlage, z. B. bei der Eingruppierung in eine Einkommensteuerklasse, bei der Berechtigungsprüfung für u. der Zumessung von öffentlichen Fördergeldern (z. B. BAFöG*, Wohngeld*, Wohnungseigentumsförderung), bei der Prüfung von Ansprüchen des Staates gegen den Bürger (z. B. Unterhaltspflicht).

Familienstruktur: (engl.) *family structure*; syn. Familiensystem; Beziehungsmuster, das zwischen den einzelnen Mitgliedern der Familie* durch Interaktion u. definierte Rollen u. Erwartungen (s. Rolle, soziale) im Familiensystem besteht; Autoritätsbezüge in der Familienstruktur können patriarchalisch (der Mann, Vater od. Großvater, übernimmt die Führerschaft gegenüber den anderen Mitgliedern der Familie), matriarchalisch (die Frau, Mutter od. Großmutter, übernimmt die Führerschaft gegenüber den anderen Mitglieder der Familie) od. partnerschaftlich organisiert sein. Eine unvollständige Familie ist durch den Tod eines Elternteils, Scheidung od. eine nichteheliche Mutterschaft gekennzeichnet.

Familientherapie: (engl.) *family therapy*; syn. systemische Therapie; **1.** i. w. S. Einbeziehung der Angehörigen in die Psychotherapie* durch Fremdanamnese, Angehörigenberatung, Angehörigengruppe; **2.** i. e. S. Gruppenpsychotherapie mehrerer Familienmitglieder; das psychotherapeutische Verfahren konzentriert sich darauf, die Beziehungen zwischen den Familienmitgliedern unter systemischen Aspekten zu verändern, um die Funktionsweise der Familie als Einheit, ihrer Untereinheiten bzw. der individuellen Familienmitglieder zu verbessern.

Familienversicherung: (engl.) *family insurance*; beitragsfreie Mitversicherung von Ehegatten u. Kindern eines Mitglieds in der Gesetzlichen Krankenversicherung* unter bestimmten Voraussetzungen; **Voraussetzung:** u. a. Wohnsitz od. gewöhnlichen Aufenthalt in Deutschland, bestimmte Einkommensgrenze; Familienangehörige sind den Mitgliedern gleichgestellt u. haben grundsätzlich die gleichen Leistungsansprüche. **Rechtliche Grundlage:** § 10 SGB V; vgl. Mitgliedschaft.

Famulatur: (engl.) *clinical elective, clinical traineeship*; Teil der praktischen Ausbildung eines Medizinstudenten (Famulus); Bestandteil der ärztlichen Ausbildung; nach §§ 1 u. 7 der Approbationsordnung für Ärzte vorgeschriebenes viermonatiges Praktikum, das in der unterrichtsfreien Zeit des Medizinstudiums an Krankenhäusern, in Arztpraxen od. in bestimmten anderen ärztlich geleiteten

tungen; **Voraussetzung:** bestandener erster Abschnitt der ärztlichen Prüfung*; **Hinweis:** in haftungsrechtlicher Hinsicht ist der Medizinstudent dem nichtärztlichen Personal gleichgestellt. Die allgemeinen Grundsätze für die rechtliche Zulässigkeit der Übertragung ärztlicher Verrichtungen auf nichtärztliches Personal gelten auch für die dem Medizinstudenten während der Famulatur übertragenen Tätigkeiten.

Farbfehlsichtigkeit: (engl.) *defective colour vision, colour deficiency*; Störung des Farbensehens; Vorkommen gehäuft bei Männern (ca. 8 %, gegenüber 0,4 % bei Frauen); **Formen:** Deuteranomalie (Grünschwäche) 50 %, Deuteranopie (Grünblindheit) 25 %, Protanopie (Rotblindheit) 15 %, Protanomalie (Rotschwäche) 10 %. Als Screening* zur Prüfung des Farbensehvermögens werden pseudoisochromatische Tafeln nach Velhagen, Stilling od. Ishihara verwendet, z. T. auch in Sehtestgeräten. Bei der **Farbenblindheit** können Farben nicht mehr wahrgenommen, sondern nur noch Helligkeitswerte unterschieden werden. Bei Feststellung einer höher gradigen Sehschwäche für Farben sollte immer eine fachärztliche Untersuchung (Augenarzt) erfolgen. Dabei wird der sog. Anomalquotient (AQ) bestimmt: AQ normal 0,7–1,4; **Sozialmedizinische Bedeutung:** z. B. als Mindestanforderungen an den Farbensinn dürfen sowohl für die Anforderungsstufen 1 (Fahrerlaubnisklassen C.C1, CE, C1E, D, D1, DE, D1E) u. 2 (Fahrerlaubnisklassen A, A1, B.BE, M.L.T) keine Störungen im Rotbereich mit einem Anomalquotienten ≤0,5 vorliegen. Das gilt für Untersuchungen nach der Fahrerlaubnisverordnung u. für den berufsgenossenschaftlichen Grundsatz G 25.

FASi: Abk. für Fachkraft* für Arbeitssicherheit.

Fatalität: syn. Letalität*.

Fazilitation, propriozeptive neuromuskuläre: s. PNF.

FCE: Abk. für (engl.) *functional* capacity evaluation*.

FCTC: Abk. für (engl.) *Framework* Convention on Tobacco Control*.

Feasibility-Studie: s. Machbarkeitsstudie.

Fehlallokation: s. Allokation.

Fehlanpassung: (engl.) *maladjustment*; Unfähigkeit (z. T. mangelnde Bereitschaft) od. misslungene Bemühungen von Individuen od. Gruppen be stimmten eigenen od. durch die Umwelt vorgegebenen Zielen, Anforderungen, sozialen Rollen* zu entsprechen bzw. diese miteinander in Einklang zu bringen; dieser Zustand kann verbessert werden, indem man die persönlichen Anforderungen modifiziert (den Anspruch od. den Leistungsdruck verringert) od. die eigene Leistungsfähigkeit* steigert. Vgl. Anpassung.

Fehlbelegung: (engl.) *inappropriate in-patient care, incorrect assignment of hospital beds*; **1. primäre** Fehlbelegung: eine erfolgte stationäre Aufnahme ist

wirtschaftlich. Die Fehlbelegungsprüfung wird durch den MDK vorgenommen u. kann einzelfallod. krankenhausbezogen angelegt sein.

Fehlbildung: (engl.) *deformity, malformation*; Entwicklungsfehler einzelner bzw. mehrerer Organe od. Körperabschnitte, der auf Störungen der Embryonal- od. Fehlentwicklung bzw. der Keimzellen zurückzuführen ist, z. B. Gesichtsspalten, Spina bifida, Phokomelien, Anenzephalie, Zystennieren; **Ethik:** Bei schweren Fehlbildungen kann eine medizinische Indikation zum Schwangerschaftsabbruch* gegeben sein. Ethische Probleme stellen sich auch bei kurz- od. längerfristig mit dem Überleben nicht zu vereinbarenden Fehlbildungen; z. B. können Kinder mit sehr ausgedehnter Spina bifida u. damit verbundenen schwereren Hirnschädigungen nur mit medikamentösen Behandlungen u. Operationen unter entsprechendem Leiden am Überleben gehalten werden, so dass die Frage der Therapiefortführung od. -begrenzung besonders schwierig zu entscheiden sein kann.

Fehler: (engl.) *error*; syn. Nichtkonformität; Abweichung von einem optimalen od. normierten Zustand od. Verfahren; **1.** In der Medizin spricht man vom Fehlschlag einer geplanten Handlung od. Gebrauch eines falschen Plans. Fehler in der Medizin beziehen sich meist auf Durchführung od. Planung medizinischer Handlungen. **Beinahefehler** sind Fehler, bei denen das Abweichverhalten rechtzeitig erkannt wird, so dass ein tatsächlicher Fehler vermieden wird. **Sozialmedizinische Bedeutung:** Nach internationalen Analysen treten bei ca. 34% der Patienten im Krankenhaus neue, mit der Behandlung assoziierte Gesundheitsschäden auf. Diesen Ergebnissen liegen möglicherweise in mehr als 50% Fehler zugrunde. Vgl. Behandlungsfehler **2.** Im **Qualitätsmanagement** bedeuten Fehler die Nichterfüllung einer Forderung (DIN EN ISO 9000:2000-01), unabhängig davon, ob dadurch die Verwendung eines Produktes od. einer Dienstleistung unmöglich od. eingeschränkt wird od. ein Schaden für den Anwender entstanden ist. Vgl. Mangel.

Fehler-DRG: (engl.) *error DRG*; syn. Rest-DRG; dient der Zuordnung von fehlerhaft codierten, unzulässigen od. nicht zuzuordnenden Patientenfällen in eine DRG*, um dem Anspruch der vollständigen Zuweisung aller akutstationären Fälle in DRGs zu entsprechen; Fehler-DRGs entstehen, wenn Fälle wegen Datenmangels nicht per Grouper bearbeitet werden können, od. wenn Hauptdiagnose (z. B. Appendizitis) u. Hauptprozedur (z. B. koronare Bypassoperation wegen während des Aufenthaltes hinzugetretenem Herzinfarkt) nicht zueinander passen.

Fehler erster Art: s. Testverfahren, statistisches.

Fehlerkosten: (engl.) *failure costs*; Kosten, die durch Nichterfüllung von Qualitätsanforderungen versungen. Extern können Fehlerkosten entstehen durch Gewährleistung, Produkthaftung od. Schadenersatzleistungen (s. Schadenersatz). Fehlerkosten sind nicht nur finanzieller Art; oft sind sie als ideeller Schaden z. B. durch nicht erlangte Gesundheit od. vermeidbare Nebenfolgen der Behandlung für Patienten nicht genau zu beziffern.

Fehlermanagement: (engl.) *failure management*; systematische Verfolgung u. Steuerung der Behebung von erkannten Fehlern*; nach internationalen Analysen treten bei ca. 3–4% der Patienten im Krankenhaus neue, mit der Behandlung assoziierte Gesundheitsschäden auf. Diesen Ergebnissen liegen möglicherweise in mehr als 50% Fehler zugrunde. In Deutschland liegt laut Gesundheitsberichterstattung* die Häufigkeit von Vorwürfen vermuteter medizinischer Behandlungsfehler bundesweit bei etwa 40 000 pro Jahr. Bei einer durchschnittlichen Fehleranerkennungsrate von rund 30% entspricht dies einer Anzahl anerkannter medizinischer Behandlungsfehler von etwa 12 000 pro Jahr. Neben krankheits- u. behandlungsimmanenten unerwünschten Wirkungen treten vermeidbare Behandlungsfehler* auf. Diese können durch systematisches Fehlermanagement bearbeitet u. vermieden werden.

Fehler-Möglichkeits- und Einfluss-Analyse: (engl.) *failure mode and effect analysis*; Abk. FMEA; (Qualitätsmanagement) Methode zur Analyse von Fehlern u. den sie auslösenden Ursachen; Ausgangspunkt kann ein Einzelereignis sein od. eine quantitative Analyse, bei der die Einflüsse in Wahrscheinlichkeiten angegeben werden.

Fehler zweiter Art: s. Testverfahren, statistisches.

Fehlgeburt: (engl.) *abortion, termination of pregnancy*; Abort; vorzeitige Beendigung der Schwangerschaft durch spontanen od. künstlich herbeigeführten Verlust des Fetus mit einem Gewicht <500 g vor Eintritt seiner extrauterinen Lebensfähigkeit (vor Ende der 22.–24. Schwangerschaftswoche); rechtlich ist eine Frucht mit einem Geburtsgewicht von unter 500 Gramm ohne erkennbare Atmung, Herzschlag, Nabelschnurpulsation u. ohne die willkürliche Bewegung von Muskeln nach Verlassen des Mutterleibes eine Fehlgeburt. Bei einem geringeren Geburtsgewicht u. positiven Lebenszeichen ist im Einzelfall nach ärztlichem Ermessen der Prognose in Abstimmung mit dem Elternwillen über das Vorgehen individuell zu entscheiden, vgl. Frühgeburt. Es besteht im Gegensatz zur Totgeburt* keine standesamtliche Meldepflicht. Vgl. Lebendgeburt.

Fehlschluss, ökologischer: (engl.) *ecological fallacy*; syn. Mehrebenenfehlschluss; fälschliche Übertragung einer statistischen Assoziation auf kollektiver Ebene auf eine entsprechende Assoziation auf individueller Ebene; **Beispiel** für einen falsch positiven ökologischen Fehlschluss: Bei einem

keit. Dies bedeutet nicht, dass ein solcher Zusammenhang auch auf Individualebene existiert, dass also länger gestillte Säuglinge ein höheres Mortalitätsrisiko tragen. Das Risiko falsch negativer ökologischer Fehlschlüsse ist etwas geringer: existiert ein Zusammenhang zwischen einer Exposition* u. einer Erkrankung auf Individualebene, so wird sich dieser Zusammenhang, sofern es nicht spezifisch maskierende zusätzliche Effekte gibt, im Allgemeinen auch auf kollektiver Ebene abbilden.

Fehlversorgung: (engl.) *health care misuse*; (medizinisch) nicht bedarfsgerechte u./od. den verbrauchten Ressourcen* gegenüber inadäquate Versorgung im Gesundheitssystem; vgl. Allokation, Überversorgung, Unterversorgung.

Fehlzeitengespräch: (engl.) *discussion of times of absence*; Klärung von Ursachen u. Hintergründen vermehrt aufgetretener Fehl- u. Ausfallzeiten zwischen Vorgesetztem u. Arbeitnehmer sowie Entwicklung von Problemlösungsstrategien, z. B. zur Rückkehr an den Arbeitsplatz nach längerer Krankheit; vgl. Wiedereingliederung, stufenweise.

Feinmotorik: s. Handgeschicklichkeit.

Feinstaub: s. Staub.

Fekundabilität: (engl.) *fecundability*; Empfängniswahrscheinlichkeit pro Menstruationszyklus bei Abwesenheit empfängnisverhütender Maßnahmen u. regelmäßigem Geschlechtsverkehr, geschätzt als Empfängniswahrscheinlichkeit pro Monat; **Fekundität** ist die Bez. für die Fähigkeit, lebende Kinder zur Welt zu bringen; Gegensatz Sterilität*. Vgl. Fertilität.

Feldforschung: (engl.) *field survey*; empirischer Forschungsansatz der Sozialwissenschaften, bei dem Verhalten von Individuen od. Gruppen in ihrem natürlichen Umfeld (nicht unter klinischen od. experimentell herbeigeführten Bedingungen) systematisch beobachtet wird; wichtigste Methode ist die teilnehmende Beobachtung. Feldforschung in der Medizin erfolgt meist als groß angelegte Interventionsstudie* mit eher niedrigen methodischen Ansprüchen, die an nichtinstitutionalisierten Personen aus der Allgemeinbevölkerung durchgeführt wird.

Fernunterricht: s. Bildung, berufliche.

Fertigarzneimittel: (engl.) *preparation*; im Voraus hergestellte, abgepackte Arzneimittel mit charakteristischer Aufmachung u. Packungsbeilage*; müssen in Deutschland vom Bundesinstitut* für Arzneimittel und Medizinprodukte zugelassen sein.

Fertilität: (engl.) *fertility*; 1. (biol.) Reproduktionsfähigkeit od. potentielle Reproduktion; Gegensatz Sterilität*; 2. (demographisch) tatsächlich erfolgte Reproduktion, d. h. die Zahl der erfolgten Geburten od. der tatsächlich geborenen Kinder. Vgl. Fekundabilität, Natalität.

nen eines Kalenderjahres bezogen auf die weibli che Bevölkerung im fortpflanzungsfähigen Alter (normalerweise festgelegt auf 15–49 Jahre) zur Jahresmitte; Maß für die biologische Reprodukti on, das die Geburtlichkeit einer Bevölkerung un abhängig von ihrem Altersaufbau wiedergibt; je nach Familienstand der Mutter zum Zeitpunkt der Geburt Unterscheidung in ehelicher (verheiratete Frauen) u. nichtehelicher Fertilitätsrate (unverhei ratete Frauen). Die **altersspezifische** Fertilitäts rate bezieht sich auf eine bestimmte Altersgruppe u. wird zur Darstellung altersabhängiger Differen zen der Fruchtbarkeit eingesetzt. Die **totale** Ferti litätsrate (Abk. TFR; syn. Gesamtfertilitätsrate bezeichnet die durchschnittliche Kinderzahl je Frau, d. h. die Anzahl der Kinder, welche die Frau gebären würde, wenn sie in ihre gesamte gebär fähige Zeit erleben u. in jedem Alter die durchschnittliche Fruchtbarkeit ihrer Altersgruppen im Beobachtungsjahr aufweisen würde. Die totale Fertilitätsrate ergibt sich aus der Summe der altersspezifischen Fertilitätsraten. Es handelt sich also um eine Längsschnittprojektion aus Querschnitt daten.

Festbetrag: (engl.) *reference price, maximum allowable cost*; Maximalbetrag, zu dem ein Arzneimittel* zu Lasten der GKV verschrieben werden kann (§§ 35, 35a SGB V); übersteigt der Preis den Festbetrag, muss der Versicherte die Mehrkosten zusätzlich zu den gesetzlichen Zuzahlungen* tragen. Der Ge meinsame* Bundesausschuss bestimmt, für welche Gruppen von Arzneimitteln Festbeträge festgesetzt werden können. Folgende Festbetragsstufen werden hierbei unterschieden: **1.** Festbetrags stufe 1: bei Vorliegen desselben Wirkstoffes (wirk stoffidentisch); **2.** Festbetragsstufe 2: bei pharma kologisch-therapeutisch vergleichbaren Wirkstof fen, insbes. chemisch verwandte Stoffen (wirkungsidentisch); **3.** Festbetragsstufe 3: be therapeutisch vergleichbarer Wirkung, insbes. in Form von Arzneimittelkombinationen (wirkungs ähnlich).

Feststellungsbescheid: (engl.) *declaratory adminis trative ruling*; **1.** im Bereich der **Versorgungsver waltung:** Feststellungsbescheid der Versorgungs verwaltung zum Vorliegen einer Schwerbehin derung*; **2.** in der **GRV:** Feststellungsbescheid (Vormerkungsbescheid*) zur verbindlichen Feststellung der rentenrechtlichen Zeiten des Versicherten, die mehr als 6 Kalenderjahre zurück liegen; beruht auf einer Kontenklärung* u. umfasst insbes. Zeiten der versicherungspflichtigen Be schäftigung od. Tätigkeit sowie die darin erzielten Einkünfte. Wirksame Feststellungsbescheide bin den den Rentenversicherungsträger bei der Fest stellung des Rechts auf Rente. Auch wenn sie unrichtige Feststellungen enthalten, können sie nur unter engen Voraussetzungen zurückgenom

lässt nicht der Rentenversicherungsträger einen Feststellungsbescheid, sondern der jeweilige Funktionsnachfolger der früheren Versorgungssysteme (meist die Deutsche Rentenversicherung als Funktionsnachfolger der früheren Zusatzversorgungssysteme). Vgl. Aussparung.

Festzuschlag: (engl.) *fixed charge*; in der Arzneimittelpreisverordnung* festgelegter Aufpreis für ein Fertigarzneimittel (s. Arzneimittel), seit 1.1.2004 (s. GKV-Modernisierungsgesetz) errechnet aus einem Sockelbetrag von 8,10 EUR zuzüglich eines prozentualen Aufschlags von 3 % auf die Summe aus Herstellerabgabepreis* u. Großhandelszuschlag*; dient zur Deckung der Kosten des Arzneimittelvertriebs in der öffentlichen Apotheke.

Festzuschuss: (engl.) *fixed level allowance*; pauschalierter befundbezogener Zuschuss für Krankenversicherte, insbes. bei prothetischen Regelversorgungen bei bestimmten Befunden (insbes. beim Zahnersatz*), ggf. auch für Therapien, die früher nicht bezuschusst wurden; abzugrenzen von Festbetrag*; **Rechtliche Grundlage:** §§ 55–57 SGB V. Vgl. Indemnitätstarif.

Feuchtarbeit: (engl.) *wet work*; Arbeit im feuchten Milieu; TRGS* 531 regelt Tätigkeiten, bei denen Beschäftigte einen erheblichen Teil ihrer Arbeitszeit, d. h. regelmäßig mehr als ein Viertel der Schichtdauer (ca. 2 Stunden), mit ihren Händen Arbeiten im feuchten Milieu ausführen, für einen entsprechenden Zeitraum feuchtigkeitsdichte Schutzhandschuhe tragen od. häufig u. intensiv ihre Hände reinigen müssen. Vgl. Hautschutz, Handschutz.

Fibromyalgiesyndrom: (engl.) *fibromyalgia*; Abk. FMS; syn. generalisierte Tendomyopathie, generalisierter Weichteilrheumatismus; historische Bez. Fibrositis (heute obsolet); chronisches Schmerzsyndrom des Bewegungsapparates ohne Entzündungsreaktion; **diagnostische Kriterien: 1.** ACR (American College of Rheumatology): länger als 3 Monate bestehende muskuloskelettale Schmerzen in rechter u. linker sowie oberer u. unterer Körperhälfte mit Nachweis von mindestens 11 von 18 bilateral definierten positiven tender points; **2.** deutscher Sprachraum: auch Kontrollpunkte ohne Schmerzreaktion, psychopathologische Befunde sowie funktionelle u. vegetative Symptome (z. B. Schlafstörungen, Schwindel, Hyperhidrose). **Ätiologie:** ungeklärt; sekundär tritt das FMS auf z. B. bei entzündlich rheumatischen Systemerkrankungen, Erkrankungen endokriner Drüsen, Malignomen; fließende Übergänge zu somatoformen Schmerzstörungen u. eine Überschneidung mit dem chronischen Erschöpfungssyndrom (s. Umwelterkrankungen) werden diskutiert; **Epidemiologie:** Prävalenz 1–2 %; Verhältnis Frauen : Männer 8 : 1; Erkrankungsgipfel zwischen dem 40. u. 50.

matologen sind betroffen.

Leistungsansprüche an die Sozialversicherungsträger: bei Diskrepanz zwischen dem Ausmaß der subjektiven Beschwerden u. objektivierbaren Befunden **1.** an die GKV durch umfangreiche diagnostische Maßnahmen (überwiegend zum Ausschluss anderer organischer Erkrankungen), sog. doctor hopping (häufige Arztwechsel, damit verbunden Therapiewechsel u. Behandlungsabbrüche), lange Arbeitsunfähigkeitszeiten, vielfältige, z. T. auch inadäquate therapeutische Maßnahmen; **2.** an die GRV durch Bedarf an Leistungen* zur medizinischen Rehabilitation u. Leistungen* zur Teilhabe am Arbeitsleben (2005 ca. 2400 medizinische Rehabilitationen) sowie bei schwerwiegender u. dauerhafter Funktionsstörung durch Ansprüche auf Rente wegen Erwerbsminderung* (2005 ca. 250 Rentenneuzugänge), wobei für die Beurteilung der Leistungsfähigkeit im Erwerbsleben nicht das Vorhandensein aller diagnostischen Kriterien entscheidend ist, sondern das objektivierbare Ausmaß der Beschwerden u. der sich daraus ableitenden funktionellen Beeinträchtigungen im Alltags- u. Erwerbsleben. Die Anerkennung des Grades* der Behinderung erfolgt nach den Grundsätzen des Schwerbehindertenrechts im SGB* IX.

Filialapotheke: s. Apothekenkette.

FIM: Abk. für (engl.) *functional* *independence measure*.

Finalprinzip: (engl.) *principle of finality*; (sozialmed.) Gestaltungsprinzip von Leistungen der Sozialversicherungen*, das sich nach der gegenwärtigen Gesundheitsstörung richtet u. nicht nach der Ursache; in der GKV, PKV, SPV, GRV, im Schwerbehindertenrecht od. in der Arbeitsvermittlung; Ausnahmen bilden das Gesetzliche Unfallversicherungsrecht u. das Soziale* Entschädigungsrecht; **Hinweis:** bei Bekanntwerden eindeutiger schädigender Fremdereignisse (z. B. Unfall) geht die Leistungspflicht ggf. nach dem für einige Träger geltenden Kausalprinzip* auf den zuständigen Träger, den Verursacher od. dessen Haftpflichtversicherung über. Bis dahin nach dem Finalprinzip bereits erbrachte Leistungen werden im Anerkennungsfall rückwirkend erstattet.

Finanzausgleich: (engl.) *financial equalisation*; Vereinbarungen u. Regelungen zum Ausgleich ungleich verteilter finanzieller Risiken, im Allg. zwischen Gebietskörperschaften, im Sozialbereich eingeschränkte Anwendung; **1.** Risikopool für besonders aufwendige Leistungsfälle der **GKV**: Ausgabenausgleich zwischen allen Krankenkassen (seit 2002); die Aufwendungen für Versicherte, die einen bestimmten Schwellenwert von 20 000 EUR überschreiten werden, zu 60 % von allen Krankenkassen gemeinsam finanziert. Der Finanzausgleich dient der Vermeidung von Risikoselektion* u. als Übergangslösung bis zur Ein-

der Ausgleichsmechanismus für die mit dem Rentnerbestand zusammenhängenden Ausgabenunterschiede zwischen den Krankenkassen, der mit dem Risikostrukturausgleich abgelöst wurde; Ziel war ein stabiler u. angemessener Beitragssatz; ein für alle Kassen einheitlicher festgelegter Prozentsatz der beitragspflichtigen Einnahmen diente der Finanzierung der nicht gedeckten Leistungsausgaben für Rentner. Zum 1.1.1995 durch den Risikostrukturausgleich* abgelöst. **3.** Die Träger der **GRV** sind untereinander zum Finanzausgleich verpflichtet, wenn die liquiden Mittel eines Rentenversicherungsträgers eine halbe Nettomonatsausgabe des Vorjahres unterschreiten. **4.** In der **SPV** wird ein Finanzausgleich bezüglich der Leistungsaufwendungen u. der Verwaltungskosten der Pflegekassen durch das Bundesversicherungsamt* durchgeführt (§ 65 ff. SGB XI).

Finanzierung: (engl.) *financing, funding*; zweckgebundene Beschaffung von Kapital; im Gesundheitswesen existieren 2 Finanzierungsprinzipien: **1. duale** Finanzierung: Die Vergütung von stationären Krankenhausleistungen in der GKV deckt nur die Betriebskosten. Die Investitionskosten für Immobilien u. medizinische Großgeräte werden durch die Gebietskörperschaften (v. a. die Bundesländer) finanziert; für die Krankenhäuser des Krankenhausplans geregelt im Krankenhausfinanzierungsgesetz; **2. monistische** Finanzierung: In der ambulanten Versorgung erfolgt die Vergütung (s. Vergütungsart) der Leistungen ausschließlich durch die GKV u. deckt Betriebs- u. Investitionskosten. Beim Finanzierungsverfahren werden das Umlageverfahren* u. Kapitaldeckungsverfahren* unterschieden. Abzugrenzen ist die **paritätische** Finanzierung der Beiträge* zur Sozialversicherung. **Hinweis zur Gesundheitsreform 2006:** Die Gesundheitsreform sieht bislang vor, die Krankenhausfinanzierung mittelfristig von der dualen auf die monistische Finanzierung umzustellen.

Finanzierung aufwendiger Leistungsfälle, solidarische: (engl.) *risk pool*; syn. Risikopool; ergänzend zum Risikostrukturausgleich* (RSA) nach § 269 SGB V von den Krankenkassen am 1.1.2002 eingeführtes Ausgleichsinstrument zur solidarischen Finanzierung der Leistungen für besonders kostenintensive Versicherte; als kostenintensiv gilt der Fall, der in den Bereichen stationäre Versorgung, Arzneimittelversorgung, Dialysesachleistungen u. Krankengeld einen Basisbetrag von über 20 450 EUR im Kalenderjahr (2002/2003, danach dynamisiert) benötigt; ausgeglichen werden 60 % der Kosten in den genannten Leistungsbereichen, die den Basisbetrag überschreiten. Durch die ungleiche Verteilung von kostenintensiven Patientengruppen werden einige Krankenkassen überproportional belastet u. sind im Hinblick auf die Solidarität der Versicherten stärker gefordert als

Hinweis zur Gesundheitsreform 2006: Die Gesundheitsreform sieht bislang vor, den RSA in den neuen Gesundheitsfonds* zu verlagern.

Finanzkraft: (engl.) *financial power*; die tatsächliche od. erwartete Fähigkeit von Wirtschaftseinheiten auftretende Kosten aus den laufenden Einnahmen zu decken; im Zusammenhang mit dem Risikostrukturausgleich* Parameter zur Ermittlung der Zahlungsverpflichtung an das Bundesversicherungsamt*, bestehend aus dem Produkt der bei tragspflichtigen Einnahmen der Mitglieder einer gesetzlichen Krankenkasse u. dem Ausgleichsbedarfssatz*. Unter **Finanzkraftausgleich** (syn Grundlohnausgleich) versteht man eine 1999 eingeführte Regelung im Risikostrukturausgleich* welche die unterschiedliche Finanzkraft der Krankenkassen in den alten u. den neuen Bundesländern ausgleicht. Durch die Anwendung eines bundeseinheitlichen Ausgleichsbedarfsatzes anstelle nach Ost u. West getrennter Sätze ergibt sich für die Krankenkassen in Ostdeutschland (Westdeutschland) eine Senkung (ein Anstieg) der Zahlungsverpflichtung. 2001 setzte zusätzlich der Beitragsbedarfsausgleich ein, der stufenweise die standardisierten Leistungsausgaben an gesamtdeutsche Durchschnittswerte angleicht.

Fischer, Alfons (1873–1936): Arzt, Sozialhygieniker; 1898 Assistent am Robert* Koch-Institut, 1900 Assistent am Senckenbergischen Institut für Pathologie Frankfurt am Main, ab 1902 niedergelassener Arzt in Karlsruhe; 1909 Gründer einer Mutterschaftskasse, 1916 Gründer der Badischen Gesellschaft für Soziale Hygiene, 1917 Herausgeber der Zeitschrift „Sozialhygienische Mitteilungen". **Bedeutung:** gehört neben Grotjahn* u. Gottstein* zu den frühen Vertretern der wissenschaftlichen Sozialhygiene. Er setzte sich für ein Recht au Gesundheit u. einen verbesserten Arbeitsschutz ein. Galt als einer der sozialhygienischen Vorkämpfer des Mutterschutzes. **Veröffentlichungen:** Grundriß der sozialen Hygiene (1913) Geschichte des deutschen Gesundheitswesens (1933).

Flächendesinfektion: s. Desinfektion.

Fleischhygieneverordnung: (engl.) *German Meat Hygiene Regulation*; Abk. Abk. FlHV; „Verordnung über die hygienischen Anforderungen u. amtlichen Untersuchungen beim Verkehr mit Fleisch", in der Fassung vom 29.6.2001 (BGBl. I S. 1366), zuletz geändert am 1.9.2005 (BGBl. I S. 2618); regelt u. a. die Kennzeichnung von Schlachttieren, das Verfahren der Schlachttier- u. Fleischuntersuchung die Krank- u. Notschlachtung, die Anforderungen an das Gewinnen, Zubereiten u. Behandeln von Fleisch in zugelassenen Betrieben, das Inverkehr bringen, Befördern u. die Einfuhr von Fleisch sowie die Anforderungen an die hierfür zugelassenen Betriebe. Vgl. Hygiene.

Flüchtling: (engl.) *refugee*; nach Art. 1 Abschnitt A Nr. 2 der Genfer* Flüchtlingskonvention Bez. für eine Person, die sich aus begründeter Furcht vor Verfolgung wegen ihrer Rasse, Religion, Nationalität, Zugehörigkeit zu einer bestimmten sozialen Gruppe od. wegen ihrer politischen Überzeugung außerhalb des Landes befindet, dessen Staatsangehörigkeit sie besitzt, u. den Schutz dieses Landes nicht in Anspruch nehmen kann od. wegen dieser Befürchtungen nicht in Anspruch nehmen will; in Deutschland wird der Begriff nicht nur analog dieser Definition für einen ausländischen Staatsangehörigen od. Staatenlosen verwendet, sondern auch für die nach dem Zweiten Weltkrieg aus den ehemaligen ostdeutschen Gebieten Vertriebenen bzw. für spätere DDR-Flüchtlinge. In den Bestimmungen des Bundesvertriebenengesetzes, in Verwaltungsvorschriften sowie Urteilen des Bundesverwaltungsgerichts wird unterschieden zwischen Vertriebenen, Umsiedlern, Aussiedlern, Spätaussiedlern, Übersiedlern, Flüchtlingen, Sperrebrechern u. Sonstigen. **Kontingentflüchtling** ist ein Flüchtling aus einer Krisenregion, der ohne individuelle Fallprüfung i. R. internationaler humanitärer Hilfsaktionen aufgenommen wird. Als **Defacto-Flüchtling** wird eine Person bezeichnet, die zwar nicht als politisch verfolgter Flüchtling (s. Verfolgung) anerkannt wird, jedoch aus stichhaltigen Gründen, z. B. (Bürger-)Krieg od. kriegsähnliche Zustände, Besetzung durch eine ausländische Macht sowie Ereignisse, welche die öffentliche Ordnung in Teilen od. im gesamten Gebiet des Landes schwerwiegend stören (z. B. Naturkatastrophen), nicht bereit ist, in seine Heimat zurückzukehren, u. bei dem aus rechtlichen Gründen eine Abschiebung* auch nicht möglich ist. **Bürgerkriegsflüchtling** ist eine Untergruppe des Defacto-Flüchtlings. **Asylberechtigter** ist ein Flüchtling, der als politisch Verfolgter Asylrecht* genießt. Er hat als Asylbewerber einen Antrag gestellt, der in einem förmlichen Verfahren geprüft worden ist u. zu seiner Anerkennung geführt hat. **Rechtliche Grundlage:** Nationale u. internationale rechtliche Regelungen im Asylrecht u. in der Genfer Flüchtlingskonvention; ferner das Flüchtlingshilfegesetz als Teil des Lastenausgleichsrechts, das soziale Leistungsansprüche deutscher Vertriebener u. Flüchtlinge nach dem Ende des Zweiten Weltkrieges regelt.

Fluoridierung: (engl.) *fluoridation*; gesetzlich geregelte Zusetzung von Fluoriden zu Lebensmitteln (z. B. Trinkwasser, Salz) u. Zahnpflegemitteln zur Kariesprophylaxe*; **Ziel:** kontinuierliche Fluoridzufuhr wirkt bereits vor dem Zahndurchbruch kariesprophylaktisch; der Fluoridgehalt in Lebensmitteln u. Trinkwasser ist in Deutschland i. d. R. sehr gering u. reicht somit für eine karioprotektive Wirkung nicht aus. Eine Erhöhung der Fluoridierung (seit 1991 für den individuellen Salzgebrauch, seit 1998 mit Ausnahmegenehmigung auch in der Gemeinschaftsverpflegung) sowie die lokale Anwendung in der Zahnpflege werden empfohlen.

FMEA: Abk. für Fehler*-Möglichkeits- und Einfluss-Analyse.

FMS: Abk. für Fibromyalgiesyndrom*.

Förderung der Arbeitsaufnahme: (engl.) *promotion to take up employment*; Leistungen der Bundesagentur* für Arbeit, die Arbeitnehmer* zur Förderung der Aufnahme einer Beschäftigung erhalten können; **Ziel:** Aufnahme einer Arbeit od. Begründung eines Ausbildungsverhältnisses ermöglichen, drohende Arbeitslosigkeit abwenden od. offene Stellen besetzen; **Voraussetzung:** der Arbeitsuchende kann die Kosten nicht selbst tragen; **Leistung:** 1. Zuschuss zu Bewerbungskosten; 2. Zuschuss zu Reisekosten; 3. Mobilitätshilfen* für Arbeitslose, die eine versicherungspflichtige Beschäftigung aufnehmen wollen; **Leistungsberechtigte:** Arbeitsuchende, die bei der Bundesagentur für Arbeit gemeldet u. arbeitslos od. von Arbeitslosigkeit bedroht sind, sowie Ausbildungssuchende; **Rechtliche Grundlage:** §§ 45–47 u. 53–55 SGB III; **Hinweis:** es besteht kein Rechtsanspruch.

Folgeerkrankung: (engl.) *sequelae*; ursächlich infolge einer Ersterkrankung auftretende Erkrankung; **Beispiel:** unzureichend behandelter Hypertonus mit nachfolgendem Herzinfakt; bei Scharlach können die für die scharlachtypischen Symptome verantwortlichen Bakterientoxine Folgeschädigungen an Gelenken, Herz u. Nieren verursachen (sog. rheumatisches Fieber). Folgeerkrankungen können an Bedeutung die Grunderkrankung übertreffen u. zur sog. Hauptdiagnose werden. Bei Multimorbidität sind ursächliche Erst- bzw. Folgeerkrankungen insbes. retrospektiv mitunterschwierig zu klären, dies ist im Hinblick auf sozial- u. versicherungsrechtliche Fragestellungen aber von Bedeutung; vgl. Kausalitätslehre, sozialrechtliche.

Folgeschaden: s. Kausalitätslehre, sozialrechtliche.

Folgeverordnung: (engl.) *repeat prescription*; Begriff aus den Heilmittel*-Richtlinien des Gemeinsamen Bundesausschusses der GKV für die einer Erstverordnung* folgenden Verordnungen von Heilmitteln im Regelfall*.

Follow-up-Studie: (engl.) *follow-up study*; Studie, in der die Individuen, Gruppen od. zuvor definierte Populationen, für die zu einem früheren Zeitpunkt bereits Daten erhoben wurden, über einen festgelegten Zeitraum nachverfolgt werden, um zu erfassen, ob ein bestimmtes Ereignis (z. B. ein Tumorrezidiv) eingetreten ist; vgl. Kohortenstudie.

Folter: (engl.) *torture*; Bez. für jede Handlung, durch die einer Person vorsätzlich große körperliche od. seelische Schmerzen od. Leiden zugefügt werden,

gene Tat zu bestrafen, um sie od. einen Dritten einzuschüchtern od. zu nötigen od. aus einem anderen, auf irgendeiner Art von Diskriminierung* beruhenden Grund („Übereinkommen gegen Folter u. andere grausame, unmenschliche od. erniedrigende Behandlung od. Strafe" der Vereinten Nationen vom 10.12.1984); **Vorkommen:** Folter ist regelmäßiger Bestandteil von politischer Verfolgung* u. Terror. Obwohl verschiedene internationale Konventionen Folter verbieten, lagen Amnesty International 2005 aus 104 Ländern Berichte von stattgefundenen Folterungen u. Misshandlungen vor. Die meisten Folterüberlebenden in Deutschland sind asylsuchende Flüchtlinge*. **Folgen: 1. Akute Folgen** der Folter sind neben körperlichen Folgen der Gewalteinwirkungen, extremen Schmerzen, Angst u. Ohnmacht häufig Beeinträchtigungen der Aufmerksamkeit u. Veränderungen des Bewusstseins u. der Verlust der Kontrolle über den eigenen Körper. **2. Langfristige Folgen** für Folterüberlebende sind als häufigste psychische Störungen posttraumatische Belastungsstörungen* (Abk. PTBS) u. depressive Störungen. Nach einer oft lang andauernden Verfolgungssituation mit sich wiederholender, chronischer Traumatisierung besteht häufig eine komplexe PTBS. Dennoch entwickelt nicht jeder Folterüberlebende eine diagnostizierbare klinische Störung. Folter führt ferner dazu, dass Menschen in anderen Staaten asylrechtlichen Schutz (s. Asylrecht) suchen, was erneute Belastungen u. Traumatisierungen zur Folge haben kann (Arbeitsverbot, beengte Wohnsituation, eingeschränkte Gesundheitsversorgung, Gewalt gegen Ausländer). **Frauen** werden auch aufgrund ihrer Geschlechtszugehörigkeit u. wegen Verstößen gegen die damit verbundenen geschlechtsspezifischen Normen (z. B. Berufsverbote, Kleiderordnung) gehäuft Opfer von Folter. Die Folter von Frauen ist regelmäßig mit sexualisierter Gewalt verbunden (s. Missbrauch, sexueller). In manchen Gesellschaften zerstört sexualisierte Gewalt gegen Frauen die Ehre der Frauen u. ihrer männlichen Familienangehörigen u. des Kollektivs, dem sie angehört. Sie zieht für die Frauen oft existenzgefährdende Konsequenzen nach sich (z. B. Verstoßung aus dem Familienverband). Auch **Männer** werden häufig sexualisiert gefoltert, i. d. R. von männlichen Tätern. **Hinweis:** Folter erlitten zu haben gilt in Deutschland nicht als Asylgrund, sondern lediglich als Abschiebehindernis. In vielen Ländern existieren Beratungs- u. Behandlungseinrichtungen speziell für Folterüberlebende, die oftmals über das internationale Netzwerk International Rehabilitation Council for Torture Victims (Abk. IRCT) kooperieren.

Fondsmodell: s. Gesundheitsfonds.

Food and Drug Administration: Abk. FDA; Verbraucherschutzorganisation u. Teil des staatlichen die zeitnahe Bereitstellung sicherer neuer Produkte bzw. Verfahren unterstützt u. deren Wirkung kontinuierlich wissenschaftlich überprüft wird so wie entsprechend gesicherte Informationen der Öffentlichkeit zur Verfügung gestellt werden; 8 Zentren sind zuständig für die Sicherheit u. Wirkungsweise von Nahrungsmitteln, Medikamenten, medizinischen u. radiologischen Verfahren, biologischen Produkten, Kosmetik, strahlungsemittierenden Geräten sowie veterinärmedizinischen Produkten u. Tierfutter.

forensisch: (engl.) *forensic*; gerichtlich, gerichtsmedizinisch; vgl. Rechtsmedizin.

Forest-Plot: graphische Darstellung eines Effektmaßes, z. B. eines Odds*-Ratios in Metaanalysen* von z. B. Therapiestudien; die in die Metaanalyse einbezogenen Studien werden mit ihrem jeweiligen Effektmaß u. dem Vertrauensbereich in den Plot waagerecht untereinander eingetragen, das Effektmaß durch ein Kästchen dargestellt, der Vertrauensbereich durch einen waagerechten Strich. Die Größe des Kästchens gibt das Gewicht der Studie in der Metaanalyse an, die Breite des Strichs zeigt die Ausdehnung des Konfidenzintervalls*; die X-Achse wird logarithmisch beschriftet als Senkrechte wird eine sog. No-effect-line so eingezeichnet, dass sie die 1 auf der X-Achse schneidet. Unter der Darstellung der Einzelstudien findet sich direkt über der X-Achse eine Raute, das (gepoolte) Effektmaß. Wird die No-effect-line geschnitten, so liegt statistisch keine Signifikanz des Ergebnisses vor.

Formula magistralis: (engl.) *magistral formula*; syn Magistralformel; alle Arzneimittel, die in einer Apotheke nach ärztlicher Vorschrift für einen bestimmten Patienten zubereitet werden; erprobte ärztliche Vorschriften; u. a. Reichsformeln (RF), Deutsche Rezeptformeln (DRF), Formulae magistrales Berolinenses (FMB), Praescriptiones Magistrales (PM), Formularium Helveticum (FH), Formulae Austriacae (FA), Neues Formularium Austriacum (NFA), Neues Rezeptur-Formularium (NRF).

Formula officinalis: (engl.) *officinal formula*; alle in der Apotheke* nach Vorschrift eines amtlichen Arzneibuchs* zubereiteten Arzneimittel*, die für die unmittelbare Abgabe an die Patienten bestimmt sind, die Kunden dieser Apotheke sind.

Fortbildung: (engl.) *continuing medical education, advanced education*; **1.** umgangssprachlich im nichtärztlichen Bereich auch Weiterbildung; **2.** für Ärzte berufsbegleitendes Lernen mit dem Ziel des Erhalts u. der ständigen Aktualisierung der fachlichen Kompetenz unabhängig vom Stand der Weiterbildung*. Die ärztliche Berufsordnung* legt eine grundsätzliche **Fortbildungspflicht** fest, wobei die Form des Wissenserwerbs individuell frei gestellt ist (z. B. Literaturstudium od. Fortbil

dungsveranstaltung erfolgt über Fortbildungspunkte, mit denen Fortbildungsmaßnahmen nach definierten Standards bewertet werden; im Anerkennungsverfahren für die ärztliche Fortbildung entspricht 1 **Fortbildungspunkt** einer Fortbildungseinheit von 45 Minuten (vgl. Zertifizierung). Die Landesärztekammer kann ein Fortbildungszertifikat erteilen, wenn innerhalb eines der Antragstellung vorausgehenden Zeitraums von 5 Jahren Fortbildungsmaßnahmen abgeschlossen wurden, die mit einer Mindestzahl von 250 Punkten bewertet wurden, von denen mindestens 150 durch fachspezifische Fortbildung erworben sein müssen. Vgl. Continuing Medical Education. **3.** Nach dem Arbeitsförderungsrecht u. i. R. der Leistungen* zur Teilhabe am Arbeitsleben Form der Weiterbildung (s. Bildung, berufliche).

Framework Convention on Tobacco Control: Abk. FCTC; 2005 in Kraft getretene völkerrechtlich bindende Tabakrahmenkonvention der WHO*, die Vorschläge u. rechtliche Artikel zur Maßnahmen enthält, den Tabakkonsum deutlich zu reduzieren; z. B. Werbeverbote, Warnhinweise, Preiserhöhungen, den Schutz vor Passivrauchen u. Handelsbeschränkungen für Tabakprodukte; Deutschland hat die Konvention ratifiziert u. sich damit verpflichtet, die Bestimmungen zur Tabakkontrolle in nationales Recht umzusetzen. Der Konvention folgend soll dies spätestens nach Ablauf von 5 Jahren erfolgt sein. Vgl. Raucherentwöhnung.

Framingham-Studie: (engl.) *Framingham (Heart) Study*; in Framingham (Boston, Massachusetts, USA) seit 1949 durchgeführte, prospektive Kohortenstudie unter Teilnahme von ursprünglich 5209 erwachsenen Einwohnern u. ihren Nachkommen zu den Risikofaktoren für kardiovaskuläre Erkrankungen; **Ziel:** Erfassung von Zusammenhängen zwischen verschiedenen Risikofaktoren* (z. B. Nicotinkonsum, Bluthochdruck, Bewegungsmangel) u. der Manifestation kardiovaskulärer Erkrankungen bzw. der Mortalität.

Frank, Johann Peter (1745–1821): Arzt, Sozialhygieniker; 1769 Hofarzt in Rastatt, 1772 Physikus in Bruchsal, 1784 Professor für praktische Medizin in Göttingen, 1785 Leitung der Klinik in Pavia, 1795 Professor an der Medizinischen Klinik Wien, 1804 Professor u. Direktor der Klinik in Wilna, 1807–1808 Leibarzt des russischen Zaren Alexander I. in St. Petersburg; **Bedeutung:** gilt als Begründer der öffentlichen Hygiene* u. eines sozialmedizinisch geprägten Gesundheitsdienstes. Mit seinem Hauptwerk schuf er ein erstes, der Aufklärung verpflichtetes Handbuch, das für alle Lebensbereiche staatliche Steuerungsmaßnahmen zur Sicherung des Allgemeinwohls u. des Staatswohlstandes vorschlug. Aus der Vorstellung, dass Krankheit nicht als gottgegeben, sondern als sozial

lichungen: System einer vollständigen medicinischen Polizey, 6 Bände (1779–1819).

Frauenarbeitsschutz: s. Mutterschutzgesetz.

Frauenförderung: (engl.) *advancement of women*; Maßnahmen mit dem Ziel der beruflichen Förderung von Frauen; das Frauenfördergesetz („Gesetz zur Durchsetzung der Gleichberechtigung von Frauen u. Männern", Abk. GleiBG 2, vom 24.6.1994, BGBl. I S. 1406) wurde durch das Bundesgleichstellungsgesetz, Abk. BGleiG („Gesetz zur Gleichstellung von Frauen u. Männern in der Bundesverwaltung u. in den Gerichten des Bundes", vom 30.11.2001, BGBl. I S. 3234, geändert am 14.8.2006, BGBl. I S. 1897) abgelöst, das aufgrund der im GG festgelegten Gesetzgebungs- u. Verwaltungszuständigkeiten nur im Bereich der Bundesverwaltung, Gerichte des Bundes, privatrechtlich organisierten Einrichtungen der Bundesverwaltung u. nicht in den Länderverwaltungen od. der freien Wirtschaft gilt; das Gesetz sieht u. a. die Aufstellung von Frauenförderplänen sowie die Bestellung von Gleichstellungsbeauftragten in Dienststellen bestimmter Größe vor u. enthält Regelungen zur Verwirklichung des Gebots einer geschlechtsneutralen Stellenausschreibung u. zur Vereinbarkeit von Familie u. Erwerbstätigkeit. Auf Länderebene existieren vergleichbare Initiativen.

Frauenforschung: (engl.) *women's studies*; interdisziplinärer Forschungsbereich, in dem die Lebensbedingungen von Frauen durch Methoden der empirischen Sozialforschung* untersucht werden; abzugrenzen von Gender* Studies.

Frauenhandel: s. Menschenhandel.

Freie Wohlfahrtspflege: s. Wohlfahrtspflege.

Freifahrt: s. Beförderung Schwerbehinderter, unentgeltliche.

Freizügigkeit: (engl.) *freedom of movement*; **1. innerstaatlich:** allen Deutschen gewährleistete Möglichkeit, ohne Behinderung durch die Staatsgewalt an jedem Ort innerhalb des Bundesgebiets Aufenthalt u. Wohnsitz zu nehmen; darüber hinaus ist allen Deutschen das Recht garantiert, in das Bundesgebiet einzureisen u. einzuwandern bzw. ins Ausland zu reisen od. auszuwandern; **Rechtliche Grundlage:** Grundrecht der Freizügigkeit nach Art. 11 GG; kann durch Gesetz eingeschränkt werden, wenn eine ausreichende Lebensgrundlage nicht vorhanden ist, so dass der Allgemeinheit besondere Lasten entstehen würden, ferner wenn die Einschränkung zum Schutz der Jugend vor Verwahrlosung, zur Seuchenbekämpfung od. zur Verhinderung strafbarer Handlungen erforderlich ist u. schließlich zur Abwehr drohender Gefahren od. zur Bekämpfung von Naturkatastrophen. Das Recht auf Freizügigkeit gilt nicht für Ausländer, deren Aufenthalt u. Einreise gesetzlich beschränkt werden können. **2. überstaatlich:** im zwischenstaatlichen Austausch über die jeweiligen Staats-

zügigkeit der Arbeitnehmer; umgesetzt sind diese Prinzipien der Freizügigkeit der Arbeitnehmer in der Politik des Gemeinsamen Marktes (Binnenmarkt) der Europäischen Gemeinschaft nach Art. 39–42 EG-Vertrag. Das Freizügigkeitsgebot soll den abhängig Beschäftigten die Wahl ihres Arbeitsplatzes im gesamten Gemeinschaftsgebiet ermöglichen (s. Wanderarbeitnehmer). Für die neuen Mitgliedstaaten erhält die Beitrittsakte bezüglich der vollständigen Freizügigkeit der Arbeitnehmer, abgesehen von Malta u. Zypern, gestaffelte Übergangsfristen von bis zu 7 Jahren. Das Recht auf Freizügigkeit gilt nicht für Ausländer aus Staaten außerhalb der EU, deren Aufenthalt u. Einreise gesetzlich beschränkt werden können. Vgl. Migration.

Fremdbestimmung: (engl.) *heteronomy*; Beeinträchtigung der Selbstbestimmung*; z. B. durch wohlmeinend lebensverlängerndes ärztliches od. pflegerisches Handeln, wenn ein Patient infolge mangelhafter Aufklärung, mangelhafter geistiger Klarheit od. emotionaler Ausnahmesituation nicht rechtswirksam einwilligen kann.

Fremdgefährdung: (engl.) *danger to others*; liegt vor, wenn jemand eigenverantwortlich einen anderen der drohenden Gefahr in vollem Bewusstsein des Risikos aussetzt; weiterhin zählt auch die Gefährdung durch Krankheitsfolgen (z. B. Infektion*, Sehstörungen) zur Fremdgefährdung.

Fremdkassenzahlungsausgleich: (engl.) *fiscal equalisation*; dient dem internen Zahlungsausgleich zwischen KVen, sofern Patienten Leistungen von Vertragsärzten im Zuständigkeitsbereich einer anderen KV in Anspruch nehmen; der Ausgleich der Gesamtvergütungen wird durch Richtlinien der KBV über „die überbezirkliche Durchführung der vertragsärztlichen Versorgung u. den Zahlungsausgleich hierfür (Fremdkassenzahlungsausgleich)" geregelt. Nach dem Wohnortprinzip entrichtet die Krankenkasse die sog. Gesamtvergütung* unabhängig vom Ort der Inanspruchnahme der Leistung pauschal mit befreiender Wirkung (Erfüllung aller Zahlungsverpflichtungen) immer an diejenige KV, in deren Zuständigkeitsbereich der Patient wohnt. Über diese Gesamtvergütung wird ein bundesweiter Anspruch i. R. des Sicherstellungsauftrags* der ambulanten Krankenbehandlung durch die KVen bewirkt.

Fremdrentenrecht: (engl.) *Foreign Pension Law*; im Fremdrentengesetz (Abk. FRG) festgeschriebene Regelungen, welche die Rentenansprüche* für Vertriebene, Aussiedler u. Spätaussiedler festlegen; danach werden diese Personen rentenrechtlich so gestellt, als hätten sie ihr Arbeitsleben im Bundesgebiet verbracht. Für ihre in den Herkunftsländern zurückgelegten Beitragszeiten* u. Beschäftigungszeiten* erhalten sie für die Rentenberechnung* Tabellenentgelte angerechnet, die im Ergebnis

gedeckten Leistungen nach § 291 b SGB VI.

Friedhofs- und Bestattungshygiene: (engl.) *cemetery and burial hygiene*; Maßnahmen, die im Zusammenhang mit der Beseitigung von Leichen zu beachten sind, geregelt durch das Bestattungs- u. Leichenrecht der Länder; dienen Gewährleistung der öffentlichen Sicherheit u. Ordnung, insbes. der Gesundheit der Bevölkerung, der Würde des Verstorbenen, des sittlichen Empfindens der Allgemeinheit u. der Belange des Strafrechts. Vgl. Leichenschau.

Friktionskostenansatz: (engl.) *friction cost method* Modifikation des Humankapitalansatzes* zur Berechnung der indirekten Kosten einer Krankheit, bei der nicht der potentielle Ausfall an Produktion sondern der tatsächliche Produktionsausfall gemessen wird; bemisst sich an der Zeit, die bis zur Einstellung eines neuen Arbeitnehmers vergeht (sog. Friktionsperiode).

Fristenlösung: s. Schwangerschaftsabbruch.

Fruchtbarkeitsziffer: syn. Fertilitätsrate*.

Frühberentung: (engl.) *early retirement*; vorzeitige Inanspruchnahme von bestimmten Renten* wegen Alters (vorgezogene Altersrenten) in der GRV abzugrenzen von Renten wegen verminderter Erwerbsfähigkeit*.

Früherkennung: (engl.) *early detection*; möglichs frühzeitiges Erkennen vorhandener Krankheiten* Entwicklungsstörungen bzw. Behinderungen* od Zeichen von u. Risikofaktoren* für Gesundheits probleme u. Krankheiten; vgl. Vorsorge, Gesund heitsuntersuchungen, Früherkennung, Kinder frühherkennungsuntersuchung, Screening.

Frühförderstelle: (engl.) *early childhood mental health support centre*; Einrichtung, die der Früherkennung u. -behandlung von Behinderung bedrohter, behinderter od. entwicklungsverzögerter Kinder dient; **Aufgabe:** Beratung, fachliche Angebote, persönliche Zuwendung u. Gedankenaustausch in Gesprächsgruppen für Eltern, Betreuung von Kindern in Kindertagesstätten u. Beratung der Erzie her; nach § 30 SGB IX ist seit dem 1.7.2001 die Arbeit von interdisziplinären Frühförderstellen u. sozialpädiatrischen Zentren* gleichgestellt. Vgl Frühförderung.

Frühförderung: (engl.) *early advancement*; Oberbegriff für die Diagnostik u. (pädagogische) Förderung von Kindern, die in ihrer Entwicklung ernsthaft gefährdet sind, die Beratung ihrer Eltern u. die Kooperation mit Institutionen, die das Kind ebenfalls betreuen (z. B. Kindergarten, Schule, Kinderarzt); Diagnostik, Behandlungs- u. Betreuungskonzepte berücksichtigen i. d. R. medizinische psychologische u. pädagogische Aspekte. Das System der Frühförderung umfasst interdisziplinäre Frühförderstellen* u. sozialpädiatrische Zentren* Sonderkindergärten, Erziehungs- u. Familienbera tungsstellen (s. Erziehungsberatung), Einrichtun

kein einheitliches System der Frühförderung. **Kostenträger:** GKV, Träger der Sozialhilfe u. der öffentlichen Jugendhilfe; **Rechtliche Grundlage:** § 30 SGB IX, § 43 a SGB V, § 119 SGB V.

Frühgeburt: (engl.) *preterm birth*; Geburt vor Beendigung von 37. Schwangerschaftswoche (Abk. SSW) post menstruationem; Häufigkeit in Deutschland liegt bei etwa 7 %; ein erhöhtes Frühgeburtsrisiko besteht von maternaler Seite bei Infektionen, insbes. vaginalen Infektionen in der Schwangerschaft, Erkrankungen wie Diabetes mellitus od. arterieller Hypertonie, uterinen Besonderheiten (z. B. Myomen), von fetaler Seite bei Mehrlingsschwangerschaften od. Fehlbildungen; ungünstige Einflussfaktoren sind ferner Nicotin- od. Drogenabusus, körperlicher od. psychosozialer Stress; der Geburtszeitpunkt hat einen wesentlichen Einfluss auf die Überlebensfähigkeit des Kindes sowie die Wahrscheinlichkeit des Auftretens schwerer geistiger u. körperlicher Behinderungen. Eine Frühgeburt vor der 22. SSW gilt als nicht überlebensfähig, im rein rechtlichen Sinn handelt es sich um eine Fehlgeburt*. Ab der 23. SSW steigen die Überlebenschancen deutlich, jedoch sterben noch ca. 50 % der Kinder in dieser SSW, von den Überlebenden haben wiederum die Hälfte schwerwiegende Behinderungen. **Sozialmedizinische Bedeutung:** Bei Vorliegen einer Frühgeburt verlängert sich die Mutterschutzfrist (§ 6 Mutterschutzgesetz*) post partum von 8 auf 12 Wochen, mit entsprechendem Anspruch auf Mutterschaftsgeld*. Nach dem Personenstandsgesetz sind alle Lebend- u. Totgeborenen mit einem Geburtsgewicht ab 500 g meldepflichtig. Vgl. Lebendgeburt, Totgeburt.

Frühmobilisation: (engl.) *early mobilisation*; frühzeitig einsetzende akutmedizinische, funktionsorientierte Einzeltherapie von Patienten, die wegen eines akuten Gesundheitsproblems mit schwerer Beeinträchtigung der Funktionsfähigkeit (z. B. Schlaganfall, Herzinfarkt, Schenkelhalsfraktur) im Krankenhaus behandlungsbedürftig sind; angewandt z. B. nach operativen Eingriffen od. nach mit Beeinträchtigung der Mobilität verbundenen Akutereignissen mit dem Ziel der Verhütung typischer Komplikationen bei längerer Bettlägerigkeit (Lungenentzündung, Thrombose, Kontrakturen u. a.); Frühmobilisation gilt als Voraussetzung für die Anschlussrehabilitation (s. Anschlussheilbehandlung) der Rentenversicherungsträger. Vgl. Frührehabilitation, Phasenmodell der neurologischen Rehabilitation.

Frührehabilitation: (engl.) *postacute rehabilitation*; frühzeitig einsetzende rehabilitationsmedizinische Behandlung von Patienten durch gleichzeitige u. koordinierte akut- u. rehabilitationsmedizinische stationäre Versorgung; insbes. angewandt bei Patienten mit schweren neurologischen

tationsbedürftigkeit: Vorliegen einer voraussichtlich nicht nur vorübergehenden relevanten Beeinträchtigung der Körperfunktionen, Körperstrukturen u./od. Aktivitäten bei Patienten i. R. der akutmedizinischen stationären Behandlung aufgrund einer körperlichen, geistigen od. seelischen Schädigung, durch die eine Beeinträchtigung der Teilhabe (Partizipation) droht od. bei einer bereits manifesten Beeinträchtigung der Teilhabe ohne frührehabilitative Interventionen eine hohe Wahrscheinlichkeit der Verschlimmerung dieser Beeinträchtigungen besteht. Dabei kann die Rehabilitationsfähigkeit* der Patienten erheblich eingeschränkt sein. **Frührehabilitationsfähigkeit:** liegt bei Nichterfüllung der Ausschlusskriterien vor: negative Willenserklärung eines geschäftsfähigen Patienten od. seines Betreuers bezüglich der Einleitung u. Durchführung von Maßnahmen der Frührehabilitation; **Frührehabilitationsprognose:** medizinisch begründete Wahrscheinlichkeitsaussage über die Erreichbarkeit des Rehabilitationszieles (s. Rehabilitationsprognose); Frührehabilitation unterscheidet sich von der Frühmobilisation* durch den mehrdimensionalen u. interdisziplinären Ansatz der medizinischen Rehabilitation. **Leistungsträger:** GKV nach § 39 Abs. 1 SGB V. **Geriatrische Frührehabilitation:** s. Komplexbehandlung, geriatrische frührehabilitative.

Frührentner: s. Frühberentung.

Frühschicht: s. Schichtarbeit.

Frühsterblichkeit: s. Mortalität.

F-Test: (engl.) *F-test*; statistischer Test, dessen Prüfgröße unter der Nullhypothese einer F-Verteilung (s. Wahrscheinlichkeitsverteilung) folgt; **Anwendung: 1.** in statistischen Modellen, um stochastisch unabhängige Varianzquotienten von zumindest approximativ normalverteilten Größen zu testen; die resultierende F-Verteilung hat 2 (Zähler- u. Nenner-) Freiheitsgrade. **2.** v. a. im Rahmen von Varianzanalysen (s. Varianz) u. bei der Regression*; der verbreitetste F-Test vergleicht k Stichproben auf Lageunterschiede (Einwegvarianzanalyse).

Fürsorge: (engl.) *(public) welfare*; bezeichnet ein aus der Ethik der Barmherzigkeit entstandenes System; **1.** System der **öffentlichen Fürsorge:** zusammenfassender Begriff für die soziale Sicherung* in einem Gemeinwesen; **2. Sozialfürsorge od. Jugendfürsorge:** veraltete Bez. für sozialpädagogische Hilfen im weitesten Sinne bzw. Kinder- u. Jugendhilfe. Vgl. Fürsorgeprinzip, Gesundheitsfürsorge, Fürsorgepflicht.

Fürsorgeleistungen bei Pflegebedürftigkeit: s. Hilfe zur Pflege.

Fürsorgepflicht: (engl.) *duty of care*; **1.** Fürsorgepflicht des Arbeitgebers gegenüber dem Arbeitnehmer; **Formen: a) allgemeine** Fürsorgepflicht: Fürsorgepflicht des Arbeitgebers, die jedes Arbeits-

vor Gefahren für Leben u. Gesundheit (§ 618 BGB u. Vorschriften des Arbeitsschutzes* u. der Arbeitssicherheit*). Auch die Verpflichtung zur menschengerechten Arbeitsgestaltung u. die Sorgfaltspflichten bei Berechnung u. Abführung der Sozialversicherungsbeiträge gehören zur Fürsorgepflicht. **b) besondere** Fürsorgepflicht: besteht gegenüber schwerbehinderten Arbeitnehmern; das Schwerbehindertenrecht begründet einen besonderen beruflichen Förderungsanspruch, indem es vom Arbeitgeber verlangt, schwerbehinderte Menschen so zu beschäftigen, dass diese ihre Fähigkeiten u. Kenntnisse möglichst voll verwerten u. weiterentwickeln können (§ 81 Abs. 4 SGB IX). Ferner sind die Regelungen des besonderen Kündigungsschutzes* einzuhalten. Im Öffentlichen Dienst wird die besondere Fürsorgepflicht für schwerbehinderte Beschäftigte vielfach in Erlassen konkretisiert (sog. Fürsorgeerlasse). **c)** Eine **Fürsorgepflicht** besteht auch für den **Dienstherrn gegenüber seinen Beamten** u. dessen Familien (Art. 33 Abs. 5 GG). Diese Fürsorge wird vom Dienstherrn über viele Einzelvorschriften ausgeübt (z. B. Arbeitsschutz, Beihilfe*) bzw. über die Generalklausel aus § 79 Bundesbeamtengesetz. Für Soldaten besteht eine ähnliche Fürsorgepflicht. Vgl. Mobbing. **2.** Fürsorgepflicht der Eltern bzw. Personensorgeberechtigten gegenüber ihren Kindern bzw. Schutzbefohlenen; die Umgangsvereitelung mit dem nichtbetreuenden Elternteil kann eine Verletzung der Fürsorgepflicht sein; vgl. Sorgerecht. **3.** Fürsorgepflicht des Jugendamtes*; s. Jugendfürsorge, vgl. Fürsorgeprinzip. **4.** Die Fürsorgepflicht von Lehrern u. Erziehern in Einrichtungen verpflichtet, Kinder u. a. vor Gefahren, vor Gewalt zu schützen, solange sie in ihrer Obhut sind.

Fürsorgeprinzip: (engl.) *principle of beneficience*; Gestaltungsprinzip der sozialen Sicherung*; in Deutschland umgesetzt durch die Gewährung steuerfinanzierter staatlicher Leistungen ohne vorausgegangene Gegenleistung des Bürgers. Der Rechtsanspruch auf Leistungen wie z. B. Sozialhilfe* od. Jugendhilfe besteht unter der Voraussetzung des Nachweises der Bedürftigkeit u. des Bedarfs; dem Fürsorgeprinzip stehen das Versorgungsprinzip* u. das Versicherungsprinzip* gegenüber.

Fürsorgestelle: (engl.) *welfare agency*; kommunale Einrichtung, die Fürsorgeleistungen (s. Kriegsopferfürsorge) nach dem Sozialen* Entschädigungsrecht entsprechend der Entscheidung der Hauptfürsorgestelle* ausführt; weitere Aufgaben je nach Bundesland möglich.

functional capacity evaluation: Abk. FCE; Bez. für übergeordnete systematische Verfahren zur Beurteilung der funktionalen Leistungsfähigkeit* von Personen; die meisten FCE-Systeme basieren auf gen u. Fingerfertigkeit), von denen ausgehend Arbeitssituationen simuliert werden. FCE-Systeme sind daher aktivitätsorientiert im Gegensatz zu organspezifischen Leistungsuntersuchungen od Einschätzungen in Fragebögen. Je nach Anforde rung kann die Untersuchung berufsspezifisch re levanter Aktivitäten ergänzt werden. Vgl. ERGOS EFL.

functional independence measure: Abk. FIM funktionaler Selbständigkeitsindex; Instrument zur Beurteilung von Alltagsaktivitäten, funktio nellen Einschränkungen u. Pflegebedürftigkeit an hand von 6 Bereichen (Selbstversorgung, Kontinenz, Transfer, Fortbewegung, Kommunikation Kognition) mit insgesamt 18 Items; wird u. a. bei Patienten mit neurologischen Erkrankungen durchgeführt.

Funktionsdiagnose: (engl.) *functional diagnosis*; Formulierung einer medizinischen Diagnose in der Weise, dass das vorhandene Ausmaß einer ggf daraus folgenden Einschränkung körperlicher od psychomentaler Funktionen od. das Fehlen einer solchen Einschränkung deutlich wird; stellt die Verbindung der medizinischen Diagnose zur sozi almedizinischen Beurteilung der Leistungsfähigkeit* im Erwerbsleben her.

Funktionsdiagnostik: (engl.) *functional diagnostics* Einsatz von Untersuchungsverfahren, die darauf ausgerichtet sind, die spezifische organische od psychomentale Leistungsfähigkeit einer Person zu objektivieren; sozialmedizinisch relevant zur Quantifizierung von Fähigkeiten u. Fähigkeitsstö rungen* sowie zur Standardisierung von Ergebnissen u. Prozessen der Beurteilung der Leistungs fähigkeit* im Erwerbsleben (vgl. Assessments); **Verfahren: 1.** deskriptive Verfahren ohne Belastung (z. B. Neutral-Null-Methode, Bodyplethysmographie); **2.** leistungsbezogene Verfahren, bei denen die erhobenen Befunde einer definierten, reproduzierbaren Belastung gegenübergestellt werden (z. B. Spiroergometrie, psychometrische Tests); vgl. Belastungsuntersuchungen, vgl. Leistungsdiagnostik; **3.** komplexe Untersuchungsverfahren, ggf. computergestützt u. mit Arbeitsplatzsimulation (z. B. EFL*, ERGOS*).

Funktionseinschränkung: s. Einschränkung, funktionelle.

Funktionsfähigkeit: (engl.) *functioning*; **1.** (allg. Bez. für die Fähigkeit, physiologische u. psycho logische Leistungsanforderungen zu erfüllen; **2.** nach ICF* Bez. für alle Aspekte der funktionalen Gesundheit* hinsichtlich Körperfunktionen*, Körperstrukturen*, Aktivitäten* u. Teilhabe* vor dem Hintergrund der Kontextfaktoren* der betreffenden Person.

Funktionskrankenpfleger: s. Gesundheits- und Krankenpfleger.

Funktionspflege: s. Pflegesysteme.

tionen sowie des Hinauszögerns von Funktionsverlusten einzelner Organsysteme bzw. Körperteile, der Schmerzlinderung, der Beweglichkeitsverbesserung u. der Hilfe zur Selbsthilfe; ergänzende Leistung* nach §44 Abs.1 SGB IX; **Leistungsberechtigte:** behinderte u. von Behinderung bedrohte Menschen, um sie unter Beachtung der spezifischen Aufgaben des jeweiligen Rehabilitationsträgers möglichst auf Dauer in die Gesellschaft u. das Arbeitsleben einzugliedern; insbes. kann Funktionstraining bei Erkrankungen od. Funktionseinschränkungen des Stütz- u. Bewegungsapparates angezeigt sein. Vgl. Rehabilitationssport.

Fußpflege, medizinische: (engl.) *chiropody, podiatry;* pflegerisch-medizinische Behandlung am pathologisch veränderten Fuß; **Verfahren:** Abtragung von pathien infolge Diabetes mellitus od. bei rheumatischem Fuß, Spangenbehandlung, Hilfsmittel, Orthesen; **Kostenträger:** verordnungsfähig nach Heilmittelrichtlinien*; durchgeführt von Podologen od. medizinischen Fußpflegern.

Fußschutz: (engl.) *foot protection;* Teil der persönlichen Schutzausrüstung* eines Arbeitnehmers in Form einer Fußbekleidung in besonderer Ausführung zum Schutz des Fußes vor Verletzungen bei tätigkeitsbedingter Gefahr, z.B. durch Stoßen, Einklemmen, umfallende, herabfallende od. abrollende Gegenstände, durch Hineintreten in spitze od. scharfe Gegenstände od. durch heiße Stoffe u. heiße od. ätzende Flüssigkeiten; z.B. Sicherheitsschuhe mit Zehenschutzkappe gegen mechanische Einwirkungen.

F-Verteilung: s. Wahrscheinlichkeitsverteilung.

G

Garantenstellung: (engl.) (*position as a*) *guarantor*; über die normale Hilfspflicht hinausgehende besondere Pflichtenstellung (sog. Garantenpflicht) einer Person, für den Schutz bestimmter Rechtsgüter (z. B. Gesundheit, körperliche Unversehrtheit, Leben) anderer Personen Sorge zu tragen; die Garantenstellung beruht auf Gesetz (Ehegatte gemäß § 1353 BGB), auf Vertrag (Arzt, Pflegekräfte), auf enger Familien-, Lebens- u. Gefahrengemeinschaft (Verwandtschaft in gerader Linie) od. auf Ingerenz (vorangegangenes gefahrbegründendes Tun, z. B. Verursachung eines Unfalls). Von Relevanz ist die Garantenstellung weiterhin im Strafrecht bei den sog. unechten Unterlassungsdelikten. Der Täter verwirklicht einen Straftatbestand, der regelmäßig in einem Tun besteht, dadurch, dass er es unterlässt, den Eintritt des Erfolges zu verhindern, obwohl er rechtlich für das Nichteintreten einzustehen hat (§ 13 StGB). Besteht eine Rechtspflicht zum Handeln, unterlässt der Verpflichtete diese jedoch u. schädigt dadurch einen anderen, so kann sich aus seiner Garantenstellung eine strafrechtliche Verantwortlichkeit ergeben. Hieraus begründet sich auch die besondere Strafwürdigkeit der unterlassenen Hilfeleistung*, die der Arzt bei der Behandlung von Patienten inne hat. Vgl. Sterbehilfe, Suizid.

Gastarbeiter: s. Arbeitnehmer, ausländische.

Gastarbeitnehmer: (engl.) *guest worker*; ausländischer Arbeitnehmer*, der sich als Beschäftigter eines einheimischen Arbeitgebers, zeitlich eng befristet im Allg. zum Zweck der eigenen Fortbildung im Gastland aufhält (z. B. Gastarzt); meist ist eine höhere berufliche Qualifikation vorhanden; unterliegt der Sozialversicherungspflicht* in Deutschland; vgl. Saisonarbeitnehmer, Wanderarbeitnehmer, Werkvertragsarbeitnehmer.

Gatekeeper-Modell: s. Hausarztsystem.

G-BA: Abk. für Gemeinsamer* Bundesausschuss.

GCP: Abk. für (engl.) *Good* Clinical Practice*.

GdB: Abk. für Grad* der Behinderung.

G-DRG: Abk. für (engl.) *German-Diagnosis Related Group*; s. DRG.

Gebärdensprache: (engl.) *sign language*; auf Handzeichen beruhende Sprache zur Verständigung unter u. mit Gehörlosen; als eigenständige Sprache anerkannt (seit 1.5.2002), auf deren Verwendung hörbehinderte (Gehörlose, Ertaubte u. Schwerhörige) u. sprachbehinderte Menschen nach § 6 Behindertengleichstellungsgesetz (s. Gleichstellungsgesetz für Menschen mit Behinderung) ein Anrecht haben. Die Sprache ist nicht universell sondern regional u. kulturell gefärbt mit eigener Grammatik. Sie besteht aus konkret gebundenen bildhaften wie auch abstrakten Zeichen. **Gebärdensprachendolmetscher:** Dolmetscher der Gebärdensprache für Gehörlose, die nicht von den Lippen ablesen können. **Hinweis:** Der Gebärdensprachendolmetscher ist im Verwaltungsverfahren zu Lasten der Behörden zu bestellen (§ 17 SGB I) Vgl. Merkzeichen.

Gebiet: s. Fachgebiet.

Gebrauchsgegenstand des täglichen Lebens: (engl.) *utility object*; üblicher Haushaltsgegenstand der von Menschen mit u. ohne Behinderung benutzt wird u. dessen Einsatz eine Behinderung* positiv beeinflussen od. ausgleichen kann, ohne als Hilfsmittel* anerkannt zu sein (z. B. elektrischer Dosenöffner, verlängerter Schuhanzieher sofern dieser nicht z. B. an eine Fehlbildung der Hand angepasst werden muss); **Kostenträger:** keine Kostenübernahme durch gesetzliche Sozialleistungsträger; Ausnahme: bei orthopädischen Schuhen trägt der Versicherte pauschal die Kosten für Schuhe (76 EUR für Straßenschuhe) u. die gesetzliche Zuzahlung in Höhe von 10 EUR, die Krankenkasse übernimmt die theapeutisch bedingten Mehrkosten.

Gebrauchshand: s. Händigkeit.

Gebrechen: (engl.) *affliction*; veraltete Bez. für körperliche Unvollkommenheit u. Behinderung* 1990 wurde im Betreuungsgesetz die Bez. Gebrechen durch Behinderung ersetzt. Der Begriff existiert jedoch weiterhin z. B. in § 1572 BGB in der Formulierung „Unterhalt wegen Krankheit od Gebrechen".

Gebührenordnung: (engl.) (*medical*) *fee schedule*; Verzeichnis der Vergütung von Leistungen; **1. für Ärzte:** (Abk. GOÄ); in der Fassung vom 9.2.1996 (BGBl. I S. 210); zuletzt geändert am 4.12.2001 (BGBl. I S. 3320); bildet die Grundlage für die Berechnung u. Abrechnung der Vergütung für die nicht durch die Sozialversicherung (s. Bewertungsmaßstab, einheitlicher) abgedeckten beruflichen

den Bundesrat; ihr ist als Anlage das Gebühren-verzeichnis für ärztliche Leistungen beigegeben. Als Vergütung stehen dem Arzt nach der GOÄ Gebühren, Entschädigungen (z. B. Wegegeld) u. Ersatz bestimmter Auslagen zu. **2. für Zahnärzte:** (Abk. GOZ); in der Fassung vom 22.10.1987 (BGBl. I S. 2316), zuletzt geändert am 4.12.2001 (BGBl. I S. 3320), bildet die Grundlage für die Berechnung u. Abrechnung der Vergütung für die nicht durch die Sozialversicherung abgedeckten beruflichen Leistungen der Zahnärzte; der Gebühren-ordnung für Ärzte äquivalent; **3.** s. Ersatzkas-sen-Gebührenordnung. **Hinweis zur Gesund-heitsreform 2006:** Die Gesundheitsreform sieht bislang eine Ablösung der GOÄ durch eine Euro-Gebührenordnung vor, in der vergleichbare Leis-tungen in PKV u. GKV auch vergleichbar vergütet werden. Vgl. Bewertungsmaßstab, einheitlicher.

Geburtenkontrolle: s. Geburtenregelung.

Geburtenrate: (engl.) *birth rate*; syn. Geburtenziffer; Zahl der Lebendgeborenen eines Kalenderjahres bezogen auf die Bevölkerung zur Jahresmitte; sinkt mit zunehmender Industrialisierung (s. Abb.).

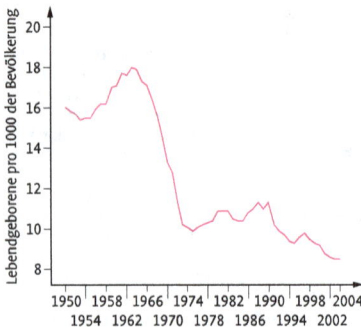

Geburtenrate: Mit der steigenden Akzeptanz der hormo-nalen Kontrazeption fällt die Geburtenrate Mitte der 60er Jahre in Deutschland stark ab. [5]

Geburtenregelung: (engl.) *birth control, population control*; Maßnahmen zur gezielten Einflussnahme auf Geburtenhäufigkeit u. Kinderzahl; **1.** individu-ell i. R. einer persönlichen Familienplanung* (z. B. durch Kontrazeption*); **2.** Festlegung der Kinder-zahl unter Berücksichtigung der Bevölkerungszahl aus demographischer Perspektive; bewusster ge-sellschaftlicher Prozess, durch anreizende od. ab-schwächende Maßnahmen, das Familienplanungs-verhalten von Menschen zu steuern, z. B. durch Aufklärung od. Propaganda, kostenlose Verteilung von Verhütungsmitteln, soziale u. materielle An-reize, rechtliche Maßnahmen.

über die Geborenen; verzeichnet die absolute An-zahl der Lebendgeborenen stratifiziert nach Alter der Mutter in Jahren u. ehelichem bzw. nichtehe-lichem Status sowie mit Angabe der Geborenen mit ausländischer Staatsbürgerschaft, die absolute An-zahl der Totgeborenen, die altersspezifische Ge-burtenrate* u. die allgemeine Fertilitätsrate*.

Geburtenziffer: syn. Geburtenrate*.

Geburtshaus: (engl.) *birth centre*; sog. andere Ein-richtung i. S. von § 197 RVO unter der Leitung von Hebammen, in der die Möglichkeit zur außerkli-nischen Geburt besteht; ärztliche Versorgung wie Möglichkeiten zu operativen Eingriffen u. Inten-sivbehandlung sind nicht gegeben; weitere Ange-bote des Geburtshauses beinhalten meist die vor- u. nachgeburtliche Hebammenbetreuung sowie Geburtsvorbereitungs-, Schwangerengymnastik- u. Rückbildungskurse; vgl. Hausgeburt.

Geburtskohorte: s. Kohorte.

Geburtsvorbereitung: (engl.) *birth preparation (course)*; vorbereitende Maßnahmen mit dem Ziel einer möglichst komplikationslosen u. schmerzar-men Geburt; **Maßnahmen: 1.** Schwangerschafts-gymnastik*; **2.** schonendes Kreislauftraining, Be-ckenbodentraining, Press- u. Entspannungsübun-gen mit Erlernen der Atemtechnik zur Unterstüt-zung der Wehen, Schwimmen; **3.** Vermittlung von Information über die Geburt u. Verhaltensweisen während der Geburt durch die Hebamme bzw. den Arzt.

Gedächtnis: (engl.) *memory*; **1. Kurzzeitgedächt-nis:** unmittelbares Gedächtnis, primäres Gedächt-nis, Kurzzeitspeicher; Fähigkeit, die Ereignisse od. Erfahrungen des unmittelbar vorausgehenden Zeitraums erinnern zu können; die Kapazität des Kurzzeitgedächtnisses ist hinsichtlich Zeit u. Um-fang begrenzt; die kurzzeitige Speicherung von Gedächtnisinhalten erfolgt im Allg. für weniger als eine halbe Minute (zeitlich befristetes Gedächt-nis). Die Weitergabe von Informationen aus dem zeitlich begrenzten Kurzzeitgedächtnis in das un-begrenzte Langzeitgedächtnis erfolgt durch Wie-derholung, Lernen u. (En-)Codierung, d. h. als aktiver Prozess. **Vergessen** als Verlust von Infor-mationen aus dem Kurzzeitgedächtnis resultiert aus dem Verstreichen der Zeit u./od. hängt mit Ereignissen zusammen, die mit dem zeitlichen Verstreichen auftreten. **2. Langzeitgedächtnis:** Fähigkeit zum Wiederaufrufen von vergangenen Ereignissen od. Erfahrungen; das Langzeitge-dächtnis ist das Gedächtnis für die langfristige Speicherung von Wahrnehmungen mit Konsoli-dierung von Gedächtnisspuren (Engrammen) über biochemische Verbindungen, die den Vorgang des Erinnerns ermöglichen; es gilt als zentraler u. theoretisch unbegrenzter Speicher, in den diejeni-gen Informationen gelangen, die zuvor das senso-rische Gedächtnis u. das Kurzzeitgedächtnis

nen. Die Speicherung ist dauerhaft, auch wenn nicht alle Inhalte abrufbar sind. Vergessen aus dem Langzeitgedächtnis resultiert in erster Linie aus einem Unvermögen, gespeicherte Informationen abzurufen.

Gefährdung der Erwerbsfähigkeit, erhebliche: (engl.) *significant endangerment of the ability to work*; besteht (nach den Auslegungsgrundsätzen der Rentenversicherungsträger zu den persönlichen u. versicherungsrechtlichen Vorraussetzungen der Leistungen zur Teilhabe in der Fassung vom 18.7.2002), wenn durch die gesundheitlichen Beeinträchtigungen u. die damit verbundenen Funktionseinschränkungen innerhalb von 3 Jahren mit einer Minderung* der Erwerbsfähigkeit zu rechnen ist; eine der persönlichen Voraussetzungen* für die Gewährung von Leistungen* zur Teilhabe; **Rechtliche Grundlage:** § 10 SGB VI.

Gefährdungsbeurteilung, arbeitsmedizinische: (engl.) *evaluation of (work related) hazards*; umfassender Prozess zur Gefährdungsanalyse am Arbeitsplatz nach normativen od. subjektiven Beurteilungskriterien bzw. aufgrund staatlicher Normen, z. B. im Rahmen einer Betriebsbegehung*; dabei sind u. a. die Technischen* Regeln u. DIN-Normen heranzuziehen; der Arbeitgeber ist nach § 5 Arbeitsschutzgesetz*, nach § 3 Betriebssicherheitsverordnung u. weiteren Vorschriften (z. B. Biostoffverordnung*) verpflichtet, für jede Tätigkeit eine Beurteilung der mit der Arbeit verbundenen Gefährdung (arbeitsbereichs-, tätigkeits- u. stoffbezogen) zu ermitteln u. darauf aufbauend eine Betriebsanweisung* (nach § 7 Gefahrstoffverordnung; s. Gefahrstoffe) zu erstellen. Der Umgang mit biologischen Arbeitsstoffen ist geregelt in §§ 5–8 u. 12 Biostoffverordnung.

Gefährdungshaftung: (engl.) *strict liability*; verschuldensunabhängige Haftung (§ 823 BGB) für eine Sache, von der an sich eine Gefahr ausgehen kann (z. B. bei Tierhaltung, Kraftfahrzeughaltung); im Gesundheitsbereich ist eine Gefährdungshaftung für die Hersteller von Medizinprodukten*, Medizingeräten od. Arzneimitteln* od. bei der automatischen Datenverarbeitung in öffentlichen Krankenhäusern (§ 7 Bundesdatenschutzgesetz) begründet. Vgl. Medizinprodukterecht, Produkthaftung.

Gefahrensymbole: (engl.) *danger symbols*; jeder Gefahrstoff muss mit einem der in Anhang I Nr. 2 Gefahrstoffverordnung (s. Gefahrstoffe) aufgeführten, schwarz auf orangegelbem Grund gehaltenen Gefahrensymbol gekennzeichnet werden; 1955 international eingeführtes Warenzeichen, dessen Größe sich nach der Größe des Behältnisses bzw. der Verpackung richtet, jedoch mindestens 1 cm² betragen muss. Den Gefahrensymbolen zugeordnet sind 10 Kennbuchstaben als Abkürzung für die Gefahrenbezeichnungen (s. Tab. S. 188); ohne

pflanzungsgefährdende Stoffe gekennzeichnet. Ei ne detaillierte Kennzeichnung erfährt ein Stoff od eine Zubereitung durch die Ergänzung mit detail lierten Hinweisen in Form eines R-Satzes (Risiko) u./od. S-Satzes (Sicherheitsratschlag).

Gefahrstoffe: (engl.) *hazardous substances*; Sammel bez. für Stoffe u. Zubereitungen (Produkte) i. S. des Chemikaliengesetzes* od. der Gefahrstoffverordnung, die gefährliche Eigenschaften für Mensch u./od. Umwelt haben; z. B. Stoffe, die hochentzündlich, giftig, krebserregend od. erbgutverändernd sind, Stoffe, Zubereitungen u. Erzeugnisse, die explosionsfähig sind od. die erfahrungs gemäß Krankheitserreger übertragen können; Ge fahrstoffe sind bis auf wenige Ausnahmen an der Kennzeichnung mit Gefahrensymbolen* auf Verpackungen, Gebinde, Begleitzettel, Behältern u. Arbeitsbereichen mit Gefahrstoffen erkennbar; zwingend ist die zusätzliche Kennzeichnung durch R- u. S-Sätze (Risiken u. Sicherheitsratschlä ge). Kann der Schutz gegenüber gefährlichen Stof fen nicht garantiert werden, ist persönliche Schutzausrüstung* zu tragen. In der **Gefahrstoff datenbank** sind Daten über die am Arbeitsplatz vorkommenden Gefahrstoffe verzeichnet; z. B. zur Erarbeitung von arbeitsmedizinischen Gefahrstoffbeurteilungen i. R. des gesetzlichen Arbeitsschutzes. Die **Gefahrstoffverordnung** („Verordnung zum Schutz vor Gefahrstoffen", Abk. Gef StoffV) vom 23.12.2004 (BGBl. I S. 3758, 3759) geändert am 11.7.2006 (BGBl. I S. 1575), regel den Umgang mit (u. a. krebserregenden u. erbgutverändernden) Gefahrstoffen, ordnet Herstellungs u. Verwendungsverbote an (z. B. für Asbest) u. schreibt arbeitsmedizinische Vorsorgeuntersuchungen vor. Vgl. AGW.

Gegenstandskatalog: (engl.) *syllabus, curriculum* legt für die ärztliche Ausbildung Inhalte u. Um fang für die bundeseinheitlichen schriftlichen Prü fungen nach der Approbationsordnung für Ärzte fest; vgl. Prüfung, ärztliche.

Gegenübertragung: (engl.) *counter transference*; Ge fühle u. Vorstellungen des Therapeuten als Reak tion auf das Verhalten des Patienten i. R. einer therapeutischen Beziehung; sofern die Gegenübertragung dem Therapeuten reflektierbar wird, kann sie für die Analyse genutzt werden. Vgl. Übertragung.

Gehalt: s. Arbeitsentgelt.

Gehaltsfortzahlung: syn. Entgeltfortzahlung* im Krankheitsfall.

Gehbehinderung: s. Merkzeichen (Tab.).

Gehfähigkeit: s. Wegefähigkeit, Merkzeichen (Tab.).

Gehörlosigkeit: s. Merkzeichen, Gebärdensprache.

Gehörschutz: (engl.) *hearing protection, hearing pro tector*; Teil der persönlichen Schutzausrüstung*, die vom Arbeitgeber bereitgestellt werden muss, wenn

Kennzeich- nung	Symbol	Bezeichnung	Wirkung
Xn		gesundheitsschädlich	Stoffe, die vorübergehende oder bleibende Gesundheitsschäden hervorrufen oder zum Tod führen können
Xi		reizend	Stoffe, die bei Berührung mit der Haut bzw. den Schleimhäuten (z. B. Augen) Entzündungen hervorrufen können; reizen die Atemwege
T		giftig	Stoffe, die in geringen Mengen vorübergehende oder bleibende Gesundheitsschäden hervorrufen oder zum Tod führen können
T+		sehr giftig	Stoffe, die bereits in sehr kleinen Mengen vorübergehende oder bleibende Gesundheitsschäden hervorrufen oder zum Tod führen können; gehören aufgrund ihrer Gefährlichkeit nur in die Hände von Fachleuten
O		brandfördernd	Stoffe, die einen Brand ohne Luftzufuhr unterhalten können; meist selbst nicht brennbar, erhöhen aber bei Berührung mit brennbaren Stoffen die Brandgefahr
F		leichtentzündlich (ohne Symbol entzündlich)	Stoffe, deren Gase mit einer Umgebungsluft explosionsfähige Gemische bilden, die bei Anwesenheit einer Zündquelle (z. B. offenes Feuer, heiße Oberfläche, elektrostatische Entladung, Rauchen) leicht entzündet werden können (Flammpunkt unter 21 °C); Stoffe mit einem Flammpunkt zwischen 21 °C und 55 °C werden als entzündlich bezeichnet
F+		hochentzündlich	Gase oder Stoffe, deren Dämpfe mit der Umgebungsluft explosionsfähige Gemische bilden, die bei Anwesenheit einer Zündquelle (z. B. offenes Feuer, heiße Oberflächen, elektrostatische Entladung, Rauchen) sehr leicht entzündet werden können (Flammpunkt unter 0 °C und Siedepunkt unter 35 °C)
E		explosionsgefährlich	Stoffe, die z. B. durch Hitze, Reibung, Schlag oder Initialzündung zur Explosion gebracht werden können
C		ätzend	Stoffe, die bei Berührung mit der Haut bzw. den Schleimhäuten zur Zerstörung des Körpergewebes führen können; bleibende Augenschäden sind möglich
N		umweltgefährlich	Stoffe oder Zubereitungen, die selbst oder deren Umwandlungsprodukte die Beschaffenheit des Naturhaushaltes, von Wasser, Boden oder Luft, Klima, Tieren, Pflanzen oder Mikroorganismen derart verändern können, dass dadurch sofort oder später Gefahren für die Umwelt herbeigeführt werden können (Schädigung des Ökosystems)

G

kurzzeitig überschritten werden, ist Gehörschutz zu tragen, da bei kurzzeitiger Einwirkung von z. B. 120 dB bereits nach wenigen Minuten ein bleibender Schaden entstehen kann, bei 140 dB kann ein einziges Ereignis einen bleibenden Schaden auslösen (Explosion, Knall). **Formen: 1.** Gehörschutzstöpsel: verschiedene Formen, z. B. vorgeformte (in den Gehörgang einzuführende) od. fertig geformte Stöpsel, Bügelgehörschutzstöpsel; **2.** Gehörschutzplastiken: individuell angepasste Stöpsel bei häufiger u. längerer Anwendung; **3.** Gehörschutzkapseln: schirmen das Ohr komplett ab; eignen sich besonders bei nur kurzem Gebrauch od. sehr starkem Lärm; werden konventionell angeboten od. mit einer elektronischen Zusatzeinrichtung (z. B. mit elektroakustischer pegelabhängiger Schalldämpfung od. Radio); **4.** Schallschutzhelme u. Schallschutzanzüge: bei sehr intensivem Lärm zum gleichzeitigen Schutz der inneren Organe; **Hinweis:** Gehörschutzmittel müssen so beschaffen sein, dass akustische Warnsignale noch wahrgenommen werden können.

Gehstrecke: s. Wegefähigkeit.

Geldleistung: (engl.) *cash benefit*; Form der Leistungsgewährung; vgl. Sachleistung.

Gelegenheitsursache: (engl.) *occasional cause*; bei Gesundheitsschäden, die i. R. der beruflichen Tätigkeit auftreten, aber auf eine innere Ursache (Schadensanlage od. Vorschaden), die i. R. der Kausalitätslehre, sozialrechtliche) zurückzuführen sind, wird das nur zufällig auslösende betriebliche Ereignis auch als sog. Gelegenheitsursache bezeichnet; der Begriff beschreibt versicherungsrechtlich unzulänglich, aber prägnant eine besondere Fragestellung der Kausalität. Zu prüfen ist im Einzelfall, ob die medizinisch gesicherte Schadensanlage bzw. der objektivierte Vorschaden od. das äußere Ereignis bzw. der Unfallmechanismus rechtlich wesentlich für den eingetretenen Gesundheitsschaden waren. Tritt der Gesundheitsschaden bei einem geringfügigen äußeren Ereignis nur „gelegentlich" während der beruflichen Tätigkeit auf, ist ein Arbeitsunfall zu verneinen. Die Gelegenheitsursache ist insbes. zu diskutieren bei Gesundheitsschäden, die auch allein aufgrund degenerativer Veränderungen eintreten können (z. B. Bandscheibenschäden, Meniskusrisse, Sehnenrisse).

Gemeindeorientierung: (engl.) *community orientation*; Nutzung der Gemeinde als unmittelbarer Lebenszusammenhang eines Menschen mit wichtigen Protektivfaktoren für Prävention* u. Gesundheitsförderung* sowie Krankenversorgung, Sozialarbeit u. Rehabilitation*; seit 1970 von neuer Bedeutung, insbes. in der Gemeindepsychiatrie. Bei der WHO* entstand mit der Alma*-Ata-Deklaration das Konzept der Primären Gesundheitsversorgung, das die Mitwirkung der Gemeinde bzw. Gemeinschaft als unabdingbar für eine umfassen-

den Menschen geschaffen u. gelebt wird. Gemeinde orientierung gilt im Gesunde*-Städte-Netzwerk u. in anderen Politiksektoren als grundlegendes Prinzip. Dies gilt insbes. für die Programme der lo kalen Agenda* 21 u. der Sozialen* Stadt.

Gemeinsamer Bundesausschuss: (engl.) *Federal Joint Committee*; Abk. G-BA; i. R. des GKV*-Modernisierungsgesetzes am 1.1.2004 als Rechtsnachfol ger des Koordinierungsausschusses u. der Bundesausschüsse der Ärzte/Zahnärzte u. Krankenkassen sowie des Bundesausschusses Krankenhaus errichtet; **Träger:** die Spitzenverbände der Krankenkassen, die Deutsche Krankenhausgesellschaft, die KBV u. die KZBV; **Aufgabe:** Als Gremium der gemeinsamen Selbstverwaltung muss der G-BA konkretisieren, welche ambulanten od. stationären Leistungen ausreichend, zweckmäßig u. wirt schaftlich sind. Hierzu beschließt der G-BA die erforderlichen Richtlinien, wobei den besonderen Erfordernissen der Versorgung behinderter od von Behinderung bedrohter Menschen u. psy chisch Kranker Rechnung zu tragen ist. Der G-BA kann dabei die Erbringung u. Verordnung von Leistungen od. Maßnahmen einschränken od. ausschließen, wenn nach dem allgemeinen Stand der medizinischen Erkenntnisse der diagnostische od therapeutische Nutzen, die Notwendigkeit od. die Wirtschaftlichkeit nicht nachgewiesen sind. Von den Beschlüssen des G-BA sind alle Versicherten in der GKV betroffen, da die beschlossenen Richt linien den Charakter untergesetzlicher Normen haben. Im Plenum des G-BA sind alle Trägerverbände vertreten. Unterstützt wird der G-BA in seinem gesetzlichen Auftrag durch ein von ihm im gesetzlichen Auftrag gegründetes fachlich un abhängiges wissenschaftliches Institut* für Quali tät und Wirtschaftlichkeit im Gesundheitswesen **Rechtliche Grundlage:** § 90 ff. SGB V. **Richtlini en des Gemeinsamen Bundesausschusses** sind insbes. zu beschließen über: **1.** ärztliche Behand lung*; **2.** zahnärztliche Behandlung einschließlich der Versorgung mit Zahnersatz sowie kieferortho pädischer Behandlung; **3.** Maßnahmen zur Früherkennung* von Krankheiten; **4.** ärztliche Betreu ung bei Schwangerschaft u. Mutterschaft (s. Mut terschafts-Richtlinien); **5.** Einführung Neuer* Un tersuchungs- u. Behandlungsmethoden; **6.** Verord nung von Arznei*-, Verband-, Heil*- u. Hilfsmit teln*, Krankenhausbehandlung, häusliche Krankenpflege* u. Soziotherapie*; **7.** Beurteilung der Arbeitsunfähigkeit*; **8.** Verordnung von im Einzelfall gebotenen Leistungen* zur medizinischen Rehabilitation; **9.** Bedarfsplanung; **10.** me dizinische Maßnahmen zur Herbeiführung einer Schwangerschaft; **11.** Empfängnisverhütung (s. Kontrazeption), Schwangerschaftsabbruch* u. Sterilisation*; **12.** Verordnung von Krankentransporten (s. Krankentransport-Richtlinien). **Hinweis**

verschiedenen Seiten (Krankenkassen, Ärzte usw.) vorgeschlagen werden können u. in ihrem Handeln weisungsunabhängig sind. Die Gremienarbeit soll gestrafft u. transparenter gestaltet werden. Um Doppelstrukturen zu vermeiden, können Institutionen u. Gremien außerhalb des G-BA in dessen Aufgaben- u. Arbeitsstruktur integriert werden.

Gemeinschaft: (engl.) *community*; die abstrakte Typisierung eines organisch gewachsenen Ganzen menschlicher Verbundenheit od. Zusammenlebens; Gemeinschaften beruhen nicht unbedingt auf formaler Organisation od. eindeutiger Zweckorientierung. Ursprünglich von dem Soziologen F. Tönnies in Abgrenzung von Gesellschaft geprägt. Häufig wird der Begriff durch zusätzliche Eigenschaften präzisiert, z. B. wissenschaftliche Gemeinschaft durch die Zugehörigkeit zu einem wissenschaftlichem Kreis, die gemeinschaftliche, nicht formal festgelegte Normen akzeptieren.

Gemeinschaft, eheähnliche: (engl.) *cohabitation*; syn. nichteheliche Lebensgemeinschaft; die über das Bestehen einer bloßen Haus- u. Wirtschaftsgemeinschaft hinausgehende, auf Dauer angelegte Verantwortungsgemeinschaft zweier Personen verschiedenen Geschlechts ohne förmliche Eheschließung, die sich durch innere Bindungen auszeichnet u. ein gegenseitiges Einstehen der Partner füreinander begründet; kennzeichnend ist das fehlende umfassende Rechtsverbindlichkeit u. die Möglichkeit der jederzeitigen Beendigung; die eheähnliche Gemeinschaft hat nicht die Wirkungen einer gültigen Ehe*, begründet insbes. keine gegenseitigen Unterhaltsansprüche, es findet kein Zugewinn- od. Verlustausgleich statt. Die Kinder aus einer eheähnlichen Gemeinschaft gelten als nichtehelich, allerdings kann die elterliche Sorge (s. Sorgerecht) aufgrund gemeinsamer Sorgeerklärungen gemeinsam ausgeübt werden (§ 1626 a BGB). Einzelne gesetzliche Regelungen, z. B. im Recht der Arbeitsförderung*, stellen die eheähnliche Gemeinschaft der Ehe gleich, um sicherzustellen, dass im Zusammenhang mit staatlichen Leistungen kein unzulässiger wirtschaftlicher Anreiz zur Meidung der Ehe bewirkt wird. Für gleichgeschlechtliche Lebenspartner gilt das Lebenspartnerschaftsgesetz*.

Gemeinschaftspraxis: (engl.) *group practice*; wirtschaftlicher u. organisatorischer Zusammenschluss mehrerer Ärzte gleichen od. ähnlichen Fachgebiets zur gemeinsamen Ausübung des ärztliche Berufs in einer Praxis; eine sog. fachübergreifende Gemeinschaftspraxis zwischen Ärzten verschiedener Fachrichtungen ist grundsätzlich zulässig, wenn sich diese Fachgebiete in sinnvoller Weise für die gemeinsame Ausübung der vertragsärztlichen Tätigkeit eignen; **Rechtliche Grundlage:** dem Zusammenschluss liegt i. d. R. ein zwischen den Parteien abgeschlossener, schriftlich

zugrunde. Eine Gemeinschaftspraxis von Vertragsärzten* muss vom Zulassungsausschuss der zuständigen Kassenärztlichen* Vereinigung genehmigt u. der zuständigen Ärztekammer angezeigt werden (§ 33 Zulassungsverordnung für Vertragsärzte). **Hinweis:** Im Vergleich zur Praxisgemeinschaft* bestehen im Verhältnis zur Kassenärztlichen Vereinigung Unterschiede in der (gemeinsamen) Abrechnungsmöglichkeit von Leistungen, im Verhältnis zu den Patienten Unterschiede in der Haftung. Der Behandlungsvertrag kommt zwischen dem Patienten u. sämtlichen Ärzten der Gemeinschaftspraxis zustande. Der Patient hat keinen Anspruch darauf, von einem bestimmten Arzt der Gemeinschaftspraxis behandelt zu werden. Die Bez. Gemeinschaftspraxis muss auf dem Praxisschild angegeben werden. **Hinweis zum Vertragsarztrechtsänderungsgesetz:** Das im Gesetzgebungsverfahren befindliche Gesetz sieht bislang vor, künftig überörtliche, auch KV-Grenzen überschreitende Gemeinschaftspraxen zu gründen. Vgl. Einzelpraxis, Berufsausübungsgemeinschaft, Versorgungszentrum, medizinisches.

Gemeinschaft, therapeutische: (engl.) : *therapeutic commmunity*; i. R. eines sozio- u. milieutherapeutisch ausgerichteten Konzepts Gruppe von Patienten u. Angehörigen aller therapeutischen u. pflegerischen Berufsgruppen, die innerhalb einer therapeutischen Institution zusammen leben u. arbeiten mit dem Ziel, den Reintegrationsprozess in die Gesellschaft zu erleichtern; **Ziel:** Aktivierung der vorhandenen individuellen Ressourcen* des Patienten, Einüben sozialer Fertigkeiten sowie Erlangung von Selbstwirksamkeitserfahrungen im Hinblick auf die Gestaltung des Lebens nach dem Klinikaufenthalt. Eine möglichst hohe Kommunikationsdichte u. die Vermeidung herkömmlicher hierarchischer Klinikstrukturen wird angestrebt. Zum Konzept gehören regelmäßige Gruppenzusammenkünfte, die gemeinsame Analyse von Gruppendynamik u. Rollenverteilung, die Besprechung von Gruppennormen u. -konflikten sowie der Erfahrungsaustausch bezüglich der Behandlung. Zugleich stellt die Großgruppe ein Modell der Realität außerhalb der Klinik dar, das ermöglicht, Erlebens- u. Verhaltensweisen im sozialen Kontext zu überprüfen bzw. diesbezügliche Änderungen einzuüben. Der Patient als aktiver, gleichberechtigter Partner steht im Mittelpunkt dieses therapeutischen Konzeptes.

Gemeinwesen: (engl.) *community*; Sammelbegriff für eine räumlich begrenzte soziale Einheit; umfasst Organisationsformen des menschlichen Zusammenlebens, die über die Organisation der Familie* hinausgehen; Gemeinwesen wird für verschiedene sozialgeographische Räume verwandt, z. B. Bürger eines Staates, Bevölkerung eines Stadtquartiers, Bewohner eines Dorfes. Der Soziologe

Gebräuche u. codifizierte Normen; das Gemeinwesen wird durch die Interessen, Fähigkeiten, Bedürfnisse ihrer Mitglieder charakterisiert. Die gesundheitsbezogene **Gemeinwesenarbeit** ist ein zentrales Arbeitsprinzip für die Gesundheitsförderung*; Grundprinzipien der Gemeinwesenarbeit sind lokale Orientierung, Koordination u. Vernetzung, Anknüpfen an Ressourcen* in der Lebenswelt, Mobilisieren von Selbsthilfe*, Aktivierung von Betroffenen, Vermittlung zwischen Makro- u. Mikroebene, befähigende u. aktivierende Interventionen. Vgl. Gemeindeorientierung, Soziale Stadt.

GEMIDAS: (engl.) *geriatric minimum data set*; Abk. für Geriatrisches Minimum Data Set; gemeinsamer Referenzdatensatz der Bundesarbeitsgemeinschaft der klinisch-geriatrischen Einrichtungen (BAG), auf der Grundlage von Assessmentinstrumenten erstelltes frei zugängliches Basisdokumentationssystem der Ergebnisqualität in der Geriatrie*; **Ziel:** Qualitätssicherung, Verbesserung der medizinischen Ergebnisqualität; seit 1997 haben sich über 80 Kliniken beteiligt. Vgl. Assessmentverfahren, geriatrische.

Gender: (engl.) *gender*; umfasst die gesellschaftlich, sozial u. kulturell geprägten Geschlechtsrollen* von Frauen u. Männern, die erlernt u. somit grundsätzlich veränderbar sind; aus ihnen resultieren unterschiedliche Bedürfnisse, Interessen u. Kompetenzen von Frauen u. Männern, Mädchen u. Jungen. Die Gender-Perspektive richtet ihren Blickwinkel auf beide Geschlechter in ihren unterschiedlichen Lebenssituationen mit verschiedenen Interessen u. nimmt sie in ihrer Differenz wahr, ohne sie als tradierte Rollenzuweisung zu verfestigen; i. R. der Strategie des Gender* Mainstreaming ist sie in allen Politikbereichen einzunehmen. Vorläufer der Gender-Perspektive war in den 70er Jahren eine Frauenperspektive, die durch die Ottawa*-Charta (1986) gestärkt u. in den 90er Jahren um eine männerspezifische Sichtweise sowie eine Differenzierung der unterschiedlichen sozialen Situationen von Frauen ergänzt wurde. **Gender Studies:** Geschlechterforschung; Forschungsbereich, der das geschlechtsspezifische Verhalten von Frauen u. Männern in Relation zu normativen Verhaltenserwartungen untersucht; vgl. Frauenforschung.

Gender Mainstreaming: (engl.) *gender mainstreaming*; Strategie zur Herstellung der Gleichstellung* von Frauen u. Männern; **Ziel:** die geschlechtsspezifisch unterschiedlichen Sichtweisen sollen in alle Entscheidungsprozesse u. bei allen gesellschaftlichen Vorhaben einfließen u. somit die unterschiedlichen Lebenssituationen u. Interessen von Männern u. Frauen bei der Planung, Durchführung u. Bewertung des eigenen Handelns systematisch beachtet werden, da es keine geschlechtsneutrale Wirklichkeit gibt. In der Europäischen Union gilt

Prozesse mit dem Ziel, eine geschlechterbezogene Sichtweise (s. Gender) in alle politischen Konzepte auf allen Ebenen u. in allen Phasen durch alle an politischen Entscheidungen beteiligte Akteure u. Akteurinnen einzubeziehen" (Council of Europe 1998). Es soll sichergestellt werden, dass Gleichstellung als Staatsaufgabe (Art. 3 Abs. 2 GG u. weitere rechtliche Vorgaben) in der öffentlichen Verwaltung verwirklicht wird. Gender Mainstreaming wurde mit der Verankerung im Amsterdamer* Vertrag (1999) als Ziel für alle Gemeinschaftsaufgaben in das Primärrecht der Europäischen Union aufgenommen unter Benennung von konkreter Durchführung u. Strategie: Bewusstseinsbildung, Schulung, Routineverfahren (Gender Impact Assessment) u. Gleichstellungsprüfung (Gender Proofing). In Deutschland wurde 1999 vom Bundeskabinett Gleichstellung als durchgängiges Leitprinzip der Bundesregierung anerkannt u. bestimmt, diese Aufgabe mit der Strategie des Gender Mainstreaming zu fördern.

Generationenvertrag: s. Umlageverfahren.

Generika: (engl.) *generic drugs*; Analogpräparate, Nachahmerpräparate; Fertigarzneimittel*, die unter einem nicht geschützten Freinamen (sog. Generic Name) im Handel sind (nach Ablauf des Patents); Darreichungsform sowie Art u. Menge des Wirkstoffgehaltes entspricht dem Originalpräparat; i. d. R. niedrigerer Preis. Vgl. Me-too-Präparate.

Genesungsgeld: s. Unfallversicherung.

Genfer Flüchtlingskonvention: (engl.) *Geneva Refugee Convention*; Abk. GFK; „Genfer Abkommen über die Rechtsstellung der Flüchtlinge" vom 28.7.1951, verkündet mit Gesetz vom 1.9.1953 (BGBl. II S. 559), in Kraft getreten am 25.4.1954 (BGBl. II S. 619), ergänzt am 31.1.1967 durch das „Protokoll über die Rechtsstellung der Flüchtlinge", in Kraft getreten am 4.10.1967; wichtigste Grundlage internationalen Rechts zum Umgang mit Flüchtlingen*, das die staatlichen Rechtsnormen der Vertragsstaaten über den Zuzug u. die Rechte von ausländischen Flüchtlingen durchbricht; **Mitgliedstaaten:** Der Konvention sind 141 Staaten beigetreten, dem Protokoll 143 (Stand 1.2.2006); **Inhalt:** zentrale Bestimmung der GFK ist das Verbot, einen Flüchtling durch Ausweisung od. Zurückweisung unmittelbarer Verfolgung* auszusetzen aufgrund seiner Rasse, Religion Staatsangehörigkeit, seiner Zugehörigkeit zu einer bestimmten sozialen Gruppe od. wegen seiner politischen Überzeugung. Damit ist keine bindende Aufnahmeverpflichtung des Zufluchtstaates verbunden, das Völkerrecht verbietet jedoch, einen Flüchtling i. S. des Art. 1 A Nr. 2 GFK, auch nicht über nicht sichere Drittstaaten, in den Verfolgerstaat zurückzuweisen. Die GFK enthält außerdem einen Anspruch des Asylsuchenden auf Zugang zu

Personalstatut, Eigentum, Urheberrechten, Zugang zu den Gerichten, Möglichkeit zur Erwerbstätigkeit u. Ansprüchen auf Leistungen der öffentlichen Wohlfahrt. **Hinweis:** Im Gegensatz zum nationalen Asylrecht* in Deutschland macht die GFK keine Aussage über den Akteur der Verfolgung; auch nicht allein vom Staat ausgehende od. ihm zuzurechnende Verfolgung ist relevant i. S. der GFK, z. B. in Bürgerkriegssituationen od. bei der Verfolgung durch Clans wegen der Verletzung von Moralvorstellungen. Vgl. Migration.

Genfer Gelöbnis: s. Arztgelöbnis.

Genomforschung: (engl.) *genome reserarch*; Analyse der Funktion u. Struktur von Erbanlagen; s. Humangenomprojekt.

Gentechnikgesetz: (engl.) *Genetic Engineering Act*; Abk. GenTG; „Gesetz zur Regelung der Gentechnik" in der Fassung vom 16.12.1993 (BGBl. I S. 2066), zuletzt geändert durch Art. 1 des Gesetzes vom 17.3.2006 (BGBl. I S. 534), zum Schutz aller Lebewesen vor den möglichen Gefahren der Gentechnologie* u. ihrer Produkte; geregelt sind **1.** die Durchführung gentechnischer Arbeiten in Gewerbe u. Forschung; **2.** die Freisetzung gentechnisch veränderter Organismen; **3.** das Inverkehrbringen von Produkten, die solche Organismen enthalten od. aus diesen bestehen; nicht geregelt wird die Anwendung gentechnischer Verfahren am Menschen.

Gentechnologie: (engl.) *genetic engineering*; wissenschaftliches Teilgebiet der Genetik, das sich mit Methoden zur Isolierung, Charakterisierung, Konservierung, Synthese u. Veränderung genetischen Materials u. seiner Übertragung auf andere Organismen (sog. Gentransfer) befasst; von Bedeutung insbes. für die Grundlagenforschung (Genetik, Entwicklungsbiologie, Biomedizin) u. den Bereich der industriellen Anwendungen (Pharmazie, Landwirtschaft, Lebensmittelindustrie, Umwelttechnik). Medizinisch praktische, z. T. noch experimentelle **Anwendungsgebiete: 1.** Herstellung von rekombinanten Arzneimitteln, z. B. Proteine wie Humaninsulin, Interleukine, Interferone, Impfstoffe (besonders gegen Viren) u. Plasmafaktoren; DNA bzw. RNA wie Antisense-Nukleotide, Ribozyme u. DNA-Vakzine; auch bestimmte (z. B. humanisierte) Antikörper; **2.** Diagnostik, z. B. Sequenzierung von DNA, PCR, Southern-Blotting-Methode; zur Abklärung von Mutationen: i. R. der Pränataldiagnostik u. genetischen Beratung* bei (vermuteten) Erbkrankheiten, Bestimmung von Prognosefaktoren bei Tumoren, Verträglichkeitsbestimmung von Arzneimitteln aufgrund von Polymorphismen der am Abbau beteiligten Enzyme; **3.** die prinzipielle Möglichkeit der somatischen Behandlung von (rezessiven) Erbkrankheiten, die auf dem Fehlen eines funktionsfähigen Gens bzw. seines für einen normalen Stoffwechsel unentbehr-

Labor durchgeführte gentechnologische Arbeiten unterliegen: **a)** dem Gentechnikgesetz*; **b)** der Gentechnik-Sicherheitsverordnung („Verordnung über die Sicherheitsstufen u. Sicherheitsmaßnahmen bei gentechnischen Arbeiten in gentechnischen Anlagen", in der Fassung vom 14.3.1995, BGBl. I S. 297, zuletzt geändert am 23.12.2004, BGBl. I S. 3758), welche die Sicherheitsanforderungen an gentechnische Arbeiten in gentechnischen Anlagen einschließlich der Tätigkeiten im Gefahrenbereich regelt. **2.** Bei der unmittelbaren Anwendung an Menschen gelten neben den zivil- u. strafrechtlichen Vorschriften gegen Körperverletzung* u. Tötung die allgemeinen Regeln für den medizinischen Neulandschritt (s. Ethik-Kommission) u. die Richtlinien der Bundesärztekammer. Die künstliche Veränderung menschlicher Keimbahnzellen ist nach dem Embryonenschutzgesetz*, der Gentransfer in Embryonen nach dem ärztlichen Standesrecht verboten.

GenTG: Abk. für Gentechnikgesetz*.

Gentherapie: (engl.) *gene therapy*; experimentelle Therapieform zur Ausschaltung genbedingter Fehlfunktion bzw. Wiederherstellung einer normalen Genfunktion bei Erkrankungen, die durch Elimination od. Bereitstellung eines Proteins zu beeinflussen sind u. für die keine ausreichend effektive andere Behandlungsmethode vorhanden ist; z. B. bei erblichen Stoffwechselkrankheiten mit bekanntem Gendefekt (Adenosindesaminasemangel, zystische Fibrose, familiäre Hypercholesterolämie), Tumoren, retroviralen Erkrankungen. Das genetische Material wird mit Vektoren (z. B. Viren) od. durch chemisch-physikalische Methoden (z. B. Mikroinjektion von DNA) in das Genom einer Zelle eingeschleust u. so die Bildung des gewünschten Genprodukts erreicht. Bislang existieren noch erhebliche methodische Probleme. Vgl. Gentechnologie.

Genusstraining: (engl.) *enjoyment training*; verhaltenstherapeutischer Behandlungsansatz zur Förderung der Fähigkeit zum genussvollen Empfinden (Koppenhöfer u. Lutz 1984); **Anwendung:** wird z. B. eingesetzt in der Behandlung von depressiven Patienten, Patienten mit chronischen Schmerzen u. allgemein in der Gesundheitsförderung*; durch wiedererlangte od. neu entdeckte Genussfähigkeit wird die Beschäftigung mit negativen Inhalten (z. B. Schmerzen, Grübelzwängen) eingeschränkt u. die Beschäftigung mit positiven Aspekten der eigenen Person u. der Umwelt gefördert. Vgl. Salutogenese.

Gerechtigkeit: (engl.) *justice*; seit Aristoteles „Nikomachische Ethik" u. Thomas von Aquin als ethisches Prinzip anerkannte Forderung nach angemessenem Ausgleich zwischen Menschen, sozialen Gruppen u. Staaten, z. B. auf der Grundlage moralischer Maßstäbe od. von Gesetzen; der Begriff

ze u. ihre Anwendung; **2.** für die sittliche Lebenshaltung u. das von einseitiger Bevorzugung unabhängige Verhalten i. S. einer Tugend von Einzelpersonen ihrer Umgebung gegenüber. Seit der Aufklärung wird die Forderung nach Gerechtigkeit mit der Gleichheit der Menschen begründet (vgl. Menschenrechte). Der gerechte Ausgleich faktischer Ungleichheiten (Verteilungsgerechtigkeit) muss unterschiedliche Lebenssituationen, Bedürfnisse, erbrachte Leistungen u. Leistungsvermögen berücksichtigen, womit eine interessengeleitete Interpretation möglich ist.

Geriatrie: (engl.) *geriatrics*; Altersheilkunde; Lehre von den Erkrankungen des alten Menschen; fachübergreifendes Gebiet der Medizin, das Prävention, Diagnostik, Therapie u. Rehabilitation akuter u. chronischer körperlicher, geistiger u. seelischer alterstypischer Erkrankungen umfasst. Vgl. Assessmentverfahren, geriatrische.

Geriatrisches Minimum Data Set: s. GEMIDAS.

Gerichtsarzt: (engl.) *court doctor*; organisatorisch in die Gesundheitsverwaltung (als Amtsarzt*) od. in die Justizverwaltung (z. B. als Landgerichtsarzt in Bayern, wo an jedem Landgericht mindestens ein Gerichtsarzt tätig sein muss) eingegliederter Arzt; kann auf richterliches od. staatsanwaltliches Ersuchen, auf Verlangen von Verfahrensbeteiligten sowie wenn Gefahr im Verzug ist als medizinischer Sachverständiger* beigezogen werden; **Aufgabe: 1.** Vornahme ärztlicher Untersuchungen u. Abgabe ärztlicher Gutachten* in gerichtlichen Angelegenheiten sowie von Zeugnissen u. Bescheinigungen in dienstrechtlichen Angelegenheiten für die Justizverwaltung; **2.** Beteiligung an der richterlichen u. staatsanwaltschaftlichen Leichenschau u. Vornahme der richterlichen u. staatsanwaltschaftlichen Leichenöffnung; **3.** Überwachung der Gerichtsgebäude hinsichtlich der Anforderungen an die Hygiene; **4.** Ausstellung gerichtsärztlicher Zeugnisse, Gutachten u. Bescheinigungen; **5.** Wahrnehmung des vollzugsärztlichen Dienstes, soweit nicht andere Ärzte zur Verfügung stehen.

Geringfügigkeitsgrenze: s. Bagatellgrenze.

Gesamtlastquotient: syn. Abhängigkeitsquotient*.

Gesamtleistungsbewertung: (engl.) *total evaluation*; Methode zur Ermittlung von Entgeltpunkten* für beitragsfreie Zeiten* u. beitragsgeminderte Zeiten* in der Rentenversicherung*; maßgeblich ist der Durchschnittswert der Entgeltpunkte, der sich aus der Gesamtleistung des Versicherten nach der Grundbewertung od. der Vergleichsbewertung im belegungsfähigen Zeitraum ergibt; der höhere Wert wird allen beitragsfreien u. beitragsgeminderten Zeiten zugeordnet. **1. Grundbewertung:** Die Summe der in allen Beitragszeiten* u. Berücksichtigungszeiten* erzielten Entgeltpunkte wird durch die Anzahl der belegungsfähigen Monate geteilt. Berücksichtigungszeiten erhalten 0,0833

Gesamtzeitraum umfasst die Zeit vom vollendeten 17. Lebensjahr bis zum Kalendermonat (alternativ) **a)** vor Beginn einer Rente* wegen Alters; **b)** vor Eintritt der Minderung* der Erwerbsfähigkei (s. Erwerbsfähigkeit, verminderte); **c)** des Todes des Versicherten (s. Hinterbliebenenversorgung) nicht in den Gesamtzeitraum fallen grundsätzlich die (zur Bewertung anstehenden) beitragsfreien Zeiten selbst u. Zeiten eines Rentenbezuges. **2. Vergleichsbewertung:** Entgeltpunkte für bei tragsgeminderte Zeiten, Berücksichtigungszeiten die mit beitragsfreien Zeiten zusammentreffen, u. Beitragszeiten od. Berücksichtigungszeiten, die mit dem Bezug einer Rente aus eigener Versiche rung zusammentreffen, werden nicht berücksichtigt; die Summe der Entgeltpunkte aus vollwerti gen Beitragszeiten u. reinen Berücksichtigungszeiten wird durch die Anzahl der belegungsfähi gen Monate geteilt. Die Kalendermonate mit den in der Vergleichsberechnung nicht berücksichtigten Zeiten gehören dabei nicht zum belegungsfähigen Zeitraum.

Gesamtsozialversicherungsbeitrag: s. Beiträge zur Sozialversicherung.

Gesamtvergütung: (engl.) *overall remuneration, remuneration for medical services*; Vergütungssumme für sämtliche vertragsärztliche Leistungen in einem bestimmten Zeitraum, die von einer Krankenkasse auf Basis der Gesamtverträge* an diejenige KV gezahlt wird, in deren Zuständigkeitsbereich das Kassenmitglied (gilt auch für mitversicherte Fami lienangehörige) wohnt; mit der Zahlung der Ge samtvergütung für jeden eingeschriebenen Ver sicherten durch die Krankenkasse an die jeweilige KV stellt diese die Erbringung sämtlicher medizi nisch notwendiger Leistungen sicher. **Formen 1.** als Festbetrag; **2.** auf Grundlage des einheitli chen Bewertungsmaßstabs* nach Einzelleistungen; vgl. Honorarverteilungsmaßstab; **3.** nach ei ner Kopfpauschale*; **4.** nach einer Fallpauschale*; **5.** als Kombination von Berechnungsarten; **Rechtliche Grundlage:** § 85 SGB V. **Hinweis:** Früher konnte die Gesamtvergütung durch die Leistungs menge beeinflusst werden, inzwischen gilt das nicht mehr. Zurzeit wird die Gesamtvergütung einer KV durch pro Einzelperson erhobene Prämien gespeist, die je nach Krankenkasse unterschiedlich hoch sind. **Hinweis zur Gesundheitsreform 2006:** Die Gesundheitsreform sieht bislang vor, i. R. der Änderung der Vergütung (s. Abrechnung ärzt licher Leistungen) das Morbiditätsrisiko auf die Krankenkassen zu verlagern, so dass ein über die Gesamtvergütung hinausgehender morbiditäts bedingter Mehrbedarf durch die Kassen zu den vorab bekannten Preisen vergütet wird (vgl. Ge sundheitsfonds, Risikostrukturausgleich).

Gesamtvertrag: (engl.) *state level general agreement framework agreement*; Vertrag der Kassenärztlichen*

Einzelheiten der vertrags(zahn)ärztlichen Versorgung u. der Gesamtvergütung* auf Grundlage des einheitlichen Bewertungsmassstabs* geregelt werden; Gesamtverträge werden wesentlich durch die Bundesmantelverträge* bestimmt. Kann keine Einigung über den Gesamtvertrag erzielt werden, kommt es zum Schiedsverfahren mit der Möglichkeit der Ersatzvornahme* durch die Aufsicht führende Behörde. **Rechtliche Grundlage:** §§ 83, 85 SGB V.

Geschäftsfähigkeit: (engl.) *legal competence*; Fähigkeit, Rechtsgeschäfte selbständig vollwirksam u. unbeschränkt mit allen Rechten u. Pflichten vorzunehmen, d. h. Handlungen vorzunehmen, die auf das Herbeiführen von Rechtsfolgen abzielen; das Gesetz sieht grundsätzlich alle Menschen als geschäftsfähig an, soweit keine Sondervorschriften existieren; **beschränkte Geschäftsfähigkeit** (§ 104 ff. BGB): Personen, die das 7. Lebensjahr vollendet haben, aber noch nicht volljährig sind, können selbständig Rechtsgeschäfte mit voller Wirksamkeit abschließen, bedürfen aber zur Abgabe einer Willenserklärung, durch die sie nicht lediglich einen rechtlichen Vorteil erlangen, der Einwilligung des gesetzlichen Vertreters. **Geschäftsunfähigkeit** (§ 104 BGB): Personen, die das 7. Lebensjahr nicht vollendet haben od. sich in einem die freie Willensbestimmung ausschließenden Zustand krankhafter Störung der Geistestätigkeit befindet, sofern nicht dieser Zustand seiner Natur nach ein vorübergehender ist; nach § 105 BGB sind Willenserklärungen eines Geschäftsunfähigen nichtig. Ausnahmen gelten bei von volljährigen Geschäftsunfähigen getätigten Geschäften des täglichen Lebens (§ 105 a BGB).

Geschlechterverhältnis: (engl.) *sex ratio*; syn. Sexilität; Zahlenverhältnis männlicher u. weiblicher Individuen in einer Population; wird entweder als Zahl der Männer auf 100 Frauen od. als Prozentsatz der Männer angegeben, oft in einer bestimmten Altersgruppe; selten Angabe als Geschlechtsexzess, d. h. als Überschuss eines Geschlechts. Vgl. Altersaufbau.

Geschlechtsrolle: (engl.) *gender role*; Bez. für einem bestimmten Geschlecht (männlich/weiblich) zugeordnete kulturspezifisch definierte Verhaltensweisen, Erwartungen u. soziale Normen* sowie die zugeschriebenen typischen u. angemessenen Fähigkeiten bzw. Eigenschaften (vgl. Gender, Rolle, soziale); die konkrete Einnahme einer Geschlechtsrolle durch das Individuum ist abhängig davon, wie ausgeprägt die Übereinstimmungen zwischen individueller Geschlechtsidentität u. (sozial definierter) Geschlechtsrolle sind. Geschlechtsrollen werden durch die Sozialisation* vermittelt, wobei auch gegengeschlechtliche Elemente enthalten sein können, die zu Abweichungen von der Geschlechtsrolle führen. **Sozialmedizinische Be**u. therapeutische Maßnahmen auswirken.

Gesellschaft für Versicherungswissenschaft und -gestaltung: (engl.) *Association for Social Security Policy and Research*; Abk. GVG; 1947 gegründete Gesellschaft für die aktive Gestaltung der Sozialsysteme in Deutschland, deren Mitglieder sich wissenschaftlich mit Entwicklungen der sozialen Sicherheit auseinandersetzen u. an ihrer Gestaltung mitwirken, z. B. durch die Formulierung konkreter Gesundheitsziele*; **Ziel:** Gewährleistung eines freiheitlichen u. pluralistischen Systems sozialer Sicherung*, das allen Bürgern einen Schutz bei Eintreten zentraler Lebensrisiken bietet.

Gesprächspsychotherapie: (engl.) *client centered psychotherapy*; syn. Gesprächstherapie, klientenzentrierte Psychotherapie; **1.** i. w. S. jede Form der Psychotherapie* auf der Grundlage eines Gesprächs; **2.** i. e. S. im Wesentlichen auf C. Rogers (1902–1987) zurückgehende, in Deutschland von R. Tausch aus der humanistischen Tradition weiter entwickelte psychotherapeutische Methode, deren Ansatz vom Postulat der immanenten Tendenz des Einzelnen zur Selbstverwirklichung bzw. Selbstaktualisierung ausgeht, die unter günstigen Bedingungen für die Weiterentwicklung u. Reifung der Persönlichkeit sorgt. Im Lauf der Entwicklung können bei einem Menschen Widersprüche zwischen den tatsächlichen Erfahrungen u. dem, was er zu seinem Selbst gehörend wahrnimmt, entstehen (Inkongruenzen). Aufgabe des Gesprächspsychotherapeuten ist es, in nichtdirektiver Weise (emotionale) Erfahrungen des Klienten zu verbalisieren, ihn mit den Inkongruenzen zu konfrontieren u. ihn bei deren Auflösung zu unterstützen. Die Grundhaltung des Therapeuten beinhaltet: **1.** Empathie*; gerade auch widersprüchliche od. ambivalente Empfindungen zu erfassen u. zurückzuspiegeln ermöglicht dem Patienten/Klienten ein höheres Ausmaß an Klärung u. Weiterentwicklung. **2.** Kongruenz, d. h. der Therapeut ist in der Lage, alle im Kontakt mit dem Patienten aufkommenden Impulse als eigene anzunehmen u. angemessen zu kommunizieren; **3.** unbedingte Wertschätzung, d. h. der Therapeut ist dem Patienten in jeder Situation zugewandt u. er kann ihn in seiner Art ohne irgendwelche Bedingungen akzeptieren.

Gestalttherapie: (engl.) *gestalt therapy*; von F. Perls (1893–1970) begründete, personenzentrierte u. gegenwartsbezogene (Leben im „Hier u. Jetzt") psychotherapeutische Methode der humanistischen Psychologie*, die sich auf das theoretische Konzept der Gestaltpsychologie („das Ganze ist mehr als die Summe seiner Teile") gründet; beruht auf der Annahme, dass biographische Entwicklungsprobleme sich nicht nur u. nicht bevorzugt in emotionalen u. kognitiven Konflikten*, sondern auch

Haltungen od. Muster zu einer Lösung von zugrunde liegenden Konflikten beizutragen.

Gestaltungsrecht: (engl.) *right to alter a legal relationship*; dient generell der Veränderung einer Rechtsbeziehung, z. B. in Form von Kündigungen (z. B. eines Miet- od. Beschäftigungsverhältnisses), aber auch von Anträgen (z. B. auf Rente* od. Leistungen* zur Teilhabe); die Rechtsinhaber sind frei in der Entscheidung, ob sie von ihrem Gestaltungsrecht Gebrauch machen, z. B. sind rentenberechtigte Versicherte nicht gezwungen, einen Rentenantrag zu stellen. Sie können grundsätzlich auch ihren Antrag wieder zurücknehmen. **Ausnahme:** Die Krankenkasse hat die Möglichkeit, Bezieher von Krankengeld* zur Antragstellung auf Leistungen* zur medizinischen Rehabilitation aufzufordern, bei Nichtbefolgen erlischt ihr Anspruch auf Krankengeld. Zudem darf der einmal gestellte Antrag nicht wieder (zu Lasten der Krankenkasse) zurückgenommen werden. Im Fall aussichtsloser bzw. fehlgeschlagener Rehabilitationsmaßnahmen wird der Rehabilitationsantrag in einen auf Rente wegen verminderter Erwerbsfähigkeit* gerichteten Antrag umgedeutet, mit dem Rentenbezug endet die Verpflichtung der Krankenkasse, Krankengeld zu zahlen. Vgl. Umdeutung.

Gesunde-Städte-Netzwerk: (engl.) *healthy cities network*; aus dem Aktionsprojekt „Gesunde Städte" der WHO (1986) hervorgegangenes nationales Netzwerk (1989); 2006 gehörten 61 Städte u. Kreise in Deutschland diesem Netzwerk an. In der Gesunden Stadt stehen Gesundheit, körperliches, seelisches u. soziales Wohlbefinden im Mittelpunkt aller Entscheidungen. Um eine Stadt nachhaltig u. bewusst zu einem Ort der Gesundheit zu machen, kommt der Kommune selbst eine entscheidende Bedeutung zu, denn lokale Lebensräume der Bürger sind die wesentlichen Umsetzungsebenen für Gesundheitsförderung u. Prävention. Dies gilt insbes. für die Unterstützung von Menschen in sozial benachteiligten Lebenssituationen. Grundlegend für das Gesunde-Städte-Netzwerk sind die Grundsätze der WHO zur Gesundheitsförderung*. **Ziel:** Entwicklung einer gesundheitsförderlichen Gesamtpolitik; Informations- u. Erfahrungsaustausch zur Unterstützung des Programms „Gesunde-Städte" auf kommunaler Ebene. Die Realisierung des komplexen Programms wird als Prozess verstanden, der auf Prävention*, Aktivierung, Beteiligung, Kooperation u. Nachhaltigkeit* setzt. Die Kommunen verpflichten sich mit ihrem Beitritt, Kriterien (z. B. kontinuierliche Gesundheits- u. Sozialberichterstattung) als Voraussetzung für die Umsetzung gesundheitsförderlicher Stadtpolitik zu erfüllen. Vgl. Gemeindeorientierung.

Gesundheit: (engl.) *health*; 1. i. w. S. nach Definition der WHO der Zustand des vollständigen körperlichen, seelischen u. sozialen Wohlbefindens* u.

liert: „In diesem Sinne ist Gesundheit als wesentlicher Bestandteil des alltäglichen Lebens zu verstehen u. nicht als vorrangiges Lebensziel. Gesundheit steht für ein positives Konzept, das die Bedeutung sozialer u. individueller Ressourcen* für die Gesundheit ebenso betont wie die körperlichen Fähigkeiten" u. ist kein statischer Zustand; sie bewegt sich kontinuierlich im Spannungsfeld zwischen Ressourcen u. Belastungen mit dem Ziel Balance herzustellen od. zu halten (s. Salutogenese). 2. i. e. S. die (subjektive) Abwesenheit körperlicher, geistiger u. seelischer Einschränkungen od pathologischer Veränderungen. Konzepte subjektiver Gesundheit (vgl. Gesundheitskonzept) variieren nach Lebensalter, Geschlecht, sozioökonomischer Lage u. soziokulturell-religiöser Orientierung.

Gesundheit, bedingte: (engl.) *adaptive coping, chronic illness*; Integration einer (chronischen) Krankheit* od. Behinderung im täglichen Leben: Fähigkeit zur aktiven Lebensgestaltung, Leistungsfähigkeit in Beruf u. Alltag; ein kranker Mensch ist bedingt gesund, wenn er ein Gleichgewicht findet, das ein sinnvolles Dasein u. Erreichung von Lebenszielen in Grenzen ermöglicht.

Gesundheit für alle: (engl.) *Health for All*; von WHO* u. Weltgesundheitsversammlung in Genf (1977) entwickelte internationale gesundheitspolitische Zielsetzung u. Rahmenprogrammatik; erklärtes soziales Ziel war, in den kommenden Jahrzehnten einen Gesundheitsgrad für alle Bürger der Welt bis 2000 zu erreichen, der ihnen erlaubt, ein sozial u. ökonomisch produktives Leben zu führen. In der Alma*-Ata-Deklaration von 1978 wurde diese Strategie weiterentwickelt u. 1979 als Globalstrategie „Gesundheit für alle 2000" als Rahmenprogramm für alle regionalen Programme u. Strategien eingeführt. Auf europäischer Ebene einigten sich die Vertreter der WHO-Mitgliedstaaten auf der Grundlage der Globalstrategie (1984) erstmalig auf ein gemeinsames gesundheitspolitisches Konzept: die Europäische Strategie zur Erreichung des Zieles „Gesundheit für alle bis zum Jahr 2000". 1998 wurde von der WHO das globale Rahmenkonzept „Gesundheit für alle" aktualisiert u. die grundsätzliche Strategie von Alma Ata bestätigt. Für Europa wurde ein regionales Programm abgeleitet u. angepasst. Das Rahmenkonzept „Gesundhei 21" (21 Ziele für das 21. Jahrhundert) hat als oberstes Ziel, für alle Menschen in der Europäischen Region der WHO das bestmögliche gesundheitliche Potential zu erreichen (s. Chancengleichheit, gesundheitliche). Hierzu orientiert sich Gesundheit 21 an 2 **Hauptzielen für bessere Gesundheit: 1.** Förderung u. Schutz der Gesundheit der Bevölkerung während des gesamten Lebens; **2.** Verringerung der Inzidenz der wichtigsten Krankheiten u. Verletzungen u. der damit verbun

Chancengleichheit u. Solidarität zwischen Ländern, Bevölkerungsgruppen innerhalb von Ländern u. zwischen Männern u. Frauen; **3.** Partizipation u. Rechenschaftspflicht des Einzelnen, wie auch von Gruppen, Gemeinschaften, Institutionen, Organisationen u. Sektoren in der gesundheitlichen Entwicklung.

Gesundheit, funktionale: (engl.) *functional health*; zusammenfassende Bez. für die verschiedenen Komponenten der ICF*, nach der unter Berücksichtigung der Kontextfaktoren* ein Zustand beschrieben wird, bei dem Körperfunktionen*, Körperstrukturen*, Aktivitäten* u. Teilhabe* einer Person denen eines gesunden Menschen entsprechen; nach ICF gilt eine Person als funktional gesund, wenn (vor ihrem gesamten Lebenshintergrund): **1.** ihre körperlichen Funktionen (einschließlich des geistigen u. seelischen Bereichs) u. ihre Körperstrukturen allgemein anerkannten (statistischen) Normen entsprechen (Konzepte der Körperfunktionen u. -strukturen); **2.** sie all das tut od. tun kann, was von einem Menschen ohne Gesundheitsproblem (Gesundheitsproblem i. S. der ICD*) erwartet wird (Konzept der Aktivitäten); **3.** sie zu allen Lebensbereichen, die ihr wichtig sind, Zugang hat u. sich in diesen Lebensbereichen in der Weise u. dem Umfang entfalten kann, wie es von einem Menschen ohne Beeinträchtigung der Körperfunktionen od. -strukturen erwartet wird (Konzept der Teilhabe an Lebensbereichen). Vgl. Funktionsfähigkeit, Beeinträchtigung, Behinderung.

Gesundheit, geschlechtsspezifische: (engl.) *gender-specific health*; durch Studien nachgewiesene geschlechtsspezifische Unterschiede, z. B. in Lebenserwartung (Frauen ca. 6 Jahre höher), Morbidität u. Mortalität sowie Inanspruchnahme u. Zugang zur Gesundheitsversorgung; **1.** Männer sind stärker von verhaltensbedingten lebensbedrohlichen Ereignissen wie Unfällen, Suizid, Herz-Kreislauf-Erkrankungen betroffen; **2.** Frauen weisen insgesamt häufige akute u. chronische, nicht lebensbedrohliche Erkrankungen auf, bei ihnen werden häufiger psychische Störungen in den mittleren Lebensjahren diagnostiziert; sie zeigen andere Krankheitssymptome (z. B. Herzinfarkt) u. -verläufe, verhalten sich gesundheitsbewusster, beschreiben ihre Beschwerden anders als Männer u. zeigen z. T. andere Reaktionen auf Medikamente (Medikamentenstudien werden häufig mit männlichen Probanden durchgeführt, bzw. die Kategorie Geschlecht wird nicht ausreichend berücksichtigt); **Ursache:** geschlechtsspezifisches Risiko-, Vorsorge- u. Krankheitsverhalten sowie unterschiedliche Wahrnehmung (auch auf Seiten der Anbieter) u. Umgang mit körperlichen Vorgängen; biologisch, sozial u. kulturell begründet; **Sozialmedizinische Bedeutung:** neue, ge-

spezifisch differenziert werden (z. B. nach sozioökonomischen Unterschieden). Vgl. Gender Mainstreaming.

Gesundheitsamt: s. Gesundheitsdienst, öffentlicher.

Gesundheitsaufklärung: s. Aufklärung, gesundheitliche.

Gesundheitsaufseher: (engl.) *health custodian*; Mitarbeiter von Gesundheitsbehörden bzw. Gesundheitsämtern mit überwachenden u. beratenden Aufgaben in Gesundheits-, Umwelt- u. Verkehrshygiene u. Infektionsschutz; **Aufgabe:** Durchführung der angeordneten Maßnahmen zur Seuchenverhütung u. -bekämpfung sowie Hygienekontrollen in Einrichtungen u. Betrieben vor Ort u. Beratung in Fragen der Seuchenhygiene*; **Ausbildung:** i. d. R. 2-jährige landesrechtlich geregelte Ausbildung (6 Monate Lehrgang, 18 Monate Praktikum; für die staatliche Anerkennung wird in einigen Bundesländern ein weiteres praktisches Jahr gefordert); an dem Lehrgang kann auch nach od. während einer Ausbildung im mittleren Gesundheitsdienst teilgenommen werden.

Gesundheitsausgaben: (engl.) *health expenditures*; finanzielle Aufwendungen einer Gesellschaft für den Erhalt u. die Wiederherstellung der Gesundheit ihrer Mitglieder (s. Abb. 1); die Gesundheits-

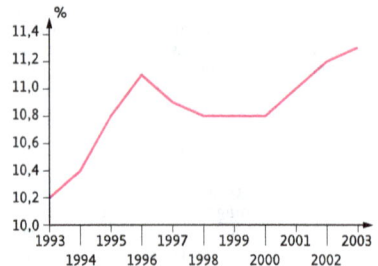

%

Gesundheitsausgaben Abb. 1: Gesundheitsausgaben bezogen auf das Bruttoinlandsprodukt in Deutschland [2]

ausgaben werden unterschieden nach: **1.** Kostenträgern (s. Abb. 2): öffentliche Haushalte, gesetzliche u. private Versicherungen, Arbeitgeber, private Haushalte u. private Organisationen; **2.** Leistungsarten (s. Abb. 3): u. a. ärztliche Leistungen, pflegerische u. therapeutische Leistungen, Hilfs- u. Arzneimittel; **3.** Einrichtungen: z. B. Arztpraxen, Krankenhäuser; der Anteil der Gesundheitsausgaben am Bruttoinlandsprodukt (BIP) stellt eine wichtige sozioökonomische Kennziffer dar.

Gesundheitsausschuss des Deutschen Bundestages: (engl.) *Health Affairs Committee of the German Bundestag*; „Ausschuss des Deutschen Bundestages

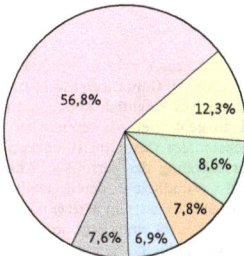

56,8%
12,3%
8,6%
7,8%
6,9%
7,6%

☐ Gesetzliche Krankenversicherung
☐ Private Haushalte/ Organisationen
☐ Private Krankenversicherung
☐ Öffentliche Haushalte
☐ Pflegeversicherung
☐ Sonstige

Gesundheitsausgaben Abb. 2: Träger der Gesundheitsausgaben, Deutschland 2003   [2]

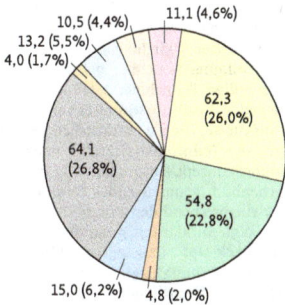

10,5 (4,4%)
13,2 (5,5%)
4,0 (1,7%)
11,1 (4,6%)
62,3 (26,0%)
64,1 (26,8%)
54,8 (22,8%)
15,0 (6,2%)
4,8 (2,0%)

☐ Prävention u. Gesundheitsschutz
☐ ärztliche Leistungen
☐ pflegerische u. therapeutische Leistungen
☐ Ausgleich krankheitsbedingter Folgen
☐ Unterkunft/Verpflegung
☐ Arzneimittel, Hilfsmittel, Zahnersatz u. sonstige medizinische Bedarfsmittel
☐ Transporte
☐ Verwaltung
☐ Forschung, Ausbildung u. Investition

Gesundheitsausgaben Abb. 3: Gesundheitsausgaben aller Träger (Öffentliche Haushalte, Gesetzliche Krankenversicherung, Soziale Pflegeversicherung, Gesetzliche Rentenversicherung, Gesetzliche Unfallversicherung, Private Krankenversicherung, Arbeitgeber, Privatpersonen) nach Leistungsarten in Milliarden Euro (insgesamt 239,7 Milliarden Euro), Deutschland 2003   [2]

für Gesundheit u. Soziale Sicherung"; Organ des Parlaments, das sich nach dem Stärkeverhältnis der Fraktionen zusammensetzt u. sich entsprechend den Aufgabenbereichen des Bundesministeriums*

ne Gesundheitsvorsorge u. Prävention befasst; be reitet die Verhandlungen des Bundestages vor. Die Ausrichtung an der Aufgabenverteilung des Bundesministeriums ist Ausdruck der parlamentarischen Kontrolle der Regierung.

Gesundheitsberatung: (engl.) *health counselling* Kommunikationsform des Gesundheitswesens mit den Zielen: **1.** Stärkung der gesundheitsgerechten Verhaltensweisen eines gesunden Menschen **2.** Änderung risikobehafteten bzw. Risikofaktoren hervorrufenden Verhaltens; **3.** Förderung von be dingter Gesundheit*; **4.** Bewältigung gesundheitli cher Probleme (s. Coping, Krankheitsverarbeitung). Beteiligte sind der Einzelne od. kleine Gruppen, die mit gesundheitlichen Fragen be schäftigt u. von gesundheitlichen Problemen be troffen od. mitbetroffen sind, sowie Fachleute wie Ärzte, Pflegekräfte, Sozialarbeiter, z.T. in interdisziplinärer Zusammenarbeit. Gesundheitsbera tung erfolgt auch für Institutionen od. Settings der Gesundheitsförderung*. **Einteilung: 1.** ärztliche Gesundheitsberatung: integrierter Teil von Prävention*, Diagnose, Therapie u. Rehabilitation* sowie bei der Betreuung chronisch Kranker; **2.** Ge sundheitsberatung in Krankenhäusern, Gesundheitsämtern, Einrichtungen der Rehabilitation, in Betrieben u. a. Settings*, z. B. durch den Sozial dienst im Krankenhaus (Sozialberatung), Psycho logen u. Pflegekräfte in Kliniken od. Pflege; in der Rehabilitation ist Gesundheitsberatung grund sätzlicher Bestandteil der rehabilitativen Maßnahmen, z. B. in Form von Gesundheitstraining*, Pa tientenschulungen, Beratungen; **3.** gesundheitsbezogene Institutions- u. Politikberatung: wesentliche Strategie im Setting-Ansatz der Gesundheits förderung, z. B. in den Maßnahmen zur betrieb lichen Gesundheitsförderung; Institutions- u. Politikberatung ist u.a. Ziel u. Aufgabe von Ge sundheitsämtern, v.a. im Gesunde*-Städte-Netz werk; **4.** Verbraucher-/Patientenberatung: Patien ten sollen in gesundheitlichen Fragen besser u. unabhängig informiert werden u. mehr Rechte erhalten. **5.** Beratung im Internet od. Online.

Gesundheitsberichterstattung: (engl.) *health repor ting*; Abk. GBE; regelmäßige (oft jährliche) beschreibende u. bewertende detaillierte Darstellung auf Bundes-, Landes- u. kommunaler Ebene von **1.** Krankenstand der Bevölkerung, Lebenserwar tung u. -qualität; **2.** bedeutsamen Risiken für die Gesundheit*; **3.** erreichten od. angestrebten Merk malen des Versorgungs- u. Vorsorgesystems (vgl. Versorgung, Vorsorge; **4.** Einsatz von Ressourcen* **5.** Leistungen u. Ergebnissen des Gesundheitswesens, insbes. auch von Gesundheitsschutz* u. Prävention*; **6.** Zielen u. Handlungskonsequenzen für die Weiterentwicklung von Prävention u. Kran kenversorgung. Die nationale Gesundheitsbericht erstattung wird durch das Robert* Koch-Institut

der Gesundheitsämter (s. Länderindikatorensatz). Von zunehmender Bedeutung ist die Gesundheitsberichterstattung auf europäischer (Statistisches Amt der Europäischen Gemeinschaft) u. internationaler Ebene (WHO*, OECD*, Weltbank u. a.). **Ziel: 1.** Information von Politik, Fachöffentlichkeit u. Bevölkerung über den gesundheitlichen Zustand der Bevölkerung u. das gesundheitliche Versorgungssystem; **2.** Impulsgebung für praktisches u. politisches Handeln im Gesundheitsbereich; **3.** fachliches Forum der Interessenvertreter; **4.** ergänzendes Instrument zur Umsetzung u. Qualitätssicherung* der Empfehlungen u. Evaluation des gesundheitspolitischen Erfolges. **Einteilung der nationalen GBE: 1.** Informationssystem der Gesundheitsberichterstattung des Bundes (IS-GBE) mit umfassenden gesundheitsrelevanten Informationen (Tabellen, Graphiken, Texte); **2.** Themenhefte (themenorientierte Spezialberichte): Informationen zum Gesundheitszustand der Bevölkerung (z. B. Schutzimpfungen, Behandlungsfehler); **3.** Schwerpunkt- u. Spezialberichte: gesundheitsbezogene Informationen von speziellem Interesse u./od. für spezielle Zielgruppen, z. B. Spezialbericht Allergien, Schwerpunktbericht Gesundheit von Kindern u. Jugendlichen. Vgl. Bundesgesundheitssurvey, Armuts- und Reichtumsbericht, Behindertenbericht, Kinder- und Jugendbericht.

Gesundheitsbewusstsein: (engl.) *health awareness*; umfasst: **1.** subjektive u. soziale Bedeutung u. Stellenwert von Gesundheit*; **2.** subjektiver Begriff von Krankheit u. ihren Bedingungen; **3.** Wahrnehmung des Körpers u. seiner Beschwerden im Verhältnis zur Person; **4.** Wahrnehmung von gesundheitlichen Risiken u. Ressourcen* in Umwelt u. eigener Person. Gesundheitsbewusstsein hat eine **inhaltliche** Ebene (z. B. negativ: Abwesenheit von Krankheit, Fehlen von Schmerzen; positiv: generelle Handlungs- u. Bewältigungsfähigkeit, Leistungsfähigkeit in Beruf, Sport u. a. Lebensbereichen) u. eine **dynamische** Ebene. Hier wird unterschieden zwischen **1. Schalter-Modell:** Gesundheit als diskreter u. konstanter Zustand: enge Verbindung zu einem dichotomen Gesundheits-/Krankheitskonzept, wobei Gesundheit negativ als Abwesenheit von Krankheit definiert wird; Gesundheitsstörungen u. Krankheiten werden passiv hingenommen, eher niedrig ausgeprägte personale Kontrollüberzeugung; **2. Batterie-Modell:** Gesundheit als endliches Reservoir, das sich kontinuierlich verhält u. im Lauf des Lebens durch Alterungsprozesse od. andere negative Einflüsse abbaut u. verbraucht wird; fließende Übergänge zwischen Gesundheit u. Krankheit; Gesundheitsreservoir soll geschützt werden, jedoch vorherrschende defensive Haltung hinsichtlich eigener Einflussmöglichkeiten; **3. Akkumulator-Modell:** Gesundheit als regenerierbares Potential; Schwan-

keiten; körperliche, seelische u. soziale Ebene werden einbezogen; **4. Generator-Modell:** Gesundheit als expansives Potential: Abbau von Gesundheit wird ausgeblendet od. tendenziell negiert; multidimensionales Gesundheitskonzept; Gefahr einer Überschätzung der personalen Kontrollierbarkeit von Gesundheit u. deren Gefährdungen. Das Gesundheitsbewusstsein wird von Lebenslage* u. -weise geprägt, es unterliegt soziokulturellen Prägungen. Gesundheitskonzepte von Laien differieren interkulturell u. sozioökonomisch. Gesundheitsbewusstsein ist mitentscheidend dafür, ob u. in welchem Maße Menschen für präventive Interventionen aufgeschlossen sind, sich daran beteiligen od. sie aktiv gestalten. Aus subjektiven Theorien über Gesundheitsrisiken u. -bedrohungen leiten sich oft selbstgesteuerte „Gesundheitsbewegungen" von Betroffenen her. Vgl. Gesundheitskonzept.

Gesundheitsbildung: (engl.) *health education*; Ansatz der Gesundheitsförderung* in der organisierten Erwachsenenbildung (z. B. Volkshochschulen, Familienbildungsstätten, kirchlichen u. gewerkschaftlichen Bildungswerken); gekennzeichnet durch: **1.** freiwillige Teilnahme; **2.** teilnehmerorientiertes, soziales u. selbstbestimmtes Lernen, das sich auch auf die sozialen u. natürlichen Lebensbedingungen der Teilnehmer richtet; **3.** ganzheitliches Bildungskonzept/-anspruch; **4.** ganzheitliches Menschenbild; **5.** umfassendes Gesundheitsverständnis, entsprechend den Prinzipien der Ottawa*-Charta. Vgl. Aufklärung, gesundheitliche.

Gesundheits-Check-Up: umgangssprachlich für Gesundheitsuntersuchung*; vgl. Vorsorge.

Gesundheitsdienst, öffentlicher: Abk. ÖGD; Teil des öffentlichen Gesundheitswesens* neben der ambulanten u. der stationären Versorgung; hat die Aufgabe, die Gesundheit der Bevölkerung zu beobachten, zu schützen u. zu fördern; ist föderal organisiert, so dass ein flächendeckendes Versorgungsnetz mit geregelten Zuständigkeiten besteht; **Organisation:** auf **Bundesebene** Bundesministerium für Gesundheit, bundesunmittelbare Bundesoberbehörden: Bundesinstitut für Arzneimittel und Medizinprodukte, Bundeszentrale für gesundheitliche Aufklärung, DIMDI, Paul-Ehrlich-Institut u. Robert Koch-Institut; auf **Landesebene** für das Gesundheitswesen zuständige Ministerien als oberste Gesundheitsbehörden des Landes (z. T. ist der Bereich Gesundheit mit den Bereichen Arbeit u. Soziales zusammengelegt), Beratungsgremien auf Landesebene, z. B. Landesgesundheitsrat, Landesinstitute für den öffentlichen Gesundheitsdienst, von den Ländern getragene überregionale Einrichtungen wie Akademien für Öffentliches Gesundheitswesen u. das Institut für medizinische u. pharmazeutische Prüfungsfragen; zur Bewältigung der Aufgaben aus dem In-

Untersuchungsmöglichkeiten betreiben; auf **Bezirksebene:** mittlere Gesundheitsbehörden des Landes (mit Ausnahme von Berlin, Hamburg, Bremen, Schleswig-Holstein u. Saarland); auf **Kreis- u. Kommunalebene:** Gesundheitsämter als untere Gesundheitsbehörden des Landes. **Aufgabe des Gesundheitsamtes:** Umsetzung u. Ausführung von Gesundheitsgesetzen u. dazugehörigen Erlassen, Verordnungen u. Richtlinien; 1. Ausübung der Medizinalaufsicht über Heilberufe u. a. Einrichtungen des Gesundheitswesens; 2. Ausführung des Gesundheitsschutzes: entsprechend dem Infektionsschutzgesetz* Überwachung übertragbarer (insbes. auch meldepflichtiger) Krankheiten; 3. Überwachung der Umwelthygiene: Wasser-, Boden- u. Lufthygiene, Arbeits-, Betriebs- u. Produktionshygiene (z. B. in Krankenhäusern, Großküchen), Wohn-, Orts- u. Siedlungshygiene sowie Lebensmittelhygiene; 4. Ausübung der Gesundheitsförderung* u. -vorsorge (s. Prävention) sowie Gesundheitshilfe: jugendärztlicher u. jugendzahnärztlicher Dienst, Impfungen*, Einschulungsuntersuchungen, sozialpsychiatrischer Dienst* u. Familienberatung*; 5. Gutachtenerstellung (s. Gerichtsarzt, Gutachter); 6. Erfassung der Epidemiologie, z. B. von Infektionskrankheiten u. ggf. Gesundheitsberichterstattung*. **Rechtliche Grundlage:** abgesehen von den Zuständigkeiten des Bundes (z. B. Infektionsschutzgesetz, Trinkwasserverordnung) liegt die Verantwortung für den öffentlichen Gesundheitsdienst bei den Ländern. Nach Art. 83 GG führen diese auch die entsprechenden Bundesgesetze aus; **Gesundheitsdienstgesetze** der Bundesländer, welche die jeweiligen Aufgaben, Rechte, Befugnisse u. Strukturen des gesamten Öffentlichen Gesundheitsdienstes im betreffenden Bundesland regeln.

Gesundheitserziehung: (engl.) *health education*; auf das Individuum bezogene pädagogische Maßnahme zur Einübung gesundheitsbezogener Verhaltensweisen; z. B. bei einem Kleinkind die Anleitung zum regelmäßigen Zähneputzen, Händewaschen vor dem Essen. Vgl. Gesundheitstraining, Prävention.

Gesundheitsförderung: (engl.) *health promotion*; gesundheitspolitisches u. interventionsbezogenes Konzept mit dem Ziel der Beeinflussung der Determinanten für Gesundheit durch das Zusammenführen von zwei strategischen Ansätzen: 1. Stärkung der persönlichen u. sozialen Gesundheitskompetenzen u. Erweiterung von Handlungsspielräumen zur Gesundheitserhaltung u. Wohlbefinden; 2. politisch gesteuerte Verbesserung der Gesundheitsdeterminanten sowie Abbau bestehender sozial bedingter gesundheitlicher Ungleichheiten. Das Konzept der Gesundheitsförderung setzt an den Ressourcen* für die Gesunderhaltung od. Gesundung an. Begriff u. Konzept der Gesundheits-

der Ottawa*-Charta sind die Befähigung zu selbstbestimmtem Handeln (s. Empowerment) sowie die Einbindung von Gesundheit als Handlungsziel in einer Vielzahl von Politikbereichen die **zentralen Aktionsstrategien** von Gesundheitsförderung **Theoretische Grundlage** ist die Kenntnis salutogenetischer (s. Salutogenese) Ressourcen u. Prozesse sowie das Verständnis von gesundheitsschädigendem wie gesundheitsförderlichem Handeln als Ausdruck einer sozio-kulturell gewachsenen u. individuell relativ konsistenten Lebensweise, in engem Zusammenhang mit der (sozioökonomischen) Lebenslage. Entsprechend umfasst Gesundheitsförderung **Maßnahmen**, die auf die Veränderung u. Förderung des individuellen Gesundheitshandelns u. der Lebensverhältnisse abzielen (vgl. Prävention); z. B. die Gesetzgebung zur Reduktion von Gesundheitsbelastungen u. zur Unterstützung von Gesundheitshandeln, Gesundheitsverträglichkeitsprüfungen, gesundheitsförderliche Strukturmaßnahmen zur Verbesserung von Wohnbedingungen, Arbeitszeiten u. Verpflegung in Kantinen. Zentrale Umsetzungsstrategien der Gesundheitsförderung sind der Setting*-Ansatz u. die Organisationsentwicklung* zur Anregung u. Unterstützung des Prozesses geplanter organisatorischer Veränderungen von Settings u. Systemen. **Betriebliche Gesundheitsförderung** (Abk. BGF) umfasst alle Maßnahmen von Arbeitgebern, Arbeitnehmern u. Gesellschaft zur Verbesserung von Gesundheit u. Wohlbefinden am Arbeitsplatz. Auf schwung erhielt die BGF u. a. in Deutschland durch die „Luxemburger Deklaration" (1997) zur betrieblichen Gesundheitsförderung in der Europäischen Union. In der Umsetzung der BGF sollen personale Ressourcen (individuelles Verhalten u. Prädispositionen, aktive Mitarbeiterbeteiligung u. organisationale Ressourcen (Arbeitsorganisation, Arbeitsbedingungen) berücksichtigt werden. BGF ist die bisher häufigste u. erfolgreichste Anwendung des Setting-Ansatzes, in dessen Rahmen statusniedrige Beschäftigungsgruppen erreicht werden u. damit ein Beitrag zur Verminderung sozial bedingter Ungleichheit von Gesundheitschancen (s. Chancengleichheit, gesundheitliche) geleistet wird. Der Schwerpunkt von BGF-Programmen liegt häufig noch auf der Beeinflussung individuellen Verhaltens. **Leistungsträger:** in Ergänzung des Arbeitsschutzes* meist die Krankenkassen (§ 20 SGB V), die z. T. eigene Programme für den Bereich der BGF verabschiedet haben u. insbes. ein großes Potential für Gesundheitsförderungsangebote. Als Folge gelungener BGF finden sich höhere Arbeitszufriedenheit*, höhere Produktivität, größere Innovationsoffenheit u. zeitstabil ein geringerer Krankenstand*.

Gesundheitsfonds: (engl.) *health fund*; i. R. der Gesundheitsreform 2006 geplantes Finanzierungs-

erhalten sollen (s. Abb.); die Krankenkassen erhalten künftig für ihre Versicherten aus dem Gesundheitsfonds neben einer Grundpauschale einen alters- u. risikoadjustierten Zuschlag. Die Einführung des Fondsmodells stellt dadurch einen vereinfachten u. zielgenaueren Risikostrukturausgleich* in Aussicht. Für Kinder wird ein einheitlicher Betrag kalkuliert, der die durchschnittlichen Kosten deckt. **Finanzierung: 1.** Der Gesundheitsfonds erhebt Beiträge von den Mitgliedern u. Arbeitgebern. Beide Beitragssätze werden für alle Kassen einheitlich gesetzlich fixiert. **2.** Die Finanzierung gesamtgesellschaftlicher Aufgaben (insbes. die beitragsfreie Mitversicherung von Kindern) soll künftig zunehmend aus Steuermitteln erfolgen. **3.** Krankenkassen, die nicht mit den Fondsmitteln auskommen, müssen entsprechende Fehlbeträge ausgleichen. Hierzu stehen Möglichkeiten durch kostensparende Tarife (z. B. Hausarztmodelle, Wahltarife) od. besondere Versorgungsformen* (z. B. integrierte Versorgung*), Modellvorhaben, Chronikerprogramme; s. Disease-Management-Programme) zur Verfügung. Führt dies nicht zum Erfolg, können sie einen prozentualen od. pauschalen Zusatzbetrag von ihren Mitgliedern erheben. Die Obergrenze des Zusatzbetrages darf 1 % des Haushaltseinkommens nicht überschreiten. Jeder Versicherte erhält im letzten Quartal eine Mitteilung über den einheitlichen Betrag, den seine Kasse für ihn aus dem Fonds erhält, zusammen mit Mitteilungen über einen eventuellen Zusatzbetrag (auch Zusatzbeitrag) od. ggf. Tarifangebote. **4.** Überschüsse werden an die Mitglieder zurückerstattet. Die Finanzierung der Ge-

Gesundheitsforschung: (engl.) *health research*; Oberbegriff für verschiedene Forschungsbereiche in der Medizin u. im Gesundheitswesen, z. B. Entwicklung neuer Diagnose- od. Behandlungsverfahren, klinische Forschung, Public* Health u. Epidemiologie*, Strukturförderung im Gesundheitswesen sowie Zusammenarbeit mit Wirtschaft u. Wissenschaft.

Gesundheitsfürsorge: (engl.) *medical care*; Oberbegriff für präventivmedizinische Maßnahmen (s. Prävention), die zwar für den Einzelnen erbracht werden, aber als übergeordnetes Ziel auch der Gesundheit der Bevölkerung insgesamt dienen; wird von einer Vielzahl von Trägern angeboten, insbes. dem Öffentlichen Gesundheitsdienst. Schwerpunkte sind Säuglings-, Mütter- u. Tuberkulosefürsorge. Vgl. Fürsorge, Gesundheitsförderung, Prävention, Salutogenese.

Gesundheitsgewinn: (engl.) *health gain*; positive Veränderung im Gesundheitsstatus eines Menschen od. einer Population als Folge einer spezifischen (präventiven, kurativen, rehabilitativen, gesundheitsfördernden) Intervention; Maßstab zum Vergleich des relativen Vor- u. Nachteils verschiedener Interventionen; wird erhoben mit Hilfe von diagnosespezifischen Indikatoren u./od. mit Indikatoren u. a. von Lebensqualität, Bewältigungskompetenz (Coping*), Erweiterung von Ressourcen u. Zufriedenheit.

Gesundheitshilfe, vorbeugende: s. Hilfen zur Gesundheit.

Gesundheitsindikator: (engl.) *health indicator*; Parameter zur Beschreibung des Gesundheitszustands von Bevölkerungen; einfach messbare Merkmale

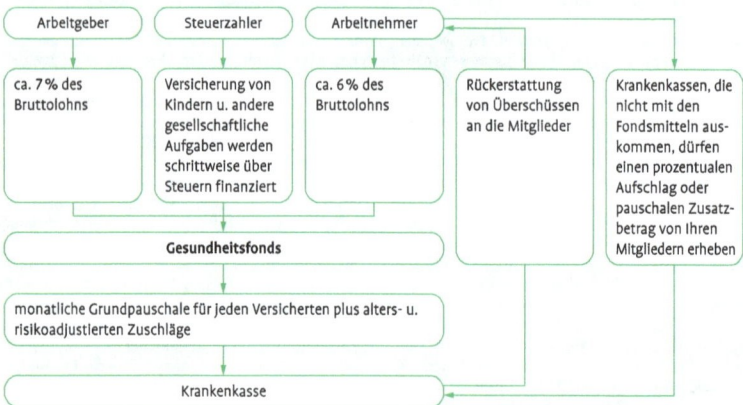

Gesundheitsfonds

Mortalität, Arbeitsunfähigkeit) u. denen hohe Repräsentativität für das zu untersuchende Problem beigemessen wird (z. B. Häufigkeit des Arztbesuchs, Säuglingssterblichkeit, Frühberentung). **Einteilung: 1. individuumsbezogene** Gesundheitsindikatoren: z. B. subjektive Gesundheitseinschätzung mit Hilfe von validierten Erhebungsinstrumenten zur Erfassung des Gesundheitszustandes* (z. B. SF*-36-Fragebogen, Nottigham* Health Profile) od. objektive Gesundheitsindikatoren (z. B. die maximale Luftgeschwindigkeit bei der forcierten Ausatmung, Stärke des Händedrucks od. Indizes über psychische u. physische Gesundheit) können durch die Güte ihrer Assoziation mit einem definierten Versorgungsbedarf (z. B. Zahl der Übernachtungen in einem Krankenhaus) od. gesundheitsrelevanten Ereignissen (z. B. Herzinfarkt, gesundheitsbedingtes Ausscheiden aus dem Arbeitsmarkt, Tod) validiert werden. **2. populationsbezogene** Gesundheitsindikatoren: **a)** Säuglingssterblichkeit; **b)** Entwicklung der Lebenserwartung*; **c)** Masse der globalen Gesundheitsbelastung einer Bevölkerung (Global Burden of Disease; s. Krankheitslast), welche die Summe der durch eine bestimmte Krankheit, bestimmte Krankheiten od. alle Arten von Gesundheitsstörungen durch vorzeitigen Tod od. chronische Beeinträchtigung verlorenen Lebensjahre (s. PYLL, DALY) erfassen. Vgl. Risikoindikator.

Gesundheitsinformation: (engl.) *health information*; Aufklärung z. B. über gesundheitsförderliche Verhaltensweisen, Risikofaktoren u. Behandlungsmöglichkeiten i. R. des Gesundheitstrainings od. Maßnahmen der Prävention* u. Gesundheitsförderung*, z. B. Ausübung von Sport, gesunde Ernährung, Benutzen von Kondomen.

Gesundheitsinformationssysteme: (engl.) *health information systems*; (meist elektronische) Systeme zur Information u. Aufklärung hinsichtlich gesundheitlicher u. gesundheitspolitischer Fragestellungen; z. B. durch die Bundeszentrale* für gesundheitliche Aufklärung, Fachgesellschaften, Krankenkassen, Verbraucherorgane; **Zielgruppe: 1.** Gesundheitspolitiker, Wissenschaftler u. Fachpublikum: eindeutig definierte, statistisch aufbereitete Informationen über das Gesundheitswesen, Basisdaten für politische, wirtschaftliche, gesellschaftliche u. fachliche Entscheidungen sowie für das Qualitätsmanagement; **2.** Bürger u. Patienten. **Patienteninformationssysteme:** ausführliche Informationen über die jeweilige Erkrankung, einzuleitende diagnostische, therapeutische od. präventive Maßnahmen sind die Voraussetzung für die aktive Einbeziehung der Patienten in die partizipative Entscheidungsfindung* unter Berücksichtigung der individuellen Wertvorstellungen u. sozialen Situation; verbessert i. d. R. die Mitwirkung u. Akzeptanz der Patienten bei einer

Psychotherapeuten, gemeinsame Sprechstunden von Hausarzt u. Experte, Coaching, Selbsthilfegruppen, Schulungen, Seminare; telefonische Beratung wie Hotline bzw. Call-Center; **2.** nicht persönliche Kommunikationsformen: elektronische Systeme u. Druckerzeugnisse. Inhalte sollten wissenschaftlich fundiert, möglichst evidenzbasiert sein u. durch Qualitätssicherungsmechanismen überprüft werden (z. B. durch Expertengremien) allgemeinverständlich dargestellt u. übersichtlich aufbereitet sein sowie eine bequeme u. schnelle Systembedienung gewährleisten. Häufig bieten Gesundheitsinformationssysteme zusätzlich den Zugang zu weiteren Datenbanken, Beratungsdiensten sowie Foren für die Diskussion bestimmter Themen an. Um eine umfassende Information der Bevölkerung zu ermöglichen, sollten Gesundheitsinformationssysteme durch Barrierefreiheit* charakterisiert sein. Vgl. Gesundheitsberichterstattung, Aktionsforum Gesundheitsinformationssystem.

Gesundheitskarte, elektronische: (engl.) *electronic health card*; sog. e-Gesundheitskarte (Abk. eGK) Krankenversicherungskarte; ab 2006 (§ 291 a SGB V) schrittweise einzuführende elektronische Krankenversichertenkarte* mit den Stammdaten* u. der Funktionalität des elektronischen Rezepts*; kann auf freiwilliger Basis u. mit Zugangsberechtigung weitere medizinische Datensätze u. Verweisfunktionen für den Zugriff auf andere Datenbestände beinhalten (z. B. Online-Gesundheitsdienste, elektronische Patientenakte*, Risikofaktoren, anamnestische Daten, Befunde in Text u. Bild, Impfdaten) u. in Verbindung mit dem elektronischen Heilberufeausweis* eine sichere Authentifizierung von Patient u. Arzt ermöglichen. **Ziel:** Verbesserung von Qualität u. Wirtschaftlichkeit im Gesundheitswesen, Vermeidung von Doppeluntersuchungen, höhere Transparenz von Medikamentenverordnungen, insbes. hinsichtlich ein erwünschter Arzneimittelwirkungen u. a. **Rechtliche Grundlage:** GKV*-Modernisierungsgesetz; § 291 a SGB V. **Hinweis:** Die Europäische Krankenversicherungskarte wird sich als Sichtausweis au der Rückseite der elektronischen Gesundheitskarte befinden (Europäische Gesundheitskarte). Vgl Arztausweis.

Gesundheitskompetenz: s. Kompetenz.

Gesundheitskonferenz, regionale: s. Landesgesundheitskonferenz.

Gesundheitskonzept: (engl.) *concept of health*; syn Gesundheitsmodell; Bez. für von Kausalmodellen zur Entstehung von Gesundheit* bzw. Krankheit* geprägten Vorstellungen über das Wesen von Ge sundheit, aus denen die dazugehörigen Gesund heitsindikatoren* u. Gesundheitsparameter* abge leitet werden können; Gesundheitskonzepte sind kulturell u. gesellschaftlich geprägt; es wird zwi

schieden. Vgl. Krankheitstheorie.

Gesundheitskosten: (engl.) *health costs*; syn. Krankheitskosten; die Summe der direkten u. indirekten Kosten einer Erkrankung; **1.** direkte Kosten sind unmittelbar mit der Behandlung verbunden, z. B. Kosten für Medikamente, Arztleistungen; **2.** indirekte Kosten stehen nur mittelbar mit einer medizinischen Maßnahme in Verbindung, z. B. Kosten des Produktionsausfalls durch Erkrankung od. vorzeitigen Tod; intangible Kosten (psychische Belastungen, Schmerzen, verminderte Lebensqualität u. a.) zählen ebenfalls zu den Gesundheitskosten.

Gesundheitsleistung: (engl.) *health service*; eine auf die Wiederherstellung od. Erhaltung der Gesundheit gerichtete ärztliche u. nicht ärztliche Dienstleistung; vgl. Leistungskatalog, IGeL-Liste.

Gesundheitsleistungen, individuelle : s. IGeL-Liste.

Gesundheitsministerkonferenz: (engl.) *Conference of Health Ministers*; Abk. GMK; im deutschen Gesundheitswesen etabliertes, nicht gesetzlich festgeschriebenes Gremium zum fachlichen u. politischen Meinungsaustausch zwischen den Ministern u. Senatoren für Gesundheit der Länder u. des Bundes; **Ziel:** Beratung in Angelegenheiten der Gesundheitsvorsorge u. Gesundheitssicherung, gesundheitlicher Verbraucherschutz, umweltbezogener Gesundheitsschutz, Berufe des Gesundheitswesens, Drogen u. Sucht u. europäische Gesundheitspolitik.

Gesundheitsmodell: s. Gesundheitskonzept.

Gesundheitsmodell, biopsychosoziales: s. Modell, biopsychosoziales.

Gesundheitsökonomie: (engl.) *health economics*; Teilgebiet der Wirtschaftswissenschaften; untersucht die wirtschaftlichen Aspekte des Gesundheitswesens unter Verwendung spezieller Theorien der Ökonomie (z. B. Mikroökonomie, Finanzwissenschaft, Vertragstheorie) u. Medizin (z. B. Epidemiologie*); die Analyseergebnisse können gesundheitspolitische Entscheidungen unterstützen; vgl. Pharmakoökonomie, Ergebnismessung.

Gesundheitsparameter: (engl.) *health parameter*; Messgrößen zur Bestimmung der Gesundheit*; z. B. physiologische Messgrößen (BMI, Blutdruck u. Cholesterolwerte, körperliche Funktionsfähigkeit), Inanspruchnahme von gesundheitsbezogenen Versorgungsleistungen (Medikation, stationäre Aufenthalte usw.), Gesundheitsverhalten (körperliche Aktivität, Ernährungsverhalten, regelmäßige Medikamenteneinnahme) u. schwerer operationalisierbare Größen wie psychische Gesundheit u. individuelles Wohlbefinden.

Gesundheitspflege, öffentliche: s. Public Health.

Gesundheitspotential: (engl.) *health potential*; interne u. externe Ressourcen* i. S. des Anforderungen*-Ressourcen-Modells u. der Salutogenese*; es bestehen inhaltliche Überschneidungen mit Pro-

derung* benutzt. Das Vorhandensein bestimmter personen- u. arbeitsbezogener Gesundheitspotentiale wird häufig als gesundheitsfördernde Ressource betrachtet, ihr Fehlen als risikoerhöhende Belastung eingestuft. Gesundheitspotentialen wird eine Pufferfunktion i. R. von Belastungs-Beanspruchungs- bzw. Belastungs-Bewältigungs-Prozessen zugewiesen. Voraussetzung hierfür ist nicht nur ihr Vorhandensein, sondern auch die Fähigkeit der Betroffenen, solche Ressourcen belastungsabschwächend u. produktiv zu nutzen.

Gesundheitsprämie: s. Kopfpauschale.

Gesundheitsproblem: nach ICF Gesundheitsstörung bzw. Krankheit u. Behinderung nach der ICD, die zu einer Beeinträchtigung der funktionalen Gesundheit führen; s. Beeinträchtigung, Gesundheit, funktionale.

Gesundheitspsychologie: (engl.) *health psychology*; Teilgebiet der wissenschaftlichen Psychologie*, das sich mit der Analyse u. Beeinflussung gesundheitsbezogener Verhaltensweisen, Kognitionen, Emotionen u. Motivationen* des Menschen auf individueller u. kollektiver Ebene befasst; die psychosozialen Grundlagen von Gesundheit* u. Krankheit* u. deren Bewältigung (Krankheitsverarbeitung*) stehen im Fokus der Betrachtung (s. Gesundheitsverhalten); Forschungsgebiete sind z. B. der Zusammenhang zwischen Persönlichkeitseigenschaften u. Gesundheitsverhalten, die Risikowahrnehmung u. -kommunikation, die Beziehung zwischen Arzt bzw. Therapeut u. Patient, subjektive Krankheitstheorien*, psychische u. soziale Ressourcen* sowie Schutzfaktoren (z. B. Selbstwirksamkeitserwartung). **Anwendung:** zur Gesundheitsförderung* u. -erziehung, Prävention*, Modifikation gesundheitsrelevanter Verhaltensweisen einschließlich der Beeinflussung von Risikofaktoren, Umgang mit Krankheiten (s. Coping), Rückfallvermeidung, Gestaltung gesundheitsrelevanter Informationen, Entwicklung von Gesundheitsprogrammen u. Patientenschulungen (s. Gesundheitstraining u. a.; **Ziel:** Verhaltensänderungen* u. Verbesserung des Systems der gesundheitlichen Versorgung.

Gesundheitsquote: (engl.) *share of gross national product spent on health care*; Anteil der gesunden, physisch u. psychisch präsenten Beschäftigten einer Wirtschafts- od. Verwaltungseinheit; wird meist über einen Beobachtungszeitraum gemittelt. Ein Element der Gesundheitsquote ist der Krankenstand*.

Gesundheitsrecht: (engl.) *Health Law*; Bez. für die Gesamtheit der dem Schutz der Volksgesundheit u. des Rechts auf Leben u. körperlicher Unversehrtheit gemäß Art. 2 Abs. 2 GG dienenden Bestimmungen; Regeln, die sich unmittelbar od. mittelbar auf die Ausübung der Heilkunde beziehen, werden unter dem (engeren) Begriff des Medizin-

Beziehung schützende Vorschriften des Zivilrechts (s. Arzthaftung, Aufklärung, Betreuung) u. des Strafrechts (s. Körperverletzung, Schwangerschaftsabbruch, Schweigepflicht, Sterbehilfe); **2.** das Recht der Gesetzlichen Krankenversicherung* einschließlich des Vertragsarztrechts (s. Kassenärztliche Vereinigung, Vertragsarzt). Das Organisations-, Finanzierungs-, Mitgliedschafts- u. Leistungserbringungsrecht der GKV wurde aus Gründen der Beitragsstabilität in den vergangen Jahren durch Reformen in der Krankenhausfinanzierung, durch zunehmend stärkere Verzahnung der Leistungsbereiche (s. Versorgung, integrierte), Intensivierung der Qualitätssicherung*, Gliederung in haus- u. fachärztliche Versorgung, Begrenzung der Niederlassung als Vertragsarzt*, kassenartübergreifenden Risikostrukturausgleich* mit erweitertem Kassenwahlrecht der Versicherten sowie durch Budgetierung der wichtigsten Leistungsbereiche wesentlich verändert. Daneben lassen sich folgende weitere in der Regel miteinander verwobene **Teilbereiche** des Gesundheitsrechts unterscheiden: **3.** das Recht der sonstigen Sozialversicherungssysteme (s. SGB); **4.** das (zur Kompetenz des Bundesgesetzgebers gehörende, weitgehend EU-einheitlich geregelte) Berufszulassungsrecht der Heilberufe (s. Arzt) u. Heilhilfsberufe; **5.** das (dem Landesrecht vorbehaltene) Berufsausübungsrecht; **6.** die dem präventiven u. repressiven Gesundheitsschutz dienenden Rechtsnormen (s. Betäubungsmittelgesetz, Infektionsschutzgesetz) sowie das Recht des Öffentlichen Gesundheitswesens; **7.** das (stark mit EU-rechtlichen Vorgaben geprägte) Arzneimittel-, Medizinprodukte-, Lebensmittel- u. Diätrecht; **8.** das (nur in Teilen EU-abhängige) Recht des Arbeitsschutzes*; **9.** sonstige Bestimmungen des Straf-, Umwelt- u. Datenschutzrechts von gesundheitsrechtlicher Relevanz (s. Atomgesetz, Datenschutz, Embryonenschutzgesetz, Gentechnologie, Bundes-Immissionsschutzgesetz).

Gesundheitsreform: (engl.) *health care reform*; Gesamtheit der Maßnahmen der Bundesregierung zur Änderung der Inhalte u. Grundstrukturen des Gesundheitswesens mit dem Ziel der Qualitätskontrolle u. Optimierung der gesundheitlichen Versorgung u. der Kostensenkung im Gesundheitswesen; Gesundheitsreformen der letzten 20 Jahre: **1.** Gesundheitsreformgesetz*; **2.** Gesundheitstrukturgesetz*; **3.** Beitragsentlastungsgesetz*; **4.** GKV*-Neuordnungsgesetz; **5.** GKV*-Solidaritätsstärkungsgesetz; **6.** GKV*-Gesundheitsreformgesetz 2000; **7.** GKV*-Modernisierungsgesetz; **8.** GKV*-Wettbewerbsstärkungsgesetz.

Gesundheitsreform 2006: s. GKV-Wettbewerbsstärkungsgesetz.

Gesundheitsreformgesetz: (engl.) *Health Care Reform Act*; Abk. GRG; „Gesetz zur Strukturreform im

sicherungsordnung" geregelte Krankenversicherungsrecht inhaltlich überarbeitet u. im SGB V* neu gefasst wurde; wesentliche Regelungen waren die Einführung bzw. Erhöhung von Zuzahlungen* bei nicht festbetragsgebundenen (s. Festbetrag) Arznei*-, Heil*- u. Hilfsmitteln*, Zahnersatz, Krankenhausaufenthalten u. Fahrkosten, Ausschluss von Bagatellarzneimitteln aus dem Leistungskatalog der GKV, Erweiterung der Wirtschaftlichkeitsprüfungen u. Einführung von Maßnahmen der Prävention*, Gesundheitsförderung* u. Früherkennung*.

Gesundheitsressource: s. Ressourcen.

Gesundheitsrisiko: s. Risikofaktoren.

Gesundheitsschäden durch Dritte: (engl.) *third party health damage*; Körper- u. Gesundheitsschäden, die mittelbar od. unmittelbar durch Dritte verursacht werden, u. die aus Sicht eines Leistungsträgers nicht ihm zurechenbar, sondern nach dem Kausalprinzip* durch den Schädiger (z. B. Unfallverursacher, Produkthersteller) bzw. den zuständigen Kostenträger (Träger der GUV, Träger nach dem Sozialen* Entschädigungsrecht) entschädigungspflichtig sind; **Beispiel:** Arzneimittelschäden (z. B. HIV- od. Hepatitis-C-Infektion durch Blutgerinnungspräparate), Produktschäden (z. B. durch vorzeitige Materialermüdung) u. Umweltschäden (z. B. durch Strahlenbelastung, elektro magnetische Felder); die Gesetzliche Krankenversicherung* kann ihre Versicherten bei der Verfolgung von Schadenersatzansprüchen unterstützen (§ 66 SGB V). Diese gehen auf die Krankenkasse über, soweit sie aus Anlass des Schadenereignisses Leistungen erbringt (§ 116 SGB X). Liegen Anhaltspunkte dafür vor, dass eine Krankheit eine Berufskrankheit i. S. der Gesetzlichen Unfallversicherung* od. deren Spätfolgen od. die Folge od. Spätfolge eines Arbeitsunfalls*, eines sonstigen Unfalls, einer Körperverletzung, einer Schädigung i. S. des Bundesversorgungsgesetzes* od. eines Impfschadens i. S. des Infektionsschutzgesetzes* ist od liegen Hinweise auf drittverursachte Gesundheitsschäden vor, sind die Vertragsärzte, ärztlich geleiteten Einrichtungen u. die Krankenhäuser verpflichtet, die erforderlichen Daten den Krankenkassen mitzuteilen (§ 108 SGB V). **Rechtliche Grundlage:** § 116 SGB X Ansprüche gegen Schadenersatzpflichtige, § 117 SGB X Schadensersatzansprüche mehrerer Leistungsträger.

Gesundheitsschutz: (engl.) *health protection*; alle Maßnahmen, die der Abwehr von Gefahren für das Leben od. die Gesundheit der Menschen dienen; Maßnahmen des Gesundheitsschutzes wurden ursprünglich eingeführt, um die öffentliche Ordnung aufrechtzuerhalten, v. a. im Hinblick auf den Ausbruch von Seuchen. Vorschriften zur Seuchenbekämpfung* gehören zu den ältesten Gesundheitsschutz-Maßnahmen. Der Gesundheits

cher Verbraucherschutz*, umweltbezogener Gesundheitsschutz (u. a. Bundes*-Immissionsschutzgesetz, Strahlenschutz*, Anlagensicherheit, Betriebssicherheit), Infektionsschutzgesetz*, Katastrophenschutz, Verkehrssicherheit sowie Überwachung der Gesundheitsberufe. Im Wesentlichen wird dem Vorsorgeprinzip, Verursacherprinzip* u. dem Kooperationsprinzip gefolgt.

Gesundheitsstrukturgesetz: (engl.) *Health Care Structure Act*; Abk. GSG; „Gesetz zur Sicherung u. Strukturverbesserung der gesetzlichen Krankenversicherung" vom 21.12.1992 (BGBl. I S. 2266), zuletzt geändert am 25.11.2003 (BGBl. I S. 2304), mit dem Hauptziel der Kostenbegrenzung u. Stabilisierung der Beitragssätze in der Gesetzlichen Krankenversicherung*; **Inhalt: 1.** Budgetierung der Krankenhausausgaben von 1993–1995; **2.** Budgetierung der Gesamtvergütungen für Vertragsärzte* von 1993–1995; **3.** Absenkung von Punktwerten* bei bestimmten ärztlichen Leistungen; **4.** Begrenzung von Kassenarztzulassungen; **5.** Festlegung eines Arzneimittelbudgets* in der GKV; **6.** Organisationsreform der GKV; **7.** Verbesserung der Personalsituation in Krankenhäusern; **8.** Stabilisierung der Beitragssätze in der GKV. Aus verfassungsrechtlichen Gründen wurden Regelungen des GSG zum erschwerten Zugang zur Krankenversicherung* der Rentner vom Bundesverfassungsgericht für nichtig erklärt.

Gesundheitssurvey: (engl.) *health survey*; Sonderform der Querschnittsstudie* mit dem Ziel, den Gesundheitszustand einer Bevölkerung festzustellen; befragt wird eine repräsentative Stichprobe der Zielbevölkerung u. a. zu somatischen od. psychischen Krankheiten, Arzneimittelverbrauch u. Gesundheitsverhalten. Das Robert* Koch-Institut hat i. R. der Gesundheitsberichterstattung* 1998 den ersten gesamtdeutschen Bundesgesundheitssurvey durchgeführt.

Gesundheitssystem: (engl.) *health system*; syn. Gesundheitswesen; System der gesundheitlichen Versorgung einer Population; das **deutsche Gesundheitssystem** ist gekennzeichnet von Sektorierung: **1.** nach Aufgabe (Prävention*, Kuration* einschließlich Palliation, Rehabilitation*, Pflege*); **2.** nach Organisationsform (ambulanter u. stationärer Sektor; Behandlung*); **3.** nach Leistungsträgern* (öffentlich-rechtlich, freigemeinnützig, privat); **4.** nach Gebietskörperschaften (Bund, Land, Kommunen); **5.** nach Leistungserbringern*. Sektorenübergreifende Ansätze sind z. B. integrierte Versorgung* od. Disease*-Management-Programme. Vgl. Gesundheitssystemvergleich, internationaler.

Gesundheitssystemforschung: (engl.) *health services research*; Forschungsrichtung, die sich mit der Beschreibung, Analyse, kritischen Bewertung sowie Um- u. Neugestaltung von systemisch organisierten Ansätzen der Gesundheitsversorgung mit

gungsforschung* u. der internationale Gesundheitssystemvergleich; Gegenstand der Forschung sind Angebot, Bedarf, Inanspruchnahme, Strukturen, Prozesse, Ressourcen* u. Ergebnisse in Prävention*, Krankenversorgung u. Krankheitsverarbeitung* sowie deren Interaktion unter Berücksichtigung von Faktoren wie Wirtschaftlichkeit, Effektivität u. Effizienz des Gesundheitswesens.

Gesundheitssystemvergleich, internationaler: (engl.) *international comparison of health care systems*; Teilgebiet der Gesundheitssystemforschung*, Gegenstand sind Analysen u. Bewertungen von Gesundheitssystemen verschiedener Länder z. B. hinsichtlich Finanzierung, Ressourcen, Bedarf, Strukturen, Prozesse u. Ergebnisse; internationale Gesundheitssystemvergleiche können als Grundlage für evidenz-basierte Gesundheitspolitik dienen. **Hinweis:** Die ggf. unterschiedliche Datengewinnung sowie die nur begrenzt mögliche transkulturelle Übertragbarkeit sind zu beachten.

Gesundheitstelematik: s. E-Health.

Gesundheitstraining: (engl.) *health training*; Training zum Erhalt u. zur Optimierung der individuellen Gesundheit, zur aktiven Gesundheitsförderung* im Alltag, zur Vermittlung von krankheits- u. gesundheitsrelevantem Wissen, Motivation* zur Übernahme von krankheitsbezogener Eigenverantwortung, Verbesserung der Mitarbeit im Behandlungsprozess, Steigerung der behandlungsbezogenen Entscheidungsfähigkeit sowie Stärkung der krankheitsbezogenen Handlungs- u. Selbstmanagementkompetenz von Patienten; **Ziel:** Empowerment* der Patienten; **Verfahren:** Vermittlung von Gesundheitsinformationen auf der Basis des biopsychosozialen Modells*; Vermittlung unterschiedlicher Diagnostik- u. Behandlungsmöglichkeiten u. Ressourcen (s. Krankheitsverarbeitung); Einüben von Techniken der Selbstbehandlung; Verhaltensplanung (z. B. Asthmaschulung, Rückenschule). **Anwendung:** Beeinflussung von Risikofaktoren*, Erhöhung des Selbstmanagements* bei chronischen Erkrankungen (z. B. in der medizinischen Rehabilitation durch Diabetikerschulung, Bluthochdruckschulung); als Psychoedukation v. a. bei psychischen Erkrankungen. Bei allen Interventionen werden kognitive, emotionale u. praktische Ebenen der Einstellungs- u. Verhaltensänderung angesprochen. Qualitätsmerkmal sind: systematische Planung des Gesundheitstrainings, methodisch-didaktische Aufbereitung in Form eines manualisierten lernzielorientierten Curriculums, themenzentrierte u. patientenorientierte Durchführung sowie die interaktive Gestaltung in der Kleingruppe unter Einbeziehung der Patientenerfahrungen.

Gesundheits- und Kinderkrankenpfleger: syn. Kinderkrankenpfleger; s. Gesundheits- und Krankenpfleger.

onseinrichtungen od. ambulant; **Aufgabe:** Durchführung von Maßnahmen der Grund- u. Behandlungspflege* nach ärztlicher Anordnung, Hilfe bei ärztlichen Untersuchungen od. operativen Eingriffen, Bedienung u. Überwachung medizinischer Apparate, Mitwirkung an Planung der Pflegemaßnahmen, Dokumentation der Pflege u. Erledigung von Organisations- u. Verwaltungsaufgaben; **Ausbildung:** 3-jährige bundeseinheitlich gesetzlich geregelte Ausbildung („Ausbildungs- u. Prüfungsverordnung für die Berufe in der Krankenpflege", Abk. KrPflAPrV 2004, vom 10.11.2003, BGBl.I S. 2263, geändert am 23.3.2005, BGBl.I S.931); vgl. Krankenpflegegesetz. Eine Spezialisierung zum **Fachkrankenpfleger** mit einer 2-jährigen berufsbegleitenden Weiterbildung in den Fachgebieten Anästhesie/Intensivmedizin, Dialyse, Hygiene, Intensivpflege, Onkologie, Operationsdienst, Psychiatrie, Radiotherapie/Nuklearmedizin, Rehabilitation od. klinische Geriatrie ist möglich. **Gesundheits- u. Kinderkrankenpfleger** sind auf die Behandlung u. Betreuung von Säuglingen u. Kindern spezialisierte Gesundheits- u. Krankenpfleger; es besteht die Möglichkeit zur Weiterbildung zum Fachkinderkrankenpfleger in den Fachrichtungen Intensivmedizin/-pflege, Nephrologie, Onkologie, Operationsdienst u. Psychiatrie. Als **Funktionskrankenpfleger** bezeichnet man 1. Gesundheits- u. Krankenpfleger, die sich auf ein Praxisfeld der Krankenpflege (z.B. Sonographie, Endokrinologie) spezialisiert u. innerhalb dieses Praxisfelds vertiefte Kenntnisse erworben haben; **2.** Fachkrankenpfleger, die über eine erforderliche Zusatzausbildung verfügen müssen; **3.** i.R. der sog. funktionellen Pflege: Pflegepersonal, das nur für spezielle Arbeitsgänge der Grund- od. Behandlungspflege eingesetzt wird. **Gesundheits- u. Krankenpflegehelfer** (syn. Krankenpflegehelfer) unterstützen u. entlasten Gesundheits- u. Krankenpfleger bei der Grundpflege* der Patienten u. der Ausführung von ärztlichen Anweisungen im stationären u. ambulanten Bereich; 1-jährige landesrechtlich geregelte Ausbildung.

Gesundheitsuntersuchungen: (engl.) *health examination, health check-up, medical examination*; umgangssprachl. Gesundheits-Check; nach § 25 SGB V Untersuchungen auf Kosten der GKV zur Früherkennung von Krankheiten bei erwachsenen Versicherten; umfasst den Anspruch auf: **1.** eine ärztliche Untersuchung zur Früherkennung von Herz-Kreislauf- u. Nierenerkrankungen sowie Diabetes mellitus (Versicherte ab 35 Jahren alle 2 Jahre); **2.** Krebsfrüherkennungsuntersuchungen (für Frauen frühestens ab 20. Lebensjahr, für Männer frühestens ab 45. Lebensjahr); Art, Umfang u. Voraussetzungen werden vom Gemeinsamen* Bundesausschuss in Richtlinien nach § 92 SGB V festgelegt. **Hinweis zur Gesundheitsreform**

45–55-Jährigen durch eine Bonus-/Malus-Regelung nach dem Vorbild der Vorsorgecheckhefte beim Zahnersatz zu steigern. Vgl. Vorsorge.

Gesundheitsverhalten: (engl.) *health behaviour*; umfasst i.r. des persönlichen Lebensstils sowohl gesundheitsförderliche Verhaltensweisen (z.B. ausreichend Bewegung, gesunde Ernährung, Zahnhygiene, Gebrauch von Verhütungsmitteln, Tragen eines Sturzhelms beim Fahrradfahren) als auch gesundheitsgefährdende Verhaltensweisen bzw Risikoverhalten, d.h. Verhaltensweisen, welche die Gesundheit gefährden, das Auftreten von Krankheit wahrscheinlicher od. Genesung unwahrscheinlicher machen (z.B. Drogen- od. übermäßiger Alkoholkonsum, Rauchen, unausgewogene Ernährung); Gesundheitsverhalten ist bestimmt von individuellen u. kollektiven Normen, vom Informationsgrad (s. Laientheorien), von individuellen Erfahrungen mit eigener od. fremder Krankheit (s. Krankheitstheorie) u. von psychosozialen sowie sozioökonomischen Rahmenbedingungen vgl. Krankheitsverhalten. Aneignung des individuellen Gesundheitsverhaltens vollzieht sich über Prozesse des Lernens, der Gewohnheitsbildung u. des sozialen Vergleichs. Vgl. Gesundheit.

Gesundheitsverhaltensmodelle: (engl.) *health behaviour models*; in der Gesundheitspsychologie entwickelte sozial-kognitive Modelle, die Gesundheitsverhalten* analysieren u. voraussagen sowie gesundheitsbezogene Verhaltensänderungen erklären sollen; **Formen: 1. Health-Belief-Modell:** ältestes Gesundheitsverhaltensmodell mit dem Ziel, gesundheitsrelevante Verhaltensweisen zu erklären u. vorauszusagen (Modell der gesundheitlichen Überzeugung nach Becker et al., 1977, Rosenstock, 1974); Grundlage ist die theoretische Annahme, dass Menschen eine präventive Maßnahme ergreifen, wenn sie sich durch eine Krankheit persönlich gefährdet sehen, sie aufgrund dieser Krankheit für sich ernsthafte Konsequenzen erwarten, sie von der Effektivität der präventiven Maßnahmen überzeugt sind u. keine od. nur geringe Schwierigkeiten das Ausführen der präventiven Maßnahme behindern. Der empirische Nachweis der Gültigkeit des Health-Belief-Modells ist unzureichend. **2. Theory of Reasoned Action** (Theorie des überlegten Handelns): zielt darauf die Beziehung zwischen gesundheitsbezogener Einstellung u. Verhalten zu erklären (Ajzen u. Fishbein, 1980); die Verhaltensintention ist als einziger direkter Bestimmungsfaktor des gesundheitsbezogenen Verhaltens definiert u. umschließ die verbal vermittelten Verhaltensabsichten; auf die Verhaltensintention wirken Einstellung u. subjektive Norm; die Einstellung bewertet die Verhaltensdurchführung als positiv od. negativ; die subjektive Norm erfasst die Kognitionen der Person, wie wichtige Bezugspersonen über die Aus-

(Theorie des geplanten Verhaltens, Ajzen u. Madden, 1986) als Weiterentwicklung der Theory of Reasoned Action: kennzeichnend ist die Hinzufügung der wahrgenommenen Verhaltenskontrolle als Variable; s. Selbstwirksamkeitserwartung. **4. Protection Motivation Theory** (Theorie der Schutzmotivation): Modell zur Untersuchung von Entscheidungsprozessen in Bezug auf gesundheitsrelevante bzw. bedrohliche Entscheidungssituationen (Rogers, 1975); Abbildungen der kognitiven Verarbeitung von Informationen, welche die Gesundheit bedrohen (Furchtappelle), sowie Treffen von Entscheidungen über geeignete Gegenmaßnahmen (Gesundheitsverhaltensweisen). Danach besteht eine hohe Schutzmotivation, wenn die Bedrohung der Gesundheit als ernsthaft bzw. schwerwiegend betrachtet wird, das Individuum sich als verletzlich betrachtet, die empfohlene Schutzmaßnahme als wirksam bewertet wird u. die mit dem gesundheitsgefährdenden Verhalten verbundenen Belohnungen u. die mit dem Schutzverhalten assoziierten Kosten gering sind. Je gefährlicher u. wahrscheinlicher ein Ereignis bei gleichzeitiger Verfügbarkeit einer effektiven Copingstrategie wahrgenommen wird (s. Coping), um so stärker ist die Schutzmotivation.

Gesundheitsversorgung: s. Behandlung, Gesundheitssystem, Versorgung.

Gesundheitsversorgung, primäre: (engl.) *primary health care*; Konzept einer grundlegenden u. integrierten Gesundheitsversorgung, wie es in der Alma-Ata-Deklaration 1978 formuliert wurde; fordert unter Berücksichtigung nationaler Gegebenheiten: **1.** die Gleichgewichtigkeit der 4 Säulen Gesundheitsförderung*, Prävention*, Kuration* u. Rehabilitation* in der Gesundheitssicherung; **2.** den Aufbau einer öffentlichen Gesundheitsversorgung unter Mitwirkung der Menschen als einzelne od. Gruppen; **3.** einen Zugang für alle Menschen u. gesundheitliche Chancengleichheit. Mit diesem Konzept soll die Gesundheitsversorgung so nahe wie möglich an den Ort gebracht werden, an dem Menschen leben u. arbeiten. Es stellt die erste Stufe des Kontakts von Individuen, Familie u. Gemeinde mit dem nationalen Gesundheitssystem dar u. bildet somit das erste Glied in der Kette eines kontinuierlichen Ablaufs der Gesundheitsversorgung. Vgl. Gesundheit für Alle.

Gesundheitsverträglichkeitsprüfung: (engl.) *health impact assessment*; Abk. GVP; medizinische Untersuchung zur Abschätzung der potentiellen Auswirkungen einer spezifischen Maßnahme (z. B. Abfall- u. Abwasserbehandlungsanlagen, Ferienanlagen, Industrieanlagen, Fernstraßen) auf die Gesundheit einer bestimmten Bevölkerungsgruppe; findet i. R. von Planungs- u. Genehmigungsverfahren statt. Ziel ist es, die Bevölkerung vor gesundheitsgefährdenden u. -schädigenden Um-

Aufgabe mit Gestaltungsfreiraum den unteren Gesundheitsbehörden übertragen. Die Durchführung erfolgt i. d. R. im Zusammenhang mit einer Umweltverträglichkeitsprüfung (Abk. UVP). Vgl. Gesundheitswesen, öffentliches.

Gesundheitsvorsorge: s. Vorsorge, Prävention, Gesundheitsförderung, Infektionsprävention.

Gesundheitswesen: (engl.) *health system*; Gesamtheit des organisierten gesellschaftlichen Handelns als Antwort auf Krankheit u. Behinderung sowie zum Schutz vor Gesundheitsgefahren; umfasst alle Personen, Organisationen, Einrichtungen (auch medizinische u. pharmazeutische Hersteller, Versicherungsträger), Regelungen u. Prozesse, deren Aufgabe die Förderung u. Erhaltung der Gesundheit bzw. die Vorbeugung u. Behandlung von Krankheit ist. Vgl. Gesundheitswesen, öffentliches.

Gesundheitswesen, öffentliches: (engl.) *public health system*; Teil des Gesundheitswesens, der von unmittelbaren (Bund, Länder, Kreise u. Gemeinden) od. mittelbaren (Körperschaften, Anstalten od. Stiftungen des öffentlichen Rechts) Trägern der Staatsverwaltung od. durch Einrichtungen wahrgenommen wird, die von ihnen errichtet od. getragen werden; dazu gehören z. B. Krankenkassen, Ärztekammern*, Kassenärztliche* Vereinigungen, MDK*, Rentenversicherung*, Bundesagentur* für Arbeit, Versorgungsverwaltung* u. a. sowie der Öffentliche Gesundheitsdienst; vgl. Gesundheitssystem. **Facharzt für öffentliches Gesundheitswesen:** Qualifikation eines Arztes auf dem Gebiet Öffentliches Gesundheitswesen nach den Vorgaben der (Muster-)Weiterbildungsordnung* für Ärzte; **Voraussetzung:** Approbation als Arzt, mehrjährige klinische Tätigkeit in festgelegten Bereichen, Absolvierung von curricularen Ausbildungsmodulen an einer Akademie für öffentliches Gesundheitswesen; **Aufgabe:** Ausführung der ärztlichen Aufgaben des Öffentlichen Gesundheitswesens, Tätigkeit als Amtsarzt* u./od. Gerichtsarzt* u./od. Gutachter*.

Gesundheitswissenschaften: (engl.) *health sciences*; befassen sich mit den körperlichen, psychischen u. gesellschaftlichen Bedingungen von Gesundheit* u. Krankheit*, der systematischen Erfassung der Verbreitung von gesundheitlichen Störungen in der Bevölkerung u. den Konsequenzen für Organisation u. Struktur des medizinischen u. psychosozialen Versorgungssystems (vgl. Gesundheitsberichterstattung); interdisziplinäres Gebiet, das u. a. Biologie, Epidemiologie, Medizin, Ökonomie, Organisationswissenschaft, Pädagogik, Politik, Psychologie, Soziologie u. Umweltwissenschaften einbezieht. Oft wird der Begriff Gesundheitswissenschaften synonym mit Public* Health verwendet. Daneben hat sich in Deutschland ein Selbstverständnis entwickelt, welches Gesundheitswissenschaften als Korrespondenzdisziplin zu den

integrierten Versorgungsforschung u. Gesundheitssystemforschung einbezieht. **Geschichte:** Der Begriff wurde erstmals 1925 von Gottstein, Schlossmann u. Teleky im „Handbuch der sozialen Hygiene und Gesundheitsfürsorge" verwendet. Hintergrund waren die Erkenntnisse gesellschaftlicher, kultureller u. wirtschaftlicher Einflüsse auf die Gesundheit der Bevölkerung u. die zentrale Rolle einer öffentlichen Gesundheitspflege zur Vermeidung von Krankheiten; vgl. Sozialhygiene, Sozialmedizin. **Hinweis:** Die Qualifikation zum Gesundheitswissenschaftler kann in Deutschland in (postgradualen) Studiengängen erworben werden.

Gesundheitszeugnis: s. Attest.

Gesundheitsziele: (engl.) *health targets*; gesundheitspolitisches Steuerungsinstrument zur Verbesserung der Gesundheit* der Bevölkerung od. von Teilpopulationen, das bedarfsorientierte Schwerpunkte bei gesundheitsbezogenen Interventionen ermöglicht; **Verfahren:** auf der Grundlage von v. a. Gesundheitsberichterstattung* werden gesundheitliche Problemlagen identifiziert u. zwischen verschiedenen Akteuren im Gesundheitssystem* unter Beteiligung von Betroffenen gemeinschaftlich Ziele für einen festgelegten Zeitraum formuliert. Bezugsgrößen können z. B. spezifische Krankheitsbilder od. Zielgruppen sein, aber auch die Gesundheit betreffende strukturelle Bedingungen (z. B. das gesundheitliche Versorgungssystem, sozioökonomische Parameter). Aus formulierten Gesundheitszielen werden Teilziele (z. B. im Bereich Prävention* od. Versorgung) entwickelt, Maßnahmen zur Umsetzung abgeleitet u. evaluiert. **Beispiel:** Programm der WHO: Health for All; in Deutschland wurde das Gesundheitszielekonzept zunächst in einzelnen Bundesländern (Hamburg 1992) aufgegriffen; seit Ende 2000 werden auf Bundesebene i. R. einer interdisziplinären Initiative (Forum Gesundheitsziele Deutschland) nationale Gesundheitsziele entwickelt u. implementiert.

Gesundheitszirkel: (engl.) *(employee) health task force*; vor allem i. R. der betrieblichen Gesundheitsförderung* Treffen von bis zu 10 Personen aus einem Setting*, die in 6–12 Sitzungen unter professioneller Moderation gesundheitlich belastende u. ressourcenstiftende Aspekte ihrer Lebens- u. Arbeitssituation erörtern; **Ziel:** Entwicklung von Maßnahmen u. Strategien settingbezogener Primärprävention bzw. Gesundheitsförderung.

Gesundheitszustand: (engl.) *state of health*; körperliche u. psychische Gesamtsituation eines Individuums als Gradmesser für Lebensqualität* u. gesunde Lebensbedingungen; die Erfassung z. B. für gesundheitsökonomische Kosten*-Nutzen-Analysen i. R. der Gesundheitsberichterstattung sowie für die Ermittlung des jeweiligen Unterstützungs- bzw. Behandlungsbedarfs erfolgt auf mehreren

deutung zu, wenn z. B. der Bewältigungsstil im Umgang mit den Folgen von Krankheit od. Behinderung erhoben werden soll, z. B. mit Nottingham* Health Profile od. SF*-36-Fragebogen. Empirische Untersuchungen legen den engen Zusammenhang zwischen selbst beurteilter Gesundheit u. dem Sterberisiko sowie zwischen der selbst beurteilten Gesundheit u. der persönlichen Voraussage von Erkrankung u. körperlichen Einschränkungen nahe.

Gewalteinwirkung: (engl.) *violence*; Verletzung der psychischen od. physischen Unversehrtheit durch massive schädigende Einwirkung seitens anderer Personen od. der Umwelt; eine Gewaltanwendung kann den Gezwungenen überwältigen, d. h. seinen Willen völlig ausschalten (vis absoluta) od. aber den Betroffenen durch eine u. U. nur mittelbare Beeinflussung zu dem vom Täter gewollten Verhalten treiben (vis compulsiva). Wer durch einen vorsätzlichen, rechtswidrigen tätlichen Angriff gegen seine od. eine andere Person od. durch dessen rechtmäßige Abwehr eine gesundheitliche Schädigung erlitten hat, erhält wegen der gesundheitlichen u. wirtschaftlichen Folgen auf Antrag Versorgung nach dem Bundesversorgungsgesetz* od. Entschädigung nach dem Opferentschädigungsgesetz*.

Gewalt, häusliche: (engl.) *domestic violence*; physische od. psychische Misshandlungen, Drohungen Belästigungen usw. durch ein Familienmitglied einen Lebenspartner, ein Haushaltsmitglied od. einen Betreuer; in Deutschland haben schätzungsweise 25 % aller Frauen körperliche od. sexuelle Gewalt durch aktuelle od. frühere Beziehungspartner erlebt. Vgl. Kindesmisshandlung, Vergewaltigung, Missbrauch, sexueller.

Gewerbearzt: (engl.) *(government) physician responsible for health and safety*; arbeitsmedizinischer Sachverständiger der staatlichen Arbeitsschutzbehörden (s. Arbeitsschutz) mit den Aufgaben der Überwachung von Betrieben, in denen möglicherweise gesundheitsgefährdende Arbeiten durchgeführt werden, der Beratung der Gewerbeaufsichtsämter u. der Mitwirkung bei der Durchführung des Mutter- u. Jugendarbeitsschutzes. I. d. R. sollte der Gewerbearzt Facharzt* für Arbeitsmedizin sein. Vgl. Gewerbeaufsicht.

Gewerbeaufsicht: (engl.) *labour inspectorate*; staatliche Überwachung der Einhaltung von Gesetzen u. Verordnungen im Arbeits-* u. Gesundheitsschutz* auf Länderebene; in einigen Bundesländern umbenannt in „Amt für Arbeitsschutz u. technische Sicherheit"; der Gewerbeaufsicht zugeordnet sind die Gewerbeärzte* sowie technische Aufsichtsbeamte; **Aufgabe:** gesetzlich vorgesehen ist die jederzeitige unangemeldete Kontrolle durch die Aufsichtsbeamten der Ämter in den Unternehmen u. die Möglichkeit der Erteilung von Auflagen, in

früher erst möglich, nachdem eine Ermächtigung zur Durchführung dieser Aufgaben i.R. des Arbeits- u. Gesundheitsschutzes durch die Gewerbeaufsicht erteilt worden ist. Die Erteilung von Ermächtigungen für Untersuchungen nach der Gefahrstoffverordnung (s. Gefahrstoffe) ist mit dem neuen Gefahrstoffrecht (2005) entfallen.

Gewissen: (engl.) *conscience*; Bez. für die subjektive, internalisiert urteilende Instanz menschlichen Denkens, in der konkrete Handlungsentscheidungen an den in der familiären, religiösen od. gesellschaftlich-kulturellen Sozialisation geformten moralischen Maßstäben gemessen werden.

Gewöhnung: (engl.) *1. adaptation, 2. habituation*; 1. s. Adaptation; 2. Entwicklung einer Toleranz; 3. Entwicklung einer körperlichen od. psychischen Abhängigkeit. Vgl. Anpassung.

Gewohnheiten, soziale: (engl.) *social habits*; Verhaltensmuster, das durch Nachahmung, Wiederholung od. äußeren Druck (vgl. Sozialisation) angeeignet u. als dauerhafte Anlage für zukünftiges Verhalten gespeichert, u. in entsprechenden Situationen routinemäßig, selbstverständlich u. beinahe automatisch-reflexartig ausgeführt wird; entlasten das Individuum von permanenten Entscheidungssituationen u. tragen zur Stabilisierung sozialer Beziehungen u. Strukturen bei, können auch zu Unflexibilität führen u. Innovationen verhindern.

GHP: Abk. für Gute* Hospital-Praxis.

Giftinformationsverordnung: (engl.) *Poison Information Ordinance*; Abk. ChemGiftInfoV; „Verordnung über die Mitteilungspflichten nach § 16 e des Chemikaliengesetzes zur Vorbeugung u. Information bei Vergiftungen" in der Fassung vom 31.7.1996 (BGBl. I S.1198), zuletzt geändert am 11.7.2006 (BGBl. I S.1575); trifft nähere Bestimmungen zur Mitteilungspflicht beim Inverkehrbringen von Zubereitungen u. Biozid-Produkten (§ 16 e Abs. 1 Chemikaliengesetz*) u. zu ärztlichen Mitteilungspflichten bei Vergiftungen (§ 16 e Abs. 2 Chemikaliengesetz) an das Bundesinstitut* für Risikobewertung.

Giftinformationszentren: (engl.) *poison information centres*; Informations- u. Beratungsstellen bei (akuten) Vergiftungen; eine Übersicht über die Giftinformationszentren in Deutschland wird vom Bundesinstitut* für Risikobewertung herausgegeben. Träger der Giftinformationszentren sind die jeweiligen Bundesländer, z.T. auch im Zusammenschluss einiger Bundesländer.

GKV: Abk. für Gesetzliche Krankenversicherung*.

GKV-Gesundheitsreformgesetz 2000: (engl.) *SHI Reform Act*; „Gesetz zur Reform der gesetzlichen Krankenversicherung ab dem Jahr 2000" vom 22.12.1999 (BGBl. I S.2626), geändert am 15.2.2002 (BGBl. I S.684); als mittel- bis langfristig organisierte Strukturreform wurden folgende **Schwerpunkte** gesetzt: **1.** Erhaltung der sektora-

serung der Zusammenarbeit von Hausärzten, niedergelassenen Fachärzten u. Krankenhäusern einschließlich der Möglichkeit eines Versichertenbonus für die freiwillige Teilnahme an einer hausarztzentrierten Versorgung (s. Hausarztsystem); **3.** Abschaffung unwirksamer od. umstrittener Leistungen u. Arzneimittel aus dem Leistungskatalog der GKV.

GKV-Modernisierungsgesetz: (engl.) *Statutory Health Insurance Modernisation Act*; Abk. GMG; „Gesetz zur Modernisierung der gesetzlichen Krankenversicherung" vom 14.11.2003 (BGBl. I S. 2190), zuletzt geändert am 15.12.2004 (BGBl. I S. 3445); Reform des Gesundheitssystems mit den **Schwerpunkten: 1.** Stärkung der Patientenrechte (einschließlich sog. Beteiligungsrechte im Gemeinsamen* Bundesausschuss; s. Patientenbeauftragter); **2.** Verstärkung des Wettbewerbes der verschiedenen Versorgungsformen im Gesundheitswesen sowie deren Verzahnung (s. Disease-Management-Programm, Versorgung, integrierte); **3.** Ablösung der ärztlichen Gesamtvergütung im ambulanten Bereich ab 2007 durch sog. Regelleistungsvolumina (s. Regelleistung); **4.** Vergütung der ärztlichen Leistung bis zu einer Obergrenze mit festen Punktwerten*; **5.** Neuordnung der Arznei- u. Hilfsmittelversorgung; **6.** Steuerfinanzierung sog. versicherungsfremder Leistungen*; **7.** Reform von Organisationsstrukturen bei Krankenkassen u. Leistungserbringern; **8.** Abbau der Bürokratie in der Gesundheitsverwaltung; **9.** Ausgliederung von Bestandteilen der Gesundheitsversorgung aus der paritätischen Finanzierung durch Arbeitnehmer u. Arbeitgeber; z.B. sind Versicherungsbeiträge für Zahnersatz ab 2005, für Krankengeld ab 2006 mit der Wahlmöglichkeit zwischen PKV u. GKV allein durch den Arbeitnehmer zu leisten. Vgl. Beiträge zur Sozialversicherung.

GKV-Neuordnungsgesetze: (engl.) *Social Health Insurance Reorganization Act*; Abk. GKVNOG; **1.** „Erstes Gesetz zur Neuordnung von Selbstverwaltung u. Eigenverantwortung in der gesetzlichen Krankenversicherung" (vom 23.6.1997, BGBl. I S.1518, zuletzt geändert am 24.3.1998, BGBl. I S. 526) regelt die Erschwerung von Beitragssatzanhebungen durch automatische Erhöhung der Zuzahlung der Versicherten, Einführung eines Kündigungsrechts (Wechsels) zu einer anderen Krankenkasse bei Beitragssatzerhöhungen sowie bestimmte Härtefallregelungen für chronisch kranke Versicherte. **2.** „Zweites Gesetz zur Neuordnung von Selbstverwaltung u. Eigenverantwortung in der gesetzlichen Krankenversicherung" (vom 23.6.1997, BGBl. I S.1520) regelt die Erweiterung der Versichertenrechte u. neuer Gestaltungsmöglichkeiten der Selbstverwaltung im Leistungsbereich der GKV sowie weitere Maßnahmen zur Stabilisierung der Finanzen der Krankenversicherung; z. B. durch

sicherten als ein Sonderbeitrag von 20 DM jährlich über 3 Jahre erhoben werden sollte; wurde mit dem GKV*-Solidaritätsstärkungsgesetz für 1998 u. 1999 ersatzlos ausgesetzt.

GKV-Solidaritätsstärkungsgesetz: (engl.) *Act to Strengthen Solidarity in Statutory Health Insurance*; Abk. GKV-SolG; „Gesetz zur Stärkung der Solidarität in der gesetzlichen Krankenversicherung" vom 19.12.1998 (BGBl. I S. 3853), zuletzt geändert am 18.10.2001 (BGBl. I S. 2721), revidierte zum 1.1.1999 einige im Beitragsentlastungsgesetz* u. GKV*-Neuordnungsgesetz vorangegegangene Mehrbelastungen der Versicherten, weiterhin wurden die Ausgaben der GKV zeitlich befristet begrenzt (im Hinblick auf die Gesundheitsreform 2000); die Aufhebung vorheriger Gesetze betraf z. B. die Wiederaufnahme von Zahnersatzleistungen für nach 1978 Geborene in den GKV-Leistungskatalog u. eine Minderung der gestaffelten Arzneimittelzuzahlungen für Medikamente); das sog. Krankenhausnotopfer wurde wieder ausgesetzt.

GKV-Wettbewerbsstärkungsgesetz: Abk. GKV-WSG; „Gesetz zur Stärkung des Wettbewerbs in der GKV"; im Gesetzgebungsverfahren befindliche Gesundheitsreform 2006 der aktuellen Regierungskoalition, die ab 2007 eingeführt werden soll mit nachfolgenden **Zielen: 1.** strukturelle Reformen im Ausgabenbereich; **2.** Ausbau u. Optimierung der ambulanten Versorgung u. Honorierung; **3.** Abbau von Über- u. Unterversorgung; **4.** Qualitätsverbesserung in der stationären Rehabilitation; **5.** Kostensenkung in der Arzneimittelversorgung (z. B. durch flexible Preisvereinbarungen, Erleichterung der Auseinzelung*, Erweiterung der Nutzenbewertung*, Verordnung mit Zweitmeinung* usw.); **6.** Wettbewerbsförderung im Heil- u. Hilfsmittelbereich; **7.** Optimierung von Schnittstellenproblemen zwischen den Versorgungsbereichen; **8.** Transparenz u. Bürokratieabbau; **9.** Erweiterung der Wahl- u. Entscheidungsmöglichkeiten der Versicherten; **10.** Stärkung der Prävention* als eigenständige Säule der gesundheitlichen Versorgung; **11.** Reform der Institutionen; **12.** Finanzierung der GKV durch einen Gesundheitsfonds* u. Verzahnung von GKV u. PKV.

Glaube: (engl.) *faith, religious belief*; Annahme der Grundsätze einer Religion i. S. einer persönlichen Überzeugung betreffend die Stellung des Menschen in der Welt u. seiner Beziehung zu höheren Mächten u. tieferen Seinsschichten; die Freiheit des Glaubens u. die Freiheit des religiösen Bekenntnisses sind nach Art. 4 GG unverletzlich. **Sozialmedizinische Bedeutung:** Religiöser Glaube kann sich positiv (Hoffnung, Leben nach dem Tod) od. negativ (Krankheit als Strafe) auf den Umgang mit Krankheit auswirken. Vgl. Magie, Ritual.

Tatsache nicht mit an Sicherheit grenzender, sondern mit überwiegender Wahrscheinlichkeit* bewiesen sein muss; die Überzeugung des Gerichts von der Richtigkeit ist nicht erforderlich. Mittel der Glaubhaftmachung sind grundsätzlich nur schriftliche Erklärungen, insbes. die eidesstattliche Versicherung von Zeugen u. anwaltliche Versicherungen, sowie andere Bescheinigungen u. Unterlagen. **Sozialmedizinische Bedeutung:** wird v. a. in der GRV im Kontext der Anerkennung rentenrechtlicher Zeiten zugelassen, da lange zurückliegende Umstände häufig nicht mehr beweisbar sind.

Gleichberechtigung: (engl.) *equality*; rechtliche Gleichstellung* bzw. Zusprechung der selben Rechte zuvor ungleicher Rechtssubjekte, insbes. von Mann u. Frau; Gleichberechtigung ist nach der Charta der Vereinten Nationen (1945), der UN-Menschenrechtskonvention (1948) internatio nale Zielvorgabe, in der Bundesrepublik Deutschland seit 1949 im GG garantiert u. durch das Gleichberechtigungsgesetz (1957) im Zivilrecht umgesetzt, 1994 ergänzt durch Verpflichtung des Staates, Durchsetzung der Gleichberechtigung zu fördern u. auf Beseitigung bestehender Nachteile hinzuwirken. Vgl. Gender Mainstreaming.

Gleichheitsgrundsatz: (engl.) *principle of equality* syn. Gleichheitssatz; nach Art. 3 Abs. 1 des GG sind alle Menschen vor dem Gesetz gleich; diese Vorschrift begründet ein Grundrecht des Einzelnen auf Gleichbehandlung u. bindet Gesetzgebung vollziehende Gewalt u. Rechtsprechung. Neben der Gleichheit vor dem Gesetz verlangt sie eine Gleichheit des Gesetzes selbst. D. h. der Gesetzgeber darf wesentlich Gleiches nicht willkürlich ungleich u. wesentlich Ungleiches nicht willkürlich gleich behandeln. Seine (fehlende) Differenzierung bedarf also eines sachlichen Grundes, der zudem ein hinreichendes Gewicht haben muss, wenn der Gesetzgeber bestimmte Personengruppen unterschiedlich (od. gleich) behandelt. Flan kiert wird der Gleichheitsgrundsatz von speziellen Diskriminierungsverboten; z. B. Ungleichbehand lung wegen des Geschlechts od. der Abstammung. Für die Verwaltung bedeutet der Gleichheitsgrundsatz, dass sie von einer regel- u. rechtmäßi gen Praxis nicht ohne sachlichen Grund abweichen darf (Selbstbindung der Verwaltung).

Gleichstellung: (engl.) *1. equality, 2. equalisation* **1.** nach Schwerbehindertenrecht (SGB IX) kann die zuständige Agentur für Arbeit betroffene Menschen bei einem Grad* der Behinderung von 30 od. 40 unter bestimmten Voraussetzungen für die Erlangung eines Arbeitsplatzes u. hinsichtlich des Kündigungsverfahrens eines Arbeitsverhältnisses gleichstellen mit Schwerbehinderten (GdB ≥50); vgl. Kündigungsschutz, besonderer. **2.** s. Gleichstellungsgesetz für Menschen mit Behinderung.

(s. Frauenförderung, Gender Mainstreaming). **4.** Im EU-Recht durch die Aufhebung der Wohnortklauseln erreichte Gleichstellung der Staatsgebiete der Mitgliedstaaten der Europäischen Union hinsichtlich der Leistungsberechtigung für Sozialleistungen; vgl. Europäisches Fürsorgeabkommen. **5.** Personen, die in den persönlichen Geltungsbereich der Wanderarbeitnehmerverordnung (s. Wanderarbeitnehmer) fallen, haben nach EU-Recht die gleichen Rechte u. Pflichten wie die Staatsangehörigen der anderen Mitgliedstaaten der EU, soweit die Wanderarbeitnehmerverordnung selbst nichts anderes vorsieht; **Rechtliche Grundlage:** Art. 3, 10 VO (EWG) Nr. 1408/71.

Gleichstellungsgesetz für Menschen mit Behinderung: (engl.) *act on the equalisation of disabled persons*; Behindertengleichstellungsgesetz (Abk. BGG); „Gesetz zur Gleichstellung behinderter Menschen" vom 27.4.2002 (BGBl. I S. 1467)), zuletzt geändert am 21.3.2005 (BGBl. I S. 818), mit dem Ziel, die Benachteiligung von behinderten Menschen zu beseitigen u. zu verhindern sowie die gleichberechtigte Teilhabe von behinderten Menschen am Leben in der Gesellschaft zu gewährleisten, insbes. Barrierefreiheit* zu gewährleisten u. ihnen dadurch eine selbstbestimmte Lebensführung zu ermöglichen; vgl. Behinderung.

Gliedertaxe: (engl.) *schedule of compensation, dismemberment schedule*; Begriff aus der Privaten Unfallversicherung*; Bemessungsgrundlage für Dauerschäden durch Unfall, die anhand eines Leistungsschemas errechnet werden; enthält festgelegte Invaliditätsgrade (s. Invalidität), welche die Konsequenzen des Verlustes bestimmter Sinnesorgane, Körperteile u. -funktionen unabhängig vom ausgeübten Beruf bewerten. Vgl. Indemnitätstarif.

Global Burden of Disease: s. Krankheitslast.

GLP: Abk. für (engl.) *Good* Laboratory Practice.

Glücksspiel, pathologisches: s. Abhängigkeitserkrankungen, nicht stoffgebundene.

GMK: Abk. für **G**esundheits**m**inister**k**onferenz*.

GMP: Abk. für (engl.) *Good* Manufacturing Practice.

GOÄ: Abk. für **G**ebühren**o**rdnung* für Ärzte.

Goldstandard: (engl.) *gold standard*; **1.** umgangssprachlich für ein Mess- od. Kalibrier-Normal, das als Verfahren, Gerät, Messeinrichtung od. Referenzmaterial bekannte Werte einer Größe darstellt, bewahrt od. reproduziert, um diese an andere durch Vergleich weiterzugeben; **2.** Beschreibung der nach aktuellem Wissen besten Vorgehensweise.

Good Clinical Practice: Abk. GCP; internationaler wissenschaftlicher u. ethischer Standard zur Planung, Durchführung, Monitoring, Auditierung, Dokumentation, Auswertung u. Berichterstattung von klinischen Studien*, z. B. im Rahmen der Arzneimittelzulassung*; GCP stellt sicher, dass die Daten u. berichteten Ergebnisse glaubwürdig u. korrekt sind, die Rechte (s. Deklaration von

den. Die Harmonisierung der Vorgaben aus Europa, USA u. Japan auf der International Conference on Harmonisation ermöglicht die gegenseitige Anerkennung von Studiendaten für Zulassungsverfahren von Medikamenten. Die deutsche Übersetzung liegt als „Leitlinie zur guten klinischen Praxis" (CPMP/ICH/135/95) vor. Vgl. Good Manufacturing Practice, Prüfung, klinische.

Good Laboratory Practice: Abk. GLP; 1978 von der Food* and Drug Administration in den USA herausgegebener u. 1981 von der WHO* anerkannter Standard in den (Arzneimittel-)Zulassungsverfahren fast aller Länder; legt Anforderungen an die nichtklinische Prüfung von chemischen Stoffen (insbes. Arzneimittel) fest, vorwiegend als toxikologische Untersuchung im Tierexperiment; ist als „Grundsätze der Guten Labor-Praxis" im Anhang zum Chemikaliengesetz* Teil des deutschen Arzneimittel- u. Umweltschutzrechtes. Zulassungsanträge für Chemikalien u. Arzneimittel müssen sich auf Untersuchungen stützen, die nach den Grundsätzen der GLP erstellt wurden. **Ziel:** Qualitätssicherung der Untersuchung, Vertrauensbildung bei der Bewertung im Zulassungsverfahren; wichtigstes Grundprinzip ist das der Rückverfolgbarkeit jedes einzelnen Schrittes im Prozess der Planung, Durchführung u. Berichtigung.

Good Manufacturing Practice: Abk. GMP; 1968 von der WHO herausgegebener Standard für die Herstellung von Arzneimitteln* u. die Sicherung ihrer Qualität (Draft Requirements for Good Manufacturing Practice in the Manufacture and Quality Control of Drugs and Pharmaceutical Specialities; später überarbeitet als Quality Control of Drugs). Die Forderung GMP-gemäßer Arzneimittelherstellung ist Grundlage internationaler Übereinkommen zur gegenseitigen Anerkennung pharmazeutischer Überwachungssysteme u. des WHO-Zertifikatsystems. Die EU hat mit einer Richtlinie die Anwendung der GMP-Regeln für die industrielle Arzneimittelhersteller gefordert u. 1992 einen eigenen GMP-Leitfaden mit Leitlinien in Kraft gesetzt; ist als „Pharmazeutische Betriebsverordnung" Teil des deutschen Arzneimittelrechts. Demnach dürfen Arzneimittel nur in Verkehr gebracht werden, wenn sie „GMP-gerecht" hergestellt wurden. Wichtigstes Grundprinzip ist das der Rückverfolgbarkeit jedes einzelnen Schrittes im Beschaffungs- u. Fertigungsprozess. **Ziel:** Qualitätssicherung des Produkts u. Absicherung der Produkthaftung.

Gottstein, Adolf (1857–1941): Arzt, Sozialhygieniker, Gesundheitspolitiker; 1884–1911 praktischer Arzt in Berlin, ab 1906 nebenamtlicher u. 1911 hauptamtlicher Stadtmedizinalrat von Berlin-Charlottenburg, 1919–1924 Leitung der Abteilung Allgemeine Medizinalverwaltung im Preußischen Ministerium für Volkswohlfahrt; 1893–1900 Mit-

hygiene u. Bevölkerungspolitik" des Preußischen Landesgesundheitsrats, 1930 Vorsitzender des „Reichsausschuß für Bevölkerungsfragen"; **Bedeutung:** Als Leiter der Medizinalverwaltung hauptverantwortlich beteiligt an der Initiierung u. Etablierung gesundheitsfürsorgerischer Gesetzgebung: Krüppelfürsorgegesetz (1920), Tuberkulosegesetz (1923), Reichsjugendwohlfahrtgesetz (1924); Gründer der Akademien für Sozialhygiene Berlin-Charlottenburg, Breslau u. Düsseldorf (1920); wichtigster Gesundheitspolitiker Preußens in der Weimarer Republik; **Veröffentlichungen:** Das Heilwesen der Gegenwart. Gesundheitslehre u. Gesundheitspolitik (1925); Handbuch der sozialen Hygiene u. Gesundheitsfürsorge (1925, gemeinsam mit A. Schlossmann u. L. Teleky).

GOZ: Abk. für Gebührenordnung* für Zahnärzte.

Grad der Behinderung: (engl.) *degree of disability*; Abk. GdB; Begriff des Schwerbehindertenrechts für die Feststellung der Auswirkungen einer Behinderung* auf die Teilhabe* am Leben in der Gesellschaft (§ 2 SGB IX); eine Feststellung ist nur zu treffen, wenn der GdB mindestens 20 beträgt; die Angabe erfolgt gemäß den vom Bundesministerium für Gesundheit herausgegebenen „Anhaltspunkte(n) für die ärztliche Gutachtertätigkeit im Sozialen Entschädigungsrecht u. nach dem Schwerbehindertenrecht" gestuft von 20–100 (§ 69 SGB IX); der (Gesamt-)GdB wird bei mehreren Funktionsbeeinträchtigungen integrativ (keine Addition) aus allen (Einzel-)GdB-Werten gebildet. Die Angabe des GdB erfolgt im Gegensatz zur MdE (s. Minderung der Erwerbsfähigkeit) nicht in Prozent; Nachteilsausgleiche* sind ab GdB 30 möglich; Schwerbehinderung besteht ab GdB 50. Vgl. Merkmale, gesundheitliche; Merkzeichen.

Gradient, sozialer: (engl.) *social gradient*; bezeichnet die lineare Beziehung zwischen sozialem Status* u. allgemeinen Lebensbedingungen*; zwischen Krankheitshäufigkeit u. sozialem Status wurde häufig eine inverse Beziehung ermittelt: je geringer der soziale Status, um so höher die Krankheitshäufigkeit.

Gratifikationskrise: (engl.) *effort-reward imbalance*; Ungleichgewicht zwischen beruflicher Verausgabung u. Belohnung; **Sozialmedizinische Bedeutung:** mögliche Steigerung der Morbidität, insbes. bei kardiovaskulären Erkrankungen (Herzinfarkt). Besonders krankmachend sind hohe Verausgabungszwänge in Verbindung mit einem unsicheren Arbeitsplatz od. blockierten Aufstiegschancen. Das erhöhte Krankheitsrisiko betrifft insbes. Arbeitnehmer aus unteren sozialen Schichten*, da ihre berufliche Tätigkeit durch monotone Arbeit, geringe Ansprüche an die Qualifikation u. einen eingeschränkten Handlungs- u. Entscheidungsspielraum charakterisiert ist u. sie diese

den Händen bei aufgerichtetem Oberkörper entweder im Stehen (Stehgreifraum) od. im Sitzen (Sitzgreifraum) etwas ergriffen werden kann; man unterscheidet: **1.** Vor-, Hinterrumpf-, Ober- u. Unterschulter- sowie Rechtshand- u. Linkshandgreifraum; **2.** physiologischer maximaler Greifraum: kleiner od. optimaler Greifraum entsprechend dem Bereich vor dem Oberkörper, der mit recht winklig gebeugtem Arm umfahren werden kann **3.** geometrisch maximaler Greifraum. Alle Tätigkeiten, bei denen rasch u. gezielt zugefasst werden muss (Bedienungselemente) od. die häufig ausgeführt werden, sind im optimalen Greifraum zu lokalisieren. Vgl. Ergonomie.

Grenzgänger: (engl.) *frontier worker, cross-border commuter*; erwerbstätige Person, die in einem Mitgliedstaat der Europäischen Union einer abhängigen Beschäftigung od. selbständigen Tätigkeit nachgeht aber in einem anderen Mitgliedstaat wohnt u. regelmäßig täglich, zumindest aber einmal wöchentlich in den Wohnstaat zurückkehrt (s. Auf enthalt, gewöhnlicher; Arbeitsplatz u. Wohnsitz müssen nicht in Grenznähe liegen; **Rechtliche Grundlage:** Art. 1 Buchstabe b VO (EWG) Nr 1408/71.

Grenzverweildauer: (engl.) *trim point*; Intervall der Standardliegezeit von Patienten im Krankenhaus bei Unterschreiten der unteren Grenzverweildauer (bei Kurzliegern) erfolgt ein Abschlag u. bei Überschreiten der oberen Grenzverweildauer (Langlieger) ein Zuschlag auf die Fallpauschale*; Zu- u. Abschläge werden gemäß der „Verordnung zum Fallpauschalensystem für Krankenhäuser" (Abk KFPV) berechnet u. mindern das Kostenrisiko für das Krankenhaus u. die Kostenträger.

Grenzwert: (engl.) *limit, limit(ing) value*; durch eine Norm* od. eine Rechtsvorschrift festgelegte Konzentration einer Substanz, die nach den gegenwärtigen wissenschaftlichen Erkenntnissen nicht zu einer schädlichen Auswirkung auf den Menschen od. die Umwelt (Tiere, Pflanzen, Luft, Boden, Wasser, Sachgüter) führt; Grenzwerte existieren z. B. für Kanzerogene in Nahrungsmitteln od für schädliche Substanzen im Trinkwasser. Vgl AGW, EKA, MAK, TRK, BAT.

Grenzwert, biologischer: s. BGW.

Grenzwertsatz, zentraler: (engl.) *central limit theorem*; besagt in seiner einfachen Form, dass die Summe u. damit auch das arithmetische Mittel* identisch verteilter Zufallsgrößen approximativ normalverteilt sind (s. Normalverteilung); die Approximation ist bereits bei Stichprobenumfängen von 30 für alle praktischen Zwecke ausreichend. In allgemeinerer Form besagt der zentrale Grenzwertsatz, dass die Überlagerung vieler kleiner Störeffekte zu einer normalverteilten Störung führt solange kein Effekt die anderen dominiert.

Große Deutsche Spezialitätentaxe: s. Lauer-Taxe

preises*; dient zur Deckung der Kosten des Arzneimittelvertriebs des Pharmagroßhandels; die Zuschläge sind Höchstzuschläge u. dürfen unterschritten, aber nicht überschritten werden.

Grotjahn, Alfred (1869–1931): Arzt, Sozialhygieniker; 1896–1915 niedergelassener Arzt u. Kassenarzt des Berliner Gewerks-Krankenvereins in Berlin, 1905 Mitbegründer der Gesellschaft für soziale
Medizin, Hygiene u. Medizinalstatistik, 1912 Habilitation für Soziale Hygiene u. Leitung der Abteilung Soziale Hygiene am Hygienischen Institut der
Universität Berlin, 1915 Leitung der Abteilung
Sozialhygiene des Medizinalamtes Berlin, 1920
ordentlicher Professor für Soziale Hygiene u. Leiter
des Instituts für Soziale Hygiene u. Demographie
an der Universität Berlin, 1927–1928 Dekan der
Medizinischen Fakultät; 1920–1924 Mitglied des
Reichstags u. gesundheitspolitischer Sprecher der
SPD, 1922 Entwurf des gesundheitspolitischen
Programms des Augsburger Parteitags, 1925–1928
Mitarbeit an der hygienischen Sektion des Völker-
bundes in Genf; **Bedeutung:** Begründer der Sozialhygiene*; nach Grotjahn war Sozialhygiene die
Lehre von der „Verallgemeinerung der hygienischen Kultur" einschließlich der Umsetzung in
normative Maßnahmen im Sinne von wissenschaftlich begründbaren Verhaltensregeln; erster
Lehrstuhlinhaber für Sozialhygiene an der Universität Berlin. **Veröffentlichungen:** Soziale Pathologie. Versuch einer Lehre von den sozialen Beziehungen der menschlichen Krankheiten als Grundlage der sozialen Medizin u. der sozialen Hygiene
(1912); Handwörterbuch der sozialen Hygiene
(1912, zusammen mit Ignaz Kaup); Hygiene der
menschlichen Fortpflanzung (1926).

Grouper: s. DRG.

Gründungszuschuss: (engl.) *start-up grant;* Exis-
tenzgründungsinstrument des SGB*-II-Fortent-
wicklungsgesetzes; löst zum 1.8.2006 das Überbrückungsgeld durch die Bundesagentur für Arbeit bzw. (andere) Rehabilitationsträger ab; **Voraussetzung: 1.** durch Aufnahme einer hauptberuflichen selbständigen Tätigkeit Beendigung
der Arbeitslosigkeit u. Bezug von Arbeitslosengeld
I bis zur Aufnahme der Tätigkeit od. Förderung in
einer Arbeitsbeschaffungsmaßnahme; **2.** (Rest-)An-
spruch auf Arbeitslosengeld I für mindestens
90 Tage bei Aufnahme der Tätigkeit; **3.** Vorliegen
der Stellungnahme einer fachkundigen Stelle über
die Tragfähigkeit der Existenzgründung, z.B.
durch die Industrie- u. Handelskammern, Handwerkskammern, berufsständische Kammern, Fachverbände u. Kreditinstitute; **Leistung:** Der Zuschuss wird zunächst für 9 Monate in Höhe des
zuletzt bezogenen Arbeitslosengeldes zuzüglich
eines Zuschlags für die soziale Sicherung von
300 EUR monatlich gezahlt. Eine Anschlussför-
derung für weitere 6 Monate umfasst nur den

Geschäftstätigkeit anhand geeigneter Unterlagen
darlegt. Vgl. Einstiegsgeld, Arbeitsförderung, Leistungen zur Teilhabe am Arbeitsleben.

Grundbedürfnisse: (engl.) *basic needs;* anerkannte,
elementare Bedürfnisse, deren fehlende od. mangelhafte Verwirklichung i.d.R. Leistungsansprüche der sozialen Sicherung nach sich ziehen; vgl.
Grundsicherung, Existenzminimum, Armut.

Grundbewertung: s. Gesamtleistungsbewertung.

Grundlohn: (engl.) *basic pay;* **1.** tarifvertraglich vereinbartes Arbeitsentgelt* für die übliche Arbeitsleistung eines Arbeitnehmers* ohne Zuschläge;
2. auf die Kalendertage umgerechnetes durch-
schnittliches Arbeitsentgelt als Beitragsbemessungsgrundlage* in der GKV für Beiträge u. Barleistungen (ausgenommen Krankengeld*).

Grundlohnanbindung: (engl.) *income link;* Anbindung der Vergütung von Leistungen der GKV an
den Zuwachs der beitragspflichtigen Einnahmen
der Versicherten zur Beschränkung von Ausgaben-
positionen mit dem Ziel der Beitragssatzstabilität
(§ 71 SGB V); gilt für die Vergütung der Vertragsärzte* u. die Budgets der Krankenhäuser sowie für
die Höhe der Verwaltungskosten der Krankenkassen.

Grundpflege: (engl.) *basic nursing care;* allgemeine
Pflegemaßnahmen zur Befriedigung der menschlichen Grundbedürfnisse; in der sozialen **Pflegeversicherung*** Bez. von Pflegemaßnahmen bei
den „gewöhnlichen u. regelmäßig wiederkehrenden Verrichtungen des täglichen Lebens" im Zusammenhang mit der Körperpflege, der Ernährung
sowie der Mobilität. Das Ausmaß dieser Pflegemaßnahmen ist wesentlich ausschlaggebend bei
der Feststellung der Pflegebedürftigkeit*. Als **Formen der Hilfe** werden unterschieden: Unterstützung, teilweise Übernahme, vollständige Übernahme, Beaufsichtigung sowie Anleitung mit dem Ziel
der eigenständigen Übernahme (§§ 14, 36 SGB XI).
Grundpflege ist abzugrenzen von der Behandlungspflege*, der hauswirtschaftlichen Versorgung
u. allgemeinen Beaufsichtigung u. Betreuung.
Rechtliche Grundlage: § 37 SGB V, §§ 4 u. 12
SGB XI; die Regelungen im Gesetzestext werden
konkretisiert durch die Richtlinien des Bundesausschusses der Ärzte u. Krankenkassen (heute Gemeinsamer* Bundesausschuss), die Pflegebedürftigkeits*-Richtlinien u. Begutachtungsrichtlinien
der Pflegeversicherung sowie durch die Rechtsprechung der Sozialgerichte.

Grundrente: s. Beschädigtenrente.

Grundrisiko: (engl.) *baseline risk;* syn. Baseline-Risiko; **1.** in der analytischen Epidemiologie* Risiko
der nicht exponierten Gruppe zu Beginn der (alternativ über die) Beobachtungszeit bei Analyse
des Einflusses einer od. mehrerer Expositionen*
auf das Risiko des Eintretens eines bestimmten
Ereignisses über eine bestimmte Zeit hin; **2.** in

Gruppe.

Grundsicherung: (engl.) *basic security benefits*; bedarfsorientierte Leistung zur Sicherung des Lebensunterhalts; **Formen: 1. Grundsicherung im Alter u. bei Erwerbsminderung:** seit 1.1.2005 nach SGB*XII geregelte, nicht beitragsbasierte, einkommens- u. vermögensabhängige Sozialleistung zur Sicherung des grundlegenden Bedarfs für den Lebensunterhalt an Personen, die das 65. Lebensjahr vollendet haben od. nach Vollendung des 18. Lebensjahres voll erwerbsgemindert i. S. des Rentenrechts sind; die Hilfe* zum Lebensunterhalt für diesen Personenkreis wurde mit In-Kraft-Treten des Grundsicherungsgesetzes („Gesetz über eine bedarfsorientierte Grundsicherung im Alter und bei Erwerbsminderung", Abk. GsiG) vom 26.6.2001 (BGBl. I S. 1310, 1335) zum 1.1.2003 aus dem Bundessozialhilfegesetz* herausgelöst u. mit In-Kraft-Treten des SGB XII am 1.1.2005 wieder der Sozialhilfe* zugeführt. **Leistungsträger:** Sozialämter der Kreise u. kreisfreien Städte od. überregionale Leistungsträger. **Leistungshöhe:** Die Leistung setzt sich zusammen aus dem Regelsatz* u. den angemessenen Leistungen für Unterkunft u. Heizung. **Rechtliche Grundlage:** §§ 41–44 SGB XII; **Hinweis:** Unterhaltsverpflichtung durch Angehörige besteht hier erst, wenn das Einkommen der Eltern (gemeinsam) od. der Kinder (jeweils pro Kind) jährlich 100 000 EUR übersteigt. **Grundsicherungsamt:** behördliche Dienststelle der Kommunen, die (seit 1.1.2003) für die Leistungen der bedarfsorientierten Grundsicherung im Alter u. bei Erwerbsminderung* zuständig war; seit 1.1.2005 in die örtlichen Sozialämter überführt. **2. Grundsicherung für Arbeitsuchende** (syn. Arbeitslosengeld II): seit 1.1.2005 im SGB* II geregelte Leistung zur Sicherung des Lebensunterhalts für hilfebedürftige Erwerbsfähige im Alter von 15–65 Jahren mit gewöhnlichem Aufenthalt in Deutschland; als erwerbsfähig gilt, wer unter den üblichen Bedingungen des Arbeitsmarktes mindestens 3 Stunden täglich erwerbstätig sein kann; als bedürftig gilt, wer aus Einkommen u. Vermögen od. durch Einsatz der eigenen Arbeitskraft die Mittel zum Lebensunterhalt nicht aufbringen kann. **Leistungshöhe:** Die Leistung setzt sich zusammen aus der Regelleistung (s. Regelsatz) u. den angemessenen Leistungen für Unterkunft u. Heizung zuzüglich ggf. zu gewährender Mehrbedarfe* nach § 21 SGB II bzw. Sonderbedarfe nach § 23 SGB II sowie des befristeten Zuschlags nach Bezug von Arbeitslosengeld I nach § 24 SGB II. Erwerbsfähige Angehörige der Bedarfsgemeinschaft* (Ehepartner u. Kinder ab dem 15. Lebensjahr im Haushalt) erhalten die maßgebliche Regelleistung* nach § 20 Abs. 3 SGB II. Nicht erwerbsfähige Angehörige der Bedarfsgemeinschaft (regelmäßig sind dies die min-

bedürftigen in Bedarfsgemeinschaft leben) erhalten Sozialgeld* nach § 28 SGB II, dies jedoch nur soweit sie keinen Anspruch auf Leistungen nach SGB XII, viertes Kapitel haben (Vorrang der Leistung der Grundsicherung im Alter u. bei Erwerbsminderung). Auf den sich daraus ergebenden Gesamtbedarf sind Einkommen u. Vermögen anzurechnen. **Hinweis:** Kein Anspruch auf Grundsicherung besteht, wenn das nach Abzug von Freibeträgen zu berücksichtigende Einkommen den Gesamtbedarf übersteigt. Während des Bezuges der Grundsicherung wird der Anspruchsberechtigte kranken- u. rentenversichert (vgl. Krankenversicherung, Rentenversicherung, Sicherung, soziale). **Leistungsträger:** sog. SGB II-Arbeitsgemeinschaften bzw. Job-Center, in denen Agenturen* für Arbeit u. Sozialämter zusammenarbeiten; in manchen Kreisen od. Städten sind die Agenturen für Arbeit od. die Kommunen allein für die Grundsicherung zuständig. **Rechtliche Grundlage:** §§ 19 ff. SGB II.

Grundstoffüberwachungsgesetz: (engl.) *Precursors Monitoring Act*; Abk. GÜG; „Gesetz zur Überwachung des Verkehrs mit Grundstoffen, die für die unerlaubte Herstellung von Betäubungsmitteln mißbraucht werden können" vom 7.10.1994 (BGBl. I S. 2835), zuletzt geändert am 22.12.2005 (BGBl. I S.3686); gemeinsam mit Arzneimittelgesetz* u. Chemikaliengesetz* Rechtsgrundlage des deutschen Betäubungsmittelrechts; unterbindet die Abzweigung sog. Grundstoffe zur unerlaubten Herstellung von Suchtstoffen u. psychotropen Stoffen. Bei den Grundstoffen handelt es sich z.T. um wichtige Ausgangssubstanzen der chemischen Industrie, die in großer Menge legal gehandelt werden.

Grundversorgung: (engl.) *basic provision, primary provision*; **1.** Bez. für eine an dem erforderlichen Minimum orientierte Gesundheitsversorgung; s. Versorgung, Behandlung; **2.** Bez. für die unterste Versorgungsstufe des Krankenhauswesens; s. Krankenhaus.

Gruppenpflege: s. Pflegesysteme.

Gruppenpraxis: s. Praxisgemeinschaft.

Gruppenprophylaxe: (engl.) *group prophylaxis*; Maßnahmen zur Erkennung u. Verhütung von Zahnerkrankungen bei Kindern bis zum 12. Lebensjahr die in Kindergärten, Schulen u. Behinderteneinrichtungen durchgeführt werden; nach § 21 SGB V Bestandteil der Leistungen der GKV zur Verhütung von Krankheiten; beinhaltet die Untersuchung der Mundhöhle, Zahnschmelzhärtung, Mundhygiene, Ernährungsberatung, Fluoridierung u. Programme für Kinder mit besonders hohem Kariesrisiko; Gruppenprophylaxe wird von den Krankenkassen u. den für die Zahngesundheitspflege in den Bundesländern zuständigen Stellen finanziert. Vgl Individualprophylaxe.

GS-Zeichen: (engl.) *GS-sign*; Abk. für Geprüfte Sicherheit; Qualitätssiegel für technische Produkte; Vergabe nach Prüfung durch eine zugelassene, unabhängige Stelle; Grundlage ist das Geräte- u. Produktsicherheitsgesetz. Vgl. CE-Zeichen.

G-Untersuchung: (engl.) *G-examination*; Abk. für eine Untersuchung auf der Grundlage der Berufsgenossenschaftlichen Grundsätze für arbeitsmedizinische Vorsorgeuntersuchung; diese beinhalten auf der Grundlage einer arbeitsmedizinischen Gefährdungsbeurteilung* u. unter Zugrundelegung von Tätigkeiten mit Gefahrstoffen* erarbeitete Grundsätze, nach denen arbeitsmedizinische Untersuchungen durchgeführt werden; bisher haben die gewerblichen Berufsgenossenschaften 46 Grundsätze veröffentlicht (s. Tab.); ein Großteil der Untersuchungen sind rechtlich verbindliche Pflichtuntersuchungen durch BGV A 4 (Arbeitsmedizinische Vorsorge); die übrigen Untersuchungen muss der Arbeitgeber anbieten, sie wurden aber nicht zur Pflichtuntersuchung durch eine Rechtsnorm erhoben. Durch einen Vorsorgeplan (s. Betriebsvereinbarung Arbeitsschutz) im Unternehmen können diese Untersuchungen in ihrer Wertigkeit angehoben werden (Verpflichtung zur Untersuchung).

Gutachten: (engl.) *expert opinion, expertise*; schriftliche, selten mündliche Beschreibung u. Bewertung (Begutachtung*) eines Sachverhalts durch einen unabhängigen Gutachter* auf Anforderung von z. B. Gerichten, Sozialleistungsträgern u. Versicherungsgesellschaften; die inhaltlichen u. formalen Anforderungen an ein Gutachten sind meist grundlegend formuliert u. per Richtlinien vom Auftraggeber (z. B. Sozialleistungsträger) festgelegt. **Formen:** unterschieden werden **1.** nach **Art der Informationserhebung: a)** Gutachten nach persönlicher Untersuchung u. Befragung; **b)** Gutachten nach Aktenlage, die ohne persönliche Untersuchung u. persönliche Anamnese des Probanden auf Grundlage der vorhandenen Unterlagen erstellt werden; der Gutachter erfasst die in den Akten vorhandenen Angaben, medizinischen Daten u. frühere Gutachten u. ergänzende Unterlagen in ihrer Gesamtheit u. bewertet diese in Bezug auf die aktuelle Fragestellung. Da medizinische Befunde u. deren Dokumentation meist nicht für Begutachtungszwecke erstellt wurden, können Aktenlagegutachten nur dann erstellt werden, wenn die zugrunde liegenden Unterlagen dafür auch geeignet sind u. die darauf beruhenden sozialmedizinischen Beurteilungen denselben Qualitätskriterien genügen wie bei einer Begutachtung mit persönlicher Untersuchung u. Befragung. **2.** nach **Form der Erstellung: a)** Formgutachten; **b)** freie Gutachten; **3.** nach der **Zeitfolge: a)** Erstgutachten; **b)** Wiederholungs- u. Folgegutachten; **c)** Widerspruchsgutachten; **4.** nach **Ge-** sches Gutachten in Ergänzung zum psychiatrischen Hauptgutachten; **5.** nach **sonstigen Kriterien: a)** Grundsatzgutachten zu sachbezogenen Fragestellungen (z. B. zum allgemeinen Nutzen einer Therapie- od. Versorgungsform); **b)** Zusatzgutachten als Teil eines Hauptgutachtens; **c)** Fachgutachten, die durch spezialisierte Gutachter, die über eine besondere Fachkunde verfügen, erstellt werden (im Gegensatz zu einem Allgemeingutachten); **d)** Facharztgutachten, die durch einen Facharzt* für ein bestimmtes ärztliches Fachgebiet od. Teilgebiet erstellt werden; **e)** Unfallgutachten, die den kausalen Zusammenhang zwischen einem Unfallereignis (Verkehrs-, Arbeits-, Sport- od. Privatunfall) u. den daraus resultierenden Schädigungsfolgen nach Zeitpunkt, Art, Ausmaß u. dessen voraussichtlicher Zukunftsentwicklung (Prognose) beschreiben; die Tatsachenfeststellung erfolgt durch einen Sachverständigen u. dient der Festsetzung möglicher Versicherungsleistungen zum Ausgleich eines entstandenen Schadens; **f)** Rentengutachten, die nach Antragstellung auf vorzeitige Berentung wegen Minderung* der Erwerbsfähigkeit aus gesundheitlichen Gründen ggf. von mehreren Ärzten verschiedener Fachrichtungen od. ergänzt um ein psychologisches od. berufskundliches Gutachten erstellt werden. **Hinweis:** An ein Gutachten werden höhere Anforderungen gestellt als an eine sachverständige Stellungnahme*.

Gutachter: (engl.) *expert*; Bez. für eine sachkundige Person (Sachverständiger*), die ein Gutachten* erstellt; der **ärztliche Gutachter** wird tätig für Gerichte, (Sozial-)Versicherungen u. a. Einrichtungen sowie Einzelpersonen. Er ermittelt medizinische Sachverhalte u. ordnet sie in die rechtlichen Voraussetzungen des Sozial- od. Privatversicherungsrechts od. anderer Rechtsgebiete ein. Gegenüber den Gerichten ist dem Arzt eine gesetzliche Verpflichtung zur Erstattung von Gutachten auferlegt. Im Verwaltungsverfahren werden Ärzte nach vertraglicher Bindung tätig. Verwandtschaftliche Beziehungen, berufliche Überlastung od. fehlende spezielle Sachkunde können eine Freistellung vom Gutachtenauftrag bewirken. Pflichten u. Rechte des ärztlichen Gutachters: Es gilt der Pflichtenkreis der ärztlichen Berufsordnung. Das Gutachten ist unparteiisch u. nach bestem medizinischem Wissen u. ärztlichem Gewissen zu erstellen. Damit ist der Gutachter einer möglichst objektiven Bewertung verpflichtet u. darf sich dabei ebenso wenig durch Vorstellungen u. Äußerungen des Probanden wie im Verhältnis zu Dritten beeinflussen lassen. Er ist bei der Wahrnehmung seiner gutachterlichen Aufgabe nicht an Weisungen gebunden. Wird der Gutachter im Auftrag eines Patienten tätig, spricht man von einem sog. **Parteigutachter**, was aber nicht bedeutet, dass sich am Pflichtenkreis der ärztlichen Berufsordnung

Untersuchung	Gefährdung durch	spezielle arbeitsmedizinische Untersuchung nach	Untersuchungszeiträume	Beschäftigungsbeschränkung nach	mögliche Berufskrankheiten
G 25	Fahr-, Steuer- und Überwachungstätigkeiten	entfällt	Erstuntersuchung vor Aufnahme der Tätigkeit, 1. und weitere Nachuntersuchungen jeweils vor Ablauf von 36 Monaten, nachgehende Untersuchung entfällt	JArbSchG, MuSchG, MuSchRiV	entfällt
G 37	Bildschirmarbeitsplätze	ArbSchG, BildscharbV	Erstuntersuchung vor Aufnahme der Tätigkeit, 1. und weitere Nachuntersuchungen: bis zum 40. Lebensjahr jeweils vor Ablauf von 60 Monaten, ab dem 41. Lebensjahr jeweils vor Ablauf von 36 Monaten, nachgehende Untersuchung entfällt	keine	entfällt
G 42	Tätigkeiten mit Infektionsgefährdung	BioStoffV, UVV „Arbeitsmedizinische Vorsorge", BGV A 4 sowie Anlage 1	Erstuntersuchung vor Aufnahme der Tätigkeit, 1. Nachuntersuchung vor Ablauf von 12 Monaten, weitere Nachuntersuchungen vor Ablauf von 36 Monaten, letzte Nachuntersuchung bei Beendigung einer Tätigkeit mit Infektionsgefährdung, nachgehende Untersuchung entfällt	JArbSchG, MuSchG, MuSchRiV	Nr. 3101–3103
H 1	Lärm	UVV „Sicherheitstechnische und arbeitsmedizinische Betreuung und spezielle arbeitsmedizinische Vorsorge bei besonderer Gesundheitsgefährdung am Arbeitsplatz" (VSG 1.2)	Erstuntersuchung vor Aufnahme der Tätigkeit, 1. Nachuntersuchung nach 12 Monaten, weitere Nachuntersuchungen nach 36 Monaten, wenn Beurteilungspegel LAr ≥90 dB(A), nach 60 Monaten, wenn 90 dB(A) >LAr ≥85 dB(A), nachgehende Untersuchung entfällt	JArbSchG, MuSchG, MuSchRiV	Nr. 2301

ArbSchG: Arbeitsschutzgesetz; BGV: Berufsgenossenschaftliche Vorschrift; BildscharbV: Bildschirmarbeitsverordnung; BioStoffV: Biostoffverordnung; JArbSchG: Jugendarbeitsschutzgesetz; MuSchG: Mutterschutzgesetz; MuSchRiV: Mutterschutzrichtlinienverordnung; UVV: Unfallverhütungsvorschrift

etwas ändert. Der **sozialmedizinische Gutachter** wird für Einrichtungen des Systems der sozialen Sicherung* als Sachverständiger zur Begutachtung tätig. Vgl. Pflegebegutachtung.

Gutachterhaftung: (engl.) *expert liability;* zivilrechtliche Haftung* des Gutachters; seine Schadensersatzpflicht kann sich wegen Verletzung der Vertragspflicht u. wegen Haftung aus Delikt bzw. unerlaubter Handlung ergeben; Haftungsansprüche des Auftraggebers od. des Probanden setzen grundsätzlich eine schuldhaft, d. h. vorsätzlich od. fahrlässig herbeigeführte objektive Pflichtverletzung des Gutachters u. einen dadurch verursachten Schaden voraus. Der Haftungsumfang erstreckt sich auf materielle u. bei Gesundheitsschäden auch immaterielle Schadensfolgen. Die strafrechtliche

Schweigepflicht ergeben.

Gute Hospital-Praxis: (engl.) *good hospital practice*; Abk. GHP; nach den Richtlinien der Good* Clinical Practice, Good* Laboratory Practice u. Good* Manufacturing Practice gewählte Bez. für ein in Deutschland entwickeltes Qualitätsmanage- sundheitswesen u. der Joint* Commission on Accreditation of Healthcare Organizations (Abk. JCAHO) berücksichtigt.

GUV: Abk. für Gesetzliche Unfallversicherung*.

GVG: Abk. für Gesellschaft* für Versicherungswissenschaft u. -gestaltung.

G

H

HACCP: Abk. für (engl.) *Hazard* Analysis and Critical Control Point.*

Häftlingshilfegesetz: (engl.) *Prisoner Assistance Act;* Abk. HHG; „Gesetz über Hilfsmaßnahmen für Personen, die aus politischen Gründen außerhalb der Bundesrepublik Deutschland in Gewahrsam genommen wurden" vom 6.8.1955 (BGBl. I S. 498); in der Fassung vom 2.6.1993 (BGBl. I S. 838), zuletzt geändert am 17.8.2001 (BGBl. I S. 2144); Gesetz des Sozialen* Entschädigungsrechts zur Regelung der Entschädigung von gesundheitlichen u. wirtschaftlichen Folgen einer gesundheitlichen Schädigung infolge von Gewahrsam od. anderen Maßnahmen aus politischen Gründen in der sowjetischen Besatzungszone od. im sowjetisch besetzten Sektor von Berlin (u. weiteren Gebieten nach § 1 Abs. 2 Nr. 3 des Bundesvertriebenengesetzes); zuständig sind die Behörden (s. Versorgungsverwaltung), die auch das Hauptgesetz (s. Bundesversorgungsgesetz) ausführen. Vgl. SED-Unrechtsbereinigungsgesetz.

Händedesinfektion: s. Händehygiene, Desinfektion.

Händehygiene: (engl.) *hand hygiene;* Maßnahmen zur Vermeidung der Übertragung von Krankheitserregern durch die Hände; **1. Händewaschen** dient insbes. der Entfernung grober, sichtbarer Verunreinigungen; aus infektionspräventiver Sicht weniger effektiv als die Händedesinfektion; **2. Händedesinfektion** (insbes. mit alkoholischen Mitteln) gilt als wichtigste Einzelmaßnahme zur Vermeidung der Übertragung exogener nosokomialer Infektionen* u. multiresistenter Erreger; hinsichtlich der Einwirkzeit wird die hygienische (meist 30 Sekunden) von der chirurgischen (meist 3 Minuten) Händedesinfektion unterschieden. **3. Schutzhandschuhe** bilden eine effektive Barriere zwischen den Händen u. a. Personen bzw. der Umwelt können aber perforieren od. bei Kontamination* auch Infektionserreger* übertragen. Vgl. Desinfektion, Krankenhaushygiene.

Händigkeit: (engl.) *handedness;* Bevorzugung des Gebrauchs einer Hand (sog. Gebrauchshand), z. B. Rechtshändigkeit; vgl. Handgeschicklichkeit.

Härteausgleich: (engl.) *hardship compensation;* Begriff des Sozialen* Entschädigungsrechts für besondere Ausgleichsleistungen, wenn sich in Einzelfällen besondere Härten aus dem Gesetz ergeben (§ 89 BVG).

Härtefall: (engl.) *hardship;* **1.** besonderer individueller Sachverhalt, der die Anwendung der allgemeinen Regelungen nicht angebracht erscheinen lässt; da jede Form einer allgemeinen Regelung die Abstraktion von individuellen Verhältnissen erfordert kann es in Einzelfällen auch durch das Zusammentreffen verschiedener Regelungen zu Härtefällen kommen; für bestimmte Gruppen von Härtefällen sind nach Ermessen* Härtefallregelungen vorgesehen. **2.** i. S. der Pflegeversicherung intensiver au ßergewöhnlich hoher u. Pflegeaufwand*.

Hafen- und Flughafenärztlicher Dienst: (engl. *port and airport medical service;* auf dem Gebiet eines Hafens od. Flughafens zuständiger ärztlicher Dienst; **Aufgabe: 1.** seuchenhygienische Überwachung der Schiffe u. des Hafens; **2.** Überwachung der Abwasser- u. Abfallbeseitigung an Bord von Schiffen; **3.** Überwachung von Trinkwasser bei Schiffen u. Flugzeugen; **4.** Durchführung u. Überwachung der Nagetier- u. Ungezieferbekämpfung; **5.** Durchführung u. Überwachung von vorgeschriebenen Hygienemaßnahmen bei allen an kommenden u. abfliegenden Flugzeugen; die ärztliche Hilfe i. S. der Notfallversorgung gehört nicht grundsätzlich zu den Routineaufgaben des Diens tes u. ist in Abhängigkeit von den örtlichen Gege benheiten unterschiedlich gestaltet. **Rechtliche Grundlage:** internationale Abkommen, Gesund heitsvorschriften u. bundes- u. landesrechtliche Regelungen; **Hinweis:** Die Aufgaben des Hafen- u. Flughafenärztlichen Dienstes können von dem für das Gebiet des Hafens bzw. Flughafens zuständigen Gesundheitsamt übernommen werden.

Haftfähigkeit: (engl.) *fitness to undergo detention* Fähigkeit, eine Haftstrafe ohne Gefährdung von Gesundheit od. Leben zu ertragen; eine Einschränkung der Haftfähigkeit verhindert die Vollziehung eines Haftbefehls, aber nicht dessen Erlass; Gründe für eine Haftunfähigkeit (z. B. schwere, auch psychische Erkrankungen) regelt § 455 StPO.

Haftpflicht: (engl.) *liability;* Verpflichtung zur Schadensregulierung aufgrund gesetzlicher od. vertraglicher Vorgaben (s. Haftung).

Haftung: (engl.) *liability;* rechtliche Verpflichtung für eine rechtswidrige u. schuldhafte Verletzung

Gefährdungshaftung.

HALE: Abk. für (engl.) *health adjusted life expectancy*; s. Lebenserwartung.

Haltearbeit: (engl.) *static muscular work*; syn. statische Muskelarbeit; Form der Muskelarbeit, die ein Muskel in einer Körperposition gegen die Schwerkraft u./od. einen Widerstand ausübt, z. B. beim Halten von Gegenständen, beim Gegendruck gegen eine Kraft; der menschliche Körper ist auf Haltearbeit angewiesen, um gegen die Schwerkraft das Gleichgewicht herzustellen. Haltearbeit bewirkt rasche Ermüdung*, da durch die kontinuierliche Muskelanspannung die Durchblutung u. damit die Sauerstoffversorgung u. der Abtransport von Stoffwechselprodukten (aus der Muskelarbeit) erschwert ist. Die ergonomisch ungünstige Haltearbeit kann durch Haltegriffe, Sitz- od. Stehhilfen erleichtert werden. **Sozialmedizinische Bedeutung:** relevant in der Arbeitsmedizin* z. B. bei der Gestaltung ergonomischer Arbeitsplätze (vgl. Ergonomie) u. zur Einschätzung der Arbeitsschwere* i. R. der sozialmedizinischen Beurteilung* der Leistungsfähigkeit.

Hamburger Modell: s. Wiedereingliederung, stufenweise.

Handeln: (engl.) *to act*; **1. juristische** Unterscheidung zwischen einem aktiven Handeln mit schädlicher Folge, z. B. Gesundheitsschadens- od. Todesfolge (Mord, Tötung od. Totschlag) u. einem Unterlassen mit nachteiligen Folgen (z. B. unterlassene Hilfeleistung* bei einem Bewusstlosen), wobei für die Strafbarkeit des Unterlassens weitere zusätzliche Bedingungen gelten; **2. ethische** Abgrenzungsproblematik in Therapie-Begrenzungs-Entscheidungen, z. B. über die Beendigung einer Beatmung od. einer künstlichen Ernährung*, die ihre moralische Schwierigkeit dadurch erhält, dass das Sterben eines Patienten als Folge einer solchen Entscheidung sehend in Kauf genommen wird. Von juristischer Seite wird dem Arzt beim Nicht-Beginn od. der Beendigung in einer in einem fortgeschrittenen Krankheitsverlauf als nicht mehr sinnvoll beurteilten Therapie ein Ermessensspielraum zugestanden. In moralischer Hinsicht ist vom Arzt eine sehr gewissenhafte Prüfung zu verlangen, ob eine solche Entscheidung der medizinischen Situation angemessen ist u. dem informiert erklärten od. ersatzweise dem mutmaßlichen Willen des Patienten entspricht. Vgl. Einwilligung, Aufklärung.

Handeln, soziales: (engl.) *social action*; menschliches Verhalten (äußeres od. innerliches Tun, Dulden od. Unterlassen), dem der Handelnde selbst einen subjektiven Sinn (M. Weber) gibt u. das sinnhaft auf das Verhalten anderer bezogen wird u. daran in seinem Ablauf orientiert ist (s. Handlungsmuster); nach J. Habermas werden 4 Handlungsbegriffe unterschieden: **1.** Teleologisches Handeln: Der sprechende Mittel wählt u. in geeigneter Weise anwendet. **2.** Normenreguliertes Handeln: Mitglieder einer Gruppe orientieren ihr Handeln an gemeinsamen (durch Sozialisation verinnerlichten) Werten u. erfüllen somit eine generalisierte Verhaltenserwartung. **3.** Dramaturgisches Handeln: Interaktionsteilnehmer bilden füreinander ein Publikum u. stellen sich vor dessen Augen durch zuschauerbezogene Stilisierung des eigenen Ausdrucks dar. **4.** Kommunikatives Handeln: Handelnde suchen mit Sprache in Kommunikation eine Verständigung über die Handlungssituation, um ihre Handlungspläne u. damit ihre Handlungen einvernehmlich zu koordinieren.

Handgeschicklichkeit: (engl.) *manual dexterity*; Fähigkeit, mit einer od. beiden Händen Bewegungen feinmotorisch so auszuführen, dass Greifen u. zielgenaues Bewegen u. Bearbeiten von Objekten möglich wird; Männer verfügen im Durchschnitt über weniger Handgeschicklichkeit als Frauen. Bei Rechtshändern ist die Handgeschicklichkeit der rechten Hand um ca. 6 % besser als die der linken.

Handicap: Beeinträchtigung, Behinderung; nach ICIDH* Beschreibung einer Krankheitsfolge als Manifestation einer gesundheitlichen auf der Ebene der sozialen Interaktion der betroffenen Person mit der individuellen Umwelt, deren Folgen die normale Ausübung der sozialen (alters-, geschlechts- u. sozialspezifischen) Rolle u. die Fähigkeiten zur Teilnahme am gesellschaftlichen Leben einschränken; vgl. Disability, Impairment.

Handlungsmuster: (engl.) *pattern of action*; syn. Verhaltensmuster; regelhafte Abfolge bewusst durchgeführter Aktivitäten; die Sozialität menschlichen Handelns (s. Handeln, soziales) wird u. a. dadurch verbürgt, dass es in seinem Ablauf bestimmten gemeinschaftlich verfügbaren Mustern folgt. Begründet werden Handlungsmuster durch Habitualisierung, Regelorientierung od. Tradition. Für das wechselseitige Abstimmen individuellen Handelns sind Handlungsmuster notwendige Voraussetzung, da sie Handeln erwartbar machen. Als Folge fortlaufender Reproduktion sind in sozialer Interaktion einer ständigen Veränderung unterzogen. Krank machende Handlungsmuster können erkannt u. Möglichkeiten zur Veränderung erarbeitet werden, insbes. durch Selbsthilfepotentiale (s. Selbsthilfe) u. Förderung persönlicher Ressourcen*. Vgl. Rolle, soziale.

Handschuhe: s. Händehygiene, Feuchtarbeit, Handschutz, Schutzausrüstung, persönliche.

Handschutz: (engl.) *hand protection, hand guard*; Teil der persönlichen Schutzausrüstung* zur Minimierung od. Beseitigung von Gefährdungen der Hände; bei nachweisbaren Gefährdungen für die Hände sind zunächst technische Lösungen bzw. organisatorische Lösungen am Arbeitsplatz vorzuziehen; Gefährdungen im Arbeitsprozess bestehen

Laugen, Lösemittel); **3.** thermische Gefährdungen (z. B. Verbrennungen, Erfrierungen, intensive Wärmestrahlung); **4.** elektrische Gefährdungen beim Arbeiten an elektrischen Anlagen od. Betriebsmitteln unter Spannung. Bei der Auswahl geeigneter Handschuhe sind Einsatzart u. erwartete Schutzwirkung zu berücksichtigen. Vgl. Hautschutz.

Hardiness: engl. für Widerstandsfähigkeit; von C. Kobasa entwickeltes Konstrukt einer Persönlichkeitseigenschaft, nach der Individuen resistent gegen negative Wirkungen von Stress* sind u. deshalb keine körperlichen u. psychischen Symptome entwickeln; bewirkt, dass Menschen auf objektiv gleiche Belastungen u. Stresssituationen unterschiedlich reagieren. Menschen mit hoher Hardiness sind neugierig auf das Leben, sie engagieren sich in allen Lebensbereichen (commitment) u. sind davon überzeugt, kontrollierend in ihre Umgebung eingreifen u. Einfluss nehmen zu können (control). Sie bejahen die Eigenverantwortlichkeit ihres Handelns; bewirkt, fühlen sich von Lebensveränderungen herausgefordert u. empfinden Änderungen als normal u. spannend, als Herausforderung u. Chance für inneres Wachstum (challenge).

Harninkontinenz: (engl.) *urinary incontinence*; syn. Harnblaseninkontinenz; Unvermögen, den Urin bewusst u. kontrolliert zurückhalten zu können; **Formen:** **1.** Stressinkontinenz; **2.** Dranginkontinenz; **3.** Reflexinkontinenz; **4.** Überlaufinkontinenz; **5.** extraurethrale Harninkontinenz. **Epidemiologie:** Nach Schätzungen leidet jede zweite Person über 50 Jahren an Harninkontinenz, Frauen sind häufiger betroffen als Männer. Nur die Hälfte der Betroffenen trägt die Beschwerden einem Arzt vor. Die Erkrankung ist schambesetzt u. führt nicht selten in die soziale Isolation. Prävalenz: s. Tab. **Leistungsansprüche an die Sozialversicherungsträger: 1.** an die GKV insbes. durch Heil- u. Hilfsmittelbedarf; **2.** selten an die GRV durch Bedarf an Leistungen* zur medizinischen Rehabilitation u. Leistungen* zur Teilhabe od. Renten wegen Erwerbsminderung*; **3.** an die GPV bei Pflegebedürftigkeit*. Die Anerkennung des Grades* der Behinderung erfolgt nach den Grundsätzen des Schwerbehindertenrechts im SGB* IX.

Harninkontinenz
Prävalenz

Alter (Jahre)	Prävalenz (%)
18–40	6,1
41–60	9,5
>60	23
80–84	73

vierstufige Reform des Arbeitsmarkts (sog. Hartz I–IV); **Hartz I** u. **II:** Zum 1.1.2003 wurden Bildungsgutscheinen*, Personalserviceagenturen u. Existenzgründungszuschuss* (Ich-AG) eingeführt u. es erfolgte eine Änderung bei den sog. Minijobs (s. Beschäftigung, geringfügige). **Hartz III:** Zum 1.1.2004 erfolgte der Umbau der Bundesanstalt für Arbeit in eine Dienstleistungsagentur (s. Bundesagentur für Arbeit, Agentur für Arbeit). Die Berechnung der Arbeitslosengeldes* wurde vereinfacht: Der Einsatz der arbeitsmarktpolitischen Instrumente wird gestrafft: Die Anzahl der Eingliederungszuschüsse wird verringert, Arbeitsbeschaffungs- u. Strukturanpassungsmaßnahmen werden zusammengefasst. **Hartz IV:** Zum 1.1.2005 erfolgte die Zusammenlegung von Arbeitslosenhilfe* u. Sozialhilfe* auf dem Niveau der Sozialhilfe zum Arbeitslosengeld II (s. Grundsicherung). Langzeitarbeitslose sollen gefördert u. gefordert werden. Jede Arbeit gilt seitdem als zumutbar (s. Zumutbarkeit). Fallmanager in den Job*-Centern sollen Langzeitarbeitslose intensiv betreuen. Eingeführt wurden Ein*-Euro-Jobs u. Einstiegsgeld*. **Rechtliche Grundlage:** „Erstes bis viertes Gesetz für moderne Dienstleistungen am Arbeitsmarkt".

H-Arzt: (engl.) *accident) insurance association specialist* an der Heilbehandlung von Unfallverletzten neben den D*-Ärzten beteiligte Ärzte, die auf unfallmedizinischem od. orthopädischem Gebiet qualifiziert sein müssen; Ziel der zusätzlichen Beteiligung von H-Ärzten ist es, ein enges ambulantes Versorgungsnetz sicherzustellen, insbes. im Hinblick auf die Schüler-Unfallversicherung (vereinfachtes D-Arzt-Verfahren für Affektionen des Bewegungsapparats); weitere fachliche u. personelle Anforderungen für H-Ärzte sind in den „Anforderungen der Gesetzlichen Unfallversicherungsträger nach § 34 SGB VII zur Beteiligung am H-Arzt-Verfahren" geregelt. Dem H-Arzt obliegt die Steuerung des Heilverfahrens in gleicher Weise wie dem D-Arzt. Abweichend zum D-Arzt-Verfahren bestehen keine Vorstellungspflichten der Unternehmer od. Ärzte; der H-Arzt selbst ist von der Vorstellung des Unfallverletzten beim D-Arzt befreit.

Hauptdiagnosegruppe: s. MDC.

Hauptfürsorgestelle: (engl.) *central welfare agency* Einrichtung unterschiedlich benannter Landesbehörden (s. Versorgungsverwaltung), die über die Gewährung von Leistungen der Kriegsopferfürsorge* i. R. des Sozialen* Entschädigungsrechts entscheidet; in einzelnen Ländern (z. B. Nordrhein-Westfalen u. Schleswig-Holstein) werden die Aufgaben der Hauptfürsorgestelle z. T. von den örtlichen Fürsorgestellen* wahrgenommen.

Hauptkomponentenanalyse: Abk. PCA; s. Faktorenanalyse.

Hausarzt: (engl.) *general practitioner*; syn. Primärarzt Arzt, der die Grundversorgung eines Patienten mi

gemeinmedizin, Fachärzte für Kinder- u. Jugendmedizin, Fachärzte für Innere Medizin ohne Schwerpunktbezeichnung (SP-Bezeichnung); **Aufgabe:** allgemeine u. fortgesetzte Betreuung eines Patienten in Diagnostik u. Therapie bei Kenntnis seines häuslichen u. familiären Umfeldes, Koordination diagnostischer, therapeutischer u. pflegerischer Maßnahmen im Gesundheitswesen (sog. Lotsenfunktion), Dokumentation, insbes. Zusammenführung, Bewertung u. Aufbewahrung der wesentlichen Behandlungsdaten, Einleitung od. Durchführung präventiver u. rehabilitativer Maßnahmen sowie Integration nichtärztlicher Hilfen u. flankierender Dienste in die Behandlungsmaßnahmen; **Rechtliche Grundlage:** § 73 SGB V.

Hausarztsystem: (engl.) *gatekeeper system*; Gatekeeper-Modell; syn. Hausarztmodell; System der Gesundheitsversorgung, in dem die Versicherten zuerst den Hausarzt* aufsuchen, der ggf. seine Patienten an niedergelassene Spezialisten od. ins Krankenhaus überweist u. so über die gesamte Behandlungskette seiner Patienten informiert ist u. diese koordiniert; **Hinweis:** Es gibt für gesetzlich Krankenversicherte die Möglichkeit, sich gegenüber der Krankenkasse zur verpflichten, ambulante fachärztliche Behandlung nur auf Überweisung des Hausarztes in Anspruch zu nehmen (§ 73 b SGB V). Der Versicherte ist an diese Entscheidung mindestens ein Jahr gebunden. Als Bonus kann die Krankenkasse eine Ermäßigung der Zuzahlungen* in ihrer Satzung vorsehen; zur Sicherstellung der hausarztzentrierten Versorgung bestehen Direktverträge* zwischen Krankenkassen u. Hausärzten. **Hinweis zur Gesundheitsreform 2006:** Die Gesundheitsreform sieht bislang vor, dass alle Krankenkassen künftig Hausarzttarife für ihre Versicherten anbieten müssen. Die Teilnahme bleibt jedoch sowohl für Ärzte wie Versicherte freiwillig. Vgl. Arztwahl, freie.

Hausgeburt: (engl.) *home birth*; Entbindung in häuslicher Umgebung unter Hinzuziehung einer Hebamme, ggf. auch eines Arztes; **Voraussetzung:** normal verlaufende Schwangerschaft, keine Risikoschwangerschaft, keine Zwillingsgeburt u. keine Komplikationen durch die Lage des Kindes zu erwarten; mangels Möglichkeiten zu operativen Eingriffen sollte eine sorgfältige Risikoabwägung erfolgen. Vgl. Geburtshaus.

Haushaltshilfe: (engl.) *home help*; Hilfsperson zur Haushaltsweiterführung od. Gewährung einer Geldleistung für eine selbst beschaffte, nicht verwandte od. verschwägerte Haushaltshilfe; **1. GKV:** Leistung nach § 38 SGB V für Versicherte, die ihren Haushalt wegen einer Krankenhausbehandlung, der Wahrnehmung einer medizinischen Vorsorgeod. Rehabilitationsleistung od. häuslicher Krankenpflege nicht selbst weiterführen können, sofern ein Kind bis zum 12. Lebensjahr od. ein behinder-

kann; **2. Alle Rehabilitationsträger** ergänzende Leistung* nach § 44 u. § 54 SGB IX während der Inanspruchnahme einer Leistung* zur Teilhabe in Form der Erstattung von notwendigen finanziellen Auslagen des Versicherten während der Zeit der Abwesenheit des Versicherten; Voraussetzung analog § 38 SGB V. **Hinweis:** Die Satzung einer Krankenkasse kann bestimmen, dass sie als Mehrleistung* in anderen als den o. g. Fällen Haushaltshilfe erbringt, wenn Versicherten wegen Krankheit die Weiterführung des Haushalts nicht möglich ist. Vgl. Betriebshilfe, Hilfe zur Weiterführung des Haushalts, Hilfe zur Überwindung besonderer sozialer Schwierigkeiten.

Haushaltsvorstand: (engl.) *head of the household*; i. S. der Sozialhilfe i. d. R. diejenige Person, die innerhalb einer Haushaltsgemeinschaft den größten finanziellen Anteil zu den Kosten der gemeinsamen Lebensführung beiträgt; maßgebend für die Zuordnung der Regelsätze* i. R. der Hilfe* zum Lebensunterhalt.

Hauskrankenpflege: s. Pflege, Krankenpflege.

Hausmüll: s. Abfall.

Hausunterricht: (engl.) *home schooling*; Form der Vermittlung von Lehrstoff für Schulpflichtige, die wegen einer langdauernden Erkrankung den Unterricht für längere Zeit an einzelnen Tagen versäumen od. die wegen einer Erkrankung länger als 8 Wochen vom Unterricht fernbleiben müssen; **Voraussetzung:** Der Antrag auf Hausunterricht muss von den Erziehungsberechtigten unter Vorlage eines ärztlichen Attestes bei der Schule des Schulpflichtigen gestellt werden. Das Attest muss eine dauernde od. mehr als 6 Unterrichtswochen während krankheitsbedingte Schulunfähigkeit bescheinigen. Aus dem Attest muss zusätzlich hervorgehen, mit welcher Stundenzahl der Schüler im Hausunterricht höchstens belastet werden darf u. dass keine Gefährdung für die Gesundheit der Lehrkräfte besteht. Der Hausunterricht wird nach Möglichkeit von Lehrern der betreffenden Schule erteilt u. orientiert sich an den jeweiligen Lehrplänen der Klassenstufe. **Leistungsträger:** grundsätzlich die Schulen, welche die Berechtigten ohne die Krankheit besuchen würden (Stammschulen). **Kostenträger:** Die Kosten trägt der jeweilige Schulträger. **Rechtliche Grundlage:** Schulgesetze der Länder u. entsprechende Ausführungs-Verordnungen. Vgl. Schulunterricht, begleitender.

Hautarztverfahren: (engl.) *dermatologist's procedure*; der Sekundärprävention dienende Vorgehensweise, durch die beruflich bedingte Hauterkrankungen frühzeitig diagnostiziert, dem zuständigen Träger der Gesetzlichen Unfallversicherung* gemeldet u. adäquat behandelt werden sollen, um die Entwicklung einer Berufskrankheit* zu verhindern (§ 3 Abs. 1 Berufskrankheitenverordnung); gemäß § 41 des Vertrages* Ärzte/Unfallversicherungsträ-

nach Untersuchung des Versicherten unverzüglich den **Hautarztbericht** an den zuständigen Träger der GUV u. übersendet Durchschriften an den behandelnden Arzt u. die Krankenkasse. Der Hautarzt ist auch zur Durchführung der Behandlung befugt, während Ärzte mit Gebietsbezeichnung Arbeitsmedizin od. Bereichsbezeichnung Betriebsmedizin den Hautarztbericht erstellen dürfen, i. d. R. jedoch keine Behandlung durchführen. **Hinweis:** Im Unterschied zur Berufskrankheitenanzeige ist für die Meldung durch Hautarztbericht das Einverständnis des Versicherten erforderlich. Der zuständige Träger der GUV erstattet die Kosten für das gesamte Hautarztverfahren einschließlich notwendiger diagnostischer, therapeutischer u. ggf. rehabilitativer Maßnahmen; korrespondiert mit dem D-Arztverfahren (s. D-Arzt).

Hautschutz: (engl.) *skin protection*; Maßnahmen zum Schutz der Haut vor schädigenden Einflüssen durch die Arbeitstätigkeit; **Formen: 1.** Schutzhandschuhe (s. Handschutz), **2.** Hautreinigung: Beseitigung arbeitsbedingter Verunreinigungen (Reinigungsmittel sollten keinen zusätzlichen Reiz für die Haut darstellen); **3.** Hautpflege: konservierende Pflege nach Beendigung der Arbeit u. Reinigung; **4.** spezieller Hautschutz: Hautschutzsalben bilden einen Schutzfilm, wirken der Entfettung der Haut entgegen u. sollen die Aufnahme von Stoffen durch die Haut verhindern od. verringern, z. B. in Form von Fettsalben, Wasser-in-Öl-, bzw. Öl-in-Wasser-Emulsionen od. Kunstharzfilmen. **Sozialmedizinische Bedeutung:** Hauterkrankungen bilden die häufigste Ursache für Berufskrankheiten*.

Hawthorne-Experiment: (engl.) *Hawthorne experiment*; kontrolliertes sozialwissenschaftliches Experiment, mit dem 1927 in den Hawthorne-Werken (USA) überprüft werden sollte, ob eine Verbesserung der äußeren Arbeitsbedingungen geeignet ist, die Produktivität von Arbeiterinnen zu steigern; die Leistungen einer Gruppe von Arbeiterinnen mit geänderten Arbeitsbedingungen wurde mit den Leistungen einer Kontrollgruppe* verglichen. Vor, während u. nach der Versuchsreihe fanden intensive Besprechungen mit den Probanden statt. Im Ergebnis stieg die Produktivität in beiden Gruppen an, so dass die Schlussfolgerungen gezogen wurden, dass die Produktivität nicht nur von den äußeren Arbeitsbedingungen abhängt, sondern auch vom dem sozialen Arbeitsklima u. der Gruppenstruktur u. allein durch die Tatsache, dass Probanden sich in der Studie befinden u. vermehrte Aufmerksamkeit erfahren, Effekte erzeugt werden können. Dieses Phänomen wird als **Hawthorne-Effekt** bezeichnet.

Hazard Analysis and Critical Control Point: Abk. HACCP; international akzeptiertes Dokument für ein Verfahren zur Qualitätssicherung* in der Le-

leistet wird; beruht auf dem Prinzip der Rückverfolgbarkeit u. dient der Identifikation u. Kontrolle kritischer Punkte für mögliche Kontaminationen.

Hazardrate: (engl.) *hazard rate, transition rate*; syn Übergangsrate; Wahrscheinlichkeit (die Häufigkeit), dass ein bestimmtes Ereignis (z. B. Geburt Wanderung, Tod) in einem individuellen Lebens lauf (einer Risikopopulation) in einem gegebenen Zeitintervall eintritt; oft ist die Hazardrate von der bereits verstrichenen Verweildauer im Zustand vor dem Ereignis abhängig, z. B. ist die Hazardrate für eine Scheidung von der Ehedauer abhängig.

HBA: Abk. für **H**eilberufeausweis; s. E-Health.

HbL: Abk. für "Hilfe* in besonderen Lebenslagen".

HDI: Abk. für (engl.) *human* development index.*

health adjusted life expectancy: Abk. HALE s. Lebenserwartung.

Health-Belief-Modell: s. Gesundheitsverhaltensmodelle.

health care needs assessment: Verfahren zur Erfassung des Wunsches nach od. Bedarfs eines Individuums od. einer Bevölkerung an gesundheitlichen Leistungen mit dem Ziel, die Versorgung der Bevölkerung mit Gesundheitsleistungen zu planen od. zu koordinieren; wird ermittelt über die Auswertung u. a. von angewandten Therapien, Krankheitsstatistiken*, Befragungen. Vgl. Versorgungsforschung.

Health for All: s. Gesundheit für alle.

Health Literacy: wissensbezogene Gesundheitskompetenz; Gesamtheit aller kognitiven u. sozialen Fertigkeiten, die den Menschen zu einer gesundheitsförderlichen Lebensweise motiviert u. befähigt (s. Gesundheitsbewusstsein); dazu gehör der Zugang zu, das Verstehen von sowie ein konstruktiver Umgang mit gesundheitsrelevanten In formationen. Die Stärkung von Health Literacy ist ein Ziel der Gesundheitsförderung*. Der Begrif Health Literacy wurde in den 70er Jahren als ein Ziel der schulischen Gesundheitserziehung verwendet u. hat inzwischen einen Bedeutungswand lung erfahren. Entwicklungsbedingungen u. Be deutung von Health Literacy für die Gesundhei müssen im jeweiligen Kontext von Kultur, Gesell schaft, Bildung u. Erziehung verstanden werden. **Formen: 1.** funktionale Form: kognitive Grund fertigkeiten für gesundheitsrelevanten Alltagsbewältigung (Lesen u. Verstehen von gesundheits relevanten Informationen u. a. in Packungsbeilagen* von Medikamenten, Gesundheitsratgebern); **2.** interaktive Form: fortgeschrittenere kognitive u. soziale Fertigkeiten gesundheitsthematischer In teraktionen (Informationsbeschaffung u. -aus tausch durch Kommunikation, Umsetzung dieser Informationen in Lebensalltag, z. B. Informations austausch im Arzt-Patient-Gespräch); **3.** kritische Form: fortgeschrittenere kognitive u. soziale Fertigkeiten, gesundheitsrelevante Informationen zu

zung mit Empfehlungen durch Fachexperten). Empirische Studien zeigen positive Korrelationen von Health Literacy mit Gesundheitsindikatoren* wie gutem Gesundheitszustand, gesunder Ernährung od. Lebenserwartung.

Health Maintenance Organization: Abk. HMO; eine Grundform von Managed* Care mit Zusammenführung von Versicherung u. Leistungserbringung in der medizinischen Versorgung; angestellte Ärzte der HMO (staff model) od. vertraglich mit der HMO verbundene Ärztegemeinschaften (group model) übernehmen die Versorgung; Versicherte erhalten durch Einschreibung ein definiertes Leistungspaket zur medizinischen Versorgung mit Basis- u. ergänzenden Behandlungsangeboten. Die Vergütung der Versorgung wird für ein bestimmtes Budget durch HMO-Vertragsärzte übernommen u. erfolgt meist nach Kopfpauschalen*. Die HMO-Erfahrungen der USA haben Einfluss genommen auf die Entwicklung der Integrierten Versorgung* u. Ärztenetzwerke in Deutschland.

health professional card: Abk. HPC; s. Heilberufeausweis, elektronischer.

health promotion: s. Gesundheitsförderung.

health technology assessment: Abk. HTA; wissenschaftliche, praxisorientierte u. multidisziplinär durchgeführte Untersuchung u. Bewertung der kurz- u. langfristigen Konsequenzen des Einsatzes od. der Anwendung von insbes. neuen Technologien, z. B. zur Feststellung, Heilung, Linderung od. Prävention von Krankheiten mit den Methoden der evidenzbasierten Medizin*; untersucht werden verschiedene Aspekte; bewertet wird die Sicherheit einer Technologie (für Patienten u. Anwender), ihre medizinische Wirksamkeit (unter Studien- u. Alltagsbedingungen), ihr Entwicklungs- u. Diffusionsstand sowie die organisatorische Einbettung in das Versorgungssystem, ihre psychosozialen Konsequenzen u. ihre rechtlichen, ethischen u. ökonomischen Implikationen. Der sog. **HTA-Bericht** ist der formelle Abschluss eines HTA.

healthy cities network: s. Gesunde-Städte-Netzwerk.

healthy life expectancy: Abk. HLE; s. Lebenserwartung.

Healthy-worker-Effekt: (engl.) *healthy worker effect*; bezeichnet einen Selektionseffekt in epidemiologischen Studien*; bedingt durch Fehlzeiten (s. Arbeitsunfähigkeit) od. Frühverrentungen werden überwiegend gesunde Arbeitnehmer an ihren Arbeitsplätzen angetroffen, so dass Krankheitshäufigkeit in Betrieben u. die Beziehung zwischen Arbeitsbedingungen u. Krankheiten verglichen mit der Allgemeinbevölkerung nicht in ihrer wirklichen Höhe erfasst werden.

healthy year equivalent: Abk. HYE; Maß für die gesundheitsbezogene Lebensqualität*; Alternative zeitliches Gesundheitsprofil vorgegeben; die Befragten sollen angeben, wie viele Jahre in vollständiger Gesundheit dem Profil entsprechen.

Hebamme: (engl.) *midwife*; nichtärztliche Geburtshelferin; männliche nichtärztliche Geburtshelfer werden als Entbindungspfleger bezeichnet; **Aufgabe:** Schwangerschaftsbetreuung u. -beratung, Geburtsvorbereitung* u. Geburtshilfe, Nachsorge von Wöchnerinnen u. Neugeborenen in den ersten 10 Tagen nach der Geburt, Beratung von Müttern zur Säuglingspflege u. -ernährung. Bei komplikationslosen Geburten kann die Hebamme eigenständig Geburtshilfe leisten, ansonsten ist die Hinzuziehung eines Arztes vorgeschrieben. Für den Arzt besteht, gemäß § 4 Hebammengesetz (Abk. HebG), eine Hinzuziehungspflicht von Hebammen bei jeder Geburt. Hebammen sind in den Geburtshilfestationen der Krankenhäuser angestellt (z. T. Beleghebammen) od. selbständig tätig; die ambulanten Leistungen der Hebammen können gemäß der Hebammengebührenordnung mit den Krankenkassen abgerechnet werden. **Ausbildung:** 3-jährige bundeseinheitlich gesetzlich geregelte Ausbildung an Berufsfachschulen („Gesetz über den Beruf der Hebamme u. des Entbindungspflegers", Hebammengesetz, vom 4.6.1985, BGBl. I S. 902, zuletzt geändert am 22.10.2004, BGBl. I S. 2657).

Hebammenhilfe: (engl.) *midwifery benefit*; nach §§ 195, 196 Reichsversicherungsordnung (RVO) Bestandteil der Mutterschaftshilfe*; umfasst Mutterschaftsvorsorge*, Schwangerenbetreuung, Geburtsvorbereitung* u. -hilfe sowie die Überwachung des Wochenbettverlaufs einschließlich der Beratung u. Versorgung der Wöchnerin u. des Neugeborenen durch eine Hebamme* bzw. einen Entbindungspfleger.

Heben und Tragen: (engl.) *lifting and carrying*; Bez. für manuelle Tätigkeiten des Menschen, bei denen Gegenstände, Personen od. Tiere von Hand angehoben, abgesetzt, gehalten, umgesetzt od. auch getragen werden (s. Haltearbeit); Obergrenzen (kg) sind nicht festgelegt, aber aus den Pflichten des Arbeitgeber resultiert, dass dieser die geeigneten organisatorischen Maßnahmen od. geeignete Mittel einsetzt, um zu vermeiden, dass der Arbeitnehmer die Lasten manuell handhaben muss. Lässt es sich nicht umgehen, dass der Arbeitnehmer Lasten manuell handhaben muss, gestaltet der Arbeitgeben den Arbeitsplatz so, dass die Handhabung möglichst sicher u. mit möglichst geringer Gesundheitsgefährdung erfolgt. Für schwangere u. stillende Frauen gilt nach dem Mutterschutzgesetz*: per Hand dürfen Lasten >5 kg regelmäßig u. Lasten >10 kg gelegentlich nicht gehoben u. getragen werden. Häufige Anwendung finden allgemein anerkannte Grenzwerte der Arbeitswissenschaft. Das manuelle Bewegen von Lasten kann

zeuge u. Transportfahrzeuge. **Rechtliche Grundlage:** Die Lasthandhabungsverordnung regelt die manuelle Handhabungen von Lasten, die für die Beschäftigten eine Gefährdung für Sicherheit u. Gesundheit darstellen; ergänzende Technische Regeln*.

Heilbad: (engl.) *spa*; **1.** natürliches Heilbad; behördlich anerkannte Bez. für einen Kurort*; Voraussetzung für die Anerkennung sind u.a. natürliche, wissenschaftlich anerkannte u. durch Erfahrung kurmäßig bewährte Heilmittel des Bodens sowie Bereitschaft zur Erhebung einer Kurtaxe; **2.** eine Badeanstalt mit ortsgebundenen od. künstlich zubereiteten Heilmitteln* zur Badekur; s. Kur.

Heilbehandlung: (engl.) *treatment*; allgemeine Bez. für Leistungen verschiedener Sozialversicherungsträger, die der Krankenbehandlung dienen; **Leistungsträger: 1.** umfasst in der Gesetzlichen Unfallversicherung* sowohl die Akutversorgung als auch die medizinische Rehabilitation (§§ 26 Abs. 1, 34 SGB VII) u. ist „mit allen geeigneten Mitteln" durchzuführen. Sie ist nicht auf die ausreichenden, zweckmäßigen u. wirtschaftlichen Maßnahmen, die das Maß des Notwendigen nicht überschreiten dürfen , begrenzt; Träger der GUV können für ein optimales Rehabilitationsergebnis auch besondere Versorgungsmittel u. -methoden einsetzen. **2.** in der Gesetzlichen Krankenversicherung* veralteter Begriff für Krankenbehandlung; **3.** Leistungen, die nach dem Sozialen* Entschädigungsrecht i.R. des Bundesversorgungsgesetzes* zur Behandlung von Gesundheitsstörungen geleistet werden, die als Folge einer Schädigung anerkannt od. durch eine anerkannte Schädigungsfolge verursacht worden sind (§§ 10, 11 BVG): **a)** ambulante ärztliche u. zahnärztliche Behandlung; **b)** Versorgung mit Arznei- u. Verbandmitteln; **c)** Versorgung mit Heilmitteln* einschließlich Physiotherapie*, Bewegungstherapie*, Sprach*-, Sprech-, und Stimmtherapie u. Beschäftigungstherapie (s. Ergotherapie) sowie mit Brillen u. Kontaktlinsen; **d)** Versorgung mit Zahnersatz; **e)** stationäre Krankenhausbehandlung; **f)** stationäre Behandlung in einer medizinischen Rehabilitationseinrichtung*; **g)** häusliche Krankenpflege*; **h)** Versorgung mit Hilfsmitteln*; **i)** Belastungserprobung* u. Arbeitstherapie*; **j)** nichtärztliche sozialpädiatrische Leistungen* (entsprechend den Vorschriften der GKV); **k)** Psychotherapie als ärztliche u. psychotherapeutische Behandlung u. Sozialtherapie. Als Heilbehandlung gelten auch die stationäre Behandlung in einer Kureinrichtung (s. Kur), Haushaltshilfen* u. ergänzende Leistungen zur Rehabilitation u. Versehrtenleibesübungen. Anspruch besteht primär bei anerkannten Schädigungsfolgen, bei Schwerbeschädigten auch für andere Gesundheitsstörungen; Gewährung von Krankenbehandlung in bestimmten Fällen auch für Angehörige u.

nic health professional card; Abk. HBA; Chipkarte* zur Authentifizierung von Angehörigen der Gesundheitsberufe (z.B. Arzt, Krankenpfleger, Apotheker); autorisiert (ggf. mit gestaffelter Zugangsberechtigung) den Abruf von Informationen über einen Patienten aus medizinischen Datenbanken od. von der elektronischen Gesundheitskarte* u. gewährleistet über die digitale Signatur eine gesicherte Übermittlung patientenrelevanter Daten Vgl. Rezept.

Heiler: (engl.) *healer*; Person, der eingetretene Heilungen zugeschrieben werden, unabhängig davon ob sie dafür verantwortlich ist; umgangssprachliche Bez. auch Wunderheiler u. Geistheiler. Die Heilwirkung geht ausschließlich auf die soziokulturelle Zuschreibung zurück. Davon abzugrenzen sind Heilkundige* verschiedenster Kulturen. Vgl. Volksmedizin, Schamane.

Heilerziehungspfleger: (engl.) *therapeutic pedagogy nurse, pedagogue*; syn. Heilerzieher; ist für die Pflege, Erziehung, Förderung u. Unterstützung von geistig, körperlich, psychisch u. mehrfach behinderten Menschen aller Altersgruppen zuständig u. kümmert sich um deren soziale u. berufliche Eingliederung; **Ausbildung:** 3-jährige landesrechtlich geregelte Ausbildung an Fachschulen, Berufsfachschulen u. Berufskollegs.

Heilklima: (engl.) *healthy climate, favourable climate* umfasst die bioklimatischen u. lufthygienischen Voraussetzungen, wie sie in der Klimatherapie zur Anwendung kommen; bei den auf den menschlichen Organismus einwirkenden biometeorologischen Prozessen wird nach thermischen (z.B. Wärmeaustausch), aktinischen (z.B. UV-Strahlung Licht, Infrarotstrahlung) u. lufthygienischen Wirkungskomplexen (Reinheitsgrad, Allergenarmut) unterschieden, wie sie z.B. beim Hochgebirgsklima od. Küsten- u. Seeklima therapeutisch eingesetzt werden. Die Bez. **Heilklimatischer Kurort** wird durch den Deutschen Wetterdienst vergeben u. setzt u.a. voraus, dass die klimatischen Verhältnisse (z.B. Luftqualität) mindestens 2 Jahre lang über dem Bundesdurchschnitt liegen müssen.

Heilkundige: (engl.) *traditional healers, healing experts* Personen, die in der kulturspezifischen Art des Heilens für ihr jeweiliges Medizinsystem ausgebildet sind u. unter vielen speziellen Namen in der Volkskunde, Ethnologie u. Ethnomedizin* beschrieben werden; abzugrenzen vom Heiler*; **Ziel** die körperliche Heilungsfähigkeit eines Menschen anregen, unterstützen u. lenken sowie die psychische Heilungsbereitschaft wecken u. potenzieren. Das Wissen wird meist familiengebunden tradiert u. ist häufig (im Gegensatz zur Schulmedizin u. den Medizinsystemen wie Ayurveda, Traditionelle Chinesische Medizin) nicht öffentlich zugänglich. Ein Heilkundiger ist oft auch ein religiöser Führer u. heilt i.d.R. unter Einbezie

turheilkunden, physiotherapeutische Methoden usw). Mitunter handelt es sich um sehr komplexe Behandlungsprozeduren u. Heilzeremonien, deren korrekte Beachtung sozialer Kontrolle unterliegt. **Sozialmedizinische Bedeutung:** angeregt durch entsprechende Bestrebungen der WHO werden Heilkundige in neue Gesundheitsstrategien mit Kooperationsmodellen einbezogen. Methoden des Heilkundigen u. seine Heilergebnisse lassen sich verstehen u. interpretieren, wenn sie i. R. einer kultur- u. sozialwissenschaftlichen Perspektive dargestellt werden.

Heilmittel: (engl.) *remedies*; persönliche Dienstleistungen zur Prävention u. Behandlung von Krankheiten u. Krankheitsauswirkungen **1. GKV:** Abgabe **a)** gemäß den Heilmittel*-Richtlinien des Gemeinsamen* Bundesausschusses als nicht ärztliche Dienstleistungen, die nach vertragsärztlicher bzw. vertragszahnärztlicher Verordnung* von zugelassenen Heilmittelerbringern* (Physiotherapeuten/Krankengymnasten, Masseuren u. medizinischen Bademeistern, Podologen, Stimm-, Sprech- u. Sprachtherapeuten sowie Ergotherapeuten) erbracht werden mit dem Ziel, eine Krankheit zu heilen, ihre Verschlimmerung zu verhüten od. Krankheitsbeschwerden zu lindern, eine Schwächung der Gesundheit, die in absehbarer Zeit voraussichtlich zu einer Krankheit führen würde, zu beseitigen, einer Gefährdung der gesundheitlichen Entwicklung eines Kindes entgegenzuwirken sowie Pflegebedürftigkeit zu vermeiden od. zu mindern; **b)** in der ärztlichen Praxis entsprechend des einheitlichen Bewertungsmaßstabes* (EBM 2000plus) vom Vertragsarzt od. in seiner Verantwortung durch seine Mitarbeiter; **c)** i. R. von Krankenhausbehandlung; **d)** i. R. von Leistungen zur Vorsorge nach §§ 23, 24 SGB V; **e)** i. R. von Leistungen zur Rehabilitation nach §§ 40, 41 SGB V; **f)** i. R. ergänzender Leistungen zur Rehabilitation nach § 43 SGB V; **g)** bei Schwangerschaft u. Mutterschaft nach § 195 RVO; **h)** in Frühförderstellen* u. sozialpädiatrischen Zentren*; **2. GUV:** alle ärztlich verordneten Dienstleistungen, die einem Heilzweck dienen od. einen Heilerfolg sichern u. nur von entsprechend ausgebildeten Personen erbracht werden dürfen (§ 30 SGB VII), insbes. Maßnahmen der physikalischen Therapie sowie der Sprach- u. Beschäftigungstherapie; **3. GRV:** i. R. der Leistungen* zur medizinischen Rehabilitation (Heilmittel einschließlich physikalischer, Sprach- u. Beschäftigungstherapie nach § 26 SGB IX); **4.** nach dem **Sozialen* Entschädigungsrecht** als Teil der Heilbehandlung*; Versorgung mit Heilmitteln einschließlich Physiotherapie, Bewegungs-, Sprach- u. Beschäftigungstherapie; **5. Träger der Sozialhilfe** nur noch im Ausnahmefall, da Empfänger von Sozialhilfe u. Arbeitslosengeld II seit 1.1.2005 i. d. R. einer gesetzlichen Krankenversicherung zu-

Gesundheitsreform sieht bislang vor, den Preiswettbewerb im Heilmittelbereich zu fördern. Vgl. Hilfsmittel.

Heilmittelbudget: s. Arzneimittelbudget.

Heilmittelerbringer: (engl.) *provider of remedies*; Leistungserbringer von Heilmitteln* in der GKV, die auf Landesebene von den Landesverbänden der Krankenkassen, den Verbänden der Ersatzkassen sowie der See-Krankenkasse zur Versorgung der Versicherten mit Heilmitteln nach vertragsärztlicher Verordnung zugelassen sind: Physiotherapeuten, Masseure u. medizinische Bademeister, Podologen, Stimm-, Sprech- u. Sprachtherapeuten sowie Ergotherapeuten; Regelung durch gemeinsam u. einheitlich nach § 124 Abs. 4 SGB V von den Spitzenverbänden der Krankenkassen abgegebene Empfehlungen für eine einheitliche Anwendung der Zulassungsbedingungen nach § 124 Abs. 2 SGB V; Zulassungserweiterung für besondere Maßnahmen der physikalischen Therapie* wie manuelle Lymphdrainage*, manuelle Therapie*, Bobath*-Methode, Vojta*-Methode, PNF* möglich; **Voraussetzungen** für die Zulassung: **1.** für die Leistungserbringung erforderliche Ausbildung sowie eine entsprechende zur Führung der Berufsbezeichnung berechtigende Erlaubnis; **2.** die zweckmäßige u. wirtschaftliche Leistungserbringung gewährleistende Praxisausstattung; **3.** Anerkennung der für die Versorgung der Versicherten geltenden Vereinbarungen.

Heilmittelkatalog: (engl.) *remedy catalogue*; Abk. HMK; in der GKV indikationsbezogenes Verzeichnis von nach den Heilmittel*-Richtlinien verordnungsfähigen Heilmitteln*; aufgeführt sind Diagnosegruppen (s. Tab.) u. die im Vordergrund stehende, daraus resultierende Leitsymptomatik, die jeweils verordnungsfähigen Heilmittel u. die maximale Verordnungsmenge je Erst- u. Folgeverordnung sowie die maximal mögliche Gesamtverordnungsmenge, nach der das Therapieziel i. d. R. erreicht wird (sog. Regelfall). Bei gegebener Indikation soll das vorrangige Heilmittel (A) angewandt werden, alternativ das im HMK genannte optionale Heilmittel (B) aus in der Person des Patienten liegenden Gründen. Zusätzlich kann ein im HMK genanntes ergänzendes Heilmittel (C) verordnet werden. Nur bei komplexen Schädigungen mit intensivem Heilmittelbedarf dürfen zeitlich begrenzt standardisierte Heilmittelkombinationen* (D) verordnet werden.

Heilmittelkombination, standardisierte: (engl.) *standardised combination of remedies*; standardisierte Kombinationen von Maßnahmen der physikalischen Therapie in der GKV; sie können nach den Heilmittel*-Richtlinien bei einzelnen Indikationen verordnet werden, wenn komplexe Schädigungsbilder vorliegen u. die therapeutisch erforderliche Kombination von 3 od. mehr Maßnahmen

Leitsymptomatik	Therapieziel	Klassifi-kation[1]	Verordnung im Regelfall
Funktionsstörungen/Schmerzen durch Gelenkfunktionsstörung, -blockierung (auch ISG oder Kopfgelenke)	Funktionsverbesserung, Schmerz-reduktion durch Verringern oder Beseitigen der Gelenkfunktions-störung	A	allgemeine Kranken-gymnastik, manuelle Therapie
		C	Traktionsbehandlung, Wärmetherapie, Kälte-therapie
Funktionsstörungen/Schmerzen durch Fehl- oder Überbelastung diskoligamentärer Strukturen	Funktionsverbesserung, Verringe-rung, Beseitigung der Fehl- oder Überbelastung diskoligamentärer Strukturen	A	allgemeine Kranken-gymnastik
		C	Traktionsbehandlung
Muskeldysbalance, -insuffizienz, -verkürzung	Wiederherstellung, Besserung der gestörten Muskelfunktion	A	allgemeine Kranken-gymnastik, geräte-gestützte Kranken-gymnastik
		B	Übungsbehandlung, Chirogymnastik
segmentale Bewegungsstörun-gen	Wiederherstellung, Besserung der gestörten Beweglichkeit	A	allgemeine Kranken-gymnastik, manuelle Therapie
		B	Übungsbehandlung, Chirogymnastik
		C	Wärmetherapie, Kältetherapie
motorische Parese von Extre-mitätenmuskeln/sensomotori-sche Defizite	Erhalt der kontraktilen Strukturen, Verbesserung der Kraft der pareti-schen Muskulatur bei prognostisch reversibler Denervierung	A	allgemeine Kranken-gymnastik, geräte-gestützte Kranken-gymnastik
		B	Übungsbehandlung
		C	Elektrostimmulation
Schmerzen/Funktionsstörungen durch Muskelspannungsstörun-gen; Verkürzung elastischer und kontraktiler Strukturen, Gewe-bequellungen, -verhärtungen, -verklebungen	Regulierung der schmerzhaften Muskelspannung, der Durchblu-tung, des Stoffwechsels, Beseiti-gung der Gewebequellungen, -verhärtungen und -verklebungen	A	klassische Massage-therapie
		B	Unterwasserdruck-strahlmassage, Seg-mentmassage, Periost-massage, Bindegewebe-massage
		C	Elektrotherapie, Wär-metherapie, Kältethera-pie, hydroelektrische Bäder

[1] A: vorrangiges Heilmittel; B: optionales Heilmittel; C: ergänzendes Heilmittel

synergistisch sinnvoll ist, wenn die Erbringung dieser Maßnahmen in einem direkten zeitlichen u. örtlichen Zusammenhang erfolgt u. der Patient aus medizinischer Sicht dafür geeignet ist. Vgl. Heilmittelkatalog.

Heilmittel-Richtlinien: (engl.) *guidelines on remedies*; Abk. HMR; Kurzbez. für die Richtlinien des Ge-

meinsamen* Bundesausschusses nach §92 SGB V über die Verordnung von Heilmitteln* vom 1.12.2003 (zuletzt geändert am 21.12.2004, in Kraft getreten am 2.4.2005) zur Sicherung einer ausreichenden, zweckmäßigen u. wirtschaftlichen Versorgung der gesetzlich Krankenversicherten mit Heilmitteln; regeln Verordnungsvorausset-

Heilmittel gemäß HMR sind Maßnahmen der physikalischen Therapie*, der Podologischen Therapie (s. Fußpflege, medizinische), der Sprach*-, Sprech- und Stimmtherapie u. der Ergotherapie*. Neue Heilmittel dürfen in der vertragsärztlichen Versorgung nur verordnet u. geleistet werden, wenn der Gemeinsame Bundesausschuss den therapeutischen Nutzen anerkannt sowie Empfehlungen für die Sicherung der Qualität bei der Leistungserbringung abgegeben hat. Dies gilt auch für den Einsatz zulässiger Heilmittel bei neuen Indikationen. Die HMR bestehen aus einem 1. Teil mit allgemeinen Festlegungen (Richtlinientext) u. einem 2. Teil, der die Zuordnung der Heilmittel zu Indikationen abschließend u. verbindlich listet (s. Heilmittelkatalog). Die Indikation für eine Heilmittelanwendung ergibt sich nicht aus der Diagnose allein, sondern aus der im Einzelfall resultierenden funktionalen Problematik. Diese umfasst sowohl Schädigungen von Körperstrukturen u. -funktionen als auch bei der Ergotherapie Beeinträchtigungen von Aktivitäten u. der Teilhabe an Lebensbereichen i. S. des biopsychosozialen Modells* u. der ICF*.

Heilmittelvereinbarung: (engl.) *agreement on remedies*; Vereinbarung zwischen den Landesverbänden der Krankenkassen u. den Verbänden der Ersatzkassen mit der Kassenärztlichen* Vereinigung zur Sicherstellung der vertragsärztlichen Versorgung mit Heilmitteln* in der GKV (§ 84 SGB V) für das folgende Kalenderjahr; umfasst u. a. Festlegung eines Ausgabenvolumens für die insgesamt von den Vertragsärzten veranlassten Leistungen u. von Kriterien für Sofortmaßnahmen zur Einhaltung des vereinbarten Ausgabenvolumens u. Vereinbarung von auf das Ausgabenvolumen für Heilmittel bezogenen arztgruppenspezifischen fallbezogenen Richtgrößen als Durchschnittswerte.

Heilmittelverordnung: s. Verordnung.

Heilmittelversorgung: (engl.) *remedy provision*; **1. GKV:** Versicherte haben Anspruch auf Versorgung mit Heilmitteln* (§ 32 SGB V), soweit diese nicht nach § 34 Abs. 4 SGB V ausgeschlossen sind (s. Negativliste); für die Abgabe von Heilmitteln gelten seit In-Kraft-Treten des GKV*-Modernisierungsgesetz besondere Zuzahlungsregelungen (s. Zuzahlung). Für die vertragsärztliche Versorgung* sind die Verordnung* von Heilmitteln u. die Modalitäten der Heilmittelabgabe durch zugelassene Leistungserbringer in den Heilmittel*-Richtlinien festgelegt. Zwischen den Spitzenverbänden der Krankenkassen u. den maßgeblichen Spitzenorganisationen der Heilmittelerbringer auf Bundesebene sind gemeinsame Rahmenempfehlungen über die einheitliche Versorgung mit Heilmitteln vereinbart (§ 125 SGB V). **2.** andere Sozialleistungsträger übernehmen die Versorgung mit Heilmitteln in ihrem Geltungsbereich.

der Fassung vom 19.10.1994 (BGBl. I S. 3068), zuletzt geändert am 26.4.2006 (BGBl. I S. 984); enthält Regelungen über die Werbung für Arzneimittel*, Heilverfahren, Medizinprodukte* u. kosmetische Mittel (s. Kosmetikverordnung) sowie Mittel für die Körperpflege; das Heilmittelwerbegesetz verbietet die Werbung für Heilmittel nicht, soll aber durch Einschränkung der Werbemöglichkeiten die Gesundheit der Bevölkerung schützen. So enthält es Vorschriften über stets erforderliche Grundinformationen in der Werbung für Arzneimittel, z. B. den Namen des Herstellers, die Bez. u. die Zusammensetzung des Medikamentes, die Anwendungsgebiete, die Auflistung der unerwünschten Arzneimittelwirkungen* u. der Gegenanzeigen. Bei einer Werbung in audiovisuellen Medien besteht darüber hinaus die Verpflichtung, den Satz „Zu Risiken u. Nebenwirkungen lesen Sie die Packungsbeilage u. fragen Sie Ihren Arzt od. Apotheker" einzublenden; unzulässig ist die Werbung in Form von Teleshopping. Die Verbote u. Einschränkungen des Gesetzes dienen v. a. dem Zweck, Selbstmedikation* u. übermäßigen Arzneimittelkonsum einzuschränken. Irreführende Heilmittelwerbung ist strafbar. Für verschreibungspflichtige Mittel sowie für Arzneimittel, die dafür bestimmt sind, beim Menschen die Schlaflosigkeit od. psychische Störungen zu beseitigen od. die Stimmungslage zu beeinflussen, darf nur in Fachkreisen geworben werden. Die Werbung für Betäubungsmittel* wird durch das Betäubungsmittelgesetz* verboten od. eingeschränkt.

Heilpädagoge: (engl.) *orthopaedagogue*; erzieht, fördert u. unterstützt Menschen mit Verhaltensauffälligkeiten, Verhaltensstörungen, sozialen Anpassungsschwierigkeiten od. geistigen, körperlichen u. sprachlichen Beeinträchtigungen bzw. Behinderungen* unter Einbeziehung des sozialen Umfelds; **Ausbildung:** landesrechtlich unterschiedlich geregelte schulische Fortbildung an Fachschulen, Fachakademien u. Berufskollegs.

Heilpraktiker: (engl.) *non-medical practitioner*; geschützte Bez. für Personen, welche die Heilkunde ohne ärztliche Approbation* berufsmäßig mit staatlicher Erlaubnis ausüben; die gleichzeitige Heilkundeausübung als Arzt* u. Heilpraktiker ist unzulässig; die Berufsordnungen verbieten darüber hinaus das Zusammenwirken von Arzt u. Heilpraktiker. Grundsätzlich darf der Heilpraktiker alle Behandlungs- u. Untersuchungsmethoden ausführen; ausgenommen sind insbes. die Behandlung übertragbarer Krankheiten (Infektionsschutzgesetz*), Geburtshilfe (Hebammengesetz*), Organentnahme (Transplantationsgesetz), Leichenschau, die Verordnung von verschreibungspflichtigen Arzneimitteln* u. Betäubungsmitteln* u. die eigenverantwortliche Anwendung von Rönt-

derungen zu erfüllen wie ein Arzt; Aufklärungspflicht (s. Aufklärung) u. Dokumentationspflicht* bestehen auch für ihn; **Rechtliche Grundlage:** Heilpraktikergesetz („Gesetz über die berufsmäßige Ausübung der Heilkunde ohne Bestallung", Abk. HPG) vom 17.2.1939 (BGBl. I S. 259) in der im Bundesgesetzblatt Teil III, Gliederungsnummer 2122-2, veröffentlichten bereinigten Fassung, zuletzt geändert am 23.10.2001 (BGBl. I S. 2702) u. die entsprechende Durchführungsverordnung.

Heil- und Kostenplan: (engl.) *cost estimate*; durch den Behandler erstellter Behandlungsplan mit Angaben zu Befund, Therapieplanung u. Kosten; die Erstellung eines Heil- u. Kostenplanes, ggf. mit dem Ziel der Beratung durch die Krankenversicherung od. Einholung einer fachlichen (ggf. auch gutachterlichen) Zweitmeinung kann Transparenz über voraussichtliche Kosten, Ausmaß einer möglichen Selbstbeteiligung sowie Behandlungsdauer u. -intervalle schaffen; **1.** erforderlich vor Beginn der Behandlung mit Zahnersatz u. Zahnregulierungen durch den Zahnarzt erstellter individueller Behandlungsplan; umfasst auf Basis einer Voruntersuchung Befund, Therapieplanung u. -entscheidung, Zahnschema sowie geschätzte Kosten für das zahnärztliche Honorar u. die voraussichtlichen Material- u. Laborkosten für die geplante Behandlung; **a)** in der **GKV** müssen Mitglieder den Heil- u. Kostenplan ihrer Versicherung vor Beginn der Behandlung vorlegen. Für gesetzlich Krankenversicherte ist das Dokument kostenfrei. **b) PKV** u. **Beihilfe** verlangen i. d. R. die Vorlage des Behandlungsplans, für den der Zahnarzt bei privatversicherten u. beihilfeberechtigten Patienten eine geringe Gebühr verlangen darf; ggf. Überprüfung des Heil- u. Kostenplans durch zahnärztlichen Gutachter auf wirtschaftliche Notwendigkeit, Zweckmäßigkeit u. Umfang. **2.** erforderlich bei begründungspflichtigen Verordnungen (z. B. Heilmittel außerhalb des Regelfalles*) mit prognostischer Einschätzung (Therapiebedarf, -fähigkeit, -prognose u. -ziel); **3.** erforderlich jenseits einer länderspezifischen Freigrenze als Kostenvoranschlag bei Hilfsmitteln insbes. bei notwendiger Anpassung, aufwendiger Fertigung aus mehreren Komponenten od. (noch) nicht erfolgter Listung im Hilfsmittelverzeichnis; **4.** bei aufwendigen in- u. ausländischen stationären Behandlungen zur vom Leistungserbringer beabsichtigten Klärung; **a)** der Kostenübernahme im Einzelfall außerhalb gängiger Abrechnungssysteme; **b)** der Kostenübernahme außerhalb eines vereinbarten fallzahlenbezogenen Budgets. Des Weiteren angezeigt vor Inanspruchnahme medizinischer Leistungen, **5.** die nicht zur Regelleistung der Krankenkasse gehören (s. IGeL-Liste); **6.** die von einem Arzt, der nicht über die Zulassung als Vertragsarzt verfügt, durchgeführt werden; **7.** für die der Versicherte selbst die Kosten

Heilungsbewährung: (engl.) *recovery period*; Begriff der medizinischen Begutachtung im Sozialen Entschädigungsrecht u. Schwerbehindertenrecht (SGB IX) für den Zeitraum nach einem akuten Stadium od. der Behandlung bestimmter Erkrankungen, in dem zunächst Besserung eingetreten ist, Heilung bzw. ein stabiler Zustand aber erst nach Ablauf des Zeitraumes festzustellen ist (i. d. R. 5 Jahre); historische Anwendung des Begriffs bei Tuberkulose, heute u. a. bei Osteomyelitis, Malignomen, Organtransplantation, Suchterkrankung

Heilverfahren: (engl.) *curative procedure, treatment* **1.** unspezifischer Begriff für die Krankenbehandlung; **2.** i. e. S. in der Gesetzlichen Unfallversicherung* Bez. für die Gesamtheit des medizinischen Versorgungsprozesses (Summe der Heilbehandlungen*); die Steuerung des Heilverfahrens obliegt den Trägern der GUV i. S. eines Case* Managements: besondere stationäre Einrichtungen (s. Unfallklinik, berufsgenossenschaftliche; Verletzungsartenverfahren) u. besonders qualifizierten Ärzte werden hinzugezogen, für Unfallverletzte insbes die D*-Ärzte. **3. alternative Heilverfahren:** Sammelbez. für Therapieformen, die alternativ zur Schulmedizin als Behandlungsmethoden gelten u. sich u. a. durch folgende Ansprüche auszeichnen: **a)** Behandlung des gesamten Organismus vor der Behandlung einzelner gestörter Organfunktionen **b)** Förderung von Selbstheilungstendenzen vor exogen (z. B. medikamentös) induzierter Sanierung erkrankter Systeme; **c)** Unschädlichkeit der Therapie; **d)** Maß für den Therapieerfolg ist ganz wesentlich die subjektive Befindlichkeit des Patienten. Vgl. Alternativmedizin.

Heilverfahren, alternative: s. Heilverfahren.

Heilversuch, individueller: (engl.) *individual therapeutic attempt*; auf den Einzelfall beschränkter Heilversuch bei Therapieresistenz gegenüber den üblicherweise eingesetzten Behandlungsmethoden; setzt eine Nutzen-Risiko-Abwägung auf Basis wissenschaftlicher Erkenntnis mit günstigem Ergebnis voraus; der Arzt übernimmt die Verantwortung für eventuelle Folgen aus der Anwendung der nicht zugelassenen Therapie (z. B. eines Heil- od Arzneimittels). **Hinweis:** Diagnostische u. therapeutische Untersuchungs- u. Behandlungsmethoden mit nicht ausreichend gesichertem therapeutischem Nutzen darf der Vertragsarzt* grundsätzlich nicht zu Lasten der GKV verordnen. Vgl. Neue Untersuchungs- und Behandlungsmethoden.

Heilwasser: (engl.) *(healing) water*; mild wirkendes Naturheilmittel; ursprünglich reines Wasser mi wissenschaftlich nachgewiesenen krankheitshei lenden, -lindernden od. -verhütenden Eigenschaf ten durch Gehalt an Mineralien u. Spurenelementen; unterliegt im Gegensatz zu den anderen Wässern dem Arzneimittelgesetz*. Abgefülltes Heilwasser muss vom Bundesinstitut* für Arznei

einer Verordnung* durch den Arzt.

Heimaufsicht: (engl.) *(nursing) home supervisor, state oversight of nursing homes*; Kontrolle u. Aufsicht führende Person, Gremium od. Behörde für od. in Alten- u. Pflegeheimen sowie Wohnheimen für erwachsene Menschen mit Behinderungen*; i. e. S. auch synonym mit Heimaufsichtsbehörde verwendet, die zuständig ist für die Durchsetzung des Heimgesetzes*; **Aufgabe: 1.** Schutz der Interessen u. Bedürfnisse der Heimbewohner; **2.** Überprüfung der durchgeführten Pflegemaßnahmen; **3.** Überprüfung der Heimmindestbauverordnung; **4.** Überprüfung der Heimpersonalverordnung; **5.** Kontrolle über die Erfüllung aller gesetzlichen Anforderungen; **6.** Beratung der Heimbewohner, deren Angehöriger, der Heimträger u. der Beschäftigten in den Heimen. Die Heime werden regelmäßig bei Heimbegehungen durch die Heimaufsichtsbehörde im Hinblick auf die Einhaltung der gesetzlichen Bestimmungen überprüft.

Heimerziehung: (engl.) *child rearing in children's homes*; Form der Hilfen* zur Erziehung in einer Einrichtung od. sonstigen betreuten Wohnform für (ältere) Kinder u. Jugendliche, die nicht in ihrer Familie leben können; **Ziel:** Kinder u. Jugendliche mit pädagogischen u. therapeutischen Angeboten in ihrer Entwicklung fördern u. sie vor Gefahren schützen; **1.** Rückkehr in die Herkunftsfamilie; **2.** Erziehung in einer anderen Familie (Pflegeeltern; s. Pflegeperson) od. familienähnlichen Lebensform; **3.** Verselbständigung des Jugendlichen. Heimerziehung gehört zu den stationären Formen der Hilfen zur Erziehung u. wird damit über Tag u. Nacht außerhalb der Familie des Kindes od. Jugendlichen durchgeführt. Sie umfasst eine Vielzahl unterschiedlicher Lebensorte u. Sozialräume: u. a. größere Einrichtungen mit mehreren Gruppen, heilpädagogische u. therapeutische Heime, Kinderdörfer, Kinderhäuser, Kleinstheime, Wohngemeinschaft, Betreute* Wohnformen, Kinder- u. Jugendnotdienste, Aufnahme- u. Klärungsstellen. **Leistung:** Die jungen Menschen in Heimerziehung haben Anspruch auf materielle Versorgung einschließlich Taschengeld, auf fachgerechte pädagogische Führung u. ggf. therapeutische Hilfe sowie subsidiäre Krankenhilfe. Zur Heimerziehung gehört auch die Beratung u. Unterstützung in Fragen der Ausbildung u. Beschäftigung sowie der allgemeinen Lebensführung. **Leistungsanbieter** sind überwiegend die Kommunen od. Träger der Freien Jugendhilfe, in zunehmendem Maße auch privatgewerbliche Träger. Die Einrichtungen benötigen eine Betriebserlaubnis des jeweiligen Landesjugendamtes u. schließen mit ihm Vereinbarungen über Leistungsentgelte u. Qualitätsstandards ab. Die Einrichtungen müssen ausgebildetes Personal beschäftigen (insbes. Erzieher u. Sozialarbeiter, Pädagogen, Psychologen, Therapeuten).

45–49 SGB VIII; § 35 a SGB VIII begründet einen Anspruch auf Aufnahme u. Förderung in einer Einrichtung der Erziehungshilfe auch für seelisch behinderte Kinder u. Jugendliche. Nach Eintritt des Jugendlichen in das Volljährigkeitsalter gilt § 41 SGB VIII (Hilfe* für junge Volljährige, Nachbetreuung). In akuten sozialpädagogischen Notsituationen ist eine Unterbringungsmöglichkeit nach § 42 SGB VIII (Inobhutnahme* von Kindern u. Jugendlichen) vorgesehen. Das SGB VIII garantiert Personensorgeberechtigten einen einklagbaren Rechtsanspruch auf Heimerziehung, wenn die Voraussetzungen erfüllt sind.

Heimgesetz: (engl.) *Residential Homes Act*; Abk. HeimG; Gesetz vom 7.8.1974 in der Fassung vom 5.11.2001 (BGBl. I S. 2970), zuletzt geändert am 21.3.2005 (BGBl. I S. 818); enthält gesetzliche Regelungen für den entgeltlichen Betrieb von Alten- u. Pflegeheimen sowie Wohnheimen für erwachsene Menschen mit Behinderungen*; **Ziel:** Schutz der Würde, der Interessen u. Bedürfnisse der Bewohner, Wahrung u. Förderung ihrer Selbständigkeit, Selbstbestimmung u. Selbstverantwortung; Sicherung der Einhaltung der dem Träger obliegenden Pflichten, der Mitwirkung der Bewohner (durch einen Heimbeirat), der Qualität des Wohnens u. der Betreuung; Förderung der Beratung in Heimangelegenheiten sowie der Zusammenarbeit der für die Durchführung dieses Gesetzes zuständigen Behörden mit den Trägern u. deren Verbänden, den Pflegekassen, dem MDK sowie den Trägern der Sozialhilfe; **Hinweis:** Den zuständigen Heimaufsichtsbehörden (s. Heimaufsicht) obliegt die Umsetzung des HeimG einschließlich der Informations- u. Beratungspflicht.

Heimunterbringung: (engl.) *residential placement*; **1.** umgangssprachliche Bez. für den vorübergehenden od. dauerhaften Aufenthalt einer Person in einer vollstationären Einrichtung, meist in sog. Pflegeheimen; i. d. R. freiwilliger Wechsel des Lebensumfeldes, wenn wegen Pflegebedürftigkeit* ein Verbleiben in der häuslichen Umgebung nicht mehr möglich ist u. durch ambulante Hilfen nicht sichergestellt werden kann; zwangsweise Unterbringungen* sind nur im eng vorgegebenen Rahmen des Gesetzes über Hilfen u. Schutzmaßnahmen bei psychischen Krankheiten möglich u. zulässig. **2.** Unterbringung von Kindern u. Jugendlichen bei Inobhutnahme i. R. der Kinder*- und Jugendhilfe.

Henle-Koch-Postulate: (engl.) *Henle-Koch postulates*; auf die Arbeiten von Henle u. Koch zurückzuführende Minimalanforderung für die Beweisführung, dass eine bestimmte Infektionskrankheit von spezifischen Mikroben hervorgerufen wird; **1. optischer Nachweis:** Das Agens lässt sich regelmäßig im erkrankten Gewebe des infizierten Organismus isolieren. **2. kultureller Nachweis:** Das

Von dem Nährmedium aus können geeignete Versuchstiere mit dem Agens infiziert werden. **4.** Das Agens veranlasst beim Wirt eine **immunologische Reaktion**, d. h. die Bildung von Antikörpern. Heute werden die Henle-Koch-Postulate zur Beweisführung einer Ursache-Wirkungsbeziehung nicht mehr in dieser strikten Form gefordert, da es Krankheitserreger gibt, mit denen sich nicht alle Postulate erfüllen lassen (z. B. lassen sich Viren u. bestimmte Bakterien nicht auf einfachen Nährbögen kultivieren; andere Erreger wirken auf Tiere anders als auf Menschen od. lassen sich nur durch molekularbiologische Methoden nachweisen).

Hepatitis, chronische: (engl.) *chronic hepatitis*; jede Leberentzündung (gemessen an erhöhten Transaminasen u. allgemeinen Laborparametern), die nicht innerhalb von 6 Monaten ausgeheilt ist; **Einteilung:** erfolgt nach Ätiologie, Entzündungsaktivität, Ausmaß der Leberfibrose; **Ätiologie:** zu 60 % Virus-Hepatitis (Hepatitisvirus B, C, D), Autoimmunkrankheit, Alkohol, Medikamente, Chemikalien, angeborene Stoffwechselkrankheiten (Hämochromatose, Morbus Wilson, Alpha-1-Antitrypsinmangel); **Epidemiologie:** Jährlich werden ca. 15 000 Fälle von akuten Virushepatitiden gemeldet u. ca. 275 000 Hepatitis-C-Virusträger. Ca. 7 % der Bevölkerung haben eine Hepatitis-B-Infektion durchgemacht. Dies entspricht 2001 300 000–650 000 Personen mit 2371 gemeldeten Fällen, 2002 1425 Fällen u. 2003 1304 Fällen. Aufgrund der Impfung wird die Verbreitung von Hepatitis B voraussichtlich innerhalb der nächsten 10–20 Jahre deutlich zurückgehen. **Sozialmedizinische Bedeutung:** nach Infektionsschutzgesetz* Meldepflicht für akute Virus-Hepatitis u. jeden Nachweis von Hepatitis C-Virus, soweit nicht bekannt ist, dass eine chronische Infektion vorliegt. Bei ca. 5–10 % der Hepatitis-B-Infizierten u. bei 50–80 % der Hepatitis-C-Infizierten entwickelt sich eine chronische Form mit der Gefahr der Entstehung einer Leberzirrhose*; erhöhtes Risiko für ein Leberzellkarzinom. Besteht eine Zirrhose, so beträgt das Risiko eines Leberzellkarzinoms 2–7 % pro Jahr, während dieses ohne zugrundeliegende Zirrhose wesentlich seltener auftritt (0,1–0,6 % pro Jahr). **Leistungsansprüche an die Sozialversicherungsträger: 1.** an die GKV durch dauerhafte Therapie u. lange Zeiten von Arbeitsunfähigkeit; **2.** an die GRV durch Bedarf an Leistungen* zur medizinischen Rehabilitation u. Leistungen* zur Teilhabe sowie bei schwerwiegender u. dauerhafter Funktionsstörung durch Ansprüche auf Rente wegen Erwerbsminderung*; **3.** an die GPV bei Pflegebedürftigkeit*; **4.** an die Berufsgenossenschaft bei nachgewiesener Berufskrankheit*. Die Anerkennung des GdB (s. Grad der Behinderung) erfolgt nach den Grundsätzen des Schwerbehindertenrechts im SGB* IX, die Annerkung einer

B-Schutzimpfung, geschützte sexuelle Kontakte kritischer Umgang mit Alkohol u. Medikamenten.

Heranwachsender: (engl.) *adolescent*; Person, die das 18., jedoch nicht das 21. Lebensjahr vollendet ha (§ 1 Jugendgerichtsgesetz); vgl. Altersstufen im Recht.

Herkunft, soziale: (engl.) *social origin*; Ursprung, soziale Abstammung; **1.** regionale Herkunft be zieht sich auf vorangegangene Ein-, Aus- od. Binnenbewegung; vgl. **2.** soziale Herkunf bezeichnet die sozio-ökonomische Abstammung (s. Schicht, soziale) der Herkunftsfamilie; der Beru des Vaters wird mit der Generationenfolge vergli chen u. damit Ausmaß u. Richtung (Auf- od Abstieg) der Mobilität bestimmt. Vorteilhafte od nachteilige Berufsstellungen, Bildungsgrade u. Einkommensverhältnisse der Eltern bedingen gute od. schlechtere Bildungs- u. Aufstiegschancen der Kinder.

Herstellerabgabepreis: (engl.) *manufacturer's price* Betrag, zu dem die Hersteller von Arzneimitteln* ihre Produkte an den Großhandel verkaufen, ausschließlich zusätzlicher Rabatte; vgl. Arzneimittel preisverordnung, Apothekenabgabepreis.

Herstellungsanspruch, sozialrechtlicher: (engl.) *compensation entitlement*; Anspruch auf einen Zu stand, der bestünde, wenn sich der Leistungsträ ger* rechtmäßig verhalten hätte; beruht auf der Überlegung, dass es einem Bürger nicht zum Nachteil gereichen darf, wenn die Verwaltung sich ihm gegenüber rechtswidrig verhält u. ihn dadurch schädigt. Ein sozialrechtlicher Herstellungs anspruch kann z. B. bei einer Verletzung der Pflicht zur Auskunft u. Beratung* begründet sein. **Hinweis:** Der sozialrechtliche Herstellungsanspruch ist nicht gesetzlich geregelt, sondern beruht auf Richterrecht.

Herzgruppe, ambulante: s. Rehabilitationssport.

Herzinfarkt: s. Herzkrankheit, koronare.

Herzinsuffizienz: (engl.) *heart failure*; syn. Myokard insuffizienz; unzureichende Pumpfunktion des Herzens infolge Myokardschadens mit Unterversorgung der Organe mit Sauerstoff; chronische Erkrankung mit ungünstiger Prognose trotz verbesserter, überwiegend medikamentöser Therapie möglichkeiten; je nach Schweregrad führen systo lische Pumpsuffizienz u. diastolische Stauungsinsuffizienz zu Dyspnoe u. vorzeitiger Erschöp fung bei körperlicher Belastung, in fortgeschritte nen Stadien auch in Ruhe. **Ätiologie:** häufigste Ursachen sind koronare Herzkrankheit* u. arteriel le Hypertonie*; **Epidemiologie:** Inzidenz 0,1 %–0,5 %, Prävalenz 0,3 %–2,4 %, mit exponen tiellem Anstieg im höheren Alter (3,0 %–13 % bei über 65-Jährigen); Verhältnis Männer : Frauen etwa 1,5 : 1; Letalität abhängig vom Schweregrad der kardialen Dysfunktion u. der Therapie; Ein-Jahres-Letalität abhängig vom Schweregrad der kardialen

fige akutmedizinische u. dauerhafte medikamentöse Behandlung (1–2 % des Gesundheitsbudgets westlicher Nationen werden zur Behandlung der Herzinsuffizienz verwandt); **2.** selten an die GRV durch Bedarf an Leistungen zur medizinischen Rehabilitation* u. Teilhabe sowie bei schwerwiegender u. dauerhafter Funktionsstörung in den Stadien NYHA III u. IV (s. Tab.) durch Ansprüche

Herzinsuffizienz
Klassifikation der New York Heart Association (NYHA)

Stadium	Symptome
NYHA I	keine körperliche Einschränkung
	alltägliche körperliche Belastung verursacht keine inadäquate Erschöpfung, Rhythmusstörungen, Luftnot oder Angina pectoris
NYHA II	leichte Einschränkung der körperlichen Belastbarkeit
	keine Beschwerden in Ruhe
	bei alltäglicher körperlicher Belastung Erschöpfung, Rhythmusstörungen, Luftnot oder Angina pectoris
NYHA III	höhergradige Einschränkung der körperlichen Leistungsfähigkeit bei gewohnter Tätigkeit
	keine Beschwerden in Ruhe
	bei geringer körperlicher Belastung Erschöpfung, Rhythmusstörungen, Luftnot oder Angina pectoris
NYHA IV	Beschwerden bei allen körperlichen Aktivitäten und in Ruhe
	Bettlägerigkeit

auf Rente wegen Erwerbsminderung*; **3.** an die GPV bei schwer eingeschränkter od. aufgehobener Mobilität. Die Anerkennung des Grades* der Behinderung erfolgt nach den Grundsätzen des Schwerbehindertenrechts im SGB* IX. **Prävention:** Behandlung der koronaren Herzkrankheit, der arteriellen Hypertonie u. deren Risikofaktoren.
Herzkrankheit, koronare: (engl.) *coronary heart disease;* Abk. KHK; syn. ischämische Herzerkrankung; Durchblutungsstörung des Herzmuskels infolge Verengung od. Verschluss eines od. mehrerer Herzkranzgefäße; chronische Erkrankung mit ungünstiger Prognose trotz verbesserter medikamentöser u. interventioneller Therapiemöglichkeiten; aus der kardialen Minderdurchblutung resultieren individuell unterschiedlich Schmerzen, Luftnot, Einschränkung der Myokardfunktion u. Herz-

gina pectoris; **2.** Herzinfarkt. **Ätiologie:** uneinheitlich; Risikofaktoren: erhöhtes LDL-Cholesterol, arterielle Hypertonie*, Diabetes* mellitus, Nicotinabusus, Bewegungsmangel, Adipositas*, psychosoziale Belastungsfaktoren. **Epidemiologie:** Prävalenz: in Deutschland 5–10 % der Bevölkerung; Verhältnis Männer : Frauen etwa 3 : 1; häufigste Todesursache in westlichen Industrienationen (in Deutschland 2001 über 20 %); Inzidenz des Herzinfarkts: in Deutschland für Männer ca. 330, für Frauen ca. 120 pro 100 000 Einwohner. **Leistungsansprüche an die Sozialversicherungsträger: 1.** an die GKV durch dauerhafte Therapie; **2.** an die GRV durch Bedarf an Leistungen zur Rehabilitation u. Teilhabe (überwiegend Anschlussheilbehandlung*, 2005 32 000 medizinische Rehabilitationen) sowie bei schwerwiegender u. dauerhafter Funktionsstörung durch Ansprüche auf Rente wegen Erwerbsminderung* (2005 5000 Rentenneuzugänge); **3.** an die GPV bei Pflegebedarf*. Die Anerkennung des Grades* der Behinderung erfolgt nach den Grundsätzen des Schwerbehindertenrechts im SGB* IX. **Prävention:** Lebensstiländerungen* (vgl. Gesundheitsuntersuchung, Rehabilitationssport, Lifestyle Heart Trial). **Hinweis:** Die KHK gehört zu den ersten Erkrankungen, für die Disease*-Management-Programme entwickelt wurden.
Herzsportgruppe: s. Rehabilitationssport.
Heteronomie: s. Fremdbestimmung.
Heterosexualität: (engl.) *heterosexuality;* Bez. für sexuelle Orientierung u. Aktivität gegenüber Partnerinnen od. Partnern des jeweils anderen Geschlechts; häufigste Form des Sexualverhaltens; vgl. Homosexualität.
HHG: Abk. für **H**äftlings**h**ilfe**g**esetz*.
Hilfebedarf: (engl.) *care need;* Begriff der GPV für die leistungsrechtlich relevanten Auswirkungen von Krankheiten od. Behinderungen; nach §§ 14 u. 15 SGB XI Bedarf an Hilfe in Bezug auf die gewöhnlichen u. regelmäßig wiederkehrenden Verrichtungen* des täglichen Lebens, bewertet anhand des Zeitaufwandes durch Laienpflege* (s. Pflegezeitbemessung); führt bei der Beurteilung der Pflegebedürftigkeit* zur Einordnung in eine der 3 Pflegestufen*. Hilfebedarf muss hierfür regelmäßig, d. h. nach Rechtsprechung des Bundessozialgerichts mindestens einmal pro Woche bei einer definierten Verrichtung bestehen. Die Dauer des Hilfebedarfs ist unter Berücksichtigung des Einsatzes kurativer u. rehabilitativer Maßnahmen von Seiten des Gutachters festzustellen. **Individueller Hilfebedarf:** durch Begutachtungsrichtlinien zur Begutachtung von Pflegebedürftigkeit* nach dem SGB XI operationalisierter Begriff, nach dem sich der maßgebliche Hilfebedarf aus der individuellen Ausprägung von funktionellen Einschränkungen u. Fähigkeitsstörungen durch Krankheit od. Be-

der noch vorhandenen Fähigkeiten (Ressourcen*) ergibt. **Hinweis:** ausschließlich auf die Individualität des pflegebedürftigen Menschen abzustellen, nicht jedoch auf die der Pflegeperson(en). **Nächtlicher Hilfebedarf:** Sonderform des individuellen Hilfebedarfs, der nachts gegeben ist; Voraussetzung für die Feststellung der Pflegestufe III, für die grundsätzlich Hilfebedarf aus dem grundpflegerischen Bereich rund um die Uhr gegeben sein muss. Dabei wird Tag als Zeitraum von 6–22 Uhr u. Nacht von 22–6 Uhr definiert. Die Verrichtungen, bei denen Hilfebedarf besteht, müssen grundsätzlich jede Nacht anfallen.

Hilfebedürftigkeit: (engl.) *need for support, need for assistance*; 1. Feststellung eines Bedarfs i.R. der Sozialhilfe* bzw. der Grundsicherung* für Arbeitsuchende u. Ermittlung der Selbsthilfemöglichkeiten; liegt nur dann vor, wenn keine od. keine ausreichende Selbsthilfemöglichkeit besteht, insbes. durch Einsatz von Einkommen* u. Vermögen zur Deckung des Bedarfs (Selbsthilfeprinzip; s. Bedarfsdeckungsgrundsatz), dies auch unter Berücksichtigung der Bedarfsgemeinschaft* (§ 2 SGB XII, § 9 SGB II); 2. auf der Grundlage des biopsychosozialen Krankheitsmodells der WHO (s. Modell, biopsychosoziales) nach dem Pflege-Versicherungsgesetz (s. Pflegeversicherung) operationalisierter Begriff i.S. eines definierten Segments erkrankungsbedingter pflegerischer Hilfsbedürftigkeit* bei der Grundpflege* u. hauswirtschaftlichen Versorgung* im Hinblick auf die Beeinträchtigung von Aktivität* u. Teilhabe*. Vgl. Hilfebedarf.

Hilfe bei Schwangerschaft und Mutterschaft: s. Hilfen zur Gesundheit.

Hilfe bei Sterilisation: s. Hilfen zur Gesundheit.

Hilfe, ergänzende: s. Bedarfsdeckungsgrundsatz.

Hilfe für junge Volljährige: (engl.) *assistance for young adults*; im SGB VIII Leistung der Jugendhilfe für junge Menschen nach dem vollendetem 18. Lebensjahr, wenn sie in ihrer Persönlichkeitsentwicklung u. zu einer eigenverantwortlichen Lebensführung Hilfe bedürfen; auch nach Beendigung der Hilfe soll der junge Mensch im notwendigen Umfang beraten u. unterstützt werden. **Rechtliche Grundlage:** § 41 SGB VIII; für die Ausgestaltung der Hilfe gelten § 27 SGB VIII sowie die §§ 28–30, 33–36, 39 u. 40 SGB VIII mit der Maßgabe, dass an die Stelle des Erziehungsberechtigten od. des Kindes od. des Jugendlichen der junge Volljährige tritt; Einzelheiten regeln Ländergesetze. Als junger Volljähriger gilt im Jugendhilferecht, wer noch nicht 27 Jahre alt ist. I.d.R. wird die Hilfe jedoch nur bis zum 21. Lebensjahr geleistet. **Leistungsträger:** örtliches Jugendamt*.

Hilfe im Arbeits- und Berufsleben, begleitende: (engl.) *accompanying assistance in working life*; Begriff des Schwerbehindertenrechts für Maßnahmen u. gen, technische Hilfen, Kraftfahrzeughilfen*, Arbeitsassistenz*, Umsetzung, Information u. Schulung, Training sowie finanzielle Hilfen bei außergewöhnlichen Belastungen), die in Zusammenarbeit mit der Bundesagentur* für Arbeit u. den Rehabilitationsträgern* zugunsten schwerbehinderter Berufstätiger zum Erhalt des Arbeitsplatzes erbracht werden; **Leistungsempfänger:** Schwerbehinderte, Arbeitgeber u. gemeinnützige Einrichtungen; **Rechtliche Grundlage:** § 84 u. § 102 SGB IX. **Hinweis:** Bei der Abgrenzung zu den Rehabilitationsleistungen nach § 33 SGB IX Leistungen* zur Teilhabe am Arbeitsleben handelt es sich hier um einen nicht präzise geregelten Bereich, so dass die Zuständigkeiten der Träger durch Verwaltungsvorschriften abgegrenzt werden. Bei der Leistungsgewährung durch die Integrationsämter werden auch die Einkommensverhältnisse des behinderten Menschen berücksichtigt (jedoch keine strenge Bedürftigkeitsprüfung). Vgl. Servicestellen, gemeinsame; Integrationsfachdienst.

Hilfe in besonderen Lebenslagen: (engl.) *assistance in special circumstances*; Abk. HbL; neben der Hilfe* zum Lebensunterhalt wichtigster Leistungsbereich der Sozialhilfe*; beinhaltet materielle, persönliche u. sächliche Leistungen zur Überwindung schwerwiegender Notsituationen, v.a. Krankheit, Behinderung* u. Pflegebedürftigkeit*; **Rechtliche Grundlage:** bis zum 31.12.2004 §§ 27–75 des BSHG, aufgegangen in SGB XII, fünftes bis neuntes Kapitel, dort zwar nicht mehr explizit so benannt, jedoch im allgemeinen Sprachgebrauch als Oberbegriff der u.g. Leistungen weiterhin verwendet; **Formen:** 1. Hilfen* zur Gesundheit; 2. Eingliederungshilfe* für behinderte Menschen 3. Hilfe* zur Pflege; 4. Hilfe* zur Überwindung besonderer sozialer Schwierigkeiten; 5. Hilfe in anderen Lebenslagen wie Hilfe* zur Weiterführung des Haushaltes, Altenhilfe*, Blindenhilfe* In sonstigen besonderen Lebenslagen kann Hilfe geleistet werden; vorwiegend einzelfallorientierte bedarfsdeckende Hilfen, die innerhalb u. außerhalb von Einrichtungen erbracht werden können der Einsatz des Einkommens* wird nur verlangt, wenn eine Einkommensgrenze* überschritten wird; Vermögen muss eingesetzt werden; ambulante Leistungen haben Vorrang vor Hilfen in stationären Einrichtungen. **Hinweis:** Auf die Hilfe in besonderen Lebenslagen besteht auch für Leistungsberechtigte nach dem SGB II (Grundsicherung* für Arbeitsuchende, Arbeitslosengeld II) ein Rechtsanspruch, soweit die Voraussetzungen für deren Leistung vorliegen. Der in den Bestimmungen der §§ 5 Abs. 2 Satz 1 SGB II u. § 21 Satz 1 SGB XII normierte Anspruchsausschluss für Leistungsberechtigte nach dem SGB II betrifft ausschließlich die Hilfe zum Lebensunterhalt (drittes Kapitel SGB XII). Bedeutung hat dies v.a. bei der

(achtes Kapitel SGB XII), da auch behinderte Menschen nicht selten u. v. a. Personen mit besonderen sozialen Schwierigkeiten erwerbsfähig i. S. der Bestimmungen des § 8 Abs. 1 SGB II sind. Diese Personen erhalten, bei Vorliegen der Anspruchsvoraussetzungen, die genannten Hilfen zusätzlich zu den Leistungen nach dem SGB II. Bei dem Personenkreis der Leistungsberechtigten für die Hilfe zur Pflege (siebtes Kapitel SGB XII) besteht im Regelfall keine Erwerbsfähigkeit i. S. von § 8 Abs. 1 SGB II.

Hilfeleistung, unterlassene: (engl.) *failure to render assistance*; liegt nach § 323 c StGB vor, wenn eine Person, auch ein Arzt*, bei Unglücks- od. Notfällen keine Hilfe leistet, obwohl diese erforderlich u. zumutbar ist; unter einem Unglücksfall ist ein plötzlich eintretendes Ereignis zu verstehen, das eine erhebliche Gefahr für Personen od. Sachen mit sich bringt. Hierunter fallen auch schwere Krankheiten, die sich plötzlich bedrohlich verschlimmern, u. der Suizidversuch (s. Suizid). **Erforderlich** ist die Hilfeleistung, d. h. ein Handeln* zur Abwendung von Schaden od. Gefahr für Gesundheit u. Leben, wenn der Verunglückte sich selbst nicht zu helfen vermag u. kein anderer ausreichende Hilfe leistet. Die Hilfeleistung muss sofort u. auf die wirksamste Weise erfolgen. Auf die Erfolgsaussichten kommt es nicht an. Bei Schwerverletzten ist sie selbst noch erforderlich, wenn zwar keine Rettung mehr möglich ist, sich aber zumindest eine Schmerzminderung erreichen lässt. Als **zumutbar** gilt die Hilfeleistung, wenn sie ohne erhebliche Eigengefahr u. ohne Verletzung anderer wichtiger Pflichten möglich ist. Maßgebend für den Umfang u. die Art der Hilfeleistung sind die persönlichen Fähigkeiten u. Möglichkeiten des zur Hilfe Verpflichteten. Für den Arzt bedeutet dies, dass er aufgrund seiner Sachkunde bei Unglücksfällen mit Verletzten i. d. R. geeignet ist, die erforderliche Hilfe zu leisten; hat er seine beruflichen Fähigkeiten u. Hilfsmittel i. R. des Erforderlichen u. Zumutbaren voll einzusetzen. Verpflichtet ist auch der zu Hilfe gerufene Arzt, soweit ihm die Hilfeleistung unter Berücksichtigung aller Umstände möglich u. zumutbar ist; dies gilt insbes. für den Bereitschafts- u. Notfallarzt. Allerdings führt § 323 c StGB nicht zu einer Erweiterung der ärztlichen Berufspflichten, sondern stellt lediglich die von Anfang an nicht geleistete Hilfe unter Strafe. Vgl. Garantenstellung, Erste Hilfe.

Hilfen zur Berufsausübung: (engl.) *working aids*; 1. **persönliche Hilfsmittel*** (z. B. orthopädische Sicherheitsschuhe, spezielle Hör- u. Sehhilfen); 2. **mobile technische Arbeitshilfen** (z. B. Sitzhilfen, Hebevorrichtungen), die als Leistungen* zur Teilhabe am Arbeitsleben (Abk. LTA) od. als begleitende Hilfe* im Arbeits- u. Berufsleben für Menschen mit Behinderungen erbracht werden

freie Mobilität am Arbeitsplatz kann als Leistung* an Arbeitgeber erbracht werden, z. B. Umbauten (Auffahrrampen für Rollstuhlfahrer, Treppenlifte, behinderungsgerechte Sanitäranlagen) od. fest installierte Arbeitseinrichtungen im Betrieb. **Kostenträger:** Als LTA der zuständige Rehabilitationsträger* (§§ 33, 34 SGB IX) od. als begleitende Hilfe im Arbeits- u. Berufsleben das Integrationsamt*. **Voraussetzung:** Die Hilfen zur Berufsausübung müssen wegen gesundheitlicher Beeinträchtigungen erforderlich sein u. dabei die Folgeerscheinungen einer Behinderung ausschließlich für die Verrichtung bestimmter beruflicher Tätigkeiten od. die Durchführung anderer LTA ausgleichen; es genügt nicht, dass eine Funktionsstörung lediglich in medizinischer Hinsicht beseitigt od. gemindert wird (Aufgabe der GKV). Die Förderung von persönlichen Hilfsmitteln kommt nicht in Betracht, soweit sich hierfür eine Verpflichtung des Arbeitgebers ergibt (z. B. Bildschirmarbeitsbrille). Ferner ist in Bezug auf feste Einrichtungen im Betrieb eine Leistungserbringung durch einen Rehabilitationsträger ausgeschlossen, wenn sie aufgrund anderer Rechtsgrundlagen (z. B. EU-Richtlinien, Gleichstellungsgesetz* für Menschen mit Behinderung, Bauordnung) auch für die Öffentlichkeit behinderungsgerecht u. barrierefrei durch den Arbeitgeber bereitgehalten werden müssen. Vgl. Barrierefreiheit.

Hilfen zur Erhaltung oder Erlangung eines Arbeitsplatzes: (engl.) *assistance towards job maintenance or obtainment*; umfassen insbes. Hilfen* zur Berufsausübung, Kraftfahrzeughilfe*, Mobilitätshilfen*, Trainingsmaßnahmen*, Wohnungshilfe* sowie Arbeitsassistenz* als Teil der Leistungen* zur Teilhabe am Arbeitsleben (§ 33 SGB IX; **Ziel:** den vorhandenen Arbeitsplatzes sichern od. den behinderten Menschen in die Lage versetzen, einen neuen Arbeitsplatz zu erlangen u. dessen Anforderungen zu erfüllen; **Voraussetzung:** Leistungen zur Förderung der Arbeitsaufnahme kommen auch nach erfolgreich abgeschlossenen Qualifizierungs- od. Bildungsmaßnahmen in Betracht, wenn im Anschluss die Vermittlung eines entsprechenden Arbeitsplatzes erreicht, die Möglichkeit der Arbeitsaufnahme unterstützt u. der Erhalt nachhaltig gesichert werden soll. **Leistungsträger:** zuständige Rehabilitationsträger*.

Hilfen zur Gesundheit: (engl.) *assistance towards healthcare*; Bestandteil der Hilfe* in besonderen Lebenslagen nach SGB XII i. R. der Sozialhilfe*; **Formen: 1. vorbeugende Gesundheitshilfe:** Zur Verhütung u. Früherkennung von Krankheiten werden medizinische Vorsorgeleistungen (s. Vorsorge) u. Untersuchungen erbracht. Andere Leistungen werden nur erbracht, wenn ohne diese nach ärztlichem Urteil eine Erkrankung od. ein sonstiger Gesundheitsschaden einzutreten droht.

werden Leistungen der Krankenbehandlung entsprechend den Regelungen des SGB V für Versicherte der GKV erbracht. **3. Hilfe zur Familienplanung:** Leistungen für ärztliche Beratung, Untersuchung u. Kostenübernahme für empfängnisregelnde Mittel nach ärztlicher Verordnung; der Leistungsumfang kann im Einzelfall über den der GKV hinausgehen. **4. Hilfe bei Schwangerschaft u. Mutterschaft:** medizinische Leistungen in Zusammenhang mit Schwangerschaft* u. Entbindung sowie ggf. häusliche Pflege; **5. Hilfe bei Sterilisation:** medizinische Leistungen bei einer durch Krankheit erforderlichen Sterilisation*; **Leistungserbringung:** Bezieher von Hilfe* zum Lebensunterhalt i. R. der Sozialhilfe, die keiner Krankenversicherung angehören, erhalten im Krankheitsfall u. zur Vorbeugung einer Erkrankung die gleichen Leistungen wie Mitglieder der GKV zu Lasten des Trägers* der Sozialhilfe. Mit In-Kraft-Treten des GKV*-Modernisierungsgesetzes sind nicht versicherte Personen mit gesetzlich Krankenversicherten gleich gestellt u. können ihre gesetzliche Krankenkasse frei wählen; die Abrechnung der erbrachten medizinischen Leistungen erfolgt durch den Leistungserbringer (z. B. Arzt, Krankenhaus) direkt mit der Krankenkasse nach den gleichen Konditionen wie für die dort versicherten Mitglieder; die spätere Kostenerstattung ist zwischen den Krankenkassen u. dem Träger der Sozialhilfe geregelt. Soweit die von den Sozialhilfeempfängern gewählten Krankenkassen in ihrer Satzung Umfang u. Inhalt der Leistungen bestimmen können, entscheidet der Träger der Sozialhilfe über Umfang u. Inhalt der Hilfen. **Hinweis:** Seit 1.1.2005 sind auch nach SGB II Arbeitsuchende erwerbsfähige Personen zwischen dem 15. u. 65. Lebensjahr, sowie deren Angehörige, die vorher Hilfe zum Lebensunterhalt i. R. der Sozialhilfe erhielten; nach diesem Gesetz gesetzlich krankenversichert; sonstige, nicht krankenversicherte Personen (z. B. Empfänger, die voraussichtlich nicht mindestens einen Monat ununterbrochen Hilfe zum Lebensunterhalt beziehen wie um herziehende Wohnungslose*), Personen, die ausschließlich besondere Beratungsleistungen erhalten (§ 11 Abs. 5 Satz 3 SGB XII), Personen für die ausschließlich Beiträge für die Vorsorge übernommen werden (§ 33 SGB XII) sowie Deutsche, die ihren gewöhnlichen Aufenthalt im Ausland haben u. denen ausnahmsweise noch Leistungen der Sozialhilfe geleistet werden (§ 24 SGB XII) erhalten seit 1.1.2005 Hilfen zur Gesundheit nach dem fünften Kapitel des SGB XII.

Hilfe, persönliche: (engl.) *personal assistance*; mögliche Form der Sozialhilfe*, i. d. R. erbracht durch Sozialarbeiter od. freie Träger, durch Beratung u. individuelle Begleitung bei besonderen Lebensumständen; z. T. fester Bestandteil der Hilfe* in besonderen Lebenslagen, z. B. bei Hilfe* zur Über-

Hilfe zum Lebensunterhalt/Leistungen zur Sicherung des Lebensunterhalts: (engl.) *assistance towards living expenses*; Abk. HzL/AIG II; laufende u. einmalige Leistungen der Sozialhilfe*/ Grundsicherung* für Arbeitsuchende zur Deckung des Existenzminimums*, einschließlich persönlicher Bedürfnisse des täglichen Lebens, an Personen die ihren notwendigen Lebensunterhalt* durch Einsatz von Einkommen, Vermögen u. Arbeitskraft nicht selbst decken können u. die keine Hilfe von anderen, auch privatrechtlich Verpflichteten erhalten können; die Höhe der Leistungen richte sich nach den Regelsätzen*/Regelleistungen u. ggf Mehrbedarf*; ist das gesamte Einkommen* geringer als der ermittelte Bedarf, wird die Differenz als Hilfe zum Lebensunterhalt/Leistungen zur Sicherung des Lebensunterhalts gezahlt; einmalige Bei hilfen seit 1.1.2005 nach SGB II/SGB XII nur für Erstausstattungen für Wohnungen u. Bekleidung sowie für mehrtägige Klassenfahrten nach schulrechtlichen Bestimmungen. **Rechtliche Grundlage:** §§ 19–28 SGB II/§§ 27–40 SGB XII. Vgl. Hilfe in besonderen Lebenslagen.

Hilfe zur Erziehung: (engl.) *parenting assistance, child raising assistance*; Abk. HzE; syn. Erziehungshilfe wesentliche Aufgabe der Kinder*- und Jugendhilfe wenn eine dem Wohl des Kindes od. Jugendlichen entsprechende Erziehung nicht gewährleistet ist u. die Hilfe für die Entwicklung geeignet u. notwendig ist; wird nach dem Prinzip der Freiwilligkei geleistet. Der Auftrag der Kinder- u. Jugendhilfe ist hier präventiv u. bedeutet kein Eingreifen in das Sorgerecht*. HzE richtet sich nach dem erzieheri schen Bedarf, der von sozialpädagogischen Fachkräften des Jugendamtes* festgestellt wird. Die Personensorgeberechtigten haben Rechtsanspruch auf die HzE, wenn der Bedarf feststeht. **Leistung** v. a. pädagogische u. damit verbundene therapeutische Leistungen (§ 27 Abs. 3 SGB VIII), z. B. Erziehungsberatung*, soziale Gruppenarbeit*, Erziehungsbeistand*, sozialpädagogische Familienhil fe*, Erziehung in Tagesgruppen od. in Vollzeitpflege*, Heimerziehung*, intensive sozialpädagogische Einzelbetreuung*; außerdem Leistungen zum Unterhalt des Kindes od. Jugendlichen u. zur Erziehung sowie Hilfe bei Krankheit (s. Hilfen zur Gesundheit), wenn Leistungen außerhalb des Elternhauses nach §§ 32–35 SGB VIII erfolgen (auch für Kinder u. Jugendliche, die gemäß § 35 a SGB VIII seelisch behindert sind). **Leistungsträger:** örtliches Jugendamt; die Personensorgeberechtigte können einkommens- u. vermögensabhängig zu den Kosten herangezogen werden, insbes. bei stationären (z. B. Heime) u. teilstationären (z. B. Tagesgruppen) Hilfen zur Erziehung **Rechtliche Grundlage:** §§ 27–40 SGB VIII; Sonderregelungen bestehen für seelisch behinderte Kinder- u. Jugendliche (§§ 90–96 SGB VIII).

care; Geld-, Sach- od. Kombinationsleistungen der Sozialhilfe (früher Hilfe* in besonderen Lebenslagen) für Personen, die wegen einer körperlichen, geistigen od. seelischen Krankheit bzw. Behinderung* für die gewöhnlichen u. regelmäßig wiederkehrenden Verrichtungen im Ablauf des täglichen Lebens der Hilfe bedürfen; die Begriffe „Krankheit u. Behinderung" sowie „ gewöhnliche und wiederkehrende Verrichtungen* des täglichen Lebens" sind dem Pflegeversicherungsrecht (§ 14 SGB* XI) vergleichbar u. dort abschließend geregelt. **Rechtliche Grundlage:** §§ 61 ff. SGB XII; **Voraussetzungen:** Hilfe zur Pflege ist zu gewähren, wenn der pflegebedürftige Mensch diese für voraussichtlich mindestens 6 Monate benötigt, bzw. auch bei kranken u. behinderten Menschen, die diese für voraussichtlich weniger als 6 Monate benötigen od. die Hilfe für andere Verrichtungen als die im Gesetz aufgeführten Verrichtungen notwendig ist. **Leistung:** entspricht inhaltlich den Pflegeleistungen der sozialen Pflegeversicherung* (SPV), der Umfang der Kostentragung kann nach individueller Bedarfsfeststellung darüber hinausgehen, die für die Leistungen der Pflegekassen vorgesehene Obergrenze gilt daher nicht für die Hilfe zur Pflege (sozialhilferechtlicher Bedarfsdeckungsgrundsatz). Leistungen der SPV u. nach ähnlichen Rechtsgrundlagen werden angerechnet, ergänzende Leistungen durch den Träger* der Sozialhilfe (TSH) sind möglich; die Entscheidung der SPV bezüglich der Pflegebedürftigkeit* hat Bindungswirkung für den TSH, jedoch sind individuelle Leistungen unterhalb der Stufe I od. bei vorübergehender Pflegebedürftigkeit möglich. Leistungserbringung erfolgt im ambulanten, stationären od. teilstationären Bereich: Vorrang hat die Pflege außerhalb vollstationärer Einrichtungen, sofern keine unvertretbaren Mehrkosten entstehen; im häuslichen Bereich soll auf Übernahme der Pflege einschließlich hauswirtschaftlicher Versorgung* durch nahestehende Personen od. Nachbarschaftshilfe hingewirkt werden, hierfür kann der pflegebedürftige Mensch Pflegegeld* erhalten. Teil- u. vollstationäre Pflege erfolgt grundsätzlich nur in von der SPV anerkannten Einrichtungen. **Andere Leistungen:** Bei teil- bzw. vollstationärer Pflege übernimmt auch künftig der Träger der GKV nur Hilfsmittel*, nicht Behandlungspflege*; diese wird vielmehr inhaltlich bislang der vollstationären Pflege als Leistung der SPV zugeordnet. Leistungen für die stationäre Pflege sind gemäß § 61 SGB XII zu erbringen. Dabei hat der pflegebedürftige Mensch sein gesamtes Einkommen* abzüglich des angemessenen Barbetrages* für die Heimkosten einzusetzen. Da auch im stationären Bereich die Leistungen der SPV nur einen Teil der Pflegekosten abdecken, übernimmt der TSH die restlichen Pflegekosten, die Kosten für de Hilfe.

Hilfe zur Überwindung besonderer sozialer Schwierigkeiten: (engl.) *assistance in overcoming special social difficulties*; Hilfe nach SGB XII (früher Hilfe* in besonderen Lebenslagen); vorwiegend persönliche Hilfe* für Personen, bei denen besondere Lebensverhältnisse mit sozialen Schwierigkeiten verbunden sind, z. B. für Wohnungslose*, Haftentlassene; **Rechtliche Grundlage:** §§ 67 ff. SGB XII.

Hilfe zur Weiterführung des Haushalts: (engl.) *assistance with household upkeep*; i. R. der Hilfe in anderen Lebenslagen nach SGB XII, i. d. R. vorübergehende Hilfe bei der Haushaltsführung, auch durch persönliche Betreuung od. befristete Heimunterbringung von Haushaltsangehörigen; **Voraussetzung:** Führung eines eigenen Haushaltes u. das tatsächliche Unvermögen von Haushaltsangehörigen, diesen weiterzuführen; **Rechtliche Grundlage:** §§ 70 ff. SGB XII.

Hilflosigkeit: (engl.) *helplessness*; Zustand, bei dem infolge von Gesundheitsstörungen für eine Reihe von häufig u. regelmäßig wiederkehrenden Verrichtungen (v. a. An- u. Auskleiden, Nahrungsaufnahme, Körperpflege, Verrichten der Notdurft; s. Aktivitäten des täglichen Lebens) dauerhaft fremde Hilfe nötig ist; Hilflosigkeit ist auch gegeben, wenn Hilfe in Form von Überwachung od. einer Anleitung zu den genannten Verrichtungen benötigt wird od. Hilfe zwar nicht permanent geleistet werden muss, jedoch eine ständige Bereitschaft zur Hilfeleistung erforderlich ist; regelhaft gegeben bei Blinden (Merkzeichen Bl), hochgradig Sehbehinderten (Visus beidäugig nicht besser als 1/20 bzw. GdB 100 für Sehstörung, ohne dass Blindheit vorliegt), bei vollständig Querschnittgelähmten, bei Taubheit od. an Taubheit grenzender Schwerhörigkeit bis zum Ende der Ausbildung, bei Doppelamputierten (außer bei Verlust beider Unterschenkel) u. bei anerkannter Hirnschädigung mit MdE 100 % nach dem Sozialen* Entschädigungsrecht; Einzelheiten zur Art der Verrichtungen, zum Umfang der Hilfe sowie zu Besonderheiten im Kindes- u. Jugendalter finden sich in den Anhaltspunkten*; die Anerkennung der Hilflosigkeit ist Grundlage für die Bewilligung verschiedener Leistungen auf unterschiedlicher rechtlicher Basis: **1.** i. R. der Kriegsopferversorgung*: Pflegezulage* nach dem Sozialen* Entschädigungsrecht (§ 35 BVG); bei einem Monat des Bestehens der Hilflosigkeit bereits möglich; **2.** nach dem Schwerbehindertenrecht: Vergabe des Merkzeichens H nach § 145 SGB IX u. § 3 Schwerbehindertenausweisverordnung; nur bei Dauerzustand der Hilflosigkeit (≥6 Monate); **3.** nach dem Einkommensteuergesetz (Abk. EStG): besondere Freibeträge nach § 33 b EStG; **4.** i. R. der GUV: Pflegegeld* nach § 44 SGB VII bei leicht abweichender Definition der

	Bewertung	
gesetzliche Grundlagen		
§ 35 Absatz 1 BVG;		§ 14 SGB XI;
§ 145 SGB IX;		§ 61 SGB XII;
§§ 33 a, b EStG		§ 26 c BVG
Verrichtungen		
Körperpflege (Notdurft)	=	Körperpflege (Waschen, Duschen, Baden, Zahnpflege, Kämmen, Rasieren, Darm-, Blasenentleerung)
Nahrungsaufnahme	=	Ernährung (mundgerechtes Zubereiten, Aufnahme der Nahrung)
An- und Auskleiden, Bewegung in der Wohnung	=	Mobilität (selbständiges Aufstehen und Zu-Bett-Gehen, An- und Auskleiden, Gehen, Stehen, Treppensteigen, Verlassen und Wiederaufsuchen der Wohnung)
notwendige körperliche Bewegung auch im Freien (z. B. Spaziergänge zur Erholung)	+ –	
notwendige geistige Anregung (zur Erholung und Existenzsicherung)	+ –	
Förderung der Kommunikation, Kontaktvermittlung zur Umwelt	++ –	
ständige Bereitschaft einer Hilfskraft	+ –	
	– ++	hauswirtschaftliche Versorgung (Kochen, Reinigen, Beheizen der Wohnung, Spülen, Wechseln und Waschen der Wäsche und Kleidung
Leistungsumfang		
Pflegezulage (Stufen I–VI)		Leistungen (Stufen 1–3)
Leistungsempfänger		
bestimmte Gruppen von Beschädigten		Einzelfallprüfung

Hilflosigkeit. Der Begriff Hilflosigkeit ist trotz ähnlichen Wortlauts der Zustandsbeschreibung inhaltlich nicht identisch mit der Pflegebedürftigkeit* nach der SPV § 14 SGB XI (s. Tab.).

Hilflosigkeit, erlernte: (engl.) *learned helplessness*; syn. gelernte Hilflosigkeit; lerntheoretisches Modell zur Entstehung von Depression*, nach dem die Erfahrung von Hilflosigkeit* in einer bestimmten Situation verallgemeinert wird u. zur Überzeugung führt, keinerlei Einfluss auf die Umwelt zu haben; der Begriff wurde von Seligman u. Maier (1968) geprägt u. ging als ein mögliches Erklärungsmodell für depressive Störungen in die kognitive Verhaltenstherapie* ein. Bei der erlernten Hilflosigkeit werden Ereignisse in der Umwelt als zufällig, unkontrollierbar u. damit unabhängig vom eigenen Verhalten erlebt. Daraus resultiert ein passiver Zustand, der mit Resignation u. einem Verlust an Motivation* einhergeht.

Hilfsbedürftigkeit: (engl.) *need for help*; in Abgrenzung zur Hilfebedürftigkeit* ein alle Bereiche des Lebens einschließendes wesentliches individuelles Angewiesensein auf Hilfe; bedingt durch multi dimensionale Wechselwirkungen von Gesundheitsproblemen u. umweltbedingten sowie persönlichen Kontextfaktoren. Hilfsbedürftigkeit äußert sich u. a. in der Notwendigkeit von Zuwendung Beaufsichtigung, Betreuung, Erziehung, Einteilung des Tagesablaufs, Eingliederung, Pflege, Un terbringung, Versorgung u. Verpflegung (Erschei nungsformen u. a. entwicklungs-, alters-, krank heits- u. schicksalsbedingter Abhängigkeit von Fremdhilfe. Vgl. Hilflosigkeit.

Hilfsmittel: (engl.) *(therapeutic) appliances*; in der Definition der GKV (§ 33 SGB V) sächliche Mittel od. technische Produkte wie Körperersatzstücke orthopädische od. andere Geräte (einschließlich Hörhilfen sowie Brillen u. a. Sehhilfen) zum Ausgleich eines körperlichen Funktionsdefizits (s. Be hinderung) od. zur Sicherung des Erfolgs einer Heilbehandlung; Hilfsmittel können auch zur Einbringung von Arzneimitteln od. anderen Thera

Orthopädische Hilfsmittel dienen der orthopädischen Behandlung od. fördern diese, sichern od. stabilisieren den Behandlungserfolg; sie sollen vorhandene, aber fehlgebildete bzw. in ihrer Funktion beeinträchtigte Körperteile in ihre natürliche Lage od. Form bringen, sie in ihrer Funktion stützen od. unterstützen bzw. das Wachstum lenken (z. B. orthopädische Schuhe, Orthesen*, Bandagen) od. ersetzen (z. B. Prothesen*). **Leistungsträger** entsprechend des trägerspezifischen Versorgungsauftrages: **1. GKV:** Der Leistungsanspruch der Versicherten umfasst das Hilfsmittel, die Ersatzbeschaffung, notwendige Änderung u. Instandsetzung von Hilfsmitteln sowie die Ausbildung in ihrem Gebrauch. Gegenstände, die als allgemeine Gebrauchsgegenstände* des täglichen Lebens anzusehen sind od. Hilfsmittel, für die durch Rechtsverordnung zu § 34 SGB V aufgrund ihres geringen od. umstrittenen therapeutischen Nutzens od. ihres geringen Abgabepreises die Kosten von der Krankenkasse nicht übernommen werden, fallen nicht unter den leistungsrechtlichen Hilfsmittelbegriff; der Leistungsanspruch auf Sehhilfen besteht nach Vollendung des 18. Lebensjahres nur bei besonderen Befundkonstellationen. Für die ärztliche Verordnung* von Hilfsmitteln sind die Vorgaben der Hilfsmittelrichtlinien* einzuhalten u. die Inhalte der Arztinformation zum Hilfsmittelverzeichnis* zu berücksichtigen; für den Bezug von Hilfsmitteln gelten festgelegte Regelungen für Zuzahlungen* u. Festbeträge*; Hilfsmittel dürfen an Versicherte zu Lasten der GKV nur von zugelassenen Leistungserbringern abgegeben werden, die fachlichen u. strukturellen Voraussetzungen werden auf Landesebene in den „Gemeinsamen Empfehlungen der Spitzenverbände der Krankenkassen gemäß § 126 Abs. 2 SGB V zur einheitlichen Anwendung der Zulassungsbedingungen nach § 126 Abs. 1 SGB V für Leistungserbringer von Hilfsmitteln" (Stand 1991) geregelt. **2. Bundesagentur* für Arbeit:** unter bestimmten Voraussetzungen i. R. von Leistungen* zur Teilhabe am Arbeitsleben (§ 33 SGB IX); **3. GRV:** bei Notwendigkeit i. R. der Leistungen zur Teilhabe zum Arbeitsleben (§ 33 SGB IX) od. Leistungen* zur medizinischen Rehabilitation (§ 31 SGB IX); **4. GUV:** nach § 31 SGB VII bei anerkannten Arbeitsunfällen* u. Berufskrankheiten*; **5.** nach dem **Sozialen* Entschädigungsrecht** (s. Bundesversorgungsgesetz): bei anerkannten Gesundheitsstörungen, z. B. Kriegsdienstschäden (§ 11 Abs. 3 u. § 13 BVG), ferner Zivildienst-, Wehrdienst- u. Impfgeschädigte, Opfer von Gewalttaten; **6. Träger der Sozialhilfe:** nur noch im Ausnahmefall bei Sozialhilfebezug unter 4 Wochen in direkter Zuständigkeit für die gesundheitliche Versorgung von Sozialhilfeempfängern, ansonsten ist jeder Sozialhilfeempfänger seit In-

Träger der Sozialhilfe erstattet (Leistungen entsprechend SGB V), dies gilt seit dem 1.1.2005 auch für Bezieher von Arbeitslosengeld* II; **7.** spezifische Leistungen der Pflegeversicherung werden als Pflegehilfsmittel* bezeichnet. Vgl. Hilfsmittel-Richtlinien.

Hilfsmittel-Richtlinien: (engl.) *guidelines on (therapeutic) appliances*; Kurzbez. für „Richtlinien des Gemeinsamen* Bundesausschusses über die Verordnung von Hilfsmitteln* in der vertragsärztlichen Versorgung" vom 17.6.1992 (zuletzt geändert am 19.10.2004, in Kraft getreten am 6.1.2005) zur Sicherung einer ausreichenden, zweckmäßigen u. wirtschaftlichen Versorgung der gesetzlich Krankenversicherten mit Hilfsmitteln; regeln Voraussetzungen u. Grundsätze für die Hilfsmittelverordnung (s. Verordnung).

Hilfsmittelverordnung: s. Verordnung.

Hilfsmittelverzeichnis: (engl.) *catalogue of (therapeutic) appliances*; von den Spitzenverbänden der GKV erstelltes Verzeichnis die von der Leistungspflicht umfassten Hilfsmittel*, der dafür vorgesehenen Festbeträge od. vereinbarten Preise; enthält Informationen zu Art u. Qualität der Produkte, leistungsrechtlichen Fragestellungen u. Hinweise zum Wiedereinsatz von Hilfsmitteln; es wird regelmäßig fortgeschrieben u. zusammen mit gemäß § 139 SGB V entwickelten Qualitätsstandards im Bundesanzeiger veröffentlicht; Voraussetzung für die Aufnahme neuer Hilfsmittel in das Hilfsmittelverzeichnis ist der Herstellernachweis der Funktionstauglichkeit, des therapeutischen Nutzens u. der Qualität. Hilfsmittel werden im Hilfsmittelverzeichnis mit einem Hinweis auf den Hersteller od. Vertreiber sowie nach spezifischen Konstruktionsmerkmalen gelistet u. mit einer zehnstelligen Positionsnummer codiert; gelistete Produkte sind zu Lasten der GKV verordnungsfähig; wird ein nicht gelistetes Produkt verordnet, erfolgt eine Einzelfallentscheidung über die Kostenübernahme durch die Krankenkasse vor Ort; **Hinweis:** Hilfsmittel sind von Pflegehilfsmitteln* abzugrenzen.

Hilfsstoffe: (engl.) *adjuvant substances, excipients*; Stoffe, die der Herstellung von Arzneimitteln* dienen, wobei sie die Arzneistoffwirkung der pharmazeutischen Wirkstoffe steuern bzw. unterstützen können (z. B. Verzögerung der Arzneistofffreisetzung durch Tablettenhilfsstoffe, Resorptionsverbesserer), ohne selbst eine pharmakologische Wirkung zu besitzen; Hilfsstoffe in Fertigarzneimitteln müssen nicht deklariert werden.

Hinterbliebenenrente: s. Hinterbliebenenversorgung.

Hinterbliebenenversicherung: (engl.) *survivors' insurance, dependants' insurance*; historischer Begriff der Sozialgesetzgebung für eine Versicherung, die Leistungen für Hinterbliebene* geleistet; **Geschichte:** Einführung einer Hinterbliebenenver-

Hinterbliebenenversorgung: (engl.) *surviving dependants' provision*; Leistung an die überlebenden Angehörigen (Ehegatten, geschiedene Ehegatten, Partner einer eingetragenen Lebenspartnerschaft sowie Kinder) des verstorbenen Versicherten (bzw. Versorgungsberechtigten) aus dessen Versicherung (bzw. Versorgung) als Ersatz für weggefallene Unterhaltsansprüche; geschichtlich aus der Hinterbliebenenversicherung* hervorgegangene Leistungen der Sozialversicherung*; **Formen: 1.** in der **Sozialversicherung***: **a)** in der **GRV** Geldleistungen in Form von Hinterbliebenenrenten: Witwen*- und Witwerrente, bzw. Witwenrente u. Witwerrente nach dem vorletzten Ehegatten, Waisenrente*, Rente wegen Todes bei Verschollenheit*, Rentenabfindungen bei Wiederheirat von Witwen u. Witwern, Geschiedenenrente; seit 1.1.2005 kann auch ein Rentenanspruch des überlebenden Partners einer eingetragenen Lebenspartnerschaft entstehen; s. Rentenarten (Abb.); **b)** in der **GUV** als Entschädigungsleistungen bei Tod infolge eines Arbeitsunfalls* od. einer Berufskrankheit* durch Sterbegeld, Überführungs- u. Bestattungskosten, Hinterbliebenenrenten u. -beihilfen (§§ 63–71 SGB VII); **2.** im Sozialen* Entschädigungsrecht nach §§ 38–52 BVG als Entschädigungsleistung in Form von **Hinterbliebenenrente** (Witwe, Waisen, Eltern), wenn der Beschädigte an den Folgen der anerkannten Gesundheitsstörung verstorben ist; **3.** Hinterbliebenenversorgung ist auch Bestandteil der **Beamtenversorgung*** u. wird z. T. übernommen in **Versorgungswerken***; **4.** kann auch Bestandteil privater Vorsorge (z. B. durch Lebensversicherungen) sein.

Hinterbliebener: (engl.) *surviving dependant*; Angehöriger eines Verstorbenen, insbes. Witwe, Witwer u. Waisen, dem unter bestimmten Voraussetzungen ein aus der Versicherung des Verstorbenen abgeleiteter Anspruch auf Hinterbliebenenrente zusteht; **Rechtliche Grundlage:** §§ 46, 48, 303, 304 SGB VI; s. Hinterbliebenenversorgung.

Hinzuverdienstgrenze: (engl.) *limit of supplementary income*; Begriff der GRV für die Einkommensgrenze, bis zu der bei Bezug einer Sozialleistung zusätzlich zu dieser Leistung Erwerbseinkommen durch eine Erwerbstätigkeit erzielt werden darf; in der GRV besteht Anspruch auf eine vorgezogene Altersrente (s. Rente wegen Alters) nur, wenn die jeweils geltenden Hinzuverdienstgrenzen eingehalten werden. Gleiches gilt für Renten wegen verminderter Erwerbsfähigkeit*. Allerdings handelt es sich bei den Hinzuverdienstgrenzen für vorgezogene Altersrenten nach § 34 SGB VI um negative Anspruchsvoraussetzungen (i. S. eines Ausschlusses der Bewilligung), während die Grenzen nach §§ 96 a, 302 a u. 313 SGB VI bei den Renten wegen verminderter Erwerbsfähigkeit nur die Höhe der Leistung betreffen. **Hinzuverdienst**-

ze, die seit dem 1.4.2003 dynamisch ist u. be einem Siebtel der monatlichen Bezugsgröße* (§ 18 SGB IV, 2006 350 EUR) liegt. Übersteigt der Hinzuverdienst diese Grenze für eine Vollrente, kann dennoch ein Anspruch auf eine Teilrente bestehen **2.** Bei **Teilrenten*** einer vorgezogenen Altersrente werden die Hinzuverdienstgrenzen individuell d. h. grundsätzlich abhängig vom rentenversiche rungspflichtigen Verdienst des Versicherten in den letzten 3 Kalenderjahren vor Rentenbeginn* bestimmt. Dabei wird je nach Umfang der Teilrente (zwei Drittel, Hälfte, ein Drittel) eine Abstufung mit entsprechenden Faktoren (§ 34 Abs. 3 Nr. 2 SGB VI) vorgenommen. **3.** Bei **Renten wegen voller Erwerbsminderung** beträgt die dynamische Hinzuverdienstgrenze nach § 96 a Abs. 2 Nr. 2 SGB VI ein Siebtel der monatlichen Bezugsgröße Übersteigt der Hinzuverdienst diese Grenze für die volle Rente, kann die Rente wegen voller Erwerbsminderung ggf. noch als anteilige Rente gezahl werden. **4.** Bei **anteiligen Renten wegen voller Erwerbsminderung** werden die Hinzuverdienstgrenzen individuell, d. h. grundsätzlich abhängig von der Einkommenssituation des Versicherten in den letzten 3 Jahren vor Rentenbeginn ermittelt. Dabei wird eine Abstufung durch die den jeweili gen anteiligen Renten (drei Viertel, Hälfte, ein Viertel) zugeordneten Faktoren (§ 96 a Abs. 2 Nr. 3 SGB VI) vorgenommen. **5.** Bei **Renten wegen teilweiser Erwerbsminderung** (§ 96 a Abs. 2 Nr. 1 SGB VI) gilt dasselbe wie für die anteiligen Renten wegen voller Erwerbsminderung. **6.** Bei **Renten wegen Berufsunfähigkeit*** u. **Erwerbsunfähig keit***, auf die am 31.12.2000 ein Anspruch bestanden hat, ist § 313 SGB VI zu beachten. **7.** Bei **Invalidenrenten** des Beitrittsgebiets, auf die am 31.12.1991 ein Anspruch bestand, gilt § 302 a SGB VI. **Hinweis:** In der GRV bezieht sich der Begriff der Hinzuverdienstgrenze auf Versichertenrenten, der Begriff der Einkommensanrechnung* auf Hinterbliebenenrenten (s. Hinterbliebe nenversorgung).

Hippokratischer Eid: (engl.) *hippocratic oath*; nach dem griechischen Arzt Hippokrates benannter Eid der die ethischen Grundlagen ärztlichen Handelns beschreibt; zeitgebundenes Dokument der Medi zingeschichte, das etwa 400 v. Chr. entstanden ist Der Eid bietet normierende, rational u. pragma tisch motivierte Leitlinien für die medizinische Ausbildung, das Arzt-Patienten-Verhältnis, den ärztlichen Beruf u. dessen Handlungsstrategie u. spiegelt die geistige Haltung u. hohe Moralvor stellung von Hippokrates wider. Als Formel für das Berufsethos ist der Eid erhalten, inhaltlich modifi ziert u. den Gegebenheiten der modernen Medizin angepasst, z. B. Arztgelöbnis*, Genfer Gelöbnis.

Hippotherapie: (engl.) *therapeutic riding*; Sammel bez. für therapeutische Verfahren, bei denen spe

gestörten Kindern (z. B. bei infantiler Zerebralparese) u. Erwachsenen (nach Unfall od. Schlaganfall, bei Multipler* Sklerose); therapeutisches Prinzip ist die Unterdrückung von pathologischen Reflexen u. die Nutzung physiologischer Gleichgewichtsreaktionen durch Sitz-, Halte- u. Bewegungsübungen unter Anleitung; **2.** heilpädagogisches Voltigieren: gymnastische Übungen auf dem im Kreis vom Voltigierwart geführten Pferd mit verhaltensauffälligen sowie lern- u. geistig behinderten Kindern; **3.** Behindertenreiten: therapeutischer Reitsport unter Aufsicht eines Reitwarts v. a. für Patienten mit Bein- od. Armamputation (vgl. Amputation) u. Thalidomid-Embryopathie. Ein wichtiger Aspekt ist der Umgang mit den Tieren in einer Gruppe.

Hirninfarkt: s. Schlaganfall.

Hirnleistungstraining: s. Ergotherapie.

Hirntod: (engl.) *brain death*; Tod* des Individuums durch Organtod des Gehirns; Zustand der irreversibel erloschenen Gesamtfunktion des Großhirns, Kleinhirns u. Hirnstamms bei durch kontrollierte Beatmung noch aufrechterhaltener Herz- u. Kreislauffunktion; die Feststellung des Hirntods ist nach dem Transplantationsgesetz* eine der notwendigen Voraussetzungen für die Organentnahme zur Transplantation beim toten Spender. Sie ist grundsätzlich von 2 dafür qualifizierten Ärzten, die nicht Mitglieder des Transplantationsteams sein dürfen, unabhängig voneinander durchzuführen. Vgl. Todeszeitpunkt.

Hitzeadaptation: (engl.) *adaption to heat*; Prozess der Gewöhnung an Hitze; regelmäßig wiederholte Expositionen gegenüber Hitzebelastung (s. Hitzearbeit) führen zu einer (messbaren) Akklimatisation über verschiedene Etappen; in der ersten Woche deutliche Zunahme der Schweißabgabe verbunden mit dem Rückgang von Herzfrequenz u. geringerem Anstieg der Körperkerntemperatur; die Tendenz setzt sich fort; dabei verringert sich die Elektrolytkonzentration des Schweißes bis auf $\frac{1}{10}$ des Ausgangswertes. Zusätzliche Ergänzung der Salzaufnahme ist nur bei nichtangepassten Arbeitnehmern, nicht mehr beim adaptierten Hitzearbeiter notwendig, stört ggf. die 4 Wochen dauernde Hitzeadaptation. Die Hitzeadaption verringert sich um 50 % im Lauf einer Woche ohne Hitzearbeit; nach Ablauf von 3 Wochen verliert sie sich.

Hitzearbeit: (engl.) *heat stress, work in a hot environment*; Tätigkeiten an heißen Arbeitsplätzen u./od. in heißer Arbeitsumgebung; z. B. in Gießereien, Schmieden, Vulkanisier- u. Galvanikbetrieben sowie bei der Wartung u. Reparatur von z. B. Schmelz- u. Hochöfen u. Kesselanlagen; wird beurteilt mit Hilfe der Effektivtemperatur für den bekleideten Menschen (Normaleffektivtemperatur, Abk. NET, nach Yaglou, 1927), einem Klimasummenmaß für das menschliche Klimaempfinden. Bei deutlichem Wärmestrahlungsanteil liegen

adaptation) unter dauernder Hitzebelastung (täglich mehr als 1 Stunde) je nach Arbeitsschwere ab 34–30 °C, bei kurzzeitig (>15 Minuten) u. unregelmäßig hitzeexponierten, nicht hitzeadaptierten Personen bei Schwerarbeit ab 35 °C NET. **Gefahren** durch Hitze: **1.** Verbrennungen durch direkten Kontakt mit heißen Materialien; **2.** Hitzeschäden im Organismus durch große Wärmezufuhr u. geringe Wärmeabgabe durch die hohe Arbeitsumgebungstemperatur, z. B. Hitzekollaps mit Kreislaufstörungen (großer Flüssigkeitsverlust durch Schwitzen), Kopfschmerzen u. Übelkeit; **3.** Wärmestau mit über 40 °C als Körpertemperatur führt zum Hitze: Hitzschlag mit Schädigung des Zentralnervensystems (Gehirn), in extremen Fällen mit Todesfolge. **Maßnahmen** zur Gefährdungsminimierung: **1.** Bereitstellung ausreichender Flüssigkeitsmengen; **2.** Einrichtung von mehreren Erholungspausen; vgl. Pause; **3.** arbeitsmedizinische Vorsorge (frühzeitige Erkennung besonders gefährdeter Personen).

Hitzearbeit
Richtwerte für die Normaleffektivtemperaturen (NET) für die Vorsorgeuntersuchung dauerhaft und hitzeadaptierter Personen bei unterschiedlicher Arbeitsschwere

Arbeits-energie-Umsatz	tägliche Expositionszeit (Minuten)		
	15–30	>30–60	>60
≤100 W	>36 NET	36 NET	34 NET
≤200 W	36 NET	34 NET	32 NET
≤300 W	34 NET	32 NET	30 NET
>300 W	32 NET	30 NET	

HIV-Erkrankung: (engl.) *HIV disease*; Abk. für Human-Immunodeficiency-Virus-Erkrankung; Syndrom der durch Infektion mit den Viren HIV-1 u. HIV-2 ausgelösten Erkrankungen, charakterisiert durch rezidivierende Dermatosen u. a. autoimmunologische Phänomene, im weiteren Verlauf durch Entwicklung eines Immundefekts mit Verminderung der zellulären Immunität, im fortgeschrittenen Stadium durch gehäuftes Auftreten von Erkrankungen an opportunistischen Erregern u. Parasiten sowie spezifischen Malignomen; Verlauf in Stadien u. mit großen interindividuellen Unterschieden, die von der Entwicklung asymptomatischer, immunkompetenter Verläufe von mehr als 10 Jahren Dauer bis zur Entwicklung des **AIDS-Syndroms** (auch AIDS-Vollbild: Stadium, in dem die volle Ausprägung der erworbenen Immunschwäche erreicht ist, u. in dem schwere, lebens-

viralen Substanzen lässt sich die Progression der HIV-Erkrankung deutlich verlangsamen u. die Lebenszeit verlängern. **Einteilung:** CDC-Klassifikation (nach dem amerikanischen Center of Disease Control vorgenommene Stadieneinteilung der HIV-Infektion) aufgrund von drei klinischen (A,B,C) u. 3 Laborkategorien (1,2,3); **Ätiologie:** Infektion mit dem weltweit verbreiteten u. v. a. in 2 Arten vorkommenden Retrovirus HI, das überwiegend in Europa u. Nordamerika als HIV-1 u. in Zentral- u. Ostafrika als HIV-2 verbreitet ist. Hauptübertragungswege sind ungeschützte sexuelle Kontakte, Einbringung von kontaminiertem Blut od. Blutprodukten in die Blutbahn (z. B. durch Transfusionen od. nicht sterile Injektionsnadeln), prä-, peri- u. postnatal (durch Stillen) von der infizierten Mutter auf ihr Kind. Die persistierende HIV-Infektion (u. damit potentiell lebenslange Ansteckungsfähigkeit) führt über die Zerstörung infizierter Zellen, Autoimmunphänomene u. Immundysregulation zur Verminderung der zellulären Immunität, welche die charakteristischen Erkrankungen zur Folge hat. Das HI-Virus wird durch übliche Desinfektionsmaßnahmen rasch inaktiviert. **Epidemiologie:** Seit der Erkennung Anfang der 80er Jahre des 20. Jh. mit großer Geschwindigkeit weltweit verbreitete Infektionskrankheit mit hoher Mortalität; mehr als 95 % aller Infizierten leben in Entwicklungsländern; v. a. junge Menschen sind betroffen, nahezu die Hälfte der Betroffenen sind Frauen; Prävalenz: Ende 2002 weltweit (nach Schätzungen der WHO*) mehr als 42 Mio. Menschen; Inzidenz: 5 Mio. Menschen 2002; Mortalität: seit Beginn der Epidemie bis Ende 2002 weltweit mehr als 3,1 Mio., in Deutschland ca. 20 500. **Leistungsansprüche an die Sozialversicherungsträger: 1.** an die GKV durch dauerhafte Medikation u. akutmedizinische Interventionen; **2.** seltener an die GRV durch Bedarf an Leistungen zur Rehabilitation u. Teilhabe sowie bei schwerwiegender u. dauerhafter Funktionsstörung durch Ansprüche auf Rente wegen Erwerbsminderung* (2005 ca. 400 Rentenneuzugänge); **3.** an die GPV insbes. in der Finalphase; **4.** an die Berufsgenossenschaft bei nachgewiesener Berufskrankheit*. Die Anerkennung des GdB (s. Grad der Behinderung) erfolgt nach den Grundsätzen des Schwerbehindertenrechts im SGB* IX, die Anerkennung einer MdE (s. Minderung der Erwerbsfähigkeit) nach den Grundsätzen des Sozialen* Entschädigungsrechts od. der GUV. **Prävention:** Senkung der Neuinfektionsrate durch Aufklärungskampagnen, Expositionsprophylaxe, Postexpositionsprophylaxe; **Hinweis:** gemäß § 7 Infektionsschutzgesetz* besteht bei gesichertem Nachweis einer neu aufgetreten HIV-Infektion Meldepflicht (in Form eines anonymen Berichts) beim Robert* Koch-Institut.

vom 24.7.1995 (BGBl. I S. 972), zuletzt geändert am 25.11.2003 (BGBl. I S. 2304); gewährleistet allen aufgrund von Blutprodukten vor dem 1.1.1988 unmittelbar mit HIV Infizierten od. als Folge einer HIV-Infektion (HIV*-Erkrankung) an AIDS Erkrankten u. deren nächsten Familienangehörigen Rentenzahlungen eine zu diesem Zweck errichtete Bundesstiftung; vgl. HIV-Erkrankung Anti-D-Hilfegesetz.

HLE: Abk. für health life expectancy; s. Lebenserwartung.

HMK: Abk. für Heilmittelkatalog*.

HMO: Abk. für Health* Maintenance Organization.

HMR: Abk. für Heilmittel*-Richtlinien.

Hochrisikostrategie: (engl.) *high-risk group strategy* Vorgehensweise u. a. in der Gesundheitsförderung*/ Prävention*, die sich insbes. auf Patienten mit ausgeprägten Risikofaktoren* (z. B. hoher Cholesterolspiegel od. hoher Blutdruck, koronare Herzkrankheit*), d. h. auf die Hochrisikogruppe konzentriert. Vgl. Bevölkerungsstrategie.

Hochschulambulanzen: (engl.) *university outpatien clinic*; i. d. R. hochspezialisierte Ambulanzen, Institute u. Abteilungen der Universitätskliniken zur ambulanten Behandlung von speziellen Erkrankungen u. Erkrankungen mit besonderem Krankheitsverlauf; ärztliche Behandlung gesetzlich Krankenversicherter an Hochschulen mit Ermächtigung* (auf Verlangen) durch den Zulassungsausschuss ist möglich; die Behandlung soll in dem für Forschung u. Lehre erforderlichen Umfang erfolgen; gilt auch für die psychothera peutische Behandlung nach den vom Gemeinsamen* Bundesausschuss anerkannten Verfahren bei Erfüllung der fachlichen Qualifikation i. R. der vertragsärztlichen Versorgung*. Die Leistungen werden unmittelbar von der Krankenkasse vergütet. Bei Hochschulambulanzen an öffentlich geförderten Krankenhäusern ist ein Investitionskostenabschlag zu berücksichtigen. Die Vergütung kann pauschaliert werden. **Rechtliche Grund lage:** § 117 SGB V; geregelt durch die Landesorganisationen der Krankenkassen gemeinsam u. einheitlich durch Vertrag mit den Hochschulen od. Hochschulkliniken.

Höchstmenge: (engl.) *maximum permissable quantity* gesetzlich geregelte Menge einer schädlichen Substanz, die in od. auf Lebensmitteln* nicht überschritten werden darf; berücksichtigt wurde, dass auch bei einer gelegentlichen Überschreitung dieser Werte eine gesundheitliche Gefährdung der Verbraucher nach dem derzeitigen Stand des Wissens nahezu ausgeschlossen ist; **Rechtliche Grundlage:** u. a. in der Schadstoff-Höchstmengenverordnung (SHmV; Verordnung über Höchstmengen an Schadstoffen in Lebensmitteln), EU-Höchstgehaltsregelung für Dioxine, Blei, Cadmium Quecksilber.

Hörerschöpfung: (engl.) *hearing impairment*; Nachlassen des Hörvermögens z. B. nach chronischer (jahrelanger) Lärmbelastung; irreversibel; vgl. Lärm.

Hörgeräteakustiker: (engl.) *hearing aid acoustician*; stellt auf der Basis einer fachärztlichen Diagnose Art u. Ausmaß von Hörbehinderungen fest, fertigt nach Abdrucknahme das Ohrpassstück (Otoplastik) des Hörgerätes an, wählt die geeigneten Bestandteile aus u. setzt sie zum kompletten Hörgerät zusammen; **Ausbildung:** 3-jährige staatlich anerkannte Ausbildung nach dem Berufsbildungsgesetz u. der Handwerksordnung (Verordnung über die Berufsausbildung zum Hörgeräteakustiker vom 12.5.1997, BGBl. I S. 1019).

Hörgeräteversorgung: (engl.) *hearing aid provision*; apparative Versorgung bei Funktionsstörungen des Ohres; **Formen: 1.** Hörgeräte, bestehend aus Mikrofon, Verstärker u. Lautsprecher entweder als Hinter-dem-Ohr-Gerät (Abk. HdO) od. im Ohr bzw. Gehörgang (Abk. IO) getragen, wobei die mögliche Verstärkungsleistung bei HdO-Geräten am höchsten ist; **2.** Implantate*, indiziert bei aufgehobener od. sehr eingeschränkter Funktionsfähigkeit des Innenohrs (Cochlear Implant) od. Teilimplantate mit elektromechanischer Übertragung der Signale vom Sprachprozessor direkt auf die Gehörknöchelchen bei Schallleitungsstörungen u. fehlender konventioneller Versorgungsmöglichkeit; **3.** Tinnitusgeräte, kombiniert mit konventionellen Hörgeräten bei Hörstörungen, sind Breitband-Rauschgeneratoren; ihr Rauschen überdeckt u. mindert das subjektiv wahrgenommene Ohrgeräusch (s. Tinnitus aurium) od. löscht es vorübergehend aus (Maskierung); **4.** weitere Produkte wie z. B. Signalanlagen mit taktiler od. optischer Ausgabeeinheit sichern gehörlosen od. hochgradig schwerhörigen Menschen die Wahrnehmung akustischer Signale, deren Empfang i. R. der eigenständigen Lebensführung, des selbständigen Wohnens u. des Erziehungsauftrages als behinderter Elternteil unabdingbar sind. Der HNO-Arzt verordnet das Hörgerät, dessen Anpassung meist durch einen Hörgeräteakustiker* erfolgt; bei Kindern ist eine Geräteanpassung möglichst frühzeitig zur Förderung der Sprachentwicklung einzuleiten. Die Versorgung bzw. Abrechnung orientiert sich im ambulanten Bereich z. B. an den Hilfsmittel*-Richtlinien bzw. stationär (z. B. bei Implantaten*) i. R. des DRG*-Systems.

Hörminderung: (engl.) *noise deafness*; Schallleitung- u./od. Schallempfindungsstörung; **Einteilung:** entsprechend dem Grad der Einschränkung eingestuft als: **1.** Schwerhörigkeit; **2.** bis an Taubheit reichende Schwerhörigkeit; **3.** Taubheit. **Ätiologie:** irreversible Schädigung der Haarzellen im Innenohr: **1.** pränatal (z. B. infolge von Infektionen der Mutter während der Schwangerschaft: Röteln-

lische Störungen; **3.** postnatal (z. B. Meningitis, Masern, Mumps, Windpocken); **4.** bei Jungendlichen u. Erwachsenen: Schädigung durch Lärm (Freizeitverhalten durch Diskotheken-Lärm mit über 100 dB(A), Arbeitsplätze mit Lärm, s. Abb.),

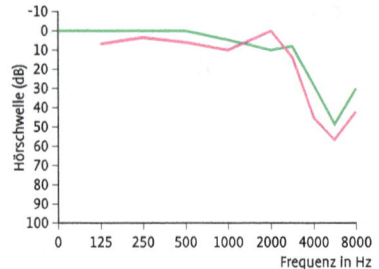

Hörminderung: Tonschwellenaudiogramm: C5-Senke im Bereich von 5 kHz bei Lärmschwerhörigkeit

Medikamentennebenwirkungen (Aminoglykosid-Antibiotika, Diuretika, Zytostatika), Schädelhirntrauma*, Knalltrauma, auch nach Airbag-Explosion. Risikofaktor: Lärm. In Deutschland haben ca. 5 Mio. Arbeitnehmer einen Gehör gefährdenden Arbeitsplatz. Äquivalenzdosen für Schallpegel u. Immissionsdauer: bei Schallpegel 85 dB(A) entsteht ein Gehörschaden in 40 Stunden, bei 95 dB(A) bereits in 4 Stunden, bei 105 dB(A) bereits nach 24 Minuten. Eine Schallpegelerhöhung um 10 dB setzt einen Gehörschaden in nur 10 % der Zeit. **Epidemiologie:** häufigste sensorische Beeinträchtigung des Menschen. Etwa 5 von 10 000 Menschen weisen eine Hörstörung auf. Ca. 14 Mio. Menschen klagen über erschwertes Hören u. Verstehen. Rund 80 000 sind vor dem Spracherwerb ertaubt. Prävalenz: kindliche Hörstörungen 1–3 pro 1000 Kinder, davon ca. 35 % genetisch bedingt, ca. 19 % erworben u. ca. 46 % unklarer Ätiologie. **Leistungsansprüche an die Sozialversicherungsträger: 1.** an die GKV durch Versorgung mit Hörgeräten, Cochlear-Implantaten; **2.** an die GRV durch Bedarf an Leistungen* zur medizinischen Rehabilitation u. Leistungen* zur Teilhabe (2005 ca. 400 medizinische Rehabilitationen) sowie bei schwerwiegender u. dauerhafter Funktionsstörung durch Ansprüche auf Rente wegen Erwerbsminderung (2005 ca. 270 Rentenneuzugänge); **3.** an die Berufsgenossenschaft bei nachgewiesener Berufskrankheit*. Die Anerkennung des GdB (s. Grad der Behinderung) erfolgt nach den Grundsätzen des Schwerbehindertenrechts im SGB* IX, die Anerkennung einer MdE (s. Minderung der Erwerbsfähigkeit) nach den Grundsätzen des Sozialen* Entschädigungsrechts od. der GUV. **Prä-**

nemann (1755–1843) begründetes Heilverfahren mit Arzneimitteln in spezieller Zubereitung (sog. Potenzen) auf Grundlage des Ähnlichkeitsgrundsatzes, nach dem eine Krankheit durch diejenige Arznei in niedrigen Dosen geheilt werden kann, die am gesunden Menschen in hoher Dosis ähnliche Symptome hervorruft, wie sie am Kranken zu beobachten sind; die eingesetzten Arzneimittel (Mineralien, Pflanzen, Tiergifte) werden in einem speziellen Verfahren zubereitet (Potenzierung: Abfolge von Verdünnung u. Verschüttelung od. Verreibung). **Kostenübernahme:** Kosten für die homöopathische Behandlung werden in der GKV von den Krankenkassen in unterschiedlichem Umfang übernommen, wenn die Behandlung von einem zugelassenen Vertragsarzt* durchgeführt wird. Kosten für homöopathische Arzneimittel werden i. d. R. nicht übernommen; in der PKV hängt die Erstattung von den vertraglichen Regelungen ab.

Homosexualität: (engl.) *homosexuality*; Bez. für sexuelle Orientierung u. Aktivität mit Bezug auf Partner (vollständig od. überwiegend) des gleichen Geschlechts; Homosexualität als gleichberechtigte Variante menschlicher Sexualität ist bereits aus der Antike bekannt u. wird gesellschaftlich akzeptiert, ignoriert od. verfolgt; während des Nationalsozialismus wurden insbes. männliche Homosexuelle verhaftet, verurteilt, zwangssterilisiert, in Konzentrationslager gebracht u. ermordet. In medizinischen Fachbüchern wurde Homosexualität noch bis in die 90er Jahre des 20. Jh. als psychische Erkrankung dargestellt u. konnte in der ICD 9 als solche verschlüsselt werden. Mit der ICD 10 (seit 1.1.2000) gibt es lediglich das Krankheitsbild der sexuellen Beziehungsstörung. Homosexualität ist in Deutschland entkriminalisiert; durch das 29. Strafrechtsänderungsgesetz vom 31.5.1994 (BGBl. I 1994, S. 1168) ist der eine besondere Strafbarkeit homosexueller Handlungen an minderjährigen Männern begründende § 175 StGB abgeschafft u. die Bestimmung des § 182 StGB in eine für beide Geschlechter geltende einheitliche Jugendschutzvorschrift (s. Jugendschutzgesetz) umgestaltet worden, die den sexuellen Missbrauch* von männlichen u. weiblichen Jugendlichen unter 16. Jahren durch über 18 bzw. 21 Jahre alte Personen unter Strafandrohung stellt. Das Lebenspartnerschaftsgesetz* regelt die Eingehung u. Auflösung anerkannter Lebenspartnerschaften gleichgeschlechtlicher Partner. Trotz der juristischen Veränderungen wird Homosexualität nach wie vor von Teilen der Bevölkerung abgelehnt, es kommt zu Ausgrenzung, Diskriminierung sowie zu Gewalt gegenüber offen homosexuell Lebenden, insbes. in ländlichen Gegenden. Schwierig ist für Homosexuelle insbes. die sog. Coming-Out-Phase, in der sie sich gegenüber sich selbst u. ihrer Umgebung zu ihrer Homosexualität bekennen. In

sche Grundhaltung sowie die Vermittlung in spezialisierte Beratung od. Selbsthilfegruppen kann diesen Prozess positiv beeinflussen. Vgl. Heterosexualität.

HON-Code: (engl.) *HON code*; im Internet verbreitetes Qualitätssiegel der Health on the Net Foundation (Abk. HON) für medizinische Online-Information (s. E-Health); **HON-Kriterien** (Code of Conduct): **1.** Inhalte stammen ausschließlich von Fachleuten. **2.** Website ersetzt in keiner Hinsicht die Arzt-Patienten-Beziehung, sondern unterstützt sie. **3.** Website respektiert die Vertraulichkeit von Patientendaten. **4.** Informationen sind nach Möglichkeit mit der Angabe von Referenzen, Quellen u. der Nutzung von Beweisen versehen. **5.** Jede Seite enthält das Datum der letzten Aktualisierung **6.** Die Seiten sind klar gestaltet u. stets mit einer Kontaktmöglichkeit versehen. **7.** Sponsoren u. Unterstützer der Website werden genannt. **8.** Werbung u. originaler Inhalt werden getrennt. Im Grundsatz wurden die Kriterien zur Qualitätssicherung von Internetinformation von anderen Initiativen, z. B. dem e-Health-Code of Ethics od MedCertain, übernommen. **Hinweis:** Da die Erfüllung der Qualitätskriterien durch die Informationsanbieter bei den HON-Regelungen aufgrund der kaum zu bewältigenden Kontrollmöglichkeiten auf freiwilliger Basis beruht, wird das Vergabeprinzip bzw. die Wirksamkeit des HON-Qualitätssiegel kritisch beurteilt.

Honorar: (engl.) *remuneration*; Bez. für die ärztliche Vergütung; das privatärztliche Honorar gilt als Anspruch des Arztes gegenüber dem Patienten für erbrachte Leistung u. wird direkt mit diesem abgerechnet; i. R. der GKV erfolgt die vgl. Abrechnung ärztlicher Leistungen zwischen Arzt u. KV. Vgl. Gesamtvergütung, Honorarverteilungsmaßstab.

Honorardeckel: (engl.) *budget ceiling*; Obergrenze der Gesamtvergütung*; vgl. Deckelung.

Honorarkürzung: (engl.) *fee cut*; Zwangsmaßnahme der Krankenkassen gemeinsam mit den KVen gegen Vertragsärzte*; **Ursache: 1.** fehlender Fortbildungsnachweis (§ 95 d SGB V), **2.** nicht erfolgreiche Wirtschaftlichkeitsprüfung (s. Abrechnung ärztlicher Leistungen).

Honorarverteilungsmaßstab: (engl.) *distribution o remuneration scale*; Abk. HVM; in der GKV Schlüssel für die Aufteilung der Gesamtvergütungen* an die Vertragsärzte* u. Psychologische Psychotherapeuten*; berücksichtigt den Menge der erbrachten Leistungen Aspekte der Sicherstellung. s. Sicherstellungsauftrag) u. der gezielten Förderung von Bereichen der ambulanten Medizin; die eingehende, aus der Gesamtvergütung resultierende Geldmenge wird durch ein Punktesystem verteilt, wonach jeder erbrachten Leistung je nach Aufwand eine Punktmenge zugewiesen wird. Am Ende eines Abrechnungszeitraums wird auf der Grundlage

folgt dabei getrennt für die haus- u. die fachärztliche Versorgung. **Rechtliche Grundlage:** Die Honorarverteilung wird seit 1.7.2004 zwischen den Landesverbänden der Krankenkassen u. der KV vertraglich vereinbart.

Hort: (engl.) *nursery, after school care club*; Schülerhort; Betreuung von Kindern im Grundschulalter (meist von 6 bis 10, ggf. bis 12 Jahren) nach der Schule mit Mittagessen, Hausaufgabenbetreuung, Unterstützung bei der Gestaltung der Freizeit in Gemeinschaft mit anderen Kindern sowie Interessentwicklung; die Horterziehung i. R. der Kinder*- und Jugendhilfe geht zurück zugunsten der Ganztagsschule u. Horte an Schulen, die von der Schulverwaltung betrieben werden. Für behinderte Kinder wird Integration (in Einrichtungen mit nicht behinderten Kindern) statt Sonderhort angestrebt. **Leistungsanbieter:** kommunale Jugendämter*, freie Jugendhilfeträger, Schulverwaltungen; **Leistungsträger:** z. T. der Staat; Eigenbeteiligung der Eltern; **Rechtliche Grundlage:** Tageseinrichtung nach § 22 SGB VIII.

Hospitalinfektion: s. Infektion, nosokomiale.

Hospitalisationsrate: (engl.) *admissions rate*; Zahl der Krankenhausfälle od. Krankenhaus-Pflegetage entsprechend der Anzahl der um 24:00 Uhr vollstationär untergebrachten Patienten pro 1000 Einwohner.

Hospitalismus: (engl.) *hospitalism*; Bez. für alle durch bzw. während eines Krankenhaus- od. Heimaufenthalts auftretenden Schädigungen; **Ursache:** ärztliche, Ernährungs- od. Pflegefehler, Infektionen, psychische Faktoren. **Formen: 1. infektiöser** Hospitalismus: s. Infektion, nosokomiale; **2. psychischer** Hospitalismus: psychische Schädigung, die infolge fehlender affektiver Zuwendung u. sozialer Ansprache (Deprivation) auftritt; Vorkommen v. a. bei Säuglingen u. Kleinkindern, auch bei Langzeitpatienten in Krankenhäusern u. bei Heimbewohnern; **Symptome:** z. B. kognitive u. emotionale Verarmung, Kontaktstörungen, Angst, Apathie, erhöhte Infektionsanfälligkeit, erhöhte Mortalität*.

Hospitalkeime: (engl.) *hospital organisms*; veraltete Bez. für die Erreger von nosokomialen Infektionen*; entgegen früheren Auffassungen ist das Hauptreservoir von Hospitalkeimen nicht in der Krankenhausumgebung (z. B. Oberflächen, Geräte, Instrumente) zu suchen, sondern im Patienten selbst u. in anderen Personen (Mitpatienten u. Personal).

Hospiz: (engl.) *hospice*; ambulante od. stationäre Einrichtung zur Begleitung, Betreuung u. (palliativen, adjuvanten) Behandlung sowie Pflege sterbender Menschen, ggf. unter Einbeziehung ihrer Angehörigen; die Maßnahmen werden interdisziplinär u. a. durch Ärzte, ausgebildetes Pflegepersonal, Psychologen, Sozialarbeiter u. durch Laien

Maßnahmen in Abstimmung mit behandelnden Ärzten u. beteiligten Pflegediensten, Vermittlung weitergehender Hilfen; **2. ambulanter Hospiz- u. Palliativ-Pflegedienst:** palliativ-pflegerische Versorgung in der häuslichen Umgebung in enger Abstimmung mit behandelnden Ärzten, Grundpflege* bei Bedarf, ggf. Anleitung von Angehörigen bei palliativ-pflegerischen Maßnahmen; **3. ambulantes Hospiz:** psychosoziale Beratung u. Unterstützung mit Angeboten von Sterbebegleitung, Trauerbegleitung, Angehörigenbegleitung; **4. Tageshospiz:** teilstationäre palliativ-pflegerische bzw. medizinische u. psychosoziale Betreuung von Patienten u. Angehörigen, Entlastung u. Unterstützung des Patienten bzw. seiner Angehörigen in seiner häuslichen Umgebung; **5. stationäres Hospiz:** Einrichtung mit familiärem Charakter mit i. d. R. höchstens 16 Plätzen u. dem Schwerpunkt in der Überwachung der Schmerztherapie, Symptomkontrolle u. in der palliativ-pflegerischen, psychosozialen sowie religiösen bzw. spirituellen Betreuung. **Rechtliche Grundlage:** Nach § 39 a SGB V haben Versicherte, die keiner Krankenhausbehandlung, jedoch einer palliativ-medizinischen Behandlung bedürfen, Anspruch auf einen Zuschuss zu stationärer od. teilstationärer Versorgung in Hospizen. Die Krankenkassen haben ferner ambulante Hospizleistungen zu fördern. Die Einrichtungen müssen hierfür bestimmte Qualitätsanforderungen erfüllen (Rahmenvereinbarung nach § 39 a SGB V über Art u. Umfang sowie Sicherung der Qualität der stationären Hospizversorgung vom 13.3.1998, in der Fassung vom 9.2.1999). **Hinweis:** Ein bedeutender Anteil der Kosten ist durch Eigenleistung des Versicherten, Spenden u. ehrenamtliches Engagement aufzubringen. Vgl. Palliativmedizin.

HPC: Abk. für Health Professional Card; s. Heilberufeausweis, elektronischer.

HTA: Abk. für (engl.) *health* technology assessment.

human development index: Abk. HDI; Index der menschlichen Entwicklung; im internationalen Vergleich herangezogene länderbezogene Maßzahl der menschlichen Entwicklung; misst die durchschnittlichen Werte eines Landes in 3 grundlegenden Dimensionen menschlicher Entwicklung: **1. Lebenserwartung** zum Zeitpunkt der Geburt; **2. Bildungsgrad:** Ausmaß an Wissen, erfasst über die Alphabetisierungsrate Erwachsener u. die Schuleinschreibungsrate im Primär-, Sekundär- u. Tertiärbereich des Bildungssystems; **3. Lebensstandard:** erfasst über die reale Kaufkraft pro Kopf in US Dollar (Purchase Power Parities, Abk. ppp). Die Bewertung des HDI erfolgt durch das Entwicklungsprogramm der Vereinten Nationen (United Nations Development Program, Abk. UNDP) auf Basis des jährlichen Berichts über die menschliche Entwicklung (Human Development Report, Abk.

wicklung: HDI ≥0,8; **2.** Länder mit mittlerer Entwicklung: HDI <0,8 u. ≥0,5; **3.** Länder mit geringer menschlicher Entwicklung: HDI <0,5. Der HDI-Wert 2004 erfasste insgesamt 177 Staaten, 122 davon wurden als Länder mit geringer od. mittlerer Entwicklung eingestuft. Deutschland stand mit einem HDI von 0,925 an 19. Stelle. **Hinweis:** Aufgrund überwiegend politisch motivierter Kritik am HDI (z. B. bezüglich der Bewertung der Menschenrechtslage u. der Eingruppierung vor/ hinter bestimmte Länder) wird der HDI seit Mitte der 90er Jahre des 20. Jh. nicht mehr in offiziellen UN-Dokumenten erwähnt.

Humangenetik: (engl.) *human genetics*; Fachgebiet der Medizin u. Genetik, das sich mit der Vererbung von Merkmalen beim Menschen, den Ursachen erblicher Krankheiten u. deren Vermeidung bzw. Behandlung befasst; vgl. Beratung, genetische.

Humangenomprojekt: (engl.) *human genome research*; Abk. HGP; Vorhaben der Human Genome Organization (Abk. HUGO), die gesamte DNA-Sequenz (ca. 3 Mrd. Basen) des Menschen zu ermitteln u. als Datenbank zur Verfügung zu stellen; ermöglicht wurde das HGP durch hochauflösende Genkarten, Genbanken, automatisierte Sequenzierung u. leistungsfähige Rechnerprogramme. **Ziel:** Identifizierung aller auf 25 000–100 000 geschätzten Gene, deren Funktion bzw. Zusammenspiel sowie ihrer Defekte, um auf dieser Basis u. a. neue Diagnostika u. Arzneimittel entwickeln zu können u. Erkenntnisse zu Krankheitsrisiken u. der Entstehung von Krankheiten zu gewinnen.

Humankapitalansatz: (engl.) *human capital approach*; dient der Ermittlung der indirekten Kosten einer Erkrankung durch den Wegfall an Produktionspotential bei Krankheit u. vorzeitigem Tod; Indikator ist das durch Krankheit entgangene Einkommen, berechnet als Produkt aus Dauer des Ausfalls u. Lohnsatz; problematisch ist die Bewertung der Krankheitsfolgen von Personen, die nicht aktiv auf dem Arbeitsmarkt tätig sind. **Hinweis:** Der Humankapitalansatz hat den Vorzug, relativ leicht operationalisierbar zu sein, u. ist daher bei Kosten*-Nutzen-Analysen häufig angewendet worden. Er ist jedoch in der ökonomischen Theorie, die sonst durchweg auf individuelle Wertungen abstellt, einen Ausnahme. Seine ethische Fundierung wird problematisiert. Vgl. Friktionskostenansatz.

H-Untersuchung: (engl.) *H-examination*; Abk. für eine Untersuchung auf der Grundlage des Hinweises der landwirtschaftlichen Berufsgenossenschaften* zur arbeitsmedizinischen Vorsorgeuntersuchung; auf der Grundlage einer arbeitsmedizinischen Gefährdungsbeurteilung* u. unter Zugrundelegung von Tätigkeiten mit Gefahrstoffen* erarbeitete Hinweise, nach denen arbeitsmedizinische Untersuchungen durchgeführt werden; die-

nehmen durchgeführt werden. Bisher haben die landwirtschaftlichen Berufsgenossenschaften 10 Hinweise analog zur G*-Untersuchung veröffentlicht. Vgl. Vorsorge, arbeitsmedizinische.

HVM: Abk. für Honorarverteilungsmaßstab*.

Hydrotherapie: (engl.) *hydrotherapy*; Anwendung von Wasser verschiedener Temperatur u. Erscheinungsform: fest (s. Kryotherapie), flüssig (Wasser od. wasserhaltige, kalte od. warme Stoffe) od. als Wasserdampf; **Ziel:** Schmerzreduktion, gesteigerte Gewebedehnbarkeit, Durchblutungssteigerung Entzündungshemmung (bei kalten Bädern); **Verfahren:** Waschungen, Wickel u. Auflagen, Packungen, Gussbehandlungen, medizinische Bäder (mit Zusätzen wie Kohlensäure, Peloiden, Heublumenextrakt usw.), Teilbäder (Arm-, Fuß-, Sitzbäder) Dampfbäder sowie Wassertreten.

HYE: Abk. für healthy* year equivalent.

Hygiene: (engl.) *hygiene*; **1.** (umgangssprachlich) Sauberkeit, Keimfreiheit; Abwesenheit od. Entfernung von unreinen, ekelerregenden, (vermeintlich) gesundheitsschädlichen Substanzen, insbes. durch Reinigungs- u. Desinfektionsmaßnahmen; **2.** früher medizinisches Fachgebiet, das sich allgemein mit der Verhütung von Krankheit sowie mit der Steigerung von Gesundheit u. Wohlbefinden be fasst; aus diesem universalen z. T. auch biologistischen Verständnis entstanden Spezialitäten wie Arbeits-, Boden-, Ehe-, Individual-, Kleidungs-, Luft-, Nerven-, Rassen-, Schul-, Seuchen-, Siedlungs-, Sozial-, Wasser- u. Wohnungshygiene **3.** heutige medizinisches Fachgebiet, das sich mit den Einflüssen von Krankheitserregern, che mischen Schadstoffen sowie physikalischen Noxen auf die Gesundheit befasst, diese aus ärztlicher Sicht wertet u. wissenschaftlich begründete Präventionsmaßnahmen erarbeitet. Wichtige Teilgebiete sind Krankenhaushygiene*, Nahrungsmittelhygiene* u. Umwelthygiene* (vgl. Trinkwasser).

Hygienebeauftragter: s. Arzt, hygienebeauftragter.

Hygienefachkraft: (engl.) *infection control practitioner*; Fachkrankenpfleger für Hygiene; Gesundheits- u. Krankenpfleger mit mindestens 3-jähriger Berufstätigkeit u. zusätzlicher 2-jähriger Weiterbildung in der Krankenhaushygiene*; Tätigkeit in Zusammenarbeit mit Krankenhaushygieniker* bzw. hygienebeauftragtem Arzt*.

Hygienekommission: (engl.) *infection control committee*; Gremium, dessen Errichtung gemäß „Richtlinie für Krankenhaushygiene u. Infektionsprävention" des Robert* Koch-Instituts in Krankenhäusern zur Beratung u. Unterstützung des ärztlichen Leiters empfohlen wird; **Aufgabe:** Prophylaxe Bekämpfung u. Analyse von nosokomialen Infektionen*, Festlegung der Präventionsmaßnahmen sowie Mitwirkung bei Bauplanung u. Personalfortbildung; die Kommission wird i. d. R. gebildet von ärztlichem Leiter, Verwaltungsleiter, Kranken-

nischem Leiter.

Hygieneplan: (engl.) *infection control policy*; Plan, der wesentliche infektionspräventive Maßnahmen für einen bestimmten Tätigkeitsbereich mit erhöhtem Infektionsrisiko (schriftlich) festlegt; **Ziel:** Minimierung des Infektionsrisikos sowohl für das in bestimmten Einrichtungen beschäftigte Personal als auch für die dort untergebrachten od. versorgten Personen; Hygienepläne nach TRBA*250 berücksichtigen Aspekte wie Desinfektion*, Schutzkleidung (s. Schutzausrüstung, persönliche), Isolierungsmaßnahmen (s. Isolierung) u. mikrobiologische Kontrollen; gemäß Kommentar zu §36 Infektionsschutzgesetz* sind Hygienepläne explizit den unterschiedlichen Infektionsrisiken anzupassen u. können z.B. auch Maßnahmen zur Infektionserfassung, die Bereitstellung separater Toiletten od. die Spritzenvergabe in Justizvollzugsanstalten beinhalten.

Hygiene, soziale: s. Sozialhygiene.

Hypertonie, arterielle: (engl.) *hypertension*; syn. arterielle Hypertension, Hochdruckkrankheit; dauernde Erhöhung des arteriellen Blutdrucks auf Werte von systolisch mindestens 140 mmHg u. diastolisch mindestens 90 mmHg bzw. unter 90 mmHg bei der isolierten arteriellen Hypertonie; chronische Erkrankung des Herz- Kreislauf-Systems mit hoher Prävalenz u. Mortalität bei niedrigem Entdeckungs- u. Behandlungsgrad. Bei ca. 30% der Männer u. 15% der Frauen mit Hypertonie ist die Erkrankung nicht bekannt, bei weiteren 20% erfolgt keine ausreichende Behandlung. Eine frühe Diagnosestellung u. suffiziente Therapie (Medikation, Umstellung der Lebensgewohnheiten) sind entscheidend für die Verringerung der Hochdruckfolgen wie koronare Herzkrankheit*, periphere arterielle Verschlusskrankheit*, Niereninsuffizienz*, Herzinsuffizienz*, Schlaganfall* u. Enzephalopathie. **Einteilung: 1.** nach Blutdruckhöhe: s. Tab. 1; **2.** Einteilung nach hypertoniebedingten Organschäden gemäß WHO*: s. Tab. 2; **Ätiologie:** in 90% der Erkrankungen unbekannt (primäre od. essentielle Hypertonie), bei 10% Folge der Erkrankung anderer Organe wie Niere, endokrine Drüsen, Aortenisthmusstenose od. medikamenteninduziert (sekundäre Hypertonie); Risikofaktoren: Adipositas, Nicotin, Alkohol, hohe Kochsalzzufuhr, körperliche Inaktivität, psychosoziale Belastungsfaktoren, genetische Disposition; **Epidemiologie:** Prävalenz in Deutschland bei Männern um 30%, bei Frauen um 27%, ab dem 50. Lebensjahr liegt bei 50% der Bevölkerung eine arterielle Hypertonie vor.

Leistungsansprüche an die Sozialversicherungsträger: 1. an die GKV durch akutmedizi-

nische Interventionen u. dauerhafte Medikation, auch sekundär aufgrund der Folgekrankheiten; **2.** an die GRV durch Bedarf an Leistungen* zur medizinischen Rehabilitation u. Leistungen* zur Teilhabe sowie bei schwerwiegender u. dauerhafter Funktionsstörung durch Ansprüche auf Rente wegen Erwerbsminderung*. Die Anerkennung des Grades* der Behinderung erfolgt nach den Grundsätzen des Schwerbehindertenrechts im SGB*IX.

Prävention: frühzeitige Erkennung u. Behandlung der arteriellen Hypertonie, Aufklärung über u. Vermeidung von Risikofaktoren, Änderungen des Lebensstils.

Hypothesengenerierung: (engl.) *hypothesis generation*; Prozess des Ableitens von Aussagen, Behauptungen od. Theorien, deren Zutreffen od. Nicht-Zutreffen mit Hilfe einer Studie od. eines Experimentes belegt werden können; überprüfbare Hypothesen werden aus theoretischen Ableitungen, zufälligen od. systematischen Beobachtungen od. Pilotstudien gewonnen.

HzE: Abk. für Hilfe* zur Erziehung.

HzL: Abk. für Hilfe* zum Lebensunterhalt.

H

nach dem amerikanischen JNC (Joint National Committee VI)

Klassifikation	systolisch (mmHg)	diastolisch (mmHg)
normal	<120	<80
Prehypertension	120 –139	80 –89
Hypertonie (Schweregrad 1)	140 –159	90 –99
Hypertonie (Schweregrad 2)	≥160	≥100

Hypertonie, arterielle   Tab. 2
Einteilung nach hypertoniebedingten Organschäden nach WHO

Grad	hypertoniebedingte Organschäden
I	keine nachweisbare Schädigung an Herz, Niere, Gehirn; Augenhintergrundveränderungen
II	Schädigungen an Herz oder Niere oder Gehirn und Augenhintergrundveränderungen
III	Schädigungen mehrerer Organe und Augenhintergrundveränderungen

IADL: Abk. für (engl.) *instrumental activities of daily living*; s. Aktivitäten des täglichen Lebens.

ICD: Abk. für International* Statistical Classification of Diseases and Related Health Problems; Internationale statistische Klassifikation der Krankheiten u. verwandter Gesundheitsprobleme; für medizinstatistische Zwecke entwickeltes, weltweit anerkannt u. eingesetztes Verzeichnis der Diagnosen, Symptome, abnormen Laborbefunde, Verletzungen u. Vergiftungen, äußerer Ursachen von Morbidität u. Mortalität u. auch Faktoren, die den Gesundheitszustand beeinflussen; die einzelnen Gruppen sind nach verschiedenen Prinzipien (z. B. Ätiologie, Morphologie, klinische Fächer, Organe, Regionen) eingeteilt. 1893 als Internationales Todesursachenverzeichnis erstmals veröffentlicht u. seit der 6. Revision (1948) in der Verantwortung der WHO weiterentwickelt, in etwa zehnjährigen Abständen revidiert, zunehmend an die Bedürfnisse für Morbiditätsstatistiken u. Abrechnungszwecke angepasst u. liegt seit 1992 in der 10. Revision (ICD-10) vor. **Anwendung:** z. B. zur Verschlüsselung von Todesursachen (seit 1.1.1998) sowie von Diagnosen in der GKV (seit 1.1.2000 nach § 295 Abs. 1 S. 2 SGB V verbindlich). Für die Verschlüsselung der Diagnosen im kurativen u. rehabilitativen Bereich (Morbidität) wird seit 2004 die deutsche Adaptation ICD-10-GM (German Modification; bis 2003 als ICD-10-SGB-V bezeichnet) benutzt. **Aufbau:** ICD-10 besteht aus 3 Bänden. Sie ist eine einachsige, monohierarchische Klassifikation u. gliedert sich in 22 Krankheitskapitel, die nach jeweils passenden, unterschiedlichen semantischen Bezugssystemen (Ätiologie, Lokalisation, Organsysteme, besondere klinische Zustände) weiter in Gruppen, Kategorien u. Subkategorien unterteilt sind. Die Notation ist alphanumerisch mit einem Buchstaben an erster Stelle, gefolgt von 2 Ziffern. Je nach Differenzierungsgrad folgen dann ein Punkt u. bis zu 2 weitere Ziffern. Beispiel: E11.90 Nicht primär insulinabhängiger Diabetes mellitus Typ 2, ohne Komplikation, nicht als entgleist bezeichnet. Vgl. ICPM, ICNP, ICF, SNOMED, SNOP.

ICD-O: Abk. für International Classification of Diseases for Oncology; Spezialausgabe der ICD-10 für die Dokumentation von Tumorerkrankungen; enthält 2 Subklassifikationen (Schlüssel) für Lokalisation u. Morphologie; der Lokalisationsschlüssel beschreibt den Ort des primären Tumors u. verwendet dafür i. d. R. dieselben Schlüsselnummern wie ICD-10 in Kapitel II Neubildungen. Der Morphologieschlüssel (syn. Histologieschlüssel) beschreibt den Zelltyp u. das biologische Verhalten (z. B. benigne, maligne, Carcinoma in situ, unbekannte Dignität), histologische Differenzierung (Grading) u. Lokalisation. In den deutschen Krebsregistern wird seit 1994 eine deutsche Erweiterung der ICD-O-2 verwendet: Tumorlokalisationsschlüssel (TLS) u. Tumorhistologieschlüssel (THS). **Hinweis:** Seit 2003 ist die deutsche Fassung der ICD-O-3 beim DIMDI verfügbar; sie enthält keine Abweichungen mehr zum englischsprachigen Original u. soll ICD-O-2 ablösen.

ICF: Abk. für International Classification of Functioning, Disability and Health; Internationale Klassifikation der Funktionsfähigkeit, Behinderung u. Gesundheit; 2001 von der WHO verabschiedet; Klassifikation von Folgeerscheinungen von Krankheit u. Behinderung; standardisierte Beschreibung funktionaler Aspekte von Gesundheit u. Behinderung unter Berücksichtigung des Lebenshintergrunds einer Person (umwelt- u. personenbezogene Kontextfaktoren*) in Ergänzung zu ICD*. **Aufbau:** Teilklassifikationen (Komponenten der ICF sind Körperfunktionen, Körperstrukturen, Aktivitäten u. Teilhabe sowie Umweltfaktoren. Personbezogene Faktoren sind wegen großer soziokultureller Unterschiede nicht klassifiziert. Durch Einbeziehung der Ebenen Körper, Individuum u. Teilhabe an Lebensbereichen unter Berücksichtigung des Kontextes (umwelt- u. personbezogene Faktoren) können Schädigungen u. Beeinträchtigungen der funktionalen Gesundheit beschrieben (klassifiziert) werden, durch Einbeziehung von Beurteilungsmerkmalen grundsätzlich auch das Ausmaß einer Schädigung bzw. Beeinträchtigung der Körperfunktion od. -struktur, Gesundheitsstörung od. der Aktivität u. Teilhabe. **Sozialmedizinische Bedeutung:** Der Begriff Teilhabe* bezeichnet die Fähigkeit des Individuums zur Partizipation in den verschiedenen Lebensbereichen (einschließlich des Erwerbslebens) u. ist in die Sozialgesetzgebung (v. a. SGB IX) übernommen. **Hin

Ich-AG: s. Existenzgründungszuschuss.

ICHPPC: Abk. für International Classification of Health Problems in Primary Care; Internationale Klassifikation der Gesundheitsprobleme für die medizinische Grundversorgung; von der World Organisation of Family Doctors (WONCA) mit dem Ziel entwickelt, eine auf die Allgemeinmedizin bezogene Kurzfassung der ICD* zu erstellen, die von Allgemeinärzten in der ganzen Welt akzeptiert werden könnte u. 1974 als ICHPPC-1 (auf ICD-8 basierend), 1979 als ICHPPC-2 (auf ICD-9 basierend) veröffentlicht. ICHPPC-2-Defined (1983) ist Basis der Entwicklung von ICPM* u. ist ins Deutsche übersetzt.

ICIDH: Abk. für International Classification of Impairments, Disabilities and Handicaps; Internationale Klassifikation der Schädigungen, Fähigkeitsstörungen u. Beeinträchtigungen; klassifiziert die Folgen von Krankheiten durch Achsen für Schädigungen, Fähigkeitsstörungen* u. Beeinträchtigungen; 1980 von der WHO veröffentlicht, 1997 unter der Bez. ICIDH, 2001 als ICF*; **Sozialmedizinische Bedeutung:** von der WHO verabschiedete Klassifikation, die im Gegensatz zur ätiologie- u. diagnoseorientierten ICD* an Krankheitsfolgen ausgerichtet ist. Verwendung als Modell zur berufs- u. disziplinübergreifenden Vereinheitlichung der Sprache für Rehabilitation* u. Pflege*.

ICNP: Abk. für International Classification of Nursing Practice; vom ICN (Weltbund der Krankenschwestern u. Krankenpfleger) entwickeltes Klassifikationssystem zur Erstellung von Pflegediagnosen.

ICPC: Abk. für International Classification of Primary Care; Internationale Klassifikation für die medizinische Grundversorgung; von der World Organisation of Family Doctors (WONCA) 1987 veröffentlicht, ICPC-2 1998 in englischer Sprache, 2001 ins Deutsche übersetzt u. seit 2004 ein offizielles Codiersystem in der „Family of International Classifications" der WHO; **Ziel:** mit einer Klassifikation 3 wichtige Elemente der medizinischen Grundversorgung episodenorientiert dokumentieren zu können: den Kontaktanlass, die Diagnosen bzw. medizinischen Probleme u. die durchgeführten Maßnahmen. In ICPC sind die diagnosenorientierte International Classification of Health Problems in Primary Care (ICHPPC*) u. die verfahrensorientierte International Classification of Process in Primary Care (ICPPC) zusammengefasst. Diese beiden Klassifikationen sind detaillierter als die ICPC u. können ergänzend genutzt werden. ICPC ist biaxial aufgebaut: die Hauptachse ist vorwiegend nach Organen bzw. Organsystemen aufgebaut u. enthält 17 mit Buchstaben gekennzeichnete Kapitel von A bis Z. Die zweite Achse enthält 7 Komponenten, die durch zweistellige numerische Codes gekennzeichnet sind, mit folgenden Maßnahmen, 4. Resultate, 5. administrative Maßnahmen, 6. Überweisungen u. andere Gründe für den Arztbesuch, 7. Diagnosen u. Krankheiten. Die Komponenten 2 bis 6 sind für alle Kapitel gleich, während die Komponenten 1 u. 7 je nach dem zutreffenden Kapitel der Hauptachse variieren.

ICPM: Abk. für International Classification of Procedures in Medicine; Internationale Klassifikation der Prozeduren in der Medizin; von der WHO 1979 für medizinstatistische Zwecke u. Forschungszwecke herausgegeben u. inzwischen aufgegeben; ICPM ist eine einachsige, monohierarchische Klassifikation u. gliedert sich in Kapitel, Bereiche u. drei- bis fünfstellige Prozedurenklassen. Die Notation ist rein numerisch. Die ICPM verfolgt das unikausale Verschlüsselungsprinzip, d. h. mit der Zuweisung einer Schlüsselnummer sind alle notwendigen Maßnahmen zur Durchführung der Prozeduren mit verschlüsselt. ICPM ist die Grundlage vieler nationaler Entwicklungen von Prozedurenklassifikationen, z. B. des in Deutschland eingesetzten OPS*.

IC-Process-PC: Abk. für International Classification of Process in Primary Care; Internationale Klassifikation der Verfahren für die medizinische Grundversorgung; von der World Organisation of Family Doctors (WONCA) 1986 veröffentlicht, Bestandteil der Nachfolgeklassifikation ICPC*.

Identität, soziale : (engl.) *social identity*; Übereinstimmung einer Person od. eines sozialen Gebildes mit dem, was sie/es wirklich ist; mit unterschiedlichen Graden des Bewusstseins, der Selbstreflektion u. der emotionalen Bewertung verbundene Selbstwahrnehmung von Personen im Hinblick auf die eigene Individualität u. ihre Position in der Gesellschaft; bildet sich (lebenslang) im Verlauf der Sozialisation durch Interaktion mit Anderen u. durch das Lernen von sozialen Rollen* heraus. Selbstwahrnehmung u. Selbst-Identität sind stark vom sozialen Kontext u. von gesellschaftlichen Normen* geprägt u. wiederum wichtig für Selbstbewusstsein u. Selbstvertrauen. Diskontinuitäten u. Brüche im Leben, z. B. Arbeitslosigkeit*, Wohnortwechsel, Verlust des Partners, können zu ernsthaften Identitätskrisen führen.

idiopathic environmental intolerance: s. Umwelterkrankungen.

IEC: Abk. für Independent Ethics Committee; s. Ethik-Kommission, Good Clinical Practice.

IEI: Abk. für (engl.) *idiopathic environmental intolerance*; s. Umwelterkrankungen.

IfSG: Abk. für Infektionsschutzgesetz*.

IGeL-Liste: Kurzbez. für Liste der Individuellen Gesundheitsleistungen; schriftliche Zusammenfassung der Diagnose- u. Behandlungsmethoden, die nicht zu den Regelleistungen* der GKV gehören u. daher nicht von den Vertragsärzten* mit den KVen zu Lasten der Krankenkassen abgerechnet

voller Höhe selbst zu bezahlen. Einzelne medizinische Berufsverbände haben derartige Listen erstellt; eine einheitliche IGeL-Liste gibt es nicht. Vgl. Leistungskatalog.

IKK: Abk. für Innungskrankenkassen*; s. Krankenversicherung.

ILE: Abk. für (engl.) *independent life expectancy*; s. Lebenserwartung.

Ileitis terminalis: s. Enteritis regionalis Crohn.

ILO: Abk. für International* Labour Organization.

ILO-Klassifikation: (engl.) *ILO-classification*; Kurzbez. für das von der International Labour Organization (Internationale Arbeitsorganisation) herausgegebene standardisierte Bewertungsschema röntgenologischer Veränderungen bei Pneumokoniosen; beinhaltet Angaben zu Streuung, Verbreitung, Form u. Größe der Lungenschatten sowie zu Pleurabefunden, einschließlich Brustwand u. Zwerchfell; Verwendung als Grundlage zur medizinischen Befundung u. Begutachtung; zurzeit gilt die ILO 2000 (einschließlich deutschsprachiger Version).

IMBA: Abk. für Integration von Menschen mit Behinderungen in die Arbeitswelt; unter Einbindung bereits vorliegender Instrumente (z. B. Ertomis* Assessment Method, MEKA*) von Arbeitswissenschaftlern, Psychologen u. Medizinern entwickeltes u. vom Bundesministerium für Arbeit u. Soziales gefördertes Profilvergleichs- u. Dokumentationsverfahren; **Anw.:** Beschreibung u. Gegenüberstellung von Arbeitsanforderungen u. menschlichen Fähigkeiten, um daraus Maßnahmen abzuleiten, welche die Integration von Menschen mit Behinderungen in die Arbeitswelt fördern; eignet sich zum Einsatz in den Bereichen berufliche Integration, Rehabilitation u. Prävention; **Meth.:** 9 Merkmalkomplexe (Körperhaltung, Körperfortbewegung, Körperteilbewegung, Information, komplexe Merkmale, Umgebungseinflüsse, Arbeitssicherheit, Arbeitsorganisation u. Schlüsselqualifikationen) mit insgesamt 155 Items werden erfasst. Angaben zu Arbeitsanforderungen werden durch schriftliches Material, Beobachtung u. Befragung sowie Messverfahren erhoben. Bei der Erhebung der Fähigkeiten einer Person werden medizinische (ärztliche Befragung, klinische Untersuchung, Selbstauskunft, Fremdanamnese, technische Untersuchungen) u. psychologische Methoden (Exploration, Verhaltensbeobachtung, Testverfahren) herangezogen. Die Gegenüberstellung von Anforderungs- u. Fähigkeitsprofil kann bei Diskrepanzen auf Handlungsbedarf hinweisen. In der Softwareversion von IMBA kann bedarfsweise ein MELBA-Profil (s. MELBA) erstellt werden.

Immigration: syn. Einwanderung; s. Migration.

Immission: (engl.) *immission*; durch Emission* entstandene Umweltveränderungen mit potentiell

Immissionsschutzgesetz: s. Bundes-Immissionsschutzgesetz.

Immunprophylaxe: (engl.) *immunisation prophylaxis* vorbeugende Maßnahmen zur Verhinderung eines Krankheitsausbruchs durch aktive u. passive Immunisierung (s. Impfung). Vgl. Expositionsprophylaxe, Chemoprophylaxe.

Impairment: Schädigung, Schaden; nach ICIDH* Beschreibung einer Gesundheitsstörung auf der Ebene der biologischen u./od. psychischen Struktur od. Funktion; vgl. Beeinträchtigung, Disability, Handicap.

Impfausweis: (engl.) *documentation of vaccination* umgangssprachl. Impfpass; international gültiges Dokument, in dem der impfende Arzt die gesetzlich vorgeschriebenen Informationen über eine durchgeführte Schutzimpfung dokumentiert **1.** Datum der Schutzimpfung, **2.** Bez. u. Chargen-Bezeichnung des Impfstoffes, **3.** Name der Krankheit, gegen die geimpft wird, **4.** Name u. Praxisanschrift des impfenden Arztes, **5.** Unterschrift des impfenden Arztes od. Bestätigung der Eintragung des Gesundheitsamtes. Liegt kein Impfausweis vor, ist eine Impfbescheinigung auszufüllen (§ 22 Infektionsschutzgesetz*).

Impfkalender: s. Impfung.

Impfpass: s. Impfausweis.

Impfpflicht: (engl.) *compulsory vaccination, mandatory vaccination*; rechtliche Verpflichtung, an Impfungen* teilzunehmen; in Deutschland besteht keine Impfpflicht. Allerdings kann nach § 20 Abs. 6 Infektionsschutzgesetz* das Bundesministerium für Gesundheit mit Zustimmung des Bundesrates anordnen, dass bedrohte Teile der Bevölkerung an Schutzimpfungen od. anderen Maßnahmen der spezifischen Prophylaxe teilnehmen müssen, wenn eine übertragbare Krankheit mit klinisch schweren Verlaufsformen auftritt u. mit ihrer epidemischen Verbreitung zu rechnen ist. Das Grundrecht der körperlichen Unversehrtheit (Art. 2 Abs. 2 Satz 1 GG) kann dann eingeschränkt werden. Ein nach dieser Rechtsverordnung Impfpflichtiger, der nach ärztlichem Zeugnis ohne Gefahr für sein Leben od seine Gesundheit nicht geimpft werden kann, ist von der Impfpflicht freizustellen.

Impfschaden: (engl.) *vaccination damage*; bleibender Schaden nach einer Impfung*, der über die übliche Impfreaktion hinausgeht; ein Impfschaden liegt auch vor, wenn eine andere als die mit vermehrungsfähigen Erregern geimpfte Person geschädigt wurde. Seit die Poliomyelitis-Schutzimpfung mi einer inaktivierten Vakzine u. die Tuberkulose- u. Pockenschutzimpfung in Deutschland nicht mehr durchgeführt werden, sind Impfschäden sehr selten. Nach § 60 **Infektionsschutzgesetz*** (IfSG) begründen Impfschäden, die in Zusammenhang mit einer gesetzlich vorgeschriebenen od. aufgrund des IfSG od. internationaler Gesundheits

rechtliche Entschädigungsansprüche, deren Art u. Höhe sich im Sozialen* Entschädigungsrecht nach dem Bundesversorgungsgesetz* bemessen; zuständig für die Entschädigung sind die Behörden (s. Versorgungsverwaltung), die auch das Hauptgesetz (BVG) ausführen.

Impfung: (engl.) *vaccination*; syn. Schutzimpfung; Erzeugung einer Immunität (Immunisierung) zur individuellen od. kollektiven Vorbeugung gegen Infektionskrankheiten; eine Impfpflicht besteht in Deutschland nicht; bei Einreise in andere Staaten kann jedoch ein Nachweis bestimmter Impfungen erforderlich sein. Impfungen von besonderer Bedeutung für die Gesundheit der Bevölkerung u. andere Maßnahmen der spezifischen Prophylaxe werden von den obersten Gesundheitsbehörden der Bundesländer auf der Grundlage der Empfehlungen der STIKO* entsprechend § 20 Abs. 3 Infektionsschutzgesetz* öffentlich empfohlen. Die aktuellen **Impfempfehlungen** der STIKO werden Säuglinge, Kinder, Jugendliche u. Erwachsene (sog. Impfkalender; s. Tab.); **2.** besondere Empfehlungen für Auffrisch- sowie Indikationsimpfungen, d. h. Impfungen für spezielle Personengruppen mit individuell erhöhtem Expositions-, Erkrankungs- od. Komplikationsrisiko od. zum Schutz Dritter (z. B. spezielle Impfungen vor Auslandsreisen). **Hinweis:** Für infolge dieser Impfungen aufgetretene Impfschäden* entschädigen die Bundesländer, unabhängig davon, ob die Impfung durch eine Gesundheitsbehörde od. einen praktizierenden Arzt durchgeführt wurde (vgl. Soziales Entschädigungsrecht). **Hinweis zur Gesundheitsreform 2006:** Die Gesundheitsreform sieht bislang vor, dass von der STIKO empfohlene Impfungen künftig Regelleistung* der GKV werden.

Implantat: (engl.) *implant*; syn. Vollimplantat; Sammelbez. für Stoffe od. Gegenstände aus körperfremdem anorganischem Material, die durch einen

Impfung

Empfehlungen der Ständigen Impfkommission (STIKO, Stand Juli 2006) für Säuglinge, Kinder, Jugendliche und Erwachsene

Impfstoff/Antigenkombination	Geburt	Alter in vollendeten Monaten					Alter in vollendeten Jahren			
		2	3	4	11–14	15–23[a)	5–6[a)	9–17[a)	ab 18	≥60
Tetanus (T)[1]		1.	2.	3.	4.		A	A	A[5]	A[5]
Diphtherie (D/d)[1)b]		1.	2.	3.	4.		A	A	A[5]	A[5]
Pertussis (aP/ap)[1]		1.	2.	3.	4.		A	A		
Haemophilus influenzae Typ b (Hib)[1]		1.	2. c)	3.	4.					
Poliomyelitis (IPV)[1]		1.	2. c)	3.	4.		A			
Hepatitis B (HB)[1]	d)	1.	2. c)	3.	4.		G			
Pneumokokken[2]		1.	2.	3.	4.					S
Meningokokken					1. e) ab vollendetem 12. Monat					
Masern, Mumps, Röteln (MMR)[3]					1.	2.				
Varizellen					1.	f)		g)		
Influenza[4]										S

Um die Zahl der Injektionen möglichst gering zu halten, sollten vorzugsweise Kombinationsimpfstoffe verwendet werden. Bei Verwendung von Kombinationsimpfstoffen sind die Angaben des Herstellers zum Impfalter und zu den Impfabständen zu beachten.

A Auffrischimpfung: Diese sollte möglichst nicht früher als 5 Jahre nach der vorhergehenden letzten Dosis erfolgen.

G Grundimmunisierung aller noch nicht geimpften Jugendlichen bzw. Komplettierung eines unvollständigen Impfschutzes

S Standardimpfungen mit allgemeiner Anwendung (Regelimpfung)

a) Zu diesen Zeitpunkten soll der Impfstatus unbedingt überprüft und ggf. vervollständigt werden.
b) Ab einem Alter von 5 bzw. 6 Jahren wird zur Auffrischimpfung ein Impfstoff mit reduziertem Diphtherietoxoid-Gehalt (d) verwendet.
c) Bei monovalenter Anwendung bzw. bei Kombinationsimpfstoffen ohne Pertussiskomponente kann diese Dosis entfallen.
d) Bei Neugeborenen von HBsAg-positiven Müttern sollte unmittelbar (innerhalb von 12 Std.) post partum die Immunisierung mit HB-Impfstoff und HB-Immunglobulin durchgeführt werden; Wiederimpfung nach 1 und 6 Monaten; bei Neugeborenen von Müttern mit nicht bekanntem HBsAg-Status wird unabhängig vom Geburtsgewicht ebenfalls unmittelbar post partum die Grundimmunisierung mit HB-Impfstoff begonnen; bei nachträglicher Feststellung der HBsAg-Positivität der Mutter kann beim Neugeborenen innerhalb von 7 Tagen postnatal die passive Immunisierung nachgeholt werden; nach Abschluss der Grundimmunisierung serologische Kontrolle erforderlich.
e) Der Meningokokken-Konjugatimpfstoff sollte nicht gleichzeitig mit Pneumokokken-Konjugatimpfstoff oder MMR- und Varizellen-Impfstoff oder MMRV gegeben werden.
f) Bei Anwendung des Kombinationsimpfstoffes MMRV sind die Angaben des Herstellers zu beachten. Entsprechend den Fachinformationen ist die Gabe einer 2. Dosis gegen Varizellen erforderlich. Zwischen beiden Dosen sollten 4–6 Wochen liegen.
g) Nach Angaben des Herstellers: 1 Dosis bei Kindern vor dem vollendeten 13. Lebensjahr, 2 Dosen im Abstand von mindestens 6 Wochen bei Kindern ab 13 Jahren, Jugendlichen und Erwachsenen. Impfung nicht unter immunsuppressiver Therapie durchführen.

[1] Abstände zwischen den Impfungen mindestens 4 Wochen; Abstand zwischen vorletzter und letzter Impfung mindestens 6 Monate
[2] generelle Impfung gegen Pneumokokken für Säuglinge und Kleinkinder bis zum vollendeten 2. Lebensjahr mit einem Pneumokokken-Konjugatimpfstoff; Standardimpfung für Personen ≥60 Jahre mit Polysaccharid-Impfstoff und Wiederimpfung im Abstand von 6 Jahren
[3] Mindestabstand zwischen den Impfungen 4 Wochen
[4] jährlich mit dem von der WHO empfohlenen aktuellen Impfstoff
[5] jeweils 10 Jahre nach der letzten vorangegangenen Dosis

chirurgischen Eingriff unter Verletzung der Körperoberfläche od. über ärztlicherseits ggf. erweiterte natürliche Körperöffnungen vollständig in den Körper eingebracht werden u. dazu bestimmt

Implantat
Implantatekatalog der GKV

Teil des Implantatekatalogs	Implantate
I	Koronarstents
II	Intraokularlinsen
III	Implantierbare Medikamentenpumpen
IV	Elektrostimulation
V	Katheter
VI	Herzunterstützungssysteme
VII	Brustimplantate
VIII	LASER
IX	Cochlear-Implantate

sind, nach dem Eingriff dort zu verbleiben u. eine bestimmte Ersatzfunktion zu erfüllen (s. Tab.); nur teilweise in den Körper eingebracht werden **Teilimplantate** wie z. B. ein Rückenmark-Stimulationssystem mit implantiertem Empfänger u. Elektroden sowie Impulsgenerator u. Antenne außerhalb des Körpers am Gürtel; Teilimplantate sind Hilfsmittel*. Alle Materialien, die vollständig in den Körper eingebracht werden, unterliegen dem Arzneimittelgesetz*, alle Hilfsmittel dem Medizinproduktegesetz*. Implantate müssen danach grundlegende Qualitätskriterien erfüllen, z. B. Biokompatibilität des Werkstoffs, Abriebfestigkeit, Stabilität. Mit dem Ziel der Markttransparenz erstellt der MDS* im Auftrag der Spitzenverbände der Krankenkassen für die Anwendergruppen einen Implantatekatalog mit technisch-ökonomischem Schwerpunkt, der ständig erweitert wird **Hinweis:** Eine abschließende Abgrenzung zwischen Implantat, Prothese u. Hilfsmittel gibt es nicht. Vgl. Transplantation.

Importarzneimittel: (engl.) import drug(s); aus dem Ausland eingeführte Arzneimittel; **1.** klassischer Import von Arzneimitteln durch einen ausländischen Anbieter; **2.** Parallelimport: Import u. Vertrieb eines Arzneimittels durch einen Importeur außerhalb der Vertriebswege des (ausländischen

wurde; die Zahl der Importe beruht auf den Unterschieden zwischen den aus- u. inländischen Preisen eines Arzneimittels; sie sind durch die Handels- u. Dienstleistungsfreiheit geschützt (bestätigt durch den Europäischen Gerichtshof).

Inanspruchnahme: (engl.) *utilisation*; beschreibt sowohl Grund als auch Art u. Weise der Nutzung des Gesundheitssystems durch Patienten; wird beeinflusst z. B. durch die Krankheitsbilder u. den Wissensstand darüber, die Präferenzen der Patienten, die Erreichbarkeit von Einrichtungen; ein eineindeutiger Zusammenhang zwischen einer Veränderung der Inanspruchnahme u. einer Veränderung der Morbidität* ist nicht gegeben. Vgl. Patientensteuerung; Nachfrage, angebotsinduzierte; Bedarf, medizinischer.

Inaugenscheinnahme: (engl.) *inspection*; sinnliche Wahrnehmungen (Sehen, Hören, Riechen, Fühlen od. Schmecken) durch das Gericht, wodurch diesem die Überzeugung von der Richtigkeit einer streitigen Tatsache durch eigene gegenständliche Wahrnehmung vermittelt werden kann; z. B. durch Urkunden, Bilder, Filme, Skizzen od. Ortsbesichtigungen; Inaugenscheinnahme ist ein Beweismittel (s. Beweis); sie muss in dem darauf ausgerichteten Beweisantrag, z. B. Vorlage einer Urkunde, bei Gericht beantragt werden.

Indemnitätstarif: (engl.) *indemnity premium*; Form der Kostenbeteiligung* von Versicherten, bei der die Versicherung eine Pauschalzahlung in Abhängigkeit vom Eintritt einer bestimmten Schadenssituation (z. B. Erkrankung) leistet, den Rest trägt der Versicherte zu 100 %; die Nachfrage nach z. B. Gesundheitsleistungen* bleibt dadurch unverzerrt; niedrige Anbieterpreise werden begünstigt, da der Versicherte bei Unterschreiten der Pauschale eine positive Transferzahlung erhält bzw. bei Überschreiten die Mehrkosten trägt; **Beispiel:** Festzuschuss zu einer Brille, unabhängig vom tatsächlichen Preis. Problematisch kann jedoch sein, den „richtigen" Indemnitätstarif zu bestimmen. Liegt die Pauschale zu hoch, kann es zu Moral* Hazard kommen, liegt sie zu niedrig, folgt unzureichender Versicherungsschutz u. die wohlfahrtsmehrende Wirkung der Versicherung wird negativ beeinträchtigt.

Independent life expectancy: Abk. ILE; s. Lebenserwartung.

Index: (engl.) *index*; eine aus mindestens 2 Zahlenwerten errechnete Kenngröße zur einfachen Beurteilung komplexer Sachverhalte; in der Medizin meist als **Quotient** von 2 Werten (z. B. Schockindex, Schädelindex) od. als Summe aus mehreren Werten (**additiver** Index, z. B. APGAR-Schema bei Neugeborenen, Index der sozialen Schichtzugehörigkeit, des Behinderungsgrads).

Index der menschlichen Entwicklung: s. human development index.

bankmanagementsysteme, die zu jeder Datenbasis einen Index od. mehrere Indizes erstellen, der aus der alphabetischen Auflistung der Deskriptoren besteht u. anhand dessen ein Retrievalsystem in einer Datenbank* schnell nach einem bestimmten Begriff suchen kann.

Index, therapeutischer: s. Breite, therapeutische.

Indikationserweiterung: (engl.) *extension of therapeutic indication*; Zulassung eines Arzneimittels für weitere Indikationen (s. Arzneimittelzulassung); vgl. Off Label Use.

Indikationsimpfung: s. Impfung.

Indikationslösung: s. Schwangerschaftsabbruch.

Individualhygiene: (engl.) *individual hygiene*; Schutz einzelner Individuen vor Krankheiten, insbes. vor solchen, die durch Erreger von Infektionskrankheiten od. Umweltnoxen wie Schadstoffen verursacht werden. Vgl. Hygiene.

Individualisierung: (engl.) *individualisation*; beschreibt den Prozess der Differenzierung u. Arbeitsteilung in der industriellen Gesellschaft, bei dem der Einzelne aus den traditionellen sozialen Bindungen u. Netzwerken „freigesetzt" wird (U. Beck); Individualisierung wird zugleich als Chance (Zugewinn an Autonomie* u. Selbstverwirklichung für den Einzelnen) u. Gefahr (Verlust an Bindungen, Verlust an Sicherheit, neue Abhängigkeiten od. Vereinzelungstendenzen) gesehen.

Individualitätsprinzip: (engl.) *principle of individuality*; Grundsatz der Sozialhilfe*, nach dem sich die Leistungen nach den individuellen Bedürfnissen u. Lebensumständen richten sollen; Hilfesuchende haben ein Wunsch- u. Wahlrecht hinsichtlich der Gestaltung der Sozialhilfe; z. B. bei notwendiger Heimunterbringung* eines pflegebedürftigen Menschen der Auswahl einer Einrichtung mit Betreuung durch Geistliche seines Bekenntnisses; Wünsche des Hilfeempfängers müssen der allgemeinen Lebensführung der Bevölkerung angemessen sein u. dürfen keine unverhältnismäßigen Mehrkosten verursachen. **Rechtliche Grundlage:** § 9 SGB XII.

Individualprophylaxe: (engl.) *individual prophylaxis*; in der GKV Maßnahmen zur Verhütung von Zahnerkrankungen beim einzelnen Kind durch halbjährliche zahnärztliche Untersuchung u. Fissurenversiegelung der Molaren bei Kindern zwischen 7. u. 18. Lebensjahr; **Rechtliche Grundlage:** § 22 SGB V; Art, Umfang u. Nachweis werden vom Gemeinsamen* Bundesausschuss in Richtlinien nach § 92 SGB V festgelegt. Vgl. Gruppenprophylaxe, Vorsorge.

InEK: Abk. für Institut* für das Entgeltsystem im Krankenhaus.

Infektion: (engl.) *infection*; Übertragung, Haftenbleiben, Eindringen von Mikroorganismen (Viren, Bakterien, Pilze, Protozoen, Würmer u. a.) in einen Makroorganismus (Pflanze, Tier, Mensch) u. Ver-

bzw. Kontagiosität, Haftfähigkeit bzw. Tenazität, Eindringungsvermögen bzw. Invasivität, Vermehrungsvermögen bzw. Vitalität; vgl. Kontagionsindex) u. pathogenen Eigenschaften des Mikroorganismus (Pathogenität) wesentlich bestimmt. Entstehung u. Verlauf einer Infektionskrankheit hängen außerdem von der Empfänglichkeit bzw. Unempfänglichkeit (Basisimmunität) u. von der Abwehr- u. Überwindungskraft (Immunität) des Makroorganismus ab; als **stumme** Infektion ohne Krankheitserscheinungen (stille Feiung), **abortive** Infektion mit leichten Krankheitserscheinungen, **manifeste** Infektion mit klinische deutlichen Krankheitserscheinungen. **Einteilung: 1.** nach dem **Übertragungsweg: a)** Übertragung durch Kontakt, entweder durch direkten Körperkontakt od. indirekt durch Kontakt mit einem Gegenstand, der zuvor (z. B. durch Kontakt mit einem infektiösen Patienten) kontaminiert wurde; wichtigstes Vehikel für die indirekte Übertragung von Kontaktinfektionen sind die Hände; nosokomiale Infektionen* werden am häufigsten durch indirekten Kontakt (Hände) übertragen; **b)** Übertragung durch Tröpfchen, die von einer infektiösen Person über die Atemwege ausgeschieden wurden, einen Durchmesser von >5 μm besitzen, sedimentieren u. andere Personen im Abstand von max. 1–2 m infizieren können (häufigste Übertragungsform exogener Atemweginfektionen); **c)** aerogene Übertragung durch Tröpfchenkerne, die durch Verdunstung ausgeschiedener Atemwegsekrettröpfchen entstehen, einen Durchmesser von <5 μm besitzen, als Aerosole in der Luft suspendiert bleiben, nicht sedimentieren u. andere Personen (besonders in Innenräumen) über längere Distanzen (>2 m) infizieren können (relevant bei Tuberkulose, Masern u. Windpocken); **d)** Übertragung durch Vektoren: aktive Zwischenträger od. Zwischenwirte wie Insekten: z. B. durch Anophelesmücken übertragbare Malaria, durch Zecken übertragene Borreliose u. Frühsommer-Meningoenzephalitis (FSME); **2.** nach der **Eintrittspforte: a)** perkutan (über die Haut); **b)** permukös (über die Schleimhaut); **c)** inhalativ (durch Einatmen); **d)** peroral (durch orale Aufnahme mit Nahrungsmitteln u. Getränken); **e)** enteral (über den Darm); **f)** parenteral (unter Umgehung des Magen-Darm-Trakts); **3.** nach dem **zeitlichen Ablauf der Krankheitserscheinungen: a)** foudroyant (schneller Beginn, schwerster Verlauf, oft tödlich); **b)** akut (plötzlicher Beginn, fieberhafter Verlauf über Tage); **c)** chronisch (allmählicher Beginn, subfebriler Verlauf über Wochen, Monate od. Jahre); **d)** rezidivierend (wiederholt auftretend, meist mit akut verlaufenden fieberhaften Krankheitsschüben); **e)** latent (klinisch stumme Phasen über Monate bis Jahre); **4.** nach **ätiologischen Gesichtspunkten,** d. h. nach dem Krankheitserreger: virale, bakterielle,

Tumorerkrankung); **b)** inapparent bei wirksamer Immunabwehr ohne Krankheitserscheinungen (subklinisch); **6.** nach der **Infektionsquelle: a)** endogen (vom infizierten Organismus selbst ausgehend); **b)** exogen (von einer Infektionsquelle außerhalb des Organismus ausgehend), z. B. Blut (hämatogene Infektion), Menschen, Tiere, Fäkalien, Wasser, Nahrungsmittel. **Sozialmedizinische Bedeutung:** Weltweit sind Krankheiten infolge von Infektionen Haupttodesursache durch die gegebenen sozioökonomischen u. hygienischen Bedingungen. Mit Verbesserung der Lebensbedingungen, Einhalten hygienischer Standards u. medizinischem Fortschritt haben sich die Erkrankungsverläufe verändert. Impfungen* u. Antibiotika haben zu Verdrängung von Infektionen geführt. Andererseits geht mit dem vermehrten Einsatz von Antibiotika die Resistenzentwicklung verschiedener Keime einher. Durch Zunahme an Mobilität, Reisetätigkeiten u. Globalisierung von Handelsbeziehungen haben sich weltweite Netze an Infektionswegen entwickelt. In den letzten 30 Jahren sind neue Erreger für den Menschen pathogen geworden, wie z. B. HIV, Legionella Ebola-Virus od. das SARS verursachende Coronavirus. Bislang gut behandelbare Infektionskrankheiten, z. B. die Tuberkulose, sind aufgrund von Multiresistenzen problematisch. Die Verschlechterung von Lebensbedingungen führt wieder zu Neuinfektionen od. Exazerbationen. Ohne dass besondere Epidemien vorgelegen haben, wurden in Deutschland für 1999 ca. 830 000 stationäre Behandlungen u. 2,8 Mio. Pflegetage im Zusammenhang mit Infektionskrankheiten erfasst.

Infektion, Device-assoziierte: (engl.) *device associated infection*; häufigste Form einer nosokomialen Infektion*, die ein Patient mit Device* erworben hat, z. B. Gefäßkatheter-assoziierte Sepsis, beatmungsassoziierte Pneumonie u. Harnwegkatheter-assoziierte Harnweginfektion.

Infektion, nosokomiale: (engl.) *nosocomial infection, hospital infection*; syn. Krankenhausinfektion, Hospitalinfektion; gemäß § 2 Infektionsschutzgesetz Infektion* mit lokalen od. systemischen Infektionszeichen als Reaktion auf das Vorhandensein von Erregern od. ihrer Toxine, die im zeitlichen Zusammenhang mit einer stationären od. ambulanten medizinischen Maßnahme stehen, sowei die Infektion nicht bereits vorher bestand; nosokomiale Infektionen können sich unter Umständen erst nach der Entlassung aus dem Krankenhaus manifestieren; der betroffene Personenkreis umfasst überwiegend Patienten, aber auch medizinisches Personal. Als Basis für die Entscheidung, ob eine Krankenhausinfektion vorliegt u. welcher Art sie ist, existieren Definitionen des Robert* Koch-Instituts sowie der Centers for Disease Control and Prevention. **Epidemiologie:** über 500 000

theterassoziierte Septikämien, beatmungsassoziierte Pneumonien, katheterassoziierte Harnweginfektionen) u. postoperative Wundinfektionen aus, v. a. in der Intensivmedizin u. in operativen Fächern; etwa 95 % der nosokomialen Infektionen treten endemisch auf (s. Endemie), Ausbrüche sind selten. Die Surveillance* nosokomialer Infektionen erfolgt nach §23 Infektionsschutzgesetz*. **Ätiologie:** Entgegen der ursprünglichen Auffassung, dass Krankenhausinfektionen meist exogenen Ursprungs sind (insbes. Krankenhausumgebung als Infektionsquellen), wird heute von einem überwiegend endogenen Ursprung der Krankenhausinfektionen ausgegangen (Mikroflora des eigenen Körpers als Infektionsquelle). Häufigste exogene Infektionsquellen sind andere Personen (Mitpatienten u. Personal). Nosokomiale Infektionen sind nach heutigem Kenntnisstand nur zu ca. zu einem Drittel vermeidbar. **Prävention:** u. a. durch Einsatz von geschultem Fachpersonal (Krankenhaushygieniker*, hygienebeauftragter Arzt*, Hygienefachkraft*); Erstellung von Hygieneplänen* u. entsprechende Schulung des Personals; Surveillance von nosokomialer Infektionen u. Multiresistenzen, Ausbruchsmanagement; Isolierung* bestimmter infektiöser bzw. infektionsgefährdeter Patienten.

Infektionserreger: (engl.) *infectious agent, pathogen*; übertragbares, vermehrungsfähiges Agens (Virus, Bakterium, Pilz, Protozoon) od. sonstiges biologisches transmissibles Agens (Prion), das in einem Wirtsorganismus (insbes. Mensch, Tier, Pflanze) eine Infektion verursachen kann; Infektionserreger sind potentielle Krankheitserreger; die verursachten Infektionen müssen nicht zwangläufig zu manifesten Krankheiten führen.

Infektionsindex: s. Kontagionsindex.

Infektionskrankheiten: (engl.) *infectious diseases*; Krankheiten, die durch Infektion* entstehen, unabhängig davon, ob sie ansteckend sind od. nicht.

Infektionskrankheiten, meldepflichtige: s. Infektionsschutzgesetz, Offenbarungspflicht.

Infektionsprävention: (engl.) *prevention of infection*; Oberbegriff für Maßnahmen zur Verhütung, Erkennung u. Bekämpfung von Infektionen; umfasst i. e. S. den Infektionsschutz durch Maßnahmen der Hygiene* in allen Bereichen, insbes. Krankenhaushygiene*, Nahrungsmittelhygiene*, Trinkwasserhygiene (s. Trinkwasser) u. Umwelthygiene*, i. w. S. auch soziale, bauliche u. ernährungsbedingte Faktoren sowie Prävention* durch Impfungen*; **Rechtliche Grundlage:** Infektionsschutzgesetz* sowie spezielle Richtlinien z. B. für die Krankenhaushygiene.

Infektionsschutzgesetz: (engl.) *Infectious Disease Control Law*; Abk. IfSG; „Gesetz zur Verhütung u. Bekämpfung von Infektionskrankheiten beim Menschen" vom 20.7.2000 (BGBl. I S. 1045), zuletzt

gern bei Hinweis auf akute Infektion

namentliche Meldung bei

Adenoviren	Leptospira interrogans
Bacillus anthracis	Listeria monocytogenes
Borrelia recurrentis	Marburg-Virus
Brucella sp.	Masern-Virus
Campylobacter sp. (darmpathogene)	Mycobacterium bovis
Chlamydia psittaci	Mycobacterium leprae
Clostridium botulinum	Mycobacterium tuberculosis
Corynebacterium diphtheriae	Neisseria meningitidis
Coxiella burnetii	Norwalk-Virus
Cryptosporidium parvum	Poliomyelitis-Virus
Ebola-Virus	Tollwut-Virus
Escherichia coli (EHEC)	Rickettsia prowazekii
Escherichia coli (darmpathogene)	Rotavirus
Francisella tularensis	Salmonella paratyphi
FSME-Virus	Salmonella typhi
Gelbfieber-Virus	andere Salmonellen
Giardia lamblia	Shigella sp.
Haemophilus influenzae	Trichinella spiralis
Hantaviren	Vibrio cholerae (O1, O139)
Hepatitis-Viren (A, B, C, D, E)	Yersinia enterocolitica (darmpathogen)
Influenza-Viren	Yersinia pestis
Lassa-Virus	andere Erreger hämorrhagischer Fieber
Legionella sp.	

nicht namentliche Meldung bei

Treponema pallidum	Plasmodium sp.
HIV	Röteln-Virus
Echinococcus sp.	Toxoplasma gondii

geändert am 19.6.2006 (BGBl. I S. 1305), Art. 1 des „Gesetzes zur Neuordnung seuchenrechtlicher Vorschriften" (Seuchenrechtsneuordnungsgesetz, Abk. SeuchRNeuG), ersetzt seit 1.1.2001 das Bundesseuchengesetz u. enthält Regelungen, die übertragbaren Krankheiten vorbeugen, Infektionen* frühzeitig erkennen u. ihre Weiterverbreitung verhindern sollen; enthält allgemeine Vorschriften (z. B. Prävention durch Aufklärung) u. beschreibt Koordinierung u. Früherkennung (Aufgaben des

(z. B. Entseuchung, Entwesung, Isolierung*) u. prophylaktische Maßnahmen (z. B. Schutzimpfungen), Unterrichtungspflicht bei infizierten Blut-, Organ- u. Gewebespendern, besondere Vorschriften für Schulen u. a. Gemeinschaftseinrichtungen, Infektionshygiene, Beschaffenheit von Trinkwasser*, Schwimm- u. Badewasser*, Abwasserbeseitigung, Tätigkeits- u. Beschäftigungsverbote, Entschädigungen, Versorgung bei Impfschäden* u. Gesundheitsschäden, Aufgaben von Bundeswehr u. Gesundheitsamt sowie Straf- u. Bußgeldvorschriften. Dem Gesundheitsamt sind Krankheitsverdacht, Erkrankung u. Tod bei **meldepflichtigen Krankheiten** mitzuteilen (§ 6 IfSG): Botulismus, Cholera, Diphtherie, human spongiforme Enzephalopathie, akute Virushepatitis, enteropathisches hämolytisch-urämisches Syndrom, virusbedingtes hämorrhagisches Fieber, Masern, Meningokokkenmeningites od. -sepsis, Milzbrand, Poliomyelitis, Pest, Tollwut, Typhus abdominalis, Paratyphus, Tuberkulose, mikrobiell bedingte Lebensmittelvergiftung, akute infektiöse Gastroenteritis, gesundheitsschädliche Impfreaktion u. Vgl. nosokomiale Infektionen. Der Nachweis bestimmter Krankheitserreger (s. Tab.) ist nach § 7 IfSG bei Hinweis auf eine akute Infektion ebenfalls zu melden. Generell meldepflichtig sind ferner das Auftreten einer bedrohlichen Krankheit od. von mindestens zwei gleichartigen Erkrankungen, bei denen ein epidemischer Zusammenhang wahrscheinlich ist od. vermutet wird, wenn dies auf eine schwerwiegende Gefahr für die Allgemeinheit hinweist u. als Ursache ein im Gesetz nicht aufgelisteter Erreger in Betracht kommt; die Meldungen erfolgen meist namentlich. Zur Meldung verpflichtet ist i. d. R. der feststellende od. leitende Arzt bzw. Laborleiter, aber auch z. B. die Hebamme, der Luftfahrzeugführer, Kapitän eines Seeschiffs od. Heilpraktiker. Vgl. Offenbarungspflicht.

Infektionsübertragung: s. Infektion.

Infektkette: (engl.) *chain of infection transmission*; syn. Infektionskette; Weg der Übertragung eines Infektionserregers* von einem Wirt auf einen anderen; **Formen: 1.** homologe Infektkette (Übertragung zwischen Wirten der gleichen Species, z. B. Anthroponose bei Übertragung zwischen Menschen); **2.** heterologe Infektkette (Übertragung zwischen Wirten unterschiedlicher Species, z. B. Anthropozoonose bei Übertragung zwischen Menschen u. Tieren).

Infestation: (engl.) *infestation*; Besiedlung eines Organismus mit einem Parasiten, der sich im Wirtsorganismus nicht vermehrt, z. B. Darmbesiedelung mit einem Bandwurm; Maßnahmen der Desinfestination: s. Schädlingsbekämpfung.

Informatik, medizinische: (engl.) *medical informatics*; Wissenschaft von der systematischen Verarbei-

lysieren, konstruieren u. bewerten zu können, werden durch den Einsatz von Computern eigenständige Methoden der Medizinischen Informatik, der Informatik, der Mathematik u. der Biometrie angewandt. **Ziele:** Unterstützung von Gesundheitsfürsorge u. Krankenversorgung sowie von medizinischer Forschung u. Lehre, Förderung der fachlichen gesundheitsberufsbezogenen Aus- u. Weiterbildung; **Ausbildung:** medizinischer Dokumentationsassistent, biowissenschaftlicher Dokumentar, Informatiker (Fachrichtung Medizin), Informatiker der Medizin. Als Richtlinie für die postgraduierte Fortbildung u. zur Förderung der beruflichen Weiterbildung wurde von der Deutschen Gesellschaft für Medizinische Informatik, Biometrie u. Epidemiologie (GMDS) u. der Gesellschaft für Informatik (GI) das Zertifikat „Medizinischer Informatiker" geschaffen; für Ärzte besteht die Möglichkeit zum Erwerb der Zusatzbezeichnung* bzw. Zusatz*-Weiterbildung „Medizinische Informatik". **Hinweis:** Die Medizinische Informatik befasst sich auch mit Informationssystemen, die sich an Patienten als Nutzergruppe richten. Vgl. E-Health.

informed consent: informierte, d. h. auf Aufklärung* beruhende Einwilligung*.

Inhalationstherapie: (engl.) *inhalation therapy*; syn Aerosoltherapie; therapeutische Aufnahme von Gasen, Dämpfen, Aerosolen u. Stäuben in den Respirationstrakt; **Anwendung:** zur topischen Applikation von Wirkstoffen genutzt.

Inkongruenz, soziale: (engl.) *social incongruity* Nicht-Übereinstimmung von Einstellungen, Überzeugungen, Bewertungen u. Ansichten einer Person mit einem sozialen Bezugssystem; z. B. Wahrnehmung einer Diskrepanz zwischen einer Norm* u. dem eigenen Verhalten, in dem diese Norm erlebt wird; diese Wahrnehmung kann zu einem Verhalten führen, das zu einer Reduktion der sozialen Inkongruenz führt. Unterschiedliche Bewertung von Personen od. sozialen Situationen durch das handelnde Subjekt u. einer ihm wichtigen Person: das sog. **Kongruenzprinzip** besagt, dass eine Tendenz zur Änderung der Bewertung durch das Subjekt gegenüber diesen Personen od Situationen in Richtung von mehr Kongruenz entsteht.

Inkontinenz: s. Harninkontinenz.

Inkrement: (engl.) *increment*; Wachstum, Zunahme einer variablen Größe; häufig Veränderung einer Größe in einem Zeitintervall, z. B. Bevölkerungszunahme in einem Jahr; vgl. Inzidenz.

INN: Abk. für International Nonproprietary Name in einer von der WHO herausgegebenen Liste enthaltener internationaler Freiname pharmazeutischer Grundstoffe; die Bez. INN wird ggf. mi folgenden Zusätzen verwendet: pINN (engl. proposed) vorgeschlagener bzw. rINN (engl. recom

teinischer Name des betreffenden pharmazeutischen Grundstoffs; INN-E (INNv-E): (vorgeschlagener) englischer Name des betreffenden pharmazeutischen Grundstoffs. Das INN-System wurde auf eine Resolution der World Health Assembly 1953 hin eingeführt. Zurzeit existieren etwa 8000 INN, jährlich kommen etwa 120–150 neue dazu; abzugrenzen von Generika*.

Innenraumklima: s. Klimafaktoren am Arbeitsplatz.

Innenraumluft: (engl.) *indoor air*; wird in ihrer Qualität bestimmt durch die Qualität der einströmenden Außenluft, Schadstoffbelastung im Innenraum u. die Luftwechsel* pro Stunde; vgl. Klimafaktoren am Arbeitsplatz, MRK, AGW.

Innovationskomponente: (engl.) *proportion of innovative drugs*; Anteil an der Veränderung der Arzneimittelausgaben, der auf die Verordnung neuer Arzneimittel* zurückzuführen ist; zeigt die Bedeutung neuer Medikamente für das Wachstum der Ausgaben an; vgl. Strukturkomponente, Mengenkomponente.

Innungskrankenkassen: (engl.) *guild health insurance fund*; Abk. IKK; gehören als Primärkasse zu den Krankenkassen als Träger der Gesetzlichen Krankenversicherung*, die durch Handwerksinnungen für die Betriebe der Mitglieder, die in einer Handwerksrolle eingetragen sind, errichtet werden können, wenn in diesen Betrieben regelmäßig mindestens 1000 Versicherungspflichtige beschäftigt sind u. die Leistungsfähigkeit der Krankenkasse auf Dauer gesichert ist; **Rechtliche Grundlage:** §§ 157 ff., 175 SGB V; seit 1.1.2004 dürfen Handwerksbetriebe von Leistungserbringern* keine IKK mehr errichten. **Hinweis:** Seit Einführung des Kassenwahlrechts* 1996 können auch Betriebsfremde Mitglieder werden. Bis zum 1.1.2007 besteht ein Öffnungsstopp für nach dem 9.9.2003 neu errichtete Innungskrankenkassen.

Inobhutnahme: (engl.) *taking into care, placement in protective custody*; vorläufige Unterbringung eines Kindes od. Jugendlichen **1.** bei einer geeigneten Person; **2.** in einer Einrichtung; **3.** in einer sonstigen Betreuen* Wohnform; aufnehmende Institutionen sind oft der Kindernotdienst*, der Jugendnotdienst, Klärungs-Gruppen der Heimerziehung* od. besondere Pflegestellen* od. eine Kinderklinik od. Klinik für Kinder- u. Jugendpsychiatrie. **Voraussetzung:** Zur Inobhutnahme ist das Jugendamt* in Bezug auf ein Kind od. einen Jugendlichen berechtigt u. verpflichtet, wenn das Kind od. der Jugendliche um Obhut bittet od. eine dringende Gefahr für das Wohl des Kindes od. Jugendlichen die Inobhutnahme erfordert u. **1.** die Personensorgeberechtigten nicht widersprechen od. **2.** eine familiengerichtliche Entscheidung nicht eingeholt werden kann od. **3.** ein ausländisches Kind od. ein ausländischer Jugendlicher

jungen Menschen an einem geeigneten Ort unterbringen, der Schutz u. Hilfe bedeutet. Es hat die Eltern unverzüglich zu informieren u. bei Widerspruch das Familiengericht einzuschalten. Letztlich entscheidet das Familiengericht, ob die Voraussetzungen zur Inobhutnahme vorliegen. Das Jugendamt erfüllt gegenüber den betroffenen jungen Menschen seine Fürsorgepflicht (s. Jugendfürsorge). Die Inobhutnahme endet mit Übergabe des Kindes od. Jugendlichen an die Personensorge- od. Erziehungsberechtigten (so vertretbar) od. mit der Entscheidung über die Gewährung von Hilfen nach SGB VIII. **Rechtliche Grundlage:** § 42 SGB VIII.

Insemination: (engl.) *insemination*; künstliches Einbringen des Samens in das weibliche Genitale, i. w. S. auch natürliche Besamung (Kohabitation) od. extrakorporale Vereinigung von Samen- u. Eizelle (s. In-vitro-Fertilisation); **Formen: 1. homologe** Insemination: Die aufbereitete Samenprobe des Ehemannes od. Partners wird in den oberen Genitaltrakt der Frau eingebracht; juristisch unbedenklich, fällt gemäß §§ 27 a, 121 a SGB V zeitlich begrenzt unter die Leistungspflicht der GKV; **2. heterologe** Insemination: Verwendung von Sperma eines dritten, i. d. R. der Frau nicht bekannten Mannes; obwohl durch das Embryonenschutzgesetz* weder verboten noch eingeschränkt, berufsethisch u. juristisch problematisch (Persönlichkeitsrechte u. familienrechtlicher Status des Kindes; Recht des Ehemannes u. des Kindes zur Ehelichkeitsanfechtung).

Institut für das Entgeltsystem im Krankenhaus: (engl.) *Institute for the Remuneration of Hospitals*; Abk. InEK; von den Spitzenverbänden der Krankenkassen, dem Verband der Privaten Krankenversicherung u. der Deutschen Krankenhausgesellschaft 2001 gegründetes Institut, das die Vertragspartner der Selbstverwaltung u. die von ihnen gebildeten Gremien bei der gesetzlich vorgeschriebenen Einführung u. kontinuierlichen Weiterentwicklung der G-DRGs auf der Grundlage des § 17 b Krankenhausfinanzierungsgesetz* unterstützt; **Aufgabe:** Anpassung der DRG-Fallgruppen (Basis-Fallgruppen, Schweregrad-System), der Kodierrichtlinien* in Bezug auf ICD* bzw. OPS* u. der Kalkulation (z. B. der Relativgewichte, Zu- u. Abschläge); Zusammenarbeit mit Institutionen, Gremien u. Organisationen, die mit der Vergütung von Krankenhausleistungen befasst sind; ferner entscheidet das InEK über die gesonderte fallbezogene Vergütung von Neuen* Untersuchungs- und Behandlungsmethoden, die mit den Fallpauschalen u. Zusatzentgelten (noch) nicht sachgerecht vergütet werden. Vgl. DRG.

Institut für Qualität und Wirtschaftlichkeit im Gesundheitswesen: (engl.) *Institute for Quality and Economic Efficiency in the Health Care Sector*; Abk.

fachlich unabhängiges wissenschaftliches Institut (als private Stiftung des öffentlichen Rechts), das grundsätzliche Fragen der Qualität u. Wirtschaftlichkeit der i.R. der GKV erbrachten Leistungen bearbeitet; **Aufgabe:** insbes. die Erstellung einer Verfahrensordnung zu methodischen Anforderungen an die wissenschaftliche, sektorenübergreifende Bewertung des Nutzens, der Notwendigkeit u. der Wirtschaftlichkeit von Maßnahmen. **1.** Recherche, Darstellung u. Bewertung des aktuellen Wissensstandes zu diagnostischen u. therapeutischen Verfahren bei ausgewählten Krankheiten; **2.** Erstellung von wissenschaftlichen Ausarbeitungen, Gutachten u. Stellungnahmen zu Fragen der Qualität u. Wirtschaftlichkeit der i.R. der GKV erbrachten Leistungen; **3.** Bewertung evidenzbasierter Leitlinien für die epidemiologisch wichtigsten Krankheiten; **4.** Empfehlungen zu Disease-Management-Programmen; **5.** Bewertung des Nutzens von Arzneimitteln; **6.** Bereitstellung von verständlichen allgemeinen Informationen zu Qualität u. Effizienz in der Gesundheitsversorgung.

Institutsambulanz, psychiatrische: (engl.) *psychiatric institute outpatient clinic*; nach § 118 SGB V ermächtigte Einrichtung, die an eine stationäre Einrichtung angegliedert ist u. die ambulante psychiatrische Versorgung in der Region ergänzen soll; der Zugang zur psychiatrischen Institutsambulanz erfolgt durch Überweisung eines zugelassenen Vertragsarztes*, wenn Art, Schwere u. Dauer der Erkrankung eines Patienten eines solchen Versorgungsangebotes bedürfen; bei mangelnder Facharztdichte in der Region ist die Inanspruchnahme auch ohne Überweisung möglich. **Ziele:** stationäre Behandlungszeiten verkürzen u. vermeiden, Behandlungsabläufe optimieren u. die soziale Integration der Kranken stabilisieren. Institutsambulanzen erhalten pauschalierte Vergütungen je Quartal für die angefallenen Fälle der einzelnen Krankenkassen. Vgl. Ermächtigung.

Institutskennzeichen: (engl.) *institute identification code*; Abk. IK; IK-Nummer; für die Träger der Sozialversicherung* spezifische bundeseinheitliche Kennzeichen für jede Einrichtung der Produktion od. des Dienstleistungsbereichs im Gesundheits- u. Sozialwesen, die bei der elektronischen Datenübertragung, beim Datenaustausch u. für Maßnahmen der Qualitätssicherung vom Träger der Sozialversicherung u. deren Vertragspartner im Schriftverkehr verwendet werden. **Rechtliche Grundlage:** § 293 SGB V u. § 103 SGB XI.

Instrumentendesinfektion: s. Desinfektion.

Integration: (engl.) *integration*; syn. Eingliederung; staatliche Bestrebungen i.R. der Sozialpolitik mit dem Ziel, bestimmte gesellschaftliche Personenkreise (oft benachteiligte Minderheiten) in das Gemeinschaftsleben einzubeziehen u. ihnen eine möglichst vollständige Teilhabe* am gesellschaft-

Oberbegriff für eine Vielzahl von Leistungen* zur Teilhabe mit dem Ziel, die Behinderung abzuwenden, zu beseitigen, zu bessern, ihre Verschlimmerung zu verhüten od. ihre Folgen zu mildern Einschränkungen der Erwerbsfähigkeit* od. Pflegebedürftigkeit* zu vermeiden, zu überwinden, zu mindern od. eine Verschlimmerung zu verhüten, die persönliche Entwicklung ganzheitlich zu fördern u. einen den Neigungen u. Fähigkeiten entsprechenden Platz in der Gesellschaft, insbes. im Arbeitsleben zu sichern (§ 4 SGB IX). **2.** Integration von **Migranten*** in die Aufnahmegesellschaft als wechselseitiger Prozess auf dem Weg zu einer gemeinsamen Gesellschaft; stellt eine gesamtgesellschaftliche Querschnittaufgabe staatlicher u. nichtstaatlicher Organisationen dar, wobei die Förderung interkultureller Kompetenz in der Aufnahmegesellschaft an Bedeutung gewinnt. Vgl. IMBA, Rehabilitation.

Integrationsamt: (engl.) *integration office*; landeseigene Einrichtung nach § 102 SGB IX zur Regelung u. Umsetzung des Behindertenrechts für Berufstätige; **Aufgabe: 1.** Erhebung u. Verwendung der Ausgleichsabgabe (s. Beschäftigungspflicht der Arbeitgeber); **2.** besonderer Kündigungsschutz* für schwerbehinderte Menschen **3.** begleitende Hilfe* im Arbeits- u. Berufsleben für schwerbehinderte Menschen; **4.** zeitweilige Entziehung der besonderen Hilfen für schwerbehinderte Menschen (nach § 117 SGB IX); angesiedelt bei den Behörden, die auch das Soziale* Entschädigungsrecht ausführen.

Integrationsfachdienst: (engl.) *professional integration service*; Dienst eines Dritten, der bei der Durchführung der Maßnahmen zur Teilhabe* schwerbehinderter Menschen am Arbeitsleben beteiligt wird (§§ 109 ff. SGB IX); **Aufgabe:** Beratung u. Unterstützung schwerbehinderter Menschen, Information u. Hilfestellung für Arbeitgeber. Entwickelt aus den bisherigen psychosozialen u. berufsbegleitenden Diensten, welche die früheren Hauptfürsorgestellen* bei der Durchführung der psychosozialen Betreuung i.R. der begleitenden Hilfe im Arbeitsleben beteiligt hatten.

Integrationsprojekte: (engl.) *integration projects* rechtlich u. wirtschaftlich selbständige Unternehmen (Integrationsunternehmen) od. unternehmensinterne Betriebe bzw. Abteilungen (Integrationsbetriebe bzw. -abteilungen), die dem allgemeinen Arbeitsmarkt zugeordnet sind, mit der Aufgabe der Beschäftigung u. arbeitsbegleitenden Betreuung von behinderten Menschen sowie in Einzelfällen der Durchführung von Maßnahmen der beruflichen Weiterbildung u. des Ermöglichens der Teilnahme an entsprechenden außerbetrieblichen Maßnahmen; **Ziel:** berufliche Eingliederung auch für schwerbehinderte Menschen, deren Teilhabe an einer sonstigen Beschäftigung auf dem

Fördermöglichkeiten u. des Einsatzes von Integrationsfachdiensten* auf besondere Schwierigkeiten stößt; **Leistungsträger:** Förderung aus Mitteln der Ausgleichsabgabe (s. Beschäftigungspflicht der Arbeitgeber) durch die Integrationsämter*; individuelle Leistungen durch die Rehabilitationsträger* u. Integrationsämter für einzelne schwerbehinderte Menschen. **Rechtliche Grundlage:** §§ 132 ff. SGB IX. Vgl. Werkstatt für behinderte Menschen.

Integrationsvereinbarung: (engl.) *integration agreement*; verbindliche Regelungen im Zusammenhang mit der beruflichen Eingliederung schwerbehinderter Menschen (s. Schwerbehinderung) zwischen Arbeitgeber, Schwerbehindertenvertretung sowie Betriebs-, Personal-, Richter-, Staatsanwalts- bzw. Präsidialrat, insbes. zur Personalplanung, Arbeitsplatzgestaltung*, Gestaltung des Arbeitsumfeldes, Arbeitsorganisation* u. Arbeitszeit*; **Rechtliche Grundlage:** § 83 SGB IX.

Intelligenz: (engl.) *intelligence*; unterschiedlich definiertes Merkmal, das im Allg. kognitive Fähigkeiten (z. B. Konzentration, Vorstellung, Gedächtnis, Denken, Urteilsvermögen, Kreativität, Lernen, Sprache, Fähigkeit zum Umgang mit Zahlen u. Symbolen) bezeichnet; als zentrales Element der Intelligenz wird die Fähigkeit bezeichnet, sich in neue Situationen, für die noch keine erprobten Verhaltensmuster zur Verfügung stehen, aufgrund von Einsichten zurechtzufinden u. i. S. der Problemlösung sachgerecht zu verhalten, ohne dass hierfür die Erfahrung, sondern vielmehr die Erfassung von Beziehungen das Wesentliche ist. Die Intelligenzforschung untersucht mit Hilfe von Tests Grad u. Richtung der Intelligenz sowie deren Abhängigkeit von Vererbung u. Umwelteinflüssen. Das Zweifaktorenmodell der Intelligenz nach Spearman geht von einem allgemeinen od. Generalfaktor u. einer Vielzahl von aufgabenspezifischen Faktoren aus. Mit anderen Modellen der Faktorenanalyse (z. B. von Thurstone) wurde eine unterschiedliche Anzahl von relativ unabhängigen Intelligenzdimensionen ermittelt: Allgemeiner, numerischer, sprachlicher, räumlicher, verbaler, praktisch-technischer, logischer usw. Faktor der Intelligenz. **Sozialmedizinische Bedeutung:** Da Intelligenz den Erfolg in der Schule u. im Beruf beeinflusst, haben Intelligenztests Eingang in die Eignungsdiagnostik gefunden. Zur Prädiktion der Leistungsfähigkeit in Schule, Studium u. Beruf müssen Faktoren wie Ausdauer, Fleiß, Anstrengungsbereitschaft od. Motivation* berücksichtigt werden.

Intensivmedizin: (engl.) *intensive medicine*; medizinisches Fachgebiet, das sich mit Diagnostik u. Therapie lebensbedrohlicher Zustände, Krankheiten sowie Überwachung u. Behandlung nach eingreifenden Operationen befasst; für die Intensiv-

Behandlungs- u. Pflegeintensität durch speziell ausgebildete Fachärzte u. Pflegefachkräfte ermöglichen. Dabei wird häufig der temporäre maschinelle Ersatz gestörter od. ausgefallener Organfunktionen (z. B. durch Beatmung) bei gleichzeitiger Behandlung des verursachenden Grundleidens erforderlich.

Intention-to-treat-Analyse: (engl.) *intention-to-treat analysis*; Auswertungsmethode für (randomisierte kontrollierte) Interventionsstudien*; **Verfahren:** Ergebnisse der Studienteilnehmer werden nach ihrer intendierten Gruppenzuordnung ausgewertet, unabhängig davon, ob sie die Intervention vollständig, teilweise od. nicht erhalten haben. Vorteil: die Erhaltung der durch Randomisierung* erzielten Strukturgleichheit der Untersuchungsgruppen u. eine gewisse Praxisnähe der Ergebnisse; Nachteil: das theoretische Potential einer Behandlungsform wird nicht abgebildet. Vgl. Per-protocol-Analyse.

Interaktionsanalyse: (engl.) *interaction analysis*; syn. Gruppenprozessanalyse; standardisiertes Verfahren nach R. F. Bales (1950) zur Untersuchung von Interaktionsprozessen zwischen einzelnen Individuen in Kleingruppen; **Methode:** soziales u. emotionales Verhalten von Individuen in Gruppen, ihr Problemlösungsverhalten, ihre Rolle u. ihr Status werden beobachtet u. mit einem vorher festgelegten Kategorienschema erfasst u. beurteilt. Beobachtungssysteme zur Erfassung von Gruppenprozessen werden im therapeutischen Bereich v. a. zur Diagnose von Konflikten u. als interventionsbegleitendes Messinstrument eingesetzt.

International Classification of Diseases for Oncology: s. ICD-O.

International Classification of Functioning, Disability and Health: s. ICF.

International Classification of Health Problems in Primary Care: s. ICHPPC.

International Classification of Impairments, Disabilities and Handicaps: s. ICIDH.

International Classification of Nursing Practice: s. ICNP.

International Classification of Primary Care: s. ICPC.

International Classification of Procedures in Medicine: s. ICPM.

International Classification of Processes in Primary Care: s. IC-Process-PC.

Internationale statistische Klassifikation der Krankheiten und verwandter Gesundheitsprobleme: s. ICD.

International Labour Organization: Abk. ILO; 1919 gegründete Arbeitsorganisation der Vereinten Nationen mit Sitz in Genf, in der die 178 Mitgliedstaaten durch Repräsentanten von Regierungen, Arbeitgebern u. Gewerkschaften vertreten sind; **Ziel:** Verbesserung der Lebensbedingungen

abhängigen Gewerkschaften u. Arbeitgeberverbänden, Einführung von Arbeitsrecht u. Arbeitsschutz sowie durch den Kampf gegen Kinderarbeit.

International Organization for Standardization: s. ISO.

International Statistical Classification of Diseases and Related Health Problems: s. ICD.

Internetapotheke: (engl.) *internet pharmacy*; syn. Online-Apotheke; Form der Versandapotheke (s. Versandhandel), bei der Arzneimittel* über das Internet bestellt werden können; ausländische Internetapotheken bieten z. T. Ermäßigungen bei der Zuzahlung* zu rezeptpflichtigen Medikamenten.

Interquartilabstand: s. Quantil.

Interrater-Reliabilität: s. Testgütekriterien.

Interrollenkonflikt: (engl.) *inter-role-conflict*; Konflikt, in dem sich ein Rollenträger befindet, wenn zwischen 2 od. mehreren wahrzunehmenden Rollen Inkompatibilität besteht (widersprüchliche Rollenerwartungen); z. B. der Arzt, der durch eine dringende Behandlung eines Patienten seinen Sohn nicht rechtzeitig aus dem Sportverein abholen kann u. damit in seiner Vaterrolle beeinträchtigt ist. Interrollenkonflikte können Hinweise auf Überlastungen geben. Vgl. Intrarollenkonflikt, Rolle, soziale.

Intervallfrist: (engl.) *intervall time*; Mindestzeitabstand zwischen der Inanspruchnahme gleichartiger Leistungen; Dauer der Intervallfrist: **1.** in der **GKV** für **a)** Heilmittelversorgung* gemäß Heilmittel*-Richtlinien 12 Wochen; **b)** ambulante Vorsorgeleistungen (s. Vorsorge) nach § 23 Abs. 2 SGB V in anerkannten Kurorten* 3 Jahre; **c)** stationäre Vorsorgeleistungen nach § 23 Abs. 4 SGB V in Vorsorgeeinrichtungen mit Versorgungsvertrag nach § 111 SGB V 4 Jahre; **d)** ambulante u. stationäre Leistungen* zur medizinischen Rehabilitation nach § 40 SGB V 4 Jahre; **2.** bei der medizinischen Rehabilitation durch andere Rehabilitationsträger*, z. B. in der GRV nach § 12(2) SGB VI, aufgrund öffentlich-rechtlicher Vorschriften 4 Jahre. **Hinweis:** Die genannten Intervallfristen gelten i. d. R. nicht, wenn vorzeitige Leistungen aus medizinischen Gründen dringend erforderlich sind.

Intervallskala: Abstandsskala; s. Skalenniveau.

Intervention: (engl.) *intervention*; (med.) 1. jede Maßnahme, die zur Heilung, Linderung od. Prävention* von Krankheiten od. zur Gesundheitsförderung* eingesetzt wird; **2.** in Interventionsstudien* Bez. für die Maßnahme, deren Wirksamkeit untersucht werden soll. Der Interventionsbegriff ist weit gefasst u. umfasst u. a. Medikamente, Prozeduren u. Verfahren, Programme, Gesetzesänderungen.

Interventionsgruppe: syn. Behandlungsgruppe*.

Interventionsstudie: (engl.) *intervention study*; Kohortenstudie*, bei der durch eine Intervention*

kontrollierte Studie* durchgeführt werden. Vgl. Therapiestudie.

Interview: (engl.) *interview*; gezielte mündliche (persönliche od. telefonische) Befragung; **Formen 1.** standardisiertes Interview: Befragung anhand eines festgelegten, ausformulierten Katalogs von Fragen, wobei die Antwortmöglichkeiten bereits festgelegt sind od. vorgegebenen Kategorien zugeordnet werden; **2.** halbstandardisiertes Interview: Befragung anhand vorformulierter Fragen, wobei der Interviewer an einzelnen Stellen die Möglichkeit zur freien Exploration hat (Übergang in eine offene Interviewtechnik); **3.** offenes (qualitatives, narratives) Interview: Befragung anhand eines Leitfadens anzusprechender Themen, wobei entscheidend ist, die Äußerungen der Befragten so wenig wie möglich zu beeinflussen, z. B. durch suggestive Formulierungen.

Intrarollenkonflikt: (engl.) *intra-role-conflict*; Konflikt, in dem sich ein Rollenträger befindet, wenn widersprüchliche od. unvereinbare Erwartungen in verschiedenen Sektoren einer bestimmten Rolle durch verschiedene Interaktionspartner bestehen z. B. der Betriebsarzt, der gleichzeitig Arzt für die Beschäftigten u. Angestellter des Unternehmens ist u. damit die Interessen beider Seiten vertreten muss. Vgl. Interrollenkonflikt, Rolle, soziale.

Intuitionismus: (engl.) *intuitionism*; philosophische Überzeugung, dass ethische Einsichten als eigenständige Erkenntnisse intuitiv erkannt werden u. letztlich nicht auf dem Wege schrittweise ableitenden Nachdenkens (ethischer Naturalismus) abgeleitet werden können; aus dieser Position folgt dass es bei Übereinstimmung bezüglich der tatsächlichen Voraussetzungen im Falle des moralischen Dissenses keine Überprüfungsmöglichkei im Diskurs gibt. Rationale Ethik-Begründungsansätze kritisieren den Intuitionismus als irrational u. versuchen, eine zwingende Überzeugungskraft zu erreichen.

Invalidenversicherung: (engl.) *invalid insurance*; Tei der Bismarckschen Sozialgesetzgebung; s. Bismarcksche Sozialreform.

Invalidität: (engl.) *invalidity, disability*; **1.** kennzeichnet **allgemein** den Zustand einer Person, die aufgrund von Krankheit od. Behinderung nicht od. nur eingeschränkt in der Lage ist, ihren Lebens unterhalt aus eigener Kraft zu bestreiten; **2.** im aktuellen **sozialmedizinisch**en Kontext Minderung* der Erwerbsfähigkeit, die auf eine Beeinträchtigung der körperlichen u./od. seelisch-geistigen Fähigkeiten beruht; kennzeichnend ist die Minderung od. der Verlust des Erwerbseinkom mens. Invalidität ist sozialer Sicherungstatbestand in allen europäischen Sozialsystemen (Leistung sog. **Invaliditätsrente**), unterliegt aber national spezifischen Definitionen u. Ausgestaltungen, in Deutschland zudem trägerunterschiedliche Ver-

Diesbezügliche Leistungen der **GRV** werden als Renten wegen verminderter Erwerbsfähigkeit* bzw. Erwerbsminderung* bezeichnet. **3.** Als Invalide galt nach dem **Recht der ehemaligen DDR** der Versicherte, der infolge einer Krankheit od. anderer Leiden od. Schwäche seiner geistigen u. körperlichen Eigenschaften nicht in der Lage war, durch bezahlte Arbeit, die seinen Kräften u. Fähigkeiten entsprach u. die er sonst nach seiner Bildung u. seinem Beruf leisten konnte, ein Drittel dessen zu verdienen, was ein körperlich u. geistig gesunder Mensch desselben Berufs u. des gleichen Bildungsstands in dem gleichen Bezirk gewöhnlich verdienen konnte; **Leistung: Invalidenrente** aus der Invalidenversicherung* bei Erfüllung der Voraussetzungen (mindestens 5 Jahre Wartezeit, auch Dienstzeit od. Versicherungszeit genannt, u. Aufrechterhaltung der Anwartschaft aus den zur Sozialversicherung entrichteten Beiträgen); **Rechtliche Grundlage:** Die Fortführung der Invalidenrente als Rente wegen verminderter Erwerbsfähigkeit ist im § 7 des Übergangsrechts nach den Vorschriften des Beitrittsgebietes geregelt. **4.** In der **Privaten Unfallversicherung*** (PUV) die dauernde, länger als 3 Jahre nach Behandlungsabschluss anhaltende Beeinträchtigung der körperlichen od. geistigen Leistungsfähigkeit*; **Leistung:** Invaliditätsleistung* als zentrale Leistung der PUV, die als Kapitalleistung od. nach Vollendung des 65. Lebensjahres als Unfallrente (sog. **Invaliditätsrente**) erbracht wird. Die Höhe der Invaliditätsleistung richtet sich nach der vereinbarten Versicherungssumme sowie nach dem **Invaliditätsgrad**, der sich bei betroffenen Gliedmaßen u. Sinnesorganen nach der Gliedertaxe* der allgemeinen Unfallversicherungsbedingungen bemisst.

Invaliditätsleistung: (engl.) *invalidity benefit*; zentrale Versicherungsleistung der Privaten Unfallversicherung*, wenn der Versicherungsfall der Invalidität* eintritt.

In-vitro-Fertilisation: (engl.) *in vitro fertilisation*; Abk. IVF; reproduktionsmedizinisches Verfahren, das die extrakorporale Befruchtung von Eizellen mit präparierten Spermien, die anschließende Embryokultur u. den intrauterinen Embryotransfer umfasst; gilt als Standard in der Behandlung der Sterilität*; **Rechtliche Grundlage:** Das Embryonenschutzgesetz* hat die mit Konsens der Beteiligten u. nicht postmortal vorgenommene IVF grundsätzlich nicht unter Strafe gestellt; es behält sie lediglich dem Arzt vor, begrenzt sie auf Schwangerschaftszwecke u. verbietet, mehr Eizellen zu entnehmen, als benötigt werden, Embryonen zu selektieren (s. Präimplantationsdiagnostik), mehr als 3 Embryonen zu implantieren od. fremde Eizellen zu übertragen (sog. Eizellspende). Nach dem ärztlichen Standesrecht gilt eine (vom

ethisch vertretbar, wenn die von der Ärztekammer erlassenen Richtlinien befolgt werden; diese beschränken die IVF u. a. grundsätzlich auf Ehepaare u. machen Ausnahmen vom homologen System von der vorherigen Anrufung einer bei der Ärztekammer eingerichteten Kommission abhängig. Die Mitwirkung an einer IVF ist dem Arzt gesetzlich u. berufsrechtlich freigestellt; Meldung u. Dokumentation (anonymisierte Behandlungsdaten) beim Deutschen IVF-Register sind verpflichtend. Vgl. Insemination.

Inzest: (engl.) *incest*; Bez. für Geschlechtsverkehr (i. w. S. auch andere sexuelle Handlungen) zwischen Verwandten, wobei Verwandtschaft kulturell u. historisch verschieden definiert wird u. entweder nur Blutsverwandte od. auch weitere Angehörige der gleichen Gruppe umfasst; juristisch Beischlaf zwischen Verwandten in direkter auf- od. absteigender Linie; **Rechtliche Grundlage:** nach § 173 StGB ist mit Strafe bedroht, wer mit einem leiblichen Abkömmling, mit einem leiblichen Verwandten in aufsteigender Linie sowie unter leiblichen Geschwistern den Beischlaf vollzieht; für Abkömmlinge u. Geschwister unter 18 Jahren ist die Tat nach § 173 Abs. 3 StGB straffrei. Vgl. Missbrauch, sexueller.

Inzidenz: (engl.) *incidence*; Anzahl der Neuerkrankungsfälle einer bestimmten Erkrankung innerhalb eines bestimmten Zeitraums (sog. absolute Inzidenz); epidemiologisches Maß zur Charakterisierung des Krankheitsgeschehens in einer bestimmten Population; die **Inzidenzrate** (relative Inzidenz) bezeichnet den Quotienten aus der Anzahl der Personen mit Neuerkrankungen einer Krankheit u. der gemittelten Risikopopulation* im Beobachtungszeitraum, oft geschätzt durch die Risikopopulation zur Mitte des Beobachtungszeitraums. Die **kumulative Inzidenz** bezeichnet die Wahrscheinlichkeit, dass ein Individuum aus der Risikopopulation im Beobachtungszeitraum erkrankt bzw. das untersuchte Ereignis erlebt. Die **kumulative Inzidenzrate** steht für die Zahl der erkrankten Individuen bezogen auf die Risikopopulation zum Beobachtungsbeginn, u. kommt entsprechend in prospektiven Studien* zur Anwendung. Die **Inzidenzdichte** bezieht die Anzahl der Inzidenzfälle auf die vor der Erkrankung/vor dem Ereignis verlebte Zeit in der Risikopopulation/Individuenzeit unter Risiko. Bei Kenntnis der durchschnittlichen Dauer einer Erkrankung in einer Population kann aus der Inzidenz auch die Prävalenz* geschätzt werden u. umgekehrt.

Iodierung: (engl.) *iodation*; gesetzlich geregelte Zusetzung von Iodid od. Iodat zu Lebensmitteln, Salz u. Trinkwasser* zur Prävention von Iodmangelerkrankungen; Deutschland zählt nach der Definition der WHO zu den Gebieten mit verbreitetem Iodmangel Grad I (endemisches Strumagebiet,

fen Fleisch u. Wurstwaren sowie Säuglingsnahrung mit Iod angereichert werden; bei erhöhtem Iodbedarf, z. B. in Schwangerschaft u. Stillzeit, wird eine zusätzliche Supplementierung mit Tabletten empfohlen.

IQWiG: Abk. für Institut* für Qualität und Wirtschaftlichkeit im Gesundheitswesen.

IRB: Abk. für Institutional Review Board; s. Ethik-Kommission.

IRENA: (engl.) *intensified rehabilitation aftercare*; Abk. für Intensivierte Rehabilitationsnachsorge; ein von der Deutschen Rentenversicherung Bund für ihre Versicherten entwickeltes Rehabilitationsnachsorge-Programm zur Sicherung u. Festigung von erzielten Rehabilitationsergebnissen; **Voraussetzung:** kann im Anschluss an eine Leistung* zur medizinischen Rehabilitation unter bestimmten Voraussetzungen durch den Arzt der medizinischen Rehabilitationseinrichtung* bei den Indikationen Herz-Kreislauf-Erkrankungen, Stoffwechselerkrankungen, Erkrankungen des Bewegungsapparates, neurologische u. psychische Erkrankungen, initiiert werden. Beispiel: nach einer orthopädischen Rehabilitation wegen eines Bandscheibenvorfalls kann es notwendig sein, erlernte krankengymnastische Übungen, Ernährungsberatung u. problemorientierte Gruppenarbeit unter der Aufsicht eines Therapeuten auch berufsbegleitend fortzuführen. **Leistungsdauer:** i. d. R. 8 bis maximal 12 Wochen 2–3-mal wöchentlich 90–120 Minuten. Vgl. Nachsorge.

IRES-Fragebogen: (engl.) *IRES questionnaire*; Kurzbez. für Indikatoren des Reha-Status-Fragebogen; Instrument zur Einschätzung des somatischen (z. B. Schmerzen, Symptome u. Risikofaktoren), funktionalen (z. B. Beanspruchungen im Beruf u. Behinderungen im Alltag) u. psychosozialen (z. B. psychische Belastung u. soziale Probleme) Status aus der Sicht des Betroffenen; **Anw.:** kann zur Beurteilung von Rehabilitationsbedürftigkeit, zur Behandlungsplanung u. Erfolgskontrolle in der Rehabilitation sowie in der rehabilitationswissenschaftlichen Forschung eingesetzt werden. Die aktuelle Version (IRES-3) enthält auch edukative Faktoren, Erwartungen an Leistungen zur Rehabilitation u. Angaben zur Integration in das Erwerbsleben; die Anzahl der Items wurde von 240 auf 144 reduziert.

Irrtumswahrscheinlichkeit: s. Testverfahren, statistisches; Konfidenzintervall.

ISO: Abk. für (engl.) *International Organization for Standardization*; internationaler Zusammenschluss der nationalen Normungsinstitute, der Normen erarbeitet mit dem Ziel, den internationalen Austausch von Waren u. Dienstleistungen zu erleichtern u. ein gegenseitiges Verständnis auf wissenschaftlichem, technischem u. wirtschaftlichem Gebiet zu erreichen; vereinbart ist, ISO-Normen in

Normen zum Qualitätsmanagement der Interna tional Organization for Standardization (ISO*); das Dokument ISO 9000 enthält Grundlagen u. Begrif fe zum Qualitätsmanagement* (QM), ISO 9001 ist ein Leitfaden zur Vereinbarung von QM-Systemen, formuliert die Anforderungen an ein Qualitäts management*-System. Die Norm ISO 9004 Teil 1 erläutert die ISO 9001 für Produkthersteller, Teil 2 für Dienstleister, Teil 3 für Software-Hersteller. Be Konformität mit den Anforderungen der Norm DIN EN ISO 9001 kann eine Organisation ihr QM System zertifizieren lassen. War dieses Regelwerk zu Beginn in erster Linie auf Produkthersteller zugeschnitten, wurden die Normen in der letzten Revision von 2005 stärker prozessorientiert gefasst, um auch den Bedürfnissen des Dienstleistungs bereichs einschließlich Gesundheitsversorgung ge recht zu werden. Mittlerweile sind auch eine Reihe von Krankenhäusern danach zertifiziert, überwie gend jedoch deren technische Abteilungen. Vgl. Joint Commission on Accreditation of Healthcare Organizations, EFQM, Kooperation für Transparenz und Qualität im Gesundheitswesen, QEP.

Isolierstation: s. Isolierung.

Isolierung: (engl.) *isolation*; Absonderung von Personen, von denen eine besondere Infektionsgefahr ausgeht od. die besonders infektionsgefährde sind, zum Schutz vor der Übertragung von Infek tionskrankheiten; **Formen: 1. Kontaktisolierung** zur Vermeidung der Übertragung von Erregern die durch direkten od. indirekten Kontakt übertragen werden: Neben konsequenter Umsetzung von Standard-Hygienemaßnahmen wie Händedes infektion, Tragen von persönlicher Schutzausrüs tung* sowie Reinigung, Desinfektion* u. Sterilisa tion* von Gegenständen u. Flächen wird in Fällen mit hohem Übertragungsrisiko (z. B. bei MRSA* eine Einzelzimmerunterbringung mit Aus- u. Zu gangsbeschränkung durchgeführt; Pflegeutensi lien verbleiben patientenbezogen im Isolierzim mer. **2. Tröpfchenisolierung** zur Vermeidung der Übertragung von Erregern, die durch größere Tröpfchen (>5 µm Durchmesser) übertragen werden (z. B. Lungentuberkulose, Windpocken): Zusätzlich zu den Standard-Hygienemaßnahmen Schutz durch chirurgische Maske u. ggf. Schutz brille bei Aufenthalt in Patientennähe (1–2 m); bei hohem Übertragungsrisiko (z. B. Meningokokken meningitis) Einzelzimmerunterbringung mit Aus u. Zugangsbeschränkung. **3. Aerogene Isolierung** zur Vermeidung der Übertragung von Erregern die aerogen, d. h. durch nicht sedimentierende Tröpfchenkerne (<5 µm Durchmesser) in der Raumluft über weitere Distanzen (>2 m) übertra gen werden. Zusätzlich zu den Standard-Hygiene maßnahmen Einzelzimmerunterbringung bei ge schlossener Tür mit Aus- u. Zugangsbeschrän kung, möglichst in Isolierzimmer mit zweitürigem

schutzmaske* od. eine chirurgische Maske. **4. Kohortenisolierung** (syn. Gruppenisolierung): Unterbringung mehrerer, nach 1.–3. isolierter Personen in demselben Isolierzimmer. Voraussetzung ist i. d. R. das Vorliegen desselben Erregers. **5. Protektive Isolierung** (syn. Schutzisolierung, Umkehrisolierung) zum Schutz stark abwehrgeschwächter, infektionsgefährdeter Patienten vor Erregern anderer Personen od. aus der Umwelt. Im Vordergrund steht die konsequente Umsetzung von Standard-Hygienemaßnahmen, daneben auch Schutz vor Kontakt- u. Tröpfchenübertragung. Bei Patienten mit Neutropenie od. unter immunsuppressiver Therapie kann zum Schutz vor aerogen übertragenen, fakultativen Krankheitserregern aus druck erforderlich sein. Z. T. werden solche Patienten auch mit sterilfiltriertem Leitungswasser u. steriler bzw. keimarmer Nahrung versorgt. Die Isolierung erfolgt z. T. auf der **Isolierstation** (Krankenhausstation, die speziell für die Unterbringung u. Versorgung ansteckender od. infektionsgefährdeter Patienten ausgerüstet ist). Kontaktisolierung u. Tröpfchenisolierung kann oft auf Normalstationen durchgeführt werden, die aerogene u. protektive Isolierung erfolgt in spezialisierten Einrichtungen oft in eigens dafür ausgestatteten Isolierstationen mit mehreren entsprechenden Isolierzimmern.

Ist-Wert: (engl.) *actual value*; Ermittlungsergebnis eines quantitativen Merkmals; vgl. Soll-Wert.

J

Jahn, Erwin (1911–1997): Arzt, Internist; 1939–1944 unter Berufsverbot, 1945 Leiter der Inneren Abteilung des Krankenhauses Merseburg, 1946–1948 Stadtmedizinalrat in Halle an der Saale, 1949–1954 Kreisarzt in Gelnhausen, 1958 stellvertretender Leiter der medizinischen Abteilung der Landesversicherungsanstalt Berlin, 1962 wissenschaftlicher Oberrat beim Bundesgesundheitsamt, Referat Sozialhygiene, 1967 Direktor u. Professor am Bundesgesundheitsamt, Leiter des Instituts für Sozialmedizin* u. Epidemiologie, 1969–1976 Vizepräsident des Bundesgesundheitsamtes; **Bedeutung:** konzipierte als Leiter des Instituts für Sozialmedizin als erster in Deutschland ein groß angelegtes Projekt zur Erhebung von Gesundheitsdaten für epidemiologische Zwecke, das an der zu dieser Zeit noch nicht möglichen Bewältigung der Datenmengen scheiterte. **Veröffentlichungen:** Sozialmedizin u. Sozialhygiene. Bundesgesundheitsblatt 8 (1965); Die Aufgaben des Instituts für Sozialmedizin u. Epidemiologie des Bundesgesundheitsamtes. Bundesgesundheitsblatt 13 (1970) u. a.

Jahresarbeitsentgeltgrenze: s. Versicherungspflichtgrenze.

Jahresarbeitsverdienst: (engl.) *annual earnings*; Abk. JAV; Brutto-Arbeitsentgelt* u. Arbeitseinkommen* der letzten 12 Kalendermonate, in der GUV bezogen auf das Jahr vor Eintritt eines Versicherungsfalls (§ 82 SGB VII); dient der Berechnung der Höhe von Sozialleistungen (z. B. Rente, Geldleistungen der GUV). Vgl. Beitragsbemessung.

Jahresarbeitsverdienstgrenze: s. Versicherungspflichtgrenze.

Jakarta-Erklärung: (engl.) *Jakarta Declaration*; von der Internationalen Konferenz zur Gesundheitsförderung* in Jakarta (1997) verabschiedete Erklärung, die Prioritäten der Gesundheitsförderung für das 21. Jahrhundert formuliert: Förderung sozialer Verantwortung für Gesundheit, Investitionen in Gesundheitsentwicklung, Ausbau von Partnerschaften für Gesundheit, Stärkung gesundheitsfördernder Potentiale von Gemeinschaften u. Einzelnen sowie Sicherstellung einer Infrastruktur für Gesundheitsförderung.

JAV: Abk. für Jahresarbeitsverdienst*.

JCAHO: Abk. für (engl.) *Joint* Commission on Accreditation of Healthcare Organizations.*

Job-Center: gemeinsame Einrichtungen der Agenturen für Arbeit (s. Bundesagentur für Arbeit) u. der Sozialämter* zur Betreuung der Empfänger von Arbeitslosengeld II; vgl. Grundsicherung.

Job-Strain-Modell: s. Anforderungs-Kontroll-Modell.

Johannesburg-Deklaration: (engl.) *Johannesburg Declaration*; Abschlusserklärung zum „Weltgipfel für Nachhaltige Entwicklung" der UNO in Johannesburg (2002); betrifft alle Themen, die im Zusammenhang mit nachhaltiger Entwicklung im 21. Jahrhundert wichtig sind: **1. Ökonomie:** Armut u. Reichtum, Arbeit u. Umwelt, Konsum u. Produktion, Ernährung u. Landwirtschaft, Mobilität u. Verkehr, Müll, Recycling, Wertstoffe, Chemikalien; **2. Ökologie:** Energie, Klima, Wald, Wasser, Boden, Natur u. Umwelt, Artenvielfalt; **3. Soziales:** Gen- u. Biotechnologie, Gesundheit, Kinder u. Jugendliche, Frauen, Bevölkerung, Konflikte/Kriege u. Frieden, Globalisierung. Die Konferenz sollte die Entwicklung 10 Jahre nach der UNO Konferenz von Rio de Janeiro, d. h. den Stand der Umsetzung der in Rio beschlossenen Agenda* 21 bilanzieren u. die weitere weltweite nachhaltige Entwicklung fördern. In der Deklaration verpflichten sich die teilnehmenden 65 000 Delegierten aus 190 Ländern „zu einem Prozess, der in regelmäßigen Abständen die Fortschritte beim Erreichen unserer Ziele zur nachhaltigen Entwicklung misst".

Johanniter-Unfall-Hilfe: Abk. JUH; 1952 gegründeter gemeinnütziger Fachverband des Diakonischen* Werks der Evangelischen Kirche Deutschland; **Aufgabe:** Ausbildung in u. Durchführung von Erster* Hilfe u. Sanitätsdienst; Rettungsdienst*, Krankentransport, Ambulanzflug, Auslandsrückholdienst, Zivilschutz, Aus- u. Fortbildung von Krankenpflegehelfern, Jugendarbeit, soziale Dienste (z. B. Betreuung behinderter Menschen, alter Menschen, Mahlzeitendienst, ambulante Betreuung u. Pflege), Betrieb von Sozial- u. Diakoniestationen sowie teilstationäre u. stationäre Altenpflege; **Organisation:** gliedert sich in Landesverbände u. besteht aus ehrenamtlichen u. hauptamtlichen Mitarbeitern.

Joint Commission on Accreditation of Healthcare Organizations: Abk. JCAHO; erste Organisation

tifizierung, Qualitätsmanagement, Qualitätsmanagement-System); mittlerweile sind in den USA nahezu alle Krankenhäuser zertifiziert, da dies Voraussetzung der Abrechnung mit den staatlichen Krankenversicherungsunternehmen wie Medicaid* u. Medicare* ist. Auch in Europa hat sich eine Reihe von Krankenhäusern durch die JCAHO zertifizieren lassen. Vgl. Kooperation für Transparenz und Qualität im Gesundheitswesen, QEP.

Jugendabhängigkeitsquotient: syn. Jugendlastquotient*.

Jugendamt: (engl.) *youth welfare office*; Einrichtung der örtlichen Träger der öffentlichen Kinder*- und Jugendhilfe (Kreise u. kreisfreie Städte) zur Wahrnehmung der Aufgaben des SGB VIII; die Aufgaben des Jugendamtes werden durch den Jugendhilfeausschuss (Vertreter des Kreises od. der kreisfreien Städte sowie Träger der freien Jugendhilfe) u. die Verwaltung des Jugendamtes wahrgenommen. Überörtliche Träger errichten Landesjugendämter (länderunterschiedlich geregelt). **Aufgabe: 1.** Leistungsträger für Aufgaben der Kinder- u. Jugendhilfe, d. h. Leistungen zugunsten junger Menschen u. Familien wie Angebote der Jugendarbeit, des erzieherischen Kinder- u. Jugendschutzes, der Förderung der Erziehung in der Familie, der Förderung in Tageseinrichtungen, der Hilfe* zur Erziehung, der Hilfe für seelisch behinderte Kinder u. Jugendliche, der Hilfe* für junge Volljährige, der Inobhutnahme*, der Überwachung von Pflegestellen*, der Betriebserlaubnis von Einrichtungen, der Mitwirkung bei Vormundschafts- u. Familiengerichten u. bei Jugendstrafverfahren, der Unterstützung bei Vaterschaftsfeststellung, der Übernahme von Amtspflegschaft* sowie Amtsvormundschaft*; **2.** Anregung ehrenamtlicher Tätigkeit u. Förderung von Trägern der freien Jugendhilfe; **3.** Bildung von Arbeitsgemeinschaften mit Trägern der freien Jugendhilfe u. Abschluss von Vereinbarungen über Leistungsangebote, Entgelte u. Qualitätsentwicklung, soweit Landesrecht nicht Anderes bestimmt; **4.** Gesamtverantwortung für die Ausführung des SGB VIII einschließlich Planungsverantwortung, Verpflichtung zur Zusammenarbeit mit anderen Stellen u. öffentlichen Einrichtungen (z. B. Schulverwaltung, Ausbildung, öffentliches Gesundheitswesen, Agentur für Arbeit, Träger der Sozialleistungen, Polizei, Justiz). Örtlich zuständig ist grundsätzlich das Jugendamt, in dessen Bezirk die Eltern ihren gewöhnlichen Aufenthalt (Daseinsmittelpunkt) haben (§§ 85 ff. SGB VIII). Die Tätigkeit des Jugendamtes ist gemäß § 64 SGB X für die Bürger kostenfrei. **Rechtliche Grundlage:** SGB VIII (insbes. §§ 2 ff., 11 ff., 27 ff., 42 ff., 69 ff., 74, 78 ff.), BGB, Jugendschutzgesetz, Jugendgerichtsgesetz.

Jugendarbeitslosigkeit: (engl.) *unemployment of young people*; Arbeitslosigkeit* von Menschen unter dung u. zur Berufstätigkeit (Arbeit) finden.

Jugendarbeitsschutz: (engl.) *youth work protection*; spezieller Arbeitsschutz für die Beschäftigung von Menschen unter 18 Jahren; **Ziel:** Schutz von Kindern u. Jugendlichen, die aufgrund ihrer noch nicht abgeschlossenen körperlichen u. geistigen Entwicklung im Arbeits- u. Berufsleben besonderen Gefahren, insbes. gesundheitlicher Art ausgesetzt sind. **Jugendarbeitsschutzuntersuchung:** vorgeschriebene Erstuntersuchung vor Aufnahme der Tätigkeit u. erste Nachuntersuchung ein Jahr nach Aufnahme der ersten Beschäftigung jeweils durch einen Arzt; weitere Nachuntersuchungen sind anlassbezogen (z. B. bei kontrollbedürftigen Befunden) od. auf Wunsch des Jugendlichen möglich. Zur Durchführung sind alle approbierten Ärzte berechtigt. **Rechtliche Grundlage: 1. Jugendarbeitsschutzgesetz** („Gesetz zum Schutz der arbeitenden Jugend", Abk. JArbSchG, vom 12.4.1976, BGBl. I S. 965, zuletzt geändert am 21.6.2005, BGBl. I S. 1666): verboten sind Kinderarbeit, Nacht-, Akkord-, tempoabhängige u. gefährliche Arbeiten mit schädlichen Einwirkungen von Lärm, Erschütterungen, Strahlen od. von giftigen, ätzenden od. reizenden Stoffen. Ausgenommen sind geringfügige Hilfeleistungen, soweit sie gelegentlich aus Gefälligkeit, aufgrund familienrechtlicher Vorschriften, in Einrichtungen der Kinder*- und Jugendhilfe od. in Einrichtungen zur Eingliederung von Menschen mit Behinderungen* erbracht werden sowie für die Beschäftigung durch die Personensorgeberechtigten (s. Sorgerecht) im Familienhaushalt. Arbeitszeit*, Pausen* u. Urlaub* sind geregelt. **2. Jugendarbeitsschutzuntersuchungsverordnung** („Verordnung über die ärztlichen Untersuchungen nach dem Jugendarbeitsschutzgesetz", Abk. JArbSchUV, vom 16.10.1990, BGBl. I S. 2221) zur Regelung der Organisation u. Dokumentation der ärztlichen Untersuchungen i. R. des Jugendarbeitsschutzes. Vgl. Arbeitsschutz, Beschäftigungsverbot.

Jugendfürsorge: (engl.) *youth welfare*; umfasst alle durch das Jugendamt* zu gewährleistenden Maßnahmen zur Fürsorge u. zum Schutz von Kindern u. Jugendlichen durch die Kinder*- und Jugendhilfe; **Aufgabe:** ergibt sich aus der Fürsorgepflicht des Jugendamtes, das verpflichtet ist zu handeln, wenn das Kindeswohl beeinträchtigt od. massiv gefährdet ist. Das Gefährdungsrisiko ist im Zusammenwirken mehrerer Fachkräfte unter Einbeziehung der Familie abzuschätzen. Bei Gefahr im Verzuge kann das Jugendamt ein Kind/einen Jugendlichen in Obhut nehmen (s. Inobhutnahme). Hilfen, i. d. R. Hilfe* zur Erziehung, sind anzubieten. Das Familiengericht ist ggf. einzuschalten. Der Fürsorgegedanke trat in der Kinder- u. Jugendhilfe seit In-Kraft-Treten des SGB VIII als Leistungsgesetz zunächst in den Hin-

Jugendgesundheitsdienst: (engl.) *youth health service*; Teilbereich des Gesundheitsamtes mit dem Ziel der Gesundheitsfürsorge* für Kinder u. Jugendliche; **Aufgabe: 1.** jugendärztliche Vorsorgeuntersuchungen von der Einschulung bis zur Entlassung aus der Schule (s. Untersuchung, schulärztliche; Jugendfrüherkennungsuntersuchungen); **2.** Mütterberatung* einschließlich kinderärztlicher Untersuchung u. Beratung (s. Kinderfrüherkennungsuntersuchungen); **3.** Wahrung der gesundheitlichen Belange in Gemeinschaftseinrichtungen wie Kindertagesstätten u. Schulen unter hygienischen u. sozialpädiatrischen Aspekten; **4.** präventive Beratung der Berufsschulen u. Berufsschüler; **5.** außerschulische Aufgaben wie z. B. Beratung von Kindern mit Behinderungen u. deren Eltern, Frühförderung* u. Begutachtung*; **Hinweis:** Der Jugendgesundheitsdienst arbeitet auf länderspezifisch unterschiedlichen rechtlichen Grundlagen. Daher gibt es kein bundeseinheitliches Aufgabenprofil.

Jugendgesundheitsuntersuchung: (engl.) *youth health check*; Abk. U 10 = J 1; einmalige Maßnahme im Leistungsangebot der GKV nach § 26 SGB V zur Früherkennung* von Erkrankungen u. möglichen Risikofaktoren, welche die körperliche, geistige u. soziale Entwicklung gesetzlich krankenversicherter Jugendlicher im 13.–14. Lebensjahr (je nach körperlicher Entwicklung auch ein Jahr früher od. später) gefährden; umfasst Anamnese, klinisch-körperliche Untersuchung, Erhebung des Impfstatus (s. Impfung), Erfragung ausreichender Iodzufuhr. Beratung zum individuellen Risikoprofil bezüglich gesundheitsschädigender Verhaltensweisen (z. B. Alkohol, Rauchen, Drogen, Essverhalten) u. Veranlassung notwendiger Diagnostik u. Therapie. Vgl. Kinderfrüherkennungsuntersuchungen, Vorsorge.

Jugendhilfe: s. Kinder- und Jugendhilfe.

Jugendhilfeausschuss: s. Jugendamt.

Jugendhilfe für Ausländer und Staatenlose: (engl.) *youth welfare service for foreign and stateless persons*; umfasst die im Einzelfall erforderlichen Leistungen u. Schutzmaßnahmen für minderjährige Ausländer u. Staatenlose, die insbes. auf der Rechtsgrundlage des Minderjährigenschutzabkommens (MSA), des Europäischen Fürsorgeabkommens (EFA) u. des SGB VIII (§ 6, § 9) erbracht werden; zu den Schutzmaßnahmen gehören v. a. die Inobhutnahme* nach § 42 SGB VIII u. der Schutz von Pflegekindern* nach § 44 SGB VIII, zu den Jugendhilfeleistungen gehört v. a. die Hilfe zur Erziehung nach §§ 27 ff. SGB VIII. **Voraussetzung: 1.** Die Anwendbarkeit des MSA erfordert, dass der Minderjährige seinen gewöhnlichen Aufenthalt im Aufenthaltsstaat hat; i. S. des MSA ist der gewöhnliche Aufenthalt dort, wo der Schwerpunkt der Bindungen liegt. Bei minderjährigen od. tatsächlicher Abschiebungshindernisse auf ab sehbare Zeit nicht abgeschoben werden können Die Erstversorgung eines unbegleiteten Kindes, also insbes. seine Inobhutnahme* u. die Anrufung des Vormundschaftsgerichts* zur Bestellung eines Vormunds wird als dringender Fall anzusehen sein, so dass nach Art. 9 MSA hierfür der tatsächliche Aufenthalt ausreicht. **2.** Das EFA verpflichte die Vertragsstaaten dazu, Bürgern der Europäischen Union (EU) gleiche Leistungen der sozialen Fürsorge zu gewähren. Voraussetzung für die Anwendung des EFA ist ein erlaubter Aufenthalt; dieser ist gleichzusetzen mit dem rechtmäßigen Aufenthalt. Aufgrund eines Assoziationsabkommens mit der EU gilt dies auch für türkische Staatsbürger.

Jugendlastquotient: (engl.) *youth dependency ratio* syn. Jugendabhängigkeitsquotient; (gesundheitsökonom.) Zahlenverhältnis zwischen Jugendlichen (i. d. R. unter 18-Jährige) einerseits u. der erwerbsfähigen Bevölkerung andererseits; vgl. Abhängigkeitsquotient.

Jugendlicher: (engl.) *juvenile, adolescent*; Person, die das 14., aber noch nicht das 18. Lebensjahr voll endet hat; vgl. Altersstufen im Recht, Jugendarbeitsschutz, Kinder- und Jugendhilfe.

Jugendquote: (engl.) *percentage of young people*; Anteil der unter (je nach Statistik) 15 od. 20 Jahre alten Menschen an der Gesamtbevölkerung; vgl. Altenquote.

Jugendschutzgesetz: (engl.) *Youth Protection Act* Abk. JuSchG; in der Fassung vom 23.7.2002, zuletzt geändert am 13.10.2004 (BGBl. I S. 2600) geregelt sind: **1.** Aufenthalt von Kindern* u. Jugendlichen* an jugendgefährdenden Orten; **2.** Aufenthalt in Gaststätten; **3.** Verzehr u. Abgabe alkoholischer Getränke; **4.** Anwesenheit bei öffentlichen Tanzveranstaltungen, öffentlichen Filmveranstaltungen; **5.** Verbreitung jugendgefährdender Schriften u. sonstiger Medien (z. B. Filme, Computerspiele).

Justizvergütungs- und Entschädigungsgesetz: (engl.) *Court Payment and Reimbursement Act*; Abk JVEG; „Gesetz über die Vergütung von Sachverständigen, Dolmetscherinnen, Dolmetschern, Übersetzerinnen u. Übersetzern sowie die Entschädigung von ehrenamtlichen Richterinnen, ehrenamtlichen Richtern, Zeuginnen, Zeugen u. Dritten" vom 5.5.2004 (BGBl. I S. 718, 766), zuletzt geändert am 16.8.2005 (BGBl. I S. 2437); ersetzt das Zeugen- u. Sachverständigen- Entschädigungsgesetz; für ärztliche Sachverständige* wurden ei genständige Honorargruppen (M1–3) gebildet, die auf einer Kategorisierung ärztlicher Sachverständigengutachten nach Schwierigkeitsgrad basieren **1.** einfache gutachtliche Beurteilungen (M1); Vergütung 50 Euro pro Stunde; **2.** beschreibende (Ist Zustand-)Begutachtung nach standardisiertem

keitsgrad (M2); Vergütung 60 Euro pro Stunde; 3. Gutachten mit hohem Schwierigkeitsgrad, d. h. strittiger Kausalitätsfragen (M3); Vergütung 85 Euro pro Stunde.

J

K

Kältearbeit: (engl.) *cold environment work*; Arbeitstätigkeit bei sehr tiefen Temperaturen im Freien od. in kühlen bzw. gekühlten Räumen (z. B. Kühlhaus); erfordern eine besondere arbeitsmedizinische Betreuung (s. G-Untersuchung); Temperaturwerte, ab denen eine Arbeit als Kältearbeit gilt, sind nicht eindeutig definiert. In Räumen mit Temperaturen unter −25 °C sollte nicht länger als 2 Stunden ununterbrochen gearbeitet werden. Danach schließt sich eine Aufwärmphase von mindestens 15 Minuten an. Der Arbeitgeber hat persönliche Schutzausrüstungen* (Kälteschutzkleidung) bereitzustellen.

Kältetherapie: s. Kryotherapie.

KAiG: Abk. für Konzertierte* Aktion im Gesundheitswesen.

Kaizen: (engl.) *kaizen*; (Qualitätsmanagement) aus dem Japanischen stammende Bez. für ein Konzept der kontinuierlichen Verbesserung*, ein Produkt od. eine Leistung durch kleine Verbesserungen im Entwurf od. in der Erstellung weiter zu entwickeln, ohne eine grundsätzliche Neuentwicklung vorzunehmen; s. Qualitätsmanagement.

Kann-Leistung: s. Ermessen.

Kann-Versorgung: (engl.) *discretionary care*; Sonderregelung des Sozialen* Entschädigungsrechts (§ 1 Abs. 3 Satz 2 BVG) für die Anerkennung einer Gesundheitsstörung mit Anspruch auf Versorgung*, wenn die Wahrscheinlichkeit eines wesentlichen ursächlichen Zusammenhangs (s. Kausalitätslehre, sozialrechtliche) zwischen schädigender Einwirkung u. festgestellter Gesundheitsstörung nicht sicher gegeben ist; kann eine Aussage zur Wahrscheinlichkeit nur deshalb nicht gemacht werden, weil über die Ursache der Gesundheitsstörung in der medizinischen Wissenschaft Ungewissheit besteht, kann mit Zustimmung des zuständigen Bundesministers unter gewissen Umständen eine Anerkennung erfolgen; für einige Krankheiten ist eine generelle Zustimmung erteilt. Eine Liste der (überwiegend entzündlich-rheumatischen, autoimmunologischen u. neurologischen) Erkrankungen sowie Ausführungen zu den konkret geforderten Voraussetzungen für eine Anerkennung sind in den Anhaltspunkten* enthalten, abzugrenzen von der Berufskrankheitenverordnung bzw. Berufskrankheiten-Liste der Gesetzlichen Unfallversicherung*).

Kapazität: s. ICF.

KAP-Formel: Abk. für (engl.) knowledge (Wissen) attitude (Einstellung) u. practice (Verhalten); Formel zur kausalen Erklärung u. Beeinflussung von gesundheitsrelevantem Verhalten; basiert auf der Annahme, dass Wissen zunächst Einstellungen u. als Folge Verhalten beeinflusst, lässt jedoch die hohe Komplexität von (gesundheitsrelevantem Verhalten außer Acht.

Kapitalabfindung: s. Abfindung.

Kapitaldeckungsverfahren: (engl.) *funding system, capital cover system*; mögliches Prinzip zur Finanzierung in der beitragsfinanzierten Versicherung (z. B. in der Sozialversicherung), bei dem die Beiträge am Kapitalmarkt angelegt u. die späteren Versicherungsleistungen (z. B. aus dem Altersversorgungssystem) durch Zinserträge u. Verkauf der Kapitalanlagen finanziert werden; vorrangiges Finanzierungsprinzip privater Versicherungen bzw. berufsständischer Altersversorgung; die Rendite ist abhängig von demographischen u. wirtschaftlichen Entwicklungen.

Kappakoeffizient: s. Cohen's Kappa.

Kardinalskala: (engl.) *cardinal scale, interval scale* Oberbegriff für Intervallskala u. Ratioskala (s. Skalenniveau).

Karenzzeit: (engl.) *waiting period*; Zeitraum, der zwischen Entstehen eines Leistungsanspruchs u. tatsächlichem Leistungsbeginn verstrichen sein muss; durch die Vereinbarung von Karenzzeiten können sich Versicherungsprämien vermindern z. B. in der Privaten Krankentagegeldversicherung od. der Privaten Berufsunfähigkeitsversicherung (s. Berufsunfähigkeit). In der Gesetzlichen Rentenversicherung* müssen nach §§ 50−53 SGB VI Wartezeiten* erfüllt sein.

Kariesprophylaxe: (engl.) *caries prophylaxis*; Vorbeugemaßnahmen gegen Karies zur Förderung der Zahngesundheit; individuell od. auch durch den Zahnarzt. Vgl. Gruppenprophylaxe, Prävention.

Karnofsky-Index: (engl.) *Karnofsky index*; Instrument zur Einschätzung des Allgemeinzustands der untersuchten Person; standardisiertes Verfahren zur Erfassung der Kapazität zur Durchführung alltäglich relevanter Tätigkeiten; **Anw.:** Beurtei

Index	Beschreibung
100	normal, keine Beschwerden oder Krankheitszeichen
90	geringfügige Symptome, normale Lebensführung möglich
80	normale Aktivität nur mit Anstrengung möglich
70	keine normale Arbeit oder Aktivität, aber Selbstversorgung noch möglich
60	gelegentlich Hilfe erforderlich, aber Selbstversorgung noch weitgehend möglich
50	ständige Unterstützung und häufige medizinische Versorgung erforderlich
40	besondere Hilfe und Betreuung erforderlich
30	wegen schwerer Behinderung Krankenhausaufnahme indiziert für geschulte Pflege, noch keine Lebensgefahr
20	wegen schwerer Krankheit stationäre Behandlung mit aktiv unterstützender Therapie notwendig
10	moribund, schnell fortschreitende tödlich verlaufende Erkrankung
0	tot

(Kurzfassung)

TNM	Duke	Lokalisation	UICC
Tis		Carcinoma in situ	0
T1	A	Mukosa und Submukosa	I a
T2		Infiltration der Muscularis propria	I b
T3	B	Infiltration aller Wandschichten	II
T4		Überschreiten der Darmwand	
N1	C1	1–3 perikolische und perirektale Lymphknoten	III
N2	C2	>3 Lymphknoten	
N3		Lymphknoten entlang größerer Gefäßstämme	
M1	D	Fernmetastasen	IV

K

lung der Aktivitäten einer Person, Auswahl therapeutischer Elemente od. Beurteilung des Krankheitsverlaufs. Die Abstufung erfolgt in 10-er Schritten (s. Tab.).

Karteikarte, elektronische: (engl.) *electronic record card*; Bez. für einen Datensatz in der Datenbank* eines Abrechnungsprogramms*, der in elektronischer Form alle Patienteninformationen wie Patientenstammdaten, Diagnosen, Befunde, Leistungen, Medikamente, Therapien, Labordaten u. sonstige medizinische Dokumentationen enthält; vgl. E-Health.

Karzinom: s. Tumorerkrankung, maligne.

Karzinom, kolorektales: (engl.) *colorectal carcinoma*; maligner Tumor im Bereich des Kolons bzw. Rektums, meistens von der Darmschleimhaut ausgehend; **Einteilung:** s. Tab. **Prognose:** hängt vom Tumorstadium u. dem Grading bei Diagnosestellung ab. Im metastasierten Stadium sind zu 75 % die Leber befallen, zu 15 % die Lunge u. zu 5 % Knochen u. Gehirn. Die Fünf-Jahres-Überlebensrate im Stadium I u. II beträgt 92 %, im Stadium III 67 % u. im Stadium IV 8 %; beim Rektumkarzinom 50 %. **Ätiologie:** 95 % der kolorektalen Karzinome entwickeln sich aus Adenomen der Schleimhaut. Risikofaktoren sind adenomatöse Darmpolypen, genetische Disposition, chronisch entzündliche Darmerkrankungen (s. Colitis ulcerosa), Ernährungs-, Umwelt- u. immunologische Faktoren; **Epidemiologie:** zweithäufigster Tumor bei Frauen u. dritthäufigster bei Männern. Das Erkrankungsrisiko steigt mit zunehmendem Alter. Drastischer Anstieg der Erkrankungswahrscheinlichkeit ab dem 50. Lebensjahr. Das mittlere Lebensalter der Neuerkrankten liegt bei Männern bei 65 Jahren, bei Frauen bei 69 Jahren; das Erkrankungsrisiko in der Bevölkerung beträgt 5–6 %. Das Vorkommen des kolorektalen Karzinoms hat sich von 1960–1980 verdoppelt u. stabilisiert sich seit Mitte der 80er Jahre des 20. Jh. Die Neuerkrankungsrate liegt relativ konstant bei ca. 57 000 jährlich (Frauen 30 000, Männer 27 000); etwa 30 000 Todesfälle pro Jahr. Die Mortalität sinkt bei Männern seit 10 Jahren, bei Frauen seit 20 Jahren. **Sozialmedizinische Bedeutung:** Das kolorektale Karzinom verursacht hohe direkte Kosten, 1995 wurden sie z. B. mit ca. 1 Mrd. EUR beziffert. Schätzungen zufolge wären 70 % der Todesfälle durch Vorsorgeprogramme vermeidbar, u. a. da sich rund 50 % der kolorektalen Karzinome in den letzten 15–20 cm des Darms befinden u. in 20–50 % der Fälle durch die digitale Untersuchung, in 60 % durch die einfache Rektoskopie erfassbar sind. Seit 2002 werden GKV-Versicherten ab dem 55. Lebensjahr i. R. der Krebsfrüherkennung (vgl. Gesundheitsuntersuchungen) neben der digitalen Untersuchung des Enddarms u. der Stuhluntersuchung auf verborgenes Blut mit Hämoccult-Test auch Koloskopien angeboten. Nur ca. 34 % der anspruchsberechtigten Frauen u. ca. 14 % der anspruchsberechtigten Männer nutzen das Angebot. Je geringer das Tumorstadium ist, um so kleiner sind meistens der operative Eingriff u. die potentiellen Komplikationen. Operationen in frühen

frühzeitiger Behandlung eines Rektumkarzinoms ist der Schließmuskelapparat i. d. R. nicht tangiert u. in 85 % ist ein Sphinktererhalt möglich. **Leistungsansprüche an die Sozialversicherungsträger:** 1. an die GKV durch akutmedizinische Interventionen u. Erkrankungsfolgekosten; 2. an die GRV durch Bedarf an Leistungen* zur medizinischen Rehabilitation u. Leistungen* zur Teilhabe (2005 ca. 19 000 medizinische Rehabilitationen, davon rund 6700 aufgrund eines Rektumkarzinoms) sowie bei schwerwiegender u. dauerhafter Funktionsstörung durch Ansprüche auf Rente wegen Erwerbsminderung* (20054 ca. 2350 Rentenneuzugänge); 3. an die GPV bei schwer eingeschränkter od. aufgehobener Mobilität; 4. an die Berufsgenossenschaft bei nachgewiesener Berufskrankheit*. Die Anerkennung des Grades* der Behinderung erfolgt nach den Grundsätzen des Schwerbehindertenrechts im SGB* IX. **Prävention:** Krebsfrüherkennungsuntersuchungen, ggf. mit Koloskopie; Meidung von Ernährungs- u. Umweltfaktoren, die (nach dem aktuellen Stand der Wissenschaft) die Entstehung von Darmkrebs begünstigen sollen (u. a. Fett-, Fleisch- u. Nicotinkonsum); empfohlen wird eine ballaststoffreiche Ernährung, insbes. Gemüse, Früchte u. Getreide.

Kassenabrechnung: (engl.) *health insurance fund settlement*; das Geltendmachen von Zahlungsansprüchen durch einen Leistungserbringer* gegenüber einer Krankenkasse, für vertragsärztliche Leistungen (Vertragsarzt*) ist durch die KV organisiert (sog. zweistufiges Verfahren; s. Abrechnung ärztlicher Leistungen); betrifft in direkter Abrechnung mit der Krankenkasse z. B. Satzungsleistungen der Krankenkassen od. Belegbetten im Krankenhaus. Vgl. Bewertungsmaßstab, einheitlicher.

Kassenabschlag: s. Apothekenabschlag.

Kassenärztliche Bundesvereinigung: (engl.) *National Association of Statutory Health Insurance Physicians*; Abk. KBV; Vertretung der Vertragsärzte* u. -psychotherapeuten auf Bundesebene, Mitglieder sind die Kassenärztl* Vereinigungen der Länder (§§ 77–81 a SGB V); Körperschaft des öffentlichen Rechts; unterliegt der Aufsicht des Bundesministeriums für Gesundheit; **Aufgabe:** 1. Sicherstellung der vertragsärztlichen Versorgung* für die Gesetzlichen Krankenkassen; 2. Abschluss von Kollektivverträgen (z. B. Bundesmantelvertrag*) mit den Spitzenverbänden der Krankenkassen zur Regelung der ambulanten Versorgung der Gesetzlichen Krankenkassen; 3. Organisation der Honorarverteilung u. a. durch die Vereinbarung des Einheitlichen Bewertungsmaßstabs* (Bestandteil des Bundesmantelvertrags); 4. Herausgabe von Richtlinien u. Vereinbarungen zur Sicherung u. Verbesserung der Versorgungsqualität; 5. Bekämpfung der Korruption im Gesundheitswesen; 6. Führung

Statutory Health Insurance Physicians; Abk. KV; Zusammenschluss der Vertragsärzte* u. -psychotherapeuten für den Bereich eines Bundeslandes zur Versorgung der gesetzlich Krankenversicherten (§ 77 SGB V); die KVen bilden eine Kassenärztliche Bundesvereinigung. Alle KVen sind als Körperschaften des öffentlichen Rechts organisiert. Im zahnärztlichen Bereich ist die Kassenzahnärztlichen Vereinigung (Abk. KZV) der Zusammenschluss der Vertragszahnärzte eines Bundeslandes. Alle KZVen bilden die Kassenzahnärztliche* Bundesvereinigung. **Aufgabe:** 1. Interessenvertretung der Vertrags(zahn)ärzte auf Landes- u. Bundesebene gegenüber dem Gesetzgeber u. dem Bundesgesundheitsministerium; 2. Verantwortlichkeit für die Einhaltung der vertrags(zahn)ärztlichen Pflichten mit Disziplinarbefugnis gegenüber den Mitgliedern; 3. Zulassung* von Ärzten u. Psychotherapeuten zur vertragsärztlichen Versorgung*; 4. Sicherstellung der vertrags(zahn)ärztlichen Versorgung (Sicherstellungsauftrag*); 5. Abschluss der Gesamtverträge auf Landesebene mit den Landeskrankenkassenverbänden; 6. Honorarverteilung der von den Krankenkassen bezahlten Gesamtvergütung* an die Vertragsärzte; vgl. Honorarverteilungsmaßstab; 7. Mitarbeit im Gemeinsamen* Bundesausschuss; 8. Wahrnehmung von Maßnahmen zur Steuerung u. Verbesserung der Versorgungsqualität; 9. Bekämpfung von Fehlverhalten im Gesundheitswesen; 10. Führung des Arztregisters*; 11. Durchführung von Wirtschaftlichkeitsprüfungen (s. Abrechnung ärztlicher Leistungen) 12. Steuerung veranlasster Leistungen (Arznei-, Heil- u. Hilfsmittel). Alle Ärzte bzw. Zahnärzte mit Zulassung* sind ordentliche Mitglieder u. in das Arzt- bzw. Zahnarztregister eingetragenen nicht zugelassene Ärzte bzw. Zahnärztesind außerordentliche Mitglieder der für ihren Bereich zuständigen KV bzw. KZV. **Hinweis zur Gesundheitsreform 2006:** Die Gesundheitsreform sieht bislang vor, dass Aufgaben u. Funktionen der KVen den Veränderungen des Vergütungssystems (s. Abrechnung ärztlicher Leistungen), der Bedarfsplanung u. der Steuerung veranlasster Leistungen sowie den neuen Möglichkeiten, abweichende Verträge zu schließen, angepasst werden. Die Hauptaufgaben der KVen werden künftig beim Qualitätsmanagement* u. der Sicherstellung einer flächendeckenden Versorgung gesehen. Sie werden darüber hinaus vermehrt als Dienstleister für ihre Mitglieder tätig werden können. Ferner sieht die Gesundheitsreform vor, die Zuständigkeit der kassenärztlichen Vereinigungen auch auf die Sicherstellung der Versorgung solcher Patienten auszuweiten, die über den einzurichtenden Basistarif der PKV versichert sind.

Kassenarbeitsplatz: (engl.) *cash register job*; Tätigkeit an einer Registrierkasse für einen gewöhnlich

gesetzlich festgelegte Mindestanforderungen für Kassenarbeitsplätze bestehen bisher nicht; **Sozialmedizinische Bedeutung:** Kassenarbeit kann zu körperlichen Beschwerden führen, z. B. durch Haltearbeit*, insbes. bei ergonomisch schlecht ausgerüsteten Arbeitsplätzen (vgl. Ergonomie). Eine pauschale Bewertung ist nicht möglich, da Faktoren wie Betriebsgröße, Kundenfrequenz, Kundenzusammensetzung, Art der Waren, Arbeitsorganisation*, Zeitdauer der Tätigkeit, klimatische Bedingungen, Beleuchtung*, Lärm* eine wesentliche Rolle spielen. Die häufigsten Beschwerden betreffen den Halte- u. Bewegungsapparat (Schultergürtel, Wirbelsäule, Handgelenk) sowie allgemeine Störungen wie Kopfschmerzen, Augenjucken, Nervosität, Schlafstörungen; bei Auftreten der Beschwerden sollten die Arbeitsplatzbedingungen durch die Fachkraft* für Arbeitssicherheit od. den Betriebsarzt* überprüft werden.

Kassenart: s. Krankenversicherung.

Kassenarzt: s. Vertragsarzt.

Kassenrabatt: s. Apothekenabschlag.

Kassenwahlrecht: (engl.) *right to open enrolment, free choice among sickness funds*; grundsätzliches Recht auf freie Wahl der Krankenkasse für die Versicherten der Gesetzlichen Krankenversicherung*; gilt nicht für die beitragsfrei (mit)versicherten Angehörigen in der Familienversicherung*, die an die Wahlentscheidung des Mitglieds gebunden sind; für bestimmte Personengruppen gelten besondere Wahlrechte (z. B. Beschäftigte bei einer Betriebs- u. Innungskrankenkasse). **Rechtliche Grundlage:** §§ 173–175 SGB V; **Hinweis:** Gesetzlich zugewiesen u. in ihrem Kassenwahlrecht beschränkt sind nur noch Mitglieder der Seekasse (s. See-Sozialversicherung), der Bundesknappschaft* u. der Landwirtschaftlichen* Krankenkassen. **Hinweis zur Gesundheitsreform:** Die Gesundheitsreform sieht bislang vor, die Sonderträger der GKV Seekasse u. Bundesknappschaft künftig geöffneten Betriebskrankenkassen gleichzustellen. Vgl. Wechsel der Mitgliedschaft in einer Krankenkasse.

Kassenwechsel: s. Wechsel der Mitgliedschaft in einer Krankenkasse.

Kassenzahnärztliche Bundesvereinigung: (engl.) *German Federal Association of Sick Fund Dentists*; Abk. KZBV; von den Kassenzahnärztlichen Vereinigungen der Länder gebildete Vertretung der Vertragszahnärzte; Körperschaft des öffentlichen Rechts; unterliegt der Aufsicht des Bundesministeriums für Gesundheit; **Aufgabe: 1.** Sicherstellung der vertragszahnärztlichen Versorgung; vgl. Sicherstellungsauftrag; **2.** Abschluss der Bundesmantelverträge*; **3.** Wahrung der Rechte u. Interessen der Zahnärzte gegenüber den Krankenkassen, Aufsichtsbehörden u. dem Gesetzgeber; **4.** Mitarbeit an Aufgaben der Qualitätssicherung; **5.** Aufstellung von Richtlinien zur Betriebs-, Wirtschafts- u.

desausschusses.

Kassenzahnärztliche Vereinigung: s. Kassenärztliche Vereinigung.

Kassenzahnarzt: s. Vertragsarzt.

Kastration: (engl.) *castration*; Bez. für die Ausschaltung der Keimdrüsenfunktion; **Rechtliche Grundlage:** gesetzlich geregelt im „Gesetz über die freiwillige Kastration u. andere Behandlungsmethoden" (Abk. KastrG) vom 15.8.1969 (BGBl. I S. 1143), zuletzt geändert am 26.1.1998 (BGBl. I S. 164), das allerdings nur selten Anwendung findet, da weniger eingreifende Methoden (z. B. medikamentös durch Antiandrogene) oft ausreichend erscheinen; die zwangsweise Kastration ist in Deutschland verboten; die freiwillige Kastration darf nur erfolgen, wenn bestimmte, im KastrG definierte Voraussetzungen vorliegen, eine Gutachterstelle konsultiert wurde u. der (mind. 25 Jahre alte) Betroffene in den Eingriff eingewilligt hat; in bestimmten Fällen sind zudem die Einwilligung* des Betreuers (s. Betreuung) u. die Genehmigung des Vormundschaftsgerichts erforderlich. Das KastrG gilt nicht für Heilbehandlungen u. körperliche Eingriffe anderer Art, z. B. Entfernung der Keimdrüsen wegen eines malignen Tumors. Wird eine Kastration mit Einwilligung des Betroffenen, jedoch ohne Vorliegen der Voraussetzungen des KastrG bzw. einer medizinischen Indikation i. e. S. vorgenommen (z. B. zur Geschlechtsangleichung Transsexueller), so kann sie dennoch strafbar sein, wenn die Einwilligung sittenwidrig ist (§ 228 StGB). Soweit Methoden zur Dämpfung des Geschlechtstriebs nicht die Funktion od. Funktionstüchtigkeit der Keimdrüse berühren, liegen sie außerhalb des Verbotsbereichs des KastrG.

Kasuistik: (engl.) 1. *case report*, 2. *casuistry*; syn. Fallbericht, Fallstudie; **1.** Beschreibung eines Krankheitsfalls (Anamnese, Diagnose, Behandlung, Nachuntersuchung); umfasst auch demographische Informationen über den Patienten; der Evidenzgrad* von Kasuistiken ist als niedrig einzuschätzen **2.** Teilgebiet der angewandten Ethik*; ein moralisches Urteil in einem aktuellen konkreten Fall wird durch Vergleich mit in ihrer Beurteilung etablierten Vergleichsfällen begründet.

Katalogdatenbank: s. Datenbank.

Katamnese: (engl.) *catamnesis*; Bericht über eine Erkrankung u. ihren Verlauf nach Abschluss der Behandlung; vgl. Epikrise.

Katastrophenschutz: s. Zivil- und Katastrophenschutz.

Kategorisierung: (engl.) *categorisation*; (statist.) Einteilung von Merkmalausprägungen eines quantitativen Merkmals* in diskrete Kategorien.

Kausalattribution: (engl.) *causal attribution*; syn. Ursachenzuschreibung; kognitive Deutung des eigenen od. fremden Handelns u./od. Erlebens mit Hilfe von Annahmen. bzw. subjektiven Erklärun-

dimensionen: 1. Kontrollattribution: ein Ereignis kann external (durch das Denken u. Handeln anderer) od. internal (durch das eigene Tun) erklärt werden; **2.** die Ursache für ein Verhalten kann entweder lang andauernd wirksam u. stabil sein (z. B. durch langfristig vorausschauende, rationale Planung) od. kurzfristig eintreten u. variabel sein (z. B. durch momentane Stimmung beeinflusst); **3.** Beurteilung der Einfluss- u. Kontrollmöglichkeiten einer Person auf die Steuerung der Handlung u. deren Rahmenbedingungen; **4.** eine Ursache ist global, wenn sie sich in unterschiedlichen Situationen gleichermaßen auswirkt, während sie spezifisch ist, wenn sie auf eine bestimmte Situation beschränkt bleibt. Der Attributionsstil einer Person wirkt sich auf das Selbstwertgefühl, die Erfolgserwartungen u. die subjektiven Leistungsaussichten u. das Verhalten aus. **Beispiel:** pessimistischer Attributionsstil für Misserfolge, wenn die Ursache internal, global u. stabil wahrgenommen wird; optimistischer Attributionsstil für Misserfolge bei Wahrnehmung der Ursache als external, spezifisch u. instabil.

Kausaleffekt: (engl.) *causation*; syn. Kausation; liegt vor, wenn bei einer gesicherten statistischen Assoziation zwischen geprüfter Exposition u. Ereignis die Exposition dem Ereignis stets vorausgeht u. bei sonst unveränderten Rahmenbedingungen eine Manipulation der Exposition in einer grundsätzlich vorhersagbaren Weise zu einer Veränderung der Wahrscheinlichkeit des Ereignisses führt; gilt für notwendige u. hinreichende Kausalität. Grundsätzlich lässt sich bei Querschnittsstudien* nicht nachprüfen, ob diese Kriterien erfüllt sind.

Kausalität: s. Kausalitätslehre, sozialrechtliche.

Kausalitätslehre, sozialrechtliche: (engl.) *social law causality*; Bez. für leistungsrechtlich relevante Konzepte zum Ursachenzusammenhang (Kausalität) zwischen Einwirkung (z. B. Unfall, Schädigung u. Berufskrankheit) u. Gesundheitsstörung; die sozialrechtliche Kausalitätslehre kommt in der Gesetzlichen Unfallversicherung*, im Geltungsbereich des Sozialen* Entschädigungsrechts sowie im Beamtenversorgungsgesetz (§§ 30–46 zur beamtenrechtlichen Unfallfürsorge) zur Anwendung. Die **Feststellung der Kausalität** stellt die Voraussetzung für die Gewährung von Entschädigungs- u. Versorgungsleistungen dar (s. Kausalprinzip). Nach der sozialrechtlichen Kausalitätslehre werden nur solche Ursachen als rechtserheblich angesehen, die wegen ihrer besonderen Beziehung zum Erfolg an dessen Eintritt wesentlich

prüfungen finden zwischen folgenden Tatbestandsmerkmalen statt: s. Abb. Die (versiche rungs-)rechtlichen Voraussetzungen u. die **haftungsbegründende Kausalität**, d. h. der ursächliche Zusammenhang zwischen versicherter Tätigkeit bzw. geschütztem Bereich u. dem schädigenden Ereignis, sind durch den Leistungsträger zu klären (Anknüpfungstatsachen). Aufgabe des ärztlichen Sachverständigen ist es, die **haftungsausfüllende Kausalität**, d. h. den Kausalzusammenhang zwischen Unfallereignis u. dem unmittelbaren Gesundheitsschaden (Primärschaden) bzw. dem Folgeschaden, zu beurteilen. Für diesen Zusammenhang gilt die Beweisanforderung* der **hin reichenden Wahrscheinlichkeit**. Ausgangspunkt für die Zusammenhangsfrage ist die **naturwissenschaftliche Kausalität** (conditio-sine-qua-non-Formel). Demnach ist ein Kausalitätsfaktor gegeben, wenn eine Handlung (z. B. Unfall) nicht hinweggedacht werden kann, ohne dass auch der Erfolg (z. B. Gesundheitsschaden) entfiele. Ist eine Ursache (z. B. Unfallereignis) im naturwissenschaftlichen Sinne zu bejahen, wird in einem zweiten Schritt geklärt, ob auch andere, vom Ereignis unabhängige bzw. **konkurrierende Fak toren** den Gesundheitsschaden (i. S. der naturwissenschaftlichen Kausalität) herbeigeführt haben könnten. Konkurrierende Faktoren können z. B. ein Vorschaden od. eine Schadensanlage sein (**konkurrierende Kausalität**). Bei einem **Vorschaden** handelt es sich um eine bereits vor dem Ereignis entstandene, klinisch manifeste u. objektivierte Erkrankung (z. B. Hirnschaden mit Epilepsie). Ein Vorschaden braucht nicht vom Betroffenen bereits bemerkt worden sein, muss aber objektiv nachweisbar sein (z. B. durch bildgebundene Verfahren). Der Begriff **Schadensanlage** bezeichnet die individuell vorhandene Disposition, bestimmte Krankheiten zu entwickeln. Vom Vorschaden unterscheidet sich die Schadensanlage dadurch, dass sie vor dem Ereignis funktionell bedeutungslos war u. keine klinischen Erscheinungen hervorgebracht hat. Konkurrierende Ursachen können z. B. Verschleißerkrankungen (Bandscheiben-, Sehnen- u. Meniskusschäden sowie Leistenbrüche) sein, zu denen in der Rechtsprechung eine umfangreiche Kasuistik besteht. In einem dritten Schritt ist dann wertend unter Würdigung aller relevanten Umstände des Einzelfalles zu entschei den, ob das Ereignis (zumindest) rechtlich wesentliche **(Teil-)Ursache** für den Eintritt des Gesundheitsschadens gewesen ist. Die Kausalitätsbeurtei

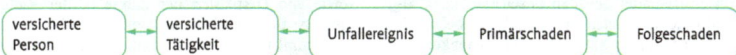

versicherte Person	versicherte Tätigkeit	Unfallereignis	Primärschaden	Folgeschaden

Kausalitätslehre, sozialrechtliche: Kausalkette am Beispiel der GUV

auch einzutreten haben, wenn eine vorbestehende Erkrankung (konkurrierender Faktor) erheblich beteiligt gewesen ist. Konsequenz der sozialrechtlichen Kausalitätslehre ist, dass keine Quotierung der Leistung nach dem Verursachungsanteil des schädigenden Ereignisses stattfindet („**Alles-oder-Nichts-Prinzip**") u. für den gesamten Gesundheitsschaden (Primär- u. ggf. auch Folgeschaden) zu leisten ist. Durch die normwertende Begrenzung auf rechtlich wesentliche Bedingungen bzw. Ursachen werden aber Leistungs- u. Entschädigungsansprüche für Gesundheitsschäden ausgeschlossen, die zufällig bei einem äußeren Ereignis* auftreten, aber an sich schicksalhaft entstehen, z. B. eine Sturzverletzung infolge eines epileptischen Anfalles (s. Gelegenheitsursache). I. R. der Zusammenhangsfrage kann auch zu beurteilen sein, ob durch das Ereignis eine **Verschlimmerung** eines Vorschadens eingetreten ist. Bei einem objektivierten Vorschaden ist ein rechtlich wesentlicher Zusammenhang dann anzunehmen, wenn die Verschlimmerung ohne den Unfall nicht in dem Ausmaß od. nicht annähernd zu diesem Zeitpunkt eingetreten wäre. Darüber hinaus ist zu unterscheiden, ob diese abgrenzbar ist (z. B. im Fall der Verschlechterung des bereits vor dem Ereignis eingeschränkten Sehvermögens) u. ob sie vorübergehender (z. B. im Falle der zeitweisen Verstärkung der vorbestehenden Schwerhörigkeit durch ein Knalltrauma) od. dauernder Natur ist (z. B. Bäckerasthma bei anlagebedingter Rhinitis). Ggf. ist der Verschlimmerungsanteil zu entschädigen u. bei der Einschätzung der Minderung* der Erwerbsfähigkeit zu berücksichtigen bzw. der Leistungsträger hat für die Verschlimmerung nur solange einzustehen, bis der Zustand erreicht ist, der sich allein aus dem krankheitseigentümlichen Verlauf des Vorschadens ergibt. Wenn anerkannte Schädigungen weitere Folgen nach sich ziehen, werden diese **Folge- od. Spätschaden** genannt, wie z. B. die sekundäre Hüftgelenkarthrose nach einem in Fehlstellung verheilten, als Schädigung anerkannten Oberschenkelbruch. Liegen die Folgeschäden im Wesen des Primärschadens (z. B. Hüftgelenkarthrose nach schlecht verheiltem Oberschenkelknochenbruch), so handelt es sich um unmittelbare Folgeschäden. Wenn dies nicht der Fall ist, wird von mittelbaren Folgeschäden gesprochen (z. B. Sturz infolge erheblicher Gehbehinderung bei Hüftgelenkarthrose nach Oberschenkelknochenbruch). Als nicht entschädigungspflichtiger **Nachschaden** wird ein nach einer anerkannten Schädigung unabhängig davon eintretender Schaden bezeichnet (z. B. altersbedingte Hüftgelenkarthrose links bei optimal angepasster rechtsseitiger Oberschenkelprothese bei Beinverlust infolge einer anerkannten Schädigung). **Andere Kausalitätstheorien** be-

Schadensverlauf den allgemeinen Erfahrungen entspricht (Abzug nicht versicherter Faktoren ab 25 % Anteil); 2. nach dem Bundesentschädigungsgesetz mit Berücksichtigung angemessener, adäquater Faktoren; 3. im Strafrecht, wo jede Teilursache rechtswidrigen, schuldhaften Handelns zu berücksichtigen ist.

Kausalitätsnachweis: s. Beweisanforderung.

Kausalitätstheorie: s. Kausalitätslehre, sozialrechtliche.

Kausalprinzip: (engl.) *principle of causation*; Feststellung der Kausalität bzw. der Kausalkette eines (Schadens-)Ereignisses (verursachende Tätigkeit od. Situation, schädigendes Ereignis, Gesundheitsschädigung, Schädigungsfolge); von Bedeutung für das daraus abgeleitete Prinzip der Leistungspflicht nach der Kausalität eines Schadensereignisses, das im Zuständigkeitsbereich z. B. der Gesetzlichen Unfallversicherung*, im Sozialen* Entschädigungsrecht, im Produkthaftungsgesetz sowie im Haftpflichtrecht vorherrscht (z. B. Zuständigkeit der GUV bei Arbeitsunfall*, Zuständigkeit der Träger der Kriegsopferversorgung bei Kriegsverletzungen, Zuständigkeit des Herstellers bei einem Gesundheitsschaden* durch Dritte infolge von Produktmängeln). Art u. Umfang der Leistungsgewährung sind von den versicherungsrechtlichen bzw. gesetzlich geregelten Voraussetzungen abhängig. Vgl. Finalprinzip, Kausalitätslehre, sozialrechtliche.

Kausation: syn. Kausaleffekt*.

KB: Abk. für Kriegsbeschädigter, kriegsbeschädigt*.

KBV: Abk. für Kassenärztliche* Bundesvereinigung.

KBV-Prüfmodul: (engl.) *KBV check module*; Bez. für ein Programm-Modul, mit dem die Einhaltung der Satzbeschreibung für den Abrechnungsdatentransfer* in der Arztpraxis überprüft werden kann; wird im Auftrag der Kassenärztlichen* Bundesvereinigung hergestellt, an die Hersteller von Praxis-EDV-Systemen weitergegeben u. ist obligatorischer Teil jedes von der KBV zugelassenen Abrechnungsprogramms*.

Keimverschleppung: Infektionsübertragung; s. Infektion.

KfO-Behandlung: Abk. für Kieferorthopädische Behandlung; s. Kieferorthopädie.

Kfz-Hilfe: Abk. für Kraftfahrzeughilfe*.

KHG: Abk. für Krankenhausfinanzierungsgesetz*.

KHK: Abk. für koronare Herzkrankheit*.

Kieferorthopädie: (engl.) *orthodontist*; Teilgebiet der Zahnheilkunde, das Erkennung, Prophylaxe u. Behandlung einer fehlerhaften Stellung der Zähne od. einer veränderten Lagebeziehung der Kiefer sowie von Dysplasien der Zähne u. der Kiefer umfasst; therapeutische Hilfsmittel sind z. B. herausnehmbare od. festsitzende kieferorthopädische Apparate (Zahnspangen) insbes. für Kinder u. Jugendliche.

den dort bestimmten Voraussetzungen Stiefkinder, Pflegekinder, Enkel u. Geschwister. Vgl. Altersstufen im Recht.

Kinderberücksichtigungszeiten: s. Berücksichtigungszeiten.

Kinderbetreuungskosten: (engl.) *childcare costs*; Aufwendungen für Dienstleistungen zur Betreuung eines zum Haushalt gehörenden Kindes; seit 1.1.2006 können berufstätige Alleinerziehende u. berufstätige Paare für jedes Kind von 0 bis 14 Jahren zwei Drittel aller Kosten bis maximal 4000 Euro pro Jahr steuerlich als Werbungskosten geltend machen (unabhängig von der Betreuungsform im Kindergarten, bei Tageseltern od. häuslicher Betreuungsperson). Paare, bei denen nur ein Elternteil erwerbstätig ist u. nicht erwerbstätige Alleinerziehende können für alle Kinder zwischen 3 u 6 Jahren zwei Drittel aller Kosten bis zu 4000 Euro pro Jahr u. Kind als Sonderausgaben von der Steuer absetzen. Außerdem können künftig Kosten für eine Kinderbetreuung im eigenen Haushalt geltend gemacht werden. **Rechtliche Grundlage:** „Gesetz zur steuerlichen Förderung von Wachstum und Beschäftigung" vom 22.5.2006, §§ 4–10 Einkommensteuergesetz (Abk. EStG). Die Abzugsfähigkeit als außergewöhnliche Belastungen nach § 33 EStG entfällt. Vgl. Kindergeld.

Kindererziehungsleistung: (engl.) *children's education benefit*; Leistung eigener Art, die ein Träger der GRV pauschal an Mütter zahlt, deren Geburtsdatum vor dem 1.1.1921 (bzw. im Beitrittsgebiet vor dem 1.1.1927) liegt u. die Kinder geboren haben; anders als im Zusammenhang mit Kindererziehungszeiten (s. Erziehungszeiten) werden keine Pflichtbeitragszeiten (s. Beitragszeiten) angerechnet. Es wird auch nicht darauf abgestellt, ob die Mutter das Kind tatsächlich erzogen hat. Außerdem sind nur Frauen leistungsberechtigt. **Leistungshöhe:** Die Mütter erhalten für jede Lebendgeburt eine monatliche Zahlung im Umfang des aktuellen Rentenwerts*.

Kindererziehungszeiten: s. Erziehungszeiten.

Kinderfrüherkennungsuntersuchungen: (engl.) *child health checks*; Abk. U1-U9; individualmedizinisch orientiertes Programm nach § 26 SGB V der GKV zur Früherkennung* von Störungen der körperlichen od. geistigen Entwicklung bei Kindern bis zur Vollendung des 6. Lebensjahrs; U1: Neugeborenenerstuntersuchung, erfolgt i. d. R. direkt nach der Geburt durch den Geburtshelfer; U2: Neugeborenenbasisuntersuchung, 3.–10. Lebenstag; U3: 4.–6. Lebenswoche; U4: 3.–4., U5: 6.–7., U6: 10.–12., U7: 21.–24., U8: 43.–48., U9: 60.–64. Lebensmonat. Die Untersuchungen umfassen eine eingehende (Fremd-)Anamnese u. eine strukturierte, ausführliche (kinder-)ärztliche Untersuchung hinsichtlich altersabhängiger Kriterien der somatischen, psychomotorischen, sensorischen u. psy-

über Rachitis-, Kariesprophylaxe sowie Impfempfehlungen (s. Impfung). Kinderfrüherkennungsuntersuchungen werden dokumentiert u. sollen zusammengeführt u. ausgewertet werden. Vgl Individualprophylaxe, Gruppenprophylaxe, Jugendgesundheitsuntersuchung.

Kindergeld: (engl.) *child benefit*; staatliche Leistung zur Minderung der finanziellen Belastung durch Kinder* (§§ 62–72 Einkommensteuergesetz, Abk. EStG; §§ 1–11 Bundeskindergeldgesetz, Abk. BKGG). **Voraussetzung:** Kindergeld erhält, wer in Deutschland seinen Wohnsitz od. gewöhnlichen Aufenthalt hat od. im Ausland wohnt, aber in Deutschland unbeschränkt einkommensteuerpflichtig ist od. entsprechend behandelt wird gezahlt wird grundsätzlich nur für Kinder, die einen Wohnsitz od. ihren gewöhnlichen Aufenhalt in Deutschland, einem anderen Mitgliedstaat der Europäischen Union od. einem Staat haben der dem Abkommen über den Europäischen Wirtschaftsraum beigetreten ist. Als Kinder werden eheliche, für ehelich erklärte, nichteheliche u. adoptierte Kinder des Antragstellers berücksichtigt, Kinder des Ehegatten u. Enkelkinder, die der Antragsteller in seinen Haushalt aufgenommen hat, sowie Pflegekinder*, mit denen der Antragsteller durch ein familienähnliches, auf längere Dauer angelegtes Band verbunden ist, sofern er sie in seinen Haushalt aufgenommen hat u. zu einem nicht unwesentlichen Teil auf seine Kosten unterhält. **Leistung:** Kindergeld wird grundsätzlich nur bis zur Vollendung des 18. Lebensjahres des Kindes gezahlt, unter bestimmten Voraussetzungen (z. B. bis zum Abschluss der Berufsausbildung bzw. des Studiums) auch darüber hinaus. **Antrag:** Bei der Familienkasse der Agentur für Arbeit in deren Bezirk der Antragsteller seinen Wohnsitz od. gewöhnlichen Aufenthalt hat, schriftlich zu beantragen. Angehörige des öffentlichen Dienstes beantragen das Kindergeld bei der für sie zuständigen Bezügestelle. Vgl. Kinderbetreuungskosten.

Kinderhandel: s. Menschenhandel.

Kinderheilbehandlungen: s. Kinderrehabilitation.

Kinderheilbehandlungs-Richtlinien: (engl.) *guidelines for the treatment of children*; Abk. KiHB-Richtlinien; gemeinsame Richtlinien der Träger der Gesetzlichen Rentenversicherung* nach § 31 Abs. 1 S. 1 Nr. 4 SGB VI für Kinderheilbehandlungen; re geln u. a. Grundsätze, persönliche u. versicherungsrechtliche Voraussetzungen* sowie Umfang u. Dauer von Leistungen zur Kinderrehabilitation*.

Kinderkrankengeld: (engl.) *child sickness benefit*; in der GKV Krankengeld* bei Erkrankung des Kindes; **Voraussetzung:** wird gezahlt, wenn es nach ärztlichem Zeugnis erforderlich ist, dass der versicherte Arbeitnehmer zur Beaufsichtigung, Betreuung

betreuen od. pflegen kann u. das Kind das 12. Lebensjahr noch nicht vollendet hat od. behindert u. auf Hilfe angewiesen ist. **Leistungsdauer:** Der Kinderkrankengeldanspruch beträgt 10 Arbeitstage im Kalenderjahr, für Alleinerziehende 20 Arbeitstage; bei mehreren Kindern ist das Krankengeld zum Ausgleich von Verdienstausfall, der durch die Pflege erkrankter Kinder entstanden ist, auf längstens 25 Tage, bei Alleinerziehenden auf längstens 50 Tage im Jahr begrenzt. **Rechtliche Grundlage:** § 45 SGB V.

Kinderkrankenpfleger: s. Gesundheits- und Krankenpfleger.

Kinderkur: s. Kinderrehabilitation.

Kinder, nichteheliche: (engl.) *illegitimate children*; Kinder, deren Mütter zum Zeitpunkt der Geburt nicht verheiratet sind od. deren Nichtehelichkeit im Wege der Ehelichkeitsanfechtung rechtskräftig festgestellt ist (§§ 1591, 1592 BGB); nach § 18 Abs. 2 SGB VIII hat die Mutter eines nichtehelich geborenen Kindes Anspruch auf Beratung u. Unterstützung bei der Vaterschaftsfeststellung u. der Geltendmachung von Entbindungskosten u. Unterhaltsansprüchen (sog. Beistandschaft durch das Jugendamt*). Eltern nichtehelicher Kinder haben Anspruch auf Beratung über die Abgabe einer Sorgerechtserklärung. Das neue Kindschaftsrecht (seit 1.7.1998) beseitigt die Unterschiede zwischen ehelichen u. nichtehelichen Kindern. Väter nichtehelicher Kinder haben mit Zustimmung der Mutter die Möglichkeit, die gemeinsame elterliche Sorge für ihre Kinder zu erlangen. Das Umgangsrecht entspricht dem der ehelich geborenen Kinder. Die Gleichstellung betrifft auch das Erbrecht. **Rechtliche Grundlage:** §§ 1591 ff., 1615 ff., 1666, 1671 ff., 1712 ff. BGB; §§ 17, 18, 52 a SGB VIII.

Kindernotdienst: (engl.) *children's emergency service*; Einrichtung der Jugendämter*, die Kindern bis 14 Jahren in Notsituationen vorübergehend Wohnraum u. Schutz bietet; **Zielgruppe** sind Kinder, die vernachlässigt, misshandelt od. sexuell missbraucht worden sind od. die aus anderen Notlagen aus ihren Familien geflüchtet sind. Für Jugendliche sind Jugendnotdienste, für besonders gefährdete weibliche Jugendliche Mädchennotdienste entwickelt worden. Außer der Inobhutnahme* wird sozialpädagogische Krisenintervention für die gesamte Familie angeboten. **Ziel:** Hilfe bei der Lösung einer aktuellen Krisensituation u. des weiteren Verbleibs des Kindes. **Leistungsträger:** Träger der öffentlichen u. der freien Jugendhilfe (s. Kinder- und Jugendhilfe); **Rechtliche Grundlage:** § 42 SGB VIII.

Kinderpfleger: (engl.) *registered nanny*; unterstützt Erzieher* u. a. pädagogische Fachkräfte, Eltern u. Gesundheits*- u. Krankenpfleger bei der Betreuung u. Erziehung von überwiegend noch nicht schulpflichtigen Kindern u. übernimmt auch haus-

Kinderrehabilitation: (engl.) *paediatric rehabilitation*; Leistung* zur medizinischen Rehabilitation der GKV u. GRV für Kinder; **Voraussetzung:** eine ambulante Krankenbehandlung reicht nicht aus, um eine Behinderung od. Pflegebedürftigkeit abzuwenden, zu beseitigen, zu mindern, auszugleichen, ihre Verschlimmerung zu verhüten od. ihre Folgen zu mildern (Zielsetzung GKV) bzw. es liegt bereits eine erhebliche Gefährdung der Gesundheit vor, die voraussichtlich die spätere Erwerbsfähigkeit beeinflusst u. eine wesentliche Besserung od. Wiederherstellung der Gesundheit ist durch die Rehabilitation möglich (Zielsetzung GRV). **Leistung:** medizinische, sozialpädiatrische, psychologische, heilpädagogische u. psychosoziale Leistungen sowie die Beratung der Erziehungsberechtigten; Reisekosten*, Unterkunft u. Verpflegung sowie notwendige Nebenkosten; in besonderen Fällen können auch Kosten für eine Begleitperson* u. deren Verdienstausfall geleistet werden; bei Schulausfall wird ggf. begleitender Schulunterricht* in den Schulen am Ort der Behandlung erteilt; für Kinder mit Krebserkrankungen sind Rehabilitationsleistungen i. R. von Leistungen zur onkologischen Rehabilitation* möglich; eine Zuzahlung* ist nicht zu leisten. **Dauer:** im Regelfall 4 Wochen; **Leistungsträger:** GRV für die Kinder von Versicherten u. Rentenbeziehern u. Kinder, die Waisenrente erhalten (§ 31 Abs. 4 SGB V); GKV für familienversicherte Kinder (i. R. § 40 SGB V); zuständig ist der Träger, bei dem der Antrag gestellt wird.

Kinder und Jugendbericht: (engl.) *youth report*; Bericht der Bundesregierung über die Lage junger Menschen u. die Bestrebungen u. Leistungen der Jugendhilfe; z. B. der Jugendbericht der Bundesregierung, der auf Grundlage des § 84 Abs. 1 SGB VIII Bundestag u. Bundesrat in jeder Legislaturperiode vorgelegt wird; die Jugendberichte der Bundesregierung beschränken sich meist auf die Darstellung spezifischer Themen, jedoch soll jeder 3. Bericht einen Überblick über die Gesamtsituation der Kinder- u. Jugendhilfe geben.

Kinder- und Jugendhilfe: (engl.) *children and youth welfare services*; Bez. für die staatlichen u. sonstigen öffentlichen Maßnahmen zur sozialen Förderung von Kindern, Jugendlichen u. jungen Erwachsenen; **Ziel:** Kinder u. Jugendliche in ihrer Entwicklung umfassend fördern u. jungen Erwachsenen bei der Stärkung von Eigenverantwortlichkeit u. Selbständigkeit helfen; die Jugendhilfe soll insbes. junge Menschen in ihrer individuellen u. sozialen Entwicklung fördern u. dazu beitragen, Benachteiligungen zu vermeiden od. abzubauen, Eltern u. a. Erziehungsberechtigte bei der Erziehung zu beraten u. zu unterstützen, Kinder u. Jugendliche vor Gefahren für ihr Wohl zu schützen, ferner dazu beizutragen, positive Lebensbedingungen für jun-

gendbildung u. Jugendarbeit, die Förderung der Erziehung in der Familie durch Beratung u. Unterstützung, die Beratung in Not- u. Konfliktlagen. **Leistungsträger:** Örtliche Träger sind die Kreise u. kreisfreien Städte, wobei die Aufgaben von den Jugendämtern, Landesjugendämter sowie den Trägern der freien Jugendhilfe wahrgenommen werden, zu denen örtliche Selbsthilfegruppen, Vereine, Kirchen u. bundesweit organisierte Jugend- u. Wohlfahrtsverbände zählen. **Rechtliche Grundlage:** Kinder- u. Jugendhilfegesetz („Gesetz zur Neuordnung des Kinder- u. Jugendhilferechts", Abk. KJHG) vom 26.6.1990 (BGBl. I S. 1163), zuletzt geändert am 15.12.1995, BGBl. I S. 1775); heute Bestandteil des Sozialgesetzbuches (SGB VIII) u. bildet die Rechtsgrundlage für die Tätigkeit der Jugendämter* u. Landesjugendämter sowie für deren Zusammenarbeit mit den Verbänden u. nichtstaatlichen Organisationen (Träger der freien Jugendhilfe).

Kinder- und Jugendplan des Bundes: (engl.) *Federal Children's and Youth Plan;* Abk. KJP; seit 1950 Instrument zur Förderung der politischen u. kulturellen Jugendarbeit (bis 1993 Bundesjugendplan); zentrales Förderinstrument für die Kinder*- und Jugendhilfe auf Bundesebene im Bereich des Bundesministeriums* für Familie, Senioren, Frauen u. Jugend; stellt Geldmittel für die Förderung der politischen u. kulturellen Jugendarbeit bereit, z. B. für den internationalen Jugendaustausch; **Ziel:** Vermittlung gesellschaftlicher Aufgaben an Kinder u. Jugendliche, z. B. Gleichberechtigung u. Gender* Mainstreaming, Belange junger Menschen mit Behinderung, Förderung eines demokratischen Wertebewusstseins u. Verhaltens u. Stärkung des interkulturellen Gedankens.

Kinder- und Jugendzahnpflege: (engl.) *dental care for children and adolescents;* Teilaufgabe im Bereich der Gesundheitsfürsorge* für Kinder u. Jugendliche durch das Gesundheitsamt; umfasst: **1.** Basisuntersuchungen zur Früherkennung von Zahnerkrankungen; **2.** gesundheitliche Beratung u. epidemiologische Beobachtung der Zahngesundheit bei Kindern u. Jugendlichen; **3.** Gruppenprophylaxe* zur Vorbeugung von Zahnerkrankungen; **4.** Intensivprophylaxe zur individuellen Betreuung (s. Individualprophylaxe); **5.** Information u. Beratung von Eltern, Erziehern u. Lehrern in Fragen der zahnärztlichen Prophylaxe. Die Teilnahme an Vorsorge- u. Nachuntersuchungen in Schulen ist duldungs- u. mitwirkungspflichtig, in Kindergärten u. an gruppenprophylaktischen Maßnahmen freiwillig.

Kinderwunschbehandlung: (engl.) *infertility treatment;* Sammelbez. für medizinische Maßnahmen, die bei ungewollter Kinderlosigkeit zur Herbeiführung einer Schwangerschaft eingesetzt werden; **Methode:** nach entsprechender Diagnostik u. a.

fahren bei der Frau u. beim Mann, i. e. S. Verfahren der künstlichen Befruchtung*; vgl. Insemination In-vitro-Fertilisation.

Kindesmisshandlung: (engl.) *child abuse;* Anwendung körperlicher u./od. psychischer Gewalt gegenüber Kindern durch Erwachsene, insbes. durch Eltern, Sorgeberechtigte u. Erzieher; auch Vernachlässigung wird als Kindesmisshandlung betrachtet; **Urs.:** sozioökonomische Probleme, Überforderung der Eltern, Ablehnung des Kindes, psychische Erkrankung der Eltern (insbes. Suchterkrankung), eigene Gewalterfahrungen der Eltern, soziale Isolation der Familie; **Häufigkeit:** kann nur geschätzt werden (hohe Dunkelziffer) in Deutschland sind ca. 10 % aller Kinder erheblichen körperlichen Züchtigungen u. ein deutlich höherer Anteil gravierender psychischer Gewal ausgesetzt; Mädchen u. Jungen sind gleich betroffen; etwa 1000 Fälle werden pro Jahr registriert jedem entsprechenden Verdacht ist im Interesse des Kindes nachzugehen (z. B. Mitteilung an das zuständige Jugendamt*); die Berechtigung zur Offenbarung des Arztgeheimnisses (s. Schweigepflicht) ergibt sich unter Notstandsgesichtspunkten nach § 225 StGB); je jünger das Kind, um so höher das Risiko weiterer Schädigung, um so rascher muss reagiert werden (z. B. Familientherapie, Unterbringung außerhalb der Familie durch Inobhutnahme durch das Jugendamt od. auf einstweilige Anordung des Familiengerichts); **Rechtliche Grundlage:** Kindesmisshandlung ist i. d. R. als Misshandlung von Schutzbefohlenen strafbar (§ 225 StGB), daneben auch als Körperverletzung (§§ 223–226 StGB), bei Vernachlässigung mit konkreter Gefährdung als Aussetzung (§ 221 StGB), bei tödlichem Ausgang als Körperverletzung mit Todesfolge (§ 227 StGB) od. als Tötungsdelikt (§§ 211–213, 222 StGB); auch körperliche Züchtigung durch Erziehungsberechtigte* ist verboten u. daher grundsätzlich strafbar (§ 1631 BGB). Vgl Kindstötung.

Kindstötung: (engl.) *infanticide;* **1.** (jurist.) Bez. für die vorsätzliche Tötung von Kindern unter der Geburt od. unmittelbar danach, insbes. durch die Mutter; **Rechtliche Grundlage:** die Geburt beginnt juristisch erst mit den Eröffnungswehen Vorher gilt die Leibesfrucht juristisch nicht als Mensch i. S. des § 212 StGB. Kindstötung wird grundsätzlich als Totschlagsdelikt betrachtet u. entsprechend verfolgt (insbes. bei nichtehelichen Kindern mit Strafmilderung nach § 213 StGB); **Prävention:** Beratung in Beratungsstellen (z. B. bei Pro* Familia, Caritas*, Diakonie), Einrichten von sog. Babyklappen in Krankenhäusern); **2.** Tötung eines Neugeborenen sofort nach der Geburt zur Beeinflussung der Familienzusammensetzung; hat mittlerweile ernste Folgen für das Geschlechterverhältnis u. die demographische Ent-

ten der Jungen) verlagert sich die Praxis häufig auf den Schwangerschaftsabbruch*. Vgl. Kindesmisshandlung.

KIS: Abk. für Krankenhausinformationssystem*.

KJHG: Abk. für Kinder- u. Jugendhilfegesetz; s. Kinder- und Jugendhilfe, SGB VIII.

Klärschlamm: (engl.) *sewage sludge*; **1.** infolge von Sedimentation gebildeter Schlamm; **2.** bei der biologischen Behandlung von Abwasser* anfallender entwässerter, getrockneter od. in sonstiger Form behandelter Schlamm; hierbei werden rund zwei Drittel der im Abwasser enthaltenen Schwermetalle gebunden. Für die zur Ausbringung auf landwirtschaftliche Böden vorgesehenen Klärschlämme regelt die **Klärschlammverordnung** (Abk. AbfKlärV) vom 15.4.1992 (BGBl. I S. 912), zuletzt geändert am 26.11.2003 (BGBl. I S. 2373), höchstzulässige Schadstoffgehalte (s. Schadstoffe). Die nicht landwirtschaftlich genutzten Klärschlämme werden auf Deponien verbracht od. verbrannt. Abzugrenzen ist **Rohschlamm**, der Abwasserbehandlungsanlagen unbehandelt entnommen wird.

Klage: (engl.) *claim, lawsuit*; Rechtsbehelf*, mit dem der Kläger bei Gericht um Rechtsschutz (gewährleistet durch das GG) gegenüber einem Beklagten nachsucht; **Verfahren:** Entsprechend der Gliederung der Gerichtsbarkeiten kann die Klage in der Zivil-, Arbeits-, Verwaltungs-, Finanz- od. Sozialgerichtsbarkeit erhoben werden. In der Klageschrift hat der Kläger anzugeben, was er von wem begehrt. Die Klage ist erfolgreich, wenn sie zulässig u. begründet ist. Die Zulässigkeit setzt z.B. voraus, dass die Klage innerhalb einer bestimmten Frist erhoben wird. Die Klage ist begründet, wenn sämtliche Anspruchsvoraussetzungen vorliegen bzw. nachgewiesen sind, Einwendungen den Anspruch nicht vernichten (z.B. Anfechtung eines Vertrages) u. Einreden seiner Durchsetzbarkeit nicht entgegenstehen (z.B. Verjährung). Das Gericht betreibt i.R. des Klageverfahrens Sachaufklärung u. entscheidet durch Urteil über die Klage, es sei denn, die Parteien bzw. Beteiligten einigen sich zuvor durch Vergleich.

Klasse: (engl.) *class*; **1.** (soziol.) Begriff für einen Teil der Gesellschaft, der sich durch bestimmte Merkmale, häufig ökonomische Kategorien (z.B. Eigentum, Einkommen) von anderen Bevölkerungsgruppen unterscheidet u. zur Beschreibung von Sozialstrukturen benutzt wird; anstelle eines eindimensionalen (dichotomen) Klassenbegriffs hat sich in der empirischen Forschung eher ein mehrdimensionaler Schichtbegriff (s. Schicht, soziale) unter Zugrundelegung von Merkmalen wie Bildung u. Einkommen durchgesetzt. Meistens werden die einzelnen Merkmale nicht zu Gruppenmerkmalen zusammengefasst, sondern als unabhängige (erklärende) Variablen untersucht. Vgl.

eines Begriffs zu genau einer Klasse einer Klassifikation, wobei als Kriterium die Übereinstimmung mit dem klassenbildenden Merkmal benutzt wird. Vgl. Klassifikation.

Klassifikation: (engl.) *classification*; **1.** Systematik; **2.** Methode der Einordnung von Objekten in Klassen*; ein **Klassifikationssystem** (syn. Ordnungssystem) ist ein System zum Ordnen von Begriffen, wobei Aussagen eines bestimmten Fachgebietes zunächst in Begriffe zerlegt u. diese dann nach semantischen Achsen (Dimensionen, Facetten) geordnet werden. Wichtige Elemente von Ordnungssystemen sind Klasse, Kategorie u. Relation, wichtige Strukturen sind Monohierarchie (z.B. ICD*), Polyhierarchie (z.B. MeSH*) u. verwendete Anzahl semantischer Achsen (monoaxial, multiaxial). Bezeichnungen für Ordnungssysteme sind z.B. Nomenklatur*, Thesaurus*, Terminologie u. Wissensbasis. Definition u. Sprachgebrauch nicht einheitlich.

Klassifikation therapeutischer Leistungen: s. KTL.

Kleinkindfürsorgestelle: (engl.) *welfare office for infants*; in den Ländern u. Kommunen unterschiedlich organisierte Dienste der Gesundheitsfürsorge* für Säuglinge u. Kleinkinder; i.d.R. sind die Dienststellen an Gesundheitsämtern der staatlichen od. kommunalen Gesundheitsverwaltungen angesiedelt; sie können aber auch in freier Trägerschaft geführt werden. Der Staat hat jedoch eine Gewährleistungspflicht. **Aufgabe:** Unterstützung für Familien, insbes. in psychosozialen u. anderen Notlagen; u.a. häusliche Erstbesuche nach der Geburt, Beratung in Fragen der Säuglingsernährung, -pflege u. -erziehung; Hilfen für sehr junge Eltern, alleinstehende Mütter, psychisch kranke Mütter, Familien in materiellen Notlagen sowie Migrantenfamilien. Behinderte, in ihrer Entwicklung beeinträchtigte, chronisch kranke Säuglinge u. Kleinkinder. Kinder nach Risikoschwangerschaften können an spezielle Einrichtungen (oft an Kinderkliniken), z.B. sozialpädiatrische Zentren* u. Risikokinderberatungsstellen, weitervermittelt werden. **Ziel:** Schutz des Kindeswohls in enger Zusammenarbeit mit dem Jugendamt*. In Kleinkindfürsorgestellen arbeiten i.d.R. Kinderärzte, Sozialpädagogen, Krankenpflegepersonal u./od. medizinische Fachangestellte.

Klima: (engl.) *climate*; vom Wetter (aktuelles Wettergeschehen) zu unterscheidende Gesamtheit der langfristig bestehenden atmosphärischen Zustände u. Prozesse in einem Gebiet (z.B. Mitteleuropa) od. an einem Ort; die verschiedenen Klimaelemente (Sonnenstrahlung, Lufttemperatur, Luftfeuchte, Nebel u. Wind) haben unterschiedliche Einflüsse auf den Menschen u. sein Wohlbefinden. Etwa 5–25 % der Variabilität von Befindens- u. Beschwerdenangaben kann durch den Wettereinfluss erklärt

heitsrisiken. Als **Mikroklima** werden örtliche klimatische Bedingungen eines umschriebenen, meist kleinen Gebiets (z. B. Tal, Gebäude, Weinberg) bezeichnet.

Klimafaktoren am Arbeitsplatz: (engl.) *climate factors at work*; Summe klimatischer Einflüsse auf das Wohlbefinden am Arbeitsplatz; **1. Lufttemperatur:** Das Wärmebedürfnis des Menschen hängt von der Umgebungstemperatur, der getragenen Kleidung, individuellen Faktoren der Person sowie der Arbeitsschwere* ab. Je mehr Wärme der Körper bei der Arbeit abgeben muss, desto niedriger sollte die Umgebungstemperatur sein. Nach der Arbeitsstättenrichtlinie* 6/1,3 gelten folgende Anhaltszahlen: 12 °C bei schwerer körperlicher Arbeit, 17 °C bei überwiegend nicht sitzender Tätigkeit, 19 °C bei überwiegend sitzender Tätigkeit, 19 °C in Verkaufsräumen, 20 °C in Büroräumen. **2. Luftfeuchte:** (relative) Luftfeuchtigkeit am Arbeitsplatz kann einen erheblichen Einfluss auf das Befinden der Beschäftigten ausüben u. ist abhängig von der Raumtemperatur. Richtwerte sind: Lufttemperatur 20 °C, relative Feuchte maximal 80 %; Lufttemperatur 22 °C, relative Feuchte maximal 70 %; Lufttemperatur 24 °C, relative Feuchte maximal 62 %; Lufttemperatur 26 °C, relative Feuchte maximal 55 %. **3. Luftgeschwindigkeit:** Zu starke Luftbewegung wird als Zugluft empfunden, zu wenig Luftbewegung als sog. stehende Luft. Bei ruhiger Körperhaltung sollte die Luftbewegung etwa 0,1 m/s, bei Büroarbeiten 0,2 m/s nicht überschreiten. Einzelheiten finden sich in der Arbeitsstättenverordnung* sowie der Arbeitsstättenrichtlinie. **4. Luftdruck:** Klimafaktor (Hochdruck, Tiefdruck), der i. d. R. nicht durch technische Maßnahmen am Arbeitsplatz zu beeinflussen ist; kann zu Reaktions- u. Konzentrationsproblemen führen. **5.** subjektive Klimaempfindungen, Arbeitsschwere u. Bekleidungszustand: Ver-

Klinik: s. Krankenhaus.

Klonen: (engl.) *cloning*; Herstellen identischer Kopien von DNA-Molekülen, Zellen od. ganzen Organismen durch Aufteilen eines sehr frühen Mehrzellenstadiums eines Lebewesens; Ausgangspunkt dafür ist eine Eizelle, aus der das genetische Material entfernt u. durch das Erbgut (Zellkern) einer Körperzelle (somatische Zelle) ersetzt wird **Formen: 1. Therapeutisches** Klonen: Ziel ist eine autogene bzw. syngene Transplantation; durch Transplantation von Zellen, die mit diesem Verfahren hergestellt wurden, kann die Abstoßungsreaktion vermieden werden. Das therapeutische Klonen ist aus ethischen Gründen umstritten; ebenso die Verwendung von Eizellen, da sich Frauen vor deren Spende einer evtl. mit Nebenwirkungen verbundenen Hormonbehandlung aussetzen müssen. **2. Reproduktives** Klonen: die mit dem Erbgut einer somatischen Zelle injizierte Eizelle wird in den Uterus implantiert, in dem die Entwicklung des Embryos bis zur Geburt erfolgt. Dieses Verfahren wird zur Herstellung identischer Kopien (Klone) von Organismen bei Säugetieren eingesetzt u. ist am Menschen aus ethischen Gründen in vielen Ländern gesetzlich verboten.

Knappschaft: s. Bundesknappschaft.

Kneippkur: (Sebastian Kneipp, Pfarrer, Wörishofen, 1821–1897): (engl.) *Kneipp cure*; Verfahren der Naturheilkunde*; in der GKV neben vielen anderen Verfahren i. R. der ambulanten u. stationären Vorsorge* (§ 23, 24 SGB V) eingesetzt; vgl. Kur.

Koch-Postulate: s. Henle-Koch-Postulate.

Kodierrichtlinien: (engl.) *coding guidelines*; rechtsverbindliche Handlungsanweisungen (s. Richtlinie zur einheitlichen Verschlüsselung v. a. von Diagnosen, Komplexen medizinischer Leistungen, Verfahren u. Prozeduren; die Deutschen Kodierrichtlinien (Abk. DKR) entsprechen dem G-DRG-System

---

Klimafaktoren am Arbeitsplatz
Klimavorgaben in Arbeitsstättenverordnung und Arbeitsstättenrichtlinie

Art der Tätigkeit	Lufttemperatur (°C)[1][2]	Luftfeuchte (%)[1]	Luftgeschwindigkeit (m/s)
Büroarbeit	18/21/24	30/50/70	0,1
leichte Handarbeit im Sitzen	18/20/24	30/50/70	0,1
leichte Handarbeit im Stehen	17/18/22	30/50/70	0,2
Schwerarbeit	15/17/21	30/50/70	0,4
Schwerstarbeit	14/16/20	30/50/70	

[1] minimal/optimal/maximal;
[2] Die Temperatur der Umschließungsflächen soll etwa der Lufttemperatur entsprechen.

Bundesärztekammer* u. Deutschem* Pflegerat angepasst; **Einteilung: 1. Allgemeine** Kodierrichtlinien für Krankheiten u. Prozeduren: regeln z. B. den Umgang mit Haupt- u. Nebendiagnosen, Verdachtsdiagnosen od. Doppel- u. Mehrfachkodierung od. welche Prozeduren zu verschlüsseln sind u. in welcher Reihenfolge kodiert werden soll. **2. Spezielle** Kodierrichtlinien sind an der Gliederung der ICD-Kapitel ausgerichtet u. beziehen sich auf bestimmte Krankheitsbilder. Zur Verschlüsselung werden die ICD-10-GM (s. ICD) sowie der OPS* genutzt.

Koelsch, Franz Xaver (1876–1970): Arzt, Arbeitsmediziner; 1909 Landesgewerbearzt im bayerischen Verwaltungsdienst, 1921 Referent im Reichsarbeitsministerium Berlin, 1922–1952 Bayerisches Sozial- u. Arbeitsministerium, zuletzt als Ministerialrat, 1922 Lehrauftrag für Arbeitsmedizin* an der Universität München, 1925 Honorarprofessor an der Technischen Hochschule München, 1954 Honorarprofessur für Berufskrankheiten* in Erlangen; **Bedeutung:** bedeutender Vertreter der Arbeitsmedizin in Deutschland, der zahlreiche wissenschaftliche Studien zum Fachgebiet durchführte u. die Erkenntnisse in Veröffentlichungen u. Grundlagenwerken niederlegte; Mitbegründer des Bayerischen Landesinstituts für Arbeitsmedizin u. der Bayerischen Akademie für Arbeits- u. Sozialmedizin; **Veröffentlichungen:** Lehrbuch der Arbeitshygiene (1947); Handbuch der Berufskrankheiten (1962); Beiträge zur Geschichte der Arbeitsmedizin (1968).

Körperbehinderter: s. Behinderung.

Körperersatzstück: (engl.) *artficial limb, prosthesis*; Hilfsmittel* zum Ersatz eines von Geburt an nicht vorhandenen od. traumatisch verlustig gegangenen Körperteils, z. B. Arm- u. Beinprothesen, Epithesen*; s. Prothese.

Körperfunktionen: (engl.) *body functions*; nach ICF* physiologische Funktionen von Körpersystemen (einschließlich psychologischer Funktionen); Beeinträchtigungen dieser Komponente* werden als Schädigungen bezeichnet. Vgl. Körperstrukturen.

Körperschaden: (engl.) *physical injury, bodily harm*; **1.** Bez. für die Folgen von Dienstunfällen i. S. des Beamtenversorgungsgesetzes (§ 31 BeamtVG); für die Bewertung von Körperschäden, also z. B. zur Einschätzung der Minderung* der Erwerbsfähigkeit (MdE), verweist das Beamtenrecht auf das Soziale* Entschädigungsrecht (s. Anhaltspunkte); aus der Höhe der MdE ist nicht auf das Ausmaß der Leistungsfähigkeit im Erwerbsleben zu schließen; **2.** syn. Versehrtheit; in der ehemaligen DDR im Bereich der Sozialversicherung u. der Staatlichen Versicherung verwendeter Begriff zur Beurteilung regelwidriger körperlicher od. psychischer Zustände, die z. B. als Folgen von Arbeitsunfällen*, Berufskrankheit* od. Dienstbeschädigung* die allstuft in Schritten von 5 od. 10 %; war nicht gleichzusetzen mit einer tatsächlichen Beeinträchtigung von Arbeitsfähigkeit, Berufstätigkeit od. Arbeitseinkommen im festgestellten prozentualen Umfang. Die Bewertung des Grads des Körperschadens (Abk. GdK) erfolgte nach einer Körperschadenstabelle als Basis für eine Rentengewährung.

Körperstrukturen: (engl.) *body structures*; nach ICF* anatomische Teile der Körpers wie Organe, Gliedmaßen u. ihre Bestandteile; Beeinträchtigung dieser Komponente* werden als Schädigungen bezeichnet. Vgl. Körperfunktionen.

Körperverletzung: (engl.) *personal/bodily injury*; strafrechtlich (§§ 223, 229 StGB) u. haftungsrechtlich (§ 823 BGB) relevante körperliche Misshandlung od. Gesundheitsschädigung einer anderen Person; nach ständiger Rechtsprechung erfüllt jede in die körperliche Unversehrtheit eingreifende Behandlungsmaßnahme eines Arztes den Tatbestand der Körperverletzung; dies gilt auch für kunstgerecht durchgeführte u. erfolgreiche Maßnahmen. **Einteilung: 1.** einfache Körperverletzung nach § 223 StGB; **2.** gefährliche Körperverletzung (z. B. durch Beibringung von Gift od. mit einer Waffe, eines Überfalls sowie einer das Leben gefährdenden Behandlung) nach § 224 StGB; **3.** schwere Körperverletzung (Verlust eines wichtigen Körperglieds, des Sehvermögens auf mindestens einem Auge, des Gehörs, des Sprechvermögens od. der Fortpflanzungsfähigkeit) nach § 226 StGB; **4.** Körperverletzung mit Todesfolge nach § 227 StGB; **5.** fahrlässige Körperverletzung nach § 229 StGB; **Rechtliche Grundlage:** Körperverletzung ist nach §§ 223 ff. StGB strafbar; nach § 228 StGB handelt indes nicht rechtswidrig, wer eine Körperverletzung mit Einwilligung* des Betroffenen vornimmt (sofern die Tat trotz Vorliegens einer Einwilligung nicht gegen die guten Sitten verstößt). Grundsätzlich ist somit jeder operative, pharmakologische u. radiologische Eingriff zu diagnostischen u./od. therapeutischen Zwecken einwilligungspflichtig. Der ärztliche Eingriff ohne Einwilligung kann jedoch gemäß § 34 StGB wegen rechtfertigenden Notstands gestattet sein, etwa wenn bei einem Notfall die Einwilligung wegen Bewusstlosigkeit des Patienten nicht eingeholt werden kann od. wenn eine missbräuchliche Behandlungsverweigerung durch die gesetzlichen Vertreter* Schaden für das Kind besorgen lässt u. auch das Vormundschaftsgericht* nicht rechtzeitig angerufen werden kann. Auch bei einer Operationserweiterung kann § 34 StGB anwendbar sein. Neben der Regelung der Körperverletzung als Straftat kann eine Körperverletzung nach der zivilrechtlichen Norm des § 823 BGB als unerlaubte Handlung auch einen Anspruch auf Schadensersatz* sowie auf Schmerzensgeld begründen.

KOF: Abk. für Kriegsopferfürsorge*.

Kräfte, die eine Person dazu bewegen, Mitglied einer Gruppe zu bleiben; diese Kräfte sind u. a. Attraktivität der Gruppe, Attraktivität einzelner Gruppenmitglieder, Attraktivität von Gruppenaufgaben u. -zielen. Zwischen Kohäsion u. Gruppenleistung besteht ein meist positiver Zusammenhang.

Kohorte: (engl.) *cohort*; Gruppe von Personen mit gemeinsamen Charakteristika (z. B. Alter, Beruf, Familienstand), die in epidemiologischen u. klinischen Studien beobachtet werden (s. Kohortenstudie); **Einteilung: 1. geschlossene** Kohorte: Alle Personen werden zum gleichen Zeitpunkt in die Beobachtung eingeschlossen u. verbleiben dort bis zum Eintritt des Zielereignisses od. bis zum Ende der Studie. **2. offene** Kohorte: Probanden werden nach u. nach in die Beobachtung aufgenommen u. scheiden ggf. nach einer bestimmten Beobachtungsdauer wieder aus der Studie aus. **3.** Sonderform **Geburtskohorte:** enthält alle Personen, die im gleichen, meist eng definierten Zeitraum geboren wurden. Beispiel: Die sozialmedizinisch bedeutsame englische Kohorte „National Survey of Health and Development" (Abk. NSHD) umfasst Kinder mit dem Geburtsdatum 3.–9.3.1946.

Kohortenstudie: (engl.) *cohort study*; syn. Longitudinalstudie, Längsschnittuntersuchung, Panelstudie; Beobachtungsstudie*, bei der eine Kohorte* rekrutiert u. über einen definierten Zeitraum (meist über Jahre) beobachtet wird, i. d. R. bis ein interessierendes Ereignis eintritt (z. B. Krankheit od. Tod) od. Inanspruchnahme von Gesundheitsleistungen; Daten werden mindestens zu 2 Zeitpunkten erhoben. Vgl. Studie, prospektive; Studie, analytische.

Kollagenosen: (engl.) *connective tissue diseases*; chronisch entzündliche systemische u. schubweise verlaufende Autoimmunerkrankungen mit Befall verschiedener Organe in unterschiedlicher Ausprägung, verursacht durch Autoantikörper u. zirkulierende Immunkomplexe; es treten überwiegend Funktionsstörungen am Bewegungsapparat auf, die Prognose ist vom Befall der inneren Organe u. deren Funktionsfähigkeit abhängig; unbehandelte Kollagenosen reduzieren die Lebenserwartung erheblich, frühzeitige Diagnostik u. fachrheumatologische Betreuung sind anzustreben. **Formen: 1.** systemischer u. chronisch diskoider Lupus erythematodes; **2.** Sjögren-Syndrom; **3.** progressive systemische Sklerodermie; **4.** Sharp-Syndrom; **5.** Dermatomyositis; **6.** Polymyositis. **Ätiologie:** nicht abschließend geklärt; eine Rolle spielen genetische u. Umweltfaktoren, Triggerung durch Infektionen, Impfungen u. Medikamente; **Epidemiologie: 1.** Lupus erythematodes: Prävalenz von 20–50 pro 100 000 Einwohner pro Jahr, wobei zu 90 % Frauen im gebärfähigen Alter betroffen sind; **2.** Sjögren-Syndrom: Prävalenz von 1 von

Geschlechtsverteilung Frauen:Männer 4:1. **4.** Dermatomyositis: Prävalenz von 2–3 pro 100 000 Einwohner pro Jahr, Verhältnis Frauen:Männer 2:1. **Leistungsansprüche an die Sozialversicherungsträger: 1.** an die GKV durch aufwendige Labordiagnostik, dauerhafte Medikation u. Physiotherapie; **2.** an die GRV durch Bedarf an Leistungen* zur medizinischen Rehabilitation u. Leistungen* zur Teilhabe sowie selten bei schwerwiegender u. dauerhafter Funktionsstörung durch Ansprüche auf Rente wegen Erwerbsminderung* (2004 92 Rentenneuzugänge); **3.** an die GPV bei Pflegebedürftigkeit*. Die Anerkennung des Grades* der Behinderung erfolgt nach den Grundsätzen des Schwerbehindertenrechts im SGB* IX.

Kollisionsnorm: (engl.) *collision norm*; Verweisungsnorm; Bez. des internationalen Privatrechts für Normen, welche die Frage nach dem anwendbaren nationalen Recht beantworten; regelt das Verfahren bei Kollision von deutschem u. EU-Recht. **Beispiel:** Ein Bezieher einer deutschen u. einer spanischen Rente mit Wohnsitz in Spanien erhält Sachleistungen aus dem spanischen Krankenversicherungssystem, so als ob er nur Rente aus Spanien beziehen würde.

Kolonkarzinom: s. Karzinom, kolorektales.

Kombinationsleistung: (engl.) *combination benefit*; Kombination aus Geld- u. Sachleistung* für Pflegebedürftige (s. Pflegeversicherung) nach § 38 SGB XI; nimmt der pflegebedürftige Mensch die ihm zustehende Sachleistung nur teilweise in Anspruch, kann daneben ein anteiliges Pflegegeld* bezogen werden. An die Entscheidung, in welchem Verhältnis er Geld- u. Sachleistung in Anspruch nehmen will, ist der pflegebedürftige Mensch für die Dauer von 6 Monaten gebunden.

Kommunalhygiene: (engl.) *communal hygiene*; Teilgebiet des medizinischen Fachgebiets Hygiene* das sich mit der Prävention* von Krankheiten durch strukturelle u. organisatorische Maßnahmen auf kommunaler Ebene befasst; große Fortschritte wurden Ende des 19. u. Anfang des 20. Jh insbes. durch die Verbesserung der Wohnverhältnisse, der Trinkwasserversorgung sowie der Entsorgung von Abwasser u. Abfall erzielt.

Kommunikation: (engl.) *communication*; Bez. für den Prozess verbaler u. nonverbaler Informationsvermittlung; menschliches Grundbedürfnis, mit dem das Individuum seine Gefühle, Ideen, Ansichten, Meinungen einem anderen od. einer Gruppe mitteilt (Sender u. Empfänger). Voraussetzung sind gemeinsame Bedeutungsregeln für Zeichen u. Symbole. Auch Grundbegriff der allgemeinen Systemtheorie. **Sozialmedizinische Bedeutung** Bei Unterschieden im Zugang zur Gesundheitsversorgung liegen oft Kommunikationsprobleme (Sprachbarrieren, Informationsdefizite, unter-

z. B. in unter- od. überdurchschnittlicher Inanspruchnahme von Gesundheitsleistungen* widerspiegeln können.

Komorbidität: (engl.) *co-morbidity*; Vorkommen von 2 od. mehr diagnostisch unterscheidbaren Krankheiten nebeneinander bei einem Patienten, ohne dass eine ursächliche Beziehung zwischen diesen bestehen muss; sie können abhängig (s. Folgeerkrankung) od. unabhängig (s. Begleiterkrankung) von der Ersterkrankung auftreten u. nehmen Einfluss auf die jeweils für die andere Erkrankung bzw. anderen Erkrankungen erforderlichen Maßnahmen. Vgl. Multimorbidität.

Komorbiditäts-/Komplikations-Stufe: Abk. KKS; Komplikations- bzw. Komorbiditätsschweregrad; Index für den medizinischen Schweregrad eines Falles; wird anhand vorhandener Begleiterkrankungen u. eingetretener Komplikationen bestimmt u. beruht auf einer kombinierten medizinischen Bewertung u. statistischen Analyse. In diesem Zusammenhang bezeichnet „Komorbidität" 2 od. mehrere parallele Krankheitsbilder u. „Komplikation" eine zusätzliche, nicht mit der ursprünglichen Erkrankung zwingend zusammenhängende Erkrankung; **Einteilung:** Ausprägung 0 (nicht vorhanden), 1 (gering), 2 (mittel), 3 (schwer) u. 4 (lebensbedrohend); **Hinweis:** wird zur Bemessung der Fallpauschalen* der DRG* verwendet.

Kompaktkur: (engl.) *compact cure*; besondere Form der ambulanten Vorsorgeleistungen (s. Vorsorge) der GKV nach § 23 SGB V in anerkannten Kurorten; sie findet in geschlossenen Gruppen (max. 15 Teilnehmer) mit hoher Behandlungsdichte, konstanter Gruppenleitung u. interdisziplinärem Qualitätszirkel der Behandler am Kurort statt. **Ind.:** z. B. Herz-Kreislauferkrankungen, obstruktive Atemwegerkrankungen, Osteoporose, Diabetes mellitus Typ 2, degenerative Gelenk- u. Wirbelsäulenerkrankungen, Hauterkrankungen (Psoriasis, Neurodermitis).

Kompensation: (engl.) *compensation*; Ausgleich einer Einschränkung od. eines mangelhaften Zustands; bezogen auf die Leistungsfähigkeit* das Ersetzen einer Funktion durch eine andere, z. B. Schreiben mit der linken Hand nach Verlust der rechten Gebrauchshand.

Kompetenz: (engl.) *competence*; Fähigkeit u. Wissen von Patienten; **1. Selbstkompetenz:** Umgang des Patienten mit Krisensituationen, insbes. Krankheiten, od. biographischen u. familiären Veränderungen; **2. Beziehungskompetenz** im partnerschaftlichen Umgang mit Ärzten (s. Entscheidungsfindung, partizipative): nötig hierfür sind medizinisches u. systembezogenes Wissen, Selbstbewusstsein sowie Kommunikationsfähigkeit; **3. soziale Kompetenz:** Fähigkeit eines Menschen, in sozialen Situationen erfolgreich zu handeln,

sicherheitstrainings durch den Abbau von sozialen Ängsten u. den Aufbau sozialer Fähigkeiten (z. B. angemessene Forderungen stellen, Kritik äußern, gezielte Kontaktaufnahme, Fehler in der Öffentlichkeit erlauben). Vgl. Selbstwirksamkeitserwartung. **4. Demokratiekompetenz** bei Patientenbeteiligung an politischen Entscheidungen, wie sie in Deutschland (zunächst nur in beratender Form) für verschiedene Gremien wie z. B. den Gemeinsamen* Bundesausschuss eingeführt wurde. Vgl. Selbsthilfe, Gesundheitsbildung, Health Literacy, Aufklärung, gesundheitliche.

Komplexbehandlung, frührehabilitative geriatrische: (engl.) *early rehabilitative geriatric complex treatment*; medizinische Rehabilitationsleistungen während der Krankenhausbehandlung geriatrischer Patienten; kann als Prozedur (OPS 8–550) i. R. der pauschalierten Entgelte für DRGs* zur Erzielung einer DRG mit höherem Relativgewicht führen; **Voraussetzung:** (Stand: OPS-Katalog Version 2005) Behandlung umfasst mindestens 7 Tage u. 10 Therapieeinheiten; Behandlung durch ein geriatrisches Team unter geriatrisch qualifizierter fachärztlicher Behandlungsleitung, standardisiertes geriatrisches Assessment zu Behandlungsbeginn in mindestens 4 Bereichen (Mobilität, Selbsthilfefähigkeit, Kognition, Emotion) u. vor der Entlassung in mindestens 2 Bereichen, soziales Assessment in mindestens 5 Bereichen (soziales Umfeld, Wohnumfeld, häusliche/außerhäusliche Aktivitäten, Pflege-/Hilfsmittelbedarf, rechtliche Verfügungen), wöchentliche Teambesprechung mit wochenbezogener Dokumentation von Behandlungsergebnissen u. -zielen, aktivierend-therapeutische Pflege durch besonders geschultes Pflegepersonal, teamintegrierter Einsatz von mindestens 2 der Therapiebereiche Physiotherapie/physikalische Therapie, Ergotherapie, Logopädie/faziorale Therapie, Psychologie/Neuropsychologie; gleichzeitige akutmedizinische Diagnostik bzw. Therapie ist gesondert zu codieren.

Komplexgebühren: (engl.) *complex fees*; in den Gebührenordnungen* zusammengefasste Vergütung für mehrere, auch einzeln abrechenbare u. durchführbare Leistungen, insbes. dann, wenn diese regelhaft gemeinsam in der Diagnostik u. Therapie erbracht werden; die Vergütung nach Leistungskomplexen soll die Mengenausweitung einzelner Leistungen begrenzen. Leistungskomplexe werden im EBM in obligate u. fakultative Leistungen (s. Bewertungsmaßstab, einheitlicher) gegliedert. Obligate Leistungsinhalte sind immer vorzuhalten u. zu erbringen (bei Aufzählung mehrerer obligater Leistungsinhalte mindestens einer), fakultative Leistungsinhalte sind immer vorzuhalten u. nur bei zutreffender Indikation zu erbringen. Die Berechnung von Komplexen ist nur möglich, wenn die apparativen, räumlichen u. persönlichen Vo-

bzw. § 39 Ersatzkassenvertrag u. Nr. 23 b der Bedarfplanungs-Richtlinien-Ärzte zumindest von einem Vertragsarzt) zur Erbringung mindestens eines obligaten sowie aller fakultativen Leistungsinhalte im Fachgebiet* u./od. im Schwerpunkt* gegeben sind. Vgl. Einzelleistungsvergütung.

Komplexleistung, trägerübergreifende: s. Budget, persönliches.

Komplikationsrate: (engl.) *complicaton rate*; Anzahl der Behandlungen, deren Ergebnis nicht zur gewünschten Verbesserung bzw. zur Verschlechterung des Gesundheitszustandes führt, bezogen auf die Gesamtzahl aller derartigen Behandlungen; **Beispiel:** Harnweginfekt nach Dauerkatheter, sekundäre Wundheilungen nach Operation; i. R. der Qualitätssicherung* können Komplikationsraten als Qualitätsindikator* einer Behandlung in einer Behandlungseinheit herangezogen werden.

Komponente: (engl.) *component*; Begriff der ICF* für einzelne Teilklassifikationen wie Körperfunktionen*, Körperstrukturen*, Aktivitäten* u. Teilhabe*, Umweltfaktoren, personenbezogene Faktoren (s. Kontextfaktoren); wird unterteilt in Domänen; eine **Domäne** ist eine praktikable u. sinnvolle Menge von miteinander im Zusammenhang stehenden physiologischen Funktionen, anatomischen Strukturen, Handlungen, Aufgaben od. Lebensbereichen.

Konditionierung: (engl.) *conditioning*; Erzeugen einer bedingten Reaktion durch Lernen*.

Konfidenzintervall: (engl.) *confidence interval*; syn. Konfidenzbereich; statistischer Vertrauensbereich für einen unbekannten Parameter; ein 95 %-Konfidenzintervall gibt den Bereich an, in dem mit 95 %iger Wahrscheinlichkeit das wahre Ergebnis liegt, d. h. würde man eine Studie 100-mal identisch wiederholen, würde der unbekannte Parameter im Mittel in 95 Fällen im errechneten 95 %-Konfidenzintervall liegen. Die Gegenwahrscheinlichkeit wird **Irrtumswahrscheinlichkeit** genannt (in diesem Fall 5 %). Die Grenzen des Konfidenzintervalls werden als **Vertrauensgrenzen** bezeichnet. Die Angabe von Konfidenzintervallen für Studienergebnisse ist äquivalent zur Durchführung statistischer Testverfahren*. Konfidenzbereiche sind jedoch anschaulicher u. erlauben insbes. den Vergleich zwischen den Ergebnissen mehrerer gleichartiger Studien (s. Metaanalyse).

Konflikt: (engl.) *conflict*; **1. interpersonaler Konflikt:** Unvereinbarkeit der Interessen od. Ziele von 2 od. mehreren Akteuren; dabei versuchen die Akteure, den eigenen Willen gegen den Widerstand anderer durchzusetzen. Die Konfliktforschung untersucht die Ursachen u. entwickelt Lösungsstrategien, um Konflikte zu begrenzen. **2. intrapersonaler Konflikt:** Unvereinbarkeit gegenläufiger u. z. T. unbewusster Tendenzen derselben Person; zu unterscheiden sind **a)** Appetenz-

ternativen; **c)** Appetenz-Aversions-Konflikt od Ambivalenz-Konflikt: gleichzeitig sowohl positive als auch negative Aspekte. Latente bzw. unbewuss te u. damit unbewältigte Konflikte werden v. a. in der Psychoanalyse* als Ursache für die Entwick lung einer Neurose*, Persönlichkeitsstörung* od Verhaltensstörung* angesehen. Vgl. Intrarollenkonflikt, Interrollenkonflikt.

Konfliktmanagement: s. Mediation.

Konformität: (engl.) *conformity*; allgemeine Entspre chung, Einheitlichkeit; im Qualitätsmanagement* Erfüllung einer Anforderung.

Konkurrenz: (engl.) *competition*; Wettbewerb von Individuen, Gruppen od. Staaten auf einem be stimmten Gebiet (insbes. Wirtschaft, Sport, aber auch Bildung u. Wissenschaft); Konkurrenz gilt als essentieller Bestandteil der (freien) Marktwirtschaft (idealtypisch: viele Anbieter, viele Nachfrager), Markt ohne Zugangsbeschränkungen, Preisregulierung über den Markt. Auch im Gesundheitswesen wird Wettbewerb der Leistungsanbieter als reguliertend für Preis u. Qualität* gesehen.

Konnotation, impliziert wertende: (engl.) *implici judging connotation*; mitinhaltende wertende Bedeutung besonders von in der Ethik gebrauchten Begriffen; für das Verständnis von emotionalen Kontroversen in der Ethik zentrale psychologische Eigenschaft von Begriffen. Neben der rein sachlich-inhaltlichen Bedeutung ist im Sprachgebrauch sehr häufig eine positive od. negative emotionale od. auch moralisch wertende Nebenbedeutung enthalten, z. B. Euthanasie*, Speziesismus*.

Konsensus: (engl.) *consensus, consent*; auch Konsens; Übereinstimmung von Meinungen, Werten, Zielen od. Normen zwischen Individuen bzw. Gruppen, wobei nicht explizit als solche festgestellt od. vereinbart sein muss; in der Wissenschaftstheorie wird damit die in einem rationalen Diskurs konsensuell ermittelte (Wahrheits-)Aussage bezeichnet. Expertengruppen werden auch als Konsensusgruppen bezeichnet, wenn der Stand der Wissenschaft au einem Fachgebiet festgestellt werden soll (z. B. in der Leitlinienentwicklung für therapeutische Stan dards). **Konsensusprinzip** bezeichnet Entschei dungen durch Übereinstimmung (im Unterschied zum Mehrheitsprinzip).

Konsensustechniken: (engl.) *consensus techniques* Verfahren mit dem Ziel, innerhalb einer Gruppe ein einverständliches Ergebnis herbeizuführen; **Einteilung: 1. Nominelle Gruppentechnik** (syn nominaler Gruppenprozess): iterative Konsensustechnik, bei der die anwesenden Gruppenmitglie der (15–20 Experten) schriftlich Antworten au eine definierte Frage/Problematik formulieret; die Antworten werden gesammelt, anonym der Grup pe zur Verfügung gestellt u. diskutiert. Abschlie ßend werden die besten Antworten zusammengestellt u. hierarchisiert. **2. Delphi-Methode:** ite

eine Leitlinie*) zu erhalten; die Aussagen werden zusammengefasst u. zur Kommentierung erneut an die Experten verschickt, bis ein Konsens erreicht ist. Die Kontrolle durch ein Leitungsgremium ist hierbei stärker als bei anderen Arten der Konsensbildung, gruppendynamische Effekte sind gering. **3. Konsensuskonferenz:** vom National Institute of Health (USA) in den 70er Jahren eingeführte Konferenz von 80–100 Experten mit dem Ziel, durch vorformulierte Fragen an alle Konferenzteilnehmer mit nachfolgender Beratung in der Konferenz durch ein Panel u. Expertensprecher Übereinstimmung in der Bewertung von Erkenntnissen zu Behandlungsverfahren zu erreichen. **Hinweis:** Die Wertigkeit der Ergebnisse steigt von 1. zu 3; durch Einsatz von Konsensustechniken erarbeitete Leitlinien* entsprechen der Stufe 2 der Leitlinienentwicklung.

Konsequenzialismus: (engl.) *consequentialism*; Theorie der moralischen Bewertung von Handlungen ungeachtet prinzipieller Wertmaßstäbe nach den Konsequenzen, die aus ihnen folgen u. deren Vorteilhaftigkeit od. Nachteiligkeit für die Beteiligten od. Betroffenen; **Beispiel** für die Dringlichkeit einer konsequenzialistischen Betrachtung ist die Anlage einer Magenfistel (PEG) bei Patienten im fortgeschrittenen Stadium einer Alzheimer-Krankheit, die ein langes Überleben in schwergradigen Demenzzuständen zur Konsequenz hat; die konsequenzialistische Sicht muss gegen die deontologische des maximal möglichen Lebensschutzes abgewogen werden.

Konservierung: (engl.) *preservation*; Haltbarmachen von zersetzbaren organischen Stoffen durch Keimhemmung od. Keimvernichtung. **Methode: 1.** Hitze (Pasteurisieren, Kochen, Sterilisation*); **2.** Kälte (Kühlen, Gefrieren u. Tiefgefrieren); **3.** Wasserentzug (Trocknung, Gefriertrocknung); **4.** chemische Verfahren: Senkung der Wasseraktivität (Salzen mit Kochsalz, Pökeln zusätzlich mit Nitrat u. Nitrit); Räuchern; Konservierungsstoffe (Antioxidanzien, z.B. Vitamine C u. E, Antimykotika, Benzoesäure, Sorbinsäure; s. Lebensmittelzusatzstoffe, Zusatzstoff-Zulassungsverordnung; **5.** Bestrahlung.

Konsiliaruntersuchung: s. Überweisung.

Konsistenz: (engl.) *consistency*; (sozialmed.) in sich widerspruchsfreies Zusammentreffen von Beschwerdevortrag, ergänzenden anamnestischen Angaben u. objektivierbaren Befunden bei der sozialmedizinischen Beurteilung der Leistungsfähigkeit* im Erwerbsleben.

Konsistenztheorien: (engl.) *theories of consistency, cognitive consistency theories*; syn. Modell der affektivkognitiven Konsistenz; als Kern dieser Theorien wird die Tendenz von Menschen beschrieben, soziale Einstellungen*, Gefühle u. Erfahrungen in Bezug auf einen Gegenstand od. auch zu anderen

sonanz*, ein als unangenehm erlebter Mangel an Übereinstimmung, vorliegt. Diese Tendenz kann in der Beurteilung von anderen Personen Fehleinschätzungen bewirken (sog. Halo-Effekt).

Konsum psychotroper Substanzen: (engl.) *substance abuse*; Einnahme von psychische Funktionen beeinflussenden Substanzen (z.B. Alkohol, Drogen, bestimmte Medikamente, Nicotin), die häufig konsumiert werden, um einen als angenehm empfundenen emotionalen Zustand bzw. die Vermeidung von Unlustgefühlen zu erzielen, wobei viele dieser Substanzen bei wiederholter Einnahme zur Entwicklung eines psychischen u./od. physischen Abhängigkeitssyndroms (Sucht) führen; **psychische Abhängigkeit** ist durch unwiderstehliches Verlangen nach erneutem Konsum einer Substanz gekennzeichnet; **physische Abhängigkeit** geht einher mit der Notwendigkeit zur Dosissteigerung einer Substanz durch Toleranzentwicklung sowie Entzugserscheinungen bei Unterbrechung des Substanzkonsums; bei Überdosierung der Substanz kann eine Vergiftungssymptomatik bis zu lebensbedrohlichen Zuständen resultieren; **schädlicher Gebrauch psychotroper Substanzen:** Konsum mit bereits eingetretener Gesundheitsschädigung; **riskanter Gebrauch** liegt vor, wenn der Substanzkonsum mit hoher Wahrscheinlichkeit zu späteren Gesundheitsschäden führt; **Missbrauch** bzw. **Abusus:** Konsum psychotroper Substanzen ohne Vorliegen einer Abhängigkeit, aber mit durchaus möglicher Gesundheitsschädigung; unterschieden werden der Konsum illegaler Drogen (z.B. Heroin) u. legaler psychotroper Substanzen (z.B. Alkohol) zur Erzielung psychischer Wirkungen, verbunden mit psychischen u. physischen Veränderungen. **Ätiologie:** Der Konsum psychotroper Substanzen mit dem damit verbundenen Risiko zur Entwicklung psychischer u. körperlicher Folgeschäden u. einer Abhängigkeit wird durch vielfältige individuelle (z.B. genetische, neurobiologische) u. soziokulturelle (z.B. gesellschaftliche Akzeptanz des Konsums bestimmter psychotroper Substanzen) Faktoren sowie Charakteristika der jeweiligen Substanzen begünstigt. **Epidemiologie:** Etwa 5% der Bevölkerung in Deutschland leiden unter einer Abhängigkeit durch den Konsum psychotroper Substanzen. Die Prävalenz beträgt 8,2% für Nicotinabhängigkeit, 35% für Alkoholabhängigkeit (mehr Männer als Frauen betroffen) u. 2,9% für Medikamentenabhängigkeit (mehr Frauen als Männer betroffen); etwa 150 000 Menschen sind von einer Drogenabhängigkeit (z.B. Opiate) betroffen. Pro Jahr sind über 100 000 tabakbedingte Todesfälle, überwiegend durch Krebserkrankungen, zu verzeichnen (vgl. Bronchialkarzinom). Die jährliche alkoholbedingte Mortalität beträgt 42 000. 68% aller ärztlich verordneten Medika-

häufigsten konsumiert, gefolgt von Ecstasy u. a. (Amphetaminen, LSD, Kokain, Heroin).

Sozialmedizinische Bedeutung: Der Konsum u. die Abhängigkeit von psychotropen Substanzen bergen einerseits ein erhebliches individuelles Gesundheitsrisiko, andererseits resultieren bedeutsame soziale u. volkswirtschaftliche Auswirkungen. Erst 1968 wurde die Alkoholabhängigkeit in der Bundesrepublik Deutschland als Krankheit anerkannt. Nur ein geringer Teil der von einer Abhängigkeit Betroffenen gelangt (häufig nach mehrjährigen Verläufen) in eine qualifizierte Behandlung (bestehend aus Kontakt- u. Motivationsphase, Entzugsphase, Entwöhnungsphase sowie Weiterbehandlungs- u. Nachsorgephase; s. Entzugsbehandlung, Entwöhnungsbehandlung). Die Ursachen dafür sind vielfältig u. häufig in einer Tabuisierung des Problems durch Betroffene u. ihre Umgebung zu finden. Dieser Umstand konnte bislang trotz umfassender öffentlicher Informations- u. Präventionskampagnen, Einrichtung von Beratungsstellen u. Förderung von Selbsthilfeprojekten nicht wesentlich beeinflusst werden. Eine Ausnahme bezüglich der Behandlung stellt die Nicotinabhängigkeit dar, hier kommen fast ausschließlich ambulante Entwöhnungsstrategien zum Einsatz, allerdings lässt die hohe Rückfallrate bei doch erheblicher Gesundheitsgefährdung durch Nicotinkonsum auch die Entwicklung alternativer Behandlungsansätze sinnvoll erscheinen. Leistungen zur beruflichen Rehabilitation können einerseits bei Berufstätigkeiten mit erleichtertem Zugang zu Suchtmitteln, andererseits aber auch bei die bisherige Berufstätigkeit einschränkenden Folgekrankheiten angezeigt sein. Darüber hinaus muss im Einzelfall geprüft werden, ob die Ausführung der Berufstätigkeit mit erheblichen Gefährdungsfaktoren verbunden ist (z. B. Tätigkeiten mit Teilnahme am Straßenverkehr, Personenbeförderung, Steuerung von Maschinen, Ersteigen von Gerüsten u. Leitern). Es besteht eine erhöhte Unfallgefährdung durch Einschränkungen der geistigen u. körperlichen Leistungsfähigkeit infolge des Konsums psychotroper Substanzen (Alkohol, Medikamente, Drogen). Auch die Anzahl von Straftaten ist unter dem Einfluss von Alkohol, Drogen u. psychotrop wirksamen Medikamenten erhöht, wodurch sich weitere gravierende psychosoziale Konsequenzen u. Folgekosten ergeben. Bei Beginn der Abhängigkeit im jugendlichen Alter kann die spätere berufliche Eingliederung scheitern, u. U. resultiert eine dauerhafte Abhängigkeit von staatlichen Leistungen. **Leistungsansprüche an die Sozialversicherungsträger: 1.** an die GKV durch häufige Zeiten von Arbeitsunfähigkeit u. stationäre Behandlung; **2.** an die GRV durch medizinische u. berufliche Leistungen* zur Teilhabe (2004 ca. 40 000 medizinische Rehabilitationen)

der Versorgung von Folgekrankheiten. Die Anerkennung des Grades* der Behinderung erfolgt nach den Grundsätzen des Schwerbehindertenrechts im SGB IX.

Kontagionismus: (engl.) *contagionism*; in der Auseinandersetzung um die Entstehung von Epidemien* in der zweiten Hälfte des 19. Jh. sich durchsetzende Richtung, die das Entstehen von Infektionskrankheiten auf die Infektion durch ein sog. Kontagium, einen Krankheitserreger, zurückführte. Vgl. Miasmenlehre.

Kontagionsindex: (engl.) *contagion index*; syn. Infektionsindex; Maßzahl der Wahrscheinlichkeit, dass sich ein mit einem infektiösen Agens in Kontakt gekommenes Individuum infiziert, d. h. die Anzahl der tatsächlich (erkennbar od. nicht erkennbar) Erkrankten bezogen auf 100 nicht immune Exponierte; wenn der Kontagionsindex den Wert 1 hat, bedeutet das, dass 100 % der erstmalig Exponierten erkranken. Vgl. Manifestionsindex.

Kontaktepidemie: s. Epidemie, Infektion.

Kontaktinfektion: s. Infektion.

Kontamination: (engl.) *contamination*; Verunreinigung von Umwelt, Räumen, Gegenständen u. Personen mit Radioaktivität, Fremd- od. Schadstoffen u. Infektionserregern*; vgl. Dekontamination.

Kontenklärung: (engl.) *appraisal of accounts*; Verfahren zur Klärung des gesamten Versicherungskontos durch den Rentenversicherungsträger*, der nach § 149 Abs. 2 SGB VI dafür Sorge zu tragen hat dass die im Versicherungskonto* gespeicherten Daten vollständig u. geklärt sind; es liegt grundsätzlich im Ermessen des Rentenversicherungsträgers, wann ein Kontenklärungsverfahren durchgeführt wird. Allerdings muss spätestens im Leistungsfall auf ein vollständig geklärtes Konto zurückgegriffen werden können. Für das Verfahren gilt der Amtsermittlungsgrundsatz* (§ 20 SGB X) Es besteht jedoch eine Mitwirkungspflicht des Versicherten (§ 149 Abs. 4 SGB VI). Über den Inhal des Versicherungskontos ergeht nach Abschluss des Verfahrens ein Feststellungsbescheid an den Versicherten (§ 149 Abs. 5 SGB VI).

Kontextfaktoren: (engl.) *context factors*; nach ICF Oberbegriff für Faktoren, die den gesamten Lebenshintergrund einer Person darstellen; unterschieden werden: **1. Umweltfaktoren:** materielle soziale u. einstellungsbezogene Faktoren, die sich auf die Umwelt beziehen, in der Menschen leben u. ihr Leben gestalten; **2. personbezogene Faktoren** (syn. persönliche Faktoren): kennzeichnen Leben u. Lebensführung einer Person u. umfassen Gegebenheiten des Individuums, die nicht Teil des Gesundheitsproblems sind (z. B. Alter, Geschlecht sozialer Hintergrund, Bildung u. Ausbildung, Beruf, Lebensstil, Erfahrung). Förderfaktoren ermöglichen od. verbessern die Funktionsfähigkeit, z. B. soziale Unterstützung; Barrieren beeinträchtigen

Kreuztafel; tabellarische Darstellung der gemeinsamen Häufigkeiten zweier kategorialer Merkmale mit k Zeilen u. m Spalten; für k = 2, m = 2: Vierfeldertafel*; Auswertung z. B. mit Hilfe von Chi*-Quadrat-Tests od. loglinearen Modellen.

Kontrahierungszwang: (engl.) *obligation to contract*; Abschlusszwang, d. h. Pflicht, mit einem anderen den von diesem gewünschten Vertrag abzuschließen, sofern nicht wichtige Gründe ausnahmsweise zur Ablehnung berechtigen; die Freiheit des einzelnen, seine Lebensverhältnisse durch Vertrag eigenverantwortlich zu gestalten (Vertragsfreiheit, Privatautonomie), ist ein grundlegendes Prinzip der Rechtsordnung u. als Ausprägung des Rechts auf freie Entfaltung der Persönlichkeit durch Art. 2 GG verfassungsrechtlich geschützt. Sie wird jedoch v. a. in wichtigen Bereichen der allgemeinen Daseinsvorsorge*, z. B. bei der GKV, beim Personentransport od. bei der Pflegeversicherung, im sozialstaatlichen Interesse durch das Rechtsinstitut des Kontrahierungszwangs beschränkt, um sicherzustellen, dass dem vielfach wirtschaftlich unterlegenen Verbraucher nicht einseitig die Vertragsbedingungen aufgezwungen werden.

Kontrazeption: (engl.) *contraception*; Empfängnisverhütung, Schwangerschaftsverhütung; Durchführung von Maßnahmen, um Empfängnis u. ungewollte Schwangerschaft zu verhindern; **Methode: 1.** ohne Hilfsmittel: Coitus interruptus u. Methoden der natürlichen Schwangerschaftsverhütung wie Temperaturmethode, Kalendermethode, symptothermale Methode; **2.** Barrieremethoden: Präservativ, Portiokappe, Scheidendiaphragma; **3.** Spermizide; **4.** hormonale Kontrazeption; **5.** Nidationshemmer: z. B. sog. Pille danach, Intrauterinpessar; **6.** operative Sterilisation des Mannes bzw. der Frau. **Sozialmedizinische Bedeutung:** Kontrazeption dient der Familienplanung* od. der Geburtenregelung*; gesetzlich Krankenversicherte haben Anspruch auf Beratung, Verordnung u. notwendige Untersuchungen zur Kontrazeption; bis zum 20. Lebensjahr besteht Anspruch auf Versorgung mit Verhütungsmitteln, danach unterliegen Kontrazeptiva der eigenen Kostentragung (§ 24 a SGB V); gezielte Aufklärung u. Verbreitung von Kontrazeptiva sind wichtige Instrumente der Bevölkerungspolitik, z. B. Senkung hoher Geburtenraten in Entwicklungsländern, Schutz vor infektiösen Erkrankungen. **Ethik:** Verhinderung der Vereinigung von Eizelle u. Spermium wird als moralisch eher unproblematisch angesehen, Verhinderung der Weiterentwicklung der befruchteten Eizelle durch Verhinderung der Einnistung in die Uterusschleimhaut (wie bei Intrauterinpessar) teilweise als moralisch verwerflich beurteilt. Die katholische Kirche lehnt jegliche Kontrazeption unter Verwendung von Medikamenten u. Hilfsmitteln ab.

od. Gruppe einsetzt, um abweichendes Verhalten der Mitglieder zu verhindern bzw. einzuschränken; dient der sozialen Integration* von Individuen.

Kontrollgruppe: (engl.) *control group*; der Anteil an der Studienpopulation in einer kontrollierten Studie*, der die zu untersuchende Behandlung bzw. Intervention* nicht erhält, aber ggf. einer Plazebointervention od. einer Standardbehandlung unterzogen wird; die Ergebnisse der Kontrollgruppe werden mit denen der Behandlungsgruppe* verglichen, um eine Aussage über die Größe u. Richtung des Interventionserfolgs zu erhalten.

Kontrollierbarkeit: (engl.) *controllability*; die Möglichkeit, Ereignisse u. deren Ausgang zu beeinflussen; für die Einschätzung des Ausmaßes ist die Wahrnehmung der Kontrollierbarkeit od. der Glaube an diese entscheidend, nicht die Ausübung der Kontrolle selbst. **Hinweis:** unkontrollierbare Ereignisse u. Abläufe (z. B. Tod eines Angehörigen, Arbeitsabläufe) können als Stressoren* wirken. Vgl. Kontrollüberzeugung, Coping.

Kontrollüberzeugung: (engl.) *locus of control*; subjektive Einschätzung des verfügbaren Ausmaßes bzw. Umfanges an Bewältigungsfähigkeit (Rotter, 1954); stabiler Attributionsstil (s. Attribution), bei der Ursachenzuschreibung von Erfolg bzw. Misserfolg eigenen Verhaltens, Teilmenge der (sozialen) Einstellungen; zählt (ähnlich wie das Konzept der Selbstwirksamkeitserwartung*) zu den personalen Gesundheitsressourcen, die u. a. für die Bewältigung von Stress* u. Coping* bedeutsam sind. **Einteilung:** internale versus externale bzw. fatalistische Kontrollüberzeugung als Endpole eines kontinuierlichen Spektrums; die Überzeugung von den eigenen Handlungsmöglichkeiten i. S. einer hohen internalen Kontrollüberzeugung u. einer hohen Selbstwirksamkeitserwartung ist u. a. mit besserer Gesundheit, besserer sozialer Integration, aber auch mit mehr Erfolg u. besseren Leistungen korreliert. Vgl. Überzeugungen, Kausalattribution.

Konzertierte Aktion im Gesundheitswesen: (engl.) *Concerted Action in Health Care*; Abk. KAiG; 1976 als multidisziplinäres Gremium (Vertreter der an der gesundheitlichen Versorgung der Bevölkerung Beteiligten) aufgrund des Krankenversicherungs-Kostendämpfungsgesetzes einberufen, mit dem Ziel, neben wirtschaftlichen Zielgrößen auch medizinische Aspekte u. Daten bei der Gestaltung des Gesundheitswesens zu berücksichtigen; 1985 wurde der Sachverständigenrat für die konzertierte Aktion im Gesundheitswesen eingerichtet; er tagte letztmals 1995. Mit In-Kraft-Treten des GKV-Modernisierungsgesetzes zum 1.1.2004 u. der damit verbundenen Abschaffung der Konzertierten Aktion wurde der „Sachverständigenrat für die Konzertierte Aktion im Gesund-

Kooperation für Transparenz und Qualität im Gesundheitswesen: Abk. KTQ; (engl.) *Cooperation for Transparency and Quality in Health Care*; deutsche Organisation, die wie die Joint* Commission on Accreditation of Healthcare Organizations anhand eines Anforderungskatalogs Krankenhäuser u. a. Einrichtungen der Krankenversorgung zertifiziert; entwickelt wurde die KTQ von den Spitzenverbänden der Krankenkassen, der Bundesärztekammer, der Deutschen Krankenhausgesellschaft unter Mitwirkung des Deutschen Pflegerats u. der AWMF. **Aufgabe:** Zertifizierung von Einrichtungen der Krankenversorgung i. R. des Qualitätsmanagements*, gültig für einen Zeitraum von 3 Jahren. Hierzu führen die teilnehmenden Einrichtungen eine Selbstbewertung durch, die durch KTQ-akkreditierte Visitoren verifiziert wird. Über das Ergebnis wird ein Zertifikat ausgestellt. Die Zertifizierung ist freiwillig. Vgl. QEP.

Koordinierungsausschuss: s. Gemeinsamer Bundesausschuss.

Kopfpauschale: (engl.) *capitation fee*; 1. Honorarform, bei der Ärzte nach der Zahl der eingeschriebenen Versicherten od. der behandelten Patienten vergütet werden; kann auch Bestandteil einer gemischten Vergütung in Verbindung mit einer teil-

Krankenkassen an die KVen für die vertragsärztliche Versorgung*; werden ab 1.1.2007 durch eine Arztvergütung nach Regelleistungsvolumen (s. Re gelleistung) abgelöst (§ 85 a SGB V); vgl. Gesamtvergütung. 3. Kurzbez. für ein Konzept zur Umgestaltung der GKV (u. a. zu Mitgliedschaft u. Beitragsgestaltung) in der gesundheitspolitischen Diskussion; vgl. Bürgerversicherung. **Hinweis zur Gesundheitsreform 2006:** Die Gesundheits reform sieht bislang vor, dass alle gesetzlich Kran kenversicherten mit einem gesetzlich festgelegten Beitragsatz Beiträge in einen Gesundheitsfonds einzahlen u. jede Krankenkasse für einen Versicherten eine festgelegte Grundpauschale erhält, die durch einen alters- u. risikoadjustierten Zuschlag (z. B. für chronisch kranke Menschen) ergänzt wird

Kopfschmerz: (engl.) *headache, cephalgia*; einseitig od. beidseitig auftretende drückende, pochende pulsierende od. stechende Schmerzen am Hinterkopf, in der Stirngegend, an den Schläfen od hinter den Augen; Ursachen, Auslösungsfaktoren Lokalisation, Häufigkeit, Ausprägung, Begleitsymptomatik u. die eingesetzten therapeutischen Möglichkeiten sind sehr heterogen. Die häufigste primäre Kopfschmerzerkrankung ist der Spannungskopfschmerz. **Einteilung:** Die Internationa-

---

Kopfschmerz
Klassifikation der Internationalen Kopfschmerzgesellschaft (ICHD-2)

Kopfschmerzerkrankungen	Hauptgruppen
primäre Formen	Migräne
	Spannungskopfschmerz
	Clusterkopfschmerz und andere trigemino-autonome Kopfschmerzerkrankungen
	andere primäre Kopfschmerzen
sekundäre Formen	Kopfschmerz zurückzuführen auf ein Kopf- und/oder HWS-Trauma
	Kopfschmerz zurückzuführen auf Gefäßstörungen im Bereich des Kopfes oder des Halses
	Kopfschmerz zurückzuführen auf nichtvaskuläre intrakraniale Störungen
	Kopfschmerz zurückzuführen auf eine Substanz oder deren Entzug
	Kopfschmerz zurückzuführen auf eine Infektion
	Kopfschmerz zurückzuführen auf eine Störung der Homöostase
	Kopf- oder Gesichtsschmerz zurückzuführen auf Erkrankungen des Schädels sowie von Hals, Augen, Ohren, Nase, Nebenhöhlen, Zähnen, Mund oder anderen Gesichts- oder Schädelstrukturen
	Kopfschmerz zurückzuführen auf psychiatrische Störungen
kraniale Neuralgien, zentraler und primärer Gesichtsschmerz und andere Formen von Kopfschmerzen	kraniale Neuralgien und zentrale Ursachen von Gesichtsschmerzen
	andere Kopfschmerzen, kraniale Neuralgien, zentrale oder primäre Gesichtsschmerzen

primäre (eigenständig auftretende) u. sekundäre (als Symptom anderer Krankheiten auftretende) Kopfschmerzerkrankungen sowie Neuralgien u. Gesichtsschmerzen differenziert (s. Tab.). **Therapie:** Je nach Art u. Ursache der Kopfschmerzerkrankung kommen medikamentöse, aber auch verhaltensmedizinische Therapieverfahren sowie Entspannungstraining zum Einsatz; bei symptomatischen (sekundären) Kopfschmerzformen steht oft die Behandlung der Grunderkrankung (z. B. Schädelhirntrauma) im Vordergrund. **Epidemiologie:** Kopfschmerz gehört zu den häufigsten Gesundheitsproblemen weltweit. In Deutschland sollen zwischen 8 u. 15 Mio. Menschen unter rezidivierendem akutem od. chronischem Kopfschmerz leiden. Etwa 5–10 % aller Arztbesuche od. Notfallereignisse in Deutschland haben ihre Ursache in primärem Kopfschmerz. **Leistungsansprüche an die Sozialversicherungsträger: 1.** an die GKV durch Medikation, Arztbesuche, Krankenhausaufenthalte, diagnostische u. therapeutische Maßnahmen, ggf. auch Entzugsbehandlung bei (Analgetika-)Abhängigkeitssyndrom u. Dialyse bei analgetikainduzierter Nephropathie; indirekte Kosten entstehen durch eingeschränkte Arbeitseffektivität sowie häufige Arbeitsunfähigkeitszeiten. **2.** an die GRV vorwiegend bei chronischen Kopfschmerzen durch Bedarf an Leistungen* zur medizinischen Rehabilitation sowie bei schwerwiegender u. dauerhafter Funktionsstörung durch Ansprüche auf Rente wegen Erwerbsminderung*. Die Anerkennung des GdB (s. Grad der Behinderung) erfolgt nach den Grundsätzen des Schwerbehindertenrechts im SGB* IX, die Anerkennung einer MdE (s. Minderung der Erwerbsfähigkeit) nach den Grundsätzen des Sozialen* Entschädigungsrechts od. der GUV.

Kopfschutz: (engl.) *head protection, helmet, headgear*; Teil der persönlichen Schutzausrüstung* zum Schutz gegen Kopfverletzungen; wichtigster Kopfschutz ist der Schutzhelm, der Kopf gegen herabfallende, umfallende, umherfliegende Gegenstände sowie gegen Anstößen schützen soll. Industrieschutzhelme bestehen i. d. R. aus einer Helmschale u. einer stoßabsorbierenden Innenausstattung; sie müssen bauartgeprüft sein u. ein CE*-Zeichen tragen. Schutzhelmpflicht besteht z. B. bei Bau- u. Montagearbeiten, in Gräben u. Gruben, bei Transportarbeiten; Kennzeichnung der Bereiche, in denen Tragepflicht besteht, erfolgt durch entsprechendes Piktogramm.

Koronarsport: s. Rehabilitationssport.

Korrelation: (engl.) *correlation*; **1.** umgangssprachlich für eine zahlenmäßige Assoziation od. eine Wechselbeziehung zwischen Variablen, Stichproben od. Rangreihen; **2.** (statist.) lineare Abhängigkeit zwischen Variablen; Kurzform für Korrelationskoeffizient*; eine **partielle** Korrelation ist die

Bei einer **Scheinkorrelation** korrelieren scheinbar 2 eigentlich nicht korrelierte Variablen; sie entsteht durch die gemeinsame Abhängigkeit von einer od. mehreren Hintergrundvariablen. So korrelieren alle Variablen, die einen Zeittrend aufweisen, ohne dass daraus ein ursächlicher Zusammenhang abzuleiten wäre.

Korrelationskoeffizient: (engl.) *correlation coefficient, coefficient of correlation*; (statist.) Maßzahl für Stärke u. Richtung des Zusammenhangs zwischen 2 Variablen; kann Werte zwischen −1 u. +1 annehmen. Bei $r = 0$ liegt kein linearer Zusammenhang vor; je näher r an +1 (bzw. −1) herankommt, desto größer ist der gleichsinnige (bzw. gegensinnige) lineare Zusammenhang u. desto genauer kann er durch eine Regressionsgerade beschrieben werden. **Formen:** In Abhängigkeit vom jeweiligen Skalenniveau* der betrachteten Variablen sind verschiedene Korrelationskoeffizienten im Gebrauch: **1. Pearson-Korrelationskoeffizient:** wird am häufigsten angewendet u. eignet sich besonders für die Beschreibung des linearen Zusammenhangs zwischen symmetrisch verteilten stetigen Variablen:

$$ r = \frac{\sum (x_i - \bar{x})(y_i - \bar{y})}{\sqrt{\sum (x_i - \bar{x})^2} \sqrt{\sum (y_i - \bar{y})^2}} $$

Unter zweidimensionaler Normalverteilung lässt sich dieser Koeffizient auf der Basis der Fisher-Transformation testen u. mit Konfidenzbereichen (s. Konfidenzintervall) versehen; **2. Rangkorrelationskoeffizient:** Anwendung bei schief verteilten Daten u. diskreten Beobachtungen, z. B. Spearman's Rho, Kendall's Tau, Somer's d; **3. Intraklassen-Korrelationskoeffizient:** Maßzahl für die Stärke eines Klumpeneffektes; nimmt Werte zwischen 0 (keine Klumpung) u. 1 (keine Variation innerhalb der Klumpen) an; **4. multipler Korrelationskoeffizient:** Maßzahl für den linearen Zusammenhang zwischen der abhängigen Variablen u. der Regressionsfunktion im multiplen linearen Regressionsmodell.

Korrelationsstudie: syn. ökologische Studie*.

Korsakow-Syndrom: s. Psychosyndrom, organisches.

Kosmetikverordnung: (engl.) *Cosmetics Act*; Abk. KosmetikV; „Verordnung über kosmetische Mittel" vom 7.10.1997 (BGBl. I S. 2410), zuletzt geändert am 30.5.2006 (BGBl. I S. 1279); regelt die Verwendung chemischer Stoffe in Körperpflegemitteln u. enthält Verwendungsverbote u. -beschränkungen sowie Hinweispflichten auf bestimmte Inhaltsstoffe od. besondere Anwendungsbedingungen.

Kosten: (engl.) *cost(s)*; mit Preisen bewerteter mengenmäßiger Verbrauch von Gütern u. Dienstleistungen, der einer Unternehmung (z. B. Arztpraxis, Krankenhaus, Rehabilitations-/Pflege-Einrich-

erbringung sowie durch Ineffizienzen entsteht; unterschieden werden: **1. direkte** Kosten (syn. Einzelkosten), die direkt einem Produkt od. einer Leistung (s. Kostenträger) zurechenbar sind (z. B. Kosten einer Hüftgelenkprothese). **2. indirekte** Kosten, z. B. mit der Intervention verbundene Kosten, wie Verdienstausfall, Reisekosten od. Produktivitätsverlust; **3. intangible** Kosten: Aufwendungen, die keiner direkten Beobachtung zugänglich sind, z. B. Verminderung der Lebensqualität, Schmerzempfinden, Beeinträchtigung der Sozialkontakte; **4. Gemeinkosten**, die mehreren Produkten od. Leistungen gleichzeitig zugerechnet werden (z. B. Stromkosten); zur Kalkulation der Kosten eines Produkts ist die Verteilung der Gemeinkosten nach einem bestimmten Schlüssel notwendig (z. B. Verteilung der Stromkosten nach m²). **5. Fixkosten**, die unabhängig von der Menge der erbrachten Leistungen in bestimmter Höhe u. auf einen Zeitraum bezogen entstehen; z. B. Versicherungsbeiträgen pro Jahr, Miete; bei Fixkosten handelt es sich i. d. R. um Gemeinkosten; abhängig von der Inanspruchnahme lassen sich Leerkosten u. Nutzkosten unterscheiden. **6. Variable** Kosten entstehen abhängig von der Menge der erbrachten Leistungen u. können sich degressiv, progressiv od. proportional zur Leistungsmenge verändern; i. d. R. handelt es sich um Einzelkosten (z. B. Arzneimittel, Lebensmittel). **7. Instandhaltungskosten:** finanzieller Aufwand, der entsteht, um Abnutzung u. Verschleiß von Betriebsmitteln (z. B. Gebäude, medizinisch-technische Geräte, Einrichtungen) vorzubeugen (Wartung), deren Schäden zu beseitigen (Reparatur) sowie die Funktionsfähigkeit zu erhalten bzw. wieder herzustellen (Instandsetzung). **8. Folgekosten:** finanzieller Aufwand, der infolge der Anschaffung u. Inanspruchnahme eines Gutes bzw. einer Dienstleistung zusätzlich zu den Anschaffungskosten entsteht (z. B. Betriebs-, Wartungs- u. Reparaturkosten od. spezielle Entsorgungskosten durch Einmalmaterialien im OP). **9. Grenzkosten:** Produktionskosten für die Erstellung einer zusätzlichen Produkteinheit; sind von Interesse zur Ermittlung der Preisuntergrenze eines Produktes sowie für alle Unternehmensentscheidungen zur Veränderung der Ausbringungsmenge. **10. Opportunitätskosten:** entganener Nutzen, der dadurch entsteht, dass aus mehreren Handlungsmöglichkeiten aufgrund knapper Ressourcen eine ausgewählt werden muss; da die Ressourcen nicht mehr für eine andere Verwendung zur Verfügung stehen, resultiert ein Nutzenentgang, der als Opportunitätskosten bezeichnet wird.

Kostenartenrechnung: s. Kosten- und Leistungsrechnung.

Kostenbeitrag: (engl.) *expense contribution*; **1.** i. R. der Sozialhilfe zu erbringende Eigenleistung zur Lebensunterhalt aus dem Regelsatz* zu erbringende Eigenleistung für den fahrbaren Mittagstisch (sog. Essen auf Rädern); **Rechtliche Grundlage** § 27, §§ 82 ff. SGB XII. Abzugrenzen vom Begriff der Selbstbeteiligung* z. B. der Krankenversicherung.

Kostenbeteiligung: (engl.) *cost sharing*; Bestandteil von Versicherungsverträgen, der zur Aufteilung der Kosten zwischen Leistungsträger u. -erbringer od. Versicherungsnehmer u. Versicherer führt u. der Vermeidung von Moral* Hazard u. adverser Selektion* dient, z. B. von Krankenversicherungen eingeforderte Beteiligung an den Kosten einer Gesundheitsleistung zur Verringerung des Leistungsvolumens u. Erhöhung der Effizienz; Instrument von Managed* Care; der Grad der Kostenbeteiligung bestimmt, z. B. in der GKV den Honorar tarif für die Leistungserbringer sowie den Versicherungstarif für die Versicherten. **Beispiel 1.** Fallpauschale*: beteiligt den Leistungsanbieter an den die Durchschnittskosten übersteigenden Kosten, **2.** Selbstbehalt* u. Selbstbeteiligung* der Versicherten.

Kostendämpfungsgesetz: (engl.) *Cost Containmen Act*; **1.** „Gesetz zur Dämpfung der Ausgabenentwicklung u. zur Strukturverbesserung in der gesetzlichen Krankenversicherung" (Abk. KVKG vom 27.06.1977 (BGBl. I S. 1069), zuletzt geändert am 9.12.2004 (BGBl. I S. 3242), zur Reduzierung der Kosten in der GKV u. a. durch die Einführung von Eigenbeteiligungen (s. Kostenbeteiligung) der Versicherten. **2. Krankenhauskostendämpfungsgesetz:** „Gesetz zur Änderung des Gesetzes zur wirtschaftlichen Sicherung der Krankenhäuser u. zur Regelung der Krankenhauspflegesätze" (Abk KHKG) vom 22.12.1981 (BGBl. I S. 1568), aufgehoben am 14.8.2006 (BGBl. I S. 1869); erweiterte z. B. den Anspruch auf Haushaltshilfe* für alle gesetzlich Krankenversicherten, mit dem Ziel der Verringerung der stationären Kosten.

Kostendeckungsprinzip: (engl.) *principle of cost recovery*; Grundsatz aus dem kommunalen Abgabenrecht, der besagt, dass Einnahmen u. Gebühren für die Inanspruchnahme einer öffentlichen Einrichtung (z. B. Krankenhaus, Müll- u. Wasserbetriebe Schwimmbad, Kindergarten) einerseits nicht hö her sein dürfen als die Kosten für die Errichtung u. den laufenden Betrieb, andererseits jedoch möglichst kostendeckende Gebühren od. Beiträge erhoben werden sollen, damit keine Steuermittel zur Finanzierung erforderlich sind. **Hinweis:** Die Einführung von Fallpauschalen* (vgl. DRG) im Krankenhausbereich erfolgte mit dem Ziel, kostendeckendes Wirtschaften zu erreichen. Vgl. Selbstkostendeckungsprinzip.

Kosten der Unterkunft: (engl.) *accomodation costs* i. R. der Sozialhilfe* nach SGB XII u. der Grundsicherungsleistungen für Arbeitsuchende nach

die Heizung; in Ausnahmefällen auch Kosten für Einfamilienhäuser bzw. Eigentumswohnungen, aber auch für die Pensionsunterbringung wohnungsloser Menschen; mit In-Kraft-Treten des SGB* XII können die Landesregierungen seit 1.1.2005 Sozialhilfeleistungen für die Unterkunft pauschalieren. **Kostenträger:** sowohl i. R. des SGB II als auch des SGB XII die Kommunen; **Rechtliche Grundlage:** § 22 SGB II, § 29 SGB XII; vgl. Regelsatz.

Kosten-Effektivitäts-Analyse: (engl.) *cost effectiveness Analysis (Abk. CEA)*; syn. Kosten-Wirksamkeits-Analyse; Effizienzbewertung z. B. der öffentlichen Haushalte od. der Gesundheitsökonomie*, bei der die Nützlichkeit einer Maßnahme mit ihren Kosten in Relation gesetzt werden. Verglichen werden medizinische Produkte u. Verfahren im Hinblick auf die inkrementellen Kosten* (d. h. Kosten, die um einen kleinen, festen Betrag erhöht werden) u. den daraus gewonnenen Nutzen (z. B. Effekte auf klinische Parameter, Lebenserwartung* u. Lebensqualität*); vereinigt Elemente der Nutzwertanalyse (s. Kosten-Nutzwert-Analyse) u. der Kosten*-Nutzen-Analyse: Die positiven, nicht in Geld bewertbaren Wirkungen u. die externen Effekte eines Projektes werden mit Hilfe einer Punkteskala zu einem Nutzwert zusammengefasst, während die unmittelbaren Kosten in Geld bewertet werden. Zur Evaluation u. Priorisierung von medizinischen Produkten u. Verfahren wird das inkrementelle Kosten-Effektivitäts-Verhältnis eingesetzt: je geringer die inkrementellen Kosten im Vergleich zu den inkrementellen Effekten, umso vorteilhafter ist eine medizinische Intervention.

Kostenersatz: s. Ersatzansprüche, sozialrechtliche.

Kostenerstattung: (engl.) *reimbursement*; syn. retrospektive Vergütung; Finanzierungsprinzip im Gesundheitswesen, nach dem ein Patient die Kosten einer ärztlichen Behandlung, eines Arznei-, Heilod. Hilfsmittels zunächst selbst trägt u. nachträglich die erstattungsfähigen Kosten von der Krankenversicherung* ersetzt bekommt (vgl. Vergütungsart); kennzeichnend ist das **Kostenerstattungsprinzip** für die Private Krankenversicherung*; in der GKV bildet Kostenerstattung die Ausnahme. Versicherte können bei allen Kassenarten anstelle von Sach- od. Dienstleistungen grundsätzlich Kostenerstattung wählen (§ 13 SGB V); ein Erstattungsanspruch kann aber höchstens in Höhe der Vergütung entstehen, welche die Krankenkasse bei Erbringung als Sachleistung* zu tragen hätte. Abschläge für Verwaltungskosten u. fehlende Wirtschaftlichkeitsprüfung (s. Abrechnung ärztlicher Leistungen) sind vorzunehmen. Die Versicherten sind an ihre Wahl mindestens 1 Jahr gebunden. Im Ergebnis hat der die Kostenerstattung wählende Versicherte häufig einen nicht rechtzeitig erbringen konnte, sowie für im Ausland erbrachte Leistungen zu beachten. **Teilkostenerstattung:** Erstattung eines Teils der selbst finanzierten Gesundheitsleistungen durch die GKV bei Vorliegen weiterer Ansprüche (z. B. Beihilfeberechtigung); nach § 14 SGB V kann in der Satzung der Krankenkassen der Anspruch auf Teilkostenerstattung für bestimmte Personenkreise definiert werden. **Hinweis zur Gesundheitsreform 2006:** Die Gesundheitsreform sieht bislang vor, die Möglichkeit zur Wahl der Kostenerstattung zu entbürokratisieren u. flexibler zu gestalten. Krankenkassen können die Kostenerstattung auch als Wahltarif anbieten, sie darf aber nicht zu einem Mittelentzug aus der GKV führen. Vgl. Selbstbehalt.

Kosten-Nutzen-Analyse: (engl.) *cost benefit analysis (Abk. CBA)*; gesundheitsökonomisches Verfahren zur vergleichenden Bewertung von medizinischen Produkten u. Verfahren bei dem nicht nur die Kosten*, sondern auch die Effekte in Geldeinheiten gemessen u. zueinander in Relation gesetzt werden; die Gegenüberstellung der gesamtwirtschaftlichen Vorteile u. Kosten soll eine Vergleichbarkeit verschiedener Projekte ermöglichen, zur systematischen Abschätzung der Auswirkungen beitragen u. Entscheidungen für die Öffentlichkeit nachvollziehbar machen (s. Zahlungsbereitschaft). Vgl. Kosten-Nutzwert-Analyse.

Kosten-Nutzwert-Analyse: (engl.) *cost utility analysis (Abk. CUA)*; Verfahren zur vergleichenden Bewertung von medizinischen Maßnahmen in Geldeinheiten pro Nutzeneinheit, z. B. Euro QALY* (s. Lebensjahre), Euro pro healthy* year equivalent; vgl. Kosten-Nutzen-Analyse.

Kostenrechnung: s. Kosten- und Leistungsrechnung.

Kostenstellenrechnung: s. Kosten- und Leistungsrechnung.

Kostenträger: (engl.) *payer, purchaser*; **1.** derjenige, der Kosten für eine Leistung übernimmt; **2.** Begriff aus der Kosten-* und Leistungsrechnung: Leistung/Produkt od. Leistungsgruppe/Produktgruppe eines Unternehmens, der/dem die zur Erfüllung des Betriebszwecks entstandenen Kosten direkt od. indirekt zugerechnet werden können (z. B. Leistung = Herzklappenersatz, Leistungsgruppe = diagnose- od. therapiebezogen ähnliche Patienten, ggf. in Form einer DRG*).

Kostenträgerrechnung: s. Kosten- und Leistungsrechnung.

Kosten- und Leistungsrechnung: (engl.) *cost and results accounting*; syn. Betriebsbuchhaltung; Bestandteil des Rechnungswesens u. Instrument zur Messung des betrieblichen Erfolgs durch die Gegenüberstellung der erstellten Produkte u. Leistungen mit den damit verbundenen Kosten*; wird für interne Zwecke verwendet u. ist daher nicht an

lichkeitskontrolle, zur Preiskalkulation u. als Grundlage für betriebswirtschaftliche Entscheidungen (z. B. Eigenleistungen od. Fremdbezug); **Einteilung: 1. Kostenartenrechnung:** systematische Erfassung aller Kosten nach Kostenart in einem Unternehmen, die zur Leistungserstellung während einer Abrechnungsperiode angefallen sind; **2. Kostenstellenrechung:** Verteilung der Kostenarten auf die einzelnen Kostenstellen, d. h. den Bereich innerhalb eines Unternehmens, der kostenrechnerisch für die Verursachung der jeweiligen Kosten verantwortlich ist; hier erfolgt auch die genaue Zurechnung der Gemeinkosten auf die Kostenträger* u. die Kostenkontrolle; **3. Kostenträgerrechnung:** Zurechnung der so ermittelten angefallenen Kosten auf die jeweiligen Leistungen od. Leistungsgruppen eines Unternehmens; z. B. die Ermittlung der Kosten u. des Erfolgs der jeweiligen Kostenträger (bedeutsam bei der Einführung der DRG*).

Kosten-Wirksamkeits-Analyse: syn. Kosten*-Effektivitäts-Analyse.

KOV: Abk. für Kriegsopferversorgung*.

Kovarianz: (engl.) *covariance*; Maßzahl für die linearen Zusammenhang zwischen 2 Variablen; Zähler des Korrelationskoeffizienten* r; im Gegensatz zur Korrelation* hängen die Werte der Kovarianz von den Einheiten der Messgrößen ab. Die Kovarianz ist deshalb schwerer zu interpretieren als die Korrelation, aber mathematisch einfacher zu behandeln. Bei der **Kovarianzanalyse** handelt es sich um eine um stetige Einflussgrößen (sog. Kovariate) erweiterte Varianzanalyse. Kovarianzanalysen sind spezielle lineare Modelle*.

Kraftfahrereignung: (engl.) *driving aptitude*; Fahrtauglichkeit; verwaltungsrechtlicher Begriff; Eignung zum sicheren Führen eines Kraftfahrzeugs auf öffentlichen Straßen; **Voraussetzung:** stabiles Leistungsniveau zur Beherrschung der Anforderungen im Kraftverkehr u. der von dort anfallenden Belastungssituationen; **Gutachterliche Beurteilung:** „Begutachtungsleitlinien zur Kraftfahrereignung" des Gemeinsamen Beirates für Verkehrsmedizin behandeln körperliche, psychische od. charakterliche Mängel, die häufig u. für längere Zeit die Leistungsfähigkeit* des Kraftfahrers beeinträchtigen od. aufheben. Die Kraftfahreignung eines Kraftfahrers muss als nicht gegeben angesehen werden, wenn aufgrund einer dauerhaften Beeinträchtigung des individuellen körperlichen u. psychischen Zustands beim Führen eines Kfz die Gefahr des plötzlichen Versagens der körperlichen od. psychischen Leistungsfähigkeit mit der Folge einer Verkehrsgefährdung zu erwarten ist od. wegen einer sicherheitswidrigen Einstellung, mangelnder Einsicht od. Persönlichkeitsmängeln nicht die Gewähr dafür gegeben ist, dass er sich regelkonform u. sicherheitsgerecht verhält.

sein. Vgl. Fahrtüchtigkeit.

Kraftfahrzeughilfe: (engl.) *mobility allowance*; Abk Kfz-Hilfe; Form der Leistungen* zur Teilhabe am Arbeitsleben, in der Rehabilitationsträger mit dem Ziel, gesundheitsbedingte Mobilitätshemmnisse (z. B. bei Wegeunfähigkeit) auszugleichen; **Ziel** Menschen ohne Wegefähigkeit* ermöglichen, ei nen vorhandenen Arbeitsplatz zu erhalten od. eine neue berufliche Beschäftigung zu erlangen. **Vo raussetzung:** Leistungsberechtigte müssen aus gesundheitlichen Gründen dauerhaft auf die Nutzung eines Kraftfahrzeuges zur Erreichung des Ortes der beruflichen Betätigung od. Bildung angewiesen sein bei gleichzeitiger Unzumutbarkeit der Benutzung öffentlicher Verkehrsmittel schlechte od. fehlende Verkehrsanbindungen al lein sind kein Leistungsgrund. **Leistung:** finanzielle Hilfen, insbes. für die Beschaffung eines Kraftfahrzeuges, behinderungsbedingte Zusatzausstattung, Leistungen zur Erlangung einer Fahrerlaubnis u. Beförderungskosten; Erbringung u. Umfang sind einkommensabhängig (Ausnahme gesundheitlich notwendige Zusatzausstattungen) **Rechtliche Grundlage:** § 33 Abs. 8 Nr. 1 SGB IX; Voraussetzungen, Art u. Umfang der Leistungen sind geregelt in der Kraftfahrzeughilfe-Verordnung („Verordnung über Kraftfahrzeughilfe zur beruflichen Rehabilitation", Abk. KfzHV) vom 28.9.1987 (BGBl. I S. 2251), zuletzt geändert am 23.12.2003 (BGBl. I S. 2848).

Kraftgrade: (engl.) *(muscle) power scores*; werden be stimmt zur vergleichenden Beurteilung der Mus kelkraft bei neuromuskulären Läsionen u. Erkrankungen; **1.** Muskelfunktionstest nach Janda (s. Tab. 1 S. 288); **2.** erweiterte motorische Funk tionsprüfung nach British Medical Research Council (s. Tab. 2 S. 288). Eine Abhängigkeit der Untersuchungsergebnisse von der Mitarbeit des Patienten ist zu beachten; der Nachweis einer Muskel atrophie kann ggf. zur Validierung des Untersuchungsbefunds herangezogen werden.

Krankenakte: s. Patientenakte.

Krankenbehandlung: s. Behandlung, Krankenversicherung.

Krankenblatt: s. Patientenakte.

Krankenblattarchiv: (engl.) *medical records archive* Informations- u. Dokumentationseinrichtung ei ner Gesundheitseinrichtung, die (meist einmalig vorhandenen Dokumente des Behandlungsprozesses (vgl. Patientenakte, Befunddokumentation sammelt, ordnet, aufbewahrt u. zugänglich macht **1. Präsenzarchiv:** Patientenakten werden im Allg. in Papierform aufbewahrt u. nach bestimmten Ordnungskriterien (z. B. Geburtsdatum, Nachname, Behandlungsjahr) abgelegt. **2. Altarchiv:** Aufbewahrung von Patientenakten*, die innerhalb eines bestimmten Zeitraums (im Allg. 2 Jahre nicht mehr benötigt u. daher aus dem Präsenz

Stufe	Anteil der Muskelkraft zur Normalkraft	objektive Situation der Muskelkraft	
		Überwindung der Eigenschwere	Überwindung des Zusatzwiderstandes
0	keine Muskelreaktion	–	–
1	10 % (Muskelanspannung, keine Bewegungskraft)	–	–
2	25 % (Bewegung auf Unterlage möglich)	–	–
3	50 %	+	–
4	75 %	++	++/+++
5	100 %	+++	+++

Kraftgrade Tab. 2
Motorische Funktionsprüfung nach British Medical Research Council (BMRC), erweitert

Kraftgrad	Definition
0	keine Muskelkontraktion
1	schwache Kontraktion ohne Bewegungseffekt
2	aktive Bewegung
2–3	aktive Bewegung gegen die Schwerkraft über <50 % des passiv möglichen Bewegungsumfangs
3	aktive Bewegung gegen die Schwerkraft über >50 % des passiv möglichen Bewegungsumfangs
3–4	aktive Bewegung gegen die Schwerkraft und gegen Widerstand über <50 % des passiv möglichen Bewegungsumfangs
4	aktive Bewegung gegen die Schwerkraft und gegen Widerstand über >50 % des passiv möglichen Bewegungsumfangs
4–5	aktive Bewegung gegen die Schwerkraft und gegen starken Widerstand über den gesamten Bewegungsumfang, aber geringer verglichen mit der Gegenseite
5	normale Kraft

archiv ausgelagert wurden. Aufgrund der derzeit noch unklaren rechtlichen Situation der digital-optischen Archivierung (Mikrofilm wird als Urkunde akzeptiert, digitalisiertes Bild nicht) kommen auch vermehrt Mischlösungen zum Einsatz, bei denen beide Medien (Rollfilm u. DVD) verwendet werden. Die digitalen Akten können in die elektronische Patientenakte integriert werden.

Krankenblattkopf, allgemeiner: (engl.) *medical record header*; Kopfblatt für das Krankenblatt (s. Patientenakte) stationärer Patienten mit dokumentationsgerechter Aufbereitung soziologischer u. medizinischer Datenfelder für die Basisdokumentation* in allen klinischen Fächern; 1961 von der Deutschen Gesellschaft für medizinische Informatik, Biometrie u. Epidemiologie (GMDS) publiziert; gab 1981 wichtige Impulse bei der Entwicklung des Minimum* Basic Data Set auf europäischer Ebene.

Krankengeld: (engl.) *sickness benefit*; Abk. KG; Entgeltersatzleistung der GKV für versicherte Erwerbstätige bei Arbeitsunfähigkeit* infolge Krankheit u. bei stationärer Behandlung in einem Krankenhaus, einer Vorsorge- od. Rehabilitationseinrichtung (§§ 44 ff. SGB V) mit dem Ziel, den Arbeitnehmer gegen wirtschaftliche Folgen von Krankheit abzusichern; wird i. d. R. im Anschluss an die durch den Arbeitgeber* geleistete Entgeltfortzahlung* in Höhe von 70 % des zuvor erzielten regelmäßigen Arbeitseinkommens erbracht, jedoch für längstens 78 Wochen innerhalb von 3 Jahren, wenn es sich um dieselbe Krankheit handelt. Eine weitere, während der Arbeitsunfähigkeit hinzutretende Erkrankung verlängert den Krankengeldanspruch nicht (§ 48 SGB V). Krankengeld wird kurzzeitig auch bei Erkrankung eines Kindes unter bestimmten Voraussetzungen gezahlt (s. Kinderkrankengeld). Der Anspruch auf Krankengeld ruht, soweit beitragspflichtiges Arbeitsentgelt od. Arbeitseinkommen bezogen wird, solange Elternzeit nach dem BErzGG in Anspruch genommen

Verletztengeld*, Arbeitslosengeld*. Krankengeld verursacht ca. 5–6 % der Gesamtkosten der GKV. Vgl. Krankentagegeldversicherung.

Krankengeschichte: (engl.) *case history*; **1.** Anamnese; **2.** patientenbezogene Aufzeichnungen des behandelnden Arztes i. R. seiner Dokumentationspflicht*; s. Patientenakte. Vgl. Einsichtsrecht, Auskunftsanspruch.

Krankengymnastik: s. Physiotherapie.

Krankenhaus: (engl.) *hospital*; Einrichtung, die nach § 107 SGB V der Krankenbehandlung od. Geburtshilfe dient, fachlich medizinisch unter ständiger ärztlicher Leitung steht, über ausreichende, ihrem Versorgungsauftrag entsprechende diagnostische u. therapeutische Möglichkeiten verfügt u. nach wissenschaftlich anerkannten Methoden arbeitet; mit Hilfe von jederzeit verfügbarem ärztlichem, Pflege-, Funktions- u. medizinisch-technischem Personal darauf eingerichtet ist, vorwiegend durch ärztliche u. pflegerische Hilfeleistung Krankheiten der Patienten zu erkennen, zu heilen, deren Verschlimmerung zu verhüten, Krankheitsbeschwerden zu lindern od. Geburtshilfe zu leisten u. in dem die Patienten untergebracht u. verpflegt werden können; Zahl u. Verweildauer stationärer Patienten: s. Tab.. **Bedarfsplanung:** Um eine be-

Krankenhaus

Patientenbewegung in stationären Einrichtungen (Statistisches Bundesamt Deutschland)

Jahr	stationär behandelte Patienten (× 1000)	durchschnittliche Verweildauer (Tage)
1990	15 074	16,7
1992	15 808	15,6
1994	16 391	14,7
1996	17 148	13,5
1998	17 698	12,3
1999	16 261	10,4
2000	16 487	10,1
2001	16 584	9,8
2002	17 400	9,7
2003	17 300	8,9
2004	16 700	8,5

darfsgerechte Versorgung der Bevölkerung zu gewährleisten, stellen die Bundesländer auf der Grundlage des Krankenhausfinanzierungsgesetzes u. der Landeskrankenhausgesetze Bedarfspläne auf (s. Krankenhausplan). **Zulassung:** Zu Lasten der der zwischen den Landesverbänden der Krankenkassen u. den Verbänden der Ersatzkassen gemeinsam u. einheitlich mit dem Krankenhausträger abgeschlossen wird. Bei Hochschulkliniken u. (Plan-)Krankenhäusern gilt die Aufnahme in das Hochschulverzeichnis bzw. den Krankenhausplan des jeweiligen Bundeslandes als Abschluss eines Versorgungsvertrages u. damit als Zulassung. Die Krankenkassen unterliegen hierbei einem Kontrahierungszwang*. Die Zulassung ist jeweils für alle Krankenkassen im Inland verbindlich. § 30 der Gewerbeordnung stellt daneben besondere Kriterien für die Erteilung der Konzession zum Betrieb von Privatkrankenanstalten auf. **Organisation** unterschieden werden Krankenhäuser nach: **1.** Ar der ärztlich-pflegerischen Zielsetzung, d. h. ihrer betrieblichen Funktion (Allgemein-, Fachkrankenhäuser); **2.** Art der ärztlichen Besetzung (Anstalts-, Belegkrankenhäuser; Belegarzt*); **3.** Intensität von Behandlung u. Pflege (Akut-, Langzeitkrankenhaus, Krankenhäuser für chronisch Kranke); **4.** Ar der Leistungserbringung (voll-, teilstationär); **5.** Trägerschaft (öffentlich, freigemeinnützig, privat); **6.** Betriebsform (staatlich- bzw. kirchlich-öffentlich-rechtlich, zivilrechtlich betriebene Kran kenhäuser); **7. Versorgungsstufe,** d. h. Kategorisierung von Krankenhäusern entsprechend ihres Versorgungsauftrages u. ihrer strukturellen Gliederung. Die Einteilung erfolgt länderunterschiedlich nach Anzahl, Größe u. Spezialisierung der Fachabteilungen bzw. generell nach der Bettenzahl. I. d. R. sind Krankenhäuser der Regel- od Grundversorgung zuständig für die Versorgung der Patienten ihres unmittelbaren Umlands in den Kerngebieten Innere Medizin u. Chirurgie meist auch Gynäkologie u. Pädiatrie. Krankenhäuser der Schwerpunktversorgung umfassen weitere Fachgebiete mit überregionalem Einzugsbereich. Krankenhäuser der Maximalversorgung (häufig Universitätskliniken) bieten i. d. R. sämtliche medizinische Fachrichtungen an; ihr Einzugsgebie kann sich auf ein Bundesland u. darüber hinaus erstrecken. Die Wahl des Krankenhauses steht dem Patienten grundsätzlich frei. Voraussetzung für eine Behandlung im (zugelassenen) Krankenhaus ist für gesetzlich Krankenversicherte die Einwei sung durch einen niedergelassenen Arzt (Krankenhauseinweisung*), ausgenommen hiervon sind Notfälle. Vgl. Krankenhausstatistik, Behandlung.

Krankenhausapotheke: (engl.) *hospital pharmacy* Funktionseinheit eines Krankenhauses, die der Sicherstellung der ordnungsgemäßen Versorgung von einem od. mehreren Krankenhäusern mi Arzneimitteln obliegt; nach § 14 Apothekengesetz* ist dem Träger eines Krankenhauses die Erlaubnis zum Betrieb einer Krankenhausapotheke von der zuständigen Behörde zu erteilen, wenn er die Anstellung eines Apothekers als Apothekenleiter

Betrieb einer Krankenhausapotheke ist verpflichtet, zur Versorgung weiterer Krankenhäuser mit Arzneimitteln einen schriftlichen Vertrag zu schließen, es sei denn, dass die zu versorgenden Krankenhäuser ebenfalls vom Inhaber der Erlaubnis getragen werden. Ein solcher Versorgungsvertrag muss von der zuständigen Behörde genehmigt werden.

Krankenhausbau: (engl.) *hospital building*; Teilgebiet der Ingenieurbau- bzw. Gebäudekunde mit dem Ziel, die Aufgaben eines Krankenhauses* entsprechend den medizinischen u. organisatorischen Anforderungen baulich zu ermöglichen; dazu dienen abhängig von der beabsichtigten Standzeit des Krankenhauses entweder kurzlebige Provisorien od. Individualbauten für begrenzte Zeit od. Jahrzehnte überdauernde Baustrukturen, die den Wandel der Funktionen durch neutrale Raummodule od. umbaubare Bereiche möglich machen. Dies geschieht durch geeignete Materialien, Konstruktionen u. technische Ausstattungen, deren Form, Oberfläche u. Verarbeitung den Ansprüchen an Hygiene*, Barrierefreiheit* u. Ästhetik genügen. Umfasst **1.** die Vorschriften u. Normen zum Krankenhausbau (Krankenhausbauverordnung); **2.** die Lehre vom Krankenhausbau in Theorie u. Praxis, von der Bedarfsermittlung bis zur Evaluation; **3.** die Forschung über den Krankenhausbau; **4.** die Praxis des Krankenhausbaus unter Berücksichtigung der Honorarordnung für Architekten u. Ingenieure u. der technischen Bausausführung.

Krankenhausbedarfsplanung: s. Krankenhausplanung.

Krankenhausbehandlung: s. Behandlung.

Krankenhauseinweisung: (engl.) *confinement, commitment, hospitalisation, hospital referral*; schriftliche Verordnung einer Krankenhausbehandlung (s. Behandlung) durch einen Arzt; **Voraussetzung in der GKV:** das Behandlungsziel kann durch ambulante Behandlung einschließlich häuslicher Krankenpflege nicht erreicht werden; **Verfahren:** mit standardisiertem Vordruck; ergibt sich die Einweisungsnotwendigkeit nicht aus Diagnose od. Symptomen, muss die Einweisung begründet werden; das Krankenhaus kann unabhängig von der Einweisung entscheiden, ob u. ggf. wie der Patient aufgenommen wird; **Rechtliche Grundlage:** § 39 SGB V; **Hinweis:** nicht erforderlich bei z. B. Unfällen od. Notfällen bzw. bei Versicherten der privaten Krankenversicherung*; vgl. Krankenhaus, Versorgung.

Krankenhausentgeltgesetz: (engl.) *Hospital Remuneration Act*; „Gesetz über die Entgelte für voll- u. teilstationäre Krankenhausleistungen" (Abk. KHEntgG) vom 23.4.2002 (BGBl. I S. 1412, 1422), zuletzt geändert am 5.9.2006 (BGBl. I S. 2098), regelt die Höhe der Fallpauschalen für voll- u. teilstationäre Krankenhausleistungen nach Um-

Vereinbarung von Sicherstellungszuschlägen u. differenzierten Zusatzentgelten.

Krankenhausfinanzierungsgesetz: (engl.) *Hospital Financing Act*; Abk. KHG; „Gesetz zur wirtschaftlichen Sicherung der Krankenhäuser u. zur Regelung der Krankenhauspflegesätze" vom 10.4.1991 (BGBl. I S. 885), zuletzt geändert am 14.8.2006 (BGBl. I S. 1869); regelt die duale Finanzierung* von Krankenhäusern durch die Länder u. die GKV.

Krankenhaushäufigkeit : s. Hospitalisationsrate.

Krankenhaushaftungsrecht: (engl.) *hospital liability law*; Teil des Arzthaftungsrechts (s. Arzthaftung, Haftung), der sich mit der Frage befasst, nach welchen medizinischen u. rechtlichen Bewertungsmaßstäben ärztliches Handeln im Krankenhaus pflichtwidrig ist u. zur Haftung* für Fehlleistungen führt; das Krankenhaushaftungsrecht beschreibt auch, in welchen Fällen neben dem Arzt andere Beteiligte, insbes. der Krankenhausträger, für einen etwaigen Behandlungsfehler* verantwortlich sind. Bei Behandlungsfehlern ist eine Haftung aus Vertrag u. Delikt in Betracht zu ziehen. Regelmäßig kommt ein Vertrag als totaler Krankenhausaufnahmevertrag nur mit dem Krankenhausträger zustande. Dann besteht eine vertragliche Haftung auch nur durch diesen. Die Fehler der angestellten Ärzte bzw. des nicht ärztlichen Personals werden gemäß § 278 BGB dem Träger zugerechnet. I. R. der deliktischen Haftung nach § 823 BGB haftet der Träger für eigenes Organisationsverschulden, i. R. des § 831 BGB für seine Verrichtungsgehilfen u. gemäß §§ 31, 89 BGB für seine Organe (ärztlicher Direktor, Chefarzt). Eine deliktische Haftung des behandelnden Arztes neben dem Krankenhausträger ist möglich. Ein sog. gespaltener Krankenhausaufnahmevertrag kommt bei der Behandlung durch Belegärzte* zustande. Dann haftet der Belegarzt vertraglich für die von ihm geschuldete Behandlung allein. Für die Tätigkeiten des Pflegepersonals od. anderer Ärzte haftet jedoch der Krankenhausträger. Für gebietsüberschreitende Behandlungsfehler ist auch eine gesamtschuldnerische Haftung möglich. Bei einer ambulanten Krankenhausbehandlung besteht die vertragliche Haftung nur für den behandelnden Arzt. Im Fall von ambulanten Operationen (Operieren, ambulantes) durch das Krankenhaus ist allein der Krankenhausträger der vertraglichen Haftung ausgesetzt. Bei Notfällen im ambulanten Bereich des Krankenhauses ist nach dem Einzelfall zu differenzieren. Im Falle einer Ermächtigung* besteht eine vertragliche Haftung des behandelnden Arztes, andernfalls haftet der Krankenhausträger aus Vertrag. Die deliktische Haftung (z. B. grobe Fahrlässigkeit) bleibt von der vertraglichen Gestaltung unberührt.

Krankenhaushygiene: (engl.) *hospital hygiene, hospital epidemiology, healthcare epidemiology*; Teilgebiet

Auffassung, dass Krankenhausinfektionen überwiegend exogenen Ursprungs sind (insbes. Mitpatienten u. Krankenhausumgebung als Infektionsquellen), geht man heute vom überwiegend endogenen Ursprung der Krankenhausinfektionen aus (eigener Körper als Infektionsquelle). Krankenhaushygiene umfasst Prävention endogener u. exogener Infektionen bei stationären u. ambulanten Patienten. **Aufgabe: 1.** Bereitstellung infektionspräventiver Empfehlungen auf aktuellem wissenschaftlichem Stand; **2.** Beratung u. Fortbildung des medizinischen Personals; **3.** Surveillance* nosokomialer Infektionen; **4.** Prävention der Übertragung multiresistenter Krankheitserreger. Die Infektionsprävention* beim medizinischen Personal ist arbeitsmedizinische bzw. betriebsärztliche Aufgabe. **Rechtliche Grundlage:** „Richtlinie für Krankenhaushygiene und Infektionsprävention" (Empfehlung nach § 23 Infektionsschutzgesetz) des Robert* Koch-Instituts, die sich auch auf funktionell-bauliche u. betrieblich-organisatorische Bereiche erstreckt wie z. B. Verantwortlichkeiten für die Krankenhaushygiene, die Aufgaben des ärztlichen Leiters, der Hygienekommission*, des Krankenhaushygienikers*, des Hygienebeauftragten u. der Hygienefachkraft*; die Einhaltung der Anforderungen an die Krankenhaushygiene wird auf der Grundlage von Gesundheitsdienstgesetzen durch das Gesundheitsamt überwacht (sog. Krankenhausbesichtigung); s. Gesundheitswesen, öffentliches.

Krankenhaushygieniker: (engl.) *hospital epidemiologist, healthcare epidemiologist*; Arzt (i. d. R. Facharzt für Hygiene) mit Spezialisierung u. hauptamtlicher Betätigung im Bereich Krankenhaushygiene*; **Aufgabe:** in Zusammenarbeit mit hygienebeauftragten Ärzten* u. Hygienefachkräften* Aufrechterhaltung der Krankenhaushygiene, Beratung u. Fortbildung des Personals, Erarbeitung von Hygieneplänen*, Veranlassung von hygienisch-mikrobiologischen Untersuchungen, Aufzeichnung u. Bewertung (Surveillance*) von nosokomialen Infektionen* u. Krankheitserregern mit speziellen Resistenzen* u. Multiresistenzen* sowie Geschäftsführung der Hygienekommission*. Die „Richtlinie für Krankenhaushygiene u. Infektionsprävention" des Robert* Koch-Instituts empfiehlt für Akutkrankenhäuser mit über 450 Betten jedem Krankenhaus die Mitarbeit eines Krankenhaushygienikers, sowie für Krankenhäuser der Maximalversorgung u. Universitätskliniken die Mitarbeit eines hauptamtlich bestellten Krankenhaushygienikers.

Krankenhausinfektion: s. Infektion, nosokomiale.

Krankenhausinformationssystem: (engl.) *hospital information system*; syn. Klinikinformationssystem; Abk. KIS; Gesamtheit von Computerprogrammen zur Datenbearbeitung u. darin gespeicherter Infor-

Verwaltung der Patientenstammdaten sowie deren Vernetzung.

Krankenhausleistungen: (engl.) *clinical services* Abk. KHL; **1. allgemeine** KHL: alle medizinisch notwendigen Leistungen, einschließlich Unterkunft u. Verpflegung, die unter Berücksichtigung der Leistungsfähigkeit des Krankenhauses für eine nach Art u. Schwere der Erkrankung des Patienten medizinisch zweckmäßige u. ausreichende Versorgung notwendig sind; die Kosten für die während des stationären Aufenthalts i. R. der Behandlungsdiagnosen notwendige Versorgung mit Arznei-, Heil- u. Hilfsmitteln sowie Transplantaten als auch Laborleistungen sind durch die gezahlte Krankenhausvergütung ebenfalls abgedeckt (keine gesonderte Vergütung). **2. Wahlleistungen***, die auf grund einer privatrechtlichen Vereinbarung (z. B. Zusatzversicherung*) vom Patienten separat finanziert werden, z. B. Ein- u. Zweibettzimmer, Chefarztbehandlung.

Krankenhaus-Notopfer: s. GKV-Neuordnungsgesetze.

Krankenhausplan: (engl.) *hospital plan*; syn. Krankenhausbedarfsplan; gemäß Sicherstellungsauftrag* im Krankenhausfinanzierungsgesetz* auf Landesebene durchgeführte Planung der zukünftigen Krankenhauskapazitäten (u. -leistungen; vgl. Finanzierung); bezieht sich auf eine angemessene Versorgung der gesetzlich Krankenversicherten nach SGB V u. berücksichtigt retrospektive Betriebsdaten (Betten, Patienten, Pflegetage, Bettenauslastung (s. Bettenauslastungsgrad) sowie Prognosen über die Entwicklung der Altersstruktur der Innovationsdynamik in der Medizin u. Strukturveränderungen u. ist Basis für die Krankenhausplanung*.

Krankenhausplanung: (engl.) *hospital planning*; Verfahren, in dem die Bundesländer die Verteilung der Krankenhauskapazitäten in den Bundesländern unter Mitwirkung u. a. der Landeskrankenhausgesellschaft u. der Landesverbände der Krankenkassen feststellen; **Ziel:** Sicherung einer bedarfsgerechte u. leistungsfähige Versorgung der Bevölkerung mit stationären Leistungen; Ergebnis ist der Krankenhausplan, der alle Betten in den Krankenhausplänen der Bundesländer nach Krankenhäusern u. Fachrichtungen differenziert ausweist. **Rechtliche Grundlage:** § 6 Krankenhausfinanzierungsgesetz*, landeseigene Krankenhausgesetze.

Krankenhausstatistik: (engl.) *hospital statistic*; als Teil der Medizinalstatistik* vom Statistischen* Bundesamt auf der Basis der den statistischen Landesämtern verpflichteten gemeldeten Daten jährlich zusammengestellte Statistik für alle Krankenhäuser einschließlich Ausbildungsstätten, Vorsorge- u. Rehabilitationseinrichtungen; deckt Aspekte des Gesundheitszustands der Bevölkerung,

tung; **2.** Kostennachweis; **3.** Diagnosedaten (sog. Krankenhausdiagnosestatistik), die sich auf alle im Berichtjahr entlassenen vollstationär behandelten Patienten beziehen. Nicht berücksichtigt sind teilstationär od. ambulant behandelte Patienten, Rehabilitationen sowie gesunde Neugeborene. **Rechtliche Grundlage: 1.** Krankenhausstatistikverordnung („Verordnung über die Bundesstatistik für Krankenhäuser", Abk. KHStatV) vom 10.4.1990 (BGBl.I S.730), zuletzt geändert am 15.12.2004 (BGBl.I S.3429) in Verbindung mit dem Bundesstatistikgesetz („Gesetz über die Statistik für Bundeszwecke", Abk. BStatG) vom 22.1.1987 (BGBl.I S.462, 565), zuletzt geändert am 9.6.2005 (BGBl.I S.1534); **2.** Bundesstatistikgesetz (Abk. BstatG) § 15 f; 3, § 107 SGB V, § 71 Abs. 2 SGB XI.

Krankenhaustagegeldversicherung: freiwillig versicherbarer Bestandteil der PKV zur wirtschaftlichen Absicherung bei Arbeitsunfähigkeit* im Krankheitsfall mit Krankenhausaufenthalt.

Krankenhausvermeidungspflege: (engl.) *nursing care to prevent hospital stays*; zeitlich befristete häusliche Krankenpflege*, die dazu beiträgt, einen Krankenhausaufenthalt zu vermeiden od. zu verkürzen; außerdem möglich bei gebotenem, aber nicht ausführbarem Krankenhausaufenthalt, weil ein Patient z.B. nicht transportfähig ist od. aus persönlichen Gründen die Krankenhauseinweisung verweigert. **Voraussetzung:** Verordnung durch den behandelnden Arzt; Begründung der o.gen. Umstände; **Leistung:** bis zu mehrmals täglich Grund-* u. Behandlungspflege* sowie hauswirtschaftliche Versorgung durch einen ambulanten Pflegedienst; **Leistungsdauer:** i.d.R. bis zu 4 Wochen je Krankheitsfall; **Leistungsträger:** GKV; **Rechtliche Grundlage:** § 37 SGB V.

Krankenhilfe: s. Hilfen zur Gesundheit.

Krankenkasse: (engl.) *sick(ness) fund*; Träger der Gesetzlichen Krankenversicherung*.

Krankenkassenverbände: s. Spitzenverbände der Krankenkassen.

Krankenkostzulage: s. Mehrbedarf.

Krankenpflege: (engl.) *nursing care*; umfasst die Pflege* von kranken Menschen durch ausgebildetes Krankenpflegepersonal (Pflegefachkräfte) zur Förderung der Gesundungsprozesses (kurative Pflege), zur Prävention* von Krankheiten u. Komplikationen, zur Linderung von Schmerzen u. Leiden sowie die Durchführung u. Überwachung ärztlicher Verordnung sowie Mitwirkung bei diagnostischen u. therapeutischen Maßnahmen; weitere **Aufgabe:** Beratung u. Unterstützung bei der Qualitätssicherung i.R. multiprofessioneller Zusammenarbeit (z.B. bei der integrierten Versorgung), Mithilfe bei der Integration in den Lebensalltag (z.B.aufgrund von Krankheitsfolgen bei chronischen Erkrankungen). **Rechtliche Grund-**

teil stationärer Krankenhausbehandlung (nach § 39 SGB V) u. wird integriert vergütet bis auf den Bereich der Psychiatrie durch Fallpauschalen; s. DRG). Die **häusliche Krankenpflege** (vgl. Krankenhausvermeidungspflege, Sicherungspflege) ist als Bestandteil des Leistungskatalogs der GKV geregelt in § 37 SGB V; nach Zuständigkeit u. Subsidiaritätsprinzip können auch andere Sozialleistungsträger Kostenträger sein. **Hinweis zur Gesundheitsreform 2006:** Die Gesundheitsreform sieht bislang vor, den für die häusliche Krankenpflege zugrunde gelegten Haushaltsbegriff auf betreute Wohnformen* (z.B. Wohngemeinschaften, Einrichtungen der Lebenshilfe) auszudehnen. Vgl. Pflegesysteme, Grundpflege, Behandlungspflege.

Krankenpflegegesetz: (engl.) *Nursing Law*; Abk. KrPflG; „Gesetz über die Berufe in der Krankenpflege" vom 16.7.2003 (BGBl.I S.1442), zuletzt geändert am 22.10. 2004 (BGBl.I S.2657); regelt die **Krankenpflegeausbildung** für die geschützten Berufsbezeichnungen Gesundheits*- und Krankenpfleger sowie Kindergesundheits- u. Kinderkrankenpfleger. **Inhalt:** Voraussetzungen für das Führen der Berufsbezeichnung, Ausbildung, Ausbildungsverhältnis, Erbringen von Dienstleistungen durch Angehörige eines Vertragsstaates des Europäischen Wirtschaftsraumes, Zuständigkeiten sowie Anwendungsvorschriften (z.B. über die Weiterführung der Erlaubnis zur Führung der alten Berufsbezeichnungen); im Gesetz festgelegtes Ziel der Ausbildung ist neben dem kurativen Aspekt auch die Berücksichtigung präventiver, gesundheitsfördernder, rehabilitativer u. palliativer Elemente (s. Krankenpflege). **Hinweis:** Die „Ausbildungs- u. Prüfungsverordnung für die Berufe der Krankenpflege" (Abk. KrPflAPrV) vom 10.11.2003 (BGBl.I S.2263), geändert am 23.3.2005 (BGBl.I S.931), regelt die Mindestanforderungen an die Ausbildungen sowie die Durchführung von Prüfungen.

Krankenpflegehelfer: s. Gesundheits- und Krankenpfleger.

Krankenpfleger: s. Gesundheits- und Krankenpfleger.

Krankenrolle: s. Patientenrolle.

Krankenschein: (engl.) *insurance cheque*; von der GKV ausgestelltes Formular, das Patienten zur Inanspruchnahme* von Leistungen* durch Vertragsärzte* u. -psychotherapeuten berechtigte; 1995 durch die Einführung der Krankenversichertenkarte* abgelöst. **Auslandskrankenschein:** s. Krankenversicherungsschutz im Ausland.

Krankenstand: (engl.) *status of employee's illness*; Anteil der krankheitsbedingt nicht im Betrieb anwesenden Beschäftigten einer Wirtschafts- od. Verwaltungseinheit; wird meist über einen Beobachtungszeitraum gemittelt. Vgl. Gesundheitsquote.

wirtschaftlichen Absicherung bei Arbeitsunfähigkeit* im Krankheitsfall.

Krankentransport-Richtlinien: (engl.) *patient transport guidelines, ambulance transport guidelines*; Richtlinie des Gemeinsamen* Bundesausschusses nach § 92 SGB V zur Regelung der Verordnung von Krankenfahrten, Krankentransporten u. Rettungsfahrten in der vertragsärztlichen Versorgung; enthält differenzierte Kriterien zur Indikation, für die spezifische Wahl der Krankentransportart u. die Ausnahmefälle für Krankenfahrten zur ambulanten Behandlung; der Vertragsarzt hat die zwingende medizinische Notwendigkeit der Beförderung zu prüfen u. das erforderliche Transportmittel unter Beachtung des Wirtschaftlichkeitsgebotes auszuwählen.

Krankenunterlagen: (engl.) *patient records*; Gesamtheit aller Patientendaten, die der Arzt od. medizinisches Hilfspersonal zur Erfüllung der ärztlichen Aufgabenstellung übermittelt od. selbst erzeugt haben; enthalten im Gegensatz zur Patientenakte* auch administrative Daten des Patienten: Stammdaten*, Angaben zu einzelnen Krankheits- od. Behandlungsfällen*, Kostensicherung, Abrechung; werden i. R. der Dokumentationspflicht* erstellt u. unterliegen der ärztlichen Schweigepflicht* sowie der Aufbewahrungspflicht.

Krankenversichertenkarte: (engl.) *health insurance card*; Abk. KVK; Krankenversicherungskarte; Chipkarte* mit Stammdaten* des Versicherten, die von der Krankenversicherung* (i. e. S. GKV) an den Versicherten ausgehändigt wird. seit 1995 den Krankenschein* ersetzt; darf nur für den Nachweis der Berechtigung zur Inanspruchnahme von Leistungen i. R. der vertragsärztlichen Versorgung sowie für die Abrechnung mit den Leistungserbringern verwendet werden; auf der KVK befinden sich gemäß § 291 Abs. 2 SGB V ausschließlich verwaltungstechnische Informationen: **1.** Bez. der ausstellenden Krankenkasse mit Kassenkurzbezeichnung u. Kassennummer (Institutskennzeichen*, sog. IK-Nummer), **2.** Familienname, Titel u. Vorname des Versicherten, **3.** Geburtsdatum des Versicherten, **4.** Anschrift des Versicherten mit Straße, Hausnummer, Postleitzahl, Ort u. ggf. Zustellbereich, **5.** Krankenversichertennummer*, **6.** Versichertenstatus (M: Mitglied, F: Familienangehörige, R: Rentner u. deren Familienangehörige) u. Zuzahlungsstatus, **7.** bei Befristung der Gültigkeit Angabe von Monat u. Jahr des Fristablaufs; die Versicherten sind verpflichtet, die KVK bei jeder Inanspruchnahme eines Vertragsarztes* vorzulegen (§ 7 Abs. 1, Bundesmantelvertrag - Ärzte/Ersatzkassen vom 1.7.1994). Die Karte muss vom den Versicherten unterschrieben sein. .Seit 1.6.2004 wird die **Europäische Krankenversicherungskarte** (European Health Insurance Card; Abk. EHIC) an europäische Bürger vergeben mit dem heitsfällen im Ausland üblichen sog. Auslandskrankenschein. Die EU-Mitgliedstaaten können die Europäische Krankenversicherungskarte in ihre nationale Karte integrieren od. als eigenständige Karte ausstellen lassen; sie sind in allen Mitglied staaten optisch u. technisch einheitlich gestaltet **Hinweis:** In Deutschland ist ab 2006 die Ablösung der konventionellen Krankenversichertenkarte durch eine elektronische Gesundheitskarte* mi integrierter EHIC vorgesehen; vgl. Arztausweis.

Krankenversichertennummer: (engl.) *health insurance number*; Krankenkassen weisen jedem Versicherten eine Versichertennummer zu; bestehend aus einem unveränderbaren Teil zur Identifikation des Versicherten u. einem veränderbaren Teil, der bundeseinheitliche Angaben zur Kassenzugehörigkeit enthält u. aus dem bei Vergabe der Nummer an Versicherte (nach § 10 SGB V) sicherzustellen ist dass der Bezug zu dem Angehörigen, der Mitglied ist, hergestellt werden kann; sie wird auf der Krankenversichertenkarte* angegeben. **Hinweis:** Die Pflegekasse verwendet eine Versichertennummer, die mit der Krankenversichertennummer ganz od. teilweise übereinstimmen darf. Die Rentenversicherungsnummer darf nicht als Krankenversichertennummer verwendet werden (§ 290 SGB V).

Krankenversicherung: (engl.) *health insurance*; ge setzliche od. private Versicherung zur sozialen Absicherung im Krankheitsfall, Abwendung u. Behandlung von Krankheiten sowie der Krank heitsfolgen; **Formen:** (s. Abb. 1 S. 294); **1. Gesetzliche Krankenversicherung (GKV):** als Zweig der Sozialversicherung gesetzlich geregelt im SGB V; **Aufgabe:** nach § 11 SGB V: **a)** Prävention von Krankheiten bzw. deren Verschlimmerung (§§ 20–24 b SGB V); **b)** Maßnahmen zur Früherkennung von Krankheiten (§§ 25–26 SGB V); **c)** Kran kenbehandlung (§§ 27–43 SGB V) u. Krankengeld (§§ 44–51 SGB V); **d)** medizinische Rehabilitation einschließlich Unterhaltssicherung u. ergänzende Leistungen i. R. des persönlichen Budgets (§ 17 Abs. 2–4 SGB IX); **Leistung:** s. Abb. 2 S. 295 **Pflichtmitgliedschaft** besteht für Arbeiter, Ange stellte, Auszubildende u. Studenten, die gegen Arbeitsentgelt beschäftigt sind (§ 5 SGB V), sofern das Jahreseinkommen unter der Jahresarbeits entgeltgrenze (s. Versicherungspflichtgrenze) liegt Rentner (mit Einschränkungen), Bezieher von Ar beitslosengeld (I u. II); für bestimmte selbständige Berufe u. a. ist die freiwillige Versicherung möglich; Familienangehörige sind unter bestimmten Voraussetzungen beitragsfrei in die GKV einbezo gen (s. Familienversicherung). **Träger der GKV** sind die Krankenkassen nach §§ 143–206 SGB V Die Gliederung der Krankenkassen geht zurück auf das im deutschen Kaiserreich bestehende recht liche Zuweisungssystem (**Primärkassen**). Es sah

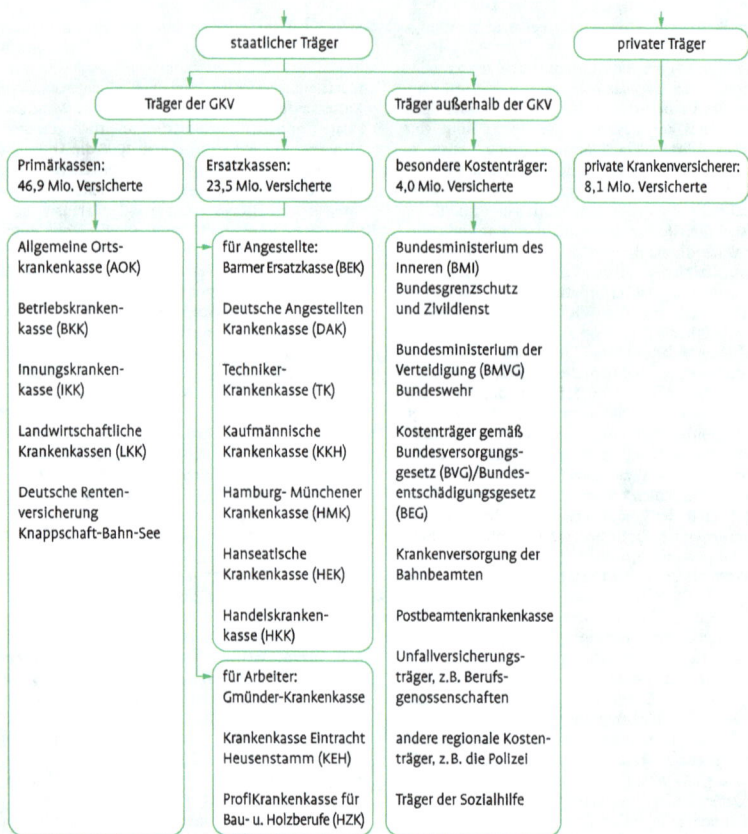

staatlicher Träger			privater Träger
Träger der GKV		**Träger außerhalb der GKV**	
Primärkassen: 46,9 Mio. Versicherte	Ersatzkassen: 23,5 Mio. Versicherte	besondere Kostenträger: 4,0 Mio. Versicherte	private Krankenversicherer: 8,1 Mio. Versicherte
Allgemeine Ortskrankenkasse (AOK)	**für Angestellte:** Barmer Ersatzkasse (BEK)	Bundesministerium des Inneren (BMI) Bundesgrenzschutz und Zivildienst	
Betriebskrankenkasse (BKK)	Deutsche Angestellten Krankenkasse (DAK)	Bundesministerium der Verteidigung (BMVG) Bundeswehr	
Innungskrankenkasse (IKK)	Techniker-Krankenkasse (TK)	Kostenträger gemäß Bundesversorgungsgesetz (BVG)/Bundesentschädigungsgesetz (BEG)	
Landwirtschaftliche Krankenkassen (LKK)	Kaufmännische Krankenkasse (KKH)	Krankenversorgung der Bahnbeamten	
Deutsche Rentenversicherung Knappschaft-Bahn-See	Hamburg- Münchener Krankenkasse (HMK)	Postbeamtenkrankenkasse	
	Hanseatische Krankenkasse (HEK)	Unfallversicherungsträger, z.B. Berufsgenossenschaften	
	Handelskrankenkasse (HKK)		
	für Arbeiter: Gmünder-Krankenkasse		
	Krankenkasse Eintracht Heusenstamm (KEH)	andere regionale Kostenträger, z.B. die Polizei	
	ProfiKrankenkasse für Bau- u. Holzberufe (HZK)	Träger der Sozialhilfe	

Krankenversicherung Abb. 1: Krankenversicherungsträger

K

prinzipiell eine strikte Bindung der Mitglieder an eine gesetzliche Krankenkasse vor u. ließ Wahlmöglichkeiten zwischen den Kassen(arten) nur in beschränktem Umfang zu. In der jeweiligen Satzung war der zu versichernde Personenkreis festgelegt, Kriterien waren die Berufsgruppe (z. B. Seeleute) od. die Stellung im Beruf (Angestellter od. Arbeiter). Die heutigen **Ersatzkassen** entstanden aus den sog. Hilfskassen, die bereits vor der Bismarckschen Gesetzgebung entstanden sind, sie hatten sich v. a. durch private Initiative in den einzelnen Berufsgruppen u. in genossenschaftlicher Selbsthilfe gebildet; 1912 wurde der **Verband der Angestellten-Krankenkassen** (VdAK) u. 1938 der **Arbeiter-Ersatzkassen-Verband** (AEV) ge-

gründet, welche die Ersatzkassen auf Landes- u. Bundesebene vertreten; seit 1957 gemeinsame Geschäftsführung des VdAK mit dem Arbeiterersatzkassenverband (Ersatzkassenverband VdAK/AEV). Der VdAK/AEV vertritt auf Bundes- u. Landesebene die Interessen seiner Mitgliedskassen u. schließt Verträge mit den Leistungserbringern. Seit 1.1.1996 ist das freie Kassenwahlrecht mit Ausnahme der Sonderträger der GKV (Seekasse, Bundesknappschaft, Landwirtschaftliche Krankenversicherungen) in Verbindung mit dem Risikostrukturausgleich eingeführt. Vgl. Solidarprinzip. **2. Besondere Kostenträger der Krankenversicherung** in staatlicher Trägerschaft (außerhalb der GKV): Diese sind mit Ausnahme der Träger der Sozial-

Prävention von Krankheiten bzw. deren Verschlimmerung	Leistungen zur Früherkennung von Krankheiten	Leistungen bei Krankheit	

Selbsthilfe	Gesundheitsuntersuchungen	Krankenbehandlung	Krankengeld
Gesundheitsförderung u. Krankheitsverhütung	Kinderfrüherkennungsuntersuchung	ärztliche Behandlung, ärztliche u. pschychologische Psychotherapie	bei Arbeitsunfähigkeit
Verhütung von Zahnerkrankungen (Gruppen- u. Individualprophylaxe)		zahnärztliche Behandlung, Zahnersatz	bei stationärer Behandlung auf Kosten der GKV im Krankenhaus, in einer Vorsorge- od. Rehabilitationseinrichtung
medizinische Vorsorgeleistungen		Versorgung mit Arznei-, Verband-, Heil- u. Hilfsmitteln	bei Erkrankung des Kindes (Kinderkrankengeld)
Eltern-Kind-Maßnahme		häusliche Krankenpflege, Haushaltshilfe	
Empfängnisverhütung		Soziotherapie	
nicht rechtswidriger Schwangerschaftsabbruch u. bei Krankheit erforderliche Sterilisation		Krankenhausbehandlung	
		Leistungen zur medizinischen Rehabilitation u. ergänzende Leistungen	
		Leistungen zur künstlichen Befruchtung u. zur Herstellung der Zeugungs- u. Empfängnisfähigkeit	
		Mutterschaftshilfe bei Schwangerschaft u. Entbindung	

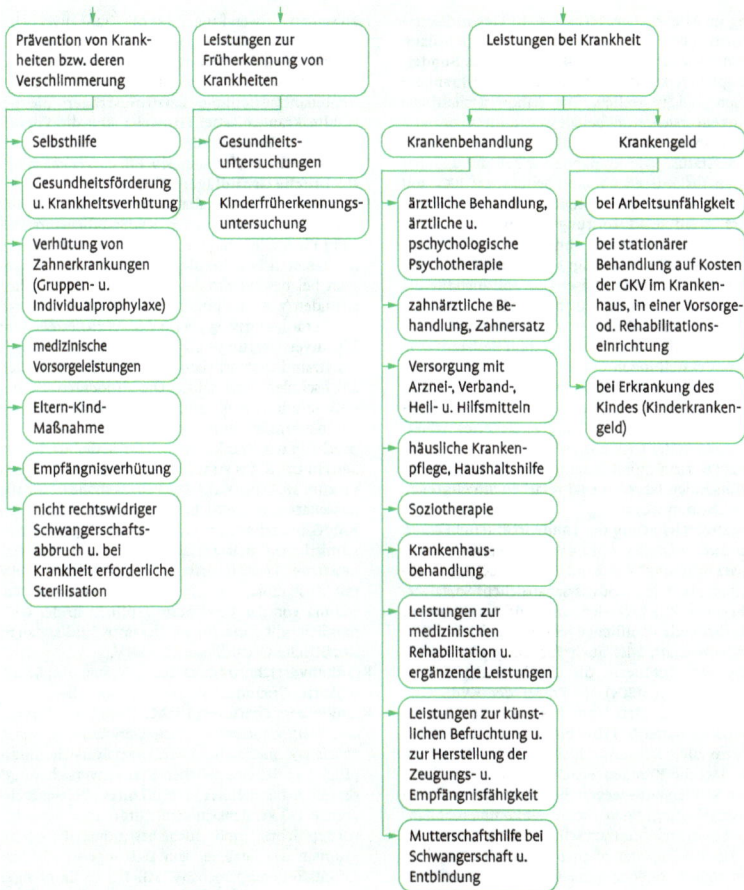

Krankenversicherung Abb. 2: Aufgaben u. Leistungen der Gesetzlichen Krankenversicherung

hilfe i. d. R. nicht an die Vorgaben des SGB V gebunden, unterliegen eigenen Rechtsvorschriften (z. B. Beihilfe für Beamte, Heilbehandlung der GUV bzw. nach dem SER). Sozialhilfeempfänger sind seit In-Kraft-Treten des GKV-Modernisierungsgesetzes mit wenigen Ausnahmen einer Krankenkasse freier Wahl zugeordnet, die entstandenen Kosten werden rückwirkend vom Träger der Sozialhilfe erstattet. **3. Private Krankenversicherung (PKV):** nach Leistungsumfang frei zu vereinbarende private (Voll-)Krankenversicherung für nicht in der GKV versicherungspflichtige Personen sowie private Zusatzversicherungen für in der GKV (od. bei den besonderen Kostenträgern) Versicherte; jedes Mitglied ist einzeln u. freiwillig versichert, eine Rückkehr zur GKV ist bei PKV-Voll versicherung i. d. R. ausgeschlossen; vor Vertragsabschluss wird eine Risikoprüfung durchgeführt Die Beitragshöhe richtet sich individuell nach Eintrittsalter, Gesundheitszustand, Geschlecht u. Um fang des gewählten Versicherungsschutzes; sie ist einkommensunabhängig. Für Familienangehörige müssen eigene Beiträge geleistet werden; erbrachte Leistungen werden nach dem Prinzip der Kosten-

rung im Alter dienen. **Hinweis zur Gesundheitsreform 2006:** Die Gesundheitsreform sieht bislang vor, die Sonderträger der GKV Seekasse u. Bundesknappschaft künftig geöffneten Betriebskrankenkassen gleichzustellen. Die Landwirtschaftliche Krankenversicherung behält wegen ihrer besonderen Finanzierungsbedingungen vorerst noch ihren Sonderstatus. Jede Krankenkasse soll mit anderen Kassen fusionieren können. Seitens der PKV soll ein **Basistarif** mit folgenden Elementen eingeführt werden: **1.** Leistungsumfang der GKV; **2.** Kontrahierungszwang ohne individuelle Risikoprüfung u. Risikozuschlag; **3.** bezahlbare Prämien; **4.** Altersrückstellung. Dieser Tarif soll auch für alle freiwillig Versicherten geöffnet werden. Ehemalige PKV-Versicherte ohne Versicherungsschutz erhalten ein Rückkehrrecht zur PKV zum Basistarif. Die Altersrückstellungen der PKV sollen portabel gemacht werden, um Wettbewerb sowohl innerhalb der PKV als auch zwischen GKV u. PKV zu ermöglichen. Der Wechsel freiwillig versicherter Arbeitnehmer von der GKV zur PKV soll ab dem Stichtag 3.7.2006 dann möglich sein, wenn in 3 aufeinanderfolgenden Jahren die Jahresarbeitentgeltgrenze überschritten wurde.

Krankenversicherung der Landwirte: (engl.) *health insurance for farmers*; Abk. KVdL; Gesetzliche Krankenversicherung* der Landwirte (KVLG 1989) unter dem Dach der Landwirtschaftlichen* Sozialversicherung; Pflichtversicherung für Landwirte u. mitarbeitende Familienangehörige in der Land- u. Forstwirtschaft; gilt auch für einen definierten Kreis von Rentnern; die Landwirtschaftlichen* Krankenkassen (LKK) als Träger der KVdL sind angesiedelt bei den landwirtschaftlichen Berufsgenossenschaften*. **Hinweis zur Gesundheitsreform 2006:** Die Gesundheitsreform sieht bislang vor, dass die Krankenversicherung der Landwirte ihren Sonderstatus wegen ihrer besonderen Finanzierungsbedingungen (keine einkommensabhängigen Beiträge, Bundeszuschuss für die Altenteiler) bis zur Klärung der offenen Fragen behält, während andere Sondersysteme wie die Seekasse künftig geöffneten Betriebskrankenkassen gleichgestellt werden.

Krankenversicherung der Rentner: (engl.) *health insurance for pensioners*; Abk. KVdR; Pflichtversicherung für Rentner in der Gesetzlichen Krankenversicherung*, die für eine bestimmte Dauer Mitglied in der GKV waren (sog. Vorversicherungszeit) u. nicht nach anderen gesetzlichen Vorschriften pflichtversichert od. krankenversicherungsfrei (z. B. als Beamter) sind; die Beitragszahlung erfolgte bis zum GKV*-Modernisierungsgesetz durch den krankenversicherungspflichtigen Rentner u. den Rentenversicherungsträger jeweils zur Hälfte; seit 1.7.2005 sind 0,9 % zusätzlich von dem Rentner allein aufzubringen. Wer als Rentner freiwillig

zu seinen Aufwendungen für die Krankenversicherung einen Zuschuss erhalten. **Leistung:** Leistungskatalog der GKV nach SGB V mit Ausnahme von Krankengeld*; **Leistungsbeginn:** Tag der Rentenantragstellung; **Leistungsträger:** die gewählte Krankenkasse; **Hinweis:** sind die Voraussetzungen für die KVdR erfüllt, besteht Versicherungspflicht in der sozialen Pflegeversicherung*; **Rechtliche Grundlage:** § 5 SGB V.

Krankenversicherung der Studenten: (engl.) *health insurance for students*; Abk. KVdS; Pflichtversicherung für Studenten an staatlichen Hochschulen in der Gesetzlichen Krankenversicherung*; Ausnahmen bei besonderen familiären od. persönlichen Gründen (z. B. Behinderung, Wehr- od. Zivildienst, zweiter Bildungsweg), bei anderweitig bestehender Pflichtversicherung od. Familienversicherung*; i. d. R. sind an staatlichen od. staatlich anerkannten Hochschulen eingeschriebene Studenten in der GKV mindestens bis zum vollendeten 25. Lebensjahr beitragsfrei familienversichert*. Versicherungspflicht in der Krankenversicherung der Studenten besteht i. d. R. bis zum 14. Fachsemester, längstens bis zum 30. Lebensjahr. Die Beitragshöhe ist für alle Kassenarten einheitlich; sie orientiert sich an den BAföG-Bedarfssätzen u. einem anteiligen durchschnittlichen Beitragssatz* aller Krankenkassen. **Leistung:** Leistungskatalog der GKV nach SGB V mit Ausnahme von Krankengeld*; **Hinweis:** Befreiung von der Versicherungspflicht in der GKV möglich, gilt dann für die gesamte Studiendauer; **Rechtliche Grundlage:** § 5 SGB V.

Krankenversicherungskarte: s. Krankenversichertenkarte, Gesundheitskarte, elektronische.

Krankenversicherungspflicht: (engl.) *health insurance liability, subjection to compulsory health insurance, mandatory health insurance*; Sozialversicherungspflicht* in der Gesetzlichen Krankenversicherung* für alle Arbeitnehmer bis zur Jahresarbeitsentgeltgrenze (s. Versicherungspflichtgrenze); versicherungspflichtig sind auch bestimmte Personengruppen wie Bezieher von Leistungen nach dem Arbeitsförderungsrecht (s. SGB III) u. Empfänger der Grundsicherung für Arbeitsuchende (Hartz IV, SGB II), Jugendliche in besonderen Einrichtungen, Menschen mit Behinderung, die in Werkstätten für behinderte Menschen tätig sind, sowie Studenten u. Rentner (s. Krankenversicherung der Rentner, Krankenversicherung der Studenten); **Rechtliche Grundlage:** § 5 SGB V; **Hinweis:** Beamte, Richter, Soldaten, geringfügig Beschäftigte u. a. sind von der Versicherungspflicht in der GKV befreit (§§ 6–8 SGB V), aber meist aufgrund anderer Rechtsnormen krankenversichert.

Krankenversicherungsschutz im Ausland: (engl.) *health insurance abroad*; **1.** in der **GKV** ruht der Anspruch auf Leistungen der GKV grundsätzlich, solange sich der Versicherte außerhalb des Gel

ges zur Gründung der Europäischen Gemeinschaft u. des Abkommens über den Europäischen Wirtschaftsraum (EWR) ist die Europäische Krankenversicherungskarte (früher Auslandskrankenschein), künftig die elektronische Gesundheitskarte* (mit integrierter Europäischer Krankenversicherungskarte) mitzuführen, damit eine ggf. notwendige medizinische Behandlung über die GKV abgerechnet werden kann; muss der Versicherte die Kosten zunächst selbst zahlen, kann eine spätere Kostenerstattung* über die GKV erfolgen (Auslandserstattungen); die Verfahrensweisen können landesspezifisch unterschiedlich sein, daher ist im Einzelfall Rücksprache mit der Krankenkasse notwendig. **Leistung:** Die Leistungspflicht beschränkt sich auf den Betrag, der bei einer entsprechenden Behandlung in Deutschland angefallen wäre, allerdings darf die Auslandsreise nicht zum Zweck einer stationären Behandlung angetreten worden sein. Ist eine dem allgemein anerkannten Stand der medizinischen Erkenntnisse entsprechende Behandlung einer Krankheit nur in einem anderen Mitgliedstaat der EU od. einem anderen Vertragsstaat des Abkommens über den EWR möglich, kann die Krankenkasse die Kosten der erforderlichen Behandlung auch ganz übernehmen. **Rechtliche Grundlage:** § 13 SGB V; nach Rechtsprechung des Europäischen Gerichtshofes sind die Krankenkassen verpflichtet, die Kosten für ambulante Behandlungen im Ausland zu erstatten, auch wenn kein Notfall vorliegt; **b)** für Reisen in Länder, die nicht unter a) fallen, besteht innerhalb der GKV grundsätzlich kein Versicherungsschutz; ggf. ist der Abschluss einer privaten Auslandskrankenversicherung angezeigt; rechtliche Grundlage: § 18 SGB V. **c)** für eine Beschäftigung im Ausland gelten andere Regelungen (Einbezug des Arbeitgebers nach § 17 SGB V); vgl. Wanderarbeitnehmer. **2.** In der **PKV** ist i. d. R. grundsätzlich eine Behandlung im Ausland zulässig. Die private Krankenversicherung gilt i. d. R. ganzjährig in Europa einschließlich den osteuropäischen Staaten, bis zu einem Monat auch außerhalb Europas (bei manchen Versicherern auch länger). Eine Verlängerung des Versicherungsschutzes ist meist gegen einen Beitragszuschlag möglich. Für befristete Auslandsaufenthalte längerer Dauer gelten je nach Land besondere Versicherungsbedingungen.

Krankenwohnung: (engl.) *flat for sick people for short term care in the community*; wohnungsnahe Krankenpflegeeinrichtung in Wohngebieten (ca. 10 000 Einwohner) in Anbindung an eine Sozialstation* als Einrichtung der häuslichen Krankenpflege*; 6 bis 16 kranke u. hilfebedürftige Menschen werden bis zu 4 Wochen betreut. **Ziel:** Erhalt der sozialen Kontakte u. Hilfen im Wohnumfeld, z. B. der behandelnde Arzt, Therapeuten od. Nachbarn. Maßstab für die Gestaltung der Krankenwohnung, kenwohnung kann in Verbindung mit der Sozialstation Ausgangspunkt z. B. für Tagespflege, Tagesstätte u. stationären Mittagstisch sein. Sie leistet „Ersatzpflege" als ausgelagerte häusliche Krankenpflege (§ 37 SGB V) zur Verkürzung od. Vermeidung von Krankenhausaufenthalt, häusliche Pflege bei Verhinderung der Pflegeperson (§ 39 SGB XI), Kurzzeitpflege (§ 42 SGB XI) u. Palliativpflege (§ 39a SGB V). Die Krankenwohnung dient auch dazu, nach kurzem Krankenhausaufenthalt die Heilung zu vervollständigen, nach langem Krankenhausaufenthalt den Wohnalltag wieder einzuüben („Alltagsrehabilitation"), bei akuter Gesundheitsverschlechterung ohne Krankenhausindikation kranke Menschen pflegerisch zu betreuen („Intensivpflege der häuslichen Krankenpflege") u. Sterbenden Beistand zu geben, pflegende Angehörige zeitweise zu entlasten u. damit ihre Pflegebereitschaft aufrechtzuerhalten.

Krankheit: (engl.) *illness, sickness, disease*; **1.** Störung der Lebensvorgänge in Organen od. im gesamten Organismus mit der Folge von subjektiv empfundenen u./od. objektiv feststellbaren körperlichen geistigen bzw. seelischen Veränderungen; **2.** Bez für eine definierbare Einheit typischer ätiologischer, morphologischer, symptomatischer, nosologisch beschreibbarer Erscheinungen, die als eine bestimmte Erkrankung verstanden wird; **3.** sozial versicherungsrechtlich primär die behandlungsbedürftige bzw. Arbeitsunfähigkeit* auslösende Erkrankung; **Einteilung:** nach **1.** Ursache (z. B. Infektionskrankheiten); **2.** Organen/Organsystemen; **3.** Therapierbarkeit; **4.** Verlauf: **akute** Krankheiten beginnen i. d. R. plötzlich u. verlaufen häufig schnell u. heftig, **chronische** Krankheiten entwickeln sich langsam u. bestehen über einen Zeitraum von Monaten bis Jahren, z. T. sogar lebenslang. Sie können sich aus akuten Erkrankungen entwickeln od. eigenständig auftreten. Besonders für den Verlauf chronischer Krankheiten können Krankheitsbewältigung (s. Krankheitsverarbeitung, Coping) u. ggf. Lebensstiländerungen* eine zentrale Rolle spielen. Der Gemeinsame* Bundesausschuss hat i. R. der Chroniker*-Richtlinie bezüglich Zuzahlung* in der GKV Kriterien für das Vorliegen einer „schwerwiegenden chronischen Krankheit" definiert. Für verschiedene chronische Krankheiten existieren Disease*-Management-Programme. **Hinweis:** Zur Klassifizierung von Krankheiten (u. Todesursachen) wird ICD* eingesetzt Vgl. Gesundheit, Krankheitsverständnis.

Krankheit, ansteckende: s. Infektion.

Krankheiten, anzeigepflichtige: s. Offenbarungspflicht, Anzeigepflicht, Infektionsschutzgesetz.

Krankheiten, meldepflichtige: s. Offenbarungspflicht, Infektionsschutzgesetz.

Krankheitsbewältigung: s. Krankheitsverarbeitung, Coping.

on der Schädigungen, Fähigkeitsstörungen u. Beeinträchtigungen (ICIDH*) der WHO* zugrunde u. geht davon aus, dass Behinderung linear aus Krankheiten* u. vergleichbaren Zuständen hervorgeht; Kritikpunkte dieses Modells u. somit der ICIDH sind die Linearität u. damit die mangelnde Berücksichtigung der Wechselwirkungen zwischen Behinderungen* u. Krankheitsprozess, die Defizitorientierung des Modells sowie die Vernachlässigung der umwelt- u. personbezogenen Faktoren der Betroffenen (Kontextfaktoren*). 2001 wurde von der WHO als Nachfolge der ICIDH die ICF* verabschiedet. Vgl. Modell, biopsychosoziales.

Krankheitsfrüherkennung: s. Prävention, Früherkennung, Vorsorge.

Krankheitsgewinn : (engl.) *morbid gain*; Bez. für die objektiven od. subjektiven Vorteile, die sich aus der (u. U. unfreiwilligen) Übernahme der Rolle des Kranken ergibt; **Formen: 1.** primärer Krankheitsgewinn: Entlastung vom Konfliktdruck u. Bindung vor Angst durch Symptombildung, z. B. durch (neurotische) Flucht in die Krankheit od. als vorteilhafte Neubeziehung zur Umwelt durch die Krankheit; **2.** sekundärer Krankheitsgewinn: äußere Vorteile (z. B. Rente, Zuwendung, Anteilnahme) können die Krankenrolle bzw. die Symptomatik stabilisieren. Vgl. Rentenneurose, Krankheitsverhalten, Gesundheitsgewinn.

Krankheitskonzept: s. Krankheitstheorie.

Krankheitskosten: s. Gesundheitskosten.

Krankheitslast: (engl.) *burden of disease*; erfasst in der Bevölkerung die Summe der durch vorzeitigen Tod od. chronische Beeinträchtigung verlorenen Lebensjahre (potential years of life lost; s. Lebenserwartung) aufgrund einer bestimmten Krankheit* od. aller Arten von Gesundheitsstörungen; kann sich auf eine bestimmte Krankheit od. Gruppe von Krankheiten beziehen sowie auf alle Arten von Gesundheitsstörungen (sog. globale Krankheitslast, Global Burden of Disease).

Krankheitsmodell: s. Krankheitstheorie.

Krankheitsmodell, biopsychosoziales: s. Modell, biopsychosoziales.

Krankheitsregister: (engl.) *disease registry*; Organisationsform, die Auftreten bzw. Verlauf von Krankheiten in einer Population aufgrund einer Meldepflicht, eines Melderechts od. mit Einwilligung des Patienten zum Zweck der Forschung u. Statistik systematisch u. kontinuierlich patienten- od. fallbezogen erfasst; Krankheitsregister gibt es in Deutschland u. a. für HIV-Infektionen, Stammzelltransplantationen, kindliche Hörstörungen, Mucoviszidose u. Krebserkrankungen (s. Krebsregister). Vgl. Datenschutz, medizinischer.

Krankheitsstatistik: (engl.) *disease statistic*; Teilbereich der Medizinalstatistik* mit der Aufgabe der Erfassung u. Auswertung von krankheitsrelevanten Daten (z. B. Grunddaten, Diagnose- u. Kos-

Krankheitskonzept, Krankheitsmodell; Bez. für die Summe der Vorstellungen u. Erklärungsansätze in Bezug auf eine Erkrankung od. auf das Kranksein insgesamt; Krankheitstheorien sind kulturell u. gesellschaftlich geprägt u. beeinflussen die Art der eingeleiteten therapeutischen Maßnahmen sowie das individuelle Krankheitsverhalten*. In den westlichen Industriestaaten unterscheidet man z. B. das biomedizinische u. das biopsychosoziale Modell*. Unterschiedliche Krankheitsmodelle sind keine grundsätzlich konkurrierenden Theorien, d. h. sie schließen sich nicht zwangläufig gegenseitig aus, sondern betrachten das Phänomen Krankheit* aus unterschiedlichen Perspektiven.

Krankheitsverarbeitung: (engl.) *coping with disease*; Gesamtheit aller unbewussten u. bewussten Krankheitsbewältigungsprozesse (Denken, Fühlen, Handeln) eines Patienten hinsichtlich der im Verlauf einer Erkrankung auftretenden inneren u./od. äußeren Belastungen u. Anforderungen; **Beispiel: 1.** gestörtes emotionales Gleichgewicht u. gestörte Körperintegrität; **2.** verändertes Selbstkonzept (Körper-, Selbstbild); **3.** Verunsicherung u. Veränderungen im sozialen Umfeld (Arbeit, Familie); **4.** notwendige Anpassung an die neue Situation (besonders bei chronischen Krankheiten); **5.** ggf. Lebensbedrohung. Mit jedem Abschnitt der medizinischen Behandlung u. jeder Veränderung des Gesundheitszustands stellen sich neue Anpassungsaufgaben an die Psyche, die auf der emotionalen, kognitiven u. Verhaltensebene beschrieben werden können. **Formen** der Krankheitsverarbeitung nach Lazarus (1966, Lazarus u. Folkman 1984): **1.** primäre Bewertung: erste Situationseinschätzung, z. B. auch Bewertung als ungefährlich, Verleugnung; **2.** sekundäre Bewertung: Einschätzung von Handlungsmöglichkeiten; **3.** Neubewertung: Bewertung des Handlungsresultats; **4.** Bewältigungsverhalten (s. Coping).

Krankheitsverhalten: (engl.) *illness behaviour*; beginnt bei einer (objektiven u./od. subjektiven) Gesundheitsstörung u. umfasst alle daraus resultierenden Verhaltensänderungen; beobachtbares Verhalten (z. B. Selbstmedikation*, professionelle Hilfesuche) sowie schwerer operationalisierbare Verhaltenselemente (z. B. Abwarten), Prozesse der Aufmerksamkeit, des Erlebens u. der Informationssuche. Krankheitsverhalten wird wesentlich durch den persönlichen u. kollektiven Sozialisierungsprozess geprägt. Vgl. Gesundheitsverhalten.

Krankheitsverhinderung: s. Prävention.

Krankheitsverhütung: s. Prävention.

Krankheitsverlauf: (engl.) *course*; Entwicklung einer Erkrankung vom Beginn bis zu einem Endzustand, z. B. Ausheilung, Heilung mit Hinterlassung eines Defektzustandes, periodisches Wiederauftreten, Chronizität od. Tod; unterschieden werden: **1.** klinischer Verlauf: Entwicklung der Er-

Krankheitsverständnis: (engl.) *comprehension of illness*; Verständnis einer wissenschaftlich (medizinisch-fachlich, objektiv begründbar), kulturell (gesellschaftlich-historisch geprägt) od. individuell (Patient, Angehörige, Ärzte) subjektiv empfundenen bzw. objektiv feststellbaren Störung im Ablauf der Lebensvorgänge, die mit der Minderung der Leistungsfähigkeit, Rollenverlust, Isolation u. häufig Unterstützungsbedarf einhergehen u. meist mit wahrnehmbaren körperlichen, geistigen bzw. seelischen Veränderungen verbunden ist; ein einheitlicher Krankheitsbegriff existiert nicht, da dieser von den jeweiligen Rahmenbedingungen (Alter, Geschlecht, Ort, Zeit), sozio-ökonomischen u. kulturellen Einflüssen geprägt wird. Welches Gewicht das Individuum Krankheitssymptomen u. den mit einer Erkrankung verbundenen physischen, psychischen u. sozialen Folgen einräumt, hängt von individuellen Faktoren (z.B. Erfahrungen, gesundheitlicher u. allgemeiner Bildungsstand, Informiertsein, Gesundheitsbewusstsein, Krankheitsverarbeitung*, soziale Netzwerke) ab. Vgl. Krankheit, Krankheitstheorie, Krankheitsverhalten.

Krankheitsvorbeugung: s. Prävention.

Kreativtherapie: (engl.) *creative arts therapy*; Sammelbez. für psychotherapeutisch orientierte Behandlungsformen, die kreativitätsfördernde Medien in der Behandlung insbes. psychisch kranker Menschen einsetzen, **Ziel:** Handlungsfähigkeiten durch bildnerisches Gestalten, musikalische Ausdrucksformen od. intensive Beschäftigung mit körperlichen Funktionen (Bewegung, Körperhaltung, Atmung u.a.) aufbauen; **Anwendung:** v.a. bei psychischen u. psychosomatischen Störungen, einschließlich Abhängigkeitserkrankungen; durchgeführt von Physiotherapeuten, Ergotherapeuten u. Kreativtherapeuten. Vgl. Kunsttherapie, Musiktherapie.

Krebs: s. Tumorerkrankung, maligne.

Krebsatlas: (engl.) *cancer atlas*; nach Regionen u. Tumorarten gegliederte Übersicht über die Mortalität* (auf Basis der amtlichen Todesursachenstatistik*) sowie die Inzidenz* (auf Basis von Hochrechnungen bei nicht flächendeckender Erfassung) bei malignen Tumoren (s. Tumorerkrankung, maligne); **Inhalt:** der Krebsatlas für Deutschland (Deutsches Krebsforschungszentrum, Heidelberg, 1997) verzeichnet für bösartige Neubildungen insgesamt u. für die 24 häufigsten Krebserkrankungen (getrennt nach Geschlecht) die Entwicklung der Sterblichkeitsraten von den 50er Jahren bis 1995 für die alten u. neuen Bundesländer. Von 1981–1990 ist die regionale Verteilung der Mortalität in nach Landkreisen unterteilten Karten verzeichnet. Eine Einführung vergleicht jede der berücksichtigten Tumorarten mit anderen europäischen u. außereuropäischen (USA u. Japan)

morerkrankung werden dargestellt.

Krebsfrüherkennungsuntersuchungen: s. Vorsorge; Gesundheitsuntersuchung.

Krebsnachsorge: s. Nachsorge.

Krebsregister: (engl.) *cancer registry*; meist von Tumorzentren geführte spezielle Krankheitsregister* zur Erfassung der Häufigkeit bösartiger Neubildungen in einer Bevölkerung; **Formen: 1.** epidemiologisch orientierte Krankheitsregister: Totalerfassung einer Population, z.B. zur Feststellung von Inzidenz* u. Prävalenz*; **2.** spezielle Organregister (pathologisch-anatomische Spezialregister): Sammlung von Informationen über bestimmte Tumorformen, zur Diagnosehilfe u. als Grundlage zur Standardisierung von Nomenklatur, Klassifikation u. Stadieneinteilung; **3.** klinische Nachsorgeregister: Verzeichnis von im Bereich eines Krankenhauses bzw. Tumorzentrums untersuchten u. behandelten Patienten zur Organisation einer zuverlässigen Nachsorge. **Krebsregistergesetz** („Gesetz über Krebsregister", Abk. KRG, vom 4.11.1994, BGBl. I S. 3351): gesetzliche Grundlage zur Führung von Krebsregistern; war bis 31.12.1999 befristet u. ordnete die stufenweise Einrichtung grundsätzlicher flächendeckender u. einheitlicher Krebsregister durch die Länder bis zum 1.1.1999 an. Das KRG bildete einen Rahmen für die Krebsregisterführung der Länder, auf dessen Basis weiterführende Krebsregister der Länder entstanden. Landesgesetzliche Regelungen zur fortlaufenden u. einheitlichen Erhebung personenbezogener Daten über das Auftreten bösartiger Neubildungen einschließlich ihrer Frühstadien sowie zur Verarbeitung u. Nutzung dieser Daten zum Zweck der Sicherstellung der Weiterführung der Krebsregister liegen in den meisten Bundesländern vor. Bei Widerspruch des Patienten hat die Datenübermittlung meist ganz zu unterbleiben, in einzelnen Bundesländern darf sie dann anonym erfolgen. Zur Meldung ist der behandelnde Arzt z.T. berechtigt, z.T. auch verpflichtet. Daneben ist vereinzelt auch eine Meldebefugnis od. -pflicht von Ärzten bestimmt, die durch spezielle Untersuchungsmethoden die Krebserkrankung bestimmen, ohne Behandler zu sein. Vgl. Datenschutz, medizinischer.

Kreislaufwirtschafts- und Abfallgesetz: (engl.) *Substance Cycle Management and Waste Disposal Act* Abk. KrW-/AbfG; „Gesetz zur Förderung der Kreislaufwirtschaft u. Sicherung der umweltverträglichen Beseitigung von Abfällen" vom 27.9.1994 (BGBl. I S. 2705), zuletzt geändert am 15.7.2006 (BGBl. I S. 1619), das der Förderung der Kreislaufwirtschaft zur Schonung der natürlichen Ressourcen u. der Sicherung der umweltverträglichen Beseitigung von Abfällen* dient; regelt die Pflichten der Erzeuger u. Besitzer von Abfällen sowie der Entsorgungsträger.

gungsgesetz* anerkannte Gesundheitsstörung u. Minderung* der Erwerbsfähigkeit ursächlich durch die Folgen unmittelbarer od. mittelbarer Kriegseinwirkungen entstanden ist; bei MdE ≥50 % mit Sondergruppe KB im Schwerbehindertenausweis*. Vgl. Soziales Entschädigungsrecht, Beschädigtenrente, Kriegsopferfürsorge.

Kriegsopferfürsorge: (engl.) *war victims welfare scheme;* Abk. KOF; Fürsorgemaßnahmen u. ergänzende Leistungen als besondere Hilfe im Einzelfall (§ 24 Abs. 1 Nr. 2 SGB I) für Personen mit gesundheitlichen, ursächlich durch die Folgen mittelbarer od. unmittelbarer Kriegseinwirkungen entstandenen Schäden u. deren Hinterbliebene; Leistungen der Kriegsopferfürsorge werden erbracht, wenn u. soweit Beschädigte infolge der Schädigung u. die Hinterbliebenen infolge des Verlustes des Ehegatten, Elternteiles, Kindes od. Enkelkindes nicht in der Lage sind, den Bedarf aus den Leistungen nach dem BVG (s. Kriegsopferversorgung) u. aus dem sonstigen Einkommen u. Vermögen zu decken. **Leistung:** nach §§ 25–27 BVG Leistungen zur Teilhabe am Arbeitsleben, Kranken-, Pflege-, Haushalts-, Alten-, Erziehungs-, Erholungs- u. Wohnungshilfe, ergänzende Hilfe zum Lebensunterhalt u. in besonderen Lebenslagen (vergleichbar den Leistungen der Sozialhilfe). Identische Ansprüche bestehen auch nach den weiteren Gesetzen des Sozialen* Entschädigungsrechts; die Hilfen der Kriegsopferfürsorge gehen den Leistungen der anderen Sozialleistungsträger vor, wenn die Leistungsvoraussetzungen gegeben sind.

Kriegsopferversorgung: (engl.) *assistance for victims of war;* Abk. KOV; Geld- u. Sachleistungen für Personen mit gesundheitlichen Schäden, die ursächlich durch die Folgen mittelbarer od. unmittelbarer Kriegseinwirkungen entstanden sind; **Leistung:** umfasst zu § 9 BVG Heil- u. Krankenbehandlung, Leistungen der Kriegsopferfürsorge*, Beschädigtenrente* u. Pflegezulage*, Bestattungsgeld (auch bei Tod von Hinterbliebenen) u. Sterbegeld*, Hinterbliebenenrente. **Rechtliche Grundlage:** Bundesversorgungsgesetz*. Identische Ansprüche bestehen auch nach den weiteren Gesetzen des Sozialen* Entschädigungsrechts; Rentenzahlungen z. B. 2004 2,6 Mrd. Euro an 631 000 Versorgungsberechtigte (Vergleich GUV: 5,8 Mrd. Euro in 1,09 Mio. Fällen).

KrPflG: Abk. für **Kr**ankenpflegegesetz*.

Kruskal-Wallis-Test: (engl.) *Kruskal-Wallis test;* nichtparametrische Varianzanalyse; s. Varianz.

Kryotherapie: (engl.) *cryotherapy;* syn. Kältetherapie; therapeutische Kälteanwendung mit dem Ziel der Schmerz- u. Entzündungslinderung; **1.** abkühlende Maßnahmen der Hydrotherapie*; **2.** Kältepackungen mit Temperaturen deutlich unter dem Gefrierpunkt; **3.** Anwendung von Kältesprays;

alversicherung.

KTL: Abk. für **K**lassifikation **t**herapeutischer **L**eistungen; definiert u. klassifiziert die in der medizinischen Rehabilitation relevanten therapeutischen Leistungseinheiten entsprechenden Qualitätsmerkmalen; entwickelt u. eingeführt durch die Rentenversicherung (zurzeit in der 1. Auflage der Neubearbeitung); **Ziel:** Verbesserung der medizinischen Dokumentation in der Rehabilitation zur Verwendung für Abrechnung, Erstellung von Leitlinien, Qualitätssicherung; KTL besteht aus einem systematischen (11 Kapitel A-M gegliedert) u. einem beschreibenden bzw. erläuternden Teil (KTL-Standard), in dem die einzelnen Leistungseinheiten spezifiziert werden. Die Verschlüsselung erfolgt in einem bis zu fünfstelligen Code; bei Bedarf erfolgt eine inhaltliche Differenzierung an 2.–4. Stelle durch einen numerischen Code; die 5. Stelle codiert die Leistungsdauer. **Beispiel:** C140H: standardisierte Rückenschule, 40 Minuten.

KTQ: Abk. für **K**ooperation* für **T**ransparenz und **Q**ualität im Gesundheitswesen.

Küchenhygiene: (engl.) *kitchen hygiene;* Vermeidung nahrungsmittelbedingter Gesundheitsschäden (insbes. Infektionskrankheiten) durch geeignete strukturelle (z. B. Personalbestand, Raumaufteilung) u. organisatorische (z. B. Arbeitsabläufe, Schulungen) Maßnahmen in der Küche. Vgl. Hygiene.

Kündigung: (engl.) *dismissal;* einseitige Erklärung, die ein bestehendes Vertragsverhältnis beenden od. ändern soll; bei der Kündigung von Arbeitsverträgen muss die Vertragspartei mit der Beendigung des Arbeitsverhältnisses nicht einverstanden sein. Der Beendigungswille muss in der Kündigungserklärung eindeutig u. vorbehaltlos zum Ausdruck kommen, wobei das Wort „Kündigung" nicht unbedingt in der Erklärung enthalten sein muss. Jede Kündigung muss schriftlich erfolgen (§ 623 BGB). Sie wird erst wirksam, wenn sie dem Vertragspartner, dem gekündigt werden soll, zugeht (§ 130 BGB). Die Gründe für die Kündigung müssen in der Kündigungserklärung im Regelfall nicht angegeben werden. **Formen: 1. ordentliche Kündigung: a)** durch den Arbeitnehmer: bedarf zu ihrer Wirksamkeit grundsätzlich keines sachlichen Grundes; **b)** durch den Arbeitgeber: bedarf bei Anwendbarkeit des Kündigungsschutzgesetzes (s. Kündigungsschutz, besonderer) eines Grundes, der sie sozial rechtfertigt. Die ordentliche Kündigung beendet nur unter Einhaltung einer bestimmten Kündigungsfrist das Arbeitsverhältnis. **2. außerordentliche Kündigung:** wird fristlos ausgesprochen; ein wichtiger Grund für eine außerordentliche Kündigung liegt vor, wenn Tatsachen gegeben sind, aufgrund derer dem Kündigenden unter Berücksichtigung aller Umstände des Einzelfalls u. unter Abwägung der Interessen

beitsverhältnisses nicht zugemutet werden kann. **3.** **krankheitsbedingte Kündigung:** personenbedingte Beendigung eines Arbeitsverhältnisses durch den Arbeitgeber aufgrund häufiger Kurzerkrankungen od. Langzeiterkrankung(e) des Arbeitnehmers. Zur Feststellung der Rechtmäßigkeit einer krankheitsbedingten Kündigung erfolgt die stufenweise Prüfung von **a)** Krankheitsprognose; **b)** Vorliegen einer erheblichen Beeinträchtigung der betrieblichen Interessen; **c)** Interessenabwägung zwischen Arbeitnehmer u. Arbeitgeber. Ferner ist zu beachten, dass der Versuch einer betrieblichen (Wieder-)Eingliederung zu unternehmen ist, um die Kündigung als letztes Mittel zu vermeiden (s. Eingliederungsmanagement, betriebliches).

Kündigungsschutz, besonderer: (engl.) *special protection against dismissal*; über den allgemeinen Kündigungsschutz nach dem Kündigungsschutzgesetz hinausgehender Kündigungsschutz für schwerbehinderte u. gleichgestellte behinderte Menschen; **Rechtliche Grundlage:** §§ 85–92 SGB IX. Kennzeichnend ist, dass der Arbeitgeber zur Kündigung des Arbeitsverhältnisses eines schwerbehinderten Menschen der vorherige Zustimmung des Integrationsamtes* benötigt; eine ohne vorherige Zustimmung des Integrationsamtes ausgesprochene Kündigung ist unwirksam u. kann nicht nachträglich durch das Integrationsamt genehmigt werden.

Künstlersozialversicherung: (engl.) *artists social insurance fund*; Abk. KSV; beinhaltet die im Künstlersozialversicherungsgesetz (Abk. KSVG) seit 1983 geregelte Sozialversicherungspflicht* selbständiger Künstler u. Publizisten, wenn sie die künstlerische od. publizistische Tätigkeit erwerbsmäßig u. nicht nur vorübergehend ausüben; die Künstlersozialversicherung wird durchgeführt durch die Künstlersozialkasse (Abk. KSK). Die KSK ist eine unselbständige, jedoch haushalts- u. vermögensmäßig gesonderte Einrichtung, als besondere Abteilung in die Unfallkasse des Bundes eingegliedert; **Aufgabe:** Versicherungsveranlagung u. Beitragserhebung sowie deren Weiterleitung. an den Träger der Gesetzlichen Rentenversicherung* u. die gewählte Kranken- u. Pflegekasse, bei denen die Personen angemeldet u. versichert wird. Die Durchführung der Sozialversicherung obliegt dann diesen Trägern nach den entsprechenden Sozialgesetzbüchern. **Leistung:** Die Leistungen aus der KSV werden von den jeweiligen Versicherungsträgern (Krankenkassen, Rentenversicherung) nach dem jeweiligen Recht der GRV, GKV u. SPV erbracht. **Voraussetzung:** Künstler i. S. der Künstlersozialversicherung ist, wer Musik, darstellende od. bildende Kunst schafft, ausübt od. lehrt; Publizist ist, wer als Schriftsteller, Journalist od. in anderer Weise publizistisch tätig ist od. Publizistik lehrt (§ 2 KSVG). Der Versicherte darf im Zusam-

zur Berufsausbildung od. ist geringfügig.Die **Beitragserhebung** erfolgt durch Beitragsanteile der Versicherten, einen Bundeszuschuss u. die **Künstlersozialabgabe,** die insbes. von Verlagen, Presseagenturen, Theatern, Orchestern, Chören, Rundfunk- u. Fernsehanstalten, Galerien u. Museen erhoben wird.

Kunde: (engl.) *customer*; Empfänger eines Produktes od. einer Leistung, die von einem Lieferanten bereit gestellt wird; im Qualitätsmanagement gilt dies auch für Leistungen, die der Empfänger weder wünscht noch beeinflussen kann (oft im Arzt-Patient-Verhältnis); Kunden können Endverbraucher, Anwender, Nutznießer od. Auftraggeber sein. Kunden können in Beziehung zu einer Organisation entweder extern od. intern sein. Die Definition des internen Kunden basiert auf der Übertragung des Prinzips der (unternehmensexternen) Kundenorientierung auf organisationsinterne Vorgänge. Die eigenen Mitarbeiter werden hierbei als interne Kunden verstanden, interne Prozesse als Kunden-Lieferanten-Beziehungen (Abk. KLB). Dadurch soll verdeutlicht werden, dass jeder am Wertschöpfungsprozess Beteiligte zugleich Anbieter u. Kunde ist. **Hinweis:** Der Kunde ist nicht immer frei in der Entscheidung. Er ist nur teilweise identisch mit dem Käufer od. Konsumenten.

Kundenzufriedenheit: (engl.) *customer satisfaction* Bewertung des Grades, zu dem Anforderungen u. Bedürfnisse (z. B. des Patienten od. Kunden) all gemein erfüllt worden sind; die Bewertung ist intuitiv-zusammenfassend u. bezieht sich nicht nur auf die wahrgenommenen Merkmale. Kundenzufriedenheit korreliert nicht mit Qualität. Als Prüfmerkmal ist sie weder sensitiv noch spezifisch d. h. Kunden können bei guter Qualität unzufrieden u. bei schlechter Qualität zufrieden sein. Vgl. Arbeitszufriedenheit, Mitarbeiterzufriedenheit.

Kunstfehler, ärztlicher: s. Behandlungsfehler.

Kunsttherapie: (engl.) *art therapy*; syn. Kunst- u. Gestaltungstherapie; in enger Anlehnung an tie fenpsychologisch fundierte Psychotherapie ent wickelte Form der Kreativtherapie*; **Ziel:** durch künstlerische Tätigkeit Eigenaktivität, Innovation u. Selbsterfahrung bzw. Selbsterkennung anregen **Verfahren:** i. w. S. Einbeziehung von bildnerischen Mitteln in die Psychotherapie; Gestaltungsu. Kunsttherapie ist immer unmittelbar praxisbezogen; es wird mit konkreten Dingen gearbeitet Dabei spielt sowohl der Weg (die Herstellung) als auch die Gestalt (das Bild) eine gleichermaßen bedeutende Rolle. Als begleitendes Verfahren vorwiegend in der klinischen Psychotherapie* u. psy chosomatischen Rehabilitation eingesetzt; vgl. Kreativtherapie.

Kur: (engl.) *cure, reconvalescence treatment*; umfasst Maßnahmen, die zur Heilung od. Besserung chro

auch mit Leistungen* zur medizinischen Rehabilitation gleichgesetzt; **1.** im Sozialen* Entschädigungsrecht (Hauptgesetz Bundesversorgungsgesetz*) Begriff, der im Zusammenhang mit Heilbehandlung u. Leistungen zur Rehabilitation (Badekur, Kurmaßnahme in einer Kureinrichtung) verwendet wird; **Rechtliche Grundlage:** § 11 BVG; **2.** in der GKV begrifflich u. inhaltlich mit der Gesundheitsreform 2000 durch Leistungen* zur medizinischen Vorsorge* u. Leistungen* zur medizinischen Rehabilitation abgelöst; **3.** in der GRV nicht mehr verwendet; seit In-Kraft-Treten des Rentenreformgesetzes zum 1.1.1992 begrifflich u. inhaltlich abgelöst durch Leistungen* zur medizinischen Rehabilitation.

Kurarztvertrag: (engl.) *spa doctors' contract*; früher Badearztvertrag; Regelung der kurärztlichen Behandlung von gesetzlich Krankenversicherten durch Kurärzte i. R. ambulanter Vorsorgeleistungen in anerkannten Kurorten* nach § 23 Abs. 2 SGB V; Vertrag zwischen der Kassenärztlichen* Bundesvereinigung unter Beteiligung des Verbandes Deutscher Badeärzte u. den Spitzenverbänden der Primärkassen bzw. der Ersatzkassen; enthält Festlegungen zu Inhalt u. Durchführung der ambulanten Vorsorgeleistungen, zu Kompaktkuren*, zu Anforderungen an teilnehmende Ärzte, zur Vergütung u. Berichtspflicht.

Kuration: (engl.) *healing*; syn. Heilung; **1.** Ziel einer kurativen Behandlung i. e. S. ist die Wiederherstellung völliger Gesundheit (restitutio ad integrum); **2.** i. w. S. gebraucht für die Krankenbehandlung nach § 27 SGB V; z. B. ärztliche, psychotherapeutische u. zahnärztliche Behandlung, Versorgung mit Arznei-, Verband-, Heil- u. Hilfsmitteln, Krankenhausbehandlung.

Kurierfreiheit: (engl.) *freedom to heal*; allgemeine Berechtigung, die Heilkunde ohne Rücksicht auf die fachliche Eignung erwerbsmäßig auszuüben; mit der Gewerbeordnung des Norddeutschen Bundes vom 21.6.1869 wurde die ärztliche Zulassung* erstmals reichseinheitlich geregelt u. die Kurierfreiheit erheblich eingeschränkt. Die ärztliche Tätigkeit unter der Berufsbezeichnung Arzt* wurde an den Nachweis einer Befähigung in Form einer Approbation* gebunden. Mit In-Kraft-Treten des Heilpraktikergesetzes 1939 (s. Heilpraktiker) wurde auch die Ausübung der Heilkunde durch Personen, die keine approbierten Ärzte waren, erlaubnispflichtig u. damit die allgemeine Kurierfreiheit praktisch abgeschafft. Für den Bereich der Zahnheilkunde endete die Kurierfreiheit mit In-Kraft-Treten des Zahnheilkundegesetzes („Gesetz über die Ausübung der Zahnheilkunde", Abk. ZHK) in der Fassung vom 16.4.1987 (BGBl. I S. 1225), zuletzt geändert am 15.12.2004 (BGBl. I S. 3396).

Kurklinik: (engl.) *spa hotel*; **1.** Einrichtung, die stationäre Leistungen i. S. einer Kur* anbietet, z. B.

Kurort: (engl.) *spa resort*; **1.** behördlich genehmigte Bez. für einen Ort, der besondere natürliche Gegebenheiten (Heilmittel des Bodens, des Meeres od. des Klimas), entsprechende Einrichtungen (für Mineral-, Seebad-, Kneipp- u. heilklimatische Kuren*) u. einen dem entsprechenden Ortscharakter (z. B. Kur- od. Badeärzte, Unterkünfte u. Unterhaltungseinrichtungen) für Maßnahmen aufweist, die zur Heilung od. Besserung chronischer Erkrankungen, zur Rehabilitation* sowie zur Prävention* u. Gesundheitsförderung* beitragen. **Kurorthygiene:** Teilgebiet der Hygiene*, das sich mit Hygienemaßnahmen in Kurorten befasst; betrifft insbes.: **a)** Analyse u. Beurteilung von Klima, Luftqualität, Lärmimmission, natürlichen Peloiden, Trinkwasser u. Hygiene in Einrichtungen des Kurwesens u. in Inhalatorien; **b)** übertragbare Krankheiten i. S. des Infektionsschutzgesetzes*; **c)** Beseitigung des Abwassers, Straßenreinigung u. Müllabfuhr; **Rechtliche Grundlage:** Dritte Durchführungsverordnung zum „Gesetz über die Vereinheitlichung des Gesundheitswesens" von 1935, in einigen Bundesländern bereits verabschiedete Gesundheitsdienstgesetze u. Landesverordnungen über die Anerkennung als Kur- u. Erholungsort. Die Überwachung der Einhaltung der Hygieneanforderungen erfolgt i. d. R. durch die Gesundheitsämter. **2.** im Sozialen* Entschädigungsrecht Bez. für den Ort, an dem eine Kur (i. S. einer medizinischen Rehabilitation* nach dem Sozialen Entschädigungsrecht) durchgeführt wird; vgl. Heilbad.

Kurzzeitpflege: (engl.) *short term foster care*; **1.** vorübergehende Pflege eines pflegebedürftigen Menschen in einer vollstationären Pflegeeinrichtung für maximal 4 Wochen pro Kalenderjahr; **Voraussetzung:** die häusliche Pflege kann zeitweise nicht (s. Pflege, häusliche bei Verhinderung der Pflegeperson), noch nicht od. nicht im erforderlichen Umfang erbracht werden u. teilstationäre Pflege ist nicht ausreichend. **Kostenträger:** Die Pflegekassen* übernehmen die pflegebedingten Aufwendungen, die Aufwendungen der sozialen Betreuung sowie die Aufwendungen für Leistungen der medizinischen Behandlungspflege* bis zu dem Gesamtbetrag von 1432 EUR im Kalenderjahr. Eine Zeitbegrenzung für Kurzzeit- od. Übergangspflege ist in den Ländern unterschiedlich geregelt. Die Pflegeperson hat Anspruch auf Sozialleistungen nach SGB VIII; ist das Kind geistig od. körperlich behindert, hat das Kind ggf. zusätzlich Anspruch nach SGB XI. Seelisch behinderte Kinder haben ggf. Anspruch auf zusätzliche Hilfen nach SGB VIII. In manchen Bundesländern (z. B. Berlin) haben Pflegepersonen Anspruch auf ein erhöhtes Pflegegeld, wenn ein entsprechender zusätzlicher Aufwand nachgewiesen wird. **Rechtliche Grundlage:** § 42 SGB XI. **2.** i. S. der Kinder*- und Jugendhilfe nach SGB VIII: s. Pflegeperson.

u. Regelungsprozessen in Technik, Biologie u. Medizin befasst; die medizinische Kybernetik erforscht biologische Dynamiken im gesunden u.

KZBV: Abk. für Kassenzahnärztliche Bundesvereinigung; s. Kassenzahnärztliche Bundesvereinigung.

L

Labeling-Theorie: (engl.) *social reaction theory, labeling theory*; auch Etikettierungstheorie; von H. Becker (1963) entwickelte Theorie zur Erklärung von Devianz*; u. a. in der Kriminologie sowie zur Erklärung psychischer Störungen (z. B. Schizophrenie, Depressionen, Angststörungen) genutzt; danach hängt die Frage, ob eine Person das Etikett „psychisch gestört" erhält, weniger vom Ausmaß ihrer Symptome als vielmehr von ihrer gesellschaftlichen Stellung ab u. davon, ob sie mit psychiatrischen Institutionen in Kontakt kommt; vgl. Stigmatisierung, soziale.

Laboratoriumsassistent, medizinisch-technischer: (engl.) *medical technical laboratory assistant;* Abk. MTLA; medizinisch-technischer Assistent (Labor); MTLA führt nach Vorbereitung Laboruntersuchungen in der klinischen Chemie, Hämatologie, Immunologie. Mikrobiologie, Histologie u. Zytologie durch; **Aufgabe:** Protokollierung, Kontrolle u. Dokumentation der Untersuchungsabläufe u. Auswertung der Ergebnisse. Die Analysen sind Grundlage für die ärztliche Diagnose u. Behandlung. Assistenz des Arztes* bei der Probengewinnung od. selbständige Probenentnahme nach ärztlicher Verordnung. **Ausbildung:** 3-jährige bundeseinheitlich geregelte Ausbildung an Berufsfachschulen („Gesetz über technische Assistenten in der Medizin" vom 2.8.1993, BGBl. I S. 1402, zuletzt geändert am 25.11.2003, BGBl. I S. 2304), Ausbildungs- u. Prüfungsverordnung für technische Assistenten in der Medizin, Abk. MTA-APrV, vom 25.4.1994 (BGBl. I S. 922), geändert am 23.3.2005 (BGBl. I S. 931).

Laborgemeinschaft: (engl.) *group laboratory, collaborative laboratory*; das gemeinsame Betreiben eines Labors durch mehrere wirtschaftlich selbständige Organisationseinheiten; **Ziel:** Kosteneinsparungen durch Größenvorteile; vgl. Praxisgemeinschaft.

Länderindikatorensatz: (engl.) *federal state indicator set*; enthält Indikatoren, die der Ermittlung der gesundheitlichen Lage der Bevölkerung u. Feststellung der Ressourcen des Gesundheitswesens dienen; ist wesentliche Grundlage der Gesundheitsberichterstattung* in den Bundesländern; zurzeit sind 297 Indikatoren enthalten, die in 11 Themenfelder gegliedert sind: Bevölkerung u. bevölkerungsspezifische Rahmenbedingungen, Ge-

sundheitszustand der Bevölkerung, gesundheitsrelevante Verhaltensweisen, Gesundheitsrisiken aus der Umwelt, Einrichtungen des Gesundheitswesens, Inanspruchnahme von Leistungen, Beschäftigte im Gesundheitswesen, Ausbildung im Gesundheitswesen, Ausgaben u. Finanzierung Kosten. 110 Indikatoren werden als **Kernindikatoren** bezeichnet. Diese sollten von allen Bundesländern vorgehalten werden u. EU-kompatibel sein. Sie überwiegen in der Bedeutung gegenüber den **Länderindikatoren**, da sie einen Vergleich zwischen den Ländern ermöglichen. 141 Länderindikatoren können die Länder entsprechend ihren gesundheitspolitischen Prioritäten zusätzlich führen. Zu diesen zählen auch 50 Indikatoren für Regionalvergleiche. Darüber hinaus können alle Länder zusätzliche Indikatoren aufnehmen. 46 Indikatoren werden vom Statistischen* Bundesamt, dem Robert* Koch-Institut u. weiteren Datenhaltern auf Bundesebene berechnet u. vorgehalten sog. **Bundesindikatoren** des Länderindikatorensatzes. Erarbeitet wurde der Länderindikatorensatz in seiner letzten Fassung vom Mai 2003 von einigen Bundesländern, dem Robert Koch-Institut dem Statistischen Bundesamt u. Datenhaltern auf Bundes- u. Landesebene in Zusammenarbeit mit der Arbeitsgruppe „Gesundheitsberichterstattung der Arbeitsgemeinschaft der obersten Landesgesundheitsbehörden (AOLG)". Vgl. Medizinalstatistik.

Längsschnittstudie: syn. Kohortenstudie*.

Lärm: (engl.) *noise*; unerwünschter Schall; Geräusche, die auf den Menschen störend, belästigend od. gesundheitsschädigend einwirken, z. B. verursacht durch Straßenverkehr, Flugzeuge, Industrie; Lärm kann in Abhängigkeit vom Schallpegel der Einwirkungszeit u. der Art des Geräusches zu Beeinträchtigungen (z. B. Schlaf-, Kommunikations-, Lern- u. Konzentrationsstörungen, Leistungseinschränkung*), Stressreaktionen (z. B. Blutdruckerhöhung) u. Gehörschäden (s. Hörminderung) führen. Vgl. Lärmbelastung, Lärmschutz TA Lärm.

Lärmbelastung: (engl.) *noise burden, noise exposure* Bez. für den Lärmpegel, der auf den Menschen einwirkt; **Rechtliche Grundlage:** die Arbeitsstättenverordnung* legt die zulässige Lärmbelastung

wird eine Einwirkzeit von 8 Stunden zugrunde gelegt (Einzelheiten in den Technischen Regeln zur Lärmmessung). Zur Vermeidung von gesundheitlichen Belastungen od. Schädigungen gelten folgende Richtwerte: **1.** 55 dB(A) bei überwiegend geistigen Tätigkeiten; **2.** 55 dB(A) in Pausenräumen, Bereitschafts-, Liege- u. Sanitätsräumen; **3.** 70 dB(A) bei einfachen od. überwiegend mechanisch ablaufenden Büroarbeiten u. vergleichbaren Tätigkeiten; **4.** 85 dB(A) bei allen sonstigen Tätigkeiten; erreichen die Geräuschpegel in bestimmten Bereichen die Grenze von 90 dB(A), so ist der Unternehmer verpflichtet, ein **Lärmminderungsprogramm** aufzustellen: Ermittlung der Lärmbereiche* u. deren Kennzeichnung, Erfassung der Lärmursachen, Ergreifen von Lärmminderungsmaßnahmen u. Veranlassung arbeitsmedizinischer Vorsorgeuntersuchungen der Beschäftigten; das Innenohr kann bei jahrelanger Einwirkung eines Lärmes mit einem Beurteilungspegel von 85 dB(A) einen nicht wieder rückgängig zu machenden Schaden nehmen. Kurzzeitige extrem hohe Schalldruckpegel (z. B. bei Schießübungen, Sprengungen) von 140 dB(A) od. mehr können trotz der extrem kurzen Einwirkungszeit zu erheblichen Gehörschäden führen. Bei einem Anstieg des Lärmpegels um 3 dB(A) besteht eine Verdoppelung der Gehörgefährdung. Damit verringert sich die zulässige Einwirkungszeit von Lärm um die Hälfte (s. Tab.); eine subjektive Empfindung einer Ver-

ortsgebundene Beurteilungspegel 85 dB(A) od. der Höchstwert des nicht bewerteten Schalldruckpegels 140 dB erreicht od. überschreitet; erreicht od. überschreitet der Pegel 90 dB(A), ist dieser Bereich zu kennzeichnen (entsprechend Unfallverhütungsvorschrift, Abk. UVV „Lärm", Vorschrift der Berufsgenossenschaft, Abk. VBG 121) u. entsprechender Gehörschutz* zu tragen. Der Arbeitgeber hat für Beschäftigte in Lärmbereichen eine verpflichtende arbeitsmedizinische Vorsorgeuntersuchung nach § 3 BGV A4 Arbeitsmedizinische Vorsorge* zu veranlassen. Die erste Nachuntersuchung hat vor Ablauf von 12 Monaten zu erfolgen, die weiteren nach 36 Monaten (≥90 dB(A) od. nach 60 Monaten (≥85 dB(A). Die Hörprüfung sollte nach einer ausreichenden Erholungsphase des Gehörs durchgeführt werden, i. d. R. nach 14 Stunden, frühestens jedoch nach einem Lärmpegel von LAeq ≥85 dB nach 30 Minuten, um falsche Ergebnisse zu vermeiden.

Lärmschutz: (engl.) *noise protection, noise control*; Gesamtheit der Maßnahmen zur Verminderung des Lärms*; am Arbeitsplatz werden eingesetzt: **1.** technische Maßnahmen zur Lärmminderung: **a)** primärer Schallschutz durch geeignete Konstruktionen an der Lärmquelle selbst, z. B. lärmarme Maschinen od. Maschinenteile, Einsatz von Schalldämpfern; **b)** sekundärer Schallschutz durch Minderung der Schallausbreitung (z. B. durch Kapselung od. Schallisolierung der Schallquelle, Abschirmungen verschiedener Arten, raumakustische Maßnahmen wie schallschluckende Wände u./od. Decken) od. durch räumliche Trennung der Schallquellen von den übrigen Arbeitsräumen; **2.** organisatorische Maßnahmen zur Lärmminderung: z. B. räumliche Trennung von lauten u. weniger lauten Arbeitsplätzen, Beschränkung der Arbeitszeiten (Lärmpausen); **3.** persönliche Schutzmaßnahmen: geeigneter Gehörschutz*.

Lärmschwerhörigkeit: s. Hörminderung.

Lärmstufen: (engl.) *noise grades*; Lautstärkebereiche, denen Auswirkungen auf den Menschen zugeordnet wurden; **Einteilung:** nach Lehmann werden 4 Stufen von Lärmwirkungen unterschieden (s. Abb.), die jeweils etwa folgenden Schalldruckpegelbereichen zugeordnet sind: **1.** 30–65 dB(A) mit überwiegend psychischen Reaktionen, die v. a. abhängig sind von der Einstellung u. der Reizempfindlichkeit des Betroffenen u. sekundär vegetativen Reaktionen; Beeinträchtigung des Schlafes, der Erholung u. geistigen Arbeit; **2.** 65–90 dB(A) mit zusätzlichen Körperreaktionen über das vegetative Nervensystem (z. B. Änderung der Hautdurchblutung, der Herztätigkeit u. Drüsensekretion, vorzeitige Ermüdung), die unabhängig von einer angeblichen Gewöhnung an den Lärm eintreten; **3.** 90–120 dB(A), ggf. individuell auch bereits bei 85 dB(A) mit der Gefahr einer Innen-

Lärmbelastung

Schallpegel in dB(A)	Vielfaches der Gehörgefährdung gegenüber 85 dB(A)	zulässige tägliche Einwirkzeit	
85	1	8	Stunden
88	2	4	Stunden
91	4	2	Stunden
94	8	1	Stunde
97	16	30	Minuten
100	32	15	Minuten
105	100	4,8	Minuten

doppelung des Lärmes erfolgt erst bei einer Steigerung von 10 dB(A). **Hinweis:** Bis 15.2.2006 (mit einer möglichen Fristverlängerung von 5 Jahren) sollte die EU-Richtlinie über Mindesvorschriften zum Schutz von Sicherheit u. Gesundheit der Arbeitnehmer vor der Gefährdung durch physikalische Einwirkung (Lärm) von den EU-Mitgliedstaaten umgesetzt sein, in der fast alle Werte um

fliegendes Düsenflugzeug	— 120 —	
	— 115 —	
Konzert, Disco	— 110 —	
	— 105 —	Innenohrschädigung bei
Presslufthammer	— 100 —	langjähriger Lärmeinwirkung
	— 95 —	
Kreissäge	— 90 —	
	— 85 —	
Autobahn tagsüber	— 80 —	psychische u. vegetative Reaktionen
	— 75 —	
Hauptverkehrsstraße tagsüber, Flugverkehr	— 70 —	
Zugverkehr, Rasenmäher	— 65 —	
Hauptverkehrsstraße nachts, lautes Sprechen	— 60 —	
	— 55 —	
ruhige Wohnstraße tagsüber, normales Sprechen	— 50 —	überwiegend psychische Reaktionen
	— 45 —	
ruhige Wohnstraße nachts, leises Sprechen	— 40 —	
	— 35 —	
	— 30 —	
	— 25 —	
Flüstern	— 20 —	
Uhrticken	— 15 —	
normales Atmen	— 10 —	
	— 5 —	
	— 0 —	Hörgrenze

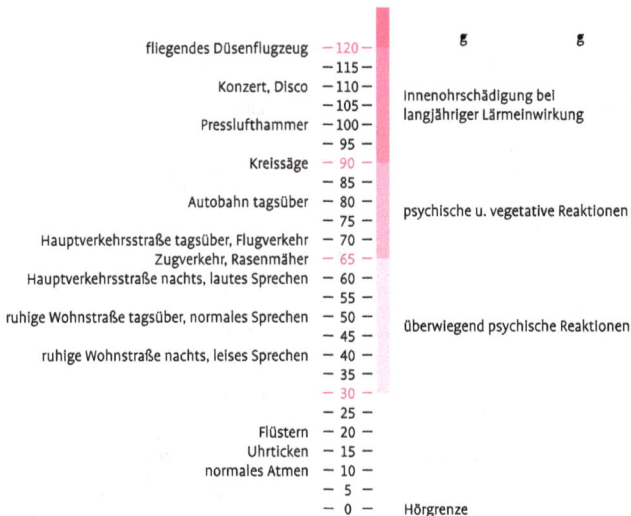

Lärmstufen: nach Lehmann

ohrschädigung bei langjähriger Lärmeinwirkung. Die Innenohrschädigung führt zur Schwerhörigkeit u. ist nicht heilbar. 4. >120 dB(A) sind unmittelbare organische Schäden möglich.

Lagemaß: (engl.) *measure of central tendency*; Zentralitätsmaß; Maßzahl bzw. Merkmal zur Beschreibung der zentralen Lage einer Stichprobe*; für symmetrische, nicht kontaminierte (fehlerbehaftete) Stichproben auf Intervallskalenniveau ist das arithmetische Mittel* das optimale Lagemaß. Bei Kontamination sind robuste Varianten des arithmetischen Mittels vorzuziehen (z. B. getrimmtes Mittel, winsorisiertes Mittel). Die Lage unsymmetrischer Stichproben lässt sich durch Berechnung u. anschließende Rücktransformation des arithmetischen Mittels nach symmetrisierender Transformation (geometrisches Mittel, harmonisches Mittel) od. rangbasiert (Median*) charakterisieren. Liegt nicht mindestens Intervallskalaniveau vor, ist bei Rang- od. Stufenskalen der Median das Lagemaß der ersten Wahl. Für Nominalskalen steht lediglich der Modalwert (s. Modus) zur zusammenfassenden Charakterisierung zur Verfügung. Bei der Wahl des Lagemaßes ist zu berücksichtigen, dass sich die Lagemaße nicht nur in ihren statistischen Eigenschaften unterscheiden, sondern auch in ihrer inhaltlichen Bedeutung. Z. B. charakterisiert das arithmetische Mittel einer Einkommensverteilung das Einkommen, das jeder bei gleichmäßiger Aufteilung des Gesamteinkommens hätte, das geometrische Mittel gleicht die relativen Unterschiede aus, das Medianeinkommen wird von jeweils 50 % der Bevölkerung über- bzw. unterschritten, u. das Modaleinkommen kommt am häufigsten vor.

Lage, soziale: (engl.) *social rank, position*; objektivierbare gesellschaftliche Position od. Stellung, in der sich Individuen od. eine Gruppe befinden; Verwendung z. T. gleichbedeutend mit sozialer Schicht* (T. Geiger). Vgl. Status.

Laienpflege: (engl.) *lay nursing*; ein nach dem Pflege Versicherungsgesetz (s. Pflegeversicherung) operationalisierter Begriff zur gutachterlichen Bewertung des Hilfebedarfs*, der in Gegenüberstellung zur professionellen Pflege* durch Pflegefachkräfte die pflegerischen Maßnahmen bezeichnet, die i. R. der Fremdhilfe familiär, nachbarschaftlich, ehrenamtlich sowie durch Selbsthilfegruppen erbracht werden (§ 15 SGB XI); gemäß den Begutachtungsrichtlinien zur Beurteilung der Pflegebedürftigkeit* sind bei der zeitlichen Bemessung des pflegerischen Mindesthilfebedarfs die Maßstäbe der Laienpflege u. der durchschnittlichen häuslichen Wohnsituation* zugrunde zu legen.

Laientheorien: (engl.) *layman's theories*; Bez. für Vorstellungen medizinischer Laien über die Entstehung u. den Verlauf von Erkrankungen sowie die adäquate Form des Umgangs mit ihnen; Krankheitstheorie*; vgl. Krankheitsverhalten, Gesund heitsverhalten.

Landesärztekammer: s. Ärztekammer.

Landesapothekerkammer: s. Apothekerkammer.

s. Bundesgeschäftsstelle Qualitätssicherung.

Landesgesundheitsberichte: s. Gesundheitsberichterstattung.

Landesgesundheitskonferenz: (engl.) *regional health conference*; Gremium des Gesundheitswesens eines Bundeslandes, bestehend aus Vertretern von Sozialversicherungsträgern, Ärzte- u. Zahnärzteschaft, Apothekern, Krankenhausgesellschaften, Arbeitgebern u. Gewerkschaften, Wohlfahrtsverbänden, Kommunalen Spitzenverbände, Landschaftsverbänden, Einrichtungen der Gesundheitsvorsorge u. des Patientenschutzes sowie der Gesundheitlichen Selbsthilfe; die **regionale Gesundheitskonferenz** ist eine vergleichbare Struktur auf örtlicher Ebene. Die **kommunale Gesundheitskonferenz** ist eine Einrichtung in Nordrhein-Westfalen nach dem Gesetz über den Öffentlichen Gesundheitsdienst vom 25.11.1997 (§ 24 Kommunale Gesundheitskonferenz, Geschäftsführung als Aufgabe des Gesundheitsamtes). **Aufgabe:** berät u. koordiniert i. R. gesundheitspolitischer Fragen auf kommunaler bzw. Landesebene, gibt bei Bedarf Empfehlungen, die unter Selbstverpflichtung der Beteiligten umgesetzt werden, u. wirkt an der Gesundheitsberichterstattung* mit; **Organisation:** wird auf Landesebene von dem für das Gesundheitswesen zuständigen Ministerium, auf kommunaler Ebene vom Rat od. Kreistag einberufen.

Landespflegeausschuss: s. Bundespflegeausschuss.

Landesschiedsamt: s. Schiedsamt.

Landesversicherungsanstalt: (engl.) *regional insurance fund for wage earners*; Abk. LVA; auf Landesebene angesiedelter Rentenversicherungsträger* der Arbeiterrentenversicherung; seit dem 1.10.2005 in der Deutschen Rentenversicherung* aufgegangen; die vormaligen Landesversicherungsanstalten werden jetzt als Regionalträger bezeichnet, z. B. früher Landesversicherungsanstalt Rheinprovinz, jetzt Deutsche Rentenversicherung Rheinland.

Landeszahnärztekammer: s. Zahnärztekammer.

Landwirtschaftliche Alterskasse: (engl.) *farmers' pension insurance*; Träger der Alterssicherung* der Landwirte; Bestandteil der landwirtschaftlichen Sozialversicherung.

Landwirtschaftliche Krankenkassen: (engl.) *agricultural sickness (health) funds*; Abk. LKK; als Primärkassen Träger der Krankenversicherung* der Landwirte; Bestandteil der landwirtschaftlichen Sozialversicherung.

Landwirtschaftliche Sozialversicherung: (engl.) *agricultural social insurance*; vereinigt als Sonderträger die 3 Sozialversicherungszweige Unfallversicherung, Rentenversicherung u. Kranken-/Pflegeversicherung für Unternehmer u. mitarbeitende Familienangehörige sowie bestimmte Rentner in der Land- u. Forstwirtschaft; **Organisation:** 9 re-

gionalverbände: **1.** Bundesverband der landwirtschaftlichen Berufsgenossenschaften* (BLB), **2.** Gesamtverband der landwirtschaftlichen Alterskassen (GLA), **3.** Bundesverband* der landwirtschaftlichen Krankenkassen/Pflegekassen (BLK).

Langfristverordnung: (engl.) *long term prescription*; Begriff der Heilmittel*-Richtlinien für zeitlich längerfristige od. unbefristete Heilmittelverordnung (s. Verordnung) bei bestimmten Indikationen bis 30.6.2004; seit 1.7.2004 ist eine medizinisch begründete längerfristige Verordnung nur außerhalb des Regelfalls* u. nur für längstens 12 Wochen möglich.

Langzeitstudie: (engl.) *long-term study*; Studie, i. d. R. eine Kohortenstudie*, die auf einen längeren Zeitraum angelegt ist, um z. B. die Spätfolgen einer Behandlung od. die Zehn-Jahres-Überlebenszeit von Herzinfarktpatienten zu ermitteln.

Lastquotient: syn. Abhängigkeitsquotient*.

latent Versicherter: (engl.) *latently insured person*; Person, die zurzeit keine Beiträge zur Rentenversicherung* zahlt, aber in der Vergangenheit Rentenanwartschaften durch Entrichtung von Pflichtbeiträgen* od. freiwilligen Beiträgen* erworben hat.

Lauer-Taxe: (engl.) *pharmacy price schedule*; Große Deutsche Spezialitätentaxe; von der Bundesvereinigung* Deutscher Apothekerverbände herausgegebene Liste der in Deutschland zugelassenen Arzneimittel*; enthält u. a. Angaben über Hersteller, Darreichungsformen, Packungsgrößen, Preise, Zuzahlungen, Apotheken- bzw. Verschreibungspflicht; erscheint 14-tägig als Mikrofilm, auf Disketten u. CD-ROM.

LDSG: Abk. für Landesdatenschutzgesetz; s. Datenschutz.

Lebendgeburt: (engl.) *live birth*; in Deutschland gilt ein Kind als lebendgeboren, wenn nach der Trennung vom Mutterleib folgende Lebenszeichen nachweisbar sind: regelmäßige Herzaktivität, regelmäßige Atembewegungen, Pulsation der Nabelschnur, Bewegung der willkürlichen Muskulatur (unabhängig von Länge od. Gewicht des Kindes od. der Dauer der Schwangerschaft). Vgl. Totgeburt.

Leben, intermediäres: (engl.) *intermediary life*; Stadium zwischen dem Individualtod (s. Hirntod) u. dem Absterben zunächst noch überlebender Zellen u. Organe (biologischer Tod).

Lebensabschnitte: (engl.) *stages of life*; Phasen der nachgeburtlichen Entwicklung u. des Lebenslaufs, anhand derer unter Berücksichtigung körperlicher, sexueller u. psychosozialer Entwicklungsphasen eine Einteilung in bestimmte Gruppen (z. B. Kinder, Jugendliche, Erwachsene, ältere Menschen) bzw. Altersstufen erfolgen kann; vgl. Alter, Altersstufen im Recht.

Lebensbedingungen: (engl.) *living conditions*; unter dem Begriff lassen sich alle potentiellen Einfluss-

flussen als externe Kontextfaktoren* (ICF*) auch die (funktionale) Gesundheit*; vgl. Lebensstandard.

Lebensbereiche: (engl.) *life domains*; nach ICF* die Bereiche des tatsächlichen od. potentiellen menschlichen Tuns (Aktivitätenbereiche) u. der menschlichen Daseinsentfaltung u. Selbstbestimmung (Teilhabebereiche), z. B. Selbstversorgung, Ausbildung, Erwerbstätigkeit, Mobilität, selbstbestimmtes Handeln u. Zugang zu Möglichkeiten zur Daseinsentfaltung; vgl. Teilhabe, Aktivität.

Lebensereignis, kritisches: (engl.) *stressful life event*; bezeichnet ein wichtiges biographisches Ereignis, das einen Einschnitt im Leben einer Person bedeutet u. einen fortlaufenden Anpassungsprozess an die sich wandelnde Situation erfordert; grundsätzlich können kritische Lebensereignisse sowohl positiv bewertete (z. B. Beförderung, Heirat) als auch negativ bewertete Erfahrungen (z. B. Tod eines Angehörigen, Krankheit, Arbeitslosigkeit) sein. Sie können als Stressoren* wirken u. sind im Zusammenhang u. a. mit kardiovaskulären od. psychischen Erkrankungen als Risikofaktoren* zu berücksichtigen, wobei weniger das Ereignis als dessen Wahrnehmung entscheidend ist. (vgl. Coping).

Lebenserwartung: (engl.) *life expectancy*; bei zurzeit gültigen altersspezifischen Mortalitätsraten zu erwartende durchschnittliche Lebensdauer in Jahren für jede Altersgruppe zum Beobachtungszeitpunkt; die Lebenserwartung ist ein hypothetisches Maß u. Indikator für den Gesundheitszustand* u. die Mortalität einer Bevölkerung. Die mittlere Lebenserwartung bei der Geburt beträgt entsprechend der Sterbetafel* 2002/2004 in Deutschland für neugeborene Jungen 75,89 u. für Mädchen 81,55 Jahre. Die Zunahme der Lebenserwartung seit Anfang des 20. Jh. (Lebenserwartung ca. 46 Jahre) hat sich verlangsamt; in einigen Ländern der Dritten Welt stagniert die Lebenserwartung bzw. ist rückläufig. Seit Mitte des 19. Jh. begann, zuerst in nord- u. westeuropäischen Ländern, im Gefolge der Industrialisierung die Mortalität* u. zeitversetzt die Fertilität* zu sinken (vgl. Übergang, demographischer). Die Mortalität ist in den Industrieländern im 20. Jh. in allen Altersgruppen kontinuierlich gesunken, so dass sich die durchschnittliche Lebensdauer (Lebenserwartung) ab Geburt fast verdoppelt hat. Versuche, aus den vorhandenen Mortalitätsdaten eine maximale Lebensdauer für ganze Kohorten zu schätzen, wurden bisher stets von der empirischen Lebensverlängerung übertroffen. Die maximale bei einem Menschen beobachtete Lebensdauer ist 122 Jahre u. 164 Tage. **Einteilung: 1. beeinträchtigungsfreie** Lebenserwartung (engl. disability free life expectancy, Abk. DFLE): erwartete Zahl der Lebensjahre einer Perioden-Sterbetafelkohorte ohne gesund-

verlebten Lebensjahre, mit denen die Kohorte rechnen kann. **2. beeinträchtigungsgewichtete od. behinderungsfreie** Lebenserwartung (engl disability adjusted life expectancy, Abk. DALE) die ohne u. mit Beeinträchtigung verlebten Jahre einer Sterbetafelpopulation werden, gewichte nach dem Grad der Beeinträchtigung, zusammengefasst. Dieser vom Global-Burden-of-Disease-Projekt der WHO in den 90er Jahren eingeführte populationsbezogene Gesundheitsindikator wurde seit dem World Health Report 2001 der WHO durch das Synonym health adjusted life expectancy (Abk. HALE), gesundheitsgewichtete Lebenserwartung (engl. healthy life expectancy, Abk. HLE) bzw. Gesundheitserwartung engl. health expectancy) ergänzt. Diese ist die erwartete Zahl der Lebensjahre* einer Kohorte*, gewichtet nach der Dauer u. dem Grad der beeinträchtigt verlebten Jahre. Die Differenz zwischen allgemeiner (ungewichteter) Lebenserwartung u. Gesundheitserwartung ist die Zahl der durch Beeinträchtigung verlorenen Lebensjahre pro Kopf. **3. aktive od. unabhängige** Lebenserwartung (engl. active life expectancy, Abk. ALE bzw. independent life expectancy, Abk. ILE): gibt die restliche aktive od. restliche abhängigungsfreie Lebenserwartung an. Die **totale restliche** Lebenserwartung ist die restliche beeinträchtigungsfreie Lebenserwartung plus restliche Lebenserwartung mit Beeinträchtigung (jede erhebliche Einschränkung der Fähigkeit der selbständigen Lebensführung wie Gehen u. Treppensteigen Körperpflege, Toilettenbenutzung, An- u. Ausklei den, Essen u. Trinken). **Hinweis:** Problematisch an diesem Gesundheitsindikator* ist, dass Leben mi Beeinträchtigung gleich wie Tod bewertet wird Das Maß der beeinträchtigungsgewichteten (DA-LE) od. gesundheitsgewichteten (HALE) Lebenserwartung kombiniert unbeeinträchtigte u. beeinträchtigte Lebenszeit u. ist deshalb den Gesundheitsindikatoren ALE, DFLE, ILE überlegen. Allen diesen speziellen Versionen der Lebenserwartung liegt das beeinträchtigungsgewichtete Lebensjahr (vgl. DALY) zugrunde. Vgl. QALY.

Lebensführung: s. Lebensweise.

Lebensgewohnheiten: (engl.) *habits*; **1.** (allg.) Routinehandlungen, tradierte, kulturell vermittelte Verhaltensweisen; z. B. Tätigkeiten des Alltags (Selbstpflege wie Waschen, Anziehen), Verhaltenseigenarten (z. B. Gesten), Sprachgewohnheiten charakteristische Benehmen, Umgangsregeln (z. B. Händeschütteln zur Begrüßung); **2.** (psychol. auch Gewöhnung; durch Übung u. Erfahrung eingeschliffene Handlungsweisen, Denkgewohnheiten bei Problemlöseverhalten (z. B. in der An wendung von Standards). Vgl. Lebensweise, Gewohnheiten, soziale.

Lebenshaltungskosten: s. Lebensunterhalt, notwendiger.

Lebenslage: (engl.) *socioeconomic status*; Summe des materiellen (Einkommen, Wohnung, Vermögen), sozialen (z. B. soziale Unterstützungsnetze) u. kulturellen (z. B. Bildung) Kapitals, der Ressourcen* u. der Lebensumstände der Mitglieder unterschiedlicher sozialer Gruppierungen in einer Gesellschaft; von der jeweiligen Lebenslage hängen in struktureller Hinsicht Chancen zu gesellschaftlicher Teilhabe u. selbständiger Lebensführung, sozialem Aufstieg u. Einfluss ab. Benachteiligte Lebenslagen sind oft mit typischen Risiken wie Verarmung, vorzeitige Mortalität*, chronischen Erkrankungen, schlechterer medizinischer Versorgung u. Inanspruchnahme verknüpft. **Einteilung: 1.** nach Merkmalen **vertikaler sozialer Ungleichheit** (Herkunft, Bildung, berufliche Position, Einkommen u. Vermögen), die den Zugang zu begehrten sozialen Positionen, zu gesellschaftlichem Einfluss, Reichtum u. Macht bestimmen u. auf die soziale Position von Personen im gesellschaftlichen Gefüge von Klassen*, sozialen Schichten* u. sozialen Milieus* verweisen; **2.** nach Merkmalen **horizontaler sozialer Ungleichheit,** die quer zur vertikalen gesellschaftlichen Gliederung verlaufen, z. B. Menschen in Heimen, Menschen in lebensphasenspezifischer sozialer Ungleichheit (z. B. Auszubildende, Alleinerziehende), diskriminierte Menschen; (s. Diskriminierung). Unterschiedliche Lebenslagen beeinflussen die Risiken körperlicher Erkrankungen od. psychischer Störungen. Weiterhin ist die Bewältigung kritischer Lebensereignisse* von der Lebenslage u. dem milieuspezifisch erworbenen Habitus abhängig (s. Selbstwirksamkeitserwartung). Die Analyse von Lebenslagen kann zu einer gesundheitswissenschaftlichen Strategie entwickelt werden, um u. a. regionale, soziale, kulturelle, u. gesundheitliche Ungleichheiten zu erkennen, Handlungsbedarf abzuleiten u. Gegenmaßnahmen zu ergreifen (z. B. im Rahmen von Armutsbekämpfung, Sozial-, Bildungs- u. Arbeitsmarktpolitik; vgl. Prävention). Erfolgversprechende Ansätze einer lebenslagenbezogenen Gesundheitsförderung* sind z. B. das Gesunde*-Städte-Netzwerk, betriebliche Gesundheitszirkel*, Entlastung pflegender Angehöriger, schulische Gesundheitsbildung u. Gesundheitssozialarbeit in sozialen Brennpunkten.

Lebensmittel: (engl.) *food*; Stoffe, die dazu bestimmt sind, in unverändertem, zubereitetem od. verarbeitetem Zustand von Menschen verzehrt zu werden; zur Gewährleistung unbedenklicher u. genusstauglicher Lebensmittel formulierte der Rat der Europäischen Gemeinschaften 1993 eine Richtlinie zur **Lebensmittelhygiene;** umfasst Vorkehrungen u. Maßnahmen für sämtliche Produktions-, Vermarktungs- u. Verbrauchsphasen von der Rohstoffgewinnung bis zum Verzehr; **Rechtliche Grundlage:** §§ 40–44, 46 Lebensmit-

tständen", Abk. LMBG, in der Fassung vom 12.6.2004, BGBl. I 2004, S. 934).

Lebensmittel-Austauschtabelle: (engl.) *dietary exchange table*; Liste zum Vergleich von Gewicht, Portionsgröße od. Anzahl von Lebensmitteln (oft einer Lebensmittelgruppe), welche die gleiche Menge eines Inhaltsstoffes od. einer Rechengröße (z. B. Broteinheit, Abk. BE) enthalten u. damit im Speiseplan gegeneinander ausgetauscht werden können; wird in der Ernährungsberatung* eingesetzt u. dient als Orientierungshilfe für Patienten bei der Zusammenstellung ihres täglichen Ernährungsplans.

Lebensmittelzusatzstoffe: (engl.) *food additives*; Stoffe, die Lebensmitteln* z. B. zur optischen od. geschmacklichen Aufbesserung sowie zur Konservierung* zugesetzt werden; Verwendung bezüglich Art, Menge u. Kenntlichmachung geregelt in der Zusatzstoff*-Zulassungsverordnung.

Lebensnettotransfer: (engl.) *lifetime net transfer*; auf Generationenebene kalkulierte Barwertdifferenz von Ein- u. Auszahlungen in einer Sozialversicherung; positive u. negative Salden weisen auf intergenerative Umverteilung hin, ggf. auch durch Berücksichtigung von Steuern u. Beiträgen sowie öffentlicher Leistungen. Dabei ist eine Generation dann nettobelastet (-begünstigt), wenn sie zum Zeitpunkt ihrer Geburt einen positiven Lebensnettotransfer erwartet; vgl. Abhängigkeitsquotient.

Lebenspartnerschaftsgesetz: (engl.) *civil partnership act*; Abk. LPartG; „Gesetz über die Eingetragene Lebenspartnerschaft" vom 16.2.2001 (BGBl. I S. 266), zuletzt geändert am 6.2.2005 (BGBl. I S. 203), das für Lebensgemeinschaften zweier Personen gleichen Geschlechts der Ehe in vielen Bereichen ähnliche Rechtslage geschaffen hat; **Ziel:** gleichgeschlechtlich orientierten Partnern zu ermöglichen, ihren Verantwortungs- u. Einstehensgemeinschaften einen rechtlichen Rahmen zu geben; die Partnerschaft wird vor einer von den Ländern zu bestimmenden Behörde geschlossen. Vgl. Homosexualität.

Lebensqualität: (engl.) *quality of life*; Bez. für das mit der subjektiven Bewertung der Lebensbedingungen (z. B. Grad der Demokratisierung, gesellschaftliche Gerechtigkeit, Gesundheit, Wohnbedingungen) verbundene (Wohl-)Befinden von Individuen; WHO definiert Lebensqualität als „Wahrnehmungen von Individuen bezüglich der eigenen Position im Leben im Zusammenhang mit der Kultur u. dem Wertesystem in ihrem jeweiligen Lebensumfeld, u. in Beziehung zu ihren Zielen, Erwartungen, Standards u. Sorgen. Das Konzept der Lebensqualität ist sehr weitreichend u. schließt in komplexer Art u. Weise körperliche Gesundheit, psychologischen Status, Grad an Selbständigkeit, soziale Beziehungen, persönliche Ansichten u. die

Verfügung: zur ökonomischen Bewertung von Lebensqualität werden QALY* eingesetzt. Die **gesundheitsbezogene Lebensqualität** beschreibt die mit Krankheit* u. Gesundheit* in Zusammenhang stehenden Komponenten der Lebensqualität. Sie umfasst körperliche, psychische, soziale u. funktionale Dimensionen des Befindens u. des Handlungsvermögens. Gesundheitsbezogene Lebensqualität ist nicht direkt mess- od. beobachtbar, sondern muss indirekt über Indikatoren erfasst werden. Es gibt verschiedene Instrumente u. Verfahren zur Messung von gesundheitsbezogener Lebensqualität (s. SF-36 Fragebogen), bei denen man zwischen krankheitsspezifischen u. krankheitsübergreifenden Instrumenten unterscheidet. Die gesundheitsbezogene Lebensqualität wird u. a. in folgenden Anwendungsbereichen erhoben: **1.** epidemiologische Untersuchungen (z. B. Beschreibung der Gesundheit bzw. der gesundheitsbezogenen Lebensqualität der Bevölkerung bzw. von Subpopulationen); **2.** Wirksamkeit gesundheitsbezogener Interventionen (z. B. von Präventions- u. Rehabilitationsmaßnahmen, Medikation, Operationen, Disease-Management-Verfahren); **3.** Qualitätsmanagement*; **4.** Therapiemonitoring u. -entscheidungen im individuellen Behandlungsfall.

Lebensstandard: (engl.) *standard of living, living standard*; Bez. für Menge u. Qualität der verfügbaren materiellen u. immateriellen Ressourcen*, die den Lebensstil (s. Lebensweise) von Individuen z. B. aufgrund ihres Arbeitseinkommens* bestimmen; vgl. Lebensbedingungen.

Lebensstil: s. Lebensweise.

Lebensstiländerung: (engl.) *life style change*; bewusst intendierte Veränderung von Gewohnheiten wie z. B. Ernährung, Bewegung, Nicotinkonsum (s. Lebensweise); dient i. d. R. der Reduzierung von gesundheitlichen Risikofaktoren* u. fördert das Gesundheitsverhalten*. Vgl. Verhaltensänderung.

Lebensunterhalt, notwendiger: (engl.) *necessary subsistence*; umfasst nach § 20 SGB II/§ 27 SGB XII seit 1.1.2005 Ernährung, Kosten* der Unterkunft, Kleidung, Körperpflege, Hausrat einschließlich in vertretbarem Umfang auch Mobiliar, Heizung u. persönliche Bedürfnisse des täglichen Lebens einschließlich Teilnahme am kulturellen Leben u. Beziehungen zur Umwelt; bei Kindern u. Jugendlichen umfasst der notwendige Lebensunterhalt auch den besonderen, insbes. den durch Entwicklung u. Heranwachsen bedingten Bedarf. Vgl. Regelsatz, Hilfe zum Lebensunterhalt.

Lebensverhältnisse: s. Prävention.

Lebensverlängerung: s. Sterbehilfe.

Lebensversicherung: (engl.) *life insurance*; Form der Personenversicherung als Erlebens- od. Todesfallversicherung; Maßnahme der privaten Altersvorsorge*.

tisch für die Lebensführung einer bestimmten Person od. der Mitglieder einer Gruppe sind (z. B. soziale, ethische Gruppierung u./od. Altersgruppe); umfasst routineförmige Alltagspraktiken der Haushaltsführung, Formen sozialer Kontaktgestaltung, Erziehungsstile, Arten der Familienorganisation, Konsumgewohnheiten, kulturelle Vorlieben u. „Geschmack", Ernährung, Gesundheits- u. Altersvorsorge, Inanspruchnahme medizinischer Dienste u. die Eigenverantwortung für die eigene Gesundheit. Zur Lebensweise gehört darüber hinaus die Orientierung an kurzfristigen gesellschaftlichen Entwicklungen (z. B. Mode, Musikstile, Drogen in jugendlichen Subkulturen). Da sowohl gesundheitsförderliche als auch -schädliche Verhaltensweisen soziokulturell eingebettet sind u. daher kaum isoliert beeinflusst werden können wurde der Begriff der Lebensweise zu Beginn der 80er Jahre in die WHO-Strategie zur Gesundheitsförderung* übernommen. Gesundheitsschädliches Verhalten ist in der Lebensweise oft in widersprüchlicher Form integriert (z. B. Konsum von Alkohol nach Sport als Medium sozialer Vergemeinschaftung); sie lässt sich nur begrenzt beeinflussen. Dies zeigt sich u. a. am Bemühen gen zur Prävention* von Volkskrankheiten in den entwickelten Industriegesellschaften.

Lebenswelten, gesundheitsfördernde: s. Setting.

Leberzirrhose: (engl.) *liver cirrhosis*; syn. Schrumpfleber; chronisch entzündlicher Prozess in Lebergewebe u. -gefäßen mit nachfolgendem bindegewebigem Umbau (Narbenbildung); **Einteilung:** nach Ursachen bzw. Schweregrad: s. Tab.; **Ätiologie:** Spätfolge verschiedener Lebererkrankungen; am häufigsten nach chronischer Alkoholschädigung, seltenere Ursachen sind chronische Hepatitis* in-

Leberzirrhose
Child-Pugh-Klassifikation:
Einteilung nach erreichter Punktzahl

Beurteilungs-kriterium	Bewertung		
	1 Punkt	2 Punkte	3 Punkte
Quick (%)	>70	40–70	<40
Albumin i. S. (g/l)	>35	28–35	<28
Bilirubin i. S. (µmol/l)	<20	20–50	>50
Aszites	nein	mäßig	viel
Enzephalopathie (Grad)	nein	I–II	III–IV

Child-Pugh A (5–6): gute Leberfunktion;
Child-Pugh B (7–9): mäßige Leberfunktion;
Child-Pugh C (≥10): schlechte Leberfunktion

kungen, Stoffwechselerkrankungen, Tropenkrankheiten; **Epidemiologie:** Inzidenz: 250 pro 100 000 Einwohner; Männer sind doppelt so häufig betroffen wie Frauen; Mortalität: abhängig vom Schweregrad, die Ein-Jahres-Mortalität beträgt bei Child B 20–40 %, bei Child C 40–60 %. 2003 starben in Deutschland etwa 17 000 Menschen an den Folgen einer Leberzirrhose (Leberversagen, Ösophagusvarizenblutungen, Leberzellkarzinom). **Leistungsansprüche an die Sozialversicherungsträger: 1.** an die GKV durch häufige Arbeitsunfähigkeit bei Multimorbidität, Behandlungskosten für medikamentöse u. stationäre Behandlungen sowie Lebertransplantationen; **2.** an die GRV durch Bedarf an Leistungen* zur medizinischen Rehabilitation u. Leistungen* zur Teilhabe (2005 ca. 600 medizinische Rehabilitationen) sowie bei schwerwiegender u. dauerhafter Funktionsstörung durch Ansprüche auf Rente wegen Erwerbsminderung* (2005 ca. 1500 Rentenneuzugänge); **3.** an die GPV bei Pflegebedürftigkeit*; **4.** an die Berufsgenossenschaft bei nachgewiesener Berufskrankheit*. Die Anerkennung des GdB (s. Grad der Behinderung) erfolgt nach den Grundsätzen des Schwerbehindertenrechts im SGB*IX, die Anerkennung einer MdE (s. Minderung der Erwerbsfähigkeit) nach den Grundsätzen des Sozialen* Entschädigungsrechts od. der GUV. **Prävention:** Aufklärung über die Gefahren des Alkoholkonsums u. Vermeiden von Alkohol, absolute Alkoholkarenz bei Leberverfettung als Zirrhosevorstufe, Schutzimpfung gegen Hepatitisinfektion.

Leichenschau: (engl.) *autopsy*; ärztliche Untersuchung zur Feststellung des Todes, des Todeszeitpunkts, der Todesursache u. der Todesart; **1.** äußere Leichenschau: vollständige äußerliche Untersuchung der entkleideten Leiche bei guter Beleuchtung; diese allgemeine Leichenschau für jeden Todesfall ist auf Länderebene in den Bestattungsgesetzen z. T. sehr unterschiedlich geregelt. Anhaltspunkte für eine nichtnatürliche Todesursache od. ungeklärte bzw. ungewisse Todesart erfordern die polizeiliche Anzeige, wobei bis zum Eintreffen der Polizei Veränderungen weder an der Leiche noch an der Umgebung vorgenommen werden dürfen. Die Kosten der Leichenschau fallen grundsätzlich demjenigen zur Last, der die Bestattungskosten zu tragen hat. Der Leichenschau kommt persönlichkeitsrechtliche, straf- u. zivilrechtliche, soziale u. gesundheitspolitische Bedeutung zu: sichere Todesfeststellung zur Vermeidung von Scheintodesfällen; in speziellen Fällen auch als Voraussetzung einer Organexplantation, Seuchenbekämpfung (Offenbarungspflicht* bei bestimmten Erkrankungen im Todesfall; s. Infektionsschutzgesetz), Gewinnung von Daten zur Todesursachenstatistik*, Rechtsinteressen wie Erkennung fremdverschuldeter Todesfälle sowie Wahr-

Rechtsmediziner erfolgen; **3.** innere Leichenschau: s. Sektion. Vgl. Todesbescheinigung.

Leichenschauschein: s. Todesbescheinigung.

Leiharbeitnehmer: (engl.) *temporary employee, temporary worker*; syn. Leiharbeiter; bei Zeitarbeitsfirmen beschäftigte Arbeitnehmer, die an andere Unternehmen verliehen werden; Arbeitgeber der Leiharbeitnehmer ist das Verleihunternehmen, das alle Arbeitgeberpflichten erfüllt; es bestehen die gleichen Meldepflichten (§ 28 a SGB IV, Mitteilung an Einzugsstelle für Sozialversicherungsbeiträge) für Arbeitgeber u. die gleichen Voraussetzungen der Sozialversicherungspflicht für Arbeitnehmer. Vgl. Zeitarbeit.

Leihmutter: syn. Ersatzmutter*.

Leistung: (engl.) *1. benefit, 2. performance*; **1.** Vergegenständlichung sozialer Rechte in Form von Dienstleistung, Sachleistung* u. Geldleistung* (§ 11 SGB I); beitragsfinanzierte Leistung: Sozialversicherung, steuerfinanzierte Leistung: Kosten aus dem allgemeinen Steueraufkommen aufgebracht, z. B. Sozialhilfe*. **2.** s. Aktivität. **3.** körperliche u. psychomentale Leistung; vgl. Leistungsfähigkeit.

Leistungen an Arbeitgeber: (engl.) *benefits paid to the employer*; finanzielle Unterstützung für innerbetriebliche Maßnahmen mit dem Ziel, Menschen mit Vermittlungserschwernissen*, insbes. mit Behinderung, eine möglichst dauerhafte berufliche (Wieder-)Eingliederung zu ermöglichen durch die Förderung der Bereitschaft von Arbeitgebern zur Beschäftigung dieser Arbeitnehmer durch finanziellen Ausgleich von individuellen Minderleistungen, v. a. zur Einarbeitung bis zum Erreichen der vollen Leistungsfähigkeit an einem Arbeitsplatz; **Formen: 1.** i. R. der **Leistungen* zur Teilhabe am Arbeitsleben** durch den zuständigen Rehabilitationsträger nach §§ 33, 34 SGB IX; **Ziel:** berufliche Eingliederung behinderter od. von Behinderung bedrohter Menschen u. Abbau von gesundheitlich bedingten Einstellungshemmnissen bzw. Erschwernissen der Weiterbeschäftigung; **Leistung: a)** Eingliederungszuschuss; **b)** Zuschuss für betriebliche Bildung (berufliche Ausbildung od. Weiterbildung); **c)** befristete Probebeschäftigung; **d)** Arbeitshilfen im Betrieb (s. Hilfen zur Berufsausübung). Anspruchs- u. antragsberechtigt sind die zu beschäftigenden Arbeitnehmer; der Arbeitgeber ist Begünstigter der Leistung ohne eigenes Antragsrecht. **2.** i. R. der **Leistungen der Arbeitsförderung*** nach §§ 217 ff. SGB III für die Aufnahme eines Arbeits- bzw. Ausbildungsverhältnisses mit einem Arbeitslosen, insbes. bei Vorliegen eines Vermittlungserschwernisses* (insbes. Langzeitarbeitslosigkeit, Arbeitslose über 50 Jahre); **Leistung: a)** Eingliederungszuschuss (§§ 218, 219 SGB III); **b)** Zuschuss für betriebliche Bildung (§ 235 ff. SGB III); **c)** Einstellungszuschuss für die

2 Jahren aufgenommen haben (§ 225 SGB III). Bei nicht behinderten Arbeitslosen muss der Arbeitgeber vor Abschluss des Arbeitsvertrages selbst den Antrag auf Eingliederungszuschuss nach SGB III bei der Agentur für Arbeit stellen. **Eingliederungszuschuss:** beinhaltet Zuschüsse zum Arbeitsentgelt von Menschen mit Vermittlungserschwernissen insbes. Behinderung. Die Leistungen sind i. R. der Leistungen zur Teilhabe am Arbeitsleben u. der Arbeitsförderung unterschiedlich zeitlich befristet u. der Höhe nach entsprechend dem Umfang an Minderleistung des Arbeitnehmers u. den jeweiligen Eingliederungserfordernissen im Betrieb prozentual begrenzt.

Ausbildungszuschuss, Zuschuss für betriebliche Bildung: Förderung durch Zuschüsse zur Ausbildungsvergütung sowie zum Arbeitsentgelt für die berufliche Weiterbildung von Arbeitnehmern, soweit die Aus- od. Weiterbildung i. R. eines bestehenden Arbeitsverhältnisses durchgeführt wird. Bei der Festlegung des Förderumfangs für eine betriebliche Bildungsmaßnahme ist unter Beachtung von Art u. Schwere der gesundheitlichen Beeinträchtigungen der Mehraufwand bei der Unterweisung des Aus- bzw. Weiterzubildenden angemessen zu berücksichtigen. Zuschüsse können für die gesamte Dauer der Bildungsmaßnahme geleistet werden; ihre Obergrenze orientiert sich bei einer Ausbildung an der Vergütung im letzten Ausbildungsjahr. **Probebeschäftigung:** befristete Beschäftigung eines Arbeitnehmers zur Abklärung der Eignung eines behinderten Menschen für den vorgesehenen Arbeitsplatz u. Entscheidungshilfe bezüglich einer endgültigen Beschäftigung. Üblicherweise mit einem Arbeitsverhältnis zusammenhängende Kosten können ganz od. teilweise bis zu 3 Monate übernommen werden.

Leistungen, berufsfördernde: s. Leistungen zur Teilhabe am Arbeitsleben.

Leistungen, ergänzende: (engl.) *supplementary benefits*; finanzielle od. medizinische Leistungen, die unter bestimmten Voraussetzungen vom Rehabilitationsträger* begleitend zu einer von ihm bewilligten Leistung* zur medizinischen Rehabilitation od. Leistung* zur Teilhabe am Arbeitsleben erbracht werden; hierzu gehören *unterhaltssichernde Leistungen* wie z. B. Übergangsgeld* der GRV od. Krankengeld* der GKV, u. andere ergänzende Leistungen wie die Übernahme der Beiträge bzw. Beitragszuschüsse zur Sozialversicherungen, ärztlich verordneter Rehabilitationssport* od. Funktionstraining*, Reisekosten*, Betriebshilfe* od. Haushaltshilfe*, Kinderbetreuungskosten; **Rechtliche Grundlage:** für alle Rehabilitationsträger §§ 44 ff. SGB IX; trägerspezifisch § 43 SGB V, §§ 28 ff. SGB VI, §§ 39 ff. SGB VII.

Leistungen, familiengerechte: (engl.) *family oriented benefits*; Grundsatz der Sozialhilfe*, nach Familie gefördert werden sollen; **Rechtliche Grundlage:** § 16 SGB XII.

Leistungen im Ausland nach SGB IX: (engl.) *benefits abroad according to SGB IX*; Durchführung von Sachleistungen* zur Teilhabe* im Ausland; zulässig nach § 18 SGB IX, wenn die Leistungen dort bei zumindest gleicher Qualität u. Wirksamkeit wirtschaftlicher als im Inland ausgeführt werden können. Die Erreichbarkeit der normierten verschiedenen trägerspezifischen Zielsetzungen muss gewährleistet sein u. ist gegenüber den Rehabilitationsträgern nachzuweisen. Für bestimmte Leistungen* zur Teilhabe am Arbeitsleben ergibt sich darüber hinaus: Im grenznahen Ausland (Tagespendelbereich) können Leistungen ausgeführt werden, wenn sie dort für die Aufnahme od. Ausübung einer Beschäftigung od. selbständigen Tätigkeit erforderlich sind. Die Leistungsformen beschränken sich dabei auf Instrumente, die unmittelbar eine berufliche Eingliederung durch Verrichtung beruflicher Tätigkeiten bewirken, wie z. B. Leistungen* an Arbeitgeber od. Arbeitsplatzausstattungen.

Leistungen, nachgehende: (engl.) *subsequent assistance*; Grundsatz der Sozialhilfe, nach dem durch i. d. R. persönliche Hilfe* (Nachbetreuung) nach Abschluss einer Sozialhilfemaßnahme die Wirksamkeit der geleisteten Hilfe gesichert wird; **Beispiel:** regelmäßige Beratungsgespräche zu Fragen der wirtschaftlichen Haushaltsführung nach erfolgter Übernahme von Mietrückständen durch den Träger* der Sozialhilfe zur Verhinderung einer erneuter Verschuldung; **Rechtliche Grundlage:** § 15 SGB XII.

Leistungen, sozialpädiatrische: (engl.) *social paediatric benefits*; in der GKV ärztliche sozialpädiatrische Behandlung u. nichtärztliche sozialpädiatrische Leistungen nach § 43a SGB V, insbes. psychologische, heilpädagogische u. psychosoziale Leistungen zur frühestmöglichen Erkennung einer Krankheit u. zur Aufstellung eines Behandlungsplans; die Behandlung erfolgt meist nach Überweisung in ein Sozialpädiatrisches Zentrum* nichtärztliches sozialpädiatrisches Leistungen gehören auch zu den medizinischen Leistungen i. R. der Frühförderung* behinderter u. von Behinderung bedrohter Kinder nach § 30 SGB IX.

Leistungen, unterhaltssichernde und andere ergänzende: s. Leistungen, ergänzende.

Leistungen, versicherungsfremde: (engl.) *extraneous insurance benefits*; Leistungen von Versicherungen, für die keine od. zu wenig Beiträge gezahlt wurden; **Beispiel: 1. GRV:** Familienleistungen (z. B. höhere Entgeltpunkte für Beschäftigungen neben Berücksichtigungszeite*iten, § 70 Abs. 3a SGB VI), Kriegsfolgelasten (z. B. Leistungen nach dem Fremdrentenrecht*), Anrechnungszeiten (z. B. Fachschulausbildung), Rentenberechnung

Familienversicherung, Haushaltshilfe.

Leistungen, vorbeugende: (engl.) *preventive assistance*; **1.** Grundsatz der Sozialhilfe*: Gewährung der Hilfe soll nach §15 SGB XII eine dem Einzelnen drohende Notlage ganz od. teilweise abwenden, z. B. durch Zahlung der Hilfe* zum Lebensunterhalt monatlich im Voraus. **2. i. e. S.** vorbeugende Gesundheitshilfe als Form der Hilfe* zur Gesundheit.

Leistungen, vorläufige: (engl.) *preliminary benefits*; Sozialleistungen, die nach pflichtgemäßem Ermessen des Trägers auf Antrag ausnahmsweise erbracht werden können, bevor die Erfüllung sämtlicher Anspruchsvoraussetzungen festgestellt ist, wenn die potentiell Berechtigten zur Bestreitung ihres Lebensunterhaltes bzw. zur Abwendung einer unmittelbar drohenden erheblichen Verschlechterung des Gesundheitszustandes (z. B. von Pflegebedürftigkeit) dringend der Leistungen bedürfen; **Formen: 1.** Vorschuss, der gezahlt werden kann, wenn der Leistungsanspruch zwar dem Grunde nach feststeht, dessen Höhe aber noch nicht geklärt ist. Ist z. B. geklärt, dass der Betreffende Anspruch auf Altersrente hat, sein Erwerbsleben aber noch nicht abschließend geklärt ist, kann (auf Antrag) ein Vorschuss geleistet werden. **2.** Ist unter mehreren Leistungsträgern umstritten, wer zur Leistung verpflichtet ist, so kann von einem der Träger eine Leistung vorläufig erbracht werden. **3.** Rentenversicherungsträger eines Mitgliedstaats der Europäischen Union können ihre Leistungen ohne Berücksichtigung der in anderen Mitgliedstaaten zurückgelegten Versicherungszeiten vorläufig erbringen. **Rechtliche Grundlage:** u. a. §§ 42, 43 SGB I; **Beispiel:** Prüfung des Anspruchs u. Zahlung vorerst nur der innerstaatlichen Rente an den Antragsteller bei der Feststellung des zwischenstaatlichen Rentenanspruchs nach dem Gemeinschaftsrecht durch den bearbeitenden Träger nach Art. 45 VO (EWG) Nr. 574/72 **Hinweis:** Die Vorläufigkeit der Leistung muss sich unzweideutig aus dem Bewilligungsbescheid ergeben. Anderenfalls hätte der Bescheid eine abschließende Regelung getroffen u. könnte nur unter erschwerten Voraussetzungen korrigiert werden. Grundsätzlich können die Empfänger nicht darauf vertrauen, dass eine vorläufig erbrachten Leistungen definitiv ein Anspruch besteht. Solche Leistungen können daher vom Träger ohne weitere Vertrauensschutzprüfung zurückgefordert werden, wenn sich herausstellt, dass der Anspruch nicht besteht od. niedriger ausfällt als die vorläufige Leistung.

Leistungen zur Arbeitsförderung: s. Arbeitsförderung.

Leistungen zur Eingliederung in Arbeit: Begriff des SGB II für Leistungen zur Eingliederung in Arbeit für jeden erwerbsfähigen Hilfebedürftigen

1. Leistungen der Arbeitsförderung* nach SGB III, deren Zuständigkeit ausschließlich bei den Agenturen für Arbeit (§ 6 Abs. 1, 1 a, 1 b SGB II); liegt; hierfür wird eine Eingliederungsvereinbarung* zwischen jedem erwerbsfähigen Hilfebedürftigen u. der Agentur für Arbeit im Einvernehmen mit dem kommunalen Träger geschlossen. **2.** Nach § 16 Abs. 2 SGB II können weitere Leistungen wie Betreuung minderjähriger od. behinderter Kinder, häusliche Pflege von Angehörigen, Schuldnerberatung, psychosoziale Betreuung, Suchtberatung, Einstiegsgeld* u. Leistungen nach dem Altersteilzeitgesetz erbracht werden. Für erwerbsfähige Hilfebedürftige, die keine Arbeit finden, sollen Arbeitsgelegenheiten geschaffen werden (Schaffung im öffentlichen Interesse liegender u. zusätzlicher Arbeit). Werden Gelegenheiten für im öffentlichen Interesse liegende zusätzliche Arbeit nicht als Arbeitsbeschaffungsmaßnahme gefördert, ist den erwerbsfähigen Hilfebedürftigen zuzüglich zum Arbeitslosengeld II eine angemessene Entschädigung für Mehraufwand (s. Ein-Euro-Job) zu zahlen; diese Arbeiten begründen kein Arbeitsverhältnis i. S. des Arbeitsrechts (§ 16 Abs. 3 SGB II). **Rechtliche Grundlage:** §§ 14 ff. SGB II.

Leistungen zur medizinischen Rehabilitation: (engl.) *rehabilitation benefits*; Form der Leistungen* zur Teilhabe, mit den vielfältigen, den Erfordernissen des Einzelfalls angepassten, allgemeinen u. spezifischen medizinischen Behandlungsmethoden für Anspruchsberechtigte vom zuständigen Rehabilitationsträger* erbracht u. in ambulanter od. stationärer Rehabilitationsform* in geeigneten medizinischen Rehabilitationseinrichtungen* durchgeführt werden; **Ziel: 1.** gemäß § 26 SGB IX Behinderungen* einschließlich chronischer Krankheiten abzuwenden, zu beseitigen, zu mindern, auszugleichen, eine Verschlimmerung zu verhüten; **2.** Einschränkungen der Erwerbsfähigkeit* u. Pflegebedürftigkeit* zu vermeiden, zu überwinden, zu mindern, eine Verschlimmerung zu verhüten sowie den vorzeitigen Bezug von laufenden Sozialleistungen* zu vermeiden od. laufende Sozialleistungen zu mindern. **Formen: 1.** Behandlung durch Ärzte, Zahnärzte u. Angehörige anderer Heilberufe, soweit deren Leistungen unter ärztlicher Aufsicht od. auf ärztliche Anordnung ausgeführt werden, einschließlich der Anleitung, eigene Heilungskräfte zu entwickeln; **2.** Früherkennung u. Frühförderung* behinderter od. von Behinderung bedrohter Kinder; **3.** Arznei- u. Verbandmittel; **4.** Heilmittel* einschließlich physikalischer Therapie*, Sprach- u. Beschäftigungstherapie (s. Ergotherapie); **5.** Psychotherapie*; **6.** Hilfsmittel*; **7.** Belastungserprobung* u. Arbeitstherapie*; Bestandteil der Leistungen zur medizinischen Rehabilitation sind auch medizinische, psychologische u. pädagogische Hilfen, soweit diese im

od. ihre Verschlimmerung zu verhüten. Dazu zählen z. B. Hilfen zur Unterstützung bei der Krankheits- u. Behinderungsverarbeitung, Aktivierung von Selbsthilfepotentialen u. Training lebenspraktischer Fähigkeiten (§ 26 SGB IX). Im Anschluss an eine medizinische Rehabilitationsleistung können vom Rehabilitationsträger Unterhalt sichernde Leistungen i. R. einer stufenweisen Wiedereingliederung* weiter übernommen werden u. darüber hinaus Leistungen zur Nachsorge* erbracht werden, z. B. IRENA*, Rehabilitationssport* od. Funktionstraining*. **Vorzeitige Leistungen zur medizinischen Rehabilitation** sind vor Ablauf der gesetzlich festgelegten Frist von zurzeit 4 Jahren durchgeführte erneute Leistungen, die aus gesundheitlichen Gründen dringend erforderlich sind (nach § 40 Abs. 3 SGB V, § 12 Abs. 2 SGB VI); bei der Fristberechnung werden alle Leistungen berücksichtigt, deren Kosten aufgrund öffentlich-rechtlicher Vorschriften getragen od. bezuschusst worden sind.

Leistungen zur Sicherung des Lebensunterhalts: s. Hilfe zum Lebensunterhalt/Leistungen zur Sicherung des Lebensunterhalts.

Leistungen zur Teilhabe: (engl.) *participation benefits*; Oberbegriff für gesetzlich verankerte Leistungen der Rehabilitationsträger, die auf Antrag für behinderte u. von Behinderung* bedrohte Menschen erbracht werden (§ 4 SGB IX); **Ziel:** Erbringung aller notwendigen Leistungen, unabhängig von der Ursache einer Behinderung um: **1.** eine Behinderung abzuwenden, zu beseitigen, zu mindern bzw. ihre Verschlimmerung zu verhüten od. ihre Folgen zu mildern; **2.** eine Einschränkung der Erwerbsfähigkeit* bzw. Pflegebedürftigkeit* zu vermeiden, zu überwinden, zu mindern od. eine Verschlimmerung zu verhüten, sowie den vorzeitigen Bezug anderer Sozialleistungen* zu vermeiden od. laufende Sozialleistungen zu mindern; **3.** die Teilhabe am Arbeitsleben entsprechend den Neigungen u. Fähigkeiten dauerhaft zu sichern; **4.** die persönliche Entwicklung ganzheitlich zu fördern u. die Teilhabe am Leben in der Gesellschaft sowie eine möglichst selbständige u. selbstbestimmte Lebensführung zu ermöglichen od. zu erleichtern. Wert gelegt wurde auf den Wandel von passiv-zuwendenden Fürsorgeleistungen unterschiedlicher Sozialleistungsträger zu aktiv-fördernder Unterstützung (vgl. Empowerment). **Formen:** **1.** Leistungen* zur medizinischen Rehabilitation; **2.** Leistungen* zur Teilhabe am Arbeitsleben; **3.** Leistungen zur Unterhaltssicherung u. a. ergänzende Leistungen*; **4.** Leistungen* zur Teilhabe am Leben in der Gemeinschaft; **Leistungsträger:** Leistungen zur Teilhabe werden auf Antrag des Leistungsberechtigten od. seines gesetzlichen Vertreters durch den zuständigen Rehabilitationsträger* erbracht. Die Rehabilitationsträger des Einzelfalls so vollständig, umfassend u. in gleicher Qualität, dass Leistungen eines anderen Trägers möglichst nicht erforderlich werden. Be der Entscheidung über die Leistungen u. Ausführung derselben soll berechtigten Wünschen des Leistungsberechtigten entsprochen werden (§ 9 SGB IX). Leistungen zur Teilhabe können neben anderen Sozialleistungen erbracht werden. Vgl Budget, persönliches, Leistungen zur Teilhabe sonstige.

Leistungen zur Teilhabe am Arbeitsleben: (engl. *benefits to promote working life participation*; Abk. LTA syn. Leistungen zur Teilhabe behinderter Menschen am Arbeitsleben; früher berufsfördernde Leistungen; Leistungen* zur Teilhabe mit dem Ziel der beruflichen Integration bzw. Reintegration behinderter u. von Behinderung bedrohter Menschen (berufliche Rehabilitation); **Voraussetzung** Die Leistungen zur Teilhabe am Arbeitsleben kommen entweder allein od. in Ergänzung vorausgegangener Leistungen* zur medizinischen Reha bilitation in Betracht, die erforderlich u. geeigne sind, Menschen entsprechend ihrer gesundheits bedingten Leistungsfähigkeit (wieder-)einzugliedern u. ihre Teilnahme am Arbeitsleben nachhaltig zu sichern. Bei der Auswahl von Leistungen zur Teilhabe am Arbeitsleben sind Eignung, Neigung u. bisherige Tätigkeit des Antragstellers sowie die Lage u. Entwicklung des Arbeitsmarktes angemessen zu berücksichtigen. Kann der Rehabilitationsträger keine abschließende Aussage machen, welche konkreten Wege zur Eingliederung in das Erwerbsleben zweckmäßig u. sinnvoll sind, kommen zur Auswahl u. endgültigen Feststellung der geeigneten Leistung zuvor Maßnahmen* der Eignungsfeststellung in Betracht. **Leistung:** Wesentliche Bestandteile des Leistungsspektrums zur Teilhabe am Arbeitsleben (s. Abb.) sind u. a. **1.** **Hilfen* zur Erhaltung od. Erlangung eines Arbeitsplatzes.** Ziel führend kann auch die Inanspruchnahme von Integrationsfachdiensten* sein. Vor Beginn einer **2.** **beruflichen Bildung*** (be trieblich od. überbetrieblich) kann zur Vermittlung erforderlicher Grundkenntnisse ferner eine **3.** **Berufsvorbereitung*** in Betracht kommen; sie dient der Sicherung eines möglichst erfolgreichen Abschlusses der eigentlichen beruflichen Qualifi zierung. Außerdem kann bei Aufnahme einer be hinderungsgerechten selbständigen Tätigkei durch Zahlung eines **4.** **Gründungszuschusses** die eingliederungswirksame Existenzgründung in der Anlaufphase wirtschaftlich abgesichert werden. Darüber hinaus geben verschiedene **5.** **Leis tungen* an Arbeitgeber** eine Möglichkeit, einen Erfolg versprechenden Eingliederungsprozess zu unterstützen (§ 34 SGB IX). **6.** Soweit Menschen aufgrund der Schwere ihrer gesundheitlichen Be einträchtigungen den allgemeinen Arbeitsmarkt ver-

Hilfen zur Erhaltung od. Erlangung eines Arbeitsplatzes	Berufsvorbereitung	berufliche Bildung (Qualifizierungsmaßnahmen)	Gründungszuschuss	Leistungen an Arbeitgeber	Leistungen in Werkstätten für behinderte Menschen
Wohnungshilfe		Anpassung		Eingliederungszuschuss	Eingangsverfahren
Hilfen zur Berufsausübung		Ausbildung			Berufsbildungsbereich
Bewerbungskosten		Weiterbildung: Umschulung, Fortbildung		Probebeschäftigung	
Reisekosten zur Vorstellung				Arbeitshilfen	Arbeitsbereich
Trainingsmaßnahmen				Zuschuss für betriebliche Bildung	
Arbeitsassistenz					
Kraftfahrzeughilfe: Beschaffung eines KfZ, behinderungsbedingte Zusatzausstattung, Beförderungskosten, Leistungen zur Erlangung einer Fahrerlaubnis					
Mobilitätshilfen: Ausrüstungsbeihilfe, Fahrkostenbeihilfe, Trennungskostenbeihilfe, Übergangsbeihilfe, Umzugskostenbeihilfe, Reisekostenbeihilfe					

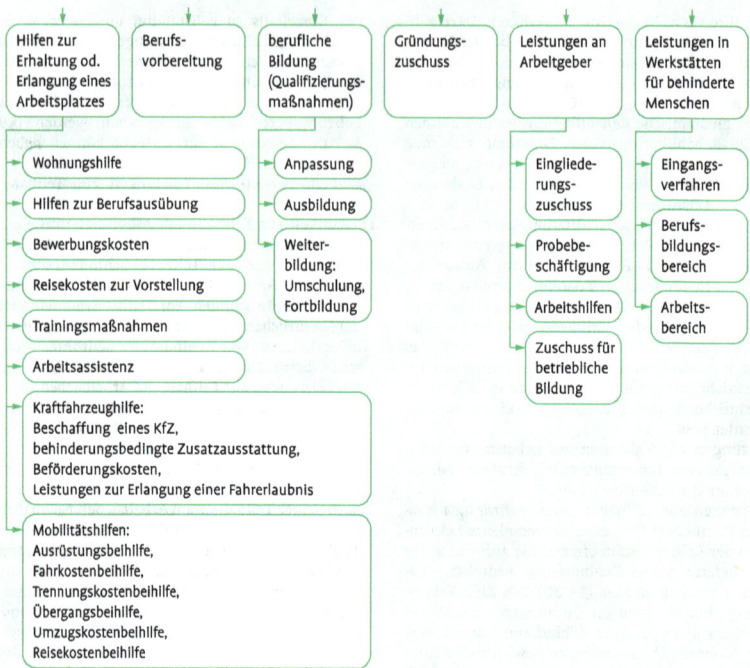

Leistungen zur Teilhabe am Arbeitsleben [4]

schlossen ist u. für sie eine angemessene Tätigkeit nur im geschützten Bereich einer anerkannten **Werkstatt* für behinderte Menschen** möglich ist, können die Rehabilitationsträger dort Leistungen erbringen. **Rechtliche Grundlage:** Das Recht zur Rehabilitation u. Teilhabe behinderter Menschen (SGB IX) sieht unterschiedliche, förderfähige Unterstützungsmaßnahmen durch verschiedene zuständige Rehabilitationsträger* vor (§§ 33 ff. SGB IX). Vgl. Hilfe im Arbeits- und Berufsleben, begleitende.

Leistungen zur Teilhabe am Leben in der Gemeinschaft: (engl.) *benefits to promote social life participation*; Leistungen* zur Teilhabe mit dem Ziel der sozialen Rehabilitation*; **Ziel:** behinderten Menschen die Teilhabe am Leben in der Gesellschaft zu ermöglichen od. zu sichern od. sie so weit wie möglich unabhängig von Pflege zu machen, sofern nicht Leistungen* zur medizinischen Rehabilitation, Leistungen* zur Teilhabe am Arbeitsleben od. unterhaltssichernde u. andere ergänzende Leistungen* vorrangig erbracht werden; **Leistung:** Hilfsmittel, heilpädagogische Leistungen

für Kinder, Hilfen zur Ermöglichung der Teilnahme am Leben in der Gemeinschaft, Hilfen zur Förderung der Verständigung mit der Umwelt, Hilfen bei der Beschaffung, dem Umbau, der Ausstattung u. der Erhaltung einer Wohnung, die den Bedürfnissen behinderter Menschen entspricht, Hilfen zu selbstbestimmtem Leben in betreuten Wohnmöglichkeiten, Hilfen zur Teilhabe am gemeinschaftlichen u. kulturellen Leben; **Rechtliche Grundlage:** § 29 SGB I, §§ 55 ff. SGB IX, GUV: §§ 39–43 SGB VII, Soziales Entschädigungsrecht: §§ 11, 29 BVG, Kinder*- und Jugendhilfe: §§ 11 ff. SGB VIII, Sozialverwaltung: §§ 8 ff. SGB XII.

Leistungen zur Teilhabe, sonstige: (engl.) *other participation benefits*; in der GRV Leistungen, die nach § 31 SGB VI erbracht werden; **1.** Leistungen zur Eingliederung von Versicherten in das Erwerbsleben, insbes. nachgehende Leistungen zur Sicherung des Erfolges der Leistungen zur Teilhabe; **2.** stationäre medizinische Leistungen zur Sicherung der Erwerbsfähigkeit für Versicherte, die eine besonders gesundheitsgefährdende, ihre Erwerbsfähigkeit ungünstig beeinflussende Beschäf-

von Versicherten od. Beziehern einer Rente od. Bezieher einer Waisenrente; **5.** Zuwendungen für Einrichtungen, die auf dem Gebiet der Rehabilitation forschen od. die Rehabilitation fördern; abzugrenzen von ergänzenden Leistungen*.

Leistungen, zweckbestimmte: (engl.) *purpose related benefits*; im Kontext der Sozialhilfe* besondere Art des Einkommens*, das nur dann angerechnet wird, wenn eine Zweckidentität vorliegt; **Beispiel:** Pflegegeld nach SGB XI wird nur auf die Hilfe* zur Pflege nach dem SGB XII, siebtes Kapitel angerechnet, nicht aber auf Hilfe* zum Lebensunterhalt.

Leistung, nachgehende: (engl.) *subsequent benefit*; Leistung, die auf vorangegangene Leistungen folgt: **1.** nach § 31 SGB VI sonstige Leistung zur Sicherung des Erfolges der Leistungen* zur Teilhabe; **2.** nach § 15 SGB XII i. S. der Sozialhilfe* eine Leistung, die nach Beseitigung einer Notlage geleistet wird, um ggf. die Wirksamkeit der zuvor erbrachten Leistung zu sichern.

Leistungsausgaben, standardisierte: (engl.) *standardised expenditure of benefits*; durchschnittliche Leistungsausgaben aller Krankenkassen für je einen Versicherten in den einzelnen Ausgleichsgruppen als Parameter für die Ermittlung der Transferzahlung im Risikostrukturausgleich* (Abk. RSA); beinhalten alle nach SGB V gesetzlich vorgeschriebenen Leistungen in den Hauptleistungsbereichen Ärzte, Zahnärzte, Arzneimittel, Krankenhaus, sonstige Leistungen u. Krankengeld; nicht berücksichtigt werden dabei Ausgaben für Satzungsleistungen (s. Mehrleistung) u. Leistungen zur Rehabilitation (als sog. Kann-Leistungen), Verwaltungskosten od. über den Risikopool (s. Finanzierung aufwendiger Leistungsfälle, solidarische) auszugleichende Leistungen; die standardisierte Leistungsausgabe gewichtet mit der individuellen Versichertenstruktur ergibt den Beitragsbedarf* einer Krankenkasse. **Hinweis zur Gesundheitsreform 2006:** Mit der Gesundheitsreform soll bislang der RSA zwischen den Krankenkassen in den neuen Gesundheitsfonds* verlagert werden. Die Kassen erhalten dann für ihre Versicherten aus diesem Fonds neben einer Grundpauschale einen alters- u. risikoadjustierten Zuschlag. Damit soll der Einkommensausgleich zu 100 % erfolgen, eine Differenzierung in Zahler- u. Empfängerkassen durch den bis dahin bestehenden RSA soll hierdurch entfallen.

Leistungsausschluss: (engl.) *exclusion of benefits*; Herausnahme bestimmter Leistungen*, z. B. aufgrund vertraglicher Regelungen; **1.** personal, z. B. bestimmte Altersgrenzen; **2.** anlassbezogen, z. B. selbstverschuldete Herbeiführung des Leistungsfalls*; **3.** artbezogen, z. B. Leistungsausschluss zahnmedizinischer Implantatbehandlungen in der GKV.

wiegenden Behinderung, so dass viele berufliche Tätigkeitsfelder versperrt sind; liegt eine schwere spezifische Leistungsbehinderung vor, ist vom Träger der Gesetzlichen Rentenversicherung zu klären, in welchem Umfang diese das Feld der körperlich leichten Tätigkeiten weiter einengt u. sich auf die Einsetzbarkeit im Arbeitsleben auswirkt. Als schwere spezifische Leistungsbehinderung werden nach geltender Rechtsprechung u. a. angesehen: Wegeunfähigkeit (s. Wegefähigkeit), Notwendigkeit von über die betriebsüblichen Pausen* hinausgehenden Arbeitspausen od. besondere Leiden, z. B. deutliche Einschränkungen im Bereich beider Arme/Hände. Sie kann zur Rente wegen voller Erwerbsminderung* führen, wenn der Rentenversicherungsträger keine zumutbare Verweisungstätigkeit benennen kann; Voraussetzung ist die Einzelfallprüfung mit besonderer Begründung.

Leistungsbereitschaft: (engl.) *motivation, willingness to perform*; kennzeichnet die körperliche u. psychische Einstellung u. Vorbereitung zur Leistungserbringung; Ausdruck für die positive Einstellung des Menschen, eine ihm abverlangte definierte Leistung zu vollbringen (vgl. Motivation); entsprechend dieser Bereitschaft wird ein mehr od. weniger großer Anteil des Leistungsvermögens (s. Leistungsfähigkeit) eingesetzt.

Leistungsbild: (engl.) *performance profile*; Leistungsprofil; Beschreibung der zumutbaren möglichen individuellen qualitativen u. quantitativen Leistungsfähigkeit im Erwerbsleben entsprechend dem biopsychosozialen Modell* unter Berücksichtigung von Fähigkeitsstörungen, individuellen Ressourcen u. zumutbaren therapeutischen Möglichkeiten; es wird unterschieden **1. qualitatives Leistungsbild:** beinhaltet das positive Leistungsbild mit Beschreibung der verbleibenden Fähig-

---

Leistungsbild
Zeitliche Belastbarkeit im Erwerbsleben anhand einer gesetzlich vorgegebenen Zeiteinteilung

quantitatives Leistungsvermögen nach dem Rentenrecht seit dem 1.1.2001:

6 Stunden und mehr

3 bis unter 6 Stunden

unter 3 Stunden

quantitatives Leistungsvermögen nach dem Rentenrecht bis zum 31.12.2000:

vollschichtig

halb- bis untervollschichtig

2 Stunden bis unterhalbschichtig

unter 2 Stunden

gung der Anforderungen im Erwerbsleben; **2. quantitatives Leistungsbild:** stellt die zeitliche Belastbarkeit im Erwerbsleben anhand einer gesetzlich vorgegebenen Zeiteinteilung dar (s. Tab.). Vgl. Aktivität, Leistungseinschränkung.

Leistungsdiagnostik: (engl.) *performance diagnostics*; i. R. der sozialmedizinischen Beurteilung* der Leistungsfähigkeit eingesetzte leistungsbezogene Diagnostik zur Feststellung der körperlichen u./od. psychomentalen Leistungsfähigkeit; vgl. Belastbarkeit, berufliche, Funktionsdiagnostik.

Leistungseinschränkung: (engl.) *restriction of performance, limitation of capacity*; syn. Leistungsminderung; **1. qualitative** Leistungseinschränkung: Einschränkung der individuellen Leistungsfähigkeit* im Erwerbsleben aufgrund krankheits- od. behinderungsbedingter Fähigkeitsstörungen; bezieht sich u. a. auf Tätigkeiten mit bestimmter körperlicher, psychomentaler, geistiger od. besonderer sensorischer Belastung u. auf Tätigkeiten unter Einfluss besonderer Umwelt- od. Kontextfaktoren, im Bereich des Haltungs- u. Bewegungsapparates z. B. Einschränkung für Heben, Tragen von Lasten, Zwangshaltung, Überkopfarbeit; im geistig-psychischen Bereich z. B. Einschränkung der Konzentrations-, Reaktionsfähigkeit, Verantwortung für Personen u. Maschinen; im sensorischen Bereich z. B. Einschränkung des Seh-, Hörvermögens; als Gefährdungs-, Belastungsfaktor z. B. Kälte, Nässe, inhalative Belastung, erhöhte Unfallgefahr. Qualitative Einschränkungen können einzeln od. in Summation das quantitative Leistungsbild* bestimmen u. stehen im Zentrum der sozialmedizinischen Beurteilung* der Leistungsfähigkeit. Eine besondere Form der qualitativen Leistungseinschränkung stellt die schwere spezifische Leistungsbehinderung* dar. Vgl. Aktivität, Anforderungsprofil, Belastungsfaktoren. **2. quantitative** Leistungseinschränkung: zeitliche Einschränkung der individuellen Leistungsfähigkeit im Erwerbsleben bezogen auf die letzte ausgeübte Tätigkeit* u. Tätigkeit des allgemeinen Arbeitsmarktes* nach einer rechtlich festgelegten Einstufung; nach seit 1.1.2001 geltendem Rentenrecht gilt die zeitliche Einstufung von täglich 6 Stunden u. mehr / 3 bis unter 6 Stunden / unter 3 Stunden. Nach dem bis 31.12.2000 geltenden Recht werden eine täglich vollschichtige / halb- bis untervollschichtige / zweistündige bis unterhalbschichtige / aufgehobene bzw. unter zweistündige Leistungsfähigkeit unterschieden. Die quantitative Leistungseinschränkung bestimmt sich i. d. R. aus der Art u. Schwere der qualitativen Leistungseinschränkungen unter Berücksichtigung der individuellen Kompensationsmöglichkeiten. Die Feststellung einer quantitativen Leistungseinschränkung ist Teil der sozialmedizinischen Beurteilung der Leistungsfähigkeit u. kann zu einem Anspruch

auf unter 15 Stunden wöchentlich stehen Arbeitslose der Arbeitsvermittlung nicht mehr zur Verfügung. Ob aus ihr eine Erwerbsminderung resultiert, entscheidet der Rentenversicherungsträger. Nach § 43 SGB VI in der seit 1.1.2001 geltenden Fassung kann eine Erwerbsminderung erst resultieren, wenn die Leistungsfähigkeit wegen Krankheit od. Behinderung auf nicht absehbare Zeit auf unter 6 Stunden täglich vermindert ist (Abgrenzung zur Arbeitsunfähigkeit*). Wird von der GKV die Erwerbsfähigkeit als gefährdet od. gemindert beurteilt, kann die GKV nach § 51 SGB V zum Rehabilitationsantrag beim Rentenversicherungsträger auffordern. Besteht Arbeitslosigkeit u. wird eine Arbeitsunfähigkeit auf nicht absehbare Zeit festgestellt, wird von der GKV zum Antrag auf Arbeitslosengeld bei der Agentur für Arbeit aufgefordert, die klärt, ob Ansprüche des Versicherten auf Arbeitslosengeld resultieren. Besteht nach Auffassung der Agentur für Arbeit eine Leistungsminderung auf unter 15 Stunden pro Woche auf nicht absehbare Zeit, werden die Betroffenen nach § 125 SGB III von der Agentur für Arbeit zu einem Rehabilitationsantrag beim Rentenversicherungsträger aufgefordert. Dieser entscheidet, ob aus seiner Sicht ein Anspruch auf eine Leistung zur Teilhabe (medizinisch od. beruflich) od. auf eine Rente wegen Erwerbsminderung vorliegt. Für die Zeit der Klärung des Anspruchs auf Leistungen durch den Rentenversicherungsträger erhalten leistungsgeminderte Arbeitslose nach § 125 SGB III Leistungen durch die Agentur für Arbeit. Wird vom Rentenversicherungsträger, entgegen der Beurteilung der Agentur für Arbeit, eine Leistungsfähigkeit von über 15 Stunden wöchentlich (entsprechend über 3 Stunden täglich) festgestellt, muss die Divergenz* der Leistungsbeurteilung in gegenseitigem Einvernehmen vor Bescheiderteilung ausgeräumt werden. Vgl. Nahtlosigkeitsregelung.

Leistungseinschränkungen, Summierung ungewöhnlicher: (engl.) *summation of unusual restrictions of performance*; Summierung von Fähigkeitsstörungen*, die einzeln nicht zwingend zu einer quantitativen Leistungseinschränkung* führen, in ihrer Summe aber das mögliche Arbeitsfeld so stark beschränken, dass der Rentenversicherungsträger eine konkrete Verweisungstätigkeit (s. Verweisbarkeit) benennen muss; sie kann zur Gewährung einer Rente wegen voller Erwerbsminderung* führen, wenn der Rentenversicherungsträger wegen Summation od. gegenseitiger Beeinflussung der krankheits- od. behinderungsbedingten Fähigkeitsstörungen keine Verweisungstätigkeit konkret benennen kann. Voraussetzung ist die Einzelfallprüfung* mit besonderer Begründung.

Leistung, selbstbeschaffte: (engl.) *self-acquired benefit*; Antragsleistung, die ein Versicherter ohne

Kosten für eine selbstbeschaffte Leistung zu erstatten, wenn diese Leistung unaufschiebbar u. notwendig war u. die Krankenkasse diese nicht rechtzeitig erbringen konnte od. zu Unrecht abgelehnt hat; gilt auch für Leistungen zur Teilhabe durch die GKV; **Rechtliche Grundlage:** § 13 Abs. 3 SGB V; **2. Leistungen* zur Teilhabe** durch Rehabilitationsträger*: der zuständige Rehabilitationsträger kann bei Leistungen, die sich der Versicherte unter Beachtung bestimmter Voraussetzungen (z. B. Fristsetzung, medizinische Erforderlichkeit) selbst ausgewählt u. beschafft hat (§ 15 SGB IX), zur Erstattung aufgefordert werden, wenn der Versicherte vorab einen Antrag auf Leistungen zur Teilhabe beim zuständigen Rehabilitationsträger gestellt hat, der Träger aber in der gesetzlich festgeschriebenen Frist (§ 14 SGB IX) nicht entscheidet bzw. keinen zureichenden Grund für die verzögerte Bearbeitung mitteilt od. die Rehabilitationsleistung zu Unrecht ablehnt. Eine selbstbeschaffte Leistung ist nach Vorankündigung u. Fristsetzung gegenüber dem Leistungsträger möglich, wenn zwingende Gründe für einen sofortigen Beginn einer Leistung zur Teilhabe (unaufschiebbare Leistung) vorliegen; **Rechtliche Grundlage:** § 15 SGB IX; **Hinweis:** gilt nicht für die Träger der Sozialhilfe, der öffentlichen Jugendhilfe u. der Kriegsopferfürsorge. Vgl. Kostenerstattung.

Leistungsempfänger: (engl.) *recipient of benefit, beneficiary*; zum Empfang einer Leistung* Berechtigter; muss nicht notwendigerweise der Versicherte selbst sein, z. B. Hinterbliebenenversorgung*.

Leistungserbringer: (engl.) *service provider*; i. d. R. selbständige Person od. Einrichtung, die mit der Durchführung einer Leistung* vertraglich beauftragt wird, z. B. Vertragsarzt* od. der GKV.

Leistungsfähigkeit: (engl.) *capacity*; Vermögen des Menschen, eine bestimmte Leistung zu vollbringen; **Einteilung: 1. körperliche** Leistungsfähigkeit: abhängig von z. B. Lebensalter, Geschlecht, Konstitution (anatomische, physiologische, biochemische, physische Struktur), erworbenen Fähigkeiten (Kondition, Anpassung, Stand der Einarbeitung), Lebenseinstellung (Antriebsstruktur) sowie Arbeitsbedingungen, Klima, Witterung, Jahreszeit, täglicher Reproduktion (Ernährung, Schlaf, Freizeitgestaltung). Das Maximum wird beim Gesunden während beruflicher Tätigkeit i. d. R. nicht abverlangt (Ausnahme z. B. Notsituation). **a)** motorische Leistungsfähigkeit: Handgeschicklichkeit*, Muskelkraft, Koordinationsfähigkeit, Bewegungsgeschwindigkeit u. Körperbeherrschung sowie rasches Aufnehmen von Signalen u. deren Umsetzung (experimentelle Messung durch Finger- u. Handergometrie, Stich-Loch-Verfahren, Verfolgungstracking); nimmt ab dem 35. Lebensjahr ab; **b)** physische Leistungs-

kann eine konstante körperliche Leistung über mehrere Stunden vollbracht werden, wobei als Kriterium die gleich bleibende Herzschlagfrequenz gilt (s. Leistungsgrenze, Leistungsreserve) Beurteilung von Herz, Kreislauf u. Atmung durch Funktionsprüfung. **2. psychomentale** Leistungsfähigkeit: umfasst kognitive u. affektive Aspekte (vgl. Intelligenz). Die Leistungsfähigkeit eines Menschen ist in unterschiedlichen sozialrechtlichen Kontexten von Bedeutung u. Grundlage für **Leistungsentscheidungen: 1. GRV:** Fähigkeit, die eigene Leistungsfähigkeit unter Berücksichtigung individueller Ressourcen einschließlich zumutbarer Leistungsbereitschaft sowie therapeutischer u. rehabilitativer Möglichkeiten wirtschaftlich in Erwerb umsetzen zu können. Die Leistungsfähigkeit von unter 6 Stunden pro Tag kann nach geltendem Rentenrecht einen Anspruch auf eine Rente wegen Erwerbsminderung* auslösen. Für die Beurteilung der Leistungsfähigkeit ist der gesamte Tätigkeitsbereich des allgemeinen Arbeitsmarktes maßgeblich. **2. Agentur für Arbeit** Fähigkeit, eine bestimmte Beschäftigung od. berufliche Tätigkeit unter den üblichen Bedingungen des jeweils in Betracht kommenden Arbeitsmarktes ausüben zu können; setzt eine Leistungsfähigkeit von mindestens 15 Stunden wöchentlich (od. mindestens 3 Stunden pro Tag an 5 Arbeitstagen pro Woche) für eine Tätigkeit unter den üblichen Bedingungen des allgemeinen Arbeitsmarktes voraus. Stellt die Arbeitsverwaltung eine Leistungsfähigkeit von unter 15 Stunden wöchentlich über mehr als 6 Monate fest, fordert sie zum Rehabilitationsantrag nach § 125 SGB III (s. Nahtlosigkeitsregelung) beim Rentenversicherungsträger auf, der über die Notwendigkeit einer Rehabilitation od. einer Rente wegen Erwerbsminderung entscheidet. Besteht die reduzierte Leistungsfähigkeit auf unter 15 Stunden pro Woche weniger als 6 Monate, wird geprüft, ob Anspruch auf Krankengeld* statt Arbeitslosengeld* resultiert. Die Agentur für Arbeit beurteilt die Leistungsfähigkeit für eine Tätigkeit des allgemeinen Arbeitsmarktes auch bezüglich der Zahlung von Arbeitslosengeld II. Kann eine divergente Beurteilung der Leistungsfähigkeit durch die Sozialleistungsträger nicht in gegenseitigem Einvernehmen ausgeräumt werden, ist eine Entscheidung durch eine gemeinsame Einigungsstelle vorgesehen. **3. GKV:** Beurteilung der Arbeitsfähigkeit* z. B. an vorhandenem Arbeitsplatz. **4. ICF*:** maximale Leistung einer Person unter Test- od. Idealbedingungen; unterscheidet sich von Leistung als tatsächlich durchgeführte Aktivität* unter den jeweiligen Kontextfaktoren* **Hinweis:** Als Leistungsunfähigkeit bezeichnet man die nicht nur vorübergehende, krankheits- od. behinderungsbedingte Unfähigkeit, eine bestimmte Mindestarbeitsleistung zu erbringen.

es wird zwischen Versicherungsfall u. Leistungsfall unterschieden: der Versicherungsfall tritt ein, wenn sich das versicherte Risiko verwirklicht; ob Leistungen zu gewähren sind, hängt dann aber oft noch von weiteren Voraussetzungen ab. **1. GKV:** Eintritt der Leistungspflicht für das versicherte Risiko, z.B. Arbeitsunfähigkeit*; **2. GRV:** Zeitpunkt des Eintritts der Leistungspflicht wegen des versicherten Risikos der Erwerbsminderung*; dieser entspricht dem Beginn der rentenrelevanten Einschränkung der Leistungsfähigkeit im Erwerbsleben, der i.R. der sozialmedizinischen Beurteilung* der Leistungsfähigkeit bestimmt wird u. möglichst genau festzulegen ist. Er geht aus dem Krankheitsverlauf hervor u. kann der Zeitpunkt des Eintretens eines akuten Krankheitsereignisses od. einer akuten Verschlechterung des Krankheitsbildes sein. Die Leistungsminderung muss in Abgrenzung zur Arbeitsunfähigkeit* auf nicht absehbare Zeit, d.h. mehr als 6 Monate bestehen. **3. GUV:** Eintritt der Leistungspflicht wegen Berufskrankheit* od. Arbeitsunfall*; tritt erst ein, wenn wegen Berufskrankheit od. Arbeitsunfall eine Behandlungsbedürftigkeit u./od. Arbeitsunfähigkeit od. eine rentenberechtigende MdE von mindestens 20% über die 26. Woche hinaus besteht. **4. SPV:** Eintritt der Leistungspflicht wegen des Leistungsfalls der Pflegebedürftigkeit; sie muss voraussichtlich länger als 6 Monate bestehen.

Leistungsgesellschaft: (engl.) *meritocracy, performance oriented society*; Bez. für eine Gesellschaft, in der das Leistungsprinzip auf der Grundlage von Wettbewerb vorherrscht, besonders in der Wirtschaft, aber auch in anderen gesellschaftlichen Bereichen wie Schule, Beruf od. Sport; häufig wird mit dem formalen Leistungsprinzip eine Chancengleichheit für alle unterstellt. Mit der Leistungsgesellschaft werden neben positiven (z.B. Wohlstand) auch negative Folgen verbunden, z.B. für die Gesundheit* der Bevölkerung (durch psychische Stressfaktoren) od. Beeinträchtigung solidarischen Handelns.

Leistungsgrenze: (engl.) *capacity*; die messbare Leistungsgrenze ist erreicht bei Eintreten des „Nicht-mehr-Könnens" u. führt zum Abbruch der Arbeit; zu diesem Zeitpunkt sind jedoch noch Leistungsreserven* vorhanden, die aber nicht mehr ausreichend mobilisiert werden können, es sei denn, dass ein außergewöhnlicher Reiz vorliegt (Notsituation). In einer Arbeitsschicht soll zur Vermeidung von vorzeitiger Ermüdung u. Gesundheitsgefahren nicht im oberen Grenzbereich der Leistung gearbeitet werden. Unter gleichen äußerlichen Bedingungen ist der Zeitpunkt des Erreichens der Leistungsgrenze individuell unterschiedlich. Die Leistungsgrenze ist bedingt durch die Bau- u. Funktionsweise sowie den Trainingszustand des Organismus. Vgl. Leistungsfähigkeit.

GKV i.R. der vertragsärztlichen Versorgung bei medizinischem Bedarf erbracht werden; wird u.a. vom Gemeinsamen* Bundesausschuss (G-BA) fortlaufend auf den diagnostischen u. therapeutischen Nutzen der einzelnen Leistungen überprüft; **Rechtliche Grundlage:** Vorschriften des SGB V im Allgemeinen u. der §§ 91 ff. SGB V im Besonderen; niedergelegt in durch den G-BA beschlossenen Richtlinien*. **Hinweis zur Gesundheitsreform 2006:** Die Gesundheitsreform sieht bislang vor, den Umfang des Leistungskatalogs im Wesentlichen unverändert zu lassen. Ausgeweitet wird der Leistungskatalog für Palliativleistungen; in Regelleistungen* werden überführt: **1.** die geriatrische Rehabilitation*; **2.** Eltern*-Kind-Maßnahmen; **3.** Impfungen, sofern von der STIKO empfohlen. Leistungsbeschränkungen sind vorgesehen bei selbst verschuldeten Behandlungsbedürftigkeiten, z.B. nach Schönheitsoperationen, Piercings, Tätowierungen.

Leistungskürzung: (engl.) *benefit cut*; Reduzierung des vorgesehenen Umfangs einer (Geld-) Leistung*; z.B. bei einem Fehlverhalten, v.a. bei einem Verstoß gegen Mitwirkungspflichten* (z.B. Kürzung des Arbeitslosengelds* II nach § 31 SGB II).

Leistungskurve: (engl.) *output curve*; graphische Darstellung von Leistung (z.B. Arbeitsstücke, Fehler), Leistungsfähigkeit (z.B. Konzentration, Schnelligkeit) od. Leistungsbereitschaft (z.B. Motivation, Endspurt vor Schichtende) in Abhängigkeit von Zeit bzw. Schichtverlauf; vgl. Leistungsfähigkeit.

Leistungsminderung: syn. Leistungseinschränkung*.

Leistungsprofil: s. Leistungsbild.

Leistungsreserve: (engl.) *capacity reserve*; Anteil der Leistungsfähigkeit*, der normalerweise für Arbeits- u. Lebensverrichtungen nicht ausgeschöpft wird u. außerhalb der subjektiven Leistungsgrenze* liegt; nur in ungewöhnlichen Situationen u. durch Pharmaka werden Leistungsreserven mobilisiert. Ausschöpfen sämtlicher Leistungsreserven führt zur Erschöpfung der körperlichen Kraft mit negativen Folgen für die Gesundheitkann zu negativen Folgen für die Gesundheit führen.

Leistungsträger: (engl.) *institution providing benefits*; Körperschaften, Anstalten u. Behörden, z.B. Träger der Gesetzlichen Rentenversicherung*, Krankenkassen, Öffentlicher Gesundheitsdienst, die für Sozialleistungen zuständig sind; **Rechtliche Grundlage:** § 12 SGB I.

Leistungs- und Entgeltvereinbarung: (engl.) *agreement on benefits and remuneration*; vertragliche Regelungen zwischen Leistungsträgern* u. Leistungserbringern*, die den Inhalt von Leistungen u. unmittelbar od. mittelbar die Entlohnung hierfür regeln; z.B. einheitlicher Bewertungsmaßstab*.

regelmäßigen Abständen zu erbringende Nachweise über die von den Trägern zugelassener Pflegeeinrichtungen erbrachten Leistungen u. deren Qualität; die Erteilung von LQN kann wirksam nur durch von Landes- od. Bundesverbänden der Pflegekassen anerkannte unabhängige Sachverständige od. Prüfstellen wahrgenommen werden. **Hinweis:** Seit 1.1.2004 hat eine Pflegeeinrichtung nur dann Anspruch auf Abschluss einer Vergütungsvereinbarung, wenn sie einen LQN vorlegt, dessen Erteilung nicht länger als 2 Jahre zurückliegt. Vgl. Pflegeheimvergleich.

Leistungs- und Qualitätsvereinbarungen mit Pflegeheimen: (engl.) *quality assurance agreements with nursing homes*; zwischen dem Träger eines Pflegeheims, den Pflegekassen* od. sonstigen Sozialversicherungsträgern* sowie dem für den Sitz des Pflegeheims zuständigen Träger der Sozialhilfe getroffene Vereinbarung über Leistungs- u. Qualitätsmerkmale, die Voraussetzung für den Abschluss einer Pflegesatzvereinbarung bei teil- od. vollstationärer Pflege ist; umfasst **1.** die Struktur u. die voraussichtliche Entwicklung des zu betreuenden Personenkreises, gegliedert nach Pflegestufen u. dem besonderen Bedarf an Grundpflege*, medizinischer Behandlungspflege* od. sozialer Betreuung; **2.** Art u. Inhalt der Leistungen, die von dem Pflegeheim während der nächsten Pflegesatzzeiträume erwartet werden; **3.** die personelle u. sächliche Ausstattung des Pflegeheims einschließlich der Qualifikation der Mitarbeiter. **Rechtliche Grundlage:** § 80 a SGB XI. **Hinweis:** Der Träger des Pflegeheims ist verpflichtet, mit dem in der Leistungs- u. Qualitätsvereinbarung als notwendig anerkannten Personal die Versorgung der Heimbewohner jederzeit sicherzustellen.

Leistungsvergütung: (engl.) *remuneration*; Entlohnung von Leistungserbringern* für die erbrachten Leistungen* durch die Leistungsträger*; i.d.R. vorab vertraglich geregelt, z.B. durch Verträge zwischen den Krankenkassen u. den Kassenärztlichen* Vereinigungen.

Leistungsvermögen: (engl.) *capacity, potential*; Anteil der Leistungsfähigkeit*, der nach Abzug der Leistungsreserve* bis zum Erreichen der subjektiven Leistungsgrenze* verfügbar ist; dieses individuell mögliche Leistungsvermögen wird in Abhängigkeit von der psychischen Einstellung zur Arbeit u. anderen inneren sowie äußeren Faktoren mehr od. weniger tatsächlich eingesetzt. Gemäß der Rechtsprechung des Bundessozialgerichts* werden unter **besonderen Anforderungen** an das Leistungsvermögen Anforderungen verstanden, die abhängig vom individuellen Arbeitsplatz über die durchschnittlichen Anforderungen hinausgehen (z.B. hinsichtlich Hör-, Seh- od. Konzentrationsvermögen). I.R. einer sozialmedizinischen Beurteilung* der Leistungsfähigkeit müssen diese An-

individuelle Leistungsfähigkeit im Erwerbsleben.

Leistungswandel: (engl.) *change of capacity*; Änderung der Leistungsfähigkeit*, die eine erneute sozialmedizinische Bewertung derselben notwendig machen kann.

Leistung, unaufschiebbare: (engl.) *undelayable benefit*; dringender Behandlungs-/Versorgungsbedarf Antragsleistung, die wegen dringenden Behandlungs- bzw. Versorgungsbedarfs unverzüglich durchzuführen ist; kann die Leistungserbringung od. die Entscheidung darüber nicht rechtzeitig erfolgen, muss der Leistungsträger die Kosten für eine selbstbeschaffte Leistung* in der entstandenen Höhe erstatten.

Leitlinie für Leitlinien: (engl.) *guideline for guidelines* **1.** von Bundesärztekammer u. KBV erstellte „Beurteilungskriterien für Leitlinien in der medizinischen Versorgung" zur Angabe, welche Qualitätsanforderungen die ärztlichen Selbstverwaltungskörperschaften an Leitlinien stellen, die sie in ihrem eigenen Verantwortungsbereich nutzen wollen. **2.** methodische Empfehlungen zur Erarbeitung von Leitlinien für Diagnostik u. Therapie der AWMF*.

Leitlinien: (engl.) *guidelines*; **1.** (allg.) Dokumente die im Konsens erstellt u. nach Möglichkeit von einer anerkannten Institution angenommen wurden u. die für die allgemeine u. wiederkehrende Anwendung Regeln od. Merkmale für Tätigkeiten od. deren Ergebnisse festlegen; Leitlinien sollen auf den gesicherten Ergebnissen von Wissenschaft, Technik u. Erfahrung basieren u. auf die Förderung optimaler Vorteile für die Gesellschaf abzielen. **2.** Medizinische Leitlinien aggregieren wissenschaftliche Evidenz* u. sind „systematisch entwickelte Entscheidungshilfen über die angemessene ärztliche Vorgehensweise bei speziellen gesundheitlichen Problemen im Rahmen der strukturierten medizinischen Versorgung" (Euro parat 2001). Im Gegensatz zu Richtlinien* sind Leitlinien als Orientierungshilfen zu verstehen von denen in begründeten Fällen unter Berücksichtigung der beim individuellen Patienten vorliegenden Gegebenheiten u. der verfügbaren Ressourcen abgewichen werden kann (u. ggf. muss). Sie haben eine Mittelstellung zwischen Empfehlungen*, die Hinweise darauf geben, was getan werden sollte u. Richtlinien, die vorgeben, was getan werden muss. Die Inhalte guter medizinischer Leitlinien beruhen auf Ergebnissen der evidenzbasierten Medizin*. Leitlinien besitzen keinen Gesetzescharakter, so dass sie weder haftungsbefreiend noch -begründend wirken. Vielmehr kommt ihnen bei der Frage, ob eine vorgenommene Behandlung einen Behandlungsfehler* darstellt, eine indizielle Bedeutung zu. Während ihre Befolgung ein pflichtgemäßes, sorgfältiges Verhalten indiziert, liegt bei einem Verstoß gegen die

AWMF in 3 Stufen: **1.** S1-Leitlinie (Expertengruppe): Eine repräsentativ zusammengesetzte Expertengruppe der AWMF erarbeitet im informellen Konsens eine Leitlinie, die vom Vorstand der Fachgesellschaft verabschiedet wird. **2.** S2-Leitlinie (formale Konsensfindung): vorhandene Leitlinien der Stufe 1 werden in einer der bewährten formalen Konsensustechniken* beraten u. als Leitlinien der Stufe 2 verabschiedet. **3.** S3-Leitlinie: Der formale Konsensusprozess wird ergänzt um alle Elemente systematischer Entwicklung; die Leitlinie wird erstellt mit Logikanalyse, Entscheidungsanalyse u. Bewertung vorliegender Studienergebnisse hinsichtlich ihrer klinischen Relevanz (sog. Evidence-based Medicine). **Hinweis:** abzugrenzen sind die Stufen der Leitlinienentwicklung von der Empfehlungsstärke* der resultierenden Leitlinie sowie vom Evidenzgrad* der zugrundeliegenden Studien.

Leitlinien-Clearingverfahren: (engl.) *guideline clearing project*; institutionelles Verfahren zur kritischen Bewertung von Leitlinien* mit dem Ziel der Qualitätsförderung medizinischer Leitlinien u. a. durch: **1.** Bewertung wichtiger Leitlinien anhand festgelegter Kriterien, ggf. verbunden mit Empfehlungen zur Verbesserung; **2.** Kennzeichnung der für gut befundenen Leitlinien; **3.** Monitoring der Fortschreibung von Leitlinien; **4.** Information über Leitlinien; **5.** Unterstützung bei der Verbreitung von Leitlinien; **6.** Koordination von Erfahrungsberichten über bewertete Leitlinien; **7.** Unterstützung bei der Evaluation von Leitlinien; **8.** Anregungen für die Weiterentwicklung der Beurteilungskriterien für Leitlinien. Das Leitlinien-Clearingverfahren wird in Deutschland von dem Ärztlichen* Zentrum für Qualität in der Medizin durchgeführt u. gehört auch zu den Aufgaben des Instituts* für Qualität und Wirtschaftlichkeit im Gesundheitswesen. Die einzelnen Verfahren münden in einen sog. Clearingbericht, in dem festgeschrieben ist, welche Inhalte in einer Leitlinie zu einer bestimmten Diagnose abgehandelt werden sollten. Leitlinien wurden ursprünglich mit Hilfe der Checkliste „Methodische Qualität von Leitlinien", werden inzwischen mit dem Deutschen Leitlinien-Bewertungsinstrument u. auf internationaler Ebene mit dem AGREE*-Instrument anhand von Qualitätskriterien systematisch erfasst u. bewertet. Diese Instrumente operationalisieren Aspekte der Qualität der Leitlinienentwicklung, des Formats u. des Inhalts der Leitlinie sowie deren Anwendbarkeit.

Lernen: (engl.) *learning*; nach der klassischen Definition von Bower u. Hilgard (1983) bezieht sich Lernen auf die Veränderung im Verhalten od. im Verhaltenspotential eines Organismus hinsichtlich einer bestimmten Situation, die auf wiederholte Erfahrungen des Organismus in dieser Situation

Müdigkeit, Trunkenheit, Triebzustände) zurückgeführt werden kann; mit Lerntheorien* u. Konzepten des Lernens beschäftigt sich die Lernpsychologie. **Formen: 1. klassische Konditionierung** (syn. Reiz-Reaktions-Lernen, Signallernen): erstmals von I. P. Pawlow zu Beginn des 20. Jh. wissenschaftlich untersuchter Lernprozess (Pawlow-Experiment am Hund); er beschrieb Lernvorgänge als bedingte Reflexe. Die ggf. mehrfache zeitliche Kopplung eines für ein Individuum zunächst neutralen Reizes (z. B. Glockenton) an einen Reiz, der für das Individuum mit einer natürlichen physiologischen Reaktion verbunden ist (wie Speichelfluss nach der Wahrnehmung von Nahrung) führt (unter bestimmten Bedingungen) dazu, dass der neutrale Reiz zu einem bedingten (konditionierten) Auslösereiz für eine Reaktion wird, die der Unkonditionierten ähnelt (Speichelfluss). Der Lerninhalt der klassischen Konditionierung kann durch Extinktion gelöscht werden. **2. Instrumentelles od. operantes Lernen** (syn. Lernen am Erfolg, operante Konditionierung): von B. F. Skinner (1950) untersucht; die Verknüpfung einer (auch zufällig ausgeführten) Handlung od. Verhaltensweise mit verstärkenden Reizen hat eine Verhaltensänderung* i. S. einer Wiederholungs- (bei positiven Reizen) bzw. Vermeidungstendenz (bei negativen Reizen) zur Folge. Therapeutische Anwendung z. B. bei Verhaltenstherapie*. **3. Lernen am Modell,** Modelllernen, Imitationslernen, Beobachtungslernen, stellvertretendes Lernen: von A. Bandura seit den 60er Jahren untersucht; kognitiver Prozess, in dem als Folge von Beobachtung u. Nachahmung von Modellen bzw. Vorbildern u. den darauf folgenden Konsequenzen neue Verhaltensweisen angeeignet od. bereits bestehende verändert werden. Wichtige soziale u. praktische Fähigkeiten, aber auch grundlegende Einstellung zu sich selbst u. zu Anderen werden durch Modelllernen erworben. Modelllernen ist von anderen Lernformen zu unterscheiden, weil keine eigenen Erfahrungen vorliegen, sondern die Lernprozesse verdeckt, d. h. allein durch die Beobachtung von Modellen erfolgen (s. Lerntheorie, soziale). **4. Lernen durch Einsicht:** plötzliche Wahrnehmung des Zusammenhangs zwischen Lösung u. Problem. Die Einsicht entsteht z. B. durch Zergliederung der Fragestellung in bekannte u. beantwortbare Teile bzw. durch Kombination bereits bekannter Regeln zu einem positiven Ergebnis od. nach Veränderung der Betrachtungsweise. Neuere Ansätze berücksichtigen neben kognitiven Aspekten auch motivationale, affektive u. sozio-kulturelle Variablen. **Anwendung:** therapeutisch v. a. bei der Verhaltenstherapie: z. B. Habituation bei Angst, Verlernen von Vermeidungs- u. Fluchtreaktionen, Einsicht in negative Lernprozesse, Modelllernen bei Phobien od. im Sozialtraining).

ration, Erfahrung; es gibt unterschiedliche, an den unterschiedlichen psychologisch-psychotherapeutischen Schulen orientierte Lerntheorien, die bislang nicht zu einem geschlossenen Theoriegebäude verarbeitet werden konnten. Sie gehen allgemein davon aus, dass Erfahrungen die persönlichen Lernstrategien prägen u. somit auch verändern können. Wichtigste Richtungen sind die aus der Psychoanalyse (S. Freud) abgeleitete psychodynamische Lerntheorie, die humanistische Lerntheorie (C. Rogers, R. Tausch), die vorrangig die Persönlichkeitsbildung untersucht (Lernen in Freiheit), die Gestaltpsychologie (W. Köhler, K. Koffka), welche die Organisation seelisch-geistiger Prozesse während des Lernens untersucht hat, die Verhaltenspsychologie (I. Pawlow, E. Thorndike, B. F. Skinner, C. L. Hull, E. C. Tolman), deren Lerntheorien insbes. auf den Forschungen zur Konditionierung beruhen, sowie die soziale Lerntheorie* (A. Bandura). Vgl. Lernen.

Lerntheorie, soziale: (engl.) *social learning theory*; Abk. SLT; sozialpsychologische Theorie zur Erklärung menschlichen Erlebens, Lernens u. Handelns durch reziproke psychosoziale Dynamiken (nach A. Bandura, 1977 u. 1986); geht der Frage nach, wie Verhaltensweisen speziell im sozialen u. sprachlichen Bereich erworben werden. Banduras Ansatz erklärt unter Rückgriff auf die Methode des Lernens* am Modell das Erlernen solcher Verhaltensweisen. Menschen können sich durch Modelllernen komplexe Handlungen aneignen, da sie durch das Beobachten eines Modells angeregt werden, bestimmte Verhaltensalternativen genauer zu hinterfragen: Menschen lernen sowohl durch direkte eigene Erfahrungen als auch durch reflektierte Beobachtungen anderer Personen, wobei sie aus den Ergebnissen des Verhalten dieser anderen Personen Schlussfolgerungen über das zu erwartende Ergebnis für das eigene Verhaltes ziehen. Dabei spielt die Selbstwirksamkeitserwartung* eine entscheidende Rolle. Bandura (1977) unterscheidet beim Lernen am Modell 4 Teilprozesse: **1.** Aufmerksamkeit (abhängig z. B. von Charakteristika der Modellperson); **2.** Gedächtnis (abhängig z. B. von inneren od. tatsächlichen Wiederholungen des beobachteten Verhaltens); **3.** Verhalten (abhängig z. B. von motorischen Fähigkeiten des Beobachters); **4.** Motivation (Häufigkeit des Verhaltens abhängig z. B. von externen Verstärkern od. Effizienzerwartungen). **Anwendung:** Gestaltung von Programmen zur Prävention od. Gesundheitsförderung*, indem für gewünschtes Verhalten gezielt Rollenmodelle als Vorbilder „geschaffen" u. eingesetzt werden können.

Letalität: (engl.) *lethality*; Tödlichkeit einer bestimmten Erkrankung; die **Letalitätsrate** ist das Verhältnis der Anzahl der an einer bestimmten Krankheit Verstorbenen zur Anzahl neuer Fälle

der weißen Blutkörperchen durch klonale Proliferation unreifer hämatopoetischer Stammzellen mi Ausbreitung im Knochenmark u. Verdrängung normaler Leukozytenformen; **Einteilung:** nach klinischem Verlauf, Reifegrad u. Abstammung der pathologisch veränderten weißen Blutkörperchen in **1.** akute u. chronische Leukämien; **2.** un reifzellige u. reifzellige Leukämien; **3.** lymphati sche u. myeloische Leukämien. Bei den akuten Leukämien (akute lymphatische Leukämie, Abk. ALL, u. akute myeloische Leukämie, Abk. AML kann auch eine Einteilung nach der Morphologie anhand der FAB-Klassifikation erfolgen. Weiteres Einteilungskriterium ist die Leukämiezellzahl im Blut: **a)** aleukämische Formen (keine Leukämiezel len); **b)** subleukämische (einige Leukämiezellen bei normaler Gesamtleukozytenzahl) Formen; **c)** leukämische (viele Leukämiezellen bei dadurch hoher Leukozytenzahl) Formen. **Ätiologie:** unbekannt diskutiert werden virale u. genetische Faktoren aber auch direkte Knochenmarkschädigungen durch Chemikalien (Benzol, Zytostatika) u. ioni sierende Strahlen; **Epidemiologie:** Prävalenz: akute lymphatische Leukämie (ALL), akute myeloische Leukämie (AML): 4 Erkrankungen je 100 000, chro nisch lymphatische Leukämie (CLL): 3–6 Erkrankungen je 100 000, chronisch myeloische Leukämie (CML): 1 Erkrankung je 100 000. Bei Kindern 4,5 Fälle je 100 000. 80 % der erkrankten Kinder haben ALL, 16 % AML, 4 % CML. Häufigkeitsgipfel der CLL 40.–70. Lebensjahr, CML mittleres Erwachsenenalter, AML 50.–60. Lebensjahr. ALL bei Kindern am häufigsten zwischen 3. u. 7. Lebens jahr. Inzidenz: 4000–9000 Neuerkrankungen jähr lich. Mortalität: unterschiedlich je nach Zelltyp u. Therapiemöglichkeit. Rezidivfreiheit über 5 Jahre spricht für Ausheilung. Relativ günstige Prognose bei CLL, ungünstige Prognose bei CML mit Über lebenszeit von 2–3 Jahren. Gesamte Fünf-Jahres-Überlebensprognose ca. 45 %. Heilungsrate bei Kindern mit ALL 80 %, mit AML 60 %, mit CML 70 %. 31 % der kindlichen Tumoren sind Leukä mien. Durch Chemotherapien wird eine Heilungs rate bis 80 % erreicht. Bei Erwachsenen treten 65 % der Leukämien erst nach dem 60. Lebensjahr auf. **Leistungsansprüche an die Sozialversicherungsträger:** **1.** an die GKV durch ambulante u. stationäre Behandlung (einschließlich medizinischer Rehabilitationen) sowie lange Zeiten von Arbeitsunfähigkeit; **2.** an die GRV durch Bedarf an Leistungen* zur medizinischen Rehabilitation u. Leistungen* zur Teilhabe (2005 ca. 1200 medizinische Rehabilitationen) sowie bei schwerwiegender u. dauerhafter Funktionsstörung durch Ansprüche auf Rente wegen Erwerbsminderung* (2004 ca. 800 Rentenneuzugänge); **3.** an die GPV bei Pflegebedürftigkeit*. Die Anerkennung des GdB (s. Grad der Behinderung) erfolgt nach den

sätzen des Sozialen* Entschädigungsrechts od. der GUV. **Prävention:** Meiden von Lebensmitteln, die mit radioaktiven Isotopen kontaminiert sein können, Vermeiden von Einatmen benzolhaltiger Dämpfe beim Tanken; Vermeiden unnötiger Strahlenexposition.

Life-Event: s. Lebensereignis, kritisches.

Lifestyle Heart Trial: randomisierte Interventionsstudie (Ornish et. al 1990) zur Sekundärprävention der koronaren Herzkrankheit; Veränderungen des Lebensstils wie Konsum fettarmer Kost, Nichtrauchen, regelmäßiges Stressbewältigungstraining u. körperliche Aktivität geringer u. mittlerer Intensität können eine bestehende koronare Herzkrankheit u. entsprechende Folgeerkrankungen positiv beeinflussen.

Lifestyle-Präparate: (engl.) *lifestyle drugs*; Lifestyle-Produkte, Lifestyle-Drogen; Arzneimittel, bei denen die Erhöhung der Lebensqualität im Vordergrund steht; z. B. zur Behandlung der erektilen Dysfunktion, der Anreizung sexuelle Steigerung der sexuellen Potenz, zur Raucherentwöhnung, zur Reduktion des Körpergewichts od. zur Dämpfung des Appetits, zur Verbesserung des Haarwuchses; nach § 34 SGB V sind diese von der Versorgung durch die GKV ausgeschlossen. Vgl. Negativliste, Heilmittelversorgung.

Likelihood-Ratio: Abk. LR; Verhältnis der Wahrscheinlichkeiten* ein u. desselben Ereignisses unter 2 verschiedenen Wahrscheinlichkeitsmodellen. So gibt ein LR z. B. an, um wievielmal häufiger ein bestimmtes Testresultat bei Personen mit Erkrankung im Vergleich zu Personen ohne Erkrankung vorkommt; vgl. Test, diagnostischer.

Lipski-Dilemma: (engl.) *Lipski dilemma*; eine aus der Bürokratieforschung stammende Bez. für eine Konfliktkonstellation, welche die paradoxe Situation kennzeichnet, dass vielfach übergeordnete Organisationsregeln verletzt werden müssen, um individuelle Versorgungsziele erfüllen zu können.

Literaturdatenbank: s. Datenbank.

LKK: Abk. für Landwirtschaftliche* Krankenkasse.

LOAEL: Abk. für lowest* observed adverse effect level; niedrigste beobachtete (tierexperimentell od. am Menschen) Tagesdosis od. Konzentration, bezogen auf das Körpergewicht, bei der ein schädigender Effekt nachweisbar ist; vgl. NOEL.

Logopäde: (engl.) *speech therapist*; untersucht u. therapiert in Zusammenarbeit mit Ärzten Störungen der Sprachentwicklung u. Stimm-, Sprach- u. Sprechstörungen überwiegend bei Kindern u. Jugendlichen, aber auch bei Erwachsenen; **Ausbildung:** 3-jährige bundeseinheitliche Ausbildung an Berufsfachschulen, geregelt im „Gesetz über den Beruf des Logopäden" (Abk. LogopG) vom 7.5.1980 (BGBl. I S. 529), zuletzt geändert am 25.11.2003 (BGBl. I S. 2304). Vgl. Sprach-, Sprech- u. Stimmtherapie.

Logopäden*, Patholinguisten, Sprachheilpädagogen, Sprachtherapeuten. Vgl. Sprach-, Sprech-, und Stimmtherapie.

Lohn: s. Arbeitsentgelt.

Lohnabstandsgebot: (engl.) *wage differential rule*; gesetzliche Verpflichtung der Landesregierung, die Bemessung der Regelsätze* so zu gestalten, dass die Höhe der Hilfe* zum Lebensunterhalt gemessen an einer Familie mit 3 Kindern unterhalb der durchschnittlich erzielten Nettoeinkünfte unterer Lohn- u. Gehaltsgruppen in einer vergleichbaren Haushaltsgemeinschaft mit einem alleinverdienenden Vollzeitbeschäftigten bleibt.

Lohnabzugsverfahren: (engl.) *procedure of deducting contributions from one's wages*; Verfahren zur Entrichtung der Arbeitnehmeranteile der Beiträge* zur Sozialversicherung; nach § 28 g SGB IV hat der Arbeitgeber gegenüber dem Arbeitnehmer einen Anspruch auf die von diesem zu tragenden Anteile am Gesamtsozialversicherungsbeitrag. Nach dieser Regelung darf der Arbeitgeber diesen Anspruch nur durch Abzug vom Arbeitsentgelt geltend machen. I. d. R. behält der Arbeitgeber den auf den Arbeitnehmer entfallenden Beitragsanteil für die gesamte Gesetzliche Sozialversicherung bei der Lohn- od. Gehaltszahlung ein u. führt ihn zusammen mit seinem eigenen Beitragsanteil an die Einzugsstelle ab.

Lohnersatzleistung: s. Entgeltersatzleistung.

Lohnfortzahlung: syn. Entgeltfortzahlung* im Krankheitsfall.

Lohnnebenkosten: (engl.) *non-wage labour costs*; Teil der Arbeitskosten, die der Arbeitgeber neben dem an den Arbeitnehmer gezahlten Arbeitsentgelt* tragen muss; gesetzliche (s. Beiträge zur Sozialversicherung) sowie tarifliche u. betriebliche Zusatzkosten (z. B. Aufwendungen für betriebliche Altersvorsorge) werden unterschieden.

Loimologie: (engl.) *loimology*; veraltete Bez. für Seuchenlehre, Infektionsepidemiologie; s. Epidemiologie.

Longitudinalstudie: syn. Kohortenstudie*.

lowest observed adverse effect level: s. LOAEL.

LPS: Abk. für Luftwechsel* pro Stunde.

LR: Abk. für (engl.) *Likelihood*-Ratio.

LTA: Abk. für Leistungen* zur Teilhabe am Arbeitsleben.

Lüftung: s. Innenraumluft, Luftwechsel pro Stunde.

Luft: (engl.) *air*; Bez. für das Gasgemisch der Erdatmosphäre aus 78 % Stickstoff, 21 % Sauerstoff, 0,9 % Argon, 0,03 % Kohlenstoffdioxid u. weiteren Spurengasen sowie Luftverunreinigungen bzw. -schadstoffen; unterschieden wird die Außenluft von der Innenraumluft* mit den jeweiligen Verunreinigungen. Der Mensch hält sich in Mitteleuropa etwa 80 % seiner Zeit in Innenräumen auf. Im Außenbereich sind für die Umweltmedizin* besonders der Kraftfahrzeugverkehr (u. a. Smog*),

sehr verschiedene Schadstoffe vorkommen, z. B. Formaldehyd, leichtflüchtige organische Verbindungen, Asbest. Vgl. TA Luft.

Luftgeschwindigkeit: s. Klimafaktoren am Arbeitsplatz.

Luftgrenzwert: s. AGW.

Lufthygiene: s. Umwelthygiene.

Luftreinhalteplan: (engl.) *clean air plan*; nach § 47 Bundes*-Immissionsschutzgesetz (Abk. BImSchG) bezüglich der Erhaltung bzw. Wiederherstellung der Luftqualität vorgesehener Maßnahmenplan bei Überschreiten der im BImSchG vorgesehenen Immissionsgrenzwerte; ist von der Landesregierung bzw. den von ihr bestimmten Stellen (zuständige Behörden) aufzustellen u. soll die erforderlichen Maßnahmen zur dauerhaften (ggf. auch in einem Aktionsplan der kurzfristigen) Verminderung von Luftverunreinigungen enthalten. Die Maßnahmen sind entsprechend dem Verursacheranteil unter Beachtung des Grundsatzes der Verhältnismäßigkeit gegen alle Emittenten zu richten. **Rechtliche Grundlage:** Bundesimmisionsschutzgesetz.

Lufttemperatur: s. Klimafaktoren am Arbeitsplatz.

Luftwechsel pro Stunde: (engl.) *air changes per hour*; Abk. LPS; gibt an, wie oft das Raumluftvolumen pro Stunde erneuert wird; durch Lüftung mit Öffnen gegenüberliegender Fenster kann z. B. eine Luftwechselrate pro Stunde von 20 bis 30 erreicht werden. Bei einer Stoßlüftung mit vollständig geöffnetem Fenster liegt die Luftwechselrate bei etwa 10–20, bei geschlossenen Türen u. Fenstern bei etwa 0,2–0,5. Vgl. Klimafaktoren am Arbeitsplatz, Innenraumluft.

Lumboischialgie: s. Wirbelsäulensyndrome.

Lungenkrankheit, chronisch obstruktive: s. COPD.

Lungenkrebs: s. Bronchialkarzinom.

Luxemburg Deklaration: s. Gesundheitsförderung.

LVA: Abk. für Landesversicherungsanstalt*.

Lyme-Borreliose: (engl.) *Lyme disease*; syn. Erythema-migrans-Krankheit; durch Biss einer Zecke (Ixodes ricinus, Holzbock) übertragene Infektions- 50 % der Erkrankungsfälle); die Infektion ist, so fern sie im akuten Stadium erkannt wird, in 2–3 Wochen mit Antibiotika heilbar. Unbehandelt od bei inkonsequenter Therapie sind Spätfolgen möglich. **Epidemiologie:** 60 000–100 000 Neuerkrankungen pro Jahr; **Risikofaktor** Aufenthalt in Ze ckenendemiegebieten, wo bis zu 35 % der Zecken von Borrelien befallen sind; 3–6 % aller von einem Zeckenstich Betroffenen haben mit einer Infektion zu rechnen, bei 0,3–1,4 % tritt eine manifeste Borreliose auf. **Einteilung:** nach klinischen Stadien; Symptomatik sehr variabel, spontane Ausheilung u. Überspringen klinischer Stadien möglich; **1.** Stadium I: unspezifische Allgemeinsymp tome; Hautveränderngen an der Zeckenbissstelle (Erythema migrans); **2.** Stadium II (bis Monate nach Infektion): neurologische Symptomatik mi Schmerzen; seltener Herz- u. Hautmanifestatio nen; **3.** Stadium III (Monate bis Jahre nach Infekti on): Gelenkentzündungen (Lyme-Arthritis); selte ner Haut- u. Bindegewebeveränderungen (Akro dermatitis chronica atrophicans), chronische ZNS-Entzündung. **Leistungsansprüche an die Sozialversicherungsträger: 1.** an die GKV i. R. der Akut behandlung; **2.** in Ausnahmefällen an die GRV durch Bedarf an Leistungen* zur medizinischen Rehabilitation u. Leistungen* zur Teilhabe. Die Anerkennung des Grades* der Behinderung erfolgt nach den Grundsätzen des Schwerbehinderten rechts im SGB*IX. **Prävention:** in Endemiegebie ten die Haut gut bedeckende Kleidung tragen, ggf Zecke sofort entfernen.

Lymphdrainage: (engl.) *lymphatic drainage*; Form der Streichmassage zur Beseitigung von Lymphstauungen; **Verfahren:** unter kreisendem Druck wer den ödematöse Areale von distal nach proximal in Richtung der zentralen Lymphknotenregionen massiert, fibrosklerotisches Bindegewebe wird ge lockert; anschl. Anlage von Kompressionsverband od. -strümpfen; **Anwendung:** z. B. bei Lymphstau nach Operation bei Brustkrebs od. Halbseitenläh mung bei Schlaganfall*.

M

Maastricht, Vertrag von: (engl.) *Maastricht Treaty*; 1993 in Kraft getretener Vertrag, der die Geburtsstunde der Europäischen Union (vorher Europäische Gemeinschaft) markiert u. im Art. 129 (nach Änderung durch Amsterdamer* Vertrag 1999: Art. 152) erstmals eine Zuständigkeit der Europäischen Union für die Gesundheitspolitik regelt: die Gemeinschaft unterstützt die Bemühungen der Mitgliedstaaten auf dem Gebiet der öffentlichen Gesundheit u. leistet einen Beitrag zur Erreichung eines hohen Gesundheitsschutzniveaus in der gesamten Gemeinschaft.

Machbarkeitsstudie: (engl.) *feasibility study*; Studie* zur Prüfung der Praktikabilität von neuen Versorgungsprogrammen od. therapeutischen Eingriffen bzw. zur Evaluation*, ob eine bestimmte Fragestellung i. R. einer Studie bearbeitet werden kann (z. B. ob Versorgungsforschung auf Basis eines Krankheitsregisters möglich ist).

MAD: Abk. für (engl.) *mean absolute deviation*; s. Abweichung, mittlere absolute.

Magie: (engl.) *magic*; Bez. für eine Geisteshaltung, die den Einfluss des Menschen auf übermenschliche externe Kräfte annimmt; Ziel sind Erkenntnisgewinnung u. Manipulation übermenschlicher Kräfte mit nicht natürlichen Mitteln unter Herstellung eines ritualisierten Kontextes; dazu gehört die Furcht, magisch durch eine Person geschädigt werden zu können. In der sog. **schwarzen Magie** werden magische Handlungen durchgeführt, bei denen negativ bewertete Dinge eingesetzt werden. Magische Praktiken können ermöglichen, sozial schädliche Affekte wie Hass u. Wut abzureagieren. Heute wird Magie als zentraler Bestandteil jeder Kultur angenommen. **Abwehrmagie** ist der Versuch, sich gegen böse Einflüsse z. B. durch Amulette zu schützen.

Major Diagnostic Category: s. MDC.

MAK: Abk. für **m**aximale **A**rbeitsplatz**k**onzentration; die Werte für einzelne Stoffe, welche die maximal zulässige Konzentration eines Stoffes (Gas, Dampf od. Schwebstoff) am Arbeitsplatz angeben, bei dessen Unterschreiten im Allg. die Gesundheit der Arbeitnehmer nicht beeinträchtigt wird; Festlegung durch die Senatskommission der Deutschen Forschungsgemeinschaft zur Prüfung gesundheitsschädlicher Arbeitsstoffe (MAK-Kommission); i. d. R. wird eine Stoffbelastung von maximal 8 Stunden täglich u. 40 Stunden wöchentlich zugrunde gelegt. MAK-Werte dürfen nicht zur Bewertung der Exposition von Kindern, älteren od. kranken Menschen herangezogen werden. Maßeinheiten für Gase u. Dämpfe sind ppm od mg/m³, für Schwebstoffe mg/m³ od. mg/kg. Für Konzentrationen an Gasen, Dampf od. Schwebstoffen, für die keine MAK-Werte aufgestellt werden können (krebserzeugende u. erbgutverändern de Stoffe), wurden bis Ende 2004 TRK-Werte (s. TRK) festgelegt. Mit der neuen Gefahrstoffverordnung ist anstelle der früheren MAK-Werte die AGW* eingeführt worden. Die von dem Ausschuss für Gefahrstoffe (AGS) verabschiedeten AGW sind in der TRGS* 900 gelistet.

Malignom: s. Tumorerkrankung, maligne.

Malteser Hilfsdienst: 1953 durch Malteserorden u. den Deutschen Caritasverband gegründete, ge meinnützige katholische Hilfsorganisation mit ehrenamtlichen u. hauptamtlichen Mitarbeitern; **Aufgabe:** Katastrophenschutz, Sanitätsdienst, Krankentransport, Erste-Hilfe-Ausbildung, Hospizarbeit u. ehrenamtliche Sozialdienste; ein Auslandsdienst organisiert Not- u. Katastropheneinsätze im Ausland.

Malus-Regelung: s. Bonus-Malus-System.

Mammakarzinom: (engl.) *breast carcinoma*; syn Brustkrebs; maligne Tumoren, die von Teilen des Drüsengewebes der Brust ausgehen; Prognose ab hängig von Größe des Primärtumors bei Diagnose stellung, Tumorausbreitung in regionale Lymphknoten, Fernmetastasierung; **Lokalisation:** oberer äußerer Quadrant (54 %), oberer innerer Quadran (15 %), unterer äußerer Quadrant 10 % u. unterer innerer Quadrant (5 %); Bereich der Mamille (16 %) **Einteilung:** verschiedene Schemata sind gebräuchlich; **1.** nach histologischen Gruppen (ge mäß WHO): **a)** nichtinvasives Karzinom: Carcino ma ductale in situ (CDIS), Carcinoma lobulare in situ (CLIS); **b)** invasives Karzinom; **c)** als Sonderform Pagetkarzinom der Mamille u. inflammato risches Karzinom; **2.** nach Aspekten der Histogene se: **a)** Milchgangkarzinom (duktal): ca. 80 %; **b)** Läppchenkarzinom (lobulär): ca. 10 %; **c)** Sonderformen (u. a. medullär, muzinös, papillär, tubulär, adenoid-zystisch, juvenil-sekretorisch, apokrin

phologie, die drüsige Ausdifferenzierung u. die Mitoserate; 4 Differenzierungsgrade: gut differenziert, mäßig differenziert, schlecht differenziert u. undifferenziert; **4.** Resektionsstatus: **a)** R 0: eindeutig tumorfreie Resektionsränder; **b)** R 1: mikroskopischer Residualtumor; **c)** R 2: makroskopischer Residualtumor; **5.** Klassifikation nach dem TNM-System: basiert auf der Tumorgröße (T), dem Ausmaß der befallenen Lymphknoten (N) u. der Fernmetastasierung (M). **Ätiologie:** unklar; Risikofaktoren: u. a. Hormonstatus, genetische Disposition (BRCA1, BRCA2), Adipositas, frühe Menarche, späte Schwangerschaft, kurzes Stillen, späte Menopause. **Epidemiologie:** mit 24 % häufigster Krebstyp der Frau. Das Lebensrisiko, an Brustkrebs zu erkranken, beträgt 9,2 %, d. h. durchschnittlich jede 11. Frau in Deutschland (ca. 47 500 Neuerkrankungen jährlich, davon Männer ca. 400). Ca. 40 % der Krebserkrankungen im Alter von 35–59 Jahren werden durch Brustkrebs hervorgerufen u. ca. 30 % der Todesfälle in dieser Altersgruppe. Die Mortalität ist seit 1992 rückläufig (verbesserte Therapie u. Früherkennung). Fünf-Jahres-Überlebensrate ist angestiegen auf ca. 78 %. **Leistungsansprüche an die Sozialversicherungsträger: 1.** an die GKV durch ambulante u. stationäre Behandlung u. langdauernde Arbeitsunfähigkeit (durchschnittlich 80 Tage je Erkrankungsfall); **2.** an die GRV durch Bedarf an Leistungen* zur medizinischen Rehabilitation u. Leistungen* zur Teilhabe am Arbeitsleben (2005 ca. 37 000 medizinische Rehabilitationen) sowie bei schwerwiegender u. dauerhafter Funktionsstörung durch Ansprüche auf Rente wegen Erwerbsminderung* (2005 ca. 3700 Renten); **3.** an die GPV bei Pflegebedürftigkeit*. Die Anerkennung des Grades* der Behinderung erfolgt nach den Grundsätzen des Schwerbehindertenrechts im SGB* IX. **Prävention:** Früherkennungsuntersuchungen (vgl. Gesundheitsuntersuchung), Mammographie-Screening.

Managed Care: gesteuerte Versorgung; Integration von Versicherung u. medizinischer Versorgung; **Ziel:** Kostensenkung bei gleichzeitiger Einhaltung hoher Qualitätsstandards; Managed-Care-Organisationen werden entsprechend des Integrationsgrades zwischen Versicherung u. medizinischer Versorgung eingeteilt in Health* Maintenance Organizations, Preferred* Provider Organizations; Managed-Care-Organisationen beeinflussen sowohl das Angebot als auch die Nachfrage nach medizinischen Leistungen: **1.** mit Hilfe von bestimmten Vertragsformen: **a)** selektive Vertragsabschlüsse (Einzelverträge zwischen Krankenversicherer u. ausgewählten Ärzten, Ärztenetzen* od. Krankenhäusern); **b)** Vergütungsverträge: i. d. R. werden prospektive (Pauschalen) od. gemischte Vergütungssysteme (Pauschalen verknüpft mit teilweiser Kostenerstattung*) eingesetzt; **c)** Ver-

Kostenkontrolle u. Qualitätssteigerung: Gatekeeper-Prinzip (s. Hausarztsystem), Leitlinien*, Utilization Reviews, Disease*-Management-Programme, Case* Management.

Managed Competition: syn. Regulated Competition; geregelter Wettbewerb; ökonomische Anreize setzendes Modell zur Sicherstellung der gesundheitlichen Grundversorgung unter Festsetzung eines verbindlich zu gewährleistenden Leistungsumfangs; in den USA Ende der 70er Jahre des 20. Jh. entwickeltes, an Kriterien der Sozialen Marktwirtschaft ausgerichtetes Steuerungsmodell als staatlich geförderte Alternative zum freien Wettbewerb, der hinsichtlich einer bedarfsgerechten Bereitstellung öffentlicher Basisdienstleistungen als ineffektiv bewertet wurde; Leistungsträger u. Leistungsanbieter stehen in einem nach sozialgesetzlich orientierten u. festgesetzten Maßgaben regulierten Wettbewerb. Dabei überwacht der Staat die Einhaltung der gesetzten Regeln, trifft Vorkehrungen zur Aufklärung sowie Information der Verbraucher u. versucht, den interessengeleiteten/eigennützigen Verhaltensstrategien der beteiligten Gruppen (s. Moral Hazard) entgegenzuwirken.

Management Review: (engl.) *management review*; (Qualitätsmanagement) Bez. für die Bewertung einer Organisation od. einer ihrer Teile durch die oberste Leitung in Bezug auf Qualitätspolitik u. Qualitätsziele.

Mandala-Modell der Gesundheit: (engl.) *mandala model of health*; Modell von Gesundheit* nach T. Hancock, das die systemischen Beziehungen von Gesundheit illustriert u. praktische Ansatzpunkte für Gesundheitsförderung* u. Gesundheitspolitik betont. **4 Hauptebenen** interagieren miteinander, bilden Schnittstellen u. sind jeweilig Ansatzpunkte für präventive u. gesundheitsfördernde Interventionen: **1.** Humanbiologie: genetische Anlagen, Immunsystem, Physiologie u. Anatomie eines Menschen; **2.** persönliches Verhalten: Lebensstil u. Lebensweise*. Gesundheitsorientierung, Risikoverhalten, Ernährung, Bewegung, Inanspruchnahme von Gesundheitsvorsorge u. Krankenversorgung, Krankheits- u. Krisenbewältigung; **3.** psychosoziale, kulturelle u. ökonomische Umwelt: sozioökonomischer Status, Milieueinbindung, Peer-Gruppen, soziale Unterstützungsnetzwerke; **4.** physikalische Umwelt u. Biosphäre: Wohn- u. Arbeitsbedingungen, natürliche u. industrielle Umwelt, klimatische Bedingungen.

Mangel: (engl.) *defect, flaw*; Nichterfüllung einer Anforderung in Bezug auf einen beabsichtigten od. festgelegten Gebrauch; Fehler, der den Wert einer Sache od. ihre Tauglichkeit zum gewöhnlichen Gebrauch aufhebt od. nicht unerheblich mindert; wichtig ist die Unterscheidung von Fehler* u. Mangel insbes. bei der Produkthaftung*.

Infizierte; Größe zur Quantifizierung der Wahrscheinlichkeit, bei Erstinfektion (s. Infektion) manifest (klinisch) zu erkranken; je kleiner der Manifestationsindex ist, desto häufiger treten abortive u. stumme Verlaufsformen auf. Vgl. Kontagionsindex.

Mann-Whitney-U-Test: (engl.) *Mann-Whitney-U-Test*; auch U-Test; (statist.) nichtparametrisches Verfahren* zum Vergleich zweier unabhängiger Stichproben; Analogon zum Zwei-Stichproben-t-Test; ergebnisäquivalent zum Wilcoxon*-Rangsummen-Test; **Voraussetzung:** Ordinalskalenniveau (s. Skalenniveau).

MANOVA: Abk. für (engl.) *multivariate analysis of variance*; s. Varianz.

Marker: (engl.) *marker*; Markierungssubstanz, biomedizinischer Parameter, z. B. biologische Substanzen (Protein, Enzym, Hormon) od. eine Genmutante, deren Nachweis einen hohen prädiktiven (diagnostischen od. prognostischen) Wert hat. Vgl. Risikoindikator.

Markov-Modell: (engl.) *markov model*; Markowi-Ketten; stochastisches Modell zur Abschätzung zukünftiger Entwicklungen, z. B. des Morbiditätsbzw. Vitalstatus in Kohortenstudien*; **Prinzip:** Es existieret eine endliche Zahl disjunkter Gesundheitszustände, die Patienten durchlaufen können. Der Übergang von einem Zustand in einen anderen hat eine bestimmte Übergangswahrscheinlichkeit. Das Modell schätzt den zukünftigen Status der Patienten anhand der aktuellen Situation u. der Kenntnis eines früheren Zustands (z. B. Tumorstadium bei Erstdiagnose) u. hat auf die Schätzung des zukünftigen Status keinen Einfluss (sog. Gedächtnislosigkeit). **Beispiel:** Patienten erkranken od. versterben an bzw. leben mit einer bestimmten Krankheit, sie werden anhand des aktuellen Status als krank od. gesund, lebend od. verstorben klassifiziert; anschließend wird eine Übergangswahrscheinlichkeit von einem Status in einen anderen berechnet, woraus Nutzwerte (z. B. Lebensqualität, Kosten) abgeleitet werden können. Vgl. Entscheidungsbaum.

Maske, chirurgische: s. Mundschutz, Atemschutzmaske.

Massage: (engl.) *massage*; physikalisch-therapeutische Behandlung von Gewebe u. Muskeln durch Druck- u. Zugreize; **Ziel:** Tonusänderungen der Muskeln, Hyperämie, neuroreflektorische Fernwirkungen sowie Beeinflussung psychischer u. physiologischer Parameter; **Formen:** 1. klassische Muskelmassage; 2. Bindegewebsmassage; 3. Unterwasser-Druckstrahlmassage; 4. Periostmassage; 5. Kolonbehandlung; 6. Lymphdrainage*; 7. Segmentmassage; **Kostenträger:** verordnungsfähig gemäß Heilmittel*-Richtlinien u. Hilfsmittel*-Richtlinien.

Masseur und medizinischer Bademeister: (engl.) *balneotherapist*; beherrscht sämtliche Techniken der

den Menschen durch; **Ausbildung:** 2-jährige bundeseinheitlich geregelte Ausbildung an Berufsfachschulen mit anschließendem 6-monatigen Prakti kum zur staatlichen Anerkennung (Masseur- u. Physiotherapeutengesetz, „Gesetz über die Berufe in der Physiotherapie", Abk. MPhG, vom 26.5.1994, BGBl. I S.1084, zuletzt geändert am 25.11.2003, BGBl. I S. 2304 u. in der entsprechenden Durchführungsverordnung „Ausbildungs- u. Prüfungsverordnung für Masseure u. medizinische Bademeister, Art. 1 der Verordnung über die Ausbildung u. Prüfung von Masseuren u. medizinischen Bademeistern u. zur Änderung verschie dener Ausbildungs- u. Prüfungsverordnungen be treffend andere Heilberufe", Abk. MB-APrV, vom 6.12.1994, BGBl. I S. 3770, geändert am 23.3.2005, BGBl. I S. 931).

Maßnahmen der Eignungsfeststellung: (engl.) *ap titude testing measures*; übergeordneter Begriff für Maßnahmen zur beruflichen Eingliederung be stimmter Personengruppen, beinhalten die berufspraktische Erprobung u. theoretischen Unterricht **Ziel:** Beurteilung u. Klärung des Leistungsvermögens* des Leistungsberechtigten in Bezug au die entsprechenden Anforderungen einer Berufsausbildung od. einer Berufstätigkeit, Überprüfung der persönlichen Eignung für eine berufliche Tä tigkeit sowie ggf. behinderungsbedingter Auswirkungen im Hinblick auf die spätere berufliche Tätigkeit, möglichst im Kontakt mit dem ersten Arbeitsmarkt; Leistung der aktiven Arbeitsförderung* für Arbeitslose (nach SGB III); Maß nahme zur Auswahl einer Leistung* zur Teilhabe am Arbeitsleben für behinderte u. von Behinderung bedrohte Menschen (nach SGB IX); **Formen:** 1. **Abklärung der beruflichen Eignung** gefördert durch: **a)** die Bundesagentur für Arbei für Arbeitslose als Maßnahme der Eignungsfest stellung u. für Ausbildungsplatzbewerber, deren Eignung für einen Beruf noch nicht feststeht, als berufsvorbereitende Maßnahme (s. Berufsvorberei tung); **b)** den zuständigen Rehabilitationsträger* für behinderte od. von Behinderung* bedrohte Menschen. Die Maßnahmen werden in einem Be trieb od. bei einem (meist freien) Bildungsträger durchgeführt; Dauer: i. d. R. bis zu 4 Wochen **2. Arbeitserprobung:** Maßnahme für behinderte od. von Behinderung bedrohte Menschen; kann sowohl eine berufliche Erst-Orientierung behinderter junger Menschen als auch eine berufliche Um- od. Neuorientierung betreffen; dient der abschließenden Klärung der Eignung für eine Tätigkeit sowie bestimmter Ausbildungs- bzw Arbeitsplatzanforderungen für behinderte Menschen; wenn aufgrund der Art u. Schwere ihrer Behinderung erforderlich, in einer besonderen Einrichtung der beruflichen Rehabilitation (nach §35 SGB IX) für behinderte Menschen (in Berufs-

derungen maximal 6 Wochen. **3. Begabten- od. Kenntnisprüfung:** Maßnahme für behinderte od. von Behinderung bedrohte Menschen; weist wesentliche Merkmale aus 1. u. 2. auf, hier sind Art u. Umfang einer in Aussicht genommenen (insbes. höherdifferenzierten) Qualifikation zu klären; Dauer: wenige Tage; **Leistung:** Die Förderung umfasst jeweils die Übernahme von Maßnahmekosten einschließlich Kosten für Unterkunft u. Verpflegung, Kinderbetreuung, Fahrtkosten sowie bei Arbeitslosen ggf. Arbeitslosengeld, bzw. bei behinderten od. von Behinderung bedrohten Menschen eine Entgeltersatzleistung* des zuständigen Rehabilitationsträgers, sofern sie diese erhalten bzw. beanspruchen können; **Kostenträger:** Bundesagentur* für Arbeit od. der zuständige Rehabilitationsträger*; **Rechtliche Grundlage:** § 48 SGB III, § 59 SGB III, §§ 33 ff. SGB IX; **Hinweis:** werden Maßnahmen der Eignungsfeststellung nach SGB IX durchgeführt, sind diese keine eigenständigen Leistungen, sondern Teil des Verwaltungsverfahrens des zuständigen Rehabilitationsträgers zur zweckmäßigen Leistungsbestimmung einer Leistung zur Teilhabe am Arbeitsleben; abzugrenzen sind Trainingsmaßnahmen*.

Maßnahmen, pflegeunterstützende: (engl.) *measures supporting nursing care*; i. R. der Pflegebegutachtung nach dem SGB XI sog. krankheitsspezifische Pflegemaßnahmen, die aus medizinischpflegerischen Gründen regelmäßig u. auf Dauer untrennbarer Bestandteil der Hilfe bei den in § 14 SGB XI genannten Verrichtungen der Grundpflege (s. Verrichtungen, gewöhnliche und regelmäßige) sind od. zwangsläufig in unmittelbarem u. sachlichem Zusammenhang mit diesen Verrichtungen vorgenommen werden müssen; sind als Erschwernisfaktor bei der Feststellung des individuellen zeitlichen Hilfebedarfs* für die jeweilige Verrichtung zu berücksichtigen. Dies gilt ungeachtet ihrer evtl. Zuordnung zur Behandlungspflege* nach § 37 SGB V (z. B. An- u. Ausziehen von Kompressionsstrümpfen ab Kompressionsklasse 2).

Maßregelvollzug: (engl.) *hospital treatment order*; Vollzug von Maßregeln der Besserung u. Sicherung (vom Strafrichter verhängte Rechtsfolge für eine rechtswidrige Tat) insbes. für psychisch kranke od. suchtkranke Straftäter (vgl. Schuldfähigkeit); **Ziel:** dient dem Schutz der Allgemeinheit vor Verbrechen sowie der Besserung der Täter u. kann neben od. anstelle einer Strafe verhängt werden (Zweispurigkeit); **Formen:** Maßregeln der Besserung u. Sicherung sind i. e. S. **1.** Unterbringung in einem psychiatrischen Krankenhaus; **2.** Unterbringung in einer Einrichtung zur Entzugsbehandlung von Suchtkranken; **3.** Unterbringung in der Sicherungsverwahrung. **Rechtliche Grundlage:** §§ 61 ff. StGB. I. w. S. zählt zum Maßregelvollzug auch die Maßregelvollstreckung in

satz der Verhältnismäßigkeit* entsprechen, also in einem angemessenen Verhältnis stehen zur Bedeutung der vom Täter begangenen u. zu erwartenden Taten sowie zu dem Grad der von ihm ausgehenden Gefahr. Der Vollzug der Sicherungsverwahrung richtet sich grundsätzlich nach den Regeln, die auch für den Vollzug der Freiheitsstrafe gelten. Die Unterbringung in einem psychiatrischen Krankenhaus od. zur Entzugsbehandlung findet in Einrichtungen der allgemeinen Krankenpflege statt.

Maßstäbe und Grundsätze zur Sicherung und Weiterentwicklung der Pflegequalität: (engl.) *standards and principles for assurance and advancement of nursing care quality*; Festlegung der Anforderungen an zugelassene Pflegeeinrichtungen* (ambulante u. stationäre Einrichtungen) nach § 80 SGB XI; werden von den Spitzenverbänden der Pflegekassen*, der Bundesarbeitsgemeinschaft der überörtlichen Träger der Sozialhilfe, der Bundesvereinigung der kommunalen Spitzenverbände u. den Vereinigungen der Träger der Pflegeeinrichtungen auf Bundesebene gemeinsam u. einheitlich vereinbart unter Beteiligung des MDS* sowie unabhängiger Sachverständiger. Der MDK* führt im Auftrag der Landesverbände der Pflegekassen Qualitätsprüfungen durch, um die Einhaltung dieser Qualitätsregelungen sachverständig zu beurteilen.

Matched-pairs-Technik: (engl.) *matched-pairs technique*; i. R. von klinischen u. epidemiologischen Studien* Verfahren zur Herstellung von möglichst homogenen Untersuchungsgruppen; **Verfahren:** für jedes Individuum der Untersuchungsgruppe wird ein in allen relevanten Einflussfaktoren (sog. Matchingkriterien, z. B. Alter, Komorbidität od. Risikofaktoren*) entsprechendes Individuum in die Kontrollgruppe aufgenommen.

Matching: (engl.) *matching*; Bestreben, i. R. von klinischen u. epidemiologischen Studien 2 Untersuchungsgruppen in Bezug auf äußerliche Faktoren möglichst vergleichbar zu machen; **Verfahren: 1.** Matching nach Häufigkeiten best. Merkmale (z. B. Geschlecht, Vorliegen einer best. Krankheit; sog. Frequency Matching; **2.** Matching nach breiten kategoriellen Merkmalen (z. B. breite Altersklassen, Berufsgruppen; sog. Category Matching); **3.** s. Matched-Pairs-Technik.

Max von Pettenkofer-Institut: (engl.) *Max-von-Pettenkofer Institute*; 1879 von Max von Pettenkofer als erstes Hygiene-Institut eröffnete Einrichtung, heute Sitz der Lehrstühle für medizinische Bakteriologie u. Virologie der Ludwig-Maximilians-Universität München sowie der staatlichen Berufsfachschule für Medizinisch-technische Laboratoriumsassistenten*.

MCS: Abk. für (engl.) *multiple chemical sensitivity*; s. Umwelterkrankungen.

Systematik anatomisch an den Organen u. Organsystemen (Beispiel: B Nervensystem, C Augen, F Kreislaufsystem), z. T. werden die Kategorien auch durch andere medizinische Kriterien gebildet (Beispiele: Y Verbrennungen, W Polytrauma, P Neugeborene). Die MDC wird unterteilt in Sub-MDC als Untergruppen für konservative, operative u. interventionelle Behandlungen, dargestellt durch eine Zahl zwischen 1 u. 99. Mehrfache Behandlungsfälle eines Patienten in einem Krankenhaus der gleichen MDC innerhalb von 30 Kalendertagen werden zu einer DRG zusammengefasst.

MdE: Abk. für Minderung* der Erwerbsfähigkeit.

MDK: (engl.) *medical service of statutory health insurance*; Abk. für Medizinischer Dienst der Krankenversicherung; sozialmedizinischer Beratungs- u. Begutachtungsdienst der Gesetzlichen Krankenversicherung* u. der sozialen Pflegeversicherung*; **Aufgabe: 1.** in der **GKV:** Beratung* u. Begutachtung* im Einzelfall (§ 275 Abs. 1–3 SGB V) u. bei grundsätzlichen sowie allgemeinen Fragen (§ 275 Abs. 4 SGB V); Beratung der Krankenkassen u. ihrer Verbände in den verschiedenen Leistungsbereichen zu Fragen der Qualitätssicherung*, der Wirtschaftlichkeit u. zum aktuellen Stand des medizinischen Fortschritts; der MDK kann z. B. in den gemeinsamen Ausschüssen von Ärzten u. Krankenkassen auf Bundes- u. Landesebene mitwirken sowie bei Vertragsverhandlungen mit Leistungserbringern od. bei Modellvorhaben mit dem Ziel der Weiterentwicklung der Versorgungsstrukturen. Sozialmedizinische Stellungnahmen des MDK zu GKV-Leistungen im Einzelfall betreffen die Prüfung von Voraussetzungen, Art u. Umfang der Leistung sowie bei Auffälligkeiten die Prüfung der ordnungsgemäßen Abrechnung; insbes. bei Krankenhausbehandlungen, Arbeitsunfähigkeit, Vorsorge- u. Rehabilitationsleistungen, aber auch bei der Verordnung von z. B. Heil- u. Hilfsmitteln, häuslicher Krankenpflege (s. Begutachtung von Arznei-, Heil- und Hilfsmitteln); **2.** für die **Pflegeversicherung** prüft der MDK gemäß SGB XI die Voraussetzungen für Leistungen bei Pflegebedürftigkeit* u. die Notwendigkeit von Präventions- u. Rehabilitationsleistungen zur Beseitigung, Minderung od. Verhütung einer Verschlimmerung der Pflegebedürftigkeit (§§ 14, 18 SGB XI) sowie die Qualität der Pflegeeinrichtungen (§§ 80, 112, 114 SGB XI). Auch im Zusammenhang mit Fragen ärztlicher Behandlungsfehler bzw. von Behandlungsfehlern in der Pflege wird der MDK von Kranken- u. Pflegekassen beauftragt. **Organisation:** Der MDK wurde mit dem Gesundheitsreformgesetz vom 20.12.1988 als gemeinsam getragene Arbeitsgemeinschaft der Landesverbände der Allgemeinen Ortskrankenkassen*, Betriebskrankenkassen* u. Innungskrankenkassen*, der Landwirtschaftlichen* Krankenkassen u. der Verbände der Ersatz-

trauensärzten), ist er mit erweiterten Aufgaben ausgestattet. Er ist in den alten Bundesländern eine Körperschaft des Öffentlichen Rechts, in den neuen Bundesländern ein eingetragener Verein. Bundesweit sind im MDK neben externen Gutachtern etwa 2100 Ärzte sowie etwa 1100 Pflegefachkräfte beschäftigt. **Finanzierung:** Der MDK wird von seinen Trägern über eine Umlage finanziert **Rechtliche Grundlage:** §§ 275 ff. SGB V. **Hinweis zur Gesundheitsreform 2006:** Die Gesundheitsreform sieht bislang vor, die Aufgaben des MDK zu ändern: Reduzierung des Prüfaufwandes in Bezug auf medizinische Vorsorge- u. Rehabilitationsleistungen auf Stichprobe, od. besondere Fragestellungen (z. B. Verlängerungen); Erweiterung der Aufgaben im Bereich der Evaluation durchgeführter Hilfsmittelversorgung u. um die Erstellung von Gutachten im Einzelfall zur Erwerbsfähigkeit von Beziehern von Arbeitslosengeld* II (Grundsicherung für Arbeitsuchende). Die Umlagefinanzierung des MDK wird für den Bereich der gutachterlichen Stellungnahmen/Einzelfallprüfungen grundsätzlich beibehalten. In wettbewerbsrelevanten Beratungsfeldern werden generell Nutzerfinanzierung u. ein Wahlrecht der Krankenkassen, welchen MDK od. welchen anderen Gutachterdienst sie beauftragen, ermöglicht.

MDS: Abk. für Medizinischer Dienst der Spitzenverbände der Krankenkassen; 1989 gegründete Arbeitsgemeinschaft, welche die Spitzenverbände der gesetzlichen Kranken- u. Pflegekassen in Fragen der medizinischen u. pflegerischen Versorgung u. der Gestaltung des Gesundheitswesens berät; **Aufgabe:** Unterstützung u. Koordinierung der Medizinischen Dienste kassenarten- u. länderübergreifend nach gleichen Kriterien u. Verfahren; Sicherstellung einer einheitlichen Beratung u. Begutachtung nach modernen Dienstleistungskriterien; Beratungs- u. Begutachtungsleistungen für die Spitzenverbände der Krankenkassen in (sozial-)medizinischen, zahnmedizinischen u. pflegefachlichen Fragestellungen von gesundheitspolitischer Bedeutung durch z. B. Erstellung von evidenzbasierten Grundsatzstellungnahmen u. -gutachten; Pflege des Hilfsmittelinformationssystems; Erarbeitung von verbindlichen Richtlinien u. beratende Mitwirkung in gesundheitspolitischen Entscheidungsgremien auf Bundesebene.

Median: (engl.) *median*; 1. auch Stichproben-Median od. Zentralwert; robustes Lagemaß* für ordinal skalierte Verteilungen; zur Berechnung des Medians werden die Stichprobenelemente der Größe nach geordnet (Rangreihe), wobei der Median der mittlere Wert (bei ungeradzahligem Stichprobenumfang) od. das arithmetische Mittel* der beiden mittleren Werte (bei geradzahligem Stichprobenumfang) der Rangreihe ist. Jeweils mindestens 50 % der Stichprobe sind größer gleich bzw. kleiner

ist außerordentlich robust, d. h., um ihn beliebig zu verfälschen, müssen mindestens 50 % der Elemente einer Stichprobe mit Fehlern behaftet sein. **2.** auch theoretischer Median; 50 %-Quantil einer Wahrscheinlichkeitsverteilung*.

Mediation: (engl.) *mediation*; außergerichtliches Konfliktbearbeitungsverfahren, in dem ein neutraler Dritter (der Mediator) die Konfliktparteien darin unterstützt, eigenverantwortlich (je nach Ziel auch rechtsverbindliche) Regelungen zu entwickeln; dabei werden die Fähigkeiten der Konfliktparteien aktiviert, freiwillig eine einvernehmliche Lösung zu finden. Ziel sind wertschöpfende Ergebnisse, bei denen nach Möglichkeit alle Konfliktparteien gewinnen. Zunächst wird mit den Parteien eine Einigung über den strittigen Gegenstand erzielt, dann im Durchlauf definierter Phasen der Mediation die Positionen u. dahinterliegenden Interessen/Bedürfnisse der Konfliktparteien herausgearbeitet, anschließend mit Hilfe von Mediationstechniken Lösungsmöglichkeiten erarbeitet, die als Grundlage für Lösungskonzepte dienen. Im Vorfeld juristischer Auseinandersetzungen nehmen v. a. Rechtsanwälte mit einer berufsbezogenen Weiterbildung Mediationen zur Erlangung einer außergerichtlichen Einigung wahr (z. B. bei Scheidungen od. Nachbarschaftskonflikten), das Verfahren setzt sich jedoch zunehmend in anderen Bereichen durch: in pädagogischen u. sozialen Berufen (z. B. Familienmediation), in der Arbeitswelt u. in Organisationen (z. B. Wirtschaftsmediation), i. R. der Gesundheitsförderung, der Personalführung, Teamleitung u. weiteren Bereichen (z. B. Umweltmediation, Mediationen im Baurecht od. beim internationalen Konfliktmanagement). Zurzeit gibt es in verschiedenen Städten auch Projekte zur Implementierung gerichtsinterner Mediation. **Ausbildung:** Zur Ausbildung als Mediator ist eine fachspezifische Fortbildung nach für Berufsverbänden festgelegten Richtlinien erforderlich, die von Berufs- u. Interessenverbänden, Institutionen sowie von Hoch- u. Fachschulen angeboten wird.

Medicaid: Programm der sozialen Sicherung* in den USA, das für Personen u. Familien mit geringem Einkommen u. Vermögen die Kosten der medizinischen Versorgung übernimmt (s. Krankenversicherung); 1965 zusammen mit Medicare* eingeführt. Medicaid ist nach den in den USA vorherrschenden Prinzipien des Managed* Care organisiert.

Medical Subject Headings: s. MeSH.

Medicare: nationales Krankenversicherungssystem der USA für Menschen ab 65 Jahren, bestimmte jüngere Personen mit Behinderungen od. Menschen mit terminaler Niereninsuffizienz; wurde 1965 zusammen mit Medicaid* eingeführt u. durch den Medicaire Modernisation Act (MMA) 2003 umfassend reformiert. Medicare ist nach den

lismus; **1.** einseitige Verschreibungspraxis von Medikamenten unter Vernachlässigung anderer (ärztlicher) Behandlungs- u. Beratungsformen; **2.** Pathologisierung von Befindlichkeitsstörungen mit unnötiger Verordnung von Arzneimitteln* (vgl. Gesundheit, geschlechtsspezifische); **3.** mit dem Begriff (I. Illich) wird Kritik an einer Monopolisierung von Gesundheitsfragen durch Institutionen der Medizin geübt.

Medikament: s. Arzneimittel.

Medikamentenabusus: s. Konsum psychotroper Substanzen.

Medikation: (engl.) *medication*; Verordnung, Verschreibung, Verabreichung von Arzneimitteln*.

Medizinaledikt: (engl.) *Medicinal Edict*; herrschaftliche Festlegung zu den Medizinal- u. Hygieneverhältnissen in den deutschen Territorialstaaten; für Deutschland war das Medizinaledikt des Großen Kurfürsten von 1685 in Brandenburg von Bedeutung, in dem ein Collegium Medicum konstituiert wurde, das die Aufsicht über alle Medizinalpersonen führen sollte. Das zunächst auf den Hof u. die Leibärzte zentrierte Edikt wurde in seinen Fassungen von 1725 u. 1825 den sich entwickelnden Verwaltungsstrukturen angepasst.

Medizinalfachtherapeut Logopädie: (engl.) *medicine therapist for logopedics*; befähigt über die Tätigkeit eines Logopäden* hinaus zur Lehr- u. Forschungslogopädie; **Ausbildung:** 4,5-jähriges Fachhochschulstudium einschließlich 3-jähriger Ausbildung zum Logopäden; vgl. Logopädie.

Medizinalordnung: (engl.) *medicinal regulation*; seit dem 14. Jh. v. a. in den Städten entstandene Ordnung, die das Zusammenwirken der verschiedenen Heilpersonen auf ständischer Grundlage regelte u. Maßnahmen bestimmte, welche die Ausbreitung von Epidemien* verhindern sollten (z. B. Isolierung* von Übertragern); im 16. Jh. entstanden Medizinalordnungen mit dem Ziel, dem Bürger ein gesundes Leben zu gewährleisten.

Medizinalstatistik: (engl.) *state health statistic*; Erhebung u. Auswertung aller gesundheitsrelevanten Daten als Ergebnis einer Zusammenarbeit mit Behörden, Körperschaften, Verbänden, Vereinigungen u. Einrichtungen; hierzu gehören Krankheitsstatistik*, Geburtenstatistik*, Diagnosenstatistik*, Krankenhausstatistik*, Todesursachenstatistik*, Statistisches* Bundesamt, Länderindikatorensatz*.

Medizinaluntersuchungsamt: (engl.) *state health laboratory service*; in staatlicher od. kommunaler Trägerschaft stehendes Organ des Öffentlichen Gesundheitsdienstes; **Aufgabe:** insbes. mikrobiologische, virologische u. chemische Untersuchungen sowie Beratung der Gesundheitsbehörden in Fragen der Hygiene*; in Abhängigkeit von der Zweckbestimmung besteht eine große Variabilität an Leistungen zwischen den jeweiligen Ämtern.

raltheoretischer Theorien beschäftigt; zentrale Prinzipien (nach Beauchamp u. Childress), von denen Ärzte sich leiten lassen sollten: **1.** Beneficience: der Arzt sollte stets im besten Interesse des Patienten handeln; **2.** Non-maleficence (primum non nocere, Hippokratischer* Eid); **3.** Autonomie*, die dem Patienten das Recht gibt, Therapien zu wählen od. abzulehnen; **4.** Gerechtigkeit*, v. a. hinsichtlich Ressourcenverteilung. Weiterhin wird das Recht des Patienten (aber auch des Behandlers) auf Würde, Wahrhaftigkeit u. Ehrlichkeit postuliert. Zu den typischen medizinethischen Fragestellungen zählen z. B. der Umgang mit Schwangerschaftsabbruch*, Euthanasie*, Präimplantationsdiagnostik*, Verweigerung einer lebensrettenden Bluttransfusion durch den Patienten (z. B. aus Glaubensgründen), medizinische Forschung (vgl. Deklaration von Helsinki) u. Fragen um Tod u. Sterben.

Medizinethnologie: s. Ethnomedizin.

Medizin, evidenzbasierte: Abk. EbM; (engl.) *evidence based medicine*; nach Sackett „der gewissenhafte, ausdrückliche u: vernünftige Gebrauch der gegenwärtig besten externen, wissenschaftlichen Evidenz" für Entscheidungen in der medizinischen Versorgung individueller Patienten. Die Praxis der EbM bedeutet die Integration individueller klinischer Expertise mit der bestmöglichen externen Evidenz aus systematischer Forschung." I. e. S. ist EbM eine Vorgehensweise des medizinischen Handelns, Patienten individuell auf der Basis der besten zur Verfügung stehenden Daten zu versorgen. **Ziel:** Identifizierung sicherer, präziser u. wirksamer Therapien u. Untersuchungsverfahren. **Verfahren:** EbM erfolgt in 5 konsekutiven Schritten: **1.** „Übersetzung" des klinischen Falls in eine wissenschaftlich beantwortbare Frage; **2.** systematische Identifikation der besten verfügbaren wissenschaftlichen Daten aus klinischer u. Versorgungsforschung (Literaturrecherche) für das Problem; **3.** kritische Bewertung der verfügbaren Evidenz in Bezug auf Validität u. Brauchbarkeit; **4.** Integration der ausgewählten u. bewerteten Evidenz mit klinischer Expertise u. Patientenpräferenzen; **5.** Evaluierung der eigenen Leistung. Die Aussagekraft von Evidenz wird entsprechend einer hierarchischen Abstufung bewertet (s. Evidenzgrad). Ergebnisse der EbM sind die Basis medizinischer Leitlinien*.

Medizingeräteverordnung: (engl.) *Medical Devices Act*; Abk. MedGV; „Verordnung über die Sicherheit medizinisch-technischer Geräte" vom 14.1.1985 (BGBl. I S. 93), zuletzt geändert durch Gesetz vom 14.9.1994 (BGBl. I S. 2325); teilt die medizinisch-technischen Geräte in verschiedene Gruppen ein u. regelt u. a. deren Inverkehrbringen, Inbetriebnahme u. sicherheitstechnische Kontrolle; seit 1.1.1995 ist die MedGV nur in den vom Medizin-

E-Health.

Medizinischer Dienst der Krankenversicherung s. MDK.

Medizinischer Dienst der Spitzenverbände de Krankenkassen: s. MDS.

Medizin, ökologische: (engl.) *ecological medicine* Fachgebiet der Medizin, das sich mit Aspekten (v. a. gestörter) ökologischer Gleichgewichte befasst, welche die Gesundheit des Menschen beeinflussen; in der ökologischen Medizin werden u. a. Methoden u. Erkenntnisse der klassischen Infekti onswissenschaften (Mikrobiologie, Hygiene*, Epi demiologie*) Ursache-Wirkungszusammenhänge übertragen; aus Ergebnissen der Sozialmedizin* (Epi demiologie i. w. S., Arbeitsmedizin*, medizinische Soziologie* u. Psychologie*) werden Vorschläge Lösungsmodelle u. Verfahren zur langfristigen Verbesserung der gesundheitlichen Lage von Be völkerungen abgeleitet (s. Präventivmedizin). Vgl. Ökologie, Umweltmedizin.

Medizinprodukte: (engl.) *medical device*; gemäß § 3 Medizinproduktegesetz* alle einzeln od. miteinander verbunden verwendeten Instrumente, Apparate, Vorrichtungen, Stoffe u. Zubereitungen aus Stoffen od. andere Gegenstände einschließlich der für ein einwandfreies Funktionieren des Medizinproduktes eingesetzten Software, die **1.** der Erkennung, Verhütung, Überwachung, Behandlung od Linderung von Krankheiten, **2.** der Erkennung Überwachung, Behandlung, Linderung od. Kom pensierung von Verletzungen od. Behinderungen, **3.** der Untersuchung, der Ersetzung od. der Veränderung des anatomischen Aufbaus od. eines physiologischen Vorgangs od. **4.** der Empfängnisregelung dienen u. deren bestimmungsgemäße Hauptwirkung im od. am menschlichen Körper weder durch pharmakologisch od. immunologisch wirkende Mittel noch durch Metabolismus erreicht wird, deren Wirkungsweise aber durch solche Mittel unterstützt werden kann. Darüber hinaus zählen weitere Produkte zu den Medizinproduk ten, die Arzneimittel od. Blutprodukte enthalten.

Medizinprodukte-Betreiberverordnung: (engl. *Medical Devices Operations Ordinance*; „Verordnung über das Errichten, Betreiben u. Anwenden von Medizinprodukten" in der Fassung vom 21.8.2002 (BGBl. I S. 3396), geändert am 25.11.2003 (BGBl. S. 2304); regelt den Umgang mit Medizinproduk ten* nach § 3 des Medizinproduktegesetzes* mi Ausnahme der Medizinprodukte zur klinischen Prüfung od. zur Leistungsbewertungsprüfung.

Medizinproduktegesetz: (engl.) *Medical Device Law* Abk. MPG; „Gesetz über Medizinprodukte" in der Fassung vom 7.8.2002 (BGBl. I S. 3146), geändert am 25.11.2003 (BGBl. I S. 2304), das insbes. Vorschriften für die Herstellung, das Inverkehrbringen u. die Verwendung von Medizinprodukten u.

dete Verdacht einer Sicherheits- od. Gesundheitsgefährdung von Patienten, Anwendern od. Dritten besteht, unterliegen umfassenden Verboten; die §§ 19 ff. beinhalten grundsätzlich am Arzneimittelgesetz* orientierte Maßgaben zum Schutz von Personen, die an der klinischen Prüfung eines Medizinprodukts teilnehmen. Vgl. Ethik-Kommission, Strahlenschutzverordnung, Röntgenverordnung.

Medizinprodukte-Vertriebsverordnung: (engl.) *Medical Device Distributor Ordinance;* Abk. MPVertrV; „Verordnung über Vertriebswege für Medizinprodukte" vom 17.12.1997 (BGBl. I S. 3148), zuletzt geändert am 25.11.2003 (BGBl. I S. 2304); regelt die Apothekenpflicht von Medizinprodukten, die nach den Vorschriften des Medizinproduktegesetzes* in den Verkehr gebracht werden sowie die Ausnahmen von der Apothekenpflicht.

Medizinrecht: (engl.) *Medical Law;* Rechtsgebiet mit spezifischem Bezug zur Anwendung u. Ausübung der Medizin einschließlich der auf diesem Gebiet tätigen Institutionen u. Personen; rechtsdisziplinübergreifendes Gebiet aus Gesetzen, Verordnungen, Satzungen, Verträgen u. Entscheidungen der Gerichte; Teil des Gesundheitsrechts*, das Aspekte des Arztrechts, Arzneimittelrechts u. des Rechts der Medizinprodukte*, aber auch das Recht der nichtärztlichen Heilberufe sowie eine Reihe von Spezialgesetzen beinhaltet; Berufs- u. Fachverbände beeinflussen das Medizinrecht z. T. durch ihre Satzungen u. die Entwicklung fachlicher Regeln u. Standards.

Medizintechnik: (engl.) *medical engineering;* medizinische Fach- u. Forschungsrichtung zur Entwicklung grundsätzlich technikbezogener Ansätze (Geräte, Produkte, Verfahren) zum Einsatz in der Medizin; vgl. Medizinprodukte.

Medizintelematik: s. E-Health.

MEDLINE: Abk. für (engl.) *Medical Literature Analysis and Retrieval System of the National Library of Medicine online;* seit 1966 angebotene elektronische, medizinische Literaturdatenbank (entspricht dem gedruckten Index Medicus) in englischer Sprache mit Referenzen aus über 4500 Fachzeitschriften aus 80 Ländern, zusammengestellt von der National Library of Medicine (Bethesda, USA); umfasst klinische u. experimentelle Medizin mit den Themen biomedizinische Grundlagenforschung u. klinische Studien, Bioethik, Öffentliches Gesundheitswesen, Pflege, Pharmazie, Psychologie, Raumfahrtmedizin, Toxikologie, Veterinärmedizin u. Zahnmedizin. Eine Referenz enthält vollständige bibliographische Angaben, inhaltsbeschreibende Schlagwörter u. (in 76 % der Fälle) ein Abstract. Die Datenbank enthält 2005 über 13 Mio. Referenzen; jährlich kommen ca. 400 000 Dokumente hinzu. Der kostenfreie Online-Zugriff ist über das Recherchesystem Pubmed der National Library of Medicine möglich.

laufende Leistung i. R. der Hilfe* zum Lebensunterhalt nach SBG XII bzw. der Regelleistung zur Sicherung des Lebensunterhalts nach SGB II, die zur Abdeckung eines erhöhten Bedarfs zum Lebensunterhalt zusätzlich zum Regelsatz* bzw. zur Regelleistung* gezahlt wird; **1. a)** 17 % des maßgebenden Regelsatzes bei Vollendung des 65. Lebensjahres od. bei voll Erwerbsgeminderten i. S. der GRV mit Merkzeichen* G nach dem Schwerbehindertenrecht; **b)** 17 % des maßgebenden Regelsatzes bzw. der maßgebenden Regelleistung für Schwangere nach der 12. Schwangerschaftswoche; **2. a)** 36 % des Eckregelsatzes bzw. der maßgebenden Regelleistung bzw. 12 % je Kind, maximal jedoch 60 %: Alleinerziehende mit einem Kind unter 7 Jahren od. 2 od. 3 Kindern unter 16 Jahren; **b)** 35 % des maßgebenden Regelsatzes für behinderte Menschen nach Vollendung des 15. Lebensjahres, für die bestimmte Maßnahmen der Eingliederungshilfe geleistet werden; **3.** Menschen, die krankheitsbedingt einer kostenaufwendigen Ernährung bedürften, erhalten Mehrbedarfszuschläge in unterschiedlicher Höhe (sog. Krankenkostzulage). **Rechtliche Grundlage:** § 21 SGB II, § 30 SGB XII.

Mehrfachverordnung: (engl.) *repeat prescription;* eine mehr als einmalige Verordnung* einer medizinischen Leistung, im Allg. eine gezielte wiederholte Einzelbehandlung in bestimmten Zeitabschnitten in Verbindung mit einem Therapieplan; bezeichnet auch die Mehrfachverschreibung einer medizinischen Leistung durch verschiedene Ärzte ohne einen spezifischen Therapieplan mit dem Risiko der Über- od. Fehlversorgung*.

Mehrkostenregelung: (engl.) *additional cost arrangement;* Regelung zur vertragszahnärztlichen Behandlung; wählt der gesetzlich Krankenversicherte eine Alternative zu den Leistungen nach den Richtlinien über die Behandlung, muss er die anfallenden Mehrkosten selbst tragen. Vor Beginn der Behandlung ist mit dem Zahnarzt eine schriftliche Vereinbarung über die Höhe der Mehrkosten zu treffen. **Rechtliche Grundlage:** u. a. § 28 SGB V.

Mehrleistung: (engl.) *additional benefit;* über die Regelleistungen* in der GKV, die für alle Kassen einheitlich sind u. ca. 95 % des Leistungsumfangs betreffen, hinausgehende Leistung einer individuellen Krankenkasse, die jedoch durch das SGB V legitimiert sein muss u. nicht im Widerspruch dazu stehen darf (§ 194 SGB V); **Formen: 1. Ermessensleistung:** Mehrleistungen können die Krankenkassen i. R. ihres gesetzlich eingeräumten Ermessensspielraumes selbst erbringen; **2. Satzungsleistung:** in der Satzung einer Krankenkasse festgelegter darüber hinausgehender Leistungsumfang; bestimmte Leistungen können nur über die Gesamtverträge* in die Satzung aufgenommen werden (§ 73 Abs. 7 SGB V). **Beispiel:** Vermittlung

hilfe*, sowie bei alternativen Heilmethoden, soweit diese nicht durch den G-BA definitiv ausgeschlossen sind u. v. a. bei sog. Präventionsleistungen (s. Vorsorge) nach § 20 SGB V. **Hinweis:** Einige Krankenkassen bieten auch i. R. von Modellvorhaben (§§ 63 ff. SGB V) Leistungen an, die nicht im Leistungskatalog der GKV enthalten sind. Diese müssen von den Krankenkassen angemeldet u. von den Aufsichtsbehörden genehmigt werden. Das Ziel dieser Modellversuche ist der Nachweis der medizinischen Wirksamkeit der Behandlung (z. B. führte die Auswertung eines Modellvorhabens Akupunktur* zur Aufnahme in den Leistungskatalog der GKV bei bestimmten Indikationen). Wunschleistungen, die das Maß des Notwendigen überschreiten, dürfen von den Krankenkassen nicht übernommen werden.

Mehrstufenschema: (engl.) *step scheme*; vom Bundessozialgericht entwickelte schematische Einstufung der Berufe nach ihrem qualitativen Wert bei der Beurteilung der Berufsunfähigkeit* in der GRV; **Ziel:** Prüfung der zumutbaren Verweisbarkeit*; die Einstufung erfolgt anhand folgender **Kriterien:** 1. Tätigkeiten der Führungsebene mit hoher Qualität, i. d. R. mit Hochschulabschluss u. Bruttoarbeitsentgelt an der Beitragsbemessungsgrenze (s. Beitragsbemessung); 2. Tätigkeiten, die ein abgeschlossenes Hochschul- bzw. Fachhochschulstudium voraussetzen; 3. Tätigkeiten, die eine Meisterprüfung od. den Abschluss einer Fachschule voraussetzen; 4. Tätigkeiten, die eine längere als 2-jährige Ausbildung voraussetzen; 5. Tätigkeiten mit einer Ausbildung zwischen mindestens 1 bis zu 2 Jahren (obere Gruppe der sog. Angelernten); 6. Tätigkeiten mit einer Ausbildung von 3 bis zu 12 Monaten (untere Gruppe der sog. Angelernten); 7. ungelernte Tätigkeiten.

MEKA: Abk. für **M**erkmal**ka**talog zur behinderungsbezogenen Beschreibung von Arbeitsanforderungen; strukturierter Merkmalkatalog für den Vergleich von Arbeitsanforderungen u. Fähigkeiten; im Zusammenhang mit der Ertomis* Assessment Method entwickelt; Vorstufe zu IMBA*.

MELBA: Abk. für **M**erkmalprofile zur **E**ingliederung **L**eistungsgewandelter u. **B**ehinderter in **A**rbeit; Instrument zur Erfassung vorwiegend psychischer Arbeitsanforderungen u. Fähigkeiten, das neben einzelnen Merkmalen aus anderen IMBA-Merkmalkomplexen (s. IMBA) psychische Merkmale u. Schlüsselqualifikationen enthält; das Anforderungsprofil berücksichtigt 30 Merkmale aus 5 Bereichen (kognitive Merkmale, soziale Merkmale, Merkmale zur Art der Arbeitsausführung, psychomotorische Merkmale, Kulturtechniken u. Kommunikation), die durch Verhaltensbeobachtungen u. psychometrisch ermittelte Beurteilungen erhoben werden. Der Vergleich von Anforderungs*- u. Fähigkeitsprofil* kann bei Diskrepanzen

Meldepflicht: s. Offenbarungspflicht.

Mengenkomponente: (engl.) *proportion of quantity* Anteil an der Veränderung der Ausgaben, z. B. für Arzneimittel* od. Krankenhausleistungen*, der au eine quantitative Zunahme der Verordnungen zurückzuführen ist; vgl. Strukturkomponente, Innovationskomponente.

Menschenhandel: (engl.) *slave trade*; gemäß Protokoll vom 15.11.2000 zur Verhütung, Bekämp fung u. Bestrafung des Menschenhandels in Ergän zung des UN-Übereinkommens gegen die grenz überschreitende organisierte Kriminalität (sog. Pa lermo-Protokoll) die „Anwerbung, Beförderung, Verbringung, Beherbergung od. der Empfang von Personen durch die Androhung od. Anwendung von Gewalt od. anderen Formen der Nötigung, durch Entführung, Betrug, Täuschung, Miss brauch von Macht od. Ausnutzung besonderer Hilfosigkeit od. durch Gewährung od. Entgegennahme von Zahlungen od. Vorteilen zur Erlangung des Einverständnisses einer Person, die Gewal über eine andere Person hat, zum Zweck der Ausbeutung"; diese Definition umfasst neben dem Menschenhandel zum Zweck der sexuellen Ausbeutung (z. B. Prostitution) ebenfalls die Ausbeutung der Arbeitskraft (z. B. Zwangsarbeit, Leibeigenschaft) sowie den Organhandel; Menschenhandel ist eine gravierende Menschenrechtsverletzung u. ein Verbrechen gegen die Menschlichkeit. Relevante **internationale Richtlinien zur Be kämpfung** von Menschenhandel: Fakultativprotokoll vom 25.5.2000 zur UN-Kinderrechtskonvention betreffend Kinderverkauf, -prostitution u. -pornographie; EU-Beschluss vom 19.7.2002; OS ZE-Aktionsplan vom 24.7.2003 u. Konvention des Europarates, Entwurf 2004. Die International Organization for Migration schätzt, dass jährlich bis 500 000 Menschen nach Westeuropa gehandel werden. Nach Schätzungen der International* La bour Organization von 2003 werden weltweit jähr lich 1,2 Mio. Kinder Opfer von Kinderhandel Wirksame Bekämpfung sollte v. a. Prävention, Entkriminalisierung u. Unterstützung der Opfer (Op ferschutz) sowie Strafverfolgung der Täter beinhalten.

Menschenrechte: (engl.) *human rights*; Rechte, die jedem Menschen von Geburt an zustehen; basieren auf einer im Rechtsdenken fundierten Forderung, alle Menschen als gleichrangig zu behandeln; der Schwerpunkt liegt dabei vorwiegend auf den gegenüber der Gesellschaft durchzusetzenden Rechten; zu den Menschenrechten zählen u. a. das Recht auf Meinungsfreiheit, auf körperliche Unversehrtheit, Leben, Freiheit, Eigentum, Sicherheit der Person, Gedanken-, Gewissens- u. Religionsfreihei u. Informationsfreiheit; international wurden die Menschrechte von den Vereinten Nationen in der „International Bill of Human Rights" codifiziert

freiheiten); Sitz des Europäischen Gerichtshofs für Menschenrechte ist Straßburg. Vgl. Menschenwürde.

Menschenwürde: (engl.) *(human) dignity*; grundlegender u. umfassender Wertbegriff für den Anspruch des Menschen auf Respektieren seiner körperlichen u. geistig-seelischen Unverletzlichkeit; in Deutschland im GG geschütztes höchstrangiges Rechtsgut; Menschenwürde schließt gegenüber den Menschenrechten* zusätzlich Aspekte wie Wertschätzung, Achtung od. Pietät ein. Der Begriff der Menschenwürde ist überall da angebracht, wo z.B. durch die Technikentwicklung, die Informationstechnologie od. durch die Gentechnik nicht ausschließlich körperliche Freiheits- od. politische Selbstbestimmungsrechte in Frage gestellt werden. **Geschichte:** Historisch wird der Begriff Menschenwürde auf die christlich-abendländische Tradition der Gottesebenbildlichkeit u. die jesuanische aufmerksame Zuwendung zu allen, auch den einfachen u. rechtlosen Menschen zurückgeführt, obwohl das Wort (in der Luther-Übersetzung) ausschließlich im Alten Testament i. S. der königlichen Würde verwendet wird.

Merkblätter des RKI: (engl.) *RKI bulletins*; vom Robert* Koch-Institut auf der Grundlage des § 4 Infektionsschutzgesetz* herausgegebene Informationsreihe über wichtige Infektionskrankheiten mit Angaben zu deren Erregern, den Übertragungswegen, einzuleitenden Therapiemaßnahmen, Impfempfehlungen (s. Impfung) u. Maßnahmen zur Prävention u. Prophylaxe; die Beiträge werden in Zusammenarbeit mit den Nationalen Referenzzentren, Konsiliarlaboratorien, ggf. auch dem Bundesinstitut* für Risikobewertung sowie weiteren Experten erarbeitet. Die Publikation erfolgt im „Epidemiologischen Bulletin" u. im Internet. Eine Aktualisierung erfolgt nach den Erfordernissen.

Merkmal: (engl.) *characteristic, feature, trait, variable*; **1.** bestimmbare Eigenschaft einer Beobachtungseinheit (Person od. Objekt), die auf einer Skala* (s. Skalenniveau) gemessen werden kann; **Einteilung: a) qualitatives** Merkmal: Merkmal mit begrifflichen Kategorien od. Zahlencodes als Ausprägungen (z.B. Farbe, Wirksamkeit, Richtigkeit); wird auf einer Nominalskala (s. Skalenniveau) bestimmt; **b) quantitatives** Merkmal: Merkmal mit Zahlen als Ausprägungen, die sinnvolles Rechnen od. Vergleichen ermöglichen; wird auf einer Ordinal-, Intervall- od. Ratioskala gemessen; **c) metrisches** Merkmal: quantitatives Merkmal, das auf einer Kardinalskala gemessen wird, d. h. einer Skala mit sinnvoll definierten Abständen; das Abstandsmaß wird Metrik genannt; **d) diskretes** Merkmal: kann ausschließlich Kategorien od. gitterförmig angeordnete Zahlenwerte annehmen, aber keine Zwischenwerte; **e) stetiges** Merkmal:

voneinander ab u. bestimmt ihre Zugehörigkeit zu einer bestimmten Klasse* **2.** (Qualitätsmanagement) ein Merkmal z. B. eines Produkts, Prozesses od. Systems kann inhärent od. zugeordnet, qualitativer od. quantitativer Natur sein; Qualitätsmerkmale sind stets inhärent; **Merkmalsklassen:** physisch (z. B. mechanische), sensorisch (z. B. Berührung), verhaltensbezogen (z. B. Höflichkeit), zeitbezogen (z. B. Verfügbarkeit), ergonomisch (z. B. auf die Sicherheit von Menschen bezogene) u. funktional (z. B. auf die Höchstgeschwindigkeit eines Fahrzeugs bezogene).

Merkmale, gesundheitliche: (engl.) *health related features*; Begriff des Schwerbehindertenrechts für besondere Auswirkungen od. die Art einer Behinderung*, die neben dem Grad* der Behinderung dazu führen, dass besondere Regelungen in Bundes- u. Landesgesetzen sowie weiteren Vorschriften zum Ausgleich der Nachteile durch Behinderungen wirksam werden (§ 69 Abs. 4 SGB IX); können zur Inanspruchnahme folgender **Leistungen** berechtigen: **1.** bei GdB 30 (Abt. 40 ist ein Freibetrag nach § 33 b Einkommensteuergesetz möglich, wenn eine typische Berufskrankheit ohne Versicherung in der GUV (SGB VII) besteht od. wenn eine dauernde Einbuße der körperlichen Beweglichkeit amtlich festgestellt ist; Angaben zu den Voraussetzungen für die Anerkennung von gesundheitlichen Auswirkungen, die auf Störungen verschiedener Organsysteme (Sinnesorgane, innere Organe, Skelettsystem) zurückgehen, finden sich z. B. in den Anhaltspunkten*; **2.** bei Schwerbehinderung (GdB ≥50) können gesundheitliche Merkmale u. spezielle Auswirkungen einer Behinderung als Merkzeichen* (Tab. dort) im Schwerbehindertenausweis* vermerkt werden. Vgl. Nachteilsausgleich.

Merkzeichen: (engl.) *markers*; Abk. MZ; Begriff des Schwerbehindertenrechts (SGB IX) für die vermerkten Abkürzungen als Teil möglicher Nachteilsausgleiche* von Behinderungen* im amtlichen Bescheid u. im Schwerbehindertenausweis* bei besonderen gesundheitlichen Merkmalen* u. bei Schwerbehinderung (GdB ≥50); die Anerkennung von Merkzeichen ist geregelt nach der Schwerbehindertenausweisverordnung (Abk. SchwbAwVO) u. den Anhaltspunkten*.

MeSH: Abk. für (engl.) *Medical Subject Headings*; Thesaurus* der Datenbank MEDLINE*; gedruckt erhältlich, auch online abrufbar; vgl. Klassifikation.

Metaanalyse: (engl.) *metaanalysis*; sekundäranalytisches statistisches Verfahren zur Zusammenfassung der Ergebnisse mehrerer Einzelstudien (Primärstudien) mit derselben Fragestellung, um zu einer Gesamtschätzung des untersuchten Effektes im Hinblick auf statistische Signifikanz* u. Effektstärke* zu gelangen; **Verfahren:** Metaanalysen sind v. a. dann sinnvoll, wenn die Teilnehmerzah-

M

den Einzelergebnissen der Teilnehmer aller eingegangenen Einzelstudien beruht, kann, sofern die eingeschlossenen Studien ausreichend homogen, z.B. hinsichtlich Probandenklientel, Intervention trollierter Studien* sind, soweit zum Thema verfügbar, regelhafter Bestandteil von systematischen Reviews*; Ergebnisse von Metaanalysen können graphisch als sog. Forest*-Plots dargestellt werden.

Merkzeichen

Merkzeichen		Voraussetzung	Nachteilsausgleich
B	Notwendigkeit ständiger Begleitung (2002: 2,1 % der Bevölkerung)	infolge der Behinderung und zur Vermeidung von Gefahren für sich oder andere ist eine regelmäßige fremde Hilfe bei der Benutzung öffentlicher Verkehrsmittel erforderlich; regelhaft gegeben bei Hilflosigkeit, Blinden, Ohnhändern und Querschnittsgelähmten; auch bei Personen mit Seh- und Hörstörungen, wenn G gegeben	unentgeltliche Beförderung der Begleitperson im öffentlichen Personennahverkehr und Fernverkehr
Bl	blind (2002: 0,1 % der Bevölkerung)	i. e. S. angeborenes oder erworbenes völliges Fehlen des Sehvermögens; i. w. S. starke Sehschwäche oder hochgradige Gesichtsfeldeinschränkung, durch die sich Personen in unvertrauter Umgebung nicht zurechtfinden (Sehschärfe auch bei beidäugiger Prüfung nicht besser als 1/50 oder vergleichbare Störungen, z. B. bei normaler Sehschärfe Gesichtsfeld unter 5°) sowie bei Schädigung der Sehbahnen (sogenannte Rindenblindheit); nicht erfüllt bei sogenannter Seelenblindheit (visuelle Agnosie, z. B. bei apallischem Syndrom)	Befreiung von der Kfz-Steuer und unentgeltliche Beförderung im öffentlichen Personennahverkehr (Wertmarke kostenfrei); Ermäßigung bei der Kfz-Versicherung; Steuerfreibeträge; Parkerleichterung wie bei aG; Blindengeld je nach Landesgesetzen; Bl führt zu G, B, H, RF
G	erhebliche Beeinträchtigung der Bewegungsfähigkeit im Straßenverkehr (2002: 4,3 % der Bevölkerung)	infolge einer Einschränkung des Gehvermögens (auch durch innere Leiden), durch Anfälle oder Störungen der Orientierungsfähigkeit im Ortsverkehr können übliche Wegstrecken nicht ohne erhebliche Schwierigkeiten oder Gefahren für sich oder andere zurückgelegt werden; gegeben z. B. bei Leiden der unteren Gliedmaßen, der Lendenwirbelsäule, des Herzens oder der Lunge mit Leistungsminderung und GdB ≥50 sowie bei gehörlosen Kindern bis zum 16. Lebensjahr und bei Ohnhändern; nicht identisch mit eingeschränkter Wegefähigkeit i. R. der GRV	Ermäßigung der Kfz-Steuer (50 %) und der Kfz-Versicherung mit Auflagen für die Nutzung des Kfz oder unentgeltliche Beförderung im öffentlichen Personennahverkehr; Steuerfreibeträge; kein Anrecht auf Sonderparkplatz
aG	außergewöhnliche Gehbehinderung (2002: 0,8 % der Bevölkerung)	Bewegung infolge der Schwere des Leidens dauernd nur mit fremder Hilfe oder großer Anstrengung außerhalb eines Kfz möglich; regelhaft erfüllt nach Doppeloberschenkelamputation und bei Rollstuhlerfordernis (nicht bei Ohnhändern oder vermehrtem Parkraumbedarf zur Türöffnung)	Befreiung von der Kfz-Steuer und unentgeltliche Beförderung im öffentlichen Personennahverkehr; Ermäßigung der Kfz-Versicherung; Steuerfreibeträge; Anspruch auf Parkerleichterung und blauen Parkausweis durch die zuständige Straßenverkehrsbehörde

Fortsetzung nächste Seit

Gl	gehörlos (2002: 0,1 % der Bevölkerung)	Taubheit oder an Taubheit grenzende Schwerhörigkeit auf beiden Ohren mit schweren Sprachstörungen	Befreiung von der Kfz-Steuer und unentgeltliche Beförderung im öffentlichen Personennahverkehr, Ermäßigung bei der Kfz-Versicherung; Steuerfreibeträge; Anspruch auf Gebärdensprachendolmetscher im Verwaltungsverfahren nach § 17 Abs. 2 SGB I und § 9 Abs. 2 Gesetz zur Gleichstellung behinderter Menschen und zur Änderung anderer Gesetze (Behindertengleichstellungsgesetz); Gl führt zu RF
H	Hilflosigkeit (2002: 1,1 % der Bevölkerung)	Hilflosigkeit	Befreiung von der Kfz-Steuer und unentgeltliche Beförderung im öffentlichen Personennahverkehr (Wertmarke kostenfrei); Ermäßigung bei der Kfz-Versicherung; Steuerfreibeträge
1. Kl	gesundheitliche Voraussetzungen für die Benutzung der 1. Wagenklasse mit Fahrausweis für die 2. Klasse (2002: 0,03 % der Bevölkerung)	bei auf anerkannten Schädigungsfolgen beruhendem körperlichen Zustand, der die Unterbringung in der 1. Klasse erfordert; regelhaft gegeben bei Blinden, Ohnhändern und Querschnittsgelähmten sowie bei Empfängern der Pflegezulage (Stufen III–VI); ausschließlich für Schwerkriegsbeschädigte u. Verfolgte des Krieges mit MdE ≥70 % nach dem Bundesversorgungsgesetz und dem Bundesentschädigungsgesetz	Sonderregelung der Deutschen Bahn zur Benutzung der 1. Wagenklasse mit Fahrausweis für die 2. Klasse
RF	Befreiung von der Rundfunkgebührenpflicht (2002: 1,4 % der Bevölkerung)	bei Bl, Gl oder bei GdB ≥60 wegen Sehbehinderung oder GdB ≥50 wegen kombinierter Schwerhörigkeit oder wenn bei GdB ≥80 wegen eines Leidens eine Teilnahme an öffentlichen Veranstaltungen dauerhaft und allgemein nicht möglich oder zumutbar ist; Rollstuhlerfordernis allein ist nicht hinreichend	Befreiung von Rundfunk- und Fernsehgebühren; zusätzlich Sondertarife und Sondereinrichtungen im Fernsprechverkehr möglich

Metaphylaxe: (engl.) *metaphylaxis*; nachgehende Fürsorge; Maßnahmen zur Verhinderung von Progression od. Exazerbation nicht heilbarer Erkrankungen, z. B. bei Stoffwechselanomalien. Vgl. Prävention.

Metastase: s. Tumorerkrankung, maligne.

Methode der zeitlichen Abwägung: (engl.) *Time Trade Off* (Abk. TTO); Verfahren zur Bewertung der Lebensqualität* auf Grundlage der Nutzentheorie; einem gegebenen Gesundheitszustand (G_H) mit der bestimmten Zeitdauer T wird der Zustand vollständiger Gesundheit (Nutzengewicht von U(G)=1) über eine kürzere, variable Zeitdauer t gegenübergestellt; die Dauer t wird so lange variiert, bis der Befragte beide Alternativen als gleichwertig ansieht; an diesem Punkt ergibt t im Verhältnis zu T die Bewertung des gegebenen Gesundheitszustandes: Das resultierende Nutzengewicht U(GH)=1−(t/T) liegt im Intervall 0 bis 1. Vgl. Standardlotterie.

Me-too-Präparate: (engl.) *me-too drugs*; Bez. für Wirkstoffe von Arzneimitteln*, die sich durch Molekülvariationen von bereits vorhandenen Substanzen unterscheiden; Möglichkeit eines Patentschutzes* besteht; häufig keine eigene therapeutische Innovation bzw. kein therapeutischer Vorteil. Vgl. Generika.

Miasmenlehre: (engl.) *miasmatics*; der Humoralpathologie verpflichtete Richtung in der Auseinandersetzung um die Entstehung von Epidemien*, welche die Hippokratische Ansicht vom Entstehen von Infektionskrankheiten durch ein Miasma, ein

Migräne: (engl.) *migraine*; primäre Kopfschmerz-erkrankung (s. Kopfschmerz), die durch wieder-holte, anfallartige, oft einseitig pulsierende Kopf-schmerzattacken gekennzeichnet ist; die Hälfte der Betroffenen erleidet eine Attacke pro Monat, jeder zehnte Betroffene hat 4 u. mehr Attacken pro

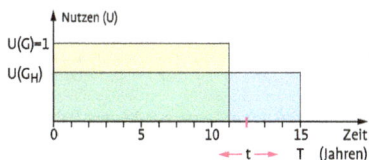

Methode der zeitlichen Abwägung: Beispiel: Eine 52-jährige Frau mit Diabetes mellitus hat eine normale Lebenserwartung von weiteren 15 Jahren. Sie wäre bereit, 3 Jahre ihres Lebens für vollkommene Beschwerdefreiheit aufzugeben. Der Nutzwert für ihren jetzigen Gesund-heitszustand beträgt $U(G_H) = (15-3)/15 = 0,80$.

Monat. Die Dauer der Migräneanfälle kann 4–72 Stunden betragen. Sie können von vegetativen Symptomen (z.B. Übelkeit, Erbrechen), Licht- u. Lärmempfindlichkeit sowie neurologischen Stö-rungen (z.B. Sensibilitätsstörungen, Lähmungs-erscheinungen, Schwindel) begleitet sein. **For-men:** die Kopfschmerzklassifikation der Interna-tionalen Kopfschmerzgesellschaft (ICHD-II, 2003) unterscheidet 6 Migräneformen: **1.** Migräne ohne Aura; **2.** Migräne mit Aura; **3.** periodische Syndro-me in der Kindheit, die im Allg. Vorläufer einer Migräne sind; **4.** retinale Migräne; **5.** Migränekom-plikationen; **6.** wahrscheinliche Migräne. **Ursache:** nicht abschließend geklärt, genetische Komponen-ten werden diskutiert. Als Auslösefaktoren (Trig-ger) werden von vielen Betroffenen u.a. Alkohol-genuss, hormonale Schwankungen im Verlauf des weiblichen Monatszyklus, Veränderungen im Schlaf-Wach-Rhythmus u. bestimmte Nahrungs-mittel (z.B. Schokolade, Rotwein) angegeben. **Be-handlung: 1.** Vermeiden auslösender Substanzen; **2.** Pharmakotherapie (Anfallcoupierung u. Anfall-prophylaxe); **3.** nicht medikamentöse Methoden: z.B. verhaltensmodifikatorische u. psychothera-peutische Verfahren einschließlich Entspannungs-training, Stressbewältigung, körperliches Belas-tungstraining wie aerober Ausdauersport, balneo-physikalische Therapieformen. **Epidemiologie:** Prävalenz weltweit bei ca. 10–15 % der Erwachse-nen, Lebenszeitprävalenz bei Frauen: >30 %; Frau-en sind fast dreimal häufiger betroffen als Männer. Das Manifestationsalter liegt meist im 2. od. 3. Le-bensjahrzehnt, seltener bereits im Kindesalter. Nach dem 45. Lebensjahr gehen i.d.R. Schwere u. Häufigkeit der Attacken zurück. **Sozialmedizi-**

Aspekten gewinnt sie zunehmend an Bedeutung obwohl nur max. die Hälfte aller Migränepatien-ten einen Arzt aufsuchen, davon lediglich 15 % einen Spezialisten. **Leistungsansprüche an die Sozialversicherungsträger: 1.** an die GKV durch Arztbesuche, Krankenhausaufenthalte, diagnosti sche u. therapeutische Maßnahmen einschließlich Entzugsbehandlung u. der Behandlung analgeti kainduzierter Organschäden; ferner entstehen in-direkte Kosten durch eingeschränkte Arbeitseffek tivität während der Migräneattacke sowie häufige, kurz dauernde Arbeitsunfähigkeitszeiten; **2.** selten an die GRV durch Bedarf an Leistungen* zur medizinischen Rehabilitation u. Leistungen* zur Teilhabe am Arbeitsleben sowie bei schwerwiegen-der u. dauerhafter Funktionsstörung durch An-sprüche auf Rente wegen Erwerbsminderung. Die Anerkennung des Grades* der Behinderung erfolgt nach den Grundsätzen des Schwerbehinderten-rechts im SGB* IX.

Migranten: (engl.) *migrants*; Menschen, die ihren Lebensmittelpunkt über Landesgrenzen hinweg verlegt haben, sowie deren Kinder; die Einbezie hung der sog. dritten Generation (Enkel) ist sinn voll, sofern diese die ausländische Staatsangehörig-keit beibehalten haben. **Einteilung: 1.** Arbeitsmig-ranten: Migration zum Zweck der Aufnahme einer Beschäftigung; die ehemaligen Anwerbeländer ausländischer Arbeitnehmer* haben heute einen quantitativ bedeutsamen Anteil am Ehegatten- u. Familiennachzug aus Drittstaaten u. an der EU Binnenmigration; **2.** Saison-*, Gast-* u. Werkver-tragsarbeitnehmer*: historische Nachfolger der Anwerbung von Arbeitskräften im Ausland mi deutlich schlechterem Rechtsstatus; **3.** Spätaussied ler (s. Aussiedler, Flüchtlinge); **4.** Asylbewerber (s.Asylrecht) u. Flüchtlinge; **5.** Zuwanderer ohne Aufenthaltsrecht: Über ihre Zahl liegen nur Schät-zungen vor; es besteht eine hohe Dringlichkeit, die sozialen u. besonders die Gesundheitsprobleme dieser Gruppe stärker zu beachten. In Deutschland bilden ca. 2,4 Mio. Türken die größte Gruppe der Migranten mit ausländischer Staatsangehö rigkeit. Davon sind 425 000 Personen zwischen 1972 u. 2000 eingebürgert worden. 2,1 Mio. Spät-aussiedler (davon 1,7 Mio. aus der ehemaligen Sowjetunion) sind zwischen 1990 u. 2000 zuge zogen. **Sozialmedizinische Bedeutung:** Der un terschiedliche Bezug zur Herkunftsgesellschaft verschiedene Sozialisations- u. Integrationsbedin-gungen kennzeichnen die Lebenssituation von Migranten, insbes. auch unterschiedlicher Migran tengenerationen. Mangel an Sprach- u. Bildungs voraussetzungen sowie an Integrationsbemühun gen seitens der Aufnahmegesellschaft u. der Mig-ranten charakterisieren z.T. noch nach Jahrzehn ten die Situation der ersten Migrantengeneration Die Integrationsbedingungen der Migranten der

bzw. Großeltern u. den kulturellen Werten u. Normen der Aufnahmegesellschaft. Vgl. Diskriminierung, Integration, Akkomodation, Akkulturation, Assimilation, Ausgrenzung, soziale.

Migration: (engl.) *migration*; (allg.) räumliche Bewegung zur Veränderung des Lebensmittelpunktes von Individuen od. Gruppen über eine bedeutsame Entfernung; i.e.S. ist internationale Migration gekennzeichnet durch die Verlagerung des Lebensmittelpunktes über die Grenzen eines Nationalstaates hinweg; **Einteilung: 1. Einwanderung** (syn. Immigration): Form der Migration, bei der eine Person aus einem Land auswandert u. dauerhaft ihren Wohnsitz in ein anderes Land verlegt; **2. Zuwanderung:** Oberbegriff für alle Arten der Migration, auch derjenigen, die nur vorübergehenden Charakter haben; wird gleichbedeutend mit Migration verwendet. Zuwanderung bezeichnet jedoch nur die Richtung, während Migration im Prinzip auch die Weiter- od. Rückwanderung einschließt. Zuwanderung ist daher als politischer Begriff zu verstehen, der den Ordnungsbedarf des Staates kennzeichnet, z. B. durch das Zuwanderungsgesetz*; vgl. Ausländerrecht. **3. Rückwanderung:** Migration zurück ins Heimatland; besonders mit der Anwerbung von ausländischen Arbeitnehmern* verbundene Vorstellung eines nur vorübergehenden Aufenthalts im Land mit späterer Rückkehr ins Heimatland. Familienzusammenführung, Integration* der Kinder in das deutsche Bildungswesen u. wachsende soziale Bindungen führen dazu, dass Rückwanderungspläne häufig nicht verwirklicht werden. Vgl. Migranten, Aussiedler, Flüchtling, Asylrecht, Ausländerbeauftragter.

MIK: Abk. für maximale Immissionskonzentration; nach Definition des Vereins Deutscher Ingenieure (Abk. VDI) diejenige Konzentration von festen, flüssigen od. gasförmigen Luftverunreinigungen, die nach heutigem Wissensstand im Allg. für Mensch, Pflanze, Tier u. Sachgüter bei Einwirkung von bestimmter Dauer als unbedenklich gelten; MIK-Werte können nicht für zusätzlich schutzwürdige Individuen wie Kinder, Schwangere, alte Menschen u. Allergiker zur Bewertung herangezogen werden. Ein Individualschutz durch die MIK-Werte wird ausdrücklich ausgeschlossen. Die von der VDI-Kommission für eine Reihe von Einzelschadstoffen erarbeiteten MIK-Werte (in mg/m^3 Luft, in ppm, in g/m^3) sind als Richtwerte im Gegensatz zu den AGW* u. BGW* ohne rechtliche Bedeutung (Ausnahme „Technische Anleitung zur Reinhaltung der Luft - TA-Luft", 2002). Unterschieden wird zwischen Konzentrationen bei dauernder (MIKD) u. bei kurzfristiger (MIKK) Belastung. Es gibt Hinweise darauf, dass trotz Einhaltung von MIK das Fortpflanzungsvermögen beeinträchtigt sein kann.

mit tiefer fachlicher Gliederung über die Bevölkerungsstruktur, die wirtschaftliche u. soziale Lage der Familien u. Haushalte, den Arbeitsmarkt, die Gliederung nach Berufsgruppen u. Ausbildung der Erwerbsbevölkerung sowie die Wohnverhältnisse, die regelmäßig von den statistischen Landesämtern durchgeführt wird; Grundlage für Entscheidungen auf vielen Gebieten der Wirtschafts- u. Gesellschaftspolitik.

Milieu, soziales: (engl.) *social environment*; **1.** Summe der Einflussfaktoren der sozialen Umgebung, die das Erleben u. Verhalten von Personen (durch Sozialisation) mitprägen (s. Kontextfaktoren); Menschen, die einseitig negativen Milieueinflüssen ausgesetzt sind, werden auch als milieugeschädigt bezeichnet; **2.** Gruppe Gleichgesinnter, die ähnliche Werthaltungen, Prinzipien der Lebensgestaltung, Beziehungen zu Mitmenschen u. Mentalitäten aufweisen.

Milieutherapie: (engl.) *milieu therapy*; syn. Milieugestaltung; Ausgestaltung der Rahmenbedingungen bei der Behandlung bzw. Betreuung kranker od. behinderter Menschen unter Einbeziehung von Umgebungsfaktoren u. deren Modulation i. S. der Anpassung an krankheits- bzw. behinderungsspezifische Erfordernisse; keine konzeptionell eigenständige Therapieform; strukturelle (z. B. räumlich-architektonische Gestaltung), organisatorische (z. B. Bezugspflege), personelle (z. B. Fachpflegepersonal) u. kommunikativ-partizipative (z. B. gemeinsame Freizeitgestaltung) Aspekte; **Formen: 1.** stationäre Milieutherapie (z. B. im Rahmen der therapeutischen Gemeinschaft*): bedarfsgerechte Gestaltung des therapeutischen bzw. betreuerischen Milieus in Krankenhäusern, Rehabilitationskliniken, Wohn- u. Pflegeheimen, z. B. durch Verlässlichkeit in struktureller, organisatorischer u. personeller Hinsicht, Schaffung einer Atmosphäre gleichberechtigter Akzeptanz, Toleranz u. größtmöglicher Selbstbestimmung sowie Gewährleistung der persönlichen Integrität einschließlich der Verfügbarkeit von Rückzugsmöglichkeiten; je nach spezifischen Bedürfnissen der Patienten bzw. Bewohner unterschiedliche Schwerpunkte wie Strukturierung, emotionaler Ausgleich, Aktivierung, Anleitung zur Reflexion od. intensive Betreuung; **2.** ambulante Milieutherapie: Anwendung milieutherapeutischer Erkenntnisse auf die Lebensbedingungen eines in häuslicher Umgebung befindlichen Kranken od. Betreuten, u. a. unter Einbeziehung der Bezugspersonen. Vgl. Soziotherapie.

Minderbelastbarkeit: s. Leistungseinschränkung.

Minderjährigkeit: (engl.) *nonage*; liegt vor bei Personen, die das 18. Lebensjahr noch nicht vollendet haben; Minderjährige werden von ihren gesetzlichen Vertretern im Rechtsverkehr vertreten; sie sind in ihrer Geschäftsfähigkeit* beschränkt.

in earning capacity; Abk. MdE; infolge gesundheitlicher Beeinträchtigungen entstandene, erhebliche u. länger andauernde Einschränkung der Leistungsfähigkeit*; leistungsrechtlicher Begriff **1.** im **Sozialen* Entschädigungsrecht** für die Beurteilung der körperlichen u./od. geistigen Beeinträchtigungen im allgemeinen Erwerbsleben unter Berücksichtigung seelischer Begleiterscheinungen u. Schmerzen (§ 30 Abs. 1 BVG); gibt an, um wieviel die Befähigung zur üblichen, auf Erwerb gerichteten Arbeit u. deren Ausnutzung im wirtschaftlichen Leben durch die als Folgen einer Schädigung anerkannte Gesundheitsstörung beeinträchtigt ist. Vorübergehende Gesundheitsstörungen (≤6 Monate) werden nicht berücksichtigt. Für die Feststellung der **Höhe der MdE** sind das Ausmaß der durch die Schädigung eingeschränkten Fähigkeiten gegenüber dem individuellen Zustand vor Schädigung medizinisch abzuschätzen u. die eingeschränkten Arbeitsmöglichkeiten durch die Schädigungsfolgen im Verhältnis zu den allgemeinen Arbeitsmöglichkeiten zu beurteilen. Unter Berücksichtigung der konkreten Gegebenheiten erfolgt letztlich eine abstrakte Schadensberechnung (in Höhe der MdE). Empfehlungen für die Feststellung der Höhe der MdE finden sich in der Verwaltungsvorschrift zum BVG u. in den Anhaltspunkten* für die ärztliche Gutachtertätigkeit im Sozialen Entschädigungsrecht u. nach dem Schwerbehindertenrecht. **Hinweis:** MdE u. Grad* der Behinderung (Abk. GdB) werden nach gleichen Grundsätzen bemessen. Beide Begriffe unterscheiden sich dadurch, dass die MdE kausal auf Schädigungsursachen u. der GdB final ursachenunabhängig bezogen ist. **2.** Im **Beamtenversorgungsgesetz:** Definition u. Bemessung der MdE für den Ausgleich bei Dienstunfallfolgen von Beamten sind mit derjenigen nach dem Sozialen Entschädigungsrecht identisch. **3.** In der **GUV** (§ 56 Abs. 2 SGB VII): Umfang der sich aus der Beeinträchtigung des körperlichen u. geistigen Leistungsvermögens ergebenden verminderten Arbeitsmöglichkeiten auf dem gesamten Gebiet des Erwerbslebens, unabhängig von der zum Zeitpunkt des Arbeitsunfalls bzw. Eintritts der Berufskrankheit ausgeübten Berufstätigkeit. Anders als im Sozialen Entschädigungsrecht bleiben die Auswirkungen der Einschränkungen außerhalb des Erwerbslebens unberücksichtigt. Die Feststellung der **Höhe der MdE** nach SGB VII orientiert sich an der unfallversicherungsrechtlichen Begutachtungsliteratur. MdE-Tabellen werden in der GUV juristisch als qualifizierte Erfahrungssätze bewertet. Sie haben anders als die Anhaltspunkte* im Sozialen Entschädigungsrecht keine normähnliche Qualität; daher sind MdE-Einschätzungen durch die Gerichte voll überprüfbar. Die MdE ist für die verbliebenen Folgen jedes Versicherungsfalles gerente* nach dem Sozialen Entschädigungsrecht ab MdE von 25 %; **2.** für den Unfallausgleich bei Dienstunfällen von Beamten analog zum BVG **3.** für die Leistung von Versichertenrente* i. R. der GUV ab einer MdE von 20 % od. im Fall einer Verletztenrente* mit eine MdE von 10 % (vgl Soziales Entschädigungsrecht, Tab. 2). **Hinweis** Der Begriff der MdE ist abzugrenzen u. völlig unabhängig von den leistungsrechtlichen Begriffen der GRV nach SGB VI (Erwerbsminderung* Berufsunfähigkeit* bzw. überholt Erwerbsunfähigkeit*), des SGB II (Erwerbsfähigkeit) u. auch nicht identisch mit der MdE der Privaten Unfall versicherung (sog. Gliedertaxe*). Vgl. Kausalitäts lehre, sozialrechtliche.

Mindestbeitrag: (engl.) *minimum contribution*; geringst möglicher Beitrag in einer Versicherung insbes. für freiwillig Versicherte können in der Sozialversicherung* Mindestbeiträge festgelegt werden; z. B. der in der GRV auf der Grundlage der Mindestbeitragsbemessungsgrundlage (nach § 167 SGB VI monatlich 400 EUR) ermittelte Be trag, den ein freiwillig Versicherter mindestens als monatlichen Beitrag zahlen muss, beträgt 2006 78 EUR. Vgl. Beiträge, freiwillige.

Mindesteinsatzzeit: s. Einsatzzeit.

Mindestmaß wirtschaftlich verwertbarer Arbeitsleistung: (engl.) *minimum economically utilisable working performance*; Bez. der Träger der GRV sowie in der Rechtsprechung für den Mindestumfang des Leistungsvermögens eines Versicherten, um seine Arbeitskraft wirtschaftlich sinnvoll in einen Erwerb umsetzen zu können; bemisst sich am qualitativen (positiven u. negativen) Leistungsbild* u. am quantitativen Leistungsvermögen* des Versicherten (vgl. Leistungseinschränkung). **Sozi almedizinische Bedeutung:** relevant im sozial rechtlichen Feststellungsverfahren bei Anträgen auf Rente wegen verminderter Erwerbsfähigkeit* gemäß der zeitlichen Abstufung des seit 1.1.2001 geltenden Rentenrechts wird davon ausgegangen dass bei einem Leistungsvermögen von weniger als 3 Stunden pro Tag das geforderte Mindestmaß an wirtschaftlich verwertbarer Arbeit unterschritten ist. Sofern der Rentenantrag gemäß dem bis 31.12.2000 geltenden Rentenrecht zu beurteilen ist (z. B. im Weitergewährungsverfahren), wird für das Mindestmaß wirtschaftlich verwertbarer Ar beit ein Leistungsvermögen von mehr als 2 Stun den pro Tag angenommen.

Mindestmengenvereinbarung, medizinische: s. Sicherung der Qualität der Leistungserbringung

Mindestruhezeit: s. Ruhezeit.

Mineral- und Tafelwasserverordnung: (engl.) *Min eral and Table Water Regulation*; Abk. Min/TafelWV „Verordnung über natürliches Mineralwasser, Quellwasser u.Tafelwasser" vom 1.8.1984 (BGBl. S. 1036), zuletzt geändert am 1.9.2005 (BGBl.

Herstellung, Abfüllung u. Verpackung sowie Kennzeichnung dieser Erzeugnisse u. spezielle Tatbestände über irreführende Angaben; vgl. Heilwasser.

Minijob: s. Beschäftigung, geringfügige.

Mini-Mental-Status-Test: (engl.) *Mini Mental State Test*; Abk. MMST; syn. Mini Mental State Examination, Mini Mental Status Examination (Abk. MMSE); Screening-Verfahren zur Erfassung kognitiver Störungen mit Hilfe eines Interviews, das alltagsnahe Fragen enthält, die von nichtbeeinträchtigten Personen leicht beantwortet werden können; die Fragen beziehen sich auf Aufnahmefähigkeit, Aufmerksamkeit, Sprache, Rechnen, Lesen, Schreiben, Gedächtnis, Ausführung einer Anweisung, Orientierung u. konstruktive Praxie. Bei weniger als 75 % der maximal erreichbaren Punktzahl kann auf eine kognitive Beeinträchtigung geschlossen werden.

Minimum Basic Data Set: Abk. MDBS; ein von den europäischen Gemeinschaften 1981 verabschiedetes Beispiel eines minimalen Basisdatensatzes für die medizinische Basisdokumentation* stationärer Behandlungsfälle; **Merkmale: 1.** Krankenhaus-Identifikation; **2.** Patientennummer; **3.** Geschlecht; **4.** Geburtsdatum (Aufnahmealter); **5.** Familienstand; **6.** Wohnsitz; **7.** Aufnahme- u. Entlassungsdatum (Verweildauer); **8.** Entlassungsart; **9.** Haupt- u. Nebendiagnosen nach ICD; **10.** chirurgische u. andere Prozeduren.

Minorität: (engl.) *minority*; syn. Minderheit; Bez. für eine Bevölkerungsgruppe, die sich von der Mehrheit (Majorität) der Gesellschaft durch soziale, kulturelle, sprachliche, religiös-konfessionelle od. ethnisch-rassische Merkmale unterscheidet; bei Migranten* kann sich aufgrund ihres Minoritätenstatus im Verhältnis zur Mehrheitsbevölkerung z. B. ein schlechterer Zugang zur Gesundheitsversorgung aufgrund sprachlicher u. kultureller Barrieren ergeben.

Missbildung: s. Fehlbildung.

Missbrauch: s. Konsum psychotroper Substanzen.

Missbrauch, sexueller: (engl.) *sexual abuse*; Sammelbez. für sexuelle Handlungen mit nicht od. nur eingeschränkt einwilligungsfähigen Personen, wobei für den Täter zum Nachteil des Opfers ein Vorteil entsteht (sog. Übergriffigkeit); kann zu psychischen Störungen führen, welche die Teilhabe am gesellschaftlichen u. Erwerbsleben beeinträchtigen können (s. Anpassungsstörung, Belastungsstörung, posttraumatische); 40 % der Frauen in Deutschland haben seit dem 16. Lebensjahr körperliche od. sexuelle Gewalt erfahren, fast jede 7. Frau über 16 hat strafrechtlich relevante Formen erzwungener sexueller Handlungen (Vergewaltigung*, versuchte Vergewaltigung, sexuelle Nötigung) erlebt. **Rechtliche Grundlage:** Gesetzliche Regelungen schützen das Recht auf Freiheit vor 176a, 176b StGB), d. h. Personen unter 14 Jahren, wobei hier auch Handlungen ohne direkten Körperkontakt sowie ein Einwirken auf das Opfer durch Anbieten pornographischer Schriften strafbar sind; **2.** Jugendliche (§ 182 StGB), d. h. Personen unter 16 Jahren, wobei sexuelle Handlungen nur dann als missbräuchlich betrachtet werden, wenn sie unter Ausnutzung einer Zwangslage od. gegen Entgelt erreicht werden, od. dadurch, dass eine Person über 21 Jahren eine fehlende Fähigkeit des Jugendlichen zur sexuellen Selbstbestimmung ausnutzt; **3.** Schutzbefohlene (§ 174 StGB), d. h. Kinder od. Adoptivkinder unter 18 Jahren od. Personen, die dem Täter zur Erziehung, Ausbildung od. Betreuung anvertraut sind; **4.** Gefangene, Verwahrte, Kranke od. Hilfsbedürftige in Einrichtungen (§ 174a StGB), d. h. Personen jeden Alters, die sich in Vollzugs-, Betreuungs- od. Behandlungseinrichtungen befinden u. sich infolge eines Obhutsverhältnisses gegenüber dem Täter möglicherweise nicht ausreichend zur Wehr setzen können; **5.** widerstandsunfähige Personen (§ 179 StGB), d. h. Personen jeden Alters, die wegen Krankheit, Behinderung od. vorübergehender Beeinträchtigung des Bewusstseins nicht in der Lage sind, sich sexuellen Handlungen zu widersetzen. Als Missbrauch strafbar können sexuelle Handlungen sein, sofern sie unter Ausnutzung einer Amtsstellung (§ 174b StGB) gegenüber Personen stattfinden, gegen die ein Verfahren eröffnet wurde, in dem der Täter eine Entscheidungsfunktion hat (Richter, Polizeibeamte, beteiligte Ärzte u. a.). Als Missbrauch strafbar sind sexuelle Handlungen immer, sofern sie unter Ausnutzung eines Beratungs-, Behandlungs- od. Betreuungsverhältnisses (§ 174c StGB) stattfinden. Vgl. Belästigung, sexuelle.

Mitarbeiterbefragung: (engl.) *employee (satisfaction) survey*; Instrument zur Feststellung von Arbeitszufriedenheit, Übereinstimmung u. Haltung zu Organisationsstellen u. Optimierungsmöglichkeiten aus Mitarbeitersicht; zunehmend auch in Gesundheitsorganisationen eingesetzt. Vgl. Mitarbeiterzufriedenheit.

Mitarbeiterorientierung: (engl.) *employee orientation*; Grundhaltung u. Philosophie in einem Unternehmen, das jeden Mitarbeiter grundsätzlich wertschätzt, mit dem Ziel einer gesteigerten Effizienz der Prozesse; im Ergebnis wird Mitarbeiterorientierung mit Mitarbeiterzufriedenheit gleichgesetzt, d. h. ein hohes Maß an Mitarbeiterorientierung befähigt die Organisation, eine hohe Mitarbeiterzufriedenheit zu erzielen. Bestandteil verschiedener Qualitätsmanagement-Modelle, z. B. EFQM*, Kooperation* für Transparenz und Qualität im Gesundheitswesen, ISO*-9000-Familie.

Mitarbeiterzufriedenheit: (engl.) *employee satisfaction*; subjektive Einstellung von Mitarbeitern zu

management* als möglicher Qualitätsindikator für die Mitarbeiterorientierung eines Unternehmens. **Bestimmung:** durch Mitarbeiterbefragungen, in denen die Erwartungen der Mitarbeiter u. deren Deckung an ihrem Arbeitsplatz erfragt werden. Nach der Bedürfnispyramide nach Maslow (1943) müssen immer Erwartungen der unteren Bedürfnisstufen erfüllt sein, um Erwartungen der nächst höheren Stufe zu entwickeln, d. h. die zur Analyse der Mitarbeitererwartungen durchgeführten Mitarbeiterbefragungen müssen der Qualitätsentwicklung des Unternehmens angepasst u. dem höheren Erwartungsniveau entsprechend weiter entwickelt werden. **Hinweis:** Arbeitszufriedenheit* umschreibt ähnliche u. z. T. identische Inhalte aus individueller Sicht; bei der Mitarbeiterzufriedenheit kommen unternehmensspezifische (Management-)Aspekte hinzu.

Mitbehandlung: s. Überweisung.

Mitgliedschaft: (engl.) *membership*; im System der sozialen Sicherung die beitragspflichtige Zugehörigkeit zu einer Krankenkasse auf Grundlage eines sozialversicherungspflichtigen Einkommens*; im Unterschied dazu umfasst der Begriff Versicherter* auch die mitversicherten Familienangehörigen, d. h. alle Personen, die über die Mitgliedschaft eines Familienangehörigen mitversichert sind. Vgl. Familienversicherung, Pflichtversicherung.

Mitteilungspflicht: s. Aufklärung.

Mittel: (engl.) *mean*; zentrales Lagemaß*; **Formen: 1. arithmetisches** Mittel (umgangssprachlich auch Durchschnitt, Mittel od. Mittelwert): das am häufigsten verwendete Lagemaß; zur Berechnung des arithmetischen Mittels werden die Elemente einer Stichprobe* addiert u. durch ihre Anzahl geteilt. Das arithmetische Mittel kann technisch für beliebige quantitative Skalen berechnet werden. Es ist jedoch nur für Intervallskalen sinnvoll interpretierbar. Das arithmetische Mittel ist ein optimales Lagemaß in Bezug auf mehrere **Gütekriterien:** Die Abweichungen der Stichprobenelemente vom arithmetischen Mittel summieren sich zu Null. Die Summe der Abstandsquadrate wird vom arithmetischen Mittel minimiert. Bei mittleren bis großen Stichprobenumfängen (etwa ≥30) kann die Verteilung des arithmetischen Mittels durch eine Normalverteilung approximiert werden (zentraler Grenzwertsatz*). In das arithmetische Mittel gehen alle Stichprobenelemente mit gleichem Gewicht ein. Es ist daher besonders gerecht u. veränderungssensibel. Es ist jedoch gerade deshalb nicht für alle Anwendungszwecke das optimale Lagemaß, da es durch einen einzigen fehlerhaft übertragenen Wert beliebig verfälscht werden kann. Bei auch nur leicht kontaminierten Daten empfiehlt sich daher ein Ausweichen auf robustere Lagemaße. **2. geometrisches** Mittel: multiplikatives Analogon zum arithmetischen Berechnung des geometrischen Mittels werden die n Elemente einer Stichprobe multipliziert u. aus dem Produkt die n-te Wurzel gezogen. Das geometrische Mittel ist das geeignete Lagemaß für Wachstumsraten (z. B. biologische wie ökonomische Wachstumsprozesse, Renditeberechnungen Diskontierung) u. rechtsschief verteilte Größen, deren Verteilung sich durch Logarithmierung symmetrisieren lässt. **3. getrimmtes** Mittel (engl trimmed mean): robustifiziertes arithmetisches Mittel; zur Berechnung des (α-getrimmten) arithmetischen Mittels werden die Stichprobenelemente der Größe nach geordnet (Rangreihe). Ein Anteil von jeweils α wird anschließend auf jeder Seite aus der Rangreihe entfernt („getrimmt"). Das getrimmte Mittel ist dann das arithmetische Mittel der Reststichprobe. Arithmetisches Mittel (α = 0 % u. Median* (α ≈ 50 %) können als spezielle getrimmte Mittel angesehen werden. Je nach Festlegung der Trimmrate fällt das gewählte Mittel eher sensitiv (kleine α) od. robust (große α) aus. **4. harmonisches** Mittel (engl. harmonic mean) geeignet für die Mittelung von Geschwindigkeiten/Veränderungsraten mit gleichbleibender Strecke/Veränderung u. variierender Veränderungszeit, die positive Stichprobenelemente voraussetzt u. nur auf Ratioskalenniveau sinnvoll interpretiert werden kann; zur Berechnung des harmonischen Mittels werden die Veränderungsraten zunächst invertiert (d. h. der Kehrwert gebildet), dann arithmetisch gemittelt. Das Ergebnis wird wiederum invertiert. **5. winsorisiertes** Mittel (engl. winsorized mean): robustifiziertes arithmetisches Mittel zur Berechnung des winsorisierten Mittels werden die Stichprobenelemente der Größe nach geordnet (Rangreihe). Ein Anteil von jeweils α wird anschließend auf jeder Seite auf das Minimum bzw. das Maximum der Reststichprobe gesetzt. Das winsorisierte Mittel ist dann das arithmetische Mittel der modifizierten Stichprobe. Je nach Winsorisierungsrate α fällt das gewählte Mittel eher sensitiv (kleine α) od. robust (große α) aus. Vgl. Median, Modus.

Mittelwert: (engl.) *mean*; **1.** zentrales Lagemaß* **2.** arithmetisches Mittel*.

Mitverschulden: (engl.) *contributory negligence*; liegt vor, wenn nicht nur dem Schädiger, sondern auch dem Geschädigten ein Vorwurf hinsichtlich der Entstehung eines Schadens zu machen ist; führt zu einer Herabsetzung des Schadensersatzanspruchs des Geschädigten, möglicherweise sogar zu dessen Ausschluss, z. B. bei Mitverschulden i. S. einer Mitverursachung des Patienten durch Rauchen bei arterieller Verschlusskrankheit; **Rechtliche Grundlage:** § 254 BGB. Vgl. Verschulden.

Mitversicherte: s. Familienversicherung.

Mitwirkungspflicht: (engl.) *obligation to cooperate* Pflicht eines Antragstellers auf od. Berechtigten

Leistung erheblich sind sowie zur Bezeichnung u. Vorlage von Beweismitteln (z. B. Arbeitsbescheinigung, Auszüge von Sparbüchern, Mietvertrag, Rentenbescheid); **Rechtliche Grundlage:** gemäß § 61 SGB I hat derjenige, der Sozialleistungen beantragt, grundsätzlich zur Klärung eines Sachverhalts persönlich zu erscheinen, sofern er dazu in der Lage ist. Erzwungen werden kann das persönliche Erscheinen nicht. Ist der Antragsteller dazu nicht in der Lage, so ist er berechtigt, einen vertraglichen Vertreter (§ 164 BGB) mit der Wahrnehmung seiner Interessen zu beauftragen. Ein Betreuer mit der Aufgabe „Behördenangelegenheiten" wird als gesetzlicher Vertreter (§ 1902 BGB) anerkannt. Wer Sozialleistungen beantragt od. erhält, soll sich auf Verlangen des zuständigen Leistungsträgers* ärztlichen u. psychologischen Untersuchungen unterziehen, sich einer Heilbehandlung unterziehen od. an Maßnahmen zur Teilhabe* am Arbeitsleben teilnehmen (§§ 62–64 SGB I). Kommt jemand seiner Mitwirkungspflicht nicht nach, so kann der Leistungsträger unter bestimmten Voraussetzungen die Leistung ganz od. teilweise versagen od. entziehen. Jedoch hat die Mitwirkungspflicht Grenzen, wenn ihre Erfüllung nicht in einem angemessenen Verhältnis zu der in Anspruch genommenen Sozialleistung steht od. sie dem Betroffenen aus einem wichtigen Grund nicht zugemutet werden kann od. der Leistungsträger sich die Information durch einen geringeren Aufwand als der Antragsteller selbst verschaffen kann. Besondere Mitwirkungspflichten sind in weiteren Sozialgesetzbüchern enthalten, z. B. die Meldepflicht (s. Offenbarungspflicht) nach § 309 SGB III.

MMST: Abk. für Mini*-Mental-Status-Test.

Mobbing: (engl.) *bullying (at work)*; konfliktbeladene Kommunikation* am Arbeitsplatz unter Kollegen u./od. zwischen Vorgesetzten u. Untergebenen, bei der eine unterlegene Person von einer od. mehreren Personen systematisch, regelmäßig u. über einen längeren Zeitraum direkt od. indirekt angegriffen wird; **Ursachen:** z. B. Spannungen u. Konflikte* am Arbeitsplatz, starre Hierarchie, geringe Bewertung u. Anerkennung der Tätigkeit, hohe Verantwortung bei gleichzeitig geringem Handlungs- u. Entscheidungsspielraum. **Mobbing-Handlungen:** Angriff auf **1.** die Möglichkeit, sich mitzuteilen; **2.** soziale Beziehungen; **3.** die Qualität der Berufs- u. Lebenssituation; **4.** die Gesundheit. **Folgen:** psychosomatische Störungen bis zu Arbeitsunfähigkeit* (z. B. Stressreaktionen, Herz- u. Kreislaufbeschwerden, depressive Verstimmung) u. Suizidalität; am Arbeitsplatz reduzierte Produktivität u. gehäufte Fehlzeiten; im Privatleben z. B. Misstrauen, Verunsicherung u. sozialer Rückzug. Mobbing ist in Deutschland arbeitsrechtlich verboten u. grundsätzlich strafbar. Mobbinghemmen-

trieb sein.

Mobilität: (engl.) *(social) mobility*; **1.** Fähigkeit zur Fortbewegung; s. Wegefähigkeit; **2.** Bereitschaft zur Veränderung z. B. des Wohnortes od. des Berufs (s. Anpassungs- und Umstellungsfähigkeit); **3.** in den Sozialwissenschaften Bez. für die Bewegung einer Person od. von Personengruppen aus einer sozialen Position in eine andere innerhalb eines gesellschaftlichen Gebildes.

Mobilitätshilfen: (engl.) *mobility benefits*; Leistungen zur Förderung der Integration bzw. Reintegration von Menschen mit Einstellungshemmnissen ins Arbeitsleben in Form eines Ausgleichs der mit der Aufnahme einer Beschäftigung bzw. Qualifizierung verbundenen Kosten; **Formen: 1. Ausrüstungsbeihilfe:** Teilkostenübernahme für Arbeitsbekleidung u. -geräte, die vom Versicherten zu beschaffen sind, wenn seitens des Arbeitgebers keine Verpflichtung zur Bereitstellung od. Förderung der jeweiligen Ausrüstungsgegenstände besteht; **2. Fahrkostenbeihilfe:** finanzieller Ausgleich für den Kostenaufwand der täglichen Fahrt zwischen Wohnung u. Arbeitsstelle, der erbracht werden kann, wenn dies zur Eingliederung eines arbeitslosen od. behinderten Menschen od. zur Erhaltung des Arbeitsplatzes eines behinderten Menschen erforderlich ist u. erkennbar ist, dass in absehbarer Zeit das Rehabilitationsziel erreicht wird; **3. Trennungskostenbeihilfe:** vermeidet eine wirtschaftliche Schlechterstellung durch Mehrbelastung einer doppelten Haushaltsführung bei Aufnahme einer Beschäftigung an einem anderen Ort, z. B. nach einer erfolgreich durchgeführten Bildungsmaßnahme od. neben einem Eingliederungszuschuss; **4. Übergangsbeihilfe:** Geldleistung zur Sicherstellung des Lebensunterhalts von Rehabilitanden u. ihren Familienangehörigen bei Aufnahme einer Beschäftigung (meist nach erfolgreich durchgeführten Bildungsmaßnahmen) bis zur ersten vollen Lohn- u. Gehaltszahlung; **5. Umzugskostenbeihilfe** kann u. a. nach Abschluss od. während einer beruflichen Qualifizierung (z. B. Weiterbildung) erbracht werden, wenn der Umzug aufgrund einer auswärtigen Arbeitsaufnahme od. zur Erhaltung eines auswärtigen Arbeitsplatzes erforderlich ist; **6. Reisekostenbeihilfe:** finanzielle Unterstützung für Reisekosten zum Antritt einer neuen Arbeitsstelle an einem anderen Ort als dem (bisherigen) Wohnort; Beihilfe zu den Reisekosten für die einmalige Fahrt vom bisherigen Wohnort zum neuen Lebensmittelpunkt. **Leistungsberechtigte: 1.** Arbeitslose u. von Arbeitslosigkeit bedrohte Arbeitsuchende bzw. Ausbildungsuchende nach § 53 SGB III; **2.** Behinderte od. von Behinderung bedrohte Menschen i. R. der Leistungen* zur Teilhabe am Arbeitsleben nach § 33 Abs. 3 Nr. 1 SGB IX; **Leistungsträger: 1.** die Bundesagentur für Arbeit, **2.** der zuständige Reha-

duelle Schulung von Menschen mit Behinderungen (v. a. blinde, stark sehbehinderte, gehbehinderte, geistig behinderte Menschen); **Ziel:** eigenständig in der Öffentlichkeit (v. a. Verkehr) u. zu Hause mobil sein.

Modalwert: s. Modus.

Modell, biopsychosoziales: (engl.) *bio-psycho-social model*; Erklärungsmodell zur Entstehung von Krankheit* (s. Krankheitstheorie); um psychosoziale Faktoren erweitertes Konzept des biomedizinischen Modells. Die einzelnen Komponenten stehen in wechselseitiger Beziehung zueinander: s. Abb. Neben den biomedizinischen Aspekten wird der Mensch als handelndes Subjekt (mit Aktivitäten*) sowie als gleichberechtigtes Mitglied von Gesellschaft u. Umwelt (mit Teilhabe* daran) unter Berücksichtigung des Lebenshintergrunds (umwelt- u. personbezogenen Kontextfaktoren*) betrachtet. Krankheit u. Gesundheit* variieren in Abhängigkeit vom Ausmaß der Schädigungen u. Beeinträchtigungen der einzelnen Faktoren, der verbliebenen Integrität der Komponenten unter Berücksichtigung von Kontextfaktoren. Sie wechseln von defizit- zu ressourcenorientierten Größen (vgl. Ressourcen). Das Zusammenwirken der verschiedenen Faktoren kann im positiven Sinne auch als funktionale Gesundheit bezeichnet werden, im negativen Sinne (bei Vorliegen einer Beeinträchtigung der funktionalen Gesundheit) als Behinderung*. Vgl. ICF.

Modelle, lineare: (engl.) *linear models*; Klasse von Modellen bzw. Analyseverfahren, mit denen die Abhängigkeit einer (od. mehrerer) abhängiger Variablen y (Zielgröße, Regressand) von der Linearkombination od. mehrerer unabhängiger Variablen (Einflussgrößen, Regressoren) erklärt wird; **Einteilung: 1. allgemeine lineare Modelle** (Abk. ALM): **a)** (multiple) Regressionsmodelle (s. Regression): stetige Zielgröße, eine od. mehrere stetige Einflussgrößen; **b)** Varianzanalysen (s. Varianz): stetige Zielgröße, eine od. mehrere diskrete Einflussgrößen mit od. ohne Wechselwirkungen; **c)** Kovarianzanalysen (s. Kovarianz): stetige Zielgröße, eine od. mehrere stetige od. diskrete Ein-

od. binäre Variable), ausschließlich feste Effekte Ist die Zielgröße eine Zählvariable, so bietet sich die Poisson-Regression als Modell an (generalisiertes lineares Modell mit Poisson-Link); ist die Zielgröße binär (2 mögliche Zustände, z. B. tot/lebend), wird meist ein logistisches Regressionsmodell (Logit-Modell: generalisiertes lineares Modell mit Logit-Link) od. eine Probit-Regression (generalisiertes lineares Modell mit Probit-Link) verwendet. Diesen Modellen ist gemeinsam, dass die Regressoren als feste Effekte aufgefasst werden u. lediglich die Abweichungen von der Regressionsfunktion (Residuen) als zufällige Effekte angesehen werden. Häufig ist es jedoch sinnvoll, weitere Effekte als zufällig zu modellieren. Klassisch wird das mit sog. Varianzkomponentenmodellen (hierarchisches lineares Modell mit geschachtelten zufälligen Effekten, den sog. Clustern) durchgeführt, die nur ineinander geschachtelte Zufallseffekte (sog. nested effects, cluster effects) zulassen. Eine Weiterentwicklung stellen die **gemischten linearen Modelle** dar, die beliebige Kombinationen von gekreuzten u. verschachtelten festen u. zufälligen Effekten u. darüber hinaus korrelierte Messwiederholungen zulassen. Eine Besonderheit stellen Ereignisanalysen (s. Ereignis) dar, bei denen die Zielgröße die Zeit bis zum Auftreten eines interessierenden Ereignisses (nicht notwendig Tod; Time-to-event-Analyse) ist. Das Cox*-Modell (feste Effekte) bzw. ein Frailty-Modell (zufällige Effekte) findet hier häufig Verwendung. Ketten von linearen Modellen können mit den klassischen Pfadmodellen (verkettete Regressionsmodelle) sowie mit den sog. Strukturgleichungsmodellen (Pfadmodelle mit latenten Variablen) analysiert werden, die darüber hinaus latente (nur indirekt beobachtbare) Variable zulassen.

Modell, transtheoretisches: (engl.) *transtheoretical model, model of stages of change*; syn. transtheoretisches Modell der Verhaltensänderung, transtheoretisches Motivationsmodell, Stadienmodell der Veränderungsbereitschaft; Abk. TTM; gesundheitspsychologisches Phasenmodell (Prochaska DiClemente, 1983) zur Beschreibung der Motivati

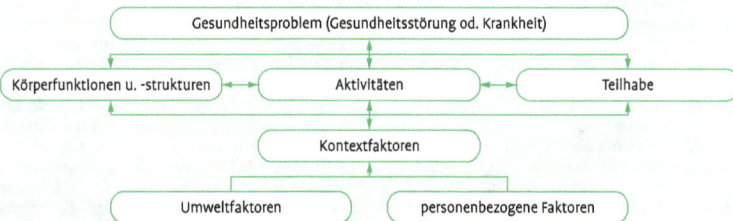

Modell, biopsychosoziales [6]

2. Absichtsbildung (contemplation); **3.** Vorbereitung (preparation); **4.** Handlung (action); **5.** Aufrechterhaltung von Verhaltensänderung (maintenance). Das Fortschreiten von einem Motivationsstadium zum anderen ist von bestimmten Verhaltensstrategien geprägt. Diese können therapeutisch zur Veränderung bestehenden Problemverhaltens genutzt werden. Jedem Stadium können spezifische Interventionen zur Motivationssteigerung zugewiesen werden. Die Interventionen beeinflussen 2 zentrale kognitive Komponenten, die Selbstwirksamkeitserwartung* u. die sog. Entscheidungsbalance, definiert als die Summe der wahrgenommenen Vor- u. Nachteile des Problemverhaltens. **Sozialmedizinische Bedeutung:** Das Modell findet Anwendung in Prävention*, Gesundheitspsychologie, Klinischer Psychologie* u. der öffentlichen Gesundheitsfürsorge*. Vgl. Gesundheitsverhaltensmodelle.

Modellvorhaben: (engl.) *pilot study*; Pilotprojekt, Modellprojekt; modellhafte Erprobung neuer Strukturen (Verfahrens-, Organisations-, Finanzierungs- u. Vergütungsformen) od. Leistungen (Prävention, Behandlung; sog. Erprobungsleistung) i. R. der Weiterentwicklung der GKV; nach § 63 ff. SGB V können Krankenkassen Modellvorhaben durchführen od. mit Leistungserbringern vereinbaren, die nicht Teil des aktuellen Leistungskatalogs der Krankenkassen sind, sofern das Ziel dieses Modellvorhabens die Verbesserung der Qualität u. der Wirtschaftlichkeit der medizinischen Versorgung ist. Arzneimittelforschung* bzw. die Entwicklung u. Testung von Medizinprodukten sind ausdrücklich ausgeschlossen.

Modus: (engl.) *mode*; Gipfel; **1.** (allg.) lokales Maximum einer Verteilung; je nach Anzahl der identifizierbaren Modi Unterscheidung in unimodale (eingipflige), bimodale (zweigipflige) od. multimodale (mehrgipflige) Verteilungen; **2.** (statist.) globales Maximum, Modalwert; häufigster Wert einer Häufigkeitsverteilung; bei klassierten Daten Mittelpunkt der Klasse mit höchster empirischer Dichte. Der Modalwert einer Stichprobe ist nicht immer eindeutig definiert. Vgl. Lagemaß.

MOK: Abk. für **m**aximale **O**rgan**k**onzentration; Grenzwert für Schadstoffe in einzelnen Organen, dessen Überschreitung ein Gesundheitsrisiko darstellt.

Monatsrente: (engl.) *monthly pension*; mit der Rentenformel* ermittelter monatlicher Zahlbetrag einer Rente* aus der Gesetzlichen Rentenversicherung* vor Abzug der von den Rentnern zu tragenden Anteile der Beiträge zur Krankenversicherung* der Rentner bzw. Pflegeversicherung der Rentner; vgl. Rentenerhöhung, Rentenkürzung.

Monitoring: (Dauer-)Beobachtung eines bestimmten Systems, im Allg. Überwachen eines Vorgangs od. Prozesses mit technischen Hilfsmitteln od.

nicht den gewünschten Verlauf nimmt u. stellt ein wichtiges Element im Qualitätsmanagement* dar. **Qualitätsmonitoring** ist die kontinuierliche Beobachtung von Qualität bestimmter Strukturen/Prozesse mit Diagnoseinstrumenten*. **Projektmonitoring** ist die kontinuierliche Beobachtung eines Projektverlaufs; wird genutzt, um die Erreichung der Projektziele zu überwachen u. notwendige Korrekturen im Projektdesign zu ermöglichen; vgl. Projektmanagement.

Moral: (engl.) *morals*; Gesamtheit sittlicher Normen u. Wertvorstellungen, die allgemeinsprachlich auch als „gut" u. „böse" bezeichnet werden; im Unterschied zur Ethik* als der (philosophischen) Lehre von der Begründung „richtigen" sittlichen Verhaltens umfasst die Moral die Summe der subjektiven Annahmen, Gewissensurteile (s. Gewissen) u. individuell als wertvoll erachteten Tugenden (Tugendethik*); teilweise stehen auch subjektive Schamgefühle im Vordergrund einer bewertenden Entscheidung; als herrschende Moral werden Annahmen bezeichnet, die in Bezug auf bestimmte Fragen (mutmaßlich) von einer Mehrheit geteilt werden.

Moral Hazard: Einfluss des Versicherungsabschlusses auf die Inanspruchnahme* von Versicherungsleistungen; die Versicherungsdeckung verzerrt den vom Patienten zu zahlenden Preis für die medizinische Versorgung u. regt zum Überkonsum (Ex-post-Risiko) sowie zur Vernachlässigung präventiver Anstrengungen (Ex-ante-Risiko) an; der Zielkonflikt zwischen Moral Hazard u. dem gewünschten Versicherungsschutz wird auf privaten Versicherungsmärkten durch die Wahl des Versicherungsumfangs gelöst; in der GKV muss der Gesetzgeber eine (möglichst) optimale Versicherung für eine heterogene Bevölkerung wählen, z. B. sollte der Selbstbeteiligungssatz umso höher sein, je sensibler die Nachfrage auf Preisänderungen reagiert.

Morbidität: (engl.) *morbidity*; Krankheit; jede Abweichung vom Zustand physiologischen u. psychologischen Wohlbefindens; meist i. S. von Krankheitshäufigkeit innerhalb einer Population od. individuell als Krankheitslast* eines Individuums; die **Morbiditätsrate** wird häufig unspezifisch für Inzidenz* od. Prävalenz* einer Krankheit verwendet; die Messung einer allgemeinen Morbiditätsrate scheitert an der Gewichtung von Gesundheitsproblemen, so dass entweder Morbiditätsraten für bestimmte Krankheiten od. für bestimmte Versorgungsmaßnahmen (u. a. Arbeitsunfähigkeit, stationäre Versorgung) definiert werden können. Hierbei ergeben sich jedoch Probleme der Vergleichbarkeit bei unterschiedlichem Altersaufbau verglichener Populationen, die durch geeignete Verfahren der Standardisierung od. Sterbetafelmethoden gelöst werden müssen. Vgl. Multimorbidität, Komorbidität, Mortalität.

Lebensstandard u. medizinischer Versorgung schwere Krankheiten zunehmend nur noch im hohen Alter auftreten sollen; die mit wesentlicher Beeinträchtigung verlebte Lebenszeit sollte absolut etwas geringer werden od. höchstens gleich bleiben; ihr Anteil an der gesamten Lebenszeit sollte erheblich fallen. Die beeinträchtigt verlebte Lebenszeit würde entsprechend der durchschnittlichen Biographie zu einem immer späteren Alter eintreten. Entsprechend trete dann der Tod immer häufiger in einem schmalen Altersintervall auf, was als Rektangularisierung der Überlebenskurve bezeichnet wird.

Morbiditätsregister: s. Krankheitsregister.

Morbi-RSA: Abk. für **morbi**ditätsorientierter Risikostrukturausgleich*.

Morbus Crohn: s. Enteritis regionalis Crohn.

Morphologie, soziale: (engl.) *social morphology*; Teilbereich der Soziologie*, der sich mit der Struktur u. dem Aufbau sozialer Gesellschaften beschäftigt; Ziel ist die Entwicklung einer Typologie sozialer Gebilde.

Mortalität: (engl.) *mortality*; Anzahl der Todesfälle in einem Beobachtungszeitraum; die spezifische Mortalität gibt die Anzahl der Todesfälle an einer bestimmten Erkrankung im Verlauf eines Beobachtungszeitraums entweder in absoluten Zahlen od. als Anteil an allen Todesfällen im Beobachtungszeitraum an. Häufig angegebene **Mortalitätszahlen** sind: **1. pränatale** Mortalität: Spontanaborte einschließlich Totgeburten bei vorher gesicherter Schwangerschaft; **2. perinatale** Mortalität: Fälle von Totgeburt ab der 22. Schwangerschaftswoche bis neonatale Todesfälle bis zum 28. Lebenstag (nach National Center of Health Statistics, USA); **3. Neonatalsterblichkeit:** Sterblichkeit innerhalb der ersten 28 Lebenstage; **4. Säuglingssterblichkeit:** Anzahl der im ersten Lebensjahr Verstorbenen bezogen auf die Lebendgeburten in diesem Jahr (keine Risikopopulation*); Neugeborenen- od. Frühsterblichkeit: 0.–7. Tag, Spätsterblichkeit: 8.–28. Tag, Nachsterblichkeit: 29.–365. Tag; **5. kindliche** Mortalität (Kindersterblichkeit): Anzahl der in einem Kalenderjahr im Kindesalter (meist definiert als bis zum vollendeten 5. Lebensjahr) Verstorbenen bezogen auf die Population in dieser Altersklasse zur Jahresmitte; nach UNICEF* ist die Kindersterblichkeitsrate die über die vergangenen 5 Jahre gemittelte Kindersterblichkeit pro 1000 Lebendgeburten; **6. mütterliche** Mortalität (Müttersterblichkeit): schwangerschafts- u. geburtsbedingte Sterbefälle von Müttern eines Kalenderjahres, i. d. R. bezogen auf die Lebendgeburten* eines Kalenderjahres; da nicht jeder toten Mutter eine Lebendgeburt entspricht, ist diese Rate keine echte Expositionsrate*. Die **Mortalitätsrate** ist definiert als die Anzahl der Sterbefälle während eines gegebenen Beobach-

der Sterbefälle im Beobachtungszeitraum (z. B. ein Kalenderjahr) bezogen auf die Risikopopulation zu Beginn des Beobachtungszeitraums. Die Mortalitätswahrscheinlichkeit liegt somit stets über der Mortalitätsrate. Das einfachste Mortalitätsmaß ist die **rohe Mortalitätsrate**, definiert als die Anzahl der Todesfälle in einem Kalenderjahr pro 1000, 10 000 od. 100 000 der Risikobevölkerung zur Jahresmitte. Andere Beobachtungszeiträume kommen ebenfalls zur Anwendung (z. B. Monate od. 2-, 5- u. 10-Jahreszeiträume). Der Nutzen der rohen Mortalitsrate für Vergleiche der Risikobevölkerung über eine Zeit od. zwischen 2 Bevölkerungen ist begrenzt durch den im Allg. nicht identischen Altersaufbau der verglichenen Bevölkerungen. Die meisten demographischen Ereignisse (z. B. Krankheit, Heirat, Elternschaft, Invalidität, Tod) sind in ihrer Häufigkeit abhängig vom Lebensalter der Risikopopulation; z. z. B. gab es 1950 in Westdeutschland ungefähr 2000 Todesfälle aufgrund Prostatakarzinom, 2000 waren es rund 10 000 bei etwa gleicher Bevölkerungszahl. Sicher ist, dass ein Teil dieser Vervielfachung auf den Einfluss eines erheblich gestiegenen durchschnittlichen Lebensalters der männlichen Bevölkerung zurückzuführen ist. Um den Einfluss eines unterschiedlichen Altersaufbaus statistisch zu kontrollieren, werden die Mortalitätsraten nach dem Altersaufbau standardisiert. Die **direkte** Standardisierung besteht darin, für die zu vergleichenden Bevölkerungen denselben Altersaufbau anzunehmen; hierzu wird i. d. R. der Altersaufbau einer dieser Bevölkerungen od. ein fiktiver Altersaufbau gewählt u. dann die beobachteten altersspezifischen Mortalitätsraten der verschiedenen Bevölkerungen gleichermaßen mit dem gewählten Standardaltersaufbau gewichtet. Die Summe dieser gewichteten altersspezifischen Mortalitätsraten ist die standardisierte Mortalitätsrate der betreffenden Population. Im Weltvergleich sind oft altersspezifische Sterberaten für ein Land od. innerhalb eines Landes für bestimmte Spezialpopulationen nicht verfügbar. Ist wenigstens die relative Altersklassenbesetzung der zu untersuchenden Population bekannt, so lässt sich eine **indirekte** Standardisierung vornehmen: diese gewichtet die altersspezifischen Mortalitätsraten der Standardbevölkerung mit der Altersklassenverteilung der beobachteten Bevölkerung. Durch eine **Altersstandardisierung** kann der Einfluss eines unterschiedlichen Altersaufbaus beim Vergleich der Risikomanifestation in 2 verglichenen Bevölkerungen neutralisiert werden, jedoch nur, falls die Risikomanifestation in der einen Altersklasse un abhängig ist von der in einer anderen (z. B. Heirat). Ein weiteres Problem besteht darin, dass die Wahl der Standardbevölkerung stets willkürlich u. dabei keinesfalls ohne Auswirkungen auf die relativen

die ohne Bezug auf die Altersstruktur der beobachteten Populationen auskommen, Standardisierungsverfahren überlegen. Allerdings setzen diese eine weitaus höhere Datenqualität voraus. Die Anwendung folgender Indizes ist umstritten: **Mortalitätsziffer** als das Verhältnis der Anzahl der Sterbefälle zum Durchschnittsbestand der Population. Der **Index der relativen Mortalität** ist die Summe der mit der relativen Altersklassenbesetzung der Beobachtungspopulation gewichteten Quotienten aus den Todesfällen in Beobachtungspopulation u. Standardpopulation in dieser Altersklasse. Der **Mortalitätsindex** ist die Summe dieser Quotienten, gewichtet mit der Intervallbreite n der Altersklassen in Jahren. Vgl. Todesursachenstatistik.

Mortalitätsfunktion: (engl.) *mortality table*; absolute od. relative Zahl der Versterbenden einer Kohorte* im gewählten Beobachtungsinterval (meist 1 od. 5 Jahre) od. kumuliert über alle Beobachtungsintervalle; vgl. Sterbetafel.

Mortalitätsverhältnis, standardisiertes: (engl.) *standardised mortality ratio (Abk. SMR)*; Vergleich der Zahl der Todesfälle unter einer bestimmten Exposition (z. B. Ethnie, Beruf, Wohnort, Religionsgemeinschaft) mit der Zahl der Todesfälle, die in einer gleichgroßen u. im Alters- u. Geschlechtsaufbau identischen Stichprobe der Allgemeinbevölkerung im Beobachtungszeitraum zu erwarten waren; entspricht dem relativen Risiko*, wobei Inzidenzraten, nicht aber Inzidenzdichten aufeinander bezogen werden; s. Inzidenz.

Mortality-Follow-Up: Sonderfall einer Kohortenstudie*, die nach der letzten, evtl. einzigen Erhebung an der Gesamtstichprobe nur noch für einen bestimmten Zeitraum verfolgt, welche der Fälle in der Stichprobe verstorben sind, ggf. mit genauem Datum u. Todesursache.

Motivation: (engl.) *motivation*; Gesamtheit subjektiver Beweggründe bzw. Prozesse, welche die Wahl eines bestimmten Verhaltens zur Erreichung erwarteter positiver Folgen sowie Richtung, Intensität u. Ausdauer der Handlung beeinflussen; u. a. kann zwischen intrinsischer Motivation („aus sich heraus") u. extrinsischer Motivation („mit Belohnung od. Bestrafung verbunden") unterschieden werden. Alltagssprachlich richtet sich Motivation v. a. auf die Leistungsbereitschaft*. Die Förderung der Motivation z. B. zur Verhaltensänderung* od. Lebensstiländerung* ist eine zentrale Aufgabe in der Behandlung chronisch Kranker. Vgl. Modell, transtheoretisches.

Motopäde: behandelt Patienten mit Wahrnehmungs-, Bewegungsstörungen od. mit Sprach-, Lese- u. Rechtschreibstörungen; **Aufgabe:** Erstellen u. Umsetzen individueller Therapiepläne; **Ausbildung:** 3-jährige landesrechtlich geregelte Aus- od. Weiterbildung an Fachschulen od. Berufskollegs.

derung von nicht ausgebildetem motorischem Verhalten; **Anwendung:** bei geistiger Behinderung, frühkindlichem Hirnschaden, organischem Psychosyndrom, Seh- u. Hörstörungen, Sprachstörungen.

MPG: Abk. für Medizinproduktegesetz*.

MPH: Abk. für Magister Public Health; s. Public Health.

MRK: Abk. für maximale Raumluftkonzentration; Schwellenwert, bei dessen Überschreitung ein gesundheitliches Risiko nicht ausgeschlossen werden kann; MRK-Werte haben keinen offiziellen Charakter; am Arbeitsplatz gelten AGW* in der Luft u. „biologische Grenzwerte" (BGW*) im biologischen Material (s. Gefahrstoffe).

MRSA: Abk. für Methicillin-resistenter Staphylococcus aureus; syn. Oxacillin-resistenter Staphylococcus aureus (Abk. ORSA); Staphylococcus aureus, der aufgrund eines veränderten Penicillin-bindenden Proteins resistent gegenüber allen Betalaktam-Antibiotika ist; derzeit wichtigster multiresistenter (s. Multiresistenz) Problemkeim im Krankenhaus (health associated MRSC; s. Infektion, nosokomiale), mit zunehmender Häufigkeit auch im ambulanten Bereich (community acquired od. community associated MRSA od. cMRSA, caMRSA). Der Nachweis von MRSA-Stämmen im Krankenhaus erfordert gezielte antiepidemische Maßnahmen i. d. R. mit Einzelzimmerunterbringung des Patienten od. Kohortenisolierung; vgl. Isolierung.

MS: Abk. für Multiple* Sklerose.

MSc: Abk. für Master of Science; s. Public Health.

MTA: Abk. für Medizinisch-technischer Assistent*.

MTLA: Abk. für Medizinisch-technischer Laboratoriumsassistent*.

MTRA: Abk. für Medizinisch-technischer Radiologieassistent*.

MTT: Abk. für medizinische Trainingstherapie*.

Müdigkeitssyndrom: s. Erschöpfungssyndrom.

Müll: s. Abfall.

Mütterberatung: (engl.) *mothers' advice (centre)*; Einrichtungen u. Maßnahmen zur Verbesserung der Lebensbedingungen von Kindern im Säuglings- u. Kleinkindalter, die v. a. durch den jugendärztlichen Dienst* der Gesundheitsämter i. R. der Gesundheitsförderung* betreut werden; **Aufgabe:** insbes. kinderärztliche Untersuchungen zur Entwicklung des Kindes (bedarfsorientiert, unabhängig vom Lebensalter des Kindes) u. kinderärztliche Beratungen u. a. zu Fragen der Ernährung, der Hautreinigung u. -pflege, der Kindesentwicklung u. des Impfschutzes einschließlich der Impfung*. Vgl. Kinderfrüherkennungsuntersuchungen.

Müttergenesungskur: s. Eltern-Kind-Maßnahme, Vorsorge.

Müttergenesungswerk: (engl.) *mothers' convalescence fund*; Abk. MGW; Elly Heuss-Knapp Stiftung; Zu-

gemeinschaft für Müttergenesung des Diakonischen* Werks u. Katholischer Arbeitsgemeinschaft für Müttergenesung mit dem Ziel, die gesundheitliche, soziale u. gesellschaftliche Situation von Müttern zu verbessern, insbes. durch Beratung u. Unterstützung bei der Einleitung von Vorsorge- u. Rehabilitationsleistungen für Mütter (u. Väter); in den Einrichtungen des Müttergenesungswerks u. in gleichartigen Einrichtungen werden Eltern*-Kind-Maßnahmen durchgeführt (medizinische Vorsorgeleistungen für Mütter u. Väter, Leistungen* zur medizinischen Rehabilitation für Mütter u. Väter).

Müttersterblichkeit: s. Mortalität.

Multicenterstudie: (engl.) *multicentre study*; kooperative Studie; Studie* unter Beteiligung mehrerer Einrichtungen, z.B. weil die Inzidenz* bzw. Prävalenz* einer Krankheit od. eines Zustands sehr selten ist, so dass anderenfalls logistische Probleme (z.B. lange Rekrutierungsphase, hoher finanzieller Aufwand) zu erwarten wären; i.R. einer Multicenterstudie können, im Gegensatz zur Fallkontrollstudie*, prospektiv Daten erhoben werden.

Multimorbidität: (engl.) *multimorbidity*; gleichzeitiges Vorliegen multipler struktureller od. funktioneller Schädigungen (s. ICF), bei mindestens 2 behandlungsbedürftigen Erkrankungen; **geriatrische Multimorbidität:** gleichzeitiges Vorliegen von Multimorbidität u. geriatrietypischen Sachverhalten, wobei geriatrietypisch die Kombination von Schädigungen u. Fähigkeitsstörungen i.S. eines geriatrischen Syndroms* mit drohender od. bereits vorliegender Einschränkung der Selbständigkeit im Alltag ist; geht häufig einher mit erhöhtem Risiko von Krankheitskomplikationen (Thrombose, interkurrente Erkrankung, Fraktur u.a.).

multiple chemical sensitivity: s. Umwelterkrankungen.

Multiple Sklerose: (engl.) *multiple sclerosis*; Abk. MS; syn. Encephalomyelitis disseminata, Polysklerose, demyelinisierende Enzephalomyelitis; chronisch entzündliche Erkrankung des ZNS mit unregelmäßig verteilten Entmarkungsherden (Schädigung der Markscheiden der Nervenfasern) sowie in geringerem Umfang Axonschädigungen; die neurologische Symptomatik richtet sich nach der Lokalisation der Läsionen in Gehirn u. Rückenmark: Sehstörungen, Blasen- u. Darmstörungen, Paresen, Koordinations- u. Sensibilitätsstörungen, psychische Störungen; **Formen: 1.** schubförmig remittierende MS: in über 80% der Fälle schubförmiger Beginn der Erkrankung mit unterschiedlich ausgeprägter Rückbildung der Symptome bis zu völliger Symptomfreiheit nach dem Schub; **2.** schubförmig progrediente MS: unvollständige Rückbildung der Symptome nach einem Schub mit Zunahme der krankheitsbedingten Behin-

ca. 40% der Patienten von 1.); **4.** primär chronisch progrediente MS: schleichende Zunahme der Symptome von Beginn der Erkrankung an; ca 15% der Fälle, v.a. im höheren Lebensalter. Übergangsformen sind beschrieben; eine Vorhersage des Verlaufs ist aufgrund der verschiedenen Verlaufsformen schwierig; ca. 30% der Betroffenen bleiben für längere Zeit ohne gravierende Beeinträchtigungen; die mittlere Krankheitsdauer beträgt etwa 30 Jahre nach Diagnosestellung; eine wesentliche Lebensverkürzung ist oft nicht gegeben; prognostisch ungünstig ist ein hochakuter Beginn mit häufigen Schüben u. ausgeprägter Residualsymptomatik (Paresen, Koordinationsstörungen); **Ätiologie:** nicht abschließend geklärt multifaktoriell: **1.** von Viren u. anderen Erregern ausgelöste autoimmunologische Reaktion gegen Markscheidenantigene; **2.** Umwelteinflüsse (z.B. bestimmte Toxine); **3.** genetische Faktoren. **Risikofaktoren:** Lebensraum (äquatorferne Regionen der Erde sind stärker betroffen); **Epidemiologie** Prävalenz in Deutschland 50–70 pro 100000 Einwohner; Frauen sind doppelt so häufig betroffen wie Männer; Erkrankungsbeginn meist zwischen 20. u. 40. Lebensjahr. **Sozialmedizinische Bedeutung:** häufigste neurologische Erkrankung, die im jungen Erwachsenenalter zu bleibender Behinderung, Pflegebedürftigkeit, Minderung* der Erwerbsfähigkeit u. vorzeitiger Berentung (2005 ca. 2900 Renten wegen Erwerbsminderung*) führt; die Behandlung erfolgt je nach Ausprägungsgrad der Erkrankung kurativ, ambulant od. stationär u. ggf. wiederholt rehabilitativ; bezüglich der therapeutischen Zielsetzung wird die Schubbehandlung von der verlaufsmodulierenden Behandlung unterschieden; symptomatische, vorwiegend medikamentöse u. physiotherapeutische Therapiemethoden überwiegen, eine kausale Therapie i.e.S. existiert nicht.

Multiplikationssatz der Wahrscheinlichkeitsrechnung: (engl.) *multiplication theorem of probability theory*; mathematischer Lehrsatz zur Berechnung der (unbedingten) Wahrscheinlichkeit* des gemeinsamen Auftretens von 2 Ereignissen* A u. B, d.h. des sog. Durchschnittsereignisses, aus der bedingten Wahrscheinlichkeit des Ereignisses A unter der Bedingung B u. der Wahrscheinlichkeit der Bedingung B; Berechnungsformel:

$$P(A \cap B) = P(A|B) \times P(B)$$

P von A geschnitten B gleich P von A gegeben B mal P von B. Sind A u. B stochastisch unabhängig, so vereinfacht sich die Formel:

$$P(A \cap B) = P(A) \times P(B)$$

Rechenbeispiel: Die Wahrscheinlichkeit, dass ein Kind im Winter an Grippe erkrankt (Ereignis B), sei 20%. Die Wahrscheinlichkeit, dass sich der Bruder

Multiplikationssatz $0{,}2 \times 0{,}6 = 12\,\%$. Würde fälschlich stochastische Unabhängigkeit unterstellt werden, so würde nach der unteren Formel $0{,}2 \times 0{,}2 = 4\,\%$, also ein zu niedriger Wert resultieren. Diese Rechnung wäre hingegen korrekt, wenn die Grippe eine nicht ansteckende Krankheit wäre.

Multiresistenz: (engl.) *multidrug resistance*; Widerstandsfähigkeit von Mikroorganismen gegenüber mehreren Klassen von Antibiotika (Antiinfektiva); s. Antibiotikaresistenz. Infektionskrankheiten durch multiresistente Infektionserreger* sind oft nur äußerst schwer therapierbar. Leiter von Krankenhäusern u. Einrichtungen für ambulantes Operieren sind verpflichtet, das Vorkommen von Erregern mit speziellen Resistenzen u. Multiresistenzen (z.B. MRSA*, VRE*, ESBL*-Bildner) aufzuzeichnen u. zu bewerten (§ 23 Infektionsschutzgesetz*).

Mundschutz: (engl.) *(surgical) mask*; syn. Mundnasenschutz; chirurgische Maske; Mund u. Nase bedeckender Bestandteil der Schutzkleidung*, in erster Linie zur Verhinderung der Emission von Tröpfchen aus dem Mund-Nasen-Rachenraum; auch zum Schutz des Trägers vor Infektionserregern, die durch Tröpfchen übertragen werden; besteht meist aus mehrlagiger Baumwolle mit Nasensteg (besserer Sitz u. Passform) u. Bändern zur Befestigung. Die Größe muss ausreichen, um Nase u. Mund zu bedecken. Bei Durchfeuchtung u. jeder neuen operativen, diagnostischen od. pflegerischen Maßnahme ist ein Wechsel des Mundschutzes notwendig. Vgl. Atemschutzmaske.

Musiktherapie: (engl.) *musical therapy*; gezielte Anwendung der Musik od. musikalischer Elemente, um therapeutische Ziele zu erreichen; z.B. als rezeptive, aktive od. expressive Musiktherapie; **Ziel:** Wiederherstellung, Erhaltung u. Förderung seelischer u. körperlicher Gesundheit; durch Musiktherapie soll dem Patienten Gelegenheit gegeben werden, sich selbst u. seine Umwelt besser zu verstehen, sich in ihr freier u. effektiver zu bewegen u. eine bessere psychische u. physische Stabilität zu entwickeln; Anwendung mit anderen Formen von Psychotherapie*; vgl. Kreativtherapie.

Muskelrelaxation, progressive: s. Entspannungstherapie.

Muss-Leistung: (engl.) *obligatory benefit*; Leistung*, auf die ein Rechtsanspruch besteht; bei Leistungen nach dem SGB ist dies grundsätzlich der Fall. Ausnahmsweise, z.B. bei der Auswahl einer sachgerechten Leistung zur medizinischen Rehabilitation od. zur Teilhabe am Arbeitsleben nach dem SGB IX, ermöglicht das Gesetz der Verwaltung Ermessen*.

(Muster-)Weiterbildungsordnung für Ärzte: (engl.) *model regulations on postgraduate medical training*; Abk. MWBO; Ziele, Inhalte sowie Mindestdauer der Weiterbildung sind in der (Muster-)Weitervorlage für die Weiterbildungsordnungen der Länder. Diese werden von den Landesärztekammern ggf. modifiziert u. auf Vorschlag der Landesärztekammer von der zuständigen Landesbehörde verabschiedet.

Mutagenität: (engl.) *mutagenicity*; Potential eines Agens, eine Mutation mit Veränderung des genetischen Materials (DNA od. RNA) auszulösen.

Mutter-Kind-Maßnahme: s. Eltern-Kind-Maßnahme.

Mutterpass: (engl.) *maternity card*; Dokument, in das administrative u. medizinische Basisinformationen über eine Schwangere bzw. Mutter (insbes. anamnestische u. aktuelle Risiken), den Schwangerschaftsverlauf, die Ergebnisse der Vorsorgeuntersuchungen nach den Mutterschafts*-Richtlinien, den Ablauf der Geburt u. Angaben zum Neugeborenen eingetragen werden.

Mutterschaftsfeststellung: s. Abstammungsbegutachtung.

Mutterschaftsgeld: (engl.) *maternity benefit*; Entgeltersatzleistung* für erwerbstätige Mütter; **1.** Mitglieder der GKV erhalten während der im Mutterschutzgesetz* geregelten Schutzfrist zurzeit maximal 13 EUR pro Tag; den Unterschiedsbetrag zwischen dem Mutterschaftsgeld u. dem um die gesetzlichen Abzüge verminderten durchschnittlichen kalendertäglichen Arbeitsentgelt trägt für den Zeitraum der gesetzlichen Schutzfristen der Arbeitgeber. **2.** Erwerbstätige, nicht gesetzlich krankenversicherte Mütter erhalten auf Antrag als einmaliges Mutterschaftsgeld zurzeit maximal 210 EUR vom Bundesversicherungsamt (§ 13 Mutterschutzgesetz, § 200 Reichsversicherungsordnung). Mütter ohne (volle) Erwerbstätigkeit haben Anspruch auf Erziehungsgeld*; zu zahlendes Mutterschaftsgeld der GKV wird hierauf angerechnet.

Mutterschaftshilfe: (engl.) *maternity allowance*; nach §§ 195–200 RVO Leistungen der GKV bei Schwangerschaft u. Mutterschaft; umfasst u.a. ärztliche Betreuung (entsprechend den Mutterschafts*-Richtlinien) u. Hebammenhilfe*, Versorgung mit Arznei-, Verband- u. Heilmitteln, Pflege in einer Kranken- od. Entbindungsanstalt, Betreuung durch Hauspflegerinnen sowie ein während der Schutzfrist (s. Mutterschutzgesetz) gezahltes Mutterschaftsgeld*.

Mutterschafts-Richtlinien: (engl.) *maternity guidelines*; Richtlinien vom 10.12.1985 (letzte Änderung 2003) des Gemeinsamen* Bundesausschusses über die ärztliche Betreuung während der Schwangerschaft u. nach der Entbindung; umfassen die ärztliche Betreuung in der Schwangerschaft als Regelleistung der GKV (§ 92 SGB V u. § 196 RVO): **1.** Feststellung der Schwangerschaft, Untersuchungen (u.a. gynäkologische Untersuchung, Ultraschalldiagnostik in der 10., 20. u. 30. Schwangerschafts-

von 4, in den letzten 2 Schwangerschaftsmonaten von 2 Wochen; **2.** Erkennung u. Überwachung einer Risikoschwangerschaft bzw. Risikogeburt; **3.** serologische Untersuchungen: Abklärung pränataler Infektionen (Syphilis, Röteln, Chlamydien, Hepatitis, im Verdachtsfall weitere), Bestimmung des Rhesusfaktors u. der Blutgruppe, Antikörpersuchtest; **4.** blutgruppenserologische Untersuchungen nach Geburt od. Fehlgeburt; **5.** Untersuchungen u. Beratungen der Wöchnerin (bis 8 Wochen nach der Entbindung); **6.** Verordnung von Arzneimitteln*, Verband*- u. Heilmitteln*; **7.** Ausstellen eines Mutterpasses*. Vgl. Kinderfrüherkennungsuntersuchungen, Mutterschutzgesetz.

Mutterschaftsurlaub: s. Elternzeit.

Mutterschaftsvorsorge: (engl.) *prenatal care*; in den Richtlinien des Gemeinsamen* Bundesausschusses der GKV über die ärztliche Betreuung während der Schwangerschaft u. nach der Entbindung (Mutterschafts*-Richtlinien) geregelte Leistungen zur frühzeitigen Erkennung von Risikoschwangerschaften u. Risikogeburten.

Mutterschutzfrist: s. Mutterschutzgesetz.

Mutterschutzgesetz: (engl.) *Protection of Working Mothers Act*; Abk. MuSchG; „Gesetz zum Schutz der erwerbstätigen Mutter" in der Fassung vom 20.6.2002 (BGBl. I S. 2318), zuletzt geändert am 14.11.2003 (BGBl. I S. 2190); sichert den arbeitsrechtlichen Schutz berufstätiger Frauen in der Schwangerschaft u. nach der Entbindung; gilt für Arbeiterinnen, Angestellte, Heimarbeiterinnen u.

schutzgesetz enthält Schutzfristen, in denen ein Beschäftigungsverbot 6 Wochen vor bis 8 Wochen (bei Früh- u. Mehrlingsgeburten 12 Wochen) nach der Entbindung gilt. Für diesen Zeitraum besteht Anspruch auf Mutterschaftsgeld*. Schwangere können in den letzten 6 Wochen vor der Entbindung beschäftigt werden, wenn sie sich zur Arbeitsleistung ausdrücklich bereit erklärt haben; diese Erklärung kann jederzeit widerrufen werden. Das Beschäftigungsverbot nach der Entbindung gilt ohne Ausnahmen. Weitere Beschäftigungsverbote bei Schwangeren od. Stillenden betreffen Arbeiten, die mit besonderen körperlichen Belastungen od. mit schädlichen Einwirkungen (z. B. gesundheitsgefährdende Stoffe) verbunden sind. Das Gesetz regelt Fragen der Arbeitsplatzgestaltung, der Arbeitszeiten, das Kündigungsverbot während der Schwangerschaft u. bis zum Ablauf von 4 Monaten nach der Entbindung sowie die Verpflichtung zur frühzeitigen Mitteilung der Schwangerschaft an den Arbeitgeber. Im Anschluss an das Beschäftigungsverbot nach der Entbindung besteht ein Anspruch auf Elternzeit*. In der GKV versicherte Frauen erhalten Leistungen der Mutterschaftshilfe*. Sie sind zur Durchführung notwendiger Untersuchungen sowie zum Stillen (sog Stillzeit) von der Arbeit freizustellen.

MVZ: Abk. für medizinisches Versorgungszentrum*.

Myokardinsuffizienz: s. Herzinsuffizienz.

MZ: Abk. für Merkzeichen*.

N

Nachfrage, angebotsinduzierte: (engl.) *supplier induced demand*; ökonomischer Begriff aus der Markttheorie, der besagt, dass im Gegensatz zum marktwirtschaftlichen Ausgleich zwischen Angebot u. Nachfrage über den Preis die Inanspruchnahme* von Leistungen nicht in erster Linie monetär, sondern über das Angebot gesteuert wird; im Gesundheitswesen besteht insofern eine angebotsinduzierte Nachfrage, als die Nachfrager (die Patienten) eine sehr begrenzte Konsumentensouveränität besitzen; der Arzt als Anbieter seiner Leistungen bestimmt über die weitere Inanspruchnahme seiner Leistung wie auch über die Nachfrage i. R. der verordneten Arzneimittel* sowie Heilmittel* u. Hilfsmittel*. Vgl. Bedarf, medizinischer.

Nachhaltigkeit: (engl.) *sustainability*; Grundsatz ökonomischer, ökologischer u. sozialer Entwicklung, welche die Bedürfnisse der Gegenwart befriedigt u. den Interessen künftiger Generationen gleichzeitig Rechnung trägt; Nachhaltigkeit bildet eine zentrale Position im Umweltschutz u. ist nach Art. 2 u. 6 EG-Vertrag wesentlicher Bestandteil der gesamten EU-Politik. Das Leitkonzept „Nachhaltige Entwicklung" ist Grundlage der auf der Konferenz der Vereinten Nationen in Rio de Janeiro 1992 beschlossenen Agenda* 21. Das Leitbild nachhaltiger Gesundheitsförderung*, analog zum Leitbild nachhaltiger Entwicklung, ist praktische u. politische Grundlage in allen gesundheitsfördernden Setting-Projekten. Zur Überprüfung der Realisierung nachhaltiger Gesundheitsförderung können folgende **Kriterien** angelegt werden: **1.** Sind in allen Politikfeldern Routinen etabliert, welche die Gesundheitsverträglichkeit von Maßnahmen u. Programmen prospektiv einschätzen u. zu einem Maßstab des Handelns machen? **2.** Gibt es dauerhafte Maßnahmen u. Programme, die auf die Senkung von Gesundheitsbedrohungen u. die Steigerung von Ressourcen* der Gesundheit ausgerichtet sind? **3.** Existieren zukunftsfähige Strukturen für Gesundheitsförderung im Gegensatz zu zeitlich befristeten Projekten u. Maßnahmen? **4.** Liegen institutionalisierte Prozesse u. Instrumente der Planung, Umsetzung u. Qualitätssicherung einer gesundheitsfördernden Gesamtpolitik vor, insbes. kontinuierliche Gesundheitsberichterstattung* u. -folgenabschätzung.

Nachschaden: s. Kausalitätslehre, sozialrechtliche.

Nachsorge: (engl.) *aftercare*; (allg.) umfasst Maßnahmen zur vollständigen Erreichung od. Sicherung eines Therapieziels od. zur Stabilisierung des Behandlungserfolgs, die sich an die vorangegangene therapeutische Behandlung einer schweren Erkrankung (z. B. Krebs, Herzoperation, Organtransplantation) od. an eine Leistung* zur Teilhabe (z. B. medizinische Rehabilitation) anschließen; von den Sozialversicherungsträgern im Kontext unterschiedlich verwendeter Begriff; Beispiel für Nachsorgebehandlungen: **1.** beinhaltet im Bereich der **Kuration*** einschließlich Palliation in regelmäßigen zeitlichen Abständen durchgeführte Untersuchungen u. Betreuung der Patienten entsprechend spezifischer Nachsorgeempfehlungen nach der Behandlung einer schweren Erkrankung, z. B. onkologischer Erkrankungen als onkologische Nachsorge (entsprechend den Leitlinien* der AWMF) mit dem Ziel der Früherkennung eines Rezidivs od. einer Tumorprogression; zudem Betreuung der Therapiefolgen nach Operation, Chemo- u./od. Strahlentherapie einschließlich psychosozialer Beratung u. Betreuung zur Bewältigung der körperlichen u. seelischen Folgen der Krebsdiagnose u. der Therapie; z. B. auch wegen Art, Schwere u. Dauer der Erkrankung erforderliche Nachsorgemaßnahme nach stationärer Behandlung für chronisch kranke od. schwerstkranke Kinder (bis 12 Jahre), welche die Koordinierung der verordneten Leistungen sowie Anleitung u. Motivation zu deren Inanspruchnahme unter Einbeziehung der Angehörigen umfassen (§ 43 SGB V) **2.** beinhaltet im Bereich der **Rehabilitation*:** **a)** Nachsorgeleistungen zur Sicherung der Nachhaltigkeit des Rehabilitationserfolgs (weitere Verbesserung noch eingeschränkter Fähigkeiten Etablierung von Lebensstiländerungen, Verstärkung der Selbstwirksamkeitseffekte, nachhaltiger Transfer des Gelernten in den Alltag, Förderung von persönlicher u. sozialer Kompetenz, Minderung von Schnittstellenproblemen in der Gesundheitsversorgung); Beispiel: Rehabilitationsnachsorge der Rentenversicherungsträger (s. IRENA); Leistungen zur ambulanten Nachsorge bei Abhängigkeitskranken (s. Konsum psychotroper Substanzen), wenn im Anschluss an die stationäre

Arbeitslosigkeit kann unter Alltagsbedingungen i. R. einer Adaption* erprobt werden, ob der Abhängigkeitskranke den Anforderungen einer eigenständigen Lebensführung gewachsen ist. **b)** ergänzende Leistungen* zur Rehabilitation nach § 44 Abs. 1 Nr. 3, 4 SGB IX, die sich an eine medizinische Rehabilitation anschließen, z. B. ärztlich verordneter Rehabilitationssport* od. Funktionstraining*; **c)** veraltete Bez. für die medizinische Rehabilitation nach schwerer Erkrankung in der GRV, z. B. in der Onkologie: dem Wortlaut nach sind die in § 31 Abs. 1 Nr. 3 SGB VI genannten, spezifiziert durch die Gemeinsamen Richtlinien der Träger der GRV für die Erbringung von onkologischen Nachsorgeleistungen nach den Carcinom-Richtlinien entspr. § 31 Abs. 2 SGB VI, Nach- u. Festigungskuren Leistungen der Nachsorge; inhaltlich sind dies jedoch Leistungen zur medizinischen Rehabilitation (onkologische Rehabilitation*). **d)** Aus Sicht der GKV wird die Anschlussrehabilitation* noch als Nachsorge bezeichnet. **Kostenträger: 1.** im Bereich der Kuration der zuständige Krankenversicherungsträger bzw. sonstige Kostenträger (z. B. Unfallversicherung); **2.** im Bereich der Rehabilitation der zuständige Rehabilitationsträger*.

Nachsorgeregister, onkologisches: s. Krebsregister.

Nachsterblichkeit: s. Mortalität.

Nachtarbeit: (engl.) *night work*; nach Arbeitszeitrechtsgesetz (Abk. ArbZRG) jede Tätigkeit, die zwischen 23 u. 6 Uhr geleistet wird u. länger als 2 Stunden dauert; nach § 6 ArbZRG hat der Arbeitgeber jedem Arbeitnehmer die Möglichkeit einzuräumen, eine spezielle arbeitsmedizinische Vorsorgeuntersuchung (s. Vorsorge, arbeitsmedizinische) in Anspruch zu nehmen, wenn in Nachtschichten gearbeitet wird. Neben dem ArbZG gelten gesonderte Regelungen: **1.** Mutterschutzgesetz*: werdende u. stillende Mütter dürfen in der Zeit von 20–6 Uhr nicht beschäftigt werden (Ausnahmen sind möglich); **2.** Jugendarbeitsschutzgesetz: generelles Verbot von Nachtarbeit (20–6 Uhr; Ausnahmen sind zur Erreichung besonderer Ausbildungsziele möglich); **Sozialmedizinische Bedeutung:** gesundheitliche Beeinträchtigungen durch die Nachtarbeit sind möglich, z. B. Beeinträchtigung der Schlafdauer u. Schlafqualität, Magen-Darm-Beschwerden, Einschränkung sozialer Kontakte; der Arbeitgeber sollte sich durch den Betriebsarzt* bei der Gestaltung von Schichtplänen hinsichtlich arbeitspsychologischer, arbeitsphysiologischer u. ergonomischer Fragestellungen beraten lassen.

Nachteilsausgleich: (engl.) *disadvantage compensation*; Oberbegriff für Maßnahmen zum Ausgleich der Nachteile, die aufgrund einer Behinderung* bestehen; **1.** nach Bundesvorschriften: Zusatz-

gesetz, Straßenverkehrsgesetz (z. B. Parkerleichterung*), Straßenverkehrsordnung; unentgeltliche Beförderung* Schwerbehinderter im Personennahverkehr, besondere Regelungen im Eisenbahnverkehr; **2.** nach Landesvorschriften: z. B. Befreiung* von Rundfunk- u. Fernsehgebühren, Wohngeld, Sonderregelungen für Parkerleichterung, sog. Telebus in Berlin; **3.** weitere, nicht gesetzliche Regelungen: z. B. bei Kfz-Versicherung, Reiseunternehmen, Automobilclubs, Flugverkehr, Eintritt zu öffentlichen u. privaten Veranstaltungen u. Einrichtungen; die Feststellung von Behinderungen nach SGB IX berechtigt bei den zuständigen Behörden (s. Versorgungsverwaltung) nicht zu direkten Zuwendungen; durch Bescheid über den Grad* der Behinderung werden lediglich die Voraussetzungen geschaffen, die zu Leistungen anderer Einrichtungen (z. B. begleitende Hilfe* im Arbeits- und Berufsleben durch Integrationsämter*) u./od. zu finanziellen Ermäßigungen od. zur Befreiung von Pflichten führen können, z. B. bei Schwerbehinderung Zusatzurlaub*, verbesserter Kündigungsschutz*, Sonderregelungen zum Altersrentenbeginn, Steuerfreibetrag; bei GdB <30 ist kein Nachteilsausgleich möglich (§ 69 SGB IX); bei GdB 30 od. 40 kann durch die Agentur für Arbeit eine Gleichstellung* mit Schwerbehinderten bezüglich Kündigungsschutz bzw. Anstellung erfolgen, wenn anderenfalls ein Arbeitsplatz (s. Schwerbeschädigtengesetz) nicht erlangt od. erhalten werden kann. **Hinweis:** bei Behinderung durch Arbeitsunfall*, Berufskrankheit* (SGB VII) od. nach dem Sozialen* Entschädigungsrecht (Tab. 2) u. bei Behördenbescheid mit MdE ≥50 % gelten nach § 69 SGB IX dieselben Nachteilsausgleiche (s. Schwerbeschädigung).

Nachtestwahrscheinlichkeit: (engl.) *posttest probability*; syn. Posttestwahrscheinlichkeit; nach Durchführung eines diagnostischen Tests* bestehende Wahrscheinlichkeit für das Vorliegen einer Erkrankung; vgl. Vortestwahrscheinlichkeit.

Nachtklinik: (engl.) *night clinic*; nicht genormter Begriff für teilstationäre Einrichtung zur Diagnostik u. Therapie während der Nacht bei Patienten mit z. B. schwer einstellbarem Diabetes mellitus, psychischen Erkrankungen (z. B. Depression), schlafbezogenen Erkrankungen u. Menschen in akuten Krisensituationen (Krisenintervention); die Unterbringung von geriatrischen u./od. pflegebedürftigen Patienten in Krankenhäusern ist aus allein dieser Indikation nicht zulässig, die hier zutreffende Bez. lautet Einrichtung der Nachtpflege. Vgl. Tagesklinik, Pflege, Behandlung.

Nachtpflege: s. Pflege.

Nachtschicht: s. Nachtarbeit, Schichtarbeit.

Nach- und Festigungskur: s. Rehabilitation, onkologische.

Beispiel: 1. In der **GRV: a)** mit **realen** Beitragsnachzahlungen (s. Nachzahlung) für bestimmte Personen, die versicherungsfrei waren od. von der Versicherungspflicht befreit worden sind (z. B. Beamte, Richter, Soldaten, Lehrer, Mitglieder geistlicher Gemeinschaften); diese werden nach § 8 SGB VI nachversichert, wenn sie ohne Anspruch od. Anwartschaft auf Versorgung aus der Beschäftigung ausgeschieden sind od. ihren Anspruch verloren haben u. keine Gründe für einen Aufschub der Beitragszahlung bestehen. Nachversicherte Personen sind Versicherte der GRV u. stehen Pflichtversicherten gleich. Die Beiträge trägt der Dienstherr od. die Institution, welcher der Ausscheidende angehört hat. **b)** mit **fiktiven** Beitragsnachzahlungen z. B. nach Art. 131 GG für ehemalige berufsmäßige Angehörige der deutschen Wehrmacht; **c)** Für Personen aus dem Beitrittsgebiet* sind Besonderheiten zu beachten. **Rechtliche Grundlage:** §§ 8, 181–186, 277, 278 u. 281 SGB VI geregelt. **2.** In der **PKV:** anlässlich bestimmter Ereignisse angebotenes Recht auf die Erhöhung der Versicherungsleistungen (Nachversicherungsgarantie). Die Nachversicherung erfolgt ohne erneute Gesundheitsprüfung. Dieses Recht kann z. B. innerhalb von 2 od. 3 Monaten nach Geburt eines Kindes, nach Heirat, nach erfolgreichem Studienabschluss, Antritt einer neuen Beschäftigung od. ähnlichen Ereignissen ausgeübt werden.

Nachzahlung: (engl.) *retroactive payment*; **1.** aufgrund verspäteter Feststellung des Rechts auf eine laufende Sozialleistung* nachträglich an den Leistungsberechtigten zu zahlender Geldbetrag, der im Bescheid festgestellt wird u. dessen Höhe sich aus den angefallenen Ansprüchen aus dem Zeitraum zwischen Beginn der Leistungsberechtigung u. dem Zeitpunkt des Erlasses des Bescheides ergibt; **Hinweis:** Nachzahlungen dürfen zur Bedienung etwaiger sozialrechtlicher Ersatzansprüche* vorläufig einbehalten werden. **2.** nachträgliche Entrichtung freiwilliger Beiträge* zur Sozialversicherung für in der Vergangenheit liegende Zeiten, in der GRV nach §§ 204–209 SGB VI z. B. für Zeiten einer schulischen Ausbildung nach dem 16. Lebensjahr, die nicht als Anrechnungszeiten* anerkannt sind; weitere Nachzahlungsmöglichkeiten bestehen bei Strafverfolgungsmaßnahmen, für Geistliche u. Ordensleute u. für landwirtschaftliche Unternehmer u. mitarbeitende Familienangehörige.

Nachzulassung: (engl.) *re-registration*; erstmalige Zulassung von sog. Altarzneimitteln* (s. Arzneimittelzulassung), die sich bereits bei In-Kraft-Treten des 2. Arzneimittelgesetzes* (1.1.1978) im Verkehr befanden u. bis zum 30.6.1978 beim Bundesgesundheitsamt mit dem vorgeschriebenen Vordruck angezeigt wurden; die Nachzulassung muss nicht mehr in den Verkehr gelangen. Es sind noch nicht alle Anträge auf Nachzulassung durch die Bundesoberbehörde beschieden worden. Zur Überbrückung kann die sog. fiktive Zulassung in Anspruch genommen werden.

Nahrungsergänzungsmittel: (engl.) *supplements* Supplemente; gemäß EU-Recht „Lebensmittel die dazu bestimmt sind, die normale Ernährung zu ergänzen u. die aus Konzentraten von Vitaminen od. sonstigen Stoffen mit ernährungsspezifischen od. physiologischen Wirkungen bestehen u. in dosierter Form in Verkehr gebracht werden"; innerhalb der EU-Mitgliedstaaten sind die rechtlichen Regelungen sehr heterogen. In Deutschland besteht für Nahrungsergänzungsmittel keine Zulassungs- od. Apothekenpflicht; allerdings dürfen diese, wie andere Lebensmittel auch, nicht gesundheitlich bedenklich sein u. nicht mit arzneilichen Zweckbestimmungen beworben werden. Nahrungsergänzungsmittel sind für die normale Ernährung bestimmt, also keine diätetischen Lebensmittel (Elementardiäten, Trinknahrung) od. Sondennahrung gemäß Arzneimittelrichtlinien*. Ihnen dürfen keine Eigenschaften zugeschrieben werden, die der Verhütung, Behandlung od. Heilung einer Humanerkrankung dienen u. es darf nicht auf diese Eigenschaften hingewiesen werden.

Nahrungsmittelhygiene: (engl.) *food hygiene*; Teilgebiet des medizinischen Fachgebiets Hygiene* das sich mit der Prävention* von Gesundheitsschäden befasst, die durch Noxen (insbes. Infektionserreger* u. Schadstoffe) in Nahrungsmitteln verursacht werden.

Nahtlosigkeitsregelung: (engl.) *seamlessness agreement*; **1.** Weitergewährung einer besonderen Form von Arbeitslosengeld* auch bei bestehender bzw. eingetretener Minderung der Leistungsfähigkeit (§ 125 SGB III); hierdurch soll die Zeit ohne Anspruch auf Arbeitslosengeld bis zum Beginn anderer Leistungen (z. B. Leistungen* zur Teilhabe am Arbeitsleben, Rente*) überbrückt sowie verhindert werden, dass widersprüchliche Beurteilungen der Leistungsfähigkeit durch die Bundesagentur für Arbeit u. die Träger der Rentenversicherung zu Lasten des Versicherten gehen. **2.** Rehabilitationsleistungen unterschiedlicher Träger sollen nahtlos ineinander greifen (§ 10 ff. SGB IX).

NAKOS: Abk. für **Na**tionale **Ko**ntakt- u. **I**nformationsstelle zur Anregung u. **U**nterstützung von Selbsthilfegruppen; 1984 vom Fachverband Deutsche Arbeitsgemeinschaft Selbsthilfegruppen gegründete Aufklärungs-, Service- u. Netzwerkeinrichtung der Selbsthilfe* in Deutschland; **Aufgabe: 1.** Aufklärung u. Information von Selbsthilfegruppen u. an Selbsthilfe interessierten Bürgern; Kontaktvermittlung zu Selbsthilfegruppen; **2.** Interessenbündelung zur Verbesserung der Ausstattung

zwischen Selbsthilfeeinrichtungen u. Einrichtungen der professionellen Versorgung; **4.** Förderung des fachlichen Austauschs innerhalb der Selbsthilfeeinrichtungen u. Entwicklung gemeinsamer u. einheitlicher Qualitätsstandards der Selbsthilfeunterstützungsarbeit.

Natalität: (engl.) *natality*; Geburtlichkeit; bei Untersuchung u. Messung von Natalität steht der Bezug zur Mutter bzw. den Eltern weniger im Mittelpunkt des Interesses; **Hinweis:** keine Abgrenzung zu Fertilität* möglich. Die **Natalitätsrate** ist die Zahl der Lebendgeborenen (s. Lebendgeburt) pro Jahr auf 1000 Einwohner.

Nationales Programm für Versorgungsleitlinien: (engl.) *National Programm for Disease Management Guidelines*; Abk. NVL; von der Bundesärztekammer 2002 mit zustimmender Kenntnisnahme des 105. Deutschen Ärztetages initiiertes Programm zur Erstellung von Versorgungsleitlinien*; seit September 2003 wird das Programm auf der Grundlage eines Kooperationsvertrages gemeinsam getragen von Bundesärztekammer*, AWMF u. Kassenärztlicher* Bundesvereinigung. Das Ärztliche* Zentrum für Qualität in der Medizin ist mit der operativen Durchführung u. Koordination betraut. Die Beteiligung von Patienten erfolgt in Abstimmung mit dem Patientenforum bei der Bundesärztekammer. **Ziel: 1.** Abstimmung, Darlegung u. Implementierung konsentierter, evidenzbasierter Handlungsempfehlungen zu einer bestimmten Versorgungsproblematik; **2.** inhaltliche Ausgestaltung der Schnittstellen sowohl zwischen den verschiedenen ärztlichen Disziplinen als auch den verschiedenen Versorgungsbereichen; **3.** Schaffung von Rahmenbedingungen für leitlinienbasierte Qualitätsmanagement*-Systeme.

National Health Service: Abk. NHS; 1949 eingeführter staatlicher Gesundheitsdienst in Großbritannien; bietet Leistungen bei Krankheit für alle Einwohner; der NHS ist steuerfinanziert u. unterliegt der Aufsicht des Department of Health. Seit seiner Einführung wurde der NHS ständig weiter entwickelt u. den sich ändernden Verhältnissen auf dem Gesundheitsmarkt angepasst; seit 2001 begleitet die NHS Modernisation Agency den Modernisierungsprozess (s. Clinical Governance). Vgl. Sicherung, soziale.

National Institute for Clinical Excellence: Abk. NICE; seit 1.4.2005 (nach Zusammenschluss mit der Health Development Agency) National Institute for Health and Clinical Excellence; unabhängige Einrichtung des National* Health Service (Abk. NHS) in Großbritannien, die evidenzbasierte nationale Empfehlungen (s. Medizin, evidenzbasierte) herausgibt. **Aufgabe: 1.** Information über Gesundheitsförderung* u. Prävention* von Krankheiten; **2.** health* technology assessment; **3.** Informationen über adäquate Therapie u. Pflege von Men-

Patienten u. Angehörige zur Unterstützung bei der Wahl von Behandlungen u. bei der Gesundheitsversorgung.

Naturheilkunde: (engl.) *naturopathy*; Lehre von der Behandlung u. Vorbeugung von Krankheiten unter Einsatz der natürlichen Umwelt entnommener u. naturbelassener Heilmittel: physikalische Reize (Licht, Luft, Wärme/Kälte, Bewegung/Ruhe), spezielle Ernährungsformen, pflanzliche u. andere natürliche Arzneistoffe (Phytotherapie) sowie psychosoziale Einflussfaktoren (Gespräche, Beratung in Fragen der Lebensführung); auf die Steigerung der den Menschen innewohnenden Naturkräfte (Selbstheilungskräfte) zielendes therapeutisches Konzept; wird der die Schulmedizin ergänzenden Komplementärmedizin zugerechnet.

Naturrecht: (engl.) *natural law*; Bereich rechtlicher Normen, die als in der Natur vorgegeben vorgestellt werden, im Gegensatz zu dem Rechtsbereich, der von Menschen ausgebildet worden ist ("positives Recht") u. das geschriebene Recht u. das Gewohnheitsrecht umfasst; es besteht ein Grundsatzstreit, ob u. inwieweit es diesen (natürlichen) Rechtsbereich überhaupt gibt u. im Verlauf der Diskussion ist der zugrunde liegende Begriff der (vom Menschen unabhängigen) Natur sehr fragwürdig geworden. Dieses hypothetische Naturrecht ist für die Legitimation, die Begrenzung u. die Normendefinition des positiven Rechts herangezogen worden.

Nebenwirkung: s. Arzneimittelwirkung, unerwünschte.

Negativliste: (engl.) *negative list*; in Deutschland Arzneimittel*, die nach § 34 SGB V (ausgeschlossene Arznei-, Heil- u. Hilfsmittel) generell od. für bestimmte Indikationen von der Leistungspflicht der GKV ausgeschlossen sind u. a. wegen Unwirtschaftlichkeit, geringem Preis od. nicht ausreichend nachgewiesener therapeutischer Wirksamkeit; eine entsprechende Zusammenstellung wurde vom Gemeinsamen* Bundesausschuss 2004 vorgelegt. Weitere Ausschlüsse kann das Bundesministerium für Gesundheit mit Zustimmung des Bundesministeriums für Wirtschaft und Technologie durch Rechtsverordnung mit Zustimmung des Bundesrates vornehmen für Arzneimittel, die entweder ihrer Zweckbestimmung nach üblicherweise bei geringfügigen Gesundheitsstörungen verordnet werden od. als unwirtschaftlich angesehen werden. **Beispiel:** sog. Bagatellarzneimittel, z. B. zur Behandlung von Erkältungskrankheiten u. Reisekrankheit od. Mund- u. Rachentherapeutika für über 18-jährige Versicherte, Lifestyle*-Präparate. Vgl. Positivliste.

Neonatalsterblichkeit: s. Mortalität.

Nettoarbeitsentgelt: (engl.) *net pay*; Arbeitsentgelt* bzw. Einnahmen eines Beschäftigten abzüglich der darauf entfallenden Steuern u. der seinem gesetz-

tionsrate.

Netzwerk, soziales: (engl.) *social network*; soziales Beziehungsgeflecht; **1.** bildet soziale Interaktionen zwischen Menschen in einem System in einer Art Sozialstruktur (z. B. Kleingruppe, Organisation) ab; **2.** zielbezogene Organisation (z. B. informelle Zusammenschlüsse, Verbände), deren Mitglieder durch das Netzwerk einen Vorteil erfahren od. sich davon erhoffen, z. B. Selbsthilfeorganisationen (vgl. Selbsthilfe).

Neuberechnung von Renten: (engl.) *recalculation of pensions*; abweichende Berechnung der bisher geleisteten monatlichen Auszahlbeträge von Renten, z. B. aufgrund einer Änderung der von der Monatsrente* abzuziehenden Beitragsanteile (z. B. zur Krankenversicherung* der Rentner) od. der Berücksichtigung eines abweichenden eigenen Einkommens (bei Renten* wegen Todes i. R. der Einkommensanrechnung*) bzw. eines neuen Hinzuverdienstes (bei Versichertenrenten); bei einer Änderung des Werts der Monatsrente selbst handelt es sich nicht um eine Neuberechnung, sondern um eine Neufeststellung* von Renten.

Neuerkrankungsrate: syn. Inzidenzrate; s. Inzidenz.

Neue Untersuchungs- und Behandlungsmethoden: (engl.) *new examination and treatment methods*; Abk. NUB; Bez. für nicht im Leistungskatalog der GKV enthaltene ärztliche Methoden, Heilmittel sowie individuell hergestellte Nicht-Fertigarzneimittel; dazu gehören innovative, noch nicht etablierte u. unkonventionelle Verfahren; für diese besteht grundsätzlich kein Leistungsanspruch in der GKV, solange der Gemeinsame* Bundesausschuss die Aufnahme nicht beschlossen hat. In der vertragsärztlichen u. -zahnärztlichen Versorgung dürfen sie nur in besonderen Einzelfällen u. nur unter ganz bestimmten Voraussetzungen zu Lasten der Krankenkassen erbracht werden. Das Verfahren zur Bewertung von medizinischen Untersuchungs- u. Behandlungsmethoden der vertragsärztlichen Versorgung war bis 30.3.2006 in den BUB-Richtlinien (Richtlinien über die Bewertung von Untersuchungs- u. Behandlungsmethoden nach § 135 SGB V), seitdem durch die Richtlinie des Gemeinsamen Bundesausschusses zu Untersuchungs- u. Behandlungsmethoden der Vertragsärztlichen Versorgung) geregelt. **Hinweis:** Besondere Regelungen gelten für Arzneimittel aus dem Bereich Homöopathie, Phytotherapie u. Anthroposophie (§ 34 Abs. 2 SGB V); für diese sog. besonderen Therapierichtungen sieht das Arzneimittelgesetz bei deren Zulassung die Berücksichtigung wissenschaftlicher Erkenntnisse aus der jeweiligen Therapierichtung vor (Prinzip der Binnenanerkennung).

Neufeststellung von Renten: (engl.) *redetermination of pensions*; abweichende Berechnung des Monatsbetrages einer laufenden Rente* aus der GRV

rechtlicher Zeiten; bei einer Änderung der von der Monatsrente abzuziehenden Beitragsanteile liegt dagegen eine Neuberechnung* von Renten vor.

Neugeborenen-Screening: (engl.) *neonatal screening* Stoffwechsel-Screening; i. d. R. am 5. Lebenstag des Neugeborenen mit Blutentnahme, ggf. auch Urinuntersuchung, durchgeführte Screening-Untersuchung auf Stoffwechselerkrankungen (U2 der Kinderfrüherkennungsuntersuchungen*); beinhaltet: **1.** das durch die Krankenkassen übernommene Hypothyreose-Screening; **2.** durch die jeweiligen Gesundheitsbehörden getragene Untersuchungen: In allen Bundesländern wird auf Phenylketonurie untersucht, landesunterschiedlich werden weitere Testverfahren auf Galaktosämie, Ahornsirupkrankheit, Biotinidasedefekt, Homocystinurie u. Histidinämie durchgeführt. Die Untersuchung erfolgt in entsprechend ausgewiesenen Screening-Zentren.

Neugeborenensterblichkeit: s. Mortalität.

Neumann, Salomon (1819–1908): Arzt, Medizinalstatistiker; 1845 Niederlassung als praktischer Arzt in Berlin, 1856–1866 Gewerksarzt des städtischen Gewerkskrankenvereins; 1849 Gründer des Gesundheitspflegevereins der Berliner Arbeiterverbrüderung (wurde 1853 polizeilich verboten) 1859–1905 Mitglied der Berliner Stadtverordnetenversammlung als liberaler Abgeordneter, 1860 Mitbegründer der Berliner Medizinischen Gesellschaft 1905 Ehrenmitglied der Berliner Gesellschaft für sociale Medicin, Hygiene u. Medicinalstatistik. **Bedeutung:** Vordenker der Sozialmedizin u. Medizinalstatistik* seit Mitte des 19. Jahrhunderts. Als Kritiker des bestehenden Gesundheitswesens forderte Neumann ein Bürgerrecht auf Gesundheit mit entsprechenden Maßnahmen. In verschiedenen Funktionen der Berliner Verwaltung tätig, suchte er seine Vorstellungen von der Medizin als einer sozialen Wissenschaft zu verwirklichen. **Veröffentlichungen:** Die öffentliche Gesundheitspflege u. das Eigentum (1847); Zur medicinischen Statistik des preußischen Staates (1849).

Neurasthenie: s. Erschöpfungssyndrom.

Neurodermitis: s. Ekzem.

Neurose: (engl.) *neurosis*; Oberbegriff für alle biographisch bedingten psychischen Störungen ohne organische Grundlage u. ohne grobe Störung des Realitätsbezugs; in den neueren Krankheitsklassifikationssystemen ICD* u. DSM* wird der Begriff aufgrund seiner Unschärfe u. der uneinheitlichen theoretischen Grundannahmen nicht mehr verwendet; **Einteilung: 1.** mit vorwiegend psychischer Symptomatik: Angststörung*, Phobie* Depression* (nach ICD-10 Dysthymie, früher: neurotische Depression), Zwangsstörung*; **2.** mit psychischer u. körperlicher Symptomatik (z. B. Erschöpfungssyndrom*, hypochondrische Störung) **3.** mit vorwiegend somatischen Symptomen (z. B. Konversionsstörung, somatoforme Störung*);

fung entstandene inadäquate u. relativ unflexible („neurotische") Erlebens- u. Verhaltensmuster; **2.** aus lerntheoretischer Sicht: neurotische Erlebens- u. Verhaltensweisen als Fehlanpassung. **Epidemiologie:** Lebenszeitprävalenz 5–10 %; Frauen sind doppelt so häufig betroffen wie Männer; hohes Komorbiditätsrisiko für Abhängigkeitserkrankungen. **Sozialmedizinische Bedeutung:** abhängig von der individuellen Symptomatik, der Ausprägung sowie dem Chronifizierungsgrad der Störung; bei frühzeitiger Diagnosestellung u. adäquater, v. a. psychotherapeutischer Behandlung gute Prognose; dauerhafte Einschränkungen der Teilhabe am Alltags- u. Erwerbsleben selten.

NHP: Abk. für (engl.) *Nottingham* Health Profile.*

NHS: Abk. für (engl.) *National* Health Service.*

NICE: Abk. für (engl.) *National* Institute for Clinical Excellence.*

Nichtrauchertraining: s. Raucherentwöhnung.

Nichtsesshafter: s. Wohnungslose.

Nicht-Unterlegenheitsstudie: (engl.) *non-inferiority study*; Studie* zur Klärung, ob ein zu prüfendes Arzneimittel* einer Standardtherapie mindestens gleichwertig ist; dabei erfolgt die Hypothesentestung einseitig; vgl. Äquivalenzstudie.

Nicotinabusus: s. Konsum psychotroper Substanzen.

Nicotinentwöhnung: s. Raucherentwöhnung.

Niederlassungsfreiheit: (engl.) *right of establishment*; basiert auf der grundgesetzlich geregelten Berufsfreiheit gemäß Art. 12 GG nach der grundsätzlich der approbierte Arzt, Zahnarzt, Tierarzt, Apotheker u. Psychologische Psychotherapeut den Ort seiner Berufsausübung frei wählen kann; bei Vertragsärzten* müssen besondere Zulassungsvoraussetzungen nach der Zulassungsverordnung für Ärzte gegeben sein. Vgl. Zulassung.

Niereninsuffizienz: (engl.) *kidney failure*; eingeschränkte Fähigkeit der Nieren, harnpflichtige Substanzen (v. a. die stickstoffhaltigen Endprodukte des Proteinstoffwechsels) auszuscheiden; **Einteilung: 1.** akute Niereninsuffizienz: plötzliches, akut einsetzendes Nierenversagen (meistens durch therapeutische Intervention reversibel); **2.** chronische Niereninsuffizienz: chronischer, langfristig fortschreitender Untergang von Nierengewebe mit Ausscheidungsstörung von harnpflichtigen Substanzen u. dadurch Veränderungen im Wasser-, Elektrolyt- u. Säure-Basen-Haushalt, Organschäden durch toxische Wirkung der retinierten harnpflichtigen Substanzen, Hormonbildungsstörung in der Niere. Stadieneinteilung der chronischen Niereninsuffizienz: s. Tab.; **Ätiologie: 1.** akute Niereninsuffizienz u. a. bei Kreislaufversagen, Schock, Vergiftung, toxischer Medikamentenwirkung, Entzündungen, Infektionen; **2.** chronische Niereninsuffizienz meistens Folge anderer Grunderkrankungen: diabetische Nephropathie (5 %), polyzystische Nieren (5 %), andere Ursachen (15 %) wie systemischer Lupus erythematodes (s. Kollagenosen), multiples Myelom. **Risikofaktoren:** v. a. Diabetes* mellitus u. arterielle Hypertonie*; **Epidemiologie:** Prävalenz: 40–60/100 000, Zunahme um 3–4 % jährlich; ca. 2500 neue dialysepflichtige Patienten pro Jahr; Mortalität: steigt mit Dauer der Erkrankung, Lebensalter u. kardiovaskulärem Risiko. **Leistungsansprüche an die Sozialversicherungsträger: 1.** an die GKV durch dauerhafte Therapie (Dialyse, Nierentransplantation); **2.** an die GRV durch Bedarf an Leistungen* zur medizinischen Rehabilitation u. Leistungen* zur Teilhabe (2005 ca. 650 medizinische Rehabilitationen) sowie bei schwerwiegender u. dauerhafter Funktionsstörung durch Ansprüche auf Rente wegen Erwerbsminderung* (2005 ca. 1300 Renten); **3.** an die GPV bei Pflegebedürftigkeit*. Die Anerkennung des GdB (s. Grad der Behinderung) erfolgt nach den Grundsätzen des Schwerbehindertenrechts im SGB* IX, die Anerkennung einer MdE (s. Minderung der Erwerbsfähigkeit) nach den Grundsätzen des Sozialen* Entschädigungsrechts od. der GUV. **Prävention:** Behandlung der Grunderkrankung, kein unkritischer Gebrauch von Analgetika, insbes.* von sog. Mischpräparaten.

Niereninsuffizienz
Stadieneinteilung der chronischen Niereninsuffizienz

Stadium	Definition
I	kompensiertes Dauerstadium bei noch normalen Retentionswerten
II	kompensierte Retention mit Kreatininerhöhung
III	präterminale Niereninsuffizienz mit Kreatininerhöhung
IV	terminale Niereninsuffizienz, Übergang in die Urämie, Nierenersatzbehandlung (u. a. Dialyse)

NIOSH: Abk. für National Institute of Occupational Safety and Health; US-amerikanische Bundesbehörde, die sich mit Forschung u. Empfehlungen hinsichtlich Arbeitsunfällen* u. Berufskrankheiten* befasst.

NNH: Abk. für (engl.) *Number* Needed to Harm.*

NNT: Abk. für (engl.) *Number* Needed to Treat.*

Nocebo-Effekt: (engl.) *nocebo effect*; Auftreten von unerwünschten Arzneimittelwirkungen* bzw. Ausbleiben der statistisch erwiesenen Wirkung eines Arzneimittels* bei ablehnender Einstellung

NOEL: NEL, NOAEL; Abk. für (engl.) *no (observed) (adverse) effect level;* höchste, tierexperimentell bestimmte Tagesdosis od. Konzentration (NOEL-Wert), bezogen auf das Körpergewicht, bei der kein schädigender Effekt mehr nachweisbar ist; dient, unter Benutzung eines Sicherheitsfaktors (meist 10 od. 100), der Festlegung einer tolerierbaren Exposition für den Menschen, wenn keine direkten Daten für den Menschen verfügbar sind. Vgl. LOAEL, acceptable daily intake.

Nomenklatur: (engl.) *nomenclature;* systematische Ordnung von Namen zur Bez. von Objekten; eine Nomenklatur kann über die Begriffsordnung hierarchisch od. multiaxial organisiert sein. In der Medizin existieren z. B. die anatomischen Nomenklaturen Baseler Nomina Anatomica (BNA) 1895, Jenaer Nomina Anatomica (JNA) 1935, Pariser Nomenklatur (PNA) 1955, Tokioer Nomina Anatomica (TNA) 1975, Terminologia Anatomica (1998). Vgl. Klassifikation.

Nominalskala: Begriffsskala; s. Skalenniveau.

Non-Compliance: s. Compliance.

Norm: (engl.) *norm, standard;* **1.** (techn.) festgelegtes Vergleichsmaß; Norm(wert) ein veralteter Begriff für Referenzwert*; **2.** Regel, (Verhaltens-)Standard; im Konsens erstellte Übereinkunft, die von einer anerkannten Institution angenommen wurde u. das für die allgemeine u. wiederkehrende Anwendung Regeln, Leitlinien od. Merkmale für Tätigkeiten od. deren Ergebnisse festlegt, wobei ein optimaler Ordnungsgrad in einem gegebenen Zusammenhang angestrebt wird. In der Medizin wird der Begriff Standard auch verwendet für die allgemeine Lehrmeinung zu einer spezifischen Fragestellung im jeweiligen Fachgebiet (state of the art; vgl. Goldstandard, Medizin, evidenzbasierte); aus den ermittelten Werten validierter Qualitätsindikatoren* der medizinischen Versorgung, die das gegenwärtig erzielbare Leistungsniveau beschreiben, können fachspezifische Standards abgeleitet werden (z. B. Pflegestandard*, Facharztstandard), die auch für das Qualitätsmanagement* bzw. die Qualitätssicherung* der Leistungserbringung herangezogen werden. 3. im Qualitätsmanagement i. w. S. normative Vorgabe qualitativer od. quantitativer Art bezüglich der Erfüllung vorausgesetzter od. festgelegter Anforderungen an die Qualität*; i. e. S. das Regelwerk von Anforderungen der ISO*-9000-Familie; **4.** (soziol.) **soziale Norm:** als verbindlich geltende Regeln für das Zusammenleben von Menschen; innerhalb eines sozialen Wertesystems vorhandene Verhaltensregeln, bei deren Verletzung u. U. negative Sanktionen drohen. Verhaltensweisen, die nicht mit geltenden Normen od. Werten übereinstimmen, werden auch als Devianz* bezeichnet.

Normalleistung: (engl.) *normal performance;* Leistung, die von jedem hinreichend geeigneten Ar-

Normalplot: (engl.) *normal plot;* Quantilendiagramm zur Überprüfung der Normalverteilungsannahme s. Normalverteilung.

Normalverteilung: (engl.) *normal distribution;* syn Gauß-Verteilung; zweiparametrige stetige Wahr scheinlichkeitsverteilung* (Häufigkeitsverteilung), abgekürzt N (μ, σ^2); die Dichte der Normalvertei lung ist glockenförmig symmetrisch um einen Punkt μ, der gleichzeitig Erwartungswert*, Medi an* u. Modalwert (s. Modus) ist, u. nähert sich für sehr große bzw. sehr kleine Werte der x-Achse an ohne sie jemals zu erreichen. Je größer die Stan dardabweichung σ ist, desto flacher u. breiter ver läuft die Glockenkurve. Die Fläche unter der Glo ckenkurve zwischen 2 Werten auf der x-Achse ist ein Maß für die Wahrscheinlichkeit, einen x-Wer innerhalb dieser Grenzen anzutreffen. Die Wende punkte der Wahrscheinlichkeitsdichte liegen bei $\mu - \sigma$ u. $\mu + \sigma$. Im Bereich $\mu \pm \sigma$ ($\mu \pm 2\sigma$, $\mu \pm 3\sigma$) liegen ca. 68 % (95 %, 99 %) der Werte. Für den praktischen Umgang mit der Normalverteilung empfiehlt sich die Verwendung der Verteilungsfunktion. Durch Standardisieren lässt sich die Verteilungsfunktion einer beliebigen Normalverteilung auf die Vertei lungsfunktion der **Standardnormalverteilung** N(0,1) zurückführen, die sich nicht explizit berech nen lässt, aber verbreitet in tabellierter Form od. als approximativer Algorithmus vorliegt. Die Normal verteilung hat unter den Wahrscheinlichkeitsver teilungen eine herausragende Bedeutung, die au der Gültigkeit des zentralen Grenzwertsatzes* be ruht. Normalverteilungsmodelle sind deshalb zu den Standardmodellen zur Beschreibung mittlerer Effekte in Wahrscheinlichkeitsrechnung u. Statis tik geworden. Eine **Normalverteilungsannahme** ist eine zur Ableitung zahlreicher parametrischer statistischer Verfahren erforderliche Annahme da rüber, dass die Beobachtungen einer (mehrdimen sionalen) Normalverteilung folgen. Zur Begrün dung der Normalverteilungsannahme reicht häufig die asymptotische Normalität aus, wie sie sich etwa aus dem zentralen Grenzwertsatz* ergeben kann Nichtparametrische statistische Verfahren basieren i. d. R. nicht auf einer Normalverteilungsannahme Auch parametrische statistische Verfahren können robust gegen kleine Abweichungen von der Nor malverteilung sein (Beispiel: t*-Test für unabhän gige Stichproben).

Notarzt: (engl.) *emergency physician;* **1.** im Rettungs dienst tätiger, in der Erstversorgung lebensbedrohlicher Zustände besonders qualifizierter Arzt (Fachkundenachweis Rettungsdienst); **Auf gabe:** u. a. die Aufrechterhaltung bzw. Wiederher stellung der Vitalfunktionen u. Koordinierung der weiteren medizinischen Versorgung; **2.** i. w. S. auch verwendet für den ärztlichen Bereitschafts dienst der Kassenärztlichen* Vereinigung; vgl Notfalldienst, ärztlicher.

duschen zum Abwaschen bzw. zur Löschung von Kleidung u. Körper od. Augenspüleinrichtungen zur Entfernung von Fremdkörpern u. ätzenden Stoffen aus dem Auge sind laut Arbeitsstättenverordnung* vorgeschrieben an allen Arbeitsplätzen mit Umgang mit ätzenden Stoffen, wie Säuren u. Laugen (z.B. Laboratorien, Galvanikbetriebe). Zum leichten sie Auffinden ist durch ein Rettungszeichen zu kennzeichnen; Notduschen werden i.d.R. an der Decke od. Wand angebracht u. müssen durch eine einfache Bewegung (Zug, Stoß, Druck) in Betrieb genommen werden können. Sie sollen sich in unmittelbarer Nähe zum Arbeitsort mit gefährlichen Stoffen befinden (8 m od. 16 Sekunden Wegstrecke) u. müssen regelmäßig auf ihre Funktionsfähigkeit überprüft werden.

Notfalldienst, ärztlicher: (engl.) *(medical) emergency service*; jedem Menschen zur Verfügung stehende Verfahrensorganisation der medizinischen Erstversorgung der Bevölkerung in dringenden Fällen außerhalb der Praxissprechstunden, nachts u. an Sonn- u. Feiertagen; **Rechtliche Grundlage:** wird i.R. der vertragsärztlichen Versorgung* aufgrund des Sicherstellungsauftrags* von den Kassenärztlichen* Vereinigungen gemeinsam mit den Ärztekammern* der Region organisiert; vielfach werden die Regelungen zum ärztlichen Notfalldienst durch eine gemeinsame Notfalldienstordnung von KV u. Ärztekammer verbindlich geregelt; der für den Notfalldienst verantwortliche Arzt muss in angemessener Entfernung erreichbar sein od. ggf. dafür sorgen, dass alle Notrufe entgegengenommen u. unmittelbar an ihn weitergeleitet werden. Der niedergelassene Arzt ist nach § 26 der (Muster-)Berufsordnung der deutschen Ärzte zur Teilnahme am Notfalldienst verpflichtet.

Notfalleingriff: s. Erste Hilfe, Hilfeleistung, unterlassene.

Nottingham Health Profile: Abk. NHP; Fragebogen zur Selbsteinschätzung der gesundheitsbezogenen Lebensqualität*; **Anw.:** wird für klinische Bewertungen u. epidemiologische Fragestellungen herangezogen. **Meth.:** 6 Dimensionen (physische Mobilität, Schmerz, Schlafstörungen, soziale Isolation, emotionale Beeinträchtigung, Energieverlust) beinhalten 38 Items. Vgl. Sickness Impact Profile, SF-36-Fragebogen.

Notunterkunft: (engl.) *emergency accommodation*; kommunale, freigemeinnützige, kirchliche od. gewerbliche Einrichtung (sog. Obdachlosenheim) zur vorübergehenden Beherbergung von Wohnungslosen*.

Notwendigkeit ständiger Begleitung: s. Begleitperson, Merkzeichen (Tab.).

Notzucht: (engl.) *violation*; veraltete Bez. für Vergewaltigung*; s. Missbrauch, sexueller.

NUB: Abk. für Neue* Untersuchungs- und Behandlungsmethoden.

sind, um bei einem Patienten einen (Nebenwirkungs-, Komplikations-)Schaden zu verursachen; vgl. Number Needed to Treat.

Number Needed to Treat: Abk. NNT; Anzahl der Personen, die über einen zu bestimmenden Zeitraum behandelt werden müssen, um ein Ereignis zu verhüten; wichtiger Indikator für medizinische Studien, z.B. zur Wirksamkeit von Arzneimitteln*. Vgl. Number Needed to Harm.

Nutzenbewertung: (engl.) *benefit evaluation*; Untersuchung der Vor- u. Nachteile des Einsatzes bestimmter Arzneimittel*; wird in Deutschland gemäß § 35 b SGB V durch das Institut* für Qualität und Wirtschaftlichkeit im Gesundheitswesen durchgeführt u. dient dem Gemeinsamen* Bundesausschuss als Empfehlung zur Beschlussfassung. Sie sind in geeigneten Abständen zu überprüfen u. ggf. anzupassen. Bei Vorliegen neuer wissenschaftlicher Erkenntnisse ist die Nutzenbewertung auf Antrag der Hersteller zu überprüfen. **Hinweis zur Gesundheitsreform 2006:** Die Gesundheitsreform sieht bislang vor, die Nutzenbewertung zu einer Kosten-Nutzen-Bewertung zu erweitern. Dabei sollen zukünftig auch andere Behandlungsformen berücksichtigt werden. Vgl. Kosten-Nutzen-Analyse, Kosten-Nutzwert-Analyse, Nutzen-Risiko-Analyse.

Nutzen-Risiko-Analyse: (engl.) *risk benefit analysis*; Betrachten u. Abwägen von Nutzen u. Risiko einer Maßnahme in einer bestimmten Situation, z.B. bei einer Therapieentscheidung od. beim Einsatz von Medikamenten; vgl. Number Needed to Treat, Number Needed to Harm.

Nutzwert-Analyse: (engl.) *utility analysis*; Verfahren zur Bewertung von Investitionen, Vorläufer-Verfahren der Kosten*-Nutzwert-Analyse u. der Kosten*-Effektivitäts-Analyse; Entscheidungstechnik zur Bestimmung der subjektiv für den Entscheidungsträger besten Alternative. Die Alternativen werden an Bewertungskriterien gemessen, die nicht ausschließlich in Geldeinheiten auszudrücken sind, z.B. qualitative technische, psychische od. soziale Merkmale. Im Unterschied zur Kosten-Nutzen-Analyse werden keine Kosten betrachtet; der Nutzwert wird als dimensionslose Zahl ermittelt, in die verschiedene Zielvorstellungen nach einer vorher festgelegten Gewichtung eingehen. In der Gesundheitsökonomie (Nutzwert Gesundheitszustand) erfolgt dies typischerweise auf einer Skala mit den Endpunkten 0 für Tod u. 1 für vollständige Gesundheit bezogen auf einen Zeitraum. Hauptvorteil dieser Methode ist die Objektivierung der Entscheidung, weil alle Ziele u. Argumente offen gelegt werden. Umstrittene Bewertungen sind damit deutlich u. die Gefahr der Vernachlässigung wichtiger Faktoren nimmt ab.

NVL: Abk. für Nationales* Programm für Versorgungsleitlinien.

O

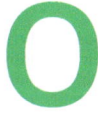

Obdachloser: veraltet für Wohnungslose*.

Obduktion: syn. Sektion*.

Objektivität: (engl.) *objectivity*; (statist.) s. Testgütekriterium.

Odds: (engl.) *odds*; Chance; Verhältnis zwischen der Wahrscheinlichkeit des Auftretens u. des Nichtauftretens eines Ereignisses; **Beispiel:** Wenn 20 Patienten mit einer Arthose eine Gelenksersatzoperation erhalten u. 80 nicht, liegen die Odds für diese Patienten bei 20:80 od. 0,25; die Wahrscheinlichkeit* hierfür ist 20 von 100 od. 0,2.

Odds-Ratio: (engl.) *odds ratio*; Abk. OR; auch Odd-Ratio; ein zum relativen Risiko* analoges Maß zur Wirkung von Expositionen, das dort eingesetzt werden kann (im Gegensatz zum relativen Risiko), wo z.B. mangels Kenntnissen über die Risikopopulation* die Berechnung von Inzidenzen* nicht möglich ist; dimensionsloser Quotient zur Ermittlung relativer Risikounterschiede zweier Odds; in Fallkontrollstudien* verwendet: die Odds der Kranken, d.h. das Verhältnis von exponierten zu nicht exponierten Kranken geteilt durch die Odds der Kontrollen, d.h. durch das Verhältnis von exponierten Kontrollen zu nicht exponierten Kontrollen. Der resultierende Quotient gibt einen Hinweis auf den Einfluss der geprüften Exposition: Ein OR von >1 spricht für einen gefährdenden, eines von 1 für einen neutralen, eines von <1 für einen protektiven Effekt der Exposition.

ODIN: Abk. für Organisationsdienst für nachgehende Untersuchungen; Gemeinschaftseinrichtung der Träger der GUV bei der Berufsgenossenschaft* der chemischen Industrie, die arbeitsmedizinische Untersuchungen für Personen organisiert, die während ihrer Berufstätigkeit krebserzeugenden Gefahrstoffen* u./od. radioaktiver Strahlung ausgesetzt waren; Untersuchungen finden i.d.R. alle 5 Jahre nach dem Ausscheiden aus dem Berufsleben bzw. nach Ausscheiden aus der gefährdenden Tätigkeit statt. ODIN erfasst für verschiedene Unfallversicherungsträger beruflich strahlenexponierte Personen der Kategorie A (nach Strahlenschutzverordnung*, Röntgenverordnung*). Für die nachgehenden Untersuchungen bei früherer Asbeststaubgefährdung gibt es eine gesonderte zentrale Erfassungsstelle ebenso wie für die ehemaligen Beschäftigten des SDAG Wismut (Zentrale Betreuungsstelle Wismut). Vgl. G-Untersuchung.

OECD: Abk. für (engl.) *Organization for Economi Cooperation and Development*, Organisation für wirt schaftliche Zusammenarbeit u. Entwicklung durch das (1961) Pariser Abkommen über die wirt schaftliche Zusammenarbeit u. Entwicklung aus der OEEC (Organization for European Economic Cooperation) hervorgegangene Organisation der OECD-Staaten (ca. 30 demokratisch regierte Länder mit freier Marktwirtschaft) u. der ca. 70 asso ziierten Staaten u. Organisationen; **Aufgabe:** Förderung der wissenschaftlichen, technischen u. wirtschaftlichen Entwicklung der Vertragsstaaten Die Organisation kann Beschlüsse fassen, Empfehlungen aussprechen u. Vereinbarungen treffen. Die OECD-Statistiken informieren über Themen aus Wirtschaft u. Handel sowie über sozialmedizinisch relevante Themen wie Sozialsysteme, Ausbildung (PISA-Studie), Wissenschaft u. Innovation.

Öffentlicher Gesundheitsdienst: s. Gesundheitswesen, öffentliches.

OEG: Abk. für Opferentschädigungsgesetz*.

ÖGD: Abk. für Öffentlicher Gesundheitsdienst; s. Gesundheitswesen, öffentliches.

Ökologie: (engl.) *ecology*; Wissenschaft von den Be dingungen des Lebens auf der Erde; **1. deskriptive** Ökologie: beschreibt die Welt als System miteinander verbundener, sich gegenseitig beeinflussender u. sich weiter entwickelnder ökologischer Kreisläufe u. Gleichgewichte; **2. interventive** Ökologie Umweltschutz: erforscht die heute in fast allen Lebensbereichen der Erde anzutreffenden Ungleichgewichte der ökologischen Systeme mi dem Ziel der Wiederherstellung ökologischer Stabilität. Ökologie wendet methodisch die Erkennt nisse fast aller Naturwissenschaften (Biowissenschaften einschließlich Medizin, Klimatologie Geologie, Physik, Chemie, v.a. Toxikologie) au die bekannten Teilfunktionen des globalen Systems der Erde an u. bezieht darüber hinaus zunehmend geisteswissenschaftliche Erkenntnisse (u.a. aus Sozialpsychologie, Anthropologie, Geschichtswissenschaften, Philosophie u. Theologie) in ihre Konzepte ein. Vgl. Medizin, ökologische.

Ökotoxikologie: s. Umwelttoxikologie.

Ökotrophologe: s. Ernährungswissenschaftler.

ne Patientendaten (unter Beschränkung auf das jeweils unbedingt Erforderliche) Dritten zu offenbaren; neben Auskünften i. R. der Sozialversicherung* zur Prüfung der Leistungspflicht u. zur Leistungsabrechnung (§§ 294, 295, 298, 301 SGB V, § 202, 203 SGB VII, § 100 SGB X) u. neben den im Interesse der Verbrechensverhinderung statuierten Anzeigepflichten* gehören hierzu, z. B. die aus gesundheitspolitischen Gründen zur Bekämpfung übertragbarer Krankheiten erlassenen **Meldepflichten** nach dem Infektionsschutzgesetz*, das u. a. Listen von meldepflichtigen Verdachts-, Erkrankungs- u./od. Todesfällen für bestimmte Krankheiten sowie von meldepflichtigen direkten od. indirekten Nachweisen bestimmter Krankheitserreger enthält. Ferner bestehen Meldepflichten des Zulassungsinhabers bzw. pharmazeutischen Unternehmers bei Verdacht von Arzneimittelnebenwirkungen gemäß § 63 b Arzneimittelgesetz* sowie nach den Krebsregistergesetzen der Länder. Meldepflichten sind auch nach dem Personenstandsgesetz, dem Feuerbestattungsgesetz bzw. den Bestattungsgesetzen u. a. Vorschriften zu erfüllen.

offene Methode der Koordinierung: (engl.) *open method of coordination*; Abk. OMK; politisches Instrument in der Gesundheits-, Renten-, Alters- u. Beschäftigungspolitik, das im Kontext der Initiativen zur europäischen Beschäftigungsstrategie entwickelt u. i. R. der Schlussfolgerungen des Rates der Europäischen Union (EU) von Lissabon 2000 u. Göteborg im Jahre 2001 als ergänzendes Politikinstrument der EU eingeführt wurde; Grundlage ist der Austausch von Erfahrungen u. bewährten Verfahren zwischen den Mitgliedstaaten der EU. Sie umfasst: 1. Festlegen gemeinsamer Leitlinien u. Ziele auf europäischer Ebene; 2. Bestimmen der Indikatoren als Maßstab für den Vergleich bewährter Verfahren; 3. Umsetzen von Leitlinien in die nationale Politik; 4. regelmäßige Überwachung, Bewertung u. gegenseitige Prüfung, ob u. inwieweit die Leitlinien umgesetzt wurden. Die OMK ist kein rechtsverbindliches Instrument, sie setzt auf die freiwillige Kooperation der EU-Mitgliedstaaten.

Offizinarznei: syn. Formula* officinalis.

Off Label Use: Anwendung eines zugelassenen Fertigarzneimittels* außerhalb des in der Zulassung beantragten u. von den Zulassungsbehörden genehmigten klar umgrenzten Anwendungsgebietes u. a. hinsichtlich Indikation, Dosierung, Applikationsform od. -dauer; bei Verordnung von Arzneimitteln außerhalb des zugelassenen Indikationsbereichs kann entsprechend einem Urteil des Bundessozialgerichts (vom 19.3.2002) eine Leistung durch die GKV in Betracht kommen, wenn eine schwerwiegende lebensbedrohliche od. die Lebensqualität auf Dauer nachhaltig beeinträchti-

betreffenden Präparat ein Behandlungserfolg (kurativ od. palliativ) zu erzielen ist. 2002 wurde vom Bundesministerium* für Gesundheit eine **Expertengruppe Off-Label** eingerichtet.

Ombudsleute: s. Patientenbeauftragter.

Operation: (engl.) *operation, surgical procedure*; in der Medizin zu diagnostischen bzw. therapeutischen Zwecken durchgeführter chirurgischer Eingriff in den lebenden menschlichen Organismus u. damit in die körperliche Integrität des Betroffenen; die Operation gilt rechtlich als Körperverletzung*; ein operierender Arzt bedarf zu seiner Rechtfertigung daher grundsätzlich der Einwilligung* des Betroffenen zu einem Eingriff (s. Aufklärung); eine Ausnahme davon besteht bei Lebensgefahr; **Einteilung** nach dem Operationszeitpunkt: 1. Notfalloperation bei vitaler Indikation; 2. dringliche Operation: wichtige Therapie, um Folgeschäden zu verhindern, Durchführung innerhalb weniger Tage; 3. Elektivoperation: geplanter Eingriff zu einem frei gewählten Zeitpunkt, zu dem die Voraussetzungen für die Operation optimal sind (i. d. R. mit geringerem Komplikationsrisiko); 4. Intervalloperation in der symptomfreien Zwischenphase nach Abklingen der akuten Symptomatik bei chronisch rezidivierenden Erkrankungen; 5. ambulantes Operieren: s. Eingriffe, stationsersetzende.

Operationalisierung: (engl.) *operationalisation*; Art u. Weise, wie ein theoretisches Konstrukt messbar gemacht wird; bildet die Grundlage dafür, dass Experimente bzw. Beobachtungen wiederholt werden können; nur unter der Bedingung der Wiederholbarkeit können vergleichbare Ergebnisse erzielt u. Hypothesen zuverlässig geprüft werden.

Operationen- und Prozedurenschlüssel: s. OPS.

Operieren, ambulantes: s. Eingriff, stationsersetzender.

Opferentschädigungsgesetz: (engl.) *Victim Compensation Act*; Abk. OEG; „Gesetz über die Entschädigung für Opfer von Gewalttaten" in der Fassung vom 7.1.1985 (BGBl. I S. 1), geändert am 19.6.2006 (BGBl. I S. 1305); Gesetz des Sozialen* Entschädigungsrechts zur Regelung der Entschädigung von wirtschaftlichen u. gesundheitlichen Schäden, die durch die Folgen eines vorsätzlichen, rechtswidrigen, tätlichen Angriffs entstanden sind (z. B. Gewalttaten, sexueller Missbrauch); zuständig für Entschädigungen sind die Behörden, die auch das Hauptgesetz (BVG) ausführen (s. Versorgungsverwaltung).

OPS: Abk. für Operationen- u. Prozedurenschlüssel; vom DIMDI 1994 herausgegebene Klassifikation medizinischer Eingriffe; auf der Basis der ICPM* zur Umsetzung der Fallpauschalen* u. Sonderentgelte* nach Bundespflegesatzverordnung (BPflV) u. für die Zwecke des § 301 SGB V entwickelt, zur Einführung des DRG-Systems (s. DRG) überarbeitet u. erweitert; seit 2005 beinhaltet der OPS auch

drei- bis sechsstellige Prozedurenklassen gegliedert; bis zur vierten Stelle nach Möglichkeit mit der ICPM kompatibel. Der OPS verfolgt i. d. R. das unikausale Verschlüsselungsprinzip, d. h. mit der Zuweisung einer Schlüsselnummer sind alle notwendigen Maßnahmen zur Durchführung der Prozeduren mit verschlüsselt. **Hinweis:** Die semantische Gliederung des OPS verfolgt kein durchgängiges Prinzip, was die Nutzung der codierten Daten für statistische Zwecke erschwert.
Optiker: s. Augenoptiker.
OR: Abk. für Odds*-Ratio.
Ordinalskala: Stufenskala; s. Skalenniveau.
Ordnungssystem: s. Klassifikation.
Organisationsentwicklung: (engl.) *organisational development;* Abk. OE; geplanter, methodisch durchdachter Wandel von Organisationen bzw. Netzwerken von Organisationen (z. B. soziale Systeme wie Gemeinden, Regionen); relevant für Prävention* u. Gesundheitsförderung*: **1.** als institutionelle Strategie mit dem Ziel, Effektivität, Effizienz u. interne Gesundheitsförderung von Einrichtungen zu erhöhen (sog. capacity* building); **2.** als Methode der Gesundheitsförderung mit dem Ziel, die Gesundheit in bestimmten Settings* zu entwickeln, fördern u. zu erhalten. Im Unterschied zu personenbezogenen Ansätzen der Gesundheitserziehung* bearbeitet OE die Differenz u. den Zusammenhang zwischen Entwicklungsprozessen von Personen u. sozialen Systemen. OE wird oft in eigens eingerichteten Projekten mit kompetentem Projekt- bzw. Qualitätsmanagement realisiert; z. B. Konzept des Gesundheitsfördernden Krankenhauses (GFKH). Die Umsetzung des Setting-Ansatzes benötigt OE-Kompetenzen. Betriebliche Gesundheitsförderung hat Umsetzungsstandards, die auf OE-Prinzipien beruhen (u. a. Gesundheitszirkel).
Organisationsreform der Rentenversicherung: s. Rentenversicherung.
Organkonzentration, maximale: s. MOK.
Organspende: (engl.) *organ donation;* Zur-Verfügung-Stellen eines od. mehrerer Körperorgane od. -teile (z. B. Nieren, Herz, Leber, Cornea, Knochenmark) für Entnahme u. Transplantation*; Voraussetzungen für die Explantation u. Transplantation sind im Transplantationsgesetz* geregelt mit Ausnahme der Knochenmark- u. Blutstammzelltransplantation (es gelten die allgemeinen arztl. u. strafrechtlichen Vorschriften). **1. postmortale** Organspende: Voraussetzung für die Organentnahme ist der Nachweis des eingetretenen irreversiblen Hirntodes* u. die schriftliche Einwilligung des Organspenders in die Entnahme zu Lebzeiten (z. B. mit Organspendeausweis*) od. die Zustimmung durch nächste Angehörige aufgrund der mutmaßlichen Einwilligung des Organspenders. **2. Lebendspende:** doppelt vorhandene Organe (Niere) od. Organteile (Leber) werden einer leben-

den Personen in Betracht, die nach Aufklärung in die Entnahme schriftlich eingewilligt haben u. ohne erhebliche Eigengefährdung als Spender geeignet sind. Zulässigkeitsvoraussetzung für die Lebend spende ist weiter, dass die vorgesehene Organübertragung zur Lebenserhaltung od. Heilung, Eindämmung bzw. Linderung einer schwerwiegenden Krankheit geeignet ist, ein geeignetes Organ eines verstorbenen Spenders nicht zur Verfügung steht u. der Eingriff durch einen Arzt vorgenommen wird. Kann sich das entnommene Organ nicht wieder bilden, muss es sich bei Spender u. Empfänger um Verwandte 1. od. 2. Grades, Ehegatten, Verlobte o. a. einander in besonderer persönlicher Verbundenheit offenkundig nahestehende Personen handeln. Die Organentnahme darf ers durchgeführt werden, nachdem sich Spender u. Empfänger zur Teilnahme an einer ärztlich emp fohlenen Nachbetreuung bereit erklärt haben u. eine nach Landesrecht zuständige Kommission zur Freiwilligkeit der Spende unter dem Aspekt des Organhandels Stellung genommen hat. Medizinische Kontraindikationen zur Organspende sind u. a. Malignome (außer ZNS), Sepsis u. HIV-Nachweis, Hepatitis B od. C.
Organspendeausweis: (engl.) *organ donation card* nach § 2 Transplantationsgesetz* eine zu Lebzeiten schriftlich abgegebene Erklärung zur Transplantatentnahme (s. Organspende) im Todesfall; der Erklärende kann in eine Organentnahme einwilligen, ihr widersprechen od. die Entscheidung einer namentlich benannten Person seines Vertrauens übertragen. Der Widerspruch kann ab dem vollendeten 14. Lebensjahr, Einwilligung u. Übertragung der Entscheidung können nach dem vollendeten 16. Lebensjahr erklärt werden. Die Möglichkeit zur Eintragung u. Speicherung einer Erklärung zur Organspende in einem Organspende register ist gesetzlich vorgesehen. Vgl. Selbstbestimmungsrecht.
Orphan Drug: s. Arzneimittel.
Orthese: (engl.) *orthesis;* orthopädietechnische Versorgungsform i. S. eines Hilfsmittels*; orthopädischer Apparat, der zur Stabilisierung, Entlastung Ruhigstellung, Führung od. Korrektur von Glied maßen od. Rumpf dient; an den Gliedmaßen als Schienenschellenapparate (mit Riemen versehene Stahlschienen) bzw. Schienenhülsenapparate (die Glieder umfassende Walklederhülsen), am Rumpf als Leibbinden, Mieder od. Korsett. Vgl. Prothese.
Orthopädiemechaniker und Bandagist: (engl.) *or thopaedic mechanic and truss maker;* fertigt künstliche Gliedmaßen u. Konstruktionen zur Unterstützung von Rumpf, Armen u. Beinen auf ärztliche Anord nung an; **Aufgabe:** Herstellung spezieller Bandagen u. Korsetts, Anpassung von Rollstühlen u. anderen technischen Hilfsmitteln*, Beratung bei der Wahl passender Hilfsmittel, Erstellung von

3,5-jährige staatlich anerkannte Ausbildung nach dem Berufsbildungsgesetz u. der Handwerksordnung (Verordnung über die Berufsausbildung zum Orthopädiemechaniker u. Bandagisten, Abk. OrthMechAusbV, vom 14.6.1996, BGBl. I S. 847, geändert am 25.8.1998, BGBl. I S. 2576).

Orthopädieschuhmachermeister: (engl.) *orthopaedic shoemaker*; stellt Halt gebende od. Fehlbildungen ausgleichende Schuhe nach (fach-)ärztlicher Anweisung her; **Aufgabe:** Herstellung von Schuhen (Aufbau, Zuschnitt u. Verarbeitung) u. Leisten für den Maßschuh aus Holz, Gips u. Kunststoff; Zusammenarbeit mit dem Facharzt; **Ausbildung:** 3,5-jährige Ausbildung nach dem Berufsbildungsgesetz u. der Handwerksordnung (Verordnung über die Berufsausbildung zum Orthopädieschuhmacher, OrthSchAusbV, vom 21.4.1999, BGBl. I S. 789).

Orthoptist: (engl.) *orthoptist*; wirkt mit bei Prävention, Diagnose u. Therapie von Störungen des einod. beidäugigen Sehens, z.B. Schielerkrankungen, Augenzittern, Störungen der Augenbeweglichkeit; überwacht die Einhaltung therapeutischer Maßnahmen wie z.B. das Tragen einer Brille, das Abdecken eines Auges od. das Tragen spezieller Gläser (Prismen); **Ausbildung:** 3-jährige bundeseinheitlich geregelte Ausbildung an Berufsfachschulen („Gesetz über den Beruf des Orthoptisten" vom 28.11.1989, BGBl. I S. 2061, zuletzt geändert am 25.11.2003, BGBl. I S. 2304).

Ortskrankenkassen: (engl.) *local sickness funds*; bestehen nach §§ 143 ff. SGB V als gesetzliche Krankenkassen für abgegrenzte Regionen bundesweit; können sich auf Beschluss ihrer Verwaltungsräte zusammenschließen; die Abgrenzung der regionalen Zuständigkeiten kann die Landesregierung durch Rechtsverordnung vornehmen; zurzeit bestehen 17 Allgemeine Ortskrankenkassen (AOK), deren Gebiete mit Ausnahme der AOK Westfalen-Lippe u. AOK Rheinland mit den Bundesländern deckungsgleich sind.

Osteopathie: (engl.) *osteopathy*; Bez. für ein diagnostisches u. therapeutisches Verfahren der manuellen Therapie*, das der Chirotherapie* stark ähnelt; **Formen:** 1. viszerale Osteopathie; 2. craniosakrale Osteopathie; **Verfahren:** Korrektionstechniken (Druck, Hebelwirkung, Traktion, Entspannung, Timing) zur Behandlung von sog. osteopathischen Läsionen (Veränderungen in der anatomischen Struktur u. den physiologischen Verhältnissen eines Gelenks, die lokale u. entfernte Störungen verursachen). Zusätzlich arbeitet die Osteopathie am weichen Bindegewebe u. am Skelettsystem mit Artikulation (passive Bewegung im Gelenk zur Entspannung in den Muskel- u. Sehnenzügen). Durch sog. Weichteiltechnik soll eine Normalisierung der Blut- u. Lymphzirkulation sowie eine positive Beeinflussung des peripheren

Osteoporose: (engl.) *osteoporosis*; systemische Skeletterkrankung mit Verminderung der Knochenmasse, Störung der Knochenmikroarchitektur u. Erhöhung des Frakturrisikos; Erkrankung mit hoher Prävalenz u. niedrigem Entdeckungs- u. Behandlungsgrad; durch das Missverhältnis von Belastung u. Belastbarkeit des Knochens kommt es zu Frakturen. **Einteilung u. Ätiologie: 1. primäre** Osteoporose (idiopathisch, postmenopausal, senil): Ätiologie weitgehend ungeklärt; zu den Risikofaktoren zählen genetische Disposition, Bewegungsmangel, kalziumarme u. eiweißreiche Ernährung, im erweiterten Sinne auch Genussgifte (Nicotin, Alkoholkonsum >30 g/d). Als Risikofaktor bei der postmenopausalen Osteoporose ist u.a. Östrogenmangel bekannt. Bei Frauen erhöhen ein früh einsetzendes Östrogendefizit (z.B. durch operative Entfernung der Eierstöcke) bzw. eine frühzeitige Menopause das Osteoporoserisiko; **2. sekundäre** Osteoporose: abhängig von verschiedenen Grunderkrankungen wie Stoffwechselstörung, Fehlfunktion endokriner Drüsen, Niereninsuffizienz, Malignom, chronische Infektion, Dauermedikation z.B. mit Steroiden. **Epidemiologie:** gehört laut WHO zu den 10 wichtigsten Krankheiten; in Deutschland wird von 5–6 Mio. Erkrankten ausgegangen; ca. 30 % aller Frauen u. 10 % aller Männer über 50 Jahre leiden an Osteoporose; die 10-Jahreswahrscheinlichkeit, eine atraumatische Wirbelfraktur zu erleiden, liegt für Frauen zwischen 50–80 Jahren bei 10 %, die 10-Jahreswahrscheinlichkeit, eine vertebrale Fraktur (Schenkelhalsfraktur, Radiusfraktur) zu erleiden, bei 19 %. Nach einer Schenkelhalsfraktur sterben 20 % der Betroffenen innerhalb von 6 Monaten, nur 25 % erlangen die Selbständigkeit wieder. 30 % aller Patienten mit Osteoporose u. Frakturen sind auf dauerhafte Fremdhilfe angewiesen. 5 % aller Klinikbetten in Deutschland werden benötigt für die Folgeerkrankungen der Osteoporose. **Leistungsansprüche an die Sozialversicherungsträger:** Die Kosten für Therapie, Rehabilitation u. Pflege werden auf 3–4 Mio. EUR pro Jahr geschätzt. Ansprüche entstehen je nach Folgeerkrankung u. Funktionsstörung an alle Sozialleistungsträger. Die Anerkennung des Grades* der Behinderung erfolgt nach den Grundsätzen des Schwerbehindertenrechts im SGB* IX. **Prävention:** Unter Berücksichtigung des ansteigenden Lebensalters der Bevölkerung u. der Tatsache, dass zurzeit nur 20 % aller Patienten mit Osteoporose ausreichend behandelt werden, sind Diagnostik, Therapie u. Erziehung zu bewusster Ernährung u. ausreichend Bewegung zu verstärken.

OTC-Arzneimittel: Kurzbez. für Over-the-counter-Arzneimittel; s. Arzneimittel.

Ottawa-Charta: (engl.) *Ottawa Charter*; Abschlussdokument der ersten Internationalen Konferenz

menfasst; **3 Handlungsstrategien: 1.** anwalt-schaftlich handeln (engl. to advocate); **2.** befähigen (engl. to enable); **3.** vermitteln u. vernetzen (engl. to mediate); orientieren sich an individuellen u. sozioökonomischen Determinanten von Gesundheit* u. sind darauf gerichtet, die Zuständigkeit für die eigene Gesundheit durch Empowerment* zu stärken u. sozial begründete gesundheitliche Unterschiede zu verringern. Die **5 Handlungsbereiche** der Gesundheitsförderung sind wechselseitig aufeinander bezogen: **1.** gesundheitsfördernde Gesamtpolitik entwickeln: Koordination von Gesundheits-, Einkommens- u. Sozialpolitik, gesetzgeberische u. steuerliche Maßnahmen, ökonomische u. strukturelle Veränderungen; **2.** gesundheitsförderliche Lebenswelten schaffen: in der Freizeit u. am Arbeitsplatz; in Schulen, Krankenhäusern, Nachbarschaft, Familien u. bei der Stadtentwicklung; durch sozioökologische Maßnahmen zur Bewahrung der natürlichen u. sozialen Umwelt; **3.** gesundheitsbezogene Gemeinschaftsaktionen stärken: z.B. Nachbarschaft u. Gemeinden informell u. finanziell unterstützen im Hinblick auf Autonomie, Selbsthilfe u. Mitbestimmung über die eigenen Gesundheitsbelange; **4.** persönliche Kompetenzen entwickeln: z.B. Entscheidungs- u. Bewältigungskompetenz der Menschen im Umgang mit Gesundheit u. Krankheit (vgl. Krankheitsverarbeitung) fördern durch Information, Bildung u. lebenslanges Lernen; **5.** Gesundheitsdienste neu orientieren: schließt ein Versorgungssystem ein, das den Zugang zu Gesundheitsdiensten verbessert, Mittel auf Gesundheitsförderung u. Prävention* verlagert u. über die medizinisch-kurativen Leistungen hinausgeht in Richtung einer multisektoralen, an Bedürfnissen von Individuen u. Bevölkerungen ausgerichteten Strategie mit einem Fokus auf umfassendere Einbeziehung der Ge-

Ernährung, Einkommen, stabiles Ökosystem nachhaltige Ressourcen, soziale Gerechtigkeit u. Chancengleichheit als wesentliche Voraussetzungen für Gesundheit. Das Ziel „ Gesundheit" für Alle" (Health for All) verbindet sich mit Erwartungen an eine gesundheitsförderliche Gesamtpolitik Gesundheit wird als „wesentliche Bedingung für soziale, ökonomische u. persönliche Entwicklung" definiert, als Ressource* des alltäglichen Lebens u. als bedeutende Dimension der Lebensqualität*. Die Strategie der Ottawa-Charta ist eng verbunden mi dem Modell der Salutogenese*. Gesunde Lebens weisen, Förderung von Persönlichkeitsentwicklung u. Kompetenzen* sollen Selbstbestimmung ermöglichen u. Gesundheitspotentiale aktivieren Neben dem handlungsorientierten Ansatz der Ge sundheitsförderung i.S. von Empowerment steht der verhältnisorientierte Ansatz der multisektora len Zusammenarbeit u. der Veränderung politi scher, ökonomischer, ökologischer u. sozialer Be dingungen. In internationalen Nachfolgekonferenzen (Adelaide*-Empfehlungen, Sundsvall*-Konferenz) wurde die Ottawa-Charta von der WHO bestätigt, z.T. modifiziert u. mit Blick au konkrete Politikfelder erweitert.

Outcome: (engl.) *outcome*; Ergebnis, i.w.S. jede mögliche Auswirkung von Expositionen* bzw. von therapeutischen od. präventiven Interventio nen*; im Zusammenhang mit Veränderungen des Gesundheitszustandes, die sich als Folge des Um gangs mit einem Gesundheitsproblem ergeben wird auch der Begriff Health Outcomes verwendet.

Outcome Research: Ergebnisforschung; Forschungsrichtung, die sich mit den Auswirkungen von gesundheitlichen Maßnahmen beschäftigt Fragestellungen umfassen möglichst alle Auswirkungen (z.B. Kosteneffektivität) einer Interventi on*; vgl. Evaluation, Studie, klinische.

P

Paarvergleich: (engl.) *paired comparison*; Verfahren der empirischen Sozialforschung* zur Erstellung einer Skala*, bei dem immer 2 Items von verschiedenen Personen miteinander ordinal verglichen werden, wodurch eine Rangfolge der relativen Bedeutung der Items entsteht.

Packungsbeilage: (engl.) *package information leaflet*; Beipackzettel; gesetzlich vorgeschriebene Gebrauchsinformation für Fertigarzneimittel* (§ 11 Arzneimittelgesetz*); schriftlich vermerkt sind Informationen zur Bez. u. zum Wirkstoff des Arzneimittels* u. den Hilfsstoffen* sowie zur Dosis u. Verabreichungsform, die empfohlene Einnahmedauer, unerwünschte Arzneimittelwirkungen*, Wechselwirkungen* u. Gegenanzeigen.

Packungsgröße: (engl.) *package size*; Arzneimittel* dürfen entsprechend der arzneilich wirksamen Bestandteile sowie der Anwendungsgebiete, der Anwendungsdauer u. der Darreichungsform nur in bestimmten Packungsgrößen in den Verkehr gebracht werden u. sind entsprechend zu kennzeichnen; die Bestimmung dieser Packungsgrößen erfolgt für bestimmte arzneilich wirksame Bestandteile u. berücksichtigt Anwendungsgebiete, Anwendungsdauer u. Darreichungsform. Bei der Bestimmung der Packungsgrößen ist grundsätzlich von einer Dreiteilung auszugehen: **1.** N 1: Packungen für kurze Anwendungsdauer od. Verträglichkeitstests; **2.** N 2: Packungen für mittlere Anwendungsdauer; **3.** N 3: Packungen für längere Anwendungsdauer. **Rechtliche Grundlage:** § 12 Abs. 3 Arzneimittelgesetz*.

Pain Disability Index: Abk. PDI; Instrument zur Erfassung des Ausmaßes der durch chronischen Schmerz verursachten Behinderung in der Ausführung alltäglicher Aktivitäten durch Selbstbeurteilung; Versionen für Patienten u. Angehörige enthalten jeweils 7 Items (familiäre u./od. häusliche Verpflichtungen, Erholung, soziale Aktivitäten, Beruf, Sexualleben, Selbstversorgung, lebensnotwendige Tätigkeiten). Vgl. Sickness Impact Profile.

Palliativmedizin: (engl.) *palliative medicine*; Zweig der Medizin, der traditionelle medizinische Aufgaben mit neuen Erkenntnissen der Wissenschaft bei Patienten mit inkurablen, weit fortgeschrittenen u. progredienten Erkrankungen integriert; oberste Priorität in der Behandlung ist das Errei-

chen u. die Sicherstellung der bestmöglichen Lebensqualität der Betroffenen unter Einbeziehung des sozialen Umfeldes. In einem interdisziplinären Team (Palliativmediziner, Pflegende, Sozialarbeiter, Geistliche u. Angehörige) wird in enger Zusammenarbeit mit dem Patienten ein therapeutisches Konzept erarbeitet, das die Linderung der Leiden u. die Begleitung des Patienten bis zum Tod in den Vordergrund stellt. Palliativmedizin wurde mit der letzten Reform des Medizinstudiums (2003) in die Approbationsordnung aufgenommen; Palliativmedizin ist nach der neuen (Muster-)Weiterbildungsordnung* für Ärzte als Zusatzweiterbildung in Ergänzung zu einer Facharztkompetenz möglich. **Hinweis zur Gesundheitsreform 2006:** Die Gesundheitsreform sieht bislang vor, die Palliativversorgung umfassender in den Leistungskatalog* der GKV aufzunehmen. Vgl Hospiz, Sterbehilfe.

Palliativstation: (engl.) *palliative care ward*; stationäre Behandlungs- u. Pflegeeinrichtung für Palliativpflege (z. B. Hospiz*).

Pandemie: (engl.) *pandemic*; Epidemie*, die sich über Länder u. Kontinente ausbreitet u. i. d. R. eine große Anzahl von Menschen betrifft.

Panelstudie: syn. Kohortenstudie*.

Parallelgruppen-Studie: (engl.) *parallel group study* klassisches Design von kontrollierten Interventionsstudien*; Individuen einer nach spezifischen Ein- u. Ausschlusskriterien selektierten Stichprobe werden z. B. randomisiert (s. Randomisierung) den Interventions- u. Kontrollgruppen zugeordnet.

Parallelimport: s. Importarzneimittel.

Parameter: (engl.) *parameter*; **1.** (statist.) (zu schätzende) Konstante in einer Formel od. einem Modell, z. B. μ, σ im Normalverteilungsmodell; in Studien* von mehreren, voneinander abhängigen Merkmalen diejenige Größe, die zu Messzwecken verwendet u. zur Beurteilung des Gesamtgeschehens herangezogen wird; **2.** (med.) Messgröße Variable, z. B. Laborparameter.

Pareto-Optimum: (engl.) *pareto optimum*; nach dem italienischen Ökonomen u. Soziologen Vilfredo Pareto (1848–1923) benanntes Kriterium zur Beurteilung des Zustandes gesellschaftlicher Wohlfahrt (vgl. Wohlfahrtsökonomie); ein Pareto-Optimum ist erreicht, wenn kein Individuum mehr besser

gungen wird dieser sog. pareto-optimale Zustand erreicht, wenn alle Beteiligten ihren eigenen Nutzen verfolgen u. auf Märkten so lange tauschen, bis sich keiner mehr besser stellen kann.

Parkerleichterung: (engl.) *parking permit*; Begriff des Straßenverkehrsgesetzes (Abk. StVG) für Sonderregelungen für Blinde (Merkzeichen Bl) u. Schwerbehinderte mit außergewöhnlicher Gehbehinderung (Merkzeichen aG), die mit Ausstellung eines **blauen Parkausweises** verbunden sind; erlaubt das Parken im eingeschränkten Halteverbot u. auf reserviertem Anwohnerparkplatz für bis zu 3 Stunden (mit Parkuhr), im Zonenhalteverbot über die zugelassene Dauer, in Fußgängerzonen während der Ladezeiten, an Parkuhren u. -automaten ohne Gebühr u. zeitliche Begrenzung, in verkehrsberuhigten Bereichen außerhalb der gekennzeichneten Flächen (wenn der Durchgangsverkehr nicht behindert wird) u. auf reservierten, mit Rollstuhlfahrersymbol gekennzeichneten Parkplätzen sowie eingeschränkt für Ohnhänder u. kleinwüchsige Personen (unter 1,39 cm Körpergröße) nach der allgemeinen Verwaltungsvorschrift (Abk. VwV-StVO) zu § 46 Abs. 1 Straßenverkehrsordnung (Abk. StVO) an Parkuhren u. -automaten ohne Gebühr u. zeitliche Begrenzung; landesunterschiedlich gibt es weitere Regelungen zu Parkerleichterungen. **Schwerbehindertenparkplatz:** bei Parkraummangel kann ein Parkplatz in der Nähe der Wohnung od. des Arbeitsplatzes reserviert u. mit einem Zusatzausweis genutzt werden.

Partizipation: syn. Teilhabe*.

Patentschutz: (engl.) *patent protection*; neu entwickelte Arzneimittelwirkstoffe können sich pharmazeutische Unternehmen in Deutschland für die Dauer von 20 Jahren patentieren lassen; Herstellung u. Verkauf von Generika* ist in dieser Zeit untersagt.

Patholinguist: (engl.) *speech and language pathologist*; therapiert wissenschaftsbasiert in den Bereichen Sprachentwicklungsstörungen u. erworbene Sprach-, Sprech- u. Schluckstörungen, evaluiert u. entwickelt Therapiemethoden; Bezugswissenschaft für die therapeutische Arbeit ist die Linguistik (s. Sprach-, Sprech- u. Stimmtherapie); **Ausbildung:** Hochschulstudium der Patholinguistik; integrierte therapeutische Ausbildung.

patient comorbidity complication level: s. Komorbiditäts-/Komplikations-Stufe.

Patientenakte: (engl.) *patient record*; syn. Krankenblattakte, Krankenakte; vom behandelnden Arzt, im Krankenhaus od. von anderen Leistungserbringern* angelegte strukturierte Zusammenfassung u. Dokumentation (auch Krankenblattdokumentation) aller medizinisch notwendigen Patienten- u. Falldaten sowie aller medizinischen Daten (Krankengeschichte, Arztbriefe*, Einverständniserklä-

rung); bei Behandlungsende werden alle wichtigen medizinischen Informationen im Arztbrief zusammengefasst u. alle wichtige Daten für die Basisdokumentation* u. Abrechnung (s. DRG) erhoben. Die Aufbewahrungsfrist* beträgt 10 Jahre. **Hinweis:** Wegen der Verjährung für Schadenersatz wird eine Aufbewahrung von 30 Jahren empfohlen. Der Patient hat grundsätzlich Einsichtsrecht* (s. Auskunftsanspruch). **Elektronische Patientenakte:** IT-gestützte Patientenakte mit Funktionen des Datenmanagements. Dokumente wie Röntgenbilder od. Befunde werden während des Behandlungsprozesses durch IT-Systeme erfasst u. liegen digital vor. Die elektronische Patientenakte kann innerhalb einer Einrichtung od. auch einrichtungsübergreifend angelegt sein u. sollte die gesamte ärztliche (klinische) Dokumentation enthalten. I. R. des Projekts Telematik (s. E-Health) sollen langfristig sektorenübergreifende elektronische Akten eingeführt werden. Mit Einwilligung des Patienten wird so ein schneller Zugriff auf alle erfassten Daten ermöglicht. Vgl. Arztausweis, Krankenversichertenkarte, Gesundheitskarte, elektronische.

Patientenaufklärung: s. Aufklärung.

Patientenautonomie: s. Autonomie.

Patientenbeauftragter: (engl.) *patient ombudsperson*, *patient representative*; Beauftragter der Bundesregierung für die Belange der Patientinnen u. Patienten; Ombudsperson für das Gesundheitswesen; unabhängige Person zur Unterstützung von Patientenanliegen u. -beschwerden; er ist von den Bundesministerien bei allen Gesetzes-, Verordnungs- u. sonstigen die Belange von Patienten berührenden Vorhaben zu beteiligen (§ 140 h SGB V); **Aufgabe:** Er hat darauf hinzuwirken, dass die Belange der Patienten besonders hinsichtlich ihrer Rechte auf umfassende u. unabhängige Beratung u. objektive Information durch Leistungserbringer, Kostenträger u. Behörden im Gesundheitswesen u. hinsichtlich der Beteiligung bei Fragen der Sicherstellung der medizinischen Versorgung berücksichtigt werden. Er setzt sich dafür ein, dass unterschiedliche Lebensbedingungen u. Bedürfnisse von Frauen u. Männern beachtet u. dass geschlechtsspezifische Aspekte in der medizinischen Versorgung sowie in der Forschung berücksichtigt werden. **Hinweis:** Nach Einführung eines Bundes-Patientenbeauftragten hat Berlin 2004 als erstes Bundesland eine Patientenbeauftragte der Landesregierung eingesetzt. Vgl. GKV-Modernisierungsgesetz.

Patientenbefragung: (engl.) *patient survey*; sozialempirische Erhebungsmethode zur Untersuchung von Merkmalen, Einstellungen, Präferenzen unter Patienten; Erhebungsinstrument zur Messung der Patientenzufriedenheit. Der methodische Wert einer Patientenbefragung steigt mit dem Anteil der Ereignisfragen gegenüber Zufriedenheitsfragen

geben meist ein deutlich positiveres Bild als Ereignisfragen.

Patientenberatung: (engl.) *patient counselling*; Hauptbestandteil der Patientenunterstützung z. B. in Patientenstellen u. Servicestellen, der Verbraucherberatung u. a. Einrichtungen, v. a. durch Information u. Rat beim Umgang mit den Strukturen u. Prozessen des Gesundheitssystems*; **Schwerpunkte** liegen z. B. bei Patientenstellen auf der psychosozialen, bei Verbraucherzentralen auf der juristischen, bei Servicestellen auf der rehabilitativen, bei ärztlichen Institutionen auf der medizinischen u. bei Krankenkassen auf der sozialrechtlichen Beratung. Auch Selbsthilfegruppen u. -organisationen beraten zu Aspekten der jeweiligen Krankheit(en). Vgl. Gesundheitsberatung, Aufklärung.

Patientenbeteiligung: (engl.) *patient participation*; **1. individuell:** Beteiligung von Patienten an Entscheidungen über ihre Behandlung (s. Entscheidungsfindung, partizipative). **2. gesellschaftlich:** Beteiligung von Patienten bzw. Nutzern des Gesundheitssystems* an Entscheidungen, welche die gesundheitliche Versorgung der Bevölkerung betreffen. **Formen: 1. Verfahrensbeteiligung,** bei der die Patienten nur passiv anwesend sind od. in Anhörungen auf Fragen antworten; **2. Beratungsbeteiligung** mit Antrags- u. Rederecht; wurde 2004 in einigen gesundheitspolitischen Gremien eingeführt (z. B. im Gemeinsamen* Bundesausschuss); **3. Entscheidungsbeteiligung,** bei der die Patienten vollwertige stimmberechtigte Mitglieder der jeweiligen Gremien sind.

Patientencharta: (engl.) *Patient Charter*; **1.** kurze u. für Laien verständliche Zusammenfassung von Patientenrechten*, die sich aus allgemeinen Gesetzen ergeben bzw. von der Rechtsprechung entwickelt wurden; **2.** Gesetze ergänzende u. erweiternde Vereinbarung zwischen verschiedenen Akteuren des Gesundheitswesens, z. B. Bundesländern, Dienstleistern; **3.** Selbstverpflichtung eines Anbieters einer Dienstleistung, z. B. eines Krankenhauses für seine Kunden („Ihre Rechte als Patient im Krankenhaus XY“).

Patientendaten: (engl.) *patient data*; medizinische Informationen über Patienten (vgl. Patientenakte); unterliegen dem Datenschutz*; bei Leistungsträgern* sind die Patientendaten immer auch Sozialdaten*, z. B. in Rehabilitationseinrichtungen der GKV od. GRV. In Einrichtungen, die im Auftrag für Leistungsträger tätig werden, gilt für den Sozialdatenschutz der Versicherten das SGB, insbes. SGB X. Komplette Entlassungsberichte dürfen nicht ohne Einwilligung an Dritte übermittelt werden. Grundsätzlich ist eine Weitergabe nur mit der Einwilligung des Patienten möglich.

Patientenfürsprecher: s. Patientenbeauftragter.

pien, Prognose, Risiken; vgl. Packungsbeilage Aufklärung.

Patienteninformationssysteme: s. Gesundheitsinformationssysteme.

Patientenkarriere: (engl.) *patient career*; Bez. zur Beschreibung des Weges eines Menschen von der ersten Wahrnehmung von Krankheitssymptomen bis zur Genesung od. zum Akzeptieren gesundheitlicher Einschränkung; umfasst das wiederholte Durchlaufen zahlreicher medizinischer Institutionen u. ärztlicher Konsultationen; vgl. Patientenrolle.

Patientenkarte: s. Krankenversichertenkarte, Gesundheitskarte, elektronische.

Patientenklassifikationssystem: (engl.) *patien classification system*; gesundheitsökonomisches u. sozialmedizinisches Steuerungsinstrument der Eingruppierung von Patienten in bestimmte Fallgruppen od. Klassen zur Feststellung des Leistungsbedarfs, der Interventionsplanung, der Qualitätssicherung, Statistik u. Planung sowie der Erhebung der Erwerbsprognose; i. R. einer Honorierung nach Fallpauschalen* werden Patientenklassifikationssysteme benötigt, z. B. DRG*. Der Einsatz von Patientenklassifikationssystemen zur Finanzierung ermöglicht Vergleichbarkeit von Leistungen, Transparenz u. Vereinheitlichung durch Pauschalierung.

Patientenlotse: s. Hausarzt.

Patientenobmann: s. Patientenbeauftragter.

Patientenorganisation: (engl.) *patient organisation* **1. i. w. S.** alle organisierten Zusammenschlüsse von Patienten, formalisierte Form der Selbsthilfe* in Gruppen (z. B. Verbände der chronisch Kranken); **2.** syn. Patientenverband; i. e. S. die nicht auf bestimmte Krankheiten bezogenen Organisationen die nach der Patientenbeteiligungsverordnung i. R. des GKV*-Modernisierungsgesetzes die beratende Patientenbeteiligung an wichtige gesundheitspolitischen Gremien stellen.

Patientenorientierung: (engl.) *patient orientation* Ausrichten einer Maßnahme an den Bedürfnissen u. Erfahrungen des Patienten als aktive Partner im therapeutischen Prozess, z. B. Gesundheitstraining*; beinhaltet umfassende u. verständliche Informationen als Grundlage einer partizipativen Entscheidungsfindung; Patientenbedürfnisse u. -erwartungen müssen mit dem diagnostisch, therapeutisch, rechtlich u. wirtschaftlich Machbaren sowie mit den organisatorischen Abläufen abgestimmt werden. Unter medizinsoziologischen Aspekten stellt die Patientenorientierung eine Abkehr von traditionellen, paternalistisch geprägten Rollenmustern (s. Rolle, soziale) dar.

Patientenpfad: syn. klinischer Behandlungspfad*.

Patientenquittung: (engl.) *patient receipt*; syn. Behandlungsquittung; Leistungs- u. Kostenübersicht über erbrachte Leistungen für einen Patienten

fügung zu stellen. Sie haben die Versicherten schriftlich u. in verständlicher Form über die zu Lasten der Krankenkasse erbrachten Leistungen u. deren voraussichtliches Entgelt zu unterrichten. Patienten erhalten, ebenfalls nur auf Antrag, von ihrer Krankenkasse eine Aufstellung der im jeweils letzten Geschäftsjahr für sie abgerechneten Leistungen u. deren Kosten.

Patientenrechte: (engl.) *patient rights*; Rechte des Patienten gegenüber Ärzten u. a. mit der medizinischen Versorgung der Bevölkerung betrauten Personen u. Institutionen; in Deutschland nicht in einem eigenen Gesetz geregelt, sondern v. a. in der Rechtsprechung der obersten Gerichte als Ableitungen aus dem GG (z. B. Selbstbestimmung, körperliche Unversehrtheit), dem BGB (Vertragsrecht, Schadensersatzrecht), dem SGB sowie verschiedenen Spezialgesetzen (z. B. Versicherungsvertragsgesetz). Die Patientenrechte wurden in der 2003 veröffentlichten, von Vertretern der Patienten, Ärzten u. Krankenhäusern, Bundesländer u. Krankenkassen zusammengestellten Charta „Patientenrechte in Deutschland" zusammengefasst, die von den meisten Organisationen im Gesundheitswesen mitgetragen wird. Die Charta schreibt den Patienten folgende **Rechte** zu: Recht auf medizinische Versorgung (Diskriminierungsverbot), Recht auf Qualität (Beachtung der Regeln der ärztlichen Kunst), Recht auf Autonomie* (Bestimmungsrecht über Art u. Umfang der medizinischen Versorgung), Recht auf Vorausverfügung (Vorsorgevollmacht), Recht auf Aufklärung u. Beratung, Recht auf Vertraulichkeit, Recht auf freie Arztwahl, Recht auf Dokumentation, Recht auf Einsichtnahme sowie Recht auf Schadensersatz.

Patientenrolle: (engl.) *patient role*; syn. Krankenrolle; kulturspezifische Verhaltenserwartungen seitens des sozialen Umfeldes (z. B. Familie, Arbeitgeber) an einen in Behandlung befindlichen kranken Menschen; die Patientenrolle geht aus der **Krankenrolle** hervor, die nach T. Parsons (1967) folgende Eigenschaften umfasst: **1.** Der Kranke wird von seinen sozialen Verpflichtungen (z. B. Arbeit) freigestellt. **2.** Der Kranke wird für seinen Zustand nicht selbst verantwortlich gemacht. **3.** Von dem Kranken wird erwartet, dass er alles tut, um möglichst rasch zu gesunden. **4.** Der Kranke soll fachkundige Hilfe annehmen u. kooperieren. Sobald sich der Kranke in eine Behandlung begibt, übernimmt er zur Kranken- auch die **Patientenrolle: 1.** Der Patient soll die notwendigen Untersuchungen tolerieren. **2.** Er soll dem Behandler alle zur Diagnose u. Therapie erforderlichen Informationen geben. **3.** Er soll die Therapieanweisungen gewissenhaft befolgen (s. Compliance). Die Kranken- bzw. Patientenrolle steht nicht selten im Widerspruch zum tatsächlich gezeigten Krankheitsverhalten (s. Krankheitsgewinn) sowie gele-

mungsrecht.

Patientenschulung: s. Gesundheitstraining.

Patientenschutz: (engl.) *protection of patients*; Beistand u. Förderung von Patienten, die sich aufgrund der Strukturen des Gesundheitssystems* gegenüber den Akteuren des Gesundheitssystems in einer schwachen Position befinden u. des Schutzes bedürfen, insbes. da ihre Möglichkeiten zu Autonomie* durch ihre Krankheit eingeschränkt sein können. Vgl. Patientenrechte, Verbraucherschutz.

Patientenselektion: (engl.) *patient selection*; Auswahl von Patienten mit bestimmten Eigenschaften durch den Versicherungsträger od. Leistungserbringer; beeinflusst durch das Vergütungssystem: **1.** die Vergütung mit Kopfpauschalen* bevorteilt die Behandlung von Patienten mit niedrigem Behandlungsaufwand (Entlastung des Budgets); **2.** Einzelleistungsvergütung* bevorteilt die Behandlungen von chronisch Kranken. Unter Patientenselektion versteht man auch die Begrenzung des Leistungsangebots durch die Leistungserbringer. **Beispiel:** Krankenhäuser können versuchen, sich auf bestimmte lukrative Eingriffe zu beschränken.

Patientensicherheit: (engl.) *patient safety*; Abwesenheit von unerwünschten Ereignissen* od. Schäden* durch Fehler, Abweichungen od. Unfälle i. R. der gesundheitlichen Versorgung* (vgl. Behandlungsfehler); Patientensicherheit entsteht durch Wechselwirkungen zwischen den Systemkomponenten (z. B. Personen, Geräte, Abteilungen).

Patientenstammdaten: s. Stammdaten.

Patientensteuerung: (engl.) *steering of patients*; **1.** Maßnahmen von Krankenversicherern zur Beeinflussung der Inanspruchnahme* von Leistungen durch Patienten mit dem Ziel der Verminderung von Moral* Hazard; Instrumente der Patientensteuerung sind z. B. Selbstbehalt* u. Selbstbeteiligung* sowie die Beschränkung der freien Arztwahl*, z. B. durch Hausarztsysteme od. Praxisgebühren. **2.** Bez. für organisatorische Maßnahmen in der medizinischen Versorgung, die auf mehr Sicherheit, Effektivität sowie Wirtschaftlichkeit abzielen; so können in der Praxis od. im Krankenhaus die Patientenaufnahme, der Behandlungsdurchlauf u. die Entlassung optimiert werden. Voraussetzungen dafür sind Transparenz in der Organisation, klare Zuständigkeiten u. ein funktionierendes Qualitätsmanagement. Integrierte Versorgungsmodelle zielen auf eine Verbesserung der Patientensteuerung zwischen ambulantem u. stationärem Sektor ab.

Patiententestament: s. Patientenvollmacht.

Patientenverfügung: s. Patientenvollmacht.

Patientenvollmacht: (engl.) *patient will*; schriftliche Erklärung, die Möglichkeit der Vorsorge für ein selbstbestimmtes Leben nach Unfall od. bei schwe-

ten des Vollmachtgebers bei dessen Unfähigkeit hierzu; z. B. Gesundheitssorge/Pflegebedürftigkeit, Aufenthaltsbestimmung u. Wohnungsangelegenheiten od. Vermögenssorge. Eine notarielle Beurkundung ist nicht vorgeschrieben. Die Bundesnotarkammer führt ein zentrales Vorsorgeregister, in das Angaben zu notariellen u. sonstigen Vollmachten eingetragen werden können. **2. Betreuungsverfügung:** Erklärung einer Person zu Wünschen bezüglich eines künftigen Betreuungsverfahrens (vgl. Betreuung), z. B. zur Person des Betreuers od. zur Art der Versorgung im Pflegefall. **3. Patientenverfügung:** möglichst schriftlich niederzulegende, in erster Linie an den Arzt u. das Behandlungsteam gerichtete Erklärung des Patienten für den Fall der Entscheidungsunfähigkeit, ob u. wie eine Therapie in bestimmten Situationen erfolgen soll. Festlegungen z. B. zu lebenserhaltenden Maßnahmen od. zur Schmerz- u. Symptombehandlung sind verbindlich, wenn der Wille für eine konkrete Behandlungssituation eindeutig u. sicher festgestellt werden kann. Die Missachtung des Patientenwillens kann als Körperverletzung strafbar sein. Vgl. Sterbehilfe, Selbstbestimmungsrecht.

Paul-Ehrlich-Institut: (engl.) *Paul Ehrlich Institute*; Abk. PEI; syn. Bundesamt für Sera u. Impfstoffe; selbständige Bundesoberbehörde im Geschäftsbereich des Bundesministeriums für Gesundheit, die für die Zulassung u. Chargenfreigabe von (immun-)biologischen Arzneimitteln im Humanbereich u. von Mitteln im Veterinärbereich zuständig ist; **Aufgabe: 1.** zentrale Erfassung u. Auswertung der Meldungen über unerwünschte Arzneimittelwirkungen* bestimmter Arzneimittelgruppen (z. B. Blutzubereitungen, Impfstoffe) u. Koordination der erforderlichen Maßnahmen zur Abwehr von Arzneimittelrisiken sowie Risikoüberwachung; **2.** Beratung des BMG u. des Bundesministeriums für Ernährung, Landwirtschaft u. Verbraucherschutz; **3.** Zusammenarbeit mit internationalen Institutionen, Mitarbeit in internationalen Organisationen wie der WHO* od. den Arzneimittel- u. Tierarzneimittelausschüssen der Europäischen Union; **4.** Unterstützung u. Beratung der Bundesländer bei der Prüfung u. Kontrolle von Blutspendediensten* u. sonstigen Herstellungsstätten von Blutprodukten (z. B. Plasmapheresezentren); **Rechtliche Grundlage:** „Gesetz über die Errichtung eines Bundesamtes für Sera u. Impfstoffe", Abk. BASIG, vom 7.7.1972 (BGBl. I S. 1163), zuletzt geändert am 14.8.2006 (BGBl. I S. 1869).

Pauschalbeitrag: (engl.) *fixed rate contribution*; in der Sozialversicherung* einheitlich festgelegter Beitrag für bestimmte Personengruppen ohne Berücksichtigung aller individuellen Gegebenheiten; **Beispiel: 1.** in der GRV vom zuständigen Träger zu tragender Beitrag zur Arbeitslosenversicherung*

Arbeitsmarkt zurückkehren. **Rechtliche Grundlage:** Nach der durch das Gesetz zur Reform der arbeitsmarktpolitischen Instrumente (Kurzbez Job-AQTIV-Gesetz) eingeführten Regelung des § 26 Abs. 2 S. 3 SGB III besteht für diese Rentenbezieher Versicherungspflicht in der Arbeitslosenversicherung, wenn vor dem Rentenbezug entweder Versicherungspflicht od. Bezug einer Entgeltersatzleistung nach dem SGB III vorlag. **Ziel:** Für die Betroffenen soll mit dem Pauschalbeitrag eine Versorgungslücke geschlossen werden. **2.** bei geringfügig Beschäftigten nach § 8 Abs. 1 SGB IV durch den Arbeitgeber zu entrichtender Pauschalbeitrag für die Beiträge* zur Sozialversicherung.

Pauschalvergütung: (engl.) *lump sum*; fester Geldbetrag für die Erbringung medizinischer Leistungen je Fall, Konsultation od. Person für eine bestimmte Zeitperiode; **Beispiel:** Fallpauschale*, Kopfpauschale*, Tagespauschale*. Vgl. Prospective Payment System, Managed Care.

Pause: (engl.) *(work) break*; syn. Arbeitspause, Ruhepause; Arbeitsunterbrechungen verschiedener Länge zwischen 2 in einer Arbeitsschicht vorkommenden Tätigkeitszeiten; **Ziel:** Erhaltung bzw. Wiederherstellung der durch Ermüdung verringerten Leistungsfähigkeit; mehrere Kurzpausen sind wirksamer als nur eine Pause bei insgesamt gleicher Gesamtpausenlänge. Pausengestaltung kann regel- od. unregelmäßig, vorgegeben od. selbstbestimmt sein. **Formen: 1. gesetzliche Pause** Das Arbeitszeitgesetz* schreibt eine Ruhepause von mindestens 30 Minuten bei einer Arbeitszeit von mehr als 6 bis zu 9 Stunden u. von 45 Minuten bei einer Arbeitszeit von mehr als 9 Stunden vor. Länger als 6 Stunden hintereinander dürfen Arbeitnehmer nicht ohne Ruhepause beschäftigt werden. Ruhepausen sind im Voraus auf bestimmte Zeiträume festgelegt. Sie sind keine Arbeitszeit* u. werden nicht bezahlt. Als Mindestdauer einer Ruhepause sind 15 Minuten vorgegeben. Davon abweichend können in Tarifverträgen od. Betriebsvereinbarungen andere Ruhepausenregelungen vereinbart werden, sofern die gesetzlichen Vorgaben nicht unterschritten werden. **2. Kurzpause:** Pause unterhalb der gesetzlich festgelegten Mindestdauer von 15 Minuten, meistens werden Pausen von 1-5 Minuten als Kurzpausen bezeichnet; Kurzpausen von 3 bis ca. 12 Minuten sind besonders erholungswirksam; ein messbarer Erholungseffekt zeigt sich erst bei Pausenlängen über 5 Minuten. **3. Kürzestpause:** Pausenlänge unter 1 Minute. **4. Frei gewählte Pause:** kommt an allen Arbeitsplätzen vor, z. T. als kaschierte Pause, in der Nebenarbeiten verrichtet werden; geringer Erholungseffekt. **5. Organisierte Pause:** die zur Verfügung stehende Pausenzeit wird sinnvoll u. gezielt über die Schicht verteilt. **6. Arbeitsablaufbedingte Pause:** nicht vorhersehbare Arbeits-

werden. **7. Betriebsunübliche Pause:** überschreitet das im Betrieb übliche Zeitmaß. Für die Erledigung einer Arbeit wird eine Soll-Zeit vorgegeben, ein Zeitkontingent für Kurzpausen wird dazugerechnet. Der Arbeitnehmer kann Zeiten selbst verteilen, in denen z. B. Arbeitsmaterial beschafft, Daten gesichert od. der Arbeitsplatz aufgeräumt wird. Neben dieser sachlichen **Verteilzeit** stehen dem Arbeitnehmer auch Kurzpausen aus einer persönlichen Verteilzeit zur Verfügung, in der persönliche, betriebliche Angelegenheiten geregelt werden (z. B. Urlaubspläne) od. Zeit zur Verrichtung persönlicher Bedürfnisse in Anspruch genommen werden können. Im gewerblichen Bereich werden 5 % der Grundzeit als persönliche Verteilzeit veranschlagt. Die persönliche Verteilzeit ist nach Rechtsprechung der Sozialgerichtsbarkeit z. B. ausreichend, um die Einnahme einer Zwischenmahlzeit (Diabetiker) durch eine Kurzpause zu ermöglichen. Nur Arbeitsunterbrechungen, die das im Betrieb übliche Maß überschreiten, gelten als betriebsunübliche Pausen (s. Leistungsbehinderung, schwere spezifische). Für Menschen mit Behinderungen bzw. gesundheitlich beeinträchtigte Beschäftigte, die wegen der Art od. Schwere ihrer Behinderung* bzw. gesundheitlichen Beeinträchtigung einen erhöhten Pausenbedarf haben od. auf einen flexiblen Beginn u. ein flexibles Ende ihrer Arbeitszeit angewiesen sind, kann durch eine Integrationsvereinbarung nach §§ 81 u. 83 SGB IX im medizinisch begründeten Einzelfall eine entsprechende Arbeitszeitregelung getroffen werden.

pAVK: Abk. für periphere arterielle Verschlusskrankheit*.

PCCL: Abk. für patient comorbidity complication level; s. Komorbiditäts-/Komplikations-Stufe.

PDCA-Zyklus: (engl.) *PDCA cycle*; syn. Demingkreis; Kurzbez. für plan, **do**, check, act; Qualitätskreis nach dem Qualitätsmanagement-Theoretiker E. Deming; Anwendungs- u. Erklärungsmodell, nach dem jegliches Handeln zur kontinuierlichen Qualitätsverbesserung in 4 aufeinander aufbauenden Schritten erfolgt: Planen (plan), Lenken bzw. Ausführen (do), (Über-)Prüfen (check), Verbessern (act); kontinuierlicher Prozess, der nach Abschluss eines Zyklus immer wieder neu beginnt.

PDI: Abk. für (engl.) *Pain* Disability Index*.

Peer Review: (engl.) *peer review*; Verfahren der Qualitätssicherung* von **1.** Arztbriefen, Studienberichten u. sozialmedizinischen Beurteilungen; **2.** Publikationen, Studienberichten u. a. schriftlichen Arbeitsberichten durch Experten des betreffenden Fachgebiets, die vor Veröffentlichung einer Arbeit diese unverblindet od. verblindet kritisch begutachten; die Ergebnisse dieser Begutachtung werden an den Autor zur Stellungnahme od. Korrektur zurückgemeldet. Alle renommierten Fachzeit-

Pension: s. Beamtenversorgung.

PEP: Abk. für Postexpositionsprophylaxe*.

Performanz: (engl.) *performance*; Ausführung, Durchführung, Verrichtung; in der deutschen Übersetzung der ICF* nicht mehr verwendeter Begriff für die tatsächlich durchgeführte Leistung (s. Aktivität).

Periodenprävalenz: s. Prävalenz.

Per-Protocol-Analyse: (engl.) *per-protocol analysis*; Auswertungsmethode für (randomisierte kontrollierte) Interventionsstudien*; **Verfahren:** die Ergebnisse der Studienteilnehmer werden nur dann in der Auswertung berücksichtigt, wenn die Behandlungen (Verum- od. Kontrollbehandlung) protokollgemäß durchgeführt wurden. Vgl. Intention-to-treat-Analyse.

persönliche Bedürfnisse des täglichen Lebens: (engl.) *everyday personal requirements*; Bestandteil des Regelsatzes* für die Deckung individueller Bedürfnisse i. R. der Hilfe* zum Lebensunterhalt (§ 20 Abs. 1 SGB II/§ 27 Abs. 1 SGB XII); im Eckregelsatz ist (Stand 1.1.2005) für die „persönlichen Bedürfnisse des täglichen Lebens" ein Gesamtbetrag von monatlich 61,86 EUR vorgesehen, darin enthalten sind Nachrichtenübermittlung (Post, Telefon) 22,37 EUR u. für Freizeit, Unterhaltung u. Kultur 39,49 EUR. Der Gesamtbetrag entspricht einem Anteil von 11,4 % im Eckregelsatz der alten u. von 11,9 % im Eckregelsatz der neuen Bundesländer. **Hinweis:** Aufgrund der Funktion eines Referenzsystems der Sozialhilfe gilt das auch für die Regelleistung nach dem SGB II.

Persönlichkeitsdiagnostik: (engl.) *personality assessment*; Sammelbez. für die diagnostische Erfassung von Persönlichkeitsmerkmalen (s. Test, psychologischer); z. B. die sog. Big Five (Neurotizismus, Extraversion, Offenheit für Erfahrungen, Verträglichkeit, Gewissenhaftigkeit), die als generelle Persönlichkeitsdimensionen gelten. Persönlichkeitsdiagnostik bezieht sich auch auf die Diagnostik von Teilbereichen der Persönlichkeit (z. B. Ängstlichkeit, Selbstkonzept, Motivation*) mit Hilfe psychologischer Tests, Explorations- u. Interviewtechniken sowie Verhaltensbeobachtungen.

Persönlichkeitsstörung: (engl.) *personality disorder*; syn. Charakterneurose, abnorme Persönlichkeit; veraltet Psychopathie; sind durch individualtypische, stabile u. in den meisten Lebenssituationen relativ unflexibel vorherrschende Erlebens- u. Verhaltensmuster gekennzeichnet; sind mit sozialen Funktionseinbußen u./od. subjektivem Leiden einher; die Diagnosestellung sollte aufgrund noch vorhandener Entwicklungspotentiale erst ab der späten Adoleszenz erfolgen; die Entwicklung der Störung erfolgt allmählich in Kindheit u. Jugend; die Abgrenzung gegenüber akzentuierten Persönlichkeitszügen kann schwierig sein. Es existieren verschiedene Subtypen der Persönlichkeitsstö-

bile Persönlichkeitsstörung; **5.** histrionische Persönlichkeitsstörung; **6.** anankastische Persönlichkeitsstörung; **7.** ängstlich-vermeidende Persönlichkeitsstörung; **8.** abhängige Persönlichkeitsstörung; **9.** sonstige Persönlichkeitsstörungen: Mischformen sind häufig. Die amerikanische Psychiatrielehre empfiehlt, u. a. 1. u. 2. zu Cluster A, sowie u. a. 3., 4. u. 5. zu Cluster B zusammenzufassen. **Ätiologie:** multifaktoriell; es wird ein Zusammenwirken genetischer bzw. konstitutioneller u. milieubezogener Aspekte angenommen, in einigen Fällen gibt es auch Hinweise für begünstigende neurobiologische Faktoren. **Epidemiologie:** Aufgrund von Zuordnungsproblemen schwanken die Angaben in der Literatur stark. Prävalenz in der Bevölkerung 5–15 %, unter psychiatrischen Patienten 25–28 %. Am häufigsten scheinen die anankastische u. die abhängige Persönlichkeitsstörung diagnostiziert zu werden. Männer sind von dissozialer, schizoider u. zwanghafter Persönlichkeitsstörung häufiger betroffen, bei Frauen überwiegen selbstunsicher-vermeidende u. abhängig-asthenische Persönlichkeitsstörungen. **Sozialmedizinische Bedeutung:** Das Ausmaß der Beeinträchtigung sozialer Funktionsfähigkeit u. des subjektiven Leidens hängt sowohl von der Art der Persönlichkeitsstörung als auch von der individuellen Ausprägung der Symptomatik ab. Störungen der Kommunikationsfähigkeit, der Affektivität, der Wahrnehmung, des Antriebs u. der Impulskontrolle können zu erheblichen Einbußen bezüglich der Alltagsbewältigung* u. der beruflichen Leistungsfähigkeit führen. Andererseits kommen viele blande Verläufe mit nur geringen Einbußen vor, vornehmlich im kommunikativen Miteinander. Da es sich bei einer Persönlichkeitsstörung um das andauernde Resultat einer längeren Entwicklung handelt, sind überwiegend langfristige ambulante u./od. stationäre psychotherapeutische Behandlungsansätze erfolgversprechend. Kurzzeitige stationäre Kriseninterventionen können bei Suizidalität od. erheblicher Komorbidität (z. B. Depression, Abhängigkeitserkrankung) erforderlich sein. Bei erheblicher Gefährdung der Erwerbsfähigkeit durch die Persönlichkeitsstörung sind auch rehabilitative Behandlungsansätze, möglichst eingebettet in ein umfassendes Vor- u. Weiterbehandlungskonzept, angezeigt. Leistungen zur Teilhabe am Arbeitsleben kommen in Betracht, wenn die Persönlichkeitsstörung die Ausübung des Berufs erheblich behindert od. wenn die Berufsausübung zu einer erheblichen Verstärkung der Symptomatik führt. Die fachliche Einschätzung der persönlichen Voraussetzungen für eine Rente wegen Erwerbsminderung* ist oft schwierig; die Auswirkungen konfliktträchtigen Sozialverhaltens einerseits (z. B. bei der paranoiden Persönlichkeitsstörung) u. sozialen Rückzugsverhaltens anderer-

versuche der Betroffenen durch negative Vorerfahrungen im sozialen Umfeld u. entsprechende Ab lehnung erschwert. Persönlichkeitsstörungen füh ren i. d. R. nicht zu einer Pflegebedürftigkeit*.

Personendosis: (engl.) *personal dose*; Maß für die individuelle Strahlenexposition* einer Person; die Messung erfolgt mit einem Dosimeter, das Personen mit beruflicher Strahlenexposition üblicherweise an der Körperoberfläche tragen müssen (Vorderseite des Rumpfes). Entsprechend der zu erwartenden Personendosis erfolgt z. B. die Art u. Häufigkeit arbeitsmedizinischer Vorsorgeuntersuchungen (s. Vorsorge, arbeitsmedizinische).

Perzentil: s. Quantil.

Petö-Therapie: (engl.) *Petö therapy*; von A. Petö in den 80er Jahren des 20. Jh. entwickelter ganzheitlicher Therapie- u. Betreuungsansatz der sog. konduktiven (zusammenführenden) Förderung mit krankengymnastischen, logopädischen u. erziehe rischen Anteilen; **Anw.:** v. a. in der Behandlung von Kindern mit Hirnschäden. Vgl. Bewegungstherapie, Vojta-Methode, Bobath-Methode.

PEYLL: Abk. für period expected years of life lost; Periodenerwartung verlorener Lebensjahre; epi demiologisch/gesundheitsökonomische Messgrö ße für verlorene Lebensjahre*, die gegenüber PYLL* eine Verfeinerung der Messung darstellt. Der Bezugspunkt zu Todesfällen ist an der Krank heit x im Alter k die restliche Lebenserwartung im Alter k nach der aktuellen lokalen Perioden-Sterbetafel; der Vorteil dieses Ansatzes ist, dass alle Todesfälle an Krankheit x zählen; der Nachteil ist dass der Tod an derselben Krankheit bei unterschiedlichen lokalen Sterbetafeln unterschiedlich gezählt wird u. den Einsatz in unterschiedlichen Populationen beschränkt.

Pfad, klinischer: s. Behandlungspfad, klinischer.

Pflanz, Manfred (1923–1980): Arzt, Sozialmedizi ner; Studium der Medizin u. Psychologie, 1962 Habilitation für Innere u. Psychosomatische Medi zin in Gießen, 1964–1966 Leiter der Abteilung Medizinische Statistik, Dokumentation u. Epi demiologie der Universität Gießen, 1966 außerordentlicher Professor für Sozialmedizin der Uni versität Gießen, 1967–1980 Professor für Epi demiologie u. Sozialmedizin u. Direktor des De partments für Öffentliche Gesundheitspflege der Medizinischen Hochschule Hannover. **Bedeu tung:** neben H. Schäfer* bedeutendster Begründer der wissenschaftlich ausgerichteten Sozialmedizin in der Bundesrepublik. Deutschland; **Veröffent lichungen:** Sozialer Wandel u. Krankheit (1962) Die soziale Dimension in der Medizin (1975).

PflEG: Abk. für Pflegeleistungs*-Ergänzungsgesetz.

Pflege: (engl.) *nursing, care*; menschliche Fähigkeit, Bedingungen für das Überleben u./od. Wohlbefinden von Menschen zu sichern od. herzustellen; umfasst Gesundheits- u. Krankenpflege; der Be

zur Verhütung von Erkrankungen durch pflegerische Maßnahmen (z. B. Sturzprophylaxe*). Nach Zielgruppe haben sich unterschiedliche berufliche Richtungen in der Pflegepraxis herausgebildet, u. a. Krankenpflege*, Kinderkrankenpflege, Altenpflege*; Pflege als Wissenschaft (s. Pflegewissenschaft). Die Pflege von kranken u. alten Menschen wurde früher überwiegend durch den Familienverband gewährleistet. Angesichts der demographischen Entwicklung ist Pflege zu einer gesamtgesellschaftlichen Aufgabe geworden. Pflege ist heute als integraler Bestandteil des sozialen Sicherungssystems gesetzlich verankert im SGB XI. **Leistung: 1.** Grundpflege*; **2.** Behandlungspflege*; **3.** ggf. hauswirtschaftliche Versorgung*; **4.** ergänzende Leistungen wie Angehörigenarbeit; **5.** qualitätssichernde Leistungen wie Beratungsbesuche nach § 37 Abs. 3 SGB XI (s. Pflichtpflegeeinsatz); **Organisation: 1. ambulante** Pflege (syn. häusliche Pflege, Homecare): Pflege, die im Wohn- u. Lebensumfeld des Pflegebedürftigen pflegebedürftigen Menschen stattfindet u. jede Art von pflegerischer Leistung zu Hause sowohl durch Laien als auch durch professionell Pflegende umfasst; gekennzeichnet durch die Möglichkeit einer bedarfsgerechten Pflegeintensität von einem od. mehreren Einsätzen pro Tag/Woche/Monat bis zur 24-Stunden/Tag-Betreuung; Ziel: Stärkung u. Erhaltung der Selbständigkeit des Pflegebedürftigen (s. Pflege, aktivierende) u. der Fähigkeit seines sozialen Umfelds zur Übernahme der Pflegetätigkeit sowie Erfüllen des Pflegebedarfs in allen Phasen des Lebens; **2. teilstationäre** Pflege: pflegerische Versorgung, die entweder nur am Tag (Tagespflege) od. nur in der Nacht (Nachtpflege) in Einrichtungen der Tages- od. Nachtpflege erfolgt; Voraussetzung: Ambulante Pflege kann nicht in ausreichendem Maß sichergestellt werden od. teilstationäre Pflege ist zur Ergänzung der Unterstützung der ambulanten Pflege erforderlich; **3. vollstationäre** Pflege: Pflege über 24 Stunden pro Tag in vollstationären Einrichtungen, wenn ambulante od. teilstationäre Pflege nicht ausreicht bzw. nicht sichergestellt ist; in der Kurzzeitpflege* gilt dies für eine Übergangszeit im Anschluss an eine stationäre Behandlung od. in anderen Situationen, in denen vorübergehend ambulante od. teilstationäre Pflege nicht möglich od. nicht ausreichend ist. **Kostenträger: 1. GKV** nach SGB V i. R. der häuslichen Krankenpflege* (s. Krankenhausvermeidungspflege, Sicherungspflege), wobei die Leistung nur nach ärztlicher Anordnung erbracht werden kann u. von der Krankenkasse vor Beginn der Leistung zu genehmigen ist; **2. SPV** nach SGB XI, wobei Pflegebedürftigkeit* gemäß SGB XI vorliegen muss. Die SPV übernimmt die pflegebedingten Aufwendungen der Pflege, die Aufwendungen der sozialen Betreuung sowie bis

licher Pflege: Pflegestufe I bis zu 384 EUR je Kalendermonat, Pflegestufe II bis zu 921 EUR je Kalendermonat, Pflegestufe III bis zu 1432 EUR je Kalendermonat. Diese Höchstbeträge gelten auch insgesamt, wenn mehrere Pflegeleistungen nebeneinander beansprucht werden (z. B. Pflegesachleistung* sowie Leistung der teilstationären Pflege; s. Kombinationsleistung), umfassen ggf. auch die notwendige Beförderung des pflegebedürftigen Menschen von der Wohnung zu einer Einrichtung der Tages- od. Nachtpflege u. zurück. Leistungen bei vollstationärer Pflege: Pflegestufe I 1023 EUR je Kalendermonat, Pflegestufe II 1279 EUR je Kalendermonat, Pflegestufe III 1432 EUR je Kalendermonat bzw. bis zu 1688 EUR je Kalendermonat in besonderen Ausnahmefällen (s. Pflegeaufwand, außergewöhnlich hoher und intensiver). **3. weitere Sozialleistungsträger** nach Zuständigkeit u. Subsidiarität. **Rechtliche Grundlage:** § 37 SGB V, §§ 14–19 u. 28–45 c SGB XI, § 32 u. 44 SGB VII, § 61 SGB XII.

Pflege, aktivierende: (engl.) *activating nursing care*; Pflegepraxis, die ressourcenorientiert die Selbständigkeit des hilfsbedürftigen Patienten anregen u. fördern soll; **Ziel: 1.** Erhaltung bzw. Reaktivierung vorhandener bzw. verloren gegangener Selbstsorgungsaktivitäten; **2.** Verbesserung der Kommunikation bei der Leistungserbringung; **3.** Verbesserung der räumlichen u. zeitlichen Orientierung geistig behinderter u. psychisch kranker Menschen. **Rehabilitative Pflege:** aktivierende Pflege mit dem Ziel, die durch eine Behinderung od. Funktionsstörung ausgelösten Beeinträchtigungen auf ein Minimum zu reduzieren u. eine selbständigere Lebensführung wiederherzustellen; vgl. Rehabilitationskonzept, Rehabilitationsziel.

Pflegeaufwand, außergewöhnlich hoher und intensiver: (engl.) *unusually high nursing care effort*; syn. Härtefall; Pflegeaufwand, der das übliche Maß der Pflegestufe* III übersteigt, d. h., die Grundpflege* kann auch nachts nur von mehreren Pflegekräften gemeinsam (zeitgleich) erbracht werden (neben einer professionellen mindestens eine weitere Pflegekraft, die nicht bei einem Pflegedienst beschäftigt sein muss, z. B. Angehörige) od. Hilfe bei der Körperpflege, der Ernährung od. der Mobilität ist mindestens 7 Stunden täglich, davon wenigstens 2 Stunden in der Nacht, erforderlich u. zusätzlich wird ständig Hilfe bei der hauswirtschaftlichen Versorgung* benötigt; **Rechtliche Grundlage: 1.** In der ambulanten Pflege* können die Pflegekassen nach § 36 Abs. 4 SGB XI sowie den dazugehörigen Härtefall-Richtlinien in besonderen Einzelfällen zur Vermeidung von Härten pflegebedürftigen Menschen der Pflegestufe III weitere Pflegeeinsätze bis zu einem Gesamtwert von 1918 EUR monatlich erbringen. Diese Ausnahmeregelung darf bei der einzelnen Pflegekasse bei

der vollstationären Pflege nach § 43 SGB XI können die Pflegekassen die pflegebedingten Aufwendungen, die Aufwendungen der sozialen Betreuung sowie bis zum 30.6.2007 die Aufwendungen für Leistungen der medizinischen Behandlungspflege* bis zu einem Gesamtbetrag von 1688 EUR monatlich übernehmen. Diese Ausnahmeregelung darf bei der einzelnen Pflegekasse für nicht mehr als 5 % der bei ihr versicherten pflegebedürftigen Menschen der Pflegestufe III, die stationäre Pflegeleistungen erhalten, Anwendung finden.

Pflegeausbildungsverordnung: s. Ausbildungs- und Prüfungsverordnung für die Berufe in der Krankenpflege.

Pflegebedarf: (engl.) *nursing care needs*; Umfang der erforderlichen Pflege/Pflegemaßnahmen; **Formen: 1. individueller** Pflegebedarf: auf Basis der Hilfebedürftigkeit einer Person unter Berücksichtigung der individuellen Fähigkeiten (Ressourcen), der Umweltbedingungen u. der Pflegeziele ermittelter Bedarf an Pflegemaßnahmen; idealtypisch entspricht der individuelle Pflegebedarf den als erforderlich betrachteten Maßnahmen, wie sie z. B. in der Pflegedokumentation* verzeichnet sind. Unter Bezugnahme auf Pflegemodelle wie z. B. den Aktivitäten* des täglichen Lebens erfolgt eine Pflegebedarfseinschätzung häufig mit Hilfe standardisierter Verfahren wie dem Barthel*-Index; **2.** auf **Institutionen** bezogener Pflegebedarf: durchschnittlicher Pflegebedarf einer Gruppe hilfebedürftiger Menschen in einer Versorgungseinheit; umfasst neben dem durchschnittlichen individuellen Pflegebedarf auch den Aufwand für Organisation u. Durchführung der pflegerischen Arbeit. Der auf Institutionen bezogene Pflegebedarf ist Grundlage für die Pflegebedarfseinschätzung einer Versorgungseinheit (Station, Krankenhaus, Altenpflegeheim); entsprechend erfolgt die Personalbemessung; vgl. Pflegepersonalregelung.

Pflegebedürftigkeit: (engl.) *need for nursing care, nursing care dependency*; nach § 14 SGB XI Begriff für den leistungsberechtigten Kreis der Personen, die wegen einer körperlichen, geistigen od. seelischen Krankheit od. Behinderung* für die gewöhnlichen u. regelmäßig wiederkehrenden Verrichtungen im Ablauf des täglichen Lebens auf Dauer, voraussichtlich aber für mindestens 6 Monate in erheblichem od. höherem Maße der Hilfe bedürfen; entsprechend der Art, der Häufigkeit u. dem Umfang des Hilfebedarfs* wird der pflegebedürftige Mensch einer von 3 Pflegestufen* zugeordnet. Vgl. Pflegebedürftigkeits-Richtlinien.

Pflegebedürftigkeits-Richtlinien: (engl.) *nursing care requirement directives*; „Richtlinien der Spitzenverbände der Pflegekassen über die Abgrenzung der Merkmale der Pflegebedürftigkeit u. der Pflegestufen sowie zum Verfahren der Feststellung der Pflegebedürftigkeit" vom 7.11.1994, zuletzt geän-

stellung der Pflegebedürftigkeit regeln; von den Spitzenverbänden der Pflegekassen*, der KBV, den Bundesverbänden der Pflegeberufe u. der behinderten Menschen, der Bundesarbeitsgemeinschaf der Freien Wohlfahrtspflege u. der Bundesarbeits gemeinschaft überörtlicher Trägern der Sozialhil fe, der kommunalen Spitzenverbände auf Bundesebene, den Bundesverbänden privater Alten- u. Pflegeheime u. den Verbänden der privaten ambu lanten Dienste gemeinsam beschlossen; **Rechtliche Grundlage:** § 17 SGB XI in Verbindung mi § 213 SGB V.

Pflegebegutachtung: (engl.) *nursing care assessment* bundeseinheitlich in den „Richtlinien der Spitzenverbände der Pflegekassen zur Begutachtung von Pflegebedürftigkeit" (Begutachtungs-Richtlinien vom 21.3.1997 in der Fassung vom 22.8.2001) geregeltes sozialmedizinisches Begutachtungsverfahren (Formulargutachten) mit dem Ziel, eine Begutachtung (Erstbegutachtung, Folgebegutachtung als Wiederholungsbegutachtung aufgrund eines Höherstufungsantrags od. i. R. eines Widerspruchs) nach einheitlichen Kriterien bundeswei zu gewährleisten; dient der Beurteilung der Pfle gebedürftigkeit* u. ggf. der Einstufung in eine der 3 Pflegestufen* einschließlich des Härtefalls; die gesetzlichen Pflegekassen* beauftragen den MDK mit der Pflegebegutachtung. Das **Pflegegutach ten** nimmt zu folgenden Sachverhalten Stellung: **1.** Vorliegen der Voraussetzungen für Pflegebedürftigkeit u. Beginn der Pflegebedürftigkeit; **2.** Prüfung; **3.** Prüfung, ob inwieweit ein au ßergewöhnlich hoher Pflegeaufwand vorliegt **4.** Vorliegen einer erheblich eingeschränkten All tagskompetenz; **5.** Bewertung des wöchentlichen Pflegeaufwandes der Pflegepersonen; **6.** individueller Pflegeplan (Empfehlungsteil): **a)** Aussagen über die im Bereich der pflegerischen Leistungen im Einzelfall erforderlichen Hilfen; **b)** Aussagen über notwendige Hilfsmittel u. technische Hilfen; **c)** Empfehlungen für Maßnahmen zur Rehabilita tion*; **d)** Empfehlungen für Maßnahmen zur Prävention; **e)** Prognosen über die weitere Entwick lung der Pflegebedürftigkeit; **f)** Aussagen über die sich im Einzelfall daraus ergebende Notwendigkeit u. die Zeitabstände von Wiederholungsbegut achtungen; **7.** bei Antrag auf Geldleistungen (s. Pflegegeld) hat sich die Stellungnahme auch darauf zu beziehen, ob die ambulante Pflege* in geeigneter Weise sichergestellt ist; **8.** bei Antrag auf vollstationäre Pflege ist die Erforderlichkei vollstationärer Pflege zu prüfen. Das Ergebnis der Begutachtung teilt der MDK der Pflegekasse mit. Die leistungsrechtliche Entscheidung trifft die Pflegekasse unter maßgeblicher Berücksichtigung des Pflegegutachtens.

Pflegeberatungsgespräch: s. Pflichtpflegeeinsatz.

Pflegebericht: s. Pflegedokumentation.

der Pflegeversicherung Qualitätsdefizit in der Pflege am Patienten bzw. Versicherten; umfasst Mängel in der Umsetzung des Pflegeprozesses wie z. B. Defizite bei Ernährung u./od. Flüssigkeitsversorgung, bei der Inkontinenzversorgung, im Bereich von Dekubitusprophylaxe u. -therapie, passivierende Pflege. Die externe Qualitätssicherung der Pflege obliegt der Prüftätigkeit des MDK* nach §§ 80, 112 ff. SGB XI. I. R. der Qualitätsprüfungen können Pflegedefizite aufgedeckt werden. Vgl. Maßstäbe und Grundsätze zur Sicherung und Weiterentwicklung der Pflegequalität, Pflege-Qualitätssicherungsgesetz.

Pflegedienst, ambulanter: s. Pflegeeinrichtung, Pflege.

Pflegedienstvergleich: (engl.) *nursing services comparison*; länderbezogener Vergleich der zugelassenen Pflegedienste gemäß § 92 a SGB XI in entsprechender Anwendung der Ausführungen zum Pflegeheimvergleich* durch Anordnung der Bundesregierung.

Pflegedokumentation: (engl.) *nursing care documentation*; systematische schriftliche Erfassung pflegebezogener Daten eines kranken u./od. pflegebedürftigen Menschen einschließlich medizinischer Verordnungen nach § 3 Abs. 2 Nr. 1 a Krankenpflegegesetz* sowie dem Heimvertrag; erfolgt als schriftlicher Bericht in Form von z. B. Checklisten od. mit elektronischen Leistungserfassungsinstrumenten; umfasst: **1. Pflegeanamnese** mit den Stammdaten* u. Angaben zu Betreuer, Hausarzt, Diagnosen, ggf. Pflegestufe, Krankenhausaufenthalte, Hilfsmittel; **2.** Feststellung von Problemen u. Ressourcen des Patienten bzw. Versicherten sowie der Festlegung von **Pflegezielen; 3.** individuelle **Pflegeplanung** mit Dokumentation geplanter Pflegemaßnahmen nach dem Pflegeprozessmodell*; **4. Pflegebericht** mit schriftlicher Erfassung aktueller Veränderungen/Abweichungen von der Norm; **5. Durchführungsblatt** mit schichtbezogenem Abzeichnen aller durchgeführten pflegerischen Maßnahmen; **6. Ärztliches Verordnungsblatt; 7. Maßnahmeprotokolle:** Bewegungsplan, Ernährungsprotokoll (Trinkplan), ggf. Bilanzierungsbogen, Wundverlaufsprotokoll. Bei der Pflegedokumentation sind alle Anordnungen, Anforderungen u. Durchführungen persönlich mit Angabe von Datum/Uhrzeit zeitnah namentlich signiert zu erfassen. **Ziel:** Optimierung der Pflege, Nachweis der erbrachten Leistung u. der Qualität, Informationsübermittlung des Pflegeprozesses sowie justiziable Dokumentation einer regelrecht erbrachten Pflege. Abzugrenzen von Pflegeleistungserfassungssystemen. Vgl. Dokumentationspflicht, Pflegeleistungserfassungssysteme.

Pflegeeinrichtung: (engl.) *care facility*; Einrichtung der ambulanten od. stationären Pflege nach § 71 SGB XI, die Mitarbeiter verschiedener Pflegeberufe

Leistungen in der Hauswirtschaft) u. Zivildienstleistende beschäftigt; **Formen: 1. ambulante** Pflegeeinrichtung (ambulanter Pflegedienst): i. S. des § 71 Abs. 1 SGB XI selbständig wirtschaftende Einrichtung, die unter ständiger Verantwortung einer ausgebildeten Pflegefachkraft pflegebedürftige Menschen in ihrer Wohnung pflegt u. hauswirtschaftlich versorgt; **2. stationäre** Pflegeeinrichtung (Pflegeheim, Altenpflegeheim): i. S. des § 71 Abs. 2 SGB XI selbständig wirtschaftende Einrichtung, in der pflegebedürftige Menschen unter der ständigen Verantwortung einer ausgebildeten Pflegefachkraft gepflegt werden u. ganztägig (vollstationär) od. nur tagsüber od. nur nachts (teilstationär) untergebracht u. verpflegt werden können. Pflegeeinrichtungen unterliegen der Qualitätssicherung* nach dem Pflege*-Qualitätssicherungsgesetz. Die Umsetzung der Anforderungen wird vor Ort durch den MDK* im Auftrag der Pflegekassen* überprüft.

Pflegeeltern: s. Pflegeperson.

Pflegefachkraft: s. Gesundheits- und Krankenpfleger, Pflegeperson.

Pflegefall: (engl.) *case requiring nursing*; umgangssprachliche Bez. für einen erkrankten Menschen od. einen Menschen mit körperlicher, geistiger od. seelischer Behinderung*, der dauerhaft od. über einen längeren Zeitraum auf Pflege angewiesen ist; vgl. Pflegebedürftigkeit.

Pflegefamilie: s. Pflegeperson.

Pflegegeld: (engl.) *nursing allowance*; Geldleistung* für selbst beschaffte Pflegehilfen durch anspruchsberechtigte pflegebedürftige Menschen (anstelle der Pflegesachleistung* häusliche Pflegehilfe); **Voraussetzung:** Der pflegebedürftige Mensch stellt mit dem Pflegegeld dessen Umfang entsprechend die erforderliche Grundpflege* u. hauswirtschaftliche Versorgung* in geeigneter Weise selbst sicher u. es erfolgen regelmäßige Pflichtpflegeeinsätze*. **Leistung: 1.** In der **SPV** werden nach § 37 SGB XI für die Pflegestufe I monatlich 205 EUR, für die Pflegestufe II 410 EUR u. für die Pflegestufe III 665 EUR gezahlt. Bei vorübergehender vollstationärer Krankenhausbehandlung wird das Pflegegeld bis zu 4 Wochen weitergezahlt. **2.** In der **GUV** haben nach § 44 SGB VII Versicherte, die einen Arbeitsunfall erlitten haben, Anspruch auf ein Pflegegeld gegenüber dem Träger der Unfallversicherung, wenn sie aufgrund des Arbeitsunfalls so hilflos sind, dass sie für die gewöhnlichen u. regelmäßig wiederkehrenden Verrichtungen im Ablauf des täglichen Lebens in erheblichem Umfang der Hilfe bedürfen. Der Begriff der Pflegebedürftigkeit der GUV orientiert sich an dem der Pflegeversicherung (§ 14 SGB XI). Je nach Schweregrad des Gesundheitsschadens werden zwischen 295 EUR u. 1180 EUR (Höchstpflegegeld alte Bundesländer) sowie 256 EUR u. 1023 EUR (Höchst-

krankheitsfolgen bzw. 28 konkreten Beschreibungen von Unfall-Verletzungsfolgen eingestuft, z. B. Verlust beider Beine im Oberschenkel mit 50–30 v. H. des Pflegegeld-Höchstsatzes. **3.** Als nachrangiger Leistungsträger kann auch der **Träger der Sozialhilfe** als Hilfe* zur Pflege Pflegegeld leisten, das den Leistungen der SPV entspricht; abzugrenzen von der Pflegezulage* nach dem Sozialen* Entschädigungsrecht.

Pflegegutachten: s. Pflegebegutachtung.

Pflege, häusliche bei Verhinderung der Pflegeperson: (engl.) *domestic nursing care if the carer is prevented*; syn. Verhinderungspflege; Ersatzpflege eines pflegebedürftigen Menschen bei Ausfall der Pflegeperson*; **Voraussetzung:** die Pflegeperson ist wegen Erholungsurlaubs, Krankheit od. aus anderen Gründen verhindert u. hat den pflegebedürftigen Menschen vor der ersten Verhinderungspflege mindestens 12 Monate gepflegt; **Leistungshöhe:** im Einzelfall bis zu 1432 EUR jährlich, für eine nicht erwerbsmäßige Ersatzpflege bis zu 665 EUR (s. Pflegegeld); zusätzlich kann ein Aufwendungsersatz der Pflegeperson geltend gemacht werden; **Leistungsdauer:** bis zu 4 Wochen pro Kalenderjahr; **Kostenträger:** Pflegekasse; **Rechtliche Grundlage:** § 39 SGB XI. Vgl. Kurzzeitpflege, Pflegeversicherung.

Pflegeheim: s. Pflegeeinrichtung.

Pflegeheimvergleich: (engl.) *nursing home comparison*; länderbezogener Vergleich der Pflegeheime, insbes. hinsichtlich Leistungs- u. Belegstrukturen, Pflegesätzen u. Entgelten sowie Investitionskosten; **Ziel: 1.** Unterstützung der Vertragsparteien bei der Ermittlung von Vergleichsmaßstäben für den Abschluss von Leistungs*- und Qualitätsvereinbarungen mit Pflegeheimen; **2.** Unterstützung der unabhängigen Sachverständigen u. Prüfstellen im Verfahren zur Erteilung der Leistungs-* u. Qualitätsnachweise; **3.** Unterstützung der Landesverbände der Pflegekassen bei der Durchführung von Wirtschaftlichkeits- u. Qualitätsprüfungen; **4.** Unterstützung der Vertragsparteien bei der Messung der Vergütungen u. Entgelte; **5.** Unterstützung der Pflegekassen bei der Erstellung der Leistungs- u. Preisvergleichslisten; **Rechtliche Grundlage:** § 92 a SGB XI.

Pflegehilfe: s. Pflegesachleistung.

Pflegehilfsmittel: (engl.) *nursing appliance*; Sachmittel od. technische Hilfen, die der Erleichterung der Pflege* bzw. der Linderung von Beschwerden des pflegebedürftigen Menschen dienen od. ihm eine selbständige Lebensführung ermöglichen; Anspruch besteht ab Pflegestufe I u. orientiert sich am vorliegenden Einzelfall; der Anspruchsgrund kann sowohl in der Person des pflegebedürftigen Menschen als auch in der des Pflegenden liegen. Über einen festgelegten Geldbetrag hinaus gehende Aufwendungen für Verbrauchsartikel sind dem artikel wird keine Eigenbeteiligung erhoben. Die Pflegekasse od. der MDK* überprüfen die Notwendigkeit des vom Versicherten beantragten Pflegehilfsmittels u. die Leistungspflicht auf Grund lage des Pflegehilfsmittelverzeichnisses*. Pflegehilfsmittel werden von zugelassenen Leistungs erbringern* bezogen. Vollstationäre Pflegeeinrichtungen haben die i. R. des üblichen Pflegebetriebs notwendigen Hilfsmittel* u. Pflegehilfsmittel auf grund des Versorgungsvertrages für die Durchführung der Grundpflege* od. der hauswirtschaftlichen Versorgung bereitzustellen (z. B. Pflegebetten, Rollstühle). Hilfsmittel zur Durchführung der Behandlungspflege* fallen in die Leistungspflicht der GKV (z. B. der Einsatz einer Ernährungspumpe vorrangig zur Sicherstellung der ärztlichen Be handlung. Die Erleichterung der Pflege tritt dem gegenüber zurück).

Pflegehilfsmittelverzeichnis: (engl.) *nursing appli ance catalogue*; Anlage zum Hilfsmittelverzeichnis* (gelistete Produktgruppen 50–54 u. 98), welche die von der Leistungspflicht der Pflegeversicherung umfassten Pflegehilfsmittel* aufführt; gesondert werden Pflegehilfsmittel ausgewiesen, die durch Festbeträge vergütet werden od. für eine leihweise Überlassung an die Versicherten geeignet sind.

Pflegekassen: (engl.) *long-term nursing care funds* Träger der Pflegeversicherung* (§ 1, § 46 SGB XI) rechtsfähige Körperschaften des Öffentlichen Rechts nach dem Selbstverwaltungsprinzip, die wie die Krankenkassen unter der Aufsicht des Bundesversicherungsamtes* stehen. Bei jeder Krankenkasse ist eine Pflegekasse errichtet. **Aufgabe:** nach § 12 SGB XI **1.** Sicherstellung der pfle gerischen Versorgung der Versicherten; **2.** Beseiti gung von Mängeln in der pflegerischen Versor gungsstruktur; vgl. Sicherstellungsauftrag; **3.** Si cherstellung eines nahtlosen u. störungsfreien In einandergreifens von ärztlicher Behandlung, Be handlungspflege, Leistungen der medizinischen Rehabilitation, Grundpflege u. hauswirtschaftli cher Versorgung.

Pflegekinder: (engl.) *foster children*; **1.** allgemeine Bez. für alle Kinder, die durch eine fremde Person betreut werden; ihre rechtliche Stellung ist im Wesentlichen im SGB VIII geregelt u. für die Kindertagespflege in § 23 SGB VIII. **2.** i. e. S. Kinder u. Jugendliche, die kurzfristig od. auf Dauer in Er satzfamilien (bei Pflegeeltern od. anderen Pflege personen*) leben, weil ihre Erziehung u. das Kindeswohl bei den leiblichen Eltern nicht (mehr) gewährleistet ist; erhalten Hilfe* zur Erziehung gemäß § 44 SGB VIII. Chronisch kranke u. behinderte Pflegekinder haben Anspruch auf besondere Qualitätsstandards in den Pflegestellen*.

Pflegekonferenz: s. Bundespflegeausschuss.

Pflegekonzept: (engl.) *care concept*; verbindliches handlungsleitendes Konzept einer Pflegeeinrich-

ter Regeln der (Kranken-)Pflege u. ggf. abgeleitet von einem übergeordneten Pflegeleitbild, wonach der Pflegeprozess grundsätzlich einheitlich u. in sich abgestimmt zu gestalten ist (s. Pflegeprozessmodell); z. B. Arbeiten nach Pflegestandards* od. Patientenpfaden. **Pflegeleitbild:** i. R. des Qualitätsmanagements* in vielen Einrichtungen von den Mitarbeitern entwickelte übergeordnete Handlungsziele; Leitbilder sollten interdisziplinär für die Gesamteinrichtung entwickelt werden, um widersprüchliche Zielsetzungen zu vermeiden.

Pflegekosten: s. Vergütung ambulanter und stationärer Pflegeleistungen.

Pflegekurs: (engl.) *nursing course*; unentgeltliches Angebot der Pflegekassen* zur Vermittlung der Grundbegriffe u. -kenntnisse der Pflege zur Unterstützung der Betreuung von pflegebedürftigen Menschen (§ 45 des SGB XI, freiwillige Pflegekurse für Angehörige u. ehrenamtliche Pflegepersonen*) i. R. der sozialen Pflegeversicherung*; die Pflegekasse kann diese Kurse selbst durchführen od. delegieren; von den Landesverbänden der Pflegekassen u. den Verbänden der Ersatzkassen werden Rahmenvereinbarungen über die Ausgestaltung der Pflegekurse getroffen; abzugrenzen vom Pflichtpflegeeinsatz*.

Pflegeleistungen: s. Pflegeversicherung.

Pflegeleistungserfassungssysteme: (engl.) *nursing care documentation systems*; Instrumente zur Dokumentation der geplanten bzw. erbrachten Pflegeleistungen (s. Pflegeversicherung) je Patient; werden im Verbund mit Patientenkategorisierungssystemen immer häufiger im ambulanten, teil- u. vollstationären Bereich eingesetzt, um den Vorschriften der Kostenrechnung, Leistungsstatistik u. Qualitätssicherung* zu genügen; insbes. auch geeignet als Instrumente zur Messung des Pflegeaufwands, den Pflegemaßnahmen bei Patienten mit bestimmten Patientenmerkmalen erfordern; können als Datenbasis für die Planung, Steuerung u. Auswertung der pflegerischen Arbeit genutzt werden; abzugrenzen von der Pflegedokumentation*.

Pflegeleistungs-Ergänzungsgesetz: (engl.) *Law on Complementing Existing Care benefits*; Abk. PflEG; „Gesetz zur Ergänzung der Leistungen bei häuslicher Pflege von Pflegebedürftigen mit erheblichem allgemeinem Betreuungsbedarf" vom 14.12.2001 zur Gewährung zusätzlicher Leistungen für in häuslicher Pflege befindliche Pflegebedürftige mit demenzbedingten Fähigkeitsstörungen, mit geistigen Behinderungen od. psychischen Erkrankungen; häuslich pflegebedürftige Personen erhalten einen zusätzlichen Betreuungsbetrag in Höhe von bis zu 460 EUR je Kalenderjahr, wenn der MDK als Folge der Krankheit od. Behinderung Auswirkungen auf die Aktivitäten des täglichen Lebens feststellt, die dauerhaft zu einer erheblichen Ein-

Leistungen der Tages-, Nacht- od. Kurzzeitpflege* sowie niedrigschwellige Betreuungsangebote (durch ehrenamtliche Helfer unter fachpflegerischer Anleitung in Gruppen od. auch im häuslichen Bereich). Im PflEG sind außerdem Regelungen zur Finanzierung der medizinischen Behandlungspflege* u. die Förderung ambulanter Hospizdienste (s. Hospiz) aufgenommen. Vgl. Pflege-Qualitätssicherungsgesetz.

Pflegeleitbild: s. Pflegekonzept.

Pflegemanagement: (engl.) *nursing care management*; **1.** Planung, Steuerung u. Überwachung von Pflege*; i. w. S. **a)** Sicherstellung einer angemessenen Pflege mit u. a. einer ausreichenden genügenden Anzahl an qualifizierten Pflegekräften unter Berücksichtigung nicht nur pflegewissenschaftlicher, sondern u. a. auch sozialer u. wirtschaftlicher Aspekte; **b)** die Ausübung der hierfür notwendigen verantwortlichen Leitungsfunktion; **2.** Studiengang (8 Semester an Fachhochschulen), der mit der Berufsbezeichnung Pflegewirt/in (FH) od. Pflegemanager/in (FH) abschließt; Pflegedienstleitungs- u. Pflegedirektorenpositionen werden zunehmend durch Absolventen dieser Studienrichtungen besetzt. Vgl. Pflegewissenschaft.

Pflegeperson: (engl.) *care giver, nurse, foster parent*; **1.** auch Pflegekraft od. Pflegefachkraft; allgemeine Bez. für Gesundheits*- und Krankenpfleger, Gesundheits- u. Kinderkrankenpfleger u. Altenpfleger (s. Altenpflege) in der deutschsprachigen Pflegeliteratur, wenn der Schwerpunkt auf die umfassenden Aspekte der Pflege gelegt wird; **2.** nach § 19 SGB XI Bez. für eine Person, die nicht erwerbsmäßig einen pflegebedürftigen Menschen i. S. des § 14 in seiner häuslichen Umgebung pflegt; ein dem Pflegebedürftigen erbrachtes Pflegegeld* kann an die Pflegeperson weitergeleitet werden. **Leistungen zur sozialen Sicherung der Pflegeperson** werden von den Pflegekassen* od. einem privaten Pflegeversicherungsunternehmen erbracht, wenn die Pflegeperson einen pflegebedürftigen Menschen wenigstens 14 Stunden wöchentlich pflegt u. regelmäßig nicht mehr als 30 Stunden wöchentlich erwerbstätig ist; beinhaltet Beiträge in die GRV sowie Einbeziehung in den Versicherungsschutz der GUV. Vgl. Pflege, häusliche bei Verhinderung der Pflegeperson. **3.** i. S. der Kinder*- und Jugendhilfe (SGB VIII): Person, die ein Kind od. einen Jugendlichen kurzzeitig od. auf Dauer der Pflege aufnimmt, bei dem ein Bedarf auf Hilfe* zur Erziehung besteht, der bei den leiblichen Eltern nicht erfüllt werden kann; die Pflegeperson bedarf der Erlaubnis durch das Jugendamt*, außer bei Verwandtenpflege bis zum dritten Grad. Maßstab für die Erlaubniserteilung ist das leibliche, geistige u. seelische Wohl des Pflegekindes. Die unerlaubte Aufnahme eines Pflegekindes stellt eine Ordnungswidrigkeit dar (§ 104

beeinträchtigte Kinder u. Jugendliche gelten besondere (landesunterschiedliche) Voraussetzungen für die Pflegeperson. Entsprechende Schulungen u. berufliche Qualifikation (z. B. als Erzieher, Pädagoge, Sozialpädagoge) werden für Sonderpflegestellen od. für Pflegekinder mit erweitertem Förderbedarf verlangt. Das Jugendamt überprüft ggf., ob das Wohl eines Kindes in der Pflegefamilie beeinträchtigt ist. **Formen der Pflege** durch eine Pflegeperson sind **a) Kurzzeitpflege**, z. B. in Krisensituationen od. bei Inobhutnahme*; **b) Übergangspflege**, wenn die leiblichen Eltern für eine gewisse Zeit ausfallen (Krankheit, innerfamiliäre Krise, Haft); **c) Dauerpflege** i. S. einer Ersatzfamilie. Die Pflegepersonen sollen (insbes. bei der Übergangspflege) eng mit der Herkunftsfamilie zusammenarbeiten. Sie erhalten für das Pflegekind Hilfe zum Lebensunterhalt u. ein Erziehungsgeld. Näheres regeln Ländergesetze. **Leistungsträger:** örtliches Jugendamt; **Rechtliche Grundlage:** § 44 SGB VIII.

Pflegepersonalregelung: (engl.) *Nursing Staff Directive*; Abk. PPR; inzwischen außer Kraft gesetzte „Regelung über Maßstäbe u. Grundsätze für den Personalbedarf in der stationären Krankenpflege", die ihre Leistungen über Fallpauschalen* abrechnen (Sonderregelungen z. B. in Psychiatrie, Intensivpflege); trat am 1.1.1993 in Kraft u. diente zuletzt noch als Bemessungsgrundlage bei der Einführung der DRG*. **Verfahren:** Die Personalbemessung orientierte sich nicht mehr an der durchschnittlichen Belegungszahl der Betten, sondern am tatsächlichen pflegerischen Aufwand mit bestimmten Minutenwerten pro Patient.

Pflegeplanung: (engl.) *planning of nursing care*; Teilschritt im Pflegeprozess, der die fachkundige, umfassende Planung von Pflegemaßnahmen beinhaltet; betrifft unter Berücksichtigung von Prioritäten das Setzen von Zielen u. die Planung pflegerischer Maßnahmen. Ziele werden patientenorientiert, realistisch u. messbar festgelegt. Dadurch wird die Überprüfbarkeit der Effektivität pflegerischer Maßnahmen erleichtert. Bestandteil der Pflegedokumentation*. Vgl. Pflegebegutachtung.

Pflegeprognose: (engl.) *nursing care prognosis*; als Bestandteil der Pflegebegutachtung* nach SGB XI die Abschätzung u. Dokumentation der weiteren voraussichtlichen Entwicklung der Pflegebedürftigkeit; so ist bei der Einschätzung der Pflegeprognose zu berücksichtigen, dass möglicherweise durch zumutbare kurative, pflegerische od. rehabilitative Maßnahmen sowie durch den Einsatz von Pflege od. Hilfsmitteln od. durch Maßnahmen zur Verbesserung des Wohnumfeldes der Hilfebedarf gemindert werden könnte.

Pflegeprozessmodell: (engl.) *model of nursing care process*; idealtypische Darstellung der Pflege* als

pien geordnete Herangehensweise an die Gestaltung der Pflege, z. B. **1.** 4-stufiges Modell in Anlehnung an den PDCA*-Zyklus; **2.** 6-stufiges Modell (s. Abb.).

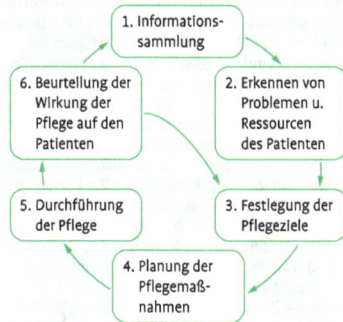

Pflegeprozessmodell

Pflegequalität: s. Maßstäbe und Grundsätze zur Sicherung und Weiterentwicklung der Pflegequalität.

Pflege-Qualitätssicherungsgesetz: (engl.) *Nursing Care Quality Assurance Law*; Abk. PQsG; als Ergänzung zum SGB XI beschlossenes „Gesetz zur Qualitätssicherung u. zur Stärkung des Verbraucherschutzes in der Pflege" vom 9.9.2001 (BGBl. S. 2320) mit dem Ziel der Einführung eines umfassenden, internen Qualitätsmanagements* in jedem Pflegeheim u. jedem Pflegedienst einschließlich moderner Personalbemessungsverfahren sowie regelmäßiger Überprüfung der Heime u. Dienste durch unabhängige Sachverständige; Stärkung der Eigenverantwortung der Pflegeeinrichtungen* durch Einführung einrichtungsbezogener Leistungs- u. Qualitätsvereinbarungen mit Pflegeheimen über Art u. Umfang der Leistungen sowie die notwendige Ausstattung. Die Zusammenarbeit im stationären Bereich zwischen MDK u. Heimaufsicht* wird intensiviert durch gegenseitige Information u. Beratung, gemeinsame od. arbeitsteilige Überprüfung von Heimen sowie Verständigung über die im Einzelfall notwendigen Maßnahmen zur Gefahrenabwehr od. Qualitätssicherung. Die Verbraucherrechte werden gestärkt durch Mitwirkungsrechte des Heimbeirats bei der Vorbereitung der Pflegesatzverhandlungen u. der Leistungs- u. Qualitätsvereinbarung. Pflegedienste sind verpflichtet, mit der pflegebedürftigen Person einen Pflegevertrag abzuschließen. Vgl. Maßstäbe und Grundsätze zur Sicherung und Weiterentwicklung der Pflegequalität, Leistungs- und Qualitätsnachweise.

te, die entweder bei den Pflegekassen* od. bei versorgungsvertraglich gebundenen ambulanten Pflegeeinrichtungen* angestellt sind; **Leistungshöhe:** Der Anspruch auf häusliche Pflegehilfe umfasst je Kalendermonat bei Pflegestufe I Pflegeeinsätze bis zu einem Gesamtwert von 384 EUR, bei Pflegestufe II bis zu 921 EUR u. bei Pflegestufe III bis zu 1432 EUR. Vgl. Pflege, Pflegegeld.

Pflegesatz: (engl.) *hospital per diem charge*; Vergütungsform in der stationären Versorgung in Deutschland zur Deckung der Behandlungskosten pro Tag u. Patient; beziffert multipliziert mit der Liegedauer die Gesamtvergütung* eines Patienten. Der Pflegesatz ist tagesgleich u. nicht nach Intensität der Behandlung differenziert. Er besteht aus **1. Basispflegesatz:** kostendeckendes Entgelt für Krankenhausleistungen für **a)** sog. Hotelleistungen (z. B. Unterkunft u. Verpflegung), **b)** Verwaltung, **c)** nichtmedizinische Technik; mit Einführung der Fallpauschalen der DRG* rechnen nur psychiatrische Fachabteilungen mit Basispflegesatz ab; **2. Abteilungspflegesatz:** Kosten medizinischer u. pflegerischer Leistungen für stationäre Fälle deckendes Entgelt, das bis zur Einführung der DRG für jede selbständige Abteilung des Krankenhauses separat festgestellt wurde. Der kann auf die pflegerische od. die fachliche Organisationseinheit bezogen definiert sein. Für bereits durch Sonderentgelte* u. Fallpauschalen* abgegoltene Leistungen kann kein Abteilungspflegesatz mehr abgerechnet werden. In i. d. R. jährlich stattfindenden Pflegesatzverhandlungen zwischen einem Krankenhausträger u. allen Krankenkassen wird über die Pflegesätze (Budget, Art, Höhe, Laufzeit), Fallpauschalen u. Sonderentgelte (Zu- u. Abschläge) verhandelt. Die Bundespflegesatzverordnung regelt die Vergütung nach dem Pflegesatz für Krankenhäuser, die dem Krankenhausfinanzierungsgesetz* unterliegen.

Pflegestandard: (engl.) *nursing care standard*; in ihrer Verbindlichkeit gegenwärtig nicht immer allseitig u. umfassend konsentierte Handlungsanweisung für eine als fachgerecht erachtete Ausführung von wiederkehrenden Pflegehandlungen unter Berücksichtigung allgemeingültiger u. akzeptierter, zunehmend auch wissenschaftlich gesicherter Maßstäbe in der beruflich ausgeübten Pflege, die den Ablauf u. die Qualität einzelner pflegerischer Maßnahmen festlegt (z. B. für Körperpflege, Injektionen, Verbandswechsel); auf dieser Grundlage erfolgt die Konkretisierung pflegerischer Ziele; unterschieden werden (in Anlehnung an die Donabedians* Trias) Strukturstandard, Prozessstandard u. Ergebnisstandard. Pflegestandards sollen sinnvoll, verständlich, nützlich, messbar, überwachbar u. praktisch durchführbar sein. In Deutschland wurden Pflegestandards in der Krankenpflege mit In-Kraft-Treten des Gesundheitsstrukturgesetzes*

gleichbleibend hoher Pflegequalität, Vereinheitlichung der Pflegemaßnahmen, ihrer Dokumentation u. Abrechnung. Vgl. Qualitätsmanagement.

Pflegestation: s. Pflegeeinrichtung.

Pflegestelle: (engl.) *foster home*; Ersatzfamilie bzw. -betreuung für einen befristeten Zeitraum od. auf Dauer für Pflegekinder*; die Pflegepersonen* bedürfen i. d. R. einer Pflegeerlaubnis; **Formen** nach SGB VIII: **1. Tagespflegestellen:** beinhalten gemäß § 23 SGB VIII eine Betreuung des Kindes durch eine fremde Person sowohl in der eigenen Familie als auch in einer fremden Familie. Die Vermittlung geeigneter Pflegepersonen ist Aufgabe der Jugendämter*; eine private Vermittlung ist aber zulässig. Die Pflegeperson hat einen Anspruch auf Erstattung hinsichtlich der Aufwendungen bzw. Kosten der Erziehung (§ 23 Abs. 2 SGB VIII). **2. Vollzeitpflegestellen:** können gemäß § 33 SGB VIII eine zeitlich befristete Hilfe* zur Erziehung od. eine auf Dauer angelegte Lebensform sein. **3. Sonderpflegestellen:** gemäß § 33 Satz 2 SGB VIII für besonders entwicklungsbeeinträchtigte Kinder u. Jugendliche geschaffene bzw. ausgebaute Formen der Familienpflege; werden regelmäßig von Pflegepersonen wahrgenommen, die aufgrund einer besonderen Fachkunde geeignet sind. Für seelisch behinderte Kinder u. Jugendliche gibt es das Modell der qualifizierten u. supervidierten Gastfamilien.

Pflegestufe: (engl.) *level of nursing care required*; Grad der Pflegebedürftigkeit* nach § 15 SGB XI; festgestellt i. R. der Pflegebegutachtung* entsprechend den Pflegebedürftigkeits*-Richtlinien; **Parameter** für die Zuordnung zu einer der 3 Pflegestufen sind **1.** Verrichtungen i. S. des Gesetzes (nach § 14 SGB XI) im Bereich der Körperpflege, Ernährung, Mobilität u. hauswirtschaftlichen Versorgung; **2.** Häufigkeit des Hilfebedarfs*; **3.** zeitlicher Mindestaufwand; **4.** Zuordnung der Verrichtungen im Tagesablauf. **Einteilung: 1. Pflegestufe I** (erheblich pflegebedürftig): Personen, die bei Körperpflege, Ernährung od. Mobilität für wenigstens 2 Verrichtungen aus mehreren Bereichen mindestens einmal täglich der Hilfe bedürfen u. zusätzlich mehrfach in der Woche Hilfe bei der hauswirtschaftlichen Versorgung benötigen; der Zeitaufwand, den eine Pflegeperson (Familienangehöriger od. eine andere nicht als Pflegekraft ausgebildete Pflegeperson) für die erforderlichen Leistungen der Grundpflege u. hauswirtschaftlichen Versorgung benötigt, muss im Tagesdurchschnitt mindestens 90 Minuten betragen, von denen auf die Grundpflege* mehr als 45 Minuten entfallen müssen; **2. Pflegestufe II** (schwer pflegebedürftig): Personen, die bei Körperpflege, Ernährung od. Mobilität mindestens 3-mal täglich zu verschiedenen Tageszeiten der Hilfe bedürfen u. zusätzlich mehrfach in der Woche

u. hauswirtschaftlichen Versorgung benötigt, muss mindestens 3 Stunden täglich betragen, von denen auf die Grundpflege mindestens 2 Stunden entfallen müssen; **3. Pflegestufe III** (schwerstpflegebedürftig): Personen, die bei Körperpflege, Ernährung od. Mobilität täglich rund um die Uhr (auch nachts) der Hilfe bedürfen u. zusätzlich mehrfach in der Woche Hilfe bei der hauswirtschaftlichen Versorgung benötigen; der Zeitaufwand, den eine Pflegeperson für die erforderlichen Leistungen der Grundpflege u. hauswirtschaftlichen Versorgung benötigt, muss mindestens 5 Stunden täglich betragen, von denen auf die Grundpflege mindestens 4 Stunden entfallen müssen. **Hinweis: 1.** In besonders gelagerten Fällen kann darüber hinaus ein außergewöhnlich hoher und intensiver Pflegeaufwand* festgestellt werden. **2.** Bei Kindern ist für die Zuordnung der zusätzliche Hilfebedarf gegenüber einem gesunden gleichaltrigen Kind maßgebend. Kostenträger: s. Pflege.

Pflegesysteme: (engl.) *nursing care systems*; syn. Pflegeorganisationsmodelle; **1.** Formen der **Arbeitsorganisation** der Pflege*, durch die wichtige Arbeitsabläufe u. Verantwortungsbereiche der Pflegenden festgelegt werden; bei häufigen Mischformen werden grundlegend unterschieden: **a) Funktionspflege** (auch funktionelle Pflege): Organisation der Pflege von Funktionsbereichen; unterteilt die patientenbezogenen Pflegehandlungen in einzelne Arbeitsschritte, die von unterschiedlichen Pflegekräften bei jeweils allen Patienten bzw. Versicherten entsprechend ihrer Qualifikation ausgeführt werden, z. B. führt eine Pflegekraft alle Wundpflegen, eine andere Pflegekraft alle Blutdruckmessungen auf einer Station durch. Vorteil: rationelle Routinisierung, Nachteil: geringer Bezug einer Pflegekraft zum einzelnen Patienten; **b) Bereichspflege:** auch Gruppenpflege, Zimmerpflege; Einteilung einer Station in mehrere Bereiche (Gruppen von i. d. R. 2–4 Zimmern mit ca. 4–12 Patienten). Während der gesamten Dienstzeit (Schicht) ist eine Pflegekraft für die Pflegeplanung u. alle patientenbezogenen Pflegehandlungen (Pflegemaßnahmen, Dokumentation, Kontakt zu Ärzten u. Angehörigen) in diesem Bereich verantwortlich. Vorteil: Aufhebung der Zergliederung in einzelne Maßnahmen; der Patient hat pro Schicht nur einen Ansprechpartner; Nachteil: Ende der Zuständigkeit nach jeder Schicht; **c) Bezugspflege** (auch Bezugspersonenpflege, primäre Pflege): jedem Patienten wird eine Pflegekraft (Primary Nurse) zugeordnet, die von der Aufnahme bis zur Entlassung für dessen Pflege u. Versorgung verantwortlich ist. In ihrer Abwesenheit übernimmt eine andere Pflegekraft die Pflege des Patienten, hält sich dabei aber an den von der Primary Nurse aufgestellten Pflegeplan. Vorteil: Der Patient hat einen verantwortlichen Ansprechpartner, der

Patienten nach einem festen Ansprechpartner so wie dem Bedürfnis des Pflegenden nach eigenverantwortlicher ganzheitlicher Krankenpflege. **2.** komplexe bzw. aufeinander abgestimmte **Pflegehilfsmittel**, z. B. zur Versorgung eines künstlichen Darmausganges.

Pflegetag: (engl.) *day of (hospital) care*; Tag, an dem Kosten* durch Krankenhausleistungen* entstanden sind; eine der möglichen Grundlagen für die Berechnung der Kosten* für die Leistungserbringung in stationären Einrichtungen; dauert nicht notwendiger Weise 24 Stunden; vgl. Berechnungstag, Pflegesatz, Tagespauschale, DRG.

Pflegeüberleitung: (engl.) *care transition*; Überleitungspflege; Pflegeangebot, das einen für den pflegebedürftigen Menschen reibungslosen Übergang von einer Versorgungseinrichtung in eine andere (z. B. vom Krankenhaus in ein Pflegeheim eine Rehabilitationsklinik od. ein Hospiz*) od. von stationärem Aufenthalt zu ambulanter Pflege* u. umgekehrt gewährleistet; z. B. durch Einbezie hung ambulanter Pflegedienste bis zum Erlangen der Selbstversorgung im häuslichen Umfeld od der Feststellung einer dauerhaften Pflegebedürf tigkeit*. Dokumentiert wird die Pflegeüberleitung auf dem sog. Pflegeüberleitungsbogen.

Pflegeversicherung: (engl.) *nursing insurance, long term care insurance*; Abk. PV; 5. Säule der Sozial versicherung* zur Absicherung der finanziellen Risiken der Pflegebedürftigkeit als Pflichtversiche rung*; **Ziel:** Sicherstellung einer pflegerischen Versorgung der Bevölkerung angepasst an die gesell schaftlichen u. wirtschaftlichen Veränderungen als eine rechtlich festgeschriebene solidarische Aufgabe; **Rechtliche Grundlage:** Pflege-Versiche rungsgesetz (Abk. PflegeVG): „Gesetz zur sozialen Absicherung des Risikos der Pflegebedürftigkeit" vom 26.5.1994, (BGBl. I S. 1014, 2797), zuletz geändert am 14.8.2006 (BGBl. I S. 1869), in Kraf getreten als SGB XI; geändert durch das Pflege leistungs*-Ergänzungsgesetz vom 14.12.2001, zuletzt am 21.3.2005. Versicherte der Gesetzlichen Krankenversicherung* werden danach zugleich in die der Krankenkasse angegliederte Pflegekasse einbezogen; Versicherte der PKV müssen eine Pri vate Pflegeversicherung bei gleichwertigem Leis tungsspektrum abschließen. **Kostenträger:** be den Krankenkassen errichtete Pflegekassen, den privaten Krankenkassen angeschlossene private Pflegeversicherungen; übersteigen die Kosten der Pflege die Leistungen der PV, sind sie durch den Versicherten selbst, ggf. durch Unterhaltsver pflichtete u. subsidiär die Träger der Sozialhilfe zu tragen. **Leistung:** Pflegeleistungen der PV nach § 28 SGB XI (s. Abb.): **1.** Pflegesachleistung* (§ 36) **2.** Pflegegeld* (§ 37); **3.** Kombination von Geld- u. Sachleistung (§ 38); s. Kombinationsleistung **4.** häusliche Pflege* bei Verhinderung der Pflege

Leistungen bei häuslicher Pflege: Pflegesachleistung u./od. Pflegegeld, ambulante Pflege bei Verhinderung der Pflegeperson

teilstationäre Pflege (Tages- u. Nachtpflege)

vollstationäre Pflege u. Kurzzeitpflege

Pflegehilfsmittel u. technische Hilfen

Leistungen zur sozialen Sicherung der Pflegepersonen

Pflegekurse für Angehörige u. ehrenamtliche Pflegepersonen, ggf. pflegeunterstützende Maßnahmen

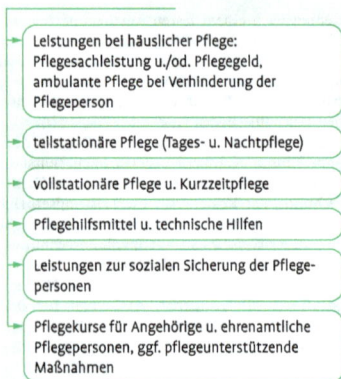

Pflegeversicherung: Aufgaben u. Leistungen

person (§ 39); **5.** Pflegehilfsmittel* u. technische Hilfen (§ 40); **6.** Tages- u. Nachtpflege (§ 41); **7.** Kurzzeitpflege* (§ 42); **8.** vollstationäre Pflege (§ 43); **9.** Pflege in vollstationären Pflegeeinrichtungen* der Hilfe für behinderte Menschen (§ 43 a); **10.** Leistungen zur sozialen Sicherung der Pflegepersonen* (§ 44); **11.** Pflegekurse* für Angehörige u. ehrenamtliche Pflegepersonen (§ 45); ggf. auch pflegeunterstützende Maßnahmen*. **Hinweis:** Pflegeleistungen der PV sind nachrangig gegenüber Entschädigungsleistungen wegen Pflegebedürftigkeit aus der GUV (§ 13 SGB XI) bzw. wegen Hilflosigkeit* nach dem BVG (s. Pflegezulage). Fürsorgeleistungen z. B. nach SGB XII (Sozialhilfe) werden nur subsidiär geleistet.

Pflege-Versicherungsgesetz: s. Pflegeversicherung.

Pflegewissenschaft: (engl.) *nursing science*; wissenschaftliche Fachdisziplin an (Fach-)Hochschulen, die sich mit Kranken-*, Kinderkranken- u. Altenpflege* beschäftigt; umfasst: **1.** Pflegeforschung: Forschung in Bezug auf die Berufsgruppe Pflege u. auf die Pflege (chronisch) kranker, alter u. sterbender Menschen; **2.** Ethik: Überprüfung u. Weiterentwicklung bereits vorhandener Wissensbestände auf ihre Verwertbarkeit u. ihren Anpassungsbedarf an pflegerische Gegebenheiten; **3.** Pflegetheorie: Überprüfung u. Weiterentwicklung der bisher überwiegend aus den USA stammenden Pflegetheorien; **4.** Pflegepädagogik; **5.** Pflegemanagement*.

Pflegezeitbemessung: (engl.) *determination of nursing care time*; Abschätzung des Zeitaufwandes, der durchschnittlich für definierte Pflegemaßnahmen aufzubringen ist; Orientierungswerte zur Pflegezeitbemessung für die in § 14 SGB XI genannten Verrichtungen der Grundpflege* sind die sog.

vollständigen Übernahme der Verrichtungen i. S. der Laienpflege bei einem völlig passiven Patienten/Versicherten ausgegangen. Die Orientierungswerte sind Anhaltsgrößen zur Feststellung des individuellen Hilfebedarfs* i. R. der Pflegebegutachtung. Maßgeblich ist die individuelle Pflegesituation; z. B. ist eine von den Orientierungswerten abweichende Pflegezeitbemessung ggf. möglich bei speziellen krankheitsspezifischen Pflegemaßnahmen u. bei vorhandenen allgemeinen u. besonderen Erschwernisfaktoren (s. Maßnahmen, pflegeunterstützende).

Pflegezeiten: (engl.) *care periods*; rentenrechtliche Zeiten nicht erwerbsmäßiger Pflege, die in der GRV zwischen 1.1.1992 u. 31.3.1995 als Berücksichtigungszeiten* u. seitdem als Pflichtbeitragszeiten (s. Beitragszeiten) honoriert werden können.

Pflegezulage: (engl.) *nursing allowance*; Geldleistung des Sozialen* Entschädigungsrechts (Hauptgesetz BVG) für Beschädigte, wenn infolge der Schädigung Hilflosigkeit* besteht, wobei Auswirkungen anderer Leiden zu berücksichtigen sind, soweit diese den Hilfebedarf nicht überwiegend begründen (§ 35 BVG); Pflegezulage wird in den Stufen I–VI geleistet; es gibt regelhaft bestimmte Gruppen, z. B. erhalten im Oberschenkel Doppelamputierte Stufe II, im Hand-, Unterarmbereich Doppelamputierte Stufe III, im Oberarm Doppelamputierte Stufe IV, Blinde Stufe III, Querschnittgelähmte mit Mastdarmlähmung Stufe V u. blinde Ohnhänder Stufe VI; die Begutachtung erfolgt anhand der Anhaltspunkte*; unabhängig von Schwerstbeschädigtenzulage* nach dem BVG; abzugrenzen von den auf Pflegebedürftigkeit* begründeten Leistungen der Pflegeversicherung* (SGB XI).

Pflegschaft: (engl.) *tutelage*; Form der Fürsorge durch einen gesetzlichen Vertreter der Anordnung des Vormundschaftsgerichts, begrenzt auf bestimmte personen- u. sachbezogene Angelegenheiten eines pflegebedürftigen Menschen (§§ 1909 ff. BGB); **Formen: 1. Ergänzungspflegschaft** für minderjährige Kinder, deren Eltern an der Besorgung der Angelegenheiten ihrer Kinder tatsächlich od. rechtlich verhindert sind; **2. Abwesenheitspflegschaft:** Fürsorge für Vermögensangelegenheiten einer volljährigen Person, die infolge unbekannten Aufenthalts an deren Besorgung verhindert ist; die Anordnung einer Abwesenheitspflegschaft ist nicht nötig, wenn die für die infolge Abwesenheit verhinderte Person durch Bestellung eines Betreuers bereits gesorgt ist; **3.** Pflegschaft für eine Leibesfrucht mit dem Ziel, die künftigen Rechte einer Leibesfrucht zu wahren; **4.** Pflegschaft für unbekannte Beteiligte mit dem Ziel, die Interessen unbekannter Beteiligter zu wahren. Die Geschäfts- bzw. Prozessfähigkeit des Pfleglings wird durch

ses zur Vertretung des Pflegebefohlenen berechtigt. Die Pflegschaft kann sowohl einer geeigneten Einzelperson, einem zur Führung von Vormundschaften* u. Pflegschaften anerkannten Verein wie auch (für Minderjährige) dem Jugendamt als Amtspflegschaft* übertragen werden. Das Jugendamt bzw. der Verein haben die tatsächliche Wahrnehmung der Pflegschaftsaufgaben einem od. mehreren Mitarbeitern zu übertragen. **Hinweis:** In Abgrenzung zur Betreuung* gilt eine Pflegschaft i.d.R. nur für einen klar definierten Sachverhalt, für den eine Pflegerbestellung notwendig wird (ggf. auch nur für die Abgabe einer einzigen Willenserklärung wie einem bestimmten Vertragsschluss.

Pflichtbeiträge: (engl.) *compulsory contributions*; Beiträge* zur Sozialversicherung, die auf einer Versicherungspflicht* kraft Gesetzes od. auf Antrag basieren u. entrichtet werden müssen.

Pflichtfortbildung: (engl.) *mandatory advanced education*; Pflicht für in der Patientenversorgung tätige Ärzte zur qualitativen Fortbildung* mit Nachweis nach SGB V; laut § 95 d SGB V wird der fehlende Nachweis der Fortbildung eines Vertragsarztes* gegenüber der KV (Stichtag 1.7.2004) zu finanziellen Sanktionen führen, die gesetzlich verankerte Fortbildungsverpflichtung für Fachärzte im Krankenhaus (Stichtag 1.1.2006) ist in § 137 Abs. 1 Nr. 2 SGB V festgelegt. Näheres wird durch eine Vereinbarung des Gemeinsamen* Bundesausschusses geregelt.

Pflichtleistung: syn. Regelleistung*.

Pflichtpflegeeinsatz: (engl.) *compulsory nursing care assignment*; syn. Pflegeberatungsgespräch, Pflegeberatungseinsatz; umgangssprachl. Pflegeeinsatz; bei Bezug von Pflegegeld* nach § 37 SGB XI gesetzlich vorgeschriebene Beratung des pflegebedürftigen Menschen u. der Pflegepersonen* in der eigenen Häuslichkeit durch eine zugelassene Pflegeeinrichtung; **Ziel:** Sicherung der Qualität der ambulanten Pflege*, regelmäßige Hilfestellung u. praktische pflegerische Unterstützung der ambulant Pflegenden. Die Beratung soll bei Pflegestufe I u. II in Intervallen von 6 Monaten u. bei Pflegestufe III in Intervallen von 3 Monaten durch eine professionelle Pflegeeinrichtung*, mit der die Pflegekasse einen Vertrag abgeschlossen hat, erfolgen. Die Vergütung dafür trägt die Pflegekasse. **Kostenträger:** zuständige Pflegekasse od. privates Versicherungsunternehmen. Werden die Gespräche (Einsätze) nicht durchgeführt, so hat die Pflegekasse das Recht, das Pflegegeld nach einer entsprechenden Aufklärung u. Frist zu versagen.

Pflichtquote: s. Beschäftigungspflicht der Arbeitgeber.

Pflichtversicherung: (engl.) *compulsory insurance*; 1. besteht im Bereich der Gesetzlichen Sozialversicherung* insbes. für Beschäftigte; welche Personen bestimmten Voraussetzungen tritt eine Pflichtversicherung aber auch auf Antrag ein (§ 28 a SGB III; § 4 SGB VI); **2.** besteht auch für besondere Berufsgruppen (Beschäftigte u. Selbständige) auf grund ihrer Berufszugehörigkeit: in der landwirtschaftlichen Sozialversicherung, den Versorgungswerken*, der Künstlersozialkasse (s. Künstlersozialversicherung; **3.** im Bereich der Privatsicherung schreiben verschiedene Gesetze vor, dass sich Personen des Privatrechts gegen bestimmte Risiken versichern müssen, z. B. Kraftfahrzeughalter, Luftverkehrsunternehmen, Notare, Wirtschaftsprüfer u. Steuerberater; dies gilt v. a. für Bereiche, bei denen durch Fehlverhalten den Versicherten Schäden in erheblichem Umfang eintreten können. Geschädigten soll so ein wirtschaftlich realisierbarer Schadensersatzanspruch (s. Schadensersatz) geleistet werden.

Pharmaceutical Care: pharmazeutische Betreuung umfasst die konsequente Wahrnehmung der Mitverantwortung des Apothekers bei der Therapie mit Arzneimitteln; **Ziel:** Verbesserung der gesundheitsbezogenen Lebensqualität* des Patienten; **Voraussetzung: 1.** professionelle Beziehung zwischen Patient u. Apotheker; **2.** Erfassung von patientenspezifischen Daten zur Medikation sowie zur Gesundheit; **3.** Erstellung u. Überwachung eines Therapieplanes unter Einbezug von Patient u. verschreibendem Arzt; **4.** Dokumentation des Betreuungsprozesses. Vgl. Managed Care.

Pharmakoökonomie: (engl.) *pharmaco economics* **1.** im Bereich der Gesundheitsökonomie wirtschaftliche Betrachtungen (Wirtschaftlichkeit, rationeller Einsatz von Mitteln im Gesundheitswesen), bei denen Kosten u. Nutzen von Arzneimitteln* einander gegenüber gestellt werden; **2.** gesundheitsökonomische Evaluation* von Arzneimitteln. Pharmaökonomische Analysen sind systematische Vergleiche alternativer Behandlungsstrategien (die Ergebnisse, Kosten* u. Konsequenzen medikamentöser Behandlungen berücksichtigen; dabei werden die direkten, indirekten u. intangiblen Kosten sowie der Nutzen der Behandlung (Wirkung auf Lebensqualität der Patienten; s. Kosten-Nutzen-Analyse) verglichen.

Pharmakovigilanz: (engl.) *pharmacovigilance*; Arzneimittelwachsamkeit; systematische Erfassung, Beurteilung u. Prävention von unerwünschten Arzneimittelwirkungen* (UAW) beim Menschen **Ziel: 1.** möglichst frühe Erfassung unbekannter UAW u. Arzneimittelinteraktionen; **2.** Erfassung des Anstiegs der Häufigkeit bekannter UAW; **3.** Identifizierung von Risikofaktoren u. Mechanismen von UAW; **4.** quantitative Abschätzung des Risiko-Nutzen-Verhältnisses der Arzneimittel **5.** Verbreitung von Informationen zur Verbesserung des Arzneimittelgebrauchs u. der Arzneimittelverordnung. Die Pharmakovigilanz ist rele

Die EMEA* koordiniert Pharmakovigilanz-Aktivitäten auf europäischer Ebene.

Pharmazentralnummer: (engl.) *central drug code*; Abk. PZN; von der Informationsstelle für Arzneispezialitäten zugeteilte Nummer für Arzneimittel* u. apothekenübliche Waren, die einen Artikel bestimmter Bez. eines bestimmten Anbieters identifiziert; Artikel identifizierende Merkmale wie Darreichungsform, Form od. Packungsgröße* werden berücksichtigt. Die PZN wird fortlaufend vergeben u. enthält keine weiteren Informationen. Sie ist eine 7-stellige Zahl, wobei die letzte Ziffer eine Prüfziffer ist. Bei der Abrechnung mit den Krankenkassen übertragen die Apotheken die PZN der zu Lasten der GKV abgegebenen Arzneimittel maschinenlesbar auf die Verordnungsblätter.

Phase-II-Einrichtungen: (engl.) *phase II facilities*; in der Bundesarbeitsgemeinschaft medizinisch-beruflicher Rehabilitationszentren (Phase II) zusammengeschlossene Einrichtungen der medizinisch-beruflichen Rehabilitation*, die in ihrem Aufgabenbereich zwischen medizinischer Akutbehandlung u. Erstversorgung (Phase I) u. Leistungen* zur Teilhabe am Arbeitsleben (Phase III) angesiedelt sind; das Spektrum des Leistungsangebots reicht von medizinisch-therapeutischen bis zu schulischen bzw. berufsbezogenen rehabilitativen Angeboten (s. Rehabilitation, medizinisch-berufliche).

Phasenmodell der neurologischen Rehabilitation: (engl.) *phase model of neurological rehabilitation*; beschreibt eine 6-phasige Versorgungskette in der Behandlung u. Rehabilitation* von erwachsenen

andere ist abhängig von der individuellen Symptomatik, d.h. von bestimmten Patientencharakteristika sowie Behandlungs-/Rehabilitationszielen, -aufgaben u. -leistungen, die für jede Phase definiert sind. Behandlung u. Rehabilitation entsprechend dem Phasenmodell finden in dafür fachlich, personell u. strukturell geeigneten Einrichtungen statt. Das Phasenmodell dient als Grundlage für die leistungsrechtliche Zuordnung der Sozialleistungsträger.

Phobie: (engl.) *phobia*; syn. phobische Störung, phobische Neurose; inadäquate Angst in bestimmten Situationen od. vor bestimmten Objekten, die möglichst gemieden werden; im Verlauf entwickelt sich häufig eine Erwartungsangst („Angst vor der Angst"); oft massive körperliche Begleitsymptomatik (Schweißausbruch, Tachykardie usw.); **Formen: 1.** Agoraphobie (Angst vor großen Plätzen, Menschenansammlungen, in weiter Entfernung von der gewohnten Umgebung); **2.** soziale Phobie (Angst vor prüfender Aufmerksamkeit u. Nähe in Gruppensituationen); **3.** spezifische Phobien wie Spinnenphobie, Klaustrophobie, Flugangst, Dunkelangst. **Ätiologie:** vermutlich multifaktorielle Genese; genetische Prädisposition u. psychologische Faktoren, wobei der Lerntheorie besondere Bedeutung zugemessen wird; **Risikofaktoren:** bei getrennt Lebenden, Verwitweten od. Geschiedenen ist das Risiko, an einer sozialen od. einer spezifischen Phobie zu erkranken, erhöht. **Epidemiologie:** mittlere Lebenszeitprävalenz für die soziale Phobie 11,3 %, für die spezifische Phobie 8,6 %, für die Agoraphobie 5,4 %. Von Agoraphobie u. spezi-

P

Phasenmodell der neurologischen Rehabilitation

Phase	Charakteristika
A	Akutbehandlungsphase, inhaltlich nicht der Rehabilitation zuzurechnen
B	Behandlungs- und Frührehabilitationsphase bei schwer bewusstseinsgestörten Patienten, in der noch intensivmedizinische Behandlungsmöglichkeiten vorgehalten werden müssen, jedoch bereits eine rehabilitative Behandlung (u.a. aktivierende Pflege, gezielte funktionelle Behandlung) stattfindet
C	Behandlungs- und Rehabilitationsphase bei überwiegend bewusstseinsklaren, nicht beatmungspflichtigen Patienten, in der noch eine erhebliche pflegerische und akutmedizinische Betreuungsbedürftigkeit besteht, jedoch bereits Kooperationsfähigkeit bezüglich angemessener rehabilitativer Angebote gegeben ist (mehrere Therapieeinheiten täglich von je 30 Minuten Dauer)
D	Rehabilitationsphase, in der der Rehabilitand mobil und weitgehend unabhängig von pflegerischer Unterstützung ist und sich aktiv über mehrere Stunden täglich am Rehabilitationsprozess beteiligen kann
E	Phase mit Rehabilitationsnachsorgeleistungen nach medizinischer Rehabilitation bzw. mit Leistungen zur Teilhabe am Arbeitsleben
F	Phase mit langfristig unterstützenden, betreuenden und funktionserhaltenden Maßnahmen

Phobie meist im Jugendalter, bei der Agoraphobie überwiegend im dritten Lebensjahrzehnt. Die Agoraphobie ist häufig mit einer Panikstörung vergesellschaftet. **Sozialmedizinische Bedeutung:** Agoraphobie u. soziale Phobie neigen unbehandelt zur Chronifizierung u. können durch zunehmende Vermeidungsreaktionen der Betroffenen zu weitgehender sozialer Isolation führen. Häufig finden sich auch Arrangements, in denen Bezugspersonen der Chronifizierung ungewollt Vorschub leisten, indem sie durch umfassende Versorgung (z. B. Einkäufe) die Auseinandersetzung des Betroffenen mit dem angstauslösenden Stimulus verhindern. Menschen mit einer sozialen Phobie haben zudem ein erhöhtes Risiko eines sekundären Medikamentenod. Alkoholmissbrauchs. Die spezifische Phobie mit Beginn im Kindesalter hat eine gute Prognose u. klingt meist ohne Behandlung ab. Eine später erworbene spezifische Phobie bleibt meist bestehen, hat jedoch weitaus weniger gravierende Auswirkungen auf Alltagsleben u. Erwerbsfähigkeit als andere phobische Störungen, da die spezifischen angstauslösenden Stimuli leichter vermieden werden können. Insgesamt ist die Verlaufsprognose bei frühzeitiger Behandlung einer Phobie gut, wobei die ambulante Verhaltenstherapie mit gestufter Reizkonfrontation, ggf. in Kombination mit einem Antidepressivum, das Mittel der Wahl darstellt. In schweren Fällen kann eine stationäre psychiatrisch-psychotherapeutische Behandlung erforderlich sein, bei drohender od. eingetretener Chronifizierung mit sozialem Rückzug u. langdauernder Arbeitsunfähigkeit ist auch die Notwendigkeit von Leistungen zur medizinischen Rehabilitation u. evtl. anschließender Leistungen zur Teilhabe am Arbeitsleben zu prüfen. Eine Rente wegen Erwerbsminderung* sollte aus Gründen der weiteren Fixierung der Störung möglichst vermieden werden, da eine dauerhafte spätere berufliche Wiedereingliederung nur selten gelingt. Phobische Störungen sind i. d. R. nicht mit Pflegebedürftigkeit* verbunden, jedoch kann bei chronifizierten Verläufen mit Entwicklung einer sekundären Abhängigkeitserkrankung u. körperlich-geistigem Verfall Pflegebedürftigkeit eintreten.

Physikus: (engl.) *physician*; syn. mit Medicus verwendete Bez. bis ins 18. Jh., später Bez. für einen staatlich bestallten Arzt, der (seit 1825) nach einem entsprechenden Examen (Physikatsexamen) in einem bestimmten Wirkungskreis (Stadt-, Land-, Kreisphysikus) die niederen Heilpersonen zu beaufsichtigen, Bäder u. Brunnen zu prüfen, die Kurpfuscherei zu bekämpfen, den armen Kranken beizustehen u. über die gesundheitlichen Verhältnisse Bericht zu erstatten hatte: die Führung einer Praxis war erlaubt. Die Aufgaben wurden Ende des 18. Jh. in besonderen Instruktionen (Preußen 1776, Baden 1791) festgeschrieben. Im 19. Jh. wurden die

Physiotherapie: (engl.) *physical therapy, physiotherapy*; Heilverfahren durch Einsatz von passiver (z. B. durch Physiotherapeuten durchgeführter) u. aktiver Bewegung des Menschen; **Ziel:** Prävention Therapie u. Rehabilitation* von Fehlentwicklungen, Verletzungen u. deren Folgen, Funktionsstörungen der Haltungs- u. Bewegungsorgane sowie innerer Organe u. des Nervensystems mit mobilisierenden u. stabilisierenden Übungen u. Techniken; Kontrakturvermeidung u. -lösung, Tonusregulierung, Funktionsverbesserung bei krankhaften Muskelinsuffizienzen u. -dysbalancen, Beeinflussung der Atmungsmechanik u. der Atmungsregulation (vgl. Atemtherapie) sowie allgemeine Gesundheits- u. Leistungsförderung; **Anwendung:** kann unter Ausnutzung der therapeutischen Wirkungen des Wassers auch im Bewegungsbad durchgeführt werden. Physiotherapie wird unterstützt durch Maßnahmen der physikalischen Therapie u. der Bewegungstherapie*; umfasst Untersuchung, Erstellen einer physiotherapeutischen Diagnose u. eines Therapieplans, Intervention u. Evaluation der Therapie. Die Intervention ist orientiert am Therapieziel u. kann verschiedene **Therapiekonzepte** beinhalten (z. B. manuelle Therapie*, neurophysiologische Therapie nach der Bobath*-Methode, Vojta*-Methode). Wesentliche Merkmale einer physiotherapeutischen Intervention sind das Erlernen eines Eigenübungsprogramms u. die Anleitung zum Verhalten im Alltag **Hinweis:** Der Heilmittelkatalog* kennt den Begriff der Physiotherapie nicht, entsprechende Leistungen werden als Krankengymnastik bezeichnet, die als Teil der Bewegungstherapie* gesehen wird Die Ausbildung zum **Physiotherapeuten** (früher Krankengymnast) ist bundeseinheitlich geregelt u. wird an Berufsfachschulen über 3 Jahre durchgeführt (Masseur- u. Physiotherapeutengesetz „Gesetz über die Berufe in der Physiotherapie", Abk. MPhG, vom 26.5.1994, BGBl. I S. 1084, zuletzt geändert am 25.11.2003, BGBl. I S. 2304).

Physiotherapie, erweiterte ambulante: (engl.) *extended ambulatory physiotherapy*; Abk. EAP; Form ambulanter medizinischer Rehabilitation bei orthopädisch-traumatologischen Krankheitsbildern in Kooperation von Arzt, Physiotherapeut, Masseur, Sportlehrer u. medizinischem Bademeister; **Ziel:** in kurzer Zeit ein verbessertes funktionelles Ergebnis bei (Arbeits-)Unfallverletzten unmittelbar im Anschluss an die Akutversorgung durch intensive, wohnortnahe Behandlung zu erreichen; **Kostenträger:** ursprünglich im Bereich der GKV (abgelöst durch die ambulante orthopädisch-traumatologische Rehabilitation), zurzeit nur noch i. R. der GUV durchgeführt. Vgl. Leistungen zur medizinischen Rehabilitation, Verordnung.

PID: **1.** Abk. für **P**rä**i**mplantations**d**iagnostik*; **2.** Abk. für **p**atient **id**entifier.

sich bestehende Widerspruchsfreiheit, z. B. wesentliches Kriterium für die Ergebnisqualität eines sozialmedizinischen Gutachtens*.

Plazebo: (engl.) *placebo*; pharmakologisch unwirksame, indifferente Substanz in Medikamentenform; **Verw.: 1.** zur objektiven Prüfung eines Arzneimittels* (s. Studie, kontrollierte), um suggestive Wirkungen auszuschalten; **2.** zu suggestiver Therapie, um einem subjektiven Bedürfnis nach medikamentöser Therapie zu entsprechen. Plazebos können unerwünschte Arzneimittelwirkungen* verursachen. Ein Pseudoplazebo ist eine Arzneizubereitung mit Wirkstoff in unzureichender Dosierung.

PNF: syn. Kabat-Methode; Abk. für propiozeptive neuromuskuläre Fazilitation; von Kabat u. Knott in den 40er Jahren des 20. Jh. entwickelte physiotherapeutische Behandlung auf neurophysiologischer Basis zur Beeinflussung des Zusammenspiels von Nerven u. Muskulatur über die Stimulation von Muskelketten; **Anwendung:** u. a. bei eingeschränkter Koordination u. Beweglichkeit, bei zentralen Lähmungen z. B. durch Schlaganfall. Vgl. Physiotherapie.

Podologie: s. Fußpflege, medizinische.

Poliklinik: (engl.) *polyclinic*; **1.** den klinischen Fächern eines Universitätskrankenhauses jeweils angegliederte Abteilung zur ambulanten Behandlung bzw. mit Ärzten unterschiedlicher Fachrichtung besetzte selbständige medizinische Einrichtung; **2.** seit 1.1.2004 Form der integrierten Versorgung*. Vgl. Praxisgemeinschaft, Ambulatorium.

Population: (engl.) *population*; **1.** Bez. für die Gesamtheit von Individuen (i. w. S. auch von Tieren od. Mikroorganismen) od. Objekten, die sich hinsichtlich bestimmter Kriterien gleichen; **2.** (statist.) Zielpopulation (syn. Grundgesamtheit): Gesamtheit der Individuen od. Objekte, über die in einer Studie Aussagen getroffen werden sollen; Zielpopulationen sind meist so groß, dass anstelle einer Vollerhebung* eine Stichprobenerhebung (s. Stichprobe) durchgeführt wird; **3.** Die Studienpopulation ist die Gesamtheit aller für eine Studie gezogenen Stichproben*.

Position, soziale: s. Status, Rolle, soziale.

Positivliste: (engl.) *positive list*; in (vom 1.1.2008 bis 31.12.2003 bestehenden) § 33 a SGB V vorgesehene Liste der verordnungsfähigen Fertigarzneimittel; in Deutschland existiert derzeit keine Positivliste, eine Einführung wurde wiederholt geplant; vgl. Negativliste.

Postexpositionsprophylaxe: (engl.) *post-exposure prophylaxis*; Abk. PEP; Prophylaxe (s. Präventivmedizin, Prävention) einer Infektion* nach Kontakt mit erregerhaltigem Material.

Postmarketingstudie: s. Prüfung, klinische (Phase IV).

rung, posttraumatische.

Potentialität: (engl.) *potentiality*; **1.** (allg.) die Fähigkeit, eine weitere Fähigkeit zu erwerben; z. B. besitzt ein Neugeborenes die Potentialität, Sprache zu erlernen; **2.** in der Medizinethik* auf die Tatsache bezogen, dass sich aus einer befruchteten Eizelle, dem daraus entstehenden Mehrzellenstadium u. dem allmählich Menschengestalt annehmenden Embryo ein voll erwachsener Mensch entwickeln kann; Potentialität ist hier ein Argument zum angemesseneren Verständnis der besonderen moralischen Wertschätzung auch der frühesten Stadien des beginnenden menschlichen Lebens. Als moralische Positionen stehen sich gegenüber; die Verteidigung des uneingeschränkten Lebensrechtes u. der uneingeschränkten Menschenwürde des potentiellen Menschen vom Augenblick der Vereinigung von Ei- u. Samenzelle an u. die Vertretung eines abgestuften Lebensrechtes (dokumentiert in der gesellschaftlichen Tolerierung des Schwangerschaftsabbruchs).

Power: s. Testverfahren, statistisches.

PPO: Abk. für Preferred* Provider Organization.

PQsG: Abk. für Pflege*-Qualitätssicherungsgesetz.

Prädiktor: (engl.) *predictor*; Zustand, Merkmal od. Ereignis, dessen Vorhandensein od. Ausprägung die Vorhersage erlaubt, dass ein bestimmter Zustand od. ein bestimmtes Zielereignis eintreten wird; z. B. in der Medizin genetische Merkmale, die zum Auftreten bestimmter Erkrankungen prädisponieren; die Voraussage von Outcomes* aus Prädiktoren wird mit Hilfe von Regressionsanalysen* ermittelt.

Präimplantationsdiagnostik: (engl.) *pre-implantation diagnostics*; Abk. PID; syn. präimplantative genetische Diagnostik (Abk. PGD); Entnahme u. genetische Untersuchung einer Zelle eines durch In-vitro-Fertilisation entstandenen Embryos vor der Übertragung in die Gebärmutter; **Ziel:** Transfer von Embryonen ohne ererbte Gendefekte; **Rechtliche Grundlage:** Nach dem Embryonenschutzgesetz ist die PID in Deutschland verboten, solange alle Zellen des Embryos totipotent sind (bis zum 8-Zellenstadium). Eine Ausnahme wird diskutiert: für Paare, für deren Nachkommen ein hohes Risiko einer bekannten schwerwiegenden genetischen Erkrankung besteht.

Pränataldiagnostik: (engl.) *pre-natal diagnostics*; Untersuchung des ungeborenen Kindes zur Beurteilung des Entwicklungsstandes, Erkennen von Entwicklungsstörungen u./od. Erkrankungen sowie zur Überwachung der Geburt; **Methode u. Indikation: 1.** Ultraschalldiagnostik: Routineverfahren, nach den Mutterschafts*-Richtlinien mind. 3-mal während jeder Schwangerschaft, gestattet neben deren Nachweis die Plazentalokalisation, Bestimmung der Kindsgröße u. Kindsform, Nachweis von Mehrlingen sowie Beurteilung einzelner

15. SSW, Frühamniozentese ab 12.–14. SSW bei Vorliegen eines familiären genetischen Defekts bzw. Krankheit, früherer Geburt eines Kindes mit Chromosomenanomalien od. schweren angeborenen Stoffwechselanomalien, bei Alter der Mutter >35 Jahre bzw. des Vaters >50 Jahre (erhöhtes Risiko von Chromosomenaberrationen). In der Spätschwangerschaft zum Ausschluss eines Morbus haemolyticus fetalis, bei Verdacht auf Plazentainsuffizenz od. Kohlenhydratstoffwechselstörung; **3.** Chorionbiopsie: Indikationen entsprechen denen der Amniozentese in der Frühschwangerschaft: ab 10. SSW; **4.** Chordozentese (Nabelschnurpunktion); **5.** Embryo- bzw. Fetoskopie evtl. mit Biopsie; **6.** Serumanalysen (z. B. Bestimmung von Alphafetoprotein, Hormonen); **7.** Kardiotokographie mit u. ohne Belastung; **8.** pränatale Lungenreifediagnostik; **9.** Mikroblutuntersuchung des Fetus während der Geburt.

Prä-Post-Studie: syn. unkontrollierte Studie*.

Präsenzarchiv: s. Krankenblattarchiv.

Prätestwahrscheinlichkeit: syn. Vortestwahrscheinlichkeit*.

Prävalenz: (engl.) *prevalence*; Häufigkeit des Vorliegens eines Ereignisses, z. B. einer Erkrankung, in einer bestimmten Population innerhalb eines bestimmten Zeitraums; epidemiologisches Maß zur Charakterisierung des Krankheitsgeschehens in einer best. Population; die **Prävalenzrate** beschreibt den Anteil Erkrankter/Betroffener bzw. die Häufigkeit des Merkmals an der untersuchten Person/betrachteten Bevölkerung. Gleichzeitig ist sie die Wahrscheinlichkeit*, dass eine zufällig aus der Bevölkerung ausgewählte Person erkrankt/betroffen ist. Unterschieden werden: **1.** Punktprävalenzrate: Prävalenz zu einem best. Zeitpunkt; kann insbes. bei Krankheiten mit sehr kurzen Verweildauern methodische Probleme hervorrufen. **2.** Periodenprävalenzrate: Prävalenz innerhalb eines Zeitabschnitts. Spezielle Periodenprävalenzraten sind die jährliche Prävalenzrate (Prävalenz pro Jahr) u. die Lebenszeitprävalenzrate (Prävalenz innerhalb der Lebensspanne). Ist die durchschnittliche Dauer einer Erkrankung in einer Population bekannt, kann aus der Prävalenz auch die Inzidenz* geschätzt werden u. umgekehrt.

Prävention: (engl.) *prevention*; Gesamtheit aller Maßnahmen, die eine gesundheitliche Schädigung gezielt verhindern, weniger wahrscheinlich machen od. ihren Eintritt verzögern; präventive Maßnahmen sollen die Rate des Neuauftretens von Krankheiten*, Behinderungen* od. eines vorzeitigen Todes senken, zugleich zu einem möglichst umfassenden Erhalt von Selbstständigkeit im fortschreitenden Alter beitragen; Ansatzpunkt u. Bezug ist eine medizinisch definierte, intersubjektiv diagnostizierbare spezifische Gesundheitsstörung (manifeste Krankheit bzw. Krankheitsvorläufer).

unter verschiedenen Gesichtspunkten eingeteil werden: **1. Handlungs- u. Zielebenen: a) medizinische Prävention:** Einsatz medizinischer Mittel der Diagnostik u. vorbeugender Behandlung, z. B. Impfung* (vgl. Präventivmedizin); **b) Verhalten sprävention:** Strategien zur Beeinflussung von gesundheitsrelevanten Verhaltensweisen Einzelner; z. B. Initiierung u. Stabilisierung von gesund heitsfördernden Verhaltensweisen (gesunde Ernährung, körperliche Bewegung, Safer Sex) od. Vermeiden u. Verändern von gesundheitsriskanten Verhaltensweisen (Rauchen, Alkoholmissbrauch, falsche Ernährung). Als Instrumente der Verhaltensprävention haben sich neben gesundheitlicher Aufklärung* u. Information v. a. verhaltenstheoretische Programme bewährt, z. B. Raucherentwöhnung*, Ernährungsumstellung, Stressmanagement sowie Gesundheitsberatung* u. Gesundheitserziehung* in Schulen. **c) Verhältnisprävention:** Strategien, die auf Kontrolle, Reduzierung od Beseitigung von Krankheits- u. Gesundheitsrisiken od. Unfallursachen in den Lebens-, Arbeits- u. Umweltverhältnissen bzw. auf die Herstellung gesunder Verhältnisse abzielen, z. B. soziale Lage, Einflüsse der physikalischen u. sozialen Umwel od. allgemeine politische u. wirtschaftliche Rahmenbedingungen; Verhältnisprävention erfolgt z. B. in den Betrieben (Arbeitsschutz*, Humanisierung der Arbeit, betriebliche Gesundheitsförderung*), auf kommunaler Ebene, z. B. zur Verbesserung der Wohn-, Verkehrs- u. allgemeinen Sicherheitsbedingungen. Die Instrumente der Verhältnisprävention sind u. a. Gesetzgebung u. Normsetzung, Finanzierung u. Durchführung von gesundheitsfördernden Einzelprojekten. **2. Einteilung nach dem Zeitpunkt** der Entwicklung einer Gesundheitsstörung: **a) Primärprävention:** Vorbeugung des erstmaligen Auftretens von Krankheiten durch Maßnahmen zur Vermeidung von Teilursachen (s. Risikofaktoren) vor Eintrit einer fassbaren biologischen Schädigung; Maßnahmen: Beseitigung ursächlicher Faktoren der Expo sition; Verhindern bzw. Vermindern verhaltensbedingter Risikofaktoren; Erhöhung der Widerstandskraft des Organismus u. der Stress-Bewälti gungskompetenz; Veränderung von ursächlichen bzw. mitbeteiligten Umweltfaktoren; **b) Sekun därprävention:** Früherkennung von symptomlo sen Krankheitsfrüh- od. -vorstadien u. deren erfolgreiche Frühtherapie; Maßnahmen: Förderung der Inanspruchnahme von Gesundheitschecks, me dizinische Vorsorge*, Screenings*, Früherfassung, frühzeitige Beratung od. Therapie; Ziele: Früherkennung u. Frühbehandlung, Inzidenzsenkung manifester od. fortgeschrittener Erkrankungen **c) Tertiärprävention:** Verhütung der Verschlim merung von Erkrankungen u. Behinderungen durch wirksame Behandlung einer symptomatisch

Rückfällen; Ziele: Verhindern od. Verzögern von Verschlimmerungen u. Funktionsverlusten, Absenkung der Inzidenz bleibender Beeinträchtigungen; teilweise Überschneidung mit Rehabilitation*; **d) Primordialprävention:** Verhindern von Erkrankungen durch Vermeiden von gesellschaftlichen Voraussetzungen u. Ausgangsbedingungen, die Erkrankungswahrscheinlichkeiten (Risikofaktoren wie z.B. Ernährungsgewohnheiten, Rauchen, Bluthochdruck, Bewegungsmangel) begünstigen. Primordialprävention wird im Vorfeld der Primärprävention von individuellen Erkrankungen angesiedelt u. häufig mit Verhältnisprävention gleichgesetzt. Zunehmende begriffliche Unschärfen ergeben sich z.B. durch genauere Diagnosemethoden od. die zunehmend aufgegebene strikte Unterscheidung von Risikofaktor u. Erkrankung mit eigenem Krankheitswert u. entsprechender Therapiebedürftigkeit (z.B. bei arterieller Hypertonie, Diabetes mellitus, chronischer Sinusitis). **3. Einteilung präventiver Maßnahmen** nach ihrer Spezifität sowie dem Maß der Gefährdung: **a) universale** Prävention: Gesamtbevölkerung bzw. große Teilpopulationen werden angesprochen; für alle Adressaten nützlich od. notwendig; **b) selektive** Prävention: Interventionen bei definierten Zielgruppen mit einem vermuteten, evtl. überdurchschnittlichen Risiko zur Um- od. Durchsetzung von Vorsorge- od. Früherkennungsmaßnahmen; **c) indizierte** Prävention: Interventionen bei Personen u. Gruppen mit gesicherten Risikofaktoren bzw. manifesten Störungen od. Devianzen zur vorsorgenden, frühbehandelnden od. schadensminimierenden bzw. rückfallpräventiven Einflussnahme. **Hinweis:** Präventionsstudien und Kohortenstudien*, welche die Auswirkungen präventiver Interventionen prüfen. Der Begriff der Prävention wird in der GKV abweichend definiert: s. Vorsorge.

Präventionsgesetz: (engl.) *proposed German Prevention Law*; Gesetzesvorhaben zur Stärkung der Prävention* in Deutschland; der gemeinsame politische Wille von Bundestag u. Bundesrat kommt darin zum Ausdruck, die Prävention neben Kuration, Rehabilitation u. Pflege zu einer 4. Säule des Gesundheitssystems auszubauen. **Ziel:** Begriffe, Konzepte, Zuständigkeiten u. Finanzierung von Prävention über die sozialen Versicherungsträger auf Bundes-, Landes- u. Versicherungsebene langfristig zu klären u. auf eine einheitliche u. verbindliche Basis zu stellen, den Vorrang der Prävention festzulegen sowie über Zielsetzungen u. Berichtspflichten zu einem einheitlichen Präventionshandeln zu gelangen.

Präventionsparadoxon: (engl.) *prevention paradox*; von G. Rose entwickelter Grundsatz (s. Rose-Theorem), der besagt, dass der Gesundheitsgewinn durch Prävention* bei Menschen mit hohem Ge-

grenzwertig erhöhtem Blutdruck, leicht auffälligem Cholesterolspiegel) eine präventive Maßnahme durchführen, kann hierdurch die Häufigkeit kardiovaskulärer Krankheitsereignisse od. vorzeitiger Todesfälle der Gesamtpopulation gesenkt werden, wobei eine Einzelperson mit leichtem Risiko jedoch nur selten kurz- od. mittelfristige Verbesserungen der Gesundheit od. Verlängerung der Lebenszeit erfahren wird. Bei Interventionen bei kleinen Gruppen mit hohem Risiko (z.B. Adipositas, manifeste Hypertonie, Hypercholesterolämie) ist der individuelle Gesundheitsgewinn durch Früherkennung, Frühbehandlung u. tertiäre Prävention ungleich höher als bei Menschen mit mittlerem u. niedrigem Risiko, für die Population ergibt sich jedoch kein vergleichbar großer Effekt. Das Präventionsparadoxon gilt für alle risikofaktorbasierten medizinischen Interventionen u. Zielsetzungen, z.B. für diätetische Empfehlungen u./ od. medikamentöse Maßnahmen, in der Krankenhaus- od. Pflegehygiene, bei Screening*, Vorsorge* u. Impfung*. Als Lösung des Präventionsparadoxon wird die „richtige Balance" von Bevölkerungsstrategie* u. Hochrisikostrategie* angesehen.

Präventivmedizin: (engl.) *preventive medicine*; medizinisches Teilgebiet, das die Gesamtheit aller individuellen u. kollektiven Maßnahmen zur Prophylaxe von Krankheit, Unfall, Invalidität u. vorzeitigem Tod durch medizinische Maßnahmen der Früherkennung u. Frühbehandlung (s. Prävention) umfasst; basiert auf epidemiologischer Erforschung u. Bewertung von medizinischer Prophylaxe; **Einteilung** (insbes. im angloamerikanischen Raum): **1. klinische** Präventivmedizin: Fachgebiet u. Praxis, in dem/der durch entsprechende Beratung, Untersuchung u. Behandlung von Noch-Gesunden u. Patienten die Entstehung u. Verschlimmerung von Krankheiten u. Behinderungen sowie ein vorzeitiger Tod verhütet werden soll; wichtigste Methoden: Screening von Risikofaktoren*, Gesundheitsberatung*, Lebensstiländerung*, Impfung*; häufigste Zielgruppen: Raucher, Diabetiker, Patienten mit kardiovaskulären Risikofaktoren od. Erkrankungen, Säuglinge u. Kinder; **2. nichtklinische** Präventivmedizin: Fachgebiet u. Praxis der Anwendung epidemiologischer Methoden, Management u. Verwaltung von Gesundheitsdiensten, Kontrolle u. Prävention arbeits- u. umweltbezogener Risiken, Forschung zu sozialen, kulturellen, wirtschaftlichen u. verhaltensbezogenen Gesundheitseinflüssen; umfasst auch Gesundheitspolitik, Steuerung von Krankenversorgung, bevölkerungsbezogene Epidemiologie u. Gesundheitsberichterstattung*. Wichtige Anwendungsfelder nichtklinischer Präventivmedizin sind der medizinische Arbeits- u. Gesundheitsschutz*, das hoheitliche u. fürsorgliche Aufgabenspektrum des Öffentlichen Gesundheitsdienstes sowie die Gesund-

ein fundamentaler Wandel prognostiziert. Der jetzige Fokus auf verhaltens- u. verhältnispräventiver Früherkennung u. Frühbehandlung wird verändert in Richtung auf genetische Diagnose, Prognose u. Frühbehandlung.

Präzession: (engl.) *precession*; (epidemiol.) Vorverlagerung des Erstinfektions- u. Erkrankungsalters in das Säuglings- u. Kleinkindesalter; Beschleunigung der Durchseuchung; vgl. Retrozession.

Präzisionskontrollen: (engl.) *precision controls*; Kontrollpersonen, die in epidemiologischen Studien als nicht exponierte den exponierten od. als gesunde den erkrankten Menschen paarweise zugeordnet werden können, u. die mit Ausnahme der Unterscheidung nicht exponiert/exponiert od. gesund/erkrankt den exponierten od. erkrankten Menschen so ähnlich wie möglich sind. Vgl. Fallkontrollstudie.

Praktisches Jahr: (engl.) *final year of undergraduate education*; klinischer Studienabschnitt, der als Bestandteil der ärztlichen Ausbildung im letzten Jahr des Medizinstudiums absolviert wird; in der Approbationsordnung für Ärzte (§ 3 f. ÄAppO) sind Inhalt u. Umfang vorgeschrieben; ganztägige praktische Ausbildung in stationären Einrichtungen, wobei die Ableistung eines Teilabschnitts (z. B. Wahlfach Allgemeinmedizin) unter bestimmten Voraussetzungen in einer ärztlichen Praxis möglich ist; Pflichtfächer sind Chirurgie, Innere Medizin u. ein Wahlfach.

Praxisbesonderheiten: (engl.) *specific features (of a practice)*; besondere Eigenschaften einer Arztpraxis, die i. R. der Abrechnung* ärztlicher Leistungen höhere Kosten im Vergleich zur Fallgruppe begründen u. deren Nachweis den Vertragsarzt* vom Regress* befreien kann; werden i. d. R. von den Arztpraxen bei der KV angezeigt u. genehmigt; anerkannt werden **1.** ein besonderer Patientenkreis (z. B. hoher Rentneranteil, niedrige Fallzahl*); **2.** eine besondere Praxisausrichtung, z. B. Kinderwunschbehandlung*; **3.** eine bevorzugte Anwendung bestimmter Behandlungsmethoden.

Praxisbudget: (engl.) *budget*; Obergrenze der vom Vertragsarzt abrechenbaren Leistungen (fallzahlabhängig u. arztgruppenspezifisch) mit dem Ziel, den Punktwertverfall zu verlangsamen; am 1.7.1997 eingeführt u. zum 1.7.2003 durch den erweiterten Bewertungsausschuss* wieder abgeschafft.

Praxisgebühr: (engl.) *medical consultation fee*; von Versicherten der GKV quartalsweise vor Behandlungsbeginn zu leistende Zuzahlung* bei Arzt-, Zahnarzt- u. Psychotherapeutenbesuchen von zurzeit 10 EUR; bei Aufsuchen eines weiteren Vertragsarztes* besteht bei Vorlage einer Überweisung* Gebührenfreiheit, ansonsten muss die Gebühr noch einmal entrichtet werden. Ausgenommen von der Praxisgebühr sind Kinder unter

Die Gebühr ist auch bei Notfallbehandlungen zu entrichten. Ausnahmeregelungen: bei Teilnahme am Hausarztsystem* krankenkassenspezifisch nach Satzung Befreiung möglich; bei Überschreiten der Belastungsgrenze* kann auf Antrag bei der Krankenkasse eine Befreiung für weitere Zahlungen im jeweiligen Jahr erfolgen. **Ziel:** finanzielle Entlastung der GKV durch Verringerung der Häufigkeit von Arztbesuchen; **Verfahren:** Die Praxisgebühr wird durch den Vertragsarzt eingezogen u. diesem in voller Höhe wieder vom Honoraranspruch gegenüber den Krankenkassen abgezogen; **Rechtliche Grundlage:** §§ 28, 61 SGB V; Einführung mit dem GKV*-Modernisierungsgesetz zum 1.1.2004; **Hinweis:** Sofern kein lebensbedrohlicher Notfall vorliegt, kann der Arzt die Behandlung verweigern, wenn die Praxisgebühr nicht bezahlt wird.

Praxisgemeinschaft: (engl.) *cooperation between individual practices, network of individual practices*; Zusammenschluss von mehreren Ärzten gleicher od. unterschiedlicher Fachgebiete zur gemeinsamen Nutzung der sachlichen u. personellen Mittel einer Praxis ohne den Anspruch einer gemeinsamen Praxisführung; **Rechtliche Grundlage:** basiert i. d. R. auf einem zwischen den Parteien abgeschlossenen, schriftlich abgefassten Praxisgemeinschaftsvertrag, meist in der Rechtsform der BGB-Gesellschaft. Eine Praxisgemeinschaft von Vertragsärzten* hat keine spezifischen zulassungsrechtlichen Voraussetzungen, da keine Berufsausübungsgemeinschaft i. S. des § 33 Abs. 1 Ärzte-Zulassungsverordnung vorliegt, die KV ist zu unterrichten. **Hinweis:** Der Behandlungsvertrag besteht zwischen dem Patienten u. dem einzelnen Arzt der Praxisgemeinschaft. Vgl. Gemeinschaftspraxis, Einzelpraxis, Berufsausübungsgemeinschaft, Versorgungszentrum, medizinisches.

Praxisnetz: s. Ärztenetz.

PRECEDE/PROCEED-Modell: (engl.) *PRECEDE/PROCEED model*; Modell für die systematische Planung u. Durchführung von Gesundheitsprogrammen, das Mitte der 70er Jahre des 20. Jh. unter der Bez PRECEDE (Predisposing, Reinforcing and Enabling Causes in Educational Diagnosis and Evaluation) in den USA erstmals ausgeführt u. veröffentlicht wurde, erweitert um PROCEED (Policy, Regulatory and Organizational Constructs in Educational and Environmental Development); die aktuelle Version des Modells hat 9 Phasen: 5 Analysephasen (soziale Diagnose, epidemiologische Diagnose, Verhaltens- u. Umweltdiagnose, Erziehungs- u. Organisationsdiagnose, administrative u. politische Diagnose), die im Wesentlichen die individuums-, risiko- u. lebensstilbezogenen Aspekte von Gesundheitsverhalten erarbeiten (vgl. Lebensweise). Die Phasen 6–9 wurden dem ursprünglichen Modell hinzugefügt. Phase 6 ist die

aus. Das weltweit vielfach eingesetzte Modell geht von der Annahme aus, dass Gesundheit u. Gesundheitsrisiken nur durch multisektorale u. multidimensionale Anstrengungen beeinflusst werden können. Es legt nahe, zunächst die potentiellen Ergebnisse klarzustellen, um dann in Richtung Ursachen zurück zu arbeiten. Auf diesem Weg werden phasenspezifisch die jeweiligen Einflüsse u. Ursachen diagnostisch abgeleitet.

Preferred Provider Organization: Abk. PPO; Zusammenschluss unabhängiger Ärzte u. Krankenhäuser als eine Grundform von Managed* Care; PPOs treten im Unterschied zu Health* Maintenance Organizations nicht selbst als Versicherer auf; sie bieten ihre medizinischen Leistungen als Gesamtpaket Krankenversicherern (in den USA Arbeitgebern) an od. schließen Behandlungsverträge mit einer Health Maintenance Organization ab.

Preisindex für die Lebenshaltung: (engl.) *consumer price index*; vom Statistischen Bundesamt als Bestandteil des preisstatistischen Berichtsystems durchgeführte Messung der durchschnittlichen Veränderung der Preise repräsentativer Konsumgüter für die allgemeine Lebensführung im Jahresod. Monatsvergleich (s. Abb.); wird i. R. des Statistikmodells* herangezogen zur Festlegung der Höhe der Regelsätze*.

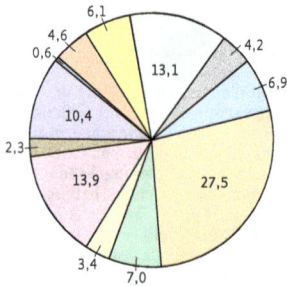

Preisindex für die Lebenshaltung: Wägungsschema für alle privaten Haushalte in Deutschland; Angaben in Prozent [5]

gleich u. die Auswahl therapiegerechter Verordnungsmengen ermöglicht; Anlage 1 der Arzneimittelrichtlinien* beinhaltet eine Preisvergleichsliste.

Primärarzt: s. Hausarzt.
Primärarztsystem: s. Hausarztsystem.
Primärkassen: s. Krankenversicherung.
Primärprävention: s. Prävention.
Primärrecht: primäres Gemeinschaftsrecht; s. Europäisches Gemeinschaftsrecht.
Primary Health Care: s. Gesundheitsversorgung, primäre.
Primordialprävention: s. Prävention.
Prinzipien, soziale: (engl.) *social principles*; Grundsätze einer Gesellschaft, die das Zusammenleben regeln od. Prinzipien für die gesellschaftliche Ordnung darstellen, z.B. Solidarprinzip* als Grundlage für soziale Sicherungssysteme.
Privatarzt: (engl.) *private doctor*; praktizierender Arzt, der nicht Mitglied der Kassenärztlichen* Vereinigung ist u. daher auch nicht dem Sicherstellungsauftrag* der GKV unterliegt; im privatärztlichen Bereich gilt das Sachleistungsprinzip (s. Sachleistung) nicht u. der Patient ist gegenüber dem Arzt kostenpflichtig. Die Gebühren für die Behandlung werden nach der Gebührenordnung* für Ärzte berechnet. Eine privatärztliche Tätigkeit ist auch für Vertragsärzte* möglich, z. B. für privat Krankenversicherte od. durch individuelle Gesundheitsleistungen (s. IGeL-Liste). Vgl. Privatklinik.
Privatklinik: (engl.) *private clinic*; Klinik, die nicht Teil des Krankenhausplans ist u. keinen Versorgungsvertrag* mit dem Krankenkassenverband eines Landes hat; entsprechend haben gesetzlich Versicherte* keinen Behandlungsanspruch gegenüber einer Privatklinik. Eine Ausnahme besteht nur im Notfall. Vgl. Privatarzt.
Proband: (engl.) *subject, test person*; syn. Versuchsperson; Teilnehmer an einem Experiment, einer klinischen od. epidemiologischen Studie*.
Probandenschutz: s. Arzneimittelgesetz, Deklaration von Helsinki.
Probebeschäftigung: s. Leistungen an Arbeitgeber.
proCum Cert: (engl.) *proCum Cert*; deutsches Unternehmen, das einen Anforderungskatalog für konfessionelle Krankenhäuser erstellt hat, in dem der Anforderungskatalog der Kooperation* für Transparenz und Qualität im Gesundheitswesen (KTQ) u. zusätzlich konfessionelle Aspekte Berücksichtigung finden. Das Zertifizierungsverfahren verläuft analog der Zertifizierung durch die KTQ u. wird von dieser anerkannt.
Produkthaftung: (engl.) *product liability*; Haftung des Herstellers für Personen- u. Sachschäden, die infolge der Benutzung seiner Produkte entstanden sind; **Rechtliche Grundlage:** Produkthaftungsgesetz, Arzneimittelgesetz*.

Nahrungsmittel u. alkoholfreie Getränke
alkoholische Getränke u. Tabakwaren
Bekleidung u. Schuhe
Wohnung, Wasser, Gas u. andere Brennstoffe
Hausrat u. laufende Instandhaltung des Hauses
Gesundheitspflege
Verkehr
Nachrichtenübermittlung
Freizeit u. Kultur
Bildungswesen
Cafés, Restaurants u. Hotels
verschiedene Waren u. Dienstleistungen

P

staatlicher u. nichtkonfessioneller Verein, der auf Fragen zur Sexualität spezialisierte Beratungsstellen unterhält u. Informationsschriften zu sexuellen Fragen veröffentlicht; **Aufgabe:** ärztliche, psychologische u. soziale Beratung (z. B. Schwangerschaftskonfliktberatung, Ehe- u. Paarberatung, Sexualberatung, Sexualpädagogik, Sexualhygiene, Kontrazeption, Kinderwunsch); medizinische Behandlung (z. B. Anpassen von Diaphragmen u. Portiokappen, Einlegen von Spiralen, ambulante Sterilisation, ambulanter Schwangerschaftsabbruch).

Profiling: Verfahren zur Feststellung der Stärken u. Schwächen von Arbeitsuchenden, um eine individuelle Chancenprognose zu erstellen; mit dem Instrument des Profiling können die Agenturen für Arbeit das Risiko eines Arbeitslosen bestimmen, langzeitarbeitslos zu werden; Eingliederungsvereinbarungen* u. assistierte Vermittlung (z. B. Begleitung zu Bewerbungsgesprächen) sollen die frühe Integration von Arbeitslosen in den Arbeitsmarkt erleichtern. Vgl. Assessment.

Profilvergleichsverfahren: (engl.) *comparison of medical-vocational profiles method*; syn. Profilabgleichsverfahren; Oberbegriff für Verfahren, mit deren Hilfe Anforderungen am Arbeitsplatz (berufliches Anforderungsprofil) u. Fähigkeiten (Leistungsfähigkeit*, Leistungsbild*, individuelles Fähigkeitsprofil*) einer Person verglichen werden (z. B. Ertomis* Assessment Method, IMBA*, ERGOS*); erforderlich u. geeignet für Begutachtungen* unterschiedlicher Träger; können z. B. im Bereich der medizinischen Rehabilitation od. im Rahmen von Entscheidungen über Leistungen* zur Teilhabe am Arbeitsleben eingesetzt werden. Vgl. Beurteilung der Leistungsfähigkeit, sozialmedizinische.

Projektmanagement: (engl.) *project management*; alle organisatorischen Verfahren u. Techniken, die mit der erfolgreichen Abwicklung eines Projektes verbunden sind; nach DIN 69901 die „Gesamtheit von Führungsaufgaben, -organisation, -techniken u. -mitteln für die Abwicklung eines Projektes"; gelegentlich wird (insbes. aufgrund der Doppeldeutigkeit des engl. Wortes management) unter Projektmanagement auch die organisatorische Ebene der Projektleitung verstanden. Wird bei einem Gestaltungsvorhaben nicht nur eine Systemoptimierung angestrebt, sondern soll im betroffenen System darüber hinausgehend ein (Kooperations-)Musterwechsel erfolgen, so hat sich eine spezifische Form des Projektmanagements bewährt, das **selbstreferentielle Projektmanagement.** Hierbei handelt es sich um eine spezifische Form des Projektmanagement, indem beim Management der sog. „hard facts" (u. a. Abläufe, Kooperationsspielregeln, Stellenprofile, Arbeitszeiten-Schemata) auch das der „soft facts" (z. B. Teamgespräche, Entwicklungsstrategien) aktiv berück-

erfahren u. handlungswirksam werden. Gerade bei organisationsinternen Projekten, bei denen eigene Strukturen verändert werden, hängt der Erfolg auf der Sach-/Inhaltsebene in höchstem Ausmaß von einer professionellen Handhabung der Personen-/Prozessebene ab.

Prophylaxe: s. Präventivmedizin, Prävention.

Prophylaxehelfer, zahnmedizinischer: (engl.) *den tal assistant*; informiert Kinder, Jugendliche u. Erwachsene über Vorbeugemaßnahmen bei Zahn u. Zahnfleischerkrankungen, erläutert die Entstehung von Karies u. Parodontose u. die Bedeutung von Zähneputzen, Zahnarztbesuchen u. richtiger Ernährung, demonstriert die richtigen Zahnputzmethoden u. den Umgang mit Zahnseide, führt in Kindertagesstätten, an Schulen od. in Gesundheitsämtern spezielle Sprechstunden u. Beratungstage durch; Beschäftigungsmöglichkeiten in Zahnarztpraxen, Gesundheitsämtern sowie als Selbständiger; **Ausbildung:** landesrechtlich geregelte Fortbildung auf der Grundlage einer Ausbildung als zahnmedizinischer Fachangestellter*.

Pro-rata-Verhältnis: (engl.) *pro rata ratio*; i. R. der zwischenstaatlichen Rentenberechnung* das Verhältnis der Entgeltpunkte* für deutsche Zeiten zu den Entgeltpunkten für alle mitgliedstaatlichen Zeiten; zunächst wird der theoretische Betrag ermittelt, d. h. der Betrag, der sich ergeben würde wenn alle mitgliedstaatlichen Zeiten in nur einem Staat zurückgelegt worden wären. In einem zweiten Schritt wird dann die deutsche Teilrente, die auch als geschuldete Rente bezeichnet wird, berechnet. Anschließend erfolgt eine Pro-rata-temporis-Berechnung, d. h. der theoretische Betrag wird entsprechend dem Pro-rata-Verhältnis aufgeteilt.

Prospective Payment System: Abk. PPS; Vergütung der erwarteten Leistungen pro Fall od Person anstatt der tatsächlich erbrachten Leistung (z. B. Kopfpauschalen u. Fallpauschalen); um die einseitige Belastung des Leistungserbringers mi dem Kostenrisiko zu vermeiden, finden in der Praxis oft gemischte Vergütungssysteme mit prospektiven wie auch retrospektiven Elementen Verwendung, die das Kostenrisiko zwischen Arzt u. Versicherer teilen. Vgl. Managed Care, Pauschalvergütung.

Prospektivstudie: s. Studie, prospektive.

Prostatakarzinom: (engl.) *prostate carcinoma*; syn Vorsteherdrüsenkrebs; maligner Tumor der Prostata, in mehr als 90 % der Fälle vom Drüsengewebe ausgehendes Adenokarzinom; **Ätiologie:** Ursache unbekannt; das Risiko der Erkrankung steigt mi zunehmendem Alter; genetische Faktoren werden angenommen, da eine familiäre Häufung beobachtet wird. **Epidemiologie:** 40 000 Neuerkrankungen jährlich in Deutschland, häufigster urologischer Tumor des Mannes, zweithäufigster klinischer Tumor bei Personen >40 Jahre, dritthäu

10 % der über 50-Jährigen haben ein Prostatakarzinom, bei über 70-Jährigen 30 %. Bei 10 % der Männer, die wegen Prostatahyperplasie operiert wurden, fand sich ein bis dahin unbekanntes Prostatakarzinom. Mortalität: durch verbesserte Früherkennung u. Zunahme der lokalen Therapie ist die tumorbedingte Mortalität gesunken auf durchschnittlich 28 pro 100 000. Die Fünf-Jahres-Überlebensrate liegt bei 80 %. **Leistungsansprüche an die Sozialversicherungsträger: 1.** an die GKV durch ambulante u. stationäre Therapie; **2.** an die GRV durch Bedarf an Leistungen* zur medizinischen Rehabilitation u. Leistungen* zur Teilhabe am Arbeitsleben (2005 ca. 22 300 medizinische Rehabilitationen) sowie bei schwerwiegender u. dauerhafter Funktionsstörung durch Ansprüche auf Rente wegen Erwerbsminderung* (2005 ca. 700 Renten); **3.** an die GPV bei Pflegebedürftigkeit*. Die Anerkennung des Grades* der Behinderung erfolgt nach den Grundsätzen des Schwerbehindertenrechts im SGB* IX. **Früherkennung:** s. Gesundheitsuntersuchung.

Prostitution: (engl.) *prostitution*; wiederholtes Ausführen u. Dulden sexueller Handlungen gegen Geld od. andere materielle Vorteile; **Sozialmedizinische Bedeutung: 1.** als Form der Erwerbstätigkeit; **2.** in Bezug auf die Verbreitung sexuell übertragbarer Krankheiten; **3.** im Kontext eines spezifischen sozialen Milieus (häufig Mangel an sozialer Sicherung*, Abhängigkeit u. Illegalität, Drogen- u. Beschaffungskriminalität, Gewaltübergriffe). Gewerbsmäßige Prostitution einerseits u. Zwangsprostitution unter Mitwirkung von im Menschenhandel* tätigen transnationalen kriminellen Organisationen andererseits müssen hierbei differenziert werden.

Protection Motivation Theory: s. Gesundheitsverhaltensmodelle.

Protektivfaktoren: s. Ressourcen.

Prothese: (engl.) *prosthesis*; syn. Körperersatzstück; Hilfsmittel* zum künstlichen Ersatz von Körperteilen, als Exoprothese z. B. von amputierten Gliedmaßen od. Endoprothese z. B. eines Hüftgelenks (vgl. Implantat); in der GKV vom zugelassenen Vertragsarzt* verordnungsfähig u. Bestandteil des Leistungskatalogs*.

Prozedurenschlüssel: s. DRG, OPS.

Prozesse, stochastische: (engl.) *stochastic processes*; zeitlich od. räumlich geordnete Vorgänge, die zufällig ablaufen, aber von der Vergangenheit od. der Umgebung beeinflusst sein können; die Beschreibung der Abhängigkeitsstrukturen zwischen den zufälligen Variablen erfolgt mit komplexen mathematischen u. statistischen Verfahren (Theorie der stochastischen Prozesse als Teilgebiet der Wahrscheinlichkeitsrechnung, Zeitreihenanalyse als Teilgebiet der Statistik). Gegenteil: deterministischer Prozess. Vgl. Stochastik.

Prüfung, ärztliche: (engl.) *final medical exam*; Teil der ärztlichen Ausbildung; in 2 Abschnitten abzuleistende Prüfungen, deren erfolgreicher Abschluss u. a. Voraussetzung für den Erwerb der ärztlichen Approbation* bildet; Zeitpunkt, Zulassungsvoraussetzungen, Inhalte (z. B. Stoffgebiete), Form (z. B. mündlich, praktisch od. schriftlich), Bewertung der Prüfungen sowie Festlegung der Gesamtnote u. Zeugniserteilung sind in der Approbationsordnung geregelt.

Prüfung, klinische: (engl.) *clinical trial*; Prüfung der therapeutischen Wirksamkeit u. Unbedenklichkeit eines neuen Arzneimittels* od. eines bekannten Arzneistoffs bei neuer Indikation; nach erfolgreichem Abschluss der vorklinischen Untersuchungen (In-vitro-Tests, Zellkultur, Versuchstiere) erfolgt die klinische Prüfung in 4 Phasen: **Phase I:** erstmalige Anwendung am Menschen bei geringer Anzahl gesunder Versuchspersonen (<100); umfasst mehrere klin. Studien insbes. zur Verträglichkeit u. zur Pharmakokinetik; **Phase II:** Anwendung an Patienten (ca. 100–500) in ausgesuchten Kliniken; im Vordergrund stehen Äquivalenzstudien*; Dosis-Wirkungs-Kurve u. Dosierungsschema werden entwickelt; **Phase III:** breit angelegte, bis zu 3 Jahre dauernde Studie in Kliniken u. bei niedergelassenen Ärzten (>1000 Patienten) zur Erfassung von unerwünschten Arzneimittelwirkungen* (Abk. UAW) u. Arzneimittelinteraktionen sowie Besonderheiten bei Begleiterkrankungen. Nach erfolgreichem Abschluss der Phase III kann das neue Präparat zur Arzneimittelzulassung* eingereicht werden. **Phase IV:** Drug-Monitoring; nach Zulassung erfolgt eine weitere Beobachtung (Postmarketing-Studie) zur möglichst frühzeitigen Erfassung seltener UAW, die evtl. erst nach längerem Gebrauch manifest werden.

Pseudonymisierung: (engl.) *pseudonymisation*; Ersetzen von Identifizierungsdaten (z. B. Name, Geburtsdatum, Adresse) in einem persönlichen Dokument od. Datensatz durch frei erfundene Identifizierungsdaten einer virtuellen Person (Pseudonym) mit dem Ziel, dass die zugehörige natürliche Person weder bestimmt noch durch Bezug auf andere Daten od. äußere Umstände bestimmbar ist; durch Umkehrung des Vorgangs mit Hilfe eines Schlüsseldatei, die über die Zuordnung von wahren zu erfundenen Identifizierungsdaten Aufschluss gibt, lässt sich der Personenbezug jederzeit wieder herstellen. Die Stelle, welche die Zuordnung der Identifizierungsdaten von Pseudonym u. realer Person vornimmt, unterliegt deshalb strengen Sicherheitsanforderungen. Ein Hauptanwendungsgebiet ist die Forschung. Vgl. Anonymisierung.

Psoriasis: (engl.) *psoriasis*; syn. Schuppenflechte; chronische Hauterkrankung mit Störung der Hornschichtbildung; **Einteilung:** 3 Hauptformen:

festation nach Hautirritationen durch physikalische, chemische od. mechanische Einflüsse, in Zusammenhang mit anderen Erkrankungen (Infektionen, HIV-Infektion), Schwangerschaften, Arzneimittel, Stress; **Risikofaktoren:** Nicotinkonsum, Alkohol, Stress, Übergewicht, Medikamente (u. a. Beta-Blocker, Lithium); **Epidemiologie:** Prävalenz 2–3 % der Bevölkerung; 5–10 % der ca. 2 Mio. Patienten haben eine Gelenkbeteiligung mit Schmerzen u. Bewegungsstörungen; Erkrankungsbeginn bei 50 % vor dem 25. Lebensjahr; gelegentlich Manifestation bei Kindern u. Jugendlichen; nach Kontaktekzem u. atopischem Ekzem* häufigste chronische Hautkrankheit. **Leistungsansprüche an die Sozialversicherungsträger:** 1. an die GKV durch häufige ambulante u. stationäre Behandlung; 2. an die GRV durch Bedarf an Leistungen* zur medizinischen Rehabilitation u. Leistungen* zur Teilhabe am Arbeitsleben (2005 ca. 4300 medizinische Rehabilitationen) sowie selten bei schwerwiegender u. dauerhafter Funktionsstörung durch Ansprüche auf Rente wegen Erwerbsminderung*. Die Anerkennung des Grades* der Behinderung erfolgt nach den Grundsätzen des Schwerbehindertenrechts im SGB* IX. **Prävention:** Risikofaktoren vermeiden, Hautschutz* u. Hautpflege.

Psychagoge: (engl.) *analytical psychotherapist for children and young persons*; pädagogische Fachkraft, die nach mehrjähriger Berufstätigkeit eine therapeutische Zusatzausbildung zum Kinder- u. Jugendlichentherapeut absolviert hat u. im Rahmen der Psychagogik tätig ist; dabei handelt es sich um einen meist psychodynamischen, praxisorientierten, an der Sozialtherapie* ausgerichteten Ansatz für die pädagogisch-therapeutische Betreuung von Kindern u. Jugendlichen, z. B. beim Abbau von Verhaltensstörungen. Die Psychagogik umfasst z. B. auch die Erziehungsberatung u. die psychologische Betreuung von Kindergärten. Dadurch unterscheidet sich Vorgehensweise u. Ausbildung eines Psychagogen von der eines psychologischen od. ärztlichen Psychotherapeuten*, einschließlich des Kinder- u. Jugendlichenpsychotherapeuten.

Psychiatrie-Personalverordnung: (engl.) *Psychiatric Personnel Regulation*; Abk. PsychPV; „Verordnung über Maßstäbe u. Grundsätze für den Personalbedarf in der stationären Psychiatrie" vom 18.12.1990, geändert am 26.9.1994 (BGBl. I S. 2750); orientiert sich am Ziel der wohnortnahen psychiatrischen Versorgung für alle psychisch kranken Menschen durch Integration der klinisch (teil-)stationären Psychiatrie in ein gemeindepsychiatrisches Versorgungsnetz. Im PsychPV wird unterschieden in **1. Erwachsenenpsychiatrie** mit klinisch-psychiatrischer Behandlung unter Einbeziehung der medizinischen Grundversorgung, der Gestaltung des therapeutischen Milieus u. der gendpsychiatrie mit 7 Behandlungsbereichen hier wird das grundsätzliche Miteinander von Therapie u. Erziehung hervorgehoben. **Psychiatriepersonalbemessung** (Abk. PsychPV) legt die Tätigkeitsprofile der verschiedenen Berufsgruppen fest (Ärzte, Krankenpflegepersonal, Psychologen, Ergotherapeuten, Bewegungstherapeuten, Krankengymnasten, Physiotherapeuten u. Sozialarbeiter, in der Kinder- u. Jugendpsychiatrie außerdem Sozialpädagogen, Erziehungsdienst, Heilpädagogen, Sprachtherapeuten u. Logopäden). Die Regelaufgaben sind als inhaltliche Begründung für Minutenwerte nach therapeutischer Berufsgruppen getrennt dargestellt. **Hinweis:** Die PsychPV hat maßgeblich zur Enthospitalisierung psychisch kranker Menschen sowie zur Transparenz u. Qualitätsverbesserung ihrer stationären Versorgung beigetragen.

Psychoanalyse: (engl.) *psychoanalysis*; syn. analytische Psychotherapie; auf S. Freud (1856–1939 zurückgehendes u. mittlerweile in vielfachen Modifikationen vorliegendes Theorien- u. Methodenkonzept zur Untersuchung u. Beschreibung intrapsychischer Vorgänge u. Strukturen sowie zur Behandlung psychischer Störungen; die **Theorie** basiert auf der Hypothese der Erlebens- u. Verhaltensbeeinflussung durch vor- od. unbewusste psychische Vorgänge, welche z. B. durch Fehlleistungen (situationsinadäquate Verhaltensweisen die einem unbewussten Motiv entspringen), Träume sowie durch freies Assoziieren u. den Mechanismus der Übertragung i. R. einer psychoanalytischen Behandlung offenbar werden können. Dabei sollen die intrapsychischen Vorgänge einer Ökonomie unterliegen, die grundsätzlich der Vermeidung unangenehmer bzw. der Erzielung angenehmer Empfindungen dient. Die Differenzierung der Psyche in der frühen Kindheitsentwicklung zur späteren strukturellen Gliederung in Ich, Es u. Über-Ich bildet einerseits die Basis der Aufrechterhaltung des psychischen Gleichgewichts, aber auch, bei gravierender Dominanz von Es- od Über-Ich-Inhalten, die Quelle psychischer Störungen (s. Neurose). Das Ich vermittelt dabei zwischen den 3 Ebenen von realen Anforderungen der Außenwelt, Es u. Über-Ich. Das Es repräsentiert den unbewussten Teil der Psyche u. enthält Triebregungen u. Wünsche, während das Über-Ich die Gesamtheit der erworbenen Wertvorstellungen Normen, Gebote u. Verbote sowie das Ich-Ideal umfasst. Als Gewissensinstanz bewirkt das Über-Ich die Auslösung von Abwehrvorgängen im Ich gegenüber inakzeptablen Triebregungen aus dem Es. Psychische Abwehrmechanismen können dann zu einer psychischen Symptomatik von Krankheitswert führen, wenn sie das Erleben u. Verhalten des Individuums bestimmen u. keine flexiblen Reaktionen mehr zulassen. Modifikationen der

lung psychischer Störungen umfasst nicht selten mehrere hundert Therapiestunden u. wird in einer wöchentlichen Frequenz von 2 bis 4 Sitzungen durchgeführt. **Hinweis:** gehört zu den Richtlinienverfahren (s. Psychotherapie-Richtlinien).

Psychodramatherapie: (engl.) *psychodrama therapy*; auf den Psychiater J. L. Moreno (1889–1974) zurückgehende erlebnis-, handlungs- u. überwiegend gruppenorientierte Psychotherapieform; basiert auf der Vorstellung, dass psychische Störungen primär aus Störungen zwischenmenschlicher Beziehungen resultieren u. ihre Behandlung somit am effektivsten durch korrigierende Einsichten vermittelnde Beziehungs- u. Interaktionserfahrungen im Gruppensetting erfolgen kann. Im Unterschied zu anderen, eher sprachzentrierten Psychotherapieformen nimmt beim Psychodrama die Aktion der Patienten einen breiten Raum ein. Heilsame Erlebens- u. Verhaltensweisen sollen dabei durch den Einsatz bestimmter Techniken (z. B. Vorgabe einer bestimmten Spiel- bzw. Handlungsszene) therapeutisch intendiert u. initiiert werden. Das szenische Spiel wird somit stellvertretend für die problembehaftete Realität als Möglichkeit genutzt, neue Varianten des Erlebens u. Verhaltens auszuprobieren. Die theoretische Basis der Psychodramatherapie ist uneinheitlich u. weist Elemente verschiedener anderer Psychotherapieformen auf. Einzelne Techniken der Psychodramatherapie haben Eingang in andere Psychotherapieformen (z. B. in die Gestalttherapie*) sowie in Management-, Führungskräfte- u. Selbstsicherheitstrainings gefunden. **Hinweis:** gehört nicht zu den Richtlinienverfahren (s. Psychotherapie-Richtlinien).

Psychoedukation: (engl.) *psychoeducation*; verhaltenstherapeutisch ausgerichtete Schulung von Menschen im aktiven Umgang mit einer Krankheit; ursprünglich für psychische Störungen (v. a. Schizophrenie) entwickelt, später Übertragung auf körperliche Erkrankungen u. Angehörigenarbeit*. Durchführung einzeln od. häufiger im Gruppensetting durch Psychologen, Ärzte od. anderes speziell geschultes Personal. **Aufgabe:** Informationsvermittlung, Förderung der Compliance* bezüglich der Behandlung, Verbesserung des Selbstmanagements* im Hinblick auf Früherkennung von Erkrankungsschüben u. Aktivierung von Bewältigungsressourcen (z. B. Nutzung des sozialen Netzwerks), Unterstützung bei der Akzeptanz der eigenen Betroffenheit. Vgl. Gesundheitstraining.

Psychologe: (engl.) *psychologist*; befasst sich auf wissenschaftlicher Grundlage mit dem Erleben u. Verhalten des Menschen in Bezug auf sich selbst sowie auf Personen, Ereignisse u. Objekte seiner Umwelt; **Ausbildung:** Hochschulstudium der Psychologie; die Tätigkeit als psychologischer Psychotherapeut* od. Kinder- u. Jugendlichenpsychothe-

rapeut (s. Psychotherapeut) voraus.

Psychologie: (engl.) *psychology*; Wissenschaft vom Erleben u. Verhalten des Menschen in Bezug auf sich selbst sowie auf Personen, Ereignisse u. Objekte seiner Umwelt*; bedient sich, basierend auf Beobachtung u. Experiment, häufig mehrdimensionaler Untersuchungs- u. Forschungsmethoden (statistische Erfassung u. Überprüfung, Berücksichtigung kognitiv-verbaler, motorisch-behavioraler u. physiologisch-humoraler Verhaltensebenen); **1.** Allgemeine Psychologie: versucht, allgemeine psychologische Gesetze zu beschreiben, untersucht kognitive u. motivationale Prozesse; **2.** differentielle u. Persönlichkeitspsychologie: untersucht intrapsychische Wahrnehmungs-, Verarbeitungs- u. Handlungsprozesse sowie die Wechselwirkung zwischen intra- u. extrapsychischen Prozessen im Hinblick auf überdauernde psychische Merkmale als Differenzen zwischen einzelnen Personen; **3.** Entwicklungspsychologie*; **4.** Sozialpsychologie*; **5.** Klinische Psychologie: wendet Ergebnisse u. Methoden psychologischer Grundlagendisziplinen bei psychopathologischen Phänomenen u. psychischen Störungen sowie psychischen Faktoren somatischer Erkrankungen diagnostisch u. therapeutisch an; Verfahren wie Verhaltensanalyse*, psychologisches Gespräch, Psychodiagnostik, psychologische Testverfahren (vgl. Test, psychologischer) sowie Methoden der Psychotherapie* werden eingesetzt; **6.** Medizinische Psychologie ist auf die Umsetzung psychologischer Methoden u. Erkenntnisse auf medizinische Fragestellungen ausgerichtet; Arbeitsgebiete sind u. a. Leib-Seele-Problematik (Psychosomatik), Interaktion zw. Arzt u. Patient, Entstehung u. Aufrechterhaltung von Gesundheit u. Krankheit; Gesundheitspsychologie, Verhaltensmedizin; **7.** Angewandte Psychologie (z. B. für Verkehr, Werbung, Recht); **8.** Arbeitspsychologie*; **9.** Rehabilitationspsychologie* beschäftigt sich mit der Umsetzung psychologischer Erkenntnisse u. Methoden auf die Rehabilitation behinderter u. chronisch kranker Menschen.

Psychometrie: (engl.) *psychometrics*; **1.** (allg.) Erfassung psychischer Funktionen u. Persönlichkeitsmerkmale mit Hilfe verschiedener Untersuchungsverfahren; bestimmt wird die funktionale Beziehung zwischen Reizen u. den dadurch hervorgerufenen Erlebnissen, zwischen physiologischen Vorgängen u. ihren psychologischen Korrelaten (z. B. zwischen einer physischen Veränderung u. einer emotionalen Reaktion) sowie der psychometrischen Variablen untereinander (z. B. zwischen der Verlaufszeit eines psychologischen Vorgangs u. dem Grad der Motivation*); **2.** Forschungsgebiet, das sich mit den entsprechenden theoretischen Grundlagen beschäftigt; s. Testtheorie, Test, psychologischer.

wegungs- u. Ausdrucksverhaltens; Psychomotorik stellt das Resultat einer Integration von psychischen (Wahrnehmung, Kognition, Emotion) u. motorischen Funktionen (Willkürmotorik, die einem Zweck dient) dar, wie sie im Verlauf der individuellen Entwicklung erworben wurde; psychische Gegebenheiten spiegeln sich im Bewegungsspiel wider. Psychomotorische Faktoren: Zielbewegungskoordination, Bewegungsruhe, Geschwindigkeit, Beschleunigung, Gleichgewicht, Handgeschicklichkeit*, Fingerfertigkeit, Genauigkeit, Mimik, Gestik u. a. Sozialmedizinische Bedeutung: Tests zur Vorhersage des psychomotorischen Leistungsverhaltens sind Teil der Eignungsdiagnostik*.

Psychopathologie: (engl.) *psychopathology*; i. e. S. wissenschaftliche Methodik zur Erfassung, Beschreibung sowie diagnostischen Einordnung von der Norm* abweichender psychischer Phänomene, wobei neben der Ursache der psychischen Störungen eine mit der Normierung menschlichen Verhaltens u. Erlebens verbundene ethische Problematik zu berücksichtigen ist; darüber hinaus dient die Psychopathologie u. ihr Vokabular der umfassenden, mehrdimensionalen u. kennzeichnenden Beschreibung psychischer Störungen als Krankheitseinheiten (s. ICD). Zu den direkt beobachtbaren od. mit psychometrischen Testuntersuchungen objektivierbaren psychischen Phänomenen gehören u. a.: 1. Antrieb, 2. Psychomotorik*, 3. Orientierung, 4. Konzentration, 5. Gedächtnis*. Andere psychische Qualitäten können nur von dem Betroffenen erfragt u. daher auch nur indirekt erschlossen werden (z. B. Halluzinationen, Zwangsgedanken, Suizidgedanken). Die Erhebung eines vollständigen psychopathologischen Befundes erfordert daher ein weitaus größeres Ausmaß an Kooperation des Betroffenen, als es bei den meisten organmedizinischen Untersuchungen der Fall ist. **Hinweis:** Ein weit verbreiteter Standard zur Dokumentation psychopathologischer Befunde (u. anamnestischer Daten) ist das AMDP-System (Arbeitsgemeinschaft für Methodik u. Dokumentation in der Psychiatrie).

Psychose: (engl.) *psychosis*; syn. psychotische Störung; Sammelbegriff für eine oft schwerwiegende psychische Störung mit episodischem od. stetigem Verlauf u. unterschiedlichem Ausgang (von Vollremission bis zur Entwicklung ausgeprägter Residualzustände); **Symptome: 1.** gestörtes Realitätserleben; **2.** qualitative Bewusstseinsstörungen; **3.** Halluzinationen; **4.** mangelnde Krankheitseinsicht; **5.** affektive u. psychomotorische Auffälligkeiten; **6.** erhebliche inhaltliche u. formale Denkstörungen. **Einteilung: 1.** organische (körperlich begründbare): treten infolge funktioneller (z. B. durch Intoxikation) od. struktureller Hirnschädigung (z. B. Schädelhirntrauma*) auf; **2.** endogene

biopsychosoziales Entstehungskonzept wird angenommen, wobei Fehlregulationen im zentralnervösen Dopaminstoffwechsel eine wichtige Bedeutung beigemessen wird; **Epidemiologie:** Aufgrund der Inhomogenität der psychotischen Störungen sind epidemiologische Daten nur zu einzelnen Krankheitsbildern verfügbar, z. B. sind zwischen 0,5 u. 1 % der Bevölkerung in Deutschland von einer Schizophrenie betroffen, die Lebenszeitprävalenz beträgt 1 %. **Ätiologie:** genetische, neurobiologische u. psychosoziale Faktoren spielen eine Rolle. **Sozialmedizinische Bedeutung:** ab hängig von der Form der vorliegenden Psychose. Die Akutbehandlung der psychotischen Symp tome, gleich welcher Genese, sollte ambulant od stationär psychiatrisch erfolgen, wobei die psycho pharmakologische Therapie im Vordergrund steht Bei exogenen Psychosen ist darüber hinaus die kausale Therapie der Grundkrankheit anzustreben. Sollte nach Abklingen der Akutsymptomatik ein psychisches Residualsyndrom mit andauernder Beeinträchtigung der Alltagsbewältigung* vorliegen, könnenLeistungen zur medizinischen Reha bilitation u./od. Leistungen zur Teilhabe am Ar beitsleben angezeigt sein. Bei schweren Verläufen mit häufigen akuten Krankheitsepisoden bzw ausgeprägter Residualsymptomatik ist die Er werbsfähigkeit zu prüfen. In jüngerem Lebensalter kann es bei den schwerer Betroffenen zu einem sozialen Abstieg mit Abhängigkeit von staatlichen Leistungen kommen. Pflegebedürftigkeit i. e. S. tritt selten aufgrund der Psychose ein, eher als Folge einer schwerwiegenden Grundkrankheit bei den exogenen Psychosen od. aufgrund der Entwicklung einer Komorbidität wie einer Abhängigkeitserkrankung bei den endogenen Psychosen.

Psychosyndrom, organisches: (engl.) *organic brain syndrome*; syn. hirnorganisches Psychosyndrom hirndiffuses Psychosyndrom, hirnlokales Psycho syndrom; psychische Störung bei erworbener lo kaler od. diffuser Hirnschädigung; **Ätiologie** hirneigene od. systemische Erkrankungen mi Hirnbeteiligung; häufige **Ursachen sind: 1.** akute u. chronische Alkoholintoxikation bzw. Alkohol entzug; als Sonderform bezeichnet die Wernicke Enzephalopathie ein notfallmäßig behandlungs bedürftiges, schwerwiegendes alkoholassoziiertes Krankheitsbild, dessen neurologische Manifestati on primär auf einen mangelernährungsbedingten Vitaminmangel (Vit. B1) zurückgeführt wird ist Bei nicht rechtzeitiger Behandlung ist ein Über gang in ein chronisches organisches Psychosyn drom, das amnestische Syndrom bei Korsakow Psychose, zu befürchten. **2.** Alzheimer-Krankheit, basiert auf chronisch fortschreitenden degenerati ven Veränderungen im Gehirn mit plaqueförmigen Eiweißablagerungen u. äußert sich u. a. durch eher kontinuierlich nachlassendes Gedächtnis- u. Ori

u. nicht selten begleitender neurologischer Symptomatik; **4.** Medikamentennebenwirkungen (vorwiegend akutes organisches Psychosyndrom); **5.** Schädelhirntrauma*; **6.** Schlaganfall*. **Risikofaktoren:** z. B. Lebensalter, genetische Prädisposition (für bestimmte Alzheimer-Demenz-Typen gesichert), zerebrale Vorschädigung, übermäßiger Alkoholkonsum, Mangelernährung; **Epidemiologie:** entsprechend der Vielfalt der Ursachen nur für ausgewählte Formen des organischen Psychosyndroms darstellbar; Demenz: Prävalenz 8–13 % der Bevölkerung über 65 Jahre in Deutschland, Jahresinzidenz 0,4–11 %, alkoholentzugsbedingtes Delir: 3–15 % der Alkoholabhängigen (Letalität unbehandelt 15 %). **Sozialmedizinische Bedeutung:** akute Formen gehen mit Störungen von Bewusstsein, kognitiven Fähigkeiten, Antrieb u. Affektivität einher u. sind bei Behandlung der Ursache oft gut reversibel; vorrangig sind akutmedizinische Maßnahmen einschließlich Behandlung der verursachenden Störung. Bei Alkoholabhängigkeit kann eine Rehabilitation i. S. einer Entwöhnungsbehandlung* erforderlich sein. V. a. bei lokaler (z. B. durch Schädelhirntrauma*), aber auch bei diffuser Hirnschädigung können neurologische Symptome das hirnorganische Psychosyndrom begleiten u. einer gezielten Behandlung, ggf. auch Rehabilitation, bedürfen. Die chronischen Formen (z. B. Alzheimer-Demenz, Korsakow-Syndrom) sind u. a. mit unterschiedlich ausgeprägten mnestischen u. kognitiven Störungen, Orientierungsstörungen, Minderung der Urteilsfähigkeit u. Persönlichkeitsveränderungen, in Spätstadien auch völligem körperlichem u. geistigem Verfall verbunden. Die Prognose dieser Zustandsbilder ist ungünstig, da sie meist irreversibel fortschreiten u. wenig therapeutische Ansatzpunkte bieten. Die Progredienz kann in frühen Stadien durch ambulante medikamentöse u. psycho- bzw. sozialtherapeutische Interventionen (Gedächtnistraining, verständnisvolle Betreuung in gewohnter Umgebung, Ergotherapie) verlangsamt werden, in fortgeschrittenen Stadien besteht oft jahrelange intensive Betreuungs- u. Pflegebedürftigkeit, es liegt Erwerbsunfähigkeit auf Dauer vor. Akute Verschlechterungen bzw. interkurrente Erkrankungen u. Unfälle können vorübergehende Krankenhausbehandlungen erfordern. Demenzkranke sterben durchschnittlich 5–8 Jahre nach Diagnosestellung.

Psychotherapeut: (engl.) *psychotherapist*; gesetzlich geschützte Berufsbezeichnung für die Ausübung der heilkundlichen Psychotherapie*; danach dürfen nur Ärzte u. Psychologen, die über eine staatliche Approbation* verfügen, als Psychotherapeuten bzw. Kinder- u. Jugendlichenpsychotherapeuten tätig werden. Darüber hinaus werden psychotherapeutische Leistungen auch von Pädagogen u. Sozialpädagogen (mit Zulassungsmöglichkeit zur

angeboten. Der Begriff Psychotherapie unterliegt im Gegensatz zur Berufsbezeichnung nicht dem gesetzlichen Schutz. **Ausbildung:** abgeschlossenes Studium der Humanmedizin, der Psychologie od. der Pädagogik bzw. Sozialpädagogik (nur für Kinder- u. Jugendlichenpsychotherapie); ärztliche Psychotherapeuten haben nach dem Medizinstudium eine Weiterbildung* zum Facharzt absolviert u. eine psychotherapeutische Zusatzqualifikation erworben od. die Facharztweiterbildung im Gebiet Psychiatrie u. Psychotherapie od. Psychotherapeutische Medizin absolviert. Psychologische Psychotherapeuten haben nach abgeschlossenem Psychologiestudium (mit Abschlussprüfung in Klinischer Psychologie) eine mehrjährige berufsbegleitende Psychotherapie-Ausbildung absolviert. Die psychotherapeutischen Qualifikationen mit dem Ziel der Kassenzulassung werden i. d. R. in einem der 3 im Rahmen der Psychotherapie*-Richtlinien anerkannten Psychotherapieverfahren erworben. Das **Psychotherapeutengesetz** („Gesetz über die Berufe des Psychologischen Psychotherapeuten u. des Kinder- u. Jugendlichenpsychotherapeuten", Abk. PsychThG, vom 16.6.1998, BGBl. I S. 1311, zuletzt geändert am 15.12.2004, BGBl. S. 3396), regelt Ausbildung u. Zulassungskriterien der Heilberufe Psychologischer Psychotherapeuten sowie Kinder- u. Jugendlichenpsychotherapeuten.

Psychotherapie: (engl.) *psychotherapy*; Oberbegriff für die Behandlung psychischer (einschließlich psychosomatischer) Störungen durch die gezielte Beeinflussung psychischer Vorgänge mit psychologischen, konzeptionell fundierten u. eigenständigen Methoden; als wesentliches Element jeder Psychotherapie gilt die Beziehung zwischen Therapeut u. Patient, die einerseits durch die individuellen Eigenschaften der Beteiligten geprägt u. andererseits methodenspezifisch ausgestaltet wird. Psychotherapie kann als Einzeltherapie od. im Gruppensetting, ambulant, teilstationär od. stationär durchgeführt werden. **Formen: 1.** Psychoanalyse*; **2.** tiefenpsychologisch fundierte Psychotherapie*; **3.** kognitive Verhaltenstherapie*; **4.** Gesprächspsychotherapie*, **5.** Gestalttherapie*; **6.** systemische Psychotherapie (s. Familientherapie); **7.** Psychodramatherapie*. Vgl. Psychotherapie-Richtlinien, Psychotherapeut.

Psychotherapie-Richtlinien: (engl.) *psychotherapy guidelines*; Richtlinien des Gemeinsamen* Bundesausschusses über die Durchführung der Psychotherapie in der vertragsärztlichen Versorgung (Psychotherapie-Richtlinien vom 11.12.1998, zuletzt geändert am 19.7.2005) gemäß § 92 Abs. 6 a SGB V; Richtlinie zur Gewährleistung einer ausreichenden, zweckmäßigen u. wirtschaftlichen Versorgung der Versicherten mit Psychotherapie* i. R. der vertragsärztlichen Versorgung*; enthält u. a.: **1.** Definition von i. S. der Richtlinien behandlungs-

therapie* u. Verhaltenstherapie* sowie ihrer Anwendungsformen; 3. Anwendungsbereiche; 4. Ziele u. Inhalte der psychosomatischen Grundversorgung*; 5. Leistungsumfang; 6. Angaben zum Antrags-, Konsiliar- u. Gutachterverfahren sowie zur Qualifikation der Gutachter*. Das **Antrags- u. Gutachterverfahren** regelt das Vorgehen bei der GKV. Der **Leistungsumfang** beträgt für probatorische Sitzungen vor der ersten Antragstellung 5 Sitzungen (tiefenpsychologisch fundierte Psychotherapie u. Verhaltenstherapie) bzw. 8 Sitzungen (Psychoanalyse). Die Therapiestunde umfasst mindestens 50 Minuten. Der Umfang einer Einzeltherapie beträgt i. d. R. bei tiefenpsychologisch fundierter Psychotherapie bis 50 Stunden, bei analytischer Psychotherapie bis 160 Stunden u. bei Verhaltenstherapie bis 45 Stunden. Eine Kurzzeittherapie umfasst i. d. R. 25 Sitzungen. **Hinweis:** In der PKV sind ähnliche Verfahrensweisen für die Beantragung einer Psychotherapie etabliert. Die Anforderungen an die Qualifikation von Psychotherapeuten u. psychosomatische Grundversorgung durchführenden Ärzten sind in den Psychotherapie-Vereinbarungen der KBV u. der Spitzenverbände der Krankenkassen geregelt.

Psychotherapie, tiefenpsychologisch fundierte: (engl.) *psychodynamic based psychotherapy;* Sammelbez. für auf psychoanalytischen Grundannahmen beruhende psychotherapeutische Verfahren, die sich konzeptionell primär auf den Einfluss des Unbewussten auf das individuelle Erleben u. Verhalten beziehen; **Ziel:** u. a. durch teilweise Bewusstmachung konflikträchtiger bzw. psychisches Leiden verursachender verinnerlichter od. unbewusster Haltungen u. Inhalte das Verhältnis bewusster u. unbewusster Persönlichkeitsanteile so zu gestalten, dass eine Nachreifung der (Gesamt-)Persönlichkeit mit Eröffnung größerer individueller Erlebens- u. Verhaltensspielräume möglich wird. Im Gegensatz zur klassischen Psychoanalyse* beschränkt sich die tiefenpsychologisch fundierte Psychotherapie meist auf die Bearbeitung umschriebener Konflikte innerhalb eines 6–24 monatigen Zeitraums mit 1–2 Sitzungen pro Woche. Tiefenpsychologisch fundierte Verfahren werden als Einzel- od. als Gruppentherapie angewendet. **Hinweis:** gehört zu den Richtlinienverfahren (s. Psychotherapie-Richtlinien).

PsychPV: Abk. für **Psychatrie*-Personalverordnung.**

PTA: Abk. für **Pharmazeutisch-technischer Assistent*.**

PTSD: Abk. für (engl.) *posttraumatic stress disorder;* s. Belastungsstörung, posttraumatische.

Public Health: Wissenschaft u. Praxis der Erhaltung u. Förderung von Gesundheit* sowie Vermeidung von Krankheit u. Krankheitsverarbeitung* innerhalb der Bevölkerung bzw. von Teilpopulationen;

dizinischen (subindividuellen) Sichtweise fokussiert Public Health auf das bevölkerungs- bzw systembezogene Management von Gesundheitsproblemen u. integriert eine Vielzahl wissenschaftlicher Disziplinen u. Methoden im Schnittpunkt naturwissenschaftlicher, verhaltenswissenschaftlicher, ökonomischer, politischer u. juristischer Forschung (u. a. Biometrie, Demographie*, Epidemiologie*, Genetik, Gesundheitsökonomie*, Informatik, Managementwissenschaft, Medizinsoziologie Politologie, Psychologie, Qualitätsforschung, Sozialmedizin*, Sozialwissenschaften, Statistik*, Umweltmedizin*). Public Health ist soweit möglich vorausschauend u. befasst sich mit Entwicklung u. angemessenem Management gruppen- od. systembezogener Gesundheitsprobleme, ohne individuelle Präferenzen u. Bedürfnisse zu negieren. **Geschichte:** Erfahrungen u. Entwicklungen aus den USA u. Skandinavien seit Beginn des 20. Jh. sind begriffsbildend u. handlungsanleitend. Inhaltlich bedeutet Public Health in Deutschland einen sog. Reimport, nachdem Deutschland sich Anfang des 20. Jh. international an der Spitze auf dem Gebiet der Sozialhygiene* (vgl. Sozialmedizin) befunden hatte. Der Nationalsozialismus unterbrach jede weitere Entwicklung nachhaltig, es erfolgte ein Verbot der noch jungen Disziplin. Die damalige Emigration vieler Wissenschaftler prägte mittelbar die Entwicklung u. den Aufbau von Schools of Public Health z. B. in den USA. Die WHO* definierte 1952 Public Health sinngemäß als Wissenschaft u. Kunst der Verhütung von Krankheit, der Lebensverlängerung u. der Förderung seelischer u. körperlicher Gesundheit durch gemeinsame gesellschaftliche Anstrengungen. Um diese Ziele zu erreichen, wurden überwiegend politische Rahmenbedingungen zur Entstehung u. Erhaltung der Gesundheit thematisiert. So wird eine öffentliche, gemeindebezogene Strategie vom Umweltschutz, Kontrolle der Infektionskrankheiten u. Gesundheitserziehung u. eine Verbesserung von Früherkennung u. Krankheitsprävention ebenso für nötig gehalten wie die Entwicklung des medizinischen, psychiatrischen u. psychosozialen Versorgungssystems u. die Weiterentwicklung des Systems der sozialen Sicherung*. Dieser Public Health-Ansatz, auch „Old Public Health" genannt, stützte sich insbes. auf epidemiologische Verfahren, Ansätze der klassischen Hygiene, Fragestellungen aus den Sozialwissenschaften u. der Psychologie mit der Zielrichtung Gesundheitsförderung*, Prävention* u. Versorgung von Problemgruppen. Seit den 80er Jahren des 20. Jh. erfährt Public Health als „New Public Health" eine Weiterentwicklung u. Überwindung der engen hygienebezogenen Ansätze aus der Gründerzeit von Public Health. Public Health bezieht sich heute auf das Gesamtgebiet der Gesundheitsversorgung mit al

Verständnis von Gesundheitsförderung erweitert wurde. Public Health u. **Gesundheitswissenschaften*** werden häufig synonym verwendet. Zur Abgrenzung kann z. B. der starke politische Anwenderbezug von Public Health in den USA herangezogen werden. **Hinweis:** Die akademische Qualifikation in Public Health kann in Deutschland in postgradualen Studiengängen erworben werden.

Public Health Action Cycle: 1988 von National Academy of Sciences entwickeltes Handlungsmodell (s. Abb.), nach dem ein Gesundheitspro-

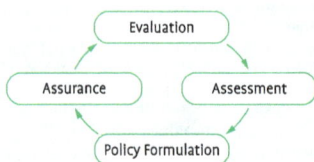

Public Health Action Cycle

blem zunächst in seinen medizinischen, epidemiologischen u. sozialen Aspekten abgeschätzt werden soll (s. Assessment), bevor Optionen, Strategien u. Maßnahmen zu Minderung od. Lösung des Problems erörtert werden; die Wirkungen durchgeführter Interventionen* werden gemessen u. bewertet (Evaluation*), ein Re-Assessment des Gesundheitsproblems sowie die damit verbundene Anpassung der Strategien u. Maßnahmen folgen. Der Public Health Action Cycle kann helfen, auch bei konfligierenden Interessen u. Einflüssen die Prioritätensetzung sowie Strategie- u. Methodenauswahl hinsichtlich zu bearbeitender Gesundheitsprobleme sachlich zu betrachten. Vgl. PDCA-Zyklus.

Punktberechnung: s. Punktwert.

Punktprävalenz: s. Prävalenz.

Punktwert: (engl.) *monetary conversion factor, point value*; der in Cent bemessene Wert eines Punktes gemäß einheitlichem Bewertungsmaßstab* (EBM); die Vergütung einer Leistung eines Vertragsarztes entspricht dem Produkt aus der ihr zugeordneten Anzahl an EBM-Punkten u. dem Punktwert. Bei

brachte Gesamtpunktzahl aller Ärzte (sog. floatender Punktwert) errechnet. Alternativ kann der Punktwert vorab im Gesamtvertrag für nicht budgetrelevante Leistungen festgelegt werden. Der **Regelpunktwert** ist der Punktwert, mit dem die Leistungen eines Arztes innerhalb des Regelleistungsvolumens (s. Regelleistung) vergütet werden. **Hinweis zur Gesundheitsreform 2006:** Die Gesundheitsreform sieht bislang vor, die derzeitige von Budgets u. floatenden Punktwerten geprägte Honorarsystematik durch eine Euro-Gebührenordnung abzulösen.

Punktwertabstaffelung: (engl.) *scaling down of point price*; stufenweises Absenken des Punktwerts* z. B. bei Überschreiten einer definierten Punktsumme od. wenn mehr Leistungen erbracht werden, als dies im Durchschnitt einer Fachgruppe* üblich ist; damit verringert sich die Vergütung in Eurocent pro Punkt für alle Punkte ab einer gewissen Punktmenge.

p-Wert: (engl.) *p-value*; syn. empirisches Signifikanzniveau; Angabe über die Wahrscheinlichkeit, bei der Durchführung eines statistischen Testverfahrens* den tatsächlich beobachteten od. einen extremeren Wert zu erhalten, wenn in Wirklichkeit die Nullhypothese zutrifft; ist der p-Wert kleiner als das vorgegebene Signifikanzniveau α, wird ein statistischer Test als signifikant bezeichnet. Der p-Wert ist ein Maß für die statistische Sicherheit einer Aussage, nicht jedoch für die Effektstärke*, da er vom Stichprobenumfang abhängt.

PYLL: Abk. für (engl.) *potential years of life lost*; epidemiologische bzw. gesundheitsökonomische Messgröße für die an einer bestimmten Krankheit x verlorenen Lebensjahre*; PYLL werden durch Abzug der Summe aller Lebensjahre bestimmt, die eine Kohorte von 100 000 Personen bis zu einem bestimmten hohen Alter (= Limit: 75, 80, ... Jahre; Auswahl willkürlich) zu leben erwarten kann, von der Summe aller Lebensjahre, welche die Kohorte bis zum gewählten Alter zu leben erwarten könnte, sofern keine Person an Krankheit x stirbt; problematisch hierbei ist, dass Todesfälle an Krankheit x in einem höheren Alter als dem gewählten Limit nicht mehr zählen. Vgl. PEYLL.

Q

QALY: Abk. für (engl.) *quality adjusted life year*; epidemiologisch/gesundheitsökonomische Messgröße für qualitätsadjustierte Lebensjahre; QALYs gewichten Lebensjahre entsprechend der Lebensqualität u. dienen z. B. als Messgröße zum Vergleich der Ergebnisse verschiedener Therapien; werden ermittelt durch Multiplikation der (erwarteten) Lebensjahre mit dem Nutzengewicht des Gesundheitszustandes, d. h. der durchschnittlichen Lebensqualität, mit der die jeweiligen Jahre verbracht werden; Lebensqualität reicht dabei von 0 = tot bis 1 = vollständig gesund. Die Bewertung erfolgt über eine visuelle Analogskala*, die Methode* der zeitlichen Abwägung od. der Standardlotterie* u. orientiert sich an den Präferenzen der Befragten; s. Abb.

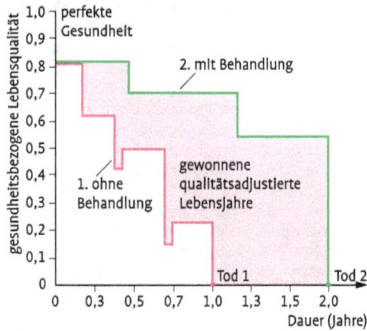

QALY: ohne Behandlung: gesundheitsbezogene Lebensqualität des Individuums nimmt entsprechend der unteren Kurve ab, der Tod tritt zum Zeitpunkt 1 (Tod 1) ein; mit Behandlung: Verschlechterung der Lebensqualität wird verzögert, das Leben verlängert, der Tod tritt zum Zeitpunkt 2 (Tod 2) ein; Fläche zw. den Kurven (Magenta): Anzahl der qualitätsadjustierten Lebensjahre, die durch diese Behandlung gewonnen werden

QEP: Abk. für Qualität u. Entwicklung in Praxen; modulares, branchenspezifisches Qualitätsmanagement*-System der Kassenärztlichen* Vereinigung für Vertragsärzte* u. -psychotherapeuten; ab 2003 für Praxen im ambulanten Gesundheitswesen entwickelt; integriert ein Befähigungs- u. ein Bewertungsmodell u. umfasst alle Aspekte des QM in Praxen; geeignet für Anfänger od. Fortgeschrittene im Qualitätsmanagement* (Abk. QM), für kleine Praxen ebenso wie für medizinische Versorgungszentren*. **Aufbau:** Einführungsseminar, Qualitätszielkatalog mit Erläuterungen, Manual mit Tipps, Hilfestellungen u. Musterdokumenten, freiwillige Zertifizierung* durch neutrale Dritte. Anhand des Qualitätszielkataloges (Ziele, Nachweisen bzw. Indikatoren) kann zunächst durch Selbstbewertung eine Ist-Analyse durchgeführt, dann das praxisinterne QM unter Nutzung des Manuals eingeführt u. weiterentwickelt werden. **Hinweis:** In 61 Praxen getestet u. wissenschaftlich evaluiert; sei 2005 im Routineeinsatz, Zertifizierungen sei 2006. Geschütztes Warenzeichen. Vgl. ISO, Kooperation für Transparenz und Qualität im Gesundheitswesen, EFQM, Joint Commission of Accreditation of Healthcare Organizations.

QM: Abk. für Qualitätsmanagement*.

QMS: Abk. für Qualitätsmanagement*-System.

QS: Abk. für Qualitätssicherung*.

Qualität: (engl.) *quality*; 1. (med.-statist.) Maß für die Übereinstimmung einer Versorgung mit vorgegebenen Anforderungen bei einem Minimum an unnötigen Ausgaben; 2. (Qualitätsmanagement Erfüllung vorher definierter Anforderungen von Kunden u. a. Interessenparteien an ein Produkt od eine Dienstleistung („Grad, in dem ein Satz inhärenter Merkmale Anforderungen erfüllt" nach der DIN EN ISO 9000 : 2005); Je nach Grad der Erfüllung kann Qualität in schlecht, gut od. ausgezeichnet eingeteilt werden. Umgangssprachlich wird unter Qualität meist eine besonders gute Beschaffenheit verstanden, wobei unerklärt bleibt, worin die Güte der Beschaffenheit besteht. Inzwischen wurden für Einrichtungen der Krankenversorgung komplexere Qualitäts- u. Steuerungsmodelle entwickelt, z. B. Kooperation* für Transparenz und Qualität im Gesundheitswesen, EFQM* u. ISO 9001 : 2000.

Qualitätsaufzeichnung: (engl.) *quality record*; (Qualitätsmanagement) Ergebnisdokument von Qualitätsprüfungen einer Tätigkeit od. eines Produkts (auch Zwischenprodukte); festgehalten wird, ob

tätsanforderung an ein Produkt durch dieses Produkt erfüllt ist („produktbezogene Qualitätsaufzeichnung"). Auch Befunddokumentationen in einer Krankenakte im Verlauf einer Krankenbehandlung sind Qualitätsaufzeichnungen.

Qualitätsbericht: (engl.) *quality report*; (Qualitätsmanagement) Zusammenstellung von produkt- od. dienstleistungsbezogenen Qualitätsaufzeichnungen*, die für die Qualitätsplanung*, Qualitätslenkung* od. Qualitätsprüfung* erforderlich od. nützlich sind; interne Qualitätsberichte (Prüfberichte, Prüfprotokolle, Fehlersammelkarten, Qualitätsregelkarten, Untersuchungen über den Trend der Werte kritischer Qualitätsmerkmale abhängig von der Zeit) werden kontinuierlich, periodisch od. bei Bedarf erstellt. Art u. Häufigkeit der Erstellung eines Qualitätsberichts richten sich nach Funktions- u. Entscheidungsebene der Kommunikationspartner sowie betrieblichen u. erfassungstechnischen Gegebenheiten nach DIN 55350–11/1995. **Hinweis:** Ein interner Qualitätsbericht kann in Sonderfällen auch als Qualitätsnachweis disponiert u. verwendet werden; z. B. als nach § 135 SGB V von den Krankenhäusern zu erstellender jährlicher Qualitätsbericht über deren gesamten Tätigkeitsbereich; s. Sicherung der Qualität der Leistungserbringung.

Qualitätsbewertung: (engl.) *quality appraisal, quality assessment*; (Qualitätsmanagement) Evaluation von Eignung, Angemessenheit u. Wirksamkeit der Betrachtungseinheit bestimmte Anforderungen zu erfüllen bzw. festgelegte Ziele zu erreichen, ggf. Ermittlung der Effizienz (s. Qualität); mögliche Betrachtungseinheiten sind die Qualitätspolitik*, das Management, Prozesse, Anforderungen des Kunden an das Produkt od. die Produktentwicklung wie neue Behandlungsverfahren, an Lieferanten, Korrektur- od. Vorbeugemaßnahmen. **Voraussetzung:** Qualitätsbewertung setzt Daten aus Audit*- od. Benchmarking*-Erhebungen voraus, Aufzeichnung u. Analyse hinsichtlich technischer u. wirtschaftlicher Risiken, der Qualität aus Sicht des Kunden zu Prozessleistungen, Produktkonformität u. Verbesserungspotential.

Qualitätsdefizit: (engl.) *quality deficit*; Bez. für Fehler* od. Mangel*.

Qualitätsdimensionen: (engl.) *quality dimensions*; Dimensionen zur Qualitätsbeurteilung medizinischer Leistungen nach Donabedian; unterschieden werden Struktur-, Prozess- u. Ergebnisqualität; **Strukturqualität** betrachtet die Qualität der Strukturen, die einer (medizinischen) Leistung zugrunde liegen; die an eine Krankenversorgung gestellten Anforderungen können dann nur erfüllt werden, wenn z. B. die apparativen, personellen, räumlichen, methodischen Voraussetzungen dafür im Einzelfall vorliegen. Beispiel: Ausbildungsstand der Mitarbeiter. **Prozessqualität** bezieht

prozess sind solche Tätigkeiten z. B. Untersuchungen, therapeutische Maßnahmen, Beratung u. Pflege; kann auch als Grad der Erfüllung von Anforderungen an die Merkmale eines Prozesses (Wirksamkeit, Sicherheit, Dauer, Stabilität u. Kontinuität) bezeichnet werden. Beispiel: Übereinstimmung mit Leitlinien, Zusammenarbeit mit Kollegen u. Praxis- bzw. Klinikmitarbeitern, Gesprächsführung. Diese Dimension der Leistungsqualität ist eng mit der Prozessphase der Leistungserstellung verbunden. **Ergebnisqualität** betrachtet die Qualität der Ergebnisse einer Leistung; da dieser Begriff den Beitrag des Verfahrens „an sich" u. den Beitrag zu seiner Performanz konfundiert, wird er von Qualitätsmanagementexperten weitgehend vermieden. Beispiel: Komplikationsrate, Änderungen gesundheitsbezogener Verhaltensweisen. Vgl. Aufbauorganisation, Ablauforganisation.

Qualitätsentwicklung: (engl.) *quality development*; Teil des Qualitätsmanagements*, der die Fähigkeit zur Erfüllung der Qualitätsanforderungen durch viele kleine Schritte (s. Verbesserung, kontinuierliche) od. durch umfassende Neugestaltung (Innovation) erhöhen soll.

Qualitätsfähigkeit: (engl.) *quality capability*; Eignung einer Organisation od. ihrer Elemente (u. a. Ressourcen, Personen, Tätigkeiten) zur Realisierung einer Einheit, die in der Lage ist, die Qualitätsanforderung an diese Einheit zu erfüllen (DIN 55350-11). Die Qualitätsfähigkeit eines Prozesses wird auch Prozessfähigkeit genannt. Liefert ein Prozess ein zufriedenstellendes Ergebnis, ist die Bez. „qualitätsfähiger Prozess" vorzuziehen.

Qualitätsindikator: (engl.) *quality indicator*; messbare Größe in Bezug auf qualitative Prozesse bzw. Resultate; komplexe Sachverhalte, z. B. die medizinische Versorgung, sollten in messbare Einzelkriterien bzw. Merkmale zerlegt werden. Der Qualitätsindikator ist ein indirektes Maß für ein Merkmal, z. B. ist die postoperative Infektionsrate ein Qualitätsindikator für die Hygiene in einem Krankenhaus. Qualitätsindikatoren dienen der Überwachung u. Bewertung von Prozessen (s. Qualitätsdimensionen). Sie müssen sensitiv, spezifisch, zuverlässig, valide u. relevant sein. Für Qualitätsindikatoren werden i. d. R. Referenzwerte od. Referenzbereiche festgelegt. **Hinweis:** Der Begriff Qualitätsindikator ist international nicht abgestimmt (in der Begriffsnorm der ISO 9000 : 2005-12 wird dafür nahezu deckungsgleich Prüfmerkmal gebraucht).

Qualitätskontrolle: (engl.) *testing*; (Qualitätsmanagement) Überwachung u. Verifizierung des Zustandes eines Produkts od. Systems, einer Leistung od. Person sowie Analyse von Aufzeichnungen, um die Erfüllung festgelegter Anforderungen an die Qualität* sicherzustellen; **Qualitätsüberwachung**

unabhängige Stellen durchgeführt werden kann. Umfasst u.a. Beobachtungs- u. Überwachungstätigkeiten, die Fehlern od. anderen Beeinträchtigungen im Verlauf eines Prozesses vorbeugen können, z.B. interne Analysen von Kontrollproben, Teilnahme an Ringversuchen u. statistische Auswertung von Analyseergebnissen an Patientenproben (Mehrfachbestimmungen, Labormittelwertberechnungen), Erfassung von Verweilzeiten u. Aufzeichnungen über Fehlerhäufigkeiten.

Qualitätskriterium: (engl.) *quality criterion*; umgangssprachliche Bez. für ein Merkmal, aufgrund dessen eine Entscheidung hinsichtlich der Qualität eines Produktes od. einer Leistung getroffen werden kann; entspricht dann einem Qualitätsmerkmal; wird uneinheitlich auch für eine Qualitätsanforderung od. ein Prüfmerkmal verwendet.

Qualitätslenkung: (engl.) *quality control*; Teil des Qualitätsmanagements*, der auf die Erfüllung von Qualitätsanforderungen gerichtet ist; Lenkung bezieht sich auf alle den Prozess steuernde Maßnahmen u. wird von Qualitätsplanung* u. Qualitätsprüfung* unterschieden.

Qualitätsmanagement: (engl.) *quality management*; Abk. QM; zielgerichtete Verbesserung der Qualität eines Produktes bzw. einer Dienstleistung (immaterielles Produkt) durch definierte u. geplante Maßnahmen, d.h. Tätigkeiten, die i.R. des Qualitätsmanagement*-Systems die Qualitätspolitik*, Qualitätsziele u. Aufgaben bzw. Befugnisse festlegen sowie diese durch Mittel wie Qualitätsplanung*, Qualitätslenkung*, Qualitätssicherung* u. Qualitätsentwicklung* realisieren; aufeinander abgestimmte Tätigkeiten zur Leitung u. Lenkung einer Organisation bezüglich Qualität (DIN EN ISO 9000:2005-12); das Qualitätsmanagement versteht sich heute branchenneutral, die Konzepte sind also auch auf Non-Profit-Organisationen (nicht an Gewinn ausgerichtete Einrichtungen wie Schulen, kommunale Krankenhäuser u.a.) anwendbar. Bei systematischer u. dauerhafter Einrichtung greift Qualitätsmanagement tief in die organisatorischen Strukturen u. Prozesse ein. Verantwortlich für das Qualitätsmanagement ist die Leitung der Organisation (nach ISO die oberste Leitung), welche die Verantwortung delegieren kann. Vgl. Total Quality Management, EFQM, ISO-9000-Familie, Joint Commission on Accreditation of Healthcare Organizations, Kooperation für Transparenz und Qualität im Gesundheitswesen, proCum Cert.

Qualitätsmanagement-Handbuch: (engl.) *quality management handbook*; Abk. QMH; Dokument, in dem das Qualitätsmanagement*-System einer Organisation festgelegt ist (DIN EN ISO 9000:2005-12); ist hinsichtlich Detaillierungsgrad u. Format an die Größe u. Komplexität einer Organisation angepasst.

mit Zuständigkeiten, Verfahren u. erforderlichen Mitteln, die zur Realisierung von Qualitätsmanagement festgelegt wurde; Managementsystem zum Leiten u. Lenken einer Organisation bezüglich der Qualität (DIN EN ISO 9000:2005-12); sollte den zum Erreichen der Qualitätsziele erforderlichen Umfang haben. Das QMS dient in erster Linie dazu, die internen Erfordernisse der Organisation zu erfüllen. Es reicht über die Anforderungen eines einzelnen Kunden hinaus. Bei einer vertraglichen od. anderen verpflichtenden Qualitätsbewertung kann festgelegt werden, welche Elemente des QMS verwirklicht u. dargelegt werden sollen. Ein QMS kann aufgebaut werden anhand branchenübergreifender Verfahren wie EFQM*, ISO*-9000-Familie od. branchenspezifischer Verfahren wie Joint* Commission on Accreditation of Healthcare Organizations, Kooperation* für Transparenz und Qualität im Gesundheitswesen, proCum* Cert QEP*. Vgl. Total Quality Management.

Qualitätsmerkmal: s. Merkmal.

Qualitätsnachweis: (engl.) *proof of quality*; **1.** (Qualitätsmanagement) Nachweis durch produktbezogene Qualitätsaufzeichnung*, dass die Anforderungen an die Qualität* eines Produktes (materiell immateriell od. kombiniert) erfüllt sind; dienen innerhalb der Organisation u.a. dem Nachweis, mit angemessener u. zumutbarer Sorgfalt Fehler vermieden zu haben, od. dem Ziel, die Effektivität des Qualitätsmanagements* darzulegen. **2.** (Pflege) s. Leistungs- und Qualitätsnachweise.

Qualitätsplanung: (engl.) *quality planning*; Teil des Qualitätsmanagements*, der auf Festlegen der Qualitätsziele u. der notwendigen Ausführungsprozesse sowie der zugehörigen Ressourcen zur Erfüllung bzw. Erreichung der Qualitätsziele gerichtet ist (DIN EN ISO 9000:2005-12).

Qualitätspolitik: (engl.) *quality politics*; übergeordnete Absichten u. Ausrichtung einer Organisation zur Qualität, wie sie von der Organisationsleitung formell ausgedrückt wurden (DIN EN ISO 9000:2005-12); generell steht die Qualitätspolitik mit der übergeordneten Politik der Organisation in Einklang u. bildet den Rahmen für die Festlegung von Qualitätszielen. Qualitätsmanagementgrundsätze der Internationalen Normen, Berufsregeln od. ethische Grundsätze können die Grundlage einer Qualitätspolitik bilden.

Qualitätsprüfung: (engl.) *quality inspection*; Feststellung durch Beobachten, Messen, Testen od. Vergleichen, inwieweit eine Einheit eine Anforderung* erfüllt (Konformitätsprüfung); **Voraussetzung:** Festlegung der Prüfungsmerkmale u. deren maßgebliche Konkretisierungsstufe zur Ermögli chung des Vergleichs zwischen realisierter Beschaffenheit u. Qualitätsanforderung; Qualitätsprüfungen können für jedes Ablaufelement im Qualitätsmanagement* u. jedes materielle, immaterielle od

ance; **1.** (allg.) Maßnahmen, mit denen erreicht werden soll, dass ein Produkt od. eine Dienstleistung einem festgelegten Qualitätsniveau entspricht; **2.** (Qualitätsmanagement) syn. Qualitätsmanagement-Darlegung; Teil des Qualitätsmanagements*, der auf das Erzeugen von Vertrauen darauf gerichtet ist, dass Qualitätsanforderungen erfüllt werden (DIN EN ISO 9000 : 2005-12); wird die Qualität gegenüber der Leitung dargelegt, spricht man von „interner", wenn sie gegenüber Kunden od. Partnern dargelegt wird, spricht man von „externer" QS. In der Medizin wird die externe QS verstanden als eine Methode der QS durch statistische Vergleiche zwischen unterschiedlichen Einrichtungen des Gesundheitswesens (gesetzliche Regelung s. unter 4.). **Hinweis:** Bis 1994 stand der Begriff Qualitätssicherung im Zentrum des Qualitätsmanagements u. entsprach dem, was der Terminus Qualitätsmanagement heute umfasst. Seit Mitte 1994 wird Qualitätssicherung nur noch eingeschränkt i. S. der oben genannten Bedeutung in den Darlegungsnormen DIN EN ISO 9001, 9002, 9003 (heute nur noch 9001) verwendet. Um Unstimmigkeiten zu vermeiden, wird heute gefordert, statt Qualitätssicherung den Terminus QM-Darlegung zu verwenden. Dieser Begriff hat sich bis heute nicht durchgesetzt; somit ist der Begriff Qualitätssicherung heute noch in seiner institutionellen Verwendung in der Wirtschaft zu finden. **3. Qualitätssicherung in der Rehabilitation u. Teilhabe behinderter Menschen:** Nach § 20 SGB IX vereinbaren die Rehabilitationsträger gemeinsame Empfehlungen zur Sicherung u. Weiterentwicklung der Qualität der Leistungen, insbes. zur barrierefreien Leistungserbringung sowie zur Durchführung vergleichender Qualitätsanalysen als Grundlage für ein effektives Qualitätsmanagement der Leistungserbringer. Die Erbringer von Leistungen stellen ein Qualitätsmanagement sicher, das durch zielgerichtete u. systematische Verfahren u. Maßnahmen die Qualität der Versorgung gewährleistet u. kontinuierlich verbessert. An der Entwicklung der externen Qualitätssicherung der Rehabilitation war seit Anfang der 90er Jahre des 20. Jh. maßgeblich die GRV beteiligt. **4. Qualitätssicherung der Leistungserbringung in der GKV:** s. Sicherung der Qualität der Leistungserbringung; **5. Qualitätssicherung in der Pflegeversicherung:** s. Maßstäbe und Grundsätze zur Sicherung und Weiterentwicklung der Pflegequalität.

Qualitätsüberwachung: s. Qualitätskontrolle.

Qualitätsverbesserung: s. Verbesserung, kontinuierliche; Qualitätsentwicklung.

Qualitätszirkel: (engl.) *quality circle*; institutionalisierte Gruppe aus 5–12 Mitarbeitern mit dem Ziel, auf Basis der in ihrem Arbeitsbereich auftretenden Probleme nach Möglichkeiten kontinuierlicher

zeitlich begrenzte Projekte unterscheiden einen Qualitätszirkel von Kleingruppen mit interkollegialem Erfahrungsaustausch, die als „ärztliche Qualitätszirkel" von der KBV gefördert werden.

Quantil: (engl.) *quantile*; Parameter* mit Prozentangabe zur Beschreibung einer Verteilung; für eine nach der Größe geordnete Reihe von Beobachtungs- bzw. Messwerten wird damit die Stelle angegeben, unterhalb welcher der Prozentsatz an Werten aus der Beobachtungsreihe liegt, welcher der Prozentangabe des Quantils entspricht; das p-Quantil ist ein Wert, der eine Wahrscheinlichkeitsverteilung* od. eine Stichprobe* in 2 Teile teilt, von denen der linke Teil $p \times 100\%$ u. der rechte Teil $(1-p) \times 100\%$ der Verteilung od. Stichprobe umfasst. Häufig verwendete Quantile: **1.** der **Median** teilt die Reihe in Hälften (n = 2); **2. Quartile** (n = 4) teilen in Viertel; **3. Quintile** (n = 5) teilen in Fünftel; **4. Dezile** (n = 10) teilen in Zehntel; **5. Perzentile** (n = 100) teilen in Hundertstel. Quantile sind nicht notwendig eindeutig definiert, es gibt verschiedene Berechnungsmethoden, die sich in großen Stichproben unwesentlich unterscheiden. In einem **Quantilendiagramm** wird der Vergleich zweier Stichproben bzw. Wahrscheinlichkeitsverteilungen unter- od. miteinander graphisch dargestellt. Gleichlautende Quantile werden hierbei auf der x- u. y-Achse abgetragen u. durch einen Polygonzug miteinander verbunden. Das Quantilendiagramm ist zur Überprüfung von Verteilungsannahmen besonders geeignet. Bei Erfüllung der Verteilungsannahme muss das Quantilendiagramm zum Abgleich von empirischen u. theoretischen Quantilen approximativ linear sein. **Interquartilabstand:** quantilenbasiertes Streuungsmaß; Abstand zwischen dem ersten u. dritten Quartil; Breite der Box im Boxplot*.

Quarantäne: (engl.) *quarantine*; **1.** ursprünglich 1383 in Marseille eingeführte vierzigtägige zwangsweise Absonderung eingelaufener Schiffe od. zugereister Ansteckungsverdächtiger zur Verhinderung der Pestausbreitung; **2.** später zwangsweise (meist räumliche) Isolierung* nichtkranker Infektionsverdächtiger während der maximalen Inkubationszeit bestimmter sog. quarantänepflichtiger Seuchen, insbes. Cholera, Pest, Typhus, Rückfallfieber, Pocken u. Gelbfieber (z.B. Pest 6 Tage, Pocken 14 Tage); **3.** heute nach § 30 Infektionsschutzgesetz* behördlich angeordnete (u. U. zwangsweise), unverzügliche u. befristete Isolierung* insbes. von Personen, die an Lungenpest od. von Mensch zu Mensch übertragbarem hämorrhagischem Fieber erkrankt sind od. dessen verdächtig werden, in einem Krankenhaus od. einer für diese Krankheiten geeigneten Einrichtung; die Dauer der Quarantäne für Kontaktpersonen ist abhängig von der Inkubationszeit der betreffenden Krankheit. In die Quarantäne können ggf. Grund-

üblichen sozialen Kontakt als tödliche Gefahr ausbreiten können. Sonstige Kranke, Krankheitsverdächtige, Ansteckungsverdächtige u. Ausscheider können angeordnet in einem Krankenhaus od. ggf. zu Hause abgesondert werden.

Quartil: s. Quantil.

Querschnittsstudie: (engl.) *cross-sectional study*; syn. Prävalenzstudie, Survey; einzeitige epidemiologische Studie* mit meist schriftlicher Erhebung interessierender Fakten wie Krankheiten, Symptome od. Risikofaktoren in einer Bevölkerung od. Bevölkerungsgruppe zu einem bestimmten Zeitpunkt; Prävalenzen* können hierbei geschätzt werden. Vgl. Bevölkerungssurvey.

Querschnittsyndrom: (engl.) *paraplegia, transverse lesion syndrome*; syn. Querschnittlähmung, Querschnittläsion; teilweiser (inkomplettes Querschnittsyndrom) od. vollständiger Ausfall motorischer, sensibler u. vegetativer Funktionen unterhalb einer Rückenmarkschädigung; **Symptome:** abhängig von Ausmaß u. Lokalisation der Schädigung; je vollständiger die Durchtrennung der Leitungsbahnen, um so ausgeprägter u. anhaltender sind die neurologischen Defizite bis zum kompletten u. dauerhaften Ausfall fast aller motorischen, sensiblen u. vegetativen (z. B. Blasen- od. Darm-) Funktionen unterhalb der Schädigung; **spinaler Schock:** initialer Verlust aller o. g. Funktionen unterhalb der Läsion bei akuter (v. a. traumatischer) Schädigung; lässt keine Rückschlüsse auf die Prognose zu, es kann bei überwiegend ödembedingter Symptomatik u. relativ geringer Läsion der Nervenbahnen innerhalb von Wochen zu einer weitgehenden Restitution kommen. **Spätfolgen:** bleibende neurologische Ausfälle, Druckgeschwüre, Kontrakturen, Harnweginfekte, chronische Schmerzen, Spastik; **Therapie:** Akutphase: sofortige neurochirurgische Klinikeinweisung u. neurochirurgische, ggf. operative Behandlung (z. B. dekomprimierende Operation); Rehabilitationsphase: im ersten halben Jahr nach dem Einsetzen der Symptomatik sind die größten Fortschritte

därfolgen; **Ätiologie:** Am häufigsten sind traumatische Ursachen (v. a. Verkehrs- u. Badeunfälle), ferner vaskuläre (z. B. Spinalis-anterior-Syndrom), tumoröse u. entzündliche Ursachen, Bandscheibenvorfälle; **Epidemiologie:** Aufgrund der unterschiedlichen Schädigungsursachen u. Ausprägungsgrade der Querschnittsyndrome sind kaum allgemeine Daten verfügbar; in Deutschland führen etwa 1500 Rückenmarksverletzungen pro Jahr zu einer Querschnittlähmung, davon etwa 60 % mit einer Paraplegie (Lähmung der unteren Körperhälfte) u. 40 % mit einer Tetraplegie (hoher Querschnitt, Lähmung von den oberen Extremitäten an abwärts). **Sozialmedizinische Bedeutung:** Von Querschnittsyndromen durch Verkehrsod. Freizeitunfälle sind häufig jüngere Menschen betroffen. Nach meist länger dauernder Akutbehandlung u. medizinischer Rehabilitation sind häufig Leistungen* zur Teilhabe am Arbeitsleben (z. B. Umschulung für Tätigkeit im Sitzen) sowie die Verordnung von Hilfsmitteln (z. B. Rollstuhl behinderungsgerechtes Kraftfahrzeug) notwendig; in schweren Fällen, v. a. bei hohen Querschnittläsionen ist die Erwerbsfähigkeit* eingeschränkt od. aufgehoben u. Pflegebedürftigkeit* in allen Abstufungen kann vorliegen; die Lebenserwartung ist bei Para- u. Tetraplegikern um etwa 5 Jahre verkürzt. Wenn ein Arbeitsunfall* bzw. Wegeunfall* ursächlich für das Querschnittsyndrom ist fallen die kurativen, rehabilitativen u. ggf. pflegerischen Leistungen in die Zuständigkeit der GUV Die Anerkennung des GdB (s. Grad der Behinderung) erfolgt nach den Grundsätzen des Schwerbehindertenrechts im SGB* IX, die Anerkennung einer MdE (s. Minderung der Erwerbsfähigkeit) nach den Grundsätzen des Sozialen* Entschädigungsrechts od. der GUV.

Quintil: s. Quantil.

Quote: (engl.) *ratio*; Strukturmaß; relative Häufigkeit eines Merkmals in der Risikopopulation zu einem Zeitpunkt od. innerhalb eines Zeitraums, angegeben in Prozent, z. B. Prävalenz*; vgl. Rate.

R

Radiologieassistent, medizinisch-technischer: (engl.) *medical technical radiology assistant*; Abk. MTRA, RTA; früher Radiologieassistent, Röntgenassistent; fertigt nach ärztlicher Anweisung Röntgenaufnahmen an, unterstützt den Radiologen bei nuklearmedizinischen Untersuchungen (z. B. Szintigraphie), führt Bestrahlungen nach Behandlungsplan durch, trifft die erforderlichen Sicherheitsvorkehrungen (Strahlenschutz), bedient Großgeräte wie Computer- od. Magnetresonanztomographen, nimmt Messungen mit Hilfe bildgebender Verfahren vor, dokumentiert durchgeführte Maßnahmen; **Ausbildung:** 3-jährige bundeseinheitlich geregelte Ausbildung an Berufsfachschulen („Gesetz über technische Assistenten in der Medizin", Abk. MTAG, vom 2.8.1993, BGBl. I S. 1402, zuletzt geändert am 25.11.2003, BGBl. I S. 2304; Ausbildungs- u. Prüfungsverordnung für technische Assistenten in der Medizin, Abk. MTA-APrV, vom 25.4.1994, BGBl. I S. 922, geändert am 23.3.2005, BGBl. I S. 931).

Rahmenzeitraum: (engl.) *frame period*; in der GRV maßgeblicher Zeitraum, innerhalb dessen die versicherungsrechtlichen Voraussetzungen* für eine Rente wegen verminderter Erwerbsfähigkeit* zu erfüllen sind; grundsätzlich beträgt der Rahmenzeitraum 5 Jahre vor Eintritt der Erwerbsminderung*. In diesem Zeitraum müssen 3 Jahre mit Pflichtbeitragszeiten belegt sein. Liegen im Rahmenzeitraum bestimmte rentenrechtliche Zeiten, z. B. Anrechnungszeiten*, Berücksichtigungszeiten* od. Zeiten der schulischen Ausbildung, die nicht als Anrechnungszeiten bewertet werden können, verlängert sich der Rahmenzeitraum um diese rentenrechtlichen Zeiten. Dadurch wird gewährleistet, dass sich die Zeiten, in denen grundsätzlich keine für die versicherungsrechtlichen Voraussetzungen erforderlichen Pflichtbeiträge* gezahlt werden können, nicht nachteilig auf den Rentenanspruch auswirken.

Ramazzini, Bernardino (1633–1714): Arzt in Rom, Canino u. Carpi, ab 1682 Professor für Theoretische Medizin in Modena; **Bedeutung:** Begründer der Arbeitsmedizin* u. Wegbereiter der Hygiene u. Sozialmedizin, Autor der ersten grundlegenden Schrift zur Gewerbemedizin u. Schriften zur Epidemiologie, die seine Auffassung von der Medizin des aufgeklärten Absolutismus belegen. **Veröffentlichung:** de morbis artificium diatriba (Von den Krankheiten der Handwerker, 1700).

Randomisierung: (engl.) *randomisation, random allocation*; (nicht beliebige) Verteilung nach dem Zufallsprinzip; der Begriff wird am häufigsten im Zusammenhang mit randomisierten kontrollierten Studien* verwendet. **Ziel:** gleichmäßige Verteilung aller bekannten u. unbekannten patientenassoziierten Risiko- u. Prognosefaktoren auf die Untersuchungsgruppen. Ein Randomisierungsverfahren ist dann adäquat, wenn jeder Teilnehmer nach Aufnahme in die Studie die gleiche Chance hat, der Kontrollgruppe* od. der Behandlungsgruppe* zugeordnet zu werden. Das bekannteste u. einfachste Randomisierungsverfahren ist der Münzwurf. Heute werden meist Computerprogramme zur Randomisierung eingesetzt. **Randomisationstechniken: 1.** stratifizierte Randomisierung: aus der Studienpopulation werden Untergruppen (Strata, Schichten) mit den interessierenden Charakteristika (z. B. Geschlecht, Alter) gebildet u. die Randomisierung innerhalb jedes Stratums vorgenommen mit dem Ziel einer Gleichverteilung auf Interventions- u. Kontrollgruppe innerhalb der Subgruppe; **2.** blockweise Randomisierung: die Gesamtpopulation wird in Blöcke von wenigen Studienteilnehmern (meist 4 od. 6) aufgeteilt. Mit festen Vorgaben (z. B. 50 % der Teilnehmer in die Verumgruppe, 50 % in die Kontrollgruppe) werden die so gebildeten Blöcke randomisiert. Dieses Verfahren wird eingesetzt wenn bei sehr kleinen Studienpopulationen od Strata zu befürchten ist, dass aus einer Verteilung nach dem Zufallsprinzip zahlenmäßig un gleich besetzte Gruppen resultieren. **3.** Clusterrandomisierung: den Studiengruppen werden nicht einzelne Individuen (= Beobachtungseinheiten) zugeordnet, sondern ganze Gruppen (= Cluster). Die Clusterrandomisierung komm z. B. dann zum Einsatz, wenn durch räumliche od. personelle Nähe von Studienteilnehmern unterschiedlicher Interventionsgruppen mit Kontamination, d. h. mit Adoption der Intervention durch Mitglieder der Kontrollgruppe bzw. mi Aussetzen der Intervention durch Mitglieder der Verumgruppe zu rechnen ist.

Rangliste: (engl.) *league table*; nach festgelegten Kriterien sortierte Aufstellung zu vergleichender Items z. B. als Instrument für die Priorisierung medizinischer Interventionen od. für Qualitätsvergleiche; in der Gesundheitsökonomie geordnete Zusammenstellung medizinischer Maßnahmen nach ihren relativen Kosten-Nutzwert-Quotienten (i. d. R. Kosten pro Quality Adjusted Life Year; s. Lebensjahre); vgl. Benchmarking.

Rangskala: syn. Ordinalskala; s. Skalenniveau.

Rassenhygiene: (engl.) *racial hygiene*; durch Alfred Ploetz 1895 begründete Entwicklung der Eugenik* in Deutschland; in den 20er Jahren des 20. Jahrhunderts auf Darwinismus u. Sozialdarwinismus beruhende Konzeption mit dem Ziel der Erhaltung u. Verbesserung der menschlichen Rasse; eine positive Rassenhygiene (Auslese) u. eine negative Rassenhygiene (Ausmerze) wurde gefordert. Politisch umgesetzt wurden diese Forderungen im Nationalsozialismus u. a. durch das Gesetz zur Verhütung erbkranken Nachwuchses u. Euthanasie*.

Rassismus: (engl.) *racism*; herabwürdigend diskriminierende Einschätzung u. Behandlung von sowie Vorurteile* gegenüber Menschen anderer Volkszugehörigkeit od. Ethnizität, die als minderwertig angesehen werden; Rassismus ist ein weltweit zu beobachtendes multidimensionales Phänomen. Es gibt keine einheitliche, empirisch gesicherte wissenschaftliche Theorie, worauf Rassismus zurückzuführen ist. Soziale Isolation innerhalb einer Gesellschaft, negative Beeinflussung durch politische Parteien, wirtschaftliche Krisen u. Angst vor Fremdem werden als Hauptursachen für rassenideologische Denk- u. Handlungsweisen diskutiert. Rassismus tritt unabhängig vom Bildungsgrad auf. Das Gesundheitssystem kann die möglichen psychischen u. physischen Folgen von Rassismus als gesellschaftliches Problem (z. B. Gewaltanwendung, Ausgrenzung) nur in begrenztem Maße für die Betroffenen mildern. **Geschichte:** Der Rassismus erhält seine Bedeutung durch die Unterschiede der kulturell-zivilisatorischen Entwicklung u. eine daraus abgeleitete Wert-Beurteilung, die als ideologische Begründung der waffentechnisch ermöglichten Unterdrückung u. Ausbeutung in den ehemaligen Kolonien insbes. europäischer Länder herangezogen wurde. Seine besondere Bedeutung erhielt der Begriff für den aus dieser Wert-Beurteilung abgeleiteten Genozid an Juden u. Sinti u. Roma sowie die ideologische Begründung des Russlandfeldzuges im Nationalsozialismus.

Rate: (engl.) *rate*; syn. Ziffer; Dynamikmaß; relative Häufigkeit des Eintretens eines Ereignisses in der Risikopopulation pro gewählter Zeiteinheit, oft gewichtet mit der individuellen Verweildauer von Beginn des Zeitraums bis zum Eintritt des Ereig-

Risiko erleben können, (z. B. die Fertilitätsrate) von Nicht-Expositionsraten (z. B. die Geburtenrate) unterscheiden. Vgl. Quote.

Ratingskala: (engl.) *rating scale*; syn. Beurteilungsskala, Schätzskala; gebundenes, item-unspezifisches Antwortformat für mehrere od. alle Items eines psychologischen Tests* bzw. eines Fragebogens zur Selbst- od. Fremdbeurteilung; vorgegeben werden mehr als 2 abgestufte Antwortkategorien. Die Befragten sollen diejenige Stufe markieren, die nach ihrem subjektiven Empfinden der Merkmalsausprägung am besten entspricht. Ratingskalen unterscheiden sich v. a. hinsichtlich 1. Polarität (uni- versus bipolar); 2. Anzahl der Kategorien; 3. Vorgabe einer neutralen mittleren Kategorie (ungerade versus gerade Stufenanzahl); 4. Benennung der Kategorien (numerisch versus verbal versus symbolisch). Die Anzahl der Stufen sollte zwischen 3 u. 10 liegen u. sich am vermuteten kognitiven Differenziertheitsgrad der Befragten orientieren. I. d. R. sollte eine gerade Stufenanzahl bevorzugt werden, weil eine mittlere Kategorie häufig auch dann markiert wird, wenn das Item für unpassend gehalten wird. In der Praxis wird meist angenommen, dass eine Ratingskala nicht nur ordinal-, sondern auch intervallskaliert ist (s. Skalenniveau); streng genommen muss dies aber eigens nachgewiesen werden. Beim Einsatz von Ratingskalen können Beurteilungsfehler* u. Antworttendenzen (z. B. soziale Erwünschtheit*, Ja-Sage-Tendenz) auftreten.

Rationalisierung: (engl.) *rationalisation*; 1. (ökonom.) technische u. organisatorische Veränderungen im Produktionsprozess mit dem Ziel einer Einsparung von Kosten* bei gegebener Leistung od. einer Verbesserung der Leistung bei gegebenem Verbrauch von Ressourcen*; Beispiele im Gesundheitswesen sind der Ausschluss ineffektiver Behandlungsmethoden, die Einführung von Hausarztsystemen* od. integrierter Versorgung*. 2. (psychol.) Abwehrmechanismus*, durch den die nichtrationale, affektive u. tatsächliche Motivation* einer Handlung durch eine vermeintlich rationale, logische Begründung ersetzt wird.

Rationierung: (engl.) *rationing*; eine i. d. R. nicht über den Preis geregelte Zuteilung, z. T. Verknappung von Gütern u. Dienstleistungen, die meist eine Vorschrift des Gesetzgebers voraussetzt; kann dazu führen, dass eine nützliche u. notwendige Leistung vorenthalten wird; unterschieden werden können explizite Rationierung, bei denen die Entscheidung transparent gemacht wird u. implizite Rationierung, die über Versorgungsroutinen erfolgt (z. B. altersunterschiedliche Verordnungen von Arzneimitteln); **Sozialmedizinische Bedeutung:** Begrenzung von Gesundheitsleistungen* für den Einzelnen mit dem Ziel einer finanziellen Entlastung der Solidargemeinschaft; in Deutsch-

zieren sind.

Ratioskala: syn. Verhältnisskala; s. Skalenniveau.

Rauchen am Arbeitsplatz: (engl.) *smoking at the workplace*; der Arbeitgeber ist nach § 5 Arbeitsstättenverordnung* verpflichtet (Betriebssicherheitsverordnung*), die nichtrauchenden Beschäftigten wirksam vor den rauchenden Kollegen zu schützen; ein gesetzliches Verbot des Rauchens besteht nicht; die Regelungen sind individuell zu gestalten (z. B. Betriebsvereinbarung). Generelle Rauchverbote ergeben sich ggf. produktionsbedingt od. aus bestimmten Sicherheitsgründen (z. B. Brandgefahr, Explosionsgefahr, Reinraumbereiche).

Raucherentwöhnung: (engl.) *smoking cessation training*; Unterstützung für Raucher mit dem Ziel der Nicotinkarenz; **Meth.: 1.** pharmakologisch (z. B. durch nicotinhaltige Kaugummis od. Pflaster); **2.** verhaltenstherapeutisch orientiert i. R. eines Nichtrauchertrainings, verbunden mit einem Angebot von Information zu Risiken des Nicotinkonsums, Stabilisierung der Motivation zur Raucherentwöhnung u. alternativer Methoden der Bedürfnisbefriedigung in anderen Lebensbereichen.

Raumluftkonzentration, maximale: s. MRK.

Raumordnung: (engl.) *regional planning*; Regierungs- u. Verwaltungstätigkeiten des Bundes, der Länder u. der Gemeinden für eine zielbezogene Gestaltung, Nutzung u. Entwicklung des Landschaftsraums; Raumordnung soll die Eingriffe des Menschen in den Landschaftsraum ordnen u. vor zerstörerischen Interventionen bewahren. Raumordnung ist Teil der Daseinsvorsorge*. Das Raumordnungsrecht ist Teil des Planungsrechts u. im Raumordnungsgesetz (Abk. ROG) des Bundes festgeschrieben. In § 2 des ROG sind durch Raumordnungspläne der jeweiligen Bundesländer **Grundsätze** formuliert, an denen sich raumordnerische Maßnahmen ausrichten sollten: Die natürlichen Lebensgrundlagen sind zu schützen u. zu entwickeln. Die prägende Vielfalt der Teilräume ist zu stärken u. gleichwertige Lebensverhältnisse sind in allen Teilräumen herzustellen. Räumliche Vorraussetzungen für den Zusammenhalt in der Europäischen Gemeinschaft sind zu schaffen.

Raumplanung: (engl.) *urban and regional planning*; Oberbegriff für verschiedene Planungsebenen, die sich mit der Gestaltung von Lebensräumen wie Regionen, Städten u. landwirtschaftlich genutzten Flächen befassen; umfasst alle Ressorts, die Planungen u. Maßnahmen im Raum durchführen; **Einteilung:** räumliche Gesamtplanung u. Fachplanung (z. B. Verkehrsplanung*).

Rausch: (engl.) *intoxication, inebriation, drunkenness*; **1.** i. e. S. Bez. für Symptome der einer akuten Alkoholvergiftung; **2.** i. w. S. Zustand mit Veränderung von Erleben u. Gefühlen (z. B. Ekstase, Euphorie) nach Konsum von Rauschmitteln* o. a. Reizen (z. B. Musik); pathologischer od. komplizierter Rausch:

hydrogenasemangel; im Strafrecht kann der Rausch zur Schuldunfähigkeit (s. Schuldfähigkeit) führen; vgl. Konsum psychotroper Substanzen.

Rauschmittel: (engl.) *intoxicants, narcotics*; verändertes Bewusstsein (z. B. Enthemmung, Euphorie erzeugende Substanzen u. a. Einflüsse (Musik, optische Reize); i. e. S. psychoaktive pflanzliche od. chemische Wirkstoffe mit Suchtpotential (s. Konsum psychotroper Substanzen); berauschende Mittel i. S. des § 64 StGB sind solche, die in ihrer Auswirkung denen des Alkohols vergleichbar sind also alle Drogen i. w. S.; nach § 323 a StGB macht sich strafbar, wer sich vorsätzlich od. fahrlässig durch Rauschmittel in einen Rausch* versetzt, um in diesem Zustand eine rechtswidrige Tat zu begehen, derentwegen er nicht bestraft werden kann weil er infolge des Rausches schuldunfähig war od weil dies nicht auszuschließen ist (sog. Vollrausch). Unerheblich soll es nach vorherrschender Rechtsansicht sein, ob mit dem Rauschmittel subjektiv die Herbeiführung eines Rausches od. einer ande ren lustbetonten Empfindung od. Vorstellung bezweckt wird. Den Umgang mit Rauschmitteln regelt das Betäubungsmittelgesetz*; vgl. Betäubungsmittel.

RCT: Abk. für (engl.) *randomised controlled trial*; s. Studie, randomisierte kontrollierte.

Reaktionsvermögen: (engl.) *capacity of reaction*; Fähigkeit, auf unterschiedliche Reize schnell u. gezielt zu reagieren; **Sozialmedizinische Bedeutung:** relevant i. R. der Begutachtung*, z. B. Kraftfahreignung, Bedienung von Maschinen, Fahr*-, Steuer- und Überwachungstätigkeit.

Recall-System: syn. Erinnerungssystem*.

Recherche: (engl.) *search*; Suche nach Informationen, im medizinischen Kontext v. a. als Literatur- u. Internetrecherche; **1. Literaturrecherche:** Informationsuche in der Fachliteratur anhand Sammlungen von Referenzen zu medizinischen Zeitschriftenartikeln u. Monographien, sog. Bibliographien, bzw. in Literaturdatenbanken; **2. Internetrecherche:** gezielte Suche nach thematischen Stich- od. Schlagwörtern in elektronischen Datenbanken (z. B. MEDLINE* od. EMBASE) od unter Verwendung von elektronischen Such- u. Metasuchmaschinen.

Rechtsbehelf: (engl.) *legal remedy*; jedes von der Rechtsordnung in einem Verfahren zugelassene Gesuch, mit dem eine behördliche, insbes. gerichtliche Entscheidung angefochten werden kann (z. B. Einspruch*, Widerspruch, Erinnerung); **Rechtsbehelfsbelehrung:** der Entscheidung einer Verwaltungsbehörde od. einer gerichtlichen Entscheidung beigegebene Belehrung, ob, auf welche Weise, in welcher Form u. innerhalb welcher Frist die Entscheidung der Verwaltungsbehörde angefochten werden kann. **Rechtsmittel:** Rechtsbehelfe durch die eine Partei eine gerichtliche Entschei

hemmt den Eintritt der Rechtskraft u. dient so der Fortführung des Rechtsstreits (Suspensiveffekt). Über das Rechtsmittel entscheidet die nächst höhere Instanz (Devolutiveffekt).

Rechtsfähigkeit: (engl.) *capacity to acquire and hold rights and duties*; rechtsfähig sind natürliche u. juristische Personen, die Träger von Rechten u. Pflichten sein können; sie werden als Rechtssubjekte bezeichnet; Menschen werden nach §1 BGB mit Vollendung der Geburt rechtsfähig. Ungeborene sind somit nach §1 BGB noch nicht rechtsfähig. Der Leibesfrucht (nasciturus) wird jedoch in einigen Spezialregelungen eine Teilrechtsfähigkeit zuerkannt. Wer zur Zeit des Erbfalls noch nicht lebt, aber bereits gezeugt ist, ist nach §1923 Abs. 2 BGB bereits erbfähig. Bei rechtsfähigen juristischen Personen handelt es sich um bestimmte Personenzusammenschlüsse od. Vermögensmaßen, die der Gesetzgeber aus Zweckmäßigkeitsgründen als Rechtssubjekte qualifiziert hat. Vgl. Geschäftsfähigkeit.

Rechtsfolgebelehrung: (engl.) *statement of legal consequences*; Mitteilung über die durch eine Rechtsvorschrift für einen Tatbestand angeordneten rechtliche Konsequenz; z.B. Leistungskürzungen bei Nichteinreichen eines Antrags auf Arbeitslosengeld od. Sperrzeit der Agentur für Arbeit bei eigener Kündigung eines Arbeitsverhältnisses.

Rechtsmedizin: (engl.) *forensic medicine*; medizinisches Fachgebiet mit der Aufgabe, in Forschung, Lehre u. Praxis medizinisch-naturwissenschaftliche Erkenntnisse für die Klärung rechtserheblicher Tatbestände zu erschließen u. für die ärztliche Berufsausübung Rechts- u. Standeskunde zu lehren; **Aufgabe:** forensische Thanatologie, naturwissenschaftlich-biologische Spurenkunde, Vaterschaftsbegutachtung, Untersuchung u. Begutachtung von Lebenden, Arztrecht*, forensische Psychopathologie, Grundlagen der Versicherungsmedizin*, forensische Toxikologie u. postmortale Biochemie.

Rechtsmittel: s. Rechtsbehelf.

Rechtspfleger: (engl.) *officer of justice*; Beamter des gehobenen Dienstes, der als Organ der Rechtspflege Aufgaben nach §3 Rechtspflegergesetz (RPflG) wahrnimmt u. dabei gemäß §9 RPflG ähnlich einem Richter sachlich unabhängig u. nur an Recht u. Gesetz gebunden ist; Tätigkeitsbereiche sind v.a. Grundbuch-, Vereins-, Betreuungs-, Nachlass- u. Zwangsvollstreckungssachen.

recommended dietary allowances: Abk. RDA; seit 1941 von der Food* and Drug Administration der USA herausgegebene Empfehlung der nach Alter, Geschlecht u. Arbeitsschwere differenzierten täglichen Zufuhrmengen an Nahrung od. eines Nahrungsbestandteils, die ausreichen, um den Bedarf von 98% der gesunden Personen einer definierten Bevölkerungsgruppe zu decken; **Ziel:** Mangel-

erweitert u. aktualisiert. 1989 erschien die 10. Auflage der RDA, sie wurde integriert in die Dietary* Reference Intakes. Die RDA entsprechen den im deutschen Sprachraum gebräuchlichen D.A.C.H-Referenzwerten für die Nährstoffzufuhr.

Recycling: s. Abfall.

REFA-System: (engl.) *REFA system*; vom Reichsausschuss für Arbeitszeitermittlung (REFA 1924, heute Verband für Arbeitsgestaltung, Betriebsorganisation u. Unternehmensentwicklung) entwickelte Methode zur Ermittlung von Daten, die als Grundlage für die Gestaltung von Arbeitsabläufen u. die Kalkulation dienen u. die Analyse von Schwachstellen ermöglichen; **Methode:** z.B. werden Arbeitsabläufe in einzelne Abschnitte untergliedert, die für die einzelnen Abschnitte erforderlichen Zeiten bestimmt, die den Zeitbedarf wesentlich mitbestimmenden Einflussgrößen ermittelt, die den Zeiten zugrunde liegenden Bezugsmengen sowie Daten zu den Arbeitsbedingungen erhoben. Ablaufabschnitte können unter dem Gesichtspunkt der arbeitenden Person, des Betriebsmittels od. des Arbeitsgegenstandes untersucht werden. Ermittelt werden kann z.B. eine sog. Vorgabezeit (aus planmäßigen Zeitanteilen u. Zeiten für nicht planbare Ablaufabschnitte, bereinigt um Leistungsschwankungen des Menschen), die zur Festsetzung des (Leistungs-)Lohnes dient. Die **Klassifizierung der Arbeitsschwere** nach REFA ist ein Schema zur Bewertung der körperlichen Beanspruchung an Arbeitsplätzen (s. Tab.); wird z.B. bei den ärztlichen Diensten der Sozialleistungsträger verwendet; berücksichtigt auch Komponenten der Arbeitsabläufe, die den Schweregrad der geleisteten physikalischen Arbeit beeinflussen können u. deshalb in die sozialmedizinische Beurteilung einbezogen werden müssen. Vgl. Arbeitsschwere.

Referenzdatenbank: syn. Datenbank*.

Referenzgruppe: s. Bezugsgruppe.

Referenzwert: (engl.) *reference value*; Wert einer Messgröße, der einer definierten Referenzgruppe angehört; Referenzwerte in Bezug auf Individuen müssen möglicherweise nach Einflussfaktoren wie tageszeitlichen Schwankungen, Geschlecht, Rasse od. Alter der untersuchten Population klassifiziert werden. Wenn anwendbar, sollte die Verteilung der Werte in Form von (oberen u. unteren) Grenzwerten angegeben werden. Der **Referenzbereich** ist der Messwertbereiche für labormedizinische Parameter, die an einer gesunden Referenzpopulation ermittelt werden (Mittelwert ± 2 Standardabweichungen).

Reflexdystrophie, sympathische: s. Schmerzsyndrom, chronisches.

Regelaltersrente: s. Rente wegen Alters.

Regelbedarf: s. Regelsatz.

Regelbehandlungszeit: (engl.) *standard treatment time*; in der GKV bei der Heilmittelabgabe durch

Klassifizierung der körperlichen Beanspruchung an Arbeitsplätzen nach REFA

Stufe	Bezeichnung	Definition
0	—	Arbeiten ohne besondere Beanspruchung
I	leicht	Arbeiten wie Handhaben leichter Werkstücke und Handwerkzeuge, Bedienen leicht gehender Steuerhebel und Kontroller oder ähnlicher mechanisch wirkender Einrichtungen; auch lang dauerndes Stehen oder ständiges Umhergehen; Tragen von <10 kg; es können bis zu 5 % der Arbeitszeit (oder 2-mal pro Stunde) mittelschwere Arbeitsanteile enthalten sein
II	mittelschwer	Arbeiten wie Handhaben von ca. 1–3 kg schwergehender Steuereinrichtungen, unbelastetes Begehen von Treppen und Leitern, Heben und Tragen von mittelschweren Lasten in der Ebene (von ca. 10–15 kg) oder Hantierungen, die den gleichen Kraftaufwand erfordern; leichte Arbeiten entsprechend Stufe I mit zusätzlicher Ermüdung durch Haltearbeit mäßigen Grades wie Arbeiten am Schleifstein, mit Bohrwinden und Handbohrmaschinen; es können bis zu 5 % der Arbeitszeit (oder 2-mal pro Stunde) schwere Arbeitsanteile enthalten sein
III	schwer	Arbeiten wie Tragen von ca. 20–40 kg schweren Lasten in der Ebene oder Steigen unter mittleren Lasten und Handhaben von Werkzeugen (>3 kg Gewicht), auch von Kraftwerkzeugen mit starker Rückstoßwirkung, Schaufeln, Graben, Hacken; mittelschwere Arbeiten in angespannter Körperhaltung, z. B. in gebückter, kniender oder liegender Stellung; höchstmögliche Dauer der Beanspruchung bei sonst günstigen Arbeitsbedingungen (Umwelteinflüsse): 7 Stunden
IV	schwerst	Arbeiten wie Heben und Tragen von Lasten >50 kg oder Steigen unter schwerer Last, vorwiegender Gebrauch schwerster Hämmer, schwerstes Ziehen und Schieben; schwere Arbeiten entsprechend Stufe III in angespannter Körperhaltung, z. B., in gebückter, kniender oder liegender Stellung; höchstmögliche Dauer der Beanspruchung bei sonst günstigen Arbeitsbedingungen (Umwelteinflüsse): 6 Stunden

zugelassene Heilmittelerbringer* der Behandlungszeitraum, der für die jeweilige Heilmittelabgabe ohne medizinische Gründe im Einzelfall nicht unterschritten werden darf.
Regelbeitrag: (engl.) *usual contribution*; Begriff der GRV für den Beitrag, den versicherungspflichtige Selbständige monatlich alternativ zu einem einkommensgerechten Beitrag zahlen können; beträgt 2006 477,75 EUR (alte Bundesländer) bzw. 402,68 EUR (neue Bundesländer). Der Regelbeitrag wird durch Vervielfältigung der jeweiligen Bezugsgröße mit dem Beitragssatz* ermittelt, wobei die Bezugsgröße* in etwa dem Durchschnittseinkommen entspricht. Vgl. Pflichtbeiträge.
Regelfall: (engl.) *usual prescription*; i.R. einer Heilmittelverordnung (s. Verordnung) aus den Heilmittel*-Richtlinien des Gemeinsamen* Bundesausschusses der GKV liegt ein Regelfall vor, wenn mit dem der jeweiligen Indikation im Heilmittelkatalog* zugeordneten Heilmittel* u. der genannten Gesamtverordnungsmenge das Therapieziel voraussichtlich erreicht werden kann; Verordnungen außerhalb des Regelfalls, die nur eine Überschreitung der Verordnungsmenge betreffen können,

bedürfen der vorherigen Genehmigung durch die Krankenkasse, sofern sie auf ihren Genehmigungsvorbehalt nicht schriftlich gegenüber der KV verzichtet hat.
Regelleistung: (engl.) *standard benefit*; syn. Pflichtleistung; 1. zu erbringende Leistung gemäß Leistungskatalog* der GKV; Regelleistungen erhäl jeder gesetzlich Versicherte* von Leistungserbringern* mit Kassenzulassung (s. Arztzulassung). Das **Regelleistungsvolumen** dient ab 2007 als Grund lage der Hausarztvergütung nach § 85a SGB V mi den für die jeweilige Arztgruppe vereinbarten mengenmäßigen Obergrenzen von Regelleistun gen, die nach einem festen Regelpunktwert (s Punktwert) vergütet werden; die Leistungsmengen aller Krankenkassen fließen in die Berechnung der Leistungsmenge eines Versorgungsgebiets ein; über die Obergrenze hinausgehende Leistungsmengen eines Arztes werden abgestaffelt mit 10 % des Punktwerts vergütet. Vgl. Mehrleistung. **2.** Re gelleistung zur Sicherung des Lebensunterhalts nach SGB II; s. Regelsatz. **Hinweis zur Gesund heitsreform 2006:** Mit den der Gesundheitsreform vorausgegangenen Eckpunkte wurde die

Regelpunktwert: s. Punktwert.

Regelsatz: (engl.) *standard rate*; auf den Monat bezogener, feststehender Geldbetrag zur pauschalen Abdeckung des notwendigen Lebensunterhalts* außerhalb von Einrichtungen mit Ausnahme von Leistungen für Unterkunft u. Heizung (s. Kosten der Unterkunft) u. der Sonderbedarfe i.R. der Hilfe* zum Lebensunterhalt nach SGB*XII; seit 1.1.2005 werden i.R. des SGB II u. SGB XII drei Unterscheidungen getroffen: **1.** Haushaltsvorstände u. Alleinstehende erhalten den sog. Eckregelsatz (zurzeit 345 EUR monatlich); **2.** Angehörige bis zur Vollendung des 14. Lebensjahres (60 %); **3.** Angehörige ab Vollendung des 14. Lebensjahres (80 %); mit der Regelleistung/den Regelsätzen abgegolten sind die laufenden Ausgaben für Nahrungsmittel, Getränke u. Tabakwaren, Bekleidung u. Schuhe, Wasser, Strom, Gas u. andere Brennstoffe, Einrichtungsgegenstände, Apparate, Geräte u. Ausrüstungen für den Haushalt sowie deren Instandhaltung, Gesundheitspflege (ohne Eigenbeteiligungen u. Praxisgebühren nach SGB V), Verkehr (Fahrgeld), Nachrichtenübermittlung (Porto, Telefongebühren u. a.), Freizeit, Unterhaltung u. Kultur, Beherbergungs- u. Gaststättenleistungen, andere Waren- u. Dienstleistungen. Der Festsetzung der Regelleistung/des Regelsatzes durch die Landesregierungen liegen die untersten 20 % der nach ihrem Nettoeinkommen geschichteten Haushalte der Einkommens- u. Verbrauchsstichproben ohne Empfänger von Sozialhilfe zugrunde; die Angleichung der Regelleistung/Regelsätze erfolgt entsprechend der aktuellen Rentenentwicklung. **Rechtliche Grundlage:** § 29 SGB II/§ 28 SGB XII; Regelsatzverordnung (Verordnung zur Durchführung des § 28 des SGB XII, Abk. RSV, vom 3.6.2004, BGBl. I S. 1067: Rechtsverordnung über die nähere Gestaltung von Inhalt u. Umfang der Regelsätze). Gilt aufgrund der Referenzstellung der Sozialhilfe auch für das SGB II (s. persönliche Bedürfnisse des täglichen Lebens). Seit 1.1.2005 heißen entsprechende Leistungen für arbeitsuchende Hilfeempfänger **Regelleistung zur Sicherung des Lebensunterhalts**, die Leistungen an deren Angehörige Sozialgeld* (§§ 20, 28 SGB II).

Register: (engl.) *registry*; Verzeichnis von Personen (Patienten) mit einem gemeinsamen Merkmal, z. B. Krebsregister* od. Krankheitsregister*.

Registerstudie: (engl.) *registry study*; Studie, bei der die Probanden aus einem Morbiditätsregister (z. B. einem Krebsregister) rekrutiert werden; eignet sich für Fallkontrollstudien* mit ätiologischer Fragestellung, Kohortenstudien* u. für Patientenbefragungen i. R. von Versorgungsforschung.

Regress: (engl.) *recourse*; Rückforderung von Kosten, die (aus Sicht des Fordernden) unberechtigter Weise entstanden sind od. wenn in Vorleistung getreten wurde; s. Arzneimittelbudget.

leben; **2.** (psychoanalyt.) Abwehrmechanismus* mit Zurücknehmen differenzierter psychischer Verhaltensweisen auf frühkindliche od. entwicklungsgeschichtlich ältere Stufen zur Entlastung von einer als unerträglich empfundenen Situation; **3.** (epidemiol.) Gegensatzbegriff zu einer Epidemie*; die Inzidenz*/ Prävalenz* einer Krankheit wird seltener; **4.** (statist.) **a)** Vorhersage von Merkmalsausprägungen einer od. mehrerer Kriteriumsvariablen auf der Grundlage von Prädiktorvariablen (s. Regressionsanalyse); **b)** logistische Regression: s. Modelle, lineare; **c)** Regression zur Mitte: statistischer Trugschluss bei Wiederholungsmessungen; Extremwerte kehren scheinbar in den Normalbereich zurück u. werden z. B. als Heilungseffekte fehlinterpretiert. Der Trugschluss ist darauf zurückzuführen, dass sich unter den auffälligen Patienten ein überproportional hoher Anteil von Patienten befindet, die aufgrund der Spontanvariation gerade über ihrem langfristigen Mittel liegen (Beispiel: wiederholte Blutdruckmessungen). Das einzige sichere Mittel zum Schutz vor diesem Trugschluss ist die Durchführung randomisierter Studien.

Regressionsanalyse: (engl.) *regression analysis*; statistisches Verfahren zur Analyse u. Spezifikation der funktionalen Abhängigkeit einer Kriteriumsvariablen (abhängige Variable, y) von einer od. mehreren Prädiktorvariablen (unabhängige Variable, x) durch Anpassung einer Geradengleichung an eine Punktwolke; die resultierende Gerade wird als **Regressionsgerade** bezeichnet; die klassische Regressionsanalyse schätzt Steigung u. Achsenabschnitt aus den Daten mit Hilfe der sog. Methode der kleinsten Quadrate. Die zugehörigen t*-Tests setzen normalverteilte Restfehler voraus. Die abhängige Variable in einer einfachen (mit einer unabhängigen Variable) od. multiplen (mit mehreren unabhängigen Variablen) Regression wird als **Regressand** bezeichnet. Ein **Regressor** ist die unabhängige Variable (x) in einer Regressionsanalyse od. multiplen Regression. Der **Regressionskoeffizient** ist das Gewicht β, mit dem eine unabhängige Variable in eine Regressionsgleichung eingeht.

Reha: Abk. für Rehabilitation*.

RehaAnglG: Abk. für Rehabilitations**angl**eichungsgesetz*.

Rehabilitation: (engl.) *rehabilitation*; nach dem Verständnis der Vereinten Nationen ein Prozess, der darauf abzielt, dass Menschen mit Behinderungen* ihr optimales physisches, sensorisches, intellektuelles, psychisches u./od. soziales Funktionsniveau erreichen u. aufrecht erhalten, indem ihnen Hilfestellungen zur Änderung ihres Lebens in Richtung eines höheren Niveaus der Unabhängigkeit gegeben werden; **Ziel:** Selbstbestimmung des Individuums u. gleichberechtigte Teilhabe am Leben in der

der sozialen Sicherung orientieren sich die Kriterien für die Erforderlichkeit einer Rehabilitation an den im SGB IX formulierten gesetzlichen Aufgaben des zuständigen Rehabilitationsträgers*. **Leistung:** Rehabilitative Maßnahmen i. S. der ICF* umfassen Leistungen zum Ausgleich von Schädigungen der Körperfunktion u. Körperstrukturen sowie von Beeinträchtigungen der Aktivitäten* u. Teilhabe* am Leben in der Gesellschaft unter Berücksichtigung der Kontextfaktoren: **1.** Leistungen* zur medizinischen Rehabilitation u. ergänzende Leistungen; **2.** Leistungen* zur Teilhabe am Arbeitsleben; **3.** Leistungen zur Teilhabe* am Leben in der Gemeinschaft. Vgl. Rehabilitationsbedürftigkeit, Rehabilitationsfähigkeit, Rehabilitationsprognose, Rehabilitationsziel, Leistungen zur Teilhabe, sonstige.

Rehabilitation, ambulante: s. Leistungen zur medizinischen Rehabilitation, Rehabilitationsform.

Rehabilitation, berufliche: s. Leistungen zur Teilhabe am Arbeitsleben.

Rehabilitation, geriatrische: (engl.) *geriatric rehabilitation*; Rehabilitation* geriatrischer Patienten mit dem Ziel, Selbständigkeit zu erhalten bzw. wiederzuerlangen sowie (bereits bestehende) Pflegebedürftigkeit zu vermeiden, zu mindern od. zu beseitigen; baut auf einem geriatrischen Assessmentverfahren* auf; überwiegend als Anschlussrehabilitation* nach Schlaganfall, operativer Versorgung von Frakturen u. Gelenkschäden od. nach Krankenhausbehandlung aufgrund von Exazerbation chronischer Erkrankungen; wird i.d.R. von der Krankenversicherung getragen; **Voraussetzung:** Rehabilitationsbedürftigkeit*, Rehabilitationsfähigkeit*, positive Rehabilitationsprognose* für die Rehabilitationsziele bei einem geriatrischen Patienten; **Umsetzung:** Leistung der Krankenversicherung, in manchen Bundesländern ausschließlich im Krankenhaus als Behandlung nach § 39 SGB V, in anderen in Rehabilitationseinrichtungen als Leistung nach § 40 SGB V; in den Einrichtungen sind Anforderungen an das Rehabilitationskonzept, die geriatrische Qualifikation der Leitung, die Rehabilitationsdiagnostik, -planung, die Behandlungselemente, die Kooperation u. die personelle, räumliche u. apparative Ausstattung zu erfüllen; wird stationär od. (seltener) ambulant durchgeführt. **Sonderform: mobile geriatrische-Rehabilitation:** ambulante geriatrische Rehabilitation, die im häuslichen Umfeld der Rehabilitanden durchgeführt wird; erreicht nicht ausreichend mobile Rehabilitanden u. bezieht die konkrete persönliche u. sächliche Umwelt der Rehabilitanden mit ihren Förderfaktoren u. Barrieren (vgl. ICF) ein; vgl. Rehabilitationsform. **Hinweis zur Gesundheitsreform 2006:** Die Gesundheitsreform sieht bislang vor, die ambulante u. stationäre geriatrische Rehabilitation von einer Ermes-

bilitation.

Rehabilitation, medizinisch-berufliche: (engl.) *medical and vocational rehabilitation*; besonderes Leistungsangebot zur Integration von Menschen mi Behinderungen, i. r. dessen Leistungen* zur medi zinischen Rehabilitation mit schulisch-beruflichen Leistungen kombiniert werden; **Ziel:** Eingliederung in Schule, Ausbildung, Beruf, Familie u. Gesellschaft; **Leistung:** medizinische Leistungen Klärung der beruflichen Eignung, Arbeitserprobung (s. Maßnahmen der Eignungsfeststellung), Belastungserprobung, Arbeitstherapie, berufsvorbereitende Leistungen einschließlich Erwerb schulisch-beruflicher Grundvoraussetzungen; **Leistungserbringer:** Einrichtungen der medizinisch-beruflichen Rehabilitation, z. B. Phase*-II-Einrichtungen; **Leistungsträger:** z. B. GRV, GUV, Träger der Sozialhilfe sowie der Kinder- u. Jugendhilfe **Hinweis:** Die medizinisch-berufliche Rehabilitati on ist abzugrenzen von berufsbezogenen bzw berufsorientierten Leistungen zur medizinischen Rehabilitation u. Leistungen* zur Teilhabe am Arbeitsleben (berufliche Rehabilitation). Vgl. Re habilitationseinrichtung für psychisch Kranke und behinderte Menschen.

Rehabilitation, medizinische: s. Leistungen zur medizinischen Rehabilitation.

Rehabilitation, medizinische für Mütter und Väter: s. Eltern-Kind-Maßnahme.

Rehabilitation, mobile: s. Rehabilitationsform.

Rehabilitation, onkologische: (engl.) *oncological rehabilitation*; Leistungen* zur medizinischen Reha bilitation bei malignen Tumorerkrankungen*; **Voraussetzung bei der GRV: 1.** operative Behand lung od. Strahlentherapie muss, Chemotherapie sollte abgeschlossen sein; **2.** Vorliegen von tumor od. behandlungsbedingten Funktionseinschränkungen (s. Rehabilitationsbedürftigkeit); **3.** die durch die Krankheit od. deren Therapie bedingten körperlichen, seelischen, sozialen od. beruflichen Behinderungen sollen positiv beeinflussbar sein (positive Rehabilitationsprognose*); bei Verfahren nach § 31 Abs. 1 Satz 1 Nr. 2 SGB VI, also kein direkter Bezug zur Erwerbsfähigkeit wie dem Verfahren nach § 15 SGB VI, bei dem die persönli chen Voraussetzungen nach § 10 SGB VI erfüllt sein müssen; **4.** ausreichende Belastbarkeit für die Durchführung der onkologischen Rehabilitation (s. Rehabilitationsfähigkeit); **5.** der Anspruchs berechtigte sollte im Regelfall allein reisefähig sein; **Leistungsdauer:** von der Indikation u. dem Rehabilitationsverlauf abhängig; beträgt im Regel fall 3 Wochen; **Leistungsträger:** GKV für Versicherte (§ 40 SGB V); GRV für Versicherte (§ 15 SGB V) u. für Versicherte, Bezieher einer Rente u. deren Angehörige (§ 31 Abs. 1 Nr. 3 SGB VI); während der Maßnahme gelten die Regelungen nach §§ 44 ff. SGB IX zu unterhaltssichernden u. ande

gemeinsamen Richtlinien (Carcinom-Richtlinien) der Rentenversicherungsträger durchgeführt. Danach können Leistungen zur onkologischen Rehabilitation für Versicherte, Rentner u. deren Angehörige bis zum Ablauf eines Jahres nach beendeter Primärbehandlung erbracht werden. Bis zum Ablauf von 2 Jahren nach beendeter Primärbehandlung können darüber hinaus Leistungen erbracht werden, wenn erhebliche Funktionsstörungen durch die Tumorerkrankung selbst od. durch Komplikationen bzw. Therapiefolgen vorliegen. **2.** Die Bez. onkologische Rehabilitation ersetzt die Bez. „Nach- u. Festigungskur wegen Geschwulsterkrankungen" im SGB VI u. „onkologische Nachsorgeleistungen bei malignen Geschwulst- u. Systemerkrankungen" in den Carcinom-Richtlinien.

Rehabilitationsangleichungsgesetz: (engl.) *Rehabilitation Adjustment Act*; Abk. RehaAnglG; „Gesetz über die Angleichung der Leistungen zur Rehabilitation" vom 1.10.1974 (BGBl. I S. 1831); im Rehabilitationsrecht* historisch wichtiges Gesetz zur Angleichung der bis dahin geltenden Rechtsvorschriften für die einzelnen Rehabilitationsträger*; wichtige Neuerungen: **1.** der für alle Rehabilitationsträger geltende Grundsatz „Rehabilitation vor Rente"; **2.** eine Vorleistungsregelung bei medizinischer u. beruflicher Rehabilitation; **3.** die Vereinheitlichung von Barleistungen; **4.** die Möglichkeiten durch Vereinbarungen der Rehabilitationsträger eine zügige u. nahtlose Rehabilitation sicherzustellen; **5.** die volle Einbeziehung der Rehabilitanden in den Schutz der Sozialversicherung* für die Dauer der Leistungen; RehaAnglG u. Schwerbehindertengesetz* sind zum 1.7.2001 aufgegangen im SGB*IX.

Rehabilitationsbedürftigkeit: (engl.) *rehabilitation need, rehabilitation requirement*; Erfordernis einer rehabilitativen Leistung aufgrund einer gesundheitlich bedingten drohenden od. bereits manifesten Beeinträchtigung der Selbstbestimmung u. gleichberechtigten Teilhabe* am Leben in der Gesellschaft; liegt in Anlehnung an den Rehabilitationsbegriff der WHO vor, wenn ein Mensch mit einer körperlichen, geistigen od. seelischen Behinderung*, die voraussichtlich nicht nur vorübergehender Natur ist, über die kurative medizinische Versorgung hinaus einer Leistung* zur Teilhabe bedarf, die ihm Hilfestellung gibt, sein optimales physisches, sensorisches, intellektuelles, psychisches u./od. soziales Funktionsniveau zu erreichen u. aufrecht zu erhalten. Im gegliederten System der sozialen Sicherung in Deutschland richtet sich die Rehabilitationsbedürftigkeit im Zusammenhang mit der leistungsrechtlichen Zuständigkeit inhaltlich nach den trägerspezifischen, gesetzlich festgelegten Aufgaben u. Zielen (s. SGB, Bundesversorgungsgesetz). **Hinweis:** Rehabilitationsbedürftigkeit wird überwiegend synonym mit

len, nach sozialmedizinischen Kriterien ermitteltem objektivem Bedarf bei Vorliegen einer bestimmten Konstellation zugeordnet werden. Vgl. Rehabilitation, Rehabilitationsfähigkeit, Rehabilitationsprognose, Rehabilitationsziel.

Rehabilitationsberater: (engl.) *rehabilitation consultant*; umgangssprachl. Reha-Berater; informiert u. berät Personen bei aus gesundheitlichen Gründen erforderlicher beruflicher Erst- od. Neuorientierung über Möglichkeiten der Ausbildung, Förderung u. Weiterbildung, rät zu entsprechenden Leistungsanträgen, betreut die Rehabilitanden bis zur Wiedereingliederung auf dem Arbeitsmarkt u. arbeitet mit anderen Rehabilitationsträgern u. -einrichtungen zusammen; **Ausbildung:** Studium an den Fachhochschulen der Sozialversicherungsträger.

Rehabilitationsdauer: s. Dauer der Rehabilitation.

Rehabilitationsdiagnose: (engl.) *rehabilitation diagnosis*; Bez. für die sozialmedizinisch bedeutsamste Krankheitsdiagnose, die zu Leistungen* zur Teilhabe führt; die Zuweisung in eine Rehabilitationseinrichtung mit entsprechendem Behandlungsschwerpunkt erfolgt i. d. R. auf der Basis der Rehabilitationsdiagnose. Die im Entlassungsbericht enthaltene, nach ICD-10 codierte Hauptdiagnose (1. Diagnose) gibt an, auf welchem Gebiet der Behandlungsschwerpunkt während der medizinischen Rehabilitation* lag; wird auch zu statistischen Zwecken verwendet (z. B. Bedarfsfeststellung).

Rehabilitationseinrichtung für psychisch Kranke und behinderte Menschen: (engl.) *rehabilitation centre for people with psychological diseases and disabilities*; Abk. RPK; umfassendes Rehabilitationsangebot in möglichst wohnortnahen Einrichtungen für Menschen mit psychischen Störungen u. Behinderungen; die Leistungen* zur medizinischen Rehabilitation u. die Leistungen* zur Teilhabe am Arbeitsleben werden i. R. einer integrierten Komplexleistung durch ein multiprofessionelles Rehabilitationsteam unter ärztlicher Leitung u. Verantwortung ambulant u./od. stationär erbracht. Indikationsstellung, Zuständigkeit der Rehabilitationsträger u. strukturelle Anforderungen sind in der RPK-Empfehlungsvereinbarung (Neufassung 2006) der Bundesarbeitsgemeinschaft* für Rehabilitation festgelegt.

Rehabilitationseinrichtung, medizinische: (engl.) *rehabilitation centre*; Einrichtung, in der Leistungen* zur Teilhabe erbracht werden, z. B. indikationsspezifisch ausgerichtete ambulante od. stationäre Einrichtung, die mit dem jeweiligen Rehabilitationsträger* einen Vertrag zur Ausführung der Leistungen abgeschlossen hat; mit der vertraglichen Bindung wird die Rehabilitationseinrichtung berechtigt, Leistungen zur Teilhabe für Versicherte/ Berechtigte des jeweiligen Rehabilitationsträgers

tätssicherung*. **Hinweis zur Gesundheitsreform 2006:** Die Gesundheitsreform sieht bislang durch eine Änderung des § 20 SGB IX vor, dass alle stationären medizinischen Rehabilitationseinrichtungen künftig regelmäßig unabhängig zu zertifizieren sind (s. Zertifizierung). Die Spitzenverbände der Rehabilitationsträger vereinbaren grundsätzliche Anforderungen an ein internes Qualitätsmanagement* sowie ein einheitliches, unabhängiges Zertifizierungsverfahren, mit dem die erfolgreiche Umsetzung des internen Qualitätsmanagements in regelmäßigen Abständen nachzuweisen ist. Der gesetzlich Krankenversicherte kann eine andere zertifizierte als die bei seiner Kasse unter Vertrag stehende Rehabilitationseinrichtung in Anspruch zu nehmen (s. Wunsch- und Wahlrecht). Eventuelle Mehrkosten sind dann von dem Versicherten zu tragen.

Rehabilitationserfolg: (engl.) *rehabilitation success*; Ausmaß der Erreichung des Rehabilitationsziels* einer Rehabilitationsleistung; im gegliederten System der sozialen Sicherung mit seinen trägerspezifischen Aufgaben ausgerichtet am trägerspezifischen Rehabilitationsziel.

Rehabilitationsfähigkeit: (engl.) *rehabilitation capacity*; Mindestanforderung an die somatische u. psychische Verfassung des behinderten, von Behinderung* bedrohten od. chronisch kranken Menschen (z. B. hinsichtlich Belastbarkeit u. aktiver Mitwirkung) für die Inanspruchnahme einer geeigneten Leistung zur Rehabilitation*, mit der die Selbstbestimmung des Individuums u. die gleichberechtigte Teilhabe* am Leben in der Gesellschaft angestrebt wird; die Beurteilung der Rehabilitationsfähigkeit ergibt sich aus den Beeinträchtigungen der Aktivitäten u. Teilhabe unter Einschluss von Kontextfaktoren u. bezieht sich auf das Vermögen, das rehabilitative Angebot Erfolg versprechend zu nutzen (s. Rehabilitationsprognose). Einschränkungen der Rehabilitationsfähigkeit können z. B. durch mangelnde Mobilität begründet sein. Vgl. Rehabilitationsbedürftigkeit, Rehabilitationsziel.

Rehabilitationsform: (engl.) *rehabilitation form*; nicht einheitlich verwendete Bez. für verschiedene Formen der Rehabilitation nach der Zielgruppe (z. B. geriatrische Rehabilitation*, Frührehabilitation*), der Indikation (z. B. orthopädische Rehabilitation, Entwöhnungsbehandlung*) od. v. a. den Rahmenbedingungen; **1. ambulante Form: a)** ganztägiger (i. d. R. Montag bis Freitag) Aufenthalt in der medizinischen Rehabilitationseinrichtung* zur Inanspruchnahme einer komplexen multimodalen Rehabilitationsleistung mit Verpflegung in der Einrichtung; Übernachtung in häuslicher Umgebung (diese Form wird auch als teilstationär bezeichnet); **b)** in Form einzelner medizinisch-therapeutischer Maßnahmen in einer aufsuchendes medizinisches Rehabilitationsangebot darstellt. Ein interdisziplinäres Team erbringt Maßnahmen zur Rehabilitation in der Wohnung des Rehabilitanden. Zielgruppe sind multimorbide Patienten mit erheblichen funktionellen Beeinträchtigungen u. einem komplexen Hilfebedarf **2. stationäre Form:** ganztägiger Aufenthalt in der Rehabilitationseinrichtung mit Inanspruchnahme einer komplexen multimodalen Rehabilitationsleistung (z. B. mit medizinisch-therapeutischen, pflegerischen bzw. berufsbezogenen Maßnahmen) mit Verpflegung u. Übernachtung in der Einrichtung. Ein Wechsel der Rehabilitationsform innerhalb der Inanspruchnahme einer Rehabilitationsleistung ist möglich. Die Auswahl der Rehabilitationsform ist u. a. von individuellen medizinischen u. persönlichen Kriterien sowie strukturellen Faktoren abhängig. **Hinweis zur Gesundheitsreform 2006:** Die Gesundheitsreform sieht bislang vor, die mobile Rehabilitation als Pflichtleistung i. R. der medizinischen Rehabilitation für multimorbide Patienten einzuführen.

Rehabilitationsforschung: s. Rehabilitationswissenschaft.

Rehabilitationskonzept: (engl.) *rehabilitation concept*; Festlegung der strukturellen u. prozessualen Bedingungen für ein Programm, auf dessen Grundlage Leistungen* zur Teilhabe erbracht werden; ist in der medizinischen Rehabilitation durch Sozialleistungsträger i. d. R. biopsychosozial (s. Modell, biopsychosoziales), interdisziplinär u. multidimensional ausgerichtet u. stellt die Basis dar für den zu Beginn einer Rehabilitation gemeinsam mit dem Rehabilitanden zu erstellenden, individuellen Rehabilitationsplan*; umfasst in der medizinischen Rehabilitation z. B. neben medizinischen Aspekten auch berufliche, soziale u. edukative Elemente. **Ziel:** Übergeordnete Zielsetzung ist die aktive Einbeziehung des Rehabilitanden in den Prozess der Rehabilitation u. die Förderung seines Selbstmanagements im Umgang mit Krankheit* u. Behinderung*.

Rehabilitationsleistungen: s. Leistungen zur Teilhabe.

Rehabilitationsmedizin: (engl.) *rehabilitation medicine*; Teilgebiet der Medizin, das sich mit den Auswirkungen von Krankheit u. Behinderung im Hinblick auf die Beeinträchtigung von Aktivitäten* u. Teilhabe* befasst; **Aufgabe:** Verbesserung von Funktionseinschränkungen, Kompensation von Beeinträchtigungen, bedarfsgerechte Förderung der Integration des behinderten Menschen in verschiedenen Bereichen des sozialen Lebens; **Verfahren:** biopsychosoziale, interdisziplinäre u. multidimensionale Ausrichtung der Behandlung, Förderung des Selbstmanagements, Einsatz von Hilfsmitteln, Belastungserprobung, Arbeitstherapie Rehabilitationsmedizin wird i. d. R. in speziellen

Rehabilitationsnachsorge, intensivierte: s. IRE-NA.

Rehabilitation, soziale: (engl.) *social rehabilitation*; **1.** neben medizinischer, beruflicher u. schulischer Rehabilitation Bereich der Rehabilitation*, der die das gesellschaftliche Zusammenleben betreffenden Aspekte der Rehabilitation umfasst; kann damit einen übergeordneten Inhalt beanspruchen, da auch medizinische, berufliche u. schulische Rehabilitation im Wesentlichen aus sozialen Interaktionen bestehen. Eine allgemeine gesetzliche Festlegung für die Inhalte der sozialen Rehabilitation liegt nicht vor. **2.** Leistungen* zur Teilhabe am Leben in der Gemeinschaft.

Rehabilitationsplan: (engl.) *rehabilitation plan*; gemeinsam mit dem Versicherten festgelegtes Procedere, in dem die individuell erforderlichen Komponenten während einer Leistung* zur Teilhabe in Abstimmung mit einem übergeordneten Rehabilitationskonzept* u. dem zuständigen Rehabilitationsträger* koordiniert werden; **Rechtliche Grundlage:** § 10 SGB IX; vgl. Rehabilitationsziel.

Rehabilitationspotential: (engl.) *rehabilitation potential*; Ressourcen* eines Rehabilitanden, die z. B. im Rahmen einer medizinischen Rehabilitation voraussichtlich genutzt u. entwickelt werden können u. die dazu beitragen, das Rehabilitationsziel zu erreichen; durch Einsatz von Assessments* kann das Rehabilitationspotential ggf. erfasst u. beschrieben werden.

Rehabilitationsprognose: (engl.) *rehabilitation prognosis*; medizinisch begründete Wahrscheinlichkeitsaussage über die Erreichbarkeit eines festgelegten Rehabilitationsziels* auf der Basis der Schwere der Erkrankung, des bisherigen Verlaufs, der Rückbildungsfähigkeit u. des Rehabilitationspotentials* unter Beachtung u. Förderung individueller Ressourcen*; im gegliederten System der sozialen Sicherung in Deutschland ist die jeweils geforderte bzw. nachgefragte Rehabilitationsprognose eng verknüpft mit den spezifischen Aufgaben u. Zielen des Rehabilitationsträgers wie der GRV (z. B. Abwendung einer Erwerbsminderung) od. der GKV (Vermeidung von Pflegebedürftigkeit). Vgl. Rehabilitation, Rehabilitationsbedürftigkeit, Rehabilitationsfähigkeit.

Rehabilitationspsychologie: (engl.) *rehabilitation psychology*; Anwendungsbereich der Psychologie in der Rehabilitation; Grundlage sind Entwicklungspsychologie, Pädagogische, Klinische u. Allgemeine Psychologie, Psychophysiologie, Sozial-, Arbeits- u. Organisationspsychologie.

Rehabilitationsrecht: (engl.) *rehabilitation law*; Bez. für die Gesamtheit der gesetzlichen Regelungen mit dem Ziel der Eingliederung bzw. Wiedereingliederung von Menschen mit Behinderung* in Familie, Beruf u. Gesellschaft unabhängig von der Ursache der Behinderung (§§ 10, 29 SGB I, SGB IX

schiedlichen Rehabilitationsträger* gelten; die besonderen Rechtsvorschriften für die einzelnen Träger (SGB III, V, VI, VII, VIII) haben für diese Vorrang.

Rehabilitationsrichtlinien: (engl.) *rehabilitation guidelines*; auf der ICF* basierende Richtlinien des Gemeinsamen Bundesausschusses nach § 92 SGB V über Leistungen* zur medizinischen Rehabilitation durch die GKV; **Ziel:** eine notwendige, ausreichende, zweckmäßige u. wirtschaftliche Versorgung des Versicherten mit im Einzelfall gebotenen Leistungen zur medizinischen Rehabilitation zu gewährleisten. Beschrieben sind die gesetzlichen u. inhaltlichen Grundlagen; geregelt werden u. a. die Beratung über Leistungen zur medizinischen Rehabilitation, die Voraussetzungen für die Verordnung durch Vertragsärzte als Grundlage für die Leistungsentscheidung der Krankenkasse u. die hierfür notwendigen Qualifikationen des Vertragsarztes*.

Rehabilitationssport: (engl.) *rehabilitation sports*; kann als ergänzende Leistung* zum Erreichen od. zur Sicherung des Rehabilitationsziels von den Rehabilitationsträgern* erbracht werden (§ 44 SGB IX); **Leistungsberechtigte:** entsprechend der Rahmenempfehlung der Bundesarbeitsgemeinschaft* für Rehabilitation kommt Rehabilitationssport für behinderte u. von Behinderung bedrohte Menschen in Betracht. **Ziel:** Unter Beachtung der spezifischen Aufgaben des jeweiligen Rehabilitationsträgers sollen Versicherte möglichst auf Dauer in die Gesellschaft u. das Arbeitsleben eingegliedert werden. Mit Sport u. sportlich ausgerichteten Spielen soll ganzheitlich auf die behinderten u. von Behinderung bedrohten Menschen (z. B. mit Herz- u. Gefäßkrankheiten, die über die notwendige Mobilität sowie physische u. psychische Belastbarkeit für Übungen in der Gruppe verfügen, eingewirkt werden, um Ausdauer u. Kraft zu stärken, Koordination u. Flexibilität zu verbessern sowie das Selbstbewusstsein insbes. auch von behinderten od. von Behinderung bedrohten Frauen u. Mädchen zu stärken. Hilfe zur Selbsthilfe soll die eigene Verantwortlichkeit des behinderten od. von Behinderung bedrohten Menschen für seine Gesundheit stärken u. ihn zum langfristigen, selbständigen u. eigenverantwortlichen Training motivieren. Vgl. Funktionstraining, Leistungen, ergänzende.

Rehabilitationssystem: (engl.) *rehabilitative system*; Summe aller Einrichtungen u. Maßnahmen einer Gesellschaft, deren Ziel an der sozialen einschließlich der beruflichen, medizinischen bzw. schulischen Rehabilitation* ihrer Mitglieder ausgerichtet ist; das deutsche Rehabilitationssystem ist analog dem gesetzlich verankerten System der sozialen Sicherung* gegliedert. Unter Zugrundelegung der Kernprinzipien „Versicherung, Vorsorge, Für-

R

dizinischen Rehabilitation, Rehabilitationsform.

Rehabilitationsteam: (engl.) *rehabilitation team*; interdisziplinär u. multiprofessionell zusammengesetzte Gruppe von Personen, die in einer medizinischen Rehabilitationseinrichtung* mit dem Ziel zusammenarbeiten, die therapeutischen Aufgaben i. R. einer Leistung* zur Teilhabe je nach Indikation u. Ziel der Rehabilitation* (§ 26 Abs. 2 u. 3 SGB IX) erfolgreich durchzuführen; ein Rehabilitationsteam besteht u. a. aus Ärzten, Psychologen, Pflegekräften, Physiotherapeuten, Bewegungstherapeuten, Ergotherapeuten, Masseuren, medizinischen Bademeistern, Diätassistenten, Sozialarbeitern u. Rehabilitationsberatern.

Rehabilitationsträger: (engl.) *rehabilitation carrier*; Träger der Leistungen* zur Teilhabe behinderter u. von Behinderung* bedrohter Menschen nach § 6 SGB IX sind: **1.** gesetzliche Krankenkassen; **2.** Bundesagentur* für Arbeit; **3.** Träger der Gesetzlichen Unfallversicherung*; **4.** Träger der Gesetzlichen Rentenversicherung*; **5.** Träger der Kriegsopferversorgung* u. Kriegsopferfürsorge* i. R. des Sozialen Entschädigungsrechts* bei Gesundheitsschäden; **6.** Jugendhilfeträger; **7.** Träger* der Sozialhilfe. Die Zuständigkeit für die jeweiligen Leistungen zur Teilhabe hängt ab von den trägerspezifischen Aufgaben u. Rehabilitationszielen* u. folgt dem Prinzip der Subsidiarität*. **Rechtliche Grundlage:** Neben den trägerspezifischen rechtlichen Grundlagen werden Leistungen trägerübergreifend geregelt in §§ 26–32 SGB IX (medizinische

(unterhaltssichernde u. a. ergänzende Leistungen sowie nach §§ 55–59 SGB IX (Leistungen* zur Teilhabe am Leben in der Gemeinschaft): s. Tab. Darüber hinaus werden weitere Leistungen einzelner Träger erbracht, z. B. sonstige Leistungen der GRV nach § 31 SGB VI od. Förderung der Berufsausbildung (§§ 59–76 SGB III) u. der beruflichen Weiterbildung (§§ 77–87 SGB III) durch die Bundesagentur für Arbeit. Leistungen* zur medizinischen Rehabilitation sind in der GUV (§§ 27–34 SGB VII) sowie im Sozialen* Entschädigungsrecht nach dem Bundesversorgungsgesetz* (§ 11 BVG) in der Heilbehandlung* enthalten. **Hinweis:** Seit In Kraft-Treten des SGB*-II-Fortentwicklungsgesetzes am 1.8.2006 ist die Bundesagentur für Arbei auch Rehabilitationsträger für Arbeitslosengeld-II-Empfänger.

Rehabilitationswesen: (engl.) *1. rehabilitative system, 2. rehabilitative care*; **1.** Gesamtheit aller Strukturen u. Inhalte der Rehabilitation* (s. Rehabilitationssystem); **2.** ärztliche Zusatzweiterbildung, die nach der (Muster-)Weiterbildungsordnung der Ärzte kammern geregelt ist; soll (Fach-)Ärzten einen breiten Überblick über die Grundlagen der Sozial medizin* u. der Rehabilitationsmedizin*, insbes. auch der rehabilitativen Verfahrensweisen u. Ar beitstechniken im ambulanten u. stationären Be reich, sowie über Einleitung, Durchführung u. Koordination von Rehabilitationsmaßnahmen ge ben, um die notwendige Vernetzung einzelner an der Rehabilitation beteiligter Dienste zu gestalten

---

Rehabilitationsträger
Rechtliche Grundlagen der Leistungen zur Teilhabe

Träger	Leistungen zur medizinischen Rehabilitation	Leistungen zur Teilhabe am Arbeitsleben	Leistungen zur Teilhabe am Leben in der Gemeinschaft	unterhaltssichernde und ergänzende Leistungen
GKV	§§ 40–42 SGB V	–	–	§ 43, §§ 44–51 SGB V
Bundesagentur für Arbeit	–	§§ 97–115 SGB III	–	§§ 160–168 SGB III
GUV	§§ 27, 33, 34 SGB VII	§ 35 SGB VII	§§ 39–43 SGB VII	§§ 39–43, 45–52 SGB VII
GRV	§ 15 SGB VI	§ 16 SGB VI	–	§§ 20–30 SGB VI
Versorgungsverwaltung (Soziales Entschädigungsrecht)	§§ 11, 29 BVG	§§ 11, 27 d BVG	§§ 11, 29 BVG	§§ 16–16 f, 26, 27 ff BVG
Kinder- und Jugendhilfe	§§ 11–41 SGB VIII	§§ 11–41 SGB VIII	§§ 11–41 SGB VIII	–
Sozialverwaltung	§§ 14–18 SGB II, §§ 8–26 SGB XII	§§ 14–18 SGB II, §§ 8–26 SGB XII	§§ 14–18 SGB II, §§ 8–26 SGB XII	–

ärztekammer zum Führen der Zusatzbezeichnung* Rehabilitationswesen.

Rehabilitationswissenschaft: (engl.) *rehabilitation research*; multidisziplinäres Fachgebiet, das sich mit der Rehabilitation* i. S. von Beheben, Mindern u. Kompensieren von Folgen der Behinderung* bei chronischen Krankheiten, angeborenen Störungen od. Unfällen u. deren Bewältigung sowie der sozialen Integration der betroffenen Personen in Familie, Gesellschaft u. Berufsleben beschäftigt, entsprechende Maßnahmen evaluiert u. das System Rehabilitation analysiert u. weiterentwickelt; Rehabilitationsforschung verfügt nicht über eigene Theorien wie andere Forschungsdisziplinen u. bedient sich des Methodenapparats der beteiligten Disziplinen (u. a. Medizin, Psychologie, Pädagogik, Sozialwissenschaften, Gesundheitsökonomie u. Sozialrecht).

Rehabilitationziel: (engl.) *rehabilitation aim*; Zielsetzung einer Rehabilitationsleistung, i. Allg. die Selbstbestimmung des Individuums u. die gleichberechtigte Teilhabe am Leben in der Gesellschaft (§ 4 SGB IX) u. a. durch Besserung der funktionalen Gesundheit, Abwendung von Beeinträchtigungen, Adaptation der verbliebenen Fähigkeiten u. Erlernen von Kompensationsmöglichkeiten; im gegliederten System der sozialen Sicherung in Deutschland orientiert sich das Rehabilitationsziel an den gesetzlich verankerten trägerspezifischen Aufgaben (s. SGB, Bundesversorgungsgesetz). **Trägerspezifische Ziele: 1. GKV:** eine Krankheit, eine Behinderung od. Pflegebedürftigkeit abzuwenden, zu beseitigen, zu mindern, auszugleichen, ihre Verschlimmerung zu verhüten od. ihre Folgen zu mildern (§ 11 Abs. 2 SGB V); **2. GRV:** den Auswirkungen einer Krankheit od. einer körperlichen, geistigen od. seelischen Behinderung auf die Erwerbstätigkeit des Versicherten entgegen zu wirken od. sie zu überwinden u. dadurch Beeinträchtigungen der Erwerbsfähigkeit des Versicherten od. ihr vorzeitiges Ausscheiden aus dem Erwerbsleben zu verhindern od. sie möglichst dauerhaft in das Erwerbsleben wieder einzugliedern (§ 9 Abs. 1 SGB VI). Leistungen zur Kinderrehabilitation* sollen im Hinblick auf eine spätere Erwerbsfähigkeit eine erhebliche Gefährdung der Gesundheit beseitigen od. eine beeinträchtigte Gesundheit wesentlich bessern od. wiederherstellen. Ziel einer onkologischen Rehabilitation* für Rentner u. deren Angehörige ist es, den Geschwulsterkrankungen typischen Bedarf an Nachbehandlung u. genereller gesundheitlicher Stabilisierung abzudecken (§ 31 SGB VI). **3. GUV:** einen durch Arbeitsunfall* od. Berufskrankheit* verursachten Gesundheitsschaden zu beseitigen od. zu bessern, seine Verschlimmerung zu verhüten u. seine Folgen zu mildern, dem Versicherten einen entsprechenden Platz im Arbeitsleben zu sichern, die Führung

haften u. sozialen Integration bereitgestellt. (§ 26 SGB VII); **4. Bundesagentur für Arbeit:** die Erwerbsfähigkeit von behinderten Menschen durch Leistungen* zur Teilhabe am Arbeitsleben zu erhalten, zu bessern, herzustellen, wiederherzustellen u. bleibend zu sichern (§ 97 SGB III), um dadurch Arbeitslosigkeit zu vermeiden; die Bundesagentur für Arbeit ist i. d. R. zuständig für die berufliche Eingliederung behinderter Jugendlicher, generell jedoch nur als subsidiärer Leistungsträger; **5. Sozial- u. Jugendhilfe:** subsidiäre Eingliederungshilfe (§ 53 SGB XII), um eine drohende Behinderung od. deren Folgen zu verhüten, zu beseitigen, zu mildern u. die betroffenen Menschen in die Gesellschaft einzugliedern (Teilnahme am Leben in der Gemeinschaft, Ausübung einer angemessenen Tätigkeit, Unabhängigkeit von Pflege); **6. Soziales* Entschädigungsrecht:** eine aufgrund von Gesundheitsschäden anerkannte Gesundheitsstörung od. die durch sie bewirkte Beeinträchtigung der Berufs- od. Erwerbsfähigkeit durch medizinische Leistungen zur Rehabilitation (§ 11 BVG) od. Leistungen zur Teilhabe am Arbeitsleben (§§ 25-27 BVG) zu beseitigen, zu bessern, eine Zunahme des Leidens u. Pflegebedürftigkeit zu vermeiden, überwinden, mindern od. ihre Verschlimmerung zu verhüten, körperliche Beschwerden zu beheben, die Folgen der Schädigung (Gesundheitsstörung) zu erleichtern u. den betroffenen Menschen eine möglichst umfassende Teilhabe* am Leben in der Gesellschaft zu ermöglichen; **7. Schwerbehindertenrecht:** die wegen Art u. Schwere der Behinderung erforderlichen Leistungen der begleitenden Hilfe* im Arbeits- und Berufsleben (einschließlich Arbeitsplatz erhaltender präventiver Maßnahmen u. besonderem Kündigungsschutz) zu erbringen, damit schwerbehinderte Menschen an geeigneten Arbeitsplätzen beschäftigt werden u. bleiben sowie ihre soziale Stellung bewahren können (Leistung des Integrationsamtes* für Berufstätige, § 102 SGB IX); **8. soziale Pflegeversicherung*:** unter denselben Zielsetzungen wie die GKV eine Rehabilitation zu koordinieren (§ 12 SGB XI), den Vorrang der Rehabilitation vor Pflege u. das Heranziehen der zuständigen Kostenträger* zu gewährleisten (§§ 31, 32 SGB XI); die SPV selbst ist jedoch nicht Träger einer Rehabilitation.

Rehabilitation, teilstationäre: s. Leistungen zur medizinischen Rehabilitation; Rehabilitationsform.

Rehabilitierungsgesetz, strafrechtliches: s. SED-Unrechtsbereinigungsgesetz.

Reha-Wesen: (engl.) *rehab creature*; in ihrer Bedeutung für das Gesundheitssystem* häufig unterschätzte sozialmedizinische Species; **Vorkommen:** lebt im Verborgenen, überwiegend in ländlichen Regionen Deutschlands im Umfeld stationärer

Berlin) u. 2005 (Organisationsreform der Rentenversicherung*) vermehrt in Berlin Spuren hinterlassend; steht seit dem Wachstums*- und Beschäftigungsförderungsgesetz 1996 auf der Roten Liste der Internationalen Naturschutzunion weltweit gefährdeter Tierarten. **Rechtliche Grundlage:** Im Umgang mit dem Reha-Wesen sind zwingend SGB* u. Tierschutzgesetz zu beachten. Darüber hinaus hat sich das Reha-Wesen seine eigenen Gesetzmäßigkeiten geschaffen. Abzugrenzen von Rehabilitationswesen*. Vgl. Sozialmedizin, Public Health.

Reichsseuchengesetz: (engl.) *Imperial Law on Contagious Diseases*; Gesetz über die Bekämpfung gemeingefährlicher Krankheiten vom 20.6.1900, das nach dem Impfgesetz von 1874 reichsweit die Verhütung, Eindämmung u. Bekämpfung von Infektionskrankheiten regelte; ergänzt durch Gesetze u. Verordnungen (z.B. Verordnung zur Bekämpfung übertragbarer Krankheiten mit einer detaillierten Meldepflicht von 1938) blieb es unter der Bez. Bundesseuchengesetz bis 2001 in Kraft. Vgl. Infektionsschutzgesetz.

Reichsversicherungsordnung: Abk. RVO; (engl.) *Reich Insurance Code*; als gesetzliche Grundlage des Sozialstaates in Deutschland am 19.7.1911 verabschiedetes Gesetzeswerk, das 1805 Paragraphen umfasste; von 1914–1992 Kernstück der deutschen Sozialversicherung*; seit 1975 schrittweise durch das Sozialgesetzbuch (s. SGB) abgelöst. 1988 wurde durch das Gesundheitsreformgesetz* die Gesetzliche Krankenversicherung* als Teil V des Sozialgesetzbuchs ausgegliedert, 1992 die Rentenversicherung* als Teil VI des Sozialgesetzbuchs. 1997 wurde die Gesetzliche Unfallversicherung* von der Reichsversicherungsordnung in das neue SGB VII überführt. Heute sind die Bestimmungen zum Mutterschutz u. zu den Leistungen bei Schwangerschaft weiterhin i.R. der RVO gültig.

Reihenuntersuchung: s. Screening.

Reimport: s. Importarzneimittel.

Reinraumkleidung: (engl.) *clean room clothing*; Kleidung zum Schutz der Arbeitsumgebung u. zur Abwendung von Gefahren für Maschinen u. Produkte durch den Menschen (z.B. Kochmütze); keine Schutzkleidung od. persönliche Schutzausrüstung*; muss daher nicht deren Anforderungen erfüllen.

Reisefähigkeit: (engl.) *ability to travel*; vom Arzt festgestellte ausreichende körperliche u. psychische Belastbarkeit eines Menschen, eine Reise durchführen zu können, z.B. die Anreise zur medizinischen Rehabilitationseinrichtung* mit öffentlichen Verkehrsmitteln.

Reisekosten: (engl.) *travelling expenses*; werden unter bestimmten Voraussetzungen vom Rehabilitationsträger* erstattet (§ 53 SGB IX); dazu zählen die im Zusammenhang mit der Ausführung einer kosten; hierzu gehören auch die Kosten für besondere Beförderungsmittel, deren Inanspruchnahme wegen der Art od. Schwere der Behinderung erforderlich ist, für eine wegen der Behinderung erforderliche Begleitperson einschließlich des für die Zeit der Begleitung entstehenden Verdienstausfalls, für Kinder, deren Mitnahme an den Rehabilitationsort erforderlich ist, weil ihre anderweitige Betreuung nicht sichergestellt ist, sowie für den erforderlichen Gepäcktransport. Darüber hinaus können bei Leistungen zur Teilhabe am Arbeitsleben die Kosten für 2 Familienheimfahrten im Monat übernommen werden, soweit der Versicherte während dieser Zeit außerhalb seiner Wohnung untergebracht ist. Bei der Inanspruchnahme einer stationären Leistung* zur medizinischen Rehabilitation werden die Kosten einer Familienheimfahrt übernommen, wenn die Leistung länger als 8 Wochen dauert. Anstelle der eigenen Inanspruchnahme der Familienheimfahrt durch den Versicherten können auch die Familienangehörigen den Versicherten am Rehabilitationsort besuchen.

Reisekostenbeihilfe: s. Mobilitätshilfen.

Rekreationstherapie: (engl.) *recreation therapy*; Förderung von körperlicher u. seelischer Leistungsfähigkeit, Selbstwertgefühl, Kontaktfähigkeit, sozialer Reintegration usw. durch Maßnahmen zur autonomen Gestaltung der Freizeit, z.B. Sport u. Bewegung, Wandern, Töpfern, Seidenmalen, Sauna, kulturelle Veranstaltungen.

Rektumkarzinom: s. Karzinom, kolorektales.

Rekurrenz: (engl.) *recurrence*; 1. Wiederauftreten einer Krankheit*; 2. Anzahl der von einer Krankheit Genesenden (je nach Forschungsfrage mit u. ohne Therapie); analog zur Inzidenz* können Rekurrenzrate, kumulative Rekurrenzrate u. Rekurrenz dichte berechnet werden.

Relativgewicht: s. DRG.

Relativismus: (engl.) *relativism*; philosophische Sicht, dass es eine Gültigkeit (Wahrheit) von Aussagen nur in Bezug auf vorausgesetzte andere Festlegungen (kognitiver Relativismus) u. keine absolute Geltung von Bedeutungen od. Werten (ethischer Relativismus) gebe; vgl. Intuitionismus, Utilitarismus.

Relevanztheorie: s. Kausalitätslehre, sozialrechtliche.

Reliabilität: (engl.) *reliability*; Zuverlässigkeit; s. Testgütekriterien.

Remindersystem: s. Erinnerungssystem.

Rente: (engl.) *pension*; monatlich gezahlter Geldbetrag aus einer Sozialversicherung* od. privaten Versicherung infolge Anspruchsberechtigung i.d.R. durch Beitragszahlung bzw. Versorgungsberechtigung; Renten haben Lohnersatzfunktion als finanzielle Absicherung im Alter bzw. bei Minderung der Erwerbsfähigkeit infolge Krankheit, wenn Erwerbstätigkeit nicht mehr od. nur einge

tenrente*, nach dem Sozialen Entschädigungsrecht Grundrente, Beschädigtenrente*, im privaten Versicherungsrecht Invaliditätsrente (s. Invalidität), Berufsunfähigkeitsrente (s. Berufsunfähigkeit).

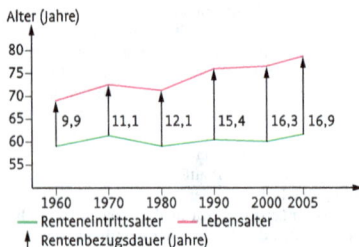

Alter (Jahre)

— Renteneintrittsalter — Lebensalter
↑ Rentenbezugsdauer (Jahre)

Rente [4]

Rente für Bergleute: (engl.) *pension for miners*; Rentenart der Renten wegen verminderter Erwerbsfähigkeit* in der GRV; nach § 45 SGB VI knappschaftliche Sonderleistung für Bergleute in Form eines Rentenanspruchs bis zum 65. Lebensjahr, wenn eine Verminderung der Berufsfähigkeit tatsächlich eingetreten ist od. eine solche aufgrund Alters unterstellt wird; **Voraussetzung: 1.** Der Versicherte ist wegen Krankheit od. Behinderung nicht imstande, die von ihm bisher ausgeübte knappschaftliche Beschäftigung od. eine andere wirtschaftlich im Wesentlichen gleichwertige knappschaftliche Beschäftigung, die von Personen mit ähnlicher Ausbildung sowie gleichwertigen Kenntnissen u. Fähigkeiten ausgeübt wird, auszuüben. Die Feststellung der verminderten Berufsfähigkeit erfolgt nach sozialmedizinischer Bewertung. Die jeweilige Arbeitsmarktlage wird nicht berücksichtigt. Allerdings steht eine tatsächlich (auch außerhalb des Bergbaus) ausgeübte Tätigkeit einem Anspruch entgegen. **2.** Der Versicherte hat in den letzten 5 Jahren vor Eintritt der im Bergbau verminderten Berufsfähigkeit 3 Jahre knappschaftliche Pflichtbeitragszeiten. Der Fünfjahreszeitraum verlängert sich durch die Verlängerungstatbestände des § 43 Abs. 4 u. § 45 Abs. 4 SGB VI sowie durch die in § 242 SGB VI genannten besonderen knappschaftlichen Tatbestände. **3.** Der Versicherte hat vor Eintritt der im Bergbau verminderten Berufsfähigkeit die allgemeine Wartezeit* in der Knappschaftlichen Rentenversicherung* erfüllt, soweit diese nicht als vorzeitig erfüllt gilt (§ 45 Abs. 4 u. § 43 Abs. 5 SGB VI). **4.** Nach § 45 Abs. 3 SGB VI besteht auch ein Rentenanspruch, wenn der Versicherte **a)** das 50. Lebensjahr vollendet hat u. **b)** im Vergleich zu der von ihm bisher ausgeübten knappschaftlichen Beschäftigung eine wirtschaftlich gleichwertige Beschäftigung od. selbständige

mit ständigen Arbeiten unter Tage (§ 61 SGB VI) angerechnet. **Leistungshöhe:** Bei der Rentenberechnung wird der Rentenartfaktor* 0,5333 u. bei zusätzlichen Entgeltpunkten* für ständige Arbeiten unter Tage der Rentenartfaktor 1,3333 zugrunde gelegt. Die Ausübung einer Erwerbstätigkeit neben dem Rentenbezug ist möglich. Seit 1.1.1996 sind jedoch individuelle Hinzuverdienstgrenzen* nach § 96 a Abs. 4 SGB VI zu beachten. Abhängig vom Hinzuverdienst kann die Rente in voller Höhe, zu zwei Dritteln od. zu einem Drittel gezahlt werden.

Rentenabfindung: s. Abfindung.

Rentenabschlag: (engl.) *pension reduction;* **1.** Verminderung der Höhe der Rente bei vorzeitigem Eintritt in eine Rente* wegen Alters in Höhe von 0,3 % pro Kalendermonat, den die Rente vorzeitig in Anspruch genommen wird, höchstens jedoch 18 %; **2.** Verminderung der Höhe der Rente wegen verminderter Erwerbsfähigkeit bei Rentenbeginn ab 2001 um 0,3 % je Kalendermonat, den die Rente vor dem 63. Lebensjahr des Versicherten beginnt, höchstens jedoch um 10,8 %. **3.** Verminderung der Höhe der Rente wegen Todes um 0,3 % je Kalendermonat, den der Versicherte vor seinem 63. Lebensjahr verstorben ist, höchstens um 10,8 %. Vgl. Zugangsfaktor.

Rentenanpassung: (engl.) *pension adjustment;* Erhöhung od. Verminderung der Monatsrente* bei Veränderung des aktuellen Rentenwerts*; erfolgt i. d. R. zum 1. Juli eines Jahres. Vgl. Rentenformel.

Rentenanspruch: (engl.) *pension entitlement;* Anrecht auf eine Rentenleistung; in der GRV haben z. B. Versicherte u. ihre Hinterbliebenen nach § 34 Abs. 1 SGB VI einen Anspruch auf Rente, wenn die für die jeweilige Rente erforderlichen Anspruchsvoraussetzungen* (Wartezeit* u. die jeweiligen besonderen versicherungsrechtlichen u. persönlichen Voraussetzungen*) erfüllt sind; die gesetzlichen Voraussetzungen hängen von der jeweiligen Rentenart* ab.

Rentenantrag: (engl.) *pension application;* Antrag auf Zahlung einer Rente aus der GRV; neben der Erfüllung der Anspruchsvoraussetzungen* notwendig, um eine Rente zu erhalten. **Verfahren:** Rentenanträge können bei allen deutschen Rentenversicherungsträgern sowie deren Auskunfts*- und Beratungsstellen od. bei den Versichertenberatern* (auch Versichertenältesten*) gestellt werden. Daneben sind auch Gemeinden od. Versicherungsämter sowie deutsche Auslandsvertretungen befugt, Rentenanträge entgegenzunehmen. Vgl. Rentenbeginn.

Rentenarten: (engl.) *pension types;* in der Gesetzlichen Rentenversicherung* existieren verschiedene Arten von Renten; **Einteilung:** s. Abb.; **1. Versichertenrenten:** kompensieren den Wegfall vor-

Versicherten-rente

- **Rente wegen Alters**
  - Regelaltersrente
  - vorgezogene Altersrenten
    - Altersrente für langjährig Versicherte
    - Altersrente für schwerbehinderte Menschen
    - Altersrente wegen Arbeitslosigkeit od. nach Altersteilzeitarbeit
    - Altersrente für Frauen
    - Altersrente für langjährig unter Tage beschäftigte Bergleute
- **Rente wegen verminderter Erwerbsfähigkeit**
  - Rente wegen Erwerbsminderung
    - Rente wegen teilweiser Erwerbsminderung, auch bei Berufsunfähigkeit [2]
    - Rente wegen voller Erwerbsminderung
  - Rente wegen Erwerbsunfähigkeit [1]
  - Rente wegen Berufsunfähigkeit [1]
- **Erziehungsrente**

Hinterbliebenenrente

- kleine Witwen-/Witwerrente
- große Witwen-/Witwerrente
- Halbwaisenrente
- Vollwaisenrente

Renten wegen Todes

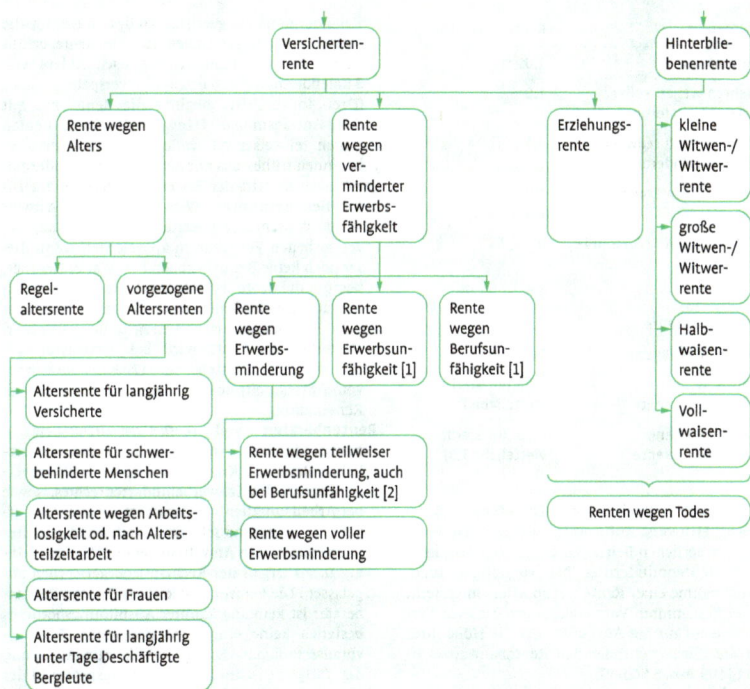

Rentenarten: [1] nach altem Rentenrecht bis 31.12.2000: Besitzstandsregelung; [2] Übergangsregelung für vor dem 2.1.1961 geborene Versicherte: Vertrauensschutzregelung

mals bezogenen Arbeitsverdienstes; **a)** Renten* wegen Alters: Regelaltersrente (grundsätzlich ab Vollendung des 65. Lebensjahres) u. verschiedene Formen vorgezogener Altersrenten (frühestens ab Vollendung des 60. Lebensjahres); **b)** Renten wegen verminderter Erwerbsfähigkeit*: Rente wegen voller od. teilweiser Erwerbsminderung*; nach altem Rentenrecht bis zum 31.12.2000 außerdem Erwerbsunfähigkeitsrente (s. Erwerbsunfähigkeit) u. Berufsunfähigkeitsrente (s. Berufsunfähigkeit); **c)** Erziehungsrente* als Rente* wegen Todes in Form einer Versichertenrente; **2. Hinterbliebenenrenten:** Renten wegen Todes, welche die Unterhaltszahlungen infolge des Todes eines Versicherten ersetzen; werden differenziert nach der Person der Hinterbliebenen u. der Höhe der Leistung; **Rechtliche Grundlage:** § 33 SGB VI.

Rentenartfaktor: (engl.) *pension type factor*; festgelegter Faktor für die Rentenberechnung (s. Rentenformel), der durch das Sicherungsziel (Absicherung des Ausfalls von Erwerbseinkommen) der jeweiligen Rentenart* im Verhältnis zu einer Rente* wegen Alters bestimmt wird; s. Tab. S. 420.

Rentenauskunft: (engl.) *information on pensions*; in der GRV Auskunft über den Stand des Versicherungskontos* u. die zu erwartende Höhe verschiedener Rentenarten; erhalten Versicherte nach Vollendung des 54. Lebensjahres alle 3 Jahre mit dem Hinweis, dass diese auf der Grundlage des geltenden Rechts u. der im Versicherungskonto gespeicherten Daten unter dem Vorbehalt künftiger Rechtsänderungen u. der Richtigkeit u. Vollständigkeit des Inhalts des Versicherungskontos erstellt wird; **Mindestinhalte: 1.** Übersicht über die im Versicherungskonto gespeicherten Daten; **2.** Ermittlung der Entgeltpunkte* u. ihres derzeitigen Wertes; **3.** Höhe einer Rente wegen verminderter Erwerbsfähigkeit*, einer Witwenrente* und Witwerrente u. einer Regelaltersrente (s. Rente wegen Alters) nach derzeitigem Stand; **4.** allgemeine Hinweise zur Erfüllung der persönlichen u. versicherungsrechtlichen Voraussetzungen* für einen Ren-

Rentenart	Rentenartfaktor
Altersrente	1,0
Renten wegen voller Erwerbsminderung	1,0
Rente wegen teilweiser Erwerbsminderung	0,5
Rente wegen Erwerbsunfähigkeit	1,0
Rente wegen Berufsunfähigkeit	0,6667
Erziehungsrenten	1,0
Vollwaisenrente	0,2
Halbwaisenrente	0,1
große Witwen- bzw. Witwerrente	0,55 (im Sterbevierteljahr 1,0)
kleine Witwen- bzw. Witwerrente	0,25 (im Sterbevierteljahr 1,0)

tenanspruch. **Rechtliche Grundlage:** § 109 SGB VI; **Hinweis:** Auf Antrag wird auch die Höhe der erforderlichen Beitragszahlung zum Ausgleich einer Rentenminderung bei vorzeitiger Inanspruchnahme einer Rente wegen Alters mitgeteilt. Unter bestimmten Voraussetzungen erhalten Versicherte auf Antrag Auskunft über die Höhe ihrer auf die Ehezeit entfallenden Rentenanwartschaften (§ 109 Abs. 5 SGB VI).

Rentenbegehren: (engl.) *desire of early retirement*; **1.** i. e. S. Antrag auf Rente* wegen verminderter Erwerbsfähigkeit* bzw. Antragsabsicht; **2.** über den Wunsch nach Versorgung od. Entschädigung hinausreichende (intensive) Begehrenshaltung, vor Erreichen der Altersgrenze (s. Rente wegen Alters) in Rente bzw. in den Ruhestand zu gehen; häufig verbunden mit einer subjektiv wahrgenommenen Einschränkung bzw. Beeinträchtigung der Leistungsfähigkeit u. spezifischen biographischen Konstellationen (z. B. Veränderungen am Arbeitsplatz, Kränkungen, Ruhestand des Lebenspartners, Unfallereignis). Kann dazu führen, dass (bewusst od. unbewusst) psychophysische Beeinträchtigungen akzentuiert vorgetragen bzw. in der Begutachtungssituation ausgestaltet werden (vgl. Verdeutlichung, Simulation, Aggravation). Angesichts komplexer Problemkonstellationen sind die Erfolge rehabilitativer Bemühungen (Prinzip „Reha vor Rente") trotz Mitwirkungspflicht* oft begrenzt.

Rentenbeginn: (engl.) *pension commencement*; Zeitpunkt, von dem an eine Rente geleistet wird u. der von der jeweiligen Rentenart*, dem Eintritt des Leistungsfalls* u. dem Antragszeitpunkt abhängt;

Kalendermonat an geleistet, zu dessen Beginn alle Anspruchsvoraussetzungen für die Rente erfüllt sind. Wird der Rentenantrag nach Ablauf von 3 Kalendermonaten danach, also verspätet, gestellt (Drei-Monats-Frist), beginnt die Rente erst mit dem Antragsmonat. **Hinweis:** Befristete Renten wegen teilweiser od. voller Erwerbsminderung* beginnen frühestens mit dem siebten Kalendermonat nach Eintritt der Erwerbsminderung. **2. Hinterbliebenenrenten** (Witwenrente* und Witwerrente, Waisenrente*) werden vom Todestag des verstorbenen Versicherten an geleistet, wenn dieser noch keine Rente bezogen hat. War er Rentner, beginnt die Rente erst mit dem Ersten des nächsten Monats. Geschiedenenwitwenrenten werden mit dem Folgemonat nach Antragstellung geleistet. Hinterbliebenenrente wird bei verspäteter Antragsstellung längstens für 12 Kalendermonate vom Antragszeitpunkt rückwirkend geleistet. Vgl. Rentenantrag.

Rentenberater: (engl.) *pension consultant*; berät u. vertritt Mandanten in Angelegenheiten der Gesetzlichen Renten*-, Kranken*- u. sozialen Pflegeversicherung*, des Schwerbehindertenrechtes, sowie bei Arbeitsunfällen* u. Berufskrankheiten*; er arbeitet überwiegend selbständig od. als Mitarbeiter in spezialisierten Anwaltssozietäten, ist unabhängig u. als Organ der Rechtspflege gerichtlich zugelassen. Die Beratung ist kostenpflichtig. Rentenberater ist kein anerkannter Ausbildungsberuf, es bestehen keine einheitlich geregelten Zugangsvoraussetzungen. Die Erlaubnis zur Ausübung der Tätigkeit ist im Rechtsberatungsgesetz in der im Bundesgesetzblatt Teil III, Gliederungsnummer 303-12, veröffentlichten bereinigten Fassung, zuletzt geändert am 21.6.2002 (BGBl. I S. 2010), geregelt.

Rentenberechnung: (engl.) *computation of pension*; **innerstaatliche Rentenberechnung:** Ermittlung der Höhe einer Monatsrente* der GRV (SGB VI) entsprechend der Rentenformel*; bei der **zwischenstaatlichen Rentenberechnung** von Leistungsberechtigten, die in zwei od. mehr Mitgliedstaaten der Europäischen Union Versicherungszeiten zurückgelegt haben, wird grundsätzlich nach dem Europäischen* Gemeinschaftsrecht unter Berücksichtigung sämtlicher Zeiten berechnet. Die Rentenberechnung richtet sich dann danach, ob der Rentenanspruch rein innerstaatlich od. durch Zusammenrechnung der deutschen Zeiten mit den mitgliedstaatlichen Zeiten erfüllt ist. **Rechtliche Grundlage:** Art. 46 VO (EWG) Nr. 1408/71. Vgl. Pro-rata-Verhältnis.

Rentenbescheid: (engl.) *notice of pension granted*; Verwaltungsakt, mit dem der Rentenanspruch* vom Rentenversicherungsträger* anerkannt wird; durch den Bescheid werden neben dem Anspruch Höhe, Beginn u. Dauer der Rente festgestellt.

Rentenerhöhung: (engl.) *pension increase*; Anhebung des Betrages der laufenden Monatsrente* aus der GRV; **1.** bei Anhebung des aktuellen Rentenwerts* (s. Rentenanpassung) **2.** bei Erhöhung der Summe der Entgeltpunkte* infolge Hinzutritts od. rückwirkender Anerkennung weiterer rentenrechtlicher Zeiten **3.** bei Anhebung des Auszahlbetrages der monatlichen Rente, z. B. bei Senkung der von der Monatsrente abzuziehenden Beitragsanteile (z. B. zur Krankenversicherung* der Rentner) od. Berücksichtigung eines niedrigeren eigenen Einkommens (Einkommensanrechnung* bei Rente* wegen Todes) bzw. eines geringeren Hinzuverdienstes (bei Versichertenrente).

Rentenformel: (engl.) *pension formula*; Formel der GRV zur Ermittlung der Höhe der Monatsrente* bei Rentenbeginn: Entgeltpunkte*× Zugangsfaktor*× Rentenartfaktor*× aktueller Rentenwert*; bei einem Beginn einer Rente wegen Alters im April 2006 u. einem Berechtigten aus dem Alt-Bundesgebiet mit 50 Entgeltpunkten errechnet sich der Monatsbetrag der Rente wie folgt: $50,0000 \times 1,0 \times 1,0 \times 26,13 = 1306,50$ EUR. Bei einem Beginn einer Rente wegen teilweiser Erwerbsminderung im April 2006 u. einem 55-jährigen Berechtigten (Rentenabschlag = 10,8 %) aus dem Beitrittsgebiet mit 50 Entgeltpunkten errechnet sich der Monatsbetrag der Rente wie folgt: $50,0000 \times 0,892 \times 0,5 \times 22,97 = 512,23$ EUR. Bei einem um 10 Kalendermonate vorgezogenen Beginn einer Altersrente im April 2006 u. einem Berechtigten aus dem Alt-Bundesgebiet mit 50 Entgeltpunkten errechnet sich der Monatsbetrag der Rente wie folgt: $50,0000 \times 0,94 \times 1,0 \times 26,13 = 1228,11$ EUR.

Rentenhöhe: s. Rentenformel.

Rentenkonto: s. Versicherungskonto.

Rentenkürzung: (engl.) *pension reduction*; Absenkung des Betrages einer laufenden Monatsrente* aus der GRV; **Voraussetzung: 1.** bei Senkung des aktuellen Rentenwerts* (s. Rentenanpassung); **2.** bei Verminderung der Summe der Entgeltpunkte* infolge Herausnahme od. rückwirkender Aberkennung bisher anerkannter rentenrechtlicher Zeiten; **3.** bei Senkung des Auszahlbetrages der monatlichen Rente, z. B. bei Ansteigen der von der Monatsrente abzuziehenden Beitragsanteile (z. B. zur Krankenversicherung* der Rentner) od. bei Berücksichtigung eines gestiegenen eigenen Einkommens (Einkommensanrechnung* bei Rente* wegen Todes) bzw. eines höheren Hinzuverdienstes (bei Versichertenrente).

Rentenneurose: (engl.) *compensation neurosis*; veraltete Bez. für den Konflikt zwischen Versicherten mit unspezifischen, nicht objektivierbaren Krankheitssymptomen, die der Überzeugung sind, nicht mehr arbeiten zu können u. daher einen Rentenanspruch geltend machen möchten u. Vertretern

die psychische Überlagerung von Symptomen verwendet u. implizit mit bewusster Simulation* gleichgesetzt. Als Bez. einer nicht der bewussten Steuerung unterliegenden Krankheitsform unterstellt Rentenneurose, dass ein bestimmtes Beschwerdebild nur wegen des Rentenwunschs fortbesteht. Die betreffenden Störungen klingen meist auch nach der Gewährung einer Rente nicht ab Vgl. Rentenbegehren.

Rentenniveau: (engl.) *pension level*; Verhältnis der Eckrente (s. Eckrentner) zum aktuellen Durchschnittseinkommen.

Rentenreformen: (engl.) *pension reforms*; seit Einführung der GRV (1891) vorgenommene Änderungen im Rentenrecht; als große Rentenreformen gelten **1.** Rentenreform 1957: Einführung der lohn- u. beitragsbezogenen Rente; **2.** Rentenreform 1972 Öffnung der Rentenversicherung auch für Selbständige u. Personen, die nicht in einem abhängigen Beschäftigungsverhältnis stehen; **3.** Rentreform 1992: einheitliche Codifizierung des Rentenversicherungsrechts im SGB* VI; die Differenzierung der maßgeblichen Gesetzbücher je nach dem Zweig der Rentenversicherung (Angestelltenversicherung, Arbeiterrentenversicherung, Knappschaftliche Rentenversicherung) wurde aufgegeben; zeitgleich wurde das neue SGB VI auch im Beitrittsgebiet* in Kraft gesetzt (s. Rentenüberleitungsgesetz); **4.** „Gesetz zur Reform der Renten wegen verminderter Erwerbsfähigkeit" vom 20.12.2000 (BGBl. I S. 1827): die bisherigen Renten wegen Berufsunfähigkeit* u. wegen Erwerbsunfähigkeit* wurden durch eine zweistufige Erwerbsminderungsrente (s. Erwerbsminderung) ersetzt.

Rentensplitting: (engl.) *pension splitting*; in der GRV seit 1.1.2002 bestehende Möglichkeit, die in der Ehezeit erworbenen Rentenanwartschaften ähnlich wie beim Versorgungsausgleich* gleichmäßig zwischen den Ehegatten aufzuteilen; seit dem 1.1.2005 gilt dies auch für eingetragene Lebenspartnerschaften (§ 1 Lebenspartnerschaftsgesetz Abk. LPartG). **Voraussetzung: 1.** Die Ehe od. Lebenspartnerschaft wurde nach dem 31.12.2001 geschlossen od. bestand bereits am 31.12.2001 u. beide Partner wurden nach dem 1.1.1962 geboren **2.** Beide Partner haben erstmalig Anspruch auf eine Altersvollrente aus der GRV od. ein Partner ha erstmals Anspruch auf eine Vollrente wegen Alters u. der andere hat das 65. Lebensjahr vollendet. Sollte ein Partner vorher sterben, kann der Überlebende das Rentensplitting allein herbeiführen **3.** Bei beiden Partnern od. beim überlebenden Partner sind 25 Jahre rentenrechtliche Zeiten vorhanden. **Folgen:** Mit der verbindlichen Entscheidung für das Rentensplitting schließen die Ehegatten die spätere Zahlung einer Witwenrente* und Witwerrente* aus. Vorteile können sich für den überlebenden Ehepartner ergeben, da die im

rechnung unterliegen u. nach dem Tod eines Ehegatten u. einer späteren Wiederheirat mit einem anderen Ehepartner nicht wegfallen. **Rechtliche Grundlage:** § 120 a–d SGB VI.

Rentenüberleitungsgesetz: (engl.) *pension transference*; Abk. RÜG; 1991 in der Folge der Wiedervereinigung entstandenes Gesetz, mit dem das bundesdeutsche Recht der Gesetzlichen Rentenversicherung* auf vergleichbare Ansprüche u. Anwartschaften, die im Beitrittsgebiet* entstanden waren, übergeleitet wurde; dabei wurden nach früherem DDR-Recht bestehende Ansprüche u. Anwartschaften auf Rente durch entsprechende Rechte nach bundesdeutschem Rentenrecht ersetzt. **Hinweis:** Während die Rechte aus der Sozialpflichtversicherung* u. der Freiwilligen Zusatzrentenversicherung der DDR allein im SGB VI normiert sind, existieren für Zusatz- u. Sonderversorgungssysteme Sonderregelungen im Anspruchs- u. Anwartschaftsüberführungsgesetz.

Rentenumwandlung: (engl.) *pension conversion*; **1.** Umwandlung einer Rente* wegen Alters in eine Rente wegen verminderter Erwerbsfähigkeit* od. Erziehungsrente* ist nicht zulässig. Seit 1.8.2004 ist auch ein Wechsel von einer bindend bewilligten Rente wegen Alters in eine andere Rente wegen Alters nicht mehr möglich; **Rechtliche Grundlage:** § 34 SGB VI. **2.** Eine Rente wegen teilweiser Erwerbsminderung* kann in eine Rente wegen voller Erwerbsminderung umgewandelt werden, wenn ein entsprechender Antrag gestellt wird u. die Voraussetzungen für diese Rente vorliegen. **3.** Eine Rente wegen Erwerbsminderung kann in eine vorgezogene Altersrente umgewandelt werden, wenn dies beantragt wird u. die Voraussetzungen für die Altersrente vorliegen.

Rentenverfahren: (engl.) *pension proceedings*; Verwaltungsverfahren im Zusammenhang mit der Feststellung eines Anspruchs auf Rente aus der GRV; es beginnt stets mit einem Rentenantrag* u. endet mit einem schriftlich zu erlassenden Rentenbescheid*. **Hinweis:** Der Rentenantrag kann nach § 116 SGB VI fingiert werden (s. Umdeutung) od. nach § 115 Abs. 2 u. 3 SGB VI von Amts wegen erfolgen.

Rentenversicherung: (engl.) *pension insurance*; Abk. RV; Versicherung zur Vorsorge wegen Alters (Altersvorsorge), Absicherung gegen Erwerbsminderung* u. bei Tod (Renten wegen Todes), die bei Erfüllung von persönlichen u. versicherungsrechtlichen Voraussetzungen* von einem bestimmten Zeitpunkt (z. B. Erreichen des Rentenalters) od. Ereignis (z. B. Eintritt einer Erwerbsminderung od. Tod des Versicherten) an regelmäßige Zahlungen in Form einer Rente* i. d. R. bis zum Tod des Empfängers leistet (s. Abb. 1); **Formen: A: Gesetzliche Rentenversicherung** (Abk. **GRV**): als Zweig der Sozialversicherung* Pflichtversicherung (s. So-

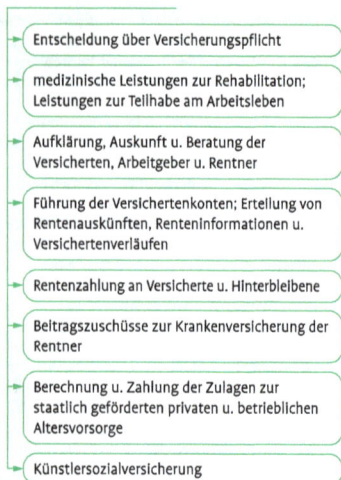

Entscheidung über Versicherungspflicht

medizinische Leistungen zur Rehabilitation; Leistungen zur Teilhabe am Arbeitsleben

Aufklärung, Auskunft u. Beratung der Versicherten, Arbeitgeber u. Rentner

Führung der Versichertenkonten; Erteilung von Rentenauskünften, Renteninformationen u. Versichertenverläufen

Rentenzahlung an Versicherte u. Hinterbliebene

Beitragszuschüsse zur Krankenversicherung der Rentner

Berechnung u. Zahlung der Zulagen zur staatlich geförderten privaten u. betrieblichen Altersvorsorge

Künstlersozialversicherung

Rentenversicherung Abb. 1: Aufgaben u. Leistungen der Gesetzlichen Rentenversicherung

zialversicherungspflicht) insbes. für alle gegen Arbeitsentgelt od. zu ihrer Berufsausbildung Beschäftigten, eine freiwillige Versicherung* für nicht erwerbstätige Personen ist möglich. **Geschichte:** Nach der „Kaiserlichen Botschaft" vom 17.11.1881 brachte Bismarck 1889 das Gesetz zur Invaliditäts- u. Alterssicherung auf den Weg. Am 20.12.1911 wurden die bis dahin eigenständigen gesetzlichen Regelungen zur Renten-, Kranken- u. Unfallversicherung in der Reichsversicherungsordnung* zusammengefasst. 1919 wurde der Verband der Landesversicherungsanstalten gegründet u. 1938 in den Reichsverband der Deutscher Rentenversicherungsträger umgewandelt. 1946 entstand daraus der Verband Deutscher Rentenversicherungsträger (Abk. VDR) zur Wahrnehmung gemeinsamer Grundsatz- u. Querschnittsaufgaben. Mit dem Gesetz vom 22.2.1951 wurde die Selbstverwaltung in der Rentenversicherung verbindlich eingeführt u. die ersten Sozialwahlen fanden 1953 statt. Seitdem wurden wiederholt Rentenreformen* beschlossen. **Träger:** Die GRV gliederte sich bis zur Organisationsreform der Rentenversicherung traditionell in: **1.** Landesversicherungsanstalten (Abk. LVAen) als Träger der Arbeiterrentenversicherung; **2.** Bundesversicherungsanstalt für Angestellte (Abk. BfA) als Träger der Angestelltenversicherung; **3.** Sonderträger: **a)** Bundesknappschaft* als bundesweiter Träger der Knappschaftlichen Rentenversicherung für Beschäftigte knappschaftlicher Betriebe, in denen Mineralien od. ähn-

R

bzw. als Angestellte beschäftigt od. in der Seefahrt selbständig tätig sind; für die Seekasse war die See*-Sozialversicherung zuständig; **c)** Bahnversicherungsanstalt: bundesweiter Rentenversicherungsträger für Versicherte, die bei der Deutschen Bahn AG u. dem Bundeseisenbahnvermögen beschäftigt sind. **Hinweis:** Mit dem Gesetz zur Organisationsreform in der Gesetzlichen Rentenversicherung (Abk. RVOrgG) vom 9.12.2004 (BGBl. I S. 3242) gingen der VDR u. alle Träger der GRV zum 1.10.2005 in die Deutsche Rentenversicherung auf: s. Abb. 2. Die Organisationsreform

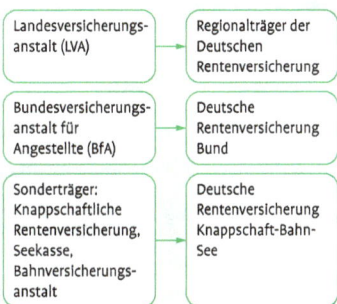

Landesversicherungsanstalt (LVA)	Regionalträger der Deutschen Rentenversicherung
Bundesversicherungsanstalt für Angestellte (BfA)	Deutsche Rentenversicherung Bund
Sonderträger: Knappschaftliche Rentenversicherung, Seekasse, Bahnversicherungsanstalt	Deutsche Rentenversicherung Knappschaft-Bahn-See

Rentenversicherung Abb. 2: Träger der Gesetzlichen Rentenversicherung seit der Organisationsreform (1.10.2005)

hatte zum Ziel, durch eine Neuordnung der Zuständigkeiten die Wirtschaftlichkeit, Effektivität u. Kundennähe in der GRV zu steigern (u. a. durch die Aufhebung der Unterscheidung in Arbeiterrentenversicherung u. Angestelltenversicherung); für alle Versicherten sind nun ein allgemeiner Bundesträger sowie mehrere Regionalträger u. ein Sonderträger zuständig, wobei der Bundesträger sowohl zentrale Aufgaben der Deutschen Rentenversicherung wie auch Trägeraufgaben der ehemaligen Bundesversicherungsanstalt für Angestellte wahrnimmt. **Leistung: 1.** Leistungen* zur Teilhabe (§§ 9–32 SGB VI); **2.** Renten (§ 33 SGB VI); s. Rentenarten; **3.** Zusatzleistungen (§§ 106–108 SGB VI) wie Beitragszuschüsse* zur Krankenversicherung der Rentner; **4.** Serviceleistungen (§§ 109–109 a SGB VI) wie Renteninformation u. Rentenauskunft*, Hilfe in Angelegenheiten des Gesetzes über eine bedarfsorientierte Grundsicherung* im Alter u. bei Erwerbsminderung; **5.** Leistungen an Berechtigte im Ausland (§§ 110–114 SGB VI); s. Sozialleistungen im Ausland; **Rechtliche Grundlage:** SGB VI. **Hinweis:** Für bestimmte Personengruppen besteht die Möglichkeit, sich von der Versicherungspflicht in der Rentenversicherung befreien zu lassen u. sich in Versorgungswerken* auf landesrechtlicher

sorgung* dar. **B: Private Rentenversicherung** Als Form der privaten Altersvorsorge* kann eine private Rentenversicherung mit vertraglich gere gelten Bedingungen eigenständig od. zusätzlich zur GRV abgeschlossen werden. Vgl. Altersversorgung, betriebliche; Rentenarten.

Rentenversicherungsträger: (engl.) *pension insur ance carrier;* als Träger der Gesetzlichen Rentenversicherung* zuständige Körperschaften des öffent lichen Rechts mit eigener Selbstverwaltung **1.** Deutsche Rentenversicherung Bund; **2.** Regio nalträger der Deutschen Rentenversicherung **3.** Deutsche Rentenversicherung Knappschaft-Bahn-See.

Rentenwert, aktueller: (engl.) *current pension value* Faktor der Rentenformel*, der dem Wert an mo natlicher Rente entspricht, den ein Arbeitnehmer mit Durchschnittsentgelt in 1 Jahr erzielen kann u. der i. d. R. jährlich aktualisiert wird; der Wert wird unter Berücksichtigung der Veränderung des Durchschnittsentgelts unter Berücksichtigung des Beitragssatzes zur allgemeinen Rentenversiche rung* u. des Verhältnisses von Rentnern zu Bei tragszahlern (s. RV-Nachhaltigkeitsgesetz) berech net; für das Beitrittsgebiet* gilt ein eigener aktuel ler Rentenwert (Ost).

Rentenzugang: (engl.) *pensions newly awarded;* Sum me der pro Jahr zum Rentenbestand hinzugekom menen Renten*, dokumentiert nach u. a. Rentenarten* u. Leistungsträgern*.

Rente wegen Alters: (engl.) *(old age) pension;* syn Altersrente; Rentenart der Gesetzlichen Rentenversicherung* nach §§ 35–37, 40, 236–238 SGB VI, auf die Versicherte bei Erreichen der Altersgrenze Erfüllen der Wartezeit* u. der sonstigen versiche rungsrechtlichen u. persönlichen Voraussetzungen Anspruch haben; **Formen: 1. Regelaltersrente** Altersrente, auf die in der GRV ab Vollendung des 65. Lebensjahres Anspruch besteht, wenn der Versicherte die allgemeine Wartezeit von 60 Kalendermonaten mit Beitragszeiten* od. Ersatzzeiten* zurückgelegt hat; da die Regelaltersrente immer als Vollrente* gezahlt wird, kann im Gegensatz zu den vorgezogenen Altersrenten neben dem Bezug der Regelaltersrente unbegrenzt hinzuverdient wer den. **2. vorgezogene Altersrenten:** Altersrenten der GRV, auf die Versicherte unter bestimmten Voraussetzungen bereits vor Vollendung des 65. frühestens nach Vollendung des 60. Lebensjahres Anspruch haben; beim Bezug einer vorgezogenen Altersrente sind Hinzuverdienstgrenzen* zu be achten. Eine vorgezogene Altersrente kann in Ab hängigkeit von der Höhe des Hinzuverdienstes als Vollrente* od. Teilrente* bezogen werden. **a) Al tersrente für langjährig Versicherte:** anspruchs berechtigt sind Versicherte, die das 63. Lebensjahr vollendet sowie eine Wartezeit von 35 Jahren erfüllt haben. Gesetzliche Grundlagen für Sonder-

Rentenarten	Altersgrenze nach geltendem Rentenrecht			geplante Anhebung der Altersgrenze
Regelaltersrente		65	+ 2	= 67
Altersrente für besonders langjährige Versicherte mit 45 Pflichtbeitragsjahren	abschlagsfrei			= 65
Altersrente für langjährig Versicherte mit 35 Versicherungsjahren	mit Abschlag			= 63 [1]
	abschlagsfrei	65	+ 2	= 67
Altersrente für schwerbehinderte Menschen mit 35 Versicherungsjahren	frühestmöglich	60	+ 2	= 62
	abschlagsfrei	63	+ 2	= 65
Altersrente für langjährig unter Tage beschäftigte Bergleute		60	+ 2	= 62
Knappschaftsausgleichsleistung		55		= 55
Altersrente für Frauen (für Versicherte der Jahrgänge bis 1951)	mit Abschlag	60		= 60[1]
	abschlagsfrei	65		= 65[1]
Altersrente wegen Arbeitslosigkeit oder nach Altersteilzeit (für Versicherte der Jahrgänge bis 1951)	mit Abschlag	63		= 63[1]
	abschlagsfrei	65		= 65[1]
Regelaltersrente in der Alterssicherung der Landwirte	mit Abschlag			= 65
	abschlagsfrei	65	+ 2	= 67
Rente wegen verminderter Erwerbsfähigkeit	mit Abschlag	60	+ 2	= 62
	abschlagsfrei	63	+ 2	= 65
bis 2023 Rente wegen verminderter Erwerbsfähigkeit mit 35 Pflichtbeitragsjahren	abschlagsfrei			= 63[1]
ab 2024 Rente wegen verminderter Erwerbsfähigkeit mit 40 Pflichtbeitragsjahren	abschlagsfrei			= 63[1]
Rente für Bergleute wegen bergbaulicher Berufsunfähigkeit	mit Abschlag	62	+ 2	= 64
	abschlagsfrei	63	+ 2	= 65
Große Witwen- und Witwerrente		45	+ 2	= 47

[1] unverändert

fälle, die Anhebung der Altersgrenze von 63 Jahren u. die Möglichkeit vorzeitiger Inanspruchnahme (unter Hinnahme von Rentenabschlägen*): §§ 36, 236 SGB VI. **b) Altersrente für schwerbehinderte Menschen:** anspruchsberechtigt sind Versicherte, die das 60. Lebensjahr vollendet haben, deren Schwerbehinderung nach SGB IX anerkannt ist (GdB ≥50; s. Behinderung) u. die eine Wartezeit von 35 Jahren erfüllt haben. Gesetzliche Grundlagen für Sonderfälle, die Anhebung der Altersgrenze von 60 Jahren u. die Möglichkeit vorzeitiger Inanspruchnahme (unter Hinnahme von Rentenabschlägen*): §§ 37, 236a SGB VI. **c) Altersrente wegen Arbeitslosigkeit od. nach Altersteilzeitarbeit:** anspruchsberechtigt sind Versicherte, die das 60. Lebensjahr vollendet haben u. zum Zeitpunkt des Rentenbeginns* arbeitslos sind sowie in der Zeit nach Vollendung des Lebensalters von 58 Jahren u. 6 Monaten insgesamt 52 Wochen arbeitslos gewesen sind od. Anpassungsgeld für entlassene Arbeitnehmer des Bergbau bezogen haben od. die Arbeitszeit aufgrund von Altersteilzeitarbeit* für mindestens 24 Kalendermonate vermindert hatten. Vor Rentenbeginn muss der Versicherte 8 Jahre mit Pflichtbeiträgen für eine versicherte Beschäftigung od. Tätigkeit u. eine Wartezeit von 15 Jahren erfüllt haben. Gesetzliche Grundlagen für Sonderfälle, die Anhebung der Altersgrenze von 60 Jahren u. die Möglichkeit vorzeitiger Inanspruchnahme (unter Hinnahme von Rentenabschlägen): § 237 SGB VI. **d) Altersrente für Frauen:** anspruchsberechtigt sind weibliche Versicherte*, die vor dem 1.1.1952 geboren sind u. das 60. Lebensjahr vollendet haben, nach Vollendung des 40. Lebensjahres in mehr als 10 Jahren Pflichtbeiträge* für eine versicherte Be-

Altersgrenze von 60 Jahren u. die Möglichkeit vorzeitiger Inanspruchnahme (unter Hinnahme von Rentenabschlägen): § 237 a SGB VI. **e) Altersrente für langjährig unter Tage beschäftigte Bergleute:** anspruchsberechtigt sind langjährig unter Tage beschäftigte Bergleute, die das 60. Lebensjahr vollendet u. eine Wartezeit von 25 Jahren erfüllt haben. Gesetzliche Grundlagen für Sonderfälle im Zusammenhang mit der Erfüllung der Wartezeit: §§ 40, 238 SGB VI. **Altersgrenze** ist in der GRV das Alter, das als persönliche Voraussetzung* erreicht sein muss für einen Anspruch auf eine Rente wegen Alters, die bisher für die Regelaltersrente 65, für die vorgezogene Altersrente für langjährig Versicherte 63 u. für die übrigen vorgezogenen Altersrenten 60 Jahre betrug. Die Anhebung der Altersgrenzen für vorgezogene Altersrenten erfolgt sukzessive auf das 65. bzw. bei der Altersrente für schwerbehinderte Menschen auf das 63. Lebensjahr. Das RV*-Nachhaltigkeitsgesetz sieht vor, dass die Altersgrenze für die Altersrente wegen Arbeitslosigkeit od. nach Altersteilzeitarbeit für den frühestmöglichen Beginn auf das 63. Lebensjahr angehoben wird. 2006–2008 soll unter Wahrung des gebotenen Vertrauensschutzes die Altersgrenze in Monatsschritten von 60 auf 63 Jahre angehoben werden. **Rechtliche Grundlage:** §§ 236–237 a SGB VI in der Fassung des Wachstums*- u. Beschäftigungsförderungsgesetzes bzw. des RV-Nachhaltigkeitsgesetzes. Die Inanspruchnahme einer Altersrente vor Vollendung des 65. Lebensjahres zieht grundsätzlich einen Rentenabschlag* nach sich. Erfüllt der Versicherte den in den einzelnen vorgezogenen Altersrenten aufgeführten Vertrauensschutztatbestand, verringert sich der Rentenabschlag od. entfällt. **Hinweis:** Vorgesehene Änderungen der Altersgrenze nach dem im Gesetzgebungsverfahren befindlichen RV-Altersgrenzenanpassungsgesetz: s. Tab. Vgl. Erwerbsfähigkeit, verminderte; Renten wegen Todes.

Rente wegen Berufsunfähigkeit: s. Berufsunfähigkeit.

Rente wegen Erwerbsunfähigkeit: s. Erwerbsunfähigkeit.

Rente wegen teilweiser Erwerbsminderung: s. Erwerbsminderung.

Rente wegen teilweiser Erwerbsminderung bei Berufsunfähigkeit: (engl.) *pension due to partially decreased earning capacity and disability*; Rentenart* der Renten wegen verminderter Erwerbsfähigkeit* in der GRV nach der Übergangsregelung des seit 1.1.2001 geltenden Rentenrechts; kann bis zum vollendeten 65. Lebensjahr bezogen werden, soweit nicht die Erwerbsminderung* durch Leistungen* zur Teilhabe verhindert od. behoben werden kann. **Voraussetzung: 1.** Der Versicherte ist vor dem 2.1.1961 geboren. **2.** Der Versicherte

keit von körperlich, geistig u. seelisch Gesunden mit ähnlicher Ausbildung u. gleichwertigen Kenntnissen u. Fähigkeiten auf weniger als 6 Stunden gesunken. Der allgemeine Arbeitsmarkt wird nicht berücksichtigt. Maßgeblich ist ob der Versicherte in seinem bisherigen Hauptberuf od. in einem zumutbaren Verweisungsberuf unter 6 Stunden leistungsfähig ist, d. h. es besteht grundsätzlich Berufsschutz*. **3.** Im Übrigen gelten die Vorschriften für die Rente wegen voller od. teilweiser Erwerbsminderung*, insbes bezüglich der besonderen versicherungsrechtlichen Voraussetzungen, der Erfüllung der allgemeinen Wartezeit* u. der Hinzuverdienstgrenzen* (§§ 43, 96 a SGB VI). **Leistungshöhe:** Bei der Rentenberechnung wird der Rentenartfaktor* 0,5 zugrunde gelegt. **Rechtliche Grundlage:** § 240 Abs. 2 SGB VI; **Hinweis:** Abzugrenzen ist die Rente wegen Berufsunfähigkeit* nach altem Rentenrecht.

Rente wegen Todes: (engl.) *pension due to death* Rentenart* der GRV, die im Falle des Todes des Versicherten an die Hinterbliebenen gezahlt wird **Voraussetzung:** Erfüllung der allgemeinen Wartezeit; bei Hinterbliebenenrenten (s. Hinterbliebenenversorgung) aus der Versicherung* des Verstorbenen, bei der Erziehungsrente* aus der eigenen Versicherung. Für Witwenrente* u. Witwerrente ist bei Eheschließungen ab 1.1.2002 zudem eine Mindestdauer der Ehe von einem Jahr erforderlich (s. Versorgungsehe).

Rente wegen verminderter Erwerbsfähigkeit: s. Erwerbsfähigkeit, verminderte.

Rente wegen voller Erwerbsminderung: s. Erwerbsminderung.

Rentenausweis: (engl.) *pensioner card*; im Rentenbescheid* u. in der Rentenanpassungsmitteilung enthaltener Ausweis im Scheckkartenformat über den Status als Rentner; **Hinweis:** in Verbindung mit dem Personalausweis wird der Rentenbezug belegt. Durch Vorlage des Rentenausweises erhalten Rentenempfänger Ermäßigungen bei vielen Veranstaltungen sowie bei einigen Verkehrsbetrieben.

Reproduktionsmedizin: (engl.) *reproductive medicine* interdisziplinäre Fachrichtung, die sich unter Berücksichtigung gynäkologischer, urologischer, genetischer, biologischer, juristischer u. ethischer Aspekte mit der menschlichen Fortpflanzungsfähigkeit befasst; vgl. Embryonenschutzgesetz, Embryotransfer, Insemination, In-vitro-Fertilisation, Befruchtung, künstliche.

Reproduktionsrate: (engl.) *reproductive rate*; Verhältnis von Geburten zu Sterbefällen; **Einteilung 1. Bruttoreproduktionsrate:** totale Fertilitätsrate*, bezogen auf die Geburten nur weiblicher Kinder. Eine Bruttoreproduktionsrate von 1 bedeutet, dass die Generation der Töchter der Gene

NRR): Bruttoreproduktionsrate unter Berücksichtigung der Müttersterblichkeit (s. Mortalität); eine Nettoreproduktionsrate von 1 entspricht einer stationären Population, eine von <1 einer sich verringernden, eine von >1 einer wachsenden Population. Vgl. Bevölkerungsentwicklung, Geburtenrate.

Reproduktionswert: (engl.) *reproductive value*; gibt im Modell einer stabilen Bevölkerung* im Alter x an, welchen Anteil an der Gesamtbevölkerung in der Zukunft gegenwärtig lebende Individuen der Altersklasse x u. älter haben; der Reproduktionswert einer Altersklasse x ist die relative Zahl der Nachkommen, die durchschnittliche Individuen dieses Alters im Lauf ihres Lebens, abdiskontiert mit der intrinsischen Wachstumsrate*, noch erzeugen werden; wird bei Geburt gleich 1 gesetzt.

Resistenz: (engl.) *resistance*; **1.** unspezifische Widerstandsfähigkeit von Organismen gegenüber Infektionskrankheiten od. Giften; es bestehen Resistenzunterschiede zwischen Arten (z. B. ausschließlich humanpathogene Erreger), Individuen (Konstitution, Alter, Umweltschäden) u. zwischen Organen (Hautpilze, dermotrope Viren); Abnahme durch Kälteschäden (Erkältung), Ernährungsschäden (Unterernährung, Vitaminmangel), Epithelschäden (Wunden, Verbrennungen), Stoffwechselstörungen (z. B. Diabetes mellitus), körperliche u. seelische Überanstrengung; Resistenz kann zunehmen durch ausgeglichene Lebensweise, Ernährung u. Abhärtung; vgl. Dispositionsprophylaxe, Antibiotikaresistenz, Multiresistenz. **2.** Widerstandsfähigkeit von Mikroorganismen gegen Antibiotika bzw. Chemotherapeutika; **a)** natürliche Resistenz aufgrund bakterieller Eigenschaften; **b)** erworbene Resistenz durch Mutation u. nachfolgende Selektion.

Responder: (engl.) *responder*; **1.** Personen einer Studienpopulation, die sich aktiv an der Studie* beteiligen (z. B. durch Rücksenden eines ausgefüllten Fragebogens); vgl. Responserate; **2.** Personen, die auf eine spezifische Behandlung (z. B. Medikamente) in der erwünschten Weise reagieren; vgl. Therapieversager.

Responserate: (engl.) *response rate*; Anteil der Studienpopulation, der sich aktiv an der Studie beteiligt; sagt nichts über die Gültigkeit der Antworten aus (korrekt ausgefüllter Fragebogen). Je höher die Responserate in einer Studie ist, um so zuverlässiger sind die Ergebnisse zu bewerten. Bei niedrigen Responseraten besteht immer die Gefahr von systematisch verzerrten Ergebnissen; vgl. Bias.

Ressourcen: (engl.) *resources*; **1.** materielle (Grundbesitz, Rohstoffe) u. immaterielle Produktionsfaktoren (Informationen), Arbeitskraft u. Kapital; **2.** i. S. von **Gesundheitsressourcen** Gesamtheit aller gesundheitsförderlichen bzw. protektiven persönlichen u. sozialen, körperlichen u. psychischen Reserven, Fähigkeiten u. Grundhaltun-

gen (s. Lebensweise; Kompetenz*; Kommunikations- u. Konfliktlösungskompetenzen, Problemlösekompetenzen, allgemeine Kompetenzen zur Lebensbewältigung u. Selbstbehauptung, Selbstwirksamkeitserwartung*, Hardiness*, Zuversicht, positives Selbstwertgefühl*, Kohärenzgefühl, Entwicklung eigener Interessen, Fertigkeiten zur Mobilisierung sozialer Unterstützung sowie positive Bildungs- u. Arbeitserfahrungen. Im Konzept der Salutogenese werden 5 sog. generalisierte **Widerstandsressourcen** unterschieden: **1.** körperliche/konstitutionelle, **2.** personale u. psychische, **3.** interpersonale, **4.** soziokulturelle, **5.** materielle Ressourcen.

gen (s. Lebensweise; Kompetenz*; Kommunikations-
Modell), u./od. die Wahrscheinlichkeit von Gesundheitsgewinn* steigern (s. Gesundheitspotential, Salutogenese) sowie zur Gesundung bzw. Gesunderhaltung beitragen. **Einteilung: 1. externe** Ressourcen: **a)** auf makrosozialer Ebene: Sicherung von Grundbedingungen wie Zugang zu Bildung u. Arbeit, Wohnraumqualität, angemessene Ernährung, gesundheitliche Grundversorgung u. Zugang zu Gesundheitsdiensten, Krisenhilfe- u. Beratungseinrichtungen in der Gemeinde, sozialer Rückhalt, soziale Integration u. soziale Unterstützung, gesundheitsförderliches soziales Klima (z. B. am Arbeitsplatz flache Hierarchien, Partizipationsmöglichkeiten, Handlungsspielräume, prozessorientierte Arbeitsorganisation, Qualifikationspotential der Tätigkeit, Weiterbildungsmöglichkeiten). **b)** auf mikrosozialer Ebene, z. B. Netz sozialer Bindungen, familiärer Zusammenhalt, klar definierte u. verbindliche Strukturen, Regeln u. Rollenbeziehungen in der Familie, Strukturierung von Schule, Arbeit, Interaktions- u. Freizeitkultur; **2. interne od. personale** Ressourcen: gute körperliche u. seelische Gesundheit, psychosoziales Wohlbefinden, gesundheitsförderlicher Lebensstil

Restleistungsvermögen: s. Leistungsvermögen.

Retrieval: (engl.) *retrieval*; Wiederauffinden von Daten, z. B. in einer Datenbank*.

Retrozession: (engl.) *retrocession*; (epidemiol.) Verschiebung der Erstinfektion in höhere Altersklassen; Verminderung der Durchseuchung; vgl. Präzession.

Rettungsassistent: (engl.) *emergency medical assistant*; arbeitet im gleichen Aufgabengebiet wie ein Rettungssanitäter*; **Ausbildung:** 2-jährige bundeseinheitlich gesetzlich geregelte Ausbildung an Berufsfachschulen (Rettungsassistentengesetz, Abk. RettAssG, vom 10.7.1989, BGBl. I S. 1384, zuletzt geändert am 21.6.2005, BGBl. I S. 1818).

Rettungsdienst: (engl.) *emergency services*; i. d. R. landesrechtlich festgelegte Organisationsstruktur zur Optimierung der Behandlung u. des Transports von Notfallpatienten (akut Erkrankte od. Unfallpatienten); Teil der **Rettungskette**, die Sofortmaßnahmen (Erste Hilfe), Notfallmeldung, or-

sorgung vor Ort mit Transport in ein primärversorgendes Krankenhaus durch den organisierten Rettungsdienst; **2. Sekundärrettung:** ggf. erforderliche Verlegung in ein (Spezial-)Krankenhaus; **Formen: 1. bodengebundener Rettungsdienst:** besteht aus einer zentralen Rettungsleitstelle zur Koordination aller Einsätze u. einer Rettungswache, in der sich ein Einsatzteam in Bereitschaft befindet (Rettungsassistenten*, Rettungssanitäter*, Rettungshelfer, ggf. Ärzte) u. Notarztwagen, Rettungswagen ohne Arztbegleitung (Abk. RTW; für Notfalleinsätze), Notarzteinsatzfahrzeuge als Notarztzubringer u. Krankentransportwagen (Abk. KTW) einsatzbereit stehen. **2. organisierter Rettungsdienst:** Oberbegriff für eine Organisationseinheit, die i. d. R. aus einem bodengebundenen Rettungsdienst u. einer Luftrettung mit Rettungshubschrauber (Abk. RTH) od. Ambulanzflugzeug mit obligater Arztbegleitung gebildet wird. Seine Organisation erfolgt vorwiegend durch die jeweiligen Kommunen, überkommunale Trägergemeinschaften od. Rettungszweckverbände. **Aufgabe:** u. a. Notfallrettung, Krankentransport, Transport von lebenswichtigen Medikamenten, Blutkonserven, Organen zur Transplantation, Durchführung von Suchflügen (landesunterschiedlich geregelt); **Leistungsträger:** öffentliche, gemeinnützige od. private Organisationen (u. a. Feuerwehr, Deutsches* Rotes Kreuz, Arbeiter*-Samariter-Bund, Johanniter*-Unfall-Hilfe, Malteser* Hilfsdienst, Deutsche Lebens-Rettungs-Gesellschaft (Abk. DLRG). **Rechtliche Grundlage:** Rettungsdienstgesetze der Länder; Zuständigkeit des Bundes für die Regelung der Zulassungsbedingungen für Heil- u. Hilfsberufe, Finanzierungsregelungen der RVO, Regelung zur Durchführung von Lufttransporten, Regelungen von Sicherheitsaspekten. Vgl. Notfalldienst, ärztlicher.

Rettungssanitäter: (engl.) *emergengy medical technician;* leistet bei Unfällen Erste* Hilfe, versorgt Verletzungen, stellt Vergiftungen od. Schockzustände fest u. ergreift ggf. lebensrettende Maßnahmen bis zur Übernahme durch den Arzt; **Ausbildung:** 520 Stunden umfassende, landesrechtlich geregelte Ausbildung.

Review, systematische: (engl.) *systematic review;* Abk. SR; syn. systematische Übersichtsarbeit; systematische Zusammenfassung mehrerer wissenschaftlicher Studien zu einem genau bezeichneten medizinischen Thema; die einzelnen Schritte von der Literatursuche bis ggf. zur Metaanalyse* werden detailliert beschrieben. Das Ergebnis der SR wird als Effektmaß (z. B. Odds*-Ratio) graphisch in einem sog. Forest*-Plot dargestellt. Eine SR randomisierter kontrollierter Studien* hat die größte Beweiskraft in der evidenzbasierten Medizin*. Bei systematischen Übersichtsarbeiten kann auch Publikationsbias (s. Bias) auftreten.

anfertigung od. -ausgabe (s. Arzneimittel) durch eine Apotheke* bzw. Verordnung* von Verband-*, Heil-* u. Hilfsmitteln* durch einen zugelassenen Leistungserbringer; im Bereich der GKV auf entsprechendem Vordruck; unterliegt der Verordnungsblattgebühr (s. Zuzahlung); elektronische Informationsinhalte der ärztlichen Verordnung (adressiert, gerichtet od. ungerichtet) können über ein **elektronisches Rezept** an den Patienten, den Apotheker od. den Kostenträger übermittelt werden. Die elektronische Gesundheitskarte* des Patienten ist der Schlüssel zum Abruf des elektronischen Rezeptes durch den Apotheker. **Rechtliche Grundlage:** § 87 SGB V. Vgl. E-Health.

Rezeptgebühr: s. Zuzahlung.

Rezepturarzneimittel: syn. Formula* magistralis.

Rezidivprophylaxe: (engl.) *recurrence prophylaxis* Vorbeugung von Rückfällen, d. h. Wiederauftreten einer Krankheit* nach klinisch vermuteter Heilung durch verschiedene Maßnahmen (Verhaltensänderungen, z. B. Raucherentwöhnung für Patienten mit koronarer Herzkrankheit*, therapeutische Verfahren, Medikamentengabe).

Rheumatoide Arthritis: (engl.) *rheumatoid arthritis* Abk. RA; syn. (primär) chronische Polyarthritis (entzündlicher) Rheumatismus; schubweise verlaufende chronisch entzündliche Systemerkrankung, überwiegend von Gelenken u. Sehnen, langfristig auch inneren Organen, Augen od. Haut **Ätiologie:** ungeklärt, diskutiert werden eine Autoimmunreaktion, genetische Disposition u. als Auslöser auch bakterielle od. virale Infektionen; **Epidemiologie:** Die Prävalenz der rheumatoiden Arthritis liegt in Deutschland bei 0,5–1 %, Frauen sind zwei- bis dreimal so häufig betroffen wie Männer. Es ist mit einem Neuerkrankungsfall pro 2000–3000 Erwachsenen pro Jahr zu rechnen mit einem Neuerkrankungsgipfel bei 55–64 Jahren für Frauen u. 65–75 Jahren für Männer. **Sozialmedizinische Bedeutung:** Trotz geringer Inzidenz hat die RA durch den chronischen Verlauf u. die frühzeitige Entwicklung ausgeprägter Funktionsstörungen eine erhebliche sozialmedizinische Bedeutung. Im Vordergrund steht der Funktionsverlust mit Destruktionen, Fehlstellungen, Kontrakturen u. Ankylosen. Die Teilhabe am Erwerbsleben liegt 10–15 % unter dem Wert der Normalbevölkerung. Diagnostik u. therapeutisches Vorgehen verlangen hohe fachspezifische Kenntnisse. Eine frühzeitige konsequente multidisziplinäre Therapie mit begleitenden Rehabilitationsleistungen ist für den Verlauf entscheidend, deshalb sollte bereits bei Verdacht auf eine RA eine fachrheumatologische Behandlung u. Beratung in rheumatologischen Therapie- od. Rehabilitationszentren u. Selbsthilfeorganisationen (z. B. Rheumaliga) in Anspruch genommen werden.

keitszeiten sowie Heil- u. Hilfsmittelbedarf; die jährlichen direkten Kosten betrugen 2000/2001 3815 EUR pro Patient, die indirekten Kosten durch Arbeitsunfähigkeit 8358 EUR pro Patient. **2.** an der GRV durch Bedarf an Leistungen* zur medizinischen Rehabilitation u. Leistungen* zur Teilhabe, insbes. in den ersten 3 Erkrankungsjahren (2005 ca. 3850 medizinische Rehabilitationen) sowie bei schwerwiegender u. dauerhafter Funktionsstörung durch Ansprüche auf Rente wegen Erwerbsminderung*: Bei 30–40 % der Erkrankten liegen entsprechende Voraussetzungen innerhalb der ersten 4 Erkrankungsjahre vor, langfristig bei 85 % aller Erkrankten. **3.** an die GPV: Etwa ein Drittel der Betroffenen ist dauerhaft auf fremde Hilfe angewiesen, 10 % sind pflegebedürftig. Die Anerkennung des Grades* der Behinderung erfolgt nach den Grundsätzen des Schwerbehindertenrechts im SGB* IX. Vgl. Arthrose.

Richtgrößen: (engl.) *prescribing parameters, individual prescription limits*; jährlich in der Arzneimittel-Richtgrößen-Vereinbarung u. Heilmittel-Richtgrößen-Vereinbarung zwischen den Krankenkassen u. den KVen festgelegte arztgruppenspezifische u. fallbezogene Beträge (in Euro), die je Vertragsarzt* für zu Lasten der GKV verordnete Arznei- u. Verbandmittel einschließlich des Sprechstundenbedarfs sowie für Heilmittel zur Verfügung stehen; Grundlage für die Wirtschaftlichkeitsprüfung nach § 106 Abs. 2 Nr. 1 SGB V (s. Abrechnung ärztlicher Leistungen). Vgl. Arzneimittelbudget, Heilmittelvereinbarung.

Richtkonzentration, technische: s. TRK, AGW.

Richtlinie: (engl.) *directive, guideline*; Form der abstrakten Rechtsetzung neben Gesetz u. Rechtsverordnung, vielfach zur Detailregelung; i. d. R. Handlungsregelungen einer gesetzlichen, standesod. satzungsrechtlichen legitimierten Institution, die für den Rechtsraum dieser Institution verbindlich sind u. bei Nichtbeachtung Sanktionen zur Folge haben können; **Beispiel:** Neue* Untersuchungs- und Behandlungsmethoden. Vgl. Leitlinien.

Richtlinien des Gemeinsamen Bundesausschusses: s. Gemeinsamer Bundesausschuss.

Richtlinienverfahren: s. Psychotherapie-Richtlinien.

Riesterrente: (engl.) *Riester pension*; Form der ergänzenden u. freiwilligen privaten kapitalgedeckten Altersvorsorge* für in der GRV Versicherte, die durch Zahlung einer staatlichen Zulage od. durch steuerrechtlichen Sonderausgabenabzug staatlich gefördert wird; **Hinweis:** i. R. der Rentenreform 2001 (Altersvermögensgesetz) geschaffen, um die durch die Absenkung des Rentenniveaus in der GRV mögliche Versorgungslücke zu schließen.

Ringversuch: (engl.) *ring trial*; i. R. der externen Qualitätssicherung* durchgeführter Versuch zur ferenzwert bestehen; in der Laboratoriumsmedizin ist die regelmäßige u. erfolgreiche Teilnahme an Ringversuchen Grundlage für die Abrechnung (vgl. Abrechnung ärztlicher Leistungen) mit den Krankenkassen.

Rio-Deklaration: s. Agenda 21, Nachhaltigkeit.

Risikoabschätzung, toxikologische: s. Arbeitstoxikologie.

Risikoäquivalenzprinzip: s. Äquivalenzprinzip.

Risiko, attributables: (engl.) *attributable risk*; Abk. AR; Inzidenz* des Ereignisses unter den Exponierten durch die Exposition; das **absolute** attributable Risiko ist die Zahl der Ereignisse unter den Exponierten durch die Exposition; das **expositionsbezogene** attributable Risiko gibt die Prozentzahl der Inzidenz unter den Exponierten an, die tatsächlich auf die Wirkung der Exposition zurückzuführen ist; das **bevölkerungsbezogene** attributable Risiko (Abk. PAR) ist der Anteil der Inzidenz einer Erkrankung in der gesamten Population (exponiert u. nichtexponiert), die auf die Exposition zurückzuführen ist, d. h. die Inzidenz der Erkrankung, die durch die Eliminierung der Exposition eliminiert werden kann.

Risikobeitrag: (engl.) *risk contribution*; Teil der Versicherungsprämie*, der nach Abzug von Sparbeiträgen u. sonstigen Kosten (insbes. Verwaltungskosten) zur Deckung der laufenden, erwarteten Versicherungsleistungen verbleibt; vgl. Versicherungstarif.

Risikobewertung: (engl.) *risk assessment*; Identifizierung u. quantitative Evaluation eines Risikos für Umwelt u./od. Gesundheit, z. B. bei Exposition gegenüber umweltschädlichen Stoffen; s. Bundesinstitut für Risikobewertung.

Risikofaktoren: (engl.) *risk factors*; jede Exposition, die mit einer Erhöhung des Erkrankungsrisikos einhergeht; z. B. sind Risikofaktoren für koronare Herzkrankheit u. a. Hypercholesterolämie, Bluthochdruck, Diabetes mellitus, Nicotinabusus, Übergewicht, mangelnde Bewegung (s. Framingham-Studie); **verhaltensbezogene** Risikofaktoren können von den Betroffenen durch Verhaltensänderungen wenigstens teilweise reduziert werden; s. Prävention, Hochrisikostrategie. **Risikofaktorenmodelle** sind Modelle zur Entstehung chronischer nichtinfektiöser Krankheiten, exemplarisch für die koronare Herzkrankheit. Sie sind umstritten, da der gesellschaftliche Bezug von Gesundheit u. Krankheit zum Ausdruck kommt, jedoch der Einfluss von sozioökonomischen Strukturen (u. a. Beruf, Einkommen, Wohnort, Umweltbelastung), die nicht durch individuelle Verhaltensänderungen* leicht beeinflussbar sind, zu wenig Gewicht beigemessen wird. Vgl. Risikoindikator.

Risikogemeinschaft: s. Solidargemeinschaft.

Risikoindikator: (engl.) *risk indicator, risk marker*; syn. Risikomarker; Parameter, Merkmal od. ein-

den, bei einer bestimmten Risikopopulation erlaubt; Risikoindikatoren tragen im Gegensatz zu Risikofaktoren* selbst nicht unmittelbar zur Pathogenese bei; so kann z. B. Berufstätigkeit in der Schwangerschaft od. Nationalität ein erhöhtes Totgeburtenrisiko anzeigen, bestimmte familiäre Konstellationen können Risikoindikatoren für psychische Störungen sein. Die Beseitigung eines Risikoindikators verringert nicht das Krankheitsrisiko od. das Risiko eines ungünstigen Verlaufs. **Hinweis:** Die Abgrenzung von Risikoindikatoren zu Risikofaktoren ist in vielen Fällen nicht eindeutig möglich.

Risikomarker: s. Risikoindikator.

Risikopool: s. Finanzierung aufwendiger Leistungsfälle, solidarische.

Risikopopulation: (engl.) *population at risk*; Menge aller Personen unter Beobachtung, bei denen während des Beobachtungszeitraums das untersuchte Ereignis (z. B. Verwitwung, Erstdiagnose Brustkrebs, Finden eines neuen Arbeitsplatzes) tatsächlich eintreten kann, aber zum Beobachtungsbeginn noch nicht eingetreten ist (z. B. alle Verheirateten, alle Frauen ohne bekannten Brustkrebs, alle Arbeitsuchenden); Personen, bei denen das Ereignis eingetreten ist, gehören nicht mehr zur Risikopopulation.

Risikoreduktion: (engl.) *risk reduction*; Abk. ARR; Verringerung eines Risikos; unterschieden werden: **1. absolute** Risikoreduktion (Abk. ARR): Zahl der Ereignisse, die unter Exposition* od. nach Intervention* im Vergleich zur Kontrollgruppe nicht stattfinden, bezogen auf die gesamte Risikopopulation*; geht z. B. unter Exposition od. nach Intervention die Zahl der Ereignisse von 8 auf 5 pro 1000 zurück, ist die ARR 3 von 1000, also 0,3 %. **2. relative** Risikoreduktion (Abk. RRR): absolute Risikoreduktion bezogen auf die Gesamtzahl der Ereignisse, die ohne Exposition od. nach Intervention stattfinden; geht unter Exposition od. nach Intervention die Zahl der Ereignisse von 6 auf 3 pro 1000 zurück, ist die ARR 3 von 6, also 50 %.

Risiko, relatives: (engl.) *relative risk*; Abk. RR; bezieht die Inzidenz* einer Erkrankung unter einer geprüften Exposition auf die Inzidenz ohne Exposition; ein RR von >1 spricht für einen gefährdenden, von 1 für einen neutralen, von <1 für einen protektiven Effekt der Exposition. Die Bestimmung des RR ist das Maß der Wahl zur Bestimmung der Effektgröße einer Exposition in der analytischen Epidemiologie, sofern Inzidenzen gemessen werden können (bei bestimmbarer Risikopopulation).

Risikoselektion: (engl.) *cream skimming*; syn. Risikoauslese; Strategie von Versicherungsunternehmen zur Verlustminimierung od. Gewinnsteigerung, indem verstärkt Versicherte angeworben werden, deren zu erwartender Schaden kleiner als die boten sind u. ein Kontrahierungszwang* besteht; eine Risikoselektion erfolgt z. B. durch Zusatzangebote für junge, gesunde u. gut verdienende Personen, aber auch durch schlechten Service für chronisch kranke Menschen, der zum Wechsel der Versicherung animiert; durch den Risikostrukturausgleich* soll die Risikoselektion begrenzt werden. Vgl. Solidarprinzip.

Risikostratifikation: (engl.) *risk stratification*; Aufteilung (Schichtung) einer Studienpopulation in mehrere Untergruppen (Strata) in Abhängigkei vom Risikostatus der Probanden; **Ziel:** Vermeidung von Verzerrung von Studienergebnissen durch unterschiedliche Risikoexposition der Studienteilnehmer (z. B. unterschiedliche Prognosen bei Tumorerkrankungen in verschiedenen Stadien).

Risikostrukturausgleich: (engl.) *risk adjustment scheme, risk equilisation scheme*; Abk. RSA; Bestandteil eines gesetzlichen Versicherungssystems zur Reduzierung der Wohlfahrtseinbußen durch Risikoselektion* u. eine Voraussetzung für Wettbewerb um optimale Preise u. Leistungen aus Versichertensicht; mit der Einführung der Kassenwahlfreiheit (1994) in Deutschland geltender Transfermechanismus zwischen den Krankenkassen (§§ 265–269 SGB V), hier allerdings ohne Preiswettbewerb; er gleicht z. T. historisch bedingte einnahme- u. ausgabeseitige Unterschiede im Versichertenstamm aus. Das Ausgabenrisiko wird charakterisiert durch die Anzahl Familienversicherter, die Alters- u. Geschlechtsverteilung sowie die Anzahl der Rentenbezieher wegen verminderter Berufs- u. Erwerbsfähigkeit u. Versicherter in Disease*-Management-Programmen. Der Risikostrukturausgleichs verordnung folgend, klassifizieren die Krankenkassen ihren Versichertenstand nach entsprechend differenzierten RSA-Profilen. Die Höhe der Transferzahlung stellt das Bundesversicherungsam durch die Gegenüberstellung von Finanzkraft* u. den standardisierten Leistungsausgaben* einer Krankenkasse fest. Ist der ermittelte Transfer po sitiv, spricht man auch von einer Zahlerkasse, im gegenteiligen Fall von einer Empfängerkasse. Die Summe der Zahlungen über alle Kassen ist Null Ab 2007 erfolgt in Deutschland die Einführung eines **morbiditätsorientierten** RSA. Darin werden Versicherte anhand ihres Alters, Geschlechts angefallener Diagnosen in der stationären u. am bulanten Versorgung, Arzneimittelverordnungen u. tatsächlicher Behandlungskosten in kostenho mogene Morbiditätsgruppen eingeteilt. Durch die Zuordnung standardisierter Leistungsausgaben ermittelt sich wiederum der Beitragsbedarf einer Krankenkasse. **Hinweis zur Gesundheitsreform 2006:** Mit der Gesundheitsreform soll bislang der RSA zwischen den Krankenkassen in den neuen Gesundheitsfonds* verlagert werden. Die Kassen

sicherungsamt soll bis zum 1.7.2008 50–70 Krankheiten identifizieren, die durch einen „schwerwiegender Verlauf, kostenintensive chronische Krankheiten, enge Abgrenzbarkeit u. Kostenbelastung (Krankheitsausgaben sollen die durchschnittlichen Leitungsausgaben aller Versicherten um 50 % übersteigen)" charakterisiert sind. Damit soll der Einkommensausgleich zu 100 % erfolgen, eine Differenzierung in Zahler- u. Empfängerkassen durch den bis dahin bestehenden RSA soll hierdurch entfallen.

Risikoverhalten: s. Gesundheitsverhalten.

Ritual: (engl.) *ritual*; festgelegte, regelhafte, meist an Ort u. Zeit gebundene Handlungen (Zeremonien, Gebräuche, Übungen); **1.** typischerweise im religiösen od. kultischen Brauchtum anzutreffen; als Gebets- u. Opferrituale seit Jahrtausenden in allen Kulturen verbreitet, um Götter u. Geister milde zu stimmen u. diese mit der Natur u. den Menschen zu versöhnen. Es lassen sich kalendarisch orientierte Rituale (z. B. Sonnenwendfest, Karneval), lebenszyklische Rituale (z. B. Initiationsriten, Bestattungsriten) u. ereignisbezogene Rituale (z. B. Schutzrituale, Wetterzauber) unterscheiden, z. B. mit dem Ziel, Hilfe, Fruchtbarkeit u. Genesung od. Schutz vor Unwetter, Krankheit u. Gefahren zu erlangen. **2.** Im übertragenen Sinn ein stereotyper Handlungsablauf od. ein Vorgehen nach einem festgefügten Ordnungsschema. Ritualisierung geht einher mit der Verselbständigung von bestimmten Verhaltensformen in allen Lebens- u. Arbeitsbereichen u. kann z. B. in der Arzt*-Patient-Beziehung als unspezifischer Wirkfaktor von Bedeutung sein.

RKI: Abk. für Robert* Koch-Institut.

Robert Koch-Institut: (engl.) *Robert Koch Institute*; Abk. RKI; syn. Bundesinstitut für Infektionskrankheiten u. nicht übertragbare Krankheiten; selbständige Bundesoberbehörde im Geschäftsbereich des Bundesministeriums für Gesundheit als Teil des öffentlichen Gesundheitswesens* auf dem Gebiet der Krankheitskontrolle u. -prävention sowie der anwendungs- u. maßnahmenorientierten Forschung mit Sitz in Berlin; **Aufgabe:** insbes. **1.** Erkennung, Verhütung u. Bekämpfung von Krankheiten; **2.** Verbesserung von Diagnostik, Therapie u. Prävention* von Krankheiten; **3.** epidemiologische Untersuchungen; **4.** inhaltliche Durchführung u. Koordination der Gesundheitsberichterstattung* des Bundes; **5.** Information der Fachöffentlichkeit; **6.** Bewertung von Forschungsergebnissen; **7.** Vollzug von Spezialgesetzen, insbes. im Bereich des Infektionsschutzes, der Gentechnik u. der Stammzelltransplantation; **8.** Information u. Beratung der politischen Entscheidungsträger u. der Fachöffentlichkeit in Bezug auf Bioterrorismus*; **Rechtliche Grundlage:** „Gesetz über die Neuordnung zentraler Einrich-

s. Test, diagnostischer.

Röntgenassistent: s. Radiologieassistent, medizinisch-technischer.

Röntgenreihenuntersuchung: (engl.) *serial x-ray examination*; radiologisches Screening* zum frühzeitigen Erkennen von Krankheiten mit möglichst weitgehender Erfassung der Bevölkerung; früher i. R. der Bekämpfung der Lungentuberkulose als planmäßige Röntgenreihenuntersuchung der gesamten Bevölkerung im Schirmbildverfahren in dafür eingerichteten Zentralstellen (sog. Schirmbildstellen) durchgeführt; **Rechtliche Grundlage:** § 25 Abs. 1 Satz 2 Röntgenverordnung*; die Durchführung war früher landesunterschiedlich vorgeschrieben. Vgl. Tuberkulosehilfe.

Röntgenverordnung: (engl.) *X-ray Ordinance*; Abk. RöV; „Verordnung über den Schutz vor Schäden durch Röntgenstrahlen" in der Fassung vom 30.4.2003 (BGBl. I S. 604); regelt u. a. die Betriebsvoraussetzungen u. -vorschriften für Röntgenanlagen (soweit nicht das Medizinproduktegesetz* gilt), die Anwendung von Röntgenstrahlen am Menschen sowie die Schutzvorschriften für beruflich strahlenexponierte Personen; sie enthält außerdem Festlegungen zur Qualitätssicherung* in der Röntgendiagnostik, zu Aufzeichnungs- u. Aufbewahrungspflichten u. einen Genehmigungsvorbehalt für Forschungsvorhaben mit Röntgenstrahlung. Vgl. Strahlenschutzverordnung.

RöV: Abk. für Röntgenverordnung*.

Rollenmodell: (engl.) *role model*; auf T. Parsons (1951) zurückzuführendes Modell, das den Begriff der sozialen Rolle* als Grundkonzept soziologischer Analysen einführt; stellt einen etablierten Ansatz dar, menschliches Verhalten in unterschiedlichen Interaktions- u. Beziehungssystemen zu erklären; definiert Art, Struktur u. Klassen von Rollentypen u. Rollenbeziehungen, die zwischen Rollenträgern möglich sind; unterschieden werden: **1.** Das **konventionelle strukturell-funktionalistische** Rollenmodell versucht, den Zusammenhang von Individuum u. Gesellschaft mit dem Rollenbegriff zu fassen, indem es ihm eine Vermittlungsfunktion zuschreibt: Unter dem Begriff Rolle wird ein Tätigkeitsmodus verstanden, der eindeutig von anderen Tätigkeiten abgrenzbar ist. Rolle beinhaltet eine Handlungsorientierung des Individuums, die Erwartungen von Interaktionspartnern u. spezifische Verhaltensanforderungen. In diesem Verständnis funktioniert „Rolle" für das soziale System als Integrationsinstrument, d. h. Rolle wird als Bestandteil der sozialen Struktur verstanden u. der Handelnde als Grundeinheit des gesellschaftlichen Systems. Der Schwerpunkt dieser Auffassung liegt auf dem Gegenstand „Gesellschaft" u. auf der Annahme stabiler Interaktionen. **2.** Im **interaktionistischen** Rollenmodell sind Rollen nicht als vorgegebene Verhaltensan-

aktionsprozess zwischen den Individuen ausgehandelt u. individuell gestaltet werden. Der Schwerpunkt dieser Auffassung liegt auf dem Gegenstand „Individuum". Zentral sind Einflussvariablen u. -faktoren des Rollenhandelns, v. a. die Unterscheidung von „role-taking" u. „role-making".

Rolle, soziale: (engl.) *social role*; Summe der Verhaltenserwartungen, die an den Inhaber einer sozialen Position gestellt werden; **1. Rollenerwartungen** sind an das Verhalten eines Inhabers einer Position gerichtet; sie haben einen zeitlich stabilen u. normativen Charakter u. können mit positiven od. negativen sozialen Sanktionen belegt sein. Die Rollenerwartungen an einen Arzt beziehen sich u. a. auf die medizinische Kompetenz sowie die Bereitschaft, Patienten in Krankheitsfall (Notfall) jeder Zeit zu helfen u. dabei das Wohl des Patienten über eigene Interessen zu stellen. **2.** Eine **Rollenabweichung** liegt vor, wenn den mit einer sozialen Rolle verbundenen Erwartungen nicht entsprochen wird. **3.** Die **Rollendistanz** zeichnet sich durch ambivalentes, kritisches od. zweifelndes Verhältnis zu einer Rolle durch Infragestellen der Legitimität od. des handlungspraktischen Sinns der damit verbundenen Verhaltenserwartungen aus. Der Rollenträger erfüllt die Erwartungen nicht od. nur teilweise u. zeigt damit, dass er mehr ist, als in der Rolle erwartet wird. Damit kann auch die Fähigkeit verbunden sein, mit Rollenerwartungen reflektierend umzugehen u. die eigene Individualität einzubringen. **4. Rollenkonflikte** entstehen aus unterschiedlichen u. sich widersprechenden Rollenerwartungen an den Rollenträger, z. B. Intrarollenkonflikte* u. Interrollenkonflikt* (vgl. Konflikt). Vgl. Rollenmodell.

Rose-Theorem: (engl.) *Rose's theorem*; Theorem von G. Rose, das besagt, dass die Untersuchung einer hohen Anzahl von Menschen mit einem geringen (Erkrankungs-)Risiko zu mehr (Erkrankungs-)Fällen führen kann als die einer kleinen Anzahl von Menschen mit einem hohen (Erkrankungs-)Risiko ·(s. Präventionsparadoxon).

Rotes Kreuz: (engl.) *Red Cross*; **1.** nach der Genfer Konvention (1864, 1906, 1929, 1949) internationales Schutzzeichen für Verwundete, Kranke u. Sanitätspersonal im Krieg; **2.** internationale Hilfsorganisation (mit nationalen Gesellschaften; s. Deutsches Rotes Kreuz) u. a. zur Linderung von Kriegsfolgen, Betreuung von Kriegsgefangenen, Hilfe bei Katastrophen.

RPK: Abk. für Rehabilitationseinrichtung* für psychisch Kranke und behinderte Menschen.

RSA: Abk. für Risikostrukturausgleich*.

RTA: Abk. für Medizinisch-technische Radiologieassistent*.

Rückbildungsgymnastik: (engl.) *postnatal gymnastics*; physiotherapeutisches Verfahren i. S. eines des Beckenbodens; **Ziel:** Vermeidung von Harninkontinenz u. Rückenbeschwerden; **Kostenträger** verordnungsfähig nach Heilmittelrichtlinien* u. zuzahlungsbefreit.

Rückenschmerz: (engl.) *low(er) back pain*; syn. Lumbago; umgangssprachl. Kreuzschmerz; Symptomkomplex mit akuten od. chronischen regional begrenzten Schmerzen zwischen 7. Halswirbel u. den Gluteafalten, meist auf die LWS bezogen verbunden mit unterschiedlicher Funktionsstörung; **Formen: 1.** akuter Rückenschmerz: in wenigen Stunden entstehend u. bis max. 3 Monate anhaltend; **2.** zeitweiliger Rückenschmerz: höchstens 3-monatige Dauer, innerhalb eines Jahres nicht wiederkehrend; **3.** wiederkehrender Rückenschmerz: mehr als 1 Schmerzepisode an weniger als der Hälfte der Tage eines Jahres; **4.** chronischer Rückenschmerz: mehr als 1 Schmerzepisode an mehr als der Hälfte der Tage eines Jahres. **Ätiologie: 1.** bei unspezifischem Rückenschmerz (Schmerz ohne pathophysiologische od. strukturelle Defekte) in 85–90 % der Fälle ungeklärt hierzu zählen auch verspannungsbedingte Rückenschmerzen; **2.** organische Ursachen bei spezifischem Rückenschmerz (Schmerz aufgrund von Wirbelbrüchen, Wirbelgleiten, Bandscheibenvorfall, Spinalstenose, Instabilität, Tumoren od. Entzündungen) 10–15 % der Fälle. **Epidemiologie** Punktprävalenz in Deutschland bei bis zu 40 %, Einjahresprävalenz bei bis zu 70 %, Lebenszeitprävalenz bei 80 %, 90 % der akut beginnenden Rückenschmerzen gehen mit u. ohne Behandlung innerhalb weniger Tage bis zu 2 Monaten zurück 10 % nehmen einen chronischen Verlauf. **Risikofaktoren** für eine Chronifizierung: physikalische Belastungen, psychosoziale Faktoren wie z. B. Arbeitsunzufriedenheit, Rentenwunsch, Angst-Vermeidungsverhalten, Depressivität, soziodemografische Faktoren wie niedriger Bildungsgrad, Arbeitslosigkeit. **Sozialmedizinische Bedeutung** weit verbreiteter Beschwerdekomplex mit hoher sozialmedizinischer u. volkswirtschaftlicher Relevanz. Durch Rückenschmerz werden in Deutschland 11–14 % aller Arbeitsunfähigkeitstage verursacht, etwa 33 % aller medizinischen Rehabilitationsleistungen u. etwa 17 % aller Renten wegen teilweiser od. voller Erwerbsminderung*. **Leistungsansprüche an die Sozialversicherungsträger: 1.** an die GKV durch akutmedizinische Untersuchungen (Röntgen, CT, MRT) u. Interventionen (Medikation, Physiotherapie, zahlreiche durchschnittlich 10-tägige Krankenhausaufenthalte) u. Versorgung mit Hilfsmitteln sowie Leistungen zur Teilhabe am Arbeitsleben (Stehpult, Sitzhilfe, ggf. Umschulung); **2.** an die GRV durch Bedarf an Leistungen* zur medizinischen Rehabilitation u. Leistungen* zur Teilhabe (2005 ca. 151 700 medizinische Rehabilitationen wegen

(2005 ca. 13 250 Renten wegen Krankheiten des Rückens od. der Wirbelsäule); **3.** an die Berufsgenossenschaft bei nachgewiesener Berufskrankheit*: Bandscheibenbedingte Erkrankungen der Lendenwirbelsäule sind als Berufskrankheit anerkannt. Die Anerkennung des GdB (s. Grad der Behinderung) erfolgt nach den Grundsätzen des Schwerbehindertenrechts im SGB*IX, die Anerkennung einer MdE (s. Minderung der Erwerbsfähigkeit) nach den Grundsätzen des Sozialen* Entschädigungsrechts od. der GUV. **Prävention:** bereits im Kindesalter Erziehung zu körperlicher Aktivität.

RÜG: Abk. für Rentenüberleitungsgesetz*.

Rürup-Kommission: (engl.) *Rürup commission*; „Kommission für Nachhaltigkeit in der Finanzierung der sozialen Sicherungssysteme"; 2002 von der Bundesregierung berufene Sachverständigenkommission (Professoren, Arbeitnehmer u. Vertreter der Gewerkschaften unter Leitung von Bert Rürup); **Aufgabe:** vor dem Hintergrund der demographischen u. wirtschaftlichen Veränderungen erarbeitete die Kommission Maßnahmen zur langfristigen Finanzierbarkeit der Sozialversicherung, insbes. der Renten-, Kranken- u. Pflegeversicherung.

Rufbereitschaft: (engl.) *on standby*; ist gegeben, wenn sich ein Arbeitnehmer für Zwecke des Betriebes außerhalb des Betriebes aufhält u. lediglich im Notfall verpflichtet ist, im Betrieb seine Arbeit

Ruhepause: s. Pause.

Ruhezeit: (engl.) *resting time*; Zeit zwischen Beendigung der täglichen Arbeitszeit* u. Wiederaufnahme der Arbeit; muss mindestens 11 Stunden betragen; Ausnahmen gestattet das Arbeitsschutzgesetz* z. B. in Gesundheitseinrichtungen, Verkehrsbetrieben, im Bereich Bewirtung u. Beherbergung, Landwirtschaft u. Tierhaltung. Vgl. Pause.

RV: Abk. für Rentenversicherung*.

RV-Altersgrenzenanpassungsgsetz: „Gesetz zur Anpassung der Regelaltersgrenze an die demographische Entwicklung u. zur Stärkung der Finanzierungsgrundlagen der GRV".

RV-Nachhaltigkeitsgesetz: (engl.) *German State Pension Sustainability Law*; „Gesetz zur Sicherung der nachhaltigen Finanzierungsgrundlagen der Gesetzlichen Rentenversicherung" vom 21.7.2004 (BGBl. I S. 1791); danach soll der Beitragssatz der Versicherten 2020 nicht höher als 20 %, 2030 nicht höher als 22 % sein. Das Rentenniveau soll 2020 nicht unter 46 %, 2030 nicht unter 43 % liegen. Im Mittelpunkt steht der sog. Nachhaltigkeitsfaktor, der i. R. der Rentenanpassungsformel das Verhältnis von Rentnern u. versicherungspflichtig Beschäftigten bei der Rentenanpassung berücksichtigt; beinhaltet auch die sukzessive Anhebung der Altersgrenzen für vorgezogene Altersrenten u. weitere Vorschriften, welche die Rentenfinanzen konsolidieren sollen (s. Rente wegen Alters).

RVO: Abk. für Reichsversicherungsordnung*.

R

S

Sachleistung: (engl.) *benefit in kind, non-cash benefit*; Form der Leistungsgewährung durch grundsätzlich kostenfreie Dienstleistungen od. materielle Leistungen; im Recht der GKV nach dem Sachleistungsprinzip als Regelfall vorgesehen, d. h. dem Versicherten werden Leistungen vorbehaltlich von Zuzahlungen* u. Eigenleistungen grundsätzlich kostenfrei als Dienstleistung (z. B. ärztliche Behandlung, Erbringung von Heilmitteln) od. als Sachmittelleistung (z. B. Arznei-, Hilfsmittel) zur Verfügung gestellt; **Voraussetzung: 1.** Legitimation des Versicherte durch die Krankenversichertenkarte*; **2.** organisatorische Einbindung von Leistungserbringern durch Verträge mit den Krankenkassen (u. a. mit Vertrags(zahn)ärzten, Krankenhäusern u. Apotheken bzw. deren Verbänden), damit im Krankheitsfall die erforderlichen Leistungen erbracht werden können; **3.** Regelung der Vergütung (Leistungserbringungsrecht; s. Vertragsarzt). Dem Sachleistungsprinzip steht das Prinzip der Kostenerstattung* gegenüber; das Sachleistungsprinzip ist historisch gewachsen u. soll gesetzlich Krankenversicherte davor bewahren, für kostenintensive medizinische Behandlungen in Vorleistung treten zu müssen. **Rechtliche Grundlage:** § 2 Abs. 1 SGB V. Sachleistungen sind auch bei anderen Sozialversicherungsträgern Teil des Leistungsspektrums (z. B. Leistungen zur Teilhabe am Arbeitsleben). Vgl. Geldleistung.

Sachverständigenrat zur Begutachtung der Entwicklung im Gesundheitswesen: (engl.) *Advisory Council on the Assessment of Developments in the Health Care System*; Abk. SVR; vom Bundesministerium für Gesundheit 2003 ernannter interdisziplinärer Rat von begrenzter Dauer mit Sitz in Bonn; **Aufgabe:** Erstellen von Gutachten zur Entwicklung in der gesundheitlichen Versorgung mit ihren medizinischen u. wirtschaftlichen Auswirkungen (§ 142 SGB V); berücksichtigt werden die finanziellen Rahmenbedingungen u. vorhandenen Wirtschaftlichkeitsreserven, um Prioritäten für den Abbau von Versorgungsdefiziten u. bestehenden Überversorgungen zu entwickeln, Vorschläge für medizinische u. ökonomische Orientierungsdaten vorzulegen sowie Möglichkeiten zur Weiterentwicklung des Gesundheitswesens zu erarbeiten. Der SVR kann in seine Gutachten Entwicklungen in anderen Zweigen der Sozialversicherung einbeziehen. Die Gutachten sind alle 2 Jahre zu erstellen u. dienen dem Bundesminister für Gesundheit zur Gestaltung der Gesundheitspolitik. **Geschichte:** 1985 als „Sachverständigenrat für die Konzertierte* Aktion im Gesundheitswesen" gegründet.

Sachverständiger: (engl.) *expert*; Person mit besonderer Sachkunde auf einem speziellen Gebiet, die zur fachlichen Feststellung u. Bewertung von Tatsachen zu sachbezogenen Fragestellungen qualifiziert; **Aufgabe:** berichtet über Erfahrungssätze seiner Wissenschaft, Fach- od. Berufskunde*, zieht daraus je nach Fragestellung Schlussfolgerungen u. vermittelt die besondere Sachkunde; wird juristisch als Beweismittel (s. Beweis) angesehen; erstellt als **ärztlicher Sachverständiger** in der Funktion eines (sozial-)medizinischen Beraters sachverständige Stellungnahmen u. Gutachten* in der Funktion eines Gutachters*. **Hinweis:** Abzugrenzen ist der sachverständige Zeuge, der Tatsachen od. Zustände bekundet, die er i. R. seiner besonderen Sachkunde wahrgenommen hat.

Säuglingsfürsorgestellen: (engl.) *infant welfare centres*; i. d. R. bei den Gesundheitsämtern eingerichtete Stellen mit dem Ziel der Früherfassung u. Frühbehandlung von Erkrankungen im ersten Lebensjahr (vgl. Kinderfrüherkennungsuntersuchungen) u. der Beratung der Mütter hinsichtlich Pflege u. Ernährung der Säuglinge; die Untersuchung u. Beratung erfolgt durch Amtsärzte* od. nebenamtlich durch Kinderärzte; vgl. Gesundheitswesen, öffentliches.

Säuglingsnahrungswerbegesetz: (engl.) *Infant Formula Act*; Abk. SNWG; „Gesetz über die Werbung für Säuglingsanfangsnahrung u. Folgenahrung" vom 10.10.1994 (BGBl. I S. 2846) mit dem Ziel das Stillen als priorisierte Säuglingsernährung nicht durch Werbung für künstliche Säuglingsnahrung zu gefährden; nach dem SNWG ist Werbung für Säuglingsanfangs- od. Folgenahrung unter Strafe gestellt, die den Eindruck erweckt, dass Flaschennahrung der Muttermilch gleichwertig od. überlegen sei. Die Zuständigkeiten für die Überwachung sind auf Ebene der Bundesländer unterschiedlich organisiert. Vgl. Mütterberatung.

Säuglingssterblichkeit: s. Mortalität.

(s. Aufenthalt, gewöhnlicher) begibt, um dort eine saisonbedingte Arbeit auszuüben, deren Dauer nach § 18 Satz 1 Beschäftigungsverordnung bis zu insgesamt 4 Monate pro Kalenderjahr betragen darf; ein Betrieb darf insgesamt über 8 Monate im Kalenderjahr Saisonarbeitnehmer beschäftigen (diese Beschränkung gilt nicht für Betriebe des Obst-, Gemüse-, Wein-, Hopfen- u. Tabakanbaus); unter saisonbedingter Arbeit ist eine jahreszeitlich bedingte Arbeit zu verstehen, die jedes Jahr erneut anfällt, insbes. in Land- u. Forstwirtschaft, Hotel- u. Gaststättengewerbe sowie Obst- u. Gemüseverarbeitung. **Arbeitserlaubnis** besteht i.d.R. für eine Beschäftigung von max. 3 Monaten im Kalenderjahr, die Beschäftigung ist sozialversicherungspflichtig.

Salutogenese: (engl.) *salutogenesis*; Konzept der Gesundheitsentstehung von A. Antonovsky (1979) als komplementäres Konzept zur Pathogenese; danach sind die Grenzen zwischen Gesundheit* u. Krankheit* fließend; der salutogenetische Frageansatz: „Warum bleiben Menschen trotz einer Vielzahl von krankheitserregenden Risikokonstellationen, psychosozial irritierenden Belastungen u. angesichts kritischer Lebensereignisse gesund? Unter welchen persönlichen Voraussetzungen u. unter welchen sozial-ökologischen Rahmenbedingungen können Menschen ihre Gesundheit bewahren?" ergründet u. beschreibt biologische, psychische, soziale, kulturelle u. ökologische Ressourcen*, welche die Gesundheit des Individuums bewahren, fördern u. Risiken zu verhindern vermögen. Das Konzept der Salutogenese wird nicht als Alternative, sondern als Ergänzung zu traditionellen Konzepten u. Methoden der praktischen Medizin betrachtet. Das Modell wendet sich gegen die Einseitigkeit „patho-genetischer" Sichtweise auf Gesundheit, versteht sich aber auch als Ergänzung u. Korrektiv zur biomedizinischen Krankheitsorientierung. Die zentralen salutogenetischen Faktoren sind **1. Kohärenzgefühl:** im Konzept der Salutogenese umfassende subjektive Orientierung zur Lebensbewältigung; wird v. a. im Kindes- u. Jugendalter erworben u. gründet auf einem Urvertrauen, das die Lebenseinstellung dauerhaft prägt. Es hilft dem Individuum, Zusammenhänge des Lebens zu verstehen, Schwierigkeiten als sinnvolle Herausforderungen zu bewerten, zu bewältigen u. als Kraftquelle zu erfahren. **a)** Gefühl von Verstehbarkeit: Fähigkeit, auch unvorhersehbare Reize u. Ereignisse des Lebens einzuschätzen u. einzuordnen; **b)** Gefühl von Handhabbarkeit: optimistische Erwartung, Widerstandskräfte aktivieren zu können u. Anforderungen erfolgreich zu begegnen; **c)** Gefühl von Bedeutsamkeit: emotionale Bereitschaft, sich Anforderungen zu stellen, weil Sinn u. Bedeutung im Kontext des Lebens erkannt sind. **2. Generalisierte Widerstandsres-**

erreger u. Stressoren; **b)** personal u. psychisch: z. B. Gesundheitswissen u. präventive Einstellungen, aktive Vermeidung von Stressoren, Intelligenz u. geistige Flexibilität, um sich an Lebensbedingungen anpassen zu können od. diese ggf. aktiv zu verändern; sog. Sinnfälligkeit des eigenen Handelns, d. h. weitestmögliche Kontrolle über die Ziele, Ausführung u. Konsequenzen persönlichen Handelns; **c)** interpersonal: soziale Unterstützung in sozialen Netzwerken, soziale Integration u. aktive Teilnahme an Entscheidungs- u. Kontrollprozessen, welche die eigene Lebensgestaltung betreffen; **d)** soziokulturell: z. B. Eingebundenheit in stabile Kulturen, Orientierung an lebensleitenden Überzeugungen; **e)** materiell: z. B. Sicherung von Schutz, Ernährung, Wohnung. Vgl. Gesundheitspotential.

Sanatorium: (engl.) *sanatorium*; Heilanstalt; unter (fach-)ärztlicher Leitung stehende, klimatisch günstig gelegene, meist einer speziellen Zielrichtung gemäß ausgestattete stationäre Einrichtung zur Behandlung u. Betreuung genesender u./od. chronisch Kranker, bei denen kein Krankenhausaufenthalt (mehr) erforderlich ist; **Ziel:** Stärkung einer (schwachen) Gesundheit u. Unterstützung der Genesung bei Krankheiten u. Leiden; spezielle Heilanwendungen, z. B. ernährungsphysiologische u. physikalische Therapie sowie die Nutzung ortstypischer balneologischer u. heilklimatischer Anwendungen sowie die Herauslösung der Patienten aus ihrer gewohnten Umwelt gehören zu den Heilfaktoren. Voraussetzungen für die **Kostenübernahme** sind die Beihilfefähigkeit u. Zulassung durch Sozialleistungsträger als Vorsorge- u./od. Rehabilitationseinrichtung; richtet sich u. a. nach medizinisch-therapeutischem Angebot sowie personeller u. medizinisch-technischer Ausstattung.

Sanitärraum: (engl.) *sanitary area*; Sammelbez. für Waschräume, Duschen, Toiletten; nach der Arbeitsstättenverordnung* müssen in allen Betrieben in der Nähe der Arbeitsplätze geeignete Möglichkeiten zur Erfüllung der hygienischen Mindestforderungen durch die Beschäftigten bestehen; v. a. wenn durch arbeitsbedingte Belastungen (Hitze, Schmutz, sonstige Verunreinigungen) die hygienische Körperpflege eine besondere Rolle spielt. In solchen Bereichen bedarf es gesonderter Waschräume. Toilettenräume müssen in der Nähe der Arbeitsplätze sowie in der Nähe von Pausen- u. Bereitschaftsräumen, Umkleide- u. Waschräumen liegen. Für ortsveränderliche Arbeitsstätten (Baustellen, Montagebereiche usw.) gelten gesonderte Vorschriften.

Sanitäter: s. Rettungssanitäter.

Sanitätspolizei: (engl.) *sanitary police*; seit dem Mittelalter verwendete Bez. für eine Behörde, welche die Forderungen der öffentlichen Gesundheitspflege anzuordnen u. zu überwachen hatte u. sich mit

giene, Public Health.

Satzungsleistung: (engl.) *non-statutory benefit*; s. Mehrleistung.

Satz von Bayes: (engl.) *Bayes' theorem*; auch Theorem von Bayes; mathematischer Lehrsatz zur Berechnung der bedingten Wahrscheinlichkeit eines Ereignisses B unter der Bedingung A, wenn die bedingte Wahrscheinlichkeit von A unter B u. die unbedingten Wahrscheinlichkeiten von A u. B bekannt sind; **Berechnungsformel:**

$$P(A|B) = \frac{P(A|B) \cdot P(A)}{P(A)}$$

Bei mehreren Bedingungen unter Verwendung des Satzes* von der totalen Wahrscheinlichkeit:

$$P(B_i|A) = \frac{P(A|B_i) \times P(B_i)}{P(A)} = \frac{P(A|B_i) \times P(B_i)}{\sum_{i=1}^{n} P(A|B_i) \times P(B_i)}$$

Der Satz von Bayes ist von zentraler Bedeutung für die medizinische Diagnostik (s. Test, diagnostischer) u. ist Grundlage der Bayes'schen Inferenz.

Satz von der totalen Wahrscheinlichkeit: (engl.) *law of total probability, theorem of total probability*; mathematischer Lehrsatz zur Berechnung der (unbedingten) Wahrscheinlichkeit eines Ereignisses A, das unter verschiedenen sich gegenseitig ausschließenden Bedingungen B_i (aufgrund verschiedener Ursachen/auf verschiedenen Pfaden) auftreten kann; die Wahrscheinlichkeit wird berechnet aus den bedingten Wahrscheinlichkeiten (Pfad-Wahrscheinlichkeiten) u. den Wahrscheinlichkeiten (Prävalenzen) der Bedingungen.

SBS: Abk. für (engl.) *sick building syndrome*; s. Umwelterkrankungen.

Schaden: (engl.) 1. *impairment*, 2. *preventable adverse event*; **1.** Beeinträchtigung von Körperfunktionen* od. Körperstrukturen* (Strukturschaden), z. B. Abweichung od. Verlust; ersetzte in der deutschen Fassung der ICIDH* Version 2 den Begriff Schädigung aus Version 1, da Schädigung das Ereignis ist, das zum Schaden führt; **2.** unerwünschtes Ereignis*, das auf einem Behandlungsfehler* basiert. Vgl. Behandlungsschaden, Beinaheschaden.

Schadenersatz: (engl.) *compensation for damages*; Ausgleich des einer Person entstandenen Schadens durch den Schädiger; Schaden ist hierbei jede Einbuße, die jemand infolge eines bestimmten Ereignisses an seinen Rechtsgütern (z. B. Eigentum, Gesundheit, Ehre) erleidet. Die Pflicht zum Schadenersatz kann auf der Verletzung von Vertragspflichten (z. B. Nichterfüllung eines Kaufvertrages), auf vertragsähnlichen Pflichten (z. B. bei der Aufnahme von Vertragsverhandlungen), auf unerlaubten Handlungen (z. B. Verletzung der Gesundheit od. des Eigentums) od. auf Gefährdungshaftung (z. B. Haftung als Kraftfahrer) beruhen. Ob ein Schaden vorliegt, ist durch einen Vergleich des derzeitigen Rechtsgüterstandes des Geschädigten

ersatz kann aus vertraglichen u. deliktischen Schadensersatzansprüchen sowie aus Gefährdungshaftung* entstehen (s. Haftung, Haftpflicht) Eine gesetzliche Pflicht zum Schadenersatz besteht wenn u. soweit das Verhalten des Schädigers für den Eintritt des Schadens ursächlich war (Kausalzusammenhang). Wer zum Schadenersatz verpflichtet ist, muss den früheren Zustand wieder herstellen od. den hierfür erforderlichen Geldbetrag erstatten (§ 249 BGB). Auf Ersatz eines immateriellen Schadens besteht nur in den von § 253 BGB bestimmten Fällen ein Anspruch; z. B. kann Schmerzensgeld gefordert werden, wenn im Falle der Verletzung des Körpers, der Gesundheit, der Freiheit od. der sexuellen Selbstbestimmung Schadensersatz zu leisten ist. Vgl. Regress.

Schadensanlage: s. Kausalitätslehre, sozialrechtliche.

Schadstoffe: (engl.) *contaminant, pollutant*; v. a. in der Umwelttoxikologie* verwendeter Ausdruck für schädliche Substanzen in Luft, Nahrungsmitteln, Trinkwasser, Gewässern u. Boden.

Schädelhirntrauma: (engl.) *head injury, craniocerebral trauma*; Abk. SHT; Schädelverletzung mit Gehirnbeteiligung, mit (offenes SHT) od. ohne (gedecktes SHT) Eröffnung der Dura mater (äußere, harte Hirnhaut); **Einteilung:** erfolgt nach dem Schweregrad: **1.** Grad I: kurzzeitige Bewusstlosigkeit (unter 30 Minuten) u. vegetative Symptome, gelegentlich auch psychische Auffälligkeiten; **2.** Grad II: längere Bewusstlosigkeit (bis 1 Stunde) u. Bewusstseinsstörungen, zerebrale Herdsymptome, traumatisch bedingte psychische Symptome; **3.** Grad III: tiefe u. länger dauernde Bewusstlosigkeit (Stunden bis Tage), neurologische Herd- u. Hirnstammsymptome, erhebliche vegetative Dysregulation. Die älteren, auf den Verletzungsmechanismus bezogenen Begriffe Commotio cerebri (Gehirnerschütterung, entspricht SHT Grad I) u. Contusio cerebri (Gehirnprellung, entspricht gedecktem SHT Grad II od. III) sind zur Einteilung nicht mehr üblich. **Ätiologie:** spitze (z. B. Stich, Schuss) od. stumpfe (z. B. Schlag, Stoß) Gewalteinwirkung auf den Schädel häufigste Einzelursache: Verkehrsunfall (bei ca 50 % aller SHT); **Epidemiologie:** 200–300 SHT aller Schweregrade auf 100 000 Einwohner jährlich, 10–20 Todesfälle durch SHT auf 100 000 Einwohner jährlich, häufigste Todesursache vor dem 40. Lebensjahr. **Sozialmedizinische Bedeutung:** je nach Schweregrad den SHT unterschiedlich; ein SHT Grad I (80 % aller SHT) wird initial stationär behandelt, die Beschwerden verschwinden i. d. R. innerhalb von Tagen. Beim SHT Grad II ist eine längere stationäre Behandlung u. ggf. im Anschluss auch eine medizinische Rehabilitation erforderlich. Die psychischen Symptome sind meist innerhalb der ersten 3 Wochen nach dem Trauma rückläufig, auch die neurologischen Herd

Vegetative Störungen können oft monatelang bestehen bleiben. Beim SHT Grad III ist die Prognose ungünstig. Durch intrakranielle Komplikationen (Blutung, Hirndrucksteigerung) sterben 20–30 % der Betroffenen in der Akutphase. Bei den Überlebenden sind unterschiedliche ausgeprägte u. z. T. bleibende Behinderungen wie z. B. chronische organische Psychosyndrome* , Lähmungen od. eine posttraumatische Epilepsie* zu erwarten. Die Betroffenen benötigen im Allg. eine längere Krankenhausbehandlung sowie medizinische u. ggf. auch berufliche Rehabilitationsmaßnahmen. In schweren Fällen resultieren Erwerbsminderung* u. Pflegebedürftigkeit*. In 2–3 % der Fälle entwickelt sich aus dem initialen Koma ein apallisches Syndrom (sog. Wachkoma) mit jahrelanger intensiver Pflegebedürftigkeit. Wenn ein Arbeitsunfall* bzw. Wegeunfall* ursächlich für das Schädelhirntrauma ist, fallen die kurativen, rehabilitativen u. pflegerischen Leistungen in die Zuständigkeit der Unfallversicherung*. Die Anerkennung des GdB (s. Grad der Behinderung) erfolgt nach den Grundsätzen des Schwerbehindertenrechts im SGB* IX, die Anerkennung einer MdE (s. Minderung der Erwerbsfähigkeit) nach den Grundsätzen des Sozialen* Entschädigungsrechts od. der GUV.

Schädigung: s. Schaden.

Schädigungsfolge: s. Kausalitätslehre, sozialrechtliche.

Schädlingsbekämpfung: (engl.) *pest control*; syn. Entwesung, Desinfestation; Bekämpfung od. Vernichtung tierischer Schädlinge, vorwiegend Insekten (z. B. Fliegen, Flöhe, Läuse, Mehlkäfer, Milben, Schaben, Wanzen; sog. Desinsektion) u. Nager (z. B. Mäuse, Ratten), die Gesundheits-, Wohnungs-, Haus-, Lebensmittel-, Vorrats- u. Pflanzenschädlinge sind; für die behördlich angeordnete Durchführung dürfen nach § 18 Infektionsschutzgesetz* ausschließlich vom Umweltbundesamt* u. vom Bundesinstitut für gesundheitlichen Verbraucherschutz u. Veterinärmedizin geprüfte u. anerkannte Mittel u. Verfahren zur Anwendung kommen. Eine Beratung ist Teilaufgabe des Öffentlichen Gesundheitsdienstes (s. Gesundheitswesen, öffentliches), die Durchführung erfolgt durch private Unternehmen (Desinfektoren, Kammerjäger).

Schäfer, Hans (1906–2000): Arzt, Sozialmediziner; 1939 stellvertretender Direktor des Physiologischen Instituts der Universität Gießen, ab 1940 Leiter der Abteilung experimentelle Pathologie am Kerckhoff-Institut Bad Nauheim u. ab 1941 Direktor des Kerckhoff-Instituts, 1949 ordentlicher Professor für Physiologie in Gießen, 1950–1974 ordentlicher Professor für Physiologie in Heidelberg, 1960 Gründung des Instituts für Sozial- u. Arbeitsmedizin in Heidelberg; 1948 Mitbegründer der Max-Planck-Gesellschaft, 1962 Gründer der Deutschen Gesellschaft für Sozialmedizin u. Präventi-

sozialmedizin in der Bundesrepublik Deutschland nach dem Zweiten Weltkrieg. Er entwickelte eine auf Physiologie gestützte Theorie der Sozialmedizin u. befasste sich mit der Gesellschaft als ätiologischem Krankheitsfaktor. Grundlegende Arbeiten zur Sozialmedizin als erster Lehrstuhlinhaber für Sozialmedizin der Bundesrepublik Deutschland. **Veröffentlichungen:** Sozialmedizin. Einführung in die Ergebnisse u. Probleme der Medizinsoziologie u. Sozialmedizin (1972, gemeinsam mit Maria Blohmke); Handbuch der Sozialmedizin Bd. I–III (1975-77, gemeinsam mit Maria Blohmke, Christian von Ferber, Karl Peter Kisker).

Schall: s. Lärmbelastung, Gehörschutz.

Schamane: (engl.) *shaman*; in vielen Kulturen auch heute noch traditioneller Heilkundiger* , Wahrsager u. Priester, meist zentrale Autoritätsperson mit langer Ausbildung, die im Gegensatz zu anderen traditionellen Heilkundigen* in Ekstase gehen, um im Kontakt mit dem Jenseits bzw. in einer Himmelsreise Erkenntnisse u. Fähigkeiten für die Heilung ihres Patienten oft unter Beteiligung der Dorfgemeinschaft zu gewinnen bzw. mitzubringen. **Schamanismus** wurde ursprünglich als die Religion der zirkumpolaren Völker beschrieben. **Hinweis:** Entgegen der früheren wissenschaftlichen Sicht des Schamanismus als Ausdruck psychischer Störung überwiegt heute die Auffassung vom Schamanen als einem Menschen mit außergewöhnlichen sinnlichen Erfahrungen u. besonderen spirituellen Fähigkeiten. Die Gemeinsamkeit des Schamanismus mit der modernen Schulmedizin liegt v. a. in einer Nutzung der anerkannten therapeutischen Wirkfaktoren Hoffnung, Zuversicht u. therapeutische Beziehung.

Schaufensterkrankheit: s. Verschlusskrankheit, periphere arterielle.

Scheidung: (engl.) *divorce*; Auflösung einer Ehe* durch gerichtliches Urteil auf Antrag eines od. beider Ehegatten (§§ 1564 ff. BGB); Grundlage für die Auflösung einer Ehe ist seit dem 1.1.1977 nicht mehr ein dem einzelnen Ehegatten zum Vorwurf gemachtes ehewidriges Verhalten (**Schuldprinzip**), sondern allein der Umstand, dass die Ehe, aus welchen Gründen auch immer, gescheitert ist (**Zerrüttungsprinzip**). Gescheitert ist eine Ehe, wenn eine Lebensgemeinschaft der Ehegatten nicht mehr besteht u. nicht erwartet werden kann, dass die Ehegatten sie wiederherstellen. Mit der Rechtskraft des Scheidungsurteils ist die Ehe mit Wirkung für die Zukunft aufgelöst. Die allgemeinen Ehewirkungen (§§ 1353 ff. BGB) entfallen, ebenso z. B. das Erbrecht u. das Pflichtteilsrecht gegenüber dem anderen Ehegatten. Soweit für den Fall der Scheidung auch in anderen Familiensachen eine Entscheidung zu treffen ist, werden diese von Amts wegen bzw. auf Antrag im Entscheidungsverbund zusammen mit der Schei-

Unterhaltspflicht.

Scheinselbständigkeit: (engl.) *false self-employment*; besteht bei Selbständigen, die ein Gewerbe angemeldet haben, tatsächlich aber von einem Auftraggeber wie ein Arbeitnehmer* beschäftigt werden; sie sind gesamtsozialversicherungspflichtig; vgl. Sozialversicherungspflicht, Selbständigkeit.

Schichtarbeit: (engl.) *shift work*; Bez. für die Durchführung einer individuellen Arbeitsleistung i. R. einer Betriebszeit mit regelmäßig (im Allg. mehrmals täglich) wechselnder Besetzung eines Arbeitsplatzes; kann entsprechend der Tageszeit (Arbeit bei wechselnder Tageszeit) sowie des Arbeitsrhythmus erfolgen; **Formen:** Frühschicht, Spätschicht, Nachtschicht (s. Nachtarbeit), Wechselschicht; zusätzlich wird unterschieden, ob es sich um eine kontinuierliche Arbeitsweise (unter Einschluss des Wochenendes) od. eine diskontinuierliche (unter Ausschluss des Wochenendes) handelt. **Sozialmedizinische Bedeutung:** Arbeitsphysiologisch ist es wichtig, ob es sich beim Schichtwechsel um einen Vorwärtsrhythmus (Früh-, Spät-, Nachtschicht) od. einen Rückwärtsrhythmus (Nacht-, Spät-, Frühschicht) handelt. Der Vorwärtswechsel wird hinsichtlich der Anpassungsnotwendigkeiten des Körpers (Anpassung des biologischen Rhythmus) als günstiger eingeschätzt. Die mentale u. physische Leistungsfähigkeit bleibt in der Nachtschicht reduziert, da es beim Schichtwechsel häufig nur zu einer Teilanpassung kommt. Das kann zu einer erhöhten Fehlerquote bei der Arbeitsleistung führen.

Schicht, soziale: (engl.) *social stratum*; Bevölkerungsgruppe, deren Mitglieder sich durch bestimmte Merkmale (Indikatoren) von anderen unterscheiden u. in einem hierarchischen Gefüge zu anderen Bevölkerungsgruppen stehen. Ein **Schichtindex** setzt sich aus unterschiedlichen Indikatoren zusammen, z. B. Bildung, Einkommen, Berufsprestige. Das jeweilige Schichtmodell (Konstrukt) gibt Hinweise auf die Struktur eines sozialen Systems u. die Erklärung der Schichtung.

Schiedsamt: (engl.) *arbitration board*; in der GKV von den KVen, den Landesverbänden der Krankenkassen sowie den Verbänden der Ersatzkassen gebildete Stelle für die vertragsärztliche u. vertragszahnärztliche Versorgung, die auf Antrag einer Partei od. nach Anrufung der zuständigen Aufsichtsbehörde innerhalb von 3 Monaten den Inhalt eines gesetzlich vorgeschriebenen Vertrages festsetzt, wenn dieser ganz od. teilweise nicht zu Stande kommt. **Schiedsverfahren:** Instrument der GKV, um vertragslose Zustände zwischen Krankenkassen u. KVen zu verhindern; kommt eine Vereinbarung zwischen den Vertragspartnern nicht zustande, so ist diese i. d. R. „schiedsfähig". Die Besetzung dieser Schiedsämter ist gesetzlich festgelegt; je nach Versorgungssektor (ambulant-

kenhausfinanzierungsgesetz*. Vgl. Schiedsstelle.

Schiedsstelle: (engl.) *arbitration board*; von den Lan desverbänden der Pflegekassen u. den Vereinigun gen der Träger der Pflegeeinrichtungen gebildete Stelle, die i. R. der nach dem SGB XI zugewiesenen Aufgaben entscheidet (z. B. Festsetzung des Inhalts von Verträgen, der Pflegesätze, Entgelte od. Vergütungen); **Rechtliche Grundlage:** §76 SGB XI; vgl. Schiedsamt.

Schiedsverfahren: s. Schiedsamt.

Schiefemaß: (engl.) *measure of skewness*; Maßzahl für die Asymmetrie einer Verteilung; **1.** positive Schie femaße: bei linkssteilen rechtsschiefen Verteilun gen; **2.** negative Schiefemaße: bei rechtssteilen linksschiefen Verteilungen; **3.** Schiefemaße um Null: bei symmetrischen Verteilungen.

Schirmbildstelle: s. Röntgenreihenuntersuchung.

Schizophrenie: (engl.) *schizophrenia*; syn. Bleulersche Krankheit; schwerwiegende psychische Störung mit episodischer od. (seltener) andauernder Symp tomatik in Form von Veränderungen der Realitäts wahrnehmung, des Denkens, Fühlens u. Verhal tens bei ungestörtem Bewusstsein; oft fehlt Krankheitseinsicht, wodurch der therapeutische Zugang erschwert ist. **Symptome: 1.** Wahn u. Halluzina tionen verschiedener Sinnesmodalitäten; **2.** Ich-Be einflussungserleben; **3.** Denkstörungen (z. B. Zerfahrenheit); **4.** psychomotorische Symptome (von Erregungszuständen bis katatoner Stupor); **5.** Af fektstörungen. **Einteilung nach ICD-10: 1.** para noide Schizophrenie (häufigste Form); **2.** hebephrene Schizophrenie; **3.** katatone Schizophrenie **4.** undifferenzierte Schizophrenie; **5.** postschi zophrene Depression; **6.** schizophrenes Residuum **7.** Schizophrenia simplex; **8.** sonstige Formen. **Ätiologie: 1.** genetische Disposition (anhand von Zwillingsstudien gesichert); **2.** Dysbalancen im ze rebralen Dopaminstoffwechsel; **3.** zerebrale struk turelle Besonderheiten; **4.** psychosoziale Belastun gen (Vulnerabilitäts-Stress-Modell). **Risikofak toren:** durch Konsum bestimmter Drogen (z. B. Cannabis) kann eine Schizophrenie manifest wer den; **Epidemiologie:** Lebenszeitprävalenz 1%; Jahresinzidenz in Deutschland 10–20 pro 100 000 Einwohner; keine Geschlechtspräferenz; Erkran kungsbeginn bei Männern am häufigsten zwischen dem 20. u. 24. Lebensjahr, bei Frauen 3–4 Jahre später; die Mortalität durch Suizid* ist bei den Betroffenen 20–50fach höher als in der Normalbevölkerung. **Sozialmedizinische Bedeu tung:** Im Verlauf erleidet etwa ein Drittel der Betroffenen nur kurzfristige u./od. leichtgradige Beeinträchtigungen, ein Drittel weist deutliche Residualsymptome auf, bleibt aber sozial inte griert u. ein Drittel entwickelt schwere Residual syndrome mit erheblichen psychosozialen Auswir kungen. Die Prognose ist umso günstiger, je akuter der Beginn der Erkrankung war u. je deutlicher

des Konzeptes der gemeindenahen psychiatrischen Versorgung einschließlich betreuter Wohnmöglichkeiten konnten die stationäre Akutbehandlung der Schizophrenie u. die langfristige psychosoziale Reintegration der Betroffenen deutlich verbessert werden. In Ergänzung zur fachpsychiatrischen Behandlung sind auch verhaltens- u. soziotherapeutische Behandlungsansätze hilfreich. Medizinische u. berufliche Rehabilitationsmaßnahmen können unter Beachtung der individuellen Belastbarkeit der Betroffenen z. B. in für diese Zielgruppe geschaffenen „Rehabilitationseinrichtungen für psychisch Kranke u. Behinderte" (RPK) erfolgen. Vielfach resultieren bei schwereren Verläufen sozialer Abstieg mit Rückzug sowie Abhängigkeit von Sozialhilfeleistungen bzw. Bezug einer Rente wegen Erwerbsminderung* bereits in jüngerem Lebensalter. Pflegebedürftigkeit* i. e. S. liegt seltener vor, jedoch kann die Einrichtung einer gesetzlichen Betreuung* für spezifische Aufgabenkreise wie Gesundheitssorge od. Aufenthaltsbestimmung zum Zweck der Heilbehandlung notwendig werden. Die Schizophrenie gilt als kostenintensivste psychische Erkrankung.

Schlaganfall: (engl.) *stroke*; syn. Apoplex, apoplektischer Insult, Gehirnschlag; arterielle Durchblutungsstörung des Gehirns mit schlagartig einsetzender neurologischer Herd- u./od. Allgemeinsymptomatik; Symptomatik u. langfristige Folgen hängen von Ausmaß u. Lokalisation der Schädigung ab; resultierende Funktionseinschränkungen sind: **1.** Bewusstlosigkeit, ggf. Koma; **2.** Lähmungen; **3.** Sensibilitätsstörungen (oft halbseitig); **4.** Gesichtsfeldeinschränkungen; **5.** Sprach- u. Sprechstörungen; **6.** Koordinationsstörungen; **7.** Schwindel; **8.** organische Psychosyndrome* u. a. **Einteilung: 1.** minderdurchblutungsbedingt (in 80 % der Fälle): thrombotischer od. embolischer Verschluss einer hirnversorgenden Arterie; Unterformen (nach zeitlichem Verlauf): **a)** TIA: transitorisch-ischämische Attacke mit Rückbildung der neurologischen Symptomatik innerhalb von 24 Stunden nach Beginn; **b)** (P)RIND: (prolongiertes) reversibles ischämisches neurologisches Defizit, Symptomrückbildung innerhalb von 24–72 Stunden nach Beginn; **c)** PRINS: partiell reversible ischämische neurologische Symptomatik mit nur teilweiser Symptomrückbildung; **d)** kompletter Hirninfarkt (completed stroke) mit relativ geringer Symptomrückbildungstendenz; bei allmählicher Zunahme statt schlagartigem Auftreten der neurologischen Symptomatik wird von einem progressive stroke gesprochen. Mit der Feststellung, dass Prognose u. Rezidivwahrscheinlichkeit unabhängig von der Symptomdauer sind, verliert diese noch häufig verwendete Einteilung allerdings an klinischer Relevanz; nach neueren Erkenntnissen ist jede manifeste Hirndurchblutungsstörung in

versorgenden Arterie mit Einblutung in das Hirngewebe u./od. den Liquorraum (Subarachnoidalblutung); **3.** seltene Ursachen: z. B. Grenzzoneninfarkt infolge plötzlicher, extremer Blutdruckabsenkung bei arteriosklerotisch vorgeschädigten Gefäßen, Tumoreinblutung. **Ätiologie:** vorübergehende Funktionsbeeinträchtigung bis Absterben von Gehirnzellen infolge Durchblutungsstörung; **Risikofaktoren: 1.** arterielle Hypertonie*; **2.** Fettstoffwechselstörung, (LDL-Cholesterol-Erhöhung); **3.** Nicotinabusus; **4.** Diabetes* mellitus; **5.** Herzerkrankungen (z. B. Herzklappenerkrankungen, Herzrhythmusstörungen); **6.** bestimmte Blutgerinnungs- bzw. Stoffwechselstörungen wie Hyperhomocysteinämie; **7.** Einnahme von Kontrazeptiva. **Epidemiologie:** vorwiegend höheres Lebensalter betroffen; Inzidenz ca. 300 pro 100 000 Einwohner u. Jahr; Prävalenz ca. 500–800 pro 100 000; Verhältnis Männer zu Frauen etwa 4 : 3; dritthäufigste Todesursache in Deutschland; durchschnittliche Mortalität nach einem Jahr ca. 25 %. **Sozialmedizinische Bedeutung:** Die Prävention* setzt an konsequenter Behandlung bzw. Vermeidung der Risikofaktoren an. Frühe Diagnosestellung, Krankenhauseinweisung mit frühzeitiger Akuttherapie sowie nachfolgende spezifische Rehabilitation verbessern die Prognose der Erkrankung bezüglich Mortalität u. bleibender Behinderung. Leistungen der Sozialversicherungsträger umfassen: **1.** intensiv- u. akutmedizinische Maßnahmen im Krankenhaus; **2.** Leistungen zur medizinischen u. ggf. beruflichen Rehabilitation einschließlich Rehabilitationsnachsorge; **3.** ambulante Behandlung bei Haus- od. Facharzt; **4.** Versorgung mit Hilfsmitteln; **5.** Bezug von Leistungen der Pflegeversicherung* u./od. einer Rente wegen Erwerbsminderung*.

Schleudertrauma: (engl.) *whiplash-injury, cervical acceleration-deceleration injury*; syn. Distorsionstrauma der HWS; Beschwerden im Bereich der Halswirbelsäule nach von außen einwirkenden Beschleunigungskräften, z. B. nach Verkehrsunfall mit Heckaufprall, seltener nach Sportverletzungen (z. B. Kletter- od. Tauchunfälle); **Einteilung:** s. Tab.; 90-95 % der Verletzungen sind in die Schweregrade I u. II einzustufen. Die Beschwerdedauer steht in Korrelation zum Schweregrad der Verletzung. In 5-10 % der Fälle kommt es zur Entwicklung chronischer Schmerzen u. anhaltender Funktionsstörungen. **Risikofaktoren** für einen chronischen Verlauf sind weibliches Geschlecht, Alter über 45 Jahre, depressiver Bewältigungsstil u. anamnestisch Nackenschmerzen sowie juristische u. versicherungstechnische Beweggründe. **Epidemiologie:** jährlich erleiden in Deutschland etwa 200 000 Menschen ein Schleudertrauma. Davon haben nach 6 Monaten noch 12 % Beschwerden. **Sozialmedizinische Bedeutung:** aufgrund der Häufigkeit des

die GKV, häufig auch an die GUV (vgl. Wegeunfall) infolge akutmedizinischer Untersuchungen u. Behandlungen. Die Schweregrade III u. IV treten selten auf u. sind oft durch Symptomfehlzuordnung charakterisiert. Die chronischen Verläufe mit lang anhaltender Funktionsstörung, chronischem Schmerz u. Begleitsymptomatik wie Tinnitus* aurium, Schwindel (vgl. Schwindelsyndrom), Sensibilitätsstörungen, Schluckstörungen, Seh- u. Hörstörungen führen zu häufigen Arztbesuchen, vielfältigen diagnostischen u. therapeutischen Maßnahmen, Leistungen* zur medizinische n Rehabilitation, Leistungen* zur Teilhabe am Arbeitsleben u. zu Ansprüchen auf Rente* gegenüber der GRV od. der GUV. Die Anerkennung des GdB (s. Grad der Behinderung) erfolgt nach den Grundsätzen des Schwerbehindertenrechts im SGB* IX, die Anerkennung einer MdE (s. Minderung der Erwerbsfähigkeit) nach den Grundsätzen des Sozialen* Entschädigungsrechts od. der GUV. **Prävention:** Zur Vermeidung chronischer Verläufe sollte bei

Schleudertrauma
Klinische Klassifikation
(nach Quebec Task Force)

Schweregrad	Symptome
0	keine HWS-Beschwerden, keine Ausfälle
I	Schmerzen und Steifigkeitsgefühl im HWS-Bereich, keine Ausfälle
II	Beschwerden wie unter I und muskuloskeletale Befunde wie Bewegungseinschränkung und Druckschmerz
III	Beschwerden wie unter I und neurologische Befunde
IV	Beschwerden wie unter I und HWS-Fraktur oder Dislokation

Behandlungsbeginn ausdrücklich darauf hingewiesen werden, dass es sich um eine leichte Störung handelt. Hoher diagnostischer u. therapeutischer Einsatz sollte vermieden werden, um Symptomerwartung, Symptomverstärkung u. Symptomfehlzuordnung zu verhindern.

Schlichtungsstelle: (engl.) *arbitration board*; zusammen mit den Gutachterkommissionen bei den Landesärztekammern eingerichtete Stellen, die bei Auseinandersetzungen zwischen Arzt u. Patient die fachliche Klärung der Kausalität von unverwünschten Ereignissen u. medizinischer Behandlung (s. Behandlungsfehler) übernehmen; das

Schlüsselkarte: (engl.) *keycard*; syn. Berechtigungskarte, Zugangskarte; Chipkarte*, die den Kartenbesitzer als Zugangsberechtigten für den Abru von nicht öffentlich zugänglichen Informationen ausweist; s. Krankenversichertenkarte; Gesund heitskarte, elektronische; Heilberufeausweis, elektronischer.

Schmerzambulanz, interdisziplinäre: (engl.) *inter disciplinary pain clinic*; multidisziplinär organisierte Einrichtung an einem Krankenhaus zur ambulan ten u. (teil-)stationären multimodalen Therapie od palliativmedizinischen Begleitung chronisch schmerzkranker Patienten; häufig in einer Abtei lung für Anästhesie angesiedelt mit enger konsiliarischer Kooperation mit anderen relevanten Fachgebieten (einschließlich Psychotherapie).

Schmerzbewältigung: (engl.) *coping with pain*; Ver mögen, Schmerzerleben positiv zu beeinflussen u. der Chronifizierung von Schmerzen durch konstruktiven Umgang mit auftretenden Schmerzen bzw. Schmerzereignissen vorzubeugen; fördernde Faktoren sind z. B. primäre psychische Stabilität u. soziale Einbindung, ungünstig wirken sich soziale Isolation, negative Erwartungshaltungen, Stress, unkontrollierte Schmerzmitteleinnahme, Passivi tät u. die individuellen Belastungsgrenzen dauerhaft übersteigende Aktivität (s. Schmerzsyndrom chronisches) aus. **Schmerzbewältigungsstrategien: 1.** Vermittlung von Schmerzmodellen; **2.** in dividuelle Problemanalyse unter Berücksichtigung des biopsychosozialen Modells*; **3.** Aufrechterhal tung körperlicher u. sozialer Aktivitäten trotz Beschwerden; **4.** Erlernen von Entspannungsverfahren; **5.** kognitiv-verhaltenstherapeutische Stra tegien zur Modifizierung von Schmerzwahrneh mung u. Stressregulation. Die individuelle Bereitschaft u. Fähigkeit zur Schmerzbewältigung zeigt häufig den im transtheoretischen Modell* be schriebenen phasenhaften Ablauf. Vgl. Coping Krankheitsverarbeitung.

Schmerzsyndrom, chronisches: (engl.) *chronic pain syndrome*; syn. Schmerzkrankheit; chronische, d. h. über mehr als 6 Monate anhaltende od. häufig wiederkehrende, lokalisiert od. generalisiert auf tretende Schmerzen; i. e. S. nicht od. nicht ausrei chend durch somatische Befunde erklärbare Schmerzen. In den Tabellen zur Minderung* der Erwerbsfähigkeit u. zum Grad* der Behinderung werden weitere Formen von Schmerzen unterschieden: der „übliche" Schmerz als physiologische Reaktion des Körpers auf eine Schädigung sowie „außergewöhnliche" Schmerzen (z. B. Neuralgie Phantomschmerz), deren genauer Entstehungsmechanismus noch nicht abschließend geklärt ist Die Charakterisierung von Schmerzen erfolgt u. a. durch die Angabe von Lokalisation, Zeitverlauf Schweregrad u. (sofern bekannt) Schmerzursache. **Ätiologie:** Aufgrund der Subjektivität des Schmer-

fall unter möglichst umfassender Berücksichtigung bio-psycho-sozialer Aspekte geprüft werden, um daraus therapeutische Konsequenzen ziehen zu können. Akute Schmerzen als Symptom körperlicher Erkrankungen (z. B. Nervenläsionen, Tumorschmerzen, Entzündungsschmerzen) sind meist gut zuzuordnen u. oft auch relativ gut behandelbar. I. R. psychischer Störungen wie Depressionen kann die Schmerzschwelle erniedrigt sein. Unabhängig von der Ätiologie können sich Schmerzen, die über einen längeren Zeitraum bestehen bleiben od. häufig rezidivieren, zu einem eigenständigen Krankheitsbild, einem (chronischen) Schmerzsyndrom, entwickeln, auch wenn die Ursache des Auftretens der Schmerzen beseitigt werden konnte. ICD-10 beschreibt solche Krankheitsbilder als somatoforme Schmerzstörung. **Epidemiologie:** Etwa 5 % der Bevölkerung sind von chronischen Schmerzen betroffen, wobei Kopf- u. Rückenschmerzen am häufigsten genannt werden. Von 1998 im Bundesgesundheitssurvey* befragten Bundesbürgern gaben nur 12 % der Männer u. 6 % der Frauen an, im vergangenen Jahr keine Schmerzen gehabt zu haben. **Sozialmedizinische Bedeutung:** Chronische Schmerzsyndrome haben weitreichende psychosoziale Konsequenzen für die Betroffenen u. verursachen erhebliche Kosten. Für Behandlung, Rehabilitation u. Renten wegen Erwerbsminderung bei Kopfschmerzen werden in Deutschland die Gesamtkosten auf 2,5 Milliarden Euro pro Jahr geschätzt. Die Therapie von Schmerzsyndromen sollte multi-professionell u. je nach Ausprägung ambulant od. stationär (Schmerzzentrum) erfolgen. Auch bei primär kausal behandelbaren somatischen Schmerzursachen ist die Vermittlung eines ganzheitlichen Krankheitsverständnisses u. Strategien zur Schmerzbewältigung sinnvoll, um eine Verselbständigung der Schmerzsymptomatik zu verhindern. Der Einsatz schmerzlindernder Medikamente muss sorgfältig gegen das Risiko der Entwicklung einer Medikamentenabhängigkeit abgewogen werden. In gravierenden Fällen schmerzbedingter langdauernder Arbeitsunfähigkeit u. erheblicher Gefährdung der Erwerbsfähigkeit können Leistungen zur medizinischen Rehabilitation angezeigt sein. Berufliche Rehabilitationsmaßnahmen sind bei schmerzbedingten erheblichen Einschränkungen hinsichtlich der ausgeübten Berufstätigkeit (z. B. schwere körperliche Arbeit) sinnvoll. Bei Schmerzsyndromen, die sich nach einem Unfallereignis entwickeln, kann die Zuständigkeit der GUV für Behandlung, Rehabilitation u. ggf. Rehabilitation vorliegen, wobei hier der Nachweis der Kausalität nicht selten schwierig zu führen ist u. ein eventueller Entschädigungswunsch der Betroffenen die Symptomatik beeinflussen kann. Die Anerkennung des GdB (s. Grad der Behinderung) erfolgt nach den sätzen des Sozialen* Entschädigungsrechts od. der GUV. Schwere u. therapieresistente Schmerzsyndrome können in Erwerbsunfähigkeit u. soziale Isolation od. in Pflegebedürftigkeit* münden. Die Suizidrate bei Menschen mit chronischen Schmerzen ist gegenüber der Normalbevölkerung deutlich erhöht.

Schmierinfektion: veraltet für Kontaktinfektion; s. Infektion.

Schnittstelle: (engl.) *interface*; durch Arbeitsteilung entstandener Transferpunkt zwischen z. B. Funktionsbereichen, Projekten, Personen, Unternehmen; im Gesundheitswesen ergeben sich Schnittstellen z. B. zwischen Haus- u. Facharzt, ambulanter u. stationärer Behandlung sowie zwischen den einzelnen Sektoren. Durch Schnittstellen kann sich eine Trennung in der gemeinsamen Zielerkenntnis u. Zielverfolgung ergeben. Disharmonien in der Abstimmung führen zu Misserfolgen. Typische Konflikte sind z. B. Ressort-, Motiv-, Ressourcen- u. Verteilungskonflikte. Typische Probleme sind Kommunikationsstörungen, nicht eindeutig festgelegte Zuständigkeiten, mangelhafter Informationsfluss, die Entwicklung von Insellösungen, d. h. die Optimierung eines bestimmten Funktionsbereiches, Projektes, Unternehmens, ohne Rücksicht u. mit negativer Wirkung auf andere Bereiche. Durch **Schnittstellenmanagement** können entsprechende Probleme vermieden werden.

Schonarbeitsplatz: (engl.) *restricted work place*; gesetzlich nicht definierter Begriff für einen Arbeitsplatz mit verminderter beruflicher Belastung; **Ziel:** Arbeitsplatzerhalt trotz gesundheitlicher Einschränkungen des Arbeitnehmers; das Angebot eines Schonarbeitsplatzes muss vom Arbeitnehmer nicht angenommen werden. Abzugrenzen von den i. R. der Beschäftigungspflicht* der Arbeitgeber einzurichtenden Schwerbeschädigtenarbeitsplätzen. Vgl. Wiedereingliederung, stufenweise.

Schuldfähigkeit: (engl.) *criminal responsibility*; veraltet Zurechnungsfähigkeit; Fähigkeit eines Täters, das Unrecht einer Tat einzusehen u. nach dieser Einsicht zu handeln; nach § 19 StGB fehlt sie bei den zur Tatzeit noch nicht 14-Jährigen; nach § 20 StGB ist ferner ohne Schuld (u. bleibt damit straflos), wer wegen krankhafter seelischer Störung (z. B. psychotische Störungen, Folgeerscheinungen von Alkohol- u. Drogenabhängigkeit, alkohol- u. drogenbedingte Rauschzustände), tiefgreifender Bewusstseinsstörung (z. B. Schlaftrunkenheit, schwere Übermüdung, Halluzinationen), erheblich geminderter Steuerungsfähigkeit (z. B. hochgradiger Affektzustand) od. schwerer Intelligenzminderung in der Lage ist, das Unrecht der Tat einzusehen od. nach dieser Einsicht zu handeln; ist aus diesen Gründen die Einsichts- od. Steuerungsfähigkeit erheblich vermindert (verminderte Schuldfähigkeit gemäß § 21 StGB), kann

scheidend ist stets die konkrete Tat. Gegen Schuldunfähige u. verminderte Schuldfähige kommen nach §§ 63, 64 StGB freiheitsentziehende Maßregeln (s. Maßregelvollzug) in Betracht. Vgl. Unterbringung, Alkoholdelikt, Rausch, Rauschmittel.

Schulmedizin: (engl.) *conventional medicine, biomedicine*; Bez. für die allgemein anerkannte u. an den medizinischen Hochschulen u. Universitäten gelehrte Medizin nach wissenschaftlichen Grundsätzen; vgl. Alternativmedizin.

Schulunfall: (engl.) *school accident*; Personenschaden, der im zeitlichen u. sachlichen Zusammenhang mit dem Schulbesuch des Schülers (i.d.R. der staatlichen u. konfessionellen allgemein- od. berufsbildenden Schulen) steht u. einen Anspruch gegen die GUV begründet; der Versicherungsschutz der GUV besteht während des Besuchs der Schule u. während der Teilnahme an Betreuungsmaßnahmen, die unmittelbar vor od. nach dem Unterricht von der Schule od. im Zusammenwirken mit ihr durchgeführt werden (§ 2 Abs. 1 Nr. 8 a SGB VII). Der Schutz umfasst auch sog. Rangeleien auf dem Schulhof während der Pausen u. den Weg von der Wohnung zur Schule u. zurück. **Hinweis:** Auch Kinder in Tageseinrichtungen u. (seit 1.10.2005) Tagespflege (§ 2 Abs. 1 Nr. 8 a SGB VII) sowie Studierende (§ 2 Abs. 1 Nr. 8 c SGB VII) stehen unter dem Versicherungsschutz der GUV. Vgl. Wegeunfall.

Schulung: s. Gesundheitstraining.

Schulunterricht, begleitender: (engl.) *accompanying school lessons*; während der Kinderrehabilitation* für schulpflichtige Kinder durchgeführter stützender (überbrückender) Unterricht in allen Hauptfächern; die Gestaltung der schulischen Angebote fällt in die Kompetenz der Länder, in denen sich die jeweilige Einrichtung befindet u. ist nicht an die spezifischen Lehrpläne der Schule des Patienten im Heimatort gebunden. Vgl. Hausunterricht.

Schutzalter bei sexuellen Handlungen: (engl.) *age of legal protection regarding sexual acts*; Altersstufen, bis zu denen sexuelle Handlungen an Minderjährigen strafrechtliche Konsequenzen nach sich ziehen (§ 174 StGB); mit Freiheitsstrafe bis zu 5 Jahren od. mit Geldstrafe wird bestraft, wer sexuelle Handlungen **1.** an einer Person unter 14 Jahren (§ 176 StGB), **2.** an einer Person unter 16 Jahren, die ihm zur Erziehung, zur Ausbildung od. zur Betreuung in der Lebensführung anvertraut ist, **3.** an einer Person unter 18 Jahren, die ihm zur Erziehung, Ausbildung od. zur Betreuung in der Lebensführung anvertraut od. i. R. eines Dienst- od. Arbeitsverhältnisses untergeordnet ist, unter Missbrauch einer mit dem Erziehungs-, Betreuungs-, Dienst- od. Arbeitsverhältnis verbundenen Abhängigkeit, od. **4.** an einem noch nicht 18 Jahre alten leiblichen od. angenommenen Kind (s. Inzest)

safety equipment; Abk. PSA; Sammelbez. für Ausrüstungsgegenstände, die dem persönlichen Schutz des Beschäftigten dienen; **Formen:** Kopfschutz*, Fußschutz*, Gesichts- u. Augenschutz* Atemschutz u. Atemschutzgeräte, Schutzkleidung*, Hautschutz* sowie spezielle Ausrüstungen (PSA gegen Absturz, Schutz vor Ertrinken, Schutz bei Arbeiten an elektrischen Anlagen); **Einteilung** entsprechend ihrer Schutzaufgabe: **1.** Kategorie I: zum Schutz vor geringen Gefahren; der Benutzer kann selbst die Wirksamkeit gegenüber geringen Risiken beurteilen (z. B. Handschuhe); **2.** Kategorie II: zur Abwehr mittlerer Gefahren u. Risiken für Sicherheit u. Gesundheit am Arbeitsplatz (z. B. Schutzhelme, Schutzschuhe, Gehörschutz); **3.** Kategorie III: zum Schutz vor tödlichen Gefahren od irreversiblen Gesundheitsschäden, insbes., wenn die Gefahr nicht unmittelbar erkennbar ist (z. B. Atemschutzgeräte, Tauchgeräte, Hitze- u. Kälteschutz, Schutz gegen Absturz, Schutz gegen Elektrizität, Schutz gegen aggressive Chemikalien, Schutz vor ionisierenden Strahlen); PSA wird eingesetzt, wenn technische od. organisatorische Maßnahmen zum Schutz der Gesundheit am Arbeitsplatz nicht ausreichen. Sie muss durch den Arbeitgeber nach vorheriger Gefährdungsbeurteilung kostenlos bereitgestellt werden u. in einem ordnungs- u. bestimmungsgemäßen Zustand sein. Nach dem Arbeitsschutzgesetz* besteht für Beschäftigte die Verpflichtung, die bereitgestellte PSA zu tragen bzw. zu nutzen.

Schutzfaktoren: s. Ressourcen.

Schutzhandschuhe: s. Händehygiene, Handschutz Feuchtarbeit, Schutzausrüstung, persönliche.

Schutzimpfung: syn. Impfung*.

Schutzisolierung: s. Isolierung.

Schutzkleidung: (engl.) *protective clothing*; **1.** spezielle Bekleidung (z. B. Kittel, Schürzen, Mundschutz Haarschutz), die zur Vermeidung einer Kontamination durch Krankheitserreger über der Berufskleidung getragen wird; Schutzkleidung muss desinfizierbar sein od. wird als Einmalprodukt angeboten; vgl. Reinraumkleidung; **2.** s. Schutzausrüstung, persönliche.

Schwangerenberatung: (engl.) *pregnancy advice*; Beratung der Schwangeren u. a. in Fragen der gesetzlichen Möglichkeiten zur Absicherung einer umfassenden Schwangerschaftsvorsorge, der Gesundheitserziehung (u. a. Vorbereitung auf die Geburt Lebensführung der Schwangeren u. ihrer Umgebung) u. des Schwangerschaftskonfliktes; **Kostenträger:** Krankenversicherung*, Öffentlicher Gesundheitsdienst; **Leistungsträger:** Arzt- bzw. Hebammenpraxen für Krankenversicherte; häufig auch Angebot von Geburtshäusern u. -kliniken für dort Entbindende; Schwangerenberatungsstellen für alle Schwangeren. Die **Schwangerenberatungsstellen** sind Einrichtungen des öffentlichen

zialisierte Sozialarbeiterinnen wahrgenommen, die im Bedarfsfall durch Ärzte u. Psychologen des Gesundheitsamtes unterstützt werden. Vgl. Vorsorge.

Schwangerenvorsorge: s. Vorsorge, Mutterschafts-Richtlinien, Mutterschutzgesetz.

Schwangerschaft: (engl.) *pregnancy*; syn. Gravidität; Zustand der Frau von der Empfängnis (Konzeption) bis zum Eintritt der Geburt (normalerweise 273–281 Tage); die Schwangerschaft ist mit zahlreichen Veränderungen der Körperfunktionen der Schwangeren verbunden. Bei Eintreten einer Schwangerschaft gelten sozialmedizinische u. gesetzliche Regelungen, die beachtet werden müssen, z. B. Arbeitsschutzvorschriften bis zum Betriebsverbot. Vgl. Schwangerenberatung, Mutterpass, Mutterschaftsgeld, Mutterschafts-Richtlinien, Mutterschutzgesetz.

Schwangerschaftsabbruch: (engl.) *abortion*; Abruptio graviditatis, Abortus artificialis; Abtreibung; absichtlich instrumentell od. pharmakologisch herbeigeführte Beendigung einer Schwangerschaft vor Erreichen der extrauterinen Lebensfähigkeit von Embryo od. Fetus; **Rechtliche Grundlage:** In Deutschland ist seit 1.10.1995 das Abtreibungsstrafrecht durch das „Schwangeren- u. Familienhilfeänderungsgesetz" vom 21.8.1995 als Kombination aus Indikationslösung u. Fristenlösung mit Beratungspflicht geregelt. Der Schwangerschaftsabbruch ist danach (mit Ausnahme nidationshemmender Handlungen, z. B. durch Intrauterinspirale, Morning-after Pill) grundsätzlich gemäß § 218 StGB strafbar; er kann jedoch nach § 218 a StGB durch einen Arzt rechtmäßig bzw. straffrei vorgenommen werden. **Voraussetzung:** 1. **medizinische Indikation** (§ 218 a Abs. 2 StGB), wenn eine Gefahr für das Leben od. (die Gefahr) eine(r) schwerwiegenden Beeinträchtigung des körperlichen od. seelischen Gesundheitszustands der Schwangeren gegeben ist u. deren Einwilligung sowie eine schriftliche Indikationsstellung durch einen anderen Arzt vorliegen; eine zeitliche Einschränkung für die Zulässigkeit des Abbruchs besteht nicht. Die frühere embryopathische Indikation (schwere Fehlbildung* od. ähnliche Erkrankungen des Embryos) ist als solche entfallen; ihr bislang zuzuordnende Fälle können jedoch unter die medizinische Indikation fallen. 2. Bei Schwangerschaften infolge sexuellen Missbrauchs von Kindern (unter 14 Jahren), nach Vergewaltigung, sexueller Nötigung u. sexuellem Missbrauch Widerstandsunfähiger kommt die **kriminologische Indikation** (als sog. Unterindikation der medizinischen Indikation) zur Anwendung (§ 218 a Abs. 3 StGB), für die eine Frist von 12 Wochen nach der Empfängnis gilt. 3. Der sog. **beratene Schwangerschaftsabbruch** (§ 218 a Abs. 1 StGB) ist im Gegensatz zu den Indikationsfällen rechtswidrig, zurückliegende Beratung gemäß § 219 StGB seitens einer anerkannten Beratungsstelle durch Vorlage einer Bescheinigung nachweisen kann. **Hinweis:** Die Durchführung des Schwangerschaftsabbruchs ist dem Arzt freigestellt; vor der Durchführung des Schwangerschaftsabbruchs treffen ihn nach § 218 c StGB bestimmte strafbewehrte Pflichten (u. a. zur medizinischen Beratung u. Untersuchung der Schwangeren). Anders als in den Indikationsfällen besteht bei einem Schwangerschaftsabbruch nach § 218 a Abs. 1 StGB eine Leistungspflicht der GKV nur unter bestimmten Voraussetzungen, die zudem weder die Abbruchsvornahme noch die Nachbehandlung umfasst (§ 24 b SGB V).

Schwangerschaftsgymnastik: (engl.) *pregnancy exercise*; physiotherapeutische Übungen während der Schwangerschaft; **Ziel:** die körperliche Umstellung erleichtern, Entspannungs- u. Atemtechniken i. R. der Geburtsvorbereitung* vermitteln; **Kostenträger:** verordnungsfähig nach Heilmittelrichtlinien*, zuzahlungsbefreit.

Schwangerschaftskonfliktberatung: (engl.) *pregnancy conflict counselling*; Pflichtberatung vor einem Schwangerschaftsabbruch*; die Konfliktberatung durch eine staatlich anerkannte Beratungsstelle muss organisatorisch von den Einrichtungen, in denen die Abbrüche vorgenommen werden, getrennt sein. Sie umfasst Konfliktklärung hinsichtlich der emotionalen, seelischen, partnerschaftlichen u. lebensplanerischen Aspekte von Elternschaft bzw. eines Schwangerschaftsabbruchs, Informationen über staatliche u. andere Sozialleistungen, medizinische Aufklärung hinsichtlich eines operativen od. medikamentösen Eingriffs, Kosten u. Finanzierung eines Schwangerschaftsabbruchs sowie Erläuterung der Rechtsgrundlage. **Rechtliche Grundlage:** § 219 StGB.

Schwangerschaftsverhütung: s. Kontrazeption.

SchwbG: Abk. für **Schwerbehindertengesetz***.

Schweigepflicht: (engl.) *(patient/physician) confidentiality*; ethische u. rechtliche (Berufsgeheimnis §§ 203, 204 StGB) Pflicht des Arztes, Verschwiegenheit über alles (auch nichtmedizinische Sachverhalte) zu wahren, was ihm bei der Ausübung seines Berufs bekannt wird; bereits die Tatsache des Arztbesuchs fällt unter die Schweigepflicht. Die Schweigepflicht ist die Grundlage des Vertrauens zwischen Patienten u. Arzt; sie gilt auch gegenüber selbst Schweigepflichtigen u. nach dem Tod des Geheimnisträgers. nach § 203 StGB gilt die Schweigepflicht für den Arzt, Zahnarzt, Apotheker od. Angehörigen eines anderen Heilberufs, der eine staatlich geregelte Ausbildung erfordert, also z. B. auch für Krankenschwestern u. -pfleger, Hebammen u. Entbindungspfleger, Masseure, Physiotherapeuten, Angehörige medizinisch technischer Assistenzberufe, med. Dokumentare u. Informatiker;

od. Geldstrafe bedroht. Die Schweigepflicht kann durchbrochen werden bei Vorliegen einer gesetzlichen Offenbarungspflicht*, eines gesetzlichen Anzeigerechts*, eines rechtfertigenden Notstandes gemäß § 34 StGB, sowie bei **Schweigepflichtentbindung, d. h.** der Befreiung des Arztes von der Schweigepflicht durch den Patienten, nach dessen Tod nur durch Ermittlung des mutmaßlichen Willens; der Verzicht kann umfassend vorgenommen werden od. auf einzelne Teilbereiche beschränkt sein; er kann ausdrücklich erklärt werden od. durch schlüssiges Verhalten erfolgen, z. B. bei Benennung des Arztes als Zeugen durch seinen Patienten. Bei einer Schweigepflichtentbindung besteht eine Aussagepflicht im gerichtlichen Verfahren gemäß §§ 53 Abs. 2 StPO, 385 Abs. 2 ZPO. Die Anhängigmachung einer Klage des Patienten gegen den Arzt (z. B. Arzthaftungsprozess) entbindet diesen konkludent von seiner Schweigepflicht.

Schwerbehindertenabgabe: s. Beschäftigungspflicht der Arbeitgeber.

Schwerbehindertenarbeitsplatz: s. Beschäftigungspflicht der Arbeitgeber.

Schwerbehindertenausweis: (engl.) *severely handicapped pass*; Legitimation des Status der Schwerbehinderung (s. Behinderung), ausgestellt nach §§ 2 u. 69 SGB IX durch die Behörden, die auch das Bundesversorgungsgesetz* ausführen (i. R. Versorgungsverwaltung); der Ausweis ist ab dem 10. Lebensjahr mit Passbild zu versehen u. wird i. d. R. für 5 Jahre befristet ausgestellt; Grundfarbe grün, bei unentgeltlicher Beförderung im öffentlichen Personennahverkehr auf der Vorderseite halbseitig orange; bei Behinderungen, die nach bestimmten Rechtsgebieten anerkannt sind, werden zusätzlich Sondergruppen eingetragen (EB für entschädigungsberechtigt*, VB für versorgungsberechtigt* od. KB für kriegsbeschädigt*), bei besonderen gesundheitlichen Merkmalen deren Merkzeichen* (§§ 1–8 Schwerbehindertenausweisverordnung, Abk. SchwbAwVO); mit der Ausstellung eines Schwerbehindertenausweises (ab GdB 50) sind je nach Behinderungsgrad u. Merkzeichen entsprechende Nachteilsausgleiche verbunden. Vgl. Schwerbeschädigtenausweis.

Schwerbehindertengesetz: (engl.) *Severely Handicapped Persons Act*; Abk. SchwbG; „Gesetz zur Sicherung der Eingliederung Schwerbehinderter in Arbeit, Beruf u. Gesellschaft" in der Fassung vom 26.8.1986 (BGBl. I S. 1421, 1550), zuletzt geändert am 19.12.1997 (BGBl. I S. 3158), zum Ausgleich von (z. B. beruflichen) Nachteilen bei Behinderungen unabhängig von der Ursache, am 1.7.2001 aufgegangen in SGB* IX Teil 2; vor 1974 gesetzliche Regelungen zu Nachteilsausgleichen bei Gesundheitsstörungen nur bei Folgen von Arbeitsunfällen* od. Berufskrankheiten*, Kriegs- od. Wehrdienstbeschädigung od. anderen staatlich zu

rung.

Schwerbehindertenquote: s. Beschäftigungspflicht der Arbeitgeber.

Schwerbehindertenrecht: s. SGB IX.

Schwerbehinderung: (engl.) *severe disablement*; eine Schwerbehinderung liegt nach § 2 SGB IX bei einer behördlich festgestellten Behinderung* mit einem Grad der Behinderung ≥50 vor (s. Schwerbehindertenausweis); alle 2 Jahre ist nach § 131 SGB IX eine Bundesstatistik zu erstellen (2003: 6,7 Mio. Schwerbehinderte); vgl. Anhaltspunkte, SGB IX.

Schwerbeschädigtenausweis: (engl.) *severely handicapped pass*; Schwerbehindertenausweis* mit Sondergruppe VB (versorgungsberechtigt*) od. KB (kriegsbeschädigt*) bei MdE ≥50 %, der aufgrund einer anerkannten Gesundheitsstörung nach dem Sozialen* Entschädigungsrecht (Hauptgesetz BVG) ausgestellt wird.

Schwerbeschädigtengesetz: (engl.) *Severely Disabled Employment Act*; „Gesetz über die Beschäftigung Schwerbeschädigter" vom 6.4.1920 (RGBl S. 458) u. vom 16.6.1953 (BGBl. I S. 389) zur Förderung der beruflichen Eingliederung Kriegsversehrter u. Unfallverletzter i. R. der GUV; die Pflichtplatzregelung des Gesetzes von 1953 sah z. B. vor, dass Arbeitgeber Beschädigte mit MdE ≥50 % infolge Arbeitsunfall od. Berufskrankheit, Kriegs- od. Wehrdienstbeschädigung od. anderen staatlich zu entschädigenden Gesundheitsstörungen vorrangig beschäftigen mussten (Pflichtquote 8 % bzw. 7 Arbeitsplätze Betriebsgröße); anderenfalls war eine Ausgleichsabgabe zu entrichten (s. Beschäftigungspflicht der Arbeitgeber); enthielt außerdem die Regelung von Zusatzurlaub*; 1974 im Schwerbehindertengesetz*, 2001 im SGB IX aufgegangen. Vgl. Behinderung.

Schwerbeschädigung: (engl.) *severe disablement*; Begriff des Sozialen* Entschädigungsrechts (Hauptgesetz BVG) für anerkannte Gesundheitsstörungen mit MdE ≥50 % (§ 31 Abs. 3 BVG); i. R. der GUV werden Personen bei MdE ≥50 % als schwerverletzt nach Schwerbehindertenrecht bei GdB ≥50 als schwerbehindert bezeichnet. Vgl. Behinderung.

Schwerpflegebedürftigkeit: s. Pflegestufe.

Schwerpunkt: (engl.) *sub-specialty*; Abk. SP; in der ärztlichen Weiterbildung* auf der Facharztweiterbildung aufbauende Spezialisierung im Fachgebiet* mit abschließender Prüfung vor der zuständigen Landesärztekammer; **Voraussetzung** Approbation* als Arzt; Schwerpunktbezeichnungen dürfen nur zusammen mit der zugehörigen Facharztbezeichnung geführt werden, z. B. nach der (Muster-)Weiterbildungsordnung* für Ärzte Facharzt für Kinder- u. Jugendmedizin mit Schwerpunkt Kinder-Kardiologie; vgl. Facharzt Zusatzbezeichnung.

Schwerpunktpraxis: (engl.) *subspecialised practice, specialist medical office*; von (mehreren) Fachärzten*

kungen (z. B. Diabetes mellitus, onkologische Erkrankungen, Epilepsie) als Bindeglied zwischen hausärztlicher u. stationärer Versorgung; **Voraussetzung:** Leitung u. Personal verfügen i. d. R. über zielgruppenadäquate, spezifische Fachausbildungen u. Berufserfahrungen für ein breites Leistungsspektrum im Spezialgebiet; umfassende fachspezifische Ausstattung. **Ziel:** Verbesserung der Qualität der ambulanten Betreuung bestimmter Patientengruppen u. gleichzeitige Kostensenkung durch Einsparen stationärer Behandlungen. In Modellprojekten u. i. R. der Disease*-Management-Programme (Abk. DMP) betriebene Schwerpunktpraxen weisen meist ein strukturiertes, indikationsbezogenes Behandlungsmanagement mit besonderen Verpflichtungen der Leistungserbringer zur Sicherung der Prozess- u. Strukturqualität auf. Die KVen führen nach Prüfung der in den zertifizierten DMP-Vereinbarungen festgelegten Kriterien über Qualitätsanforderungen (z. B. Diabetologe Deutsche Diabetes Gesellschaft) u. Strukturvoraussetzungen (z. B. für Patientenschulungen) eine Liste der an der DMP-Versorgung teilnehmenden Ärzte, Einrichtungen od. Schwerpunktpraxen. Vgl. Hausarzt, Berufsausübungsgemeinschaft, Versorgung, vertragsärztliche.

Schwerstbeschädigtenzulage: (engl.) *most severe disablement allowance*; Geldleistung nach Sozialem* Entschädigungsrecht (§ 31 Abs. 5 BVG) bei MdE 100 % wegen anerkannter Gesundheitsstörungen, wenn hierdurch außergewöhnliche Einschränkungen bestehen, z. B. bei mehrfachem Gliedmaßenverlust in Kombination mit Blindheit; wird in den Stufen I bis VI geleistet; die Einteilung erfolgt nach einem Punktesystem auf der Grundlage der MdE, das in der Verordnung zur Durchführung des § 31 Abs. 5 BVG u. in den Anhaltspunkten* erläutert wird; Schwerstbeschädigtenzulage wird außerdem erbracht bei Anspruch auf Pflegezulage* (ab Stufe III) nach dem BVG: Pflegezulage Stufe III führt zu Schwerstbeschädigtenzulage Stufe I.

Schwerstpflegebedürftigkeit: s. Pflegestufe.

Schwimmwasser: s. Badewasser.

Schwindelsyndrom: (engl.) *dizziness, vertigo*; syn. Vertigo; anfallartig wiederholt auftretende od. andauernde subjektive Empfindung mangelnder Übereinstimmung zw. Körperorientierung im Raum u. (visuellen) Sinneseindrücken, häufig verbunden mit der Wahrnehmung von Scheinbewegungen des Körpers bzw. der Umgebung, Störungen der Augenmotilität (Nystagmus), Gleichgewichtsstörungen, Übelkeit u. Erbrechen; **Einteilung: 1.** organisch bedingte Schwindelsyndrome (peripher vestibuläre, zentral vestibuläre u. gemischte Formen); **2.** psychogene (somatoforme) Schwindelsyndrome. **Ätiologie:** Die Einzelursachen organisch bedingter Schwindelsyndrome sind vielfältig. Die sog. Reisekrankheit, Innenohraffek-

rakters einher. Auch Blutdruckschwankungen können vorübergehende Schwindel- bzw. Ohnmachtsempfindungen verursachen. Der somatoforme Schwindel tritt am häufigsten in Verbindung mit Angst u. phobischen Störungen, depressiven u. dissoziativen Störungen, nicht selten aber auch im Gefolge eines organischen Schwindels auf. **Epidemiologie:** Schwindel stellt nach dem Kopfschmerz* das häufigste neurologische Leitsymptom dar. Eine Befragung von über 30 000 Personen ergab eine mit dem Alter ansteigende Prävalenz zwischen 17 u. 32 %, bei über 80-Jährigen von 39 %. Mit etwa 30 % aller akuten Schwindelsyndrome am häufigsten sind peripher vestibuläre, davon entfällt der größte Anteil auf den benignen paroxysmalen Lagerungsschwindel (ca. 36 %). In einer neurologischen Spezialambulanz wird in fast 20 % der Fälle eine Form des psychogenen Schwindels festgestellt (v. a. phobischer Schwankschwindel). **Sozialmedizinische Bedeutung:** Schwindelsyndrome bedürfen einer frühzeitig einsetzenden differenzierten Diagnostik u. individuellen Behandlung, die je nach Beeinträchtigung des Betroffenen durch die Symptomatik ambulant od. stationär durchgeführt werden kann. Organische u. somatoforme (psychogene) Störungsanteile sind dabei ebenso zu berücksichtigen wie die Möglichkeit der sekundären Entwicklung einer psychischen Störung infolge des Schwindelsyndroms (z. B. Anpassungsstörungen, depressive Störungen). Die häufigste Ursache akuter Schwindelsyndrome, der periphere paroxysmale Lagerungsschwindel, ist durch ein gezieltes Lagerungstraining oft relativ einfach u. in kurzer Zeit zu beheben. Die meisten anderen Schwindelformen erfordern einen multiprofessionellen Behandlungsansatz. Bei Chronifizierungsgefahr z. B. durch einen dysfunktionalen Umgang mit den Krankheitsfolgen kann eine medizinische Rehabilitation, ggf. auch in einer psychosomatischen Facheinrichtung angezeigt sein. Leistungen* zur Teilhabe am Arbeitsleben kommen in Betracht, wenn die Schwindelsymptomatik trotz adäquater Behandlung andauert od. wiederholt auftritt u. die Ausübung der bisherigen Berufstätigkeit beeinträchtigt. Bei der sozialmedizinischen Einschätzung sind hier insbes. die Gefährdungsfaktoren in Verbindung mit der Beanspruchung des Gleichgewichtssinns zu beachten. Eine Minderung* der Erwerbsfähigkeit aufgrund einer isolierten Schwindelsymptomatik stellt eher die Ausnahme dar, während das Vorliegen einer schwerwiegenden neurologischen Grunderkrankung mit entsprechender Symptomatik sowie einer psychischen Komorbidität die Wahrscheinlichkeit einer Erwerbsminderung erhöht. Für die GUV sind die Schwindelsyndrome insofern von Bedeutung, als sie sich gelegentlich nach Bagatelltraumata (z. B. Schleudertrauma*) entwickeln, ein Kau-

me) als psychoreaktive Folge des Traumas handeln. Leistungen der Pflegeversicherung werden bei Pflegebedürftigkeit i. R. erheblicher organischer, seltener psychischer Komorbidität erbracht.

Schwingungen, mechanische: s. Vibrationen.

SCL-90: Abk. für (engl.) *Symptom*-*Checklist-90*.

Screening: (engl.) *screening*; syn. Filteruntersuchung, Reihenuntersuchung; alle Arten von Testverfahren zur Eingrenzung bestimmter Risikoindikatoren* bzw. Identifizierung von Krankheiten, die (möglichst kosteneffektiv) i. R. der Sekundärprävention (s. Prävention) an einer definierten Population eingesetzt werden; identifiziert diejenigen Probanden, die von weiteren Untersuchungen profitieren od. bei denen das Auftreten einer Krankheit od. deren Komplikationen verringert werden können; für Screenings eingesetzte diagnostische Tests* sollten zuerst von hoher Sensitivität* sein (wichtiger als hohe Spezifität*). Bei in der ersten Runde positiv getesteten Personen kommen in einer zweiten diagnostischen Runde dann Tests mit hoher Spezifität zum Einsatz. Vgl. Neugeborenen-Screening.

SD: Abk. für (engl.) *standard deviation*; s. Standardabweichung.

SE: Abk. für (engl.) *standard error*; s. Standardfehler.

second opinion: s. Zweitmeinung.

SED-Unrechtsbereinigungsgesetz: (engl.) *Redress of Socialist Unity Party Injustice Act*; Abk. SED-UnBerG; Gesetze des Sozialen* Entschädigungsrechts zur Regelung der Rehabilitierung von Opfern u. Wiedergutmachung von SED-Unrecht aus der Zeit vom 8.5.1945 bis 2.10.1990; **1. Erstes SED-UnBerG** „Gesetz über die Rehabilitierung u. Entschädigung von Opfern rechtsstaatswidriger Strafverfolgungsmaßnahmen im Beitrittsgebiet", Abk. StRehaG, in der Fassung vom 17.12.1999 (BGBl. I S. 2664), zuletzt geändert am 3.8.2005 (BGBl. I S. 2266): Strafrechtliches Rehabilitierungsgesetz: regelt die Entschädigung von wirtschaftlichen u. gesundheitlichen Schäden, die durch die Folgen einer politischen Verfolgung mit Verurteilung durch ein staatliches deutsches Gericht u. Freiheitsentzug im Beitrittsgebiet entstanden sind, wenn das Urteil aufgehoben u. für rechtsstaatswidrig erklärt wurde; **2. Zweites SED-UnBerG** umfasst 2 Artikel: **a)** Verwaltungsrechtliches Rehabilitierungsgesetz (Abk. VwRehaG): „Gesetz über die Aufhebung rechtsstaatswidriger Verwaltungsentscheidungen im Beitrittsgebiet u. die daran anknüpfenden Folgeansprüche" vom 1.7.1997 (BGBl. I S. 1620), zuletzt geändert am 22.12.2003 (BGBl. I S. 2834); regelt die verwaltungsrechtliche Rehabilitierung mit dem Ziel, Verwaltungsentscheidungen im Beitrittsgebiet aufzuheben, die zu einer gesundheitlichen Schädigung, einem Eingriff in Vermögenswerte od. einer beruflichen Benachteiligung geführt haben u. deren Folgen

Investitionsvorranggesetz, Entschädigungsgesetz; **b)** Berufliches Rehabilitierungsgesetz (Abk. BerRehaG): „Gesetz über den Ausgleich beruflicher Benachteiligungen für Opfer politischer Verfolgung im Beitrittsgebiet" vom 1.7.1997 (BGBl. I S. 1625) zuletzt geändert am 27.12.2003 (BGBl. I S. 3022) regelt die berufliche Rehabilitierung mit dem Ziel beruflichen Abstieg u. persönliche Diskriminierung durch SED-Unrecht wieder gutzumachen Vgl. Häftlingshilfegesetz.

Seekasse: s. See-Sozialversicherung, Rentenversicherung.

Seelenverlust: (engl.) *soul loss*; weltweit verbreitete, besonders aber in Mittel- u. Südamerika unter dem Namen Susto (s. Syndrom, kulturspezifisches) bekannte volkstümliche Vorstellung, dass durch ein Schreckerleben od. traumatisches Ereignis wie Kränkung od. Kriegserfahrungen die Seele des Traumatisierten od. eines nahen Verwandten verloren geht, aus dem Körper entweicht u. von Geistern in Besitz genommen wird; dem Ereignis Seelenverlust werden vielfältige Krankheitssymptome zugesprochen (z. B. Trauer, Antriebslosigkeit, Appetitstörungen, Schmerzen, manifeste Erkrankungen). Schamanen* u. Heiler* setzen zur Heilung Rituale* mit dem Ziel ein, die Seele in den Körper zurückzuführen. Vgl. Volksmedizin.

See-Sozialversicherung: (engl.) *maritime insurance fund*; bundesweit zuständiger Sozialversicherungsträger*; Verbund aus: **1. See-Berufsgenossenschaft:** seit 1887 Träger der GUV für Seeleute versichert Seeleute auf deutschen u. unter bestimmten Voraussetzungen auch auf ausländischen Schiffen gegen Arbeitsunfälle* u. Berufskrankheiten*; **2. Seekasse:** seit 1907 Rentenversicherungsträger für Seeleute; versichert sind alle aktiven u. ehemaligen deutschen Seeleute, die mindestens einen Monat zur See gefahren sind Die Seemannskasse (§ 143 SGB VII) erbringt lang jährigen Berufsseeleuten ab dem 56. Lebensjahr bis zur Rente aus der GRV ein monatliches Überbrückungsgeld (umgangssprachlich Seemannsrente) Die Beiträge werden allein von den Arbeitnehmern u. Arbeitgebern der Seeschifffahrt aufgebracht **3. See-Krankenkasse:** seit 1928; versichert Seeleute, ehemalige Seeleute, deren Familienangehörige u. Rentner; Voraussetzung für die Mitgliedschaf ist mindestens ein Rentenversicherungsbeitrag für die Seefahrt; angegliedert ist die **Lohnausgleichskasse** für Arbeitgeber, die höchstens 30 Arbeitnehmer beschäftigen; sie erstattet ihren Mitgliedern den größten Teil der Aufwendungen, die sie bei Lohnfortzahlung im Krankheitsfall u. bei Mutterschaft an die Arbeitnehmer zu erbringen haben. **4. See-Pflegekasse:** seit 1995; übernimmt bei Pflegebedürftigkeit des Versicherten einen Teil der Pflegekosten (s. Pflegeversicherung). **5. Seeärztlicher Dienst:** gemeinsame Einrichtung der ge

u. nimmt betriebsärztliche sowie arbeitsmedizinische Aufgaben in den Schifffahrtsbetrieben wahr. **6.** **Schiffssicherheitsbehörde** des Bundes mit der Hafenstaatkontrolle für ausländische Schiffe; **Hinweis:** Die Seekasse fusionierte i. R. der Organisationsreform der Rentenversicherung am 1.10.2005 mit der Bahnversicherungsanstalt u. der Rentenversicherung der Bundesknappschaft zur Deutschen Rentenversicherung Knappschaft-Bahn-See. **Hinweis zur Gesundheitsreform 2006:** Die Gesundheitsreform sieht bislang vor, die bislang als Sonderträger der GKV geltende See-Krankenkasse geöffneten Betriebskrankenkassen gleichzustellen.

Sehbehinderung: (engl.) *vision impairment*; angeborene od. erworbene Einschränkung des Sehvermögens eines od. beider Augen, z. B. bei Herabsetzung der Sehschärfe für Ferne u./od. Nähe trotz Korrektur durch optische Hilfsmittel (Brille od. Kontaktlinsen) auf $\frac{1}{3}$ (30 %) bis $\frac{1}{20}$ (5 %) der Norm (100 %). od. wenn andere Störungen des Sehens vorliegen, z. B. Gesichtsfeldausfälle, Farbsinn- od. Bewegungsstörungen der Augen von entsprechendem Schweregrad: **Einteilung: 1.** geringe Sehschädigung (Visus 0,3–0,1): fällt oft erst bei Einschulung auf; **2.** mittlere Sehschädigung (Visus 0,1–0,05); **3.** hochgradige Sehschädigung (Visus 0,05–0,02); **4.** praktische Blindheit (Visus <0,02); **5.** Vollblindheit: völlig erloschenes Sehvermögen, keine visuelle Wahrnehmung (Amaurose). Häufige Sehbehinderungen sind **Sehfehler** (Refraktionsanomalie): Kurz-, Weitsichtigkeit, Hornhautverkrümmung (Astigmatismus). **Sehschwäche** (Amblyopie): durch Brille nicht völlig ausgleichbar, Benachteiligung eines od. beider Auge durch Schielen, unkorrigierte Sehfehler, Linsentrübung. **Ätiologie:** vielfältig, z. T. Augenfehlbildungen, fortschreitende Netzhauterkrankungen, Alterungsprozess, Verletzungen; **Epidemiologie:** ca. 500 000 Sehbehinderte, 145 000 blinde Menschen; 61 % der Erwachsenen (über 16 Jahre) sind Brillenträger, 36 % ständig, 27 % zeitweise; ca. 41 Mio. Brillenträger, davon ca. 1,6 Mio. im Alter von 2–15 Jahren. **Sozialmedizinische Bedeutung:** Die Erwerbsquote unter den blinden Menschen liegt bei den 21–49-Jährigen bei 42 %. Sehbehinderungen können zu Ansprüchen auf Leistungen* zur Teilhabe am Arbeitsleben (Blindenberufe, Sehschwachentätigkeiten, Mobilitätstraining) od. auch Rente wegen Erwerbsminderung* bei der GRV führen (2005 ca. 800 vorzeitige Berentungen). Weniger häufig werden medizinische Rehabilitationsleistungen in Anspruch genommen. Kosten für die Ausbildung eines Blindenführhundes werden von der GKV übernommen. Vgl. Farbfehlsichtigkeit.

SEKIS: Abk. für **S**elbsthilfe* **K**ontakt- und Informationsstelle.

nischen Nomenklatur die Korrespondenz mit Patienten, Krankenkassen u. Einrichtungen des Gesundheitswesens u. rechnet medizinische Leistungen ab; **Ausbildung:** 2-jährige landesrechtlich geregelte Ausbildung an Berufsfachschulen (auf der Grundlage der Rahmenvereinbarung der Kultusministerkonferenz über die Berufsfachschulen, Beschluss der Kultusministerkonferenz vom 28.2.1997 in der Fassung vom 28.3.2003).

Sektion: (engl.) *autopsy*; syn. Obduktion, innere Leichenschau, Autopsie, Nekropsie; **1. gerichtliche** Sektion (syn. forensische Sektion): gesetzlich vorgesehen zur Feststellung der Todesursache u. Todesart bei Verdacht auf eine Straftat nach richterlicher Anordnung im Beisein der Staatsanwaltschaft, ggf. auch des Richters (§ 87 ff. StPO; Durchführung durch 2 Ärzte, von denen einer Gerichtsmediziner sein muss), zur Feststellung infektiöser Krankheiten aus hygienischen Gründen (s. Infektionsschutzgesetz) u. zur Erteilung der Genehmigung zur Feuerbestattung (§ 3 Abs. 2 FeuerbestG); in einem vorläufigen Gutachten* sind wesentliche pathologisch-anatomische Diagnosen zusammengefasst; ggf. folgen feingewebliche, toxikologische, serologische u./od. bakteriologische Analysen. **2. klinische** Sektion (gesetzlich geregelt in Berlin u. Hamburg) zur Feststellung von Todesursachen u. Krankheitszusammenhängen, zur Überprüfung der ärztlichen Behandlung, i. R. der Unfallversicherung zur Klärung des Zusammenhangs zwischen Tod u. Unfallereignis od. zu Forschungszwecken; **3. anatomische** Sektion i. R. von Lehre u. Ausbildung. Die Sektion umfasst auch die Entnahme von Organen u. Gewebeteilen sowie deren Aufbewahrung. Soweit eine Sektion nicht gesetzlich vorgesehen ist, darf die Leichenöffnung grundsätzlich nur mit zu Lebzeiten gegebener Einwilligung* des Verstorbenen bzw. bei fehlender Willensäußerung mit Zustimmung der nächsten Angehörigen durchgeführt werden; eine zu Lebzeiten getroffene Entscheidung des Verstorbenen geht dem Willen der Angehörigen grundsätzlich vor. Bei fehlender, vom Verstorbenen nicht ausdrücklich versagter Einwilligung kommt u. U. ein rechtfertigender Notstand nach § 34 StGB in Betracht; die eigenmächtige Sektion kann bei Verletzung von Gewahrsamsrechten nach § 168 StGB strafbar sein.

Sekundärprävention: s. Prävention.

Sekundärrecht: sekundäres Gemeinschaftsrecht; s. Europäisches Gemeinschaftsrecht.

Selbständigkeit: (engl.) *self employment*; besteht bei Erwerbstätigen, die im Gegensatz zu Beschäftigten* in keinem arbeitsrechtlich definierten Abhängigkeitsverhältnis stehen u. im Wesentlichen ihre Tätigkeit frei gestalten u. die Arbeitszeit bestimmen können (§ 84 Abs. 1 Handelsgesetzbuch); Selbständige sind in der Kranken- u. Arbeitslosenver-

Gruppen selbständig Tätiger nach § 2 SGB VI versicherungspflichtig (z. B. Erzieher od. Pflegepersonen, die selbst keinen versicherungspflichtigen Arbeitnehmer beschäftigen, Hebammen u. Entbindungspfleger, Künstler u. Publizisten).

Selbständigkeitsindex, funktionaler: s. functional independence measure.

Selbstauskunft: (engl.) *self information*; Eigenangaben bei Beantragung von Leistungen gegenüber Sozialleistungsträgern zu gesundheitlichen Problemen, aktueller Tätigkeit mit kennzeichnenden Merkmalen, ggf. Arbeitsunfähigkeit, belastenden Faktoren im beruflichen u. privaten Bereich, Angaben zur Krankengeschichte u. Risikoverhalten; dient zusammen z. B. mit dem ärztlichen Befundbericht als Grundlage zur Beurteilung der beantragten Leistungen. Durch die Selbstauskunft wird dem Antragsteller die Gelegenheit zur persönlichen Beteiligung gegeben u. das im SGB* IX formulierte Anliegen einer stärkeren Einbeziehung in den Entscheidungsprozess berücksichtigt.

Selbstbehalt: (engl.) *deductible*; (versicherungstechnisch) der nicht durch den Versicherungsvertrag gedeckte Schadensanteil, wobei die Kostenbeteiligung* des Versicherten bis zu einer bestimmten Obergrenze reicht, ab der die Versicherung für den Schaden abzüglich des Selbstbehaltes eintritt. **Hinweis zur Gesundheitsreform 2006:** Die Gesundheitsreform sieht für Versicherte bislang vor, fakultative Selbstbehalte in begrenzter Höhe zu wählen. Selbstbehalte dürfen nicht zu einem Mittelenzug aus der GKV führen, sondern müssen sich selbst tragend finanzieren. Die Mindestbindungspflicht soll 3 Jahre betragen, wobei bei besonderen Härten ein Sonderkündigungsrecht gelten soll. Vgl. Selbstbeteiligung.

Selbstbestimmung: (engl.) *self determination*; **1.** s. Eigenverantwortung; **2.** informationelle Selbstbestimmung: Recht des Einzelnen, über Preisgabe u. Verwendung seiner persönlichen Daten zu bestimmen; **Rechtliche Grundlage:** Entscheidung des Bundesverfassungsgerichts (BVerfGE 65,1 ff.) vom 15.12.1983 (das sog. Volkszählungsurteil) als Ausprägung des allgemeinen Persönlichkeitsrechts. Vgl. Datenschutz.

Selbstbestimmungsrecht: (engl.) *right of self-determination*; im GG (Art. 1 u. 2) fundiertes Recht auf von staatlicher Einmischung unbehelligte individuelle Lebensgestaltung (s. Autonomie), im Arzt-Patient-Verhältnis insbes. das Recht auf freie Arzt- u. Therapiewahl u. das Recht, zu diagnostischen od. therapeutischen Eingriffen, zu Transplatatentnahmen (s. Organspende) u. ggf. zu einer nicht gesetzlich angeordneten Sektion* die Einwilligung* zu geben od. zu verweigern; bildet Rechtsgrund u. Maßstab der ärztlichen Aufklärungspflicht*; die ärztliche Schweigepflicht*, das Einsichtsrecht* u. der datenschutzrechtliche Aus-

gehenden Selbstbestimmungsrechts einschließlich des Anspruchs auf einen selbstbestimmten Tod (Suizid*) bestehen unterschiedliche Positionen; Be grenzungen des Selbstbestimmungsrechts treten dort auf, wo es mit den Interessen od. Bedürfnissen eines anderen in Konflikt gerät. Vgl. Organspende ausweis, Zwangsbehandlung.

Selbstbeteiligung: (engl.) *coinsurance*; (versiche rungstechnisch) der nicht durch den Versiche rungsvertrag gedeckte Schadensanteil, wobei die Kostenbeteiligung* des Versicherten für einen pro zentualen Anteil od. einen pro Leistungseinhei fixierten Teilbetrag der Kosten gilt; Beispiel: Zahn ersatz* in der GKV; vgl. Selbstbehalt.

Selbstbild: s. Selbstkonzept.

Selbsterfahrungsgruppe: (engl.) *encounter group* Form der Gruppenpsychotherapie, bei der durch Konfrontation des einzelnen Teilnehmers mit den Reaktionen der Gruppe (i. d. R. unter professionel ler Anleitung) selbstreflexive Prozesse initiiert werden sollen; vgl. Balint-Gruppe.

Selbstgefährdung: (engl.) *self-endangerment*; ist ge geben, wenn jemand freiwillig u. selbstgewoll eine Handlung vornimmt, die ihn selbst gefährde bzw. er sich wissentlich in eine solche Lage begibt, die ihn selbst in eine bestehende Gefahr bringt; z. B. freiwilliger bewusster ungeschützer sexueller Verkehr mit einem HIV-Infizierten.

Selbsthilfe: (engl.) *self-help*; gegenseitige Unterstüt zung von Menschen, die ein gemeinsames Problem haben; i. w. S. auch unentgeltliche, ehrenamtlich erbrachte Hilfeleistungen i. R. von Nachbarschafts hilfe od. Wohlfahrtsverbänden; dient der Bedarfs deckung, Bedürfnisbefriedigung od. Beseitigung von Defiziten jenseits der durch staatliche od. marktwirtschaftliche Aktivitäten vermittelten Fremdhilfe. I. R. von Krankheitsverarbeitung* u. Gesundheitsförderung* sind besonders **Selbsthil fegruppen** von Bedeutung, d. h. selbstorganisierte Zusammenschlüsse, deren Aktivitäten sich auf die gemeinsame Bewältigung von Krankheiten od Lebensproblemen richten, von denen die beteilig ten Menschen entweder selbst od. als Angehörige betroffen sind. In regelmäßiger Gruppenarbei betonen sie Authentizität, Gleichberechtigung, ge meinsames Gespräch u. gegenseitige Hilfe. Selbst hilfeorganisationen (od. -verbände) haben einen höheren Grad organisatorischer Komplexität als Selbsthilfegruppen. Gemeinsame Interessen wer den durch den Dachverband Bundesarbeits gemeinschaft BAG SELBSTHILFE vertreten. Die Deutsche Arbeitsgemeinschaft Selbsthilfegruppen (DAG SHG) betreibt als Fachverband die Selbst hilfe-Informationsstelle NAKOS*. **Selbsthilfe potential** beschreibt Möglichkeiten u. Kompeten zen, durch persönliches Handeln eine Verbes serung der persönlichen (Gesundheits-)Situation zu erzielen. **Selbsthilfeförderung** ist die struktu-

Rechtliche Grundlage: § 20 SGB V, § 29 SGB IX; nach § 8 SGB XI ist neben der Erhaltung u. Entwicklung familiärer Selbsthilfe auch die Förderung einzelner Selbsthilfegruppen möglich. Vgl. Bedarfsdeckungsgrundsatz.

Selbsthilfegrundsatz: s. Bedarfsdeckungsgrundsatz.

Selbsthilfe Kontakt- und Informationstelle: (engl.) *self-help contact and information center*; Abk. SEKIS; 300 themen-, bereichs- u. indikationsübergreifende Anlaufstellen auf lokaler od. regionaler Ebene als Infrastrukturelement zur Unterstützung der Selbsthilfe*; **Aufgabe:** professionelle Beratung von Selbsthilfe-Interessenten u. Selbsthilfezusammenschlüssen, Gründungshilfe, Öffentlichkeitsarbeit, Verknüpfung von Selbst- u. professioneller Hilfe. Vgl. NAKOS.

Selbstkontrolle: (engl.) *self control*; Fähigkeit, das eigene Handeln zu hinterfragen u. entsprechend zu modifizieren; der selbstkontrollierte Mensch kann sich entscheiden, **1.** eine Handlung nicht auszuführen u. auf die damit verbundenen positiven Verstärker zu verzichten, um einen positiven Effekt zu erzielen (Widerstehen einer Versuchung), od. **2.** kurzfristig eine aversive Situation auszuhalten, um einen positiven Effekt zu erzielen („heldenhaftes Verhalten"). Bei der Selbstkontrolle eingesetzte **Methoden** sind: Selbstbeobachtung, Selbstbewertung (Bildung von Standards), Kontingenzkontrolle (Selbstverstärkung/Selbstbestrafung), Stimuluskontrolle u. Contract-Management. Selbstkontrolle ist ferner ein generelles Ziel therapeutischer Intervention: Der Patient wird befähigt, sein Verhalten mit verschiedenen Techniken selbst zu steuern, z. B. von einem Diabetiker selbst durchgeführte Blutzuckerkontrollen zur Überwachung der Therapie mit dem Ziel einer optimalen Stoffwechseleinstellung.

Selbstkonzept: (engl.) *self-concept, self-conception, self-image*; syn. Selbstbild; bezeichnet die Gesamtheit der Einschätzungen u. Bewertungen eines Individuums über sich selbst auch im Verhältnis zu anderen, schließt somit die Wahrnehmung über die eigenen Eigenschaften u. Rollen ein u. ist Teil seiner Identität; der Begriff wird in der Psychologie u. Soziologie in unterschiedlichen Kontexten verwendet; das Selbstkonzept eines Menschen entwickelt sich in Abhängigkeit von gesellschaftlichen Normen u. Rollenbildern, kulturellen Prägungen, Erziehung u. der Fähigkeit zur Selbstwahrnehmung u. Selbstreflexion. Mit Hilfe des Selbstkonzeptes eines Menschen werden Handlungen u. deren Folgen sowie die Reaktionen anderer auf das eigene Verhalten interpretiert. Daher spielt das Selbstkonzept in sozialen Situationen eine große Rolle in Bezug auf Einstellungen, Urteile, Gefühle, Handlungen u. Interaktionen (auch im Verhältnis

Körperbild u. zudem eine konkrete Vorstellung über die eigene Leistungsfähigkeit. Krisensituationen wie Krankheit u. Unfall, die das körperliche Erscheinungsbild u. die Leistungsfähigkeit beeinträchtigen od. verändern, können das Selbstkonzept eines Menschen negativ verändern. Vgl. Selbstwertgefühl.

Selbstkostendeckungsprinzip: (engl.) *cost recovery principle*; vollständige Deckung der Selbstkosten z. B. einer sozialen Einrichtung durch öffentliche Fördermittel u. Erlöse aus Pflegesätzen*; mit dem Krankenhausfinanzierungsgesetz* wurde 1972 das Selbstkostendeckungsprinzip für Krankenhäuser eingeführt u. im Rahmen der Einführung der DRG* durch prospektive Pflegesätze abgelöst, mit der Absicht, Anreize zu wirtschaftlichem Handeln u. zur Erzielung von Überschüssen zu geben.

Selbstmanagement: (engl.) *self management*; Fähigkeit, persönliche Angelegenheiten überschauen, planen u. organisieren zu können; durch verhaltenstherapeutisch ausgerichtete Strategien können die für ein effektives Selbstmanagement erforderlichen Kompetenzen wie Selbstbeobachtung, -instruktion, -verstärkung u. -kontrolle erworben werden, z. B. im Rahmen von Problembewältigungs- od. Gesundheitstraining*.

Selbstmedikation: (engl.) *self-medication*; eigenverantwortliche medikamentöse Behandlung gesundheitlicher Beeinträchtigungen ohne vorherige Konsultation eines Arztes, z. B. durch Kauf nicht verschreibungspflichtiger Arzneimittel*.

Selbstmord: s. Suizid.

Selbstverwaltung: (engl.) *autonomous administration, self-government*; eigenverantwortliche Aufgabenerledigung durch Gebiets- od. Personalkörperschaften des öffentlichen Rechts (z. B. Gemeinden; berufsständische Körperschaften); Strukturprinzip u. a. der deutschen Sozialversicherung, bei dem in der Sozialversicherungswahl* gewählte ehrenamtliche Vertreter der Versicherten u. der Arbeitgeber bei der Erfüllung der Aufgaben der Sozialversicherungsträger* mitwirken (§ 29 Abs. 2 SGB IV); **Verfahren:** Zur Bestimmung der jeweiligen Vertreter finden regelmäßige Sozialwahlen statt.

Selbstwertgefühl: (engl.) *self-esteem*; gefühlsmäßige Einschätzung des Werts der eigenen Person; die Ausbildung eines stabilen Selbstwertgefühls setzt nach C. Rogers Selbstachtung u. Akzeptanz der eigenen Person voraus, die sich in Abhängigkeit von der Anerkennung u. Akzeptanz durch die Familie u. das gesellschaftliche Umfeld sowie von der Qualität der Erfahrungen entwickelt. Die Art des Selbstwertgefühls beeinflusst die Stimmung u. das Verhalten eines Menschen u. damit die Form der Anpassung an objektive Gegebenheiten. Ein adäquates, positives Selbstwertgefühl ist wesentlicher Bestandteil psychischer Gesundheit.

Verhalten auszuführen od. ein unerwünschtes Verhalten zu unterlassen (Bandura 1977); eine ausgeprägte Selbstwirksamkeitserwartung erhöht die Wahrscheinlichkeit einer gewünschten Verhaltensveränderung; sie kann hinsichtlich konkreter Fähigkeiten, z. B. Fähigkeit zur Selbstuntersuchung od. zur Kommunikation über Gesundheitsbedürfnisse, durch Interventionen wie Gesundheitstraining* gesteigert werden. Vgl. Selbstkontrolle, Kontrollüberzeugung.

Selektion: (engl.) *selection*; **1.** (statist.) Auswahl von Probanden nach bestimmten Kriterien, kann zu Verzerrungen des Untersuchungsergebnisses führen (vgl. Bias); ein sog. Selektionseffekt liegt bei einer gesicherten statistischen Assoziation zwischen geprüfter Exposition u. Ereignis vor, wenn Individuen, die das Ereignis entweder bereits erlebt haben od. wegen anderer Ursachen mit größerer Wahrscheinlichkeit erleben werden als das durchschnittliche Individuum der untersuchten Population, deshalb mit größerer Wahrscheinlichkeit in die untersuchte Exposition driften (Drifteffekt). **Beispiel:** In einer Querschnittsstudie* über die gesundheitlichen Auswirkungen der Exposition Arbeitslosigkeit finde sich unter Arbeitslosen ein höherer Anteil von Individuen mit schlechter Gesundheit als unter gleichaltrigen Erwerbstätigen. Der Anteil der Kranken nehme überdies unter den Arbeitslosen mit Dauer der Arbeitslosigkeit zu. Zur Erklärung dieser statistischen Assoziationen können verschiedene Effekte in Betracht gezogen werden. Ein Selektionseffekt wäre: Personen mit schlechter Gesundheit verlieren häufiger ihren Arbeitsplatz u. verweilen länger in der Arbeitslosigkeit als Gesunde. Ein Kausaleffekt* wäre: Arbeitslosigkeit macht krank, wobei der Effekt mit der Dauer der Arbeitslosigkeit i. S eines Dosis-Wirkungs-Zusammenhangs zunimmt. Die Notwendigkeit von Kohortenstudien* in der analytischen Epidemiologie ergibt sich daraus, dass die Entscheidung zwischen Selektions- u. Kausaleffekten bei Querschnittsdaten im Allg. unmöglich ist. **2.** ursprünglich wertneutraler Begriff für die Auswahl der überlebenden gegenüber den nicht überlebenden Pflanzen- u. Tierarten im evolutionären Ausleseprozess; davon abgeleitet in der Diskussion um die Bewertung der Pränataldiagnostik* für die gezielte Auswahl von Embryonen gebräuchlich. **Ethik:** In seiner impliziten Bedeutung zielt der Begriff auf moralisch verwerfliche Auswahlkriterien, ist dann zugleich mit einer mangelhaft bewussten, negativen Wertung behaftet u. wird in manchen kontroversen Diskussionen diffamierend verwendet.

Selektion, adverse: (engl.) *adverse selection*; (ökonom.) adverse Selektion ist das Ergebnis asymmetrischer Informationsverteilung zwischen Käufern u. Verkäufern über die Qualität von Gütern

ren Preises keinen Absatz; in der Folge werden nur noch unterdurchschnittliche Qualitäten gehandel u. die Qualitätserwartungen sinken; in der Konsequenz kann die Zerstörung des Marktes stehen **Sozialmedizinische Bedeutung:** auf dem Kran kenversicherungsmarkt besteht zwischen zu versicherndem Versicherungsnehmer u. Versicherer ein Informationsgefälle über das Erkrankungsrisi ko, so dass seitens der Versicherungsnehmer wenig Anreiz für den Abschluss einer Krankenversiche rung* besteht, was zu einer Unterversicherung (s. Unterversorgung) führen kann; die negativen Auswirkungen von Unterversicherung auf das So zialsystem dienten als Hauptargument für die Einrichtung einer gesetzlich organisierten Kran kenversicherung. Vgl. Patientenselektion, Risiko selektion.

Self-efficacy: s. Selbstwirksamkeitserwartung.
Self-rated Health: subjektives Gesundheitsempfinden einer Person, das i. R. der Lebensqualitätsforschung ein wichtiger Indikator für Gesundhei u. Behandlungserfolg ist; die subjektive Gesund heit gilt als sensibleres Gesundheitsmaß vergli chen mit Lebenserwartung u. Mortalität. Zwischen Gesundheitserleben u. Gesundheitsgeschehen kann eine Diskrepanz bestehen. Ein international eingesetztes, validiertes Instrument zur Messung subjektiver Gesundheit ist z. B. der SF*-36-Fragebogen.

SEM: (engl.) **1.** Abk. für *standard error of the mean* s. Standardfehler des arithmetischen Mittels; **2.** Abk. für *structural equation models*, Strukturglei chungsmodelle; s. Modelle, lineare.

Senioren: (engl.) *seniors*; Bez. für ältere Menschen die nicht mehr in einem Vollzeitarbeitsverhältnis stehen u. typischerweise regelmäßige Zahlungen aus einer Altersversorgung (wie Renten* od. Pensionen) beziehen; für Angelegenheiten der Senio ren ist auf Bundesebene das Bundesministerium* für Familie, Senioren, Frauen und Jugend allgemein zuständig, das in jeder Legislaturperiode einen so genannten Altenbericht der Bundesregie rung vorlegt.

Seniorenwohnraum: (engl.) *living space for senior citizens*; Wohnungen in Häusern der privaten Wohnungswirtschaft, die nach ihrer Lage u. Ausstat tung den Bedürfnissen von Menschen im Senioren alter angepasst sind; z. T. Betreuungs- u. Dienstleistungsangebote von kommunalen, freigemeinnützigen, kirchlichen od. gewerblichen Trägern die Vermittlung von Seniorenwohnraum ist Auf gabe des Trägers* der Sozialhilfe i. R. der Altenhilfe*; **Rechtliche Grundlage:** § 71 Abs. 2 Nr. 2 SGB XII.

Sensibilität, multiple chemische: s. Umwelterkrankungen.
Sensitivität: (engl.) *sensitivity*; (statist.) Fähigkei eines diagnostischen Tests*, bestimmte Merkmale

erkennen; ist definiert als Quotient aus der Personenanzahl mit positivem Testergebnis unter den Kranken u. der Gesamtanzahl der Kranken; Sensitivität u. Spezifität* von Tests sind meist gegenläufig, d. h., je spezifischer ein Test ist, desto weniger sensitiv ist er, desto schlechter kann er die tatsächlich Erkrankten erkennen u. umgekehrt.

Sentinelpraxis: (engl.) *sentinel practice*; (Haus-)Arztpraxis, i. d. R. als Teil eines Praxisnetzes, in der z. B. Gesundheitsindikatoren*, das Auftreten von Infektionserkrankungen od. der Einsatz bestimmter Therapien beispielhaft für die Gesamtbevölkerung erfasst werden; Sentinelpraxen spiegeln die regionalen Probleme in der Gesundheitsversorgung. Sie sind relevant z. B. im Rahmen der (praxisbasierten) Forschung u. als Teil des Gesundheitsmonitoringprogramms der Europäischen Kommission.

Sepsis: (engl.) *sepsis*; syn. Septikämie; sog. Blutvergiftung; Allgemeininfektion (s. Infektion) mit Krankheitserscheinungen, die infolge konstanter od. periodischer Aussaat von meist Bakterien, seltener Pilze, Viren od. Parasiten von einem Herd aus in die Blutbahn auftreten; prädisponierende Faktoren sind u. a. immunsuppressive u. Zytostatikatherapie, vorausgegangene Operation, sog. Devices* wie Verweilkatheter (z. B. in Harnblase, Venen), Diabetes mellitus, Malignome, Leberzirrhose; bei Vorliegen von nosokomialen Infektionen* können auch sog. fakultativ pathogene Erreger eine Sepsis verursachen. Die Prognose der Sepsis ist trotz intensivmedizinischer Maßnahmen ernst (Letalität* ca. 50 %), besonders ungünstig bei spätem Therapiebeginn od. nicht lokalisierbarem Infektionsherd, Tumorerkrankungen, Abwehrschwäche sowie Auftreten eines Multiorganversagens im Verlauf der Behandlung.

SER: Abk. für Soziales* Entschädigungsrecht.

Servicestelle, gemeinsame: (engl.) *service agencies*; Einrichtung der Rehabilitationsträger* zur Beratung u. Unterstützung von behinderten u. von Behinderung bedrohten Menschen; **Aufgabe:** Beratung bei der Antragstellung auf Leistungen zur Rehabilitation* u. Teilhabe* sowie bei deren Inanspruchnahme u. in Fragen des Schwerbehindertenrechts (§§ 22, 23 SGB IX); seit 2001 aufgrund der gesetzlichen Verpflichtung in den Landkreisen u. kreisfreien Städten eingerichtet; erbringen ihre Serviceleistungen trägerübergreifend sowie barriere- u. kostenfrei.

Setting: (engl.) *setting*; ein durch formale Organisation, regionale Situation u./od. gleiche Erfahrung, Lebenslage, Werte bzw. Präferenzen definierter u. auch den Nutzern/Bewohnern subjektiv bewusster sowie relativ dauerhafter Sozialzusammenhang; vom Setting können wichtige Impulse bzw. Einflüsse auf die Wahrnehmung von Gesundheit, auf

heitsverarbeitung) ausgehen. Der **Setting-Ansatz** der Gesundheitsförderung* macht sich die gesundheitsfördernden Potentiale eines Settings zu Nutze, um auf Basis partizipativer Verfahren durch organisatorische u. sozialklimatische Veränderungen Gesundheitsbelastungen u. Anreize zu gesundheitsbelastendem Verhalten zu senken u. Ressourcen* zu stärken. I. R. der Primärprävention (s. Prävention) wird v. a. die Erreichbarkeit von Zielgruppen im Setting-Ansatz genutzt, um dort Angebote zu z. B. Verhaltensänderungen in Bezug auf Risikofaktoren* zu platzieren. Im Gegensatz dazu stehen bei der Schaffung eines gesundheitsförderlichen Settings Partizipation u. der Prozess der Organisationsentwicklung* konzeptionell im Mittelpunkt. Initiierende u. begleitende Interventionen von außen sollen Prozesse auslösen, mit denen die Nutzer des Setting-Ansatzes diese nach ihren Bedürfnissen mitgestalten; s. Empowerment. Hier kann eine enge Kopplung zwischen Verhaltensprävention u. Verhältnisprävention erreicht werden. Da sich die Intervention auf das gesamte Setting bezieht, gibt es keine Diskriminierung einzelner Zielgruppen. Durch vermehrte Transparenz, Partizipation u. Aktivierung werden gesundheitsrelevante Kompetenzen entwickelt. Damit erfüllt der Setting-Ansatz besser als alle bekannten Ansätzen der Verhaltensprävention Voraussetzungen für Lernen bei geringer formaler Bildung. **Anwendung:** Am häufigsten u. erfolgreichsten wurden gesundheitsförderliche Setting-Ansätze in der betrieblichen Gesundheitsförderung entwickelt. Andere Initiativen, für die z. T. WHO-Netzwerke bestehen, beziehen sich auf Settings im Bildungswesen (v. a. Kindertagesstätten, Schulen, Hochschulen), in der Kommune (z. B. Quartiermanagement) sowie in der Krankenversorgung (v. a. im Krankenhaus).

Seuche: s. Epidemie.

Seuchenbekämpfung: (engl.) *epidemic control*; Oberbegriff für Maßnahmen, die geeignet sind, eine Epidemie* zu erkennen, die Infektionsquelle zu identifizieren u. die Infektkette* zu unterbrechen; **Rechtliche Grundlage:** Infektionsschutzgesetz*. Vgl. Hygiene.

Seuchenhygiene: (engl.) *epidemic hygiene*; Teilgebiet der Umwelthygiene*, das insbes. die Erkennung, Verhütung u. Bekämpfung von übertragbaren Krankheiten mit Hilfe von sowohl vorbeugenden u. zielgerichteten als auch gesundheitspolizeilichen Maßnahmen, durch Gesundheitserziehung u. -aufklärung, Impfung*, Prävention*, Feststellung, Erkennung, Veranlassung u. Behandlung von Infektionskrankheiten u. die vorbeugende u. nachgehende Gesundheitshilfe (s. Gesundheitsfürsorge) beinhaltet; bezeichnet u. a. ein Aufgabengebiet des Öffentlichen Gesundheitsdienstes zur Verringerung des Auftretens von Infektionskrank-

grund des Geschlechts, insbes. diskriminierendes Verhalten gegenüber Frauen; vgl. Gender, Gender Mainstreaming, Gleichstellung.

SEYLL: Abk. für (engl.) *standard expected years of life lost; ;* von der WHO gegenwärtig in ihren offiziellen Dokumenten verwendetes Maß der an einer Standardbevölkerung gemessenen Zahl der verlorenen Lebensjahre*; für Frauen legt die Perioden-Sterbetafel die jeweils langlebigste nationale (zurzeit japanische) Bevölkerung zugrunde u. für Männer eine mit einer um 2,5 Jahre geringeren Lebenserwartung bei Geburt; diese deutlich weniger als die weltweit zu beobachtenden 6–8 Jahre Differenz, die überwiegend nicht auf biologische, sondern auf sozioökonomische Gründe zurückzuführen ist, wurde gewählt, um dem SEYLL-Maß den Charakter eines realistischen Ideals zu geben: Die höchste Lebenserwartung*, die zu einer gegebenen Zeit global möglich war od. ist. Vgl. PYLL, PEYLL, DALY, QALY, CEYLL.

SFB: Abk. für sozialmedizinische Fallberatung*.

SF-36-Fragebogen: (engl.) *Short Form 36 Health Survey Questionnaire*; Instrument zur Erfassung der gesundheitsbezogenen Lebensqualität* aus Sicht der Betroffenen; **Anwendung:** wird u. a. zur Therapiekontrolle u. in der rehabilitationswissenschaftlichen Forschung eingesetzt; **Methode:** erfasst die subjektive Gesundheit in 8 Dimensionen (körperliche Funktionsfähigkeit, körperliche Rollenfunktion, Schmerz, allgemeine Gesundheitswahrnehmung, Vitalität, soziale Funktionsfähigkeit, emotionale Rollenfunktion, psychisches Wohlbefinden) mit insgesamt 36 Items. Mit dem **SF-12** liegt eine Kurzform des SF-36 vor, deren Ergebnisse gut mit denen des SF-36 korrelieren.

SGB: (engl.) *German Social Code*; Abk. für Sozialgesetzbuch; Codifikation des Sozialrechts*; fasst in mehreren Büchern Gesetze aus dem Bereich des Sozialrechts zusammen (s. Tab.); im 1. Buch findet sich der allgemeine Teil (SGB I), im 10. Buch Vorschriften über das sozialrechtliche Verwaltungsverfahren (SGB X). In den übrigen Büchern sind die verschiedenen Gebiete des Sozialrechts normiert: Grundsicherung für Arbeitsuchende (seit 1.1.2005 SGB II), Arbeitsförderung* (SGB III), Gemeinsame Vorschriften für die Sozialversicherung* (SGB IV), Gesetzliche Krankenversicherung* (SGB V), Gesetzliche Rentenversicherung* (SGB VI), Gesetzliche Unfallversicherung* (SGB VII), Kinder- u. Jugendhilfe (SGB VIII), Rehabilitation* u. Teilhabe behinderter Menschen (SGB IX), soziale Pflegeversicherung* (SGB XI) u. Sozialhilfe* (1.1.2005 SGB XII).

SGB I: (engl.) *German Social Code Book I*; Abk. für Sozialgesetzbuch Erstes Buch; enthält allgemeine Vorschriften, die für alle Bücher des SGB* gelten, soweit dort nichts Abweichendes geregelt ist.

SGB	Titel
I	Allgemeiner Teil
II	Grundsicherung für Arbeitssuchende
III	Arbeitsförderung
IV	Gemeinsame Vorschriften
V	Gesetzliche Krankenversicherung
VI	Gesetzliche Rentenversicherung
VII	Gesetzliche Unfallversicherung
VIII	Kinder- und Jugendhilfe
IX	Rehabilitation und Teilhabe
X	Verwaltungsverfahren
XI	Soziale Pflegeversicherung
XII	Sozialhilfe

SGB II: (engl.) *German Social Code Book II*; Abk. für Sozialgesetzbuch Zweites Buch; regelt sei 1.1.2005 die Grundsicherung* für Arbeitsuchende diese soll die Eigenverantwortung von erwerbsfähigen Hilfebedürftigen u. Personen, die mi ihnen in einer Bedarfsgemeinschaft* leben, stärken u. dazu beitragen, dass sie ihren Lebensunterhal unabhängig von der Grundsicherung aus eigenen Mitteln u. Kräften bestreiten können. Sie sol erwerbsfähige Hilfebedürftige (s. Hilfebedürftigkeit) bei der Aufnahme od. Beibehaltung einer Erwerbstätigkeit unterstützen u. den Lebensunterhalt sichern, soweit sie ihn nicht auf andere Weise bestreiten können (§ 1 Abs. 1 SGB II). Das SGB II enthält Leistungen zur Eingliederung in Arbei sowie zur Sicherung des Lebensunterhaltes (insbes Arbeitslosengeld* II).

SGB III: (engl.) *German Social Code Book III*; früher Arbeitsförderungsgesetz; Abk. für Sozialgesetz buch Drittes Buch; regelt das Recht der Arbeits förderung* sowie Aufgaben u. Leistungen der Bundesagentur* für Arbeit; durch die Leistungen der Arbeitsförderung soll der Ausgleich am Ar beitsmarkt unterstützt werden, indem Ausbildungs- u. Arbeitsuchende über Lage u. Entwicklung des Arbeitsmarktes u. der Berufe beraten, offene Stellen zügig besetzt u. die Möglichkeiten von benachteiligten Ausbildungs- u. Arbeitsuchenden für eine Erwerbstätigkeit verbessert u. dadurch Zeiten der Arbeitslosigkeit sowie des Bezugs daran anknüpfender Leistungen vermieden od verkürzt werden.

SGB IV: (engl.) *German Social Code Book IV*; Abk. für Sozialgesetzbuch Viertes Buch; enthält gemeinsame Vorschriften für die Sozialversicherung*.

SGB V: (engl.) *German Social Code Book V*; Abk. für Sozialgesetzbuch Fünftes Buch; enthält Vorschrif ten über die Gesetzliche Krankenversicherung*

bessern (§ 1 Satz 1 SGB V). Neben dem versicherten Personenkreis sind u. a. Leistungen der GKV, die Beziehungen der Krankenkassen zu den Leistungserbringern* sowie die Organisation der Krankenkassen normiert.

SGB VI: (engl.) *German Social Code Book VI*; Abk. für Sozialgesetzbuch Sechstes Buch; enthält Vorschriften über die Gesetzliche Rentenversicherung*; regelt u. a. welche Personen pflichtversichert (Pflichtversicherung*) sind (insbes. die gegen Arbeitsentgelt Beschäftigten), auf Antrag versicherungspflichtig werden (z. B. selbständig Tätige; s. Selbständigkeit) od. sich dort freiwillig versichern dürfen, sowie die Leistungen (Rehabilitation*, Renten- u. Zusatzleistungen; s. Rente).

SGB VII: (engl.) *German Social Code Book VII*; Abk. für Sozialgesetzbuch Siebtes Buch; enthält Vorschriften über die Gesetzliche Unfallversicherung*; deren Aufgabe ist es, mit geeigneten Mitteln Arbeitsunfälle u. Berufskrankheiten sowie arbeitsbedingte Berufsgefahren zu verhüten sowie nach Eintritt von Arbeitsunfällen* u. Berufskrankheiten* die Gesundheit u. Leistungsfähigkeit der Versicherten wiederherzustellen u. sie od. ihre Hinterbliebenen* durch Geldleistungen zu entschädigen (§ 1 SGB VII).

SGB VIII: (engl.) *German Social Code Book VIII*; Abk. für Sozialgesetzbuch Achtes Buch; enthält Vorschriften über die Kinder*- u. Jugendhilfe u. regelt insbes. die entsprechenden Leistungen; dazu zählen u. a. Jugendarbeit, Jugendsozialarbeit, erzieherischer Kinder- u. Jugendschutz, Förderung der Erziehung in der Familie, Förderung von Kindern in Tageseinrichtungen u. in Tagespflege, Hilfe zur Erziehung u. Eingliederungshilfe für seelisch behinderte Kinder u. Jugendliche sowie Hilfe für junge Volljährige.

SGB-II-Fortentwicklungsgesetz: (engl.) *Act Amending Book Two of the Social Code*; „Gesetz zur Fortentwicklung der Grundsicherung für Arbeitsuchende" 20.7.2006, (BGBl. I S. 1706); **1.** ersetzt die Pflichtleistung Überbrückungsgeld der Bundesagentur für Arbeit bzw. eines (anderen) Rehabilitationsträgers* durch den Gründungszuschuss*; ist auch als Folgeleistung des zum 30.6.2006 geltenden Existenzgründungszuschusses* (sog. Ich-AG) anzusehen; **2.** regelt die Zuständigkeit der Bundesagentur für Arbeit als Rehabilitationsträger auch für Empfänger von Arbeitslosengeld II (s. Grundsicherung). Weitere Änderungen sind: Fortentwicklung des Leistungsrechts, Verbesserung der Verwaltungspraxis, Leistungsausschluss für Sonderbedarfe u. bei Abwesenheit, Sanktionsverschärfung, insbes. Streichung von Arbeitslosengeld II nach dritter Pflichtverletzung im Jahr, Möglichkeit der Verlängerung des Bewilligungszeitraums, Einführung eines Wahlrechts zwischen befristetem Zuschlag u. Kinderzuschlag,

Hartz-Arbeitsmarktreform.

SGB IX: (engl.) *German Social Code Book IX*; Abk. für Sozialgesetzbuch Neuntes Buch; enthält Vorschriften über Rehabilitation* u. Teilhabe behinderter Menschen; behinderte od. von Behinderung* bedrohte Menschen erhalten danach Leistungen, um ihre Selbstbestimmung u. gleichberechtigte Teilhabe am Leben in der Gesellschaft zu fördern, Benachteiligungen zu vermeiden od. ihnen entgegenzuwirken (§ 1 SGB IX). **Teil 1** enthält Regelungen für behinderte u. von Behinderung* bedrohte Menschen, z. B. zur Ausführung von Leistungen, zu gemeinsamen Servicestellen*, zur Art der unterschiedlichen Leistungen* zur Teilhabe sowie zu deren Sicherung u. Koordinierung. Bei Anträgen auf Sozialleistungen wegen einer Behinderung wird jeweils über den Antrag hinaus eine umfassende Prüfung des Bedarfs des behinderten Menschen vorgenommen (§ 8 SGB IX). Die unverzügliche Leistungserbringung in der Rehabilitation wird durch das Zuständigkeitsklärungsverfahren erreicht (§ 14 SGB IX). Der zuerst angesprochene Rehabilitationsträger muss innerhalb einer Frist von 2 Wochen seine Zuständigkeit* klären. **Teil 2** enthält besondere Regelungen zur Teilhabe schwerbehinderter Menschen (eigentliches Schwerbehindertenrecht), z. B. zum Personenkreis, zu Beschäftigungspflichten* der Arbeitgeber u. zur unentgeltlichen Beförderung* Schwerbehinderter im öffentlichen Personennahverkehr.

SGB X: (engl.) *German Social Code Book X*; Abk. für Sozialgesetzbuch Zehntes Buch; enthält Vorschriften über das Verwaltungsverfahren, den Schutz der Sozialdaten sowie die Zusammenarbeit der Leistungsträger* u. ihre Beziehungen zu Dritten.

SGB XI: (engl.) *German Social Code Book IX*; Abk. für Sozialgesetzbuch Elftes Buch; regelt das Recht der sozialen Pflegeversicherung*; diese ist als eigenständiger Zweig der Sozialversicherung* zur sozialen Absicherung des Risikos der Pflegebedürftigkeit* geschaffen worden. Sie hat die Aufgabe, pflegebedürftigen Menschen Hilfe zu leisten, die wegen der Schwere der Pflegebedürftigkeit auf solidarische Unterstützung angewiesen sind (§ 1 SGB XI). Die Leistungen der Pflegebedürftigkeit werden nach Stufen bemessen. Pflichtversichert sind alle, die in der GKV versichert sind. Soweit eine private Krankenversicherung besteht, müssen die dort Versicherten eine private Pflegeversicherung abschließen.

SGB XII: (engl.) *German Social Code Book XII*; Abk. für Sozialgesetzbuch Zwölftes Buch; regelt das Recht der Sozialhilfe*; deren Aufgabe ist es, den Leistungsberechtigten die Führung eines Lebens zu ermöglichen, das der Würde des Menschen entspricht (§ 1 Satz 1 SGB XII). Die Sozialhilfe ist

S

od. wer die erforderlichen Leistungen von Angehörigen od. Trägern anderer Sozialleistungen erhält (§ 2 SGB XII).

shared decision making: s. Entscheidungsfindung, partizipative.

Shareholder: s. Stakeholder.

Sicherheit: (engl.) *safety*; Ausmaß, zu dem ein Produkt, eine Situation od. eine Leistung z. B. ein Therapieverfahren frei ist von unerwünschten Ereignissen; das Maß wird ausgedrückt als Wahrscheinlichkeit* u. im Vergleich bestimmt (qualitatives Merkmal). Da auch die Schadenshöhe für die Bewertung der Sicherheit eine Rolle spielt, wird häufig das Risiko bestimmt als Produkt aus Wahrscheinlichkeit eines unerwünschten Ereignisses u. der Schadenshöhe. Bei vielen technischen Leistungen wird ein größtes noch vertretbares Risiko absolut definiert u. dann als Sicherheit bezeichnet, die gegeben sein muss.

Sicherheitsbeauftragter: (engl.) *safety representative*; Beschäftigter des Unternehmens, der dem Unternehmer bzw. Arbeitgeber bei der Durchführung von Maßnahmen zur Verhütung von Arbeitsunfällen* u. Berufskrankheiten* unterstützt; **Aufgabe:** Sicherheitsbeauftragte achten in ihrem Aufgabenbereich auf die Einhaltung von Arbeitsschutzvorschriften sowie auf die Benutzung vorgeschriebener Schutzausrüstungen; sie sollen Mängel im Arbeits*- u. Gesundheitsschutz erkennen u. diese an den Arbeitgeber melden; die dafür notwendige Zeit ist ihnen einzuräumen; aus der Aufgabenstellung dürfen keine Nachteile erwachsen (§ 22 SGB VII). Sicherheitsbeauftragte haben das Recht u. die Verpflichtung, an den betrieblichen Sitzungen des Arbeitsschutzausschusses teilzunehmen u. sind wichtiger Partner der Fachkraft* für Arbeitssicherheit. Die notwendigen Schulungen für Sicherheitsbeauftragte werden durch die Berufsgenossenschaften* vorgenommen. **Rechtliche Grundlage:** Die Unfallverhütungsvorschrift BGV A1/2004 (Grundsätze der Prävention*) legt die Anzahl der zu bestellenden Sicherheitsbeauftragten pro Anzahl der Beschäftigte fest; branchen- od. gefährdungsabhängig können auch andere Festlegungen getroffen werden. Bei der Bestellung von Sicherheitsbeauftragten sind die Betriebs- od. Personalräte zu beteiligen.

Sicherheitsdatenblatt: (engl.) *safety data sheet*; Informationsblatt zu chemischen Stoffen bzw. Produkten mit Hinweisen zu sicherheitstechnischen, toxikologischen u. ökologischen Daten sowie Hinweisen zum sicheren Umgang, zu technischen u. persönlichen Schutzausrüstungen* sowie Anmerkungen zu Maßnahmen bei Unfällen od. Bränden; Hersteller von Gefahrstoffen* u. ihren Zubereitungen sind verpflichtet, dem Abnehmer spätestens bei der ersten Lieferung des Stoffes das zugehörige Sicherheitsdatenblatt Technische Regel für Gefahr-

Unternehmens.

Sicherheitsingenieur: s. Fachkraft für Arbeitssicherheit.

Sicherheitskennzeichnung: (engl.) *safety labelling* Summe der Kennzeichnungen zu Gefahren, Verboten, Geboten, Rettungseinrichtungen, Sicherheits- u. Gesundheitsschutz am Arbeitsplatz; in der Unfallverhütungsvorschrift BGV A8 (Sicherheits- u. Gesundheitsschutzkennzeichnung am Ar beitsplatz; vgl. Unfallverhütung) sind Form, Farbe u. Bedeutung der Zeichen festgelegt. Diese ent halten keinen od. sehr wenig Text, um unabhängig von Sprachkenntnissen verständlich zu sein. Un terschieden werden: Verbotszeichen, Warnzeichen Gebotszeichen, Rettungszeichen, Brandschutzzei chen, Hinweiszeichen u. Zusatzzeichen; ständige Gefahrenstellen (z. B. Kanten an Rampen, Stolperstellen od. Anstoßstellen auf betrieblichen Verkehrswegen) sind mit einer gelb-schwarzen Mar kierung zu versehen; vorübergehende Gefahrenstellen (z. B. bei Bauarbeiten) werden mit rotwei ßen Markierungen, z. T. zusätzlichen Absperrun gen, Schranken od. zusätzlichen Blinkleuchten versehen.

Sicherheitsschuh: s. Fußschutz.

Sicherheittstechniker: s. Fachkraft für Arbeits sicherheit.

Sicherheitszuschlag: (engl.) *contingency charge, safety loading*; Aufschlag auf eine nach dem Äquivalenz prinzip* gebildete Versicherungsprämie zur Bildung einer Reserve für unerwartete Inanspruchnahmen (z. B. neu auftretende Krankheiten); der Sicherheitszuschlag wird auch als Preis für die Risikoübernahme bezeichnet u. ist im Versiche rungstarif* enthalten.

Sicherstellungsauftrag: (engl.) *responsibility for guar anteeing provision of services*; **1. GKV:** auf § 75 SGB V basierende Verpflichtung der KV u. KBV, die vertragsärztliche Versorgung* der Versicherten der Gesetzlichen Krankenversicherung* sicherzustel len u. gegenüber den Krankenkassen die Gewähr zu übernehmen, dass diese Versorgung* u. Be handlung* den gesetzlichen u. vertraglichen Erfordernissen entspricht; dazu gehören auch die Be reitschafts- bzw. Notfalldienste*. **Rechtliche Grundlage:** Nach § 70 Abs. 1 SGB V haben Kran kenkassen u. Leistungserbringer eine bedarfsgerechte u. gleichmäßige Versorgung entspre chend dem allgemein anerkannten Stand der me dizinischen Erkenntnisse zu gewährleisten. Das Sicherstellungsmonopol der KVen wurde mit der Gesundheitsreform* 2000 insofern eingeschränkt, dass die Krankenkassen, ohne Mitwirkung der KV i. R. neuer Versorgungsformen sog. Integrations verträge mit Ärzten od. ärztlichen Gemeinschaften abschließen können (s. Versorgung, integrierte) Weitere Modifizierungen des Sicherstellungsauf trages erfolgten u. a. durch Einbeziehung weiterer

gesetzes), Einführung der hausarztzentrierten Versorgung (s. Hausarztsystem) u. besonderen Versorgungsverträgen nach § 73 c SGB V. **2. Pflegeversicherung***: Die Sicherstellung der Versorgung obliegt gemäß § 69 SGB XI den Pflegekassen* u. umfasst die Gewährleistung einer bedarfsgerechten u. gleichmäßigen, dem allgemeinen Stand medizinisch-pflegerischen Erkenntnissen entsprechenden pflegerischen Versorgung der Versicherten. Die Pflegekassen schließen Versorgungsverträge, Leistungs- u. Qualitätsvereinbarungen sowie entsprechende Vergütungsregelungen mit den Trägern von Pflegeeinrichtungen* (gemäß § 71 SGB XI) u. sonstigen Leistungserbringern. Diese Vereinbarungen müssen Vielfalt, Unabhängigkeit u. Selbstverständnis der Träger dieser Einrichtungen hinsichtlich deren Zielsetzung u. Durchführung ihrer Aufgaben berücksichtigen. **Hinweis zur Gesundheitsreform 2006:** Die Gesundheitsreform sieht bislang vor, den bisher ausschließlich den KVen zugeordneten Sicherstellungsauftrag für die Bereiche der integrierten Versorgung (§ 140 a ff. SGB V) u. die hausarztzentrierte Versorgung (§ 73 b SGB V) wettbewerblichen Anbietern zu überlassen u. diesen Auftrag so zu relativieren.

Sicherung der Qualität der Leistungserbringung: (engl.) *quality assurance of service provision*; in §§ 135–139 SGB V rechtsbindend festgelegter Bestandteil der ärztlichen Versorgung gesetzlich Krankenversicherter; der Gesetzgeber hat dem Gemeinsamen* Bundesausschuss **Aufgaben** zur sektorenspezifischen u. -übergreifenden Förderung der Qualitätssicherung* im Gesundheitswesen übertragen gemäß § 137 b SGB V: **1.** Feststellung des Standes der Qualitätssicherung im Gesundheitswesen u. Benennung des sich daraus ergebenden Weiterentwicklungsbedarfs; **2.** Bewertung der eingeführten Qualitätssicherungsmaßnahmen hinsichtlich ihrer Wirksamkeit; **3.** Erarbeitung von Empfehlungen für eine an einheitlichen Grundsätzen ausgerichtete sowie sektoren- u. berufsgruppenübergreifende Qualitätssicherung einschließlich ihrer Umsetzung, **4.** Erstellung eines Berichts über den Stand der Qualitätssicherung in regelmäßigen Abständen. Die **Aufgaben zur Qualitätssicherung** umfassen insbes. **a)** die Entwicklung von Kriterien zur Qualitätsbeurteilung der vertragsärztlichen u. -zahnärztlichen Versorgung; **b)** Auswahl, Umfang u. Verfahren von Stichprobenprüfungen; **c)** die verpflichtenden Maßnahmen der Qualitätssicherung; **d)** die grundsätzlichen Anforderungen an ein einrichtungsinternes Qualitätsmanagement*; **e)** Kriterien für die indikationsbezogene Notwendigkeit u. Qualität der durchgeführten diagnostischen u. therapeutischen Leistungen. Darüber hinaus gehören zur **Qualitätssicherung der stationären Versorgung** insbes. die Festlegung **1.** von Kriterien für die indikations-

aufwendiger medizintechnischer Leistungen; dabei sind auch Mindestanforderungen an die Strukturqualität einschließlich im Abstand von 5 Jahren zu erfüllender Fortbildungspflichten der Fachärzte sowie an die Ergebnisqualität festzulegen; **2.** eines Katalogs planbarer Leistungen nach den §§ 17 u. 17 b Krankenhausfinanzierungsgesetz (**medizinische Mindestmengenvereinbarung**), bei denen die Qualität des Behandlungsergebnisses in besonderem Maße abhängig ist von der Menge (Routine) der erbrachten Leistungen (z. B. Operationen) u. der einzuhaltenden Mindestmengen für die jeweiligen Leistungen je Arzt od. Krankenhaus sowie Ausnahmetatbestände (z. B. für die Leistungsbereiche Lebertransplantation); **3.** von Grundsätzen zur Einholung von Zweitmeinungen vor Eingriffen; **4.** von Vergütungsabschlägen für zugelassene Krankenhäuser, die ihre Verpflichtungen zur Qualitätssicherung nicht einhalten; **5.** von Inhalt u. Umfang eines im Abstand von 2 Jahren zu veröffentlichenden strukturierten **Qualitätsberichts*** nach § 135 SGB V der zugelassenen Krankenhäuser, in dem der Stand der Qualitätssicherung dargestellt wird. Der Bericht hat Art u. Anzahl der Leistungen des gesamten Tätigkeitsbereiches des Krankenhauses auszuweisen. 2005 war dieser erstmalig für das Jahr 2004 von allen Krankenhäusern verbindlich zu erstellen u. zu veröffentlichen. **Hinweis:** Die Qualität der medizinischen Versorgung wird auch über die Ausgestaltung der sektorenübergreifenden strukturierten Behandlungsprogramme (s. Disease-Management-Programm) bei chronischen Krankheiten beeinflusst; unterstützt wird der Gemeinsame Bundesausschuss in seiner Arbeit durch das Institut* für Qualität und Wirtschaftlichkeit im Gesundheitswesen.

Sicherung, soziale: (engl.) *social security*; beinhaltet die kollektive u./od. individuelle Sicherung gegenüber existenziellen Risiken durch Krankheit*, Unfall, Behinderung*, Arbeitslosigkeit*, Pflegebedürftigkeit*, Erwerbsminderung* u. Armut*; **Ziel:** ein menschenwürdiges Lebens in der Gesellschaft ermöglichen; gewährleistet durch heterogene, nationalspezifische Sozialsysteme, die sich durch grundlegende institutionelle Elemente kategorisieren lassen: **1.** organisatorische Gestaltung; **2.** Struktur der Sozialleistungen; **3.** Risikoabdeckung u. Zugangsberechtigung; **4.** Finanzierungsmechanismus. In **Europa** gründen sich die sozialen Sicherungssysteme überwiegend auf Reformideen von **Bismarck** mit der Idee einer gesetzlichen Sozialversicherung* u. **Beveridge** mit staatlicher Finanzierung der sozialen Sicherung aus Steuermitteln (s. Bismarcksche Sozialreform, Beveridge-Modell). In europäischen Ländern haben sich Mischsysteme der sozialen Sicherung herausgebildet, die auch Komponenten des sog. **Markt-**

eine private Sozial- u./od. Krankenversicherung. Ein gemeinsames Europäisches* Sozialmodell wird langfristig angestrebt, bislang existieren Sozialversicherungsabkommen* (s. Europäisches Gemeinschaftsrecht). Das **deutsche System** der sozialen Sicherung ist geprägt durch: **1.** das Versicherungsprinzip*; **2.** das Versorgungsprinzip*; **3.** das Fürsorgeprinzip*. Neben der staatlich organisierten Sicherung bieten Privatversicherungen (z. B. private Krankenversicherung*, private Unfallversicherung*) Möglichkeiten der individuellen Absicherung durch Voll- od. Zusatzversicherungen. **Rechtliche Grundlage:** Die gesetzliche Sozialversicherung* gründet sich auf eine weitreichende Versicherungspflicht* u. unterliegt Regelungen im Sozialgesetzbuch (SGB I–XII, s. SGB). Sie wird von den öffentlich-rechtlichen Trägern der Sozialversicherung in mittelbarer Selbstverwaltung durchgeführt. Privatversicherungen werden als Individualversicherungen durch freiwillige zivilrechtliche Vertragsabschlüsse zwischen dem Versicherungsnehmer u. einem Versicherer abgeschlossen u. unterliegen hierbei der Aufsicht der Bundesanstalt für Finanzdienstleistungsaufsicht*. Ausnahme hierbei ist die Zuständigkeit privater Krankenversicherungen in der sozialen Pflegeversicherung nach § 23 SGB XI, die verpflichtend gemeinsam mit der PKV abgeschlossen werden muss. Vgl. Gesundheitsreform, Gesundheitssystemforschung, Gesundheitssystemvergleich, internationaler.

Sicherungspflege: (engl.) *assurance care*; nach § 37 SGB V unbefristet mögliche Behandlungspflege*, wenn die ambulante vertragsärztliche Versorgung* nur durch häusliche Krankenpflege sichergestellt werden kann, da im Haushalt keine Person lebt, die diese Leistungen im erforderlichen Umfang übernehmen kann; z. B. Unterstützung bei der Medikamenteneinnahme od. beim An- u. Ausziehen von Kompressionsstrümpfen; vgl. Krankenhausvermeidungspflege.

Sick-building-Syndrom: s. Umwelterkrankungen.

Sickness Impact Profile: Abk. SIP; Instrument zur Erfassung der Auswirkungen einer Krankheit auf den Alltag durch Selbsteinschätzung gesundheitsbezogener Beschwerden; dient der Bewertung von Therapieerfolg u. epidemiologischen Zielen. In 12 Dimensionen (Gehen u. Laufen, Mobilität, Schlaf u. Ruhe, Ernährung, Körperpflege, Hausarbeit, Aktivierung u. Aufmerksamkeit, emotionales Verhalten, Kommunikation, Sozialbeziehungen, Arbeit, Freizeitverhalten) werden 136 Items abgefragt. Vgl. Nottingham Health Profil, Pain Disability Index.

Siedlungsplanung: (engl.) *regional planning*; Maßnahme mit dem Ziel einer geordneten städtebaulichen Entwicklung im Gemeindegebiet, einer dem Wohl der Allgemeinheit entsprechenden Boden-

Raumplanung); befasst sich u. a. mit Wechselrichtung, Zwischenbebauung, Klimafaktoren u. Energiebedarf u. berücksichtigt dabei die Stellung der Gebäude im Gelände, Windeinflüsse, Frischluftzufuhr, Sonneneinstrahlung, Boden, Vegetation u. Wasser, Bauweise u. Lärmschutz. Die Siedlungsplanung ist Aufgabe der Gemeinden. Sie allein haben Bauleitpläne aufzustellen, mit denen die bauliche u. sonstige Nutzung der Grundstücke im Gemeindegebiet geregelt wird. **Rechtliche Grundlage:** Baugesetzbuch*.

Signifikanzgrenzen: (engl.) *threshold of statistica significance*; syn. kritische Werte; Grenzen des kri tischen Bereichs eines statistischen Testverfahrens*.

Signifikanz, statistische: (engl.) *statistical signific ance*; syn. p-Wert; **1.** Ablehnung der Nullhypothese beim statistischen Test; zur Feststellung der Sig nifikanz muss der p-Wert des Tests mit dem vorher festgelegten **Signifikanzniveau** verglichen werden. Ist der p-Wert kleiner als das Signifikanz niveau, so kann auf statistische Signifikanz erkannt werden. Der p-Wert wird daher auch empi risches Signifikanzniveau genannt. Ein p-Wert von z. B. 0,015 besagt, dass die Wahrscheinlichkei 1,5 % beträgt, zufällig ein solches Stichprobenergebnis wie das beobachtete od. ein noch extreme res zu erhalten, wenn in Wirklichkeit kein Effekt vorliegt, also die Nullhypothese richtig ist. Die statistische Signifikanz ist von der Größe der untersuchten Population abhängig. Wenn die Po pulation genügend groß ist, erlangen bereits klei ne Unterschiede zwischen 2 Gruppen statistische Signifikanz. Der p-Wert misst die Sicherheit des Nachweises eines Effektes (Evidenzstärke), sagt aber nichts über die klinische Relevanz des Ergeb nisses aus. Vgl. Testverfahren, statistisches. **2.** in Computerprogrammen Bez. für den p*-Wert.

Signifikanztest: s. Testverfahren, statistisches.

Simulation: (engl.) *simulation*; bewusstes, zweckgerichtetes Vortäuschen einer Symptomatik, Stö rung, Krankheit od. Einschränkung; ein Verdacht auf Simulation liegt vor, wenn eine Diskrepanz zwischen der objektiven Symptomatik, die aus Beobachtung u. Untersuchung einschließlich Anamnese abzuleiten ist, u. den Schilderungen des Probanden besteht (vgl. Dissimulation). **Sozi almedizinische Bedeutung:** s. Täuschungsphänomene, klinische.

SIP: Abk. für (engl.) *Sickness* Impact Profile.

Sitte: (engl.) *moral*; Bez. für eine überlieferte soziale Regelung mit (innerhalb einer Gruppe) hoher so zialer u. moralischer (nicht aber unbedingt recht licher) Verbindlichkeit, die sich z. B. als Brauch, Ritual od. Kult äußert, aber auch als Regelungen der Kleidung, Begrüßung, Sprache, Partnerwahl u. a. sowie des Verhältnisses zwischen Generatio nen, Geschlechtern od. sozialen Gruppen; Verstöße

Menge aller Ausprägungen od. Werte, die ein Merkmal* od. eine Variable annehmen kann; Messinstrument zur (meist eindimensionalen) Abbildung von Messwerten; Unterscheidung nach Skalenniveau*.

Skalenniveau: (engl.) *level of scale*; Einteilung von Skalen in geordnete Klassen (Skalentypen) anhand der mathematischen Operationen, die auf der Skala sinnvoll interpretiert werden können; **Bedeutung:** Das Skalenniveau ist bei der Berechnung von Kennwerten u. bei der Auswahl von statistischen Testverfahren* zu berücksichtigen. **Einteilung: 1. Nominalskalen** (Begriffsskalen): können nur begriffliche Kategorien als Werte annehmen, die nicht in eine Reihenfolge hinsichtlich ihrer Größe gebracht werden können; nur zur Durchführung von Häufigkeitsvergleichen geeignet. Auch wenn die Kategorien durch Zahlen („Codes") repräsentiert werden, sind Rechenoperationen nicht sinnvoll möglich (Beispiel: Addieren von Telefonnummern). Als Lagemaß ist hier der Modalwert (s. Modus) geeignet. Niedrigstes Skalenniveau. **2. Ordinalskalen** (Stufenskalen, Rangskalen): Kategorien sind nach Rangpositionen angeordnet (z. B. Schweregrade), müssen aber nicht notwendig gleiche Abstände haben. Auf diesen Skalen sind Vergleiche sinnvoll, aber nicht unbedingt Summen- u. Differenzenbildungen (Beispiel: Durchschnittsnoten). Deshalb ist hier der Median* das geeignete Lagemaß. **3. Intervallskalen** (Abstandsskalen): Die Abstände der Messwerte sind auf einer diskreten od. stetigen Skala sinnvoll interpretierbar, so dass Differenzen u. Summen sowie arithmetische Mittel* gebildet werden können, nicht aber Quotienten (Beispiel: Temperatur in °C). **4. Ratioskalen** (Verhältnisskalen): Quotienten u. Prozentsätze können sinnvoll interpretiert werden (Beispiel: Inflationsrate). Ratioskalen haben meist einen natürlichen Nullpunkt u. umfassen häufig (aber nicht notwendig) nur positive Werte. Als Lagemaß ist das geometrische Mittel* an Stelle des arithmetischen Mittels zu erwägen. Höchstes Skalenniveau.

Skalierung: (engl.) *scaling*; Skalenkonstruktion für ein zu messendes Merkmal, d. h. Zuordnung von Zahlen zu den möglichen Ausprägungen eines Merkmals; ermöglicht, beobachtete Eigenschaften quantitativ abgestuft messbar zu machen unter Verwendung von Skalen* mit unterschiedlicher Messgenauigkeit u. unterschiedlichen Maßeinheiten; verschiedene Skalierungen ein u. desselben Merkmals unterscheiden sich häufig lediglich um einen Skalierungsfaktor, der den Wertebereich bzw. die Streuung von Skalenwerten regelt. Durch die Skalierung wird z. B. auch die Größe von graphischen Darstellungen festgelegt. Bei Faktorenanalysen* u. in Strukturgleichungsmodellen (s. Modelle, lineare) hängt die

Smartcard: (engl.) *smartcard*; Chipkarte mit Mikroprozessor, RAM (random access memory), Masken-ROM (read only memory), EEPROM (electrically eraseable programmable read only memory) u. einer seriellen Schnittstelle; Bez. wird nicht korrekt auch für alle Arten von Chipkarten* verwendet. Vgl. Gesundheitskarte, elektronische.

Smog: (engl.) *smog*; Bez. für v. a. bei Inversionswetterlagen (bodennahe kalte Luft mit darüberliegender, den Luftaustausch verhindernder Warmluft) auftretenden Nebel, der schädliche Stoffe aus Rauch u. Abgasen* enthält (Staub-, Ruß-, Ascheteilchen, Schwefeldioxid aus schwefelhaltigen Brennstoffen, Kohlenwasserstoffe, Kohlenmonoxid u. nitrose Gase aus Auspuffgasen, Chlorwasserstoff aus Müllverbrennungsanlagen u. a.); bei Smog können die MIK*-Werte um ein Mehrfaches überschritten werden mit der Folge von gesundheitlichen Schädigungen, bei extremen Werten u. U. auch Todesfällen.

SNOMED: Abk. für Systematized Nomenclature of Medicine; den Prinzipien von SNOP* entsprechende erweiterte Nomenklatur der Medizin mit 7 Achsen (Topographie, Morphologie, Ätiologie, Funktionsstörung, Diagnose, Prozeduren, berufliche Belastung); weiter entwickelt als SNOMED Clinical Terms mit 300 000 hierarchisch gegliederten Definitionen. Vgl. ICD.

SNOP: Abk. für Systematized Nomenclature of Pathology; Nomenklatur für die Pathologie mit den Dimensionen Topographie (T), Morphologie (M), Ätiologie (E für etiology) u. Funktion (F); jedem vierstelligen Code wird der Anfangsbuchstabe der Dimension vorangesetzt. Vgl. ICF, SNOMED.

social learning theory: Theorie des sozialen Lernens*; lerntheoretisches Konzept, in dem neben klassischen Reiz-Reaktionsverknüpfungen auch innere Vorstellungen u. symbolische Repräsentationen einen zentralen Stellenwert beim Ausüben von Verhalten einnehmen (Bandura 1977); die Theorie beschreibt dazu einen Übergang von äußerer Kontrolle zur Selbstkontrolle: Lernen am Modell → äußere Verstärkung/Bestrafung zur Regulierung des Verhaltens → Verinnerlichung der äußeren Folgen → Verhalten wird unter Selbstkontrolle* ausgeübt od. unterlassen.

Soft Skill: Bestandteil der sozialen Kompetenz* von Arbeitnehmern u. Vorgesetzten, insbes. hinsichtlich der Zusammenarbeit (z. B. Teamfähigkeit, Kooperation, Flexibilität, Motivationsfähigkeit).

Soldatenversorgungsgesetz: (engl.) *Soldiers' Pensions Act*; Abk. SVG; „Gesetz über die Versorgung für die ehemaligen Soldaten der Bundeswehr u. ihre Hinterbliebenen" in der Fassung vom 9.4.2002 (BGBl. I S. 1258, 1909), zuletzt geändert am 20.7.2006 (BGBl. I S. 1706); Gesetz des Sozialen* Entschädigungsrechts zur Regelung der Entschädigung von wirtschaftlichen u. gesundheitli-

gung bei aktiven Soldaten sind nicht die Behörden zuständig, die das Hauptgesetz (BVG) ausführen (s. Versorgungsverwaltung), sondern die Bundeswehrverwaltung.

Solidargemeinschaft: (engl.) *caring society*; im System der sozialen Sicherung nach dem Solidarprinzip* gebildete Versicherungsgemeinschaft (Risikogemeinschaft) von Pflichtversicherten der Gesetzlichen Sozialversicherung* (z. B. für die GKV definiert in § 1 Satz 1 SGB V).

Solidaritätszuschlag: (engl.) *emergency contribution*; Solidaritätsabgabe; Ergänzungsabgabe zur Einkommens- u. Körperschaftsteuer, die nach § 1 des Solidaritätszuschlaggesetzes von 1995 erhoben wird, zurzeit 5,5 % der jeweiligen Bemessungsgrundlage; vgl. Beitragsbemessungsgrundlage.

Solidarprinzip: (engl.) *principle of solidarity*; Bez. für die Grundlage der von den Sozialversicherten gebildeten Solidargemeinschaft* zur kollektiven Selbsthilfe mit dem Ziel des Ausgleichs bestimmter kalkulierbarer Risiken wie Krankheitsfall, Alter u. Unfall; im Gegensatz zu dem sonst bei Versicherungen üblichen Äquivalenzprinzip* richtet sich der Beitrag der Sozialversicherung* nach der Leistungskraft (dem Arbeitseinkommen) der Versicherten. Sachleistungen werden unabhängig von der Höhe des Beitrags erbracht, d. h. Gruppen mit höherem Einkommen finanzieren Leistungen an Gruppen mit geringerem Einkommen mit.

Soll-Wert: (engl.) *target value*; Wert einer Größe, der z. B. in einem Regelkreis erreicht u. eingehalten werden soll; er wird von einem anderem System (Technik, Mensch) vorgegeben; im Idealzustand gilt: Ist*-Wert = Soll-Wert.

Somatisierungsstörung: s. Störung, somatoforme.

Sonderentgelt: (engl.) *additional remuneration*; Zusatzvergütung zu einem Pflegesatz* für besondere u. aufwendige operative Leistungen (z. B. Behandlung nosokomialer Infektionen, Operationen mit Komplikationen); im Entgeltkatalog* zusammengefasst; vgl. Fallpauschale.

Sondermüll: s. Abfall.

Sorgerecht: (engl.) *custody*; elterliche Sorge; Recht der Eltern, für das minderjährige Kind* zu sorgen; umfasst Rechte u. Pflichten; als Grundrecht wird es durch Art. 6 Abs. 2 GG geschützt. Es beginnt mit der Geburt des Kindes u. endet mit dessen Volljährigkeit* od. mit dessen Adoption* durch einen Dritten. Sind die Eltern miteinander verheiratet, erhalten sie mit der Geburt des Kindes automatisch die gemeinsame elterliche Sorge. Sind die Eltern bei der Geburt des Kindes nicht miteinander verheiratet, so hängt die gemeinsame Sorgerecht davon ab, dass sie eine entsprechende Sorgeerklärung abgeben od. einander heiraten; anderenfalls steht die elterliche Sorge der Mutter allein zu. Die Eltern haben die elterliche Sorge in eigener Verantwortung u. in gegenseitigem Einvernehmen

entzogen werden, wenn u. soweit dies zum Schutz des Kindeswohls erforderlich ist. Die elterliche Sorge umfasst die Sorge für die Person des Kindes (Personensorge) u. das Vermögen des Kindes (Vermögenssorge), sowie die Vertretung des Kindes. Wollen die Eltern bedeutsame Rechtsgeschäfte im Namen des Kindes u. mit Wirkung für dieses eingehen, bedürfen sie hierzu allerdings der Genehmigung des Vormundschaftsgerichts*. Durch das Kindschaftsreformgesetz (1.7.1998) ist die unterschiedliche Behandlung von ehelichen u. nicht ehelichen Kindern weitestgehend beseitigt. **Rechtliche Grundlage:** §§ 1626 ff. BGB.

Sorgfaltspflicht, ärztliche: (engl.) *duty of care, du diligence*; Pflicht des Arztes gegenüber dem Patienten zu einer zum Behandlungszeitpunkt dem anerkannten u. gesicherten Stand der ärztlichen Wissenschaft entsprechenden, kunstgerechten u. für die Erreichung des Heilungserfolgs optimalen Behandlung; die erforderliche Sorgfalt bemisst sich anhand des in Kreisen gewissenhafter u. auf merksamer Ärzte od. Fachärzte objektiv vorausgesetzten Verhaltens einschließlich der vorausgesetzten allgemeinen Kenntnisse. Auf die subjektiv individuellen Fähigkeiten u. Kenntnisse des einzelnen Arztes kommt es grundsätzlich nicht an Die Verletzung dieser Sorgfaltspflicht durch den Arzt ist Voraussetzung für einen ärztlichen Behandlungsfehler*. Vgl. Verordnungsfehler.

Sozialabgabe: (engl.) *social insurance contribution* Gesamtheit der Beiträge* zur Sozialversicherung Die Sozialabgabenquote gibt den Anteil aller Sozialabgaben bzw. Sozialversicherungsbeiträge am Bruttoinlandsprodukt an; die deutsche Sozialabgabenquote lag laut OECD* 2002 bei 18,4 % bei insgesamt sinkender Tendenz in den letzten Jahren.

Sozialamt: (engl.) *social assistance office*; Dienststelle einer Behörde, in der Sozialhilfe* gewährt wird. **Rechtliche Grundlage:** § 3, 97 ff. SGB XII; s. Träger der Sozialhilfe.

Sozialarbeit: (engl.) *social work*; häufig mit Sozialpädagogik synonym verwendeter Begriff, der die pädagogischen, therapeutischen u. beraterischen Dienstleistungen des Sozialwesens zusammenfasst, mit denen Hilfe gesellschaftlich benachteiligte od. persönlich beeinträchtigte Menschen zu möglichst eigenständiger Lebensbewältigung be fähigt u. zur Integration in die Gesellschaft angeleitet werden; Schwerpunkte sind Einzelfall-, Gruppen- u. Gemeinwesenarbeit. Inhalte der Sozialarbeit orientieren sich an der praktischen Arbeit mit ihrer Klientel, während die Sozialpädagogik eher die Evaluierung praktischen Handelns u. die Sozialforschung umfasst.

Sozialarbeiter: (engl.) *graduate social worker; graduat social pedagogue*; arbeitet als Bezugsperson einzelner Menschen od. Gruppen aller sozialen Schichten u.

sind; **Aufgabe:** Mitwirkung bei der Bewältigung u. Prävention* von Krankheiten, Beratung u. Betreuung i. R. der Kinder*- u. Jugendhilfe, im Strafvollzug, in Krankenhäusern, in der Seniorenbetreuung, sowie in Firmen u. Betrieben; Arbeitsmethoden sind Einzelfallhilfe*, Familien-, Gruppen-, Netzwerk- od. Gemeinwesenarbeit, Sozialtherapie*, Betreuung* u. Langzeitbegleitung, sozialpädagogische Bildungsarbeit, Sozialplanung, Sozialmanagement u. Sozialmarketing; **Ausbildung:** Fachhochschulstudium (Rahmenordnung für die Diplomprüfung im Studiengang Soziale Arbeit, Beschluss der Kultusministerkonferenz vom 11.10.2001).

Sozialassistent: (engl.) *social assistant*; arbeitet im hauswirtschaftlichen, pflegerischen, erzieherischen Bereich nach Anweisung u. ergänzt die Arbeit der Erzieher*, Heilerziehungspfleger*, Sozialarbeiter*, Gesundheits*- und Krankenpfleger; **Aufgabe:** einkaufen, Mahlzeiten zubereiten, Wäsche- u. Wohnungspflege, Grundpflege* bei Kranken u. Bettlägerigen, Hilfe bei der Körperpflege, Betreuung von Kindern bei schulischen Aufgaben u. Freizeitbeschäftigungen, Mithilfe bei der pädagogischen Anleitung z. B. in der Behindertenhilfe; **Ausbildung:** 2-jährige landesrechtlich geregelte Ausbildung an Berufsfachschulen.

Sozialbeirat: (engl.) *social (advisory) council*; Beratungsgremium für die gesetzgebenden Körperschaften u. die Bundesregierung in Fragen der GRV; **Organisation:** aus 4 Arbeitnehmer- u. Arbeitgebervertretern, 3 Wissenschaftlern u. 1 Vertreter der Deutschen Bundesbank bestehendes Gremium; die Mitglieder werden auf Vorschlag der jeweils vertretenen Körperschaften, die Wissenschaftler auf Vorschlag der Bundesregierung nach Anhörung der Hochschulrektorenkonferenz von der Bundesregierung für jeweils 4 Jahre berufen; **Aufgabe:** Erstellung des Gutachtens zum Rentenversicherungsbericht der Bundesregierung (§ 155 Abs. 1 SGB VI).

Sozialberatung: s. Gesundheitsberatung.

Sozialbericht: (engl.) *social report*; 1. Wohlfahrtssurvey, seit 1987 durchgeführte standardisierte Befragung zu individueller Wohlfahrt u. Lebensqualität einer repräsentativen Stichprobe von ca. 2000–3000 Personen; zuletzt 1998 durchgeführt. 2. Formular (SB 1) zur Erfassung u. Beschreibung der sozialen Situation anhand psychosozialer Grunddaten; Teil der Beantragung von Leistungen zur medizinischen Rehabilitation* für Abhängigkeitskranke.

Sozialbetreuer: s. Sozialhelfer.

Sozialbudget: (engl.) *social budget*; 1. Bericht der Bundesregierung, der die in einem bestimmten Zeitraum in Deutschland getätigten Sozialleistungen* u. ihre Finanzierung darstellt u. darüber hinaus eine mittelfristige Entwicklungsvorschau

Sozialdaten: (engl.) *social (security) data*; Angaben über persönliche od. sachliche Verhältnisse einer bestimmten natürlichen Person, wenn sie von einem Leistungsträger i. S. des SGB verarbeitet od. genutzt werden (§ 67 SGB X); z. B. Name, Geburtsdatum, Anschrift, Versicherungsverhältnis, medizinische Daten; Sozialdaten unterliegen den besonderen gesetzlichen Vorschriften zum Datenschutz des SGB X (§ 35 SGB I u. §§ 67–85 a, 98–101 a SGB X sowie bereichsspezifische Vorschriften für die einzelnen Versicherungszweige, z. B. GKV §§ 284 ff. SGB V, GUV §§ 199 ff. SGB VII, SPV §§ 93 ff. SGB XI); der Datenschutz bei der Verwendung der Versicherungsnummer* ist in § 18 f, g SGB IV geregelt. Nach § 67 SGB X verschiedene **Verarbeitungszustände:** 1. Erheben ist das Beschaffen von Daten über den Betroffenen. Dabei ist die Art u. Weise der Erhebung nicht von Bedeutung. Unerheblich ist hier auch, ob die Beschaffung beim Betroffenen selbst od. bei einem Dritten* erfolgt. Erst der dem Sozialdatenschutz immanente Ersterhebungsgrundsatz fordert dazu auf, Daten immer erst beim Betroffenen zu erheben. 2. Erarbeiten ist das Speichern, Verändern, Übermitteln, Sperren u. Löschen von Sozialdaten unabhängig von den dabei angewandten Verfahren. 3. Speichern ist das Erfassen, Aufnehmen od. Aufbewahren von Sozialdaten auf einem Datenträger zum Zweck ihrer weiteren Verarbeitung u. Nutzung. 4. Verändern ist das inhaltliche Umgestalten gespeicherter Sozialdaten. 5. Übermitteln (Anwendungsschwerpunkt des Sozialdatenschutzes) ist das Bekanntgeben gespeicherter od. durch Datenverarbeitung gewonnener Sozialdaten an einen Dritten in der Weise, dass die Daten an den Dritten weitergegeben werden od. der Dritte zur Einsicht od. zum Abruf bereitgehaltene Daten einsieht od. abruft. Übermitteln ist auch das Bekanntgeben nicht gespeicherter Sozialdaten. 6. Sperren ist das vollständige od. teilweise Untersagen der weiteren Verarbeitung od. Nutzung von Sozialdaten durch entsprechende Kennzeichnung. 7. Löschen ist das Unkenntlichmachen gespeicherter Sozialdaten. 8. Nutzen ist jede Verwendung von Sozialdaten, soweit es sich nicht um Verarbeitung handelt, auch die Weitergabe innerhalb der verantwortlichen Stelle. **Sozialdatenübermittlung** ist nur dann gestattet, wenn das Gesetz es vorsieht (sog. Verbot mit Erlaubnisvorbehalt). Die Einwilligung des Betroffenen ist dabei ebenso Rechtsgrundlage, wie die gesetzlich vorgesehene Übermittlung zwischen Leistungsträgern. Entscheidend ist die Erforderlichkeit zum Zweck der eigenen Aufgabenerfüllung od. der des anderen. Die Verantwortung für die Erhebung (die Anfrage) liegt stets beim Erhebenden. Hier kann sich der angefragte Träger auf die Angaben des öffentlichen Anfra-

mittlungen an u.a. Gerichte, Polizei u. Sicherheitsbehörden sowie Finanzämter sind unter besonderen Voraussetzungen möglich. Bei der Übermittlung von Sozialdaten zur Durchführung eines Strafverfahrens ist eine richterliche Anordnung erforderlich, bei Straftaten mit Mindeststrafmaß 1 Jahr od. Straftaten von erheblicher Bedeutung dürfen grundsätzlich alle Sozialdaten mit Ausnahme der medizinischen Daten übermittelt werden. Vgl. Schweigepflicht. Die Übermittlung von medizinischen Daten ist, selbst wenn es grundsätzlich zulässig wäre, dann verboten, wenn der Betroffene der Übermittlung widersprochen hat (§ 76 SGB X).

Sozialdienst: (engl.) *social service*; Sammelbez. für Einrichtungen zur Erfüllung sozialer Aufgaben u. Funktionen, die von gemeinnützigen, caritativen od. kirchlichen Einrichtungen sowie kommerziell arbeitenden Unternehmen ausgeübt werden; Sozialdienste finden sich z.B. gebunden an Krankenhäuser u. Pflegeheime, sie befassen sich dort mit den psychosozialen Auswirkungen von Krankheit, Behinderung u. Pflegebedürftigkeit (z.B. Beratung durch Sozialarbeiter in finanziellen u. behördlichen Angelegenheiten, Lebensführung, Rehabilitationsmöglichkeiten, Vermittlung konkreter Hilfen). Andere Arbeitsfelder sind die medizinisch-pflegerische Versorgung durch ambulante Dienste u. Sozialstationen (s. Pflege), die ambulante Betreuung psychisch Kranker (z.B. in Kontaktstellen), hauswirtschaftliche Unterstützung (z.B. Essen auf Rädern, Einkauf- u. Putzdienste), Fahr- u. Transportdienste, Krisenintervention (z.B. Telefonseelsorge, Krisenhilfe), Informationsdienste (z.B. psychologische, sozialpsychiatrische, gerontopsychiatrische Dienste u. Beratungsstellen), Krisenhäuser (Frauenhaus, Mädchen- u. Jungenkrisenhaus u.a.) sowie Erziehungs- u. Drogenbera-

senschaftszweig, der Fragestellungen u. Methoden der Sozialwissenschaften u. der medizinischen Epidemiologie* verbindet; **Ziel:** Klärung gesundheits- u. krankheitsrelevanter Fragestellungen, wobei über das biomedizinische Modell der traditionellen Epidemiologie hinausgehend insbes. die Zusammenhänge zwischen Gesellschaft u. Gesundheit untersucht werden. Es wurde z.B. nachgewiesen, dass die starke Reduktion der Mortalität an Infektionskrankheiten Ende des 19.Jh. weniger auf einer Weiterentwicklung der Medizin, sondern auf einer Verbesserung der allgemeinen Lebensbedingungen*, insbes. der Hygiene* beruhte.

Soziales Entschädigungsrecht: (engl.) *Social Compensation Law*; Abk. SER; Rechtsbereich mit mehreren Gesetzen (Hauptgesetz Bundesversorgungsgesetz*; s. Tab. 1) zur Regelung der Entschädigung u. der sozialen Sicherung bei Folgen gesundheitlicher Schäden, für welche die staatliche Gemeinschaft in Abgeltung eines besonderen Opfers od. aus anderen Gründen nach versorgungsrechtlichen Grundsätzen einsteht (§ 5 SGB I), z.B. durch Kriegseinwirkung, Bundeswehr- u. Zivildienst, als Opfer einer Gewalttat, als Folge einer öffentlich empfohlenen Impfung od. besonderer politischer Umstände; **Leistungen:** s. Tab.2; in besonderen Fällen werden Sach- u. Geldleistungen (z.B. Heil u. Krankenbehandlung, berufliche Förderung Rente, Bestattungsgeld) auch an Hinterbliebene erbracht; durch eine Rente als Linderung eines wirtschaftlichen Schadens od. Mehraufwandes wird kein vollständiger Ausgleich aller Folgen geleistet (z.B. kein Schmerzensgeld als Ausgleich immaterielln Schadens wie im zivilen Haftungsrecht), da hier das sozialrechtliche Kausalität der wesentlichen Bedingung gilt (s. Kausalitätslehre sozialrechtliche). Bei Rentenzahlung ist die Min-

Ansprüche/Leistungen und Sprachregelungen in verschiedenen Rechtsbereichen

	GUV	SER	Schwerbehindertenrecht
Ursache	Arbeitsunfall/ Berufskrankheit	Kriegs-, Soldaten-, Zivildienst, Gewaltopfer-, Impfschaden	jegliche Ursache
Zuständigkeit	gesetzlicher Unfallversicherungsträger, Berufsgenossenschaft	Versorgungsverwaltung, Hauptfürsorgestelle	Versorgungsverwaltung, Integrationsamt
geregelt in	SGB VII	diversen Gesetzen des SER	SGB IX Teil 2
seit	1997	1950 (BVG) bis 2000 (IfSG)	1.7.2001
Leistung	direkt; Geld- und Sachleistungen (wie SGB V, VI, IX, XI), Rente	direkt; Geld- und Sachleistungen (wie SGB V, VI, IX, XI), Rente	indirekt; Ausweis, Steuererleichterung
Kriterium	MdE %	MdE %	GdB
Rente ab	MdE ≥20 % (bei Stütztatbestand ab MdE 10 %)	MdE ≥25 %	–
Bezeichnung „schwer-"	schwerverletzt bei MdE ≥50 %	schwerbeschädigt bei MdE ≥50 %	schwerbehindert bei GdB ≥50
Richtlinien	diverse Gutachtenbücher	Anhaltspunkte	
Historie	Unfallversicherungsgesetz 1884	Militärversorgungsgesetz 1871, Reichsversorgungsgesetz 1920	Schwerbehindertengesetz 1974

derung* der Erwerbsfähigkeit maßgebliches Kriterium für die Höhe der Rente (Rentenbeginn ab MdE ≥25 %, aufgerundet 30 %, bei der GUV bereits ab 20 %); für die Entscheidung über Leistungsgewährung sind landesunterschiedlich benannte Behörden zuständig (s. Versorgungsverwaltung). **Hinweis:** Das Leistungsspektrum des SER ist vergleichbar mit dem der Gesetzlichen Unfallversicherung*; anerkannte Schädigungsfolgen nach dem SER sind für die Stützrente (s. Versichertenrente) der GUV nach § 56 Abs. 1 SGB VII berücksichtigungsfähig.

Soziale Stadt: (engl.) *social city*; auf Stadt- u. Ortsteile mit starker sozialräumlicher Spaltung ausgerichtetes Programm „Stadtteile mit besonderem Entwicklungsbedarf - die Soziale Stadt" der Bundesregierung u. der Landesregierungen, das seit 1999 die Städtebauförderung in Deutschland ergänzt; soll eine nachhaltige Entwicklung in Städten mit ausgeprägten wirtschaftlichen, sozialen u. städtebaulichen Problemen initiieren. Seit 2003 begleitet die „Bundestransferstelle Soziale Stadt" das Programm mit der Organisation des Informations- u. Erfahrungsaustausches zwischen den am Programm beteiligten Akteuren. Mit der Novellierung des Baugesetzbuches* 2004 wurde das Programm „Soziale Stadt" im § 171 e BauGB aufgenommen.

Sozialforschung, empirische: (engl.) *empirical social research*; Erforschung sozialer Wirklichkeit durch Datenerhebung; **Methode:** 1. qualitativ: nicht standardisierte Erhebungsmethoden (Beobachtung, Leitfaden- od. unstrukturiertes Interview*); 2. quantitativ: standardisierte Erhebungsmethoden (z. B. Fragebögen, meist geschlossene Fragen mit vorgegebenen Antwortmöglichkeiten).

Sozialgeheimnis: (engl.) *social secret*; nach § 67 a SGB X hat jeder Anspruch darauf, dass die ihn betreffenden Sozialdaten* von den Leistungsträgern nicht unbefugt erhoben, verarbeitet od. genutzt werden; Leistungsträger* müssen das Sozialgeheimnis wahren, d. h. alle erforderlichen Maßnahmen treffen, um zu verhindern, dass Sozialdaten unbefugt erhoben, verarbeitet od. genutzt werden. Auch innerhalb des Leistungsträgers ist sicherzustellen, dass Sozialdaten nur Befugten zugänglich sind od. nur an diese weitergegeben werden.

Sozialgeld: (engl.) *social benefit*; finanzielle Leistung für nicht erwerbsfähige Personen, die mit erwerbsfähigen Hilfebedürftigen in Bedarfsgemeinschaft leben u. keinen Anspruch auf die bedarfsorientierte Grundsicherung* im Alter u. bei Erwerbsminderung nach §§ 41 ff. SGB XII haben; **Leistungsberechtigte:** z. B. Ehepartner, Partner in eheähnlicher Gemeinschaft u. Lebenspartnerschaft, min-

Leistungshöhe: bis zur Vollendung des 14. Lebensjahres 60 % u. im 15. Lebensjahr 80 % der nach § 20 SGB II maßgebenden Regelleistung*; **Träger:** Agenturen für Arbeit, vereinzelt Kommunen; **Rechtliche Grundlage:** § 28 SGB II; **Hinweis:** kein Sozialgeld erhält, wer sich durch Einsatz der Arbeitskraft, seines Einkommens od. seines Vermögens selbst helfen kann u. derjenige, der Leistungen von anderen erhält. Vgl. Regelsatz.

Sozialgericht: (engl.) *social court;* besonderes Verwaltungsgericht; entscheidet u.a. über öffentlich-rechtliche Streitigkeiten in Angelegenheiten der Sozialversicherung*, des Arbeitsförderungsrechts (s. SGB III), des Vertragsarztrechts*, des Schwerbehindertenrechts (s. SGB IX) u. des Sozialen* Entschädigungsrechts, seit 1.1.2005 der Sozialhilfe* u. der Grundsicherung* für Arbeitsuchende; es bestehen 3 Instanzen (Sozialgericht, Landessozialgericht u. Bundessozialgericht*), das Gerichtsverfahren ist grundsätzlich gerichtskostenfrei. Das **Sozialgerichtsgesetz** (1953, Abk. SGG) regelt die Gerichtsorganisation u. das Verfahren der Gerichte der Sozialgerichtsbarkeit. Vgl. Klage.

Sozialgesetzbuch: s. SGB.

Sozialgesetzgebung: (engl.) *social security legislation;* Teilbereich der allgemeinen Gesetzgebung, der sich mit dem Sozialrecht* befasst.

Sozialhelfer: (engl.) *assistant social worker;* Sozialbetreuer, Sozialpflegeassistent; arbeitet im Bereich der Altenpflege*, Familienpflege od. Behindertenbetreuung u. unterstützt Altenpfleger u. Heilerziehungspfleger*; **Ausbildung:** 2-jährige landesrechtlich geregelte schulische Ausbildung; Bez. Sozialhelfer in Nordrhein-Westfalen, Sozialbetreuer in Thüringen, Sozialpflegeassistent in Brandenburg.

Sozialhilfe: (engl.) *social assistance, welfare;* staatliche Fürsorgeleistung für bedürftige Menschen, die sich bei der Bewältigung ihrer Notlage nicht aus eigenen Kräften u. Mitteln helfen können u. die erforderliche Hilfe nicht von anderen, auch anderen Sozialleistungsträgern, erhalten können (s. Fürsorgeprinzip, Subsidiarität); **Ziel:** Aufgabe der Sozialhilfe ist es, dem Empfänger der Hilfe die Führung eines Lebens zu ermöglichen, das der Würde des Menschen entspricht (§ 1 SGB XII). Die Gründe, die zur Notlage geführt haben, sind irrelevant; ein Verschulden steht grundsätzlich dem Anspruch auf Hilfe nicht entgegen. **Leistung:** Die Sozialhilfe umfasst Hilfe* zum Lebensunterhalt, Grundsicherung* im Alter u. bei Erwerbsminderung u. Hilfe nach dem SGB XII, fünftes bis neuntes Kapitel (früher Hilfe in besonderen Lebenslagen) u. garantiert das Existenzminimum*; der Regelbedarf wird nach Regelsätzen* bemessen; **Voraussetzung:** Sozialhilfe erhält nicht, wer sich selbst helfen kann (Selbsthilfeprinzip), wer die erforderliche Hilfe (tatsächlich) von anderen, be-

des Einkommens* u. Vermögens (gilt nicht für nicht verwertbares Vermögen u. Schonvermögen § 90 SGB XII), die Erschließung eigener Hilfsquel len u. den Einsatz der Arbeitskraft; Unterhalts ansprüche sollen geltend gemacht werden. Die Gewährung der Sozialhilfe darf nicht von einem förmlichen Antrag abhängig gemacht werden. Die Sozialhilfe, mit Ausnahme der Grundsicherung im Alter u. bei Erwerbsminderung, setzt ein, sobald ein Träger der Sozialhilfe Kenntnis darüber erlangt, dass die Voraussetzungen für die Leistung vorliegen (Kenntnisgrundsatz nach § 18 Abs. 1 SGB XII). Das Sozialamt muss die Gesamtsituation der möglicherweise hilfsbedürftigen Person wür digen u. unter diesem Gesichtspunkt alle Hilfear ten prüfen u. regeln (Gesamtfallgrundsatz, Amts prinzip, § 20 SGB X) u. unterliegt außerdem einer Beratungspflicht (§ 14 SGB I). Vgl. Mehrbedarf Kostenbeitrag. **Sonderformen: Sozialhilfe fü Deutsche im Ausland:** Deutsche mit gewöhnli chem Aufenthalt im Ausland haben grundsätzlich keinen Anspruch auf Sozialhilfe aus Deutschland **Sozialhilfe für Ausländer:** Ausländer, die nicht anspruchsberechtigt nach dem Asylbewerberleis tungsgesetz* sind, erhalten bei Bedürftigkei (s. Bedürftigkeitsprinzip) Sozialhilfe in Form von Hilfe* zum Lebensunterhalt, Hilfen* zur Gesund heit u. Hilfe zur Pflege*; sonstige Sozialhilfe kann im Einzelfall geleistet werden (Näheres zu den anspruchsberechtigten Personenkreisen regeln bi laterale od. multilaterale Abkommen wie z. B. Deutsch-Österreichisches Fürsorgeabkommen, Eu ropäisches Fürsorgeabkommen). **Rechtliche Grundlage:** SGB XII, allgemeine Regelungen des SGB I (z. B. Mitwirkungspflichten); Europäisches* Fürsorgeabkommen. **Hinweis:** Mit In-Kraft-Tre ten des SGB XII zum 1.1.2005 erhalten erwerbs fähige Menschen im Alter zwischen 15 u. 65 Jahren u. deren Haushaltsangehörige keine Hilfe zum Lebensunterhalt mehr, für sie ergeben sich Leis tungsansprüche bezüglich der Grundsicherung* für Arbeitsuchende nach dem SGB II. Die o. g. Ausführungen gelten im Wesentlichen auch für die Leistungen der Grundsicherung für Arbeitsuchende nach dem SGB II. Ausnahme: Die Leistungen der Grundsicherung für Arbeitsuchende nach dem SGB II werden nur auf Antrag erbracht (§ 37 SGB II).

Sozialhilfeträger: s. Träger der Sozialhilfe.

Sozialhygiene: (engl.) *social hygiene;* Teilgebiet des medizinischen Fachgebiets Hygiene*, das sich mi dem Einfluss der Gesellschaft auf die Gesundhei des Einzelnen befasst; **Geschichte:** Entstand in Deutschland in der 2. Hälfte des 19. Jahrhunderts vor dem Hintergrund **1.** der Industrialisierung u. einer damit einhergehenden Veränderung der Le bensbedingungen der Bevölkerung u. **2.** neuer Ent wicklungs- u. Konzeptionslinien in den Natur- u.

ersten Hygiene-Instituts (Max* von Pettenkofer-Institut) sowie **3.** der Anwendung wissenschaftlicher Erkenntnisse auf die Medizin. Die Sozialhygiene fand als Wissenschaftszweig mit ihrer Auffassung von der sozialen Determiniertheit medizinischer Probleme große Resonanz u. führte in der Weimarer Republik zu einer Neuorientierung der öffentlichen Gesundheitspflege. An diese Tradition knüpft auch die spätere Entwicklung der Sozialmedizin* in Forschung u. Lehre an. Durch den Nationalsozialismus wurde die erfolgreiche wissenschaftliche Entwicklung von Sozialhygiene, öffentlichenr Gesundheitspflege u. -vorsorge unterbrochen bzw. für Maßnahmen der Rassenhygiene* missbraucht. Die ideologische Belastung des Begriffs Sozialhygiene verzögerte nach dem Zweiten Weltkrieg die Wiederaufnahme der Tradition einer bevölkerungsbezogenen Gesundheitsforschung. Zu einem Wiederaufleben kam es erst in den 80er Jahren, als das aus dem „unbelasteten" englischen Sprachraum entlehnte Konzept von Public* Health u. der Gesundheitswissenschaften* aufgegriffen wurde.

Sozialisation: (engl.) *socialisation*; Prozess der Eingliederung eines Individuums in die bestehende gesellschaftliche Ordnung; **Einteilung: 1.** primäre Sozialisation: dem Säugling u. Kleinkind werden die normativen Regelungen des umgebenden sozialen Milieus vermittelt. **2.** sekundäre Sozialisation: Sozialisationsprozesse in Schule u. durch Gleichaltrige u. Familie; **3.** tertiäre Sozialisation: Sozialisationsprozesse im Erwachsenenalter, z. B. durch Beruf. Vgl. Status, Schicht, soziale.

Sozialklausel: s. Belastungsgrenze.

Sozialleistungen: (engl.) *social (security) benefits*; **1.** Leistungen der sozialen Sicherung*; in Deutschland Leistungen durch die Sozialversicherung* (Versicherungsprinzip*), nach dem Sozialen* Entschädigungsrecht bzw. der Beamtenversorgung (Versorgungsprinzip*) sowie durch die Sozialhilfe* (Fürsorgeprinzip*). **2.** Der Bezug von **Sozialleistungen im Ausland** ist trägerspezifisch geregelt: Bei **dauerhaftem Auslandsaufenthalt** können in der GRV (§§ 110 ff. SGB VI) Zahlungen von Renten* wegen Alters od. wegen Erwerbsminderung (s. Auslandsrentenvorschriften) sowie in der GUV von Unfallrenten* der Berufsgenossenschaften* (§ 97 SGB VII) u. Renten aus einem Versorgungsanspruch dem Staat gegenüber nach dem SER od. der Beamtenversorgung* ins Ausland erfolgen; diese sind mit dem Postrentendienst ins Ausland transferierbar. Bezüglich der Leistungen aus der SPV (SGB XI) hat der Europäische Gerichtshof (EUGH) am 5.3.1998 entschieden, dass Mitglieder der SPV mit einem gewöhnlichen Aufenthalt* im europäischen Wirtschaftsraum (EWR-Staaten) Anspruch auf Pflegeversicherungsleistungen (Geldleistung) haben. Ursächliche Pflegeleistungen wer-

den erbracht. Besondere Regelungen bestehen jedoch bei **vorübergehendem Auslandsaufenthalt,** insbes. innerhalb der EU (s. Krankenversicherungsschutz im Ausland); Leistungen der Bundesagentur* für Arbeit (SGB III) sind an die tatsächliche Vermittelbarkeit, daher grundsätzlich an die Ortsanwesenheit des Leistungsbeziehers geknüpft; Leistungen bei Ortsabwesenheit sind nur in engen Grenzen möglich u. bedürfen immer eines Antrags; möglich sind unter bestimmten Voraussetzungen Leistungen bei einer Arbeitsuche im Ausland. Für die Leistung von Arbeitslosengeld II (s. Grundsicherung, SGB II) od. Sozialhilfe* (SGB XII) im Ausland gibt es keine gesetzliche Grundlage; trägerübergreifend ist die Kostenübernahme für Leistungen* zur Teilhabe im Ausland unter bestimmten Voraussetzungen möglich (s. Leistungen im Ausland nach SGB IX). **Hinweis:** Dient der Auslandsaufenthalt der Aufnahme einer dortigen Erwerbstätigkeit, gelten in der EU die Regelungen der Wanderarbeitnehmerverordnung (s. Wanderarbeitnehmer) bzw. der Sozialversicherungsabkommen* mit anderen Staaten (soweit abgeschlossen). **3. Betriebliche Sozialleistungen:** von Seiten des Arbeitgebers erbrachte Sozialleistungen; Ergänzung zu den staatlichen Sozialleistungen; staatliche Regelungen bieten häufig Anreize für betriebliche Sozialmaßnahmen; betriebliche Sozialleistungen umfassen z. B. Betriebsrenten (s. Altersversorgung, betriebliche), soziale Dienste wie Kinderbetreuung od. verbilligtes Kantinenessen.

Sozialmedizin: (engl.) *social medicine*; Teilgebiet der Medizin, das die Wechselwirkungen zwischen Krankheit, Gesundheit, Individuum u. Gesellschaft sowie die Organisationsstrukturen des Gesundheitswesens u. des medizinischen Versorgungssystems analysiert u. beschreibt u. Strategien zur Prävention* u. Bekämpfung von Krankheiten* entwickelt; im Unterschied zur Mehrzahl der klassischen, überwiegend kurativ ausgerichteten medizinischen Fächer verfolgt die Sozialmedizin einen über die Individualmedizin hinausgehenden bevölkerungsbezogenen Ansatz unter Verwendung epidemiologischer, klinischer, sozial- u. verhaltenswissenschaftlicher, ökonomischer u. ökologischer Methoden. **Ziel:** effektive u. effiziente Vermeidung od. Bewältigung gesundheitlicher Probleme (vgl. Krankheitsverarbeitung) u. ihrer sozialen Folgen bei Einzelnen u. in der Bevölkerung; **Geschichte:** die Disziplin Sozialmedizin hat sich zu Beginn des 20. Jh. zunächst unter dem Begriff Sozialhygiene* herausgebildet. Der Missbrauch dieses Wissenschaftszweigs für Maßnahmen der Rassenhygiene* während des Nationalsozialismus u. die ideologische Belastung des Begriffs verzögerten nach Ende des Zweiten Weltkriegs im westlichen Teil Deutschlands die Etab-

1. bei Sozialleistungsträgern (s. Dienst, sozialmedizinischer); **2.** bei den öffentlich-rechtlichen Organisationen der Ärzteschaft, z. B. Ärztekammer*; **3.** im Öffentlichen Gesundheitsdienst (s. Gesundheitswesen, öffentliches). In Deutschland können Ärzte seit 1984 die **Zusatzbezeichnung*** Sozialmedizin erlangen (vgl. Akademien für Sozialmedizin). Sozialmedizin ist Bestandteil des Faches „Arbeitsmedizin u. Sozialmedizin" u. kann im Studium der Humanmedizin nach der neuen Approbationsordnung für Ärzte als Wahlfach ab erstem klinischen Semester belegt werden. Weitere Fächer mit sozialmedizinischen Inhalten sind u. a. Epidemiologie, Medizinische Biometrie u. Medizinische Informatik, Gesundheitsökonomie, Gesundheitssystem, öffentliche Gesundheitspflege, Prävention u. Gesundheitsförderung, Rehabilitation, Rechtsmedizin. **Hinweis:** Inhaltlich bestehen Überschneidungen zwischen der Sozialmedizin u. der jüngeren Disziplin Public* Health bzw. den Gesundheitswissenschaften*. Im Gegensatz zu den letzteren versteht sich die Sozialmedizin als Teilbereich der Medizin.

Sozialordnung: (engl.) *social order, structure of social security system*; **1.** Organisation sozialen Zusammenlebens u. die diesem zugrunde liegenden Gestaltungsprinzipien; **2.** System der sozialen Sicherung*.

Sozialpädagoge: s. Sozialarbeiter.

Sozialpädagogik: s. Sozialarbeit.

Sozialpartner: (engl.) *social partners*; Bez. für die an Verhandlungen über Tarifverträge beteiligten Vertreter der Arbeitgeber* u. Arbeitnehmer*; das Tarifvertragssystem ist Teil der gesellschaftlichen Sozialordnung*. **Sozialpartnerschaft** bezeichnet ein System der kooperativen Konfliktregelung in Arbeits- u. Wirtschaftsbeziehungen durch die Tarifpartner (auch Mitbestimmung) zur Erhalt des sog. sozialen Friedens.

Sozialpflegeassistent: s. Sozialhelfer.

Sozialpflichtversicherung: (engl.) *mandatory social insurance*; für alle Werktätigen in der ehemaligen DDR (mit Ausnahme der Angehörigen von Sonderversorgungssystemen) obligate Form der Rentenversicherung*; in der Sozialpflichtversicherung wurden nur Verdienste bis 600 Mark pro Monat versichert; darüber hinausgehende Verdienste konnten ab März 1971 in der Freiwilligen Zusatzrentenversicherung versichert werden.

Sozialpsychologie: (engl.) *social psychology*; Teilgebiet der Psychologie*, das untersucht, wie Denken, Fühlen u. Verhalten des Einzelnen durch die tatsächliche, vorgestellte od. implizite Anwesenheit anderer Personen beeinflusst werden u. erforscht Gesetzmäßigkeiten menschlichen Verhaltens im sozialen Kontext; beschäftigt sich u. a. mit Einstellungen u. Vorurteilen, z. B. zu Gesundheit u. Krankheit, Attraktivität, sozialer Wahrnehmung

mationen auf individueller Ebene; **3.** Wirkung sozialer Beeinflussung; **4.** Verhalten in Dyaden u. Gruppen (z. B. Analyse der Arzt*-Patient-Beziehung).

Sozialrecht: (engl.) *social law*; Recht der öffentlich-rechtlichen Leistungen u. Hilfen, die durch unmittelbare sozialpolitische Zielsetzung bestimmt sind codifiziert im Sozialgesetzbuch (s. SGB), insbes Materien der Sozialversicherung*, der Sozialhilfe*, des Versorgungsrechts* u. des übrigen Fürsorgerechts*; traditionell gehört in Deutschland das Arbeitsrecht* nicht zum Sozialrecht.

Sozialstation: (engl.) *welfare centre*; ambulante Pflegeeinrichtung*, die Leistungen der ambulanten Pflege* erbringt; meist in Trägerschaft der Freien Wohlfahrtsverbände.

Sozialstatus: s. Status.

Sozialstruktur: s. Struktur, soziale.

Sozialtherapie: (engl.) *social therapy*; vielfältiges Spektrum von Interventionen u. Angeboten mi der therapeutischen Zielsetzung, individuelle Entwicklungsprozesse bei Erwachsenen i. S. sozialer Integration bei größtmöglicher Selbstbestimmung zu fördern; die Einsatzgebiete reichen von der Betreuung u. Förderung geistig behinderter Menschen bis zur Unterstützung der Resozialisierung von inhaftierten Straftätern. Die Angebote der Sozialtherapie beziehen sich einerseits auf das jeweilige Veränderungspotenzial bei den Betroffenen, andererseits auf die Schaffung geeigneter Rahmenbedingungen. Sie müssen individuell angepasst werden u. beinhalten u. a. **1.** besondere Betreuungs-, Wohn- u. Arbeitsmöglichkeiten **2.** Aus- u. Fortbildungsmaßnahmen; **3.** tagesstrukturierende u. freizeitgestaltende Aktivitäten; **4.** sozialpädagogische Interventionen; **5.** psychotherapeutische Interventionen. Die Sozialtherapie wird häufig im Gruppensetting durchgeführt. Vgl. Soziotherapie.

Sozialverband VdK Deutschland: (engl.) *German Social Association*; 1950 als „Verband der Kriegsbeschädigten, Kriegshinterbliebenen u. Sozialrentner Deutschlands" (Abk. VdK) gegründeter, politisch u. konfessionell unabhängiger Verband, der die gesellschaftlichen, politischen u. rechtlichen Interessen seiner Mitglieder gegenüber Staat u. Regierung vertritt; **Organisation:** in Bundes-Landes-, Kreis- u. Ortsverbände gegliedert; **Aufgabe:** Der Bundesverband nimmt aktiv Einfluss auf aktuelle Entwicklungen in Renten-, Gesundheits- u. Sozialpolitik. Die Landesverbände vertreten ihre Mitglieder gegenüber den Landesparlamenten. Der Schwerpunkt der Arbeit in den Kreisverbänden liegt in der Mitgliederberatung, z. B. zum Renten- u. Behindertenrecht, zur Alten- u. Sozialhilfe, zur Pflegeversicherung od. zum Patientenschutz u. der Mitgliedervertretung vor Sozial- u. Verwaltungsgerichten. In den Ortsver-

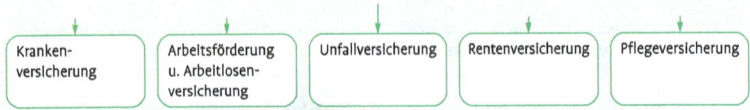

| Kranken-versicherung | Arbeitsförderung u. Arbeitslosen-versicherung | Unfallversicherung | Rentenversicherung | Pflegeversicherung |

Sozialversicherung: Die 5 Säulen der Sozialversicherung

bänden finden v. a. Informationsveranstaltungen zur Sozialpolitik od. zu Gesundheitsthemen statt.

Sozialversicherung: (engl.) *social insurance;* im Sozialgesetzbuch geregelte Pflichtversicherung* zur finanziellen Abdeckung existenzbedrohender Risiken des Versicherten (s. Abb.) wie z. B. Arbeitslosigkeit*, Erwerbsminderung*, Alter*, Krankheit*, (Arbeits-)Unfall u. Pflegebedürftigkeit* auf Grundlage des Solidarprinzips* (§ 4 SGB I); **Geschichte:** geht im Wesentlichen auf die Bismarcksche* Sozialreform des Deutschen Reiches ab 1881 zurück u. umfasst 5 Bereiche: **1.** Krankenversicherung* (seit 1883); **2.** Unfallversicherung* (seit 1884); **3.** Rentenversicherung* (seit 1889); **4.** Arbeitslosenversicherung* (seit 1927); **5.** Pflegeversicherung* (seit 1995). **Voraussetzung:** über 90 % der arbeitenden Bevölkerung sind sozialversichert, v. a. Personen in Beschäftigungs- u. Dienstverhältnissen, in Ausbildung Stehende sowie Angehörige u. Selbständige, die ihre Ansprüche nicht über eine Bedürftigkeitsprüfung, sondern durch regelmäßige Beitragszahlungen (i. d. R. Arbeitnehmer- u. Arbeitgeberanteil) erwerben. **Hinweis:** Weitere Gesetze wie z. B. das Arbeitsförderungsgesetz (s. SGB III), die Alterssicherung* der Landwirte, die Handwerker- u. Künstlersozialversicherung* sowie gemeinsame Vorschriften für die Sozialversicherung sind im SGB* IV zusammengefasst (s. Sozialrecht, Sozialversicherungsträger). Vgl. Versicherungsprinzip, Versorgungsprinzip, Fürsorgeprinzip.

Sozialversicherungsabkommen: (engl.) *social security agreements;* zweiseitige Abkommen auf dem Gebiet der Sozialversicherung*; zwischenstaatliche Regelungen, die zugunsten der betroffenen Personen in persönlicher u. sachlicher Hinsicht koordinierend wirken; zwischenstaatliche Regelungen gehören als Staatsverträge zum klassischen Völkerrecht; für die Mitgliedstaaten der EU untereinander tritt das Europäische* Gemeinschaftsrecht an die Stelle der zwischen 2 Mitgliedstaaten geschlossenen Sozialversicherungsabkommen (z. B. das Sekundärrecht mit der Wanderarbeitnehmerverordnung), für alle Mitgliedstaaten der EU mit dritten Staaten können Europa*-Abkommen abgeschlossen werden. **Beispiel:** Seit dem Beitritt Ungarns zur EU (am 1.5.2004) ist das deutsch-ungarische Sozialversicherungsabkommen i. d. R. nicht mehr anzuwenden. Die Mitgliedstaaten können allerdings in den Anhängen zur Verordnung bestimmen, dass einige Abkommensregelungen weiter-

hin Anwendung finden. Hierzu bedarf es der Genehmigung der Verwaltungskommmission. Vgl. Betrag, geschuldeter.

Sozialversicherungsausweis: (engl.) *social insurance card;* von dem zuständigen Rentenversicherungsträger* bei Vergabe einer Versicherungsnummer ausgestellter Ausweis; enthält für jeden Beschäftigten insbes. seine Versicherungsnummer u. seinen Namen. Bei Beginn einer Beschäftigung hat sich der Arbeitgeber den Sozialversicherungsausweis des Beschäftigten vorlegen zu lassen; der Beschäftigte hat ihn dem Arbeitgeber vorzulegen. Die Einzelheiten sind in §§ 95–101 SGB IV sowie in der Sozialversicherungsausweisverordnung vom 25.7.1990 geregelt.

Sozialversicherungsbeitrag: s. Beiträge zur Sozialversicherung.

Sozialversicherungsfachangestellter: (engl.) *social security clerk;* bearbeitet als Angestellter von Trägern der Kranken*-, Unfall*-, Rentenversicherung* Anträge u. Vorgänge nach dem Recht der Sozialversicherung*; **Aufgabe:** Prüfung u. Feststellungen zu Leistungsansprüchen, Beitragsbe- u. Beitragsabrechnung, Prüfung u. Gewährung von Maßnahmen u. Leistungen, Erteilung von Bescheiden, Ausstellen von Berechtigungsscheinen, Information u. Beratung in versicherungsrechtlichen Fragen; **Ausbildung:** 3-jährige (nach dem Berufsbildungsgesetz anerkannte) betriebliche Ausbildung der Sozialversicherung (Verordnung über die Berufsausbildung zum Sozialversicherungsfachangestellten, Abk. SVFAngAusbV, vom 18.12.1996, BGBl. I S. 1975, geändert am 24.3.1997, BGBl. I S. 594).

Sozialversicherungsmodell: (engl.) *social insurance model;* Modell der sozialen Sicherung* i. R. eines modernen Sozialstaats u. in Abgrenzung zu Marktod. staatlichen Modellen, das spezifischen Leistungen zugeordnete Pflichtbeiträge seitens der Versicherten beinhaltet; z. B. Bismarcksche* Sozialreform, Beveridge*-Modell.

Sozialversicherungspflicht: (engl.) *social insurance liability, subjection to compulsory social insurance;* Versicherungspflicht* besteht in allen Zweigen der Sozialversicherung* kraft Gesetzes od. Satzung grundsätzlich für Personen, die gegen Arbeitsentgelt od. zu ihrer Berufsausbildung beschäftigt sind, für Menschen mit Behinderungen, die in geschützten Einrichtungen beschäftigt werden, u. für Landwirte; der genaue Personenkreis der Pflichtversicherten ist für jeden Zweig der Sozial-

S

de Versicherungsfreiheit*. **Hinweis:** Neben den Versicherungspflichtigen können Personen aufgrund freiwilligen Beitritts od. freiwilliger Fortsetzung der Versicherung versichert sein.

Sozialversicherungsträger: (engl.) *social insurance carrier*; für die Sozialversicherung zuständige rechtsfähige Körperschaften des öffentlichen Rechts mit Selbstverwaltung* (§ 29 Abs. 1 SGB IV), die grundsätzlich durch die Versicherten u. die Arbeitgeber ausgeübt wird; sie verwalten ihre Angelegenheiten (unter staatlicher Rechtsaufsicht) grundsätzlich in eigener Verwaltung; zur Sozialversicherung gehören die Bundesagentur* für Arbeit (SGB* III), die Gesetzliche Krankenversicherung* (SGB* V), die Gesetzliche Rentenversicherung* (SGB* VI), die Gesetzliche Unfallversicherung* (SGB* VII) u. die soziale Pflegeversicherung* (SGB* XI) sowie die landwirtschaftliche Unfallversicherung u. die Alterskasse der Landwirte. **Organisation:** Als Organe der Selbstverwaltung werden eine Vertreterversammlung u. ein von ihr bestellter Vorstand gebildet. Der Vorstand verwaltet den Versicherungsträger u. vertritt ihn gerichtlich u. außergerichtlich, soweit Gesetz od. sonstiges für den Versicherungsträger maßgebendes Recht nichts Abweichendes bestimmen. Jeder Versicherungsträger hat einen Geschäftsführer, der auf Vorschlag des Vorstandes von der Vertreterversammlung gewählt wird u. der dem Vorstand mit beratender Stimme angehört; er führt hauptamtlich die laufenden Verwaltungsgeschäfte. Versicherte u. Arbeitgeber wählen getrennt die Vertreter ihrer Gruppen in die Vertreterversammlung aufgrund von Vorschlagslisten; das gleiche gilt grundsätzlich in der landwirtschaftlichen Unfallversicherung. Vgl. Sozialversicherungswahl.

Sozialversicherungswahl: (engl.) *social insurance election*; alle 6 Jahre stattfindende freie u. geheime Wahl der Vertreter von Versicherten u. Arbeitgebern zu den Organen der Selbstverwaltung* der Sozialversicherungsträger* (zuletzt 2005); die Amtsdauer der Mitglieder der Selbstverwaltungsorgane beträgt 6 Jahre; eine Wiederwahl ist zulässig. **Rechtliche Grundlage:** §§ 43 ff. SGB IV.

Sozialverwaltung: (engl.) *social administration*; mit der Durchführung des Sozialrechts* betraute juristische Personen, v. a. Leistungsträger*.

Sozialwahl: s. Sozialversicherungswahl.

Sozialwissenschaft: (engl.) *social science*; Sammelbez. für gesellschaftsbezogene Wissenschaften wie Soziologie*, Psychologie*, Pflegewissenschaft*, Public* Health, Gesundheitswissenschaften* u. a.; die Zuordnung ist nicht statisch, da z. B. in der Pflegewissenschaft u. Psychologie auch stark naturwissenschaftlich bzw. humanwissenschaftlich geprägte Richtungen vorhanden sind.

Soziogenese: (engl.) *sociogenesis*; Bez. für die Verursachung verschiedener Phänomene durch soziale Gesundheit* durch sozialen Wohlstand.

Soziogramm: s. Soziometrie.

Soziologie: (engl.) *sociology*; Wissenschaft, die sich mit der Entwicklung u. den Strukturen der menschlichen Gesellschaft u. ihren sozialen Phänomenen theoretisch u. empirisch befasst u. mi Methoden der sozialwissenschaftlichen Datenerhebung u. -auswertung arbeitet; sie hat sich in eine Reihe von Teilgebieten ausdifferenziert (z. B. Industriesoziologie, Jugendsoziologie, medizinische Soziologie*) u. findet Anwendung z. B. in wissenschaftlichen Diensten, in der Markt- u. Meinungsforschung, in Wirtschaftsunternehmen, Medien sowie politischen u. gesellschaftlichen Organisationen u. Verwaltungsbehörden; die Ausbildung zum Soziologen erfolgt als Hochschulstudium im Fach Soziologie.

Soziologie, medizinische: (engl.) *medical sociology* syn. Medizinsoziologie; interdisziplinäres Forschungsgebiet von Soziologie, Sozialpsychologie u. Medizin, das die Frage nach den Beziehungen zwischen dem Individuum u. der Gesellschaf sowie der Bedeutung dieser Interaktion für Krankheitsentstehung, -verlauf u. -häufigkeit in den Mittelpunkt stellt u. damit Krankheit* als sozia mitbeeinflusstes Geschehen begreift; besondere Bedeutung haben in diesem Zusammenhang Fragen der Inanspruchnahme* von Gesundheitsleistungen, des Krankheitsverständnisses* u. des Gesundheitsverhaltens (s. Gesundheitsverhaltensmodelle) sowie der gesundheitlichen Versorgung.

Soziometrie: (engl.) *sociometry*; in der Sozialpsychologie Bez. für ein von J. L. Moreno entwickeltes Verfahren der Messung der sozialen Distanz zwischen den Mitgliedern einer Gruppe; ursprünglich für Gruppentherapien entwickelt, wurde das Verfahren auf andere Situationen, z. B. Arbeitsgruppen, übertragen; **Methode:** Die Teilnehmer werden befragt, welche der anderen Gruppenmitglie der sie mögen bzw. nicht mögen od. mit welchen sie bestimmte Aktivitäten durchführen möchten od. nicht. Die Ergebnisse werden in Soziogrammen dargestellt; die Verbindungslinien zw. den Personen spiegeln die positiven bzw. negativen Wahlen u. damit die Stellung des Einzelnen in der Gruppe. Neuere Verfahren sind Matrixanalyse u. Indexkonstruktionen.

Soziotherapie: (engl.) *sociotherapy*; Bez. für alle Verfahren, mit denen eine Erkrankung durch Veränderung des sozialen Kontextes des Patienten günstig beeinflusst werden soll; findet im sozialen Umfeld statt u. soll durch Motivierungsarbeit u. strukturierte Trainingsmaßnahmen dazu beitragen, psychosoziale Defizite abzubauen. Sie umfasst die Erstellung eines sozialtherapeutischen Behandlungsplans, die Koordination erforderlicher Behandlungsmaßnahmen, die konkrete Arbeit im sozialen Umfeld des Erkrankten sowie die sozio

rung bzw. -beschaffung sind Teilaspekte soziotherapeutischer Arbeit. **Leistungserbringer:** Sozialarbeiter, Sozialpädagogen u. Fachkrankenschwestern bzw. -pfleger für Psychiatrie. **Kostenträger:** gesetzlich Krankenversicherte haben nach § 37 a SGB V Anspruch auf ambulante Soziotherapie, wenn sie wegen schwerer psychischer Erkrankung nicht in der Lage sind, ärztliche od. ärztlich verordnete Leistungen selbständig in Anspruch zu nehmen u. durch den Einsatz von Soziotherapie die Verkürzung od. die Vermeidung von Krankenhausbehandlung, wenn diese zwar geboten, aber nicht durchführbar ist, ermöglicht wird. Stationäre Soziotherapie als i. d. R. in die psychiatrische Krankenhausbehandlung integrierte Therapie ist kein eigenständiger Bestandteil des Leistungskatalogs der GKV. Vgl. Milieutherapie, Sozialtherapie.

Spätschaden: s. Kausalitätslehre, sozialrechtliche.

Spätschicht: s. Schichtarbeit.

Spätsterblichkeit: s. Mortalität.

Spannweite: (engl.) *range*; Streuungsmaß, das die Differenz zwischen größtem u. kleinstem Wert einer Stichprobe* angibt; vgl. Standardabweichung, Lagemaß.

Speziesismus: (engl.) *speciecism*; Orientierung an den besonderen anthropologischen Eigenschaften des Menschen im Verhältnis zu den biologischen Eigenschaften von Tieren u. den tierischen Vorläuferstadien des Bewusstseins*; handlungsimmanente Annahme, dass Vertreter der menschlichen Spezies allein kraft dieser Eigenschaft besondere Privilegien gegenüber anderen Arten genössen (eine Art Gattungsrassismus); besonders zu berücksichtigen ist die mitenthaltene Konnotation; Speziesismus bezeichnet zugleich die moralisch verwerfliche Missachtung der Würde von anderen Spezies, z. B. in Tierversuchen* in der Pharmaforschung. Vgl. Rassismus.

Spezifität: (engl.) *specificity*; (statist.) Fähigkeit eines diagnostischen Tests*, ein negatives Ergebnis auch als solches zu erkennen; definiert als Quotient aus der Personenanzahl mit negativem Testergebnis unter den Nichtkranken u. der Gesamtzahl der Nichtkranken. Vgl. Sensitivität.

Spitzenverbände der Krankenkassen: (engl.) *head associations of health insurance funds*; Abk. SpiK; Bundesverbände der Träger der Gesetzlichen Krankenversicherung*; **Organisation:** die einzelnen Kassenarten bilden über ihre Landesverbände bzw. die Einzelkassen jeweils einen Bundesverband als Körperschaft des öffentlichen Rechts: Bundesverband der Allgemeinen Ortskrankenkassen (AOK), der Betriebskrankenkassen (BKK), der Innungskrankenkassen (IKK) u. der Landwirtschaftlichen Krankenkassen (LKK). Die gleiche Funktion erfüllen für die Ersatzkassen die Verbände der Angestellten-Krankenkassen (VdAK) u. der Arbeiter-Er-

greifend zuständig u. a. für den Indikationskatalog für verminderte Zuzahlungen bei medizinischen Rehabilitationsleistungen, Zulassungsempfehlungen für Heil- u. Hilfsmittel, Festbetragsfestsetzung bei Arzneimitteln u. Hilfsmitteln, Fortschreibung des Hilfsmittelverzeichnisses, Koordinierungsrichtlinien für den MDK od. Rahmenempfehlungen für zahnmedizinische Gruppenprophylaxe. Durch Einigung über gemeinsame u. einheitliche Entscheidungen sollen für zentrale Bereiche der GKV einheitliche Standards gewährleistet werden, z. B. durch die Verpflichtung der SpiK, für weite Teile der Versorgung gemeinsamer Vertragspartner der Leistungserbringer zu sein. Zur Vereinfachung der technischen Abwicklung geben die SpiK z. T. gemeinsam mit der Kassenärztlichen* Bundesvereinigung Empfehlungen zur Durchführung vereinbarter Regelungen (z. B. bezüglich Ausgabenvolumina u. Richtgrößen) heraus. Für die Abstimmung untereinander u. zur wissenschaftlichen Unterstützung ihrer Mitglieder können die SpiK in Arbeitsgemeinschaften kooperieren. Im Fall der Nichteinigung wird die Entscheidung durch das Bundesministerium* für Gesundheit im Einvernehmen mit dem Bundesministerium für Wirtschaft und Technologie im Wege der Ersatzvornahme herbeigeführt. **Hinweis zur Gesundheitsreform 2006:** Die Gesundheitsreform sieht bislang vor, dass die Krankenkassen bzw. ihre Verbände zur Erfüllung von Aufgaben auf Bundesebene nur noch einen Spitzenverband bilden, dessen Entscheidungen verbindlich sein sollen.

Spontanrate: (engl.) *spontaneous rate*; Inzidenz* ohne Exposition*.

Sportlehrer: (engl.) *sports teacher*; hat die pädagogische Aufgabe der Erziehung zum bzw. durch den Sport; **Aufgabe:** vermittelt sportliche Erfahrung zur Umsetzung im täglichen Leben, nimmt sozialpsychologisch-erzieherische Aufgaben wahr (u. a. Steigerung des Selbstwertgefühls durch Förderung von sportlichen Leistungen, Verbesserung des Sozialverhaltens durch Integration in Sportgruppen, Mannschaftsspiele), sportmedizinische Prävention* u. Rehabilitation* sowie Trainingsoptimierung u. Didaktik im Sportunterricht. **Ausbildung:** Hochschul- od. Sporthochschulstudium; bundeseinheitlich geregelter Studiengang gemäß Hochschulrahmengesetz (Abk. HRG) in der Fassung der Bekanntmachung vom 19.1.1999 (BGBl. I S. 18), zuletzt geändert am 27.12.2004 (BGBl. I S. 383).

Sporttherapie: (engl.) *sports therapy*; Behandlungsmethode der Bewegungstherapie* unter sportmedizinischem Aspekt; **Anwendung:** Therapie u. Rehabilitation bei zahlreichen Erkrankungen, insbes. Herz-Kreislauf- u. Lungenerkrankungen, Erkrankungen des Bewegungsapparats unter gruppendynamischen, sportpädagogischen u. sportwissenschaftlichen Gesichtspunkten sowie unter Aus-

nostiziert u. therapiert Sprach-, Sprech-, Stimm- u. Schluckstörungen (s. Sprach-, Sprech- und Stimmtherapie); **Ausbildung:** Hochschulstudium der (Heil-)Pädagogik unter Einbeziehung von Sprachwissenschaft, Medizin, Psychologie, Soziologie.

Sprach-, Sprech- und Stimmtherapie: (engl.) *language, speech and voice therapy;* **1.** bei Kindern Behandlung von Entwicklungsstörungen der gesprochenen u. geschriebenen Sprache u. von Redeflussstörungen; **2.** bei Erwachsenen Behandlung von erworbenen Störungen der Sprache, der Artikulation, der Stimme, der Sprechmotorik u. des Schluckens nach Schlaganfall, Schädelhirntrauma, bei raumfordernden u. degenerativen Erkrankungen des zentralen Nervensystems; **3.** in der Geriatrie bilden zusätzlich die allgemeine sprachliche Aktivierung in Form von alltagsorientierter Kommunikationstherapie u. die Erarbeitung von kommunikativen Strategien Schwerpunkte, um die sprachlichen Fähigkeiten auch bei kognitiven Einschränkungen aufrecht zu erhalten; **Leistung:** verordnungsfähig nach Heilmittelkatalog*; **Leistungserbringer:** für die Abrechnung mit der GKV zulassungsfähige Berufsgruppen sind Logopäden*, Patholinguisten*, Atem*-, Sprech- und Stimmlehrer od. Sprachheilpädagogen* sowie unter bestimmten Voraussetzungen Sprachtherapeuten*.

Sprachtherapeut: (engl.) *speech therapist;* arbeitet vorwiegend mit Kindern im sonderpädagogischen Bereich i. R. von Befunderhebung, Diagnostik u. Behandlung von Sprach-, Sprech- u. Stimmstörungen sowie in der Beratung von Eltern, Angehörigen u. Erziehern (s. Sprach-, Sprech- und Stimmtherapie); **Ausbildung:** Fachhochschulstudium, i. d. R. als Bachelor-Studiengang an der Europa-Fachhochschule Fresenius; Berufsbezeichnung ist nicht geschützt. Vgl. Logopäde.

Sprechstundenbedarf: (engl.) *medical office expenses;* (allg.) zur Durchführung einer ärztlichen Sprechstunde benötigtes Material; i. R. der vertragsärztlichen Tätigkeit der Anspruch niedergelassener Ärzte auf Ersatz der Kosten für Arznei- u. Verbandmittel, Materialien, Instrumente, Gegenstände u. Stoffe, die ihrer Art nach bei mehr als einem Versicherten Verwendung finden od. bei Notfällen sowie im Zusammenhang mit einem ärztlichen Eingriff bei mehr als einem Kranken zur Verfügung stehen müssen, soweit sie nicht mit der Gebühr für die ärztliche Leistung abgegolten sind u. soweit deren Kosten nicht zu den allgemeinen Praxiskosten gehören; **Rechtliche Grundlage:** länderbezogene Sprechstundenbedarfsvereinbarungen zwischen den KVen u. den Krankenkassen regeln Anwendungsbereich, Wirtschaftlichkeit der Verordnungsweise, Verordnung u. Bezug von Sprechstundenbedarf sowie dessen Prüfung. **Hinweis:** Kein Sprechstundenbedarf sind Mittel, die

ambulanten Operationen durch Krankenhäuser nach § 115 b SGB V od. i. R. des Notarzteinsatzes im Rettungsdienst erforderlich sind. Entsprechende Regelungen finden sich auch in der privatärztlichen Gebührenordnung.

Sprechtherapie: s. Sprach-, Sprech- und Stimmtherapie.

Stadtarzt: (engl.) *town doctor;* seit dem Spätmittelalter aus dem Staatssäckel besoldeter Arzt* bzw. Physikus*, der u. a. mit der Bekämpfung von Epidemien*, der Aufsicht über Apotheken od. der Ausbildung von Hebammen betraut war; seit dem 19. Jh. in großen Städten fest angestellter Arzt, der zur Versorgung der mittellosen Kranken, insbes. der Insassen von Hospitälern, u. der gesamten Bevölkerung in Seuchenzeiten verpflichtet war, darüber hinaus von den Bürgern der Stadt gegen Honorar konsultiert werden konnte. Er war außerdem zur Beratung des Magistrats in Gesundheitsfragen verpflichtet.

Stadtphysikus: s. Physikus.

Ständige Impfkommission: s. STIKO.

Stakeholder: (engl.) für Anspruchsberechtigter, Geschäftsinteressent; betroffene od. durch Aktivitäten beteiligte Person an einem Unternehmen od einer Behörde, z. B. Mitarbeiter, Kunden od. die durch Aktivitäten beeinflusste Öffentlichkeit; im Gegensatz zum in der Betriebswirtschaft vertretenen **Shareholder**-Value-Prinzip, das die Bedürfnisse u. Erwartungen der Anteilseigner (z. B. bei einer Aktiengesellschaft die Aktionäre) eines Unternehmens in den Mittelpunkt des Interesses stellt, versucht das Prinzip der Stakeholder das Unternehmen in seinem gesamten sozialen Kontext zu erfassen u. die Bedürfnisse der unterschiedlichen Anspruchsgruppen in Einklang zu bringen Als Stakeholder gelten dabei neben den Shareholdern die Mitarbeiter (z. B. Anspruch auf Beschäftigung u. Sicherheit), die Kunden (z. B. Anspruch auf Qualität u. Zuverlässigkeit), die Lieferanten sowie der Staat (z. B. Anspruch auf Steuergelder, Umweltschutz) u. die Öffentlichkeit.

Stammdaten: (engl.) *master data;* Daten, die der Identifizierung u. Charakterisierung von Objekten dienen u. die im Gegensatz zu den Bewegungsdaten (veränderliche Daten, z. B. Diagnose eines Patienten) über einen langen Zeitraum unverändert zur Verfügung stehen; **1.** Patientenstammdaten, z. B. Name u. Vorname, Geschlecht, Geburtsdatum, Anschrift u. Kostenträger (Krankenkasse, Kassennummer, Versicherungsnummer* Versichertenstatus); **2.** Arztstammdaten, z. B. Name, Anschrift der Praxis u. Bankverbindung.

Stammzellenforschung: (engl.) *stem cell research* Forschung zur Vermehrung u. genetischen Manipulation an pluripotent entwicklungsfähigen menschlichen Zellen, die aus frühen Teilungsstadien des menschlichen Keimlings, aus überzäh-

gewonnen werden können; **Ethik:** Zumindest frühe Entwicklungsstadien von einigen dieser Zellen können sich potentiell bis zu einem vollständigen Menschen entwickeln (vgl. Potentialität). In der Diskussion stehen sich zukünftige Vorteile in der Behandlung von Krankheiten u. moralische Bedenken gegen Zulassung dieser Forschung gegenüber.

Stand: (engl.) *social standing, rank*; 1. Bez. für den Rang, den ein Einzelner od. eine Gruppe in einer Gesellschaft unabhängig von seinen bzw. ihren Fähigkeiten einnehmen; häufig mit rechtlich abgesicherten Privilegien u. tradierten Verhaltensweisen verbunden; 2. Bez. für Statusgruppe in vorindustriellen Gesellschaften; hängt von der familiären Herkunft ab; Bevölkerungsgruppe, die sich durch gemeinsame Eigenschaften u. eine bestimmte Lebensweise* auszeichnen u. denen eine bestimmte Bewertung in der Gesellschaft zuteil wird. Vgl. Klasse, Status.

Standard: (engl.) *standard, norm*; 1. (med.) allgemeine Lehrmeinung zu einer spezifischen Fragestellung im jeweiligen Fachgebiet; 2. (Qualitätsmanagement) definiert als eine normative Vorgabe (s. Norm) qualitativer od. quantitativer Art bezüglich der Erfüllung vorausgesetzter od. festgelegter Anforderungen an die Qualität*; aus den ermittelten Werten validierter Qualitätsindikatoren* der medizinischen Versorgung, das gegenwärtig erzielbare Leistungsniveau beschreiben, können fachspezifische Standards abgeleitet werden. 3. weitere Definitionen sind in verschiedenen Bereichen gebräuchlich, z.B. Statistik*, Arzthaftungsrecht (s. Arzthaftung), Qualitätssicherung* ärztlicher Berufsausübung; daher ist eine Präzisierung bzw. Abgrenzung ratsam. Vgl. Qualitätsmanagement, Leitlinien, Medizin, evidenzbasierte.

Standardabweichung: (engl.) *standard deviation*; Abk. STD, SD; Symbol σ für die Standardabweichung in der Grundgesamtheit; theoretische Standardabweichung) bzw. s (empirische Standardabweichung); Maß für die Streuung einer Wahrscheinlichkeitsverteilung* od. Stichprobe; definiert als der positive Wert der Wurzel aus der theoretischen Varianz* (Populationsvarianz) bzw. der empirischen Varianz (Stichprobenvarianz). In der Glockenkurve der Normalverteilung* ist die Standardabweichung der halbe Abstand zwischen den Wendepunkten.

Standardfehler: (engl.) *standard error (Abk. SE)*; 1. zufälliger Fehler einer Zufallsvariablen bzw. einer Schätzfunktion; 2. i. e. S. Standardfehler des arithmetischen Mittels*; berechenbar aus der Standardabweichung* einer Stichprobe u. dem Stichprobenumfang n durch die Formel $SEM = {}^{SD}/\sqrt{n}$. Je größer eine Stichprobe ist, desto kleiner wird der Standardfehler, desto genauer die Schätzung des Mittelwertes der Grundgesamtheit.

die Befragten vor die Wahl stellt, entweder dauerhaft im gegenwärtigen Gesundheitszustand zu verbleiben od. sich einem medizinischen Eingriff zu unterziehen; dieser Eingriff führt mit Wahrscheinlichkeit p zur vollständigen Heilung, mit der Gegenwahrscheinlichkeit $(1-p)$ zum soforti-

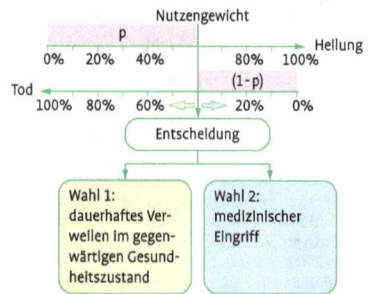

Standardlotterie: Beispiel: Der Patient kann sich bei einer Wahrscheinlichkeit der Heilung von p = 60 % nicht mehr zwischen Wahl 1 und Wahl 2 entscheiden.

gen Tod; der Wert p wird so lange verändert, bis der Befragte indifferent zwischen der sicheren Alternative u. der Lotterie ist, an diesem Punkt entspricht bei Risikoneutralität die Wahrscheinlichkeit p dem Nutzengewicht des gegebenen Gesundheitszustandes. **Hinweis:** Die ökonomische Theorie unterstellt regelmäßig Risikoaversion. Insofern ist das Verfahren problematisch, da nicht nur die Wertschätzung des Gesundheitszustandes* gemessen wird, sondern ein konfundierter Effekt, der zusätzlich die Einstellung zu Risiko (Risikofreude, -neutralität od. -aversion) misst. Vgl. Methode der zeitlichen Abwägung.

Standardrentner: syn. Eckrentner*.

Standardtarif: (engl.) *standard insurance rate*; brancheneinheitlicher Tarif der Privaten Krankenversicherung*, dessen Leistungspaket dem der GKV vergleichbar u. der nicht teurer als der durchschnittliche Höchstbeitrag der GKV ist; **Ziel:** soziale Schutzfunktion in der PKV; damit der Krankenversicherungsschutz in der PKV bezahlbar bleibt, muss der Standardtarif u. a. für Versicherte nach Vollendung des 65. Lebensjahrs unter bestimmten Versicherungsvoraussetzungen angeboten werden (v. a. sofern das Jahreseinkommen die Jahresarbeitsentgeltgrenze nicht übersteigt; vgl. Versicherungspflichtgrenze). **Rechtliche Grundlage:** § 257 Abs. 2 a SGB V. Vgl. Beiträge zur Krankenversicherung.

Standardzulassung: (engl.) *standard marketing authorisation*; Zulassung von Arzneimitteln* (s. Arzneimittelzulassung), die bestimmten Standard-

lage: § 36 AMG.

stationär: s. Behandlung.

Statistik: (engl.) *1. statistics, 2. statistic;* **1.** Aufbereitung bzw. Bearbeitung von experimentell od. in Studien gewonnenen Daten u. deren Analyse mit beschreibenden u. schließenden statistischen Verfahren mit dem Ziel, über die Beobachtung von Einzelfällen hinausgehende Regelhaftigkeiten zu erkennen u. auf Verallgemeinerungen zu schließen; **Formen: a)** beschreibende Statistik: tabellarische od. graphische Darstellung von Stichproben u./od. Daten ohne direkte Bezugnahme auf Wahrscheinlichkeitsmodelle, Schätz- od. Test-Verfahren; **b)** schließende Statistik: i. e. S. die Anwendung von statistischen Schätz- u. Testverfahren auf Stichproben, i. w. S. die Anpassung von Wahrscheinlichkeitsmodellen an Daten. In der nichtparametrischen Statistik werden im Gegensatz zur parametrischen Statistik ausschließlich Verfahren verwendet, die keine konkrete Verteilungsform voraussetzen. **2.** Stichprobenfunktion od. statistische Maßzahl (z. B. Teststatistik; s. Testverfahren, statistisches).

Statistikmodell: (engl.) *statistical model;* Bedarfsbemessungssystem zur Festlegung der Höhe der Regelsätze*, abgeleitet aus Ermittlungen des Statistischen* Bundesamtes zum durchschnittlichen Verbrauchsverhalten unterer Einkommensbezieher; vgl. Lohnabstandsgebot, Preisindex für die Lebenshaltung.

Statistisches Bundesamt: (engl.) *Federal Statistical Office;* Bundesbehörde mit dem Auftrag, statistische Informationen bereitzustellen u. zu verbreiten, die objektiv, unabhängig u. qualitativ hochwertig sind; Zielgruppen sind Politik, Regierung, Verwaltung, Wirtschaft u. Bürger. Die grundlegenden Bestimmungen zur Arbeit der amtlichen Statistik, wie die Verpflichtung zur Objektivität, Neutralität u. wissenschaftlicher Unabhängigkeit, die Aufgaben des Statistischen Bundesamtes od. die Vorschriften zur statistischen Geheimhaltung, sind im Bundesstatistikgesetz geregelt. Vgl. Geburtenstatistik, Todesursachenstatistik.

Statistisches Informationssystem des Bundes: (engl.) *Federal Statistical Information System;* Informationssystem der Statistischen Ämter des Bundes u. der Länder zur Erfüllung der gesetzlichen Aufgaben der amtlichen Statistik.

Status: (engl.) *status;* **1.** Bez. für die soziale Position, die eine Person im gesellschaftlichen Gefüge einnimmt; im Gegensatz zum zugeschriebenen Status (z. B. Adel in ständischen Gesellschaften) ist in modernen Industriegesellschaften der (z. B. durch Aus- u. Weiterbildung) erworbene Status vorherrschend. Häufig u. (sozial-)medizinisch relevant ist das Phänomen der Statusinkonsistenz, die Zugehörigkeit einer Person hinsichtlich verschiedener Statusmerkmale (z. B. Einkommen, Berufsprestige, Statusmerkmale auf einer Ebene, spricht man von Statuskristallisation od. Statuskonsistenz. Der Begriff **sozioökonomischer Status** fasst soziale u. wirtschaftliche Aspekte zusammen. **Statuswechsel** bezeichnet in der Biographie einer Person den Übergang od. Eintritt in eine neue Lebensphase (z. B. von der Grundschule zum Gymnasium, von der Schule in den Beruf od. von der Jugend in das Erwachsenenalter); häufig mit Unsicherheit verbunden. Vgl. Sozialisation. **Sozialmedizinische Bedeutung:** Erkrankung, Verlauf u. Folgen einer Krankheit werden vom sozialen Status beeinflusst: z. B. Wohn- u. Arbeitsverhältnisse, persönliche Ressourcen, schichtspezifisches Gesundheits- u. Krankheitsverhalten, medizinische Kenntnisse Kommunikation zwischen Ärzten u. Patienten. **2.** Aussage über den aktuellen Zustand eines Patienten bezüglich seiner Erkrankung (körperlich, seelisch, geistig); die Befunde einer körperlichen od. psychischen Exploration werden als körperlicher bzw. psychischer Status dokumentiert. Vgl. Sozialisation.

Statusfeststellungsverfahren: (engl.) *determination of employment status;* durch das „Gesetz zur Förderung der Selbständigkeit" vom 20.12.1999 (BGBl. I S. 2) eingeführtes Anfrageverfahren, das in Zweifelsfällen die sozialversicherungsrechtliche Einordnung einer Erwerbstätigkeit als selbständige Tätigkeit od. abhängige Beschäftigung abklärt Betroffene können sich mit diesbezüglichen Anfragen an die Clearingstelle* der Deutschen Rentenversicherung wenden.

Statusinkonsistenz: s. Status.

Staub: (engl.) *dust, powder;* disperse Verteilung kleiner fester Teilchen in Gas (Luft); **Einteilung** nach Herkunft: **1.** anorganischer Staub (z. B. Sand-, Lehm-, Ruß-, Asbest- u. Aschepartikel); **2.** organischer Staub (z. B. Pflanzenteile, Pollen, Pilzsporen Mikroorganismen, Insektenpartikel, Säugetierepithelien). Staubteilchen mit einer Größe <5 μm sind alveolargängig u. können bei Inhalation toxische, allergische, fibrosierende u. bösartige Erkrankungen v. a. der Lunge u. der Atemwege verursachen Staubteilchen mit einer Partikelgröße <10 μm werden als **Feinstaub** bezeichnet. Seit 1.1.2005 gilt die EU-Feinstaub-Richtlinie, die einen Grenzwert von 50 μg/m³ im Tagesmittel für Feinstaub in der Atemluft vorgibt, der maximal an 35 Tagen pro Jahr überschritten werden darf.

STD: Abk. für Standardabweichung*.

Stellungnahme: (engl.) *(expert's) report;* im sozialmedizinischen Kontext sachverständige Stellungnahme als kurze, ergebnisorientierte Form der sozial medizinischen, berufskundlichen od. arbeitsmarktlichen Bearbeitung von Beweisfragen*, um dem Auftraggeber eine (Leistungs-)Entscheidung zu ermöglichen; **Aktenstellungnahme:** inhaltlich u. formal nicht ausgestaltete Stellungnahme zu

achten, Sachverständiger.

Sterbebegleitung: (engl.) *terminal care*; medizinische, pflegerische u. psychosoziale Betreuung Sterbender in mitmenschlicher Zuwendung i. R. der Palliativmedizin*; die „Grundsätze zur ärztlichen Sterbebegleitung" der Bundesärztekammer (11.9.1998) betonen die Stärkung des Patientenwillens u. lehnen Sterbehilfe* strikt ab. In der Sterbebegleitung werden insbes. die Empfindungen des Sterbenden in Reaktion auf sein Wissen des baldigen Sterbens beachtet, in der mitmenschlichen Begleitung aufgefangen, bisher unerledigte letzte Bedürfnisse zu erfüllen u. eine Entwicklung zu einem friedvollen Einverständnis mit dem Sterben zu erreichen versucht. **Ethik:** Ethische Probleme treten im Grenzbereich zur indirekten Sterbehilfe auf, z. B. bei medizinisch notwendiger terminaler Sedierung aufgrund schwerwiegender Schmerzen.

Sterbegeld: (engl.) *funeral allowance*; **1.** im Sozialen* Entschädigungsrecht Geldleistung bis zum Dreifachen der letzten Versorgungsbezüge (Pflegezulage* jedoch höchstens nach Stufe II), die an die Hinterbliebenen eines verstorbenen Beschädigten, die zuletzt in häuslicher Gemeinschaft mit ihm lebten bzw. von ihm unterhalten wurden, gezahlt wird (§ 37 BVG); zudem kann ein sog. **Bestattungsgeld** beim Tod eines rentenberechtigten Beschädigten wie auch eines versorgungsberechtigten Hinterbliebenen gezahlt werden. **2.** in der **GKV** bis 1.1.2004 gezahlter Zuschuss zu den Bestattungskosten; i. R. des GKV*-Modernisierungsgesetzes gestrichen; **3.** in der **GUV** Geldleistung für die Bestattung, welche die Angehörigen des Versicherten bei Eintreten des Todes infolge eines Versicherungsfalles erhalten können (§ 64 SGB VII); die Überführungskosten an den Ort der Bestattung werden unter bestimmten Voraussetzungen erstattet.

Sterbehilfe: (engl.) *medically assisted suicide, euthanasia*; Bez. für ein Handeln, das bestimmt u. geeignet ist, den erleichterten u. schmerzgelinderten Tod eines unheilbar schwerkranken Menschen zu ermöglichen; zu unterscheiden ist die Hilfe beim Sterben (sog. Leidhilfe) von der aktiven u. passiven Hilfe zum Sterben; ärztliche Hilfe beim Sterben durch bloße Schmerzlinderung ohne Lebensverkürzung ist zulässig u. vielfach geboten; dies gilt auch, wenn die Medikation zu Bewusstseinsstörungen führt. Die **aktive Sterbehilfe** als gezielte Lebensverkürzung ist grundsätzlich unzulässig u. zwar selbst dann, wenn der zum Tod führende Eingriff einem ausdrücklichen u. ernstlichen Verlangen des Patienten folgt (Tötung* auf Verlangen, assistierter Suizid*). Straflos bleibt andererseits die Beihilfe zur Selbsttötung. Die juristischen Grenzen können allerdings im Einzelfall problematisch sein (s. Garantenstellung). Zulässig ist ferner eine Maßnahme, die allein die Schmerzlinderung zum Ziel

stellt den Arzt die **passive Sterbehilfe**, das Sterbenlassen durch Verzicht auf lebensverlängernde Maßnahmen, wenn die Weiterbehandlung aussichtslos erscheint u. eine Leidensverlängerung bewirkt, wenn sie also letztlich nicht eine weitere Lebensspanne eröffnet, sondern nur das Sterben protrahiert. Hiervon abzugrenzen ist der assistierte Suizid* u. die Tötung* auf Verlangen. Dem Wunsch des Kranken nach einem Fortgang der Behandlung soll sich der Arzt nicht verschließen, auch wenn diese nicht mehr indiziert erscheint. Andererseits ist nach sorgfältiger ärztlicher Beratung u. Dokumentation stets zulässig (u. i. d. R. sogar geboten) der einverständliche, d. h. der auf einer frei verantwortlichen Entscheidung des Patienten od. dessen mutmaßlicher Einwilligung* beruhende Behandlungsverzicht. Fehlen eindeutige Anhaltspunkte für den Patientenwillen, so handelt mangels ärztlicher Rechtspflicht, verlöschendes Leben um jeden Preis zu erhalten, der Arzt korrekt, der die sinnlos gewordene Therapie abbricht u. sich auf palliative Maßnahmen beschränkt. Eine Intensivbehandlung über den Zeitpunkt des Hirntodes* hinaus ist grundsätzlich unzulässig. Nach Auffassung des Bundesgerichtshofs besteht die Möglichkeit des straflosen Abbruchs lebensverlängernder Maßnahmen auch beim entscheidungsunfähigen, schwerkranken, aber noch nicht moribunden Patienten, sofern dessen mutmaßlicher Wille nach strenger Prüfung den ärztlichen Entschluss deckt; die Regeln des Betreuungsrechts (Betreuung*) sind dabei grundsätzlich zu beachten. Die Deutsche Gesellschaft für Chirurgie hat eine Leitlinie zum Umfang u. zur Begrenzung der Behandlungspflicht in der Chirurgie (1996), die Bundesärztekammer Grundsätze zur ärztlichen Sterbebegleitung (2004) veröffentlicht. **Ethik:** Bei der passiven Sterbehilfe ist die Abgrenzung einer vorhergesehenen Inkaufnahme des Versterbens von einer beabsichtigten Tötung schwer, so dass das Entscheidungsverfahren durch Einbeziehung eines klinischen Ethik*-Komitees verbreitert werden sollte. Vgl. Sterbebegleitung, Euthanasie.

Sterbetafel: (engl.) *life table*; vom Statistischen* Bundesamt regelmäßig veröffentlichte Tabelle, in der für jeden Geburtsjahrgang die statistische Wahrscheinlichkeit, das Ende des betreffenden Jahres zu erleben angegeben ist; außerdem beinhaltet sie die mittlere u. fernere Lebenserwartung*; kann herangezogen werden, um bei epidemiologischen Studien zur Mortalität* an bestimmten Krankheiten die beobachtete von der erwarteten Überlebensrate unterscheiden zu können. Eine Sterbetafel wird erstellt aus Kenntnis der Verteilung von Todesfällen in einer Ausgangspopulation im Laufe der Jahre. Die 3 elementaren Datenreihen in einer Sterbetafel sind die Sterbefälle, die Über-

durchschnittliche Lebensdauer der Kohorte bei Geburt bzw. die durchschnittliche restliche Lebensdauer der bis zu einem gewissen Alter Überlebenden. Sterbetafeln gibt es als Kohorten- od. Generationensterbetafeln.

Sterblichkeit: s. Mortalität.

Sterilisation: (engl.) *sterilisation*; 1. Herbeiführung der Unfruchtbarkeit eines Menschen (Sterilität*) durch einen chirurgischen Eingriff, bei dem die Ei- bzw. Samenleiter unterbrochen od. funktionsunfähig gemacht werden; im Unterschied zur Kastration* bleiben die Gonaden u. damit Hormonproduktion, Libido u. Fähigkeit zum Geschlechtsverkehr erhalten; Meth.: 1. Sterilisation der Frau: Tubensterilisation; 2. Sterilisation des Mannes: Vasoresektion; die Zeugungsfähigkeit erlischt erst nach Wochen. Der Eingriff beim Mann ist wesentlich einfacher u. ungefährlicher als die Sterilisation der Frau. **Rechtliche Grundlage:** Die freiwillige Sterilisation ist nach Ansicht des Bundesgerichtshofs in Deutschland durch keine Strafvorschrift bedroht (vgl. Zwangssterilisation). Die Sterilisation fällt seit 1.1.2004 nur bei medizinischer Indikation unter die Leistungspflicht der GKV (§ 24 b SGB V). **Aufklärungspflicht:** Vor einer Sterilisation muss der Arzt den Patienten insbes. bezüglich des angestrebten Erfolgs u. der Reversibilitätschancen besonders sorgfältig u. eindringlich aufklären, auch hat er ihn auf die Notwendigkeit von Nachkontrollen (z. B. Anfertigung eines Spermiogramms) hinzuweisen; nach geltender Rechtsprechung braucht der Arzt sich bei Verheirateten nicht mehr der Einwilligung auch des Ehepartners zu versichern (vgl. Aufklärung). 2. syn. Entkeimung; Maßnahme zur Erzielung völliger Keimfreiheit (s. Sterilität) durch irreversible Inaktivierung aller vermehrungsfähigen Mikroorganismen, Viren u. a. übertragbarer biologischer Agenzien wie Prionen. Zum Einsatz kommen insbes. physikalische Sterilisationsverfahren unter Verwendung von trockener Hitze (Heißluftsterilisation), feuchter Hitze (Autoklavierung), Gammastrahlen u. physikalischem Plasma, daneben auch chemische Verfahren unter Verwendung von Gasen wie Formaldehyd u. Ethylenoxid. Vgl. Desinfektion.

Sterilität: (engl.) *sterility*; 1. Zustand der Unfruchtbarkeit bei Frauen bzw. der Zeugungsunfähigkeit bei Männern; klinisch relevant als ungewollte Kinderlosigkeit; ursächlich ist zu ca. 45 % eine Sterilität der Frau, zu ca. 40 % eine Sterilität des Mannes, der Rest bleibt ungeklärt. **a)** Sterilität bei Frauen: **primäre** Sterilität ohne bisherige Konzeption; **sekundäre** (erworbene) Sterilität nach bereits vorangegangener Schwangerschaft; zu berücksichtigen ist die mit dem Alter abnehmende Fertilität*; s. Fertilitätsrate. **b)** Sterilität bei Männern: In etwa einem Fünftel der ungeklärten Fälle spielen wahrscheinlich (Auto-)Antikörper eine ursächliche Rol-

tragbaren biologischen Agenzien wie Prionen.

Stichprobe: (engl.) *sample*; Teilmenge der Populati on*, über die eine Aussage gemacht werden soll die Auswahl einer Stichprobe aus der Population wird als **Stichprobenziehung** bezeichnet; sollte mit einer Methode erfolgen, die möglichst repräsentative Aussagen über die Grundgesamtheit der Studie ermöglicht. Um valide Aussagen für die Grundgesamtheit zu erhalten, muss die Stichprobe ausreichend groß u. repräsentativ für die Population sein, über die Aussagen gemacht werden soll (vgl. Standardfehler). **Stichprobenumfangsplanung:** s. Testverfahren, statistisches. Eine **Zufalls stichprobe** ist eine Stichprobe, die durch streng zufällige Auswahl aus einer Grundgesamtheit ent standen ist. Die meisten Lehrsätze der mathemati schen Statistik gelten nur für Zufallsstichproben nicht aber für selektierte, z. B. willkürlich od. nach Verfügbarkeit ausgewählte Stichproben. Eine **Stichprobenprüfung** ist eine Qualitätsprüfung anhand einer od. mehrerer Stichproben zur Beur teilung einer zu prüfenden Gesamtheit des Prüflo ses nach einer Stichprobenanweisung; im Gegen satz dazu werden bei einer 100 %-Prüfung alle Einheiten eines Prüfloses geprüft. Bei einer sog. „vollständigen Qualitätsprüfung" erfolgt eine Qualitätsprüfung hinsichtlich aller festgelegten Qualitätsmerkmale der Einheit.

Stigmatisierung, soziale: (engl.) *social stigmatisation*; Zuschreibung einer allgemein od. gruppenspezifisch negativ bewerteten Eigenschaft durch die soziale Umgebung („public stigma"); stigmati sierende Kennzeichnungen (z. B. vorbestraft, Alko holiker, Schizophrener) führen zu sozialer Diskre ditierung u. Benachteiligung; werden Stigmatisie rung u. Diskriminierungsereignisse verinnerlicht kann es zu Zweiterkrankungen kommen („sel stigma") mit negativem Einfluss auf den weiteren Krankheitsverlauf; vgl. Labeling-Theorie.

STIKO: Abk. für Ständige Impfkommision; Expertenkommission am Robert* Koch-Institut, die in regelmäßigen Abständen wissenschaftlich fundierte Empfehlungen zu Impfungen* herausgibt, die von besonderer Bedeutung für die Gesundheit der Bevölkerung sind.

Stimmtherapie: s. Sprach-, Sprech- und Stimmtherapie.

Stochastik: (engl.) *stochastics*; Lehre von der Häufigkeit u. Wahrscheinlichkeit, umfasst Kombinatorik, Wahrscheinlichkeitstheorie u. Statistik*; zufällige abhängige Ereignisse werden als **stochastisch** be zeichnet; vgl. Prozesse, stochastische.

Störgröße: s. Confounder.

Störung, funktionelle: (engl.) *functional disorder* syn. vegetative Dystonie, Dysstress; körperliche Beschwerden ohne Nachweis eines krankhaften Organbefundes, werden durch seelische u. psycho soziale Belastungen ausgelöst u. unterhalten

somatoformen Störungen*, der Neurasthenie sowie wie mit den dissoziativen Störungen (Konversionsstörungen). Funktionelle Störungen sind durch verschiedene, oft auch kombinierte od. wechselnde körperliche Symptome wie Schwindel, Übelkeit, Diarrhö, Herzklopfen u. Blasenentleerungsstörung gekennzeichnet. **Ätiologie:** Angenommen wird ein Zusammenwirken konstitutioneller, entwicklungspsychologischer u. aktueller auslösender Faktoren (biopsychosoziales Modell*). Die meisten Betroffenen haben aufgrund fehlender od. nur unspezifischer u. gering ausgeprägter psychischer Begleitsymptomatik primär kein Verständnis für psychosomatische Zusammenhänge u. wünschen eine organmedizinisch ausgerichtete Diagnostik u. Behandlung. Die exakte Abgrenzung funktioneller gegenüber strukturell bedingten körperlichen Beschwerden ist aus therapeutischen Gründen sehr wichtig, aber oft schwierig, da diese funktionelle Störungen auch bei Menschen mit organischen Vorerkrankungen auftreten können. **Sozialmedizinische Bedeutung:** Es handelt sich um ein in der allgemeinmedizinischen Praxis sehr häufiges Beschwerdebild. Ausprägung u. Dauer sowie individuelle Bewertung der Beschwerden durch die Betroffenen spielen eine wesentliche Rolle für die Krankheitsverarbeitung* bzw. -bewältigung (vgl. Coping). Beratung u. Aufklärung durch ärztliche Gespräche u. strukturierende Hilfen i. R. der hausärztlichen bzw. psychosomatischen Grundversorgung reichen meist aus, um eine Chronifizierung zu verhindern. Damit kann auch der sonst langfristig drohenden überhäufigen Inanspruchnahme des Gesundheitswesens vorgebeugt werden.

Störung, somatoforme: (engl.) *somatisation disorder*; syn. psychovegetatives Syndrom, vegetative Dystonie; wiederholte od. anhaltende körperliche Beschwerden od. Schmerzen, die von den Betroffenen als organisch gedeutet werden, für die aber trotz umfangreicher, wiederholter u. von den Betroffenen eingeforderter Diagnostik keine als Erklärung ausreichende organische Ursache gefunden werden kann; **Einteilung: 1.** Somatisierungsstörung; **2.** undifferenzierte Somatisierungsstörung; **3.** hypochondrische Störung; **4.** somatoforme autonome Funktionsstörung; **5.** anhaltende somatoforme Schmerzstörung; **6.** sonstige somatoforme Störungen. **Ätiologie:** Ein Zusammenwirken verschiedener Faktoren wird vermutet. Gemäß psychoanalytischer Theorie werden unbewusste Konflikte in körperliche Symptome „übersetzt", aus lerntheoretischer Sicht sind u. a. negative Verstärkerkreisläufe u. kognitive Fehlattributionen pathogenetisch wirksam u. auch neurobiologische Faktoren werden diskutiert. Die Betroffenen selbst sind für psychologische Erklärungsversuche oft wenig zugänglich u. beharren auf einer rein organischen Ursache. **Epidemiologie:** Prävalenz in der Bevöl-

somatoformen Störung; Frauen sind häufiger betroffen. Der Erkrankungsbeginn liegt meist zwischen dem 30. u. 50. Lebensjahr. **Sozialmedizinische Bedeutung:** Die besondere Problematik liegt begründet im Verständnis der Betroffenen, an einer körperlichen Erkrankung zu leiden. Die Beschwerden können vielgestaltig u. unterschiedlich ausgeprägt sein: Schmerzen, Übelkeit, Diarrhö, Herzstolpern, Luftnot, Schwindel u. viele andere Symptome kommen vor; oft führen sie zu wiederholter od. dauerhafter Arbeitsunfähigkeit* u. ziehen umfangreiche u. invasive organmedizinische Diagnostik ohne wegweisendes Resultat nach sich. Insgesamt ist eine starke Inanspruchnahme medizinischer Leistungen durch Patienten mit somatoformen Störungen zu verzeichnen. Trotz der Notwendigkeit der Abklärung eventueller organischer Ursachen der Symptomatik sollte jedoch unangemessen umfangreiche u. wiederholte Diagnostik unterbleiben, da dieses Vorgehen zu einer iatrogenen Fixierung der somatoformen Störung beitragen kann. Für psychosomatisch-psychotherapeutische Therapieansätze besteht bei vielen Betroffenen primär wenig Motivation, häufig werden sie erst in Anspruch genommen, wenn bereits eine Chronifizierung der Symptomatik eingetreten ist. Der Hausarzt sollte die Betroffenen daher möglichst frühzeitig für eine psychosomatisch-psychotherapeutische Behandlung motivieren, die bei den häufigen leichteren Störungen ambulant erfolgen kann, in schwereren u. chronifizierten Fällen können stationäre kurative u. rehabilitative Behandlungsformen angezeigt sein. Langwierige Verläufe mit sozialer Desintegration (Arbeitsplatzverlust, sozialer Rückzug), gescheiterten Behandlungs- u. Rehabilitationsmaßnahmen u. psychischer Komorbidität (v. a. Depression*, Abhängigkeitserkrankungen; s. Konsum psychotroper Substanzen), aber auch sekundärem Krankheitsgewinn in Form verstärkter Zuwendung u. Entpflichtung seitens der Umgebung nicht selten. Eine Rente wegen Erwerbsminderung* ist in diesen Fällen zu prüfen, wobei jedoch eine Fixierung der Störung gefördert werden kann. Pflegebedürftigkeit* tritt bei somatoformen Störungen i. d. R. nicht ein.

Strafmündigkeit: (engl.) *age of criminal responsibility*; gesetzliche Regelung, nach der nur Straftäter zur Verantwortung gezogen werden können, die mindestens 14 Jahre alt sind (§ 19 StGB); hat der Straftäter das 14. aber noch nicht das 18. Lebensjahr vollendet, ist er als Jugendlicher nach § 1 Abs. 2 u. § 3 Jugendgerichtsgesetz bedingt strafmündig u. wird nach geistiger u. sittlicher Reife beurteilt. Mit Vollendung des 18. Lebensjahres setzt die volle Strafmündigkeit ein. Bis zur Vollendung des 21. Lebensjahres kann das Jugendstrafrecht nach dem Jugendgerichtsgesetz unter bestimmten Voraus-

Strahlenbelastung: s. Strahlenexposition.

Strahlenexposition: (engl.) *radiation exposure*; Bez. für die Aussetzung gegenüber ionisierender Strahlung; i. e. S. Strahlenbelastung, d. h. diejenige Dosis an ionisierender Strahlung, der ein Mensch durch verschiedene natürliche u. zivilisationsbedingte (künstliche) Strahlungsquellen ausgesetzt ist; setzt sich zusammen aus: **1.** natürlicher Strahlenexposition (ca. 2,4 mSv/a); **2.** Exposition durch medizinisch-radiologische Strahlenanwendungen (ca. 1,5 mSv/a); **3.** Belastung durch zivilisatorische u. technische Strahlenquellen durch Kontamination von Umwelt u. Lebensmitteln (ca. 0,06 mSv/a). **Berufliche Strahlenexposition** besteht nach der Strahlenschutzverordnung* u. Röntgenverordnung* dann, wenn Personen bei der Berufsausübung od. -ausbildung einer Strahlung ausgesetzt sind, bei der bestimmte Dosisgrenzwerte überschritten werden können. Erforderlich sind Dokumentation, Kontrolle u. arbeitsmedizinische Vorsorge* sowie Verfahren zur Überwachung (Dosimetrie). Nach § 54 Strahlenschutzverordnung* u. § 31 Röntgenverordnung* werden beruflich strahlenexponierte Personen eingeteilt in: **1. Kategorie A:** Personen, die einer beruflichen Strahlenexposition ausgesetzt sind, die im Kalenderjahr zu einer effektiven Dosis von mehr als 6 mSv od. einer höheren Organdosis als 45 mSv für die Augenlinse od. einer höheren Organdosis als 150 mSv für die Haut, die Hände, die Unterarme, die Füße od. Knöchel führen kann; **2. Kategorie B:** Personen, die einer beruflichen Strahlenexposition ausgesetzt sind, die im Kalenderjahr zu einer effektiven Dosis von mehr als 1 mSv od. einer höheren Organdosis als 15 mSv für die Augenlinse od. einer höheren Organdosis als 50 mSv für die Haut, die Hände, die Unterarme, die Füße od. Knöchel führen kann, ohne in die Kategorie A zu fallen. Der Grenzwert der effektiven Dosis beträgt 20 mSv im Kalenderjahr. Die zuständige Behörde kann im Einzelfall für ein einzelnes Jahr eine effektive Dosis von 50 mSv zulassen, wobei für 5 aufeinander folgende Jahre 100 mSv nicht überschritten werden dürfen.

Strahlenschutz: (engl.) *radiation protection*; Schutz von Personen, Sachgütern u. Umwelt vor schädigender Einwirkung radioaktiver Stoffe u. ionisierender Strahlung (s. Strahlenexposition); Schutz vor externer Bestrahlung erfolgt durch Abschirmung der Strahlenquelle u. Beschränkung des Zugangs, Einhaltung ausreichenden Abstands sowie Begrenzung der Expositionsdauer; Schutz vor interner Bestrahlung erfolgt durch Einschluss der Stoffe in dichte Transport-, Lagerungs- od. Arbeitssysteme od. die Verwendung geeigneter Schutzkleidung. Die medizinische Anwendung ionisierender Strahlung muss therapeutisch gerechtfertigt sein u. erfolgt nach dem Minimierungsprinzip

liche **Grundlage:** Atomgesetz*, Strahlenschutzverordnung*, Röntgenverordnung* u. Strahlenschutzvorsorgegesetz*.

Strahlenschutzverordnung: (engl.) *Radiation Protection Ordinance*; Abk. StrlSchV; „Verordnung über den Schutz vor Schäden durch ionisierende Strahlen" vom 20.7.2001 (BGBl. I S. 1714), zuletzt geändert am 1.9.2005 (BGBl. I S. 2618); Rechtsverordnung, die aufgrund des Atomgesetzes* erlassen wurde; regelt alle notwendigen Maßnahmen zum Schutz von Personen, Sachgütern u. der Umwelt vor den Gefahren durch ionisierende Strahlung (Ausnahme: Röntgenstrahlung, hier gilt die Röntgenverordnung*, ferner findet auf Bestrahlungseinrichtungen, die zugleich Medizinprodukte sind, überwiegend das Medizinproduktegesetz* Anwendung). Ziel aller Schutzmaßnahmen ist die Einhaltung bzw. Unterschreitung von Dosisgrenzwerten, die in der StrlSchV festgelegt sind. Die StrlSchV ordnet u. a. die ärztliche Überwachung strahlenexponierter Personen an, begrenzt insbes. den Einsatz radioaktiver Stoffe in der medizinischen Forschung u. macht ihn genehmigungspflichtig. Keiner besonderen behördlichen Genehmigung bedürfen allein solche diagnostischen Maßnahmen, die in jedem Einzelfall u. ohne Rücksicht auf die klinische Studie voll indiziert sind.

Strahlenschutzvorsorgegesetz: (engl.) *Precaution ary Radiation Protection Act*; Abk. StrVG; „Gesetz zum vorsorgenden Schutz der Bevölkerung gegen Strahlenbelastung" vom 19.12.1986 (BGBl. S. 2610), zuletzt geändert am 25.11.2003 (BGBl. S. 2304); ordnet an, zum Schutz der Bevölkerung die Radioaktivität in der Umwelt* zu überwachen u. die Strahlenexposition des Menschen u. die Kontamination der Umwelt so gering wie möglich zu halten.

StraRehaG: Abk. für **Strafrechtliches Rehabilitie**rungsgesetz; s. SED-Unrechtsbereinigungsgesetz.

Stratifizierung: (engl.) *stratification*; Aufteilung einer Stichprobe* od. Untersuchungspopulation in verschiedene Schichten (Strata) in Abhängigkeit von der Ausprägung eines interessierenden Merkmals; eine Schichtung kann nach allen Merkmalen vorgenommen werden, die unterschiedliche Ausprägungen annehmen können, z. B. nach Alter Krankheitsschweregraden, Geschlecht od. Ethnizität. Stratifizierte Ergebnisauswertungen werden vorgenommen, um Ergebnisse für interessierende Subgruppen zu erhalten bzw. zur Kontrolle von Confounding (vgl. Bias). Vgl. Risikostratifikation.

Streetwork: im alltäglichen Lebensmilieu der jeweiligen Zielgruppen (z. B. Drogenabhängige, Prostituierte, Wohnungslose) verankerte Form niedrigschwelliger psychosozialer u./od. gesundheitsbezogener Arbeit; der Handlungsbereich aufsuchend arbeitender Streetworker bleibt nicht auf den alltagssprachlich als Straße bezeichneten

Menschen in schwierigen Lebensverhältnissen u. sozialen Notlagen, die der Streetworker vornehmlich an deren Aufenthaltsorten, z. B. an sozialen Brennpunkten, aufsucht (sog. aufsuchende Hilfe). **Schwerpunkte** von Streetwork sind Beratung, Unterstützung bei Behördengängen, der Arbeits- u. Wohnungssuche sowie die Drogen- u. Aidsprävention; ergänzend u. U. Weiterbetreuung von Zielgruppenangehörigen in sog. Hintergrundeinrichtungen (z. B. nachgelagerte Einrichtungen der Basisversorgung bzw. Beratungsstellen) od. z. B. in Klinik u. Gefängnis.

Stress: (engl.) *stress*; Druck, Belastung, Spannung, Reaktion auf verschiedene unspezifische Anforderungen; ob u. in welchem Ausmaß Anforderungen als Stressoren* wirksam werden, hängt von der subjektiven Bewertung einer Situation als angenehm bzw. unbedrohlich od. unangenehm bzw. bedrohlich ab. **Formen: 1. Eustress:** kurzdauernde physiologische Anpassung an alltägliche Anforderungen, die (geistig u. körperlich) anregend u. leistungssteigernd wirkt; **2. Disstress** (syn. Dysstress): Entstehung durch ungenügende Adaptation des Körpers an Belastungen bzw. infolge einer Diskrepanz zwischen Anforderungen an eine Person u. ihren (subjektiven) Bewältigungsmöglichkeiten. **Stressreaktionen: 1.** körperlich: z. B. erhöhter Puls u. Blutdruck, erhöhte Muskelanspannung u. Atemfrequenz, vermehrte Ausschüttung von Katecholaminen u. Glukokortikoiden; **2.** kognitiv-emotional: z. B. Angst, Ärger, Konzentrationsstörungen; **3.** Verhalten: z. B. verstärkter Nicotin- u./od. Alkoholkonsum, Vermeidung od. Verkürzung von Ruhephasen u. Pausen, unkoordiniertes Arbeitsverhalten, Reduzierung von Freizeitaktivitäten. Klassische Stresstheorien: Cannon (1932), Selye (1936), Lazarus (1966), Levi (1975).

Stressbewältigungstraining: (engl.) *coping with stress*; syn. Stressmanagement; Einzel- u. Gruppenverfahren zum Erlernen von Techniken zur Bewältigung von Stress*; **1.** Informationsvermittlung zum Phänomen Stress; **2.** Identifikation individueller Stressoren* u. Erarbeiten von Bewältigungsstrategien; **3.** positive Aspekte von Stressbelastungen; **4.** Erlernen kurzfristiger (in der Stresssituation durchzuführender) Erleichterungstechniken, z. B. Entspannung, positive Selbstgespräche, sportliche Aktivität; **5.** Erlernen langfristiger Stressreduktions- u. Bewältigungstechniken, z. B. Aneignung von Problemlösetechniken, Änderungen von Einstellungen, Erwartungen u. Zielen, Förderung sozialer Kompetenzen* u. Aufbau eines sozialen Netzes; **6.** Bearbeitung von Möglichkeiten einer Veränderung der Rahmenbedingungen, z. B. Tagesablauf, Lebenssituation, beruflicher Alltag. Vgl. Coping.

Stressoren: (engl.) *stressors*; syn. Stressfaktoren; Faktoren, die Stress* auslösen können; **1.** chemische Verletzungen; **4.** psychische Stressoren, z. B. Unsicherheit, Versagensängste; **5.** soziale Stressoren, z. B. Konflikte*, Prüfungssituationen, Gruppendruck; **6.** kritische Lebensereignisse* u. traumatische Ereignisse. Abhängig von der individuellen Empfindlichkeit kann jede Situation od. Belastung Stress auslösen. Auch angenehme Reize können als belastend erlebt werden, wenn sie zu plötzlich, zu konzentriert od. zu häufig auftreten.

StrlSchV: Abk. für **Strahlensch**utzverordnung*.

Strukturkomponente: (engl.) *proportion of structure*; Anteil an der Veränderung der Arzneimittelausgaben, der durch ein verändertes Verordnungsverhalten zustande kommt; schließt die Innovationskomponente* ein; **Hinweis:** die Änderung der verordneten Präparate (Packungsgröße, Wirkstoff) ist eine wesentliche Ursache für die steigenden Arzneimittelausgaben bei gleichzeitig relativ konstantem Preisniveau u. einer tendenziell zurückgehenden Verordnungsmenge. Vgl. Mengenkomponente.

Strukturqualität: Qualitätsdimension* nach Donabedian.

Strukturschaden: s. Schaden.

Struktur, soziale: (engl.) *social structure*; Beziehungsgefüge einer Gesellschaft bzw. eines sozialen Systems* (Gruppe, Organisation, Gesellschaft), in dem die Elemente (Positionen, Rollen) wechselseitig zusammenhängen; die Beschreibung kann je nach Erkenntnisinteresse nach unterschiedlichen Merkmalen erfolgen nach: Alter*, soziale Schicht*, Einkommen, Bildung usw. Die soziale Struktur eines Systems bestimmt das Verhalten der zugehörigen Individuen mit. Vgl. Status, System, soziales.

Strukturvertrag: (engl.) *structural contract*; Vertrag zwischen den Kassenärztlichen* Vereinigungen u. den Landesverbänden der Krankenkassen über Versorgungs- u. Vergütungsstrukturen; dem vom Versicherten gewählten Hausarzt* (Hausarztprinzip) od. einem von ihm gewählten Verbund haus- u. fachärztlich tätiger Vertragsärzte* wird die Verantwortung für die Qualität u. Wirtschaftlichkeit der Versorgung sowie der verordneten od. veranlassten Leistungen insgesamt od. für inhaltlich definierte Teilbereiche übertragen. **Rechtliche Grundlage:** § 73 a SGB V.

StrVG: Abk. für **Str**ahlenschutzvorsorgegesetz*.

Studie: (engl.) *study*; systematische Untersuchung zu einer Fragestellung; i. R. der Studienplanung werden vor Beginn der Untersuchung die präzise Fragestellung, die relevanten Outcome*-Variablen u. der konkrete Studienablaufplan festgelegt, zum Abschluss die Ergebnisse in einem Bericht zusammengefasst. Man unterscheidet Studientypen aufgrund folgender Kriterien: **1.** Beobachtung (deskriptiv od. analytisch); **2.** Intervention (präventiv, diagnostisch od. therapeutisch); **3.** zeitliche Richtung der Betrachtung; **4.** Dauer. Studienteilnehmer

tematischen Beobachtung zur Beantwortung einer spezifischen Fragestellung (z. B. Beobachtungsstudien, Interventionsstudien). Für Studien ist eine **Studienakte** anzulegen, die Studienplan, behördliche Genehmigungen, Votum der zuständigen Ethik*-Kommission, den Studienteilnehmern ausgehändigte Informationsmaterialien, laufende Dokumentation des Studienablaufs sowie mögliche Abweichungen vom Studienplan, Auftreten unerwünschter Wirkungen, Dokumentation über die Verwahrung von Originalmessprotokollen u. ggf. archivierte Proben u. Abschlussbericht des Studienleiters umfasst.

Studie, analytische: (engl.) *analytic study*; Beobachtungsstudie*, die Zusammenhänge zwischen einer interessierenden Krankheit, einem Gesundheitszustand od. einem Symptom u. a. Faktoren (z. B. Luftverschmutzung) untersucht u. Hypothesen überprüft; am häufigsten angewandter Studientyp in der Epidemiologie*. Zu den analytischen Studien zählen z. B. Kohortenstudie* u. Fallkontrollstudie*.

Studie, deskriptive: (engl.) *descriptive study*; einfachster Typ einer Beobachtungsstudie*, welche die Häufigkeit einer Erkrankung od. eines Gesundheitszustandes in einer Bevölkerung beschreibt; vgl. Querschnittsstudie.

Studie, epidemiologische: (engl.) *epidemiological study*; bevölkerungsbezogene, systematische Untersuchung der Epidemiologie*; **Einteilung:** 1. Beobachtungsstudie*: **a)** deskriptive Studie*, **b)** analytische Studie*; 2. Interventionsstudie*.

Studie, klinische: (engl.) *clinical study*; Interventionsstudie* mit klinischem Hintergrund, die als kontrollierte Studie* od. als randomisierte kontrollierte Studie* durchgeführt werden kann; häufige Outcome*-Parameter bei klinischen Studien sind Mortalität* u. Morbidität*. Vgl. Therapiestudie.

Studie, kontrollierte: (engl.) *controlled trial*; Untersuchung, bei der dem zu prüfenden Gegenstand (z. B. Therapie, Verfahren) mindestens ein anderer gegenübergestellt wird; durch den Vergleich ist ein klinischer Wirksamkeitsnachweis* möglich; kontrollierte Studien sollten möglichst randomisiert durchgeführt werden, um die Aussagekraft der Ergebnisse zu erhöhen. Vgl. Therapiestudie, Studie, randomisierte kontrollierte.

Studie, kooperative: s. Multicenterstudie.

Studie, ökologische: (engl.) *ecological study*; syn. Korrelationsstudie, aggregierte Studie; Studie zur Hypothesengenerierung, bei der die Exposition nicht für Individuen (wie in einer Kohorten-* od. Fallkontrollstudie*) bestimmt wird, sondern für Bevölkerungsgruppen; die Aggregation führt dazu, dass sich über die tatsächliche Exposition des Einzelnen nichts aussagen lässt; der Studientyp kann deshalb zu einem ökologischen Bias* führen.

stimmten Krankheit od. in einem bestimmten Zustand (z. B. Tumorstadium bei Erstdiagnose prospektiv beobachtet wird; interessierende Outcomes* können Heilung, Krankheitsrezidiv od Tod sein. Ein wichtiges statistisches Verfahren ist dabei die Überlebenszeitanalyse. Vgl. Studie, prospektive.

Studie, prospektive: (engl.) *prospective study*; eine in der Gegenwart mit der Rekrutierung von Probanden bzw. Patienten beginnende Kohortenstudie*, bei der diese zu einer bestimmten Fragestellung im zeitlichen Verlauf entweder beobachtet (s. Studie prognostische) od. einer Intervention (s. Studie randomisiert kontrollierte) zugeführt werden.

Studie, randomisierte kontrollierte: (engl.) *randomised controlled trial (Abk. RCT)*; Untersuchung bei der eine definierte Grundgesamtheit nach frei festzulegenden Zielgrößen (Messvariable, Einflussgrößen, Erfassungsmethoden) nach dem Zufallsprinzip (s. Randomisierung) in 2 od. mehr strukturgleiche Gruppen, die unterschiedliche Interventionen erhalten, aufgeteilt wird; Sonderform der Kohortenstudie*; gilt als der Goldstandard* der evidenzbasierten Medizin*. **Verfahren:** Die Behandlungsgruppe* erhält ein Medikament od. eine andere Intervention, die Kontrollgruppe(n) ein Plazebo* od. den Behandlungsstandard; ansonsten sollten beide Gruppen möglichst gleich behandelt werden. Zwischen den Studienarmen wird die Wirksamkeit der jeweiligen Intervention verglichen. Unterscheiden sich die interessierenden Outcomes* der Gruppen, ist ein Rückschluss auf die Effektivität* der Therapie zu ziehen.

Studie, retrospektive: (engl.) *retrospective study* Studie*, welche die zeitliche Orientierung der Betrachtung betont, wobei die Studie nach Eintreten der Krankheit beginnt u. auf die kausalen Faktoren zurückblickt; **Beispiel:** 1. Fallkontrollstudie*: erfasst die Exposition im Nachhinein, häufig; 2. Kohortenstudie*: mit zeitlich rückverlegtem Beginn (retrospektive Kohortenstudie), selten.

Studie, unkontrollierte: (engl.) *uncontrolled trial* syn. Prä-Post-Studie; Studie* ohne Kontrollgruppe*, die einen möglichen Therapieerfolg nur als Vorher-Nachher-Aussage beschreiben kann; ob eine Veränderung tatsächlich auf die Intervention zurückzuführen ist, kann mit Hilfe dieses Studientyps nicht abschließend beurteilt werden.

Stützrente: s. Versichertenrente.

Stufenskala: syn. Ordinalskala; s. Skalenniveau.

Sturzprophylaxe: (engl.) *prevention of falls*; vorbeugende Maßnahmen u. Bestandteil der prophylaktischen Pflege* zur Senkung der Sturzrate u. Minimierung der Sturzfolgen; z. B. Gangschulung, Sicherung nächtlicher Toilettengänge, Reduktion von Stolpermöglichkeiten, Ausgleich von Seh- u. Hörschäden, Versorgung mit Hüftprotektoren

Anlage eines sog. **Sturzprotokolls** erleichtert die Ableitung entsprechender Maßnahmen. Das Deutsche Netzwerk für Qualitätsentwicklung in der Pflege (Abk. DNQP) hat in Zusammenarbeit u. a. mit dem Kuratorium Deutsche Altershilfe (Abk. KDA) in einer Expertengruppe aus Pflegefachkräften einen Pflegestandard* zur Sturzprophylaxe zusammengestellt.

St. Vincent Deklaration: (engl.) *St. Vincent Declaration*; 1989 unter der Schirmherrschaft der Regionalbüros der WHO* u. der Internationalen Diabetesföderation (IDF-Euro) von Vertretern der Gesundheitsministerien u. Patientenorganisationen sowie Diabetes-Experten verabschiedete Erklärung, in der Diabetes* mellitus als bedeutendes u. zunehmendes Gesundheitsproblem aller Länder u. aller Altersgruppen Europas anerkannt wird u. Forderungen zu einer verbesserten Versorgung von Patienten mit Diabetes mellitus aufgestellt werden; **Ziel: 1.** Reduktion diabetesbedingter neuer Erblindungen um mindestens ein Drittel; **2.** Senkung der Patientenzahl mit terminaler diabetischer Niereninsuffizienz um mindestens ein Drittel; **3.** Halbierung der Rate von Gliedmaßenamputationen aufgrund einer diabetischen Gangrän; **4.** Senkung der Morbidität* u. Mortalität* der koronaren Herzkrankheit* bei Diabetikern durch konsequente Programme der Risikofaktorenreduktion; **5.** Senkung des Schwangerschaftsrisikos diabetischer Frauen auf das Niveau nichtdiabetischer Frauen. **Hinweis:** Die 1989 für einen Fünfjahreszeitraum gesetzten Ziele konnten bislang nicht erreicht werden.

Subsidiarität: (engl.) *subsidiarity, secondary liability*; kennzeichnet einen Zustand, in welchem ein Mittel nur (aus-)hilfsweise zur Verfügung steht, soweit das eigentlich vorgesehene Mittel nicht reicht; z. B. sind Leistungen der Sozialhilfe gegenüber anderen Sozialleistungen subsidiär.

Substitutionspotential: (engl.) *substitution potential*; Ausmaß alternativ möglicher Behandlungsformen (z. B. durch stationsersetzende Eingriffe*) für Behandlungsfälle, die i. R. einer Überprüfung der Belegung einer stationären Einrichtung als Fehlbelegung* gewertet wurden; die Charakterisierung der Substitutionspotentiale dient auch der Aufdeckung von Überkapazitäten im Krankenhausbereich u. außerklinischer Versorgungsdefizite sowie der Initiierung geeigneter Strukturveränderungen (z. B. in Richtung teilstationärer Versorgungsangebote).

Sucht: s. Konsum psychotroper Substanzen.

Suchtbehandlung: (engl.) *addiction treatment*; Sammelbegriff für verschiedene, teils einander ergänzende Behandlungsangebote bei Abhängigkeit von psychotropen Substanzen; verläuft i. d. R. in typischen **Phasen: 1.** Kontaktphase: Erstkontakt z. B.

rungs- u. Behandlungsbereitschaft, durchgeführt in Suchtberatungsstellen, selten auch in stationärer Form; i. R. der **Suchtberatung** sollen das Ausmaß der Suchtproblematik sowie die Lebensumstände des Ratsuchenden geklärt u. bei Bedarf weitergehender Beratungs- u. Behandlungsbedarf geplant u. eingeleitet werden; Aufgaben der Suchtberatung sind: **a)** Motivation zum Handeln gegen Abhängigkeit; **b)** Beratung von Betroffenen, Angehörigen, Selbsthilfegruppen u. Fachleuten; **c)** Vermittlung weiterführender Behandlung; **d)** Case* Management; **e)** Übernahme von Vernetzungsfunktionen; **3.** Entzugsbehandlung*, bevorzugt als qualifizierte Entzugsbehandlung; **4.** Entwöhnungsbehandlung*, evtl. gefolgt von Leistungen* zur Teilhabe am Arbeitsleben; **5.** Nachsorge* zur Unterstützung der abstinenten Lebensweise im gewohnten psychosozialen Kontext. Neben dieser auf Erreichen dauerhafter Abstinenz ausgerichteten Behandlungsangebote existieren auch niedrigschwellige Hilfen ohne Abstinenzziel (z. B. Drogenkonsumräume, Notschlafstellen, Aufenthaltsmöglichkeiten, Hygieneangebote), Substitutionsbehandlung od. heroingestützte Behandlung Drogenabhängiger, Wohnungshilfen (Betreute* Wohnformen, Übergangsheime, Pflegeheime) u. die langfristige Betreuung mehrfach chronisch beeinträchtigter (Alkohol-)Abhängiger. Vgl. Konsum psychotroper Substanzen.

Suizid: (engl.) *suicide*; Freitod, Selbsttötung; psychodynamisch zu verstehen als Reaktion auf eine Lebenskrise (z. B. Bilanzsuizid) od. als Ausdruck von Autoaggression, Sehnsucht nach Ruhe, Zuwendung bzw. als Appell an die Umwelt; häufig aufgrund psychischer Störungen (v. a. affektive Störungen u. Schizophrenie); multifaktorielle Genese; bei erweitertem Suizid (syn. Mitnahmeselbstmord) geht die Tötung anderer Personen (v. a. naher Angehöriger) voran. **Epidemiologie:** jährlich begehen in Deutschland etwa 12 000 Menschen Selbstmord, wobei deutliche regionale u. interkulturelle Unterschiede bestehen. Die Rate für Männer liegt bei 20/100 000 u. ca. 7/100 000 für Frauen, wobei Frauen häufiger Suizidversuche unternehmen. Menschen mit psychischen Erkrankungen (z. B. Depression) haben ein deutlich erhöhtes Suizidrisiko. Der Suizid ist die zweithäufigste Todesursache in der Altersgruppe der 13–35-Jährigen. Am häufigsten ist der Suizid durch Erhängen, gefolgt von Vergiftungen. **Hinweis:** Der Selbstmord ist grundsätzlich straffrei; es können jedoch Hilfeleistungspflichten von Dritten nach § 323 c StGB bestehen. Für den Arzt kann bei nach Suizidversuch handlungsunfähig ins Krankenhaus eingelieferten Patienten eine Pflicht zur Behandlung bestehen, wenn er durch tatsächliche Übernahme der Behandlung eine Garantenstellung* inne hat. Bei einer Garantenstellung kom-

losigkeit) selbst nicht mehr beherrscht; n diesem Fall kann die Grenze von der straflosen Beihilfe zum Selbstmord eines anderen durch den Arzt überschritten sein (s. Sterbehilfe). Für den Garanten kommt dann eine Strafbarkeit wegen Tötung durch Unterlassen in Betracht. Ein **Suizidversuch** ist ein Selbsttötungsversuch ohne tödlichen Ausgang; Suizidversuche sind deutlich häufiger als Suizide (ca. 10:1); unterschieden werden Suizidversuche: **1.** mit Selbstmordgesten ohne Selbsttötungsabsicht, **2.** mit ausgeprägter Ambivalenz, sog. Nicht-Leben- u. Nicht-Sterben-Können, **3.** überlegte Suizidversuche, die auf Selbsttötung abzielen, jedoch nur zufällig nicht tödlich ausgehen. Der Bundesgerichtshof sieht im Suizidversuch einen Unglücksfall i. S. des § 323 c StGB (s. Hilfeleistung, unterlassene) mit daraus abzuleitender allgemeiner Hilfspflicht (s. Behandlungspflicht, Zwangsbehandlung). Nach einem Suizidversuch ist zu prüfen, ob eine vorübergehende Unterbringung* des Suizidenten wegen Selbstgefährdung indiziert ist. Auch der scheinbar „demonstrative" Suizidversuch ist ernstzunehmen. **Ethik:** Die moralische Bewertung von Suiziden reicht von grundsätzlicher Verurteilung über stillschweigende Hinnahme od. detailliert begründete Billigung in Ausnahmefällen bis zu offensiver Einforderung als Menschenrecht.

Sundsvall-Konferenz: (engl.) *Sundsvall conference*; 3. Internationale Konferenz zur Gesundheitsförderung* zur Entwicklung des Handlungsbereiches „Schaffen gesundheitsfördernder Lebenswelten" in Sundsvall, Schweden (1991); in der Sundsvall-Stellungnahme sind alle Gemeinden, Städte, Länder u. Regierungen dazu aufgerufen, solche unterstützenden Umwelten zu schaffen. Dazu gehören auch die Förderung gesundheitlicher Chancengleichheit u. der Zugang zu einer medizinischen Grundversorgung.

Supervision: (engl.) *supervision*; **1.** allgemeine fachliche Begleitung u. Beobachtung eines Prozesses mit dem Ziel der Optimierung des Ablaufs; dient der Qualitätssicherung*; **2.** im psychotherapeutischen Kontext direkte Beobachtung od. indirekte, auf Schilderung beruhende Analyse der Interaktion zwischen Patienten/Klienten u. Therapeuten; neben Aufdeckung u. Korrektur von Behandlungsfehlern* sowie Störungen in der Übertragung* dient Supervision auch zur Fortentwicklung der Kompetenz des Therapeuten mit der Möglichkeit zur Reflektion u. Anleitung zur Veränderung therapeutisch inadäquater Verhaltensweisen. Ein Supervisor muss im psychotherapeutischen Setting über eine abgeschlossene Therapieausbildung nach dem Psychotherapeutengesetz (s. Psychotherapeut) u. eine mehrjährige Berufserfahrung verfügen. Bei der beruflichen Begleitung medizinischer, sozialer u. pädagogischer Fachkräfte wird i. d. R. neben

Ziel: Überwachung einer psychotherapeutischen Behandlung, Unterstützung medizinischer, sozialer u. pädagogischer Fachkräfte.

Surrogatparameter: (engl.) *surrogate parameter*; Ersatzparameter; werden in klinischen od. epidemiologischen Studien* dann gemessen, wenn die interessierenden Zielgrößen nicht gut operationalisierbar sind, sich schlecht od. nur mit erheblichem Aufwand messen lassen bzw. erst nach langer Latenz auftreten; z. B. Messung von Blutfettwerten in Lipidsenkerstudien als Outcome* für Herzinfarktrisiko, Schlaganfallrisiko od. Lebenserwartung.

Surveillance: (engl.) *surveillance*; fortlaufende, systematische Erfassung, Analyse u. Interpretation von Gesundheitsdaten, die für Planung, Einführung u. Evaluation medizinischer Maßnahmen notwendig sind; hierzu zählt auch die Übermittlung der Daten an diejenigen Personen, die sie benötigen um ggf. Konsequenzen daraus zu ziehen; vgl Epidemiologie.

Survey: Querschnittsstudie*, in der zu bestimmten Fragekomplexen Einstellungen u. Verhaltensweisen definierter Bevölkerungsgruppen durch Interviews* u. Fragebögen erfasst werden.

Suszeptibilität: (engl.) *susceptibility*; besondere Disposition, Empfänglichkeit od. Empfindlichkeit gegenüber Fremdstoffen.

SVG: Abk. für Soldatenversorgungsgesetz*.

SVR: Abk. für Sachverständigenrat* zur Begutachtung der Entwicklung im Gesundheitswesen.

Symptom-Checklist: Abk. SCL-90–R; Instrument zur Selbsteinschätzung der Beeinträchtigungen durch psychische Beschwerden; von insgesamt 90 Items werden 83 Items 9 Dimensionen (Somatisierung, Zwanghaftigkeit, Unsicherheit im Sozialkontakt, Depressivität, Ängstlichkeit, Aggressivität u. Feindseligkeit, phobische Angst, paranoides Denken, Psychotizismus) zugeordnet; 7 Items beziehen sich auf Appetit, Drang zur vermehrten Nahrungsaufnahme, Gedanken an den Tod, Einschlafschwierigkeiten, unruhigen Schlaf, frühes Erwachen u. Schuldgefühle. Zusätzlich geben 3 globale Indizes Auskunft über die grundsätzliche psychische Belastung, Intensität der Antworten u. Leidensdruck. Als Kurzform gibt es z. B. das Brief Symptom Inventory (BSI).

Syndrom, geriatrisches: (engl.) *geriatric syndrome* für geriatrische Patienten typische Schädigungen u. Beeinträchtigungen von Aktivitäten, z. B. Immobilität, Sturzneigung, Schwindel, kognitive Defizite, Inkontinenz, Dekubitus, Fehl- u. Mangelernährung, Störungen im Flüssigkeits- u. Elektrolythaushalt, Depression, Angststörungen, chronische Schmerzen, Sensibilitätsstörungen, körperliche Gebrechlichkeit, starke Sehbehinderung, ausgeprägte Schwerhörigkeit; relevante Sachverhalte des geriatrischen Syndroms sind außerdem: Mehr

chischer Schädigungen. Begriff u. a. der Begutachtungs-Richtlinie des MDS „Vorsorge u. Rehabilitation" (Oktober 2005); verfolgt das Ziel, die spezielle Indikation für eine geriatrische Rehabilitation gegenüber einer sonstigen Rehabilitationsnotwendigkeit bei einem alten Menschen deutlich zu machen. Vgl. Multimorbidität.

Syndrom, kulturspezifisches: (engl.) *cultural bound syndrome* (*Abk. CBS*); syn. kulturabhängiges od. kulturgebundenes Syndrom; in der Ethnomedizin* entwickelter Begriff, mit dem eine bestimmte kulturspezifische Krankheitsvorstellung charakterisiert wird; i. R. einer kulturimmanenten Logik werden bedrohliche Krankheitszeichen od. Verhaltensweisen in einem sinngebenden Kontext erklärt u. in ein kohärentes Bedeutungssystem eingeordnet, das Diagnose u. Therapie ermöglicht (s. Seelenverlust). Kulturspezifische Syndrome werden sowohl im körperlich organischen als auch pschychischen Bereich beschrieben u. bei der Entwicklung der neuen DSM*-Manuale der WHO* berücksichtigt.

Syndrom, psychovegetatives: s. Störung, somatoforme.

Systeme, entscheidungsunterstützende: (engl.) *decision support systems* (*Abk. DSS*); Abk. EUS; computerbasierte, interaktive Systeme zur Unterstützung bei der Lösung unstrukturierter u. semistrukturierter Fragestellungen; sog. Clinical Decision Support Systems (*Abk. CDDS*) bieten Hilfestellung speziell für Angehörige medizinischer Berufe in ihrer Entscheidungsfindung bei der Auswahl von Diagnose- od. Behandlungsalternativen. Andere EUS werden (auch) für die Anwendung durch Patienten konzipiert. **Einteilung: 1. wissensbasiertes** Konsultationssystem: verarbeitet Daten u. zieht daraus Schlussfolgerungen; **2. algorithmisches** Konsultationssystem: arbeitet mit Entscheidungsbäumen od. Flussdiagrammen; **3. statistisches** Konsultationssystem: berechnet

arbeitsteiligen, interdependenten Rollen gegliedertes Ganzes (Gruppe, Organisation, Gesellschaft), in dem Handlungen aufeinander bezogen sind u. eine gewisse Regelmäßigkeit aufweisen; vgl. Umwelt, Struktur, soziale.

Systemversagen: (engl.) *system failure*; in der GKV Versagen des Beschaffungssystems bei einem medizinischen Notfall od. infolge eines anderen unvorhergesehenen Mangels; in Ergänzung zum Sachleistungsprinzip (s. Sachleistung) besteht nach § 13 SGB V eine Leistungspflicht der GKV durch Kostenerstattung*, wenn die Krankenkasse z. B. eine unaufschiebbare Leistung nicht rechtzeitig erbringen kann, eine Leistung zu Unrecht abgelehnt hat od. der Versicherte sich die Leistung selbst beschaffen u. bezahlen musste (s. Leistung, selbstbeschaffte). **Systemmangel:** Nach diesem Grundsatz besteht zudem Leistungs- bzw. Kostenerstattungspflicht einer Krankenkasse hinsichtlich eines vom Gemeinsamen* Bundesausschuss nicht od. noch nicht anerkannten medizinischen Verfahrens (s. Neue Untersuchungs- und Behandlungsmethoden) ausnahmsweise für den Fall, dass dessen fehlende Anerkennung auf einem Mangel des gesetzlichen Leistungssystems beruht, z. B. wenn beim Vorliegen der formalen u. inhaltlichen Voraussetzungen das Anerkennungsverfahren nicht od. nicht zeitgerecht durchgeführt wird (sog. **Leistungsverpflichtung aus einem Systemmangel**). Der Systemmangel kann grundsätzlich nur durch ein Sozialgericht festgestellt werden. Eine Leistungsentscheidung der Krankenkasse ohne Gerichtsbeschluss ist nur dann möglich, wenn eine akut lebensbedrohliche Situation vorliegt, d. h., wenn ohne Anwendung der beantragten Methode in wenigen Wochen voraussichtlich eine weitere Verschlimmerung mit Todesfolge (od. der Tod) wahrscheinlich ist od. eine schwere, irreversible Behinderung* (z. B. Erblindung) od. Pflegebedürftigkeit* eintritt.

S

T

Tätigkeit, eigenwirtschaftliche: (engl.) *private activity*; Verrichtungen abhängig Beschäftigter, die ausschließlich privat motiviert sind u. mit denen kein unternehmensdienlicher Zweck verfolgt wird; **Sozialmedizinische Bedeutung:** bei eigenwirtschaftlichen Tätigkeiten besteht regelmäßig kein Versicherungsschutz in der Gesetzlichen Unfallversicherung*, auch wenn die Tätigkeit während der Arbeitszeit durchgeführt wird; Beispiel: Essensaufnahme, Toilettenbenutzung; versichert sind hier nur die Wege, die z. B. zur Essensaufnahme zurückgelegt werden; **gemischte Tätigkeit:** unter Umständen kann eine eigenwirtschaftliche Tätigkeit auch betrieblichen Interessen dienen; Beispiel: bei Besorgungen für das Unternehmen werden private Einkäufe gelegentlich mit erledigt; soweit eine Trennung zwischen der privaten u. der unternehmensdienlichen Tätigkeit nicht möglich ist u. die privaten Interessen nicht von überragender Bedeutung sind, besteht Versicherungsschutz.

Tätigkeit, geringfügige: s. Beschäftigung, geringfügige.

Tätigkeit, leistungsgerechte: (engl.) *occupation adaequate for performance*; im Zusammenhang mit der Prüfung der Erwerbsfähigkeit nach SGB VI u. IX wird von leistungsgerechter Tätigkeit gesprochen, wenn die physischen u. psychischen Anforderungsmerkmale der beruflichen Tätigkeit dem in der sozialmedizinischen Beurteilung* der Leistungsfähigkeit genannten Leistungsbild entsprechen u. die Tätigkeit gesundheitlich zumutbar ist. Vgl. Verweisbarkeit.

Tätigkeit, selbständige: s. Selbständigkeit.

Tätigkeit, zuletzt ausgeübte: (engl.) *last occupation*; letzte (Berufs-)Tätigkeit, die bei der sozialmedizinischen Beurteilung der Leistungsfähigkeit im Erwerbsleben berücksichtigt wird, um einzuschätzen, ob der Betroffene den Anforderungen dieses Berufs bzw. der tatsächlichen Tätigkeit gewachsen ist; relevant z. B. zur Beurteilung der Berufsunfähigkeit* od. der Erforderlichkeit von Leistungen* zur Teilhabe am Arbeitsleben. Vgl. Bezugstätigkeit, Verweisbarkeit, Beurteilung der Leistungsfähigkeit, sozialmedizinische.

Täuschungsphänomene, klinische: (engl.) *clinical deception phenomenon*; bewusste od. unbewusste ir-

reführende Darstellung klinischer Symptome **Formen: 1.** Motivation* u. Symptombildung un bewusst: somatoforme Störung* i. w. S. bzw. dissoziative Störung; **2.** Motivation u. Symptombil dung bewusst: Simulation*, Aggravation*; **3.** Motivation unbewusst, Symptombildung bewusst: arti fizielle Störung; **Abgrenzung:** Im Gegensatz zur Aggravation* sind die Beschwerden bei der Simulation nicht organisch begründet; hier kann z. B. ein Nachweis der erhaltenen Bewegungs- od Wahrnehmungsfähigkeit in unerwarteten Kontexten od. die Feststellung höherer kognitiver Leistungsfähigkeit in speziellen Tests erfolgen. Derartige Prüfungen beweisen zwar, dass die Störung od. Einschränkung nicht organisch begründet ist nicht jedoch, dass eine Simulation vorliegt. Abzugrenzen sind spezifische psychische Störungen, bei denen die Beschwerden erlebt werden, während sie bei der Simulation nur präsentiert werden. Vorgetäuschte Beschwerden i. S. einer artifiziellen Stö rung lassen sich von Simulation durch das Motiv abgrenzen: Bei artifiziellen Störungen geht es um die mit der Vortäuschung erzielte Aufmerksam keit, bei Simulation um den damit erreichten Nutzen, z. B. den Erhalt einer Sozialleistung. Ei nen psychometrischen Test (vgl. Psychometrie), der bei isolierter Auswertung Simulation beweisen kann, gibt es nicht. Zuverlässig lässt sich Simula tion nur annehmen, wenn der Proband im Nachhinein die Täuschung offenbart od. wenn Beobachtungen unmissverständlich den Schluss erlauben, dass eine Störung vollständig vorgetäusch war (z. B. völlige Abwesenheit einer zuvor stark behindernden Lähmung in einer scheinbar unbe obachteten Situation kurze Zeit später). In allen anderen Fällen kann Simulation nur mehr od weniger begründet vermutet werden; u. zwar nur unter Würdigung des Gesamtbildes (z. B. ausgeprägte Inkonsistenzen in der Beschwerdeschil derung u. -ausprägung). **Sozialmedizinische Be deutung:** bedeutsam im Zusammenhang mit Entscheidungen über Sozialleistungen od. anderen auf Grundlage gutachterlicher Stellungnahmen od medizinisch begründbaren Entscheidungen (z. B. Wehrdienst-, Haftverschonung, Strafverfolgung) zur Differenzierung der Täuschungsphänomene u. zur Abgrenzung von Störungen mit Krankheits

Tagesklinik: (engl.) *day clinic*; nicht genormter Begriff für teilstationäre Einrichtung zur Diagnostik u. Therapie während des Tages bei Patienten mit onkologischen, neurologischen u. psychischen Erkrankungen sowie zur Nachsorge bei ambulant durchgeführten Operationen; die Unterbringung von geriatrischen u./od. pflegebedürftigen Patienten in Krankenhäusern ist aus allein dieser Indikation nicht zulässig, die hier zutreffende Bez. lautet Einrichtung der Tagespflege. Vgl. Nachtklinik, Behandlung, Pflege.

Tagespauschale: (engl.) *per diem (flat) rate*; besondere Form der Pauschalvergütung*, bei der dem Leistungserbringer unabhängig von der tatsächlich erbrachten Leistung pro Patient u. Tag ein fester Betrag erstattet wird; über die Verweildauer wird die Höhe der Vergütung beeinflusst; **Hinweis:** Tagespauschalen werden in Deutschland seit dem Gesundheitsstrukturgesetz 1992 nicht mehr angewendet. Vgl. Vergütungsart.

Tagespflege: s. Pflege.

Tagschicht: s. Schichtarbeit.

TA Lärm: (engl.) *technical instructions on prevention of noise pollution*; Abk. für Technische Anleitung zum Schutz gegen Lärm*; Sechste Allgemeine Verwaltungsvorschrift zum Bundes*-Immissionsschutzgesetz vom 26.8.1998; dient dem Schutz der Allgemeinheit u. der Nachbarschaft vor schädlichen Umwelteinwirkungen durch Geräusche sowie der Vorsorge gegen schädliche Umwelteinwirkungen durch Geräusche u., soweit es sich um genehmigungsbedürftige Anlagen handelt, auch vor Gefahren, erheblichen Nachteilen u. erheblichen Belästigungen, die auf andere Weise herbeigeführt werden; regelt Bau u. Inbetriebnahme von Einrichtungen, von denen Lärm ausgehen kann. Vgl. Lärmschutz, Technische Regeln.

TA Luft: (engl.) *technical instructions on air quality control*; Abk. für Technische Anleitung zur Reinhaltung der Luft*; Erste Allgemeine Verwaltungsvorschrift zum Bundes*-Immissionsschutzgesetz vom 24.7.2002; dient dem Schutz der Allgemeinheit u. der Nachbarschaft vor schädlichen Umwelteinwirkungen durch Luftverunreinigungen u. der Vorsorge gegen schädliche Umwelteinwirkungen durch Luftverunreinigungen (vgl. Abgase); vgl. Technische Regeln.

Tanztherapie: (engl.) *dance therapy*; Form der Bewegungs- u. Körperpsychotherapie; **Formen:** 1. Tanz- u. Ausdruckstherapie; 2. integrative u. konzentrative Bewegungstherapie; vgl. Kreativtherapie.

Taschengeld: s. Barbetrag, angemessener.

Tauglichkeit: (engl.) *suitability, fitness*; in arbeitsmedizinischem Sinn das Vorhandensein körperlicher u. geistiger Eigenschaften, die für die Erfüllung einer Arbeitsaufgabe erforderlich sind; von Bedeutung z. B. bei der Feststellung der Eignung

TDI: Abk. für (engl.) *tolerable daily intake*; s. acceptable daily intake.

Technische Regeln: (engl.) *technical rules*; Abk. TR; Sammelbez. für Regeln, die den Stand der Technik beschreiben (s. Tab.); gelten als Maßstab für Situa-

Technische Regeln Auswahl	
Bezeichnung	Abkürzung
Technische Regeln für Acetylenanlagen und Calciumcarbidlager	TRAC
Technische Regeln für Aufzüge	TRA
Technische Regeln für brennbare Flüssigkeiten	TRbF
Technische Regeln für Dampfkessel	TRD
Technische Regeln für Druckbehälter	TRB
Technische Regeln für Druckgase	TRG
Technische Regeln für Rohrleitungen	TRR
Technische Regeln für Gashochdruckleitungen	TRGL
Technische Regeln für Gefahrstoffe	TRGS
Technische Regeln für Biologische Arbeitsstoffe	TRBA

tionen, für die es keine gezielte Rechtsvorschrift gibt. Zum Technischen Regelwerk gehören Deutsche Industrie Normen (DIN-Normen), Europäische Normen (EN-Normen), Deutsche Industrie Normen Verband der Elektrotechnik, Elektronik u. Informationstechnik (DIN VDE-Bestimmungen) sowie Merkblätter verschiedener Arbeitsgemeinschaften u. die Richtlinien des Vereins Deutscher Ingenieure (Abk. VDI). Das Deutsche Institut für Normung gibt einen DIN-Katalog für Technische Regeln heraus, der vollständige Informationen u. Bezugsquellen von Technischen Regeln enthält. Vgl. TRGS, TRBA.

Technische Regeln für biologische Arbeitsstoffe: s. TRBA.

Technische Regeln für Gefahrstoffe: s. TRGS.

Technologiebewertung: s. health technology assessment.

Technologiedichte: (engl.) *density of technology*; im Bereich der Gesundheitsversorgung Bez. für die Verbreitung/Verteilung sog. medizinischer Großgeräte, z. B. Computer- od. Magnet-Resonanz-Tomographen; die Steuerung im stationären u. ambulanten Bereich erfolgt indirekt über die Budgets (Budgetverhandlungen) bzw. über die Qualitätssicherung (z. B. kann ein Vertragsarzt die Leistung

Krankenhäusern u. Arztpraxen.

Technologiefolgenabschätzung: s. health technology assessment.

Teilhabe: (engl.) *participation*; **1.** Begriff des SGB* IX für die Teilnahme behinderter od. von Behinderung bedrohter Menschen am Leben in der Gemeinschaft u. insbes. am Arbeitsleben; vgl. Leistungen zur Teilhabe; **2.** syn. Partizipation; nach ICF* das Einbezogensein in eine Lebenssituation od. einen Lebensbereich (z. B. Selbstversorgung, Ausbildung, Erwerbsleben); vgl. Beeinträchtigung; **3.** Zurechnung einer Person zu einem sozialen Gebilde (z. B. einer bestimmten Organisation od. Rolle), mit der auch Rechte verbunden sein können.

Teilhabe am Arbeitsleben: s. Leistungen zur Teilhabe am Arbeitsleben.

Teilkostenerstattung: s. Kostenerstattung.

Teilrente: (engl.) *partial pension*; in der GRV in Abhängigkeit vom monatlichen Hinzuverdienst in der Höhe reduzierte vorgezogene Altersrente (s. Rente wegen Alters), die anstelle der Vollrente ausgezahlt wird, wenn Bezieher bis zur Vollendung des 65. Lebensjahres einer Beschäftigung od. selbständigen Tätigkeit gegen Arbeitsentgelt* bzw. Arbeitseinkommen* nachkommen; existiert seit 1992, um einen flexiblen Übergang vom aktiven Erwerbsleben in die Altersrente herzustellen. **Leistungshöhe:** Überschreitet der Hinzuverdienst die Geringfügigkeitsgrenze von einem Siebtel der monatlichen Bezugsgröße*, wird in Abhängigkeit von individuellen Hinzuverdienstgrenzen* eine Teilrente von zwei Dritteln, der Hälfte od. nur einem Drittel der Vollrente gezahlt. Die Hinzuverdienstgrenzen hängen von der Summe der Entgeltpunkte* ab, die den Rentenbeziehern in den letzten 3 Kalenderjahren vor Rentenbeginn gutgeschrieben worden sind, u. damit von der Höhe der zuletzt im aktiven Erwerbsleben erzielten Arbeitsentgelte/-einkommen. Ein zweimaliges Überschreiten der Hinzuverdienstgrenzen innerhalb eines Kalenderjahres hat keine negativen Auswirkungen auf den Rentenzahlbetrag, wenn in den 2 Monaten nicht das Doppelte der jeweiligen Hinzuverdienstgrenze überschritten wird. **Rechtliche Grundlage:** § 42 u. § 34 Abs. 2 u. 3 SGB VI.

teilstationär: s. Behandlung.

Teilursache, wesentliche: s. Kausalitätslehre, sozialrechtliche.

Teilzeitarbeit: (engl.) *part-time work*; syn. Teilzeitbeschäftigung; Beschäftigung, die regelmäßig weniger als die übliche od. tariflich vereinbarte Wochenarbeitszeit umfaßt; betrifft meist abhängig Beschäftigte; **Formen: 1.** sozialversicherungspflichtige, mehr als geringfügige Teilzeitbeschäftigung mit einem monatlichen Verdienst von über 400 EUR; **2.** teilzeitbeschäftigte Beamte u. Richter; **3.** geringfügige Beschäftigung*; **Voraussetzung:**

beitnehmer beschäftigt (§ 8 TzBfG). Der Arbeitnehmer muss den Wunsch nach Arbeitszeitverringerung u. deren Umfang u. Verteilung 3 Monate vorher schriftlich od. mündlich anmelden. Der Anspruch muss nicht mit Kinderbetreuung od Wahrnehmung anderer familiärer Pflichten begründet werden. Der Arbeitgeber kann die Verringerung der Arbeitszeit od. deren gewünschte Verteilung aus betrieblichen Gründen (z. B. wesentliche Beeinträchtigung der Arbeitsabläufe, un verhältnismäßig hohe Kosten) ablehnen. **Rechtliche Grundlage:** Teilzeit- u. Befristungsgesetz (TzBfG).

Teilzeit-Arbeitsmarkt, verschlossener: s. Betrachtungsweise.

Teilzeitbeschäftigung: s. Teilzeitarbeit.

Teilzeitmaßnahme: s. Bildung, berufliche.

Telearbeit: (engl.) *telecommuting job*; Form der Arbeitsorganisation* unter Nutzung von Informations- u. Kommunikationstechnologie, bei der zumindest ein Teil der Arbeit nicht an der Betriebsstätte des Arbeitgebers durchgeführt wird; häufige Form ist die Arbeit am häuslichen Arbeitsplatz (Heimtelearbeit).

Teleconsulting: (engl.) *teleconsulting*; ärztliche Beratung unter Nutzung von Informations- u. Kommunikationstechnologien; s. Telemedizin.

Telefon, Kostenübernahme: (engl.) *telephone, cos coverage*; Personen, die von den Rundfunk- u. Fernsehgebühren befreit sind, können bei der Telekom Gebührenermäßigung beantragen, eine volle Kostenübernahme im Wege der Sozialhilfe* erfolgt nur in besonders begründeten Einzelfällen (Krankheit od. Behinderung reichen allein nicht aus).

Teleky, Ludwig (1872–1957): Arzt, Arbeitsmediziner, Sozialmediziner; 1905 Arzt für Berufskrankheiten in Wien, 1909–1921 erster Universitätsdozent für Soziale Medizin u. Hygiene der Universität Wien, 1921 erster Preußischer Landesgewerbearzt für den Regierungsbezirk Düsseldorf gleichzeitig erster Leiter der Sozialhygienischen Akademie Düsseldorf, 1933 als „nicht arisch" nach dem Gesetz zur Wiederherstellung des Berufsbeamtentums entlassen; 1934–1938 ärztliche Tätigkeit in Österreich, 1939 Emigration in die USA; **Bedeutung:** wichtiger konzeptioneller Vertreter der Sozial- u. Arbeitshygiene in der Weimarer Zeit. Teleky definierte die soziale Medizin als das Grenzgebiet zwischen den medizinischen Wissenschaften u. den Sozialwissenschaften. Nach Teleky hat soziale Medizin die Aufgabe, die Errungenschaften der Gesundheitsversorgung denjenigen zugänglich zu machen, die einzeln u. aus eigenen Mitteln nicht imstande sind, diese zu nutzen. Teleky engagierte sich in der Tuberkulosebekämpfung u. der Krebsvorsorge. **Veröffentlichungen** Handbuch der sozialen Hygiene und Gesundheitsfürsorge (1925, gemeinsam mit Gottstein und

Telemedizin: (engl.) *telemedicine*; Teilbereich von E*-Health; Forschungs- u. Entwicklungsgebiet, das Informations- u. Kommunikationstechnologien einsetzt, um angewandte Medizin mit der Überwindung von räumlicher od. auch zeitlicher Distanz zu unterstützen; Bestandteile der Telemedizin sind verschiedene Teleservices, z. B. Teleconsulting*, Teleradiologie zur Fernübertragung von radiologischen Bildern, Telepathologie, Teledermatologie od. Telepsychiatrie. Digitale Speicherung u. Übertragung von medizinischen Daten (Texte, digitalisierte Bilder, Töne) gewinnen zunehmend an Bedeutung, insbes. in der Versorgung von Krisengebieten od. Regionen mit niedriger Arztdichte u. bei internationalen Telekonsultationen.

Telemonitoring: (engl.) *telemonitoring*; Übertragung von Untersuchungsbefunden in Echtzeit (real time), z. B. von diagnostischen Parametern od. medizinischen Interventionen über die Distanz mit Hilfe von Informations- u. Kommunikationstechnologien. Vgl. Telemedizin.

Terminvertreter: (engl.) *representative*; syn. besonderer Vertreter; Prozessbevollmächtigter, der einen Sozialleistungsträger, eine Behörde od. eine Einzelperson im sozialgerichtlichen Verfahren wirksam vertritt; im Prozess handeln die gesetzlichen Vertreter, Vorstände od. besonders Beauftragte für rechtsfähige Personenvereinigungen u. Behörden; diese können einen Terminvertreter bestellen. **Rechtliche Grundlage:** §§ 71, 72 Sozialgerichtsgesetz.

Territorialprinzip: (engl.) *territoriality principle*; besagt im völkerrechtlichen Sinn, dass staatliche Amtsgewalt nur innerhalb der räumlichen Grenzen des eigenen Hoheitsgebietes ausgeübt werden darf; für das Sozialrecht wurde daraus der Grundsatz abgeleitet, dass inländisches Recht nur diejenigen Sachverhalte erfasst, die im Inland auftreten (Bundessozialgerichtsentscheidung 33, 137, 144); zumindest muss der für die Anwendung inländischen Rechts erhebliche Anknüpfungspunkt im Inland liegen (Bundessozialgerichtsentscheidung 32, 194, 196); **Rechtliche Grundlage:** § 3 SGB IV. Vgl. Ausstrahlung, Entsendung.

Tertiärprävention: s. Prävention.

Testament: s. Verfügung, letztwillige.

Test, diagnostischer: (engl.) *diagnostical test*; (statist.) Verfahren zur Diagnosestellung auf der Basis empirischer Daten mit dem Ziel, aufgrund des Testergebnisses den tatsächlichen Zustand eines Systems bzw. das Vorliegen einer bestimmten Krankheit bei einem Patienten durch Anwendung einer diagnostischen Entscheidungsmatrix (s. Tab. 1) einzuschätzen; das System od. der Patient kann die zu diagnostizierende Eigenschaft haben od. nicht haben (d. h. positiv od. negativ

Testent- scheidung	Zustand negativ	positiv	Summe
negativ	a	b	a + b
positiv	c	d	c + d
Summe	a + c	b + d	a + b + c + d

sein; die nachzuweisende Eigenschaft wird immer als positiv bezeichnet, auch wenn die Diagnose negative Konsequenzen nach sich zieht). Der Test kann auf die Eigenschaft hinweisen od. nicht hinweisen, d. h. das System od. der Patient kann test-positiv od. test-negativ sein. Die Güte eines diagnostischen Tests lässt sich mit **Maßzahlen** (s. Tab. 2) beschreiben, die sich berechnen lassen,

Test, diagnostischer   Tab. 2
Berechnung der Maßzahlen
aus der diagnostischen Entscheidungsmatrix

Maßzahl	Formel[1]
Sensitivität	$d/_{b+d}$
Spezifität	$a/_{a+c}$
(diagnostische) Genauigkeit	$^{a+d}/_n$
Anteil falsch positiver Testentscheidungen	$c/_n$
Anteil falsch negativer Testentscheidungen	$b/_n$
Vortestwahrscheinlichkeit (Prävalenz)	$^{b+d}/_n$
Nachtestwahrscheinlichkeit bei positivem Testergebnis	$d/_{c+d}$
Nachtestwahrscheinlichkeit bei negativem Testergebnis	$b/_{a+b}$
Likelihood-Ratio (Abk. LR) bei positivem Testergebnis	$d/_c$
Likelihood-Ratio (Abk. LR) bei negativem Testergebnis	$b/_a$
Anteil falsch positiver Testentscheidungen	$c/_{c+d}$
Anteil falsch negativer Testentscheidungen	$b/_{a+b}$
positiver prädiktiver Wert (positive Korrektheit; Abk. PPV)	$d/_{c+d}$
negativer prädiktiver Wert (negative Korrektheit; Abk. PPV)	$a/_{a+b}$

[1] a, b, c und d s. Tab. 1

T

Test zum Einsatz kommen soll, bezogene bekannte Wahrscheinlichkeiten od. aus geeigneten Studien gewonnene relative od. absolute Häufigkeiten sein. Am verbreitetsten sind die Angabe von Sensitivität* (Anteil der test-positiven unter den positiven Patienten) u. Spezifität* (Anteil der test-negativen unter den negativen Patienten). Diese Erkennungsraten sind weitgehend von der Prävalenz* im Zielkollektiv unabhängig u. damit zur allgemeinen Bewertung der Güte des Testverfahrens geeignet. Ein zusammenfassendes Maß ist die diagnostische Genauigkeit (engl. accuracy), die allerdings prävalenzabhängig ist. Die Prävalenz wird gleichzeitig als **Vortestwahrscheinlichkeit*** bezeichnet, weil sie die Wahrscheinlichkeit* des Vorliegens der Krankheit vor Anwendung des Testes wiedergibt. Die **Nachtestwahrscheinlichkeit*** errechnet sich aus dieser Wahrscheinlichkeit in Abhängigkeit vom Testergebnis. Der negative prädiktive Wert gibt die Wahrscheinlichkeit an, dass ein Proband, der bei einem Test als gesund getestet wurde, die Krankheit auch tatsächlich nicht hat, der positive prädiktive Wert die Wahrscheinlichkeit, dass ein Proband, der bei einem Test als krank getestet wurde, die betreffende Krankheit auch tatsächlich hat. Anders als bei Sensitivität u. Spezifität eines Tests sind positiver u. negativer prädiktiver Wert nicht nur von immanenten Eigenschaften des Testverfahrens, sondern auch von der Prävalenz* der betreffenden Erkrankung in der Population abhängig. Der prädikative Wert ist die bei Anwendung des Tests für den einzelnen Patienten maßgebliche Zahl, ist abhängig von der Vortestwahrscheinlichkeit u. misst damit eher die Nützlichkeit des diagnostischen Tests in einem konkreten Kollektiv als die allgemeine Testgüte (s. Testgütekriterien). So kann z. B. ein Test mit sehr guter Sensitivität u. Spezifität in einer Screening-Population mit sehr kleiner Prävalenz trotzdem nutzlos sein, weil auch testpositive Patienten nur eine sehr kleine Nachtestwahrscheinlichkeit haben. Die erforderlichen Berechnungen für Populationen mit anderer Prävalenz beruhen auf dem Satz* von Bayes bzw. der Likelihood*-Ratio. Die beschriebenen Maßzahlen sind sowohl für qualitative Testverfahren als auch quantitative (z. B. auf Laborwerten beruhende) Testverfahren sinnvoll. Bei quantitativen Verfahren hängen Testgüte u. konkrete Testentscheidung jedoch von der Wahl eines Grenzwerts ab. Steht der Grenzwert zur Disposition, so ist es im Allg. sinnvoll, für sämtliche in Frage kommenden Grenzwerte Sensitivität u. Spezifität zu berechnen. Aus diesen Zahlen lassen sich sog. **Receiver Operation Characteristics** (ROC-Kurven) berechnen. Die Fläche unter dieser ROC-Kurve (sog. ROC-AuC für engl. area under curve) ist ein Maß für die Eignung eines Laborwertes als Testgröße.

auch eines diagnostischen Urteils u. empirischer Forschungsdaten; als Hauptgütekriterien gelten **1. Objektivität:** Ausmaß, in dem das Testergebnis unabhängig von jeglichen Einflüssen außerhalb der getesteten Person ist, unterschieden werden u. a. Durchführungs-, Auswertungs- u. Interpretationsobjektivität. **2. Reliabilität** (Zuverlässigkeit) Ausmaß der Messgenauigkeit des Tests, unabhängig davon, was inhaltlich gemessen wird; in der klassischen Testtheorie* wird Messgenauigkei konzeptualisiert als Zuverlässigkeit, mit der bei einer wiederholten Messung unter gleichen Bedingungen dasselbe Ergebnis herauskommt. **Formen a)** Retest-Reliabilität: misst die Wiederholbarkei eines Tests mit identischen Ergebnissen; **b)** Paralleltest-Reliabilität: misst die Wiederholbarkeit ei nes Tests mit anderen Instrumenten; **c)** Split-Half Reliabilität: misst die Konsistenz einer randomi siert in 2 Hälften geteilten Studiengruppe bei Vergleich beider Hälften; **d)** interne Konsistenz misst wechselseitige Korrelationen (mit Cronbach's* Alpha); **e)** Interrater-Reliabilität: macht Aussagen über die Reproduzierbarkeit von Mess od. Untersuchungsergebnissen, wenn verschiedene Untersucher die gleichen Messungen durchführen; eine hohe Interrater-Reliabilität bedeutet, dass Messergebnisse auch bei verschiedenen Untersuchern gut reproduzierbar sind. Bei einer hoch rigen Interrater-Reliabilität weisen die Ergebnisse verschiedener Untersucher eine hohe Streubreite auf od. stimmen überzufällig häufig oft nicht überein, was die Gefahr systematisch verzerrter Studienergebnisse in sich birgt. Maße für die Interrater-Variabilität sind z. B. Cohen's* Kappa u. der Intraklassen-Korrelationskoeffizient (s. Korre lationskoeffizient). Vgl. Beobachtervariabilitä **3. Validität** (Gültigkeit): Ausmaß, in dem die aus dem Testergebnis gezogenen inhaltlichen Schluss folgerungen durch empirische Belege abgesicher sind; bestimmt den Grad der Genauigkeit, mit dem ein Verfahren misst, was es messen soll. In Abhängigkeit von der Art u. Zielstellung des jeweiligen empirischen Nachweises lassen sich verschiedene Validitätsaspekte unterscheiden: Inhaltsvaliditä (Repräsentationsschlüsse), Kriteriumsvalidität (Korrelationsschlüsse) u. Konstruktvalidität (Schluss auf das zugrunde liegende Merkmal). Objektivität, Reliabilität u. Validität sind hierarchisch aufeinander bezogen: hohe Validität setz hohe Reliabilität voraus, hohe Reliabilität wiederum erfordert hohe Objektivität. Für psychologi sche Tests werden auch einige **Nebengütekriterien** genannt: **1.** Normierung, d. h. die Frage, inwieweit es für das Testergebnis Vergleichsdaten gibt, anhand derer sich Einzelergebnisse interpre tieren lassen; **2.** Testfairness gegenüber Personen unterschiedlicher Statusgruppen; **3.** Ökonomie hinsichtlich Durchführung u. Auswertung

statistisches.

Testierfähigkeit: (engl.) *capacity to make a will*; Fähigkeit, selbständig ein rechtsgültiges Testament (s. Verfügung, letztwillige) zu errichten; nach § 2229 BGB kann kein Testament errichten, wer wegen krankhafter Störung der Geistestätigkeit, wegen Geistesschwäche od. Bewusstseinsstörung nicht in der Lage ist, die Bedeutung einer von ihm abgegebenen Willenserklärung einzusehen u. nach dieser Einsicht zu handeln.

Testpsychologie: s. Test, psychologischer; Testtheorie.

Test, psychologischer: (engl.) *psychological test*; wissenschaftliches Verfahren zur Untersuchung eines od. mehrerer empirisch abgrenzbarer psychischer Merkmale; unter standardisierten Bedingungen wird eine Verhaltensstichprobe erzeugt, um meist quantitative Messungen, seltener qualitative Skalierungen der individuellen Merkmalsausprägung vorzunehmen. Die Testkonstruktion wird vor dem Hintergrund einer geeigneten Testtheorie* vorgenommen. **Einteilung:** psychologische Tests lassen sich danach klassifizieren, welches Verhalten u. indirekt welches Erleben durch die Items erfasst wird. **1. Leistungstests** verlangen die Lösung von Aufgaben od. Problemen u. können von den Befragten willentlich nur in eine Richtung verfälscht werden: **a)** Intelligenztest (s. Intelligenz); **b)** allgemeiner Leistungstest (z. B. Konzentration, Aufmerksamkeit*, Kreativität); **c)** spezieller Leistungstest (z. B. sensomotorische Fähigkeiten); **d)** Entwicklungstest; **e)** Schulleistungstest. **2. Persönlichkeitsverfahren** erfordern eine Selbstauskunft u. können oft aufgrund ihrer Durchschaubarkeit verfälscht werden. Zur Kontrolle von Effekten sozialer Erwünschtheit* stehen spezifische psychometrisch begründete Korrekturverfahren zur Verfügung: **a)** **Einstellungstest:** erfragt Zustimmung od. Ablehnung hinsichtlich eines bestimmten Themas; **b)** **Situationsfragebogen:** erfasst potentiell beobachtbares Verhalten, indem der Befragte in eine hypothetische Situation versetzt wird; **c)** **Motivations- u. Interessensfragebogen:** verlangt eine u. U. zukunftsbezogene Selbstauskunft über innere Zustände od. Vorgänge; **d)** **Verhaltensfragebogen:** erfragt tatsächliches Verhalten in der Vergangenheit. **3. objektive Persönlichkeitstests** sind wenig verbreitet. Das Verhalten wird ohne Selbstbeurteilung unmittelbar erfasst. Da die Messintention nicht durchschaubar ist, sind sie kaum verfälschbar. **4. Projektiven Tests** liegt die Hypothese zugrunde, dass sich bei unstrukturierten Items innere Vorgänge im Testverhalten ausdrücken. Psychologische Tests können auch computergestützt durchgeführt werden (vgl. Computerdiagnostik).

Test, statistischer: s. Testverfahren, statistisches.

Test* u. dem zu erfassenden psychischen Merkmal; **1.** klassische Testtheorie: vorausgesetzt wird, dass das Testergebnis eine mit einem zufälligen Fehler behaftete Messung des interessierenden Merkmals darstellt; **2.** Item-Response-Theorie (probabilistische Testtheorie): Rahmentheorie, die sich in mehrere formale Testmodelle untergliedert. Diesen Modellen ist gemeinsam, dass sie explizit beschreiben, wie das Testverhalten vom zu erfassenden psychischen Merkmal funktional abhängt. Die Modelle unterscheiden sich hinsichtlich der Art der empirischen Daten, auf die sie sich anwenden lassen u. der Art des spezifizierten funktionalen Zusammenhangs. Ein Testmodell bildet die Grundlage für empirische Prüfungen, die Hinweise geben, ob das Modell auf die Daten passt bzw. welche Items auszuwählen u. zu einem Test zusammenzustellen sind. Ein Test wird also dadurch legitimiert, dass die Gültigkeit eines Testmodells nachgewiesen ist. Die Berechnung von Messwerten ist dann das Ergebnis der Testanalyse u. nicht (wie in der klassischen Testtheorie) ihre Voraussetzung. Testmodelle der Item-Response-Theorie liefern deshalb überzeugende Nachweise der Konstruktvalidität (s. Testgütekriterien). Derzeit dominiert die klassische Testtheorie; Testmodelle der Item-Response-Theorie gewinnen jedoch an Bedeutung. I. w. S. werden auch Strategien der Testkonstruktion zur Testtheorie gezählt. Die Annahmen der klassischen Testtheorie bestehen im Kern aus Aussagen über den Messfehler, aus denen sich ableiten lässt, wie er bestimmt u. reduziert werden kann. Die klassische Testtheorie liefert deshalb v. a. überzeugende Hinweise zur Reliabilität.

Testverfahren, statistisches: (engl.) *statistical test*; Methode zur Entscheidungsfindung auf der Basis empirischer Daten, bei der eine Entscheidung zwischen 2 vorher aufgestellten Hypothesen angestrebt wird; das Verfahren ist essentiell asymmetrisch, d. h. die Hypothesen werden unterschiedlich behandelt: **1. Alternativhypothese** beschreibt den zu testenden Effekt u. ist daher die zu beweisende Hypothese; **2. Nullhypothese** beschreibt das Nichtvorhandensein des zu testenden Effekts. Bei der Durchführung des Tests werden zunächst eine od. mehrere Stichproben gezogen, aus denen eine Teststatistik (auch als Prüfgröße od. Kennzahl bezeichnet), z. B. z-, t- od. F-Wert, berechnet wird. Die berechnete Zahl wird mit dem sog. kritischen Bereich (auch Ablehnungsbereich) verglichen, der alle Beobachtungen umfasst, die dazu führen, dass man sich für die Alternativhypothese entscheidet (d. h. die Nullhypothese ablehnt). Aufgrund dieses Vergleichs wird die Testentscheidung (Ablehnung od. Nichtablehnung der Nullhypothese) gefällt. Wird die Nullhypothese abgelehnt (bzw. nicht abgelehnt), spricht man von einem signifikanten (bzw. nicht signifikanten)

eines Konfidenzintervalls* wiedergegeben werden. Bei der **Durchführung** eines statistischen Tests gibt es 2 **Irrtumsmöglichkeiten: 1.** Fehler erster Art (Alpha-Fehler): die Nullhypothese wird abgelehnt, obwohl sie zutrifft; **2.** Fehler zweiter Art (Beta-Fehler): die Nullhypothese wird nicht abgelehnt, obwohl die Alternativhypothese zutrifft. Beim statistischen Test wird der kritische Bereich so festgelegt, dass die Wahrscheinlichkeit des Fehlers erster Art eine bestimmte vorgegebene Irrtumswahrscheinlichkeit, das sog. Test- od. Signifikanzniveau α (meist 5 %, 1 %, od. 0,1 %, auch Konsumenten- od. Patientenrisiko genannt), nicht überschreitet. Der Fehler erster Art wird im statistischen Test daher streng kontrolliert. Die Wahrscheinlichkeit β des Fehlers zweiter Art (auch Produzentenrisiko genannt) ergibt sich automatisch aus der Festlegung des kritischen Bereichs. Da dieser Fehler nicht kontrolliert wird, kann die Nullhypothese nie angenommen (bewiesen), sondern nur nicht abgelehnt werden. α u. β verhalten sich bei festem Stichprobenumfang gegenläufig: Wird α kleiner (strenger) gewählt, wird β automatisch größer. Bei festem α lässt sich β nur verringern, wenn der Stichprobenumfang erhöht wird. Die Gegenwahrscheinlichkeit $1-\beta$ (Wahrscheinlichkeit eines signifikanten Testergebnisses bei Zutreffen der Alternativhypothese) heißt deshalb auch (Test-)Güte, Trennschärfe od. Power des Tests. Bei der Fallzahlplanung wird der zum Erreichen einer bestimmten Testgüte erforderliche Stichprobenumfang mathematisch bestimmt (sog. Power-Berechnung). Verschiedene statistische Testverfahren unterscheiden sich in der Teststatistik u. werden häufig nach dieser Statistik od. nach ihrem Erfinder benannt (z. B. t*-Test, F*-Test, Mann*-Whitney-U-Test). Die Wahl des statistischen Testverfahrens hängt von den zu prüfenden Hypothesen sowie vom Skalenniveau* der Stichproben u. der Verteilungsannahme ab (z. B. Normalverteilung, Lognormalverteilung, Binomialverteilung, Poissonverteilung).

TFG: Abk. für Transfusionsgesetz*.

Theory of Planned Behaviour: s. Gesundheitsverhaltensmodelle.

Theory of Reasoned Action: s. Gesundheitsverhaltensmodelle.

Therapie: (engl.) *treatment, therapy*; Intervention zur Behandlung von Krankheiten.

Therapie, adjuvante: (engl.) *adjuvant therapy*; Bez. für eine unterstützende Therapie zur Optimierung eines medizinischen Behandlungsergebnisses; v. a. in der Onkologie für zusätzliche Chemo-, Radiood. Hormontherapie nach operativer Entfernung des Tumors u. a. zur Beseitigung von Mikrometastasen u. Tumorzellen in Blut- od. Lymphbahnen mit dem Ziel, das Wiederauftreten bzw. die Metastasenbildung verhindern.

bei einem Patienten mit besonderer Berücksichtigung von Indikation, Krankheitsverlauf u. Thera pieergebnis.

Therapiefreiheit: (engl.) *therapeutic freedom*; Disposi tionsbefugnis des Arztes bezüglich anzuwendender diagnostischer od. therapeutischer Methoden; die Therapiefreiheit ist in Deutschland nicht codi fiziert; der ärztliche Beurteilungsspielraum bei Auswahl der Behandlungsmethode ist durch me dizinische Kenntnisse u. ärztliches Gewissen de terminiert; die verantwortliche Therapieentschei dung setzt gewissenhafte Auseinandersetzung mi den Vor- u. Nachteilen einer vorgesehenen Metho de unter Berücksichtigung aller sonstigen in Be tracht kommenden Heilverfahren voraus. Trotz Therapiefreiheit gilt das Prinzip des „sichersten Weges"; weicht der Arzt von der Standardbehand lung (s. Leitlinien) bzw. den Regeln der Schulme dizin* ab, hat er den Patienten hierüber vorab besonders aufzuklären u. sollte dies bei der Abfas sung des Behandlungsvertrages (s. Dokumentati onspflicht) dokumentieren. Jede therapeutische Entscheidung bedarf zudem der Einwilligung* des Patienten.

Therapie, isokinetische: (engl.) *isokinetic therapy* Form der medizinischen Trainingstherapie* durch apparativ gesteuerte Belastung eines Gelenks mi einer definierten Bewegungsgeschwindigkeit.

Therapie, kognitive: s. Verhaltenstherapie.

Therapiekosten: (engl.) *therapy costs, treatment costs* Gesamtkosten einer medizinischen Behandlung; **Tagestherapiekosten:** Kosten einer Behandlung pro Tag; sie finden als Teil der direkten Gesund heitskosten* Verwendung bei der gesundheitsöko nomischen Evaluation einer Therapie.

Therapie, manuelle: (engl.) *manual therapy*; Untersuchung u. Behandlung von reversiblen Funk tionsstörungen am Bewegungsapparat (z. B. Hypo mobilität von Gelenken, Weichteilveränderungen der gelenkumgebenden Strukturen) u. Schmerzen in Gelenken durch gezielte Mobilisation od. die Anwendung von Weichteiltechniken; vgl. Chiro therapie.

Therapie, physikalische: (engl.) *physical therapy* allgemeine Anregung od. gezielte Behandlung gestörter physiologischer Funktionen (Reiz-Reak tions-, Regulations-Adaptationstherapie) mit phy sikalischen, naturgegebenen Mitteln; **Ziel:** Beein flussung von lokalen Symptomen, physiologischen Regelsystemen u. der Befindlichkeit; **Verfahren** z. B. Wasser (Hydrotherapie*), Wärme u. Kälte (Thermotherapie*), Licht , Luft (Klimatotherapie) statisch-mechanische (Massage*) u. dynamische Kräfte (Krankengymnastik, Ergotherapie*), Heil quellen (Balneotherapie*), Elektrizität (Elektrothe rapie*).

Therapierichtungen, besondere: s. Neue Untersuchungs- und Behandlungsmethoden.

schlüsselnummer bezeichnet die Klasse (Kategorie) einer Therapieklassifikation.

Therapiestudie: (engl.) *treatment study*; Interventionsstudie*, die eine bestimmte Behandlung auf ihre Wirksamkeit u./od. Effizienz* überprüft; vgl. Studie, randomisierte kontrollierte; Wirksamkeitsnachweis, klinischer.

Therapietreue: s. Compliance.

Therapieversager: (engl.) *non-responder*; Personen, bei denen eine spezifische Behandlungsform nicht die erwünschte u. potentiell mögliche Wirkung zeigt; vgl. Responder.

Thermotherapie: (engl.) *thermotherapy*; syn. Wärmetherapie; gezielte lokale od. systemische Anwendung von Wärme i. R. der physikalischen Therapie*; **Ziel:** verbesserte Durchblutung, Muskelrelaxierung u. analgetische Wirkung; v. a. in Verbindung mit Kaltanwendungen wird eine Stimulation des Immunsystems angenommen; **Verfahren:** Sauna, Überwärmungsbad, Packung, Wickel, Infrarotlicht, Hochfrequenztherapie u. a.

Thesaurus: (engl.) *thesaurus*; **1.** Wörterbuch, das Begriffe in Relation zu anderen Begriffen setzt, z. B. Synonyme verzeichnet; **2.** Zusammenstellung der Schlagwörter od. Deskriptoren einer Datenbank*, z. B. MeSH*; bei Eingabe von Begriffen aus dem Thesaurus werden die zu diesem Begriff passenden u. in der Datenbank vorhandenen Datensätze gelistet; vgl. Klassifikation.

Tierversuch: (engl.) *animal experiment*; experimenteller Einsatz von lebenden Tieren in Pharmakologie, Physiologie u. a. Disziplinen; **1.** zur Prüfung von Wirkungen u. Sicherheit neuer Arzneimittel; **2.** zur Diagnostik bestimmter Infektionskrankheiten (Anzucht von isolierten Bakterien od. Viren, Nachweis von Toxinen, Differentialdiagnose nahe verwandter Erreger); **3.** zur Darstellung physiologischer od. pathologischer Vorgänge (Grundlagenforschung); **4.** für biochemische Zwecke (z. B. zur Analyse von Stoffwechselwegen). Der Einsatz von lebenden Tieren zu Versuchszwecken ist nur unter Beachtung der Vorschriften des Tierschutzgesetzes zulässig. **Ethik:** Wenn bestimmte Risiken z. B. von neu zu entwickelnden Medikamenten nicht im Tierversuch geprüft würden, müssten diese Risiken beim Menschen in Kauf genommen werden. Die Benutzung von Tieren für die Risikominimierung beim Menschen begründet sich aus dem Speziesismus*, der von Tierrechtsaktivisten bekämpft wird. Die sog. Tierrechtsbewegung ist eine gesellschaftliche Meinungsströmung, von der Tierversuche u. a. unter Hinweis auf die Leidensfähigkeit moralisch verurteilt u. bekämpft werden.

Time Trade Off: s. Methode der zeitlichen Abwägung.

Tinnitus aurium: (engl.) *tinnitus*; syn. Tinnitus; ein- od. beidseitige Hörwahrnehmungen unterschiedlicher Qualität, Lautstärke u. Dauer, die nicht auf nenohr-Hochtonschwerhörigkeit u. eine Lärmüberempfindlichkeit vor. Es werden akute (bis 3 Monate), subakute (3–12 Monate) u. chronische Verläufe (länger als 1 Jahr) unterschieden. Einteilung des Belastungsgrades: s. Tab. **Ätiologie:** viel-

---

Tinnitus aurium
Einteilung in Schweregrade nach Biesinger et al.

Grad	Symptome
1	kompensiertes Ohrgeräusch, kein Leidensdruck
2	Tinnitus tritt hauptsächlich in der Stille auf und wirkt störend bei Stress und psychophysischen Belastungen.
3	Tinnitus führt zu einer dauernden Beeinträchtigung im privaten und beruflichen Bereich. Es treten Störungen im emotionalen, kognitiven und körperlichen Bereich auf.
4	Tinnitus führt zur völligen Dekompensation mit erheblichen Beeinträchtigungen aller Lebensbereiche.

---

fältig, das Ursachenspektrum reicht vom Knalltrauma über lokale Entzündungsprozesse u. medikamentöse Nebenwirkungen bis zu Tumoren im Verlauf des Hörnerven; seltener sind Kreislaufstörungen od. Stoffwechselerkrankungen; in vielen Fällen ist keine auslösende Ursache zu eruieren. **Epidemiologie:** Prävalenz: ca. 5–7 % der Erwachsenen leiden an Tinnitus. Ein dekompensierter Tinnitus (Grad 4) findet sich bei 0,5–1 % der Betroffenen. Vorkommen in jedem Lebensalter, Zunahme bei Jugendlichen u. jungen Erwachsenen aufgrund gestiegener Lärmexposition (Diskothek, MP3-Player). **Sozialmedizinische Bedeutung:** abhängig von der Grunderkrankung sowie von Ausprägung u. Chronizierungsgrad des Tinnitus. Meist klingt der Tinnitus spontan ab. Dagnostische Maßnahmen sollten so frühzeitig wie möglich einsetzen, um mögliche Therapieoptionen abzuklären. Bei erheblicher Ausprägung (dekompensierter Tinnitus) u. drohender od. eingetretener Chronifizierung kann nach kausaler u. symptomatischer kurativer Therapie auch eine medizinische Rehabilitation zum Erwerb von Bewältigungsstrategien angezeigt sein. Leistungen zur Teilhabe am Arbeitsleben können in Betracht kommen, wenn durch den Tinnitus bzw. die oft zusätzliche Hörminderung od. Geräuschüberempfindlichkeit die Berufsausübung erheblich behindert ist, z. B. bei Berufsmusikern od. Call-Center-Mitarbeitern. Die Voraussetzungen einer Rente wegen verminderter

TNM-Klassifikation: (engl.) *TNM classification*; Abk. für **Tumor/Nodulus** (Lymphknoten)/Metastasen-Klassifikation; von der Union Internationale Contre le Cancer (Abk. UICC) festgelegte Stadieneinteilung von malignen Tumoren; dabei beschreibt T (Tumor) die Ausdehnung des Primärtumors, N (Nodulus) das Fehlen bzw. Vorhandensein von (juxta-)regionären Lymphknotenmetastasen u. M (Metastase) das von Fernmetastasen; durch Hinzufügen von Zahlen (z. B. T1, T2..., N0, N1..., M0, M1) wird die anatomische Ausdehnung des malignen Prozesses angegeben. **Formen: 1.** prätherapeutische klinische TNM-Klassifikation unter Zugrundelegung der Ergebnisse klinischer, radiologiscer, endoskopischer u. a. relevanter Untersuchungen, ggf. einer chirurgischen Exploration. Der Grad der Befundsicherheit kann zusätzlich durch die Kategorie C (für engl. certainty) angegeben werden. **2.** postoperative histopathologische TNM-Klassifikation (pTNM-Klassifikation) unter Ergänzung od. Abänderung der prätherapeutischen TNM-Klassifikation durch die bei einem definitiven chirurgischen Eingriff u. bei der histopathologischen Untersuchung des entnommenen Gewebematerials gewonnenen Erkenntnisse; z. B. durch die Kategorie pT (histologische Stadienbestimmung am Operationspräparat) u. die Kategorie G (histologische Bestimmung des Malignitätsgrades); Beispiel für die TNM-Klassifikation eines >2–5 cm großen Mammakarzinoms mit beweglichen ipsilateralen axillären Lymphknoten- u. Fernmetastasen: T2 N1 M1; die auf gynäkologische Tumoren anzuwendenden TNM-Kategorien wurden so definiert, dass sie mit den von der FIGO (International Federation of Gynecology and Obstetrics) anerkannten Stadien übereinstimmen.

Tod: (engl.) *death*; Ende des Lebens eines Individuums, medizinisch beschrieben als irreversibler Funktionsverlust des Atmungs-, Kreislauf- u. Zentralnervensystems; **Einteilung in Phasen: 1.** klinischer Tod: völliger Kreislaufstillstand mit potentiell reversibler (durch Reanimation) Aufhebung jeder Großhirnaktivität; **2.** Hirntod*; **3.** biologischer Tod: Ende aller Organ- u. Zellfunktionen; Mit dem Tod endet die Rechtsfähigkeit* des Menschen. Vgl. Todeszeitpunkt, Sterbegeld, Leben, intermediäres.

Tod als Unfallfolge: (engl.) *death caused by an accident*; in der GUV ist nach der Rechtsprechung ein Unfallereignis die rechtlich wesentliche Ursache (s. Kausalitätslehre, sozialrechtliche) für den Tod des Unfallverletzten, wenn durch den Unfall der Tod um mindestens ein Jahr früher eintritt, als es ohne das Unfallereignis der Fall gewesen wäre; ist der Tod Unfallfolge od. wird ein Versicherter wegen der Schwere der erlittenen Verletzungen durch den Unfall unmittelbar getötet, bestehen Ansprüche auf Hinterbliebenenleistungen (s. Hinterblie-

heit einen tödlichen Verlauf zur Folge haben kann Besonderheiten gelten für Fallkonstellationen, in denen vor dem Unfallereignis bereits eine zum Tod führende Krankheit vorgelegen hat.

Todesart: (engl.) *manner of death*; juristisch bedeut same Angabe über die Todesumstände i. R. der Leichenschau*; **Einteilung: 1. natürlicher Tod:** aus inneren Ursachen, d. h. krankheits- od. altersbedingt eingetretener Tod; **2. nichtnatürlicher Tod:** i. e. S. Tötungsdelikt, aber auch Selbsttötung, tödlicher Unfall u. unerwarteter Tod nach medizinischen Maßnahmen (z. B. tödliche Pneumonie nach Schenkelhalsfraktur als Folge eines Verkehrsunfalls); der Arzt muss für das Todesermittlungsverfahren unverzüglich die Polizei benachrichtigen (auch bei ungeklärter Todesart); Sektionsergebnisse zeigen, dass in Deutschland jährlich ca. 1300 Tötungsdelikte unerkannt bleiben u. die Todesursachenstatistik ca. 11 000 nichtnatürliche Todesfälle als natürliche führt. **3. Ungeklärt:** auf Basis der Leichenschau keine Zuordnung zu 1. od. 2. möglich, ebenfalls polizeiliche Meldepflicht.

Todesbescheinigung: (engl.) *certificate of death*; syn Leichenschauschein; Totenschein; landesrechtlich, meist aufgrund der Bestattungsgesetze geregeltes Dokument, das bei jedem Todesfall nach Leichenschau* durch einen Arzt ausgestellt wird u. Angaben zu Personalien, Todeszeitpunkt, -art, -ort u. -ursache enthält; besteht i. Allg. aus einem **offenen Teil** mit Daten für ordnungsbehördliche Verwaltungszwecke u. einem für das Gesundheitsamt bestimmten **vertraulichen Teil** (Leichenschauschein) mit medizinischen Angaben zur Todesursache als Grundlage der amtlichen Todesursachenstatistik. In einigen Bundesländern wird die Leichenschau von der Todesfeststellung, z. B. durch den Notarzt (vorläufige Todesbescheinigung), abgetrennt.

Todesursachenstatistik: (engl.) *cause of death statistics*; in Deutschland auf der Basis der Todesbescheinigungen monokausal (Grundleiden der Gestorbenen) aufbereitete, vom Statistischen* Bundesamt i. R. der Gesundheitsberichterstattung* des Bundes jährlich veröffentlichte Statistik über Todesfälle u. ihre Ursachen (s. Abb. S. 488); Datenbasis für die epidemiologische Forschung. Datengrundlage sind die von Ärzten ausgestellte Todesbescheinigungen u. die von Standesämtern ausgestellten Sterbefallzählkarten. Codierung der Todesursachen erfolgt auf Basis der ICD*-10.

Todeszeitpunkt: (engl.) *time of death*; medizinisch definiert als Zeitpunkt des Hirntodes*, der u. U. vor dem Aufhören von Atmung u. Herzaktion (klinischer Tod) liegt; bei Abschätzung des Todeszeitpunkts sind temperaturabhängige Leichenveränderungen besonders zu berücksichtigen. In der frühen Leichenzeit wird die Auskühlung u. a. von

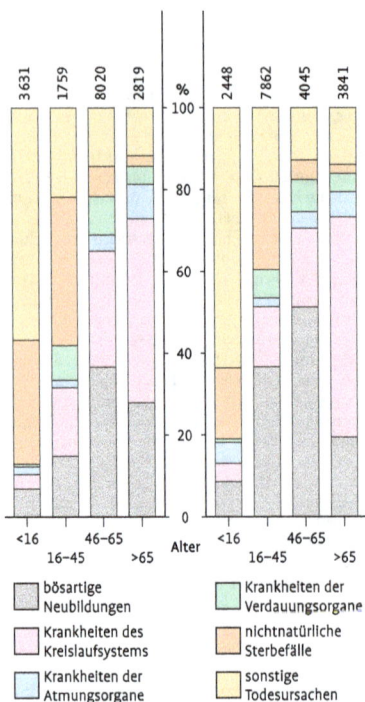

Bar chart with values above bars: 3 631, 1 759, 8 020, 2 819 (left group) and 2 448, 7 862, 4 045, 3 841 (right group). Y-axis in % from 0 to 100. X-axis "Alter": <16, 16–45, 46–65, >65 (both groups).

Legend:
- bösartige Neubildungen
- Krankheiten des Kreislaufsystems
- Krankheiten der Atmungsorgane
- Krankheiten der Verdauungsorgane
- nichtnatürliche Sterbefälle
- sonstige Todesursachen

Todesursachenstatistik: Anteil ausgewählter Todesursachen in Deutschland (2004) [5]

Strahlung, Leitung, Verdunstung u. Konvektion bestimmt. Anhand von Nomogrammen können Umgebungstemperatur u. rektal gemessene Körperkerntemperatur sowie Körpergewicht u. Bekleidung in die Berechnung einbezogen werden. Bei länger zurückliegenden Todesfällen werden Erkenntnisse aus der Entomologie (z. B. Entwicklungsstadien von Insekten in der Leiche) zur Bestimmung des Todeszeitpunkts eingesetzt.

Tötung auf Verlangen: (engl.) *homicide upon request*; strafbare Handlung; liegt vor, wenn jemand durch das ausdrückliche u. ernstliche Verlangen (u. nicht nur die bloße Einwilligung) des Getöteten zur Tötung bestimmt worden ist; auch der Versuch ist strafbar; **Rechtliche Grundlage:** § 216 StGB. Vgl. Sterbehilfe, Euthanasie.

Tötung, fahrlässige: (engl.) *involuntary manslaughter*; Verursachung des Todes eines Menschen aufgrund von Fahrlässigkeit*; d. h. der Täter hat die Sorgfalt bei seinem Handeln, zu der er nach den Umständen u. seinen persönlichen Fähigkeiten u. Kenntnissen verpflichtet u. imstande ist, außer Acht gelassen u. infolge dessen den Tod des

intake.

Total Quality Management: Abk. TQM; umfassendes Qualitätsmanagement; über den Begriff Qualitätsmanagement* hinausgehende, „auf die Mitwirkung aller ihrer Mitglieder gestützte Managementmethode einer Organisation, die Qualität* in den Mittelpunkt stellt u. durch Zufriedenstellung der Kunden auf langfristigen Geschäftserfolg sowie auf Nutzen für die Mitglieder der Organisation u. für die Gesellschaft zielt" (DIN EN ISO 9000 : 2005); hier wird die Mitwirkung aller Mitarbeiter unabhängig von der Hierarchie-Ebene in der Organisationsstruktur erwartet. Wesentlich für den Erfolg dieser Methode ist, dass die oberste Leitung überzeugend u. nachhaltig führt u. dass alle Mitglieder der Organisation ausgebildet u. geschult sind. Vgl. EFQM.

Totenschein: s. Todesbescheinigung.

Totgeburt: (engl.) *stillbirth*; ein Kind gilt in Deutschland als tot geboren, wenn es nach der Trennung vom Mutterleib keines der für eine Lebendgeburt* maßgeblichen Zeichen (Herzschlag, natürliche Lungenatmung, Pulsation der Nabelschnur) u. ein Gewicht von ≥500 g aufweist; für Totgeborene besteht standesamtliche Meldepflicht (Eintragung in die Personenstandsbücher); zudem kann das Kind mit Vor- u. Zunamen in das Geburtenbuch eingetragen werden. Bei einem Gewicht <1000 g besteht keine Bestattungspflicht, es ist aber in allen Bundesländern möglich, das Kind bestatten zu lassen (sog. Bestattungsanspruch). Dieser Anspruch gilt auch für Fehlgeburten* mit einem Gewicht von <500 g. Soll eine Obduktion veranlasst werden, um die Todesursache bzw. den Todeszeitpunkt zu bestimmen, ist in jedem Fall die Einwilligung eines Elternteils erforderlich. Nach einer Totgeburt gelten analoge Mutterschutzfristen zur Lebendgeburt (8 Wochen post partum bzw. 12 Wochen bei Frühgeburt bis zur 37. SSW). Für diesen Zeitraum besteht Anspruch auf Mutterschaftsgeld*. Auf eigenen Wunsch kann die Entbundene jedoch bereits 2 Wochen post partum die Arbeit wieder aufnehmen.

Toxikologie: (engl.) *toxicology*; Lehre von den Giften, d. h. die Lehre von den schädlichen Wirkungen chemischer Substanzen auf lebende Organismen; vgl. Arbeitstoxikologie, Umwelttoxikologie, Toxikologie, arbeitsmedizinische.

Toxikologie, arbeitsmedizinische: (engl.) *occupational toxicology*; Gebiet der Arbeitsmedizin* u. Toxikologie*, das sich mit den Wirkungen von Gefahrstoffen* am Arbeitsplatz, präventiven Schutzmaßnahmen u. der Einhaltung von Grenzwerten* befasst.

Toxine: (engl.) *toxins*; Giftstoffe von Mikroorganismen, Pflanzen od. Tieren mit nach unterschiedlichen Latenzzeiten auftretender spezifischer Wirkung; auch Bez. für Gifte im Allgemeinen.

statistisch vergleichenden Qualitätssicherung*, bei der die Ergebnisdaten einiger ausgewählter Verfahren (Tracer) als Maß für die Gesamtqualität der Leistungserstellung eines Krankenhauses gesetzt u. für einen Vergleich herangezogen werden. Das Verfahren wurde 1976 von Kessner vorgeschlagen u. diente als Vorbild für die externe Qualitätssicherung nach § 137 SGB V. Kritisiert wird, dass Tracer keine Stichprobe* darstellen u. damit nicht repräsentativ für die Gesamtleistung sein müssen.

Träger der Sozialhilfe: (engl.) *social assistance carriers*; Abk. TSH; auch Sozialhilfeträger; im System der sozialen Sicherung staatliche Körperschaft, die Sozialhilfeleistungen erbringt; **1. örtliche** TSH sind die kreisfreien Städte u. Landkreise, zuständig für allgemeine Sozialhilfeleistungen an bedürftige Personen, die sich in ihrem Bereich tatsächlich aufhalten. Soweit nach Landesrecht nichts näher bestimmt ist, ist nach § 97 SGB XII der örtliche Träger der Sozialhilfe für die Leistung der Hilfe grundsätzlich sachlich zuständig. **2. überörtliche** TSH sind die Länder, teilweise innerhalb der Länder, Bezirke od. Landeswohlfahrtsverbände. Diese nehmen bezogen auf die Bundesländer besondere Aufgaben i. R. der Sozialhilfe* wahr. Näheres hierzu ist in den Ausführungsgesetzen der einzelnen Bundesländer geregelt, zu denen Erlass die Bundesländer aufgrund der Bestimmungen nach § 99 SGB XII ausdrücklich ermächtigt sind. Entsprechend den Bestimmungen des Absatzes 2 ist der überörtliche Träger der Sozialhilfe sachlich zuständig für: **a)** Leistungen der Eingliederungshilfe für behinderte Menschen nach den §§ 53–60; **b)** Leistungen der Hilfe zur Pflege nach den §§ 61–66; **c)** Leistungen der Hilfe zur Überwindung besonderer sozialer Schwierigkeiten nach den §§ 67–69; **d)** Leistungen der Blindenhilfe nach § 72. Zweck der Regelung ist eine gerechtere Verteilung der finanziellen Lasten der Sozialhilfe. **Hinweis:** Träger der Sozialhilfe sind nur noch im Ausnahmefall (z. B. Sozialhilfebezug unter 4 Wochen) direkt zuständig für die gesundheitliche Versorgung von Sozialhilfeempfängern (s. Hilfen zur Gesundheit), i. d. R. ist jeder Sozialhilfeempfänger seit In-Kraft-Treten der GKV*-Modernisierungsgesetzes einer Krankenkasse freier Wahl zugeordnet, die entstandenen Kosten werden rückwirkend vom Träger der Sozialhilfe erstattet (Leistungen entsprechend SGB V); dies gilt seit 1.1.2005 auch für Bezieher von Arbeitslosengeld* II.

Trainingsmaßnahmen: (engl.) *training programme*; **1.** i. R. der Leistungen zur Arbeitsförderung* der Bundesagentur für Arbeit zur Verbesserung der Eingliederungsaussichten von Arbeitslosen u. von Arbeitslosigkeit bedrohten Arbeitsuchenden (§§ 48, 49 SGB III); **2.** i. R. der Leistungen* zur Teilhabe am Arbeitsleben durch die Rehabilitati-

1. Feststellung der Eignung für berufliche Tätigkeiten od. Qualifizierungen; **2.** Bewerbertraining u. Beratung zur Arbeitsplatzaquise sowie Prüfung der Arbeitsbereitschaft od. -fähigkeit; **3.** Vermittlung notwendiger Kenntnisse u. Fähigkeiten, um die Arbeitsaufnahme od. den erfolgreichen Abschluss einer Aus- od. Weiterbildung erheblich zu erleichtern. **Leistungsdauer:** Die Förderung dar insgesamt eine Frist von 12 Wochen nicht überschreiten; die einzelnen Maßnahmen haben kürze re Förderfristen; abzugrenzen sind Maßnahmen* zur Eignungsfeststellung.

Trainingstherapie, medizinische: (engl.) *medical training therapy*; Abk. MTT; therapeutische Intervention, die indikationsbezogen eine Verbesserung von physischen Funktionen zum Ziel hat u. dazu Maßnahmen des körperlichen Trainings unter Be rücksichtigung trainingswissenschaftlicher Prinzi pien, Inhalte u. Methoden nutzt; häufig einge schränkt verwendet für Training an speziellen Geräten im Indikationsbereich Orthopädie.

Transfermaßnahmen: (engl.) *tranfer scheme*; Maß nahmen für Arbeitnehmer, die aufgrund von Be triebsänderungen von Arbeitslosigkeit bedroht sind, dienen der Eingliederung in den Arbeitsmarkt, z. B. Bewerbungstrainings- od. Qualifizierungsmaßnahmen; **Kostenträger:** Bundesagentur für Arbeit übernimmt 50 % der anfallenden Kosten bis zu einem Höchstbetrag von 2500 EUR pro Förderfall. Der Arbeitgeber muss sich an der Fi nanzierung angemessen beteiligen. Die Maßnah me muss von einem Dritten durchgeführt werden. Die Arbeitsagenturen beraten die Betriebsparteien im Vorfeld der Entscheidung über die Einführung von Transfermaßnahmen. Der Arbeitgeber ist An tragsberechtigter u. Empfänger der Zuschüsse für seine Arbeitnehmer. **Rechtliche Grundlage:** § 216 a SGB III.

Transformation: (engl.) *transformation*; (statist.) Um rechnung einer Skala bzw. einzelner Messwerte in eine andere Skala durch Anwendung einer mathe matischen Funktion; **1. lineare** Transformation Transformation von Skalenwerten mit Hilfe einer linearen Funktion $f(x) = ax + b$; lineare Transforma tionen beschreiben den Wechsel von Einheit u./od Nullpunkt der Skala, lassen jedoch die relativen Abstände unverändert. Statistische Verfahren sind häufig invariant unter linearer Transformation d. h. das Ergebnis hängt nicht von den verwende ten Einheiten ab (Bsp. Korrelation). **2. logarith mische** Transformation: Transformation von Ska lenwerten mit Hilfe einer logarithmischen Funk tion $y = \log(x)$; hierzu werden sog. Zehnerlogarith men (Logarithmen zur Basis 10, abgekürzt log engl. ln) od. natürliche Logarithmen (Logarithmen zur Basis e, abgekürzt ln, engl. log) verwendet. Zehner- u. natürliche Logarithmen lassen sich bei großen Unterschieden leicht überschlagsweise zu-

men Werte bis ca. 0,15 annähernd als prozentuale Abweichungen gelesen werden können. Durch logarithmische Transformationen lassen sich multiplikative Effekte (z. B. Dosiseffekte) bzw. geometrische Mittel* in additive Effekte bzw. arithmetische Mittel überführen u. dann häufig auf Basis des zentralen Grenzwertsatzes* mit Normalverteilungsmodellen analysieren. Insbes. bei Laborwerten, häufig auch bei anderen Ratioskalen (s. Skalenniveau), führt Logarithmierung zur Symmetrisierung der Verteilung.

Transfusionsgesetz: (engl.) *Transfusion Law*; Abk. TFG; „Gesetz zur Regelung des Transfusionswesens" vom 1.7.1998 (BGBl. I S. 1752), zuletzt geändert am 10.2. 2005 (BGBl. I S. 234); umfasst Vorschriften u. Bestimmungen im Interesse der gesicherten u. sicheren Versorgung der Bevölkerung zu: **1.** Gewinnung von Blut u. Blutbestandteilen vom Menschen; **2.** Verfahren der Anwendung von Blutprodukten; **3.** Rückverfolgung (sog. Look-Back-Verfahren) bei begründetem Verdacht auf Infektion mit HIV, Hepatitis-Viren od. anderen Erregern, die zu schwerwiegenden Krankheitsverläufen führen können; Pflicht zur sofortigen Aussonderung von Blutspenden einer infektionsverdächtigen Person sowie zur Klärung des Verbleibs vorangegangener Spenden u. des tatsächlichen Infektionsstatus des Spenders, Pflicht zur unverzüglichen Ursachenklärung einer Infektion nach Transfusion; **4.** Anforderung an die Spendenentnahme: schriftlich bestätigte Aufklärung u. Einwilligung der spendenden Person, die vor Freigabe der Spende auf Infektionsmarker (zumindest HIV, HBV, HCV) zu untersuchen ist. Die Dokumentation über Spendenentnahme u. die damit verbundenen Maßnahmen ist mindestens 15 Jahre, im Falle der Spenderimmunisierung od. der Vorbehandlung zur Blutstammzellseparation mindestens

Fachgebiet der Medizin, das sich mit allen medizinischen Maßnahmen befasst, die direkt od. indirekt mit der Bereitstellung, Lagerung, Konservierung u. Übertragung menschlichen Blutes u. seiner Bestandteile (einschließlich Vor- u. Nachuntersuchungen bei Spendern u. Empfängern) in Zusammenhang stehen; **Rechtliche Grundlage:** Arzneimittelrecht u. Transfusionsgesetz*. Vgl. Blutspendedienst.

Transition, demographische: s. Übergang, demographischer.

Transition, epidemiologische: s. Übergang, epidemiologischer.

Transplantation: (engl.) *transplantation*; im medizinischen Kontext Verpflanzung (Übertragung) von Zellen, Geweben od. Organen auf ein anderes Individuum (z. B. Niere, Herz, Lunge od. Leber, Knochenmark, embryonale Zellen) od. den Spender selbst (z. B. Verpflanzung von Haut an eine andere Körperstelle, Rückführung eigener Stammzellen aus dem Knochenmark nach Hochdosis-Chemotherapie); Transplantationen werden klassifiziert nach der Herkunft; dem Ort u. der Funktion des Transplantats (s. Tab.). Bei der **Fremdtransplantation** ist die Funktionsfähigkeit des Transplantats u. a. wesentlich abhängig von der Zellkompatibilität u. der parallel durchgeführten Immunsuppressionstherapie zur Verhinderung der Organabstoßung. Für den Transplantatempfänger besteht häufig eine hohe psychische Belastung (Fremdorgangefühl, Gedanken über Organspender). Eine **Xenotransplantation** ist die Transplantation von Tierorganen auf den Menschen; sie ist wegen der immunologischen Gewebeunverträglichkeit bisher nicht durchführbar; intensive Forschungen richten sich auf die Züchtung transgener Tiere. **Ethik:** Verteilungsgerechtigkeit der Organvergabe (z. B. zwischen Ländern höherer Spende-

Transplantation
Klassifikation nach Art und Ort der Transplantation

Einteilung	Definition
Art der Transplantation	
alloplastisch	künstliches Material (z. B. Herzklappe aus Kunststoff)
Allotransplantation	Spende von einem anderen Menschen
autolog	Spender und Empfänger identisch
isogen	Spender ist der eineiige Zwilling (genetisch identisch)
Xenotransplantation	Spender anderer Species (z. B. Schweineherzklappe)
Ort der Transplantation	
isotop	Ort und Gewebe sind identisch
orthotop	örtlich übereinstimmend (z. B. Cornea)
heterotop	örtlich nicht übereinstimmend (z. B. Niere)

strumentalisierung der Tiere bei Xenotransplantationen wird von der Tierrechtsbewegung als Speziesismus* kritisiert.**Leistungsansprüche an die Sozialversicherungsträger: 1.** an die GKV durch stationäre Behandlung sowie Medikation; **2.** an die GRV durch Bedarf an Leistungen* zur medizinischen Rehabilitation u. Leistungen* zur Teilhabe am Arbeitsleben sowie bei schwerwiegender u. dauerhafter Funktionsstörung durch Ansprüche auf Rente wegen Erwerbsminderung*; **3.** an die GPV bei Pflegebedürftigkeit*. Die Anerkennung des GdB (s. Grad der Behinderung) erfolgt nach den Grundsätzen des Schwerbehindertenrechts im SGB*IX, die Anerkennung einer MdE (s. Minderung der Erwerbsfähigkeit) nach den Grundsätzen des Sozialen* Entschädigungsrechts od. der GUV.

Transplantationsgesetz: (engl.) *Transplantation Law*; Abk. TPG; „Gesetz über die Spende, Entnahme u. Übertragung von Organen" vom 5.11.1997 (BGBl. I S. 2361), zuletzt geändert am 25.11.2003 (BGBl. I, S. 2304); für die Weiterentwicklung der Gesetzeslage existieren unterschiedliche Vorstellungen, insbes. hinsichtlich der Todesfeststellung (Hirntod nur als Entnahme- od. auch als Todeskriterium) u. der die Organentnahme von Toten gestattenden Erklärung, für die im Wesentlichen 3 Modelle vertreten wurden: **1. Widerspruchslösung:** eine Organentnahme ist zulässig, wenn kein ausdrücklicher, zu dem Zeitpunkt formulierter Widerspruch des Spenders vorliegt; die Angehörigen haben kein Einwirkungsrecht. **2. Informationslösung:** Wenn keine Willensäußerung des Verstorbenen vorliegt, werden die Angehörigen über die beabsichtigte Organentnahme informiert u. können innerhalb einer angemessenen Frist widersprechen. **3. Zustimmungslösung:** Voraussetzung für eine Organentnahme ist die ausdrückliche Zustimmung des Verstorbenen (z. B. mit Organspendeausweis*; enge Zustimmungslösung) od. ersatzweise die Zustimmung der Angehörigen (erweiterte Zustimmungslösung). Das TPG gilt für alle menschlichen Organe, Organteile od. Gewebe, nicht aber für Blut, Knochenmark sowie embryonale u. fetale Organe u. Gewebe. Die Organentnahme beim Hirntoten ist nach TPG zulässig mit dessen zu Lebzeiten erteilter schriftlicher Einwilligung. Fehlt diese u. liegt auch kein schriftlicher Widerspruch des Verstorbenen vor, bedarf sie der Zustimmung der Person, der der mögliche Spender die Entscheidung über die Entnahme übertragen hat, u. wenn eine solche fehlt, derjenigen der nächsten Angehörigen. Bei der Entscheidung über die Zustimmung ist der mutmaßliche Wille des Verstorbenen zu beachten. Dem Arzt, der eine Organentnahme beabsichtigt, ist von den zuvor behandelnden Ärzten auf Verlangen Auskunft zu erteilen, ob eine solche in Betracht kommt. Die Lebendspende ist gegenüber bei der Entnahme vom toten Spender der Vermittlung durch eine Vermittlungsstelle u. blei ben dafür zugelassenen Transplantationszentren an denen Wartelisten der zur Transplantation angenommenen Patienten zu führen sind, vorbehalten. An der Übertragung hat weiter eine Koordinierungsstelle mitzuwirken, der von den Krankenhäusern der irreversible Ausfall der Hirn funktionen von einem als Spender in Betracht kommenden Patienten mitzuteilen ist. Gegen den kommerziellen Organhandel enthält das TPG Strafbestimmungen.

Transsexuellengesetz: (engl.) *Transsexual Law*; Abk TSG; „Gesetz über die Änderung der Vornamen u. die Feststellung der Geschlechtszugehörigkeit in besonderen Fällen" vom 9.9.1980 (BGBl. I S. 1654) zuletzt geändert am 4.5.1998 (BGBl. I S. 833).

TRBA: Abk. für Technische Regeln für Biologische Arbeitsstoffe; Sammelbez. für Regeln u. Beschlüsse zum Umgang mit biologischen Arbeitsstoffen* (s. Tab. S. 492); TRBA werden durch einen Ausschuss für Biologische Arbeitsstoffe beim Bundesministerium* für Arbeit und Soziales erarbeitet u. im Bundesarbeitsblatt bekanntgegeben.

Trennungskostenbeihilfe: s. Mobilitätshilfen.

TRGS: Abk. für Technische Regeln für Gefahrstoffe Sammelbez. für Technische Regeln im Umgang mit Gefahrstoffen (s. Tab. S. 493); TRGS werden durch den Ausschuss für Gefahrstoffe formuliert ständig fortgeschrieben u. beschlossen u. durch das Bundesministerium* für Arbeit und Soziales im Bundesarbeitsblatt bekannt gegeben. Sie geben den Stand der sicherheitstechnischen, arbeitsmedizinischen, hygienischen sowie arbeitswissenschaftlichen Anforderungen hinsichtlich des Inverkehr bringens von u. Umgangs mit Gefahrstoffen wie der. Technische* Regeln entsprechen dem Stand der Technik u. sind so anzuwenden. Es kann davon abgewichen werden, wenn das Schutzziel dennoch erreicht werden kann.

Trinkwasser: (engl.) *potable water*; für den menschlichen Genuss u. Gebrauch geeignetes Wasser, das in Gesetzen u. a. Rechtsnormen festgelegte Güteei genschaften erfüllen muss; Grundanforderungen an einwandfreies Trinkwasser sind (DIN 2000): frei von Infektionserregern*, keimarm, ohne gesund heitsschädigende Eigenschaften, appetitlich (klar, farblos, geruchlos, geschmacklich einwandfrei).

Trinkwasserhygiene: Teilgebiet der Hygiene* das sich mit der Prävention* von Gesundheitsschäden befasst, die durch Noxen (insbes. Infektionserreger u. Schadstoffe) im Trinkwasser verursacht werden können; befasst sich mit dem Wasserkreislauf, der Erkundung von Wasservorkommen, im Wasser enthaltenen Mikroorganismen, höheren Organismen in Trinkwasseranlagen, chemischen Inhaltsstoffen, Chemobiotika, der Bestimmung sensorischer u. physikalisch-chemischer Kenngrö

TRBA-Nummer	Fundstelle	Titel
TRBA 001	BArbBl. 5/2000 S. 52	Allgemeines und Aufbau des Technischen Regelwerkes zur Biostoffverordnung — Anwendung von Technischen Regeln für Biologische Arbeitsstoffe (TRBA)
TRBA 002	BArbBl. 12/1999 S. 54, Neufassung: BArbBl. 11/2003 S. 73–75	Übersicht über den Stand der Technischen Regeln und Beschlüsse für Biologische Arbeitsstoffe des ABAS
TRBA 100	BArbBl. 4/2002 S. 122–127	Schutzmaßnahmen für gezielte und nicht gezielte Tätigkeiten mit biologischen Arbeitsstoffen in Laboratorien
TRBA 105	BArbBl. 4/1998 S. 78, zuletzt geändert: BArbBl. 5/2000 S. 50–52	Sicherheitsmaßnahmen beim Umgang mit biologischen Arbeitsstoffen der Risikogruppe 3**
TRBA 120	BArbBl. 5/2000 S. 48–50	Versuchstierhaltung
TRBA 210	BArbBl. 6/1999 S. 77–81, 1. Änderung: BArbBl. 8/2001 S. 79	Abfallsortieranlagen: Schutzmaßnahmen
TRBA 211	BArbBl. 8/2001 S. 83–89, mit Änderungen und Ergänzungen: BArbBl. 10/2002, S. 84–85	Biologische Abfallbehandlungsanlagen: Schutzmaßnahmen
TRBA 212	BArbBl. 10/2003, S. 39–44	Thermische Abfallbehandlung: Schutzmaßnahmen
TRBA 220	BArbBl. 4/2002 S. 128–134	Sicherheit und Gesundheit bei Tätigkeiten mit biologischen Arbeitsstoffen in abwassertechnischen Anlagen
TRBA 230	BArbBl. 6/2000 S. 57–58	Landwirtschaftliche Nutztierhaltung
TRBA 240	BArbBl. 3/2003 S. 60–66	Schutzmaßnahmen bei Tätigkeiten mit mikrobiell kontaminiertem Archivgut
TRBA 250	BArbBl. 11/2003 S. 53–73	Biologische Arbeitsstoffe im Gesundheitswesen und in der Wohlfahrtspflege
TRBA 300	in Vorbereitung	Arbeitsmedizinische Vorsorge
TRBA 310	BArbBl. 7–8/1997 S. 87, 1. Ergänzung: BArbBl. 3/1998 S. 67, 2. Ergänzung: BArbBl. 12/1998 S. 36	Arbeitsmedizinische Vorsorge nach Anhang VI Gentechnik-Sicherheitsverordnung
TRBA 400	BArbBl. 8/2001 S. 89	Handlungsanleitung zur Gefährdungsbeurteilung bei Tätigkeiten mit biologischen Arbeitsstoffen
TRBA 405	BArbBl. 5/2001 S. 58, Ergänzung: BArbBl. 3/2003 S. 59–60	Anwendung von Messverfahren und technischen Kontrollwerten für luftgetragene Biologische Arbeitsstoffe
TRBA 450	BArbBl. 6/2000 S. 58–61, Änderungen und Ergänzungen: BArbBl. 4/2002 S. 127–128 und BArbBl. 10/2002 S. 86	Einstufungskriterien für Biologische Arbeitsstoffe
TRBA 460	BArbBl. 10/2002 S. 78–84	Einstufung von Pilzen in Risikogruppen
TRBA 462	BArbBl. 12/1998 S. 41	Einstufung von Viren in Risikogruppen
TRBA 464	BArbBl. 4/2002 S. 134–139, Änderung und Ergänzung: BArbBl. 10/2002 S. 86	Einstufung von Parasiten in Risikogruppen
TRBA 466	BArbBl. 10/2002 S. 87–146	Einstufung von Bakterien in Risikogruppen
TRBA 500	BArbBl. 6/1999 S. 81	Allgemeine Hygienemaßnahmen: Mindestanforderungen

TRGS
Auswahl

ßen, der Desinfektion, der Entkeimung von Wasserversorgungsanlagen, der Hausinstallation u. der Nachbereitung. Die **Trinkwasserverordnung** („Verordnung über die Qualität von Wasser für den menschlichen Gebrauch", Abk. TrinkwV 2001, Verordnung vom 21.5.2001, BGBl. I S. 959, geändert am 25.11.2003, BGBl. I S. 2304) legt Grenz- u. Richtwerte für die zulässige Belastung des Trinkwassers mit Mikroorganismen, Schwermetallen u. a. gesundheitsschädlichen Stoffen fest, regel

Vgl. Wasserversorgung, Fluoridierung, Iodierung.

Trinkwasserfluoridierung: s. Fluoridierung.

TRK: Abk. für Technische Richtkonzentration; bis 31.12.2004 Bez. für die Grenzwertkonzentration (Schichtmittelwert) eines krebserzeugenden Stoffes als Gas, Dampf od. Schwebstoff in der Luft am Arbeitsplatz, die nach dem Stand der Technik erreicht werden kann (§3 Abs.7 Gefahrstoffverordnung; s. Gefahrstoffe); sie schließt eine gesundheitsschädliche Wirkung nicht aus; vgl. AGW.

Tröpfcheninfektion: s. Infektion.

Tropeninstitut: i.d.R. öffentlich gefördertes Institut von Universitäten od. privaten Einrichtungen, das sich mit Aspekten der Tropenmedizin befasst (Klinik, öffentliches Gesundheitswesen, Hygiene, Mikrobiologie u. Ernährungswissenschaften sowie die ärztliche Versorgung in tropischen u. subtropischen Regionen, präventivmedizinische Betreuung, Erkennung u. Behandlung von Tropenkrankheiten); **Aufgabe:** Durchführung von Tropentauglichkeits- u. Rückkehreruntersuchungen, Beratungen zu medizinischen Fragen vor der Reise einschließlich aktueller Empfehlungen zur Malariaprophylaxe u. Impfungen sowie Diagnostik von Tropen- u. Infektionskrankheiten, Beratung zu u. Bestimmung von Gesundheits-, Hygiene- u. Vorratsschädlingen sowie Lästlingen u. deren Vorbeugung.

TSH: Abk. für Träger* der Sozialhilfe.

t-Test: (engl.) *t-test*; statistischer Test, dessen Prüfgröße unter der Nullhypothese einer t-Verteilung (s. Wahrscheinlichkeitsverteilung) folgt; t-Tests werden in vielfältiger Form in statistischen Modellen eingesetzt, um die Schätzwerte von Populationsparametern auf der Basis von Stichprobenkennwerten zu testen, für die zumindest approximativ eine Normalverteilung unterstellt werden kann. Die Prüfgröße ist i.d.R. ein Quotient aus dem Schätzwert u. seiner geschätzten Standardabweichung*. t-Tests können als spezielle F*-Tests aufgefasst werden, deren erster Freiheitsgrad 1 ist. Spezielle, verbreitete t-Tests sind: **1. Einstichproben-t-Test** zum Vergleich der Lage einer Stichprobe im Verhältnis zu einem theoretisch erwarteten Wert; **2.** t-Test zum Lagevergleich zweier unabhängiger Stichproben, die an verschiedenen Personen bzw. Objekten erhoben wurden; die klassische Version dieses t-Testes (Student's t-Test) unterstellt Varianzgleichheit; werden unterschiedliche Varianzen* zugelassen, so wird der t-Test auch als **Welch-Test** bezeichnet. **3.** t-Test zum Lagevergleich zweier verbundener (abhängiger) Stichproben, die an demselben Personen bzw. Objekten erhobene Merkmale repräsentieren; wird durch Differenzenbildung auf einen Einstichproben-t-Test zurückgeführt. Vgl. Wilcoxon-Test.

TTO: Abk. für Time Trade Off; s. Methode der zeitlichen Abwägung.

Kontrolle, ggf. auch Behandlung von Tuberkulosekranken u. deren Angehörigen beinhaltet; darüber hinaus werden Maßnahmen zur Verhütung u. Bekämpfung von Tuberkulose durchgeführt, z.B. die **Umgebungsuntersuchung**, welche die Suche nach der Infektionsquelle (zentripetale Vorgehensweise) u. nach Ansteckungsverdächtigen, Krankheitsverdächtigen u. Kranken (zentrifugale Vorgehensweise) umfasst; wird mit Tuberkulintest u./od. Röntgenthorax-Aufnahme durchgeführt. Die Durchführung ist duldungspflichtig. Ihre Durchsetzung kann zwangsweise durch eine entsprechende Anordnung bei der zuständigen Ordnungsbehörde erwirkt werden. **Rechtliche Grundlage:** Infektionsschutzgesetz*.

Tugendethik: (engl.) *virtue ethics*; Theorierichtung der Ethik*, in der sich das moralisch richtige Verhalten danach richtet, wie ein Mensch versuchen sollte zu sein, d.h. welche moralisch hochgeachteten u. erstrebenswerten menschlichen Eigenschaften bzw. Haltungen er haben sollte; angestrebt werden Tugenden wie Gerechtigkeit, Weisheit, Sittlichkeit, Tapferkeit, Freigebigkeit, Mäßigkeit. Das Ziel ist, ein gutes, glückliches u. erfülltes Leben zu führen.

Tumordokumentation: s. Krebsregister.

Tumorerkrankung, maligne: (engl.) *malignant tumour*; syn. Krebserkrankung, bösartige Neubildung; Malignom, Karzinom; entsteht durch ungehemmtes Wachstum bösartiger Zellen, die zur Verdrängung u. Zerstörung gesunden Gewebes führen; ausgelöst wird der Prozess durch Mutation im Genom einer Zelle. **Ätiologie:** vielfältig, u.a. genetische Prädisposition; die Transformation der Zellen kann durch verschiedene Agenzien ausgelöst werden, die eine genetische Läsion induzieren u. die Karzinogenese fördern. **Einteilung** der extrinsischen Auslöser: **1.** chemische Karzinogene (z.B. Nicotin, Zytostatika, aromatische Amine, Kohlenwasserstoffe); **2.** physikalische Karzinogene (ionisierende Strahlen einschließlich UV-Strahlung); **3.** onkogene Viren (z.B. humane Papillomviren). **Epidemiologie:** 2000 in Deutschland ca. 2180250 Neuerkrankungen bei Männern bzw. 206200 bei Frauen; bei der Interpretation der deutlichen Steigerung dieser Zahlen in den letzten Jahren müssen die verbesserten (früh-)diagnostischen Möglichkeiten berücksichtigt werden. Mittleres Erkrankungsalter bei etwa 69 Jahren; zweithäufigste Todesursache (nach den Herz-Kreislauf-Erkrankungen); Rangfolge u. prozentuale Häufigkeit einzelner Krebserkrankungen (2002): s. Tab.

Leistungsansprüche an die Sozialversicherungsträger: 1. an die GKV durch ambulante u. stationäre Therapie, Arbeitsunfähigkeitszeiten, Heil- u. Hilfsmittelbedarf; **2.** an die GRV durch Bedarf an Leistungen* zur medizinischen Rehabilitation u. Leistungen* zur Teilhabe (2005 ca.

einzelner Tumorerkrankungen (Stand: 2000)

Tumor	Häufigkeit (%)	Rang
bei Frauen		
Brustdrüse	26,8	1
Darm	17,4	2
Lunge	6,1	3
Gebärmutter und Eierstöcke	5,5	4
Magen	4,8	5
bei Männern		
Prostata	22,3	1
Darm	16,3	2
Lunge	14,9	3
Blase	8,6	4
Magen	5,1	5

140 000 medizinische Rehabilitationen) sowie bei schwerwiegender u. dauerhafter Funktionsstörung durch Ansprüche auf Rente wegen Erwerbsminderung* (2005 ca. 25 000 Renten); **3.** an die GPV bei Pflegebedürftigkeit*. Die Anerkennung des GdB (s. Grad der Behinderung) erfolgt nach den Grundsätzen des Schwerbehindertenrechts im SGB* IX, die Anerkennung einer MdE (s. Minderung der Erwerbsfähigkeit) nach den Grundsätzen des Sozialen* Entschädigungsrechts od. der GUV. **Prävention:** Vermeidung von Karzinogenen u. Fak-

Tumorregister: s. Krebsregister.

t-Verteilung: syn. Student-t-Verteilung; s. Wahrscheinlichkeitsverteilung.

Typ-A-Verhalten: (engl.) *type A behaviour*; Kombination bestimmter Persönlichkeitseigenschaften bzw. Verhaltensweisen, die nach der multidimensionalen Typologie von Friedman u. Rosenman (1974) einen Risikofaktor für die Entwicklung einer koronaren Herzkrankheit* darstellen soll das Konzept ist u. a. aufgrund des mangelnden Bezugs zu basalen eindimensionalen psychologischen Konstrukten wie Ängstlichkeit, Aggressivität u. Ärger wissenschaftlich umstritten. Das **Typ-A-Verhalten** ist charakterisiert durch Leistungsorientierung, Konkurrenzstreben, Feindseligkeit, Reizbarkeit sowie Hetze u. Ungeduld in verbalem u. nonverbalem Ausdruck. Typisch sind starkes Streben nach Anerkennung, ständige Wettbewerbshaltung, latente Feindseligkeit u. Aggressivität, Dominanzstreben, erhöhtes Kontrollbedürfnis, Missachtung von Entspannungsbedürfnissen. Damit sollen eine erhöhte Herzfrequenz, erhöhter Blutdruck, Koronararterienverengung, erhöhte Spiegel von Katecholaminen, Triglyceriden u. Cholesterol einhergehen. **Typ-B-Verhalten:** nicht eigenständig, sondern lediglich als Abwesenheit des Typ-A-Verhaltens definiert. **Typ-C-Verhalten:** Konstrukt, nach dem bestimmte Persönlichkeits- bzw. Verhaltensmerkmale charakteristisch für Krebspatienten sein sollen (kooperativ, ausgleichend, hilfsbereit, freundlich, wenig anspruchsvoll, geduldig).

U

UAW: Abk. für unerwünschte Arzneimittelwirkung*.

Überbrückungsgeld: (engl.) *transitional benefit*; Geldleistung der Bundesagentur* für Arbeit u. (anderer) Rehabilitationsträger*, die Versicherte bei Aufnahme einer selbständigen Tätigkeit, die zur Vermeidung od. Beendigung von Arbeitslosigkeit* führt, für die Dauer von 6 Monaten erhalten; **Ziel:** Sicherung des Lebensunterhalts u. soziale Sicherung; **Leistungshöhe:** Höhe des Anspruchs auf bzw. des zuletzt bezogenen Arbeitslosengelds* nach SGB III, einschließlich der darauf entfallenden pauschalierten Sozialversicherungsbeiträge; **Rechtliche Grundlage:** § 57 f SGB III, § 33 Abs. 3 SGB IX; **Hinweis:** mit dem SGB-II-Fortentwicklungsgesetz* zum 1.8.2006 aufgegangen in Gründungszuschuss*. Vgl. Übergangsgeld, Leistungen zur Teilhabe am Arbeitsleben.

Überernährung: (engl.) *hyperalimentation*; syn. Hyperalimentation; Bez. für anhaltendes Ernährungsverhalten, das durch eine wesentlich erhöhte Kalorienzufuhr im Verhältnis zum Stoffwechselbedarf zu Übergewicht (Body*-mass-Index >25 kg/m²) u. ggf. Adipositas führt; Übergewicht ist ein Risikofaktor für eine Vielzahl chronischer Krankheiten.

Überforderungsklausel: s. Belastungsgrenze.

Übergang, demographischer: (engl.) *demographic transition*; syn. demographische Transition; Hypothese zur Erklärung von Veränderungen der Bevölkerungsentwicklung von Staaten bzw. Gesellschaften; seit Mitte des 19. Jh. (zuerst in den nord- u. westeuropäischen Ländern) im Zuge der Industrialisierung sinkende Mortalität*, zeitversetzt auch Fertilität*; führte zu einem erst stark ansteigenden, dann wieder auf Null zurückgehenden Bevölkerungswachstum. Die aktuelle u. erwartete Bevölkerungsentwicklung westlicher Industrienationen, eine Kombination aus Absinken der Bevölkerungszahlen u. Verschiebung der Alterszusammensetzung (Alterung) u. die sich daraus ergebenden gesellschaftlichen u. politischen Herausforderungen werden unter dem Begriff **demographischer Wandel** diskutiert. Vgl. Lebenserwartung, Übergang, epidemiologischer.

Übergang, epidemiologischer: (engl.) *epidemiologic transition*; parallel zum demographischen Über-

gang* einhergehender Wandel der vorherrschenden Krankheitsbilder u. Todesursachen, z. B. von Infektions- u. Mangelkrankheiten zu chronischen nichtinfektiösen Erkrankungen mit dem Risikofaktor* Übergewicht.

Übergangsbeihilfe: s. Mobilitätshilfen.

Übergangseinrichtung: (engl.) *halfway house*; Einrichtung für psychisch kranke u. behinderte Menschen mit dem Ziel, insbes. im Anschluss an eine stationäre Behandlung die Rehabilitation* zu unterstützen, die Fähigkeit zu einer eigenverantwortlichen Lebensführung (Wohnen, Alltagsbewältigung*) zu fördern u. die berufliche Integration in den besonderen od. allgemeinen Arbeitsmarkt* zu ermöglichen; verfügt i. d. R. über kleine Wohngruppen, z. T. auch über dezentral organisierte Außenwohngruppen; die Betreuung erfolgt durch Sozialarbeiter*, Krankenpflegekräfte u. je nach Konzeption Psychologen u. Ergotherapeuten. Die fachärztliche Betreuung erfolgt ambulant durch niedergelassene Fachärzte od. durch stundenweise Mitarbeit (auf Honorarbasis) in der Einrichtung **Träger:** z. B. Wohlfahrtsverbände; **Kostenträger** i. R. des § 57 SGB XII; vgl. Adaption.

Übergangsgeld: (engl.) *transitional allowance*; in der Sozialversicherung unterhaltssichernde Leistung als ergänzende Leistung* während Leistungen* zur Teilhabe am Arbeitsleben; **Leistungshöhe** 80 % des erzielten regelmäßigen Arbeitsentgelts u. Arbeitseinkommens, soweit es der Beitragsberechnung unterliegt; **Rechtliche Grundlage:** §§ 44 ff SGB IX; **Hinweis:** In der GRV erhält der Versicherte nach Wegfall der Entgeltersatzleistung* auch während einer medizinischen Rehabilitation Übergangsgeld. Vgl. Gründungszuschuss.

Übergangsleistung: (engl.) *transition benefit*; **1.** in der Gesetzlichen Unfallversicherung* Unterhal sichernde Leistung, wenn der Versicherte die ge fährdende Tätigkeit aufgibt, um der Gefahr einer unmittelbar drohenden Berufskrankheit* zu be gegnen, auch im Falle einer eingetretenen Berufskrankheit zu zahlen; **Ziel:** der Versicherte soll i. R. der Prävention weiterer Gesundheitsgefahren zur Aufgabe einer gefährdenden Tätigkeit veranlass u. beim Aufbau einer neuen wirtschaftlichen Existenzgrundlage nach beruflicher Neuorientierung unterstützt werden; **Leistungsdauer:** der bei Auf

werden; **Rechtliche Grundlage:** § 3 Abs. 2 der Berufskrankheiten-Verordnung (s. Berufskrankheit). **2.** in der PUV Geldleistung, die in Verbindung mit der Invaliditätssumme (Versicherungssumme) versicherbar ist; **Voraussetzung:** nach einem Unfall (Versicherungsfall) hat für 6 Monate eine ununterbrochene Beeinträchtigung der Arbeitsfähigkeit* von mindestens 50 % bestanden; **Leistungsdauer:** bis zur Feststellung des endgültigen Grades der Invalidität*. Vgl. Übergangsgeld.

Übergangspflege: s. Pflegeperson.

Übergangsrate: syn. Hazardrate*.

Überlebensfunktion: (engl.) *survival function*; absolute od. relative Zahl der Überlebenden einer Kohorte im gewählten Beobachtungsintervall (meist 1 od. 5 Jahre) od. kumuliert über alle Beobachtungsintervalle; vgl. Mortalitätsfunktion, Sterbetafel.

Überlebenskurve: (engl.) *survival curve*; graphische Darstellung des Anteils der Überlebenden, z. B. einer Geburtskohorte, in Abhängigkeit vom erreichten Lebensalter od. von Karzinompatienten im Verhältnis zum Überlebenszeitraum.

Überlebensrate: (engl.) *survival rate*; Anteil einer (Patienten-)Gruppe mit einer definierten Erkrankung, der ein bestimmtes Zeitintervall (z. B. üblicherweise 5 od. 10 Jahre) z. B. nach einer Therapie überlebt; kann als Maß für die Wirksamkeit therapeutischer Strategien verwendet werden; zur Berechnung der krankheitsspezifischen Verringerung der Überlebenszeit wird die Sterbetafel* verwendet u. die Überlebenszeit eines Jahres berechnet als Quotient aus beobachteter u. erwarteter Überlebensrate. **Einteilung: 1. diskretzeitlich:** Wahrscheinlichkeit eines Individuums einer bestimmten Alterklasse x, zu Beginn der nächsthöheren Alterklasse x+1 noch am Leben zu sein; **2. stetigzeitlich:** Komplement zur Mortalitätsdichte (der infinitesimalen Mortalitätsrate) zum Zeitpunkt x; alternativ: 1. Ableitung der Überlebensfunktion am Zeitpunkt x.

Überlegenheitsnachweis: (engl.) *superiority study*; Arzneimittelstudie zur Klärung, ob ein zu prüfendes Medikament einem Plazebo (od. der Standardtherapie) überlegen ist; dabei erfolgt die Hypothesentestung einseitig; vgl. Nicht-Unterlegenheitsstudie.

Überleitungspflege: s. Pflegeüberleitung.

Übernahme der Mietrückstände: (engl.) *coverage of arrears of rent*; Möglichkeit zur Übernahme von Schuldverbindlichkeiten i. R. der Hilfe* zum Lebensunterhalt/Leistungen zur Sicherung des Lebensunterhalts zur Abwendung von Wohnungslosigkeit; die Hilfe kann nach § 34 Abs. 1 SGB XII als Darlehen od. Beihilfe, nach § 22 Abs. 5 SGB II soll sie als Darlehen erfolgen. Zweck der Hilfe ist es, die negativen sozialen Folgen von Wohnungslosigkeit für die Betroffenen sowie die z. T. erheb-

wohnraum) zu verhindern. Vgl. Wohnungslose.

Überprüfungsantrag: (engl.) *revision claim*; Antrag auf Überprüfung bestandskräftig gewordener Bescheide; kann nach § 44 SGB X dazu führen, dass ein nicht begünstigender Verwaltungsakt (auch wenn er bereits unanfechtbar geworden ist) mit Wirkung für die Vergangenheit zurückgenommen wird, sofern bei Erlass des Verwaltungsaktes das Recht unrichtig angewandt od. von einem Sachverhalt ausgegangen wurde, der sich als unrichtig erweist u. infolge dessen Sozialleistungen* zu Unrecht nicht erbracht od. Beiträge zu Unrecht erhoben wurden.

Übertragung: (engl.) 1. *transmission*, 2. *transference*; **1.** Infektionsübertragung; s. Infektion; **2.** i. R. einer therapeutischen Beziehung vom Patienten ausgehende Übertragung unbewusster positiver od. negativer Wünsche auf den Therapeuten; nach der psychoanalytischen Theorie gestaltet der Patient die Beziehung zum Therapeuten zunächst nach den selben Mustern, wie er sie bereits in der Kindheit gelernt hat u. auch bei anderen Menschen anwendet. Die Übertragung ist ein zentraler Baustein des analytischen Prozesses, durch die typische Muster u. Konflikte* erkannt u. bewusst gemacht werden können. Vgl. Gegenübertragung.

Überversorgung: (engl.) *health care overuse*; (med.) über den Bedarf hinaus gehende Versorgung in einem Gesundheitssystem; in Deutschland wird eine Überversorgung im Bereich hochspezialisierter Diagnostik wie Herzkatheterdiagnostik gesehen; vgl. Allokation, Unterversorgung, Fehlversorgung.

Überweisung: (engl.) *referral*; Verfahren in der vertragsärztlichen Versorgung* zur Veranlassung der Durchführung erforderlicher diagnostischer od. therapeutischer ambulanter Leistungen durch einen anderen ärztlichen Leistungserbringer unter Verwendung eines standardisierten Formulars; i. d. R. ist nur die Überweisung an einen Arzt einer anderen Arztgruppe zulässig, Überweisungen an einen Vertragsarzt desselben Fachgebiets* sind vorbehaltlich abweichender Regelungen im Gesamtvertrag* nur zulässig zur Inanspruchnahme besonderer Untersuchungs- u. Behandlungsmethoden (die vom behandelnden Vertragsarzt nicht erbracht werden), Übernahme der Behandlung durch einen anderen Vertragsarzt bei Wechsel des Aufenthaltsorts des Patienten; Fortsetzung einer abgebrochenen Behandlung. Der behandelnde Arzt kann den Patienten überweisen zur: **1. Mitbehandlung:** umfasst die gebietsbezogene Erbringung begleitender od. ergänzender diagnostischer od. therapeutischer Maßnahmen, über deren Art u. Umfang der Vertragsarzt, an den überwiesen wurde, entscheidet; **2. Konsiliaruntersuchung:** umfasst ausschließlich die Aufforderung zur Erbrin-

folgt an einen anderen Vertragsarzt; die gesamte Verantwortung für den Behandlungsfall wird übertragen **4. Auftragsleistung:** erfordert die Definition der Leistung nach Art u. Umfang (Definitionsauftrag) od. eine Indikationsangabe mit Empfehlung der Methode (Indikationsauftrag). **Ziel:** Steuerung u. Optimierung der medizinischen Versorgung (Lenkung des Inanspruchnahmeverhaltens der Patienten, Koordination ärztlicher Leistungen, Vermeidung von Doppeluntersuchungen). **Hinweis:** Überweisungen an Zahnärzte sind nicht zulässig. Psychologische Psychotherapeuten u. Kinder- u. Jugendlichenpsychotherapeuten können Überweisungen nur i. R. des Konsiliarverfahrens Psychotherapie vornehmen (s. Psychotherapie-Richtlinien). Vgl. Praxisgebühr.

Überzahlung von Renten: (engl.) *overpayment of pensions*; Erbringen von Leistungen aus der GRV, obwohl z. B. die Hinzuverdienstgrenzen* überschritten wurden od. die Voraussetzungen für einen Rentenbezug weggefallen sind (v. a. bei Wegfall der Erwerbsminderung*, Tod des Rentenberechtigten); **Hinweis:** Zu Unrecht erbrachte Rentenleistungen sind zurückzuzahlen. Vgl. Ersatzansprüche, sozialrechtliche.

Überzeugungen: (engl.) *beliefs*; in der Psychologie* verwendeter Begriff, der eine Teilmenge der Einstellungen eines Individuums bezeichnet, welche die Ansichten u. Auffassungen des Menschen über sich u. seine Umwelt* umfasst; bei einer Trennung des Bewertungs- u. Meinungsaspektes vom Begriff Einstellungen, beinhaltet jede Einstellung eine kognitive, eine affektive u. eine verhaltensmäßige Komponente. Je nach Vorherrschaft dieser Komponenten können sich Einstellungen in Überzeugungen bzw. Meinungen (kognitiv-deskriptiver Aspekt), Schemata od. aber in Gefühlen u. Vorurteilen (affektiv wertbezogener Aspekt) manifestieren. Bilden Kenntnisse u. Auffassungen ein geordnetes System von Anschauungen, werden sie als Weltanschauung des Menschen bezeichnet. Überzeugungen sind handlungsrelevant u. ein starkes Verhaltensmotiv.

Überzeugungskampagne: (engl.) *mass media campaign*; systematisch geplante Aufklärungsmaßnahmen bzw. Marketingaktivitäten mit dem Ziel, bei den Adressaten Zustimmung zu einer Botschaft (einer Sichtweise od. einem empfohlenen Verhalten) zu erreichen, z. B. im Rahmen der Gesundheitsförderung*; **Voraussetzung:** klare Zielvorgaben u. Kenntnisse über das Kommunikations- u. Mediennutzungsverhalten in der Bevölkerung; Informationen, wie die zu kommunizierenden Inhalte aufzubereiten sind, damit sie von den Adressaten wahrgenommen, verstanden u. in ihrer Bedeutung für das Alltagshandeln bewertet werden können. Die Überzeugung der Adressaten ist eine wichtige Phase im Prozess der Änderung des antragsfiktion; nach § 43 SGB X kann ein fehlerhafter Verwaltungsakt in einen anderen umgewandelt werden, wenn er das gleiche Ziel hat u. bei Vorliegen der Voraussetzungen von der erlassenden Behörde hätte erlassen werden können; dies trifft jedoch nicht zu bei Widerlaufen der Absicht der Behörde bzw. Benachteiligung der Betroffenen. In der **GRV** gebräuchlicher Begriff, der die Umwandlung eines Antrags auf Leistungen* zur medizinischen Rehabilitation od. auf Leistungen* zur Teilhabe am Arbeitsleben in einen Rentenantrag* beschreibt; die Umdeutung soll u. a. den Versicherten vor Fristversäumnissen schützen. Eine Umdeutung erfolgt in den Fällen, in denen ein versicherter Antragsteller vermindert erwerbsfähig ist u. entweder **1.** ein Erfolg von Leistungen zur medizinischen Rehabilitation od. zur Teilhabe am Arbeitsleben nicht zu erwarten ist od. **2.** bereits durchgeführte Leistungen zur medizinischen Rehabilitation od. zur Teilhabe am Arbeitsleben nicht erfolgreich gewesen sind, weil sie die verminderte Erwerbsfähigkeit* nicht beseitigt od. verhindert haben. **Rechtliche Grundlage:** § 116 SGB VI; **Hinweis:** Von bestimmten Ausnahmen abgesehen, liegt es im Ermessen des Versicherten ob er der Umdeutung zustimmt. Sein diesbezügliches Gestaltungsrecht* ist z. B. eingeschränkt, wenn er von der Krankenkasse od. der Agentur für Arbeit zur Antragstellung aufgefordert worden ist (§ 51 SGB V; § 125 SGB III).

Umfeld, häusliches: s. Wohnsituation, durchschnittliche häusliche.

Umgangsrecht: (engl.) *right of access*; subjektives Recht eines Kindes auf Umgang mit jedem Elternteil sowie jedes Elternteils auf Umgang mi dem Kind zur Pflege der bestehenden Bande u. Vorbeugung einer Entfremdung; soweit es dem Wohl des Kindes dient, haben auch andere Bezugspersonen, wie Großeltern u. Geschwister, ein Recht auf Umgang mit dem Kind. Das Umgangsrecht umfasst sowohl die persönliche Begegnung, als auch den telefonischen bzw. brieflichen Kontakt **Begleiteter Umgang** ist der beaufsichtigte Kontakt der umgangsberechtigten Bezugsperson mi einem Kind; das Familiengericht kann das Umgangsrecht dahingehend einschränken, dass der Umgang nur in Gegenwart eines mitwirkungsbereiten Dritten stattfinden darf, wenn anderenfalls das Wohle des Kindes gefährdet ist, z. B. Gefahr der Kindesentführung bzw. des sexuellen Missbrauchs. **Rechtliche Grundlage:** §§ 1684 1685 BGB.

Umgebungsuntersuchung: s. Tuberkulosehilfe.

Umkehrisolierung: s. Isolierung.

Umlageverfahren: (engl.) *sharing of costs and/or expenses, pay as you go principle*; syn. Umlagefinanzierung, Umlagedeckungsprinzip; Finanzierungsart gesetzlicher Versicherungen, bei der die laufenden

jedoch nicht mehr als 1–2 Monatsbeiträgen entspricht (sog. Nachhaltigkeitsrücklage); Finanzierungsprinzip der Sozialversicherung in Deutschland, z. B. GRV: Finanzierungsstrom von Erwerbstätigen zu nicht Erwerbstätigen im Ruhestand; auch als **Generationenvertrag** bezeichnet. Die Rendite der Umlagefinanzierung entspricht der Summe der Wachstumsraten der Lohnsummen u. ist somit von demographischen u. wirtschaftlichen Veränderungen abhängig. **Rechtliche Grundlage:** § 153 SGB VI. Vgl. Kapitaldeckungsverfahren.

Umrechnung ausländischer Leistungen: (engl.) *conversion of foreign currencies*; nach innerstaatlichem Recht sind bei der deutschen Rentenleistung der GRV zu berücksichtigende ausländische Leistungen u. ausländisches Einkommen, das in fremder Währung erzielt wird, nach dem Referenzkurs (Europäische Zentralbank gibt öffentlich bekannt) in Euro umzurechnen (s. Anrechnungszeiten); diese Regelung ist auch für die Sozialversicherungsabkommen* anzuwenden, da die Abkommen keine besonderen Umrechnungsnormen enthalten. Die innerstaatliche Umrechnungsvorschrift gilt nicht für die EU/EWG-Staaten u. die Schweiz. Die Verwaltungskommission ermittelt für die Umrechnung monatliche Mittelkurse. Für die Umrechnung werden vierteljährliche Bezugszeiträume festgelegt. Der anzuwendende Umrechnungskurs ist von dem Kalendervierteljahr abhängig, in das der maßgebende Zeitraum für die Umrechnung fällt. **Rechtliche Grundlage:** § 17 a SGB IV, Art. 107 VO (EWG) Nr. 574/72.

Umschulung: s. Bildung, berufliche.

Umstellungs- und Anpassungsvermögen: s. Anpassungs- und Umstellungsfähigkeit.

Umwelt: (engl.) *environment*; die den Menschen umgebende Außenwelt; i. e. S. die natürliche u. technische Umwelt mit Blick auf anthropogene Umweltbelastungen; i. w. S. auch die soziokulturelle Umwelt; unter **sozialer** Umwelt werden alle auf menschliches Handeln u. Wollen bezogenen Einflüsse subsummiert; die soziale Umwelt kann sich auf die Umgebung von Personen, Gruppen u. a. sozialen Gebilden mit positiver od. negativer Auswirkung auf die Gesundheit beziehen. Nach der ICF* ist die soziale (einschließlich berufliche) Umwelt Teil der umweltbezogenen Kontextfaktoren*.

Umweltbundesamt: Abk. UBA; (engl.) *Federal Environmental Agency*; Bundesoberbehörde im Geschäftsbereich des Bundesministeriums für Umwelt, Naturschutz und Reaktorsicherheit mit Hauptsitz in Dessau u. weiteren Standorten in Berlin; **Aufgabe:** Förderung von **1.** Umweltplanung u. Strategien zur Nachhaltigkeit*; **2.** gesundheitlichem Umweltschutz*, Schutz der Ökosysteme; **3.** umweltverträglicher Technik, Verfahren u. Produkten; **4.** Chemikalien u. biologischer Sicherheit; **5.** Emissionshandel (s. Emissionen).

hilfeorganisationen u. einigen Ärzten eine exogene Verursachung durch Umweltnoxen zugeschrieben wird; **Formen: 1.** chronisches Erschöpfungssyndrom (chronic fatigue syndrome, Abk. CFS); **2.** idiopathische umweltbezogene Unverträglichkeiten (idiopathic environmental intolerance, Abk. IEI); **3.** multiple chemische Sensibilität (multiple chemical sensitivity, Abk. MCS); **4.** Sick-building-Syndrom (Abk. SBS). **Ätiologie:** Eine eindeutige, wissenschaftlich umfassend fundierte Ätiologie kann für die sog. Umwelterkrankungen nicht angegeben werden; entgegen der Kausalattribuierung der Betroffenen lassen sich in den meisten Fällen keine konkreten Ursache-Wirkungs-Beziehungen zwischen vermeintlicher Exposition gegenüber einer Umweltnoxe (z. B. Schwermetalle, Holzschutzmittel, Strahlenquellen) u. Art u. Ausprägung der Beschwerden finden; Resultate aus psychodiagnostischen Erhebungen sprechen bei vielen Betroffenen für eine psychische (Mit-)Verursachung bzw. eine manifeste psychische Erkrankung, die differentialdiagnostisch abzuklären ist. **Epidemiologie:** Verlässliche Daten über die o. g. Umweltkrankheiten sind aufgrund methodischer Schwierigkeiten nicht verfügbar. Die Beschwerdebilder sind unklar abgegrenzt u. entziehen sich in der überwiegenden Zahl der Fälle einer Objektivierung; mutmaßlich sind etwa 5–10 von 100 000 Einwohnern betroffen; nach einem deutlichen Anstieg der Fallzahlen derartiger Beschwerdebilder in den 80er u. 90er Jahren des 20. Jh. ist die Inanspruchnahme von Umweltambulanzen wieder rückläufig. **Sozialmedizinische Bedeutung:** gemessen an den vergleichsweise geringen Fallzahlen nicht sehr groß, hinsichtlich der individuellen Betroffenheit oft erheblich; die geklagten Beschwerden sind überwiegend unspezifische **Symptome** wie **1.** Müdigkeit; **2.** Schwindel; **3.** Schlafstörungen; **4.** Konzentrationsstörungen; **5.** Taubheitsgefühle der Extremitäten; **6.** Durchfälle; **7.** Augenbrennen; **8.** Hautjuckreiz; **9.** Kopfschmerzen. Verbunden mit einer vermuteten Schadstoffexposition geben sie oft Anlass zu umfangreicher u. kostspieliger Diagnostik ohne wegweisende Befunde. Die z. T. unter erheblichem Leidensdruck stehenden Betroffenen versuchen, mutmaßlich auslösende Noxen zu meiden u. investieren nicht selten sehr viel Zeit u. Geld in sog. Entgiftungstherapien u. Umfeldsanierungen (meist ohne anhaltenden Effekt). Werden die Beschwerden mit Noxen am Arbeitsplatz assoziiert, wird dieser gemieden u. es kommt zu Arbeitsunfähigkeit*; in schweren Fällen zu sozialer Isolation mit erheblicher Gefährdung, Minderung od. sogar Aufhebung der Erwerbsfähigkeit*. Umsetzungs- od. Umschulungsmaßnahmen sind bei bereits eingetretener Chronifizierung u. Generalisierung häufig erfolglos. Die Erkenntnis überzufällig häufiger psycho-

xikation andererseits haben zur Annahme des Vorliegens einer somatoformen Störung* als Ursache der geklagten Beschwerden geführt. Bei Behandlung bzw. medizinischer Rehabilition müssen psychosomatische Aspekte berücksichtigt u. Bewältigungsstrategien vermittelt werden. Die therapeutischen Möglichkeiten sind aufgrund des subjektiv eingeengten Krankheitsverständnisses oft limitiert. Pflegebedürftigkeit tritt bei den Betroffenen i. d. R. nicht ein. Die Anerkennung eines Grad* der Behinderung ist möglich.

Umweltfaktoren: s. Kontextfaktoren.

Umwelthaftungsgesetz: (engl.) *German Environmental Liability Act*; Abk. UmweltHG; „Gesetz über die Umwelthaftung" vom 10.12.1990 (BGBl. I S. 2634), zuletzt geändert am 19.4.2006 (BGBl. I S. 866); regelt Haftung für Personen- u. Sachschäden durch Umwelteinwirkungen von umweltbelastenden Anlagen (z. B. Kraftwerke, chemische Fabriken) sowie den Schadensersatz einschließlich Straf- u. Bußgeldvorschriften; bei Pflichtverletzung seitens des Betreibers bzw. bei Eignung der Anlage zur Schadensverursachung bestehen Beweiserleichterungen (s. Beweis) für den Geschädigten.

UmweltHG: Abk. für Umwelthaftungsgesetz*.

Umwelthygiene: (engl.) *environmental hygiene*; Teilgebiet der medizinischen Fachgebiets Hygiene*, das sich mit der Prävention* von Gesundheitsschäden befasst, die durch Noxen wie Infektionserreger*, Schadstoffe, Strahlung u. Staub in der Umwelt (insbes. in Wasser, Boden u. Luft) verursacht werden; hierzu zählt u. a. der analytische Nachweis bzw. die Messung dieser Noxen in der Umwelt, die Erforschung ihrer Wirkung auf die menschliche Gesundheit u. die Formulierung von Referenz-, Richt- u. Grenzwerten für diese Noxen in der Umwelt.

Umweltmedizin: (engl.) *environmental medicine*; interdisziplinäres Fachgebiet der Medizin, das sich mit der Erforschung, Behandlung u. Prävention* umweltbedingter Gesundheitsrisiken u. Gesundheitsstörungen befasst; **Einteilung: 1.** präventive Umweltmedizin mit umwelthygienischen, epidemiologischen u. präventivmedizinischen Schwerpunkten; **2. klinische** Umweltmedizin mit individualmedizinischer Ausrichtung. Vgl. Medizin, ökologische.

Umweltschutz: (engl.) *environmental protection*; Verhinderung bzw. Beseitigung von Störungen der Ökosysteme durch gesellschaftliche u. individuelle ökologische Maßnahmen u. Lebensgestaltung; z. B. durch Schaffung eines Umweltbewusstseins durch Aufklärung, Kennzeichnung umweltfreundlicher Produkte, Festlegung u. Einhaltung von Schadstoff- u. Lärmgrenzwerten im Produktionsbereich bzw. von Verboten für besonders schädliche Stoffe (z. B. Asbest, DDT), Kennzeichnungs-

verbrauchs, umweltschonende Abwasser- u. Abfallbeseitigung, Einschränkung des motorisierten Individualverkehrs u. Geschwindigkeitsbeschränkungen. Vgl. Ökologie, Umwelttoxikologie.

Umwelttoxikologie: (engl.) *ecotoxicology*; Bez. für den Teilbereich der Toxikologie*, der sich mit der Einwirkung von Chemikalien auf die „natürliche Umwelt" (Pflanzen, Tiere, Ökosysteme) befasst; **1.** i. w. S. ein Wissenschaftszweig zur Beschreibung u. Erforschung der Wirkungen von Schadstoffen* in Luft, Gewässer u. Erde, die das ökologische Gleichgewicht stören u. Menschen, Tiere od. Pflanzen bedrohen; **2.** i. e. S. ausgerichtet auf die Schadwirkungen von Umweltchemikalien u. -stoffen au Mensch u. Versuchstier. Vgl. Umweltmedizin, Umweltschutz, Umwelterkrankungen.

Umzugskostenbeihilfe: s. Mobilitätshilfen.

Unabhängigkeit, stochastische: (engl.) *stochasti independence*; Ereignisse bzw. Zufallsvariable werden stochastisch unabhängig genannt, wenn ihre Wahrscheinlichkeit bzw. ihre Verteilung vom Eintreffen der jeweils anderen Ereignisse/Zufallsvariablen nicht beeinflusst wird; hinreichend für die Unabhängigkeit ist die Identität von bedingten u. unbedingten Wahrscheinlichkeiten bzw. die Gül tigkeit der 2. Formelvariante des Multiplikationssatzes* der Wahrscheinlichkeitsrechnung, d. h. wenn die Wahrscheinlichkeit des gemeinsamen Eintretens von 2 Ereignissen gleich dem Produk der Einzelwahrscheinlichkeiten ist. Sind 2 Ereignisse A u. B stochastisch abhängig, so können sie bevorzugt gemeinsam eintreten (Extremfall Gleichheit der Ereignisse) od. sich gegenseitig behindern (Extremfall: Ereignisse sind disjunkt) Stochastische Unabhängigkeit bei Wiederholun gen unter identischen Bedingungen ist eine Stan dardvoraussetzung vieler statistischer Analyseverfahren. **Hinweis:** Die Unabhängigkeitsannahme in Beobachtungsstudien bedarf der Überprüfung, da übersehene Cluster die Ergebnisse einer Studie erheblich verfälschen können.

UNESCO: Abk. für United Nations Educational Scientific and Cultural Organization, Organisation der Vereinten Nationen für Bildung, Wissenschaft, Kultur u. Kommunikation; rechtlich eigenständige Sonderorganisation der Vereinten Nationen mi dem Ziel, „durch Förderung der Zusammenarbei zwischen den Völkern in Bildung, Wissenschaft u. Kultur zur Wahrung des Friedens u. der Sicherhei beizutragen, um in der ganzen Welt die Achtung vor Recht u. Gerechtigkeit, vor den Menschenrechten u. Grundfreiheiten zu stärken, die den Völkern der Welt ohne Unterschied der Rasse, des Geschlechts, der Sprache od. Religion durch die Charta der Vereinten Nationen bestätigt worden sind" (Art. I. 1 der UNESCO-Verfassung); **Anwendung: 1.** Bildung: Förderung von Alphabetisie rung, Grundbildung, beruflicher Bildung u. neuen

tung; Gesundheitserziehung, Drogen- u. Aidsprävention; Hilfeleistung beim Wiederaufbau des Bildungswesens in Katastrophen- u. Krisengebieten; **2.** Wissenschaft: Unterstützung der Forschung zu folgenden Schwerpunktthemen: Erhaltung der biologischen Vielfalt u. der Trinkwasserressourcen; Wege zur nachhaltigen Entwicklung, multikulturelle u. multiethnische Gesellschaften, Migration, Armutsbekämpfung, Folgen der Globalisierung; Bioethik; **3.** Kultur: Schutz bedeutender Kultur- u. Naturstätten (Liste des Welterbes); Sicherung des dokumentarischen Erbes der Menschheit in Archiven u. Bibliotheken; Inventarisierung, Sammlung u. Erhaltung kultureller Traditionen, handwerklicher u. künstlerischer Fertigkeiten, mündlicher Überlieferungen u. vom Aussterben bedrohter Sprachen; Förderung des künstlerischen Schaffens u. der Buchproduktion; **4.** Kommunikation u. Information: Förderung von Medienkompetenz; Unterstützung für die Ausbildung von Journalisten u. die Gründung von Zeitungen, Radiostationen u. Nachrichtenagenturen in Entwicklungsländern; Förderung der Medienfreiheit, insbes. in Kriegs- u. Konfliktregionen u. des internationalen Informationsaustauschs zwischen Datenbanken, Bibliotheken u. Archiven.

Unfallklinik, berufsgenossenschaftliche: (engl.) *pecialized surgical clinic of the accident insurance and prevention institutions*; Abk. BG-Unfallklinik; die Berufsgenossenschaften* als Träger der Gesetzlichen Unfallversicherung* unterhalten 9 Unfallkliniken für die stationäre Akutversorgung u. medizinische Rehabilitation von Unfallverletzten, insbes. für die Behandlung von besonders schweren Verletzungen wie Querschnittlähmungen, Schädelhirnverletzungen u. schwere Brandverletzungen; **Rechtliche Grundlage:** § 33 Abs. 3 SGB VII. Vgl. Arbeitsunfall, Wegeunfall.

Unfallrente: (engl.) *accident benefit*; **1.** umgangssprachliche Bez. für die Versichertenrente* der GUV; **2.** Form der Invaliditätsleistung* der PUV.

Unfallverhütung: (engl.) *prevention of accidents*; Maßnahmen zur Prävention* von Schadensereignissen (z.B. Verletzungen); im System der sozialen Sicherung Aufgabe der Gesetzlichen Unfallversicherung* (§§ 1, 14 SGB VII), mit allen geeigneten Mitteln für die Verhütung von Arbeitsunfällen*, Berufskrankheiten* u. arbeitsbedingten Gesundheitsgefahren zu sorgen; **Maßnahmen** der Träger der GUV: **1.** Erlass von **Unfallverhütungsvorschriften** (Abk. UVV, § 15 SGB VII): beinhalten u.a. Regelungen zu arbeitsmedizinischen Vorsorgeuntersuchungen, Erster Hilfe am Arbeitsplatz u. Einsatzzeiten von Betriebsärzten*; **2.** Überwachung sowie Beratung von Unternehmern u. Versicherten (§ 17 SGB VII) durch Aufsichtspersonen (§ 18 SGB VII), die i.R. von Betriebsbesichtigungen die Unternehmen bei der Optimierung der erforderli-

durch Nachlässe u. Prämien honoriert werden (§ 162 SGB VII).

Unfallversicherung: (engl.) *1. statutory occupational accident insurance, 2. private accident insurance*; Versicherung* auf gesetzlicher od. freiwilliger (privater) Basis zur Minderung der Folgen von Schadensereignissen (s. Abb. 1); **1. Gesetzliche Unfallversicherung** (Abk. **GUV**): Zweig der Sozialversicherung* (s. Abb. 2); **Aufgabe:** Verhütung von Arbeitsunfällen* einschließlich Schulunfällen* u. Wegeunfällen* sowie von Berufskrankheiten* u. arbeitsbedingten Gesundheitsgefahren; abweichend von anderen Sozialleistungsbereichen besteht bei Eintreten eines Versicherungsfalls eine umfassende Zuständigkeit von der Erstversorgung (s. D-Arzt, Verletzungsartenverfahren) über die Rehabilitation* bis zur Entschädigung u. ggf. Leistungen für Hinterbliebene; **Leistungsberechtigte:** Versicherungsschutz besteht i.R. des versicherten Risikos für Beschäftigte, in der Landwirtschaft Tätige sowie u.a. für Kinder, Schüler u. Studenten, freiwillig Versicherte od. kraft Satzung der Träger der GUV versicherte Unternehmer einschließlich mitarbeitender Ehegatten u. Lebenspartner i.R. der Tätigkeit im Unternehmen bzw. des Aufenthalts in der besuchten öffentlichen Einrichtung. Das Vorliegen eines Versicherungsfalls wird von Amts wegen festgestellt, ein Antrag* ist grundsätzlich nicht erforderlich. Das Feststellungsverfahren folgt dabei den Grundsätzen der sozialrechtlichen Kausalitätslehre*. **Leistung:** nach Eintritt des Versicherungsfalls Wiederherstellung von Gesundheit u. Leistungsfähigkeit* des Versicherten mit allen geeigneten Mitteln: Versicherte haben Anspruch auf Heilbehandlung* einschließlich Leistungen* zur medizinischen Rehabilitation als Sachleistung od. Geldleistung, z.B. Verletztengeld* für die Dauer der Arbeitsunfähigkeit* od. Pflegegeld* für notwendige Pflege; ggf. Entschädigung des Versicherten durch Geldleistungen für verbleibende Gesundheitsschäden, unter bestimmten Voraussetzungen durch Versichertenrente* (z.B. bei Verlust der Erwerbsfähigkeit: zwei Drittel des Jahresarbeitsverdienstes als Vollrente), auch der Hinterbliebenen (in Form von Sterbegeld*, Witwen- u. Witwer- sowie Waisenrente u. Hinterbliebenenbeihilfe); darüber hinaus Leistungen* zur Teilhabe am Arbeitsleben sowie begleitend Übergangsgeld* u. Leistungen* zur Teilhabe am Leben in der Gemeinschaft. **Träger:** gewerbliche u. landwirtschaftliche Berufsgenossenschaften* sowie Unfallversicherungsträger der Öffentlichen Hand (Unfallkassen, Gemeindeunfallversicherungsverbände); sie stehen als Träger der Sozialversicherung unter staatlicher Aufsicht; **Beitragstragung:** im Gegensatz zu den sonstigen paritätisch finanzierten Beiträgen* zur Sozialversicherung erfolgen die Beitragsleistungen allein durch Arbeitgeber

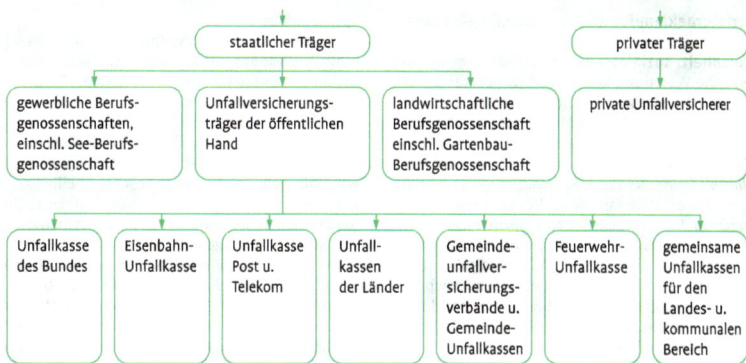

Unfallversicherung Abb. 1: Unfallversicherungsträger

bzw. die Unternehmen, Bildungseinrichtungen od. die öffentliche Hand; dafür werden sie von zivilrechtlichen Schadensersatzansprüchen des verletzten Versicherten od. seiner Hinterbliebenen freigestellt (Haftungsablösung durch Versicherungsschutz); vgl. Verbände der Unfallversicherungsträger; **Rechtliche Grundlage:** seit 1.1.1997

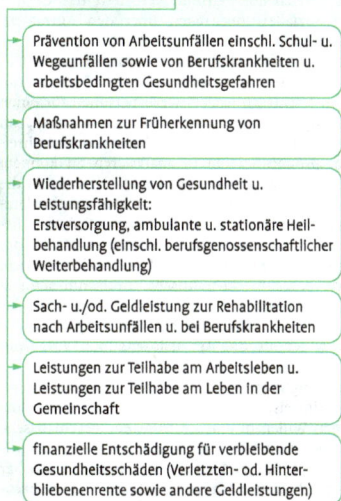

Unfallversicherung Abb. 2: Aufgaben u. Leistungen der Gesetzlichen Unfallversicherung

im SGB VII geregelt. **Hinweis:** Die Leistungen der GUV sind vergleichbar den Leistungen nach dem Sozialen* Entschädigungsrecht. Vgl. Berufsunfähigkeit. **2. Private Unfallversicherung** (Abk **PUV**): freiwillige Individualversicherung auf der Basis eines privatrechtlichen Vertrages zwischen Versicherungsnehmer u. Versicherer zur Abwendung von wirtschaftlichen Folgen eines Unfalls, das versicherte Risiko umfasst auch Freizeit-Sport- od. Haushaltsunfälle **Leistung:** s. Abb. 3; **Voraussetzung:** der Versicherungsfall in der PUV erfordert, dass ein Versicherter „durch ein plötzlich von außen auf seinen Körper wirkendes Ereignis (Unfallereignis) unfreiwillig eine Gesundheitsschädigung erleidet". Für die Beurteilung des

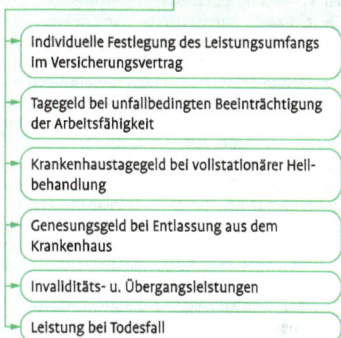

Unfallversicherung Abb. 3: Leistungen der Privaten Unfallversicherung

Ungezieferbekämpfung: s. Schädlingsbekämpfung.

Ungleichheit, soziale: (engl.) *social inequality*; asymmetrische Verteilung knapper od. begehrter Güter einer Gesellschaft auf ihre Mitglieder, die Auswirkungen auf die Lebensbedingungen u. -chancen der Mitglieder hat.

UNICEF: Abk. für (engl.) *United Nations International Children's Emergency Fund, Kinderhilfswerk der Vereinten Nationen*; 1946 als Nothilfeorganisation für Kinder in Europa gegründetes Spezialorgan der Vereinten Nationen; inzwischen in 157 Ländern (v. a. Entwicklungsländern) tätig; **Aufgabe:** Bildungsprojekte, Impfkampagnen, Aufbau flächendeckender Basisgesundheitsdienste, Ausbildung von medizinischem Personal, Versorgung mit Medikamenten, Verbesserung der Versorgung mit Trinkwasser u. hygienischen Sanitäreinrichtungen, Bekämpfung von Mangelernährung, Hilfe für AIDS-Waisen, AIDS-Prävention, Programme gegen Kinderarbeit.

Universalisierbarkeit: (engl.) *universalisability*; logische Erfordernis, alle Fälle, deren relevante u. nicht auf ein bestimmtes Individuum bezogene Merkmale gleich sind, normativ gleich zu bewerten, eine Norm also ohne Unterschied der Personen konsistent anzuwenden; hieraus ergibt sich die Möglichkeit, moralische Normen zu überprüfen, indem man analysiert, ob eine vorgeschlagene Norm entweder widerspruchsfrei allgemein anwendbar ist (Kant) od. ob man bereit ist, eine Norm unterschiedslos auf alle, also auch auf sich selbst anzuwenden, unabhängig davon, in welcher Weise man selbst hiervon betroffen wäre.

Universelles Design: (engl.) *universal design*; barrierefreie Gestaltung von Produkten, Systemen u. Dienstleistungen, die für alle Menschen unabhängig von Alter, Geschlecht, Kultur u. psychophysischer Verfassung nutzbar sein sollen (s. Barrierefreiheit, Bauen, barrierefreies); Architekten, Produktdesigner u. Ingenieure erarbeiten Prinzipien für das universelle Design (sog. Design for all). Diese Design-Prinzipien bieten Anleitungen für den Entwurf u. die Bewertung von Produkten, welche die Bedürfnisse von möglichst vielen Nutzern einschließen u. mit minimalem körperlichen Aufwand zu bedienen sind. So müssen Produkte des universellen Designs flexibel (z. B. Zugang u. Benutzung für den links- u. rechtshändigen Gebrauch) u. einfach in der Anwendung sein. Universelle Designprodukte sollen sensorisch wahrnehmbare Informationen (z. B. gute Lesbarkeit) zur Verfügung stellen; mindestens zwei Sinne sollen angesprochen werden (sog. Zwei-Sinne-Prinzip). Risiken u. negative Konsequenzen in der Bedienung der Produkte des universellen Designs sollten vermieden, die Größe u. der Platzierung der Produkte angemessen sein (z. B. bequeme Erreichbarkeit

Vgl. Ergonomie.

Unkonventionelle Untersuchungs- und Behandlungsmethoden: Abk. UUB; s. Neue Untersuchungs- und Behandlungsmethoden.

unmittelbar: (engl.) *immediate*; im juristischen Sprachgebrauch verwendeter, aber nicht eindeutig definierter Begriff, der den engen zeitlichen od. kausalen Zusammenhang zweier Ereignisse beschreibt; z. B. muss eine Anschlussheilbehandlung* im unmittelbaren Anschluss an einen stationären Krankenhausaufenthalt beginnen (in diesem Fall maximal 14 Tage nach Entlassung).

Uno-Actu-Prinzip: (engl.) *uno-actu principle*; Gleichzeitigkeit von Produktion u. Verbrauch bei der Leistungserbringung; stellt in der Betriebswirtschafts- u. Volkswirtschaftslehre ein wesentliches Merkmal dar, mit dem sich eine Dienstleistung von einer Sachleistung abgrenzen lässt u. ist typisch für Gesundheitsleistungen*.

Untätigkeitsklage: (engl.) *action for failure to act*; Klage* zur Herbeiführung einer Entscheidung, z. B. gegen einen Sozialleistungsträger, wenn über eine beantragte Sozialleistung* nicht zügig entschieden wird; **Voraussetzung:** ist zulässig, wenn der Leistungsträger 6 Monate nach der Antragstellung noch nicht entschieden hat (bei Widerspruch* 3 Monate); liegt hierfür ein zureichender Grund vor, setzt das Gericht das Verfahren bis zum Ablauf einer von ihm bestimmten Frist aus, die verlängert werden kann; fehlt ein zureichender Grund, verurteilt das Gericht den Sozialleistungsträger, über den Antrag zu entscheiden.

Unterbeschäftigung: (engl.) *underemployment*; Differenz zwischen Erwerbspotential (s. Erwerbsquote) u. Nachfrage nach Erwerbspersonen für einen Jahreszeitraum; Form der Arbeitskräftebilanz, um das Ungleichgewicht am Arbeitsmarkt beschreiben, prognostizieren u. analysieren zu können; **die Unterbeschäftigungsquote** misst (in %) die quantitativen Defizite im regionalen Arbeitsplatzangebot, welche die berufliche Wiedereingliederung von Arbeitslosen erschweren. Neben der registrierten Arbeitslosigkeit* berücksichtigt diese auch arbeitsmarkt-politische Entlastungseffekte (z. B. ABM-Maßnahmen), u. spiegelt deshalb das Ausmaß regionaler Unterbeschäftigung umfassender wider als die Arbeitslosenquote. Vgl. Vollbeschäftigung.

Unterbringung: (engl.) *compulsory admission, sectioning*; Einweisung eines Menschen gegen od. ohne seinen Willen in eine geschlossene psychiatrische od. therapeutische Einrichtung aufgrund richterlicher Anordnung od. Genehmigung nach ärztlicher Begutachtung; **1. zivilrechtliche Unterbringungsmaßnahme**, z. B. Genehmigung der freiheitsentziehenden Unterbringung eines Kindes (§§ 1631 b, 1800, 1915 BGB) od. eines Betreuten

ger od. seelischer Behinderung des Betreuten die Gefahr besteht, dass er sich selbst tötet od. erheblichen gesundheitlichen Schaden zufügt, bzw. eine Untersuchung des Gesundheitszustandes, eine Heilbehandlung od. ein ärztlicher Eingriff notwendig ist, der ohne die Unterbringung nicht durchgeführt werden kann u. der Betreute aufgrund einer psychischen Krankheit od. geistigen od. seelischen Behinderung die Notwendigkeit der Unterbringung nicht erkennen od. nicht nach dieser Einsicht handeln kann; **Rechtliche Grundlage:** fällt in die Zuständigkeit der Vormundschaftsgerichte (§ 70 „Gesetz über die Angelegenheiten der freiwilligen Gerichtsbarkeit", FGG); **2. sog. Zwangseinweisung:** Einweisung eines Menschen gegen od. ohne seinen Willen in eine geschlossene psychiatrische od. therapeutische Einrichtung aufgrund richterlicher Anordnung od. Genehmigung nach ärztlicher Begutachtung zur Vermeidung einer Gefährdung anderer od. einer Selbstgefährdung (z. B. wenn Patient durch eine Erkrankung in der Wahrnehmung bzw. seiner Selbsterkenntnis gestört od. eingeschränkt ist) od. zur Begutachtung (z. B. für die forensisch-psychiatrische Begutachtung bei dringendem Tatverdacht od. zur Beurteilung der strafrechtlichen Verantwortlichkeit von Jugendlichen); **Rechtliche Grundlage:** Strafrecht (Maßregeln der Besserung u. Sicherung nach §§ 61 ff. StGB, s. Maßregelvollzug), Strafprozessordnung (§§ 81, 126 a, 246 a StPO, 73 JGG), Zivilrecht (Unterbringung von Minderjährigen nach §§ 1631 b, 1705, 1800, 1915 BGB, von volljährigen Betreuten nach § 1906 BGB; das Verfahren bestimmt sich nach den §§ 70–70 n FGG) sowie § 30 Infektionsschutzgesetz* u. landesrechtlichen Unterbringungsgesetzen für psychisch Kranke u. Suchtkranke; landesrechtlich unterschiedlich ist eine kurzfristige richterliche Überprüfung der Zwangseinweisung vorgesehen. Vgl. Betreuungssachen.

Unterhaltsfreibetrag: (engl.) *alimony allowance*; Betrag für Unterhaltsleistungen (s. Unterhaltssicherung), der von dem i. R. der Berechnung von Prozesskostenhilfe einzusetzenden Einkommen des Antragstellers abgezogen wird (§ 115 Abs. 1 Nr. 2 Zivilprozessordnung).

Unterhaltsgeld: s. Arbeitslosengeld.

Unterhaltspflicht: (engl.) *maintenance obligation*; Bez. für die Pflicht von Ehegatten u. Verwandten in gerader Linie (Großeltern, Eltern, Kinder, Enkel), einander Unterhalt zu leisten (§§ 1360 ff., 1601 ff. BGB); Unterhaltspflicht besteht nicht, wenn eine Person bei Berücksichtigung ihrer sonstigen Verpflichtungen außerstande ist, ohne Gefährdung ihres eigenen angemessenen Unterhalts, Unterhalt zu leisten. Unterhaltsberechtigt ist, wer außerstande ist, sich selbst zu unterhalten. **Formen: 1.** Unterhaltspflicht von Eltern gegenüber halt gleichmäßig zu verwenden. Die Höhe des Kindesunterhalts richtet sich regelmäßig nach der Düsseldorfer Tabelle, deren Empfehlungen den Familiengerichten als Richtlinie dienen. **2.** Unterhaltspflicht von Kindern gegenüber Eltern: Der Anspruch der gegenüber ihren Kindern unterhalts berechtigten Eltern erstreckt sich im Alter u. bei Krankheit regelmäßig auch auf Leistungen, die als Hilfen* in besonderen Lebenslagen notwendig werden u. die bei Bedürfnis vom Träger der Sozialhilfe od. Kriegsopferfürsorge vorab od. ersatzweise zu erbringen sind; **3.** Unterhaltspflicht von Ehegatten: Kann ein Ehegatte nach Scheidung der Ehe nicht selbst aufgrund eigener Einkünfte u. eigenen Vermögens für seinen Unterhalt sorgen, hat er gegen den anderen Ehegatten unter bestimmten Voraussetzungen einen Anspruch auf Unterhalt, z. B. wenn von ihm eine eigene Erwerbstätigkei wegen der Erziehung eines gemeinschaftlichen Kindes nicht erwartet werden kann od. solange er keine angemessene Erwerbstätigkeit zu finden bzw. trotz einer solchen Tätigkeit den Unterhal nicht nachhaltig zu sichern vermag. Vgl. Unterhaltsvorschuss, Hilfe zum Lebensunterhalt.

Unterhaltsrecht: (engl.) *alimony law*; Oberbegriff für Rechtsbeziehungen zwischen Ehegatten u. un ter Verwandten, die das gegenseitige Aufkommen für die Sicherung des Lebensunterhalts (s. Unterhaltssicherung) gewährleisten; im Unterhaltsrecht der Ehegatten wird unterschieden zwischen **1.** Fa milienunterhalt; **2.** Trennungsunterhalt bei Ge trenntlebenden; **3.** nachehelichem Unterhalt nach einer Scheidung. Hauptfall des Verwandtenunterhalts ist der Kindesunterhalt. Vgl. Unterhaltsfrei betrag.

Unterhaltssicherung: (engl.) *support assurance* **1.** Ziel verschiedener sozialrechtlicher Leistungen z. B. in Form von Kranken-, Verletzten-, Übergangs- u. Ausbildungsgeld, Unterhaltsbeihilfe (§§ 44 ff. SGB IX); tritt der Leistungsfall* ein, sind unterhaltssichernde Leistungen dazu bestimmt, einen damit verbundenen Einkommensausfall zu kompensieren u. so den Unterhalt des Betroffenen u. ggf. seiner unterhaltsberechtigten Angehörigen* zu gewährleisten. Vgl. Leistungen, ergänzende Entgeltersatzleistung. **2.** Leistungen nach dem **Unterhaltssicherungsgesetz** („Gesetz über die Sicherung des Unterhalts der zum Wehrdiens einberufenen Wehrpflichtigen u. ihrer Angehöri gen", Abk. USG, in der Fassung vom 20.2.2002, BGBl. I S. 972, zuletzt geändert am 22.4.2005 BGBl. I S. 1106) zur Sicherung des Lebensbedarfs des Wehrpflichtigen u. seiner Angehörigen.

Unterhaltsvorschuss: (engl.) *maintenance advance* Unterhaltsleistungen nach dem „Gesetz zur Siche rung des Unterhalts von Kindern allein stehender Mütter u. Väter durch Unterhaltsvorschüsse od -ausfallleistungen" (**Unterhaltsvorschussgesetz**

Minderung des Familienaufwandes i. R. des Sozialrechts. Es soll den Schwierigkeiten begegnen, die allein stehenden Eltern u. ihren Kindern entstehen, wenn der andere Elternteil, bei dem das Kind nicht lebt, sich seiner Unterhaltszahlungspflicht (s. Unterhaltspflicht) ganz od. teilweise entzieht, hierzu nicht od. nicht ausreichend in der Lage ist od. verstorben ist. Werden Unterhaltsleistungen nach dem UhVorschG erbracht, gehen Ansprüche des Kindes gegen den Unterhaltsverpflichteten auf den zuständigen Sozialleistungsträger über. Auskünfte über den zahlungspflichtigen Elternteil sind zu erteilen. Unterhaltsvorschuss wird für Kinder bis 12 Jahren u. maximal für 72 Monate geleistet. **Rechtliche Grundlage:** §§ 1601 ff. BGB, UhVorschG. Das UhVorschG wird von den Ländern im Auftrag des Bundes ausgeführt. Die Unterhaltsleistungen werden je zur Hälfte vom Bund u. von den Ländern finanziert (§ 8 UhVorschG).

Unterkunft: s. Kosten der Unterkunft.

Unterlassen: (engl.) *to desist, to refrain*; Nicht-Ausführen einer Handlung (s. Handeln), z. B. das Nicht-Anwenden einer Therapie; im Rechtswesen sehr entscheidene Trennung zwischen dem gerechtfertigten Unterlassen einer Therapie, sofern der Patient diese abgelehnt hat, u. dem strafbaren Unterlassen einer Hilfeleistung zur Abwendung von Schaden od. Gefahr für Gesundheit u. Leben, z. B. bei einem Unfallverletzten; vgl. Hilfeleistung, unterlassene. **Ethik:** Das juristisch gerechtfertigte Unterlassen (einschließlich des Beendens) einer Therapie mit der vorhergesehenen Folge des Versterbens wird in Teilen der Ärzteschaft moralisch verurteilt. Das Unterlassen von Rettungsmaßnahmen bei einem geplanten u. beabsichtigten (assistierten) Suizid* wird auch juristisch kontrovers beurteilt.

Unterstützungsfaktoren: s. Ressourcen.

Unterstützung, soziale: (engl.) *social support*; Hilfestellung, die zwischen Personen od. Gruppen in Form von emotionaler, instrumenteller od. informationeller Unterstützung ausgetauscht wird; auch Fremdhilfen, die dem Einzelnen aufgrund von Beziehungen u. Kontakten mit seiner sozialen Umwelt (s. Netzwerk, soziales) zugänglich sind u. die dazu beitragen, die Gesundheit zu erhalten bzw. Krankheiten zu vermeiden, psychische od. somatische Belastungen ohne Schaden für die Gesundheit zu überstehen u. die Folgen von Krankheiten zu überwinden (Badura, 1981). Soziale Unterstützung lässt sich anhand von 6 Dimensionen erfassen: **1.** subjektiv erwartete Unterstützung (perceived available); **2.** subjektiv erhaltene Unterstützung (actually received); **3.** Bedürfnis nach sozialer Unterstützung (need); **4.** Suche nach sozialer Unterstützung (mobilisation); **5.** tatsächlich geleistete soziale Unterstützung (actually provided); **6.** protektives Abpuffern von Stress durch

Entsprechend wird das Aktivieren od. Bewusstmachen vorhandener sozialer Unterstützung häufig i. R. von Präventions- u. Rehabilitationsmaßnahmen v. a. zur Stressbewältigung (vgl. Stressbewältigungstraining), Krankheitsverarbeitung* u. Selbsthilfe* eingesetzt.

Untersuchung, schulärztliche: (engl.) *school health examination*; Untersuchung zur Früherkennung von Krankheiten, Behinderungen u. Fehlentwicklungen, die in Ergänzung vorhandener Vorsorgeangebote bei allen Kindern vor der Einschulung u. während der Schulzeit regelmäßig durch den kinder- u. jugendärztlichen Dienst* der Gesundheitsämter (s. Gesundheitsdienst, öffentlicher) durchgeführt wird; werden Krankheiten, Behinderungen od. Fehlentwicklungen festgestellt, werden in Zusammenarbeit mit den Leistungs- u. Kostenträgern geeignete Hilfen vermittelt. Ggf. wird nach Zustimmung des Sorgeberechtigten der Impfstatus (s. Impfung) ergänzt. Die Kinder sind verpflichtet, an den notwendigen Untersuchungen teilzunehmen u. bei ihnen mitzuwirken. Ihre Personensorgeberechtigten haben die Untersuchung zu ermöglichen. Die Ergebnisse der Untersuchung sind Teil der Landesgesundheitsberichte (s. Gesundheitsberichterstattung).

Untersuchungsgrundsatz: s. Amtsermittlungsgrundsatz.

Unterversorgung: (engl.) *health care underuse*; (med.) nicht bedarfsgerechte u./od. den verbrauchten Ressourcen* gegenüber mangelhafte Versorgung in einem Gesundheitssystem; in Deutschland werden z. B. Defizite in der Versorgung von chronisch kranken Menschen gesehen; vgl. Allokation, Überversorgung, Fehlversorgung.

Unversehrtheit, körperliche: (engl.) *physical integrity*; der zum Zeitpunkt der Einwirkung bestehende Zustand körperlicher Integrität u. somatischer Funktionsfähigkeit einer Person bzw. eines Opfers; bei einer Verletzung der körperlichen Unversehrtheit muss dieser Zustand nachteilig verändert, d. h. nicht unerheblich beeinträchtigt worden sein. **Rechtliche Grundlage:** § 223 StGB.

Unwahrscheinlichkeit der Besserung: (engl.) *improbability of improvement*; im sozialmedizinischen Kontext unter Berücksichtigung der Rechtsprechung des Bundessozialgerichts* prognostische Aussage über gesundheitliche Einschränkungen; bezeichnet einen Zustand, bei dem aufgrund aktueller medizinischer Erkenntnisse unter Berücksichtigung des bisherigen Verlaufs der Erkrankung u. noch vorhandener therapeutischer Möglichkeiten aus ärztlicher Sicht das Eintreten einer Besserung, die so weitgehend wäre, dass sie zu einer sich auf die Berentung auswirkenden Steigerung der quantitativen u./od. qualitativen Leistungsfähigkeit* führen würde, auszuschließen ist. **Hinweis:** seit In-Kraft-Treten des Rentenreformgeset-

zeitliche Befristung einer Erwerbsminderungsrente die begründete Aussicht bestehen, dass die MdE in absehbarer Zeit behoben sein kann).

Upcoding: fehlerhafte bzw. vorschriftswidrige Verschlüsselung mit Ausweis einer höherwertigen Kategorie, z. B. bei der Codierung nach den German-Diagnosis Related Groups (s. DRG) mit dem Effekt der Überbewertung erbrachter Leistungen; Gegensatz: Downcoding*. Vgl. DRG-Creep.

Urban Health: engl. für Stadt u. Gesundheit; Gesundheitszustand der in Städten lebenden Bevölkerung; der größte Teil der Weltbevölkerung lebt in Städten. Das Wachstum u. die Entstehung der Städte erfolgt mit großer Schnelligkeit. Dabei entstehen Belastungen von Mensch u. Umwelt, die frühzeitig wahrgenommen u. soweit wie möglich verhindert werden sollten. Für die Förderung der gesundheitlichen Entwicklung in Städten müssen Erkenntnisse aus unterschiedlichen Bereichen gesammelt, als anwendbares Wissen bereitgestellt u. in multidisziplinärer Zusammenarbeit umgesetzt werden; z. B. in Bezug auf Wohnen, Arbeiten, Umwelt, Ernährung, Gesundheit, Bildung, Kultur, Freizeit u. Verkehr. **Ziel:** zukunftsfähige Entwicklung von Städten, die geprägt sind durch eine gesundheitsförderliche Umwelt u. Lebensweise, Stärkung der Zusammenarbeit von Akteuren in den wichtigen Lebensbereichen u. Möglichkeiten der Mitbestimmung durch ihre Bürger.

Urlaub: (engl.) *holiday, leave of absence*; befristete arbeitsfreie Zeit des Arbeitnehmers* zur Erholung unter Fortzahlung des Arbeitsentgelts*; der **Urlaubsanspruch** des Arbeitnehmers beträgt mindestens 24 Werktage pro Kalenderjahr (§ 3 Abs. 1 BUrlG) u. ist grundsätzlich in Freizeit zu gewähren. Eine finanzielle Abgeltung bestehender Urlaubsansprüche ist nur möglich, wenn der Freizeitanspruch des Arbeitnehmers vom Arbeitgeber nicht mehr gewährleistet werden kann. Der volle Urlaubsanspruch entsteht erst dann, wenn das Arbeitsverhältnis in dem jeweiligen Kalenderjahr mindestens 6 Monate (Wartezeit) besteht. Bei der zeitlichen Festlegung des Urlaubs sind die Urlaubswünsche des Arbeitnehmers zu berücksichtigen, es sei denn, dass ihrer Berücksichtigung dringende betriebliche Belange die. Urlaubswünsche anderer Arbeitnehmer, die unter sozialen Gesichtspunkten den Vorrang verdienen, entgegenstehen. Der Urlaub ist zu gewähren, wenn des Urlaubs, so werden die durch ärztliches Zeugnis nachgewiesenen Tage der Arbeitsunfähigkeit auf den Jahresurlaub nicht angerechnet. Maßnahmen der medizinischen Vorsorge od. Rehabilitation dürfen nicht auf den Urlaub angerechnet werden, soweit ein Anspruch auf Fortzahlung des Arbeitsentgelts nach den gesetzlichen Vorschriften über die Entgeltfortzahlung im Krankheitsfall be steht. Eine dem Urlaubszweck widersprechende Erwerbstätigkeit darf der Arbeitnehmer während des Urlaubs nicht leisten. Während der Zeit seines Erholungsurlaubs erhält der Arbeitnehmer ein Urlaubsentgelt, das sich nach dem durchschnitt lichen Arbeitsverdienst des Arbeitnehmers in den letzten 13 Wochen vor dem Beginn des Urlaubs bemisst. Hiervon ist das sog. **Urlaubsgeld** zu unterscheiden, bei dem es sich um eine i. d. R. freiwillige Leistung des Arbeitgebers handelt. **Rechtliche Grundlage:** Bundesurlaubsgesetz, Abk. BUrlG, „Mindesturlaubsgesetz für Arbeitnehmer", in der im Bundesgesetzblatt Teil III, Gliederungsnummer 800-4, veröffentlichten bereinigten Fassung, zuletzt geändert am 7.5.2002 (BGBl. I S. 1529).

U-Test: s. Mann-Whitney-U-Test.

Utilitarismus: (engl.) *utilitarism*; seit dem 18. Jh bestehende Theorierichtung der Ethik*, die im Gegensatz zu deontologischen Ansätzen die Richtigkeit moralischen Verhaltens daran bemisst, inwieweit dieses zu einer Maximierung von positiven Konsequenzen, klassischerweise der Förderung von Glück, in modernen Formulierungen der Erfüllung von Interessen od. auch Präferenzen, beiträgt; eine der beherrschenden Theorierichtungen der zeitgenössischen Ethik u. hat sich in eine Vielzahl unterschiedlicher Ansätze differenziert die im Einzelfall zu unterschiedlichen Bewertungen konkreter Handlungen kommen können. Gemeinsam ist allen Ansätzen das **Ziel** der Maximierung positiver Konsequenzen insgesamt, demgegenüber es keine als absolut geltenden Rechte Einzelner, etwa das Recht auf Leben, gibt, die unabhängig von weiteren Konsequenzen unbedingt zu beachten sind.

UUB: Abk. für Unkonventionelle Untersuchungs- u. Behandlungsmethoden; s. Neue Untersuchungs- und Behandlungsmethoden.

UVV: Abk. für Unfallverhütungsvorschriften; s. Unfallverhütung.

V

VAG: Abk. für Versicherungsaufsichtsgesetz*.

Validierung: (engl.) *validation*; Überprüfung, ob ein Verfahren od. ein Lösungsansatz für den intendierten Gebrauch tauglich ist; erfolgt (i. S. der DIN EN ISO 8402:1995 Norm) durch die Bereitstellung von Nachweisen, deren Richtigkeit bewiesen werden kann u. die auf Tatsachen beruhen, die durch Beobachtung, Messung, Untersuchung od. andere Ermittlungsverfahren gewonnen sind; vgl. Testgütekriterien.

Validität: Gültigkeit; s. Testgütekriterien.

Value-of-Clinical-Information-Analyse: (engl.) *value of clinical information analysis*; Beurteilung der gewonnenen Information i. R. der Diagnostik unter Abwägung von Nutzen (Informationszuwachs) u. Schaden (Risiken für den Patienten, Kosten); z. B. unter Verwendung des Entscheidungsbaums*.

Varianz: (engl.) *variance*; Streuungsmaß; rechnerisch ermittelte Größe zur Charakterisierung der Streuung der Einzelwerte einer Messreihe um ihren Mittelwert; die (theoretische) Varianz einer Wahrscheinlichkeitsverteilung (abgekürzt Var od. σ^2) ist die erwartete quadratische Abweichung vom Erwartungswert*; der positive Wert ihrer Wurzel wird als Standardabweichung* bezeichnet. Die (empirische) Varianz einer Stichprobe schätzt die theoretische Varianz. Es gibt 2 verbreitete Versionen der empirischen Varianz: **1.** erwartungstreue Schätzung:

$$s^2 = \frac{1}{n}\sum_{i=1}^{n}(x_i - \bar{x})^2$$

wird in den meisten Statistikprogrammen verwendet; **2.** sog. Maximum-Likelihood-Schätzung:

$$s^2 = \frac{1}{n-1}\sum_{i=1}^{n}(x_i - \bar{x})^2$$

arithmetisches Mittel* der Abweichungsquadrate vom arithmetischen Mittel der Stichprobe; resultiert in kleineren Zahlenwerten als die erwartungstreue Schätzung. Die Quadrierung der Abweichungen vom Mittelwert bewirkt, dass große Abweichungen vom Mittelwert die Varianz stärker beeinflussen als kleine Abweichungen. Die Varianz wird nicht in der Einheit der Stichprobenwerte gemessen, sondern in der quadrierten Einheit u. kann

deshalb nicht anschaulich interpretiert werden (im Gegensatz zur Standardabweichung). Trotzdem hat sie sich wegen ihrer mathematischen Eigenschaften als Streuungsmaß durchgesetzt. Sie läss sich auf Varianzursachen aufteilen (Varianzana lyse) u. ist differenzierbar u. damit analytisch minimierbar. Die **Varianzanalyse** ist die Zerle gung einer Varianz in Summanden, die verschie denen diskreten Einflussgrößen (Faktoren) zuge ordnet werden können. Einflüsse lassen sich unter Normalverteilungsannahme mit Hilfe von F*-Tests auf statistische Signifikanz* prüfen. Varianza lysen sind bestimmte allgemeine lineare Modelle*.

VAS: Abk. für visuelle Analogskala*.

Vaterschaft: (engl.) *paternity*; soziale u. rechtliche Beschreibung des Verhältnisses zw. Vater u. Kind Kriterien der **Vaterschaftsbestimmung** nach § 1592 BGB sind: **1.** zum Zeitpunkt der Geburt ist der Mann mit der Mutter des Kindes verheiratet **2.** die Vaterschaft wird anerkannt; **3.** wenn nach 1. u. 2. keine Vaterschaft besteht, wird sie nach § 1600 d BGB gerichtlich festgestellt. Bei Nicht anerkennung nichtehelicher Kinder durch den ver muteten Vater kann die **Vaterschaftsfeststellung** nach § 1600 BGB vom Kind bzw. seinen Vormund eingeklagt werden. Feststellung bzw. Ausschluss der biologischen Vaterschaft erfolgt durch Abstam mungsbegutachtung* mit Ermittlung der Vater schaftswahrscheinlichkeit. Eine **Anfechtung der Vaterschaft** ist die auf die Aufhebung des Vater-Kind-Verhältnisses gerichtete Klage vor dem Fami liengericht; berechtigte Kläger sind der Mann, dessen Vaterschaft aufgrund seiner Ehe mit der Mutter des Kindes vermutet wird od. der die Vaterschaft wirksam anerkannt hat, sowie die Mutter u. das Kind. **Rechtliche Grundlage:** §§ 1599–1600 e BGB.

VB: Abk. für Versorgungsberechtiger, versorgungsberechtigt*.

VdAK: Abk. für Verband der Angestellten-Krankenkassen; s. Krankenversicherung.

VdK: s. Sozialverband VdK Deutschland.

VDR: Abk. für Verband Deutscher Rentenversiche rungsträger; s. Rentenversicherung.

Vektor: (engl.) *vector*; **1.** (mikrobiol.) als End- od Zwischenwirt fungierender Überträger von Krank heitserregern, die sich in ihm weiterentwickel

attitudes, of judgements); **1.** Einstellungen (Urteile), die gegenüber neuen Erfahrungen resistent sind, beruhen auf weltanschaulichen Werthaltungen, aber auch Erfahrungen; **2.** Verankerung von Rechten, Werten, Vorteilen in rechtswirksame Ansprüche (durch Satzungen, Verträge, Gesetze usw.) bzw. durch gesellschaftliche Anerkennung.

Verantwortung: (engl.) *responsibility*; über soziale Normen* internalisiertes soziales Verhalten, d. h. die Bereitschaft bzw. Pflicht, für bestimmte Handlungen u. Entscheidungen die Konsequenzen für sich selbst od. Andere zu tragen; **Sozialmedizinische Bedeutung:** Übernahme von Verantwortung ist Teil des Qualifikationsspektrums bestimmter Berufsbilder; die Beurteilung der Fähigkeit, Verantwortung zu übernehmen, kann Teil einer sozialmedizinischen Begutachtung* sein. Bei der Bewältigung chronischer Krankheiten ist es erforderlich, dass der Patient freiwillig u. dauerhaft bei der Behandlung der Erkrankung mitarbeitet (vgl. Compliance, Eigenverantwortung) u. damit eine Mitverantwortung für einen positiven Behandlungsverlauf trägt.

Verantwortungsethik: (engl.) *responsibility ethics*; Denkschule in der Ethik*, in der das richtige Handeln nicht aus der Befolgung von Prinzipien od. Interessen (s. Utilitarismus), sondern aus einer primären Verantwortung für den Anderen bzw. für den Erhalt der Lebenswelt abgeleitet wird.

Verbände der Unfallversicherungsträger: (engl.) *associations of institutions for statutory accident insurance and prevention, accident insurance institutions*; die Unfallversicherungsträger sind in 3 Verbänden zusammengeschlossen, die als eingetragene Vereine organisiert u. übergreifende Interessen u. Aufgaben ihrer Mitglieder wahrnehmen, z. B. bei den Verhandlungen mit der KBV beim Abschluss des Vertrages* Ärzte/Unfallversicherungsträger; **Organisation:** (Stand 1.5.2005) **1.** Hauptverband der gewerblichen Berufsgenossenschaften* (Abk. HVBG): 26 gewerbliche Berufsgenossenschaften; **2.** Bundesverband der landwirtschaftlichen Berufsgenossenschaften (Abk. BLB): 9 landwirtschaftliche Berufsgenossenschaften; **3.** Bundesverband der Unfallkassen (Abk. BUK): 33 Unfallversicherungsträger der Öffentlichen Hand.

Verband der Angestellten-Krankenkassen: Abk. VdAK; s. Krankenversicherung.

Verband Deutscher Rentenversicherungsträger: Abk. VDR; s. Rentenversicherung.

Verbandmittel: (engl.) *bandages*; synthetische od. organische Stoffe zur Auflage auf Wunden u. Fixation von Wundauflagen sowie zur Anlage von Stütz- u. Kompressionsverbänden; z. B. Pflaster, Binden, Pflasterspray; nach § 31 SGB V übernimmt die GKV die Kosten i. R. der vertragsärztlichen Versorgung. Die ambulante Eigenversorgung trägt der Versicherte selbst.

serungsprozess (Abk. KVP); Grundprinzip des Qualitätsmanagements*, ausgehend davon, dass zum gegenwärtigen Zeitpunkt ein betrachteter Prozess od. eine Tätigkeit nicht optimal od. zufriedenstellend ausgeführt wird, sondern ein ständiger Verbesserungsbedarf besteht; Erreichtes wird immer wieder in Frage gestellt; entsprechend des PDCA*-Zyklus werden ständig Möglichkeiten der Verbesserung gesucht, z. B. in Qualitätszirkeln*. Dieses Streben nach „Excellence" entspricht im weiteren Prozess einem Total* Quality Management; vgl. Kaizen.

Verbindungsstellen: (engl.) *liaison office, body*; in der Wanderarbeitnehmerverordnung (s. Wanderarbeitnehmer) u. den Sozialversicherungsabkommen wird bestimmten Stellen die Funktion einer Verbindungsstelle übertragen, um für die nationalen Träger die Aufgaben, die sich aus der Umsetzung von Verordnung u. Abkommen ergeben, zu koordinieren; z. B. die Koordination von Rentenzahlungen an Migranten*, die in ihr Heimatland zurückgekehrt sind. **Rechtliche Grundlage:** Die zuständigen Verbindungsstellen ergeben sich aus den Sozialversicherungsabkommen u. dem Anhang 4 der Verordnung (EWG) Nr.574/72; Beispiel: Verbindungsstelle für die Krankenversicherung (Deutschland) ist die Deutsche Verbindungsstelle Krankenversicherung - Ausland Bonn, Verbindungsstelle für die Unfallversicherung (Deutschland) ist der Hauptverband der gewerblichen Berufsgenossenschaften, St. Augustin.

Verbraucherschutz: (engl.) *consumer protection*; Gesamtheit der Maßnahmen zur Interessenvertretung von Konsumenten bzw. Endverbrauchern gegenüber Herstellern u. Anbietern von landwirtschaftlichen, industriellen u. sonstigen (auch Dienstleistungs-)Produkten; in Deutschland auch staatlich vertreten durch z. B. Bundesministerium für Ernährung, Landwirtschaft und Verbraucherschutz; umgesetzt wird der Verbraucherschutz durch entsprechende gesetzliche Vorgaben u. durch die Institution der sog. Verbraucherschutzzentralen, die eine direkte staatliche Anbindung besitzen. Vgl. Bundesamt für Verbraucherschutz und Lebensmittelsicherheit.

Verbringungsverbot: (engl.) *prohibition of introduction*; Arzneimittel*, die der Pflicht zur Arzneimittelzulassung* od. zur Registrierung unterliegen, dürfen nur nach Deutschland verbracht werden, wenn sie hier zum Verkehr zugelassen od. registriert od. von der Zulassung od. der Registrierung freigestellt sind; Fertigarzneimittel* dürfen durch Apotheken* nach Deutschland importiert werden, wenn sie im Herkunftsland in Verkehr gebracht werden dürfen u. von Apotheken bestellt sind. Apotheken dürfen solche Arzneimittel nur auf besondere Bestellung (ärztliche Verschreibung bzw. Kundenwunsch) beziehen. Arz-

dürfen grundsätzlich nur auf ärztliche Verschreibung bezogen werden. Über Bezug u. Abgabe von einzeln importierten Arzneimitteln sind nach § 18 Apotheken-Betriebsordnung in der Apotheke Aufzeichnungen zu führen. Der Einzelimport von Arzneimitteln aus EU- u. EWR-Staaten durch Privatpersonen ist möglich, wenn die Lieferapotheke nach nationalem Recht, das den Versandhandelsvorschriften des Apothekengesetzes entsprechen muss, dazu befugt ist. **Rechtliche Grundlage:** § 73 Arzneimittelgesetz*.

Verdeutlichung : (engl.) *clarification*; Betonung, Illustration, Hervorhebung; als Verdeutlichungstendenz das meist habituelle Bestreben, einen Untersucher vom Vorliegen der vorhandenen Beschwerden zu überzeugen; Muster u. Ausprägung einer Verdeutlichungstendenz können in Abhängigkeit von der Persönlichkeit u./od. Kultur variieren. **Hinweis:** Vermutete od. nachgewiesene Verdeutlichungstendenzen i. R. einer Begutachtung müssen in das Begutachtungsergebnis eingehen. Vgl. Täuschungsphänomene, klinische.

Verdrängung: (engl.) *repression*; (psychoanalyt.) Abwehrmechanismus* (auf meist höherem Strukturniveau), durch den unlustbetonte Erinnerungen u. schambesetzte Wunschregungen an der Bewusstwerdung gehindert werden; bei unvollständiger Verdrängung. kann es nach Freud zur Entwicklung einer Neurose* kommen. Die Verdrängung kann ein hilfreicher Mechanismus der Krankheitsverarbeitung* sein. Vgl. Verleugnung.

Vereinbarung Abhängigkeitskrankheiten: (engl.) *agreement on the responsibility for the treatment of addiction*; Vereinbarung über die Zusammenarbeit der Krankenkassen u. Rentenversicherungsträger bei der Akutbehandlung (s. Entzugsbehandlung) u. medizinischen Rehabilitation (s. Entwöhnungsbehandlung) Abhängigkeitskranker vom 4.5.2001 (in Kraft getreten am 1.7.2001); ersetzt „Empfehlungsvereinbarung Abhängigkeitserkankungen" u. „Empfehlungsvereinbarung Ambulante Rehabilitation Sucht" (EVARS). Die Vereinbarung regelt die Zuständigkeit von Kranken- u. Rentenversicherung, das Verfahren bei der Bewilligung von Leistungen für Alkohol-, Medikamenten- u. Drogenabhängige u. beschreibt: 1. Anforderungen an die Einrichtungen zur Durchführung ambulanter medizinischer Leistungen zur Rehabilitation; 2. Anforderungen an die Einrichtungen zur Durchführung stationärer medizinischer Leistungen zur Rehabilitation; 3. Kriterien für die Entscheidung zwischen ambulanter u. stationärer Rehabilitation bei Abhängigkeitserkrankungen; 4. Zielvorstellungen u. Entscheidungshilfen für die medizinische Rehabilitation Drogenabhängiger in Rehabilitationseinrichtungen für Abhängigkeitskranke bei übergangsweisem Einsatz eines Substitutionsmittels.

verteilungen* vorausgesetzt werden; z. B. rangbasierte Verfahren wie der Wilcoxon*-Test, der gleichartig bei beliebigen stetigen Verteilungen angewendet werden kann. Nichtparametrische Verfahren kommen mit weniger Voraussetzungen aus u. sind damit allgemeiner anwendbar als parametrische Verfahren. Sie erlauben jedoch kei ne komplexen Modellierungen u. resultieren ggf in weniger präzisen Schätzungen. Im Gültigkeits bereich des zentralen Grenzwertsatzes* sind sie parametrischen Verfahren* unterlegen.

Verfahren, parametrische: (engl.) *parametric methods*; statistische Verfahren, deren Ableitung au expliziten Wahrscheinlichkeitsmodellen (häufig Normalverteilungsmodellen) mit zu schätzenden Parametern* beruhen; Gegensatz: nichtparametri sche Verfahren*.

Verfahrensanweisung: (engl.) *process instruction* schriftlich niedergelegte Festlegungen über Zweck u. Anwendungsbereich von Tätigkeiten innerhalb einer Organisation, um Kundenanforderungen zu erfüllen; legen fest, wie Tätigkeiten durchzufüh ren, zu lenken u. darüber Aufzeichnungen anzufertigen sind. Verfahrensanweisungen sollten vereinbart, für das Personal zugänglich sein (z. B. in einem Qualitätsmanagement*-Handbuch) u. von allen so verstanden sein, dass Störungen an den Schnittstellen ausgeschlossen werden. Verfahrens anweisungen werden üblicherweise durch Arbeits anweisungen* für einzelne Arbeitsplätze detailliert.

Verfolgung: (engl.) *persecution*; dauerhafte gezielte Schlechterbehandlung eines Individuums od. einer Gruppe, z. B. aufgrund politischer od. religiöser Überzeugung, Hautfarbe, Geschlecht od. Zugehö rigkeit zu einer ethnischen od. sozialen Gruppe durch einen andere soziale Gruppe; Kernbegrif des Asylrechts* in Deutschland; es existiert keine (weder im GG noch im einfachen Recht) festgelegte Definition, vielmehr Entwicklung der Kriterien anhand der Rechtsprechungspraxis. Um als **poli tische Verfolgung** i. S. des deutschen Asylrechts zu gelten, muss sie vom Staat ausgehen od. ihm zuzurechnen sein (Billigung) sowie an bestimmte Merkmale des Opfers (politische od. religiöse Über zeugung, Hautfarbe, Zugehörigkeit zu einer eth nischen od. sozialen Gruppe) gebunden sein. Be Verfolgung durch nichtstaatliche Akteure z. B. in Bürgerkriegssituationen erhält der Bedrohte nach dem neuen Zuwanderungsgesetz* seit 1.1.2005 Abschiebungsschutz wegen drohender politischer Verfolgung u. Rechtstellung als Flüchtling* nach der Genfer* Flüchtlingskonvention.

Verfügung, einstweilige: (engl.) *injunction*; vorläufige Anordnung des Gerichts, die der Sicherung eines Anspruchs od. des Rechtsfriedens dient (§§ 935, 940 ZPO); sie setzt einen Verfügungsanspruch (z. B. Herausgabeanspruch des Antrags

traggegner) voraus.

Verfügung, letztwillige: (engl.) *testamentary disposition*; syn. Testament; vom Erblasser einseitig getroffene Verfügung von Todes wegen, in der dieser festlegt, wie sein Vermögen nach seinem Tode zu verteilen ist (§ 1937 BGB); er kann Erbeinsetzungen vornehmen, Vermächtnisse od. Auflagen verfügen u. Testamentsvollstrecker einsetzen. Die letztwillige Verfügung geht der gesetzlichen Erbfolge vor. Die Erben erhalten lediglich ihren Pflichtteil. Gesetzliche Erben (z. B. Kinder od. Ehepartner) können vom Erblasser enterbt werden, ihnen steht dann zumindest aber noch der Pflichtteilsanspruch gegenüber dem eingesetzten Erben zu. Der Pflichtteilsanspruch kann nur unter sehr engen Voraussetzungen (§§ 2333, 2334 u.d 2335 BGB) entzogen werden, wenn z. B. der Erbe gegen den Erblasser tätlich geworden ist bzw. sich der Erbe als „unwürdig" erweist, z. B. das Testament zu seinen Gunsten gefälscht hat. Den Pflichtteil gibt es nur, wenn der Erblasser von der gesetzlichen Erbregelung zu Lasten seiner nächsten Verwandten abweicht. Die Verfügung kann in Form eines Testaments od. i. R. eines Erbvertrags erklärt werden. Das Testament kann handschriftlich od. notariell errichtet werden (§ 2231 BGB). Es kann vom Erblasser jederzeit widerrufen werden, entweder durch Zerstörung der Urkunde od. ein neueres Testament, in dem das bisherige widerrufen bzw. diesem widersprechende Verfügungen getroffen werden. Das spätere oder dem früher errichteten Testament vor. Ehegatten u. registrierte Lebenspartner können ein sog. „gemeinschaftliches Testament" errichten, in dem sie sich z. B. gegenseitig als Erben einsetzen u. verfügen, dass Dritte das Vermögen nach dem Letztversterbenden erben (sog. Berliner Testament). Dieses Testament entfaltet Bindungswirkung u. kann zu Lebzeiten der Testierenden nur durch notarielle Erklärung widerrufen werden. Nach dem Tod eines Partners ist es nicht widerrufbar.

Vergewaltigung: (engl.) *rape*; Straftat gegen die sexuelle Selbstbestimmung mit Eindringen in den Körper des Opfers; wegen Vergewaltigung od. sexueller Nötigung wird bestraft (§ 177 StGB), wer eine andere Person mit Gewalt, durch Drohung mit gegenwärtiger Gefahr für Leib od. Leben od. unter Ausnutzen einer Lage, in der das Opfer der Einwirkung des Täters schutzlos ausgeliefert ist, nötigt, sexuelle Handlungen des Täters od. eines Dritten an sich zu dulden od. an diesen vorzunehmen. § 177 erstreckt sich auch auf den gewaltsam erzwungenen ehelichen Verkehr. Vgl. Missbrauch, sexueller.

Vergleich, historischer: (engl.) *historical study*; Vergleich von Patientenkollektiven, bei dem eine Gruppe von an einer bestimmten Krankheit leidenden Patienten mit einer Gruppe ähnlicher Patienten

umfang durch den Verzicht auf die Kontrollgruppe, dadurch geringere Kosten u. weniger Aufwand; **Nachteile:** schlechte Vergleichbarkeit der Patienten (z. B. können sich Lebensumstände, die mit der Krankheit kausal in Zusammenhang stehen, geändert haben) sowie der Diagnostik od. Therapie; daher systematischer Fehler (s. Bias) beim Vergleich mit einer historischen Kontrolle möglich.

Vergleichsbewertung: s. Gesamtleistungsbewertung.

Vergleichsprüfung: (engl.) *cross-validation*; syn. Durchschnittsprüfung; zwischen den Krankenkassen u. den KVen vereinbarte Prüfung ärztlicher u. ärztlich verordneter Leistungen nach Durchschnittswerten der Fachgruppe mit dem Ziel, das dem jeweiligen Arzt zugerechnete Budget* durchzusetzen; die Fallkosten des Arztes werden an den durchschnittlichen Fallkosten vergleichbarer Ärzte gemessen (sog. Vergleichsgruppe). Um Praxisbesonderheiten* einzukalkulieren, folgt der rein rechnerischen Bestimmung die individuelle Prüfung, deren Ergebnis der bereinigte Fallwert* ist. Bei einem über dem Durchschnittswert liegenden bereinigten Fallwert kann der Arzt bei nicht wirtschaftlicher Verordnungsweise in Regress* genommen werden.

Vergünstigung: s. Nachteilsausgleich.

Vergütung: s. Abrechnung ärztlicher Leistungen.

Vergütung ambulanter und stationärer Pflegeleistungen: (engl.) *remuneration of nursing care*; **1.** In der **ambulanten Pflege*** erfolgt die Vergütung der Leistungen regelmäßig auf der Grundlage des auf Bundesebene entwickelten Leistungskomplexsystems. Die Ausgestaltung des Vergütungssystems i. R. der Vergütungsverhandlungen (§ 89 SGB XI) erfolgt in den Ländern entsprechend den jeweiligen landesspezifischen Gegebenheiten. **2.** In der **teilstationären Pflege** beziehen sich die Pflegesatzvereinbarungen fast ausschließlich auf Einrichtungen der Tagespflege. Ermittlung u. Aushandlung der Pflegesätze* u. Entgelte erfolgen entsprechend den Regelungen in der vollstationären Pflege. Leistungen u. Aufwendungen stehen jedoch nicht in direkter Abhängigkeit zur Pflegestufe. **3.** Für die **Kurzzeitpflege*** meist identisch mit den Entgelten der vollstationären Einrichtungen. **4.** Für die **vollstationäre Dauerpflege** sind leistungsgerechte Pflegesätze u. Entgelte für Unterkunft u. Verpflegung zwischen Pflegeeinrichtung u. Kostenträger (§§ 84 ff. SGB XI) zu vereinbaren.

Vergütungsart: (engl.) *remuneration type*; syn. Vergütungsform; definiert eine Bezugsgröße, an der sich die Höhe des ärztlichen Honorars bemisst; als Maßstab kann die eingesetzte Menge an Produktionsfaktoren (z. B. Arbeit, Geräte, Medikamente), Anzahl u. Art der erbrachten Einzelleistungen (z. B. Beratung, Behandlung), die Zahl der Behand-

te.

Vergütungsformen, ambulante: (engl.) *reimbursement for outpatient care, remuneration for outpatient care*; Vergütung der vertragsärztlichen Tätigkeit nach verschiedenen Vergütungssystemen, deren Wahl den Verhandlungspartnern frei steht (z. B. Festbetrag*, Einzelleistungsvergütung*, Kopfpauschale*, Fallpauschale*); sie unterscheiden sich in ihrer Steuerungswirkung u. bedingen unterschiedliche Risikoverteilungen zwischen den Vertragsparteien, z. B. hinsichtlich der Morbidität od. der Mengenentwicklung. Kombinationen zum Ausgleich der Vor- u. Nachteile der einzelnen Systeme sind möglich. **Verfahren:** KVen schließen mit den für ihren Bezirk zuständigen Landesverbänden der Krankenkassen u. den Verbänden der Ersatzkassen (§ 83 SGB V) Gesamtverträge* mit Wirkung für die Krankenkassen der jeweiligen Kassenart, auch zu den arztgruppenbezogenen Regelleistungsvolumina (§ 85 a). Die Zuweisung der arztbezogenen Regelleitungsvolumina an die Vertragsärzte u. ermächtigten Ärzte obliegt der KV (§ 85 b). **Hinweis:** Zum 1.1.2007 wird die bisher geltende Gesamtvergütung* durch arztgruppenbezogene Regelleistungsvolumina (s. Regelleistung) ersetzt werden, die sich am Behandlungsbedarf der Versicherten einer Krankenkasse orientieren. Vgl. Versorgung, vertragsärztliche.

Vergütungsvereinbarung: (engl.) *remuneration agreement*; Vereinbarung der Kosten für soziale Dienstleistungen zwischen Kostenträgern (z. B. Krankenkassen, Rentenversicherungsträgern) u. Betreibern von Einrichtungen; der zwischen mindestens 2 Vertragspartnern ausgehandelte Preis für eine definierte Leistung in einem bestimmten Zeitraum wird als **Vergütungssatz** bezeichnet.

Verhältnismäßigkeitsgrundsatz: (engl.) *principle of commensurability*; syn. Übermaßverbot; Eingriffe des Staates in Rechte der Bürger sind nicht unbegrenzt zulässig, sie müssen einen legitimen Zweck verfolgen u. geeignet sein, diesen Zweck zu erreichen unter der Voraussetzung, dass ein weniger belastendes, aber gleich geeignetes Mittel nicht vorhanden ist (Erforderlichkeit) u. dass Eingriff u. Zweck nicht außer Verhältnis stehen (Angemessenheit); der Verhältnismäßigkeitsgrundsatz ist im GG verankert u. häufig auch im einfachen Recht (z. B. im SGB*) als Grenze staatlicher Eingriffe vorgesehen.

Verhältnisprävention: s. Prävention.
Verhältnisskala: syn. Ratioskala; s. Skalenniveau.
Verhältniszahl: s. Bedarfszulassung.
Verhalten, abweichendes: s. Devianz.
Verhaltensänderung: (engl.) *change of behaviour*; Änderung des Auftretens von Verhaltensweisen in Bezug auf Häufigkeit od. Situation; im sozialmedizinischen Kontext z. B. von Bedeutung für Lebensstiländerungen*, Reduktion von Risikofak-

des Verhaltens u. der Verhaltensänderung als Basis bzw. Begründung geeigneter Interventionen he rangezogen. Psychotherapeutische Theorien, ins bes. die Verhaltenstherapie*, befassen sich explizi mit Erklärungen für u. Veränderung von proble matischen Verhaltensweisen durch psychothera peutische Interventionen. Vgl. Modell, transtheo retisches; Verhaltenstherapie.

Verhaltensanalyse: (engl.) *behaviour analysis*; Technik zur Beschreibung, Erklärung u. Vorhersage von Verhalten; i. e. S. diagnostischer Teilaspek der Verhaltenstherapie*, der dazu dient, problema tische Verhaltensweisen i. S. unangemessenen, zu häufigen od. zu seltenen Auftretens im Zusam menhang mit (hypothetisch) relevanten Auftre tens-, Lern- u. Entwicklungsfaktoren zu analysie ren. Das Resultat der Verhaltensanalyse (syn. Pro blemanalyse) wird auch als hypothetisches funk tionales Bedingungsmodell bezeichnet. Das Bedin gungsmodell stellt die Grundlage für die Planung des therapeutischen Vorgehens dar u. benennt die Bedingungen, die zur Aufrechterhaltung des pro blematischen Verhaltens führen u. die geändert werden müssen, um eine Verhaltensänderung* zu bewirken. Die traditionelle Verhaltensanalyse (z. B. SORKC-Schema; Kanfer et al., 1969) folgt primär lerntheoretischen Prinzipien (Lernen* am Modell operante u. klassische Konditionierung) u. unterscheidet insbes.: **1.** Auftretensbedingungen (kon ditionierte od. diskriminative Stimuli); **2.** nachfol gende Bedingungen mit verstärkendem od. best rafendem Charakter. **Beispiel:** Stimulus (z. B. Kind ist mit Mutter zum Einkaufen), Organismus-Varia blen (z. B. Kind ist gelangweilt, müde), Reaktion (z. B. Kind quengelt), Konsequenz (z. B. Mutter kauft Kind ein Eis). Ergebnis: Kind lernt, dass es mit Quengeln ein Eis erlangen kann. Seine Frus trationstoleranz für Langeweilesituationen wird geringer. Neuere Konzepte beziehen kognitions theoretische Aspekte stärker ein u. berücksichtigen damit die Erkenntnis, dass Verhalten nicht nur von äußeren Bedingungen, sondern auch von indivi duellen Erwartungen, Zielen u. Motiven gesteuer wird.

Verhaltenskontrolle: s. Selbstkontrolle.
Verhaltensmedizin: (engl.) *behavioural medicine* zwischen Medizin, Psychologie, Soziologie u. Phy siologie angesiedeltes Forschungsgebiet, das die Prinzipien der experimentellen Psychologie ein schließlich der Lerntheorie bei der Behandlung von Patienten mit organischen u. psychischen Erkrankungen umsetzt u. sich mit den Wechsel wirkungen zwischen Gesundheit*, Krankheit*, Ge sundheitsverhalten* u. Krankheitsverhalten* be fasst; trägt der Erkenntnis Rechnung, dass sich viele Krankheitsverläufe trotz optimaler medizi nischer Versorgungsangebote nicht erwartungs gemäß positiv entwickeln, wenn nicht auch ver-

verhaltensmedizinischer Erkenntnisse in Prävention*, Kuration* u. Rehabilitation* dient der Erzielung bzw. Erhaltung nachhaltiger gesundheitlicher Stabilität u. erfolgt z. B. in Form von verhaltenstherapeutisch orientierten Schulungsprogrammen zum Umgang mit den Auswirkungen einer bestimmten Erkrankung.

Verhaltensmodifikation: (engl.) *behaviour modification*; Abk. VM; systematische Anwendung der Lernpsychologie u. anderer psychologischer Ansätze mit dem Ziel einer Verhaltensänderung*; Konzepte zur Verhaltensmodifikation kommen nicht nur in der Verhaltenstherapie* zum Einsatz, sondern auch in Bereichen wie Pädagogik, Gesundheitstraining*, Rehabilitation* u. Resozialisierung. Der Ansatz beinhaltet die sorgfältige Beschreibung des Problemverhaltens, die Analyse der aufrechterhaltenden Bedingungen u. ihre schrittweise Veränderung, damit das Verhalten seltener auftritt. Gleichzeitig soll der Aufbau von Alternativverhalten gefördert werden. Wichtige Methoden sind Verstärkung, Löschung u. der schrittweise Aufbau von Verhalten (Shaping).

Verhaltensprävention: s. Prävention.

Verhaltensstörung: (engl.) *behaviour disorder*; syn. Störungen des Sozialverhaltens; diagnostisch unscharfer Sammelbegriff für das andauernde od. häufig wiederholte Auftreten verschiedener sozial unangepasster bzw. nicht der Kulturnorm entsprechender Verhaltensweisen; **Beispiel:** vermehrte Aggressivität, Delinquenz, Frustrationsintoleranz, Störungen von Sexualität u. Sexualpräferenz, Suchtverhalten, Impulskontrollstörungen (einschließlich pathologisches Stehlen, Brandstiften u. Spielen), Essstörungen, Aufmerksamkeits-Defizit-Hyperaktivitäts-Syndrom (Abk. ADHS); **Ätiologie:** multifaktoriell; ein Zusammenwirken genetischer, neurobiologischer u. psychosozialer Faktoren wird angenommen; die Zugehörigkeit zu einer bezüglich emotionaler u. materieller Ressourcen benachteiligten Bevölkerungsgruppe (sog. Milieuschaden) u. das Vorliegen einer Minderbegabung erscheinen prädisponierend. **Epidemiologie:** Aufgrund der begrifflichen Unschärfe sind epidemiologische Angaben nur für Untergruppen wie z. B. für psychogene Essstörungen* od. pathologisches Spielen (s. Abhängigkeitserkrankungen, nicht stoffgebundene) verfügbar. **Sozialmedizinische Bedeutung:** bei der inhomogenen Gruppe der Verhaltensstörungen können Aussagen zur sozialmedizinischen Bedeutung nur für Untergruppen (s. o.) getroffen werden; langdauernde u. therapierefraktäre, vornehmlich im Kindes- u. Jugendalter diagnostizierte Verhaltensstörungen i. e. S. gehören zu den psychischen Störungen mit der ungünstigsten Prognose in dieser Altersgruppe; vielfältige, teils sehr aufwendige psycho- bzw. sozialtherapeutische Maßnahmen (u. a. sog. Erleb-

ioural therapy; Abk. VT; ein auf den Grundlagendisziplinen der Psychologie einschließlich empirische Verhaltensforschung u. Lerntheorie* basierendes psychotherapeutisches Verfahren; unangepasstes, unerwünschtes, dysfunktionales bzw. problematisches Erleben u. Verhalten wird durch störungsspezifische u. übergreifende Verfahren modifiziert. Ausgehend von einer Störungsdiagnostik u. individuellen Problem- u. Verhaltensanalyse werden die prädisponierenden, auslösenden u./od. aufrechterhaltenden Störungsbedingungen berücksichtigt u. spezifische Therapieziele formuliert. Im Gegensatz zur Psychoanalyse* ist die VT stark handlungsorientiert. Sie bemüht sich um Transparenz gegenüber dem Patienten u. um ein Selbstverständnis als Hilfe zur Selbsthilfe. Techniken der VT umfassen Konditionierung, Desensibilisierung, kognitive Methoden (z. B. kognitive Umstrukturierung), Selbstmanagementmethoden (s. Selbstkontrolle), soziales Kompetenztraining z. B. im Rollenspiel, Biofeedback u. Entspannungsverfahren. **Kognitive Verhaltenstherapie** (Abk. KVT) ist eine Sammelbez. für verhaltenstherapeutische Methoden, die mit Hilfe unterschiedlicher Techniken eine Veränderung von kognitiven Schemata, Grundannahmen od. automatischen Gedanken bzw. Verhaltensmustern anstreben. Da kognitive Veränderungen zu emotionalen Veränderungen u. zur Lösung von Problemen führen können, sollen psychische Probleme begünstigende Gedanken, Erwartungen, Wahrnehmungsstile, Vor- u. Einstellungen, Überzeugungen* u. Schlussfolgerungen bewusst gemacht, überprüft u. verändert sowie neue, der Realität angemessene Gedanken, Einstellungen u. Selbstverbalisationen erarbeitet werden. Unterschieden werden u. a. die kognitive Verhaltenstherapie nach A. T. Beck u. die rational-emotive Verhaltenstherapie nach A. Ellis. **Leistungsträger:** VT ist eine nach den Psychotherapie*-Richtlinien sozialrechtlich anerkannte Methode zur Behandlung seelischer Störungen u.somit im Leistungskatalog der GKV enthalten; **Anwendung: 1.** spezifisch z. B. in der Therapie von affektiven u. Somatisierungsstörungen; **2.** allgemeines Verfahren in der Verhaltensmodifikation, z. B. im Rahmen von Patientenschulungen zur Änderung von Gesundheitsverhalten u. Lebensstil (s. Lebensweise) sowie zur Krankheitsverarbeitung*.

Verhaltenstraining: (engl.) *behaviour training*; lerntheoretisch begründete Maßnahme zur Verhaltensänderung; , z. B. Entspannungstherapie*, Genusstraining*, Gesundheitstraining*, Schmerzbewältigung*, Stressbewältigungstraining*.

Verhinderungspflege: s. Pflege, häusliche bei Verhinderung der Pflegeperson.

Verifikation: (engl.) *verification*; wissenschaftsmethodisches Vorgehen zur Überprüfung einer

alle vergleichbaren Situationen geschlossen werden. Vgl. Falsifikation.

Verifizierung: (engl.) *verification*; (Qualitätsmanagement) Bestätigung der Erfüllung festgelegter Anforderungen* an ein Produkt od. eine Dienstleistung durch Bereitstellung eines objektiven Nachweises durch welche die Leistung erbringende Organisation; meist bezieht sich Verifizierung auf die Performanz eines Prozesses; verifiziert bezeichnet dann den Status in einem Prozessablauf. Bestätigungen können erfolgen durch Berechnungen, Vergleiche, Tests, Demonstrationen, Bewertung der Dokumente vor der Freigab. Bei der Validierung* geht es um den intendierten Gebrauch, z. B. durch den Kunden.

Verjährung: (engl.) *limitation*; Zeitablauf, der unabhängig vom Willen der Parteien kraft Gesetzes Rechte entkräften od. begründen kann; **1. Strafrecht:** die Ahndung der Straftaten u. die Vollstreckung von rechtskräftigen Entscheidungen unterliegen der Verjährung. Für die einzelnen Straftaten bestehen unterschiedliche Fristen, innerhalb derer die Ahndung möglich ist. Besonderheiten bestehen u. a. bei Völkermord (§ 6 Völkerstrafgesetzbuch) u. Mord (§ 211 StGB), die nicht verjähren können, also zeitlich unbegrenzt der Strafverfolgung unterliegen. **2. Zivilrecht:** Verjährung ist der Zeitablauf, der für den Schuldner das Recht begründet, die Leistungen zu verweigern. Die Verjährung vernichtet nicht den Anspruch, sondern verhindert seine Durchsetzbarkeit. Für den Gläubiger führt die Verjährung zum Erlöschen des Anspruchs. Im Zivilrecht beträgt die regelmäßige Verjährungsfrist 3 Jahre (§ 195 BGB). Von dieser „Generalregel" gibt es zahlreiche im Gesetz verankerte Ausnahmen. Die Verjährung beginnt grundsätzlich mit dem Entstehen des Anspruchs. **3. Verwaltungsrecht:** es besteht keine allgemeine Regelung der Verjährung. Die Vorschriften des Zivilrechts sind nur in beschränktem Umfang anwendbar. **4. Sozialrecht:** der Anspruch auf Sozialleistungen* nach dem SGB verjährt 4 Jahre nach Ablauf des Kalenderjahres, in dem der Anspruch entstanden ist (§ 45 Abs. 1 SGB I). Für Hemmung, Unterbrechung u. Wirkung der Verjährung gelten die Bestimmungen des BGB entsprechend, soweit gesetzlich nicht etwas anderes bestimmt ist.

Verkehrsberuhigung: (engl.) *traffic calming*; Maßnahmen der Stadt- u. Verkehrsplanung*, um den motorisierten Verkehr in geschlossenen Ortschaften zu verlangsamen od. zu verdrängen; **Ziel:** Schadstoffe u. Lärm in Ortschaften u. Wohngebieten verringern, Aufenthaltsqualität im öffentlichen Raum verbessern, Unfälle vermeiden; **Formen: 1.** Geschwindigkeitsbegrenzung (z. B. Tempo-30-Zonen); **2.** bauliche Maßnahmen (z. B. Verengung der Fahrbahn durch Parkbuchten u. Fahrbahnteiler, Schwellen auf der Fahrbahn, durch die

richtung von Sackgassen). **3.** Sperrung des verkehrsberuhigten Gebietes für bestimmte Verkehrsarten. Innerhalb eines ausgewiesenen verkehrsberuhigten Bereichs gilt die Straßenverkehrsordnung (Abk. StVO) § 42.

Verkehrslärm: s. Lärm.

Verkehrsmedizin: (engl.) *traffic medicine*; Teilgebiet der Medizin, beschäftigt sich mit Krankheiten u. Körperschäden (z. B. Hypertonie, Sehstörungen) sowie mit durch Arzneimittel, Alkohol u. a. Rauschmittel* verursachte Veränderungen psychischer u. körperlicher Funktionen, welche die Verkehrstüchtigkeit* beeinträchtigen od. aufheben können. Die Begutachtung erfolgt anhand der vom Bundesministerium für Verkehr, Bau- u. Wohnungswesen herausgegebenen Leitlinien zur Kraftfahrereignung*. Vgl. Schuldfähigkeit.

Verkehrsplanung: (engl.) *transport planning*; Planung für den Bereich Verkehr zur Verbesserung der Qualität des Verkehrsablaufs (z. B. Verbesserung der Reisegeschwindigkeit, Anbindung von Wohngebieten an die Stadtkern), der Wirkungen des Verkehrsablaufs auf benachbarte Nutzungen (z. B. Lärm- u. Abgasbelastungen des Verkehrs in Wohngebieten) u. zur Reduzierung der Kosten für die Schaffung u. den Betrieb von Verkehrsangeboten; **Maßnahmen** der Verkehrsplanung sind au die Beeinflussung der Verkehrsnachfrage, der Veränderung des Verkehrsangebots u. die Steuerung des Verkehrsablaufs gerichtet. Vgl. Verkehrsberuhigung, Verkehrsverlagerung.

Verkehrstüchtigkeit: (engl.) *roadworthiness*; Bez. für die Fähigkeit, am öffentlichen Straßenverkehr als Kraftfahrer, Radfahrer od. Fußgänger teilzunehmen; vgl. Kraftfahrereignung, Fahrtüchtigkeit.

Verkehrsverlagerung: (engl.) *traffic displacement*; Maßnahmen der Stadt- u. Verkehrsplanung*, Verkehrsaufkommen des motorisierten Individualverkehrs (Auto) zugunsten umweltfreundlicher Verkehrsmittel des nichtmotorisierten Individualverkehrs (Fahrrad u. Fußgänger) u. des öffentlichen Personennahverkehrs (Busse, Bahn) zu verringern soll durch Verbesserung der Angebotsqualität des nichtmotorisierten Individualverkehrs u. des öffentlichen Personennahverkehrs (z. B. Erhöhung der Reisegeschwindigkeit, des Beförderungskomforts u. der Sicherheit), sowie durch Restriktionen des motorisierten Individualverkehrs (z. B. durch Parkraum- u. Straßenbewirtschaftung) erreicht werden.

Verlauf: s. Krankheitsverlauf.

Verlaufsschwankungen: (engl.) *fluctuations* Schwankungen im Schweregrad einer Gesundheitsstörung; bei längerem Leidensverlauf mi Schwankungen im Schweregrad ist für die Einschätzung der Schwere der Gesundheitsstörung als Maßstab für den Leistungsumfang nach dem Sozialen* Entschädigungsrecht ein Durchschnitts-

raum, der für eine Verlegung von einer Einrichtung des Gesundheitswesens in eine andere (z. B. vom Krankenhaus in eine Rehabilitationseinrichtung) benötigt wird; die Verlegung kann von einem Aufenthalt in häuslicher Umgebung unterbrochen werden, z. B. bei einer Anschlussheilbehandlung*. Je kürzer die Verlegungszeit, um so kürzer auch die (für Statistiken relevante) Gesamtbehandlungsdauer. Vgl. Versorgung, integrierte, Anschlussheilbehandlung.

Verletztengeld: (engl.) *injury benefit*; Entgeltersatzleistung der Gesetzlichen Unfallversicherung*, die für die Dauer der ärztlich festgestellten Arbeitsunfähigkeit*, die auf einen Versicherungsfall (Arbeitsunfall od. Berufskrankheit) zurückzuführen ist, gezahlt wird (§ 45 SGB VII); wird auch gezahlt, wenn ein durch einen Versicherungsfall verletztes Kind beaufsichtigt, betreut od. gepflegt werden muss; **Leistungshöhe:** Die Geldleistung beträgt bei Arbeitnehmern 80 % des regelmäßig erzielten Arbeitsentgelts u. ist in der Höhe auf das Nettoarbeitsentgelt begrenzt (§ 47 SGB VII), bei Unternehmern beträgt das Verletztengeld $\frac{1}{450}$ der individuell abgeschlossenen Versicherungssumme; **Leistungsdauer:** längstens bis zum Ablauf der 78. Kalenderwoche bzw. bis zum Beginn von Leistungen* zur Teilhabe am Arbeitsleben (§ 46 SGB VII; vgl. Übergangsgeld); bei Arbeitnehmern ruht der Anspruch auf Verletztengeld während der Entgeltfortzahlung* im Krankheitsfall.

Verletztenrente: Versichertenrente* der GUV.

Verletzungsartenverfahren: (engl.) *injury-related group procedure*; im Vertrag* Ärzte/Unfallversicherungsträger geregeltes Verfahren, das die Verletzungsarten festlegt, bei denen der behandelnde Arzt für eine Überweisung an besonders zugelassene Krankenhäuser zu sorgen hat; **Rechtliche Grundlage:** nach § 34 Abs. 2 SGB VII haben die Träger der GUV im Falle bestimmter schwerer Verletzungsarten besonders zugelassene Krankenhäuser zu beteiligen; über die personellen, baulichen u. medizinisch-technischen Zulassungsvoraussetzungen der Krankenhäuser entscheiden die Landesverbände der gewerblichen Berufsgenossenschaften*.

Verleugnung: (engl.) *denial*; (psychoanalyt.) Abwehrmechanismus*, durch den sich das „Ich" weigert, die Realität einer traumatisierenden Wahrnehmung anzuerkennen; Aspekte einer angstmachenden äußeren Realität werden von der Wahrnehmung ausgeschlossen u. können durch Wunschdenken u. Tagträume ersetzt werden. Verleugnung kann z. B. bei Patienten auftreten, die abrupt über eine schwerwiegende Erkrankung aufgeklärt wurden. Vgl. Verdrängung.

Vermittlungserschwernis: (engl.) *employment impediment*; syn. Einstellungserschwernis, Einstellungshemmnis; einer Vermittlung in Arbeit od.

hinsichtlich Umfang u. Verteilung der Arbeitszeit, fehlender Berufsabschluss od. kein verwertbarer Abschluss in Bezug auf die angestrebte Tätigkeit, gesundheitliche Einschränkungen u. fachliche Defizite; bei vielen Arbeitslosen sind mehrere Vermittlungshemmnisse gleichzeitig gegeben; Menschen mit Vermittlungserschwernissen werden auch als besonders förderungsbedürftige Personengruppe nach § 11 SGB III bezeichnet.

Verordnung: (engl.) 1. u. 2. *prescription*, 3. *regulation*; 1. syn. Verschreibung; ärztlich angeordnete Arznei-, Hilfs- od. Heilmittelabgabe sowie weitere gesetzlich od. vertraglich vorgesehene Leistungen der Krankenversicherung durch zugelassene Leistungserbringer auf Rezept*; **Formen** im Recht der GKV: **a) Arzneimittelverordnung:** Verordnung von Arzneimitteln* durch einen Vertragsarzt* gemäß Arzneimittelrichtlinien*; nach § 34 SGB V grundsätzlich nicht verordnungsfähig zu Lasten der GKV sind nicht verschreibungspflichtige Arzneimittel od. solche, bei denen die Erhöhung der Lebensqualität im Vordergrund steht (z. B. sog. Lifestyle-Produkte, Appetitzügler, Haarwuchsmittel). Weitere Ausschlüsse kann der Gemeinsame* Bundesausschuss festlegen (vgl. Neue Untersuchungs- und Behandlungsmethoden). Die Arzneimittelverordnung durch den Vertragsarzt unterliegt hierbei dem Wirtschaftlichkeitsgebot (vgl. Festbetrag, Verordnung über unwirtschaftliche Arzneimittel in der GKV, Positivliste, Zuzahlung). **Hinweis zur Gesundheitsreform 2006:** Die Gesundheitsreform sieht bislang vor, dass die Verordnung von kostenintensiven bzw. speziellen Arzneimitteln* durch den behandelnden Arzt künftig in Abstimmung mit fachlich besonders ausgewiesenen Ärzten erfolgen soll (s. Zweitmeinung); neue Arzneimittel sollen nach Zulassung* u. Markteinführung grundsätzlich zu Lasten der GKV verordnet werden können. **b) Heilmittelverordnung:** Verordnung von Heilmitteln* als vertragsärztliche Veranlassung der Abgabe von Heilmitteln durch nach § 124 SGB V zugelassene Heilmittelerbringer*; verbindlich geregelt durch die Heilmittel*-Richtlinien. Die Abgabe von Heilmitteln bedarf neben der Verordnung keiner Genehmigung, soweit die Bestimmungen der Krankenkasse nichts Anderes vorsehen. **c) Hilfsmittelverordnung:** Verordnung von Hilfsmitteln* in der vertragsärztlichen Versorgung* gemäß den Hilfsmittel*-Richtlinien des Gemeinsamen* Bundesausschusses; Nennung der Produktart od. der entsprechenden Positionsnummer aus dem Hilfsmittelverzeichnis* sind u. a. nötig. Die Abgabe von Hilfsmitteln aufgrund der Verordnung eines Vertragsarztes bedarf der Genehmigung durch die Krankenkasse, soweit deren Bestimmungen nichts Anderes vorsehen. **d)** Verordnung von Leistungen* zur medizinischen Rehabilitation (s. Rehabilitationsrichtlinien);

handlung (s. Behandlung); **g)** Verordnung von Krankentransporten (s. Krankentransport-Richtlinien); **h)** Verordnung häuslicher Krankenpflege*; **i)** Verordnung von Soziotherapie*. **Rechtliche Grundlage:** Die Verordnung innerhalb der GKV ist abhängig vom Leistungsumfang des SGB V u. folgt jeweils spezifischen Richtlinien des Gemeinsamen Bundesausschusses nach § 92 SGB V (ggf. unter Hinzuziehung des Instituts* für Qualität und Wirtschaftlichkeit im Gesundheitswesen od. einer Sachverständigenkommission) sowie Rechtsverordnungen des Bundesministeriums* für Gesundheit, teilweise auch nur im Einvernehmen mit dem Bundesministerium für Arbeit und Soziales u. der Zustimmung des Bundesrates. Im Einzelfall fällt die Begutachtung* von Arznei-, Heil- u. Hilfsmitteln entsprechend diesen Richtlinien in den Aufgabenbereich des MDK*. **2.** (meist mündliche) Anweisung über die Einnahme bzw. Verwendung von Arznei-, Heil- od. Hilfsmitteln; die Befolgung der ärztlichen Verordnung ist abhängig von der Compliance* eines Patienten. **3.** Kurzbez. für Rechtsverordnung; Form der abstrakten Rechtsetzung neben Gesetzen u. Richtlinien; eine Verordnung benötigt immer eine Verordnungsermächtigung in einem Gesetz. Urheber einer Verordnung ist nicht das Parlament, sondern die Exekutive; deswegen spricht man bei Verordnungen auch von exekutivem Recht.

Verordnungsblattgebühr: s. Zuzahlung.

Verordnungsfehler: (engl.) *medication error, prescription error;* fehlerhafte, medizinisch nicht indizierte Verordnung* von Arzneimitteln* u./od. Maßnahmen; als Behandlungsfehler* zu qualifizieren; den Arzt treffen besondere Sorgfaltspflichten bei der Verordnung von Medikamenten. Sorgfaltswidrig können sein: **1.** das Ausstellen eines unvollständigen, fehlerhaften od. missverständlichen Rezeptes; **2.** das Nichtbeachten von Kontraindikationen; **3.** das Überschreiten der zulässigen Höchstdosis; der Arzt hat Gefahren für seinen Patienten zu minimieren u. daher einer risikoärmeren Medikation bei gleich wirksamen Alternativen den Vorzug zu geben. Wenn keine Anhaltspunkte entgegenstehen, darf sich der Arzt auf Angaben u. Instruktionen des Herstellers verlassen; bei bestimmten Medikationen können den Arzt Kontrollpflichten treffen. Wenn keine besonderen Anzeichen bestehen, muss der Arzt nicht dafür Sorge tragen, dass der Patient die Anweisungen über Einnahmen eines Medikaments befolgt. **Hinweis:** Die Befolgung der ärztlichen Anweisungen ist eine Obliegenheit des Patienten (s. Compliance) u. kann bei Nichteinhaltung im Haftpflichtprozess zu einem Mitverschuldenseinwand führen.

Verordnungsverhalten: (engl.) *prescription behaviour;* Verordnungspraxis eines Arztes od. einer Gruppe von Ärzten; da der Arzt nachgelagerte Gesund-

anlasst, kommt ihm eine zentrale Rolle bei der Inanspruchnahme u. Verteilung von Gesundheitsleistungen u. damit auch der Kostenentwicklung im Gesundheitswesen zu. Das Verordnungsverhalten unterliegt der Wirtschaftlichkeitsprüfung (s Abrechnung ärztlicher Leistungen), bei der die verordneten Leistungen des einzelnen Arztes im Vergleich mit dem Arztgruppendurchschnitt bewertet werden. Vgl. Regress.

Verordnung über unwirtschaftliche Arzneimittel in der GKV: (engl.) *Inefficient Drugs Ordinance* umgangssprachl. Arzneimittelverordnung; Abk. AMuwV; Verordnung vom 21.2.1990 (BGBl. S. 301), zuletzt geändert am 9.12.2002 (BGBl. S. 4554); spezifiziert in einem umfangreichen Anlagenapparat auf der Grundlage des § 34 SGB V („Ausgeschlossene Arznei-, Heil- u. Hilfsmittel") die als unwirtschaftlich eingestuften u. damit vom Anspruch auf Versorgung nach § 31 Abs. 1 SGB V ausgeschlossenen Arzneimittel mit nicht erforderlichen Bestandteilen, Arzneimittel mit einer Vielzahl von arzneilich wirksamen Bestandteilen sowie Arzneimittel mit nicht nachgewiesenem therapeutischem Nutzen; vgl. Begutachtung von Arznei-, Heil- und Hilfsmitteln, Neue Untersuchungs- und Behandlungsmethoden.

Verrichtungen, gewöhnliche und regelmäßige: (engl.) *usual and regular performances;* Begriff aus der SPV (§ 14 SGB XI) für gewöhnliche u. regelmäßig wiederkehrende Verrichtungen im Ablauf des täglichen Lebens; dienen als Grundlage für die Feststellung der Pflegebedürftigkeit*; **1.** im Bereich der **Körperpflege:** Waschen, Duschen, Baden, Zahnpflege, Kämmen, Rasieren, Darm- od. Blasenentleerung; **2.** im Bereich der **Ernährung** mundgerechte Zubereitung der Nahrung, Aufnahme der Nahrung; **3.** im Bereich der **Mobilität** Aufstehen u. Zu-Bett-Gehen, An- u. Auskleiden, Gehen, Stehen, Treppensteigen, Verlassen u. Wiederaufsuchen der Wohnung; **4.** im Bereich der **hauswirtschaftlichen Versorgung:** Einkaufen, Kochen, Reinigen u. Beheizen der Wohnung, Spülen, Wechsel u. Waschen der Wäsche u. der Kleidung.

Versandhandel: (engl.) *distance selling trade;* Zustellung von apothekenpflichtigen Arzneimitteln* durch eine Apotheke*; **Voraussetzung:** seit 1.1.2004 ist zum Versandhandel durch Apotheken eine Erlaubnis von der für das Apothekenrecht zuständigen Behörde erforderlich (s. Apothekengesetz). Hierfür muss eine schriftliche Versicherung eingereicht werden, die bestimmte Anforderungen gewährleistet. So darf ein Versand nur zusätzlich zum üblichen Apothekenbetrieb erfolgen, ein Qualitätssicherungssystem muss etabliert sein, es müssen sämtliche Arzneimittel lieferbar sein u. der Versand muss innerhalb von 2 Arbeitstagen nach Eingang der Bestellung bundesweit

nationalen Recht, soweit es dem deutschen Apothekenrecht in Hinblick auf die Vorschriften zum Versandhandel entspricht, erlaubt ist. Das Bundesministerium für Gesundheit ist verpflichtet, in regelmäßigen Abständen eine aktualisierte Übersicht über die Mitgliedstaaten der EU u. die anderen EWR-Staaten, in denen für den Versandhandel u. den elektronischen Handel mit Arzneimitteln dem deutschen Recht vergleichbare Sicherheitsstandards bestehen, zu veröffentlichen. Der Versandhandel mit freiverkäuflichen Arzneimitteln ist auch außerhalb von Apotheken möglich, dazu ist eine sachkundige Person nach § 50 Arzneimittelgesetz erforderlich. Vgl. Internetapotheke.

Verschlusskrankheit, periphere arterielle: (engl.) *occlusive artery disease, peripheral artery disease*; Abk. pAVK; syn. chronische arterielle Verschlusskrankheit der unteren Extremitäten; stenosierende u. okkludierende Veränderungen an die Extremitäten versorgenden Arterien mit der Folge einer Durchblutungsstörung unterschiedlichen Schweregrads im Versorgungsgebiet der betroffenen Gefäße; **Einteilung der Schweregrade nach Fontaine-Ratschow:** s. Tab.; **Ätiologie:** überwiegend durch Arteriosklerose verursachte Gefäßerkrankung; entzündliche, dysgenetische, traumatische Genese unter 10 %; **Risikofaktoren:** u. a. Nicotinabusus, Diabetes* mellitus, arterielle Hypertonie*, Hypercholesterolämie; **Epidemiologie:** Prävalenz: bis zu 75 Jahren bei 4,5 %, über 75 Jahren bei ca. 20 %; Männer sind häufiger betroffen. In 45 % der Fälle mit koronarer Herzkrankheit*, in 25 % mit Zerebralsklerose assoziiert. 75 % der Erkrankten sind asymptomatisch. Symptomatisch wie asymptomatisch Erkrankte sterben 10 Jahre früher als Nichterkrankte eines Vergleichskollektivs. Haupttodesursache ist die koronare Herzkrankheit*. **Sozialmedizinische Bedeutung:** chronische Erkrankung des arteriellen Gefäßsystems mit hoher Prävalenz im höheren Lebensalter; Funktionsstörungen ergeben sich überwiegend aus der Einschränkung der Gehstrecke, nicht heilenden Wunden mit begleitender Entzündung u. der Komorbidität. Die hohe Mortalität resultiert aus der oft assoziierten koronaren Herzkrankheit. Anzustreben ist ein höherer Erkennungsgrad der asymptomatisch Erkrankten, z. B. durch Screenings* sowie die Reduzierung der Risikofaktoren durch Lebensstiländerungen u. suffiziente Therapie der Begleiterkrankungen.

Leistungsansprüche an die Sozialversicherungsträger: 1. an die GKV durch akutmedizinische Interventionen, Medikation u. Versorgung mit Heil- u. Hilfsmitteln (z. B. Prothese, Rollstuhl); **2.** an die GRV durch Bedarf an Leistungen* zur medizinischen Rehabilitation u. Leistungen* zur Teilhabe sowie bei schwerwiegender u. dauerhaf-

schow

Stadium	Symptome
I	asymptomatisch, keine Beschwerden
IIa	Claudicatio intermittens, Belastungsschmerzen ab einer Gehstrecke von 200 m
IIb	Belastungsschmerzen schon bei einer Gehstrecke unter 200 m
III	Ruheschmerz
IV	distale Nekrose, zusätzliche Gewebeschädigungen, Entzündungen und Geschwüre

ter Funktionsstörung durch Ansprüche auf Rente wegen Erwerbsminderung*; **3.** an die GPV bei Pflegebedürftigkeit*. Die Anerkennung des GdB (s. Grad der Behinderung) erfolgt nach den Grundsätzen des Schwerbehindertenrechts im SGB* IX, die Anerkennung einer MdE (s. Minderung der Erwerbsfähigkeit) nach den Grundsätzen des Sozialen* Entschädigungsrechts od. der GUV.

Verschollenheit: (engl.) *presumption of death*; verschollen ist, wessen Aufenthalt während längerer Zeit unbekannt ist, ohne dass Nachrichten darüber vorliegen, ob er in dieser Zeit noch gelebt hat od. gestorben ist, sofern nach den Umständen ernstliche Zweifel an seinem Fortleben begründet werden; ein Verschollener kann im Aufgebotsverfahren vor den Amtsgerichten für tot erklärt werden, z. B. wenn seit dem Ende des Jahres, in dem er nach den vorhandenen Nachrichten noch gelebt hat, 10 Jahre verstrichen sind, nicht jedoch vor Ende des Jahres, in dem er das 45. Lebensjahr vollendet hätte. Die Todeserklärung begründet die Vermutung, dass der Verschollene in dem im Beschluss festgelegten Zeitpunkt gestorben ist. Verschollen ist nicht, wessen Tod* nach den Umständen nicht zweifelhaft ist. **Rechtliche Grundlage:** Verschollenheitsgesetz (VerschG). Vgl. Rente wegen Todes.

Verschreibung: s. Verordnung.

Verschreibungspflicht: s. Arzneimittel.

Verschreibungsrecht: (engl.) *right to prescribe*; der Arzt hat das Recht u. die Pflicht, dem Patienten in den Grenzen des Wirtschaftlichkeitsgebots* die Medikamente bzw. Heil- od. Hilfsmittel, die den besten Behandlungserfolg versprechen, zu verschreiben; es gilt der Grundsatz der Therapiefreiheit*; insbes. im Bereich der GKV ist das Verschreibungsrecht des Arztes durch verschiedene Regelungen beschränkt, z. B. durch den Ausschluss bestimmter Arznei-, Heil- od. Hilfsmittel aus dem Leistungskatalog der GKV durch § 34 SGB V. Die

Verschulden: (engl.) *default, fault, negligence*; Oberbegriff für die Schuldformen Vorsatz u. Fahrlässigkeit*, deren Vorliegen regelmäßig Voraussetzung für vertragsrechtliche (§ 280 BGB) u. deliktsrechtliche (§ 823 BGB) Schadensersatzansprüche ist; ein Schuldner haftet für Leistungsstörungen od. Rechtsgutverletzungen grundsätzlich nur dann, wenn er diese durch vorwerfbares Verhalten (Vorsatz od. Fahrlässigkeit, § 276 BGB) (mit-)verursacht hat.

Versichertenältester: (engl.) *insurance steward*; **1.** in der Satzung einzelner GRV verwendete Bez. für Versichertenberater*; **2.** Vertrauensperson, die in den Sozialversicherungszweigen jeweils von der Vertreterversammlung od. den Versicherten gewählt wird u. die ehrenamtliche Aufgabe hat, eine ortsnahe Verbindung des jeweiligen Versicherungsträgers mit den Versicherten u. den Leistungsberechtigten herzustellen sowie diese zu beraten u. zu betreuen; **Rechtliche Grundlage:** §§ 39 ff. SGB IV.

Versichertenberater: (engl.) *adviser of insured people*; berät die Versicherten u. Rentner der Gesetzlichen Rentenversicherung*, hilft bei der Beschaffung u. Zusammenstellung von Unterlagen sowie beim Ausfüllen von Renten- u. sonstigen Leistungsanträgen; arbeitet ehrenamtlich, ist Teil der Selbstverwaltung u. wird auf Vorschlag u. a. der Gewerkschaften von der Vertreterversammlung des jeweiligen Rentenversicherungsträgers für 6 Jahre gewählt. Eine Aufwandsentschädigung wird i. R. von festgesetzten Pauschalbeträgen geleistet. Für den Versichertenberater führt der Rentenversicherungsträger bedarfsorientiert regelmäßige kostenlose Schulungen, Seminare u. Informationsveranstaltungen durch. Vgl. Versichertenältester.

Versichertenbonus: s. Bonus-Malus-System.

Versichertengemeinschaft: (engl.) *community of insured persons*; Summe der Rechtspersönlichkeiten, die einer gemeinsamen Versicherung unterliegen bzw. angehören; die Zusammensetzung einer Versichertengemeinschaft (sog. Versichertenstruktur) ist v. a. bei Personenversicherungen maßgeblich für das Eintreten von Versicherungsfällen (s. Leistungsfall); vgl. Solidargemeinschaft.

Versichertenkarte: s. Krankenversichertenkarte, Gesundheitskarte, elektronische.

Versichertenrente: (engl.) *injury pension*; umgangssprachl. Unfallrente, früher Verletztenrente; **1.** Rentenart* der GRV; **2.** Entschädigungsleistung* der Gesetzlichen Unfallversicherung*; **Voraussetzung:** wegen der verbliebenen Folgen eines Versicherungsfalles (Arbeitsunfall od. Berufskrankheit) besteht eine rentenberechtigende Minderung* der Erwerbsfähigkeit (MdE mindestens 20 %), u. diese dauert über die 26. Woche hinaus an. **Leistungshöhe:** Berechnungsgrundlage ist die Höhe der MdE u. der Jahresarbeitsverdienst* des

Leistungsdauer: Versichertenrente wird während der ersten 3 Jahre nach dem Versicherungsfall als vorläufige Entschädigung (§ 62 SGB VII) od. als Gesamtvergütung (§ 75 SGB VII; s. Abfindung) geleistet. Nach Ablauf von 3 Jahren nach dem Versicherungsfall ist die Rente auf unbestimmte Zei festzustellen (§ 62 Abs. 2 SGB VII). Sie endet nicht mit der Altersgrenze bzw. mit dem Ausscheiden aus dem Erwerbsleben, sondern mit dem Tod des Versicherten. **Hinweis:** Ausnahmsweise kann eine Versichertenrente auch bei mehreren Versiche rungsfällen mit MdE <20 % zu zahlen sein, wenn diese eine MdE von jeweils mindestens 10 % rechtfertigen (sog. **Stützrent**entatbestand, § 56 Abs. 1 Satz 2 SGB VII). Berücksichtigt werden hierbei auch Folgen von Unfällen od. Entschädigungsfälle nach dem Sozialen* Entschädigungsrecht u. nach Beam tengesetzen.

Versicherter: (engl.) *insured person*; **1.** Person, die kraft Gesetzes od. Satzung (s. Versicherungspflicht) od. aufgrund freiwilligen Beitritts od. freiwilliger Fortsetzung der Versicherung (Versicherungsberechtigung) in der Gesetzlichen Sozi alversicherung* versichert ist (§ 2 SGB IV); z. B. Person, für die Beiträge in die Gesetzliche Rentenversicherung* gezahlt wurden od. werden, für die Beiträge als gezahlt gelten od. für die Rentenanwartschaften aus einem Versorgungsausgleich übertragen bzw. begründet wurden. **2.** umgangssprachliche Bez. für den **Versicherungsnehmer** in der Privatversicherung; vgl. Mitgliedschaft.

Versicherung: (engl.) *insurance*; eine Versicherung besteht, wenn ein Versicherer gegenüber einem od mehreren Versicherten bzw. Versicherungsnehmern die Gefahr eines möglicherweise eintretenden Schadens (das versicherte Risiko)) bzw. dessen Auswirkungen übernimmt; Versicherungsschutz besteht mit Abschluss einer Versicherung. **1.** In der **Gesetzlichen Sozialversicherung*** beruht die Versicherung auf der gemeinsamen Deckung eines möglichen, in seiner Gesamtheit schätzbaren Bedarfs durch Verteilung auf eine organisierte Vielheit. Der Umfang des Versicherungsschutzes richtet sich nicht nach der Höhe der gezahlten Beiträge, sondern nach Art u. Dauer der erbrachten u. relevanten Vorleistungen (z. B. Ausübung einer versicherungspflichtigen Beschäftigung). Eine frei willige Versicherung ist möglich für nicht versiche rungspflichtige Personen: **a)** in der GRV für Zeiten von der Vollendung des 16. Lebensjahres an(§ 7 SGB VI); bei Versicherungsfreiheit* od. Befreiung von der Versicherungspflicht können Personen sich nur dann freiwillig versichern, wenn sie die allgemeine Wartezeit erfüllt haben; dies gilt nicht für Personen, die wegen Geringfügigkeit einer Beschäftigung od. selbständiger Tätigkeit versicherungsfrei sind. Nach Bewilligung einer Altersrente ist eine freiwillige Versicherung nicht zuläs-

bemessungsgrenze liegt (s. Beitragsbemessung).
2. In der **Privatversicherung** ist der Abschluss eines Vertrages vorausgesetzt; Sonderregelungen für einen solchen Versicherungsvertrag enthält das Gesetz über den Versicherungsvertrag (VVG), im Übrigen gilt das BGB. Bei der Schadensversicherung (z. B. Haftpflichtversicherung) ist der Versicherer verpflichtet, nach dem Eintritt des Versicherungsfalls dem Versicherungsnehmer den dadurch verursachten Vermögensschaden nach Maßgabe des Vertrages zu ersetzen. Bei der Personenversicherung (z. B. Lebens- od. Unfallversicherung) hat er den vereinbarten Betrag an Kapital od. Rente zu zahlen od. die sonst vereinbarte Leistung zu bewirken (§ 1 VVG). Der Versicherungsnehmer hat die vereinbarte Prämie zu entrichten (§ 2 VVG). Der Versicherer ist verpflichtet, eine von ihm unterzeichnete Urkunde über den Versicherungsvertrag (Versicherungsschein) dem Versicherungsnehmer auszuhändigen (§ 3 VVG). Der Abschluss einer Privatversicherung ist grundsätzlich freiwillig. Vgl. Pflichtversicherung.

Versicherungsaufsichtsgesetz: (engl.) *Insurance Control Law*; Abk. VAG; „Gesetz über die Beaufsichtigung der Versicherungsunternehmen" in der Fassung vom 17.12.1992 (BGBl. 1993 I S. 2), zuletzt geändert am 19.4.2006 (BGBl. I S. 866); Unternehmen, die den Betrieb von Versicherungsgeschäften zum Gegenstand haben u. nicht Träger der Sozialversicherung* sind (Versicherungsunternehmen), sowie bestimmte Pensionsfonds (s. Altersvorsorge, betriebliche) unterliegen der staatlichen Rechts- u. Finanzaufsicht.

Versicherungsfall: s. Leistungsfall.

Versicherungsfreiheit: (engl.) *exemption from insurance*; Ausnahme von der Versicherungspflicht*; tritt bei Erfüllung bestimmter Voraussetzungen ein: **1.** automatisch (originäre Versicherungsfreiheit), z. B. in der GKV u. SPV bei Überschreiten der Versicherungspflichtgrenze*; **2.** auf Antrag des Versicherten, z. B. in der GRV Befreiung von der Rentenversicherungspflicht bei Mitgliedschaft in einem berufsständischen Versorgungswerk* (§ 6 SGB VI); erforderlich ist der regelmäßige Nachweis, dass das durch die Versicherungspflicht abgedeckte Risiko anderweitig abgesichert ist.

Versicherungskonto: (engl.) *individual pension record, individual pension account*; umgangssprachl. Rentenkonto; in der GRV von den Rentenversicherungsträgern* geführtes Konto, das Daten enthält, die für die Durchführung der Versicherung sowie die Feststellung u. Erbringung von Leistungen erforderlich sind; der Rentenversicherungsträger ist nach § 149 Abs. 1 SGB VI verpflichtet, für jeden Versicherten u. für bestimmte versicherungsfreie od. von der Versicherungspflicht befreite Personen ein Versicherungskonto zu führen, das nach der Versicherungsnummer* geordnet ist. Der Umfang

Daten über geleistete Beiträge, sonstige rentenrechtlich erhebliche Zeiten u. Tatbestände, medizinische Tatsachen (soweit leistungserheblich) sowie Zahlungsdaten bei laufender Leistungsgewährung.

Versicherungslastregelungen: (engl.) *burden of insurance regulation*; völkerrechtliche Verträge, welche die Versicherungslast bei Personen, deren Rentenversicherungszugehörigkeit infolge staatsrechtlicher Entwicklungen zwischen mehreren Staaten wechselt, je nach Staatsangehörigkeit od. Aufenthalt des Versicherten* unter den vertragsschließenden Staaten verteilen; damit soll der Versicherungsverlauf dieser Personen auf ein Land beschränkt werden. Es gibt i. R. von Sozialversicherungsabkommen* Versicherungslastregelungen, welche die Übernahme von Versicherungszeiten (s. Wartezeit) eines anderen Staates in die deutsche Last vorsehen od. welche die Übernahme deutscher Zeiten in die Last eines ausländischen Staates zur Folge haben. Die heutigen Sozialversicherungsabkommen sind Leistungsexportabkommen, die keine Versicherungslastregelungen enthalten.

Versicherungsmedizin: (engl.) *insurance medicine*; Teilgebiet der Medizin, das sich mit versicherungsrechtlichen u. versicherungswirtschaftlichen Problemen der Krankheit befasst; von medizinischen Sachverständigen sind zur Feststellung des Leistungsfalls für die Träger der Sozialversicherung Gutachten zu erstellen, die geltend gemachte körperliche od. seelische Leiden des Versicherten hinsichtlich ihrer Wertigkeit od. hinsichtlich ihrer Kausalitätsbeziehung zu einer definierten Einwirkung beurteilen (sog. Feststellungs- od. Zusammenhangsgutachten). Gesetzlich versicherte Risiken werden i. R. des sozialrechtlichen Feststellungsverfahrens überprüft u. sind Teilbereich der Sozialmedizin*.

Versicherungsnummer: (engl.) *insurance number*; an jede nach dem SGB VI versicherte Person eindeutig zu vergebende Nummer (Zeichencode), die sich u. a. aus dem Geburtsdatum u. dem Anfangsbuchstaben des Geburtsnamens des Versicherten zusammensetzt (§ 147 Abs. 2 SGB VI); nach § 147 SGB VI ist der Rentenversicherungsträger* verpflichtet, eine Versicherungsnummer an alle nach dem SGB VI versicherten Personen zu vergeben; unter bestimmten Voraussetzungen ist er dazu auch für andere Personen berechtigt. Der Versicherte ist über die Vergabe einer Versicherungsnummer zu unterrichten. Vgl. Krankenversichertennummer.

Versicherungspflicht: (engl.) *insurance liability, subjection to compulsory insurance*; gesetzlich angeordneter Versicherungszwang bei Erfüllung bestimmter tatsächlicher Voraussetzungen; vgl. Pflichtversicherung, Sozialversicherungspflicht, Krankenversicherungspflicht.

versicherungsgrenze; Grenzwert des Jahresarbeitsverdienstes*, bis zu dem Versicherungspflicht* in der Gesetzlichen Krankenversicherung* besteht; bei Überschreiten dieser Versicherungspflichtgrenze (2006: 47 250 EUR pro Jahr) besteht Versicherungsfreiheit; ergänzend wurde für bestimmte vor dem 1.1.2003 privat krankenversicherte Arbeitnehmer eine eigene Versicherungspflichtgrenze, die sog. **Bestandschutzgrenze** (2006: 42 750 EUR pro Jahr) eingeführt; beide Grenzen gelten bundeseinheitlich; seit 1.1.2003 formal von der Beitragsbemessungsgrenze (s. Beitragsbemessung) in der GRV abgekoppelt. **Hinweis zur Gesundheitsreform 2006:** Die Gesundheitsreform sieht bislang vor, dass der Wechsel freiwillig versicherter Arbeitnehmer von der GKV zur PKV ab dem Stichtag 3.7.2006 dann möglich wird, wenn in 3 aufeinanderfolgenden Jahren die Jahresarbeitentgeltgrenze überschritten wurde.

Versicherungsprämie: (engl.) *insurance premium*; Kosten einer Versicherung; durch den Versicherungsvertrag wird der Versicherte zur Entrichtung der Versicherungsprämie verpflichtet; vgl. Beiträge zur Sozialversicherung.

Versicherungsprinzip: (engl.) *insurance principle*; Gestaltungsprinzip der sozialen Sicherung; Gewährung von Leistungen als Gegenleistung für Einzahlungen (Beiträge) in eine Versicherung; als Gestaltungsprinzip der sozialen Sicherung* in Deutschland umgesetzt im Sozialversicherungssystem, in dem den Versicherten Leistungen aus der beitragsfinanzierten Sozialversicherung* im Bedarfsfall bei Vorliegen der versicherungsrechtlichen Voraussetzungen* zur Verfügung stehen. Dem Versicherungsprinzip stehen das Versorgungsprinzip* u. das Fürsorgeprinzip* gegenüber.

Versicherungsrecht: (engl.) *insurance law*; rechtliche Vorgaben zur Regelung von Entstehung, Inhalt u. Bestand einer Versicherung*; im Sozialversicherungsrecht ist dies insbes. das Sozialgesetzbuch (s. SGB), im Privatversicherungsrecht das Gesetz über den Versicherungsvertrag (VVG).

Versicherungstarif: (engl.) *insurance tariff*; Algorithmus, nach dem die Prämie für den Versicherungsschutz berechnet wird; die Hauptelemente sind: Art des übernommenen Risikos, Umfang der Versicherungsleistung, Ausmaß der Kostenbeteiligung* des Versicherungsnehmers, notwendige Sparbeiträge sowie Aufschläge für die Rückversicherung u. die Verwaltung; s. Risikobeitrag, Sicherheitszuschlag.

Versicherungsverhältnis: (engl.) *insurance relationship*; **1.** besteht in der Gesetzlichen Sozialversicherung*, sobald der Tatbestand der jeweiligen Versicherungspflicht* erfüllt ist (z. B. Aufnahme einer versicherungspflichtigen Beschäftigung); **2.** besteht in der Privatversicherung, sobald ein Ver-

mal zusammengestellter Inhalt des Versicherungskontos* eines Versicherten in der Gesetzlichen Rentenversicherung*; der Rentenversicherungsträger* ist nach § 149 Abs. 3 SGB VI verpflichtet, den Versicherten regelmäßig in Form dieses sog. Versicherungsverlaufs über den Inhalt seines Versicherungskontos zu informieren. Dem Versicherten soll damit die Möglichkeit gegeben werden, möglichst zeitnah an der Kontenklärung* mitzuwirken. **Rechtliche Grundlage:** § 149 Abs. 4 SGB VI.

Versicherungszeit: s. Wartezeit.

Versorgung: (engl.) 1. *provision*, 2. *medical care*, 3. *compensation*; kollektive u./od. individuelle Erfüllung eines Bedarfs; im sozialmedizinischen Kontext unterschiedliche Verwendung: **1. Erhalt individueller Leistungen** im System der sozialen Sicherung; insbes. im Gesundheitswesen i. S. von individueller medizinischer Behandlung* u. Pflege*; vgl. Erstversorgung. **2. Organisation des Systems der sozialen Sicherung**: a) medizinische Versorgung: Organisation der Behandlung* in einem Gesundheitssystem; s. Krankenhaus, Hausarztsystem, Versorgung, integrierte; Hospiz; **b)** Altersversorgung; s. Altersvorsorge, Rentenversicherung, Beamtenversorgung, Hinterbliebenenversorgung, Versorgungswerk; **c)** soziale Versorgung z. B. Grundsicherung*, Leistungen zur Teilhabe*. **3. Begriff des Sozialen* Entschädigungsrechts** für die Versorgung von u. a. Kriegs-, Gewalt- u. Wehrdienstopfern durch Gewährung von umfassenden Sozialleistungen (Geld- u. Sachleistungen) die als Entschädigung für die gesundheitlichen u. wirtschaftlichen Folgen einer Schädigung erbracht werden, die nach den Gesetzen des Sozialen Entschädigungsrechts anerkannt ist (s. Entschädigungsleistungen). Vgl. Versorgungsverwaltung.

Versorgung, hausarztorientierte: s. Hausarztsystem.

Versorgung, hauswirtschaftliche: (engl.) *house keeping benefits*; Geld- od. Sachleistungen nach SGB XII für Menschen, die Hilfe bei der Haushaltsführung brauchen; bei geringfügigem Bedarf (nur einzelne Verrichtungen) i. R. der Hilfe* zum Lebensunterhalt (§§ 27 Abs. 3, 28 Abs. 1 Satz 2 SGB XII), sonst Bestandteil der Hilfe* in besonderen Lebenslagen, Hilfe* zur Pflege od. Hilfe* zur Weiterführung des Haushalts. **Hinweis:** Im SGB II besteht hier noch gesetzgeberischer Handlungsbedarf. Es findet sich derzeit noch keine entsprechende Regelung für erwerbsfähige Hilfebedürftige, welche die Voraussetzungen für die Hilfe* zur Pflege noch nicht erfüllen, jedoch einzelne für ihren Lebensunterhalt erforderliche Tätigkeiten nicht verrichten können (z. B. bei psychisch kranken Menschen mit krankheitsbedingten Verwahrlosungstendenzen, die erwerbsfähig i. S. der Bestimmungen des § 8 SGB II sind, jedoch regelmäßiger Anleitung u. Unterstützung im hauswirt-

IV; medizinische Versorgungsform, die nach §§ 140 a ff. SGB V auf freiwilliger Basis eine vertraglich geregelte Interaktion verschiedener ambulanter u. stationärer Leistungserbringer od. Versorgungssektoren od. eine interdisziplinär-fach-übergreifende Versorgung in einer einheitlichen Leistungserbringung vorsieht; **Ziel:** Optimierung der Behandlung u. Steigerung der Effizienz, z. B. durch Vermeidung von Doppeluntersuchungen, Verschiebung kostenintensiver Patienten in andere Sektoren od. Verkürzung langer Verweildauer*; Krankenkassen dürfen i. R. der integrierten Versorgung selektive Verträge mit einzelnen Leistungsanbietern u. Gruppen von Leistungsanbietern schließen, die eine verschiedene Leistungssektoren übergreifende Versorgung des Versicherten u. die Kooperation z. B. niedergelassener ärztlicher u. nichtärztlicher Leistungserbringer, Praxisnetze, Krankenhäuser, Gesundheitszentren, Vorsorge- u. Rehabilitationseinrichtungen zum Inhalt haben. Insofern kann der Sicherstellungsauftrag* der KV eingeschränkt werden. Der Gesetzgeber hat eine Anschubfinanzierung durch die Krankenkassen vorgesehen. **Hinweis zur Gesundheitsreform 2006:** Bei der Registrierungsstelle waren im Juli 2006 2214 Verträge für eine IV gemeldet, die sich i. d. R. auf bestimmte Indikationen u. kleine Regionen begrenzen. Mit der Gesundheitsreform wird beabsichtigt, bundesweit flächendeckende Versorgungsangebote zu initiieren. Für entsprechende Integrationsverträge in größeren Regionen u./od. indikationsübergreifend wird die Anschubfinanzierung* von bis zu 1% der Gesamtvergütung* sowie 1% der Krankenhausbudgets verlängert. Nichtärztliche Heilberufe u. die SPV werden ebenfalls in die IV einbezogen (hierfür gilt die Anschubfinanzierung nicht). Vielmehr haben die Kranken- u. Pflegekassen jeweils ihre Leistungen i. R. ihrer Zuständigkeiten zu finanzieren. **Erweiterte integrierte Versorgung:** Krankenhäuser können hochspezialisierte Leistungen i. S. des § 116 SGB V i. R. der IV auch ambulant erbringen. Vgl. Disease-Management-Programm, Managed Care.

Versorgungsärztlicher Dienst: s. Dienst, sozialmedizinischer.

Versorgungsamt: (engl.) *(war) pension office*; nicht mehr bundeseinheitliche Bez. für die (unterste) Dienststelle einer Landesbehörde, welche die Bundesgesetze des Sozialen* Entschädigungsrechts (Hauptgesetz Bundesversorgungsgesetz*) ausführt; je nach Landesstruktur der mittleren Behörde, dem sog. Landesversorgungsamt, untergeordnet (oberste Behörde: Landesministerium); seit 1974 auch zuständig für die Ausführung des Schwerbehindertenrechts; von 2002–2004 dem Bundesministerium* für Gesundheit zugeordnet seither wieder dem Bundesministerium für Arbeit und Soziales; aufgrund landesunterschiedlicher

der Behinderung*, Feststellung des Grades* der Behinderung u. die Ausstellung eines Schwerbehindertenausweises* nach den Anhaltspunkten*. Vgl. Versorgungsverwaltung.

Versorgungsauftrag: (engl.) *provision mandate*; aus den Versorgungsverträgen* abgeleitete Verpflichtung der Leistungserbringer*, gegenüber den Versicherten die ihnen von den Leistungsträgern* geschuldeten Leistungen zu erbringen; z. B. muss die Rehabilitationseinrichtung, die einen Vertrag mit der GRV hat i. R. des Versorgungsauftrag Leistungen erbringen. **Rechtliche Grundlage:** § 75 SGB V. Vgl. Sicherstellungsauftrag.

Versorgungsausgleich: (engl.) *settlement of pension entitlements*; gleichmäßige Aufteilung der in der Ehezeit erworbenen Versorgungsanrechte auf beide Ehegatten im Fall einer Ehescheidung; der Ehegatte, der die höheren Versorgungsanwartschaften erworben hat, ist ausgleichspflichtig. Dem Ehegatten mit den geringeren Anwartschaften steht als Ausgleich die Hälfte des Wertunterschiedes zu. Der Versorgungsausgleich erfolgt durch die Entscheidung des Familiengerichts. Der Rentenversicherungsträger* übernimmt die Ausführung der rechtskräftigen Entscheidung des Gerichts. Auch zwischen Partnern einer eingetragenen Lebenspartnerschaft ist die Durchführung eines Versorgungsausgleichs seit 1.1.2005 grundsätzlich möglich. **Rechtliche Grundlage:** § 1587 ff. BGB. Vgl. Rentensplitting.

versorgungsberechtigt: (engl.) *entitled to maintenance*; Abk. VB; Begriff für die Anerkennung eines Anspruchs auf Entschädigung aufgrund einer Gesundheitsstörung mit Minderung* der Erwerbsfähigkeit nach den Gesetzen des Sozialen* Entschädigungsrechts (mit Ausnahme des Bundesversorgungsgesetzes*; s. kriegsbeschädigt); bei MdE ≥50% mit Sondergruppe VB im Schwerbehindertenausweis*.

Versorgungsbezüge: (engl.) *benefits*; vom Arbeitgeber od. bestimmten Versorgungseinrichtungen (z. B. der betrieblichen Altersvorsorge*, Rente*) regelmäßig gezahlte Geldleistungen.

Versorgungsehe: (engl.) *providing marriage*; Eheschließung zum alleinigen od. überwiegenden Zweck der wirtschaftlichen Versorgung des Partners; z. B. im Bereich der gesetzlichen Renten- u. Unfallversicherung u. der Beamtenversorgung kann die Feststellung einer Versorgungsehe dazu führen, dass im Todesfall eines Ehepartners ein Anspruch auf eine Hinterbliebenenrente/-versorgung für den überlebenden Ehepartner ausgeschlossen wird. Dabei wird eine Versorgungsehe vermutet, wenn der Tod innerhalb des ersten Ehejahres eingetreten ist. Diese (gesetzliche) Vermutung ist im Einzelfall widerlegbar.

Versorgungseinrichtung: (engl.) *health care facility*; Institution der medizinischen Versorgung* u. Be-

ligt, u. a. Einzelpraxen*, Gemeinschaftspraxen*, Medizinische Versorgungszentren*, ermächtigte ärztlich geleitete Einrichtungen, Polikliniken*, Hochschulambulanzen, psychiatrische Institutsambulanzen, sozialpädiatrische Zentren, Einrichtungen der Behindertenhilfe, Krankenhäuser*, Vorsorgeeinrichtungen*, medizinische Rehabilitationseinrichtungen* u. Pflegedienste.

Versorgungsformen, besondere: (engl.) *special forms of provision (of medical care)*; Versorgung gesetzlich Krankenversicherter auf der Basis von durch die Krankenkassen geschlossenen Vereinbarungen mit Ärzten bzw. anderen Leistungserbringern (Einzel- bzw. Direktverträge*), die von den einheitlich u. gemeinsam beschlossenen Kollektivvereinbarungen (z. B. mit der KV) abweichen od. darüber hinausgehen; z. B. die hausarztzentrierte Versorgung (vgl. Hausarztsystem), die integrierte Versorgung*, Chronikerprogramme (s. Disease-Management-Programm), Modellvorhaben. Die **Gesundheitsreform 2006** sieht bislang vor, sowohl für Krankenkassen wie auch Ärzte jeweils allein wie auch in Gruppen diese Möglichkeit zu erweitern. Hierbei bleiben die beteiligten Vertragsärzte Mitglieder der KV.

Versorgungsforschung: (engl.) *health services research*; Teilgebiet der Gesundheitssystemforschung*, das sich mit der medizinischen Versorgung der Bevölkerung problemorientiert od. im Sinn der Grundlagenforschung in interdisziplinärer Weise beschäftigt; umfasst medizinische Behandlung, psychosoziale Betreuung u. Prävention*; **Aufgabe:** Beschreibung der Versorgung, Darstellung von Zusammenhängen sowie Entwicklung neuer Konzepte u. deren Evaluation*.

Versorgungskrankengeld: (engl.) *sickness benefit*; Lohnersatzleistung nach dem Sozialen* Entschädigungsrecht bei Bestehen von Arbeitsunfähigkeit* (i. S. der GKV nach § 44 Abs. 1 u. § 92 Abs. 1 Nr. 7 SGB V od. in weiter genannten Fällen) aufgrund einer anerkannten Gesundheitsstörung (§§ 16, 18 BVG); vergleichbar dem Verletztengeld* der GUV; kann im Gegensatz zum Verletztengeld u. zum Krankengeld* der GKV länger als 78 Wochen geleistet werden.

Versorgungsleitlinie: (engl.) *disease management guideline*; ein in einem definierten, transparent gemachten Vorgehen erzielter Konsens multidisziplinär zusammengesetzter Expertengruppen zu bestimmten Vorgehensweisen in der Medizin auf der Grundlage von systematischer Recherche u. Analyse der wissenschaftlichen Literatur. Vgl. Leitlinien, Richtlinie.

Versorgungsprinzip: (engl.) *principle of provision*; Gestaltungsprinzip der sozialen Sicherung*; in Deutschland umgesetzt durch die Gewährung von Leistungen aufgrund eines gesetzlich verankerten Prinzips der Versorgung von Menschen, die **1.** mit

keit zum Beamtenstand (s. Beamtenversorgung u. andere staatlich Bedienstete; **2.** bei einer anerkannten Gesundheitsstörung infolge einer Schädigung nach dem Sozialen* Entschädigungsrecht (SER, z. B. infolge staatlich angeordneten Wehru. Zivildienstes, empfohlener Impfungen, der Nichtgewährleistung des Schutzes durch den Staat auch für Opfer von Gewalttaten). Dem Versorgungsprinzip stehen das Versicherungsprinzip* u. das Fürsorgeprinzip* gegenüber. Das **Alimentationsprinzip** für Beamte geht jedoch deutlich über das Versorgungsprinzip hinaus. Es deckt das gesamte Leben des Beamten, auch bereits vor einem möglichen Versorgungsfall, ab. Es gewährleistet einen amtsangemessenen Lebensunterhalt, damit der Beamte sich in wirtschaftlicher Unabhängigkeit den ihm vom GG zugewiesenen Aufgaben widmen kann u. dadurch eine stabile u. politisch unabhängige Verwaltung sichert.

Versorgungsrecht: (engl.) *compensation law*; im sozialrechtlichen Kontext die Rechtsvorschriften über Leistungen zur Kompensation von Schädigungen, deren Ursache vielfach in der staatlichen Sphäre liegt, z. B. Kriegsopferversorgung*; s. Versorgung Soziales Entschädigungsrecht.

Versorgungsstufe: s. Krankenhaus.

Versorgungsvertrag: (engl.) *service agreement*; Regelung der Rechtsbeziehungen zwischen Organisationen von Leistungsträgern* u. Leistungserbringern*; im Recht der GKV v. a. im Rahmen der Krankenhausbehandlung (§ 108 ff. SGB V), im Recht der SPV zwischen Pflegekassen u. Pflegeeinrichtungen (§ 72 SGB XI).

Versorgungsverwaltung: (engl.) *provision authority* landesstaatliche Einrichtungen zur Ausführung u. Anwendung der Bundesgesetze des Sozialen* Entschädigungsrechts (Hauptgesetz Bundesversorgungsgesetz*) sowie des Schwerbehindertenrechts (SGB IX); ausführende Behörden u. Dienststellen sind je nach Landesstruktur (ehemalige) Landesod. Versorgungsämter* mit Hauptfürsorgestellen* u. Integrationsämtern*. **Geschichte:** Aufgrund der Besonderheit der Fragestellungen u. Aufgaben der sozialrechtlichen Kausalität von Gesundheitsstörungen wurden nach den beiden Weltkriegen spezielle Strukturen mit eigenständigen Dienststellen eingerichtet („Gesetz über die Errichtung der Verwaltungsbehörden der Kriegsopferversorgung", Abk. KOVVwG, in der im Bundesgesetzblatt Teil III, Gliederungsnummer 833-2, veröffentlichten bereinigten Fassung, zuletzt geändert am 3.5.2000 (BGBl. I S. 632): **1.** Versorgungsärztliche Untersuchungsstelle (Abk. VUSt) für eingehende klinische u. technische medizinische Untersuchungen im Rahmen medizinischer Gutachten; **2.** Orthopädische Versorgungsstelle (Abk. OVSt) für die Versorgung mit orthopädischen Hilfsmitteln; **3.** Versorgungskuranstalten, -heilstätten u. -kran-

nommen u. sind in anderen Strukturen aufgegangen od. aufgelöst.

Versorgungswerk: (engl.) *pension funds;* syn. berufsständische Versorgungswerke; auf landesgesetzlicher Rechtsgrundlage basierende Sondersysteme für die sog. Kammerberufe (z. B. Ärzte, Apotheker, Architekten, Rechtsanwälte, Steuerberater), die selbständig neben den anderen Systemen, v. a. der Gesetzlichen Rentenversicherung*, die Pflichtversorgung ihrer Mitglieder hinsichtlich der Alters-, Invaliditäts- bzw. Berufsunfähigkeits- u. Hinterbliebenenversorgung gewährleisten; es besteht Pflichtmitgliedschaft kraft Gesetzes für die Angehörigen bestimmter Berufsgruppen. Die Versorgungswerke erfüllen ihre Aufgaben in Selbstverwaltung u. finanzieren ihre Ausgaben ohne staatliche Zuschüsse aus eigenen Mitteln. **Hinweis:** Die Regelungen des SGB VI der GRV gelten nicht für Versorgungswerke, jedoch werden gesetzliche Änderungen des SGB VI häufig entsprechend angepasst nachvollzogen.

Versorgungszentrum, medizinisches: (engl.) *health centre, medical centre, medical care unit;* Abk. MVZ; fachübergreifende ärztlich geleitete Einrichtung, in der im Arztregister* eingetragene Ärzte als Angestellte od. Vertragsärzte* tätig sind; **Voraussetzung:** MVZ kann nur von Leistungserbringern* gegründet werden, die durch Ermächtigung*, Zulassung* od. Vertrag an der medizinischen Versorgung der Versicherten der GKV teilnehmen; Voraussetzungen für die Zulassung sind **1.** fachübergreifende Tätigkeit, **2.** ärztliche Leitung, **3.** Rechtsform entsprechend dem ärztlichen Berufsrecht, **4.** Vertragsarztsitz entsprechend der geplanten fachlichen u. personellen Ausrichtung. **Ziele: 1.** interdisziplinäre Versorgung „aus einer Hand" für den Patienten; **2.** interdisziplinäre Kooperation auch aus wirtschaftlichen Gründen fördern; **3.** Teilnahme an der vertragsärztlichen Versorgung als zugelassener Leistungserbringer (nach GKV*-Modernisierungsgesetz); **4.** Teilnahme von Ärzten an der vertragsärztlichen Versorgung ohne wirtschaftlichen Risiken einer Praxisgründung. **Rechtliche Grundlage:** § 95 Abs. 1 Satz 2 SGB V; angestellte Ärzte in einem MVZ haben die gleichen Rechte u. Pflichten wie Vertragsärzte; **Hinweis:** Die Niederlassung in eigener Praxis ist nach 5-jähriger Tätigkeit in einem MVZ trotz bestehender Zulassungsbeschränkungen möglich. Vgl. Berufsausübungsgemeinschaft.

Versorgung, vertragsärztliche: (engl.) *service by panel doctors;* syn. kassenärztliche Versorgung; im § 73 SGB V geregeltes System der ambulanten Versorgung nach SGB V durch Vertragsärzte* für gesetzlich Krankenversicherte; umfasst **1.** ärztliche Behandlung; **2.** zahnärztliche Behandlung einschließlich der Versorgung mit Zahnersatz (durch Vertragszahnärzte); **3.** kieferorthopädische Be-

tungen zur medizinischen Rehabilitation; **6.** Anordnung der Hilfeleistung anderer Personen; **7.** Verordnung von Arznei-, Verband-, Heil- u. Hilfsmitteln, Krankentransporten sowie Krankenhausbehandlung od. Behandlung in Vorsorge- od. Rehabilitationseinrichtungen; **8.** Verordnung häuslicher Krankenpflege; **9.** Ausstellung von Bescheinigungen u. Erstellung von Berichten, welche die Krankenkassen od. der MDK zur Durchführung gesetzlicher Aufgaben od. die die Versicherten für den Anspruch auf Fortzahlung des Arbeitsentgelts benötigen; **10.** medizinische Maßnahmen zur Herbeiführung einer Schwangerschaft; **11.** Maßnahmen zur Empfängnisverhütung, Schwangerschaftsunterbrechung u. Sterilisation; **12.** Verordnung von Soziotherapie*. **Einteilung:** vertragsärztliche Versorgung gliedert sich in **1. hausärztliche** Versorgung (insbes. durch Fachärzte für Allgemeinmedizin, für Kinder- u. Jugendmedizin, für Innere Medizin ohne Schwerpunktbezeichnung) zur allgemeinen u. fortgesetzten ärztlichen Betreuung eines Patienten in Diagnostik u. Therapie bei Kenntnis des häuslichen u. familiären Umfelds, Koordination diagnostischer, therapeutischer u. pflegerischer Maßnahmen, Dokumentation (insbes. Zusammenführung, Bewertung u. Aufbewahrung der Behandlungsdaten, Befunde u. Berichte aus der ambulanten u. stationären Versorgung), Einleitung od. Durchführung präventiver u. rehabilitativer Maßnahmen sowie Integration nichtärztlicher Hilfen u. flankierender Dienste in die Behandlungsmaßnahmen; **2. fachärztliche** Versorgung (übrige Fachärzte). **Hinweis zur Gesundheitsreform 2006:** Die Gesundheitsreform sieht bislang vor, die vertragsärztliche Versorgung auch für diejenigen Patienten zu organisieren, die über den durch die PKV zu schaffenden Basistarif versichert sind. Vgl. Kassenärztliche Vereinigung.

Verteilung: s. Wahrscheinlichkeitsverteilung.

Verteilzeit: s. Pause.

Vertrag Ärzte/Unfallversicherungsträger: (engl.) *Agreement Doctors, Accident Insurance Carriers;* auf Grundlage von § 34 Abs. 3 SGB VII von den Verbänden der Träger der Gesetzlichen Unfallversicherung* (Hauptverband der gewerblichen Berufsgenossenschaften*, Bundesverband der Landwirtschaftlichen Berufsgenossenschaften u. Bundesverband der Unfallkassen) u. der KBV abgeschlossener Vertrag zur Regelung der Durchführung von Heilbehandlungen* u. deren Vergütung sowie zur Abrechnung der für die GUV erbrachten Leistungen durch Vertragsärzte*; enthält weiterhin Vorschriften zum D-Arzt-Verfahren (s. D-Arzt), H-Arzt-Verfahren (s. H-Arzt), Hautarztverfahren* u. Verletzungsartenverfahren*; der Vertrag schließt alle gesetzlich Unfallversicherten ein, auch nicht in der GKV versicherte Personen. **Hin-**

zur vertragsärztlichen Versorgung* in der GKV zugelassener, freiberuflich in eigener Praxis, ggf. auch in einem medizinischen Versorgungszentrum an der haus- od. fachärztlichen Versorgung teilnehmender Arzt*; mit der Zulassung* wird der Vertragsarzt Mitglied der für seinen Vertragsarztsitz zuständigen Kassenärztlichen* Vereinigung mit definierten Rechten u. Pflichten u. wird in dem von einer KV geführten Arztregister* auf Antrag eingetragen.

Vertragsarztrecht: (engl.) *panel doctor law*; früher Kassenarztrecht; regelt die Zulassung von Ärzten u. Zahnärzten als Kassenärzte, die Rechte u. Pflichten der Vertragsärzte sowie die Rechtsbeziehungen zwischen Krankenkassen u. niedergelassenen Vertragsärzten sowie Kliniken bei der Abrechnung ärztlicher Leistungen für gesetzlich Krankenversicherte; der Behandlungsvertrag zwischen Patient u. Arzt ist ein Dienstvertrag (im Gegensatz zum Werkvertrag garantiert er nicht einen bestimmten Erfolg). Der Vergütungsanspruch des Arztes richtet sich nicht an den (Kassen-)Patienten, sondern an die zuständige KV, welche die Gesamtvergütung der GKV an die Ärzte nach den erbrachten Leistungen verteilt. **Hinweis zum Vertragsarztrechtsänderungsgesetz:** Das am 1.1.2007 in Kraft getretene Gesetz sieht vor, durch die vorgesehene Flexibilisierung u. Liberalisierung Vertragsärzten künftig umfassende Kooperations- u. Niederlassungsmöglichkeiten zu erlauben, die nicht mehr auf einzelne Fachgruppen od. Standorte begrenzt sind. Neu geregelt werden auch Möglichkeiten der Anstellung von Ärzten durch Vertragsärzte. Vgl. Zulassung, Berufsausübungsgemeinschaften, Vergütungsformen, ambulante.

Vertragszahnarzt: s. Vertragsarzt.

Vertrauensärztlicher Dienst: s. MDK.

Vertrauensarzt: (engl.) *expert physician*; **1.** Bez. für ärztlichen Gutachter des früheren Vertrauensärztlichen Dienstes (Abk. VÄD), der den Landesversicherungsanstalten zugeordnet war; s. MDK; **2.** die PKV wählt für ihre Gutachten zum Teil Vertrauensärzte aus; sie sollen Neutralität gewährleisten, unabhängig von der Rolle des behandelnden Arztes als Anwalt seiner Patienten; **3.** veraltete Bez. für die Funktion des Amtsarztes* eines kommunalen Gesundheitsamtes bezogen auf bestimmte staatlich Bedienstete, z. B. Beamte.

Vertrauensbereich: s. Konfidenzintervall.

Vertreter, gesetzlicher: (engl.) *legal representative*; Bez. für eine natürliche Person, deren Vertretungsmacht unmittelbar auf Gesetz od. staatlicher Anordnung beruht; vom Willen des Vertretenen also unabhängig ist; die Bestimmung des gesetzlichen Vertreters erfolgt für natürliche u. juristische Personen sowie sonstige partei- bzw. beteiligungsfähige Vereine, Gesellschaften u. Zusammenschlüsse des Privatrechts nach bürgerlichem Recht,

durch ihre Eltern (§ 1629 BGB), den Vormund (§ 1793 BGB) od. den Ergänzungspfleger (§ 1909 BGB) vertreten, Volljährige durch den Betreuer § 1902 BGB) od. Pfleger (§ 1911 BGB). Vgl. Vormundschaft, Pflegschaft, Betreuung, Sorgerecht.

Vertriebene: s. Flüchtlinge.

Verum: (engl.) *verum*; Arzneimittel* mit Wirkstoff vgl. Plazebo.

Verursacherprinzip: (engl.) *cost-by-cause principle* Verfahren zur Zurechnung von Schäden, wonach der Schadensurheber für alle entstandenen Kosten aufkommen muss; es folgt ein effizientes Niveau der Vermeidungsanstrengungen; das Verursacherprinzip charakterisiert auch die Finanzierungsgrundsätze von Versicherungen mit risikoäquiva lenter Beitragsbemessung*.

Verursachung, rechtlich wesentliche: s. Kausali tätslehre, sozialrechtliche.

Verursachungshypothese: (engl.) *causation hypothesis*; niedriger bzw. absinkender Sozialstatus ist mit einer Zunahme gesundheitlicher Belastungen u. Risiken u. einer Abnahme gesundheitlicher Ressourcen* verbunden u. beeinflusst auf diesem We ge den Gesundheitszustand bzw. die Anfälligkei für Erkrankungen; vgl. Drifthypothese.

Verweildauer: (engl.) *duration of (hospital) stay*; syn Krankenhausverweildauer; die Anzahl an Tagen die ein Patient in einem Krankenhaus od. einer Rehabilitationseinrichtung verbringt; bei stationä ren Aufenthalten wird der Aufnahmetag, jedoch nicht der Entlassungstag mitgezählt; bei ambulan ten od. teilstationären Aufenthalten zählt der je weilige Behandlungstag. Die durchschnittliche Verweildauer lässt sich als Quotient aus der Zah der Versorgungstage u. der Zahl der Entlassungen im Beobachtungszeitraum berechnen.

Verweisbarkeit: (engl.) *possibility to refer*; beschreibt bei der Beurteilung der Erwerbsfähigkeit gemäß SGB VI die Bandbreite der zumutbaren beruflichen Tätigkeiten entsprechend der sozialmedizinischen Beurteilung der Leistungsfähigkeit u. **1.** dem bisherigen Beruf i. R. der Prüfung der **Berufsunfä higkeit*** (gemäß § 43 Abs. 2 SGB VI in der bis 31.12.2000 geltenden Fassung u. § 240 SGB VI in der seit 1.1.2001 geltenden Fassung); **2.** jeder Tätigkeit des allgemeinen Arbeitsmarktes i. R. der Prüfung der **Erwerbsunfähigkeit*** (gemäß § 44 SGB VI in der bis 31.12.2000 geltenden Fassung) u. der Prüfung der **Erwerbsminderung*** (gemäß § 43 SGB VI in der seit 1.1.2001 geltenden Fassung Vgl. Verweisung.

Verweisung: (engl.) *referal*; i. R. der Bearbeitung von Anträgen auf Rente wegen verminderter Erwerbsfähigkeit* od. auf Leistungen* zur Teilhabe prüf der Rentenversicherungsträger, auf welche beruf liche Tätigkeit ein Versicherter unter Berücksichti gung der sozialmedizinisch festgestellten Leistungseinschränkungen (s. Beurteilung der Leis-

31.12.2000 geltenden Fassung u. § 240 SGB VI in der seit 1.1.2001 geltenden Fassung ist neben der gesundheitlichen Zumutbarkeit (s. Tätigkeit, leistungsgerechte) auch die soziale Zumutbarkeit in Abhängigkeit vom bisherigen Beruf zu berücksichtigen. Die Rechtsprechung des Bundessozialgerichts hat Grundsätze u. a. dazu entwickelt, welcher qualitative Wertabstand zwischen bisherigem Beruf u. der Verweisungstätigkeit als vom Versicherten hinzunehmen angesehen wird. Die Verweisungsbreite beschränkt sich deshalb auf die dem bisherigen Beruf verwandten Tätigkeiten. Je nach letzter beruflicher Tätigkeit kann es sich dabei um qualifizierte od. ungelernte Tätigkeiten des allgemeinen Arbeitsmarktes od. im Vergleich zur letzten Tätigkeit andersgeartete, dem bisherigen Beruf zuzurechnende Tätigkeiten handeln. Im Unterschied dazu umfasst die zulässige Verweisung bei der Prüfung der Erwerbsfähigkeit gemäß § 43 SGB VI in der ab 1.1.2001 geltenden Fassung jede Tätigkeit des allgemeinen Arbeitsmarktes unabhängig von ihrer qualitativen Einordnung im Mehrstufenschema*. Eine rentenrechtlich relevante Erwerbsminderung basiert hierbei auf Feststellung einer quantitativen Leistungseinschränkung*. Die bei Verweisung auf Tätigkeiten des allgemeinen Arbeitsmarktes zu beachtenden Grundsätze bei qualitativer Leistungsanforderungen wie z. B. die üblichen Bedingungen des allgemeinen Arbeitsmarktes u. die Beurteilung von Leistungseinschränkungen (s. Leistungsbehinderung, schwere spezifische; Leistungseinschränkungen, Summierung ungewöhnlicher; Leistungsbild) leiten sich ebenfalls aus der Rechtsprechung des Bundessozialgerichts her. Vgl. Verweisbarkeit.

Verweisungsnorm: s. Kollisionsnorm.

Verwirkung: (engl.) *forfeiture*; Verlust eines Rechts wegen verspäteter Geltendmachung; ein Anspruch verwirkt, wird er längere Zeit nicht geltend gemacht u. seine jetzige Ausübung aufgrund besonderer Umstände gegen Treu u. Glauben verstößt. Sozialrechtliche Ansprüche verwirken i. d. R. nicht.

Veterinäramt: (engl.) *veterinary office*; Einrichtung des Öffentlichen Gesundheitsdienstes (s. Gesundheitswesen, öffentliches), die u. a. beim Schutz der Bevölkerung vor Gefährdung u. Schädigung, Täuschung u. Irreführung im Verkehr mit Lebensmitteln* u. sonstigen Erzeugnissen tierischer Herkunft, bei der Verhütung u. Bekämpfung übertragbarer Tierkrankheiten, an der Entwicklung u. Erhaltung eines gesunden, leistungsfähigen Bestandes an Nutztieren, beim Schutz der Tiere u. bei der Überwachung der Beseitigung von Tierkörpern, -körperteilen u. der Überwachung von Tierarztpraxen u. Tierkliniken mitwirkt; **Rechtliche Grundlage:** tierärztliches Berufsrecht, Tierseuchenrecht, Tierschutzrecht u. Tierkörperbeseitigungsgesetz.

gung der Gesundheit) sind von z. B. Maschinen od. Transportmitteln verursachte Ganz- od. Teilkörperschwingungen; sie können akut zu Unwohlsein, Schmerz, verstärkter Ermüdbarkeit, Verminderung der Leistungsfähigkeit*, Konzentration u. zu Beeinträchtigung der feinmotorischen Koordination führen, auch zur Verschlechterung der Sehschärfe durch die Bewegungsunruhe des auf die Netzhaut projizierten Bildes. Bei chronischer Einwirkung können in Abhängigkeit von der Vibrationsfrequenz degenerative Knochen- u. Gelenkerkrankungen (niederfrequent) od. Durchblutungsstörungen der Hände (höherfrequent) auftreten. **Hinweis:** Einzelne Vibrationsschäden können u. U. als Berufskrankheit* anerkannt werden (z. B. Bandscheiben der LWS bei langjähriger überwiegend vertikaler Einwirkung von Ganzkörperschwingungen im Sitzen, ggf. BK Nr. 2110).

Vierfeldertafel: (engl.) *fourfold table, two-by-two table*; Kontingenztafel* mit 4 möglichen Faktor-Stufen-Kombinationen, welche die zweidimensionalen Häufigkeiten kategorialer Variablen enthält (s. Abb.); Auswertung z. B. mit Hilfe des Odds*-Ratio.

	Person ist krank (a+c)	Person ist gesund (b+d)
Test od. Risikofaktor positiv (a+b)	richtig positiv (a)	falsch positiv (b)
Test od. Risikofaktor negativ (c+d)	falsch negativ (c)	richtig negativ (d)

Vierfeldertafel

Vierte Hürde: (engl.) *fourth hurdle*; in Deutschland geplante Prüfung des Kosten-Nutzen-Verhältnisses von Arzneimitteln*, nachdem diese die Arzneimittelzulassung* (d. h. die 3 ersten Hürden Sicherheit, Wirksamkeit u. Qualität) überwunden haben; **Ziel:** die pharmakoökonomische Bewertung entscheidet über den Ausschluss hochpreisiger Arzneimittel mit geringem therapeutischem Zusatznutzen aus der Leistungspflicht der GKV.

Vigilanz: (engl.) *vigilance*; syn. Daueraufmerksamkeit; Wachheit; Zustand der Aufmerksamkeitszuwendung u. Reaktionsbereitschaft; z. T. wird unterschieden, ob das aufmerksame Beobachten ein seltenes Reagieren (Vigilanz) od. ein häufigeres Reagieren (Daueraufmerksamkeit) erfordert; demnach ist Daueraufmerksamkeit die längerfristige Aufmerksamkeit bei hoher Reizfrequenz, wie z. B. Fließbandarbeit od. Autofahren bei Gegenverkehr. Hohe Vigilanz als anhaltende Wachsamkeit in reizarmen Beobachtungssituationen ist wichtig für zahlreiche Überwachungstätigkeiten, z. B. Radarschirmüberwachung od. Berufskraftfahren bei monotonen Autobahnfahrten. **Sozialmedizinische**

thropologe; 1846 Prosektor an der Charité Berlin, 1849 ordentlicher Professor für pathologische Anatomie Würzburg, 1856 ordentlicher Professor für Pathologische Anatomie Berlin, 1870 Mitbegründer der Deutschen Gesellschaft für Anthropologie, Ethnologie u. Urgeschichte; 1861 Mitbegründer der Deutschen Fortschrittspartei, 1861–1902 Mitglied des preußischen Abgeordnetenhauses, 1878–1893 Mitglied des Deutschen Reichstags; **Bedeutung:** Begründer der Zellularpathologie; seine Untersuchung über die in Oberschlesien herrschende Typhusepidemie, die er im Auftrag des preußischen Staates im Frühjahr 1848 durchgeführt hatte, weist ihn auch als einen der Begründer der Sozialen Medizin in der Mitte des 19. Jahrhunderts aus. Virchow vertrat die Ansicht, dass der Staat die Pflicht habe, für die Gesundheit der Bevölkerung zu sorgen u. engagierte sich für den Ausbau der staatlichen Gesundheitsfürsorge. Den 1848 beschriebenen Maximen (Politik ist nichts anderes als Medizin im Großen; zur Therapie von Massenerkrankungen bedarf es der Bildung mit ihren Töchtern, Freiheit u. Wohlstand) fühlte er sich sein ganzes Leben verpflichtet. **Veröffentlichungen:** Die öffentliche Gesundheitspflege. In: Die Medicinische Reform (1848); Canalisation oder Abfuhr? (1869); Gesammelte Abhandlungen auf dem Gebiete der öffentlichen Medicin u. der Seuchenlehre, 2 Bände (1879).

Vojta-Methode: (engl.) *Vojta's method*; von V. Vojta in den 60er Jahren des 20. Jh. entwickelte Form des Bewegungstrainings; **Ziel:** durch Auslösen von verschiedenen Reflexmustern bestimmte Bewegungen hervorrufen u. einüben; **Anw.:** vorwiegend in der Behandlung von Patienten mit angeborenen od. erworbenen Hirnschädigungen u. gestörter motorischer Entwicklung sowie in der Therapie u. Rehabilitation von Querschnittlähmungen. Vgl. Physiotherapie.

Volksmedizin: (engl.) *folk medicine, ethnomedicine*; beinhaltet traditionelle Heilmethoden verschiedenster Ansätze einerseits mit empirischem Hintergrund u. andererseits solche zu übernatürlichen u. außerirdischen Kräften, deren Verbreitung i.d.R. der offiziellen religiösen od. staatlichen Auffassung widerspricht, die aber bis heute in verschiedensten traditionellen u. unter Umständen auch magischen Praktiken ihre Anwendung findet; z.B meditative Gebete, Lesen heiliger Schriften verbunden mit dem Inkorporieren bzw. Tragen sog. Kraft tragender Substanzen od. Gegenstände (z.B. Amulette), Reinigen des Körpers u. Verbrennen von Gegenständen mit ihnen zugeschriebener magischer Bedeutung. Dies gilt v.a. für Volksmedizinen der islamischen Migrantengruppen in Deutschland. Als Erklärung für Krankheit gilt der Wille einer göttlichen Instanz, dem es sich zu fügen gilt. Traditionelle Heilkundige*,

lisch, neurologisch, psychosomatisch od. körperlich beschreibbaren Erkrankung zu erkennen u. sie mit übernatürlichen Heilkräften mit vornehmlich magisch-religiösen Praktiken zu behandeln. Ebenso befassen sie sich mit familiären beruflichen od. wirtschaftlichen Schwierigkeiten I.w.S. als volksmedizinische Behandler angesehen werden die sorg. Gelbsuchttheiler, Knochenbrecher, Barbiere, traditionelle Hebammen, weise Frauen, Spritzenfrauen u. Herbalisten, die als säkulare Heilkundige mitunter auch mehr od weniger magisch-religiöse Praktiken anwenden u. körperliche Erkrankungen behandeln. Zum Spektrum traditioneller Heilkundiger gehören die sog. Medizinmänner u. Schamanen*, zu den spirituellen Heilern die Hocas (türkischer Kulturraum), Sufis, Derwische (v.a. türkischer u. iranischer Kulturraum) u. Sheiks (arabischer Kulturraum). Viele von ihnen verfügen über ein of großes empirisches Wissen u. arbeiten nicht unbedingt auf einer speziellen spirituellen Basis. Auch Wallfahrtsstätten od. heilige Orte werden oft von der in der Volksmedizin lebenden Bevölkerung zu Heilzwecken aufgesucht. **Sozialmedizinische Be deutung:** Die traditionellen Heilangebote werden häufig parallel zur Schulmedizin wahrgenommen (sog. medizinischer Pluralismus). Vgl. Ethnomedizin, Seelenverlust.

Volkszählung: (engl.) *census*; syn. Zensus; fragebogenbasierte Totalerhebung von statistischen Daten (z.B. Bevölkerungszahl, Berufs- u. Wohnungsverhältnisse) zu einem bestimmten Zeitpunkt (Stichtag) über die gesamte Bevölkerung auf gesetzlicher Grundlage, die primär für staatliche Planungen u. Maßnahmen notwendig sind; die letzte Volkszählung fand 1987 statt. Wichtige Planungsdaten werden regelmäßig mit dem Mikrozensus* erhoben, der aufgrund verfeinerter statistischer Methoden ähnliche Ergebnisse erzielt, jedoch nicht für Regionen u. Gemeinden.

Vollbeschäftigung: (engl.) *full employment*; Zustand des Arbeitsmarkts, bei dem alle potentiell Erwerbstätigen (Erwerbspotential; s. Erwerbsquote) einer Erwerbsbeschäftigung nachgehen können; i.S. ei nes maximal hohen Beschäftigungsstandes Ziel der Arbeitsmarktpolitik; Vgl. Unterbeschäftigung.

Vollbeweis: s. Beweisanforderung.

Vollerhebung: (engl.) *complete survey*; Untersuchung an der gesamten interessierenden Population nicht nur an einer Stichprobe*; z.B. Schuleingangsuntersuchung (Erfassung ausgewählter Ge sundheitsindikatoren aller Schulanfänger in Deutschland).

Volljährigenhilfe: s. Hilfe für junge Volljährige.

Volljährigkeit: (engl.) *age of consent*; besteht ab Vollendung des 18. Lebensjahres; die volljährige Person ist unbeschränkt geschäftsfähig; **Rechtliche Grundlage:** § 2 BGB. Vgl. Altersstufen im Recht.

rungen abzugeben, die diesen gegenüber Dritten* binden; die Erteilung der Vollmacht erfolgt durch Erklärung gegenüber dem zu Bevollmächtigenden od. dem Dritten, gegenüber dem die Vertretung stattfinden soll. Handelt der Bevollmächtigte dabei nicht im Sinne des Vollmachtgebers, ist er aber dem Vollmachtgeber im Innenverhältnis ggf. zum Schadensersatz verpflichtet. Die Vollmacht ist, sofern nicht anders geregelt, jederzeit widerruflich u. an keine bestimmte Form gebunden (kann auch mündlich od. stillschweigend erteilt werden). Eine Prozessvollmacht ist grundsätzlich schriftlich zu erteilen. Sie bewirkt, dass von dem Prozessbevollmächtigten vorgenommene Prozesshandlungen für u. gegen den Vollmachtgeber wirken. **Generalvollmacht:** umfasst die Bevollmächtigung für alle Lebenssachverhalte; sie ist formgebunden (notariell), da sie auch formbedürftige Rechtsgeschäfte mit umfasst. Vgl. Patientenvollmacht.

Vollrente: (engl.) *complete pension*; **1.** in der **GRV** auf vorgezogene Altersrenten (s. Rente wegen Alters) bezogener Begriff; eine vorgezogene Altersrente kann als Voll- od. als Teilrente* in Anspruch genommen werden; ab dem 65. Lebensjahr besteht immer ein Anspruch auf Vollrente; **2.** in der **GUV** wird nach § 56 SGB VII bei Verlust der Erwerbsfähigkeit eine Vollrente geleistet, die zwei Drittel des Jahresarbeitsverdienstes entspricht.

vollstationär: s. Behandlung.

Vollzeitbeschäftigung: (engl.) *full time employment*; Arbeitsverhältnisse mit einer durchschnittlichen wöchentlichen Arbeitszeit, welche die übliche od. tariflich vereinbarte Wochenarbeitszeit umfasst (i. d. R. zwischen 35 u. 40 Stunden); andere Erwerbsformen sind z. B. befristete Tätigkeiten, Teilzeitarbeit*, Selbständigkeit.

Vollzeitpflege: (engl.) *full-time nursing care*; Pflege* in ambulanten, teil- od. vollstationären Pflege-* od. Wohneinrichtungen, in denen eine durchgängige Tag- u. Nachtbetreuung gewährleistet ist.

Voraussetzungen, persönliche: (engl.) *personal (pre-)conditions*; Bedingungen, die in der Person des Berechtigten vorliegen u. neben den versicherungsrechtlichen Voraussetzungen* erfüllt sein müssen, damit ein Anspruch auf (Sozial-)Versicherungsleistungen besteht; richten sich nach der für die Leistung maßgeblichen Regelung; in der GRV z. B. gilt für die Rente* wegen Alters als persönliche Voraussetzung die Vollendung eines bestimmten Alters, bei Renten wegen Erwerbsminderung das Vorliegen einer Erwerbsminderung, bei Leistungen* zur Teilhabe u. a. die erhebliche Gefährdung der Erwerbsfähigkeit*. Vgl. Anspruchsvoraussetzung.

Voraussetzungen, versicherungsrechtliche: (engl.) *(pre-)conditions pursuant to the insurance right*; Bedingungen, die neben den persönlichen Voraussetzungen* erfüllt sein müssen, damit ein An-

der Wartezeit* u. bestimmter rentenrechtlicher Zeiten, die u. a. von der jeweiligen Rentenart* od. Leistung* zur Teilhabe bestimmt werden. Vgl. Anspruchsvoraussetzungen.

voraussichtlich: (engl.) *probable*; im juristischen Sprachgebrauch verwendeter, aber nicht definierter Begriff für den Umstand, dass ein Ereignis mit hoher Wahrscheinlichkeit eintreten wird, aber nicht sicher ist; vgl. Wahrscheinlichkeit, überwiegende.

Vorberatung, sozialmedizinische: (engl.) *sociomedical counselling*; Beratung der Krankenkassen durch den MDK* durch medizinische Beurteilung (nach Aktenlage) der Fälle, die aufgrund von Art, Schwere, Häufigkeit od. Verlauf der Erkrankung Besonderheiten aufweisen od. bei denen Zweifel hinsichtlich der Zweckmäßigkeit, der Wirksamkeit od. der Wirtschaftlichkeit der Behandlungsmaßnahmen bestehen; die Beurteilung des MDK erfolgt nach Aktenlage u. bildet die Grundlage der Entscheidung über die Kostenübernahme durch die zuständige Krankenkasse. Weitgehend abgelöst durch den Begriff der sozialmedizinischen Fallberatung*.

Vorbereitungshandlung: (engl.) *activities prior to work*; (sozialrechtlich) Tätigkeiten od. Wege, die zeitlich der eigentlichen beruflichen u./od. versicherten Tätigkeit vorgeschaltet sind; **Sozialmedizinische Bedeutung:** Versicherungsschutz in der Gesetzlichen Unfallversicherung* besteht, wenn der enge sachliche, örtliche u. zeitliche Zusammenhang mit der Arbeit gegeben ist, für: **1.** unmittelbar betriebsbezogene Tätigkeiten, z. B. Umkleiden der vorgeschriebener Arbeitskleidung, Holen des Schlüssels für Arbeitsräume, Leeren des Postfaches; **2.** der Tätigkeitsaufnahme vorangehende Untersuchungen, Prüfungen u. ä. Maßnahmen (unter engen Voraussetzungen), wenn diese Maßnahmen vom Beschäftigungsunternehmen od. einer Behörde veranlasst worden sind, z. B. arbeitsmedizinische Erstuntersuchung, Untersuchungen nach dem Jugendarbeitsschutzgesetz (§ 2 Abs. 1 Nr. 3 SGB VII); **3.** Personen, die auf Kosten einer Krankenkasse od. eines gesetzlichen Rentenversicherungsträgers Leistungen* zur medizinischen Rehabilitation erhalten (§ 2 Abs. 1 Nr. 15 a SGB VII); nicht versicherte, private od. eigenwirtschaftliche Tätigkeiten sind z. B. Vorbereitungshandlungen wie Fahrkartenkauf (für den Transport mit öffentlichen Verkehrsmitteln von der Wohnung zum Arbeitsplatz), Tanken u. die Stellensuche einschließlich Vorstellungsgesprächen. Vgl. Wegeunfall.

Vorleistungspflicht: (engl.) *liability to pay in advance*; Verpflichtung, eine Leistung zu erbringen, bevor die erwartete Gegenleistung erbracht wird.

Vormerkungsbescheid: in der GRV gebräuchlicher Bescheid, mit dem (i. d. R. lange Zeit vor dem

wie weitere rentenrechtliche Zeiten werden festgehalten. **Ziel:** Beweissicherung, Vermeidung zeitintensiver Ermittlungen bezüglich des Erwerbslebens, die eine Rentenbewilligung verzögern könnten. Wirksame Vormerkungsbescheide binden den Rentenversicherungsträger bei der Feststellung des Rechts auf Rente. Auch wenn sie unrichtige Feststellungen enthalten, können sie nur unter engen Voraussetzungen zurückgenommen werden. Die Bindung beschränkt sich allerdings auf die vorgemerkten Daten (z. B. Anrechnungszeit* wegen schulischer Ausbildung). Ob u. in welchem Umfang diese Daten in der Rente angerechnet u. bewertet werden, wird erst im Rentenverfahren entschieden. Vgl. Feststellungsbescheid.

Vormundschaft: (engl.) *guardianship*; nach den §§ 1773–1895 BGB Fürsorge u. Beistandstätigkeit im Interesse eines minderjährigen Mündel, umfasst die Personen- u. Vermögenssorge; **Voraussetzung:** Die Vormundschaft kann nur für Minderjährige angeordnet werden. Ein Minderjähriger erhält einen Vormund, wenn er nicht unter elterlicher Sorge steht, die Eltern weder in persönlichen noch in Vermögensangelegenheiten zu seiner Vertretung berechtigt sind od. sein Familienstand nicht zu ermitteln ist. **Durchführung:** Die Anordnung der Vormundschaft erfolgt von Amts wegen durch das Vormundschaftsgericht*. Sie kann bereits vor der Geburt des Kindes erfolgen u. endet notwendigerweise mit dessen Volljährigkeit. Neben der Einzelvormundschaft lässt das BGB, soweit eine als Einzelvormund geeignete Person nicht vorhanden ist, auch die Vereins- bzw. bestellte Amtsvormundschaft* des Jugendamtes zu. Die Bestellung zum Vormund erfolgt durch das Vormundschaftsgericht mit Verpflichtung zu treuer u. gewissenhafter Führung der Vormundschaft. Sie umfasst das Recht u. die Pflicht, für die Person u. das Vermögen des Mündels zu sorgen, insbes. den Mündel zu vertreten. Vgl. Minderjährigkeit, Volljährigkeit, Betreuung, Pflegschaft, Beistandschaft.

Vormundschaftsgericht: (engl.) *guardianship court*; Abteilung des Amtsgerichts, die in Vormundschafts- u. Betreuungssachen od. bei Adoption* zuständig ist, soweit nicht die Zuständigkeit des Familiengerichts gegeben ist (z. B. bei Fragen in Zusammenhang mit einer Ehescheidung); die Erledigung der richterlichen Geschäfte in Vormundschaftssachen ist grundsätzlich dem Rechtspfleger* übertragen. Vor dem Vormundschaftsgericht werden sog. Vormundschaftssachen verhandelt, z. B. Vormundschaftssachen i. e. S. nach §§ 1773–1895 BGB (Vormundschaft über Minderjährige) u. §§ 1909–1921 BGB (Pflegschaft*), aber auch familienrechtliche Angelegenheiten in Bezug auf das Verhältnis zwischen Kind u. Eltern, ausgenommen Familiensachen, die dem Amtsgericht als Famili-

Nr. 2 a, 14 Rechtspflegergesetz (Abk. RPflG). Vgl. Betreuungssachen.

Vorruhestand: (engl.) *early retirement*; Ausscheiden aus dem Erwerbsleben vor Erreichen der allgemeinen Altersgrenze; das „Gesetz zur Förderung von Vorruhestandsleistungen" (Vorruhestandsgesetz, Abk. VRG) vom 13.4.1984 (BGBl. I S. 601), zuletzt geändert am 22.12.2005 (BGBl. I S. 3686) zielte darauf ab, das vorzeitige Ausscheiden älterer Arbeitnehmer aus dem Arbeitsleben zu erleichtern u. dadurch Arbeitsplätze für Jugendliche zu gewinnen. Es war befristet u. wurde in den alten Bundesländern durch das ebenfalls befristete „Gesetz zur Förderung eines gleitenden Übergangs älterer Arbeitnehmer in den Ruhestand" (Altersteilzeitgesetz) vom 20.12.1988 (BGBl. I 2343) abgelöst. Für Neufälle gilt einheitlich das neue Altersteilzeitgesetz von 1996. Vgl. Altersteilzeitarbeit.

Vorschaden: s. Kausalitätslehre, sozialrechtliche.

Vorschrift, berufsgenossenschaftliche: s. BGV.

Vorschuss: s. Leistungen, vorläufige.

Vorsorge: (engl.) *health promotion, disease control and prevention, preventive medicine*; **1.** s. Altersvorsorge Altersversorgung, betriebliche; **2.** nur in Deutschland gebräuchlicher Begriff für bestimmte Präventionsleistungen (s. Präventivmedizin, Früherkennung, Gesundheitsförderung, Prävention); **medizinische Vorsorgeleistungen** der Leistungsträger: **1.** medizinische Vorsorgeleistungen der **GKV** (§§ 23–24 SGB V) sollen: **a)** einer Schwächung der Gesundheit beseitigen, die in absehbarer Zeit vo raussichtlich zu einer Krankheit führen würde **b)** einer Gefährdung der gesundheitlichen Entwicklung eines Kindes entgegenwirken; **c)** Krankheiten verhüten od. deren Verschlimmerung vermeiden; **d)** Pflegebedürftigkeit* vermeiden. Wenn dazu ärztliche Behandlung u. Versorgung mit Arznei-, Verband-, Heil- u. Hilfsmitteln nicht ausreichen, können ambulante Vorsorgeleistungen in anerkannten Kurorten (§ 23 Abs. 2 SGB V) od. stationäre Vorsorgeleistungen in einer anerkannten Vorsorgeeinrichtung (§ 23 Abs. 4 SGB V) erbracht werden. Für Mütter u. Väter können Leistungen der medizinischen Vorsorge in Einrichtungen des Müttergenesungswerks od. gleichartigen Einrichtungen in Frage kommen, auch als Eltern*-Kind Maßnahme (§ 24 SGB V). Kriterien für die Indika tion medizinischer Vorsorgeleistungen der GKV sind nach der Begutachtungsrichtlinie (s. Begutachtung) Vorsorge u. Rehabilitation des MDS. **Vorsorgebedürftigkeit** besteht, wenn: **a)** Risikofaktoren od. Gesundheitsstörungen vorliegen, die voraussichtlich in absehbarer Zeit zu einer Krankheit führen würden, od. wenn die gesundheitliche Entwicklung eines Kindes od. Jugendlichen ge fährdet ist (Primärprävention); **b)** bei manifester (chronischer) Krankheit drohende Beeinträchti

der Krankheit entgegengewirkt werden soll (Sekundärprävention). Sie besteht nur, wenn über die kurative Versorgung hinaus der komplexe (interdisziplinäre, mehrdimensionale) Ansatz der Vorsorgeleistung erforderlich ist. **Vorsorgefähigkeit** ist gegeben, wenn der Versicherte: **a)** motiviert bzw. zu motivieren ist, sich insbes. mit dem individuellen Vorsorgeziel zu identifizieren; **b)** körperlich u. geistig in der Lage ist, am festgelegten Vorsorgeprogramm teilzunehmen; **c)** bereit ist bzw. befähigt werden kann, konsequent u. langfristig sein Gesundheitsverhalten* i. S. einer Risikobeseitigung bzw. -verminderung zu ändern od. durch Krankheitsbewältigungsstrategien (s. Coping) zu lernen, mit der (chronischen) Krankheit besser zu leben. Die **Vorsorgeprognose** beschreibt die unter Berücksichtigung der Kontextfaktoren medizinisch begründete Wahrscheinlichkeit, durch eine geeignete Vorsorgeleistung in einem angemessenen Zeitraum die Vorsorgeziele zu erreichen. **Vorsorgeziel: a)** i. S. der Primärprävention Beseitigung bzw. Verminderung von Gesundheitsstörungen u. modifizierbarer Risikofaktoren zur Verhütung einer Krankheit (Senkung der Inzidenzrate); eine gesundheitsfördernde Lebensweise soll dauerhaft erreicht u. die Bereitschaft gefördert werden, die am Wohnort angebotenen Hilfen (z. B. Angebote der Sportvereine, Volkshochschulen, Selbsthilfegruppen) zu nutzen, um die positive Verhaltensänderung* zu stabilisieren. **b)** i. S. der Sekundärprävention Vermeidung der Chronifizierung od. Verschlimmerung eines Gesundheitsproblems, Vermeidung von voraussichtlich nicht nur vorübergehenden Fähigkeitsstörungen bei bereits manifesten (chronischen) Krankheiten. **2.** In der **GRV** werden stationäre Leistungen auch i. S. der Vorsorge erbracht bei Ausübung einer besonders gesundheitsgefährdenden, die Erwerbsfähigkeit ungünstig beeinflussenden Beschäftigung sowie zur Beseitigung einer erheblichen Gefährdung der Gesundheit (§ 31 SGB VI). **3.** Die Förderung der Volksgesundheit durch Gestaltung gesundheitspräventiver Maßnahmen ist eine Kernaufgabe des **Öffentlichen Gesundheitsdienstes** (s. Gesundheitswesen, öffentliches). Wesentliche Grundlage bildet die amtliche Gesundheitsberichterstattung* mit Gesundheitsstatistik (s. Präventionsgesetz). Weitere Vorschriften zur Vorsorge finden sich u. a. im Mutterschutzgesetz*, im Jugendschutzgesetz* sowie im Arbeitsschutz* (Tab. dort). Vgl. Prävention, Setting, Unfallverhütung, Vorsorge, arbeitsmedizinische.

Vorsorge, arbeitsmedizinische: (engl.) *occupational health prevention*; Oberbegriff für Maßnahmen zum Schutz beim Umgang mit gesundheitsgefährdenden Stoffen bei gefährdenden Tätigkeiten sowie zur rechtzeitigen Erkennung von Gesundheitsgefährdungen; **Ziel:** Beratung des Arbeitgebers u.

u./od. Gesundheitsgefährdungen ausgesetzt sind (s. Betriebsbegehung); vgl. G-Untersuchung. **Voraussetzung:** Arbeitsmedizinische Vorsorgeuntersuchungen sind an einen Betriebsarzt* (als Werksarzt, als frei praktizierender Arbeitsmediziner od. als Mitarbeiter eines arbeitsmedizinischen Dienstes*) gebunden. Mit der Gefahrstoffverordnung vom 1.1.2005 (s. Gefahrstoffe) entfallen bisherige staatliche u. berufsgenossenschaftliche Ermächtigungen für die Durchführung von arbeitsmedizinischen Vorsorgeuntersuchungen wegen einer Exposition durch Gefahrstoffe. Der Betriebsarzt ist berechtigt, arbeitsmedizinische Vorsorgeuntersuchungen durchzuführen, wenn er die Facharztbezeichnung Arbeitsmedizin od. die Zusatzbezeichnung Betriebsmedizin erworben hat. Für bestimmte Untersuchungen ist die erfolgreiche Teilnahme an speziellen Kursen erforderlich (z. B. Untersuchungen zum Strahlenschutz nach Strahlenschutzverordnung od. Röntgenverordnung, Untersuchungen nach G 20 - Lärmarbeitsplatz). **Einteilung: 1.** allgemeine arbeitsmedizinische Vorsorge auf der Grundlage des Arbeitssicherheitsgesetzes* (§ 3 ArbSichG); Vorsorgeuntersuchungen sind dem Arbeitnehmer anzubieten, wenn die arbeitsmedizinische Gefährdungsbeurteilung* des Arbeitsplatzes eine mögliche Gefährdung ergeben hat. Sie sind für den Arbeitnehmer freiwillig; es können aus der Nichtteilnahme keine arbeitsrechtlichen Konsequenzen abgeleitet werden. **2.** spezielle arbeitsmedizinische Vorsorge auf der Grundlage der Unfallverhütungsvorschriften (s. Unfallverhütung) der Berufsgenossenschaften* sowie weiterer staatlicher Gesetze u. Vorschriften; **a)** Untersuchungen auf gesetzlicher Grundlage (z. B. Röntgenverordnung*, Strahlenschutzverordnung*) als Pflichtuntersuchung mit Teilnahme- u. Duldungspflicht; **b)** Untersuchungen als Pflichtuntersuchungen auf der Grundlage von Rechtsvorschriften des Gesetzgebers od. der Berufsgenossenschaften* (Teilnahmepflicht, aber keine Duldungspflicht).

Für alle arbeitsmedizinischen Vorsorgeuntersuchungen gilt: nach dem Zeitpunkt der Untersuchung unterscheidet man: **1.** Erstuntersuchungen (≤12 Wochen vor Beginn der Tätigkeit); **2.** Nachuntersuchungen (während der Tätigkeit), deren Abstände sich nach dem Umfang der Gefährdungen sowie der Einschätzung des Betriebsarztes richten; **3.** nachgehende Untersuchungen beim Umgang mit krebserzeugenden Gefahrstoffen, ionisierender Strahlung sowie Arbeiten mit biologischen Arbeitsstoffen in der Gentechnik; **4.** Vorsorgeuntersuchungen auf Verlangen des Versicherten (A4 § 7 BGV). Arbeitsmedizinische Vorsorgeuntersuchungen schließen neben der Beratung des Arbeitnehmers i. d. R. mit einem der Ergebnisse ab: **1.** keine gesundheitlichen Bedenken; **2.** keine ge-

Der Arbeitnehmer erhält eine Kopie dieser ärztlichen Bescheinigung. Ob der Arbeitgeber eine Information erhält, hängt von der Art der Untersuchung (Pflicht- od. Angebotsuntersuchung) sowie in bestimmten Fällen von der vorherigen Zustimmung des Untersuchten ab. Alle Einzelheiten des Untersuchungsbefundes u. Diagnosen unterliegen der ärztlichen Schweigepflicht*. Da der Gesetzgeber sowie die Berufsgenossenschaften für verschiedene Bereiche u. Tätigkeiten keine klaren Festlegungen in bezug auf Vorsorgeuntersuchungen getroffen haben, sollte im Unternehmen im Interesse eines vorbildlichen Arbeits- u. Gesundheitsschutzes in Zusammenarbeit mit Betriebs- u./od. Personalräten eine Betriebsvereinbarung* Arbeitsschutz in Form eines Vorsorgeplans erarbeitet werden, der konkrete Festlegungen für die jeweilige Situation im Unternehmen nennt.

Vorsorgeeinrichtung: (engl.) *prevention centre, clinic for preventive medicine*; stationäre Einrichtung nach § 111 SGB V, in der präventive Maßnahmen bei Gefährdung der Gesundheit durchgeführt werden (z. B. Eltern*-Kind-Maßnahme); im Gegensatz zum Krankenhaus liegt der Schwerpunkt in der therapeutischen u. pflegerischen Betreuung i. S. einer Gesundheitsförderung u. nicht in der akutmedizinischen Versorgung; die Behandlung von GKV-Versicherten erfolgt nur nach Abschluss eines Versorgungsvertrages mit den Krankenkassen. Vgl. Präventivmedizin.

Vorsorgekartei: (engl.) *provision file*; Dokumentation der arbeitsmedizinischen Belastung von Arbeitnehmern eines Unternehmens i. R. der arbeitsmedizinischen Vorsorge*; **Rechtliche Grundlage:** nach § 11 BGV A4 („Arbeitsmedizinische Vorsor-

scheiden aus dem Unternehmen zusammen mit den ärztlichen Bescheinigungen auszuhändigen Kopien der Kartei sind im Unternehmen wie Personalunterlagen zu behandeln.

Vorsorgeleistung, medizinische: s. Vorsorge.

Vorsorgemedizin: s. Präventivmedizin.

Vorsorgeuntersuchung: s. Vorsorge, Gesundheits untersuchungen, G-Untersuchung (Arbeitsmedizin).

Vorsorgevollmacht: s. Patientenvollmacht.

Vortestwahrscheinlichkeit: (engl.) *pretest probability*; syn. Prätestwahrscheinlichkeit; vor Durchführung eines diagnostischen Tests* bestehende Wahrscheinlichkeit für das Vorliegen einer Erkrankung; vgl. Nachtestwahrscheinlichkeit.

Vorurteil: (engl.) *prejudice (bias)*; vorgefasstes (Pauschal-)Urteil über Personen, Gruppen od. Sachverhalte, das durch neue Informationen od. Erfahrungen kaum veränderbar ist, eigene Norm- u. Wertvorstellungen werden meist verallgemeinert; Vorurteile können zu Diskriminierungen* von Minderheiten führen.

VRE: Abk. für Vancomycin-resistente Enterokokken zu den bedeutendsten multiresistenten Infektionserregern (s. Multiresistenz) zählende Stämme v. a. der Species Enterococcus faecium u. Enterococcus faecalis mit einer Resistenz gegen Vancomycin u. a. Glykopeptid-Antibiotika (insbes. Teicoplanin). Vgl. Antibiotikaresistenz.

vulnerable groups: Bez. für Gruppen innerhalb einer Gesellschaft, die entweder ein größeres Krankheitsrisiko od. größere Hindernisse auf dem Weg zu einer optimalen medizinischen Versorgung haben als das durchschnittliche Individuum der nicht zu einer vulnerable group gehörenden Bevölkerung. Vgl. Diskriminierung.

W

Wachstumsrate, intrinsische: (engl.) *intrinsic growth rate*; Differenz aus Geburten- u. Sterbefällen, bezogen auf den Bevölkerungsstand zur Mitte des Beobachtungszeitraums in geschlossenen Populationen ohne Zu- u. Abwanderungen; es ist nicht sinnvoll, in einer Population mit Zu- u. Abwanderungen eine intrinsische Wachstumsrate nur aus den Geburten- u. Sterbefällen zu berechnen, da praktisch nie unterstellt werden kann, dass Zu- u. Abwanderungen einerseits, Geburten- u. Sterbefälle andererseits voneinander unabhängige Prozesse sind. Feinere Messungen mitteln diese intrinsische Wachstumsrate über die Wachstumsraten in möglichst kurzen Teilabschnitten des Beobachtungszeitraums. Wird die Bevölkerungsentwicklung* durch eine wenigstens abschnittsweise stetige Funktion approximiert, so kann die intrinsische Wachstumsrate ebenfalls stetig beschrieben werden.

Wachstums- und Beschäftigungsförderungsgesetz: (engl.) *Act on Promotion of Growth and Employment*; Abk. WFG; „Gesetz zur Umsetzung des Programms für mehr Wachstum u. Beschäftigung in den Bereichen der Rentenversicherung u. Arbeitsförderung" vom 27.9.1996 (BGBl. I S. 1461), das u. a. die Altersgrenzen für vorgezogene Altersrenten für Frauen u. langjährig Versicherte (s. Rente wegen Alters) stufenweise anhob, die Anerkennung von Ausbildungszeiten auf 3 Jahre ab dem 17. Lebensjahr begrenzte u. bei Leistungen* zur medizinischen Rehabilitation u. zur Teilhabe* am Arbeitsleben sowie beim Übergangsgeld* zu Kürzungen führte (u. a. Erhöhung der Ausschlussfristen, Einführung von Zuzahlungen, Budgetierung von Ausgaben).

Wärmetherapie: s. Thermotherapie.

Wahlleistungen: (engl.) *optional services*; Leistungen*, die über ein notwendiges Maß hinausgehen; **1. GKV:** Leistungen, die versicherungstechnisch über Vertragsleistungen hinausgehen od. alternativ zur Verfügung stehen u. durch Zuzahlung in Anspruch genommen werden können; vgl. IGel-Liste. **2. PKV:** über die Grundversorgung hinausgehende Leistungen (z. B. neben der allgemeinen Krankenhausbehandlung die sog. Chefarztbehandlung).

Wahrscheinlichkeit: (engl.) *probability, likelihood*; ein für ein bestimmtes zufallsabhängiges Ereignis (sog. Zufallsvariable) charakteristischer, im Allg. unbekannter, d. h. theoretischer Wert für die Häufigkeit, mit der bei Beobachtung gleichartiger Elemente einer Gesamtheit od. bei wiederholter Beobachtung eines Elements dieses Ereignis auftritt; je mehr Elemente beobachtet werden bzw. je mehr Beobachtungen stattfinden, desto geringer wird die Abweichung der tatsächlich beobachteten Häufigkeit von diesem theoretischen Wert. Die Wahrscheinlichkeit eines Ereignisses ist eine Zahl zwischen 0 u. 1 (0 u. 1 eingeschlossen) od. äquivalent ein Prozentsatz (zwischen 0 u. 100 %). Die **Wahrscheinlichkeitstheorie** befasst sich mit der Berechnung von Wahrscheinlichkeit für Ereignisse. Wahrscheinlichkeit wird in der Wissenschaft überwiegend anhand eines mathematischen Axiomensystems, der sog. Kolmogorow-Axiome, definiert, das andere Definitionen von Wahrscheinlichkeit als Spezialfälle umfasst. Vgl. Odds.

Wahrscheinlichkeit, bedingte: (engl.) *conditional probability*; Wahrscheinlichkeit*, dass ein Ereignis A eintritt, unter der Bedingung, dass ein Ereignis B bereits eingetreten ist; die Definitionsformel

$$P(A|B) = \frac{P(A \cap B)}{P(B)}$$

(P von A gegeben B gleich P von A geschnitten B geteilt durch P von B) erlaubt die direkte Berechnung der bedingten Wahrscheinlichkeit im diskreten Fall. Im stetigen Fall werden bedingte Verteilungen analog über Dichtequotienten definiert. Spezielle Rechenregeln für bedingte Wahrscheinlichkeiten sind der Multiplikationssatz* der Wahrscheinlichkeitsrechnung, der Satz* von der totalen Wahrscheinlichkeit u. der Satz* von Bayes.

Wahrscheinlichkeit der Besserung: s. Unwahrscheinlichkeit der Besserung.

Wahrscheinlichkeit, hinreichende: s. Beweisanforderung.

Wahrscheinlichkeitsdichte: (engl.) *probability density*; mathematische Funktion (Dichtefunktion) über dem Wertebereich einer Zufallsvariablen*, die es erlaubt, die Wahrscheinlichkeit von Ereignissen durch Integration bzw. Summation zu ermitteln (z. B. Normalverteilung*); bestimmt, wie „dicht" die Beobachtungen bei einer Stichprobenziehung an der jeweiligen Stelle liegen würden.

sche Verteilung) zur Ermittlung der Wahrscheinlichkeiten von Ereignissen; die theoretische Verteilung einer Zufallsvariablen* wird i. d. R. durch die Angabe einer Häufigkeitsfunktion od. Wahrscheinlichkeitsdichte* spezifiziert. Die empirische Verteilung einer Stichprobe wird i. d. R. durch tabellarische u. graphische Darstellungen wie Stabdiagramme (bei diskreten Merkmalen) od. Histogramme (bei stetigen Merkmalen) vermittelt. Quantilendiagramme (s. Quantil) ermöglichen den Abgleich zwischen theoretischen u. empirischen Verteilungen. **Formen: 1. diskrete Verteilungen: a)** Gleichverteilung: sämtliche Ereignisse haben dieselbe Wahrscheinlichkeit (z. B. fairer Würfel); **b)** Bernoulli-Verteilung: einparametrige Wahrscheinlichkeitsverteilung; Binomialverteilung mit n = 1, Abk. B(1,p); dient zur Beschreibung einer nur einmal durchgeführten Beobachtung eines Sachverhaltes, für den es lediglich 2 mögliche Zustände gibt; **c)** Binomialverteilung: zweiparametrige Wahrscheinlichkeitsverteilung, Abk. B(n,p); dient zur Beschreibung einer unter vergleichbaren Bedingungen wiederholt durchgeführten Beobachtung eines Sachverhaltes, für den es lediglich 2 mögliche Zustände gibt. Die Binomialverteilung gibt z. B. die Wahrscheinlichkeit wieder, eine bestimmte Anzahl an schwarzen Kugeln zu erhalten, wenn man aus einer Menge von schwarzen u. weißen Kugeln n-mal mit Zurücklegen blind zieht (Urnenmodell). Dabei ist p der Anteil schwarzer Kugeln im Gefäß. Die Binomialverteilung eignet sich zur Beschreibung von Stichprobenziehungen aus großen Grundgesamtheiten (z. B. bei Befragungen) u. zur Analyse von Ereignishäufigkeiten/Risiken in der Epidemiologie. Sie kann bei großen Stichproben durch die Normalverteilung approximiert werden, wenn p nicht zu nahe bei 0 od. 1 liegt, u. durch die Poissonverteilung, wenn seltene Ereignisse analysiert werden sollen. **d)** hypergeometrische Verteilung: dreiparametrige Wahrscheinlichkeitsverteilung zur Beschreibung von Auswahlprozessen aus endlichen (kleinen) Grundgesamtheiten; die hypergeometrische Verteilung gibt z. B. die Wahrscheinlichkeit wieder, eine bestimmte Anzahl an schwarzen Kugeln zu erhalten, wenn man aus einer Menge von schwarzen u. weißen Kugeln n-mal ohne Zurücklegen blind zieht (Urnenmodell); **e)** Poisson-Verteilung: einparametrige Wahrscheinlichkeitsverteilung zur Beschreibung des Auftretens seltener Ereignisse bzw. von Ereignishäufigkeiten bei speziellen stetigen Wartezeitprozessen; Grundlage zahlreicher versicherungsmathematischer Modelle; **f)** geometrische Verteilung: einparametrige Wahrscheinlichkeitsverteilung zur Beschreibung des Wartens auf einen erfolgreichen/fehlgehenden Versuch, wenn die Versuchsbedingungen konstant bleiben u. sich die

auf einem stetigen Intervall eine konstante Wahrscheinlichkeitsdichte; **c)** negative Exponentialverteilung: rechtsschiefe einparametrige Wahrscheinlichkeitsverteilung zur Beschreibung des Wartens auf ein Ereignis, das zu jedem Zeitpunkt eintreten kann, unter der Annahme zeitkonstanter Eintrittswahrscheinlichkeit u. Unabhängigkeit der Ereignisse; stetiges Analogon zur geometrischen Verteilung. Die Wahrscheinlichkeitsdichte der Exponentialverteilung ist eine Exponentialfunktion mit negativem Abklingparameter. **d)** Chi-Quadrat-Verteilung: rechtsschiefe einparametrige Wahrscheinlichkeitsverteilung; Verteilung der Summe der Quadrate von unabhängig identisch normalverteilten Zufallsgrößen; bedeutsam zur Überprüfung von Modellanpassungen an Daten u. zur Analyse von Kontingenztafeln* (Chi*-Quadrat-Tests); **e)** t-Verteilung (syn. Student-t-Verteilung): Verteilung des Quotienten aus Mittelwert u. Standardabweichung* unabhängiger, identisch verteilter Zufallsgrößen; die Gestalt der t-Verteilung hängt von der Zahl der sog. Freiheitsgrade ab, die vom Stichprobenumfang bestimmt werden. t-Verteilungen haben eine Wahrscheinlichkeitsdichte*, die der der Normalverteilung ähnelt, aber schwerere Flanken hat. In den Flanken kommt die Unsicherheit zum Ausdruck, die aus der Schätzung der unbekannten Populationsstreuung resultiert. Sie ist umso größer, je kleiner der Stichprobenumfang ist. Die t-Verteilung ist Grundlage vieler statistischer Tests (z. B. t*-Test); **f)** F-Verteilung: rechtsschiefe zweiparametrige Wahrscheinlichkeitsverteilung; Verteilung der Summe der Quadrate von unabhängig identisch t-verteilten Zufallsgrößen; die F-Verteilung ist Grundlage vieler statistischer Tests (z. B. F*-Test), insbes. im Bereich der Varianzanalyse (s. Varianz); **g)** Lognormalverteilung: rechtsschiefe zweiparametrige Wahrscheinlichkeitsverteilung, die sich durch logarithmische Transformation* in eine Normalverteilung überführen lässt; **3. bedingte Verteilung:** Verteilung einer Zufallsvariablen/einer Stichprobe unter einer spezifizierten Bedingung; in einer Kontingenztafel sind z. B. die Zeilen- bzw. Spaltenverteilungen im Inneren der Tafel bedingte Verteilungen; **4. Randverteilung:** über ein Bedingungssystem gemittelte Verteilung einer Zufallsvariablen/einer Stichprobe; in einer Kontingenztafel sind die Randverteilungen die über die Spalten bzw. Zeilen nach dem Satz* von der totalen Wahrscheinlichkeit gewichtet gemittelten bedingten Verteilungen am Rande der Tafel.

Wahrscheinlichkeit, überwiegende: (engl.) *predominant probability*; Kategorie der Beweiserhebung, die angenommen wird, wenn mehr Gesichtspunkte für eine Tatsache sprechen als dagegen; eine Quantifizierbarkeit (z. B. mehr als 50 %) ist nicht möglich, da jedes Beweismittel (s. Beweis) indivi-

scheinlichkeit feststeht, ist eine Tatsache zwar nicht bewiesen, aber immerhin glaubhaft gemacht (s. Glaubhaftmachung), wenn sie überwiegend wahrscheinlich ist. **Beispiel:** Bei der Prüfung der Rehabilitationsprognose* wird ermittelt, ob eine Rehabilitation mit überwiegender Wahrscheinlichkeit zu einem Erfolg führt, d. h. dass beim vernünftigen Abwägen die Umstände, die auf den Erfolg der Rehabilitation hindeuten, so stark überwiegen, dass eine Rehabilitationsempfehlung ausgesprochen werden kann.

Waisenrente: (engl.) *orphan's pension*; Hinterbliebenenrente (s. Hinterbliebenenversorgung), die an die Kinder eines verstorbenen Versicherten* (bzw. Versorgungsberechtigten) aus dessen Versicherung (bzw. Versorgung) gezahlt wird; in der **GRV** Rentenart* der Rente* wegen Todes: **1. Halbwaisenrente** nach § 48 Abs. 1 SGB VI an Kinder des verstorbenen Versicherten, wenn noch ein anderer unterhaltspflichtiger Elternteil vorhanden ist; **2. Vollwaisenrente** nach § 48 Abs. 2 SGB VI, wenn kein unterhaltspflichtiger Elternteil vorhanden ist; **Voraussetzung:** Erfüllung der allgemeinen Wartezeit aus der Versicherung des Verstorbenen; anspruchsberechtigt sind alle Kinder*; **Leistungsdauer:** Rentenanspruch* besteht bis zum vollendeten 18. Lebensjahr der Waise ohne weitere persönliche Voraussetzungen, danach bis zum vollendeten 27. Lebensjahr nur, wenn die Waise **1.** sich in Schul- od. Berufsausbildung befindet, **2.** ein freiwilliges soziales od. ökologisches Jahr leistet od. **3.** wegen körperlicher, geistiger od. seelischer Behinderung außerstande ist, sich selbst zu unterhalten; eine Verlängerung des Rentenanspruchs über das vollendete 27. Lebensjahr hinaus ist möglich, soweit eine Ausbildung zwischen dem 18. u. 27. Lebensjahr durch gesetzlichen Wehrdienst, Zivildienst od. gleichgestellten Dienst unterbrochen od. verzögert wurde, höchstens jedoch für einen der Dauer des Wehr- bzw. Zivildienstes entsprechenden Zeitraum. **Leistungshöhe:** Der Rentenberechnung wird bei Vollwaisenrenten der Faktor 0,2, bei Halbwaisenrenten der Faktor 0,1 zugrunde gelegt; Einkommensanrechnung* erfolgt nach § 97 SGB VI bei über 18 Jahre alten Waisen.

Wandel, demographischer: s. Übergang, demographischer.

Wanderarbeitnehmer: (engl.) *migrant worker*; EU/EWR-Angehöriger, der von seinem Recht auf Freizügigkeit* innerhalb der EU/EWR u. der Schweiz Gebrauch macht u. vom persönlichen Geltungsbereich der Wanderarbeitnehmerverordnung erfasst wird; **Wanderarbeitnehmerverordnung** („Verordnung (EWG) Nr. 1408/71 über die Anwendung der Systeme der sozialen Sicherheit auf Arbeitnehmer u. Selbständige sowie deren Familienangehörige, die innerhalb der Gemeinschaft zu- u. abwandern") koordiniert die sozialen Siche-

liche **Grundlage:** Art. 39 ff. EGV (Gründungsvertrag der Europäischen Gemeinschaft), Geltungsbereich EU, EWR, Schweiz; **Gebiete der Mitgliedstaaten:** Gebiet i. S. der Wanderarbeitnehmer um fasst i. d. R. die Hoheitsgebiete der jeweiligen Mitgliedstaaten; für Deutschland ist es das Bundesgebiet einschließlich des Beitrittsgebietes* (seit 2.10.1990). **Persönlicher Geltungsbereich** in der Wanderarbeitnehmerverordnung erfasst sind Arbeitnehmer (einschließlich Beamte), Selbständige sowie Studierende, für welche die Rechtsvorschriften eines od. mehrerer Mitgliedstaaten gelten od. galten, soweit sie Staatsangehörige eines Mitgliedstaates sind od. als Staatenlose od. Flüchtlinge in einem Mitgliedstaat wohnen, sowie deren Familienangehörige u. Hinterbliebene. Sei 1.6.2003 werden auch Staatsangehörige aus Dritt ländern vom persönlichen Geltungsbereich erfasst, die allein aufgrund ihrer Nationalität bisher den Regelungen der Verordnung nicht unterlagen, so wie ihre Familienangehörigen u. Hinterbliebenen sofern sie ihren rechtmäßigen Wohnsitz in einem Mitgliedstaat der EU haben u. innerhalb der Ge meinschaft gewandert sind (Art. 2 VO (EWG) Nr 1408/71). **Sachlicher Geltungsbereich:** die Wan derarbeitnehmerverordnung gilt für alle Rechtsvorschriften über Zweige der sozialen Sicherheit, die Leistungen bei Krankheit u. Mutterschaft, Invalidität, Alter, Arbeitsunfall u. Berufskrankheit, Arbeitslosigkeit, Tod (Leistungen an Hinterbliebene u. Sterbegeld) sowie Familienleistungen vorsehen. Nicht anwendbar ist die Verordnung au die Sozialhilfe, Leistungssysteme für Opfer des Krieges u. seiner Folgen (Art. 4 VO (EWG) Nr 1408/71); **Verwaltungskommission für die so ziale Sicherheit der Wanderarbeitnehmer:** eine bei der Kommission der Europäischen Gemein schaft eingesetzte Verwaltungskommission zur Unterstützung der Mitgliedstaaten bei der Anwen dung der Wanderarbeitnehmerverordnung i. R. der unterschiedlichen Rechtssysteme in den ein zelnen Mitgliedstaaten der EU; der Kommission gehört je ein Regierungsvertreter jedes Mitglied staates an, der ggf. von Fachberatern unterstütz wird. Vgl. Europa-Formblätter, Europäisches Für sorgeabkommen.

Wanderungsbilanz: (engl.) *migration balance*; Sum me aller Zu- u. Abwanderungen (als Maß der räumlichen Instabilität einer Bevölkerung), der Differenz aus beiden Größen (als Maß des Netto zuwachses/Nettoverlustes), entweder absolut od relativ (bezogen auf die Bevölkerung des betrach teten Territoriums); **Hinweis:** Die Terminologie dieser Größen ist nicht einheitlich. Es handelt sich dabei stets um Aggregatgrößen, so dass das indivi duelle Wanderungsrisiko, womöglich auch noch differenziert über das Lebensalter, hieraus kaum herleitbar ist.

eine sog. Wanderversicherung vor; unter Zusammenrechnung aller anrechenbaren Zeiten wird eine Gesamtrente grundsätzlich von dem Rentenversicherungsträger festgestellt, an den zuletzt Beiträge entrichtet wurden (§§ 140, 142 SGB VI), von der Deutschen Rentenversicherung Knappschaft-Bahn-See, wenn ein Beitrag zur Knappschaft gezahlt wurde. Abzugrenzen vom Geltungsbereich der Wanderarbeitnehmerverordnung (s. Wanderarbeitnehmer).

Warenkorb: (engl.) *basket of commodities*; veraltetes Modell zur Festlegung der Höhe der Hilfe* zum Lebensunterhalt nach Bundessozialhilfegesetz; s. Statistikmodell.

Wartezeit: (engl.) *qualifying period*; **1.** Mindestversicherungszeit in der GRV, die jeweils Voraussetzung für verschiedene Leistungsarten ist; **Formen:** s. Tab. **2.** Zeitraum zwischen indiziertem Bedarf einer bestimmten medizinischen Leistung u. ihrer Erbringung; medizinische Leistungen werden erbracht innerhalb einer bereits begonnenen Behandlung (z. B. Röntgendiagnostik, Operation), als elektive Leistung (z. B. eine nicht akute, planbare Operation) od. sind wegen Kapazitätsbeschränkungen nicht sofort erbringbar (z. B. Organtransplantation); vgl. Allokation.

Wartezeitfiktion: (engl.) *ficticious waiting time*; wenn die für Renten wegen verminderter Erwerbsfähigkeit* bzw. für Renten* wegen Todes erforderliche giert werden; v. a. bei **1.** Arbeitsunfällen* od. Berufskrankheiten*, die zur Erwerbsminderung* od. zum Tod des Versicherten geführt haben; **2.** Tod bzw. voller Erwerbsminderung binnen 6 Jahren nach Beendigung einer Ausbildung, wenn in den letzten 2 Jahren vor Eintritt der Erwerbsminderung mindestens ein Jahr mit Pflichtbeiträgen* für eine versicherte Beschäftigung od. Tätigkeit belegt ist.

Wasserepidemie: (engl.) *water-borne epidemic*; durch Aufnahme von kontaminiertem Wasser (meist Trinkwasser*, z. T. auch Badegewässer*) entstandene Infektionskrankheit; explosionsartiges Ansteigen der Erkrankungszahl durch etwa gleichzeitige Infektion eines Kollektivs, dann schnelles Absinken mit vereinzelten Kontaktinfektionen (je nach Erreger); **Ätiologie:** meist durch orale Aufnahme fäkal ausgeschiedener Krankheitserreger wie Hepatitis-A-Virus, Shigellen u. Giardia lamblia bei fehlender od. unzureichender Trinkwasseraufbereitung; **Prophylaxe:** sorgfältige Aufbereitung des Trinkwassers (Reinigung, Desinfektion) u. hygienisch einwandfreie Verteilung bis zum Verbrauch.

Wasserhaushaltsgesetz: s. Wasserrecht.

Wasserrecht: (engl.) *water law*; Rechtsgebiet, das sich in das Wasserwirtschaftsrecht u. das Wasserwegerecht unterteilt; dabei regelt das Wasserwirtschaftsrecht Nutzung, Versorgung u. Schutz des

Wartezeit
Wartezeit bei verschiedenen Rentenarten

Wartezeit	Rentenart	anzurechnende Zeiten[1]
5 Jahre (allgemeine Wartezeit)	Regelaltersrente, Rente wegen verminderter Erwerbsfähigkeit, Rente wegen Todes	
15 Jahre	Altersrente für Frauen, Altersrente wegen Arbeitslosigkeit oder nach Altersteilzeitarbeit	Beitragszeiten, Ersatzzeiten (ggf. Zeiten aus dem Versorgungsausgleich und dem Rentensplitting, Zeiten aufgrund eines Zuschlags für geringfügige versicherungsfreie Dauerbeschäftigungen)
20 Jahre	Rente wegen voller Erwerbsminderung für Versicherte, die die allgemeine Wartezeit vor Eintritt der vollen Erwerbsminderung nicht erfüllt haben	
25 Jahre	Altersrente für langjährig unter Tage beschäftigte Bergleute und Rente für Bergleute	Beitragszeiten aufgrund einer Beschäftigung mit ständigen Arbeiten unter Tage oder Ersatzzeiten
35 Jahre	Altersrente für langjährig Versicherte, Altersrente für schwerbehinderte Menschen	alle rentenrechtlichen Zeiten

[1] Doppelt belegte Kalendermonate zählen nur einmal.

W

fung von Erholungsmöglichkeiten. Eine wesentliche gesetzliche Grundlage bildet neben den Landeswassergesetzen das **Wasserhaushaltsgesetz** (Abk. WHG): „Gesetz zur Ordnung des Wasserhaushalts" in der Fassung vom 19.8.2002 (BGBl. I S. 3245), zuletzt geändert am 25.6.2005 (BGBl. I S. 1746); regelt einen Teilbereich des Wasserwirtschaftsrechts, insbes. Gewässerbewirtschaftung, Gewässerbenutzung, Bau u. Betrieb von Anlagen des Wasserrechts, Wasserschutzgebiete, wasserwirtschaftliche Planung, Gewässerunterhaltung, Gewässerausbau, Gewässerüberwachung u. wasserrechtliche Gefährdungshaftung. Vgl. Wasserversorgung.

Wasserschutzgebiet: (engl.) *water protection area*; Landschaftsteil mit Grundwasservorkommen u. Oberflächengewässern, welcher der öffentlichen Wasserversorgung dient od. dafür genutzt werden soll u. daher eines besonderen Schutzes bedarf; Einteilung in Schutzzonen (Fassungsbereich, engere u. weitere Schutzzone) mit unterschiedlichen Auflagen: nach § 19 Wasserhaushaltsgesetz (s. Wasserrecht) sind dort bestimmte Handlungen (z. B. Motorbootnutzung) verboten od. nur beschränkt zulässig u. die Eigentümer u. Nutzungsberechtigten von Grundstücken zur Duldung bestimmter Maßnahmen u., soweit es landesrechtlich vorgesehen ist, zu bestimmten Zusatzhandlungen (z. B. Erstellen eines Düngeplans) verpflichtet.

Wasserversorgung: (engl.) *water supply*; erfolgt für Trinkwasser u. Betriebswasser aus Grundwasser, Quellwasser, Uferfiltrat, Talsperren, Seewasser u. Zisternen (Unterscheidung nach Art u. Herkunft, DIN 4046, 4049); die Wasseraufbereitung erfolgt in Abhängigkeit vom Ergebnis einer Wasseranalyse. Zu berücksichtigen sind u. a. korrosions- u. versorgungstechnische Anforderungen, Anforderungen an anthropogen beeinträchtigte Wässer u. bakterielle u. hygienische Erfordernisse. **Rechtliche Grundlage:** Für die Entnahmebefugnis, die Schutzgebiete u. die Ausgleichsleistungen sind das Wasserhaushaltsgesetz (s. Wasserrecht) u. die Landeswassergesetze, für die Zusätze zur Aufbereitung von Trinkwasser ist die Trinkwasserverordnung zu beachten.

WDB: Abk. für Wehrdienstbeschädigung*.

Wechsel der Mitgliedschaft in einer Krankenkasse: (engl.) *change of health insurance fund*; umgangssprachl. Kassenwechsel; Wechsel der Mitgliedschaft* zwischen verschiedenen Krankenkassen; versicherungspflichtige u. freiwillige Mitglieder können die Mitgliedschaft zum Ablauf des übernächsten Kalendermonats kündigen u. eine andere Krankenkasse wählen. An die Wahlentscheidung sind die Versicherten 18 Monate gebunden. Bei Beitragssatzerhöhungen besteht ein Sonderkündigungsrecht; es muss innerhalb von 2 Monaten nach In-Kraft-Treten der Beitragssatzerhöhung aus-

Wechselwirkungen: (engl.) *interactions*; **1.** (pharmaz.) physikalisch-chemische Reaktionen zwischen Arzneistoffen untereinander od. diesen u. pharmazeutischen Grund- u. Hilfsstoffen u. a. Che mikalien; **2.** (pharmak.) gegenseitige pharmakodynamische Beeinflussung von Arzneistoffen; **3.** (statist.) gegenseitige Beeinflussung zweier (Wechselwirkung 1. Ordnung) od. mehrerer Faktoren (Wechselwirkung höherer Ordnung) in der Varianzanalyse (s. Varianz) bzw. zweier od. mehrerer Regressoren in linearen Modellen*.

Wegefähigkeit: (engl.) *accomplishment of the walking distance, ability to get to the workplace*; juristische Bez für die Fähigkeit, eine Arbeitsstelle aufsuchen zu können; im Gegensatz dazu ist die ggf. krankheits bedingt eingeschränkte Bewältigung der Gehstre cke ein (sozial-)medizinisch verwendeter Begriff Wegefähigkeit ist Voraussetzung für das Vorliegen von Erwerbsfähigkeit*, da eine Beschäftigung zum Erwerb von Einkommen i. d. R. nur außerhalb der Wohnung möglich ist. Nach der Rechtsprechung des Bundessozialgerichts liegt Wegefähigkeit vor wenn >500 m Gehstrecke 4-mal täglich unter zumutbarem Zeitaufwand (weniger als 20 Minuten ohne erhebliche Schmerzen od. Gefährdung der Gesundheit zurückgelegt u. 2-mal täglich öffentliche Verkehrsmittel benutzt werden können, es sei denn, der Arbeitsplatz kann auf andere Weise erreicht werden (z. B. durch Benutzung des eigenen Pkw od. Mitfahrgelegenheit im Pkw eines Arbeitskollegen); fehlende Wegefähigkeit (**Wegunfähigkeit**) kann zur vollen Erwerbsminderung führen.

Wegeunfall: (engl.) *commuting accident*; auf dem Weg von od. zur versicherten (Berufs-)Tätigkeit eintretender Unfall, der zu einem Gesundheitsschaden od. unter Umständen zum Tod führt (s. Schulunfall); **Voraussetzung:** unter Versicherungsschutz der Gesetzlichen Unfallversicherung* stehen die Wege von der Wohnung zum Ort der Beschäftigung u. zurück. Der Versicherungsschutz beginnt u. endet mit Durchschreiten der Außenhaustür, also nicht bereits an der Wohnungstür eines Mehrfamilienhauses. Versichert ist i. d. R. nur der direkte Weg, der nicht notwendigerweise der kürzeste Weg ist. Der Versicherte ist in der Wahl des Verkehrsmittels (zu Fuß, öffentliche Verkehrsmittel, Pkw, ggf. auch Fahrgemeinschaft) od. der Wegstrecke grundsätzlich frei, soweit hierfür sachliche Erwägungen maßgebend sind. Aus verkehrstechnischen Gründen kann z. B. eine län gere Wegstrecke bevorzugt werden, wenn sie schneller zurückzulegen u. mit weniger Verkehrsaufkommen verbunden ist (z. B. Umgehungsstraße). Versichert sind Abweichungen vom direkten Weg für die Unterbringung von Kindern im Kindergarten o. ä. u. bei der Teilnahme an Fahrgemeinschaften. Versicherungsschutz besteht zu-

schutz besteht bei Umwegen, die eingeschoben werden u. den direkten Weg verlängern, bei Abwegen, die vom direkten Weg wegführen od. über diesen hinausführen, u. bei Unterbrechungen des direkten Weges (der Versicherungsschutz endet bereits mit dem Verlassen des Fahrzeugs) aus persönlichen Motiven. Vgl. Wegezeit.

Wegezeit: (engl.) *commuting time*; umfasst in der Gesetzlichen Unfallversicherung* den gesamten Weg zum Ort der versicherten Beschäftigung u. zurück zur Wohnung u. ist im Zusammenhang mit dem Versicherungsschutz für Wegeunfälle* nicht zeitlich begrenzt, da sie von der Entfernungsstrecke u. dem gewählten Verkehrsmittel abhängig ist; der Versicherungsschutz wird unterbrochen, wenn in den direkten Weg private, persönliche Tätigkeiten eingeschoben werden; z. B. wenn auf dem Heimweg von der Arbeit Einkäufe erledigt werden od. eine Gaststätte besucht wird; der Versicherungsschutz besteht mit der Fortsetzung des Weges weiter, wenn die Dauer der Unterbrechung 2 Stunden nicht überschreitet. Bei Überschreitung der von der Rechtsprechung entwickelten Zeitgrenze fehlt es an einem sachlichen Anknüpfungspunkt, den aus privaten Gründen unterbrochenen Weg noch mit der versicherten Tätigkeit in Verbindung zu bringen.

Wehrdienstbeschädigung: (engl.) *disability incurred in the line of duty*; Abk. WDB; gesundheitliche Schädigung durch eine Wehrdienstverrichtung, einen während der Ausübung des Wehrdienstes erlittenen Unfall od. durch dem Wehrdienst eigene Verhältnisse (z. B. eingeschränkte Arztwahl, Diensthierarchie) nach § 80–81 e Soldatenversorgungsgesetz*; vgl. Soziales Entschädigungsrecht (Tab. 2).

Weichteilrheumatismus: s. Fibromyalgiesyndrom.

Weiterbehandlung: s. Überweisung.

Weiterbildung: (engl.) *(medical) specialist training*; **1.** s. Bildung, berufliche; **2. ärztliche** Weiterbildung: in den Weiterbildungsordnungen (Abk. WBO) der Landesärztekammern geregelter Erwerb von Kenntnissen, Erfahrungen u. Fertigkeiten für die Erlangung spezieller Kompetenzen nach Abschluss der ärztlichen Ausbildung (vgl. Facharzt, Schwerpunkt, Sicherung der Qualität ärztlicher Berufsausübung: **Voraussetzung:** Approbation als Arzt; Ziele u. Inhalte sowie Mindestdauer der Weiterbildung sind in der WBO der jeweiligen Landesärztekammer enthalten, deren gemeinsame Grundlage die (Muster-)Weiterbildungsordnung (Abk. MWBO) der Bundesärztekammer bildet; nach der MWBO von 2003 erfolgt die Qualifikation zum Facharzt im Fachgebiet, zum Facharzt mit Schwerpunkt, zur Zusatzweiterbildung; nach der MWBO von 1992 erfolgte die Weiterbildung zum Facharzt im Fachgebiet*, zum Facharzt mit Schwerpunkt, zur fakultativen Weiterbildung u.

Regelungen (i. R. einer festgelegten Übergangsfrist) abgeschlossen werden u. die entsprechenden Bezeichnungen können geführt werden. Die **Weiterbildungsbefugnis** ist eine von der zuständigen (Landes-)Ärztekammer ausgestellte Genehmigung für einen Arzt, an zugelassenen Weiterbildungsstätten verantwortlich eine ärztliche Weiterbildung durchzuführen. Voraussetzung: der Arzt führt eine entsprechende Bezeichnung, ist fachlich u. persönlich geeignet u. kann eine langjährige Tätigkeit im entsprechenden Gebiet nach Abschluss der eigenen Weiterbildung nachweisen.

Weiterbildungsordnung für Ärzte: s. (Muster-)Weiterbildungsordnung für Ärzte.

Welch-Test: s. t-Test.

Welfare Mix: Konzept des Wohlfahrtspluralismus, das das Verhältnis von Sozialstaat, Markt u. Akteuren der Bürgergesellschaft, z. B. Nonprofit-Organisationen, Selbsthilfegruppen (s. Selbsthilfe), Familien* u. sozialen Bewegungen, als ein Gesamtsystem beschreibt, das den Produktionsprozess sozialer Dienstleistungen gestaltet; es gibt deutliche nationale Unterschiede: In Ländern mit angloamerikanischem Kapitalismusmodell nimmt der Markt eine ungleich wichtigere Rolle ein als z. B. in den skandinavischen Ländern. In einigen Ländern, z. B. der Schweiz, spielen die Nonprofit-Organisationen eine relativ wichtige Rolle. In Südeuropa ist insbes. die Familie ein wichtiger Wohlfahrtsproduzent.

Wellness: ursprünglich in den USA von dem Sozialmediziner H. L. Dunn (1959) entwickeltes Alternativkonzept zur Prävention* u. Gesundheitserziehung* mit dem Ziel, individuelle Ressourcen* zur Förderung einer hohen Lebensqualität u. gesunder Lebensweise* in Selbstverantwortung zu nutzen; heute verbindet sich mit Wellness der Wunsch nach einem genussvollen, gesunden, produktiven u. zufriedenen Leben. Hierfür entstand z. T. auch außerhalb des Gesundheitssektors ein rasch expandierender Gesundheitsmarkt mit Dienstleistungen u. Produkten, die neben Gesundheit auch Schönheit, anhaltende Jugend, Stressfreiheit u. inneres Gleichgewicht versprechen. Beteiligt sind u. a. Branchen wie der Tourismus (z. B. Wellness-Hotels), Massenmedien (z. B. Berichte über alternative Heilmethoden) u. Verlage (z. B. Ratgeber), die Beauty-Branche (z. B. Schönheitsfarmen), die OTC-Pharmazeutik (s. Arzneimittel) u. Nahrungsergänzungsmittel-Industrie, Health-Food-Branche, Esoterik-Szene, Alternativmedizin, Bildungsbranche u. die ärztliche Praxis (individuelle Gesundheitsleistungen).

Weltgesundheitsorganisation: s. WHO.

Weltgesundheitsversammlung: s. WHO.

Werbeverbot: (engl.) *advertising ban*; dem Arzt* standesrechtlich in den Berufsordnungen der Ärztekammern* auferlegtes Verbot, für sich od. andere

anlassen od. zu dulden; ausdrücklich erlaubt sind insbes. sachliche berufsbezogene Informationen; die zunächst sehr restriktiven Werbemöglichkeiten der Ärzte sind v. a. durch die Beschlüsse des 103. u. 105. Deutschen Ärztetages (2000 u. 2002) erweitert worden. Verstöße gegen das Werbeverbot gelten grundsätzlich zugleich als unlauter i. S. des allgemeinen Wettbewerbsrechts (vgl. §§ 3, 5 Gesetz gegen den unlauteren Wettbewerb, Abk. UWG); produktbezogene Werbeverbote (z. B. für Arzneimittel) enthält sowohl gegenüber medizinischen Laien als auch in der Fachkreiswerbung das Heilmittelwerbegesetz*.

Werksarzt: (engl.) *company medical officer*; Betriebsarzt* eines größeren Unternehmens mit i. d. R. fester Anstellung.

Werkstätten, beschützende: s. Werkstatt für behinderte Menschen.

Werkstatt für behinderte Menschen: (engl.) *sheltered workshop*; Abk. WfbM; geschützte Einrichtung nach §§ 39 ff. SGB IX, welche die nachfolgenden Leistungen* zur Teilhabe am Arbeitsleben erbringt; **Ziel:** Eingliederung von behinderten Menschen in das Arbeitsleben zu fördern, wenn eine Beschäftigung auf dem allgemeinen Arbeitsmarkt wegen Behinderung* nicht od. noch nicht möglich ist; **Formen:** die Leistungen in Werkstätten für behinderte Menschen werden unterschieden in: **1. Eingangsverfahren** zur Feststellung, ob die Werkstatt die geeignete Einrichtung darstellt u. welche Bereiche der Werkstatt. welche Leistungen zur Teilhabe am Arbeitsleben für den behinderten Menschen in Betracht kommen, um nachfolgend einen Eingliederungsplan zu erstellen; Dauer 4 Wochen bis 3 Monate entsprechend den Fähigkeiten des behinderten Menschen; **2. Berufsbildungsbereich** mit der Aufgabe, das Leistungsvermögen des behinderten Menschen soweit zu entwickeln, dass er in der Lage ist, zumindest im Arbeitsbereich der Werkstatt wettbewerbsfähig zu sein; Dauer 1, ggf. 2 Jahre, wenn ein Mindestmaß wirtschaftlich verwertbarer Arbeitsleistung erwartet werden kann; **3. Arbeitsbereich** nach Feststellung eines Mindestmaßes an wirtschaftlich verwertbarer Arbeitsleistung Bereich zur Ausübung einer dem Behinderten entsprechenden Tätigkeit, wenn aufgrund der Schwere der Behinderung der Übergang in eine Qualifizierungsmaßnahme außerhalb der WfbM bzw. in eine Beschäftigung auf dem allgemeinen Arbeitsmarkt nicht od. noch nicht möglich ist; weitere Förderung durch arbeitsbegleitende Maßnahmen; **Leistungsträger:** (nach § 42 SGB IX) im Eingangsverfahren u. Berufsbildungsbereich die Bundesagentur* für Arbeit, sofern nicht ein Träger der GUV bei Arbeitsunfall od. Berufskrankheit, der GRV (nach §§ 9 ff. SGB VI) od. der Kriegsopferfürsorge (nach §§ 26, 26 a des BVG) zuständig ist; im Arbeitsbereich i. R.

alhilfe. Der Leistungsträger zahlt an die WfBM nach dem Prinzip der Wirtschaftlichkeit, ggf. nach Pauschalen, die zur Erfüllung der Aufgaben u. zur wirtschaftlichen Unterhaltung der Einrichtung notwendigen Kosten, darüber hinaus zur Auszahlung an die arbeitenden behinderten Menschen das Arbeitsentgelt bzw. das Arbeitsförderungsgeld Das von der WfbM zu zahlende **Arbeitsentgelt** setzt sich nach § 138 SGB IX zusammen aus einem Grundbetrag, der dem zuletzt gezahlten Ausbildungsgeld entspricht u. einem leistungsangemessenen Steigerungsbetrag, dessen Höhe von der individuell erbrachten Arbeitsmenge u. -güte ab hängt; zusätzlich wird Arbeitsförderungsgeld nach § 43 SGB IX geleistet. Die Anerkennung der Werk stätten erfolgt über die Bundesagentur für Arbei sowie die überörtlichen Träger der Sozialhilfe 2005 waren 687 Hauptwerkstätten mit 240 000 Plätzen anerkannt. Vgl. Blindenwerkstatt.

Werkvertragsarbeitnehmer: (engl.) *contract worker* ausländischer Arbeitnehmer*, der als Beschäftigter von Firmen mit Sitz im Ausland zeitlich eng befristet auf Grundlage eines Werkvertrags in Deutschland arbeitet u. im jeweiligen Heimatland sozialversichert ist; die beschäftigenden Firmen sind verpflichtet, die in Deutschland geltenden Vorschriften des Arbeitsschutzes* u. des Gesund heitsschutzes einzuhalten u. ihre Arbeitnehmer gegen Arbeitsunfälle* zu versichern; vgl. Gastarbeitnehmer, Saisonarbeitnehmer, Wanderarbeitnehmer.

Wernicke-Enzephalopathie: s. Psychosyndrom, organisches.

Werteorientierung: (engl.) *value orientation*; Orien tierung eines Akteurs an Normen* u. Standards, denen er sich in seinem Handeln u. seinen Entscheidungen verpflichtet fühlt; Dimension von Handlungsorientierung; zu unterscheiden von Wertrationalität (M. Weber) im Unterschied zu Zweck- od. Mittelrationalität.

Wert, reproduktiver: s. Reproduktionswert.

WfBM: Abk. für Werkstatt* für behinderte Men schen.

WHA: Abk. für World Health Assembly; s. WHO.

Whitehall-Studie: (engl.) *Whitehall Study*; von 1969–1981 an 17 533 männlichen Londoner Staatsangestellten durchgeführte Kohortenstudie* zur Erforschung gesundheitlicher Ungleichheit; als zentrales **Ergebnis** wurde publiziert, dass Staatsbeamte der untersten von 4 Rangstufen eine viermal höhere Prävalenz für koronare Herz erkrankungen hatten als Beamte der obersten Hie rarchieebene. Auch bei den gesundheitlichen Fak toren Cholesterolspiegel, Übergewicht, Nicotinkonsum, Bluthochdruck u. mangelnde körperliche Bewegung war die Morbidität der unteren Schicht immer noch dreimal höher als in der oberen Schicht. Daraus wurde geschlossen, dass Gesund

Wohnsituation, soziale Unterstützung; populationsbezogene Prävention u. Gesundheitsförderung habe damit nicht nur auf die Veränderung von Gesundheitslebensstilen, sondern auch auf Einkommensumverteilung u. Abmilderung relativer Deprivation zu zielen. In der Folgeuntersuchung Whitehall II konnte gezeigt werden, dass Morbidität u. Mortalität in der oberen Hierarchieebene stärker abgenommen hatten als in der unteren, somit die Unterschiede zwischen den Berufsstatus- u. Sozialstatusgruppen noch größer geworden sind.

WHO: Abk. für World Health Organization; 1948 gegründete Sonderbehörde der Vereinten Nationen mit Sitz in Genf, die sich mit internationalen Gesundheitsfragen u. der öffentlichen Gesundheit* befasst; **Ziel:** nach ihrer Verfassung das Erreichen des höchstmöglichen Gesundheitsniveaus für alle Menschen der Welt; **Aufgabe:** internationale Zusammenarbeit auf dem Gebiet des Gesundheitswesens, insbes. bei Prävention*: Bekämpfung von Volkskrankheiten u. Seuchen, Aufklärung, Durchführung von Impfprogrammen (vgl. Impfung) sowie die Verbesserung hygienischer Bedingungen für Menschen v. a. in Ländern mit niedrigem medizinischem Versorgungsgrad. **Organisation:** Repräsentanten der 192 WHO-Mitgliedstaaten bilden die Weltgesundheitsversammlung (World Health Assembly); 6 Regionalbüros der WHO legen eigene, auf die Gesundheitsbedürfnisse ihrer Mitgliedsländer abgestimmte Programme fest u. setzen diese gemeinsam mit den Mitgliedsländern um.

Widerspruch: (engl.) *appeal*; Rechtsbehelf* gegen einen Verwaltungsakt; ein Widerspruchsverfahren ist ein Vorverfahren nach SGB X, in dem Rechtmäßigkeit u. Zweckmäßigkeit eines Verwaltungsaktes vor Erhebung einer Anfechtungsklage (s. Klage) nachzuprüfen sind; **Verfahren:** Das Vorverfahren beginnt mit der Erhebung des Widerspruchs, der innerhalb eines Monats (bei Bekanntgabe im Ausland 3 Monate) nach Bekanntgabe des Verwaltungsaktes schriftlich od. zur Niederschrift bei der Stelle einzureichen ist, die den Verwaltungsakt erlassen hat. Wird der Widerspruch für begründet erachtet, so ist ihm abzuhelfen; wird dem Widerspruch nicht abgeholfen, so erlässt den Widerspruchsbescheid die nächst höhere Behörde. Ist diese eine oberste Bundes- od. Landesbehörde, wird der Bescheid durch die Behörde erstellt, die den Verwaltungsakt erlassen hat; in Angelegenheiten der Sozialversicherung die von der Vertreterversammlung bestimmte Stelle, in Angelegenheiten der Bundesagentur für Arbeit die von dem Verwaltungsrat bestimmte Stelle. Der Widerspruchsbescheid ist schriftlich zu erlassen, zu begründen u. den Beteiligten bekanntzugeben. Die Beteiligten sind über die Zulässigkeit der Klage,

waltungsakt tritt vorerst nicht in Kraft), die jedoch im Ergebnis in zahlreichen wichtigen Fällen entfällt, z. B. bei der Entscheidung über Versicherungs- u. Beitragspflichten od. in Angelegenheiten des Sozialen Entschädigungsrechts, der Bundesagentur für Arbeit od. der Sozialversicherung* bei Verwaltungsakten, die eine laufende Leistung herabsetzen od. entziehen. Eines Vorverfahrens bedarf es nicht, wenn ein Gesetz dies für besondere Fälle bestimmt od. der Verwaltungsakt von einer obersten Bundesbehörde, einer obersten Landesbehörde od. von dem Vorstand der Bundesagentur für Arbeit erlassen worden ist, außer wenn ein Gesetz die Nachprüfung vorschreibt, od. ein Land, ein Versicherungsträger od. einer seiner Verbände klagen will.

Widerstandsressourcen, generalisierte: s. Salutogenese, Ressourcen.

Wiedereinbestellung: syn. Erinnerungssystem*.

Wiedereingliederung: s. Rehabilitation.

Wiedereingliederung behinderter Menschen, berufliche: s. Leistungen zur Teilhabe am Arbeitsleben.

Wiedereingliederung, stufenweise: (engl.) *gradual return to work*; früher Hamburger Modell; ärztlicherseits in Abstimmung mit Patient u. Arbeitgeber veranlasste Maßnahme mit dem Ziel, arbeitsunfähige Versicherte schrittweise an die volle Arbeitsbelastung am bisherigen Arbeitsplatz heranzuführen u. so die Wiedereingliederung ins Erwerbsleben zu erleichtern (§ 28 SGB IX, § 74 SGB V, Arbeitsunfähigkeits-Richtlinie des Gemeinsamen Bundesausschusses vom 1.12.2003); **Leistungsträger** für die Entgeltersatzleistungen: **1.** Die GKV zahlt während der stufenweisen Wiedereingliederung unter den für das Vorliegen von Arbeitsunfähigkeit geltenden Voraussetzungen Krankengeld* in voller Höhe. **2.** Die GRV zahlt bis zum Ende der stufenweisen Wiedereingliederung Übergangsgeld* weiter, wenn **a)** die stufenweise Wiedereingliederung unmittelbar (maximal 14 Tage nach Abschluss) einer medizinischen Rehabilitation der GRV (§ 15 SGB VI in Verbindung mit §§ 28, 51 SGB IX) folgt u. **b)** die Notwendigkeit der stufenweisen Wiedereingliederung bis zum Ende der zu Lasten der GRV erbrachten Leistungen zur medizinischen Rehabilitation in der Rehabilitationseinrichtung festgestellt u. die stufenweise Wiedereingliederung auch dahineingeleitet wurde.

Wiedereinsetzung in den vorherigen Stand: (engl.) *restitutio in integrum*; bei Versäumen einer gesetzlichen Frist (z. B. für die Erhebung einer Klage*) kann auf Antrag die Wiedereinsetzung in den vorherigen Stand geleistet werden, um die Wirkung der Versäumung zu beseitigen; **Voraussetzung:** Versäumung der Frist erfolgte ohne Verschulden*; das Verschulden eines Vertreters ist dem Vertretenen zuzurechnen. **Verfahren:** Im sozial-

des Hindernisses zu stellen. Die Tatsachen zur Begründung des Antrages sind bei der Antragstellung od. im Verfahren über den Antrag glaubhaft zu machen. Innerhalb der genannten Frist ist die versäumte Handlung nachzuholen. 1 Jahr nach Ende der versäumten Frist kann die Wiedereinsetzung nicht mehr beantragt od. die versäumte Handlung nicht mehr nachgeholt werden, außer wenn das vor Ablauf der Jahresfrist infolge höherer Gewalt unmöglich war. Über den Antrag auf Wiedereinsetzung entscheidet die Behörde, die über die versäumte Handlung zu befinden hat, im sozialgerichtlichen Verfahren das entsprechende Gericht.

Wiedergutmachung: (engl.) *reparation, compensation*; Handlungen u. Leistungen, um die Folgen nationalsozialistischen Unrechts an Leben, Gesundheit, Freiheit, Eigentum, Vermögen od. im beruflichen Fortkommen zu entschädigen; Verpflichtungen zur Wiedergutmachung sind enthalten: **1.** im Überleitungsvertrag vom 26.5.1952 (in Kraft seit 1955); **2.** in Abkommen zwischen der Bundesrepublik Deutschland, dem Staat Israel u. verschiedenen jüdischen Organisationen (Verpflichtung zur Zahlung bestimmter Beträge an den Staat Israel u. die Jewish Claims Conference) von 1952, 1992 u. 1998 sowie weitere bilaterale Abkommen u. Fonds; **3.** in Gesetzen: neben dem Bundesentschädigungsgesetz* z.B. im „Gesetz zur Regelung der Wiedergutmachung nationalsozialistischen Unrechts im öffentlichen Dienst" (Abk. BWGöD) vom 11.5.1951 (BGBl. I S. 291) u. im „Bundesgesetz zur Regelung der rückerstattungsrechtlichen Geldverbindlichkeiten des Deutschen Reiches u. gleichgestellter Rechtsträger" (Abk. BRüG) vom 19.7.1957 (BGBl. I S. 734). Die Leistungen nach allen genannten Regelungen gehen zu 80 % ins Ausland (40 % nach Israel).

Wilcoxon-Test: (engl.) *Wilcoxon test*; nichtparametrisches Verfahren*; Rangvariante des t*-Tests; **1.** Wilcoxon-Rangsummen-Test: entspricht dem t-Test für unabhängige Stichproben u. ist ergebnisäquivalent zum Mann*-Whitney-U-Test; **2.** Wilcoxon-Vorzeichen-Test: entspricht dem t-Test für verbundene Stichproben bzw. dem Einstichproben-t-Test.

Willensanspannung, zumutbare: (engl.) *reasonable effort of will*; syn. zumutbare Willensanstrengung; Bez. für das Aufbringen des Willens, aus eigener Kraft eine seelische Störung unter der Voraussetzung zu überwinden, dass kein gesundheitliches Risiko (z.B. gravierende Verschlimmerung der Erkrankung) eingegangen werden muss; **gutachterliche Beurteilung:** Die Zumutbarkeit einer erforderlichen Willensanspannung ist z.B. Gegenstand einer psychiatrischen Begutachtung neurotischer od. psychosomatischer Störungen im Zusammenhang mit Anträgen auf Sozialleistungen. Zu

Längs- u. Querschnitt darstellt, in welchem Ausmaß ein Mensch in seinem Erleben auf die Krankheit eingeengt ist, wie sehr diese die Organisation der Lebensführung übernommen hat u. inwiewei es zu einer Festlegung auf störungsspezifische stereotype Verhaltensweisen mit realitätsverzerrender Wahrnehmung gekommen ist. Problematisch ist, dass Willenskraft u. -anspannung nicht quantifizierbar sind u. sich nur nach allgemeinem menschlichem Ermessen bestimmen lassen (s. Er messensspielraum).

Willensfreiheit: (engl.) *free will*; in einem traditio nellen vorwissenschaftlichen Verständnis das Selbstverständnis des Menschen von seiner Fähigkeit zu einer (willentlichen) Wahlfreiheit in nicht fremdbestimmten Entscheidungssituationen; der Begriff wurde problematisiert einerseits durch die implizite Konnotation eines Forderungscharakters nach Freiheit von Fremdbestimmung (vgl. Auto nomie), andererseits durch die philosophische tiefenpsychologische u. neurobiologische Diskussion um den Illusionscharakter der Freiheitsvorstellung. Im juristischen Kontext ist die Willensfreiheit Voraussetzung für die schuldhafte Vorwerfbarkeit einer schädlichen Handlung u. ihrer Strafbarkeit.

Winter, Kurt (1910–1987): Facharzt für Sozialhy giene; 1935–1946 ärztliche Tätigkeit in der Schweiz, im spanischen Bürgerkrieg u. im Exil in Schweden, 1946 Amtsarzt in Teltow, 1947 Leiter des Gesundheitsamts des Landes Brandenburg, 1948 Vizepräsident der Deutschen Zentralverwal tung für Gesundheitswesen Berlin, 1950–1956 Tätigkeit am Institut für Sozialhygiene der Hum boldt-Universität Berlin, 1951/52 Habilitation über Polikliniken* u. Ambulatorien*, 1956/57 Di rektor des Instituts für Sozialhygiene, 1956–1959 Leiter der Abteilung Medizin im Staatssekretaria für Hoch- u. Fachschulwesen, 1956–1975 Direktor des Hygiene-Instituts, 1962–1969 Vizepräsident des Rates für Planung u. Koordinierung der medi zinischen Wissenschaften des Landes Ministerium für Gesundheitswesen, 1975–1979 Rektor der Aka demie für ärztliche Fortbildung der DDR; **Bedeu tung:** Winter bestimmte nach seiner Rückkehr aus dem Exil maßgeblich den Aufbau u. die Entwick lung der Sozialhygiene in der DDR. Gesundheits politisch war er tätig u. a. bei der Entwicklung des Konzeptes der Polikliniken u. in der ärztlichen Aus- u. Fortbildung. **Veröffentlichungen:** Lehr buch der Sozialhygiene (1953, gemeinsam mi Alfred Beyer); Soziologie für Mediziner (1973) Lehrbuch der Sozialhygiene (1977).

Wirbelsäulensyndrome: (engl.) *spinal syndromes* Sammelbegriff für überwiegend durch Muskula tur, Bandscheiben u./od. Wirbelgelenke ausgelöste akute od. chronische Schmerzen (vgl. Schmerzsyn drom, chronisches) u. Funktionsstörungen im Be

nosen, degenerative Veränderungen an Bandscheiben u. Wirbelgelenken; **Risikofaktoren:** statische Fehlbelastungen, chronische berufliche od. sportliche Überlastungen, Bewegungsmangel; **Epidemiologie:** Genaue Daten liegen nicht vor, da die Wirbelsäulensyndrome bei epidemiologischen Erhebungen in der Diagnose Rückenschmerz* aufgehen. **Sozialmedizinische Bedeutung:** weit verbreiteter Beschwerdekomplex in allen Altersgruppen mit häufigen Arbeitsunfähigkeitszeiten u. hoher Therapiefrequenz; Ansprüche an die Sozialleistungsträger entstehen überwiegend durch radiologische Diagnostik u. akutmedizinische ambulante Therapie; bei länger anhaltenden Beschwerden können Leistungen* zur medizinischen Rehabilitation erforderlich sein, gelegentlich auch Leistungen* zur Teilhabe am Arbeitsleben; besondere Verantwortung trägt der arbeitsmedizinische Dienst mit Beachtung ergonomischer Prinzipien bei Einrichtung der Arbeitsplätze u. Hilfen zur Minimierung körperlich belastender Arbeitsabläufe; vgl. Ergonomie. **Prävention:** Erziehung zu wirbelsäulengerechten Verhaltensweisen im privaten u. beruflichen Alltag, regelmäßige Bewegung. Vgl. Schleudertrauma, Störung, somatoforme.

Wirksamkeit: s. Effektivität.

Wirksamkeitsnachweis, klinischer: (engl.) *proof of clinical effectivness*; wissenschaftlicher positiver Nachweis der Wirksamkeit einer medizinischen Maßnahme bzw. eines Arzneimittels* nach wissenschaftlichen Kriterien; **Formen: 1.** Fallstudie; **2.** Anwendungsbeobachtung*; **3.** einarmige prospektive Studie*; **4.** randomisierte kontrollierte Studie*; **5.** Doppelblindversuch; s. Blindversuch.

Wirtschaftlichkeitsgebot: (engl.) *imperative of economic efficiency*; verpflichtet die Sozialleistungsträger, die obliegenden Aufgaben unter Berücksichtigung der Grundsätze der Wirtschaftlichkeit u. Sparsamkeit zu erfüllen (§ 69 SGB IV) u. die günstigste Relation zwischen dem verfolgten Zweck u. den einzusetzenden Mitteln anzustreben; **1.** bei der GRV im sozialrechtlichen Feststellungsverfahren i. R. der medizinischen Sachaufklärung angewendet; **2.** in der GKV zur effizienten Ausgestaltung der Leistungen* (§ 12 SGB V); vgl. Abrechnung ärztlicher Leistungen. Leistungen müssen ausreichend, zweckmäßig u. wirtschaftlich sein; sie dürfen das Maß des Notwendigen nicht überschreiten. Nicht notwendige od. unwirtschaftliche Leistungen dürfen weder beansprucht noch erbracht werden (§ 29 SGB XI).

Wirtschaftlichkeitsprüfung: s. Abrechnung ärztlicher Leistungen.

Witwenrente und Witwerrente: (engl.) *widow's and widower's pension*; Hinterbliebenenrente (s. Hinterbliebenenversorgung), die nach dem Tod des Ehepartners an den überlebenden, bis zum Tod mit ihm in rechtsgültiger Ehe verheirateten Ehepartner die Überlebende Rente, wenn er nach dem Tod des Ehepartners nicht wieder geheiratet hat. **b)** Nach § 46 Abs. 3 SGB VI hat der Überlebende Rentenanspruch nach dem vorletzten Ehegatten, wenn er wieder geheiratet hat u. die neue Ehe aufgelöst wurde. **Leistungshöhe:** seit 1.1.2002 25 % der vollen Rente des Verstorbenen; Einkommensanrechnung* erfolgt nach § 97 SGB VI; Versorgungs-, Unterhalts- u. Rentenansprüche nach dem letzten Ehegatten werden nach § 90 SGB VI angerechnet. **Leistungsdauer:** Der Anspruch besteht grundsätzlich für 24 Kalendermonate nach dem Tod des Versicherten. **2. Große Witwenrente und Witwerrente: Voraussetzung:** Nach § 46 Abs. 2 SGB VI besteht ein Anspruch auf Große Witwenrente, wenn die Voraussetzungen für eine Kleine Witwenrente erfüllt sind u. Bedarfssituationen bestehen, in denen pauschal ein erhöhter Unterhaltsersatzbedarf unterstellt wird: **a)** bei Erziehung eines eigenen Kindes, od. eines Kindes des Versicherten bis zum 18. Lebensjahr bzw. eines behinderten Kindes auch über dessen 18. Lebensjahr hinaus; **b)** nach Vollendung des 45. Lebensjahrs; **c)** bei Erwerbsminderung; **Leistungshöhe:** 55 % der Rente des Verstorbenen; Einkommensanrechnung erfolgt nach § 97 SGB VI; **Leistungsdauer:** solange die Bedarfssituation besteht, eine Anspruchsbegrenzung auf 24 Kalendermonate besteht nicht; **Geschichte:** Witwenrente u. Witwerrente waren früher entsprechend der vorherrschenden männlichen Ein-Verdiener-Ehe geschlechtsspezifisch benannte u. berechnete Hinterbliebenenrenten. **Hinweis:** Das in Vorbereitung befindliche Gesetz zur Anhebung des Renteneintrittsalters auf 67 Jahre u. Folgeänderungen: s. Rente wegen Alters.

Wohlbefinden: (engl.) *well-being*; alltagssprachlicher Begriff, der einen komplexen subjektiven Bewusstseinszustand beschreibt; wird oft mit positiven Gefühlen (z. B. Freude, Glück, Zufriedenheit) gleichgesetzt; unterschieden werden kann aktuelles (z. B. positive Gefühle, Stimmungen, körperliche Empfindungen, Fehlen von Beschwerden) u. gewohnheitsmäßiges Wohlbefinden (bezieht sich auf die Selbstbeurteilung des für eine Person zeitlich überdauernden typischen Wohlbefindens; Die Definition der WHO von Gesundheit* setzt Wohlbefinden in einen engen Kontext zu Gesundheit.

Wohlfahrtsökonomie: (engl.) *welfare economics*; Teilgebiet der Volkswirtschaftslehre, das sich aus normativer Perspektive mit der aus der Allokation* von Ressourcen* ergebenden Beeinflussung der wirtschaftlichen Wohlfahrt beschäftigt u. das Wohlfahrtsoptimum ermittelt; vgl. Pareto-Optimum.

Wohlfahrtspflege: (engl.) *welfare care*; i. w. S. das staatliche Ziel, eine umfassende Fürsorge* für die

W

zialwesen meist im Kontext der Tätigkeit der Träger der freien Wohlfahrtspflege verwendet; nach den Sozialgesetzen kommt den gemeinnützigen Trägern der freien Wohlfahrtspflege eine wichtige Rolle zu, z. B. ist im Sozialhilferecht die Verpflichtung der staatlichen Träger der Sozialhilfe zur engen Zusammenarbeit mit diesen Trägern festgelegt; über eine spezifische Auslegung des Subsidiaritätsprinzips (s. Subsidiarität) besteht eine Vorrangstellung bei der Ausfüllung sozialer Dienste gegenüber staatlichen od. privat-gewerblichen Trägern. **Freie Wohlfahrtspflege:** Gesamtheit aller sozialen Hilfen, die auf freigemeinnütziger Grundlage u. in organisierter Form in Deutschland geleistet werden; soziale Dienstleistungen insbes. im Krankenhaussektor, in der Jugend-, Familien-, Alten- u. Behindertenhilfe; Koordination u. Unterstützung von Selbsthilfe- u. Helfergruppen, Erschließen freiwilliger privater Hilfeleistungen, Spenden u. ehrenamtlicher Tätigkeit, Aus-, Fort- u. Weiterbildung für soziale u. pflegerische Berufe. **Träger der freien Wohlfahrtspflege:** In 6 Spitzenverbänden (Arbeiterwohlfahrt*, Deutscher Caritas-Verband (s. Caritas), Deutsches* Rotes Kreuz, Deutscher* Paritätischer Wohlfahrtsverband, Diakonisches* Werk, Zentralwohlfahrtsstelle der deutschen Juden) sind in über 90 000 Einrichtungen u. Diensten ca. 1,2 Mio. Menschen hauptamtlich beschäftigt, ca. 2,5–3 Mio. ehrenamtlich tätig. Auf Bundesebene arbeiten sie in der Bundesarbeitsgemeinschaft der Freien Wohlfahrtspflege zusammen.

Wohlfahrtsstaat: (engl.) *welfare state*; politischer Begriff für eine Staatsform, in der die soziale Sicherheit u. Gerechtigkeit der Bürger mit Gesetzen, Vorsorgeeinrichtungen (z. B. Sozialversicherung*) u. a. Maßnahmen gewährleistet wird; häufig synonym verwendet zu Sozialstaat, aber gekennzeichnet durch eine höhere staatliche Fürsorge u. Kontrolle; in der modernen empirisch-analytischen Politikwissenschaft charakterisiert der Begriff Wohlfahrtsstaat als deskriptives Konzept einen Typus der Staatstätigkeit, der Länder kennzeichnet, in denen der Staat eine aktive Rolle in der Steuerung wirtschaftlicher u. gesellschaftlicher Prozesse übernimmt u. einen großen Teil seiner Ressourcen sozialpolitischen Zwecken widmet. Ziel ist, die Gleichheit der Lebenschancen bei Einkommenssicherung, Gesundheit, Wohnen u. Bildung zu fördern. Der Wohlfahrtsstaat stellt die Sorge für das Wohlergehen des Einzelnen u. der Allgemeinheit als Pflicht des Staates in den Vordergrund. In der Verfassungsstruktur der Bundesrepublik Deutschland ist diese Konzeption im Sozialstaatsprinzip festgeschrieben worden. In Abgrenzung zum häufig synonym zum Begriff Wohlfahrtsstaat verwendeten Begriff **Sozialstaat** ist aus Sicht des Sozialrechts der Unterschied v. a. darin zu

wissenschaftliche Funktion zukommt, die mit freiheitlichen, demokratischen und rechtsstaatlichen Elementen verbunden ist. **Wohlfahrtssurvey:** s. Sozialbericht.

Wohngeld: (engl.) *housing benefit*; nach dem Wohngeldgesetz (Abk. WoGG) in der Fassung vom 7.7.2005 (BGBl. I S. 2029), geändert am 20.7.2006 (BGBl. I S. 1706), erbrachter Zuschuss zu den Aufwendungen für den Wohnraum, der zur wirtschaftlichen Sicherung angemessenen u. familiengerechten Wohnens geleistet wird; **Leistungen** kann auf Antrag als Miet- od. Lastenzuschuss geleistet werden. Antragsberechtigt für einen Mietzuschuss sind in erster Linie Mieter von Wohnraum, Berechtigte eines ähnlichen Nutzungsverhältnisses, insbes. Inhaber eines mietähnlichen Dauerwohnrechts, sowie Heimbewohner. Antragsberechtigt für einen Lastenzuschuss sind insbes. Eigentümer eines Eigenheimes, Eigentümer einer Eigentumswohnung u. Inhaber eines eigentumsähnlichen Dauerwohnrechts. Ob bzw. in welcher Höhe ein Anspruch auf Wohngeld besteht, ist abhängig von der Zahl der Familienmitglieder, den tatsächlichen Aufwendungen für den Wohnraum u. dem Familieneinkommen. Miete od. Belastung kann nur bis zu bestimmten Sätzen pro qm u. nur für eine dem Familienstand entsprechende Wohnfläche geleistet werden.

Wohngemeinschaft, therapeutische: (engl.) *communal living in a therapeutic setting*; therapeutisch betreute Wohnform* für das Zusammenleben von mehreren psychisch kranken od. suchtkranken Menschen (auch i. R. der Kinder- u. Jugendhilfe) gerontopsychiatrischen Patienten od. Menschen mit körperlicher u./od. geistiger Behinderung, die bei wichtigen Alltagsfertigkeiten (z. B. Selbstversorgung, Haushaltsführung, Freizeitgestaltung persönliche Hygiene, berufliche Belange sowie finanzielle u. behördliche Angelegenheiten) Unterstützung durch Mitarbeiter des Trägers (i. d. R. Sozialarbeiter, Sozialpädagogen, Psychologen u. Pflegekräfte) erhalten; die Intensität der Betreuung ist variabel u. wird individuell festgelegt. Die Finanzierung erfolgt seit 1.1.2005 i. d. R. nach §§ 53–60 SGB XII (s. Eingliederungshilfe für behinderte Menschen), die Notwendigkeit wird nach Begutachtung durch den sozialpsychiatrischen Dienst festgestellt. Die therapeutische Wohngemeinschaft ist ein wichtiges Element der ambulanten Versorgung u. wurde insbes. in den 80er u. 90er Jahren ausgebaut, als zuvor dauerhaft hospitalisierte Patienten aus den psychiatrischen Kliniken entlassen wurden.

Wohnsituation, durchschnittliche häusliche: (engl.) *average domestic living situation*; nach SGB X (Pflegeversicherung*) operationalisierter Begriff zur gutachterlichen Bewertung des Hilfebedarfs* bei stationär pflegebedürftigen Menschen; durch

schen Hilfebedarfs i. R. der Begutachtung stationär versorgter pflegebedürftiger Menschen eine einheitliche Vorgehensweise sichergestellt werden. **Kriterien: 1.** Lage der Wohnung in der 1. Etage, ohne Aufzug u. nicht ebenerdig erreichbar; **2.** Anzahl von 4 Räumen je Wohnung, aufgeteilt in 2 Zimmer, Küche Ausstattung: u. Bad; **3.** Zweipersonenhaushalt; **4.** Ausstattung: keine behinderungsgerechte Ausstattung, mit Zentralheizung, Standardküche od. Kochnische mit Elektro- od. Gasherd, Standard-WC, Bad u. Waschmaschine; **Hinweis:** Gemäß den Begutachtungsrichtlinien sind bei der zeitlichen Bemessung des pflegerischen Mindesthilfebedarfs zur Beurteilung der Pflegebedürftigkeit* die Maßstäbe der Laienpflege* u. der häuslichen Wohnsituation zugrunde zu legen. Auch bei Versicherten, die Leistungen der vollstationären Pflege beantragt haben, sind diese (fiktiven) Kriterien Grundlage für die Feststellung der Pflegebedürftigkeit.

Wohnsitzprinzip: s. Aufenthalt, gewöhnlicher.

Wohnungshilfe: (engl.) *housing benefit*; finanzielle Ausgleichszahlungen zur Beschaffung, Ausstattung u. Erhaltung einer behinderungsgerechten Wohnung; **Ziel:** Die Wohnungshilfe soll dem Menschen mit Behinderung ermöglichen, seinen Arbeitsplatz möglichst barrierefrei u. selbständig zu erreichen. **Leistungsträger:** Die Zuordnung der Trägerzuständigkeit orientiert sich an dem jeweiligen trägerspezifischen Versorgungsauftrag: **1.** i. R. der Leistungen* zur Teilhabe am Leben in der Gemeinschaft (§ 55 SGB IX) sind die Träger der Sozialhilfe bzw. bei anerkannter Schädigungsfolge auch der Träger der GUV od. der Kriegsopferversorgung zuständig für notwendige Wohnungshilfen, sofern diese Maßnahmen auch ohne Bezug zu einer beruflichen Tätigkeit der Erfüllung elementarer Grundbedürfnisse dienen (privater Lebensbereich) od. die allgemeine Lebensqualität verbessern; **2.** i. R. der Leistungen* zur Teilhabe am Arbeitsleben (§ 33 SGB IX) ist der jeweilige Rehabilitationsträger* zuständig für den beruflichen Lebensbereich, mit dem Ziel, die Folgen behinderungsbedingter Erschwernisse auszugleichen, die sich auf die Möglichkeiten des Menschen mit einer Behinderung zur Teilnahme am Erwerbsleben auswirken; **3.** i. R. der begleitenden Hilfe* im Arbeits- und Berufsleben (§ 102 SGB IX) besteht durch das Integrationsamt* eine nachrangige Leistungspflicht gegenüber den Rehabilitationsträgern bei gleichen Zielen.

Wohnungslose: (engl.) *homeless (people)*; Menschen, die im gesellschaftlichen Sinn nicht über eigenen Wohnraum verfügen, die in Notunterkünften* od.

Wiedereingliederung; gesundheitliche Ursachen u. Folgen langfristiger Wohnungslosigkeit können psychische u. physische Erkrankungen sein. **Wohnungslosenhilfe:** Sammelbegriff für staatliche Hilfen sowie Betreuungs- u. Behandlungsangebote Freier Träger für wohnungslose Menschen u. solche, die akut von Wohnungslosigkeit bedroht sind; vgl. Hilfe zur Überwindung besonderer sozialer Schwierigkeiten, Betreute Wohnformen.

Wohnzeiten: (engl.) *periods of residence*; in einigen EU-Mitgliedstaaten u. (Sozialversicherungs-)Abkommenstaaten versicherungsrechtliche Zeiten, die aufgrund des Wohnens in einem Land entstehen; ob Wohnzeiten vorliegen, richtet sich ausschließlich nach den Rechtsvorschriften des zuständigen Staates.

World Health Assembly: Abk. WHA; oberstes Entscheidungsgremium der WHO*.

World Health Organization: s. WHO.

Wunsch- und Wahlrecht: (engl.) *right to choose*; Eröffnung von Auswahlmöglichkeiten für den Leistungsempfänger*; im Sozialrecht v. a. bei Leistungen zur Rehabilitation* (§ 9 SGB IX), z. B. das Recht des Versicherten, seine Wünsche zbei der Wahl der medizinischen Rehabilitationseinrichtung* gegenüber dem Rehabilitationsträger* bekannt zu geben; berechtigte Wünsche des Versicherten, d. h. Wünsche bei denen .B. die persönliche Lebens- u. Familiensituation, das Alter, das Geschlecht sowie die Bedürfnisse zu pflegender Angehörige einfließen, sind bei der Entscheidungsfindung über die beantragte Leistung* zur medizinischen Rehabilitation, sonstige Leistungen zur Rehabilitation u. Leistungen* zur Teilhabe am Arbeitsleben vom Rehabilitationsträger i. R. des Auswahlermessens zu berücksichtigen. Der Leistungsberechtigte hat einen Anspruch darauf, dass der Rehabilitationsträger sein Ermessen pflichtgemäß ausübt. Ein Anspruch, die Rehabilitation in z. B. einer bestimmten Rehabilitationseinrichtung durchzuführen, besteht nicht. Seine stärkste Ausprägung erfährt das Wahlrecht in der Möglichkeit zur Wahl eines persönlichen Budgets* anstelle von Hilfen u. Sachleistungen. **Hinweis zur Gesundheitsreform 2006:** Die Gesundheitsreform sieht bislang vor, dass alle stationären medizinischen Rehabilitationseinrichtungen künftig regelmäßig einer einheitlichen, unabhängigen Zertifizierung* zu unterziehen sind. Außerdem sollen gesetzlich Krankenversicherte zwar eine andere zertifizierte als die bei ihrer Kasse unter Vertrag stehende Rehabilitationseinrichtung in Anspruch nehmen können, jedoch eventuelle Mehrkosten selbst tragen müssen.

W

Z

Zahlbetrag, endgültiger: (engl.) *final payment*; der höhere Betrag, der nach dem Europäischen* Gemeinschaftsrecht dem Leistungsberechtigten nach Vergleich der innerstaatlich festgestellten Renten* der Rentenversicherung mit Ausnahme der Waisenrenten mit der zwischenstaatlich festgestellten Rente zusteht; sind beide Beträge gleich hoch, so ist die innerstaatlich berechnete Rente maßgebend. **Hinweis:** Für die Anwendung von Ruhens- od. Anrechnungsvorschriften ist es notwendig zu bestimmen, ob es sich um eine zwischenstaatlich berechnete Rente od. um eine rein innerstaatlich berechnete Rente handelt. Sofern die Rente zwischenstaatlich berechnet wurde, finden die Antikumulierungsrelungen (Art. 46a ff. VO -EWG- Nr. 1408/ 71) des Gemeinschaftsrechtes Anwendung.

Zahlbetragsbesitzschutz: (engl.) *(legal) protection of possession of amounts paid*; Besitzstandswahrung der Rentenhöhe einer vorbeschiedenen Rente; kann ein rechtswidriger Rentenbescheid* aus rechtlichen Gründen nicht zurückgenommen werden, ist der im Rentenbescheid genannte Zahlbetrag so lange weiterzuzahlen, bis der Monatsbetrag der zutreffend berechneten Rente* durch Rentenanpassungen* diesen statisch gezahlten Zahlbetrag überschreitet.

Zahlungsbereitschaft: (engl.) *willingness to pay (Abk. WTP)*; maximaler Geldbetrag, den ein Individuum für ein Gut zu zahlen bereit ist; Maß für die Wertschätzung eines Gutes aus Sicht des Individuums; **Zahlungsbereitschaftsmessung** ist eine wissenschaftliche Methode zur Erfassung der Zahlungsbereitschaft von Individuen z. B. für die Reduktion von Mortalität* u. Morbidität*; unterschieden werden: **1.** direkte Methode: Individuen werden nach ihrer Zahlungsbereitschaft gefragt, z. B. im Discrete-Choice-Experiment; **2.** indirekter Ansatz: Ableitung der Zahlungsbereitschaft aus dem Verhalten der Individuen (revealed preferences Ansatz); Beispiel: aus dem Aufpreis für Airbags kann die Zahlungsbereitschaft der Autokäufer für eine Reduktion der Mortalität berechnet werden.

Zahnärztekammer: (engl.) *General Dental Council*; syn. Landeszahnärztekammer; Berufsorganisation, der jeder Zahnarzt als Pflichtmitglied angehört;

die 17 Zahnärztekammern (1 pro Bundesland, 2 in Nordrhein-Westfalen) unterliegen als Körperschaften des öffentlichen Rechts staatlicher Rechtsaufsicht; die Zugehörigkeit richtet sich nach dem Or der Berufsausübung bzw. dem Wohnort; auf Bundesebene sind sie in der Bundeszahnärztekammer* zusammengeschlossen; **Aufgabe:** wissenschaftliche, präventionsorientierte Zahn-, Mund- u. Kieferheilkunde, Einhaltung der Berufspflichten durch Aufstellen von Berufsordnungen, Wahrnehmung der Interessen ihrer Berufsangehörigen, berufliche Weiter- u. Fortbildung, Ausbildung des Hilfspersonals, Berufsgerichtsbarkeit, Regelung des zahnärztlichen Notfalldienstes, Patientenbera tung u. Benennung von Gutachtern u. a.; vgl. Ärztekammer.

Zahnarzt: (engl.) *dentist*; geschützte Berufsbezeichnung für eine Person, die nach dem Studium der Zahnmedizin (Regelstudienzeit einschließlich der Prüfungszeit für die zahnärztliche Prüfung 5 Jahre u. 6 Monate) entsprechend dem Gesetz über die Ausübung der Zahnheilkunde (ZHG) u. in der aufgrund dieses Gesetzes erlassenen Approbationsordnung für Zahnärzte (ZAppO) die staatliche Zulassung zur Ausübung der Zahnheilkunde erworben hat; die Berufsausübung ist landesrechtlich geregelt. Voraussetzung ist i. d. R. der die Approbation als Zahnarzt od. eine Erlaubnis zur vorübergehenden Ausübung des zahnärztlichen Berufs. Aufgrund ihres Satzungsrechts erlassen die Zahnärztekammern* mit Zustimmung der zuständigen Landesbehörden u. a. Berufs- u. Weiterbildungsordnungen u. regeln neben der Errichtung berufsständischer Versorgungseinrichtungen die Rechte u. Pflichten der Berufsangehörigen Regelungen über die Zulassung u. Tätigkeit als Kassenzahnarzt i. R. der GKV enthält das Kassenzahnarztrecht.

Zahnarzthelfer: s. Fachangestellter, zahnmedizinischer.

Zahnersatz: (engl.) *dental prosthesis*; Maßnahmen zur Wiederherstellung der Kaufunktion bei Verlust od. fortgeschrittener Zerstörung von Zähnen durch Karies, Parodontopathien od. durch einen Unfall, v. a. durch künstlichen Zahnersatz (z. B. Kronen, Teilkronen, Brücken, Teil- od. Totalprothesen, Implantate); Folgeschäden an Kiefer u. den

1.1.2005 nach § 55 SGB V einen befundbezogenen Festzuschuss*; weitere Erstattungsanteile können durch regelmäßige Vorsorgemaßnahmen u. -untersuchungen durch den Versicherten erreicht werden. Darüber hinaus gehende Kosten sind der Selbstbeteiligung des Patienten überlassen; seit 1.7.2005 ist in der GKV vom Arbeitnehmer gegenüber dem Arbeitgeber ein um 0,9 % höherer zusätzlicher Beitragssatz zur Senkung der Lohnnebenkosten zu leisten (Ausgliederung von Zahnersatz aus der paritätischen Finanzierung; s. Beiträge zur Krankenversicherung, Beiträge zur Sozialversicherung). **2. PKV:** Die Kostenerstattung erfolgt entsprechend der gewählten Vertragsleistung.

ZDG: Abk. für Zivildienstgesetz*.

Zeit, absehbare: (engl.) *forseeable future*; je nach sozialmedizinischem Kontext unterschiedlich verwendeter Begriff; Auslegung gemäß der Rechtsprechung der Sozialgerichte: **1.** Zeitraum bis zu 26 Wochen od. 6 Monate; besteht aufgrund von Krankheit* od. Behinderung* bei einer Person eine Leistungseinschränkung* auf absehbare Zeit, begründet dies die Arbeitsunfähigkeit*, jedoch keine Erwerbsminderung*; **2.** nach dem bis 31.12.2000 geltenden Rentenrecht die Voraussetzung für die zeitliche Befristung einer Rente wegen Berufsunfähigkeit* od. Erwerbsunfähigkeit; es musste die begründete Aussicht bestehen, dass die quantitative Leistungsminderung in absehbarer Zeit (längstens 3 Jahre) nach Rentenbeginn behoben sein konnte. Eine befristete Rente konnte auf Antrag bei Vorliegen der Voraussetzungen mit erneuter Befristung gewährt werden, durfte aber die Gesamtdauer von 6 Jahren nicht überschreiten. Vgl. Zeit, nicht absehbare; Unwahrscheinlichkeit der Besserung; Divergenz; Nahtlosigkeitsregelung.

Zeitarbeit: (engl.) *temp(orary) work*; Arbeitsform, bei der ein Leiharbeitnehmer* bei einer Zeitarbeitsfirma fest angestellt ist u. von dieser befristet anderen Unternehmen zur Verfügung gestellt wird; der Einsatz des Arbeitnehmers erfolgt entsprechend seiner Qualifikation u. wird vertraglich festgelegt. Zeitarbeit kann zu einem Dauerarbeitsverhältnis führen; ca. 30 % der Leiharbeitskräfte werden auf Dauer übernommen. **Rechtliche Grundlage:** Arbeitnehmerüberlassungsgesetz.

Zeitdruck: (engl.) *pressure of time*; praktisch immer gegenwärtiger Belastungsfaktor durch Zeitvorgabe bzw. Fertigstellungstermin; bei überdurchschnittlichem Zeitdruck (bezogen auf Beruf/Tätigkeit/Arbeitsplatz) verstärkte Beanspruchung* mit meist negativen Folgen für die Arbeitsqualität.

Zeiten, beitragsfreie: (engl.) *non-contribution periods*; rentenrechtliche Zeiten, in denen grundsätzlich keine Beiträge zur GRV gezahlt worden sind u. die sich trotzdem auf den Rentenanspruch* auswirken können, weil sie auf die Wartezeit* od. auf

dem Kalendermonat mit beitragsfreien Zeiten ein bestimmter Betrag an Entgeltpunkten* zugeordnet. Dieser Entgeltpunktebetrag wird i.R. der Gesamtleistungsbewertung* ermittelt. Vgl. Zeiten, beitragsgeminderte.

Zeiten, beitragsgeminderte: (engl.) *periods of reduced contribution*; in der GRV Kalendermonate, die sowohl mit einer beitragsfreien Zeit* als auch mit einer Beitragszeit* belegt sind; als beitragsgeminderte Zeiten gelten z. B. Kalendermonate mit Pflichtbeiträgen für eine Berufsausbildung.

Zeiten, rentenrechtliche: s. Beitragszeiten, Anrechnungszeiten, Zurechnungszeiten, Ersatzzeiten, Berücksichtigungszeiten.

Zeit, nicht absehbare: (engl.) *unforseeable future*; je nach sozialmedizinischem Kontext unterschiedlich verwendeter Begriff; Auslegung gemäß der Rechtsprechung der Sozialgerichte; **1.** ein Zeitraum von mehr als 26 Wochen od. 6 Monaten; wird verwendet für die Abgrenzung der Arbeitsunfähigkeit* von einer Leistungseinschränkung*; hat eine Krankheit* od. Behinderung* bei einer Person auf nicht absehbare Zeit zu einer auf unter 6 Stunden täglich verminderten Leistungsfähigkeit* geführt, kann daraus ein Anspruch auf Rente wegen voller od. teilweiser Erwerbsminderung resultieren; **2.** ein Zeitraum von längstens 3 Jahren; kommt zur Abgrenzung einer befristeten gegenüber einer dauerhaften Leistungsminderung (vgl. Leistungseinschränkung) zur Anwendung; nach dem bis 31.12.2000 geltenden Recht (§ 44 SGB VI) lagen die medizinischen Voraussetzungen für eine Erwerbsunfähigkeit* vor, wenn wegen Krankheit od. Behinderung eine Erwerbstätigkeit auf nicht absehbare Zeit nicht mehr in gewisser Regelmäßigkeit ausgeübt u. kein Arbeitsentgelt od. Arbeitseinkommen über eine bestimmte, kontinuierlich angepasste Summe (mehr als geringfügig) erzielt werden konnte. Vgl. Zeit, absehbare.

Zeitrente, arbeitsmarktbedingte: s. Erwerbsminderung.

Zeitrente, medizinische: s. Erwerbsminderung.

Zeitstudie: s. Arbeitszeitstudie.

Zensus: syn. Volkszählung*.

Zentraldateiverbot: (engl.) *central data collection prohibition*; Verbot der Zusammenstellung bzw. Vernetzung von Daten unterschiedlicher Lebensbereiche, die umfassend Auskunft über einen bestimmten Menschen geben (sog. gläserner Mensch); gilt auch für die zentrale Erfassung biometrischer Daten in einer Zentraldatei, die vom Gesetzgeber ausdrücklich ausgeschlossen wurde.

Zentralinstitut für die kassenärztliche Versorgung: (engl.) *Central Institute of Panel Physicians*; Abk. ZI; Forschungsinstitut der Kassenärztlichen* Bundesvereinigung u. der KVen der Länder zur Erforschung u. Entwicklung des ambulanten Gesundheitsbereichs; **Aufgabe:** Wirtschaftlichkeits-

Z

nungsprogramme, Entwicklung u. Implementation von Schulungsprogrammen im Bereich Diabetes mellitus u. arterieller Hypertonie, Einführung von Datenverarbeitung in die Arztpraxis, Datenträgeraustausch mit Entwicklung von DV-Schnittstellen für den Datentransfer, Entwicklung u. Implementation eines Arzneimittelinformationssystems (AMIS) sowie Bearbeitung u. Entwicklung medizinischer Klassifikationen.

Zentrum, sozialpädiatrisches: (engl.) *social paediatric centre*; Abk. SPZ; spezialisierte Einrichtung in Kliniken zur sozialpädiatrischen (einschließlich nichtärztlicher psychologischer, heilpädagogischer u. psychosozialer) Versorgung von Kindern, die wegen der Art, Schwere od. Dauer ihrer Krankheit od. einer drohenden Krankheit einer weitergehenden integrativen Behandlung bedürfen; nach § 119 SGB V kann ein sozialpädiatrisches Zentrum zur ambulanten sozialpädiatrischen Behandlung von Kindern ermächtigt werden, wenn die Gewähr für eine leistungsfähige u. wirtschaftliche Behandlung geboten wird (s. Ermächtigung).

Zertifizierung: (engl.) *accreditation*; Verfahren der Anerkennung der Erfüllung bestimmter festgelegter Normierungen bzw. Qualitätsanforderungen verbunden mit der Erteilung eines Zertifikats; meist verbunden mit einer Prüfung bzw. einem Audit*; Zertifizierungssysteme können sich beziehen auf Organisationen, Produkte od. Personen. **Beispiel:** Krankenhäuser können sich freiwillig nach verschiedenen Verfahren zertifizieren lassen, u. a. nach krankenhausspezifischen Verfahren wie die der Kooperation* für Transparenz u. Qualität im Gesundheitswesen od. die Joint* Commission on Accreditation of Healthcare Organizations bzw. durch branchenübergreifende Verfahren wie die DIN EN ISO 9000 ff. Praxen von Vertragsärzte*n od. -psychologen u. medizinische Versorgungszentren* können sich zertifizieren lassen nach QEP*. Zertifizierung i. R. der ärztlichen Fortbildung durch Vergabe von sog. Fortbildungspunkten für bestimmte Fortbildungsmaßnahmen. **Hinweis zur Gesundheitsreform 2006:** Die Gesundheitsreform sieht bislang durch eine Änderung des § 20 SGB IX vor, dass alle stationären medizinischen Rehabilitationseinrichtungen* künftig regelmäßig unabhängig zu zertifizieren sind. Die Spitzenverbände der Rehabilitationsträger vereinbaren grundsätzliche Anforderungen an ein internes Qualitätsmanagement* sowie ein einheitliches, unabhängiges Zertifizierungsverfahren, mit dem die erfolgreiche Umsetzung des internen Qualitätsmanagements in regelmäßigen Abständen nachzuweisen ist.

Zervikobrachialgie: s. Wirbelsäulensyndrome.

Zeuge: (engl.) *witness*; natürliche Person, die in einem Rechtsstreit bzw. Verfahren ein Beweismittel (s. Beweis) darstellt u. in jeder Verfahrensord-

einem Verfahren als Partei, Beteiligter od. Beschuldigter beteiligt ist, entfällt die Möglichkeit einer Zeugenstellung. Es besteht grundsätzlich eine Zeugnispflicht, die von den Gerichten mit Ordnungsmitteln, Kostenauferlegung u. mit der zwangsweisen Vorführung durchgesetzt werden kann. Zeugen können vereidigt werden u. machen sich bei einer falschen Aussage strafbar. Jeder Zeuge ist vor seiner Vernehmung über sein Aussageverweigerungsrecht u. Zeugnisverweigerungsrecht* zu belehren. Vgl. Sachverständiger, Auskunftsverweigerungsrecht.

Zeugen und Sachverständigen-Entschädigungsgesetz: s. Justizvergütungs- und Entschädigungsgesetz.

Zeugnisverweigerungsrecht: (engl.) *right to refuse to give evidence*; Einschränkung der grundsätzlichen Pflicht des Zeugen* zur Aussage; dieses Recht räumt das Gesetz aus persönlichen Gründen (Ehegatte, Verlobte, direkte Verwandte), aus beruflichen Gründen (u. a. Geistliche, Redakteure, Journalisten, Ärzte, Rechtsanwälte, Steuerberater) u. aus sachlichen Gründen (Gefahr von Strafverfolgung für den Zeugen) ein (§§ 383–389 Zivilprozessordnung; §§ 52–53 a, 56 Strafpozessordnung § 98 Verwaltungsgerichtsordnung; § 118 Abs. 1 Sozialgerichtsgesetz; § 84 Finanzgerichtsordnung) Vgl. Auskunftsverweigerungsrecht.

Zielgruppe: (engl.) *target group*; Gruppe von Personen bzw. Teil der Bevölkerung mit bestimmten Merkmalen, die gezielt mit bestimmten Angeboten (z. B. Aufklärungskampagnen, Bildungsmaßnahmen, Präventions- u. Rehabilitationsmaßnahmen) erreicht werden soll; Auswahl erfolgt über soziodemographische Merkmale (z. B. Alter, Geschlecht, Familienstand, verfügbares Einkommen, Region) od. psychographische Merkmale (z. B. Einstellungen u. Werte mit resultierenden Verhaltensweisen); z. B. schwangere Frauen bei der Schwangerenvorsorge. Vgl. Bevölkerungsstrategie.

Zivildienstbeschädigung: (engl.) *disability incurred during alternative civilian service*; gesundheitliche Schädigung durch eine Dienstverrichtung, einen während der Ausübung des Zivildienstes erlittenen Unfall od. durch die dem Zivildienst eigentümlichen Verhältnisse nach § 47 Zivildienstgesetz*; vgl. Wehrdienstbeschädigung, Soziales Entschädigungsrecht (Tab. 2).

Zivildienstgesetz: (engl.) *Alternative Civilian Service Act*; Abk. ErsDiG, ZDG; „Gesetz über den Zivildienst der Kriegsdienstverweigerer" in der Fassung vom 17.5.2005 (BGBl. I S. 1346), geändert am 19.6.2006 (BGBl. I S. 1305); Gesetz des Sozialen* Entschädigungsrechts zur Regelung der Entschädigung bei wirtschaftlichen u. gesundheitlichen Schäden, die durch die Folgen einer Zivildienstbeschädigung* entstanden sind; Entschädigung erfolgt nach Ende des Dienstverhältnisses durch

Zivil- und Katastrophenschutz: (engl.) *civil protection*; Maßnahmen zum Schutz von Leben, Gesundheit u. Umwelt im Katastrophenfall; **Einteilung: 1.** vorbereitende Planung durch **a)** Aufstellung entsprechender Hilfseinrichtungen u. -pläne; **b)** Festlegen von Standard-Einsatz-Regeln zur schnellen Reaktion in bestimmten Katastrophensituationen; **2.** Abwehr von (weitergehenden) Schäden; **3.** Beseitigung der Katastrophenschäden. **Aufgabe:** Katastrophenmedizinisch relevante Aufgabengebiete sind Notfallmedizin, Blutspendedienst*, Evakuierungen, Hygiene*, Desinfektion*, Seuchenbekämpfung* u. Leichenwesen. Die Gesetzgebungskompetenz für die Bekämpfung von Katastrophen außerhalb des Spannungs- u. Verteidigungsfalles liegt nach Art. 30 GG bei den Bundesländern. Als Katastrophenschutzbehörden fungieren die Verwaltungen der Landkreise u. der kreisfreien Städte, die Bezirksregierungen u. die Innenministerien der Bundesländer, die im Bedarfsfall einen Führungsstab, die **Katastropheneinsatzleitung** (Abk. KEL) bilden. Am Zivil- und Katastrophenschutz beteiligte Einrichtungen: **1.** zur **Koordinierung der Katastrophenhilfe: a)** Auf Bundesebene wurde 2003 ein Bundesamt für Bevölkerungsschutz und Katastrophenhilfe (Abk. BBK) eingerichtet. **b)** Der Öffentliche Gesundheitsdienst ist in erster Linie sachverständig beratend für die KEL tätig. Das Gesundheitsamt nimmt u. a. die Belange für den Katastrophenschutz auf, z. B. Personalreserven, Sanitäts- u. Behandlungsmaterial, Erstversorgungssets, Arzneimittel, Desinfektionsmittel, Impfstoffe, Transportmittel u. Kapazitäten stationärer Versorgung. **2. Katastrophenhilfe vor Ort** wird geleistet durch den organisierten Rettungsdienst, z. B. die Feuerwehr u./od. die Bundesanstalt Technisches Hilfswerk, ggf. auch Militäreinsatz. **3. Katastrophenhilfe in Akutkrankenhäusern** ist i. R. des laufenden Krankenhausbetriebs durch Katastrophenschutzübungen regelmäßig zu trainieren.

Zufallsvariable: (engl.) *random variable, variate*; veränderliche Größe, die einer Wahrscheinlichkeitsverteilung* folgt.

Zugangsfaktor: (engl.) *access factor*; in der GRV Faktor der Rentenformel* zum Ausgleich der Vor- bzw. Nachteile bei unterschiedlicher Rentenbezugsdauer, der sich nach dem Alter des Versicherten bei Rentenbeginn* od. (bei Rente* wegen Todes) nach dem Todeszeitpunkt richtet u. bestimmt, in welchem Umfang Entgeltpunkte* bei der Ermittlung der Monatsrente* als persönliche Entgeltpunkte zu berücksichtigen sind (§ 77 SGB VI); der Zugangsfaktor beträgt 1,0, wenn eine Rente* wegen Alters mit Ablauf des Kalendermonats der Vollendung des 65. Lebensjahres od. eines für den Versicherten maßgeblichen niedrigeren Rentenalters (vorgezogene Altersrente) beginnt. Wird eine Rente wegen Alters vorzeitig in Anspruch genommen, ist der Zugangsfaktor für je-

dermonat um 0,003 niedriger als 1,0 (Rentenabschlag), maximal 0,18 (entspricht Rentenabschlag von 18 %). Wird eine Rente wegen Alters nach Vollendung des 65. Lebensjahres in Anspruch genommen, erhöht sich der Zugangsfaktor für jeden Kalendermonat um 0,005. Entsprechende Regelungen existieren auch für Renten wegen verminderter Erwerbsfähigkeit*, Erziehungsrenten* u. Hinterbliebenenrenten (s. Hinterbliebenenversorgung).

Zulassung: (engl.) *1. accreditation*; **1.** in der GKV Rechtsform der Teilnahme an der **vertragsärztlichen Versorgung*** für die Berufsausübung als (ermächtigter) Vertragsarzt*, Vertragszahnarzt od. Psychotherapeut*, ggf. auch in einem medizinischen Versorgungszentrum*; berechtigt u. verpflichtet zur Teilnahme an der Behandlung aller Versicherten der Krankenkassen mit entsprechender Vergütung; **Zulassungsvoraussetzungen: a)** Eintragung in das Arztregister*; **b)** persönliche Eignung; **c)** Teilnahme an einem Einführungslehrgang für die vertragsärztliche Tätigkeit; **d)** Antrag beim Zulassungsausschuss. Für psychologische Psychotherapeuten gelten eigene Zulassungskriterien. **Rechtliche Grundlage:** Die Zulassung erfolgt entsprechend §§ 95 ff. SGB V nach Maßgabe der Bedarfsplanung (Zulassungsbeschränkung) durch paritätisch mit Vertretern der KV u. der Krankenkassen besetzte **Zulassungsausschüsse**, geregelt durch Zulassungsverordnungen. Seit 1.1.1999 können auch Psychotherapeuten zur vertragsärztlichen Versorgung in der GKV zugelassen werden. Ein entsprechendes Verfahren gilt für Zahnärzte in der vertragszahnärztlichen Versorgung. Die Zulassung ist grundsätzlich auf definierte Zulassungsbezirke begrenzt (**Vertragsarztsitz**); sie endet durch Tod, Verzicht, Wegzug, Entziehung der Zulassung (Wegfall der Eignung, gröbliche Pflichtverletzung) od. Erreichen der Altersgrenze von 68 Jahren. Einem medizinischen Versorgungszentrum wird die Zulassung entzogen, wenn die Gründungsvoraussetzungen nicht mehr vorliegen. **Hinweis:** Neben der Verpflichtung zur Behandlung von gesetzlich krankenversicherten Patienten darf der Vertragsarzt auch Privatpatienten behandeln. Gleiches gilt für Vertragszahnärzte i. R. der vertragszahnärztlichen Versorgung. Vgl. Ermächtigung. **Zulassungsbeschränkung:** in der vertragsärztlichen Versorgung Verfahren auf Grundlage der Bedarfsplanung durch den Landesausschuss der Ärzte u. Krankenkassen, der prüft, ob in einem Planungsbereich eine ärztliche Über- od. Unterversorgung besteht u. bei Überversorgung eine Zulassungsbeschränkung anordnet; **Verfahren:** ausgehend von Verhältniszahlen Bevölkerung : Ärzte wird festgestellt, ob eine Überversorgung in einem Planungsbereich mit Ärzten eines bestimmten Fachgebietes

Z

in dem sich ein Vertragsarzt niederlassen will, wird der Zulassungsantrag durch den Zulassungsausschuss abgelehnt. **Hinweis:** In überversorgten Regionen ist dann eine Niederlassung als Vertragsarzt nur möglich durch: Praxisübernahme, Bildung einer Gemeinschaftspraxis mit der Verpflichtung zur Leistungsbegrenzung od. Sonderbedarfszulassungsantrag. Vgl. Bedarfszulassung, Sicherstellungsauftrag. **2.** Zur Versorgung gesetzlich Krankenversicherter direkte Zulassungsregelungen od. indirekt durch Rahmen- bzw. Dienstleistungsverträge: **a)** Zulassung von Heilmittelerbringern* u. Hilfsmittelerbringern (s. Hilfsmittel); **b)** Versorgungsverträge mit zugelassenen Krankenhäusern, Vorsorge- od. Rehabilitationseinrichtungen, Einrichtungen des Müttergenesungswerks od. gleichartiger Einrichtungen, Anbietern integrierter Versorgung; **c)** Ermächtigungen von Hochschulambulanzen, psychiatrischen Institutsambulanzen, Sozialpädiatrischen Zentren u. Einrichtungen der Behindertenhilfe; **d)** Rahmenverträge mit Apothekenorganisationen u. Pharmazeutischen Unternehmen für die Arzneimittelversorgung; **e)** Dienstleistungsverträge mit sonstigen Leistungserbringern z. B. für die Versorgung mit Haushaltshilfe, häuslicher Krankenpflege, Soziotherapie u. Rettungsdiensten u. Krankentransportleistungen; **Rechtliche Grundlage:** § 98, §§ 109–111 a, §§ 115–134 a SGB V. **Hinweis zum Vertragsarztrechtsänderungsgesetz:** Das am 1.1.2007 in Kraft getretene Gesetz sieht vor, die bislang auf eine KV bezogene Beschränkung der Zulassung künftig aufzuheben. Danach wird es möglich sein, an mehreren Standorten u. Planungsbereichen für die GKV tätig zu werden.

Zulassungserweiterung: s. Arzneimittelzulassung.

Zumutbarkeit: (engl.) *reasonability*; Angemessenheit einer Anforderung an eine Person unter Berücksichtigung ihrer Fähigkeiten u. Möglichkeiten; im sozialmedizinischen Kontext bezieht sich Zumutbarkeit v. a. auf berufliche Tätigkeiten bzw. Arbeiten, auf die eine Person vom Leistungsträger zur Abwendung einer beantragten Sozialleistung verwiesen werden kann. **I.** In der **Grundsicherung für Arbeitsuchende** nach § 10 SGB II ist erwerbsfähigen Hilfebedürftigen bis zur Vollendung des 65. Lebensjahres grundsätzlich jede Arbeit zumutbar. Ausnahmen sind besondere körperliche Anforderungen od. soziale Belastungen z. B. durch Kinderbetreuung od. Angehörigenpflege (§ 10 Abs. 1 Nr. 3 u. 4 SGB II), wenn der Hilfebedürftige zu der bestimmten Arbeit körperlich, geistig od. seelisch nicht in der Lage ist (§ 10 Abs. 1 Nr. 1 SGB II), die Ausübung der Arbeit dem Hilfebedürftigen die künftige Ausübung einer bisherigen überwiegenden Arbeit wesentlich erschweren würde (§ 10 Abs. 1 Nr. 2 SGB II), weil die bisherige Tätigkeit

Nicht zu beachten sind Gleichwertigkeit zur früheren Tätigkeit od. zur Berufsausbildung, Entfernung od. ungünstigere Arbeitsbedingungen. Be einer grundlosen Verweigerung einer zumutbaren Arbeit drohen dem Hilfebedürftigen nach § 31 SGB II Sanktionen in Form der Kürzung von Leistungen. **II.** In der **Arbeitsförderung** nach § 121 SGB III sind einem Arbeitslosen, der Arbeitslosengeld* beansprucht, alle seiner Arbeitsfähigkeit entsprechenden Beschäftigungen zumutbar, sowei allgemeine od. personenbezogene Gründe dem nicht entgegenstehen. Eine Beschäftigung ist auch nicht zumutbar, wenn sie befristet ist, vorübergehend eine getrennte Haushaltsführung erfordert od nicht zu den Beschäftigungen gehört, für die der Arbeitnehmer ausgebildet ist od. die er bisher ausgeübt hat. Nicht zumutbar ist eine Beschäftigung **1.** aus allgemeinen Gründen, wenn die Beschäftigung gegen gesetzliche, tarifliche od. in Betriebsvereinbarungen festgelegte Bestimmungen über Arbeitsbedingungen od. gegen den Arbeitsschutz verstößt; **2.** aus personengebundenen Gründen, **a)** wenn das daraus erzielbare Arbeitsentgelt erheblich niedriger ist als das der Bemessung des Arbeitslosengeldes zugrunde liegende Arbeitsentgelt; **b)** wenn die täglichen Pendelzeiten zwischen Wohnung u. Arbeitsstätte im Vergleich zur Arbeitszeit unverhältnismäßig lang sind. Ein Umzug zur Aufnahme einer Beschäftigung außerhalb des zumutbaren Pendelbereichs ist einem Arbeitslosen vom 4. Monat der Arbeitslosigkeit an i. d. R. zumutbar; davor bereits, wenn nicht zu erwarten ist, dass der Arbeitslose innerhalb der ersten 3 Monate der Arbeitslosigkeit eine Beschäftigung innerhalb des zumutbaren Pendelbereichs aufnehmen wird. Ein Umzug außerhalb des Pendelbereichs ist nicht zumutbar, wenn dem Umzug ein wichtiger Grund entgegensteht, insbes. familiäre Gründe. **III.** In der GRV bezieht sich Zumutbarkeit nach SGB VI unter Berücksichtigung des positiven u. negativen Leistungsbildes* auf die Bandbreite der zumutbaren Tätigkeiten, auf die der Versicherte zur Abwendung seines Rentenantrages verwiesen werden kann. I. R. von Verweisbarkeit* sind auch gesundheitliche u. soziale Zumutbarkeit von Relevanz. Vgl. Verweisung, Berufsschutz, Mehrstufenschema.

Zurechnungsfähigkeit: s. Schuldfähigkeit.

Zurechnungszeiten: (engl.) *supplementary period*; bei Renten wegen verminderter Erwerbsfähigkeit* u. wegen Todes anzurechnende beitragsfreie Zeit* die fingiert wird, um den Nachteil auszugleichen dass bei Eintritt der Erwerbsminderung* (bzw beim Tod) z. T. relativ kurze Erwerbsbiographien zurückgelegt worden sind, die zu einer relativ geringen Zahl an Entgeltpunkten* auf der Grund lage tatsächlich zurückgelegter rentenrechtlicher Zeiten führen; beginnt mit Eintritt der Erwerbs-

sozialrechtliche.

Zusatzausstattung, behinderungsbedingte: s. Kraftfahrzeughilfe.

Zusatzbeitrag: s. Gesundheitsfonds.

Zusatzbetrag: s. Gesundheitsfonds.

Zusatzbezeichnung: (engl.) *additional qualification*; eine nach der alten (Muster-)Weiterbildungsordnung* für Ärzte (MWBO) durchführbare Spezialisierung in definierten ärztlichen Weiterbildungsinhalten, die zusätzlich u. parallel zu Facharzt- u. Schwerpunktweiterbildungsinhalten von Ärzten fakultativ erworben werden konnte; **Voraussetzung:** Approbation* als Arzt; Facharzt*; diese war im Gegensatz zu Fachkunde* u. fakultativer Weiterbildung* nicht an ein bestimmtes Gebiet od. Facharzt gebunden. Eine Zusatzbezeichnung wurde von der zuständigen Landesärztekammer verliehen, wenn durch definierte Weiterbildung Kenntnisse, Erfahrungen u. Fertigkeiten in einem Bereich erworben wurden, die in mehreren Gebieten anwendbar waren, z. B. war die Zusatzbezeichnung Allergologie für den Facharzt für Allgemeinmedizin, Facharzt für Hals-Nasen-Ohrenheilkunde u. den Facharzt für Kinderheilkunde erwerbbar. Vgl. Zusatz-Weiterbildung.

Zusatzstoff-Zulassungsverordnung: (engl.) *Regulation of Food Additives*; Abk. ZZulV; „Verordnung über die Zulassung von Zusatzstoffen zu Lebensmitteln zu technologischen Zwecken" vom 29.1.1998 (BGBl. I S. 230, 231), zuletzt geändert am 22.2.2006 (BGBl. I S. 444), regelt z. B. die Verwendung von chemischen Konservierungsstoffen (s. Konservierung) in Lebensmitteln; vgl. Lebensmittelzusatzstoffe.

Zusatzurlaub: (engl.) *additional leave*; i. R. des Nachteilsausgleichs* bezahlter zusätzlicher Jahresurlaub für die Dauer einer Woche der regelmäßigen Arbeitszeit für schwerbehinderte Menschen nach § 125 SGB IX; vgl. Behinderung.

Zusatzversicherung: (engl.) *additional insurance*; Form der freiwilligen Versicherung mit dem Ziel, das versicherte Spektrum zu erweitern; in Ergänzung zur bestehenden Pflichtversicherung durch z. B. Abschluss einer Berufsunfähigkeitsversicherung, Krankenhaustagegeld- u. Krankenrücktransportversicherung, Versicherung privatärztlicher Behandlung od. besonderer Leistungen* (z. B. Brillen).

Zusatz-Weiterbildung: (engl.) *additional specialisation, additional post-graduate training*; Spezialisierung in definierten ärztlichen Weiterbildungsinhalten, die zusätzlich zu Facharzt- u. Schwerpunktweiterbildungsinhalten abzuleisten sind; **Voraussetzung:** Approbation als Arzt, meist Facharzt*; die Liste der möglichen Zusatz-Weiterbildungen setzt sich zusammen aus Teilen der Zusatzbezeichnungen, der fakultativen Weiterbildung* u. der Fachkunden* der (Muster-)Weiterbildungsordnung*

ßen i. d. R. mit Prüfungen vor der zuständigen Landesärztekammer ab.

Zuschlag, alters- und risikoadjustierter: s. Gesundheitsfonds.

Zuschuss: (engl.) *partial payment, subsidy*; im Sozialversicherungsrecht eine in ihrer Höhe determinierte Transferzahlung; **Beispiele** sind Zahlungen von Krankenkassen an Selbsthilfegruppen mit präventiver u. rehabilitativer Ausrichtung (§ 20 SGB V) od. an Versicherte zur Finanzierung bestimmter medizinischer Leistungen (vgl. Zahnersatz) sowie der Arbeitgeberzuschuss zur Krankenversicherung* (§ 257 SGB V). Vgl. Festzuschuss.

Zuschuss für betriebliche Bildung: s. Leistungen an Arbeitgeber.

Zuständigkeit: (engl.) *competence, responsibility*; Kompetenz einer (staatlichen) Stelle zur Wahrnehmung einer Aufgabe; **Einteilung: 1.** sachliche Zuständigkeit: bestimmte Sachmaterie; **2.** örtliche Zuständigkeit: geographische Zuordnung. Ein Wechsel des Beziehungspunktes macht vielfach eine Überprüfung erforderlich, ob die Zuständigkeit der ursprünglichen Stelle erhalten bleibt. I. R. der **Zuständigkeitsklärung** nach § 10 ff. SGB IX wird der für die Leistung zuständige Leistungsträger bestimmt. V. a. bei Leistungen zur Rehabilitation kommen i. d. R. mehrere Leistungsträger (z. B. GKV u. GRV) in Betracht.

Zustimmung: (engl.) *approval*; Form der Genehmigung; im Gegensatz zu der vor einem zu genehmigenden Ereignis liegenden Einwilligung* erfolgt die Zustimmung erst anschließend; **Beispiel:** selbstbeschaffte Leistungen* bedürfen der Zustimmung durch den Sozialversicherungsträger*.

Zuwanderungsgesetz: (engl.) *Immigration Act*; „Gesetz zur Steuerung u. Begrenzung der Zuwanderung u. zur Regelung des Aufenthalts u. der Integration von Unionsbürgern u. Ausländern" vom 30.7.2004 (BGBl. I S. 1950); wichtigster Bestandteil ist das Aufenthaltsgesetz, das neue Aufenthaltstitel* schafft u. die gleichzeitig mit der Entscheidung über den Arbeitsmarktzugang verbindet. Für Flüchtlinge* von Bedeutung sind z. B. die erstmalige Bez. nichtstaatlicher u. geschlechtsspezifischer Verfolgung* als politische Verfolgung mit der Folge, dass der Betroffene den Status eines Flüchtlings erhält, sowie die ausdrückliche Einführung von Härtefallkommissionen. Vgl. Ausländerrecht, Migration.

Zuweisungssteuerung: s. Einweisungssteuerung.

Zuzahlung: (engl.) *co-payment*; finanzielle Eigenbeteiligung (Selbstbeteiligung*) der Versicherten; **1.** in der **GKV** zusätzlich zu den Beitragszahlungen; **Formen: a)** festgelegter anteiliger Betrag (2005 10 %) für bestimmte Leistungen (Arznei-, Heil- sowie Verband- u. Hilfsmittel, häusliche Krankenpflege) in Höhe von mindestens 5 EUR, max. 10 EUR (überschreitet nicht die Kosten des

Z

thekenabgabepreises*; zusätzlich wird für die Verordnung von häuslicher Krankenpflege sowie Heilmitteln eine **Verordnungsblattgebühr** von 10 EUR je Verordnung erhoben (§ 61 SGB V); **b)** täglicher Eigenanteil von 10 EUR für maximal 28 Tage im Jahr bei stationärer Behandlung in einem Krankenhaus od. einer Rehabilitationseinrichtung (§§ 39, 40, 61 SGB V); **c)** Praxisgebühr* (§ 28 SGB V); **Verfahren:** Die Gebühren werden jeweils von den Leistungserbringern* erhoben u. an die jeweilige Krankenkasse weitergeleitet bzw. mit ihr abgerechnet. Geleistete Zuzahlungen sind von dem zum Einzug Verpflichteten gegenüber dem Versicherten zu quittieren. **Zuzahlungsbefreiung** besteht nach § 62 SGB V für Kinder bis zum vollendeten 18. Lebensjahr, bei Verordnungen i. R. der Mutterschaftsvorsorge od. im Zusammenhang mit der Entbindung (sowie für weitere im SGB V definierte Personen sowie i. R. einzelner Hausarztmodelle); bei Überschreiten der Belastungsgrenze* besteht auf Antrag die Möglichkeit der Befreiung von weiteren Zuzahlungen; **2.** in der **GRV** z. B. Zuzahlung zu stationären Leistungen* zur medizinischen Rehabilitation für längstens 42 Kalendertage, bei einer Anschlussheilbehandlung* nur 14 Tage; die Höhe des Tagessatzes orientiert sich am Einkommen; die bei einem anderen Sozialversicherungsträger* bereits geleistete Zuzahlung wird gegenseitig auf die Höchstgrenze angerechnet. **3.** Im Zusammenhang mit Wunsch*- und Wahlrechten haben Menschen mit Behinderungen den Mehrbetrag zu tragen, wenn sie eine nach Art u. Ausführung aufwendigere Variante wählen (§ 31 Abs. 3 SGB IX). **Hinweis zur Gesundheitsreform 2006:** Die Gesundheitsreform sieht bislang vor, die Ausnahmeregelungen bei Zuzahlungen (insbes. Praxisgebühr*) hinsichtlich ihrer Steuerungswirkung 2006 zu evaluieren u. inhaltlich zu überprüfen. Die Arzneimittelpreisverordnung wird auf Höchstpreise umgestellt, so dass Apotheker die Möglichkeit haben, auf die Zuzahlung ganz od. teilweise zu verzichten.

Zwangsbehandlung: (engl.) *compulsory treatment;* ärztliche Maßnahmen, die aufgrund besonderer gesetzlicher Bestimmungen ausnahmsweise entgegen dem individuellen Selbstbestimmungsrecht u. somit gegen den Willen od. ohne Einwilligung des Betroffenen im Interesse der Allgemeinheit zulässig sind; **Beispiel:** diagnostische Maßnahmen zur Bekämpfung übertragbarer Krankheiten (nach § 26 Infektionsschutzgesetz), Entnahme einer Blutprobe (nach § 81 a u. c StPO od. § 372 a ZPO), Untersuchung od. Behandlung Untergebrachter entspr. den landesrechtlichen Unterbringungsvorschriften (s. Unterbringung), diagnostische u. therapeutische Eingriffe sowie Zwangsernährung* nach dem Strafvollzugsgesetz. **Voraussetzung:** Die ärztlichen Maßnahmen sind erforderlich, zu-

Zwangsbeitreibung geschuldeter Beiträge: (engl. *recovery of contributions owed;* Form der Vollstreckung zur Durchsetzung von Beitragsforderungen (Beiträge* zur Sozialversicherung); zuständig im Fall der Entrichtung eines Gesamtsozialversicherungsbeitrags bei abhängiger Beschäftigung sind die Krankenkassen als Einzugsstellen (§ 28 h SGB IV). Konkrete Ausführungsbestimmungen finden sich in den Vollstreckungsvorschriften des Bundes u. der Länder.

Zwangseinweisung: (engl.) *compulsory admission, sectioning;* Anordnung freiheitsentziehender Unterbringung* auf Rechtsgrundlage der Freiheitsentziehungs- od. Unterbringungsgesetze u. der Psychischkrankengesetze der Bundesländer.

Zwangsernährung: (engl.) *force-feeding;* ohne od gegen den Willen des Betroffenen durchgeführte künstliche Ernährung* mit Sonde od. parenteral z. B. bei hungerstreikenden Häftlingen; **Rechtliche Grundlage:** seit In-Kraft-Treten des „Gesetzes zur Änderung des Strafvollzugsgesetzes" vom 27.2.1985 (BGBl. I S. 461) besteht keine Verpflichtung der Strafvollzugsbehörden mehr, hungerstreikende Häftlinge zwangsweise zu ernähren solange von einer freien Willensbestimmung des Gefangenen ausgegangen werden kann (§ 101 StVollzG). Das gilt selbst dann, wenn bei dem Häftling akute Lebensgefahr besteht. **Ethik:** Die Zwangsernährung von Widerstand leistenden Patienten wird von den ärztlichen Organisationen aus ethischen Gründen heute mehrheitlich abgelehnt. Vgl. Zwangsbehandlung, Suizid.

Zwangshaltung: (engl.) *forced posture;* Einnahme einer unphysiologischen Arbeitshaltung* ohne Möglichkeiten, die Körperstellung zu wechseln od. das Verrichten von Tätigkeiten in Arbeitsräumen unter 1 m Höhe, z. B. Bücken, Hocken, Knien, Kriechen; resultierende statische Muskelarbeit (s Haltearbeit) führt zu vorzeitiger Muskelermüdung durch Minderung der Muskeldurchblutung. Ergonomische Arbeitsplatzgestaltung* soll Zwangshaltungen vermeiden.

Zwangssterilisation: (engl.) *compulsory sterilisation* (jurist.) Bez. für eine Sterilisation* (i. S. von Unfruchtbarmachen) ohne Einwilligung der Betroffenen; **Rechtliche Grundlage:** in Deutschland nach Art. 1 u. 2 des GG unzulässig; gilt nach § 225 StGB als beabsichtigte schwere Körperverletzung*. Die Muster-Berufsordnung für die deutschen Ärzte hält die Sterilisation für zulässig, wenn sie aus medizinischen, genetischen od. sozialen Gründen indiziert ist. Nach In-Kraft-Treten des Betreuungsgesetzes 1992 muss eine Sterilisation an Volljährigen, die unter Betreuung* stehen, nach § 1905 BGB gerichtlich genehmigt werden (mit engen, den Erforderlichkeitsgrundsatz besonders betonenden Voraussetzungen zur Sterilisation u. strengen Verfahrensanforderungen); die Sterilisation

geschlossen. **Geschichte:** Erste gesetzliche Regelungen, mit denen u. a. die Vererbung von Krankheiten u. Behinderungen verhindert werden sollte, wurden Anfang des 20. Jh. in den USA erlassen, in Deutschland wurden Zwangssterilisationen als Teil der Rassenhygiene* während des Nationalsozialismus durchgeführt. Nach dem Zweiten Weltkrieg wurde die systematische Zwangssterilisation von psychisch Kranken u. Behinderten gestoppt, bei Entmündigten jedoch weiterhin auf entsprechenden Antrag des Vormunds durchgeführt. Seit Einführung des Betreuungsgesetzes ist die Anzahl der vormundschaftsgerichtlich genehmigten Sterilisationen in Deutschland von jährlich ca. 1000 auf durchschnittlich 80 pro Jahr gesunken.

Zwangsstörung: (engl.) *obsessive-compulsive disorder*; syn. Zwangserkrankung, anankastisches Syndrom; oft chronisch verlaufende psychische Störung mit stereotyp wiederholtem Auftreten unangenehmer Zwangsgedanken, Zwangsimpulsen u./od. Zwangshandlungen; die Zwangsphänomene werden von den Betroffenen als zur eigenen Person gehörig, zugleich jedoch als unsinnig u. quälend erlebt, sie drängen sich gegen den Willen der Betroffenen auf u. der Versuch, ihre Ausführung zu vermeiden, führt zu unerträglicher Anspannung u. Angst; **Formen: 1.** Zwangshandlung: wiederholte, absichtlich u. nach festen Regeln od. stereotyp ausgeführte Verhaltensweise, meist in der Absicht, Unannehmlichkeiten od. Katastrophen zu verhindern; **2.** Obsession: Zwangsgedanken, die massive Angst od. Unbehagen auslösen; **3.** Kompulsion: Verhaltensweise (auch mentale), die Angst od. Unbehagen verhindert od. reduziert. **Ätiologie:** Zusammenwirken organischer (z. B. Serotoninmangelhypothese) u. psychologischer (psychodynamischer od. lerntheoretischer) Faktoren; **Epidemiologie:** Lebenszeitprävalenz 1–2 %; einzelne Zwangssymptome finden sich bei etwa 8 % der Normalbevölkerung; Erkrankungsbeginn am häufigsten im 20.–25. Lebensjahr; Männer sind häufiger betroffen. **Sozialmedizinische Bedeutung:** Eine Abgrenzung der Zwangsstörung gegenüber Zwangssymptomen i. R. anderer psychischer od. neurologischer Erkrankungen u. generalisierung, so dass bei schweren Verläufen durch die andauernde Zwangssymptomatik eine erhebliche Beeinträchtigung aller Lebensbereiche mit sozialem Rückzug resultieren kann. Darüber hinaus kann es auch zu organischen Folgeschäden (z. B. Ekzeme* beim Waschzwang) kommen. Die Behandlung der Zwangsstörung sollte verhaltenstherapeutisch erfolgen, bei schweren Zwangsstörungen ist eine Kombination aus verhaltenstherapeutischer u. psychopharmakologischer Therapie angezeigt. In diesen Fällen kann eine stationäre psychiatrisch-psychotherapeutische Behandlung (vorzugsweise in einer psychosomatischen Klinik) angezeigt sein. Ggf. sind Leistungen* zur medizinischen Rehabilitation u./od. Leistungen* zur Teilhabe am Arbeitsleben erforderlich. Vielfach kann zwar kein vollständiges Sistieren der Symptomatik erzielt werden, aber die Betroffenen sind wieder in der Lage, ihren Alltagsverrichtungen einschließlich der Berufstätigkeit nachzugehen. Selten kommt es zur Minderung* der Erwerbsfähigkeit bei Therapieresistenz u. Bestimmung des gesamten Tagesablaufs durch die Zwangsphänomene. Das Eintreten von Pflegebedürftigkeit* i. e. S. ist bei krankheitsbedingter völliger Vernachlässigung von Ernährung u. Körperpflege zugunsten der Zwangssymptomatik möglich, jedoch sehr selten.

Zwangsunterbringung: (engl.) *compulsory treatment*; freiheitsentziehende Unterbringung* aufgrund behördlicher Anordnung, falls eine Gefährdung Dritter od. eine Selbstschädigung aufgrund psychischer Krankheiten zu befürchten ist.

Zweitmeinung: (engl.) *second opinion*; zweite ärztliche Meinung zur Beurteilung einer Diagnose u. der damit verbundenen Therapiemöglichkeiten nach aktuellen medizinischen Erkenntnissen; aufgrund der Vielfalt möglicher Therapieformen u. der damit verbundenen Konsequenzen (z. B. Heilungserfolg, Nebenwirkungen) kann es insbes. bei schwerwiegenden Erkrankungen sinnvoll sein, eine Zweitmeinung weiterer Spezialisten auf dem betreffenden Gebiet einzuholen; kann sowohl vom Patienten wie auch vom behandelnden Arzt veranlasst werden.

Z

Dieses Blatt passt –
abgetrennt – in einen
Fensterbriefumschlag.

Anmerkungen an die Re-
daktion nehmen wir gerne
auch als E-Mail entgegen:
Pschyrembel@degruyter.de

Vielen Dank!
Die Pschyrembel-Redaktion

Walter de Gruyter GmbH & Co. KG
Wörterbuch-Redaktion
Postfach 30 34 21
10728 Berlin

Absender: . . . .

. . . .

. . . .

Wir möchten Sie um einige Angaben bitten. Vielen Dank!

- Arzt/Ärztin (in Klinik, niedergelassen, in anderer Tätigkeit)
- Medizinstudent/in
- Medizinischer Fachberuf (in Ausbildung)
- Gesundheitswesen/Versicherung
- interessierter Laie
- . . . .

(bitte angeben)

Ich besitze auch andere Pschyrembel-Wörterbücher
- Klinisches Wörterbuch
- Handbuch Therapie
- Wörterbuch Pflege
- Pschyrembel Naturheilkunde
- Pschyrembel Diabetologie
- . . . .

(bitte angeben)

Pschyrembel®
Sozialmedizin

Sozialmedizin

Wir sind an Ihrer Meinung interessiert!

....
....
....
....
....
....
....
....
....
....
....
....
....
....
....
....
....
....

Pschyrembel®
Sozialmedizin

www.ingramcontent.com/pod-product-compliance
Lightning Source LLC
Chambersburg PA
CBHW070707190326
41458CB00004B/878